精编妇产科疾病诊治要点与技巧

李巧珍 等/编著

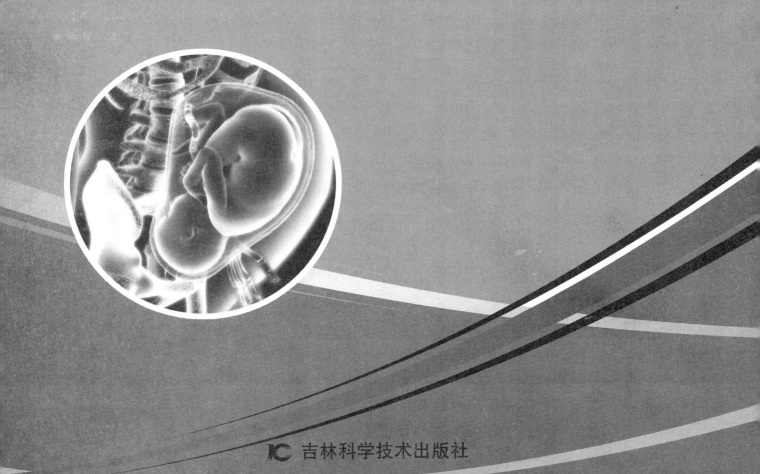

吉林科学技术出版社

图书在版编目（CIP）数据

精编妇产科疾病诊治要点与技巧 / 李巧珍等编著
. -- 长春：吉林科学技术出版社，2018.7
ISBN 978-7-5578-4846-0

Ⅰ．①精… Ⅱ．①李… Ⅲ．①妇产科病—诊疗 Ⅳ．
①R71

中国版本图书馆CIP数据核字(2018)第150094号

精编妇产科疾病诊治要点与技巧

出 版 人　李　梁
责任编辑　孟　波　孙　默
装帧设计　韩玉生
开　　本　850mm×1168mm　1/16
字　　数　1696千字
印　　张　53
印　　数　1-3000册
版　　次　2019年5月第1版
印　　次　2019年5月第1次印刷

出　　版　吉林出版集团
　　　　　吉林科学技术出版社
发　　行　吉林科学技术出版社
地　　址　长春市人民大街4646号
邮　　编　130021
发行部电话/传真　0431-85635177　85651759　85651628
　　　　　　　　　　　　85677817　85600611　85670016
储运部电话　0431-84612872
编辑部电话　0431-85635186
网　　址　www.jlstp.net
印　　刷　三河市天润建兴印务有限公司

书　　号　ISBN 978-7-5578-4846-0
定　　价　292.00元
如有印装质量问题　可寄出版社调换
版权所有　翻印必究　举报电话：0431-85659498

前　　言

　　妇产科学作为医学领域的一个重要分支,近来来得到了快速的发展,为了适应我国医疗服务体系的改革和满足广大妇产科医师的需要,进一步提高临床妇产科医师的诊断技能和治疗水平,我们特组织了一批长期从事临床工作的专家,结合他们多年的临床经验,编写了这本《精编妇产科疾病诊治要点与技巧》。

　　本书立足于临床,包括了妇产科领域常见的疾病,系统地阐述了各种疾病的发病机制、预防、临床表现、诊断方法和鉴别诊断、治疗原则与不同治疗方法、患者预后等,并根据临床的发展动态,相应增加了近年来公认的新知识、新技能。本书内容简明实用,重点突出,并兼顾知识的系统性及完整性,可供各级医师参考阅读。

　　本书集结了多位具有丰富临床经验的妇产科专家和优秀的骨干医师共同编写了此书,但由于编写人员众多,故编写风格及文笔笔风有所差异,加之由于编写时间有限,本书难免存在疏漏之处,恳请广大读者及同行提出宝贵意见,以供今后修改完善。

目　　录

第一篇　妇产科学及其基础

第二篇　妇科

第三篇　产科

第一篇　妇产科学及其基础

第一章　绪论

女性的一生,从其出生至临终经历新生儿期、儿童期、青春期、性成熟期、绝经过渡期和绝经后期 6 个阶段。在这漫长的时期里,尤其是发育成熟后,其婚配、生育等特殊的人生事件,女性生殖生理和生殖内分泌功能均有可能发生异常,同时也会因社会发展及外界环境变化的影响而发生女性感染性病变、生殖器官肿瘤、生殖内分泌疾病等。妇产科学在社会发展及医疗实践过程中随之应运而生,并逐步成熟。随着医学知识的积累与医疗技术的快速发展,妇产科学,尤其是产科,从古老的单纯医术开始发展成为近代的医学科学。时至今日,妇产科学已发展成为一个相对独立而又具有很多分支学科的医学,它已经发展成与内科学、外科学及儿科学并驾齐驱的学科。抚今思昔,人们常要回顾自己的先祖,在人类的启蒙、文明时期中是通过怎样艰难的实践而走到今天的。在此我们将简要地介绍妇产科学的发展历史。

一、妇产科学发展史

史载资料显示:早在公元前数千年,古代埃及、美索不达米亚、印度、希腊及罗马等国家和流域就有妇产科的医疗实践,产科起源早于妇科。

(一)产科发展简史

产科发展史可粗分为早期发展史(20 世纪前)与近代发展史(20 世纪后)。

【早期发展史】

早期人类的分娩状况无法考证。然而,神话、雕塑及文字告诉我们:与人类繁衍昌盛密切相关的分娩可以完全是一个正常过程。初起,产科仅以"接生"为唯一的医疗手段,助产工作由部落中有经验的妇女承担。除锐利的贝壳或锐石用作切割脐带外,接生时无任何消毒措施及医疗设备。以此推想,当时产科并发症一定很多,产妇及新生儿的发病率和死亡率一定很高。无怪旧时俗言:分娩是一脚踩在棺内。此朦胧的产科早期阶段一直持续到 15 世纪。

古希腊文明的来临,是人类文明的一次飞跃。希波克拉底的出现,医学开始向前迈进了一大步。15 世纪后,随着剖宫产术与产钳的成功问世,对妊娠子宫解剖和产褥感染较深的认识以及麻醉、无菌手术的应用,至 18 世纪,产科的发展结束了单纯的医术阶段,进入了科学的现代医学时代。同时,妇科手术的进步也使妇科从产科中分离出来。从此,产科和妇科在现代医学的轨道上飞跃发展。这些发展也成为产科史上的里程碑。

1.剖宫产术的发展　公元前六百余年古罗马 NumaPompilius 立法(后称恺撒法律)规定:死亡孕妇埋葬前须将胎儿取出。以后产科医师企图对难产者采用剖宫产抢救母儿生命,但由于初时剖宫取胎后不缝合子宫,死亡率极高。直至 19 世纪末,英国产科医师 Murdoch Cameron 采用缝合子宫的方法,才使剖宫产术成为处理难产的一种有效方法。1930 年,美国著名产科学家 J.Whtridge Williams 将漫长的近千年剖宫产术发展史归纳为五个阶段。

第1阶段(公元前六百余年至1500年前):在此期间,孕妇死亡后,期望能挽救胎儿而采用剖宫产,但案例很少。虽有对未死孕妇采用剖宫产的传说,但几乎不可相信。学者 Felkin 述,在乌甘达曾见土族对未死孕妇采用剖宫产。

第2阶段:虽有一些对未死孕妇采用剖宫产的传言,但可信的资料显示,1610年威丁堡的学者Trautmann 对未死孕妇所做的剖宫产才是第1例。其时,剖宫产仅为切开子宫、取出胎儿,子宫切口并不予以缝合。大多数患者死于出血或感染。其死亡率可达50%以上。1787~1876年间,法国巴黎接受剖宫产的孕妇无一例存活。1769年,学者 Lebas 首次采用子宫切口缝合,但未被普遍认可。

第3阶段:1876年 Porro 医生建议,剖宫产后可切除子宫体、将宫颈残端缝于腹壁切口的下端,以便控制出血和预防感染。由于效果较好,此种缝合技术被普遍采用。至1890年,文献已报道了264例。此后,有学者将腹膜缝于宫颈残端,并将其置于盆腔。若疑及宫颈癌变,则切除宫颈。

第4阶段:1882年,Sanger 坚持剖宫产应缝合子宫切口,并介绍了正确的缝合技术。同年,Sanger 发表了划时代的文章后,这种子宫切口缝合的方法才被普遍采用。随着剖宫产技术的不断改进,患者的预后也不断改善。同时,也形成了一些剖宫产的指征。

第5阶段:1907年,面对术前感染的患者,科隆的 Frank 医生采用了新的方法:耻骨联合上数厘米行腹壁横切口、腹膜外子宫下段横切口、产钳娩出胎头。其后,腹膜外子宫下段横切口剖宫产在德国甚为流行。同时,以 Latzo 为代表的学者在手术技巧方面也做了一些小的改良,使剖宫产手术更为完善。

2.产钳的发展　早在1112年前,Albucasis 就描述了产钳的应用。其时,产钳的内侧面是有齿的,估计是用于死胎的。17世纪早期,英国 Chamberlen 家族发明了安全有效的产钳,成功地挽救了许多难产妇女及新生儿。但由于保密,未能公开于世。百年之后,许多产科医师通过不断摸索,终于了解了产钳的构造。1848年英国产科医师 Simpson 首次报道了产钳的构造及其使用。Simpson 产钳成为世界常用的助产器械。

3.产褥感染的预防　早在1662年,Williams 已经描述了产褥感染的症状,将起定名为"puerperium febris"。1716年,Strother 将名称改为"puerperium fever",在当时,成千上万的产妇死于产褥热,这是一种极为可怕的疾病。在18世纪人们已经观察到这样一个现象:凡富裕一些的家庭在家中请医务人员接生或在医院分娩的产妇比贫穷的、在家分娩的、分娩自理的产妇发生产褥热的人数多,死亡人数也多。所以 White 医生在18世纪就开始在接产时消毒,Corden 继续该工作至19世纪。Collins 在都柏林从1826至1833年已用氯消毒减少了由产褥热导致的死亡。Holmes 在1848年著文分析了产褥热,他认为该病是由于医生或护士将之传播给产妇的。值得提出的是,Semmelweis 指出由医学生护理的产妇容易发生产褥热。自1840年以后他要求所有出入过解剖室的学生在进入产科病房检查病员前必须用"氯水"洗手,该法的实行十分明显地减少了因产科感染所导致的死亡。1860年,Pasteur 分离出了可引起产褥期脓毒血症的链球菌。5年以后 Joseph Lister 介绍了用石炭酸法消毒房间及手术切口后抗感染的概念及抗感染法,为人们所理解并为之而努力。19世纪开展的抗感染工作大大地减少了孕产妇死亡率。

4.妊娠试验　早在14世纪,埃及医学资料记载了利用尿来检测妊娠的方法:将待查妇女尿每日湿润分别装有大麦和小麦的布袋。若发芽表明妊娠,大麦发芽为女性胎儿,小麦发芽为男性胎儿。至20世纪初期,德国学者 Aschleim 和 Zondek 分别证明了孕妇尿中含有促性腺激素,并叙述了检测早孕的具体方法,现称 A-Z 试验。

5.医学堂和解剖学的发展　12世纪后,助产士先驱们通过医疗实践和总结前人的经验,开始传授助产知识,并建立了医学堂。同时也有了简易的妇产科解剖学的教材。直至18世纪中叶,苏格兰外科医师兼解剖学家 William Hunter 于 1751 年对足月孕妇的尸体进行了详细的研究,在其《妊娠子宫解剖》一书中首次详细描述了妊娠子宫肌层、血管、蜕膜、胎膜、胎位、胎盘及其血供,以及胎儿与母体血循环的关系。

6.麻醉及无菌手术　19 世纪,手术麻醉镇痛使用及产房、手术室消毒的开展以及手术橡胶手套的应用无疑加快了产科及盆腔手术的发展。

【近代发展史】

20 世纪以来,医学领域的几项重大发现和发明也对产科的进步产生了极大的影响,其中最为重要的是微生物学研究的深入、血型的发现和输血技术的发明,以及抗生素的发明、遗传学和影像学的发展。

1.影像学的发明　Pierre Curie 及 MarieCurie 即居里夫人的功勋是伟大的。居里夫人曾因 X 线的发现及其早期应用两次荣获诺贝尔奖。第一次世界大战时居里夫人携 X-线机在战地为伤员服务传为佳话。1914 年及 1915 年 Cray 及 Ruhin 用造影剂充入宫腔及输卵管施行子宫输卵管造影术(HSC),并沿用至今。1933 年 Munro Kerr 曾用 X-线诊断前置胎盘,Caldwell Mc(1934)及 Herbert Thomas 曾先后用 X-线摄影以区别骨盆形态并作骨盆径线测量。虽然该方法因对人体有伤害已经淘汰不用,但在历史上这两种方法都曾起过作用。在目前妇产科临床上应用最为广泛的是超声技术。超声的多普勒效应是 Clmstian Doppler 发现的,这就是人们常称的多普勒效应。在第一次大战中,潜水艇出现,人们曾应用多普勒效应制造仪器以寻找潜水艇的踪迹,超声技术的关键是压力电流转换器的制造问题,压力电流物质是某些物质当遇到机械压力时它可以产生电流,例如石英结晶就具有这种功能。经过人们的不懈努力终于在 20 世纪 60 年代将之试用于临床,70 年代末它已可以用于早期妊娠、异位妊娠、胎盘定位的诊断。此后羊水量的测量、胎儿发育、胎儿畸形、胎盘异常等产科的很多异常状态都可以利用超声得到诊断,成为产科必不可少的工具。80 年代彩色多普勒超声的出现,在 90 年代已被广泛应用,它可以协助测定子宫血流、脐带血流、胎儿胎盘血流等,以协助临床医生估计胎儿的子宫内的状态。磁共振是 Bloch 及 Purcell 分别于 1946 年发现的,为此获得 1952 年的诺贝尔奖。断层扫描(CT)及磁共振(MRI)是两项新的影像学工具,它们仍在不断发展中。80 年代它们开始进入临床,开始了在产科领域中的应用。

2.抗生素　其发现和利用是医学界一个重要的里程碑。1928 年 Alexander Fleming(1945 年诺贝尔奖获得者)发现了青霉菌分泌的杀菌物质青霉素,经过提纯及大规模地生产以后,在第二次世界大战中挽救了无数受伤士兵的生命。此后一系列抗生素的问世,妇产科细菌性感染性疾病受到控制,特别是产褥感染,这种一度严重危害产妇的疾病,现在发达国家几乎绝迹。但是性传播性疾病尚未完全得到控制。19 世纪来,特别是 20 世纪 50、60 年代以来,人们对性的认识有了改变,吸毒也成为严重问题,因此性疾病以及 AIDS 病的传播较快,并没有得到有效的控制。其中梅毒、淋病、衣原体、弓形虫、支原体感染虽也可以医治,但是一些病毒性感染,如风疹病毒、巨细胞病毒、乳头状瘤病毒、乙型肝炎病毒,特别是 AIDS 等尚缺乏有效的控制手段。这些都是有可能通过垂直感染影响胎儿生长发育的疾病,因此要求人们在 21 世纪以更大的努力与病毒性感染作斗争。

3.血型和输血、遗传学的研究　19 世纪已经有个别输血成功的报告,但是科学的血型研究仅始于 20 世纪。1900 年,Karl Landsterner 发现 A、B、AB、O 四种血型。以后除 A、B、AB、O 血型外尚发现更多种类型的血型。有了血型配合的安全保证,输血技术成为挽救患者的重要手段。1940 年通过动物实验发现抗 Rh 抗体,之后将之用于人体又发现人群中呈现 Rh 阳性和阴性两大群体。1946 年,人们开始认识到女性 Rh 阴性与男性 Rh 阳性者婚配有可能产生新生儿溶血症,并从此开始系列有关的治疗性研究。

麻醉技术的日益成熟、抗生素的发现和利用、输血技术的完善,使分娩的安全性大大增加,孕产妇的死亡率明显下降;当然对产妇分娩的安全性研究仍在深入,但是对如何降低围产儿死亡率的研究应引起人们更大的重视。

4.**胎儿监护**　是近四十年来在产科工作中发展最为迅速的一门技术。1905 年 Ahlfeld 首次从胎动的分型来观察胎儿健康,至今胎动已是孕妇本人及医生所熟知的提示胎儿安危的指标。胎儿呼吸运动也是首先由 Ahlfeld 报道的,但由于难以计测,故至 20 世纪 70 年代后用 A 型超声及 B 型超声测定方能计数,目前亦列为胎儿监护方法之一。至于生物化学方法测定尿或血中雌激素水平以估计是否有胎儿窘迫情况,是 1968 年 Beischer 等提出的,70 年代曾广为试用,但 80 年代以后逐渐为生物物理方法所取代。胎心率的变化从 20 世纪 60 年代为人们所重视,一开始注意到宫缩与胎心率变化的关系,即所谓宫缩应激试验(CST),以后又发展为人为地以催产素刺激子宫产生子宫收缩观察胎心变化的试验,即催产素激惹试验(OCT)。1976 年 Lee 等又发展了一种无应激试验(NST),即观察自然的无任何刺激之下的胎心率的基线、变异等状态的试验,方法简便、安全,目前已有取代 OCT 之势。B 型超声检查介入产科检查以来,发展极为迅速,而且由于超声仪器的不断改善,其测定羊水量方面方法亦不断改善。1981 年 Manning 首先介绍最大羊水池垂直深度法,1987 年 Phelan 介绍用四象限法,其预测值更为准确。20 世纪 70 年代来,运用 Doppler 超声原理制成彩色超声可以计算血流量,80 年代已用于子宫、胎盘、脐带、胎儿各重要脏器的血流量测定,成为判断胎儿宫内状态的一个有力工具。

5.**遗传学及产前诊断**　Gregor Johann Mendel 于 1866 年发表遗传定律以后,30 年后方为世人所注意。继 Mendel 之后,Thomas Hunt Morgan 认为染色体是遗传性状传递的物质基础,而基因是组成染色体的遗传单位,基因突变会导致生物体遗传特性的变化,为此他获得 1933 年诺贝尔奖。1953 年 Watson 及 Crick(同获 1962 年诺贝尔奖)在前人研究的基础上确定了 DNA 的分子结构模型。Tjio 和 Levan 确定了人类染色体数目是 23 对。这些发现为 20 世纪研究产前诊断打下了坚实的基础。由于人的妊娠过程中可以受到遗传或外来的影响而发生遗传性疾病或发生胎儿畸形,因此从 20 世纪 60 年代以来人们致力于研究在产前即能诊断出异常疾病,其逐渐发展为一门专门的学问:利用胎儿时期细胞培养,作染色体计数,并根据长臂、短臂各种显带等异常以诊断遗传性疾病。方法则从羊膜腔穿刺羊膜细胞培养、绒毛细胞培养及外周血胎儿有核红细胞进行分析技术。70 年代利用遗传咨询、甲胎蛋白、非结合雌二醇和 HCG 计量等方法进行筛查。现在正处于分子生物学高速发展的时代,产前诊断方法在不久的将来将会有更大的进展。

(二)妇科发展简史

妇科主要是研究妇女生殖道及生殖生理的有关疾病的防治,可分妇科感染、妇科内分泌及妇科肿瘤三大亚专科。

【妇科内分泌诊治的发展(2000 年前)】

1.**月经周期的认识**　在远古时代,原始人早已发现女性周期性出现阴道流血,一个月左右一次。人们认为妇女月经期是"不清洁"的,于是将行经期妇女与其他人隔离,称之为"特殊月经隔离"。巴比伦人相信妇女行经时所接触的物件都被污染或破坏了。希伯来的妇女在月经期结束时必须行清洗净化仪式。中国古人则认为月经血不能接触土地,以免土地神的责怪。圣经上则写着妇女月经期是指妇女身体流血期,通常约为 7 天,规定此时不能接触她们,否则会被污染。到了 19 世纪后期才有"月经"的名称。1820 年曾出现"按月周期"的说法,以后又改为"月经周期"。英国于 14 世纪时称月经为"menstrual flow",16 世纪普遍用"menses"的名称。

1912 年,Schickele 发现月经血不凝固。Recamier(1850)进行刮子宫,描述了子宫内膜呈颗粒状增生,当时无人相信,直到 19 世纪末才证实不同时期的内膜有不同的表现。Von Bohnen(1927)发现了月经期子宫内膜的组织学变化。

有关月经周期生理变化的研究起于 1840 年,Recamier 应用子宫刮匙刮取子宫内膜。Histchmann 及 Adler(维也纳)首先认识了子宫内膜组织学的周期性变化。1912 年,Schickele 研究了月经停止的机制。

Arey(1930)研究发现月经周期平均为 28.4 天。Marker 研究了子宫内膜在月经期的血管结构等。Cullen 发表了月经过多与子宫内膜的异常组织学特性有关。以后 Schordel、Novak 也发表了类似的文章。Albright 用激素治疗月经过多,而 Hamblen 等采用雌、孕激素周期治疗月经过多,并发现刮子宫既可明确诊断,又是一个治疗办法。虽有很多药物可治疗月经过多,但是在妇女已完成家庭生育的任务以后,因病而切除子宫成为主要的治疗方法之一。1966 年,Wilson 发表了"女性永远健康"的文章并提出绝经后应该用激素替代治疗。

2.性激素的发现　19 世纪晚期脑垂体是重要研究的对象,Oliver 及 Schafer 得到两种浸出液,具有升压及催产作用。Du Vigneaud 等最后分析了加压素及催产素。Fevold、Hisaw 及 Leonard 等又发现影响卵巢周期的两种不同的脑垂体激素,3 年后分离出滤泡刺激素及黄体生成素。脑垂体被称为"内分泌管弦乐队的领导",下丘脑是"乐队的指挥"。

20 世纪分离获得与男、女生殖有关的激素。Allen 及 Doisey 从大母猪卵巢的滤泡液中分析出浓的雌激素。Comer 及 Allan 发现了分离孕酮的生化方法,并称之为孕激素,Butenandat 建议改名为"progesterone"。1931 年 Butenandt 从男子的小便分离出男性激素,称为"androsterone",即雄性激素。

法国 Stricker 及 Grueter 发现给妇女注射脑垂体浸泡液后有乳汁分泌,于是着手分离催乳素并获成功。Krestein、Ahumada 及 del Castillo 于 1930 年将其应用于治疗催乳素过多综合征。Meites 等发现乳汁是由下丘脑控制的,Besser 等报道溴隐亭是治疗高催乳素血症有效的药物。Popa 及 Fielding 描述了在下丘脑与垂体之间的门脉系统。Harris 发现刺激脑垂体的灰结节及眼前部位可以促使排卵,于是 Guillimine 及 Schally 等从猪垂体的组织内检出十肽,称其为促性腺激素释放因素,由此他们两人获得了 1977 年的诺贝尔奖。

胎盘的内分泌功能首先由 Aschheim 及 Zondek 阐述。绒毛膜促性腺激素的产生可追溯到合胞体。1938 年 Davis 及 Kobb 用胎盘激素诱发排卵成功,同年用孕马血清浸出液促排卵获得成功。

Dodds,Cooke 及 Hewitt 等合成第一个雌激素,在 1940 年后期及 1950 年早期已广泛应用。20 世纪 50 年代初期曾用于治疗流产,但后来发现其治疗无效,而且会导致孕期用过此药的妇女所生小孩患上阴道腺病及透明细胞癌,美国 FDA 于 1971 年宣布妊娠期禁用雌激素。

3.不育症诊治的发展　自 Rindfleisch 科学地描述了子宫输卵管造影后,对不育症的研究即比较科学化。Rubin 试验就是用 O_2(开始时用),以后改用 CO_2 充入输卵管以观察输卵管是否通畅的检查方法。Hitschmann 及 Adler 等开始检查子宫内膜,直到 1950 年 Noyes、Hertig 及 Rock 等证明了从子宫内膜的组织学变化可以正确地计算子宫内膜的日期。Moench 及 Holt 分析了精子的形态学,以后世界卫生组织及美国不孕症协会制定和标准化了精子的形态学。

促排卵的概念是在 1930 年开始的,直到 1960 年才有适合的制剂。输卵管手术对治疗不育症有重要作用,试管婴儿技术的成功为不孕症开拓了一个新的领域。第一个试管婴儿 Louis Brown 出生于 1978 年。

生殖生理学的发展孕育了革命性的转折,70 年代试管婴儿的诞生,使人们从生殖医学的必然王国走向了自由王国。它不但完善了计划生育的内涵,而且着床前遗传学诊断为预防出生缺陷打下了良好的基础。同时也促进了生殖生理学的迅速发展。

【妇科肿瘤诊治的发展(2000 年前)**】**

1.子宫颈癌诊治的进展　Rudolph Virchow 及 John Williams 描述了最早的宫颈癌病例(Ricci,1945 年)。这些表面的病灶由 Cullen 等描述。Broder 称此类病变为"表面癌"或"上皮内癌"。Reagan 等又称其为"dysplasia"。Richart 等称其为"宫颈上皮内赘生物"。Daniel、Babies 及 O.Viana 等报道用显微镜观察阴道排液发现癌细胞。Papanicolaou 及 Traut 检测了宫颈的细胞学,并于 1948 年提出要普及应用细胞学检测。

Hans Hinselmann 首先使用放大镜观察宫颈。他用醋酸使宫颈黏液凝固,称为"醋酸试验"。3 年以后 Schiller 采用 Lugol 溶液涂在宫颈上再检查,利用阴道镜检测宫颈异常变化,发现了其与癌的关系,并进行了细胞学分类。

1895 年,John G.Clark 医生在 Johns Hopkins Hospital 院报发表了"子宫颈癌较广泛的子宫切除术"一文。作者在文章中阐述了子宫颈癌仅行子宫切除术的不足之处,提出应行较广泛的子宫切除术,此术包括全子宫、大部分阔韧带及部分阴道组织。

Ernst Wertheim,一位热衷于子宫颈癌手术和子宫脱垂阴式手术发展的医生,在其医疗实践中了解到子宫颈癌转移宫旁组织的特点,认为子宫颈癌的手术应包括切除官旁、宫颈旁组织和可触及的盆腔淋巴结。在 1898 年至 1910 年完成了 500 例广泛子宫切除术后,Ernst Wertheim 医生于 1911 年发表了广泛子宫切除术的专著。在其专著中,作者描述了为能广泛切除子宫旁组织和宫颈旁组织,如何分离输尿管以及预防出血量多的方法;为预防术中感染,最后切除阴道的策略。对为何不采用经阴道行广泛子宫切除术,作者认为,从安全的角度、手术的目的以及子宫颈癌宫旁组织和淋巴转移的特点综合考虑,经腹广泛子宫切除术优于经阴道手术。由于 Emst Wertheim 广泛子宫切除术的优越性,故国际上将其手术方式命名为 Wertheim 手术,又称为 Ⅱ 型经典子宫切除术(Piver Ⅱ 型)。

John G.Clark 医生和 Emst Wertheim 医生早年的子宫颈癌手术改良的钻研过程告诉我们,手术的改良应基于子宫颈癌的生物学特点、安全性,手术的目的是疗效。

1903 年 Cleaves 及 Danysz 等首先应用放射治疗,同年 Abbe 在美国开始用镭锭治疗,但发现其只是辅助治疗而不能替代手术。

2.子宫内膜癌诊治的进展 1801 年,Osianderof Couingen 在德国第一次采用了经阴道子宫、部分阴道切除术治疗子宫癌。20 世纪初期,已关注子宫内膜增生过长、子宫内膜息肉、子宫肌瘤与子宫内膜癌的相关性,发现约有 20% 子宫内膜腺型增生、20% 以上的不典型增生及原位癌将进展为子宫内膜浸润癌。Schroder 第一次提出子宫内膜不典型增生将发展成为子宫内膜癌。Healy 和 Browne 将子宫内膜癌分为 3 类:①子宫不增大;②子宫增大、可活动、子宫外无明显病变;③子宫及周围均有肿瘤。Miller 发现许多患者为未生育,主要症状为流血或绝经后流血,绝大多数为腺癌。Marle 发现其组织学分类有多种。现在子宫内膜癌的临床分期为 FIGO 及美国妇产科协会制定的手术一病理分期:①腺癌,最常见;②透明细胞癌;③鳞状细胞癌;④腺鳞癌;⑤未分化癌。Cullen 又发现"乳头状腺癌"、"混合型腺鳞癌"是严重的病理类型。子宫内膜癌进展缓慢,可转移至肺、骨,也可转移至卵巢。

Conrad Langenbeck 作了首例经阴道子宫切除术以治疗子宫内膜癌,因死亡率高而未能推广。1879 年,Vincent Czermg 改进了手术。Schauta 首先行根治性阴道子宫切除术并切除盆腔淋巴结。Freund 改进了手术。20 年后 Wertheim 行腹部子宫根治术并切除盆腔淋巴结。Pusey Pfahler 首先于 1920 年认识到深度 X 线放射治疗可治疗子宫内膜癌。Cutler、Arneson 在美国普及应用放射治疗并推广至欧洲。1940 年代采用手术加放疗治疗子宫内膜癌,使其 5 年生存率从 45% 上升至 65%。以后多采用手术加术前或术后放疗。RitaKelly 及 William Baker 首先应用孕酮治疗子宫内膜癌,患者对治疗有反应但后来死于复发。1955 年采用己酸孕酮替代油剂孕酮,取得了较好的效果。Thigpen 等首先报道用阿霉素治疗晚期或复发性子宫内膜癌,Cohen 报道其反应率达 30%。

3.卵巢癌诊治的进展 1898 年 Pfannenstiel 将卵巢肿瘤进行分类,此后 Robert Meyer 又给以重新分类。19 世纪时,各种卵巢肿瘤已有较详尽的描述,其治疗方法主要是手术。1952 年,Rundels 及 Bufion 又引入化学药物治疗卵巢癌。最初应用氮芥类药物,同时认识到早期诊断卵巢癌是困难的。因此 Witebsky

等学者致力于研究肿瘤标志物,他们于 1956 年分离了黏液性癌的抗血清。

4.外阴癌诊治的进展　1769 年 Morgagin 首先描述外阴癌,直到 1912 年 Rothschild 又描述了女阴癌,同年 Baset 提出女阴癌的发生起源于阴蒂的原始上皮,并提出良、恶性疾病淋巴引流的重要性。他的毕业论文描述了 147 例女阴癌,并提出了他的手术方式,后来成为外阴癌根治术的基础。继后 Taussig 采用 Basset 的手术,并报道了 147 例手术治疗后 5 年生存率达 52.6%,于是在英语国家推广了 Taussig 手术。

Berkcley 及 Bonney 提出白斑是外阴的癌前病变,并发表文章将白斑分为 4 期:1 期,外阴皮肤发红;2 期,裂纹;3 期,角化白斑;4 期,皮肤变薄、萎缩。癌变就发生在 3、4 期。Berkeley 及 Bonney 发现了女阴癌向局部扩散及淋巴转移,1951 年又提出正常大小的淋巴结也可能有癌转移。Paget、Queyrat、Bowen 指出外阴上皮不典型增生就是外阴癌的癌前病变。Dubreuith 证实了 Paget 病较少见。第七届国际会议又将外阴原位癌分为两种:①鳞状细胞癌(有或无角化);②非鳞状细胞型,又可再分为两种:一种是 Paget 病,另一种是原位黑色素瘤。外阴癌的治疗方法有透热治疗、外阴切除、外阴敷细胞毒药物、激光治疗等。

5.阴道癌诊治的进展　Cruveilhier 首先指出阴道癌很少见,Herbst 提出阴道癌的发生可能与孕妇用雌激素治疗有关,此治疗可能导致其女儿患阴道腺癌。

【妇科感染诊治的发展】

虽然,妇科感染诊治的发展没有像妇科内分泌、肿瘤诊治的发展那样显著,但许多高效、毒性小的抗生素的问世,确实为临床治疗妇科感染解决了不少问题。随着药物学研究的发展,妇科感染诊治的临床疗效将会不断提高。

【内镜辅助下妇科疾病诊治的发展】

自 1947 年法国学者 Palmer 首先研制了腹腔镜后,20 世纪 60 年代起腹腔镜应用于妇科临床,主要用于妇科良性疾病的诊断。1980 年丹麦泌尿学专家 Hald 和 Rasmussen 报道的纵隔镜辅助下髂血管周围淋巴结活检和术前分期的经验深深地影响了妇科肿瘤学家。1989 年世界第二届妇科内镜会上,Querleu 医生报道了腹腔镜辅助下宫颈癌盆腔淋巴结清扫,从此启动了腹腔镜辅助下妇科恶性肿瘤诊治的漫长"旅程",使腹腔镜在妇科的应用从妇科良性疾病的诊断走向妇科恶性肿瘤的诊断和治疗。三十余年来,由于内镜辅助下手术的疗效与开腹手术相当,而且手术时间短、创伤小,目前在很多医疗机构,尤其是在一些医疗条件良好、医疗经验丰富的单位,内镜辅助下手术已经成为妇科良、恶性疾病诊治的主导方式(>70%)。

二、我国妇产科发展历程简介

21 世纪以来不足十年的时期内,妇产科学领域凸显出不断成熟的景象,主要表现在疾病诊疗的不断规范和完善。

1.疾病诊疗的规范　经循证医学证实的诊疗指南不断充实到现代妇产科临床实践中,使现代的疾病诊断和治疗更具安全性;不断提高指南依据的级别,使现代的疾病诊断和治疗更具科学性。

2.疾病诊疗的完善　人文科学已不断深入到现代疾病的诊断和治疗。部分妇科恶性疾病不但能得到早期诊断,而且有了早期预防的措施,例如癌前病变的早期诊断以及宫颈癌预防疫苗的问世。部分妇科恶性疾病治疗结果显示出对施治策略权衡利弊的优势,例如手术方式和范围对患者生活质量的影响、各种并发症的衡量以及化疗和放疗的适宜组合。疾病诊断和治疗的效果正在不断提高。

(李伟华)

第二章 女性生殖生理及内分泌调节

第一节 女性生殖生理特点

一、卵巢功能的兴衰

卵巢的生理功能是产生卵子和女性激素（雌二醇和黄体酮）；两种功能与卵巢内连续、周而复始的卵泡发育成熟、排卵和黄体形成相伴随，成为卵巢功能期不可分割的整体活动。在女性一生中，卵巢的大小和功能根据促性腺激素的强度有所变化；其功能的兴衰还与卵巢本身所含卵子的数量及伴随排卵的卵泡消耗有关。女性一生卵巢功能的兴衰，按胎儿期、新生儿期、儿童期、成人期4个时期分述。

（一）胎儿期卵巢

人类胎儿期卵巢的发生分4个阶段，包括：①性腺未分化阶段；②性腺分化阶段；③卵原细胞有丝分裂及卵母细胞形成；④卵泡形成阶段。

1.性腺未分化阶段 大约在胚胎的第5周，中肾之上的体腔上皮及其下方的间充质增生，凸向腹腔形成生殖嵴。生殖嵴的上皮细胞向内增生伸入间充质（髓质），形成指状上皮索即原始生殖索，此为性腺内支持细胞的来源，此后原始生殖索消失。原始生殖细胞来自卵黄囊壁内，胚胎第4周仅有1000～2000个细胞，胚胎第6周移行到生殖嵴。

生殖细胞在移行过程增殖，至胚胎第6周原始生殖细胞有丝分裂至10000个，至胚胎第6周末性腺含有生殖细胞和来自体腔上皮的支持细胞及生殖嵴的间充质；生殖细胞是精子和卵子的前体，此时性腺无性别差异，称为原始性腺。

2.性腺分化阶段 胚胎第6～8周，性腺向睾丸或向卵巢分化取决于性染色体。Y染色体上存在一个性别决定区（SRY），它使原始性腺分化为睾丸。当性染色体为XX时，体内无决定睾丸分化的基因，原始性腺在胚胎第6～8周向卵巢分化，生殖细胞快速有丝分裂为卵原细胞为卵巢分化的第一征象；至16～20周卵原细胞达到600万～700万。

3.卵母细胞形成 胚胎11～12周，卵原细胞开始进入第一次减数分裂，此时卵原细胞转变为卵母细胞。至出生时，全部卵母细胞处减数分裂前期的最后阶段——双线期，并停留在此阶段；抑制减数分裂向前推进的因子可能来自颗粒细胞。卵母细胞减数分裂的激活第一次是在排卵时（完成第一次减数分裂），第二次是在精子穿入时（完成第二次减数分裂）。卵母细胞经历二次减数分裂，每次排出一个极体，最后形成成熟卵细胞。

4.卵泡形成阶段 第18～20周卵巢髓质血管呈指状，逐渐伸展突入卵巢皮质。随着血管的侵入，皮质细胞团被分割成越来越小的片段。随血管进入的血管周围细胞(间充质或上皮来源为颗粒细胞前体)包绕卵母细胞形成始基卵泡；始基卵泡形成过程与卵母细胞减数分裂是同步的,出生时所有处在减数分裂双线期的卵母细胞均以始基卵泡的形式存在。但卵母细胞一旦被颗粒细胞前体包绕,卵泡即以固定速率进入自主发育和闭锁的轨道。

至出生时卵巢内生殖细胞总数下降至 100 万～200 万个,生殖细胞的丢失发生生殖细胞有丝分裂、减数分裂各个阶段以及最后卵泡形成阶段。染色体异常将促进生殖细胞的丢失,一条 X 染色体缺失(45,X)者的生殖细胞移行及有丝分裂均正常,但卵原细胞不能进入减数分裂,致使卵原细胞迅速丢失,出生时卵巢内无卵泡,性腺呈条索状。

(二)新生儿期卵巢

出生时卵巢直径 1cm,重量约 250～350mg,皮质内几乎所有的卵母细胞均包含在始基卵泡内；可以看到不同发育程度的卵泡,卵巢可呈囊性,这是因为出生后 1 年内垂体促性腺素中的卵泡刺激素持续升高对卵巢的刺激,出生 1～2 年促性腺激素水平下降至最低点。

(三)儿童期卵巢

儿童期的特点是血浆垂体促性腺激素水平低下,下丘脑功能活动处抑制状态,垂体对促性腺激素释放激素不反应。但是儿童期卵巢并不是静止的,卵泡仍以固定速率分期分批自主发育和闭锁；当然,由于缺乏促性腺素的支持,卵泡经常是发育到窦前期即闭锁；因此,此期卵泡不可能有充分的发育和功能表现。但卵泡闭锁使卵泡的残余细胞加入到卵巢的间质部分,并使儿童期卵巢增大。

(四)成年期(青春期-生殖期-围绝经期-绝经后期)

至青春期启动时,生殖细胞下降到 30 万～50 万个。在以后 35～40 年的生殖期,将有 400～500 个卵泡被选中排卵,每一个卵泡排卵将有 1000 个卵泡伴随生长,随之闭锁丢失。至绝经期卵泡仅剩几百个,在绝经前的最后 10～15 年,卵泡丢失加速,这可能与该期促性腺素逐渐升高有关。

在女性生殖期,由卵泡成熟、排卵及黄体形成组成的周而复始活动是下丘脑-垂体-卵巢之间相互作用的结果；下丘脑神经激素、垂体促性腺素及卵泡和黄体产生的甾体激素,以及垂体和卵巢的自分泌/旁分泌共同参与排卵活动的调节。

二、女性一生各阶段的生理特点

女性一生根据生理特点可按年龄划分为新生儿期、儿童期、青春期、性成熟期、围绝经期、绝经后期及老年期 6 个阶段。掌握女性各个生理阶段的特点,对各个生理时期的生殖健康保健十分重要。

(一)新生儿期

出生后 4 周内称新生儿期。女性胎儿在母体内受胎盘及母体性腺所产生的女性激素影响,出生时新生儿可见外阴较丰满,乳房隆起或有少许泌乳,出生后脱离胎盘循环,血中女性激素水平迅速下降,可出现少量阴道流血；这些生理变化短期内均自然消退。

(二)儿童期

从出生 4 周到 12 岁左右称儿童期。此期生殖器由于无性激素作用,呈幼稚型,阴道狭长,约占子宫全长的 2/3,子宫肌层薄。在儿童期后期(8 岁以后),下丘脑促性腺激素释放激素(GnRH)抑制状态解除,GnRH 开始分泌,垂体合成和分泌促性腺激素,卵巢受垂体促性腺激素作用开始发育并分泌雌激素。在雌激素作用下逐步出现第二性征发育和女性体态；卵巢内卵泡在儿童期由于自主发育和后期在促性腺激素的作用下耗损,至青春期生殖细胞下降至 30 万个。

（三）青春期

自第二性征开始发育至生殖器官逐渐发育成熟获得生殖能力（性成熟）的一段生长发育期。世界卫生组织（WHO）将青春期年龄定为10～19岁。这一时期的生理特点是：

1.第二性征发育和女性体态 乳房发育是青春期的第一征象（平均9.8岁），以后阴毛腋毛生长（平均10.5岁）；至13～14岁女孩第二性征发育基本达成年型。骨盆横径发育大于前后径；脂肪堆积于胸部、髋部、肩部形成女性特有体态。

2.生殖器官发育（第一性征） 由于促性腺激素作用卵巢逐渐发育增大，卵泡发育开始和分泌雌激素，促使内、外生殖器开始发育。外生殖器从幼稚型变为成人型，大小阴唇变肥厚，色素沉着，阴阜隆起，阴毛长度和宽度逐渐增加，阴道黏膜变厚并出现皱襞，子宫增大，输卵管变粗。

3.生长突增 在乳房发育开始2年以后（11～12岁），女孩身高增长迅速，每年约增高5～7cm，最快可达11cm，这一现象称生长突增；与卵巢在促性腺激素作用下分泌雌激素，以及与生长激素、胰岛素样生长因子的协同作用有关。直至月经来潮后，生长速度减缓；与此时卵巢分泌的雌激素量增多，具有促进骨骺愈合的作用有关。

4.月经来潮 女孩第一次月经来潮称月经初潮，为青春期的一个里程碑；标志着卵巢产生的雌激素已足以使子宫内膜增殖，在雌激素达到一定水平而有明显波动时，引起子宫内膜脱落即出现月经。月经初潮为卵巢具有产生足够雌激素能力的表现，但由于此时中枢对雌激素的正反馈机制尚未成熟，因而卵泡即使能发育成熟也不能排卵。因此，初潮后一段时期内因排卵机制未臻成熟，月经一般无一定规律，甚至可反复发生无排卵性功能失调性子宫出血。

5.生殖能力 规律的周期性排卵是女性性成熟并获得生殖能力的标志。多数女孩在初潮后需2～4年建立规律性周期性排卵；此时女孩虽已初步具有生殖能力，但整个生殖系统的功能尚未完善。

（四）性成熟期

性成熟期一般在18岁左右开始，历时30年；每个生殖周期生殖器官各部及乳房在卵巢分泌的性激素周期性作用下发生利于生殖的周期性变化。

（五）围绝经期

1994年世界卫生组织将围绝经期定义为始于卵巢功能开始衰退直至绝经后一年内的一段时期。

卵巢功能开始衰退一般始于40岁以后，该期以无排卵月经失调为主要症状，可伴有阵发性潮热、出汗等，历时短至1～2年，长达十余年；若长时间无排卵，子宫内膜长期暴露于雌激素作用，而无孕激素保护，故此时期妇女为子宫内膜癌的高发人群。至卵巢功能完全衰竭时，则月经永久性停止，称绝经。中国妇女的平均绝经年龄为50岁左右。

绝经后卵巢内卵泡发育及雌二醇的分泌停止，此期因体内雌激素的急剧下降，血管舒缩症状加重，并可出现神经精神症状；表现为潮热出汗、情绪不稳定、不安、抑郁或烦躁、失眠等。

（六）绝经后期及老年期

绝经后期是指绝经一年后的生命时期。绝经后期的早期虽然卵巢内卵泡耗竭，卵巢分泌雌激素的功能停止，但卵巢间质尚有分泌雄激素功能，此期经雄激素外周转化的雌酮成为循环中的主要雌激素。肥胖者雌酮转化率高于消瘦者。由于绝经后体内雌激素明显下降，特别是循环中雌二醇降低，出现低雌激素相关症状及疾病，如心血管疾病、骨矿含量丢失等。但由于雌酮升高，以及其对子宫内膜的持续刺激作用，该期仍可能发生子宫内膜癌。妇女60岁以后机体逐渐老化，进入老年期。卵巢间质的内分泌功能逐渐衰退，生殖器官渐萎缩，此时骨质疏松症甚至骨折发生率增加。

（付　勇）

第二节　女性生殖内分泌调节

在脑部存在两个调节生殖功能的部位,即下丘脑和垂体。多年来的科学研究已揭示了下丘脑-垂体-卵巢激素的相互作用与女性排卵周期性的动态关系;这种动态关系涉及下丘脑-垂体生殖激素对卵巢功能的调节,以及卵巢激素对下丘脑-垂体分泌生殖激素的反馈调节,此为下丘脑-垂体-卵巢(H-P-O)的内分泌调节轴。近年研究还发现垂体和卵巢的自分泌/旁分泌在卵巢功能的调节中起重要作用。

在女性生殖周期中卵巢激素的周期性变化对生殖器官的作用,使生殖器官出现有利于生殖的周期性变化。在灵长类,雌性生殖周期若未受孕,则最明显的特征是周期性的子宫内膜脱落所引起的子宫周期性出血,称月经。因而,灵长类雌性生殖周期也称月经周期。

一、下丘脑促性腺激素释放激素

1.化学结构　GnRH是控制垂体促性腺激素分泌的神经激素,其化学结构由10个氨基酸(焦谷氨酸、组氨酸、色氨酸、丝氨酸、酪氨酸、甘氨酸、亮氨酸、精氨酸、脯氨酸及甘氨酸)组成。

2.产生部位及运输　GnRH主要是由下丘脑弓状核的GnRH神经细胞合成和分泌。GnRH神经元分泌的GnRH经垂体门脉血管输送到腺垂体。

3.GnRH的分泌特点及生理作用　下丘脑CnRH的生理分泌称持续的脉冲式节律分泌,其生理作用为调节垂体FSH和LH的合成和分泌。

4.GnRH分泌调控　GnRH的分泌受来自血流的激素信号的调节,如垂体促性腺激素和性激素的反馈调节,包括促进作用的正反馈和抑制作用的负反馈。控制下丘脑GnRH分泌的反馈有长反馈、短反馈和超短反馈。长反馈是指性腺分泌到循环中的性激素的反馈作用;短反馈是指垂体激素的分泌对下丘脑GnRH分泌的负反馈;超短反馈是指GnRH对其本身合成的抑制。另外,来自中枢神经系统更高中枢的信号还可以通过多巴胺、去甲肾上腺素、儿茶酚胺、内啡肽及五羟色胺和褪黑素等一系列神经递质调节GnRH的分泌。

二、垂体生殖激素

腺垂体分泌的直接与生殖调节有关的激素有促性腺激素和催乳素。

1.促性腺激素　包括FSH和LH,它们是由腺垂体促性腺激素细胞分泌的。FSH和LH均为由α和β两个亚基组成的糖蛋白激素,LH的相对分子量约为28000,FSH的相对分子量约为33000。FSH、LH、HCG和TSH四种激素的α亚基完全相同、β亚基不同。α亚基和β亚基均为激素活性所必需的,单独的α亚基或β亚基不具有生物学活性,只有两者结合形成完整的分子结构才具有活性。

2.催乳素　主要由垂体前叶催乳素细胞合成分泌,泌乳素细胞占垂体细胞总数的1/3～1/2。另外,子宫内膜的蜕膜细胞或蜕膜样间质细胞也可分泌少量的催乳素。催乳素能影响下丘脑-垂体-卵巢轴,正常水平的催乳素对卵泡的发育非常重要。过高的催乳素水平会抑制GnRH、LH和FSH的分泌,抑制卵泡的发育和排卵,导致排卵障碍。因此,高催乳素血症患者会出现月经稀发和闭经。

垂体催乳素的分泌主要受下丘脑分泌的激素或因子调控。多巴胺是下丘脑分泌的最主要的催乳素抑制因子,它与催乳素细胞上的 D_2 受体结合后发挥作用。多巴胺能抑制催乳素 mRNA 的表达、催乳素的合成及分泌,它是目前已知的最强的催乳素抑制因子。一旦下丘脑多巴胺分泌减少或下丘脑-垂体间多巴胺转运途径受阻,就会出现高催乳素血症。下丘脑分泌的催乳素释放因子包括促甲状腺素释放激素(TRH)、血管加压素、催产素等。TRH 能刺激催乳素 mRNA 的表达,促进催乳素的合成与分泌。原发性甲状腺功能减退者发生的高催乳素血症就与患者体内的 TRH 升高有关。血管加压素和催产素对催乳素分泌的影响很小,可能不具有临床意义。

许多生理活动都可影响体内的催乳素水平。睡眠后催乳素分泌显著增加,直到睡眠结束。醒后分泌减少。一般说来,人体内催乳素水平在早晨 5:00～7:00 最高,9:00～11:00 最低,下午较上午高。精神状态也影响催乳素的分泌,激动或紧张时催乳素分泌显著增加。另外,高蛋白饮食、性交和哺乳等也可使催乳素分泌增加。

三、卵巢生理周期及调节

本小节将阐述卵巢内卵泡发育、排卵及黄体形成至退化的生理周期中变化及调节,以及垂体促性腺激素与卵巢激素相互作用关系;卵巢内激素关系与形态学和自分泌,旁分泌活动的关系使卵巢活动周而复始。

【卵泡的发育】

近年来随着生殖医学的发展,人们对卵泡发育的过程有了进一步的了解。目前认为卵泡的发育成熟过程跨越的时间很长,仅从有膜的窦前卵泡发育至成熟卵泡就需要 85 天。

始基卵泡直径约 $30\mu m$,由一个卵母细胞和一层扁平颗粒细胞组成。新生儿两侧卵巢内共有 100 万～200 万个始基卵泡,青春期启动时有 20 万～40 万个始基卵泡。性成熟期每月有一个卵泡发育成熟,女性一生中共有 400～500 个始基卵泡最终发育成成熟卵泡。

初级卵泡是由始基卵泡发育而来的,直径大于 $60\mu m$,此期的卵母细胞增大,颗粒细胞也由扁平变为立方形,但仍为单层。初级卵泡的卵母细胞和颗粒细胞之间出现了一层含糖蛋白膜,称为透明带。透明带是由卵母细胞和颗粒细胞共同分泌形成的。

初级卵泡进一步发育,形成次级卵泡。次级卵泡的直径小于 $120\mu m$,由卵母细胞和多层颗粒细胞组成。

初级卵泡和次级卵泡均属窦前卵泡。随着次级卵泡的进一步发育,卵泡周围的间质细胞生长分化成卵泡膜,卵泡膜分为内泡膜层和外泡膜层两层。Gougen 根据卵泡膜内层细胞和颗粒细胞的生长,把有膜卵泡的生长分成 8 个等级,具体如下:

次级卵泡在第一个月经周期的黄体期进入第 1 级,1 级卵泡仍为窦前卵泡。约 25 天后在第 2 个月经周期的卵泡期发育成 2 级卵泡,此时颗粒细胞间积聚的卵泡液增加融合成卵泡腔,因此这种卵泡被称为窦腔卵泡,从此以后的卵泡均为窦腔卵泡。卵泡液中含有丰富的类固醇激素、促性腺激素和生长因子,它们对卵泡的发育具有极其重要的意义。20 天后在黄体期末转入第 3 级,14 天后转入第 4 级,4 级卵泡直径约 2mm。10 天后,在第 3 个月经周期的黄体晚期转入第 5 级。5 级卵泡为卵泡募集的对象,被募集的卵泡从此进入第 6、7、8 级,每级之间间隔 5 天。

1.初始募集　静止的始基卵泡进入到卵泡生长轨道的过程称为初始募集,初始募集的具体机制尚不清楚。目前认为静止的始基卵泡在卵巢内同时受到抑制因素和刺激因素的影响,当刺激因素占上风时就会发生初始募集。FSH 水平升高可导致初始募集增加,这说明 FSH 能刺激初始募集的发生。但是始基卵泡上没有 FSH 受体,因此 FSH 对初始募集的影响可能仅仅是一种间接影响。

一些局部生长因子在初始募集的启动中可能起关键作用,如生长分化因子-9(GDF-9)和 kit 配体等。GDF-9 是转化生长因子/激活素家族中的一员,它由卵母细胞分泌,对大鼠的初始募集至关重要。GDF-9 发生基因突变时,大鼠的始基卵泡很难发展到初级卵泡。kit 配体是由颗粒细胞分泌的,它与卵母细胞和颗粒细胞上的 kit 受体结合。kit 配体是初始募集发生的关键因子之一。

2.营养生长阶段 从次级卵泡到 4 级卵泡的生长过程很缓慢,次级卵泡及其以后各期卵泡的颗粒细胞上均有 FSH、雌激素和雄激素受体。泡膜层也是在次级卵泡期形成,泡膜细胞上有 LH 受体。由于卵泡上存在促性腺激素受体,所以促性腺激素对该阶段的卵泡生长也有促进作用。

不过促性腺激素对该阶段卵泡生长的影响较小。即使没有促性腺激素的影响,卵泡也可以发展成早期窦腔卵泡。与促性腺激素水平正常时的情况相比,缺乏促性腺激素时卵泡生长的更慢,生长卵泡数更少。

由于该阶段卵泡的生长对促性腺激素的依赖性很小,可能更依赖卵巢的局部调节,如胰岛素样生长因子和转化生长因子 β 等,因此 Gougeon 称为营养生长阶段。

3.周期募集 在黄体晚期,生长卵泡发育成直径 2～5mm 的 5 级卵泡。绝大部分 5 级卵泡将发生闭锁,只有少部分 5 级卵泡在促性腺激素(主要是 FSH)的作用下,可以继续生长发育并进入到下个月经周期的卵泡期。这种少部分 5 级卵泡被募集到继续生长的轨道的过程,就称为周期募集。

4 级卵泡以后的各级卵泡的生长对促性腺激素的依赖很大,如果促性腺激素水平比较低,这些卵泡将发生闭锁。另外,雌激素也能促进这些卵泡的生长,因此雌激素有抗卵泡闭锁的作用。在青春期前也有卵泡生长,但是由于促性腺激素水平低,这些生长卵泡在周期募集发生前都闭锁了。在青春期启动后下丘脑-垂体-卵巢轴被激活,促性腺激素分泌增加,周期募集才开始成为可能。

在黄体晚期,黄体功能减退,雌孕激素水平下降,促性腺激素水平轻度升高。在升高的促性腺激素的作用下,一部分 5 级卵泡被募集,从而可以继续生长。由此可见,周期募集的关键因素是促性腺激素。

4.促性腺激素依赖生长阶段 周期募集后的卵泡的生长依赖促性腺激素,目前认为 5 级以后卵泡的生长都需要一个最低水平的 FSH,即"阈值"。只有 FSH 水平达到或超过阈值时,卵泡才能继续生长,否则卵泡将闭锁。因此 5 级及其以后的卵泡生长阶段被称为促性腺激素依赖生长阶段。雌激素对该阶段卵泡的生长也有促进作用,雌激素可使卵泡生长所需的 FSH 阈值水平降低。

5.优势卵泡的选择 周期募集的卵泡有多个,但是最终只有一个卵泡发育为成熟卵泡并发生排卵。这个将来能排卵的卵泡被称为优势卵泡,选择优势卵泡的过程称为优势卵泡的选择。

优势卵泡的选择发生在卵泡早期(月经周期的第 5～7 天)。目前认为优势卵泡的选择与雌激素的负反馈调节有关,优势卵泡分泌雌激素的能力强,其卵泡液中的雌激素水平高。一方面,雌激素能在卵泡局部协同 FSH,促进颗粒细胞的生长,提高卵泡对 FSH 的敏感性。另一方面,雌激素对垂体 FSH 的分泌具有负反馈抑制作用,使循环中的 FSH 水平下降。卵泡中期,随着卵泡的发育和雌激素分泌的增加,FSH 分泌减少。优势卵泡分泌雌激素能力强,对 FSH 敏感,因此其生长对 FSH 的依赖较小,可继续发育。分泌雌激素能力低的卵泡,其卵泡液中的雌激素水平低,对 FSH 不敏感,生长依赖于高水平的 FSH,FSH 水平下降时它们将闭锁。

6.排卵 成熟卵泡也被称为 Graffian 卵泡,直径可达 20mm 以上。成熟卵泡破裂,卵母细胞排出,这个过程称为排卵。排卵发生在卵泡晚期,此时雌二醇水平迅速上升并达到峰值,该峰值水平可达 350pg/ml 以上。高水平的雌二醇对下丘脑-垂体产生正反馈,诱发垂体 LH 峰性分泌,形成 LH 峰。LH 峰诱发排卵,在 LH 峰出现 36 小时后发生排卵。

排卵需要黄体酮和前列腺素。排卵前的 LH 峰诱导颗粒细胞产生孕激素受体,孕激素受体缺陷者存在排卵障碍,这说明孕激素参与排卵的调节。排卵前的 LH 峰激活环氧合酶(COX-2)的基因表达,COX-2合成增加,前列腺素生成增多。前列腺素缺乏会导致排卵障碍,这说明前列腺素也参与排卵的调节。

排卵过程的具体机制尚不清楚,下面把目前的一些认识做一简介。LH 峰激活卵丘细胞和颗粒细胞内的透明质酸酶的基因表达,透明质酸酶的增加使卵丘膨大,目前认为卵泡膨大是排卵的必要条件之一。LH 峰还激活溶酶体酶,在溶酶体酶的作用下排卵斑形成。孕激素的作用是激活排卵相关基因的转录,前列腺素参与排卵斑的形成过程。排卵斑破裂是蛋白水解酶作用的结果,这些酶包括纤溶酶原激活物和基质金属蛋白酶等。

7.卵泡闭锁　在每一个周期中都有许多卵泡生长发育。但是,最终每个月只有一个卵泡发育为成熟卵泡并排卵,其余的绝大多数(99.9%)卵泡都闭锁了。在卵泡发育的各个时期都可能发生卵泡闭锁。卵泡闭锁属于凋亡范畴,一些生长因子和促性腺激素参与其中。

【卵母细胞的变化】

在卵泡发育的过程中,卵母细胞也发生了重大变化。随着卵泡的增大,卵母细胞的体积也不断增大。始基卵泡的卵母细胞为处于减数分裂前期 I 的初级卵母细胞,LH 峰出现后进入到减数分裂中期 I,排卵前迅速完成第一次减数分裂,形成 2 个子细胞:次级卵母细胞和第一极体。次级卵母细胞很快进入到减数分裂中期 II,且停止于该期。直到受精后才会完成第二次减数分裂。

【卵泡发育的调节】

FSH 是促进卵泡发育的主要因子之一,窦前期卵泡和窦腔卵泡的颗粒细胞膜上均有 FSH 受体,FSH本身能上调 FSH 受体的基因表达。FSH 能刺激颗粒细胞的增殖,激活颗粒细胞内的芳香化酶。另外FSH 还能上调颗粒细胞上 LH 受体的基因表达。LH 受体分布于卵泡膜细胞和窦期卵泡的颗粒细胞上,它对卵泡的生长发育也很重要。LH 的主要作用是促进卵泡膜细胞合成雄激素,后者是合成雌激素的前体。

雌激素参与卵泡生长发育各个环节的调节,颗粒细胞和卵泡膜细胞均为雌激素的靶细胞。雌激素能刺激颗粒细胞的有丝分裂,促进卵泡膜细胞上 FSH 受体和 LH 受体的基因表达。雌激素在窦腔形成和优势卵泡选择的机制中居重要地位。雄激素在卵泡发育中的作用目前尚不清楚,但临床上有证据提示,雄激素过多可导致卵泡闭锁。

四、卵巢的自分泌/内分泌

卵泡内还有许多蛋白因子,如抑制素、激活素、胰岛素样生长因子等,它们也参与卵泡发育的调节,但是具体作用还有待于进一步的研究。

1.抑制素、激活素和卵泡抑素　属同一家族的肽类物质,由颗粒细胞在 FSH 作用下产生的。抑制素是抑制垂体 FSH 分泌的重要因子。激活素的作用是刺激 FSH 释放,在卵巢局部起增强 FSH 的作用。卵泡抑素具有抑制 FSH 活性的作用,此作用可能通过与激活素的结合。

抑制素是由 α、β 两个亚单位组成,其中 β 亚单位主要有两种,即 β_A 和 β_B。α 亚单位和 β_A 亚单位组成的抑制素称为抑制素 A($\alpha\beta_A$),α 亚单位和 β_B 亚单位组成的抑制素称为抑制素 B($\alpha\beta_B$)。激活素是由构成抑制素的 β 亚单位两两结合而成,由两个 β_A 亚单位组成的称为激活素 A($\beta_A\beta_A$),由两个 βB 亚单位组成的称为激活素 β($\beta_B\beta_B$),由一个 β_A 亚单位和一个 β_B 亚单位组成的称为激活素 AB($\beta_A\beta_B$)。近年又有一些少见的 β 亚单位被发现,目前尚不清楚它们的分布和作用。

在整个卵泡期抑制素 A 水平都很低,随着 LH 的出现,抑制素 A 的水平也开始升高,黄体期达到峰值,其水平与黄体酮水平平行。黄体晚期抑制素水平很低,此时 FSH 水平升高,5 级卵泡募集。卵泡早期,FSH 水平升高,激活素和抑制素 B 水平也升高。卵泡中期抑制素 B 达到峰值,此时由于卵泡的发育和抑制素 B 水平的升高,FSH 水平下降,因此发生了优势卵泡的选择。优势卵泡主要分泌抑制素 A。排卵后,黄体形成,黄体主要分泌激活素 A 和抑制素 A。因此卵泡晚期和黄体期,抑制素 B 水平较低。绝经后,卵泡完全耗竭,抑制素分泌也停止。除卵巢外,体内其他一些组织器官也分泌激活素,因此绝经后妇女体内的激活素水平没有明显的变化。由于抑制素 B 主要由早期卵泡分泌,因此它可以作为评估卵巢储备功能的指标。同样的道理,抑制素 A 可以作为评估优势卵泡发育情况的指标。

2.胰岛素样生长因子(IGF)　为低分子量的单链肽类物质,其结构和功能与胰岛素相似,故称之。IGF有两种:IGF-Ⅰ和 IGF-Ⅱ。循环中的 IGF-Ⅰ由肝脏合成(生长激素依赖),通过循环到达全身各组织发挥生物效应。近年,大量研究表明,体内多数组织能合成 ICF-Ⅰ,其产生受到生长激素或器官特异激素的调节。卵巢产生的 IGF 量仅次于子宫和肝脏。在卵巢,IGF 产生于卵泡颗粒细胞和卵泡膜细胞,促性腺素对其产生具有促进作用。

IGF 对卵巢的作用已经阐明,IGF 受体在人卵巢的颗粒细胞和卵泡膜细胞均有表达。已证明 IGF-Ⅰ具有促进促性腺素对卵泡膜和颗粒细胞的作用,包括颗粒细胞增殖、芳香化酶活性、LH 受体合成及抑制素的分泌。IGF-Ⅱ对颗粒细胞有丝分裂也有刺激作用。在人类卵泡细胞,ICF-Ⅰ协同 FSH 刺激蛋白合成和类固醇激素合成。在颗粒细胞上出现 LH 受体时,IGF-Ⅰ能提高 LH 的促黄体酮合成作用及刺激颗粒细胞黄体细胞的增殖。ICF-Ⅰ与 FSH 协同促进排卵前卵泡的芳香化酶活性。因此,IGF-Ⅰ对卵巢雌二醇和黄体酮的合成均具有促进作用。另外,IGF-Ⅰ的促卵母细胞成熟和促受精卵卵裂的作用在动物实验中得到证实;离体实验表明,IGF-Ⅰ对人未成熟卵具有促成熟作用。

有 6 种 ICF 结合蛋白(IGFBPs),即 IGFBP-1 到 IGFBP-6,其作用是与 IGF 结合,调节 IGF 的作用。游离状态的 IGFs 具有生物活性,与 IGFBP 结合的 IGFs 无生物活性。另外,IGFBPs 对细胞还具有与生长因子无关的直接作用。卵巢局部产生的 IGFBP 其基本功能是通过在局部与 IGFs 结合,从而降低 IGFs 的活性。

IGF 的局部活性还可受到蛋白水解酶的调节,蛋白水解酶可调节 IGFBP 的活性。雌激素占优势的卵泡液中 IGFBP-4 浓度非常低;相反雄激素占优势的卵泡液中有高浓度的 IGFBP-4;蛋白水解酶可降低IGFBP 的活性及提高 IGF 的活性,这是保证优势卵泡正常发育的另一机制。

3.抗米勒激素　由颗粒细胞产生,具有抑制卵母细胞减数分裂和直接抑制颗粒细胞和黄体细胞增殖的作用,并可抑制 EGF 刺激的细胞增殖。

4.卵母细胞成熟抑制因子(OMI)　由颗粒细胞产生具有抑制卵母细胞减数分裂的作用,卵丘的完整性是其活性的保证,LH 排卵峰能克服或解除其抑制作用。

5.内皮素-1　是肽类物质,产生于血管内皮细胞,以前称之为黄素化抑制因子;具有抑制 LH 促进的黄体酮分泌。

五、黄体

排卵后卵泡壁塌陷,卵泡膜内的血管和结缔组织伸入到颗粒细胞层。在 LH 的作用下,颗粒细胞继续增大,空泡化,积聚黄色脂质,形成黄色的实体结构,称为黄体。颗粒细胞周围的卵泡膜细胞也演化成卵泡膜黄体细胞,成为黄体的一部分。如不受孕,黄体仅维持 14 天,以后逐渐被结缔组织取代,形成白体。受孕后黄体可维持 6 个月,以后也将退化成白体。

LH 是黄体形成的关键因素,研究表明它对黄体维持也有重要的意义。在黄体期,黄体细胞膜上的 LH 受体数先进行性增加,以后再减少。但是即使在黄体晚期,黄体细胞上也含有大量的 LH 受体。缺少 LH 时,黄体酮分泌会明显减少。

在非孕期,黄体的寿命通常只有 14 天左右。非孕期黄体退化的机制目前尚不清楚,用 LH 及其受体的变化无法解释。有作者认为可能与一些调节细胞凋亡的基因有关。

【下丘脑-垂体-卵巢轴激素的相互关系】

下丘脑-垂体-卵巢轴是一个完整而协调的神经内分泌系统。下丘脑通过分泌 GnRH 控制垂体 LH 和 FSH 的释放,从而控制性腺发育和性激素的分泌,卵巢在促性腺激素作用下,发生周期性排卵并伴有卵巢性激素分泌的周期性变化;而卵巢性激素对中枢生殖调节激素的合成和分泌又具有反馈调节作用,从而使循环中 LH 和 FSH 呈密切相关的周期性变化。

性激素反馈作用于中枢使下丘脑 GnRH 和垂体促性腺激素合成或分泌增加时,称正反馈;反之使下丘脑 GnRH 和垂体促性腺激素合成或分泌减少时,称负反馈。

循环中雌激素当低于 200pg/ml 时对垂体 FSH 的分泌起抑制作用(负反馈);因此,在卵泡期,随卵泡发育,由于卵巢分泌雌激素的增加,垂体释放 FSH 受到抑制,使循环中 FSH 下降。当卵泡接近成熟,卵泡分泌雌激素使循环中雌激素达到高峰,当循环中雌激素浓度达到或高于 200pg/ml 时,即刺激下丘脑 GnRH 和垂体 LH、FSH 大量释放(正反馈),形成循环中的 LH、FSH 排卵峰。然后成熟卵泡在 LH、FSH 排卵峰的作用下排卵,继后黄体形成,卵巢不仅分泌雌激素,还分泌黄体酮。黄体期无论是垂体 LH 和 FSH 的释放还是合成均受到抑制作用,循环中 LH、FSH 下降,卵泡发育受限制;黄体萎缩时,循环中雌激素和孕激素水平下降。可见下丘脑-垂体-卵巢轴分泌的激素的相互作用是女性生殖周期运转的机制,卵巢是调节女性生殖周期的重要环节。若未受孕,卵巢黄体萎缩,致使子宫内膜失去雌、孕激素的支持而萎缩、坏死,引起子宫内膜脱落和出血。因此月经来潮是一个生殖周期生殖的失败及一个新的生殖周期开始的标志。

(付　勇)

第三节　子宫内膜及其他生殖器官的周期性变化

一、子宫内膜周期性变化及月经

(一)子宫内膜的组织学变化

子宫内膜在解剖结构上分为基底层和功能层。基底层靠近子宫肌层,对月经周期中激素变化没有反应;功能层是由基底层再生的增殖带,在月经周期受卵巢雌、孕激素的序贯作用发生周期性变化,若未受孕则功能层在每一周期最后脱落伴子宫出血,临床上表现为月经来潮。以月经周期为 28 天为例来描述子宫内膜的组织学形态变化。

【增殖期】

子宫内膜受雌激素影响,内膜的各种成分包括表面上皮、腺体和腺上皮、间质及血管均处在一个增殖生长过程,称为增殖期。与卵巢的卵泡期相对应,子宫内膜的增殖期一般持续 2 周,生理情况下可有 10～

20 天波动。子宫内膜厚度自 0.5mm 增加到 3.5～5.0mm，以腺体增殖反应最为明显。根据增殖程度一般将其分为早、中和晚期增殖三个阶段。增殖期早期(28 天周期的第 4～7 天)，腺体狭窄呈管状，内衬柱状上皮，间质细胞梭形，排列疏松，胞质少，螺旋小动脉位于内膜深层；增殖期中期(28 天周期的第 8～10 天)，腺体迅速变长而扭曲，腺上皮被挤压呈高柱状，螺旋小动脉逐渐发育，管壁变厚；增殖晚期(28 天周期的第 11～14 天)，相当于卵泡期雌激素分泌高峰期，子宫内膜雌激素浓度也达高峰，子宫内膜腺体更加弯曲，腺上皮细胞拥挤，致使细胞核不在同一平面而形成假复层，此时腺体向周围扩张，可与邻近腺体紧靠，朝内膜腔的子宫内膜表面形成一层连续的上皮层，含致密的细胞成分的内膜基质此时因水肿变疏松。内膜功能层上半部，间质细胞胞质中含极丰富的 RNA，而下半部的间质细胞仅含少量 RNA，此两部分以后分别成为致密层和海绵层，螺旋小动脉在此期末到达子宫内膜表面的上皮层之下，并在此形成疏松的毛细管网。雌激素作用的子宫内膜生长的另一重要特征是纤毛和微绒毛细胞增加；纤毛发生在周期的第 7～8 天，随着子宫内膜对雌激素反应性增加，围绕腺体开口的纤毛细胞增加，对内膜分泌期的分泌活动十分重要；细胞表面绒毛的生成也是雌激素作用的结果，绒毛是细胞质的延伸，起到增加细胞表面营养物质交换的作用。增殖期是以有丝分裂活动为特征，细胞核 DNA 增加，胞质 RNA 合成增加，在子宫的上 2/3 段的子宫内膜功能层即胚泡常见的着床部位最为明显。

【分泌期】

排卵后，子宫内膜除受雌激素影响外，主要受黄体分泌的黄体酮的作用；子宫内膜尽管仍受到雌激素的作用，但由于黄体酮的抗雌激素作用，使子宫内膜的总高度限制在排卵前范围(5～6mm)。上皮的增殖在排卵后 3 天停止，内膜内其他各种成分在限定的空间内继续生长，导致腺体进行性弯曲及螺旋动脉高度螺旋化。另外黄体酮作用的另一重要特征是使子宫内膜的腺体细胞出现分泌活动，故称为分泌期。根据腺体分泌活动的不同阶段，将分泌期分为早、中和晚期三个阶段。分泌期早期(28 天周期的第 16～19 天)，50% 以上的腺上皮细胞核下的细胞质内出现含糖原的空泡，称核下空泡，为分泌早期的组织学特征；分泌期中期(28 天周期的 20～23 天)，糖原空泡自细胞核下逐渐向腺腔移动，突破腺细胞顶端胞膜，排到腺腔，称顶浆分泌，为分泌中期的组织学特征，此过程历经 7 天。内膜分泌活动在中期促性腺素峰后 7 天达高峰，与胚泡种植时间同步。周期的第 21～22 天为胚泡种植的时间，此时另一突出的特征是子宫内膜基质高度水肿，此变化是由于雌、孕激素作用于子宫内膜产生前列腺素使毛细血管通透性增加所致。分泌晚期(28 天周期的第 24～28 天)，腺体排空，见弯曲扩张的腺体，间质稀少，基质水肿使子宫内膜呈海绵状；此时表层上皮细胞下的间质分化为肥大的前脱膜细胞，其下方的间质细胞分化为富含松弛素颗粒的颗粒间质细胞；排卵后第 7～13 天(月经周期的第 21～27)子宫内膜分泌腺扩张及扭曲最明显；至排卵后第 13 天，子宫内膜分为三带：不到 1/4 的组织是无变化的基底层，子宫内膜中部(约占子宫内膜的 50%)为海绵层，含高度水肿的间质和高度螺旋化动脉以及分泌耗竭扩张的腺体。在海绵层之上的表层(约占 25% 高度)是致密层由水肿肥大的呈多面体的间质细胞呈砖砌样致密排列。

【月经期】

即为子宫内膜功能层崩解脱落期。在未受孕情况下，黄体萎缩，雌孕激素水平下降，子宫内膜失去激素支持后最明显的变化是子宫内膜组织的萎陷和螺旋动脉血管明显的舒缩反应。在恒河猴月经期观察到性激素撤退时子宫内膜的血管活动顺序是：随着子宫内膜的萎陷，螺旋动脉血流及静脉引流减少；继而血管扩张；以后是螺旋动脉呈节律的收缩和舒张；血管痉挛性收缩持续时间一次比一次长，且一次比一次强，最后导致子宫内膜缺血发白。

组织分解脱落机制如下：

1.血管收缩因子　上述这些变化开始于月经前 24 小时，导致内膜缺血和淤血；接着血管渗透性增加，白细胞由毛细血管渗透到基质,血管的舒张变化使红细胞渗出至组织间隙,血管表面凝血块形成。此时,分泌期子宫内膜上因组织坏死释放的前列腺素 $PCF_{2\alpha}$ 及 PGF_{E2} 水平达到最高;来自腺体细胞的前列腺素 $PGF_{2\alpha}$ 及脱膜间质细胞的内皮素-I是强效血管收缩因子,血小板凝集产生的血栓素 A(TXA_2)也具有血管收缩作用,从而使经期发生血管及子宫肌层的节律性收缩,而且全内膜血管收缩在整个经期呈进行性加强,使内膜功能层迅速缺血坏死崩解。

2.溶酶体酶释放　在内膜分泌期的前半阶段,一些强效的组织溶解酶均限制在溶酶体内,这是因为黄体酮具有稳定溶酶体膜的作用。伴随雌、孕激素水平的下降,溶酶体膜不能维持,酶释放到内皮细胞的细胞质,最后到细胞间隙,这些活性酶将消化细胞导致前列腺素的释放,红细胞外渗,促进组织坏死和血栓形成。

3.基质金属蛋白酶家族　具有降解细胞外基质及基底膜的各种成分,包括胶原蛋白、明胶等。当黄体酮从子宫内膜细胞撤退时引起基质金属蛋白酶的分泌,从而导致细胞膜的崩解及细胞外基质的溶解。

4.细胞凋亡　有相当证据表明细胞因子中,肿瘤坏死因子(TNF)是引起细胞凋亡的信号。月经期子宫内膜细胞上 TNF-α 的分泌达到高峰,可抑制子宫内膜的增殖引起细胞凋亡;引起黏连蛋白的丢失,而黏连蛋白的丢失引起细胞间联系的中断。

(二)月经临床表现

正常月经具有周期性,间隔为 24～35 日,平均 28 日;每次月经持续时间称经期,为 2～6 日;出血的第 1 日为月经周期的开始。经量为一次月经的总失血量,月经开始的头 12 小时一般出血量少,第 2～3 日出血量最多,第 3 日后出血量迅速减少。正常月经量为 30～50ml,超过 80ml 为月经过多。尽管正常月经的周期间隔、经期及经量均因人而异,但对有规律排卵的妇女(个体)而言,其月经类型相对稳定。月经类型包括周期间隔、经期持续日数及经量变化特点等的任何偏转,均可能是异常子宫出血,而非正常月经。经期一般无特殊症状,但由于前列腺素的作用,有些妇女下腹部及腰骶部有下坠不适或子宫收缩痛,并可出现腹泻等胃肠功能紊乱症状。少数患者可有头痛及轻度神经系统不稳定症状。

二、其他部位生殖器官的周期性变化

(一)输卵管的周期变化

输卵管在生殖中的作用是促进配子运输、提供受精场所和运输早期胚胎。输卵管可分为 4 部分:伞部、壶腹部、峡部和间质部。每一部分都有肌层和黏膜层,黏膜层由上皮细胞组成,包括纤毛细胞和分泌细胞。

伞部的主要功能是拾卵,这与该部位的纤毛细胞的纤毛向子宫腔方向摆动有关。壶腹部是受精的场所,该部位的纤毛细胞的纤毛也向子宫腔方向摆动。峡部的肌层较厚,黏膜层较薄。间质部位于子宫肌壁内,由较厚的肌层包围。

拾卵是通过输卵管肌肉收缩和纤毛摆动实现的,卵子和胚胎的运输主要靠输卵管肌肉收缩实现的,纤毛运动障碍可造成输卵管性不孕。肌肉收缩和纤毛活动受卵巢类固醇激素的调节。雌激素促进纤毛的生成;孕激素使上皮细胞萎缩,纤毛脱落。

输卵管液是配子和早期胚胎运输的介质,输卵管液中的成分随月经周期发生周期性变化。

(二)子宫颈黏液的周期变化

子宫颈黏液(CS)主要由子宫颈内膜腺体的分泌物组成,此外还包括少量来自子宫内膜和输卵管的液体以及子宫腔和子宫颈的碎屑和白细胞。子宫颈黏液的分泌受性激素的调节,随月经周期发生规律变化。

【子宫颈黏液的成分】

子宫颈黏液由水、无机盐、低分子有机物和大分子的有机物组成。水是子宫颈黏液中最主要的成分，约占总量的 85%～95%。无机盐占总量的 1%，其主要成分为氯化钠。低分子有机化合物包括游离的单糖和氨基酸，大分子的有机化合物包括蛋白质和多糖。

【羊齿植物叶状结晶】

羊齿植物叶状结晶（简称羊齿状结晶）是由蛋白质或多糖与电解质结合而成的。羊齿状结晶并不是子宫颈黏液所特有的，它可以出现在含有电解质、蛋白质或胶态溶液中，如鼻黏液、唾液、羊水、脑脊液等。一般在月经周期的第 8～10 天开始出现羊齿状结晶，排卵前期达到高峰。排卵后，在孕激素的作用下羊齿状结晶消失。

【子宫颈分泌的黏液量】

子宫颈腺体的分泌量随月经周期发生变化。卵泡早中期子宫颈每日可分泌黏液 20～60mg，排卵前分泌量可增加 10 倍，每日高达 700mg。在子宫颈黏液分泌量发生变化的同时，子宫颈黏液的性质也发生了变化。此时的子宫颈黏液拉丝度好，黏性低，有利于精子的穿透。排卵后子宫颈黏液分泌量急剧减少，黏性增加。妊娠后黏液变得更厚，形成黏液栓堵住子宫颈口，可防止细菌和精子的穿透。

（三）阴道上皮周期变化

阴道黏膜上皮细胞受雌、孕激素的影响，也发生周期变化。雌激素使黏膜上皮增生，脱落细胞群中的成熟细胞数量相对增加。孕激素使阴道黏膜上皮细胞大量脱落，中层细胞数量增加。因此我们可以根据阴道脱落细胞来评价女性生殖内分泌状况。

（四）乳房周期性变化

雌激素作用引起乳腺管的增生，而黄体酮则引起乳腺小叶及腺泡生长。在月经前 10 日，许多妇女有乳房肿胀感和疼痛，可能是由于乳腺管的扩张，充血以及乳房间质水肿。月经期由于雌、孕激素撤退，所有这些变化的伴随症状将消退。

【临床特殊情况】

本章介绍了有关垂体与卵巢激素之间的动态关系及女性生殖的周期性特征。与卵巢组织学及自分泌/旁分泌活动相关联的激素变化，使女性生殖内分泌调节系统得以周而复始的周期性运行；此不仅涉及垂体促性腺激素对卵巢卵泡发育、排卵及黄体形成的调节作用，而且涉及伴随卵巢上述功能活动和形态变化的激素分泌对垂体促性腺激素的合成和分泌的反馈调节。女性生殖器官在激素周期性作用下，发生着有利于支持生殖的变化，女性的月经生理则包含卵巢激素作用下的子宫内膜变化和出血机理及相关联的临床表现。而激素对生殖器官的生物学效应常用于临床判断有无激素作用和激素作用的程度。对上述生殖周期中生理调节机制的理解是对女性内分泌失常及其所导致的生殖生理功能障碍诊断和处理的基础。对本章生殖生物学的有关知识的充分理解，并且融会贯通，则不仅有益于临床上正确判断疾病和合理治疗的临床思考，而且是临床上遇到难题解决问题创意思维所必备的基础。

规律的月经是女性生殖健康和女性生殖内分泌功能正常运行的标志。一旦出现月经失调，则为生殖内分泌失调的信号。妇科内分泌医生对每一例月经失调的临床思考与其他疾病的共同点是首先找病因即诊断，然后考虑对患者最有利的治疗。但是，由于月经失调对妇女健康影响的特殊性，比如出现影响健康的慢性贫血甚至危及生命的子宫大出血，或由于长期无排卵月经失调使子宫内膜长期暴露于雌激素作用，而无孕激素保护，导致子宫内膜增生病变，如简单型增生、复杂型增生、不典型增生甚至癌变，则必须先针对当时情况处理，前者先止血，后者应先进行转化内膜的治疗。对无排卵性的子宫出血的止血往往采用性激素止血，选用哪类激素止血还应根据患者出血时出血量多少及子宫内膜厚度等因素来决定，对子宫内膜增生病变则需采用对抗雌激素作用的孕激素治疗以转化内膜。临床上,常常是不同的治疗方案可获得相同的治疗效果。因此,并不要求治疗方案的统一,但治疗原则必须基于纠正因无排卵导致的正常月经出血自限机制的缺陷,采用药物逆转雌激素持续作用导致的病变,以及选择副作用最小的药物,最小有效剂量达到治疗目的的应是最佳治疗方案。

月经失调的病因诊断则需基于病史和生殖内分泌激素的测定,比如有精神打击、过度运动、节食等应激病史的患者,促性腺激素 LH 低于 3IU/L 者则可判断为应激所致的低促性腺激素性月经失调,此类患者往往开始表现为月经稀少,最后闭经;伴有阵发性潮热症状患者,测定促性腺激素 FSH 水平高于 15IU/L 者,则判断为卵巢功能衰退引起的月经失调,FSH 高于 30IU/L 则判断为卵巢功能衰竭。上述疾病的诊断是基于下丘脑-垂体-卵巢轴激素的动态关系。应激性低促性腺激素闭经者应对其进行心理疏导,去除应激原;无论是低促性腺激素性或卵巢功能衰退引起的促性腺激素升高的月经失调,存在低雌激素血症者应给予雌激素替代,雌激素替代是低雌激素患者的基本疗法,这是因为雌激素不仅是维持女性生殖器官发育的激素,而对女性全身健康如青少年骨生长,骨量蓄积及成年人骨量的维持及心血管健康都是必须的。但是,有些月经失调患者如多囊卵巢综合征,常存在多种激素分泌异常、交互影响的复杂病理生理环路,因而治疗应着眼于初始作用,或从多个环节阻断病理生理的恶性循环,后者为综合治疗。

综上所述,月经失调是女性生殖内分泌失常的信号,生殖内分泌失常的病因诊断需要检查维持正常月经的生殖轴功能(生殖激素水平)及有无其他内分泌腺异常干扰。对生殖内分泌失常治疗的临床思考,则不仅仅是去除病因,还应考虑到生殖内分泌失常对女性健康的影响,如月经失调引起的子宫异常出血和子宫内膜病变的治疗;雌激素替代的治疗适合于低雌激素的卵巢功能低落者;正常月经来潮及促进排卵功能恢复的治疗则应针对病因的个体化治疗。因此生殖内分泌失常的治疗往往是病因治疗、激素治疗、促进排卵功能的恢复三方面,需个性化,据病情实施。

(付　勇)

第三章 女性生殖遗传及调节

第一节 女性生殖遗传

很多种疾病可以通过相应的基因由父母传递至婴儿,这类疾病统称为遗传性疾病。常见的遗传性疾病包括:①由于各种具有重要生理功能的酶类异常而导致的营养和代谢性疾病,例如苯丙酮尿症等;②由于控制肿瘤发生的基因异常而导致的各种肿瘤;③血液系统疾病,如镰刀状红细胞性贫血等;④神经系统疾病和智力发育异常,例如各种类型的智障;⑤运动系统疾病,例如各种类型的骨骼、软骨和肌肉发育不良和肌肉进行性萎缩等;⑥其他类型的遗传性疾病。

经典的女性生殖遗传是采用遗传咨询的手段和家谱分析的方法进行遗传性疾病的研究,也就是通过对遗传性疾病的患者或有待排除的缺陷基因携带者的家族史、生育史进行详细询问,从而明确缺陷基因在其家族中逐代传递的情况和可能向下一代传递的方向和发生概率等。在现代遗传学研究领域中,采用各种先进的技术手段,对染色体和基因进行研究,从而获得知识和信息的速度大大加快,为攻克很多难以解决的疑难问题创造了重要条件。其中,人类基因组计划的完成为女性生殖遗传相关研究的迅速发展奠定了良好的基础。

在女性生殖遗传领域和其他遗传相关领域,针对遗传性疾病进行研究的过程中,人们发现有一些遗传性疾病是有一个基因所控制的,如果这个基因由于突变等原因而丧失了功能,就会导致疾病的发生。这类疾病称为单基因遗传性疾病。与此相对,由于多个基因发生缺陷或突变而发生的遗传性疾病,称为多基因遗传性疾病。

由于单基因遗传性疾病的原因比较简单,为便于研究和取得突破,研究者往往优先针对单基因遗传性疾病进行研究。但是,由于更多的遗传性疾病是由多个基因控制的,针对这些疾病遗传学机制的研究是科学家所必须面对的挑战。

一、遗传咨询

遗传咨询是指由医生或遗传学研究人员通过与遗传性疾病患者、高危人群,或者对患者及对其家族的疾病史能够提供正确信息的家族成员进行交谈,从而对遗传性疾病发生或再发生的风险和防治上所面临的问题进行正确评估。在此基础上,可做出恰当的对策选择,并在咨询医生或研究人员的帮助下,实施可达到最佳防治效果的措施。

遗传咨询是最基本、最有效的遗传学研究手段。由于遗传病的多样性、复杂性等特征,不论预防、诊断、治疗、预后和再发风险的评估,以及对策的选择和执行等,都是极其复杂的。针对某一病例遗传咨询相关问题的解决,往往不是一个或少数几个医生所能完成的。通常需要从事基础和临床医学这两个方面研究的人员通力协作,方能达到最佳效果。从我国实际情况出发,应加强遗传咨询专业人员队伍建设,加大相关人才培养的力度。另外,遗传咨询门诊应有儿科医生、妇科医生和医学遗传学专业人员联合出诊为宜,各方面力量并重。在高等医学院校的附属医院中,应创造条件组成有这样人员构成特征的队伍,并可通过会诊等方式争取获得内科、外科、神经科、眼科、耳鼻喉科等专科医生的配合支持。必要时还可以通过远程会诊等方式获得专家或特殊检验机构的帮助。在考虑到资源集中、合理、有效利用的前提下,以高等医学院校的附属医院和其他研究机构为基础,尽可能多地在各地区设立遗传医学中心是十分必要的。

二、遗传学筛查

遗传学筛查是指检测人群中异常基因或异常染色体的携带者。其目的是:检出容易患遗传病的高风险个体,使患者可以脱离容易导致遗传病发生的不利环境,或尽量消除基因突变对其身体结构和机能的影响。遗传学筛查是医务工作者及时采取必要的措施,预防、诊断和早期治疗遗传病的重要基础。以苯丙酮尿症等导致代谢紊乱的疾病为例,早期筛查发现,从而调整患者或携带者的饮食结构,可以达到消除疾病对身体影响的效果。以容易患遗传性乳腺癌、卵巢癌的 BRCA1、BRCA2 等基因突变携带者为例,筛查发现后可达到疾病预防和早期诊断、早期治疗的目的。而癌症的早期诊断和早期治疗,是提高疗效、争取治愈、杜绝复发的关键。以某些可导致不可逆性中枢神经系统损害的遗传病为例,出生前诊断并采取子宫内治疗,是争取治愈,避免发生永久性并发症的关键。

三、遗传性不孕

不孕或不育是指不能生育。从广义上说,"不育"这个词既指生育力低下,又指绝对不育。在生物学上,不育意味着生育力低下;在统计学上,不育是指实际产子数显著减少。

遗传因素可造成生育力的下降,可使生育年龄的妇女处于亚生育力状态或完全不能生育的状态。其中有些妇女可能表现为流产、早产等,有些妇女表现为不孕。这里仅以不孕为例进行阐述。

遗传性不孕是指遗传因素造成的不孕。遗传异常是引起不孕的重要因素之一。有报道遗传因素引起的不孕高达不孕症咨询患者的 30%。主要涉及性分化过程中性染色体组成、性腺分化、性激素和功能等因素。遗传物质(基因和染色体)对不孕的影响十分复杂。对人类生育力的影响情况可分为四类。

1.有"致死因子"的个体。这些个体因带有致死基因或致死性染色体畸变,不能活到生育年龄,所以不育。这些基因突变或染色体畸变也是引起流产、早产、死胎、新生儿或婴儿死亡的主要原因之一。致死或亚致死性的染色体异常类型包括大多数染色体三体、多倍体(三倍体、四倍体)以及非整倍体类型。

2.遗传性精神病或躯体异常的个体,因不能建立正常的两性关系而不育。这些个体包括大多数唐氏综合征患者和进收容机构的一些染色体异常的患者。

3.虽然带有异常的遗传因子,但是一般情况尚可的个体。其不育原因是携带有影响了性腺或其他生殖器官发育的基因或染色体。这些人能结婚,但是无生育能力。

4.异常的遗传因素对生育力的影响较轻,受影响的个体仅表现为生育力降低,但是仍可能成功妊娠和分娩。只是从统计学角度而言,妊娠的失败率显著增高。有时需要借助于各种临床辅助生育技术。

正常情况下,性染色体组成首先奠定了性别的区分。性腺分化、内、外生殖器官分化都在整个胚胎期完成,基本建立了整套的生殖器官系统,出生时肉眼完全可辨认胎儿男性或女性。儿童期生殖器官系统仍处于幼稚状态,至青春期随着大脑发育和生殖内分泌系统功能的逐步完备,性功能也逐渐完备,进入性发育成熟期即生育期。在性分化和发育过程中,任何环节受到损害,都有可能影响正常生育功能而造成不孕后果。

在遗传性不孕中,染色体异常是造成不孕的重要因素。这是因为与单个的或几个基因异常相比,染色体异常可能影响到大量的,甚至是惊人数量的基因,因此通常所造成的相应的生理功能危害也更大。

染色体异常可分为染色体数目异常和结构异常。染色体异常可导致女性卵巢发育不全、闭经、乳房不发育、女性第二性征发育不良等,严重影响女性的生育能力。

染色体数目异常是染色体在减数分裂或有丝分裂过程中由于某些原因发生了不分离,因而生殖细胞的染色体数目发生异常:一部分配子多一条染色体,另一部分配子少一条染色体。大多数染色体数目异常的受精卵在胚胎期或胎儿期即被淘汰,表现为流产或死胎。有时染色体异常属于非致死性的,胎儿可娩出并能存活。性染色体不分离时可表现为生殖系统结构和功能的异常。染色体结构异常种类繁多,包括染色体长臂、短臂或片段的缺失、异位、断裂,等等。

正常女性性染色体为 XX,而男性为 XY。无论染色体数目或结构异常,都可能影响性腺,导致性腺发育异常而发生遗传性不孕症。

特纳综合征的核型是 45,XO,仅有一条 X 性染色体。主要临床表现为:身材矮小、性腺发育异常,呈条索状,以及躯体异常等。身材矮小的特征是性成熟期年龄时身材仍矮小,身高多在 150cm 以下。大多数表现为原发性闭经、不孕、第二性征发育不全、阴毛及腋毛稀少、乳房小。眼距宽、内眦赘皮、腭弓高、小颌、盾形胸、肘外翻、第四指骨短、心血管畸形,如主动脉弓狭窄、肾畸形、皮肤多痣、骨质疏松、弓形足等。确诊依靠染色体检查。治疗是采用小剂量雌激素治疗促进身体生长和第二性征发育成熟。临床上常采用雌激素周期性替代治疗。由于雌激素可能导致骨骺过早闭合,不利于身材的发育,故年龄小于 13 岁的患者不宜使用。有小子宫的患者,在周期的后半期可加用黄体酮类药物,以诱发撤退性子宫出血,对患者心理和生理上均可起到良好的作用。

XO/XY 性腺发育不全(XO/XY),或称为混合性性腺发育不全,是指一侧是发育不全的睾丸,对侧却为发育不全的卵巢。

四、与遗传有关而不宜生育的疾病

由于某些遗传性疾病患者的后代发生同样疾病的几率很高,并且这些疾病可造成严重的功能障碍或明显畸形,将会给家庭和社会带来沉重的负担。所以,这些疾病的患者都不宜生育。这些疾病包括:

1.严重的显性遗传性疾病　包括视网膜母细胞瘤、强直性肌营养不良、遗传性痉挛性共济失调、遗传性软骨发育不良等。这些疾病属于显性遗传,父母之一有病,子女约有半数会发病。这些疾病都会造成严重的功能障碍和明显畸形,不能正常工作、学习和生活,并给家庭和社会带来沉重的负担,所以,这些疾病的患者都不宜生育。

2.严重的隐性遗传性疾病　包括肝豆状核变性、苯丙酮尿症、糖原累积病、先天性全色盲、小头畸形等。男女双方如果有一方是隐性遗传性疾病患者,所生子女约有可以不发病,而只是成为携带者。如果双方都是同样隐性遗传病患者,子女就会和父母一样患上同样的疾病。

3.严重的多基因遗传性疾病　包括精神分裂症、躁狂型精神病、抑郁型精神病、原发性癫痫病、唇裂、腭裂、先天性心脏病等。这类疾病的种类很多。它们的发生与遗传有密切的关系。如果患者的父母或兄弟姐妹中也有人患病,那么其子女发病的几率非常高。所以这种情况下最好不要生育。

五、女性生殖系统肿瘤与遗传

女性生殖系统肿瘤,例如卵巢癌、子宫颈癌和乳腺癌等,从遗传学和流行病学的角度,几乎都可以划分为散发性肿瘤和遗传性肿瘤两类。散发性肿瘤主要是由于环境中导致癌肿发生的因素所造成的。这类肿瘤一般发病年龄较晚,无多个家族成员群集发病的特点。遗传性肿瘤主要是与遗传因素有关的,与控制肿瘤发生的基因缺陷、基因突变等因素有关。这类肿瘤的发病年龄一般较年轻,往往一个家族中有多个成员有发病,所以又称为家族性肿瘤,例如家族性乳腺癌、家族性卵巢癌等。

由于 BRCA1、BRCA2 基因缺陷所造成的乳腺癌、卵巢癌就具有家族中有多名成员发生肿瘤的特征。由于这些家族中未患病的成员往往可能是缺陷基因的携带者,因此随着年龄增高,这些成员发生癌症的几率也显著高于一般人群。对于这样的高危人群,采取适当的严密监测措施,有助于及早发现乳腺癌、卵巢癌等恶性肿瘤,从而及时治疗,提高治疗效果。

(付　勇)

第二节　女性生殖神经-内分泌调节

生殖过程是在内分泌系统和神经系统调控下进行的。在控制正常生育功能的系统中,存在下丘脑-垂体-性腺轴这样一个调节主干。在女性即为下丘脑-垂体-卵巢轴。

下丘脑内部分细胞既能产生和传导神经冲动,又能合成和分泌激素,其产物被称为神经激素。下丘脑是脑和垂体之间最后的一段通路,由此构成一种神经-内分泌-递质系统,控制着人类的内分泌和生殖功能。

一、下丘脑的神经细胞和所分泌的神经激素

神经元和神经胶质细胞是神经系统的重要组成部分。神经元是高度分化的细胞,具有特异性的细胞突起。其中有接受功能的称为树突,有传导功能的称为轴突。神经胶质细胞也具有树状突起,使细胞呈星形,又称星型细胞。它可调节神经元的功能,其数量约为神经元的 9 倍。下丘脑可分泌一些肽类神经递质。这些递质包括:促甲状腺释放激素(TRH)、促肾上腺皮质释放激素、生长抑制素、促性腺激素释放激素(GnRH)、血管升压素和缩宫素等。这些激素可作用于脑的多个区域,发挥神经递质作用,并参与调控食物摄取、情绪行为和性行为。

此外,甾体激素通过中枢神经系统的靶细胞对垂体促性腺激素释放和抑制因子起反馈调节作用,是协调神经内分泌活动和行为功能的一种必要联系。

与雌激素结合的神经元主要集中在视前区和下丘脑区。雌激素受体及其 mRNA 在视前区和弓状核之间的密度最高。雌激素受体有 α 和 β 亚型之分。其中 α 亚型分布在弓状核区,而 β 亚型分布于室旁核。两者的转录和活化特性不同。17β 雌二醇与 α 型雌激素受体结合起抑制作用,而与 β 型雌激素受体结合则起激活作用,可激活转录。现已知下丘脑可合成雌激素,说明中枢神经系统可以合成甾体激素。不仅如此,脑中激素浓度可高出外周血中 10 倍,证明中枢神经系统可以不依赖肾上腺和性腺合成甾体激素。

由此可见,神经系统和内分泌系统是相互影响,共同发挥生殖调控作用的。

二、内分泌系统、激素和生殖激素

内分泌系统由内分泌腺和分散存在于若干器官组织的内分泌细胞所组成,担负着信息传递的功能。内分泌系统与神经系统的信息传递不同点是:内分泌系统依靠分泌高效能的活性物质,经过血液或组织液传递信息,发挥调节作用。所分泌的活性物质即激素。主要调节生殖功能的激素称为生殖激素。根据其化学结构特征,这些激素可分为类固醇(甾体)激素、肽类激素、蛋白质激素和胺类激素等。

三、下丘脑-垂体-卵巢轴

下丘脑-垂体-卵巢轴构成一个神经-内分泌轴系。一方面,从上到下,下丘脑调节垂体功能,垂体调节卵巢功能,卵巢所分泌的卵巢激素再作用于多种靶器官如子宫、阴道等;另一方面,从下到上,卵巢通过其分泌的激素可影响垂体和下丘脑。这种方式称为反馈。起兴奋或增强作用的称为正反馈;起抑制或减弱作用的称为负反馈。正是由于这种从上到下和从下到上的正常调控,才得以维持女性正常的神经内分泌和生殖功能。

下丘脑具有多方面的重要功能。其中十分突出的是它的神经-内分泌功能。下丘脑上与中枢神经系统,下与腺垂体和神经垂体有非常密切的联系。下丘脑内的一些神经元既有神经细胞功能,又有合成和分泌激素的功能。这些细胞接受中枢神经系统其他部位传来的神经信息,发挥换能神经元的作用,也就是把神经信息转换为激素信息,向下传递。因而下丘脑是联系神经调节与体液调节的关键部位。

随着研究的逐步深入,这个表格的内容会逐步丰富。

垂体包括腺垂体和神经垂体。其中腺垂体位于垂体前叶,神经垂体位于垂体后叶。

腺垂体门脉循环:两侧颈内动脉的分支进入下丘脑后,围绕正中隆起和漏斗柄构成毛细血管丛,即门脉循环的初级毛细血管丛,再汇合成门静脉干,进入海绵窦。这些毛细血管网受神经的高度支配,这是腺垂体门脉循环与肝门脉循环相似的特点。在下丘脑弓状核神经分泌细胞所合成的激素沿其轴突转运至正中隆起,在末梢分泌后进入初级毛细血管丛,从而转运至腺垂体,在次级毛细血管网部位与腺垂体细胞接触而调节其功能。人类垂体前叶的血供约 $80\%\sim90\%$ 来自长门静脉,其余来自短门静脉。有学者认为,垂体门脉循环中也有逆向血流,从而腺垂体激素可反向转运至下丘脑神经核而起到反馈调节作用(即短反馈)。

腺垂体对血液供应的需求量很大。在产后大出血等情况下,腺垂体缺血导致大量细胞坏死时,可出现相应的垂体功能低下所造成的内分泌素乱综合征,即所谓席汉氏综合征。

神经垂体或称垂体后叶,是脑基底部的延伸,是下丘脑室旁核和视上核的大神经细胞(因细胞大而得名)的轴突终末部位。在大神经细胞内可合成两种激素:缩宫素(OXT)和血管加压素(VP)。其中血管加压素又名抗利尿激素(ADH)。这两种激素通过轴突由转运蛋白转运,到达神经垂体,在神经末梢释放。在神经垂体中无腺细胞,不能合成激素。因此,所谓神经垂体激素是指上述室旁核和视上核的大神经细胞合成的激素,经转运贮存于神经垂体,在此分泌进入血液循环的激素。

四、激素与激素受体的作用特征

每种激素都有其特异性的受体,称为激素受体。激素受体分布于靶器官、靶组织或靶细胞中。激素通过与其特异性受体结合而发挥生理效应。这种结合具有很高的特异性和高效性。

在神经-内分泌信息传递和调节机制中,深入研究也取得了很大进展。在下丘脑-垂体-卵巢轴相关激素中,已证实下丘脑产生的促性腺激素释放激素(GnRH)与腺垂体中促性腺激素细胞的 GnRH 受体特异性地结合;腺垂体产生的促性腺激素与靶器官(如卵巢、肾上腺、甲状腺等)中靶细胞(如卵泡膜细胞和颗粒细胞等)的受体(如 FSH 受体和 LH 受体)特异性结合;卵巢的甾体激素与靶器官(如子宫等)中的靶细胞(如子宫内膜细胞)的受体(如雌激素受体和孕激素受体等)特异性地结合。激素与受体结合后产生激素效应。在反馈机制中通常也是通过与相应受体结合而发挥效应的。

研究发现,每一种受体分子均包含三个功能区:一是与激素结合的激素结合域;二是调节域;三是与 DNA 结合、转导激素信息的 DNA 结合域。

激素本身有合成、储存、分泌、降解等变化。由于激素的生物学效能很强,因此在其发挥作用后,应及时被降解、消除其影响。否则将对机体造成损害。激素受体也有合成、降解等过程。激素或其他调节因素可使激素受体合成增加或减少,从而加强即上调节或减弱即下调节激素的效应。此外,肽类激素有被细胞内吞的作用,即这些激素结合于细胞膜的受体后,相应的细胞膜部分内陷,形成凹陷,进而形成细胞内的包裹小泡,并被溶酶体所降解。这也是下调节机制的一种类型。

(付　勇)

第三节　女性生殖的免疫调节

妊娠是一个极其复杂的生理过程,生殖免疫学的观点则认为正常妊娠胚胎和胎儿作为半同种异体移植物植入母体内不被母体免疫系统排斥,而是生长发育直至分娩则是一种精细而复杂的母、胎免疫调节过程。在这个过程中,母体免疫系统内部各细胞之间、免疫细胞与免疫分子之间以及母体免疫系统和胎儿相互作用构成一个相互协调、相互制约的网络,使免疫应答维持合适的强度,从而维持一种特殊类型的外周免疫耐受即妊娠免疫耐受状态。一旦这种免疫耐受状态机制遭受破坏,发生紊乱,将导致病理妊娠的产生。

一、滋养层抗原与生殖调节

(一)HLA 与生殖调节

HLA(人类白细胞抗原)是迄今为止发现最具多态性的抗原系统。1954 由 Dausset 首次发现并提出。20 世纪 70 年代末以来,逐渐发现并证实 HLA 与人类生殖调节存在着密切关联,HLA 在维持人类正常妊娠和导致病理妊娠如反复自然流产(RSA)、先兆子痫、胎儿宫内生长受限疾病中的作用也逐渐被人们认识。

作为母体免疫识别和应答的直接靶细胞,滋养层细胞表面 HLA 的表达受到严格的调控。研究发现,在妊娠期间滋养细胞有独特的 HLA 表达模式,HLA-G 主要表达在绒毛外滋养细胞上,在合体滋养细胞上只有少量表达或没有表达,合体滋养细胞和细胞滋养细胞表面都缺乏经典的 HLA-Ⅰ、HLA-Ⅱ类分子的表达。这种独特的 HLA 表达模式尤其是 HLA-G 的表达可能在维持正常妊娠和导致病理妊娠的机制中发挥重要作用。多个领域的研究证实了 HLA-G 在"免疫豁免"中所起的重要作用。HLA-G 维持正常妊娠的主要机制:它可与蜕膜 NK 细胞杀伤抑制性受体(KIR)结合,传递抑制信号,从而避免滋养细胞遭受 NK 细胞的攻击。早孕时期,若HLA-G表达下降,使滋养细胞侵蚀分化过程受阻,滋养细胞不易侵入子宫蜕膜及重铸螺旋动脉,绒毛着床过浅,血管发育欠佳,不能有效的供应胎盘营养,使胎盘生长发育受限,可导致FGR、先兆子痫、流产等。若HLA-G表达过高,滋养细胞侵蚀力过强,甚至有发生滋养细胞肿瘤的可能。

研究发现夫妇间HLA共容性增加可增加RSA的风险。1977年Komlos最早提出HLA位点共容性与反复自然流产(RSA)的发生有关。与RSA有关的位点主要有HLA-DQA1、HLA-A、HLA-DR、HLA-DQ等位点。HLA共容性增大导致流产的机制,目前认为可能是HLA共容性增大使胚胎HLA的纯合性增加,母胎间HLA的差异缩小,使母胎的免疫识别免疫反应出现紊乱,对胎儿产生不利影响。另外,由于TLX抗原(滋养细胞淋巴细胞交叉反应抗原基因,TLX antigen)与HLA基因位点密切连锁,HLA共容性增大导致夫妇间TLX的共容性也相应增大,导致母体产生封闭抗体不足,最终可引起流产。临床已经证实主动免疫治疗的机制之一即是诱导封闭抗体的产生。此外人们研究还发现RSA患者存在易感基因和易感基因单元型,虽然各家报道的易感基因和单元型有差异,但这些易感基因和单元型均与HLA-Ⅱ区域中DQB1基因的第二外显子编码的57位氨基酸非天冬氨酸有关。

表达于滋养层的其他非经典的HLA分子还有HLA-F和HLA-E,但它们的确切作用仍有待证实。部分研究提示,HLA-E/肽复合物可以通过抑制CD94/NKG2细胞受体来抑制NK细胞,并进一步通过与T细胞受体的相互作用来诱导$CD8^+$ T细胞的细胞毒作用,而有关HLA-F功能研究还较欠缺。

(二)Fas/FasL与生殖调节

Fas属于TNFR/NGFR(肿瘤坏死因子受体/神经生长因子受体)超家族、与细胞凋亡有关的Ⅰ型跨膜蛋白,主要以膜受体形式存在。FasL(Fas配体)是属于TNF家族的Ⅱ型膜蛋白,是Fas的天然配体。Fas与FasL结合可向细胞内传递死亡信号,引起细胞凋亡。在人类妊娠的前三个月及终末期胎盘上,合体层及滋养层上均有FasL的表达。这表明Fas/FasL可能与妊娠与分娩有关。在妊娠早期,FasL分布在子宫蜕膜,以防止母体活化的T细胞与胚胎组织接触,而在妊娠晚期,随胎儿免疫系统的成熟,FasL在滋养细胞表面分布增加,除了防止母体细胞的作用外,同时防止胎儿T细胞与母体组织的反应。正常妊娠母胎界面T细胞大量表达Fas,且有T细胞凋亡的证据。Fas与FasL系统的防护机制主要通过诱导特异性的T细胞凋亡,从而产生对胎儿抗原的免疫耐受,最终形成妊娠免疫耐受。胎盘FasL的表达可能通过诱导母体循环中免疫细胞的凋亡,允许滋养细胞侵入子宫肌层而逃避免疫识别,使胎儿移植物得以存活,而表达Fas的浸润性滋养细胞同样可以与表达FasL的T细胞结合诱导凋亡,从而限制其浸润深度,从而避免滋养细胞肿瘤的发生。赵爱民等的研究发现给自然流产小鼠输注经FasL修饰的DC细胞能明显降低胚胎丢失率,诱导妊娠免疫耐受,从动物实验验证了Fas与FasL系统在维持妊娠和导致流产中的作用。

(三)共刺激信号与生殖调节

共刺激信号在T细胞的活化、增殖及其免疫效应的发挥中起重要作用,如共刺激分子表达异常则可导致T细胞的异常活化,从而导致母体免疫系统过强攻击体内的胎儿造成病理性妊娠。目前研究最多的是共刺激信号为CD28/CTLA-4-B7(CD80、CD86)分子。CD28、CTLA-4与B7均属膜表面蛋白,其中CD28在人外周血中表达于95%的静息$CD4^+$ T细胞和50%的静息$CD8^+$ T细胞表面,CTLA-4表达于活化的T细胞,而B7主要表达于抗原提呈细胞上。滋养细胞表面有B7分子表达。研究已证实B7/CD28可促使Th1/Th2平衡向Th2为主转化(有利于妊娠),B7/CTLA4可诱导这一平衡向Th1为主偏离(对妊娠有害)。CD28、CTLA-4与B7在妊娠早期蜕膜细胞上呈组成性表达,尤其是CTLA-4的高表达,通过诱导母体T细胞"无能"及诱导$CD4^+CD25^+$ T调节细胞的分化而产生保护效应,诱导胎儿抗原特异性的免疫耐受。蜕膜CD86过表达或CTLA-4低表达,均会导致人类早期妊娠失败。

二、母胎界面免疫细胞与生殖调节

(一)NK 细胞

蜕膜 NK(dNK)细胞是蜕膜基底免疫细胞的主要骨髓源性细胞群,在基因型、表型和功能上有别于其他外周 NK 细胞,也称子宫 NK(uNK),uNK 在月经周期及妊娠前后的变化最为显著,增生期 uNK 的数量与 T 细胞的数量相似,约占 45%,而到分泌中期及妊娠早期 uNK 细胞的数量显著增加可达 70%,但在孕 20 周后 uNK 明显减少,至孕晚期完全消失。uNK 表面标志与外周血的也有不同,按其功能分为两种亚型。一种表型为 $CD56^+CD16^-$,约占 90%,对胚胎有免疫防护作用,另一种表型为 $CD56^+CD16^+$,约占 10%,具有免疫排异杀伤功能。研究证实正常妊娠 uNK 的表型多为 $CD56^+CD16^-$。uNK 细胞可通过以下机制维持正常妊娠:①免疫抑制;②分泌 CSF-1、CM-CSF、G-CSF、TGF-3、LIF 等细胞因子促进滋养细胞生长和胚胎生长发育,起到免疫营养作用;③清除异常的胎盘细胞;④防止病毒的垂直传播。现已研究证实 NK 细胞功能的发挥主要依赖于其能够表达多种与 MHC 或非 MHC 类配体结合的受体。妊娠可以上调 NK 细胞抑制性受体的表达。当蜕膜 NK 细胞抑制性受体和滋养细胞上非经典的 HLA-G/E 分子的相互作用减弱,母胎界面上 NK 细胞激活性信号占优势,NK 细胞即会对滋养细胞表现出免疫攻击作用,从而导致自然流产的发生。此外,uNK 细胞还可通过与滋养层上非经典的 MHCI 类分子——HLA-E 和 HLA-G 相互作用,参与蜕膜形成和子宫血管的重铸。这在正常妊娠中起着非常重要的作用,uNK 细胞的这种功能缺陷可引起子宫胎盘缺血,从而导致胎儿宫内生长受限、死产、先兆子痫等。

(二)T 细胞

研究发现正常增生期子宫内膜中 T 淋巴细胞占 45%,分泌期及妊娠早期由于 uNK 细胞数量的增加,T 细胞的含量相对减少,主要为 $\alpha\beta T$ 细胞,其次为 $\gamma\delta T$ 细胞,仅占 5%~10%。研究发现妊娠早期蜕膜及外周血中的 $\gamma\delta T$ 细胞显著增加,外周血优先表达 WY9V82T 细胞亚群,而蜕膜以 $V\gamma 1V\delta 1T$ 细胞亚群为主,健康妇女 $V\gamma 1V\delta 1T$ 细胞显著多于 $V\gamma 9V\delta 2T$ 细胞,而 RSA 患者则相反,$V\gamma 9V\delta 2T$ 细胞显著多于 $V\gamma 1V\delta 1T$ 细胞。$\gamma\delta T$ 细胞维持妊娠和导致流产的机制主要为:①正常妊娠时,具有潜在毒性的 $V\gamma 9V\delta 2T$ 细胞通过其表面表达的杀伤抑制性受体 CD94 分子与滋养细胞表面的非经典 HLA-G、HLA-E 的结合途径,诱发产生抑制性信号,对胚胎不产生免疫排斥反应,而在病理情况下,由于滋养细胞非经典 HLA-G、HLA-E 表达欠缺,$V\gamma 9V\delta 2T$ 细胞的毒性作用方才显露出来,从而影响胚胎发育导致流产。②调节 Th1/Th2 型细胞因子的平衡,已经证实 $V\gamma 9V\delta 2T$ 细胞和 $V\gamma 1V\delta 1T$ 细胞亚群的性质截然不同,前者主要为 Th1 型,后者为 Th2 型。

近年来,$CD4^+CD25^+$ 调节性 T 细胞(Treg)成为研究的热点。蜕膜 $CD4^+CD25^+$ 调节性 T 细胞在保护胎儿免遭母胎界面同种异体免疫攻击中发挥重要作用。研究发现,与正常妊娠妇女相比,URSA 患者外周血和蜕膜中 $CD4^+CD25^+$ 调节性 T 细胞的表达频率明显降低。将正常妊娠模型小鼠(BALB/c CBA/J)的 $CD4^+CD25^+$ 调节性 T 细胞过继转输给自然流产模型小鼠(CBA/J DBA/2),不仅可显著降低孕鼠的自然流产率,而且孕鼠淋巴细胞的增殖能力和分泌 γ 干扰素的功能明显受到抑制。阻断蜕膜内 T 细胞的协同刺激信号后,能扩大辅助性 T 淋巴细胞 Th2 型免疫效应,同时扩增了外周血 $CD4^+CD25^+$ 调节性 T 细胞,这可能与维持妊娠免疫耐受状态有关。

(三)巨噬细胞

研究表明增生期子宫内膜巨噬细胞比例约占 10%~15%,分泌期及妊娠早期受高水平激素的影响,巨噬细胞快速向蜕膜趋化与聚集,其数量增加约占 20%~25%,同时分泌多种细胞因子,包括 IL-1、IL-6、IL-

10、TGF-β、TNF-α、CSF-1、PCE$_2$、NO、IDO(吲哚胺氧化酶)等,这些因子参与子宫局部细胞因子的网络形成,调节细胞的代谢、生长、分化尤其是滋养细胞的功能、抑制免疫反应、松弛子宫平滑肌,从而影响胚胎的着床及其后的生长发育。研究发现胚泡着床后子宫巨噬细胞立即重新分布,整个孕期巨噬细胞留驻在距着床部位相对较远处。多数巨噬细胞表达 MHC-Ⅱ类抗原(Ⅰa),执行抗原递呈功能,活化后的巨噬细胞能更有效地清除微生物和异常细胞,巨噬细胞如不能及时清除凋亡的滋养细胞,则凋亡的滋养细胞蓄积,可促使胎儿抗原"泄漏",引发针对胎儿抗原的免疫攻击,并影响细胞因子的合成、释放,促进 Th1 型反应,抑制 Th2 型反应,并可进一步促使细胞凋亡。巨噬细胞表面协同刺激因子 CD80、CD86 表达上调,抗原递呈能力增强,也可刺激 Th1 介导的细胞免疫反应,引发母胎间免疫攻击,导致 URSA 的发生。学者们普遍认为巨噬细胞在母胎界面的免疫耐受形成中起枢轴作用。巨噬细胞参与母胎界面免疫耐受的形成主要与其诱导蜕膜中 T 细胞凋亡、抗原递呈功能下降、调节 Th1/T2、Th3 细胞因子比例以及吞噬凋亡细胞功能增强有关,而其表面表达的 FasL、共刺激信号 CD80/CD86 分子及 TSPS1-CD47-CD36 三元体结构等可能是调节巨噬细胞功能,维持妊娠免疫耐受的关键因素。

三、细胞因子与生殖调节

(一)TH1/丁 H2 型细胞因子与生殖调节

Th1 主要分泌 IL-2、TNF 和 IFN 等细胞因子(Th1 型因子),介导细胞免疫。Th2 主要分泌 IL-4、IL-10 和 TGF 等细胞因子(Th2 型因子)促进体液免疫,介导同种排斥反应的免疫耐受,抑制 Th1 反应。已有大量证据表明,Th1 型因子对胚胎着床、滋养细胞生长、胚胎发育和胎儿生长是有害的,而 Th2 型因子可促进胚胎的生长发育。无论是给流产孕鼠还是正常孕鼠注射 Th1 型因子均可明显增加胚胎丢失率。在小鼠和人类正常妊娠和流产外周血及蜕膜中 Th1/Th2 型因子的表达也呈现不同的模式,流产偏向 Th1,正常妊娠偏向 Th2。目前国内外关于这方面的研究结果和观点基本一致,即正常妊娠时,Th1/Th2 平衡变化向以 Th2 型因子为主的模式转化,当这一平衡偏向 Th1 时,则可能影响胚胎及胎儿的生长发育,严重时可导致流产,主动免疫治疗的机制之一即是促使 Th1/Th2 平衡从 Th1 向 Th2 转化,使妊娠获得成功,已得到临床验证。

(二)补体系统与生殖调节

当人类胚胎植入子宫内膜后,并不发生炎症反应,这与补体系统存在正常的调节机制有关。其中有两种补体调节因子,即衰变加速因子(DAF)和膜辅助因子蛋白(MCP),在保护胎儿和维持妊娠方面起重要作用。在胎盘发育过程中 DAF 表达始终呈上调趋势,贯穿于妊娠全过程。在小鼠实验中发现,与人 DAF 功能类似的 Cny 基因表达下调,可引起小鼠自然流产的发生。

(三)趋化因子

趋化因子(CK)是一组唯一作用于 G 蛋白耦连受体超家族的细胞因子。CK 受体属七次跨膜受体家族,表达于多种免疫活性细胞如淋巴细胞、树突状细胞、中性粒细胞、单核细胞以及其他炎症细胞表面。CK 与相应 CK 受体结合后引发胞内复杂的信号转导级联反应,包括特异性趋化作用,行使调控免疫细胞定向迁移和相互作用的生物学功能及活化不同效应细胞的其他功能。研究发现,胚胎种植时 CK 是最先由子宫内膜细胞产生并达到一定峰值的分子,参与胚泡附着、侵入内膜并促进滋养层细胞的增殖和分化。蜕膜组织可表达多种 CK 及 CK 受体。Th1 细胞上特异性表达 CCR5 和 CXCR3,而 Th2 细胞上特异性表达 CCR3;CCL3/CCR5 使 Th0 细胞向 Th1 型分化,CCLA/CCR3 使 Th0 细胞向 Th2 型分化。母胎界面的 CK 在募集 T 细胞的过程中与 T 细胞表面的 CK 受体结合诱导其分化,参与形成了母胎界面的 Th2 型免疫优势而保证妊娠的成功。已经证实蜕膜 NK 细胞表面高表达 CXCR3 和 CXCR4,绒毛及蜕膜细胞高表达配体 CXCL10 和 CXCL12;配体与受体结合后,促进循环的 NK 细胞活化为 CD56$^+$CD16$^-$ NK 细胞,并被招募至蜕膜形成 CD56$^+$CD16$^-$ NK 细胞优势。

(四)黏附分子与生殖调节

黏附分子是重要的免疫分子之一,主要参与淋巴细胞黏附、活化和协同刺激。研究表明,VCAM-1(血管细胞间黏附分子)表达增加与妊娠期高血压病的发病有关。少数体外实验发现,应用 APA(抗磷脂抗体)或者抗 β2GP1 抗体与血管内皮细胞共培养促进了 VCAM-1、ICAM 及 E 选择素等黏附分子的高表达,Pierangeli SS 及 Espinola RG 等人研究发现 VCAM-1 等黏附分子参与了 APA 免疫损伤。我们课题组的研究发现,不同途径免疫所产生的自然流产模型胎盘组织中 VCAM-1 的表达均显著增加,进一步从动物实验证实 VCAM-1 与自然流产的发病有关,胎盘组织中 VCAM-1 表达增加造成流产的原因可能与 VCAM-1 表达增加引起外周免疫活性细胞向子宫局部募集并产生免疫反应有关。

四、自身免疫与生殖调节

临床上,人们很早就发现一些自身免疫性疾病如 SLE、皮肌炎、混合性结缔组织病、干燥综合征等患者 RSA、先兆子痫、胎儿宫内生长受限等发生率明显增加。随后的研究发现 RSA 患者体内存在自身抗体,且检出率较对照组明显增加。Cleicher 和 ElRoeiy 于 1988 年首次提出自身免疫性生殖失败综合征的概念,即为一组临床表现为不孕或流产或子宫内膜异位症,同时血清中存在一种或一种以上的自身抗体症候群,目前一致认为这类不孕、RSA、先兆子痫等患者的本质即是一种自身免疫病。现已明确自身免疫功能异常可导致严重的生殖功能紊乱。

最具典型意义的是关于 RSA 的免疫发病机制研究。已知与 RSA 有关的自身抗体多种,其中非器官特异性抗体如抗磷脂抗体(APA)最为关联、研究最多。当具有 APA 相关的血栓形成、血小板减少、RSA 等临床表现时,统称为 APS(抗磷脂综合征)。

APA 是一组针对各种带有负电荷的磷脂及其结合蛋白成分而产生的自身抗体,结合蛋白主要有 2 糖蛋白- I(2GP- I)、凝血酶原、蛋白 C、Annexin V(胎盘抗凝蛋白)以及血小板和内皮细胞抗原。现已证实 APA 导致流产的机制是使得血液呈高凝状态和血栓形成。血栓形成的机制主要通过下列途径:①干扰 β$_2$GP- I 的抗凝血活性;②作用于血管内皮上的磷脂成分,抑制血管内皮细胞释放花生四烯酸释放及前列腺素产生,同时损伤血管内皮,使前列环素 PGI$_2$/TXA$_2$ 比例失衡,导致血管收缩;③作用于血小板的磷脂成分,诱导血小板聚集、黏附与活化;④影响胎盘抗凝蛋白在绒毛细胞的转运;⑤刺激滋养细胞合成血栓素,促进血栓形成;⑥导致纤溶系统受损、损害激活的蛋白 C 的活性、抑制磷脂酶 2 的活性、抑制血管内皮细胞表面硫酸乙酰肝素的抗凝作用。APA 除了影响患者的凝血功能外,还发现与其导致血栓形成无关的致病机制,主要有:①干扰细胞信息传导;②直接抑制细胞滋养细胞分化;③直接干扰受精卵的发育、着床和胚胎的生长。因此,APA 可与种植前胚胎直接作用,发生临床上难以确认的流产。这些非血栓因素与促血栓形成作用可合并发生,亦可单独作用。

目前 APA 与 RSA 的关系已得到肯定,持续高滴度的 APA 和 β$_2$GP- II 阳性将导致 RSA,临床上已将 APA 及 β$_2$CP- I 的检测阳性作为 APS 的诊断的必备条件之一,而采用免疫抑制和抗凝治疗效果满意。

(付　勇)

第四节 神经-内分泌-免疫相互影响

免疫学是当前最活跃、取得突破性成果最多、发展最快的学科之一。随着免疫学的迅速发展和认识水平的逐步提高，人们越来越清楚地注意到：不仅神经系统与内分泌系统相互作用，密不可分，免疫系统（包括多种细胞和分子）与神经、内分泌系统也是相互影响、相互融合，不能断然割裂开来的。人们较早地意识到，情绪低落等情况可导致人或动物的免疫功能处于低下状态的，提示神经系统对免疫系统具有影响作用。另外，在免疫学研究范畴内，很多细胞因子也具有激素的特征，例如效能高、作用迅速，可被及时降解和清除等。因此传统的激素理论、内分泌理论已经远远不能涵盖神经-内分泌-免疫的相互影响。这方面的知识正随着研究的日益深入而迅速增多。

一、女性生殖健康与神经免疫内分泌学

生命科学研究在广度和深度上飞速发展，导致传统的学科界限日趋模糊，并不断衍生和分化出新的学科。神经免疫内分泌学的形成和建立即是如此。这门学科横跨神经、免疫和内分泌三大传统意义上的系统，集中研究系统间的多重往返联系及其生理或病理意义，着重研究系统间的信息交流和影响因素。

从女性生殖健康的角度上看神经-内分泌-免疫相互的影响，主要应注意：在研究和从事相关研究和临床工作中，应该以整体的眼光看待神经-内分泌-免疫的相互作用和对女性生殖健康的影响。

人类有关神经系统和内分泌系统影响机体免疫功能的感性认识由来已久。古希腊医生 Galen 曾注意到忧郁的妇女比乐观的妇女更易罹患癌症。祖国医学对七情（喜、怒、忧、思、悲、恐、惊）与疾病的关系也早有直觉和经验性的描述，并上升到中医理论的高度，指导具体的临床预防和诊治活动。情绪因素至少可部分地影响机体的抗病能力，从而加速或减缓疾病的发生和发展。西方医学的许多早期观察均说明应激性刺激可导致疾病或促进发病。1919 年，Ishigami 的研究工作为以前的经验积累提供了直接的实验证据。他发现在慢性结核病患者，情感挫折可明显削弱机体对结核杆菌的吞噬能力，并提出情绪性应激可导致免疫抑制。此后，受巴甫洛夫学说的影响，Metalnikov 等于 1924 年证明，经典式条件反射可改变免疫反应，说明免疫系统也接受神经系统高级中枢的有力影响。这一事实得到反复证实，并已成为心理神经免疫学的重要研究领域。

1936 年，Selye 分析了各种伤害性刺激对机体的影响，发现缺氧、冷冻、感染、失血、中毒和情绪紧张等均可引起肾上腺皮质肥大，胸腺萎缩，外周血淋巴细胞减少等变化。他将这些征候称为"应激"。

根据第二次世界大战结束后的统计和研究，战争期间孕妇流产、早产等妊娠失败的发病率远远高于和平时期。研究结果表明，恐惧、担忧等情绪对神经系统产生不利影响，进而影响生殖内分泌系统和免疫系统，造成流产和早产率等病理情况的发生率显著增高。成功的妊娠需要母亲和胚胎或胎儿之间建立并维持适当的免疫平衡，即处于正常的母-胎免疫耐受状态。而恐惧、担忧等情绪长时间作用，会破坏这种免疫平衡状态，进而导致妊娠失败率增高。

在恐惧、担忧、焦虑、烦躁等情绪下，或饥饿、受伤等情况下，人或动物会处于应激状态。应激状态下，神经系统、内分泌系统和免疫系统的功能状态都可能发生变化。其中神经系统影响内分泌器官，分泌激素的种类和分泌量会发生改变，并可改变免疫系统的功能状态。近年研究在动物模型中发现，建立人为的、定量控制的应激刺激，达到一定强度和持续时间的应激刺激对雌性动物的生育力和妊娠结局会产生显著

影响,会导致流产率、早产率等妊娠失败的发生率显著增高。

各种生物活性物质对神经、免疫、内分泌三大系统的作用不是独立进行的,整体条件下基本是以较完整的环路为单位,构成复杂的网络。这些环路的作用方式是正反馈和负反馈,具有调节精确、放大效应、整合效应、自限性和级联反应等特点。

二、下丘脑-垂体前叶-肾上腺皮质与单核细胞-巨噬细胞环路

此环路的主要成分是 CRH-ACTH-糖皮质激素(GC)-白细胞介素-1(IL-1)。具体环节如下:

1.下丘脑的 CRH 促进垂体前叶释放 ACTH,后者刺激 GC 大量分泌,引起血中 GC 浓度升高。

2.ACTH 和 GC 可分别抑制单核-巨噬细胞的功能,减少 IL-1 的生成。

3.受刺激后活化的单核-巨噬细胞生成 IL-1 增加,而 IL-1 则作用于下丘脑促进 CRH 释放,进而作用于垂体前叶诱导 ACTH 的分泌。也有报道 IL-1 直接刺激肾上腺皮质分泌 GC。

4.ACTH 和 GC 限制 IL-1 的进一步生成,且 ACTH 前体 POMC 还可裂解释放 α-MSH,而 α-MSH 可在中枢水平对抗 IL-1 对 CRH 分泌的刺激效应。

三、下丘脑-垂体前叶-性腺轴与胸腺环路

这一环路的主要环节如下:

1.LHRH 刺激垂体前叶释放 LH/FSH,两者引起性腺分泌雌激素、孕激素。

2.这些类固醇激素对胸腺功能有较强的抑制效应,如使胸腺体积缩小、细胞数目减少、细胞免疫功能降低等。

3.胸腺素中,thymosin β_4 可在离体条件下刺激下丘脑释放 LHRH。

4.胸腺还可分泌一种蛋白成分,强有力地抑制性腺分泌性激素。

5.LHRH 也可由胸腺上皮细胞合成。

6.卵巢中有 thymosin 原的存在。在一定条件下,卵巢释放 thymosin,发挥反馈调节作用。此外,卵巢性激素水平的高低,对其他环节产生反馈调节作用。

此外,还有其他很多环路。

四、神经、免疫和内分泌相互影响研究进展

在胚胎发育的微环境中,各种激素和细胞因子发挥作用,并在一定程度上决定了妊娠成功与否。这些激素和细胞因子作为激活剂,激活特异性转录因子,并控制细胞的增殖、分化和凋亡。其中核因子 kappa B(NF-kappa B)就是一种这样的转录因子。它是控制细胞凋亡过程的关键分子之一。有证据表明,大多数对胚胎有害的应激因素,不论其自然属性如何,往往都首先导致细胞凋亡。而 NF-kappa B 则在调节胚胎对有害应激因素的抵抗力方面,发挥重要作用。

传统意义上,类固醇激素的产生和调节是多个器官参与的、下丘脑-垂体-性腺轴控制性激素,以及下丘脑-垂体-肾上腺调控糖皮质激素的过程。然而近年研究发现,在靶器官局部也可从血液中无活性的前体或其他原料合成类固醇激素。其中在脑内可合成神经类固醇激素,在免疫系统可合成免疫类固醇激素。此外,其他激素成分如 LH 和 GnRH 以及肾上腺皮质激素和 CRH 也可在靶器官局部合成。这说明神经类固

醇激素和免疫类固醇激素可能存在局部调节的机制。系统性和局部性类固醇激素的平衡取决于生命周期的不同阶段、种系适应性等因素。因此,内分泌系统中存在着向局部合成和调节类固醇激素的转换机制。某些局部组织和器官自发性合成和调节局部的类固醇激素水平,这种调节不依赖于下丘脑-垂体-性腺轴或下丘脑-垂体-肾上腺轴。

免疫系统在炎症反应或应激因素刺激下被激活后,所产生的一系列结果中,就包括对生殖功能的抑制。对免疫-神经内分泌关系的研究,一般都采用检测皮质类固醇激素或细菌内毒素刺激对 GnRH 和 LH 脉冲性释放的影响来进行的。在这些研究中,既发现有前列腺素参与的机制,也发现有非前列腺素依赖性机制在发挥作用。

注射内毒素建立免疫应激模型,这种刺激能改变外周血中 LH 浓度。这种改变是通过影响下丘脑 GnRH 的分泌,或者通过抑制垂体分泌 LH 而实现的。IL-1β 在免疫应激时对于抑制 GnRH 的分泌具有重要作用。这种细胞因子对 GnRH 的抑制可能是通过神经元上 IL-1 受体而实现的,也可能是通过前列腺素或一氧化氮等其他调节因素间接实现的。

总之,这些研究结果提示,神经-内分泌-免疫是相互作用的,并对女性生殖功能产生复杂而深远的影响。

（付　勇）

第四章　妇产科的护理

第一节　产褥期的护理

产褥期指从胎盘娩出到全身各器官(乳腺除外)恢复至非孕状态所需的时间,一般需 6 周。

【评估】

1.病史　评估妊娠史、分娩史、用药史,特别注意异常情况及其处理经过。

2.身体评估

(1)一般情况:评估各项生命体征,有无产后宫缩痛、口渴、疲劳等。

(2)生殖系统

1)子宫:产后当日子宫平脐下或脐下一横指,以后每日下降 1~2cm,至产后 10 日进入盆腔,42 天恢复至正常大小。

2)会阴:分娩后的外阴轻度水肿,于产后 2~3 日逐渐消退。

3)恶露:应评估恶露的量、色、味。

4)排泄:评估产后第一次排尿尿量,有无排尿困难。

3.心理社会评估　分娩后,产妇需要从妊娠期及分娩期的不适、疼痛、焦虑中恢复,需要接纳家庭新成员及新家庭,因此需要评估产妇的心理调适能力。

【护理要点】

1.休养环境　产妇的休养室应清洁、安静,室内空气流通,并维持一定的温度(24~28℃)和相对湿度(55%~65%)。夏季防止门窗紧闭引起室温过高,产妇发生中暑;冬季要注意保温,防止产妇感冒及新生儿硬肿症的发生。每天开窗通风 2 次,但不能吹"过堂风"。保持床铺的清洁、干燥,衣服、会阴垫、床单、被罩要及时更换。

2.休息及体位　卧床时应左右交替,防止长时间仰卧位形成子宫后位;若有会阴侧切伤口,应嘱产妇卧向健侧,防止恶露污染伤口,影响伤口愈合。

3.产后活动　若无异常情况,产后 24 小时可下床在室内走动。早期活动有利于子宫收缩及恶露的排出,防止产后出血及下肢静脉血栓的形成;尽早恢复肠蠕动,增进食欲,防止便秘;促进局部伤口的早期愈合。产褥期内产妇不能过早参加重体力劳动,不能长时间站立、蹲位,因盆底肌肉张力未恢复,易造成子宫脱垂。

4.产后观察

(1)产后应定时进行产妇生命体征的监测,产后最初 24 小时内,由于分娩时体力消耗较大,体温略可升高,但不超过 38℃,当体温超过 38℃时,应详细检查有无异常情况并报告医生。产后初期循环血量有适应性的变化,但是心搏量未迅速下降,产后 7～10 天有反射性的心率减慢至 60～70 次/分;产后腹压降低,膈肌下降,呼吸多深且慢 14～15 次/分。

(2)认真观察阴道流血量,定时按摩子宫,判断宫底高度,尤其在产后 24 小时内警惕产后出血的发生。

(3)询问有无产后宫缩痛及乳房胀痛,检查乳房有无硬结存在。

5.产后排尿　产褥初期尿量较多,应督促产妇在产后 2～4 小时内排尿 1 次,并且检查及询问产妇膀胱是否有残余,否则可影响子宫收缩,导致产后出血的发生。若在产后 4～6 小时仍未自行排尿,应及时诱导排尿。常用方法如下。

(1)让产妇听流水声或用温水冲洗外阴,通过反射诱导排尿。

(2)按摩膀胱部位,促进逼尿肌收缩引发排尿;产后康复综合治疗仪膀胱区治疗。

(3)针刺关元、气海、三阴交、阴陵泉等穴位诱导排尿。

(4)肌内注射甲硫酸新斯的明 1mg 可兴奋膀胱逼尿肌促进排尿。

(5)上述方法无效时,应在严格消毒下予以导尿;若膀胱过度充盈尿量达到 800ml 或残余尿量达到 100ml,即可诊断尿潴留,如果发生尿潴留应保留尿管长期开放 5～7 天,以便恢复膀胱肌的功能。

6.饮食护理　产后第 1 天应进含水较多的流质、半流质食物,清淡而富含营养、有足够的热量,如小米稀饭、面汤,以后逐步过渡到普食。不应偏食,少量多餐,宜多食流食。

(1)哺乳母亲应多食高蛋白和汤汁食物,但是鸡蛋每天 3 或 4 个即可。

(2)补充适当维生素和铁剂,也可适当食用粗纤维蔬菜及水果,如胡萝卜、芹菜、菠菜、藕等,高纤维素饮食有利于减少乳汁中的脂肪含量,降低新生儿生理性腹泻的发生率。

(3)红糖水既能补血,又能供给热量,是较好的补益佳品。但是不宜久喝,一般以 7～10 天为宜,长期喝红糖水的活血化瘀的作用会使恶露血量增多,造成产妇继续失血。

(4)忌吃巧克力,因巧克力中所含的可可碱能通过乳汁从而蓄积于乳汁内,损伤婴儿神经系统和使肌肉松弛导致婴儿睡眠不稳、消化不良、哭闹不停。

7.肠道的护理　产后指导产妇早期下床活动,避免长时间卧床,多食蔬菜及粗纤维等食物,以及常温水果,可预防便秘的发生。一旦发生便秘可口服缓泻药、外用开塞露或肥皂水灌肠。

8.会阴部护理

(1)会阴部常规护理:每天用碘仿溶液冲洗外阴 2～3 次。方法及顺序:用无菌大棉签由上至下、由内向外冲洗会阴,最后擦肛门。会阴有伤口时应另外单独消毒局部,以伤口为中心冲洗,严格无菌操作,防止感染发生。

(2)会阴部异常情况的护理

1)外阴水肿:用 95% 乙醇或 50% 硫酸镁湿热敷外阴部,产后 24 小时可用红外线灯照射。

2)外阴血肿:较小的血肿可在产后 24 小时以后局部热敷或用红外线灯照射,如血肿较大应配合医生切开处理。

3)会阴有缝线者,应观察局部有否红肿、硬结及异常分泌物,有硬结者可用大黄、芒硝外敷,有感染迹象时应及时报告医生,已化脓者应提前拆开缝线进行引流,及时换药,全身抗感染,产后 7～10 天起用 1∶5000 的高锰酸钾坐浴。

9.乳房护理　推荐母乳喂养,按需哺乳,废弃定时哺乳。于产后半小时内开始哺乳,通过新生儿吸吮动作刺激泌乳。生后 24 小时内,每 1～3 小时哺乳 1 次。生后 2～7 日内是母乳泌乳过程,哺乳次数应频繁,一昼夜应哺乳 8～12 次。哺乳的时间及频率取决于婴儿,以及乳母感到奶涨的情况。哺乳时,母亲及新生儿均应选择最舒适位置,防止乳房堵住新生儿鼻孔。

10.产褥期常见不适及护理

(1)产后宫缩痛:产后由于子宫阵发性收缩引起下腹疼痛,多发生于哺乳时,经产妇多见,持续 2～3 日自然消失。

(2)褥汗:产褥初期,皮肤排泄功能旺盛,出汗多,尤其睡眠和初醒时更明显,此为褥汗,因妊娠后期体内所潴留的水分必须在产后排出体外,出汗是排泄的主要途径之一,为正常现象,并非身体虚弱,大约 1 周内逐渐好转。此时注意勤换内衣,温水擦浴。

【健康教育】

1.饮食指导　产褥初期(产后 10 天内),应选择易消化、高热量食物,并富含维生素,多进食汤类。

2.作息指导　产后最初 24 小时内,应多卧床休息。自然分娩后 8 小时、剖宫产产后 24 小时可下床活动,以促进恶露排出,利于子宫复原,促进大、小便通畅,但要适度活动,劳逸结合,避免子宫下垂。

3.用药指导　告知产妇产褥期用药应慎重,以免药物通过乳汁影响新生儿的生长发育,用药一定要经医生同意才可服用。

4.恶露的观察　若恶露有臭味或产后 1 周后突然阴道大出血应立即就诊。

5.会阴护理　保持会阴清洁干燥,每日用消毒液擦洗外阴 2～3 次,指导正确使用卫生垫;会阴水肿或红肿者可用理疗灯照射,并向伤口对侧侧卧。

6.乳房的护理　产后及时用温水抹洗乳房,不能用肥皂、乙醇等擦洗,以防干裂。哺乳前要洗手,按摩乳房,促进乳腺分泌。

(田　婕)

第二节　前置胎盘的护理

前置胎盘是指妊娠 28 周后,胎盘附着于子宫下段,甚至胎盘下缘达到或覆盖宫颈内口,其位置低于胎先露部。前置胎盘是妊娠晚期的严重并发症,也是妊娠晚期出血最常见的原因。

【评估】

1.健康史　了解孕妇的健康状况,孕产史。了解有无剖宫产、人工流产、子宫内膜炎等病史,本次妊娠是否顺利,有无吸烟等诱发前置胎盘的因素。孕中期特别是孕 28 周后是否出现无痛性、无诱因反复阴道流血症状。

2.身体状况

(1)妊娠晚期或临产时,发生无诱因、无痛性反复阴道出血,出血时间的早晚、流血量及反复次数的多少与前置胎盘类型有关。完全性前置胎盘往往初次出血时间早,多于妊娠 28 周左右,出血次数频繁,量较多。边缘性前置胎盘初次出血发生晚,多在妊娠 37～40 周或临产后,出血量少。

(2)初次出血量一般不多,剥离处血液凝固后出血可停止。随着妊娠月份的增加,出血可反复发生,量越来越多。患者可出现贫血,严重者可导致休克。胎儿可因缺氧发生宫内窘迫,甚至死亡。

(3)腹部检查子宫大小与停经周数相符。

3.社会心理状况　孕妇及家属因阴道突然流血担心母儿的生命安全而感到焦虑、恐惧。

4.辅助检查　B 超可看到胎盘的位置、胎先露等,产后检查胎盘,牵制部位的胎盘有黑紫色陈旧血块附着,胎膜破裂口距胎盘边缘<7cm。

【非手术治疗的护理要点】

1.一般护理

(1)心理护理:孕妇由于产前反复出血、腹痛或大量严重出血,精神上普遍紧张、恐惧,应给患者讲解病情,及时给予安慰和心理指导,争取产妇及家属的理解与支持,消除产妇恐惧及紧张心理,积极配合治疗和护理。

(2)胎盘性产前出血对孕妇及胎儿的危害严重,发现后宜尽早入院,嘱患者绝对卧床休息,左侧卧位。左侧卧位可增加子宫-胎盘血流量,改善胎儿供氧,同时定时吸氧,每日2次,每次1小时,以提高胎儿血氧供应。注意观察孕妇的生命体征,避免各种刺激,以减少出血的发生,医护人员应注意绝对禁止做阴道检查,在做腹部检查时,动作应轻柔。出血或腹痛完全停止后可酌情下床适当活动。

(3)营养指导:给予高蛋白、高热量、高维生素、含铁丰富、易消化的食物。如动物肝脏、绿叶蔬菜、豆类等,以纠正反复阴道出血所导致的贫血,增强孕妇抵抗力,促进胎儿的生长发育。避免高脂、高糖、刺激性食物。

(4)减少刺激:腹部触诊动作应轻柔,避免过多的、粗暴的、不必要的腹部检查。禁做肛查,如必须做阴道检查,仅适用于终止妊娠时为明确诊断并决定分娩方式,但必须在输液、输血,手术的条件下进行。

(5)避免腹压增加,保持大便通畅、质软;预防上呼吸道感染,避免咳嗽;禁止性生活。

(6)预防感染:前置胎盘剥离面靠近子宫颈口,细菌容易经阴道上行感染。要保持外阴清洁,会阴擦洗每日2次,勤换会阴垫。

2.严密观察与病情监测

(1)孕妇入院后,立即遵医嘱做好各项相关检查,同时备好各种抢救用品,严密观察产妇全身症状和体征,特别是观察产妇的血压和脉搏变化,同时观察出血的性质、数量、颜色及血液是否凝固,及时发现弥散性血管内凝血(DIC)早期征象,防止并发症发生。

(2)注意观察腹痛及宫缩情况:前置胎盘引起的阴道出血可刺激宫缩,宫缩又引起阴道出血,造成恶性循环。随着孕周的增加,子宫越来越易激惹,而宫缩增多也会增加阴道流血的危险性。因此,除遵医嘱按时给予硫酸沙丁胺醇8mg,口服每日3次,以及25%硫酸镁30ml加5%葡萄糖500ml静脉滴注以抑制宫缩外,还应该尽量减少对孕妇腹壁的刺激。

(3)注意密切监测胎儿宫内状况,指导孕妇自数胎动。胎动是判断胎儿宫内安危最简便的方法,早、中、晚各数1次,每次1小时,正常每小时胎动3~5次,12小时胎动不少于10次。定期做胎心监护应激试验(NST),预测胎儿宫内储备能力。胎心有减慢或消失,胎动异常时应及时通知医生,以做相应处理。

(4)注意阴道流血量,必要时使用产妇尿垫。在不影响患者休息情况下,加强夜间巡视次数,在手电筒头端罩上双层蓝布,透过较暗淡的光线观察患者的床铺上有无血迹及患者的一般情况。如有大量出血,应置孕妇于头低足高位,尽量用新鲜血纠正休克、补充凝血因子,同时开放静脉通道,并快速做好剖宫产和新生儿抢救准备。

3.药物治疗　治疗要根据病因、病情,采取适当的方法和选择适当的时机,对前置胎盘于确诊后应提前住院直至分娩,孕周<37周,出血量少,胎儿情况允许可采用期待疗法,硫酸镁抑制宫缩,促胎肺成熟等相应治疗,尽量延长孕龄,出血量多时应及时手术终止妊娠。37周即可择期终止妊娠,不能等到再次出血或临产才终止妊娠。而胎盘早剥、脐血管前置者,一经确诊,均应立即终止妊娠。

(1)抑制宫缩的治疗:抑制妊娠晚期子宫的生理性收缩,减少出血,一般用5%葡萄糖500ml加25%硫酸镁30ml缓慢静脉滴注,30~40滴/分,直至宫缩停止。在输液过程中要预防镁中毒发生,定期测定血镁浓度;定时检查膝反射(必须存在);呼吸每分钟不少于16次;尿量24小时不少于600ml。当出现镁中毒时,立即停止硫酸镁静脉滴注,予10%葡萄糖酸钙静脉注射。勤听胎心音,观察有无宫缩,并予以记录。尽量选用大血管,用静脉留置针输液,可避免长期多次静脉输液对血管壁的损伤;更为前置胎盘阴道大量出血、休克抢救提供有效快捷的静脉通道。

(2)促胎肺成熟的治疗:主要用地塞米松6mg肌内注射,每天2次,连用两天。注射时与患者沟通,分散注意力,动作要轻柔快捷。

【产后护理要点】

1.预防出血

(1)如为剖宫产,术后测体温、脉搏、呼吸、血压,每15～30分钟1次,予心电监护。用缩宫素20U加入葡萄糖液中静脉持续滴入,使子宫处于良好的收缩状态;加用米索前列醇200μg塞肛半小时1次,每天3次,预防产后出血;保证产妇输液、输血及导管的通畅。

(2)如为阴道分娩,在输血、输液条件下,协助人工破膜,腹部包扎腹带,迫使胎头下降,同时静脉滴注缩宫素以加强宫缩。阴道分娩后,应检查宫颈有无裂伤。

2.产后观察

(1)产后应注意观察子宫收缩情况,防止产后出血。

(2)产后指导产妇加强营养,补充铁剂,纠正贫血,必要时遵医嘱输血。

(3)加强会阴护理,观察恶露性状、气味,必要时遵医嘱用抗生素,预防感染。

【健康教育】

指导孕产妇注意休息,加强营养,纠正贫血,增强抵抗力,预防产后出血和感染的发生。

(陈美英)

第三节 胎盘早剥的护理

胎盘早剥是指妊娠20周以后或分娩期正常位置的胎盘在胎儿娩出前,部分或全部从子宫壁剥离。胎盘早剥是妊娠晚期的严重并发症,具有起病急、发展快的特点,处理不及时可危及母婴生命。

【评估】

1.健康史　询问孕妇有无外伤史,有无妊娠期高血压疾病、慢性肾脏病或血管性疾病等病史。

2.身体状况　妊娠20周后或分娩期有无腹部直接被撞击,如摔倒、重体力劳动时局部过度牵拉、严重咳嗽,或胎儿脐带过短,胎头下降时被牵扯;羊水过多破水时羊水流出过于迅速,宫腔内压力突然降低等。此外,精神上有无过度恐惧、忧虑,引起子宫的变化和循环紊乱。

3.社会心理状况　胎盘早剥多数起病急、发展快,对母婴危害大,孕妇及家属对自身及胎儿生命安危的担心及恐惧。

【非手术治疗的护理要点】

1.一般护理

(1)做好孕期保健,加强产前检查:积极预防与治疗妊高征,对合并高血压病、慢性肾炎等高危妊娠应加强管理;加强围产期健康知识宣教,怀孕中晚期的孕妇尽量避免仰卧位及腹部外伤。

(2)及时发现胎盘早剥的征象:重视高危因素。对于合并妊娠期高血压疾病、胎儿宫内发育迟缓(IUGR)、糖尿病、胎膜早破等孕妇应警惕胎盘早剥的发生。

1)胎位异常行外倒转术纠正胎位时,操作必须轻柔。

2)处理羊水过多或双胎分娩时,避免宫腔内压骤然降低。

3)出现腹痛、腹胀、子宫张力增高或阴道流血应及时行 B 超检查。

4)密切观察阴道流血情况,注意有无不协调高张性宫缩,以便及时发现胎盘早剥的早期征象,为抢救赢得时机。

(3)做好心理护理:孕妇及家属往往表现出焦虑心理,担心疾病突发对母婴生命的威胁,护士应根据患者的心理给予正确的指导。病情危急者,迅速配合医师进行各项抢救处理,并同时安慰患者,使患者有安全感。对病史提供不确切的患者应使其消除恐惧心理,启发其提供真实病史,尽量使患者心态安静、平稳、主动、积极地配合医疗、护理工作。

2.严密观察病情

(1)确诊后,分娩前应绝对卧床休息。

(2)监测生命体征、阴道流血情况,观察宫底高度及胎心、胎动的变化和羊水性状,分娩前注意有无腹痛、腰酸痛加剧或出冷汗、头晕、心悸等症状。

(3)胎盘早剥的临床表现及分类:胎盘早剥是指孕妇在妊娠 20 周后或分娩期,突然发生腹部持续性疼痛,伴有或不伴有阴道流血。病情的严重程度取决于胎盘剥离面积的大小和出血量的多少,按病情严重的程度,胎盘早剥分为三度。

1)Ⅰ度:多见于分娩期,胎盘剥离面积小,患者常无腹痛或腹痛轻微,贫血体征不明显。腹部检查见子宫软,大小与妊娠周数相符,胎位清楚,胎心率正常。产后检查见胎盘母体面有凝血块及压迹即可诊断。

2)Ⅱ度:胎盘剥离面为胎盘面积 1/3 左右。主要症状为突然发生持续性腹痛、腰酸或腰背痛,疼痛程度与胎盘后积血量成正比。无阴道流血或流血量不多,贫血程度与阴道流血量不相符。腹部检查见子宫大于妊娠周数,子宫底随胎盘后血肿增大而升高。胎盘附着处压痛明显(胎盘位于后壁则不明显),宫缩有间歇,胎位可扪及,胎儿存活。

3)Ⅲ度:胎盘剥离面积超过胎盘面积 1/2。临床表现较Ⅱ度重。患者可出现恶心、呕吐、面色苍白、四肢湿冷、脉搏细数、血压下降等休克症状,且休克程度大多与阴道流血量不成正比。腹部检查见子宫硬如板状,宫缩间歇时不能松弛,呈高张状态,胎位扪不清,胎心音消失。

3.重度胎盘早剥的抢救及护理　重度(Ⅱ度和Ⅲ度)胎盘早剥以内出血为主,胎盘剥离面超过胎盘1/3,同时有较大的胎盘后血肿,多见于重度妊高征。

(1)积极进行处理纠正休克:一旦确诊为胎盘早剥或高度怀疑胎盘早剥的发生时,立即低流量面罩吸氧,床边心电监护,取左侧卧位,休克患者取休克卧位(中凹位),迅速建立两条静脉通道,选用留置针,及时送检血常规和凝血功能,做好交叉配血,以维持有效循环血量。

(2)观察病情的动态变化:严密监测神志、面色、心率、血压、血氧饱和度等生命体征的变化;注意观察腹痛的性质、子宫底高度、子宫张力变化;床边胎心监护,注意胎动变化,判断宫内出血的情况及母婴状况,正确记录出入量,注意阴道流血量、性状。及时观察发现弥散性血管内凝血(DIC)早期征象。一切检查及护理操作均应轻柔,避免突然变换体位,尽量减少增加腹压的动作,协助医师做好产科处理,一旦确诊,应立即做好术前准备及新生儿抢救准备,迅速终止妊娠。

(3)及时终止妊娠:一旦确诊重型胎盘早剥,必须及时终止妊娠,立即行剖宫产术。

4.并发症的护理

(1)DIC与凝血功能障碍:观察有无皮下、黏膜或注射部位出血,子宫出血是否不凝。

(2)急性肾衰竭:失血过多、休克时间长及 DIC 均可能影响肾的血液供应,出现少尿或无尿。应严密记录 24 小时出入量,监测肾功能。

【术后护理要点】

1.胎盘早剥患者产后 24 小时内应绝对卧床休息,腹部切口持续加压沙袋,以减少出血。

2.严密观察子宫收缩及阴道出血情况,若出现阴道流血不止,阴道出血量超过 100ml,无血凝块、血小板进行性下降等 DIC 早期征象,及时报告医生,配合抢救。患者一旦发生产后出血,应立即予以吸氧、保暖,迅速建立两条静脉通道,快速输血、输液。持续心电监护,密切观察患者神志、血压、脉搏、呼吸、血氧饱和度的变化,若发现子宫轮廓不清,子宫软,提示子宫收缩乏力,立即按摩子宫,使用子宫收缩药如缩宫素、米索前列醇等,若患者表现口渴,收缩压<90mmHg 或脉压<30mmHg,脉搏快弱(>100 次/分),尿量<30ml/h,皮肤湿冷,发绀,应备好抢救药物,配合医生全力抢救。

3.准确测量 24 小时出入量,尤其每小时尿量,密切观察患者尿量的变化,随时注意尿量,若每小时尿量少于 30ml,应及时补充血容量;少于 17ml 或无尿时,考虑有肾衰竭的可能。

4.心理护理:胎儿(新生儿)死亡或产妇因产后出血处理无效而行子宫切除时,要将产妇安排在周围没有新生儿的房间,允许家属陪伴,以免触景生情。

5.其他护理同产科产褥期护理。

【健康教育】

指导孕妇注意充分休息,避免过大的精神和身体压力。为预防胎盘早剥的发生,准妈妈在注意休息和保证孕期营养摄入的同时,还要进行正规的产前检查,高危妊娠更应该高度重视定期复查,并积极预防和治疗各种并发症;同时需增强自我保护观念和安全意识,避免腹部受伤,尽量少到拥挤的车站、商场、影剧院、公交车等场所。积极防治妊娠高血压综合征、慢性高血压、慢性肾炎等。

(陈美英)

第四节　妊娠期糖尿病的护理

妊娠期合并糖尿病是指在原有糖尿病基础上合并妊娠者或妊娠前为隐性糖尿病,妊娠后发展为糖尿病者,或妊娠期出现糖尿病的孕妇,国内发生率约为 1‰。

【评估】

1.健康史　了解孕妇有无糖尿病病史及家族史,有无习惯性流产史、不明原因的死胎、死产、胎儿畸形、巨大儿、胎儿生长受限及新生儿死亡等情况。本次妊娠经过、血糖变化情况及治疗过程。

2.身体状况　有无"三多一少"症状,是否出现皮肤瘙痒、视物模糊等情况;妊娠期有无高血糖、妊娠期高血压疾病、羊水过多、胎膜早破、感染等并发症;评估胎儿宫内健康状况;分娩期有无低血糖或酮症酸中毒的症状。

3.社会心理状况　评估产妇及家属对疾病的认知程度、对糖尿病知识的掌握情况及对疾病的态度,以及相关的社会支持系统是否健全。

【产前的护理要点】

1.重视产前检查　加强对孕妇的健康宣教和高危妊娠的管理,对孕妇进行孕期自我监护知识宣教,指导孕妇合理的营养饮食和充足的休息,全面了解患者的身体情况,减少妊娠期糖尿病的发生,在门诊早期发现和治疗轻度血糖升高的患者,血糖较高者及时住院治疗,控制血糖在正常范围,使妊娠合并糖尿病患者得到及时的发现和治疗,避免延误病情。

2.加强孕期管理　产检频率 28 周前每月 1 次,孕 28～36 周每 2 周 1 次,孕 36 周以后每周 1 次,如有异常情况则增加检查次数,必要时住院治疗。对无明显糖尿病的症状,通过饮食控制血糖好的孕妇建议其于孕 38 周住院,既往有糖尿病病史者于孕 32～34 周住院,既往有死胎病史,同时有内科、产科并发症的,最好于孕 28 周住院治疗。

3.心理护理 妊娠期糖尿病的孕妇一般存在 2 种不良心理状态。一种是满不在乎,认为没什么了不起,表现为不重视饮食控制,不愿用胰岛素治疗,担心胎儿受影响出现低血糖,故应告诉孕妇饮食控制的重要性,以及胰岛素是大分子物质,不能透过胎盘,不影响胎儿。另一种表现为过于小心、焦虑、悲观等,引起体内生长激素、胰高血糖素、去甲肾上腺素等应激性激素的增加,进一步引起血糖增高,从而加重病情。因此,应加强与孕妇的沟通与交流,有针对性地进行心理上的安抚及解释,以缓解甚至消除其焦虑及抑郁症状。

4.饮食护理 根据孕妇的体质指数(BMI)及糖尿病专科、儿科、产科、营养科四科联合会诊结果对每个孕妇做出个性化的饮食建议。孕早期,孕妇每日需要热卡与妊娠前相同,中晚孕期每日应增加 300kcal(1256kJ)。每日总热量 30kcal/kg,碳水化合物占 50%～55%,蛋白质占 20%,脂肪占 20%～30%,如果孕妇血脂高或肥胖,应减少脂肪的摄入。美国糖尿病协会(ADA)建议,肥胖(BMI＞30)者,每日热卡为 25kcal/kg,碳水化合物占每日总热量的 35%～40%。提倡少量多餐制,每日分 5～6 餐,早餐量不宜过多,占全天总热能的 1/9,午餐和晚餐各占全天总热能的 5/18,其他为上、下午及睡前加餐。注意多摄入纤维素和维生素的食品。糖类应采用多糖类,少吃精糖,目的是增加热量的摄取并有足够的胰岛素能使葡萄糖进入细胞内。食物的摄取应符合胰岛素作用的高峰时段,尤其是短效及中效胰岛素混合使用更重要。孕妇可视微血管血糖检测值调整饮食,使血糖维持在 6.11～7.77mmol/L 水平,孕妇又无饥饿感为理想。

5.运动指导 轻中度的上肢运动,可使餐后血糖降低,避免胰岛素的应用或减少胰岛素的用量,同时减少胰岛素引起的低血糖反应,使血糖稳定。但要掌握运动的时间和强度,要符合妊娠的特点,并避免在空腹和胰岛素剂量过大的情况下运动。

6.胰岛素治疗

(1)在饮食控制不满意的情况下需要用胰岛素治疗。目前应用诺和灵人正规胰岛素治疗,它是人胰岛素,是疗效较好的治疗妊娠期糖尿病的药物。一般从小剂量开始,并根据病情、孕期进展及血糖值加以调整,力求控制血糖在正常水平。随孕周增加,体内抗胰岛素物质增多,胰岛素应用量应不断增加,可比非孕期增加 50%～100%甚至更高。用药须遵医嘱精确计算,用药期间如出现面色苍白、出汗、心悸、颤抖、有饥饿感以致昏迷等,须立即测血糖,以确定是否发生低血糖。一旦出现低血糖,可饮糖水或静脉注射 50%葡萄糖溶液 40～60ml。学会预防和处理胰岛素不良反应。

1)低血糖:观察低血糖反应的症状,对已发生低血糖反应者,及时检测血糖,可进食含糖的食物如糖果、饼干、含糖饮料等或静脉推注 50%葡萄糖 40～60ml。预防低血糖的措施:必须使用胰岛素注射的专用注射器并保持剂量准确;合理安排每日的运动量,按规定的时间和量进餐并注意胰岛素注射时间与进餐时间的配合。

2)胰岛素过敏:观察注射局部有无瘙痒和荨麻疹,发生者必须按医嘱更换制剂种型,使用抗组胺类药物或糖皮质激素。

3)脂肪营养不良:多部位皮下轮流注射可有效防止脂肪营养不良。具体注射方法是选择手臂的上部和外部、大腿外侧、腹部、臀部,将每一注射部位分为若干注射点,点间相距 2cm,避免 2 周内在同一注射点注射 2 次。

(2)病情监测:及时了解孕妇进食情况,定时进餐,定时监测血糖、尿糖的变化,观察饮食控制效果,记录每日液体出入量,每周测体重 2 次。指导孕妇留 4 段尿方法:07:00～11:00、11:00～17:00、17:00～21:00、21:00

至次日 07:00。每周留 1 次或 2 次 24 小时尿以测定糖定量。应用胰岛素治疗的孕妇,在注射后要密切观察效果及有无心悸、头晕、饥饿,注意力不集中,全身无力,脉搏增快等低血糖反应。胰岛素要低温保存,放置在冰箱冷藏柜。饭前 15 分钟至 30 分钟注射,剂量要准确,用 1ml 注射器抽吸。两种胰岛素合用时,先抽吸普通胰岛素,再抽吸长效胰岛素。

7.胎儿监测　常规进行胎心监护,以了解胎儿在母体内的生命体征。教会孕妇自数胎动,并说明意义。孕妇取左侧卧位,自数胎动次数,早、中、晚各 1 次,每次 1 小时,并记录。总结 12 小时胎动次数(3 次总和乘以 4 即为 12 小时胎动数,等于或超过 10 次为正常),入院后即开始。胎动判断:胎动数≥3 次/小时为正常。常规低流量吸氧每天 2 次,以保证胎儿的氧供。要勤听胎心音,每隔 4 小时听一次胎心音,并注意胎心的频率和节律。

8.重视孕期卫生　孕妇应勤洗澡、勤换衣,内衣应宽松,以棉质为宜。排尿、排便后要由前向后清洁会阴部,以降低皮肤和泌尿系感染的发生。

【产时的护理要点】

1.若糖尿病较轻,用药后获得控制,情况稳定,胎盘功能良好,胎儿不过大,可继续妊娠至足月,经阴道分娩。决定引产或经阴道分娩者,当产程已达 12 小时,即应考虑结束分娩,因为产程如果超过 16 小时,孕妇的糖尿病就难以控制,有可能发生酮症酸中毒。分娩过程中应密切观察胎儿情况,必要时改用剖宫产术结束分娩。

2.孕妇因糖利用不足,能量不够,常伴有产程进展缓慢或子宫收缩不良致产后出血。待产过程中应密切观察产程进展,注意子宫收缩强度,宫口开大情况,避免产程延长,注意生命体征并记录,观察有无心动过速、盗汗、面色苍白、饥饿感、恶心和呕吐等低血糖的表现。

3.要观察孕妇血糖变化:因为生产过程中,体内多余的糖需消耗大量的氧,致动脉血氧过低,而引起胎儿宫内缺氧甚至死胎、死产。产程中胎心监护仪要持续监测胎心率变化,注意羊水性状,及早发现胎儿宫内缺氧。

【产后的护理要点】

1.产后由于胎盘的娩出,抗胰岛素的激素迅速下降,故产后 24 小时内胰岛素的需要量约为原用量的一半,之后应根据血糖监测的结果调整胰岛素的用量,每 4 小时记录生命体征 1 次,观察有无心悸、面色苍白、盗汗等低血糖表现,新生儿娩出后应早接触、早吸吮、早开奶。鼓励母乳喂养,配合胰岛素治疗的患者,应提倡母乳喂养,因为哺乳可减少胰岛素的用量。

2.产后观察腹部或会阴伤口情况,保持皮肤及会阴的清洁,预防感染。

3.新生儿的护理:糖尿病患者的新生儿,抵抗力低,不论体重大小,均按早产儿处理。分娩后 1 小时内,多发生低血糖,甚至昏迷、红细胞增多症、低血钙、高胆红素血症及呼吸窘迫综合征。新生儿娩出后应立即清理呼吸道,注意保暖,室温保持在 24～27℃,防止体温过低增加新生儿耗氧量。生后 24 小时内每 4 小时记录生命体征和血氧饱和度;观察新生儿面色、吸吮能力和肌张力。为预防新生儿低血糖对脑细胞的损害,新生儿出生后,血糖测定时间:出生后即刻、半小时、2 小时、6 小时、12 小时、24 小时,当血糖<2.22mmol/L 为新生儿低血糖,应给予纠正。如血糖测定有异常者应每小时测定 1 次,至血糖纠正为止。生后 30 分钟内口服 25% 葡萄糖 10～20ml 防止低血糖,每 4 小时 1 次,使新生儿 24 小时的血糖水平达 2.7mmol/L。生后第 2 天服葡萄糖水量逐渐减少,至第 3 天停止,同时每天监测血糖 1～2 次,连续 2 天。

【健康教育】

1.做好出院宣教,指导产妇产后休息,禁止性生活 3 个月,产后应长期避孕,建议使用安全套或绝育术,不宜使用避孕药及宫内绝育器。

2.产后 42 天行母婴健康检查,保持良好的生活习惯和心理状态,适当运动和体育锻炼,做好自我监测(自测尿糖、血糖)。

3.产后 6～12 周进行 OGTT 试验,减少糖尿病慢性病变和并发症的发生。

（田　婕）

第五节　异位妊娠的护理

受精卵在子宫体腔外着床、发育,称为异位妊娠,习称宫外孕。根据发生的部位不同,可分为输卵管妊娠、卵巢妊娠、腹腔妊娠、阔韧带妊娠、宫颈妊娠及子宫残角妊娠等,其中输卵管妊娠最为常见,约占 95%。输卵管妊娠因发生部位不同可分为间质部、峡部、壶腹部和伞部妊娠,其中壶腹部妊娠多见,约占 78%,其次为峡部,伞部和间质部妊娠少见。

【病因】

1.慢性输卵管炎症　是异位妊娠的主要病因。慢性炎症可引起输卵管黏膜皱褶发生粘连,致使管腔变窄;纤毛的缺损影响了受精卵在输卵管内的正常运行;输卵管周围粘连,输卵管扭曲,管腔狭窄,管壁肌蠕动减弱等,妨碍了受精卵的顺利运行。

2.输卵管发育不良或功能异常　输卵管过长、黏膜纤毛缺乏、肌层发育差、双输卵管、有输卵管副伞等,均可造成输卵管妊娠。输卵管蠕动、纤毛活动及上皮细胞的分泌功能异常,也可影响受精卵正常运行。此外,精神因素也可引起输卵管痉挛和蠕动异常,干扰受精卵运送。

3.输卵管手术史　输卵管绝育史及手术史者,输卵管妊娠的发生率为 10%～20%,尤其是腹腔镜下电凝输卵管及硅胶环套术绝育,可因输卵管瘘或再通导致输卵管妊娠。曾因不孕接受输卵管粘连分离术、输卵管成形术者,再妊娠时输卵管妊娠的可能性亦增加。

4.避孕失败　研究表明宫内节育器本身并不增加异位妊娠的发生率,但若宫内节育器避孕失败而受孕时,异位妊娠的机会较大。

5.其他　神经内分泌系统功能失调、受精卵游走、子宫肌瘤或卵巢肿瘤及子宫内膜异位症等均可增加受精卵着床于输卵管的可能性。

【病理】

（一）输卵管妊娠的特点

输卵管管腔狭窄、管壁薄,妊娠时不能形成完好的蜕膜,不利于孕卵的生长发育,常发生以下结局。

1.输卵管妊娠流产　多见于妊娠 8～12 周输卵管壶腹部妊娠。由于输卵管妊娠时管壁形成的蜕膜不完整,发育中的囊胚常向管腔突出,最终突破包膜而出血,囊胚可与管壁分离,若整个囊胚剥离落入管腔并经输卵管逆蠕动排到腹腔,即完全流产,此时出血一般不多。若囊胚剥离不完整,有一部分仍残留于管腔,则为不完全流产,此时滋养细胞继续侵蚀输卵管壁,导致反复出血,形成输卵管血肿或周围血肿,血液不断流出并积聚在子宫直肠陷窝形成盆腔血肿。量多时甚至流入腹腔,出现腹膜刺激症状且发生休克。

2.输卵管妊娠破裂　多见于妊娠 6 周左右输卵管峡部妊娠。当囊胚生长时绒毛侵蚀输卵管壁的肌层及浆膜,最后穿破浆膜,形成输卵管妊娠破裂。输卵管肌层血管丰富,输卵管妊娠破裂所致的出血比输卵管妊娠流产更加严重,短时间内即发生腹腔内大量出血,孕妇随即发生休克。

3.陈旧性宫外孕　输卵管妊娠流产或破裂,若长期反复内出血所形成的盆腔血肿可不消散而逐渐机化变硬,并与周围组织粘连,临床上称为陈旧性宫外孕。

4.继发性腹腔妊娠   输卵管妊娠流产或破裂后,胚胎被排入腹腔或阔韧带内,偶尔有存活者,存活胚胎的绒毛继续从原部位或其他部位获得营养,生长发育形成继发性腹腔妊娠。

(二)子宫的变化

与正常妊娠一样,合体滋养细胞产生的 HCG 维持黄体生长,使甾体激素分泌增加,致使月经停止来潮,子宫增大变软,子宫内膜出现蜕膜反应。若胚胎死亡,滋养细胞活力消失,蜕膜从子宫壁剥离而发生阴道出血。有时蜕膜可完整地剥离,随阴道出血排出三角形蜕膜管型;有时呈碎片排出。排出的组织见不到绒毛,组织学检查也无滋养细胞。

【临床表现】

与受精卵的着床部位、有无流产或破裂以及出血量的多少、出血时间的长短等有关。

(一)症状

1.停经   多有 6~8 周的停经史,20%~30%的患者无停经史。将异位妊娠时出现的不规则阴道出血误认为月经,或因月经仅过期数日而不认为是停经。

2.腹痛   输卵管妊娠患者的主要症状。输卵管妊娠在发生流产或破裂前,因胚胎的增大,常表现为一侧下腹部隐痛或酸胀感。输卵管妊娠流产或破裂时,突感一侧下腹部撕裂样疼痛,常伴有恶心、呕吐。若血液局限于病变区,则疼痛的部位主要在下腹部;若血液积聚于直肠子宫陷凹处,可出现肛门坠胀;如未得到及时处理,血液可由下腹部逐渐流向全腹,疼痛则向全腹扩散,当血液刺激膈肌时,可引起肩胛部及胸部放射性疼痛。

3.阴道出血   胚胎死亡后,常出现不规则阴道出血,色暗红或深褐,量少,一般不超过月经量,少数患者阴道出血量较多,类似月经。阴道出血可伴有蜕膜管型或蜕膜碎片排出,系子宫蜕膜剥离所致,在病灶去除后,阴道出血会自行停止。

4.晕厥与休克   急性腹腔内大量出血以及剧烈腹痛可引起患者晕厥甚至休克。出血量越快、越多,症状出现越迅速越严重,但与阴道出血量不成比例。

5.腹部包块   输卵管妊娠流产或破裂后所形成的血肿时间过长,可因血液凝固与周围器官(子宫、输卵管、卵巢、肠管等)发生粘连而形成包块。

(二)体征

1.生命体征   腹腔内出血量较大时,患者呈贫血貌。可出现面色苍白、脉搏细弱、血压下降等休克表现。体温通常正常,休克时体温略低,腹腔内血液吸收时体温略升高,但不超过 38℃。

2.腹部检查   下腹可出现明显压痛、反跳痛,患侧更甚。出血较多时,叩诊有移动性浊音。

3.盆腔检查   阴道内可有少许来自宫腔的血液。未发生流产或破裂者,可发现子宫略大较软,输卵管轻度胀大及压痛。流产或破裂者,阴道后穹窿饱满、有触痛、宫颈举痛明显,如将宫颈轻轻上抬或向左右摇动,可引起剧烈疼痛,这是输卵管妊娠的主要特征之一。

【诊断检查】

1.血 β-HCG 测定   血 β-HCG 测定是早期诊断异位妊娠的重要方法。异位妊娠时,患者体内 HCG 水平较宫内妊娠低,需采用灵敏度高的放射免疫法测定血 β-HCG 并行定量测定,对保守治疗的效果评价具有重要意义。

2.超声诊断   B 超有助于诊断异位妊娠。阴道 B 超较腹部 B 超准确性高。异位妊娠的声像特点:宫腔内空虚,宫旁出现低回声区,其内探及胚芽及原始心管搏动,可确诊异位妊娠。但有时可见假妊娠囊(蜕膜管型与血液形成),有时被误诊为宫内妊娠。

3.阴道后穹窿穿刺   是一种简单可靠的诊断方法,适用于疑有腹腔内出血的患者。腹腔内出血最易积聚于直肠子宫陷凹,即使血量不多,也能经阴道后穹窿从上述陷凹处抽出血液。抽出暗红色不凝固血液则为阳性,说明有血腹症存在;抽出不凝固的陈旧血液或小血块,为陈旧性宫外孕;抽不出血液可能无内出血、内出血量少、血肿位置较高或子宫直肠陷凹有粘连,因此穿刺阴性并不能排除输卵管妊娠。

4.腹腔镜检查　目前腹腔镜检查视为异位妊娠诊断的金标准,可以在确诊的情况下起到治疗作用。适用于原因不明的急腹症鉴别及输卵管妊娠尚未破裂或流产的早期。腹腔内大量出血或伴有休克,禁做腹腔镜检查。

5.子宫内膜病理检查　目前很少依靠诊断性刮宫协助诊断,诊刮仅适用于阴道出血量较多的患者,目的在于排除同时合并宫内妊娠流产。将宫腔排出物或刮出物送做病理检查,若切片中见到绒毛,可诊断为宫内妊娠;仅见蜕膜未见绒毛者有助于诊断异位妊娠。

【治疗原则】

1.期待疗法　少数输卵管妊娠可能发生自然流产或被吸收,症状较轻无需手术或药物治疗。

2.药物治疗　化学药物治疗:适用于早期异位妊娠,要求保存生育能力的年轻患者。一般采用全身用药,亦可采用局部用药。全身用药常用甲氨蝶呤,治疗机制为抑制滋养细胞增生,破坏绒毛,使胚胎组织坏死、脱落、吸收。若病情无改善,甚至发生急性腹痛或输卵管破裂症状,应及时进行手术治疗。

3.手术治疗　在积极纠正休克的同时,迅速开腹或经腹腔镜进行病变输卵管切除术或保守手术。

【护理措施】

(一)接受手术治疗患者的护理

1.护士在严密监测患者生命体征的同时,积极纠正患者休克症状,做好术前准备。对于严重内出血并发休克的患者,护士应立即开放静脉,交叉配血,做好输血输液的准备,以便配合医师积极纠正休克、补充血容量,并按急诊手术要求做好术前准备。

2.加强心理护理,护士术前简洁明了地向患者及家属讲明手术的必要性,并以亲切的态度和切实的行动赢得患者及家属的信任,保持周围环境安静、有序,减少和消除患者的紧张、恐惧心理,协助患者接受手术治疗方案。护士应帮助患者以正常的心态接受此次妊娠失败的现实。

(二)接受非手术治疗患者的护理

1.护士须密切观察患者的一般情况、生命体征,并重视患者的主诉,尤应注意阴道出血量与腹腔内出血量不成比例的情况。护士应协助患者正确留取血标本,以监测治疗效果。

2.患者应卧床休息,避免腹部压力增大。护士需提供相应的生活护理,并指导患者摄取足够的营养,尤其是富含铁的食物,如动物肝脏、鱼肉、豆类、绿叶蔬菜以及黑木耳等。

(三)出院指导

护士应做好妇女的健康保健工作,防止发生盆腔感染。教育患者保持良好的卫生习惯,勤洗浴、勤换衣,性伴侣稳定。发生盆腔炎后须立即彻底治疗。并告诫患者,下次妊娠要及时就医。

（陈美英）

第六节　妊娠期高血压的护理

妊娠期高血压疾病是妊娠期特有的疾病,以高血压、蛋白尿为主要特征。该病严重影响母婴健康,是孕产妇及围生儿死亡的重要原因之一。

【高危因素与病因】

（一）高危因素

初产妇、孕妇年龄过小或大于 35 岁、子宫张力过高（如羊水过多、双胎妊娠、糖尿病巨大儿等）者、妊娠高血压病史及家族史、慢性高血压、慢性肾炎、糖尿病、肥胖、营养不良、精神过度紧张或因受到刺激、寒冷季节等。

（二）病因

1.异常滋养层细胞侵入子宫肌层　研究认为，子痫前期患者胎盘有不完整的滋养层细胞侵入子宫动脉，蜕膜血管与血管内滋养母细胞并存，子宫螺旋动脉发生血管内皮损伤、组成血管壁的原生质不足、肌内膜细胞增殖及脂类聚集的变化，最终发展为动脉粥样硬化，进而导致动脉瘤性扩张和螺旋动脉腔狭窄、闭锁，引起胎盘血流量灌注减少，引发妊娠期高血压疾病一系列症状。

2.神经内分泌机制　肾素-血管紧张素-前列腺素系统的平衡失调可能与本病的发生有一定关系。研究证实，妊娠期高血压疾病患者对肾素血管紧张素 Ⅱ 敏感性增高，从而使血管收缩，血压升高。近年又发现有两种前列腺素类似物，即前列环素（PGI_2）和血栓素 A_2（TXA_2）对妊娠期高血压的发病可能更具有重要意义。PGI_2 具有抑制血小板凝集及增强血管扩张的作用；而 TXA_2 则具有诱发血小板凝集及增强血管收缩作用。正常妊娠时二者处于平衡状态。妊娠期高血压时，PGI_2 明显下降，而 TXA_2 却增高，从而使血管收缩，血压升高，并可引起凝血功能障碍。

3.免疫机制　妊娠是成功的自然同种异体移植。正常妊娠的维持有赖于母胎之间免疫平衡的建立和稳定。免疫学观点认为：妊娠期高血压疾病的发生是由于胎盘某些抗原物质免疫反应的变态反应。

4.遗传因素　研究发现血管紧张素原基因变异 T_{235} 的妇女妊娠期高血压疾病的发生率较高。也有发现妇女纯合子基因突变有异常滋养细胞浸润。遗传性血栓形成可能发生子痫前期。

5.营养缺乏　已发现低清蛋白血症、钙、镁、锌、硒等缺乏与子痫前期发生发展有关。研究发现妊娠期高血压疾病患者细胞内钙离子升高，血清钙下降，导致血管平滑肌细胞收缩，血压上升。对有高危因素的孕妇自孕 20 周起每日补钙 2g 可降低妊娠期高血压疾病的发生率。若自孕 16 周开始每日补充维生素 E 400U 和维生素 C 100mg 可使妊娠期高血压疾病的发生率下降 18%。

6.胰岛素抵抗　研究发现妊娠期高血压疾病患者存在胰岛素抵抗，高胰岛素血症可导致 NO 合成下降及脂质代谢紊乱，影响前列腺素 E_2 的合成，增加外周血管的阻力，升高血压。

【病理生理变化】

全身小血管痉挛是本病的基本病变。由于小血管痉挛，造成管腔狭窄，周围阻力增大，内皮细胞损伤，血管通透性增加，体液和蛋白质渗漏，临床表现为水肿、血压升高、蛋白尿等。因缺血、缺氧，全身各组织器官受到不同程度损害，严重时可导致抽搐、昏迷、脑水肿、脑出血、心肾衰竭，肺水肿，肝细胞坏死，胎盘绒毛退行性变、出血和梗死，胎盘早剥以及凝血功能障碍等，病情危重者可导致母儿死亡。

【分类与临床表现】

子痫前可有不断加重的重度子痫前期，但子痫也可发生于血压升高不显著，无蛋白尿或水肿的病例。通常产前子痫较多，约 25% 发生于产后 48h。

通常正常妊娠、贫血及低蛋白血症均可发生水肿，妊娠期高血压疾病之水肿无特异性，因此不能作为其诊断标准及分类依据。

血压较基础血压升高 30/15mmHg 时，然而低于 140/90mmHg 时，不作为诊断依据，但必须严密观察。

子痫抽搐进展迅速，前驱症状短暂，表现为抽搐、面部充血、口吐白沫、深昏迷；随之深部肌肉僵硬，很快发展成典型的全身高张阵挛惊厥、有节律的肌肉收缩和紧张,持续 1~1.5min,其间患者无呼吸动作;此后抽搐停止,呼吸恢复,但患者仍昏迷,最后意识恢复,但困惑、易激惹、烦躁。

【诊断检查】

1.病史　患者有本病的高危因素及上述临床表现者,特别应注意有无头痛、视力改变、上腹不适等。

2.高血压　高血压的定义是持续血压升高至收缩压≥140mmHg 或舒张压≥90mmHg。舒张压不随患者情绪变化而剧烈变化是妊娠期高血压诊断和评估预后的一个重要指标。若间隔 4h 或 4h 以上的 2 次舒张压≥90mmHg,可诊断为高血压。为确保准确性,袖带应环绕上臂周长至少 3/4,否则测量值偏高;若上臂直径超过 30cm,应用加宽袖带。

3.尿蛋白　尿蛋白的定义是指 24h 内尿液中蛋白含量≥300mg 或相隔 6h 的两次随机尿液蛋白浓度为 30mg/L(定性＋)。蛋白尿在 24h 内有明显波动,应留取 24h 尿做定量检查。避免阴道分泌物或羊水污染尿液。

4.水肿　体重迅速增加是多数患者的首发症状,孕妇体重突然增加≥0.9kg/周或 2.7kg/4 周是子痫前期的信号。水肿特点是自踝部逐渐向上延伸的凹陷性水肿,经休息后不缓解。水肿局限于膝下为"＋",延及大腿为"＋＋",延及外阴及腹壁为"＋＋＋",全身水肿或伴有腹水为"＋＋＋＋"。

5.辅助检查

(1)血液检查:包括全血细胞计数、血红蛋白含量、血细胞比容、血黏度、凝血功能,根据病情轻重可反复检查。

(2)肝肾功能测定:肝细胞功能受损可致 ALT、AST 升高。患者可出现清蛋白缺乏为主的低蛋白血症,白/球蛋白比值倒置。肾功能受损时,血清肌酐、尿素氮、尿酸升高,肌酐升高与病情严重程度相平行。尿酸在慢性高血压患者中升高不明显,因此可用于本病与慢性高血压的鉴别诊断。重度子痫前期与子痫应测定电解质与二氧化碳结合力,以早期发现酸中毒并纠正。

(3)尿液检查:应测尿比重、尿常规,当尿比重≥1.020 时说明尿液浓缩,尿蛋白(＋)时尿蛋白含量 300mg/24h,当尿蛋白(＋＋＋＋)时尿蛋白含量 5g/24h。尿蛋白检查在重度子痫前期患者应每日 1 次。

(4)眼底检查:视网膜小动脉的痉挛程度反映全身小血管痉挛之程度,可反映本病的严重程度。通常眼底检查可见视网膜小动脉痉挛、视网膜水肿、絮状渗出或出血,严重时可发生视网膜剥离,出现视物模糊或失明。

(5)其他:根据病情变化,可行心电图、超声心动图、胎儿成熟度、胎盘功能等检查。

【治疗原则】

1.妊娠期高血压

(1)休息:保证充足睡眠,取左侧卧位,休息不少于 10h。左侧卧位可减轻子宫对腹主动脉、下腔静脉的压迫,使回心血量增加,改善子宫胎盘的血供。有研究发现左侧卧位 24h 可使舒张压降低 10mmHg。

(2)镇静:对于精神紧张、焦虑或睡眠欠佳者可给予镇静药。如地西泮 2.5~5mg,每日 3 次,或 5mg 睡前服用。

(3)密切监护母儿状态:应询问孕妇是否出现头痛、视力改变、上腹不适等症状。嘱患者每日监测体重及血压,每 2 日复查尿蛋白。定期监测血液、胎儿发育状况和胎盘功能。血压继续增高,按轻度子痫前期治疗。

(4)间断吸氧:可增加血氧含量,改善全身主要脏器和胎盘的氧供。

(5)饮食:应包括充足的蛋白质、热量,不限盐和液体,但对于全身水肿者适当限制盐的摄入。

2.子痫前期　需住院治疗,防止子痫及并发症的发生。治疗原则为休息、镇静、解痉、降血压、合理扩容及必要时利尿、密切监测母胎状态、适时终止妊娠。

(1)休息:同妊娠期高血压。

(2)镇静:适当镇静可消除患者的焦虑和精神紧张,达到降低血压,缓解症状及预防子痫发作的作用。常用药物有地西泮、冬眠药物及苯巴比妥钠、异戊巴比妥钠、吗啡。

(3)解痉:首选药物为硫酸镁。①作用机制:此药能抑制运动神经末梢释放乙酰胆碱,使骨骼肌松弛;镁离子可以刺激血管内皮细胞合成前列环素,降低机体对血管紧张素Ⅱ的反应,预防并控制子痫发作;同时,镁离子可以提高孕妇和胎儿血红蛋白的亲和力,改善氧代谢。②用药指征:控制子痫抽搐及防止再抽搐;预防重度子痫前期发展成为子痫;子痫前期临产前用药预防抽搐。③用药方案:静脉给药结合肌内注射。静脉给药为首次负荷剂量 25%硫酸镁 20ml 加于 10%葡萄糖注射液 20ml 中,缓慢静脉注入,5～10min 推完;继之 25%硫酸镁 60ml 加于 5%葡萄糖注射液 500ml 静脉滴注,滴速为 1～2g/h。根据血压情况决定是否加用肌内注射,用法为 25%硫酸镁 20ml 加 2%利多卡因 2ml,臀肌深部注射,每日 1～2 次。每日总量为 25～30g,用药过程中可监测血清镁浓度。

(4)降血压:降血压的目的是为了延长孕周或改变围生期结局。对于血压≥160/110mmHg,或舒张压≥110mmHg 或平均动脉压≥140mmHg 者,以及原发性高血压、妊娠前高血压已用降压药者,须应用降血压药物。降血压药物选择的原则:对胎儿无不良反应,不影响心排血量、肾血浆流量及子宫胎盘灌注量,不致血压急剧下降或下降过低。常用药物有硝苯地平、肼屈嗪、拉贝洛尔、硝普钠、尼莫地平等。

(5)扩容:一般不主张应用,仅用于严重的低蛋白血症、贫血,可选用人血清白蛋白、全血、血浆等。

(6)利尿药物:一般不主张应用,仅用于全身性水肿、急性心力衰竭、肺水肿、血容量过多且伴有潜在性肺水肿者。常用药物有呋塞米、甘露醇等。

(7)适时终止妊娠:终止妊娠是治疗妊娠期高血压疾病的有效措施。

终止妊娠的指征:子痫前期患者经积极治疗 24～48h 仍无明显好转者;子痫前期患者孕周已超过 34周;子痫前期患者孕龄不足 34 周,胎盘功能减退,胎儿已成熟者;子痫前期患者,孕龄不足 34 周,胎盘功能减退,胎儿尚未成熟者,可用地塞米松促胎肺成熟后终止妊娠;子痫控制后 2h 可考虑终止妊娠。

终止妊娠的方式①引产:适用于病情控制后,宫颈条件成熟者。②剖宫产:适用于有产科指征者,宫颈条件不成熟,不能在短时间内经阴道分娩,引产失败,胎盘功能减退,或已有胎儿窘迫征象者。

延长妊娠的指征。①孕龄不足 32 周经治疗症状好转,无器官功能障碍或胎儿情况恶化。②孕龄 32～34 周,24h 尿蛋白定量<5g;轻度胎儿生长受限、胎儿监测指标良好;羊水轻度过少,彩色多普勒超声测量显示无舒张期脐动脉血反流;重度子痫前期经治疗后血压下降;无症状、仅有实验室检查提示胎儿缺氧经治疗后好转者。

产后子痫多发生于产后 24h 直至 10d 内,故产后不应放松子痫的预防。

3.子痫　子痫是妊娠期高血压疾病最严重的阶段,是妊娠期高血压疾病所致母儿死亡的最主要原因,应积极处理。立即左侧卧位减少误吸,开放呼吸道,建立静脉通道。处理原则为控制抽搐、纠正缺氧和酸中毒,控制血压,抽搐控制后终止妊娠。

(1)控制抽搐:25%硫酸镁 20ml 加于 25%葡萄糖注射液 20ml 静脉推注(>5min),继之以 2～3g/h 静脉滴注,维持用药浓度,同时应用有效镇静药物,控制抽搐;20%甘露醇 250ml 快速静脉滴注降低颅压。

(2)血压过高时给予降血压药。

(3)纠正缺氧和酸中毒:面罩和气囊吸氧,根据二氧化碳结合力及尿素氮值给予适量 4%碳酸氢钠纠正酸中毒。

(4)终止妊娠:抽搐控制 2h 可考虑终止妊娠。对于早发性子痫前期治疗效果较好者,可适当延长孕周,但须严密监护孕妇和胎儿。

【护理措施】

(一)妊娠期高血压疾病的预防

1.加强健康教育 使孕妇及家属了解妊娠期高血压疾病的知识及其对母儿的危害,从而自觉于妊娠早期开始做产前检查,并坚持定期检查。

2.指导孕妇合理饮食 减少脂肪摄入,不过分限制盐和液体摄入,增加蛋白质、维生素以及富含铁、钙、锌等微量元素的摄入,多食新鲜蔬菜和水果。

3.保证休息 孕妇应保证足够的休息和心情愉快,采取左侧卧位以增加胎盘血液供应。

(二)妊娠期高血压疾病患者的护理

1.保证休息 轻度患者可在家休息,适当减轻工作,保证充足睡眠(8～10h/d)。休息和睡眠时左侧卧位以改善子宫胎盘的血液循环。

2.保持心情愉快 可阅读优美的文学作品、听轻音乐,从事一些力所能及的手工艺等活动,使孕妇既不紧张劳累,又不单调郁闷。

3.调整饮食 与孕妇一起设计适宜的食谱,保证足够的蛋白质、水分、纤维素和适量盐的摄入。盐(全身水肿者除外)不必严格限制。

4.加强产前保健 适当增加产前检查次数,加强母儿监测措施,防止发展为重症。同时向孕妇及家属讲解妊娠期高血压疾病相关知识,并督促孕妇每天数胎动,监测体重。

(三)子痫前期患者的护理

1.一般护理

(1)做好心理护理,为孕妇提供与病情有关的信息,解释治疗及护理计划,可减轻孕妇及家属因不了解病情而产生的焦虑,并能在异常情况发生时及时得到处理。

(2)住院治疗,左侧卧位卧床休息。保持病室安静,避免各种刺激。护士应准备好呼叫器、床挡、急救车、吸引器、氧气、开口器、产包,以及急救药品,如硫酸镁、葡萄糖酸钙等。

(3)密切注意病情变化,需每天监测尿蛋白、血压、水肿状况,异常时及时与医师联系、尽快处理;注意患者的主诉,如出现头晕、头痛、目眩等自觉症状,则应提高警惕,防止子痫的发生。

(4)注意胎心变化,以及胎动有无改变。

(5)重度患者适当限制食盐入量,每天少于3g。监测体重,记出入量,监测24h尿蛋白定量及肝肾功能变化。

2.用药护理 硫酸镁是目前治疗中、重度妊娠期高血压疾病的首选解痉药物。硫酸镁的用药方法、不良反应以及注意事项如下。

(1)用药方法:可采用肌内注射或静脉用药。①肌内注射,通常于用药2h后,血液浓度达高峰,且体内浓度下降缓慢,作用时间长,但局部刺激性强。注射时应注意使用长针头、深部肌内注射,也可加利多卡因于硫酸镁溶液中,以缓解疼痛刺激,必要时可行局部按摩或热敷,促进肌肉组织对药物的吸收,注射后注意预防注射部位感染。②静脉滴注或推注,可使血中浓度迅速达到有效水平,用药后约1h血浓度可达高峰,可避免肌内注射引起的不适。临床多采用两种方式互补长短,以维持体内有效浓度。

(2)毒性反应:硫酸镁的治疗浓度和中毒浓度相近。正常孕妇血清镁离子浓度为0.75～1mmol/L,治疗有效浓度为2～3.5mmol/L,若血清镁离子浓度超过5mmol/L即可发生镁中毒。首先表现为膝反射减弱或消失,随着血镁浓度的增加可出现全身肌张力减退、呼吸困难、复视、语言不清,严重者可出现呼吸肌麻痹,甚至呼吸停止、心跳停搏。

（3）注意事项：护士在用药前及用药过程中均应监测孕妇血压，同时还应检测膝腱反射必须存在、呼吸不少于 16/min、尿量每小时不少于 25ml 或每 24h 不少于 600ml，尿少提示肾排泄功能受到抑制，镁离子易积聚中毒；随时准备好 10% 的葡萄糖酸钙注射液 10ml，1g 葡萄糖酸钙静脉推注可以逆转轻至中度的呼吸抑制。肾功能不全时应减量或停用硫酸镁；产后 24～48h 停药。

（四）子痫患者的护理

1.控制抽搐　遵医嘱采取药物控制抽搐，首选药物为硫酸镁，必要时加用镇静药、降血压药等，注意在抽搐时切忌选用硫酸镁注射，因为疼痛刺激可能诱发抽搐。

2.专人护理，防止受伤　发生子痫时，使患者取头低、左侧卧位，以防黏液吸入呼吸道，必要时，用吸引器吸出喉部黏液或呕吐物，以免窒息；立即给氧，用开口器或在患者上、下臼齿之间放置一缠好纱布的压舌板，用舌钳固定舌头以防咬伤或舌后坠；拉起床挡，放置枕头于患者与床挡之间，以免患者受伤；在患者昏迷或未完全清醒时，禁止给予一切饮食和口服药，防止误入呼吸道而致吸入性肺炎。

3.严密监护　监测生命体征的变化，密切观察尿量，可留置导尿，同时记录出入量，并按医嘱及时做尿常规、血液化学检查、心电图和眼底检查等。另需特别注意观察瞳孔变化、肺部呼吸音、四肢运动情况、腱反射等，以及早发现脑出血、肺水肿、肾功能不全及药物中毒的征兆，观察有无宫缩、胎儿的状况，并判定是否已临产。

4.减少刺激，以免诱发抽搐　将患者安排于单人暗室，避免声、光刺激；限制探视以防干扰其休息；医护动作轻柔，避免因外部刺激而诱发抽搐。

5.做好终止妊娠的准备　子痫发作者往往在发作后自然临产。如经治疗病情得以控制仍未临产者，应在孕妇清醒后 24～48h 内引产，或子痫病人经药物控制后 6～12h，需考虑终止妊娠。护士做好终止妊娠的准备。

（五）分娩期的护理

若经阴道分娩，在第一产程中，应密切监测患者的生命体征、尿量、胎心及宫缩情况以及有无自觉症状。尽量缩短第二产程，避免产妇用力。第三产程中须预防产后出血，在胎儿娩出前肩后立即静脉推注缩宫素（禁用麦角新碱），及时娩出胎盘并按摩宫底，观察血压变化，重视患者主诉。病情较重者于分娩开始即需开放静脉。胎儿娩出后测血压，病情稳定者 2h 后可送回病房。

（六）产褥期的护理

产后 24h 至 5d 内仍有发生子痫的可能，故产褥期仍需继续监测血压。产后 48h 内应至少每 4 小时测量血压 1 次，重症患者产后应继续硫酸镁治疗 1～2d。使用大量硫酸镁的孕妇，产后易发生子宫收缩乏力，故应密切观察子宫复旧及恶露情况，严防产后出血。

妊娠期高血压疾病的患者很容易产生产后忧郁症，护士应鼓励产妇说出内心的感受，增加家属探视及与新生儿接触的机会，随时为其提供有效的支持。如果此次妊娠失败，要协助患者及其家庭度过哀伤期，增强其再次妊娠的信心。同时应使患者及家属了解其属于高危人群，在下次妊娠时应予以重视并随诊，尽早接受孕期保健指导。

（陈美英）

第七节　妊娠期肝内胆汁淤积症的护理

妊娠期肝内胆汁淤积症（ICP）是妊娠中、晚期特有的并发症，临床上以皮肤瘙痒和黄疸为特征，主要危害胎儿。本病具有复发性,本次分娩后可迅速消失,再次妊娠或口服雌激素避孕药时常会复发。ICP 发病率 0.8%～12.0%。

【病因】

目前尚不清楚,可能与女性激素、遗传及环境等因素有关。

1.激素作用 妊娠期胎盘合成雌激素,孕妇体内雌激素水平大幅增加,雌激素可使 Na^+-K^+-ATP 酶活性下降,能量提供减少,导致胆酸代谢障碍;雌激素使肝细胞膜中胆固醇与磷脂比例上升,流动性降低,影响对胆酸的通透性,使胆汁流出受阻;雌激素作用于肝细胞表面的雌激素受体,改变肝细胞蛋白质合成,导致胆汁回流增加。上述因素综合作用可导致 ICP 的发生。

2.遗传和环境因素 流行病学研究发现,ICP 发病率与季节有关,冬季高于夏季。在母亲或姐妹中有 ICP 病史的妇女中 ICP 的发生率明显增高,其完全外显及母婴垂直传播的特性符合孟德尔优势遗传规律。

3.药物 一些减少胆小管转运胆汁的药物,如肾移植后服用的硫唑嘌呤可引起 ICP。

总之,ICP 可能是多因素引起的,其中遗传因素决定患者的易患性,而非遗传性因素决定 ICP 的严重程度。

【对母儿影响】

1.对孕妇的影响 ICP 患者脂溶性维生素 K 的吸收减少,致使凝血功能异常,导致产后出血,也可发生糖、脂代谢紊乱。

2.对胎婴儿的影响 胆汁酸毒性作用使围生儿发病率和病死率明显升高。还可发生胎膜早破、胎儿宫内窘迫、自发性早产或孕期羊水胎粪污染。此外,尚有胎儿生长受限、不能预测的胎儿突然死亡、新生儿颅内出血、新生儿神经系统后遗症等。

【临床表现】

1.瘙痒 几乎所有患者的首发症状为孕晚期发生无皮肤损伤性的瘙痒,约 80% 患者在 30 周后出现,有的更早。瘙痒程度不一,常呈持续性,白昼轻,夜间加剧。一般从手掌和脚掌开始,逐渐向肢体近端延伸甚至可到面部,但极少侵及黏膜。瘙痒症状常在实验室检查异常结果之前,平均约 3 周,于分娩后数小时或数日内迅速消失。

2.其他症状 严重瘙痒可引起失眠和疲劳、恶心、呕吐、食欲缺乏及脂肪痢。

3.体征 四肢皮肤可见抓痕。20%～50% 患者在瘙痒发生数日或数周内出现轻度黄疸,部分病例黄疸与瘙痒同时发生者,于分娩后数日内消退,同时伴尿色加深等高胆红素血症表现。

【诊断】

1.血清胆酸测定 胆汁中的胆酸主要是甘胆酸(CG)及牛磺酸,ICP 患者血 CG 浓度在 30 周时突然升高至 2～2.5μmol/L,可达正常水平 100 倍左右,并持续至产后下降,5～8 周恢复正常。血清胆酸升高是 ICP 最主要的特异性实验室证据,在瘙痒症状出现或转氨酶升高前几周血清胆酸就已升高,其水平越高,病情越重,出现瘙痒时间越早。因此测定母血胆酸是早期诊断 ICP 最敏感的方法。

2.肝功能测定 大多数 ICP 患者的门冬氨酸转氨酶(AST)、丙氨酸转氨酶(ALT)轻至中度升高,为正常水平的 2～10 倍,ALT 较 AST 更敏感。部分患者血清胆红素轻-中度升高,其中直接胆红素占 50% 以上。

3.病理检查 ICP 患者肝组织活检见肝细胞无明显炎症或变性表现,仅肝小叶中央区胆红素轻度淤积,毛细胆管胆汁淤积及胆栓形成。电镜切片发现毛细胆管扩张合并微绒毛水肿或消失。

【治疗原则】

1.一般处理 适当卧床休息,取左侧卧位以增加胎盘血流量,给予吸氧、高渗葡萄糖、维生素类及能量。

定期复检肝功能、血胆酸了解病情。

2.药物治疗　减轻孕妇临床症状,改善胆汁淤积的生化指标和围生儿预后。常用药物有:①腺苷蛋氨酸。为治疗 ICP 的首选药物。该药对雌激素代谢物起灭活作用,防止雌激素升高所引起的胆汁淤积,保护肝脏,改善症状,延缓病情发展。②熊去氧胆酸。抑制肠道对疏水性胆酸重吸收,降低胆酸,改善胎儿环境从而延长胎龄。③地塞米松。可减少胎儿肾上腺脱氢表雄酮的分泌,降低雌激素的产生减轻胆汁淤积。能促进胎肺成熟,避免早产儿发生呼吸窘迫综合征,可使瘙痒症状缓解甚至消失。④苯巴比妥。增加胆汁流量,改善瘙痒症状,但生化参数变化不明显。

3.产科处理

(1)产前监护:从孕 34 周开始每周行无激惹试验(NST),必要时行胎儿生物物理评分,以便及早发现隐性胎儿缺氧。NST 基线胎心率变异消失可作为预测 ICP 胎儿缺氧的指标。

(2)适时终止妊娠:孕妇出现黄疸,胎龄已达 36 周;无黄疸、妊娠已足月或胎肺已成熟者;有胎盘功能明显减退或胎儿窘迫者应及时行剖宫产终止妊娠。

【护理措施】

1.心理护理　焦虑是 ICP 患者首先出现的心理问题。经常性的瘙痒干扰孕妇的睡眠,使之产生焦虑。可以边做好解释工作,告之孕妇此症状一般于产后 1 周内消失,边通过药物治疗和配合物理疗法减轻症状,消除孕妇的焦虑心理。此外,诸多孕妇会自责自己饮食不当心,担心是否患肝炎、是否会传染给下一代或亲友等,护士应向患者解释该病是妊娠肝损,无传染性,产后该病自然会缓解,消除不必要自责和自卑,增强其自信心。

2.积极主动的母胎监护　护士应指导孕妇自测胎动情况,及时监测,正确留取血尿标本,了解雌三醇浓度,掌握胎盘变化情况,协助孕妇完成胎儿监护,B 超和生物物理五项指标等监测,了解胎儿、胎盘情况。同时注意患者胆酸浓度变化,一旦异常升高变化,迅速的配合医师终止妊娠,防止胎死宫内。对于准备阴道分娩的 ICP 患者应加强动态观察和持续的母儿监测,一则观察产程进展、破膜情况和羊水颜色变化;二则加强胎心变化监测,防止发生胎儿窘迫,以便及时处理。

3.回乳护理　对于产后需回乳者,应采用大剂量维生素 B_6 口服或麦芽煎茶饮,配合皮硝外敷乳房 1/d,或根据具体情况增加外敷次数,但禁用苯甲酸雌二醇等雌激素类针剂注射回乳,因应用大剂量的雌激素可造成并加重可逆性胆汁淤积。

(杨秀娟)

第八节　外阴癌的护理

外阴恶性肿瘤(也称外阴癌)多见于 60 岁以上的妇女,其发病率占女性生殖道恶性肿瘤的 3%～5%。外阴恶性肿瘤有各种类型,以鳞状上皮癌最为多见,占外阴恶性肿瘤的 80%～90%,其他还有恶性黑色素瘤,基底细胞癌及前庭大腺癌等。

【病因】

外阴癌的病因目前尚不清楚,可能与以下因素有关。

1.人乳头瘤病毒(HPV)与外阴癌及其癌前病变具有密切关系,其中以 HPV118、HPV31 等感染较多见。

2.单纯疱疹病毒Ⅱ型和巨细胞病毒等与外阴癌的发生有关。

3.慢性外阴营养不良是外阴癌的高危因素,其发展为外阴癌的危险性为 5%～10%。

4.性病包括淋巴结肉芽肿、湿疣及梅毒等与外阴癌的发病有关。

【临床表现】

1.症状　外阴瘙痒是最常见症状,且持续时间较长,或同时患有外阴硬化性萎缩性苔藓或外阴增生性营养障碍。外阴癌还常伴有不同形态的肿物,如结节状、菜花状、溃疡状,如伴有感染则分泌物增多有臭味,并有疼痛或出血。

2.体征　癌灶可生长在外阴任何部位,大阴唇最多见,其次是小阴唇、阴蒂、会阴、尿道口、肛周等。早期局部表现为丘疹、结节或小溃疡;晚期可见不规则肿块,若病灶已转移,可在双侧或一侧腹股沟处扪及到增大、质硬、固定的淋巴结。

【临床分期】

外阴癌的临床分期,目前采用的是国际妇产科联盟(FIGO)的临床分期法(表 4-1)。

表 4-1　外阴癌临床分期

FIGO	肿瘤范围
0 期	原位癌(生皮内癌,浸润前癌)
Ⅰ 期	病灶≤2cm,肿瘤局限于外阴和(或)会阴
Ⅰ A	病灶≤2cm 伴间质浸润≤1cm
Ⅰ B	病灶≤2cm 伴间质浸润>1cm
Ⅱ 期	肿瘤局限于外阴和(或)会阴,肿瘤直经>2cm
Ⅲ 期	肿瘤浸润尿道下段和(或)阴道,或肛门和<或)单侧区域淋巴结转移
ⅣA	肿瘤浸润膀胱黏膜和(或)直肠黏膜,或尿道上段黏膜;或固定于骨盆
ⅣB	任何远处转移,包括盆腔淋巴结转移

【转移途径】

外阴癌的转移途径多见直接浸润和淋巴转移,晚期可经血行转移。

1.直接浸润　肿瘤可以沿阴道黏膜蔓延累及阴道、尿道、肛门,进一步发展可以累及尿道的上段及膀胱,甚至直肠黏膜。

2.淋巴转移　外阴淋巴管丰富,早期多沿同侧淋巴管转移,然后到达腹股沟浅淋巴结,再通过腹股沟深淋巴结扩散到盆腔淋巴结,最后通过腹主动脉旁淋巴结扩散出去。

3.血行转移　晚期经血行播散,多见肺、骨等。

【辅助检查】

1.细胞学检查　病灶部位做细胞学涂片或印片。

2.病理组织学检查　外阴肿物进行活体组织的检查。

3.其他　B 型超声检查、CT、MRI、膀胱镜、直肠镜检有助诊断。

【治疗方法】

外阴癌以手术治疗为主。对于早期的外阴癌患者应进行个体化治疗,即在不影响预后的前提下,尽量缩小手术范围,减少手术创伤和并发症,尽量保留外阴的生理结构,提高患者的生活质量。对于晚期患者应采用综合治疗的方法,手术治疗的同时辅以放疗、化疗,利用各种治疗的优势,最大限度地减少患者的痛苦,提高治疗效果,改善生活质量。

1.手术治疗

(1)0 期:采用单纯浅表外阴切除术。

(2)ⅠA 期:外阴局部或单侧广泛切除术。

(3)ⅠB 期:外阴广泛切除术及病灶同侧或双侧腹股沟淋巴结清扫术。

(4)Ⅱ期:外阴广泛切除术及双侧腹股沟淋巴结清扫和(或)盆腔淋巴结清扫术。

(5)Ⅲ期:同Ⅱ期或并作部分下尿道、阴道与肛门皮肤切除。

(6)Ⅳ期:除外阴广泛切除、双侧腹股沟及盆腔淋巴结清扫术外,分别根据膀胱、上尿道或直肠受累情况做相应切除。

2.放射治疗　外阴鳞癌对放射治疗较敏感,但外阴组织对放射线耐受性极差,易发生放射反应。外阴癌放射治疗常用于:①配合手术治疗进行术前局部照射,缩小癌灶;②外阴广泛切除术后进行盆腔淋巴结照射;③用于术后局部残存病灶或复发癌治疗。

3.化学治疗　多用于晚期治疗或复发治疗,配合手术或放射治疗,可缩小手术范围或提高放射治疗效果。常用的药物有博来霉素、阿霉素、顺铂类、氟尿嘧啶等。

【护理评估】

1.年龄　外阴癌主要是老年人的疾病,多发生于绝经后,发病年龄高峰在 60～80 岁。近年来,由于患者和医务人员均对外阴病毒感染等性传播疾病警惕性提高,加之外阴病变易于采取活检,外阴癌逐渐获得早期发现及早期诊断,因而现在亦有一些年轻患者,近年国内外病例报道均有 17%～18% 患者年龄在 40 岁以下。

2.病史　外阴癌患者多数为老年人,多发生于绝经后。了解患者是否有长期外阴瘙痒、外阴营养不良或溃疡、白色病变等。了解患者分泌物的量、性状及有无臭味,了解患者溃疡出血感染的情况,对大小便是否有影响。由于患者年龄较大,可能会合并慢性高血压、冠心病、糖尿病等内科疾病。

3.心理社会问题　外阴癌患者一般都有外阴慢性疾病史,病程较长,早期患者由于忽视而延误治疗,外阴瘙痒久治不愈,给生活和工作都带来不便;中、晚期患者对恶性肿瘤感到恐惧和绝望,对手术充满期待,又担心手术后外阴形态的改变,影响正常的生理功能,特别是年轻患者担心影响正常的性功能,她们往往自我谴责,自我贬低,丧失自信心,担心社会的歧视,减少日常的生活社交活动。

【护理问题】

1.恐惧　与外阴癌对生命的威胁以及不了解治疗方法和预后有关。

2.有感染的危险　与手术伤口靠近肛门易污染有关。

3.自我形象紊乱　与外阴手术伤口外阴形态改变,放化疗后脱发有关。

4.性功能障碍　与外阴手术后阴道狭窄造成性交困难疼痛有关。

5.知识缺乏　与患者缺乏疾病及其预防保健知识有关。

【护理措施】

1.心理护理　外阴癌患者手术前,护士要做好健康宣教,让患者了解手术的相关知识,讲解手术后应注意的问题,鼓励其表达出焦虑恐惧的心理,表达出对目前生殖器官丧失的感受,帮助其正确认识现在的身体状况,以良好的身体和心理状态迎接手术。手术后帮助患者与配偶交流情感,寻找适宜的性表达方式,获得性满足,提高生活质量;帮助患者参与有关的社会团体活动,完成角色转变,树立正确的人生观和价值观,回归家庭和社会。

2.术前护理

(1)手术前进行全面的身体检查和评估,积极治疗各种内科疾病,完善各项化验检查。特别是糖尿病患者,维持血糖正常水平,防止影响术后伤口愈合。

(2)皮肤准备:多数外阴癌患者局部病灶都有溃疡,脓性分泌物亦较多,常伴有不同程度的继发感染,术前3～5天给予1∶5000高锰酸钾溶液坐浴,每日2次,保持外阴清洁;术前1日,外阴及双侧腹股沟备皮,备皮动作轻柔,防止损伤局部病变组织。

(3)肠道准备:术前3d开始,每日口服50％硫酸镁40ml;术前第3日少渣半流食,术前第2日流食,术前1日禁食补液。

(4)阴道准备:术前1日阴道冲洗2次。

(5)尿道准备:不需安放导尿管,去手术室前排尿,将导尿管带至手术室。

3.术后护理

(1)按硬膜外麻醉或全身麻醉护理常规,保持患者平卧位。严密观察生命体征,严格记录出入量及护理记录。

(2)伤口护理。手术后外阴及腹股沟伤口加压包扎24h,压沙袋4～8h,注意观察伤口敷料有无渗血。外阴及腹股沟伤口拆除敷料后,要保持局部清洁,每日用1∶40络和碘溶液擦洗2次,患者大便后及时擦洗外阴部。

(3)尿管护理。保持尿管通畅、无污染,保留尿管期间鼓励患者多饮水,观察尿的颜色、性质及量。一般5～7d后拔除尿管,拔尿管前2d训练膀胱功能,拔除尿管后注意观察患者排尿情况。

(4)保持局部干燥,手术后第2日即用支架支起盖被,以利通风;外阴擦洗后用冷风吹伤口,每次20min,同时观察伤口愈合情况。

(5)手术伤口愈合不良时,用1∶5000高锰酸钾溶液坐浴,每日2次。

(6)饮食。外阴癌术后1日进流食,术后2d进半流食,以后根据病情改为普食。

4.健康指导

(1)对妇女加强卫生宣传,使其了解外阴癌是可以预防及早期发现的。

(2)保持外阴清洁干燥,养成良好的卫生习惯。不滥用药物,内裤和卫生用品要干净舒适。

(3)注意外阴部的各种不适,如瘙痒、疼痛、破溃、出血等,有症状及时就诊。

(4)注意外阴部的颜色改变、发白、局部黑斑、痣点、紫蓝结节等。

(5)注意外阴部的硬结、肿物,在沐浴时,或用小镜子,或请丈夫帮助查看,任何的异常要及时就诊,不要随意抠抓。

(6)外阴癌手术后遵医嘱坚持放化疗,按时随诊,观察治疗效果及有无复发征象。

(7)加强锻炼,劳逸结合。

(8)鼓励患者高热量,高蛋白,高维生素饮食,加强营养,促进机体康复。

5.出院指导

(1)预后:外阴癌的预后与癌灶大小、部位、临床分期、组织学分化、有无淋巴结转移及治疗措施有关,其中以淋巴结转移的因素最为明显。

(2)随访:治疗后应定期随访,术后第1年内每1～2个月1次,第2年每3个月1次,3～5年可每半年随访1次。

(杨秀娟)

第九节　子宫颈癌的护理

子宫颈癌又称宫颈癌,在女性生殖器官癌瘤中占首位,是女性各种恶性肿瘤中最多见的恶性肿瘤。我国发病年龄以40~50岁为最多,60~70岁又有一高峰出现。

【病因】

宫颈癌病因目前尚不完全清楚。相关流行病学和病因学的研究认为其发病原因主要与以下几个方面有关。

1.初次性交年龄过早　初次性交年龄16岁者其相对危险性为20岁以上的2倍。这与青春期宫颈发育尚未成熟,对致癌物较敏感有关。

2.分娩次数　随着分娩次数的增加,患宫颈癌的危险亦增加。这可能与分娩对宫颈的创伤及妊娠对内分泌及营养的改变有关。

3.病毒感染　人乳头瘤病毒(HPV)感染是宫颈癌主要危险因素,以HPV16及18型最常见。此外单纯疱疹病毒Ⅱ型及人巨细胞病毒等也可能与宫颈癌发生有一定关系。

4.其他因素　吸烟可抑制机体免疫功能,增加感染效应。与高危男子接触的妇女易患宫颈癌,高危男子包括患有阴茎癌、前列腺癌或其前妻曾患宫颈癌的男子。另外,应用屏障避孕法(子宫帽,避孕套)者宫颈癌的危险性很低,这可能是由于减少了接触感染的机会。

【临床表现】

1.症状　早期宫颈癌常无症状,也无明显体征,与慢性宫颈炎无明显区别。患者一旦出现症状,主要表现如下。

(1)阴道出血:早期患者常表现为接触性出血,出血发生在性生活或妇科检查后,后期则为不规则阴道出血。晚期病灶侵蚀大血管可引起大出血。

(2)阴道排液:患者常主诉阴道排液增多,白色或血性,稀薄如水样或米泔状,有腥臭。晚期因癌组织破溃、坏死,继发感染时则有大量脓性或米汤样恶臭白带。

(3)晚期癌的症状:根据病灶侵犯的范围而出现的继发性症状。病灶侵及盆腔结缔组织、骨盆壁、压迫输尿管或直肠、坐骨神经等时,患者主诉尿频、尿急、肛门坠胀、大便秘结、里急后重、下肢肿痛等;严重时导致输尿管梗阻、肾盂积水,最后引起尿毒症。晚期患者表现消瘦、发热、全身衰竭、恶病质等。

2.体征　早期宫颈局部无明显病灶,宫颈光滑或轻度糜烂如一般宫颈炎的表现,随着宫颈浸润癌的生长发展,根据不同的类型,局部体征亦不同。外生型见宫颈上有赘生物向外生长,呈息肉状或乳头状突起,继而向阴道突起形成菜花样赘生物,表面不规则,合并感染时表面盖有灰白色渗出物,触之易出血。内生型则见宫颈肥大、质硬,宫颈管膨大如桶状,宫颈表面光滑或有浅表溃疡。晚期由于癌组织坏死脱落,形成凹陷性溃疡,整个宫颈有时被空洞替代,并盖有灰褐色坏死组织,有恶臭。妇科检查扪及两侧增厚,结节状,质地与癌组织相似,有时浸润达盆壁,形成冰冻骨盆。

【辅助检查】

根据病史和临床表现,尤其有接触性出血者,应考虑宫颈癌,需做详细的全身检查及妇科三合诊检查,并采用以下各项辅助检查。

1.宫颈刮片细胞学检查　是宫颈癌筛查的主要方法。必须在宫颈移行带处刮片检查,采用巴氏染色分级法。巴氏Ⅲ级及以上,TBS分类中有上皮细胞异常病变时,均应重复刮片检查并行阴道镜下宫颈活组织检查。

2.碘试验　正常宫颈阴道部鳞状上皮含丰富的糖原,碘溶液涂染后应呈棕色或深褐色,不着色的区域说明该处上皮缺乏糖原,可为炎症或其他病变。因此,在不着色的区域取材行活检,可提高诊断率。

3.阴道镜检查　凡是宫颈刮片细胞学检查Ⅲ级或Ⅲ级以上者,应在阴道镜下检查,观察宫颈表面有无异型上皮或早期病变,并选择病变部位进行活检。

4.宫颈及宫颈管活组织检查　是确诊宫颈癌及癌前病变最可靠和不可缺少的方法。宫颈无明显癌变可疑区域时,可在鳞-柱交界部的3、6、9、12点处取材或行碘试验、阴道镜观察可疑病变区取材。宫颈刮片阳性、宫颈活检阴性时,应用小刮匙搔刮宫颈管,刮出物送病理检查。

5.宫颈锥切术　宫颈刮片检查多次阳性,而宫颈活检阴性,或活检为原位癌需确诊的患者,需要做宫颈锥切术送病理组织学检查以确定诊断。

6.其他检查　当宫颈癌确诊后,根据具体情况,进行 X 线胸片、淋巴造影、膀胱镜、直肠镜检查等以确定临床分期。

【治疗原则】

宫颈癌应根据临床分期、年龄、全身情况制定治疗方案。主要的治疗方法包括手术治疗、放疗及化疗。

1.手术治疗　主要用于 I_{A1} ～ II_A 的患者。年轻患者可保留卵巢和阴道功能。① I_{A1} 期:行全子宫切除术,对于要求保留生育功能的患者可行宫颈锥切术。② I_{A2} ～ II_A 期:可行广泛子宫切除术及盆腔淋巴结清扫术,年轻患者可保留卵巢。

2.放射治疗　适用 II_B 期晚期、Ⅲ期和Ⅳ期的患者,或无法进行手术治疗的患者。可进行腔内照射和体外照射。早期患者以局部腔内照射为主,体外照射为辅;晚期则体外照射为主,腔内为辅。

3.化学治疗　主要用于晚期或复发转移的患者,也可作为手术和放疗的辅助治疗方法。常用的化疗药物主要有顺铂、卡铂、博来霉素、丝裂霉素、异环磷酰胺等。

4.手术及放疗联合治疗　对于局部病灶较大,可先做放疗待癌灶缩小后再进行手术。手术治疗后有盆腔淋巴结转移,宫旁转移或阴道有残留病灶者,可术后进行放疗,防止复发。

【护理评估】

1.病史　宫颈癌的早期症状不明显,一旦出现症状已属中晚期。护士要了解患者的主要症状,如阴道不规则出血情况,异常阴道分泌物的性质及感染症状,是否有压迫症状,是否引起大小便的改变,了解患者的饮食情况,以及观察有无贫血和恶病质情况。了解患者的月经史,婚育史,性生活史,避孕方式等。

2.心理社会问题　由于年轻宫颈癌患者有上升趋势,更多的患者害怕手术带来的疼痛,器官的丧失和生殖能力的丧失;担心放化疗带来的自我形象的改变和严重的不良反应,不能坚持治疗;担心失去家庭和孩子;担心疾病的预后。她们大多能积极应对手术治疗,但放化疗所带来的痛苦是她们难以想象和难以坚持面对的。

【护理问题】

1.焦虑　与担心疾病的恶性诊断,担心预后,害怕丧失生殖器官和生殖能力有关。

2.知识缺乏　与缺乏疾病相关的治疗和护理知识有关。

3.排尿异常　与宫颈癌根治术后膀胱功能损伤有关。

4.有受伤的危险　与宫颈癌放化疗的不良反应有关。

5.疲乏　与宫颈癌阴道出血,贫血,晚期出现恶病质有关。

6.自我形象紊乱　与宫颈癌治疗生殖器官的丧失,脱发等不良反应有关。

7.疼痛　与手术组织损伤有关。

【护理措施】

1.术前护理

(1)手术前评估患者的身心状况以及控制焦虑的应对能力,向患者讲解有关疾病的治疗和预防知识,讲解手术前后的注意事项,减轻患者的不安情绪。

(2)阴道准备。术前 1 日用 1:40 的络和碘行阴道冲洗 2 次,冲洗时动作轻柔,防止病变组织的破溃出血。对于菜花型宫颈癌,应做好阴道大出血的抢救准备工作,备齐止血药物和填塞包,备好抢救车。需要行全子宫切除的患者,2 次冲洗后宫颈处涂甲紫,起到消毒和标记的作用。

(3)肠道准备。视手术范围大小,若行宫颈癌根治术则需 3d 的肠道准备,内容同外阴癌的肠道准备;若行简单的全子宫切除术,术前 1 日上午口服 50% 磷酸镁 40ml 或晚上行 110ml 甘油剂灌肠 1 次,起到清洁肠道的作用。

(4)皮肤准备。术前 1d 备皮,剃除手术部位汗毛和阴毛,范围自剑突下至会阴部,两侧至腋前线,彻底清洁脐部。

2.术后护理

(1)根据手术情况按硬膜外麻醉或全身麻醉术后护理常规,观察患者的意识,神志,保持呼吸道的通畅,防止患者躁动发生及意外。

(2)严密监测患者的生命体征,观察阴道出血情况,保持腹部和阴道引流管的通畅,观察引流液的性状和量,及时发现腹腔内出血情况。

(3)术后导尿管要保留 7~10d,加强尿管的护理,拔除前 2d 开始训练膀胱功能,夹闭尿管定时开放,拔除尿管当天,观察患者排尿情况,并于下午测量残余尿,若残余尿量超过 100ml,则需继续保留尿管,继续定时夹闭尿管,训练膀胱功能。

(4)手术后 7~10d 即开始化疗或放疗,由于化疗或放疗会影响腹部伤口愈合,因此伤口拆线要延迟,注意观察伤口愈合情况,先部分拆线,保留张力线,待完全愈合再全部拆除。

(5)化疗一般采用以顺铂为主的化疗方案,如顺铂加氟尿嘧啶的 PF 方案,或采用放疗加单纯顺铂增敏的方案。患者按化疗护理常规护理。

3.放疗护理　放疗是女性生殖器官恶性肿瘤的主要治疗方法之一。放射线可直接作用于细胞的蛋白质分子,使之电离,产生凝结现象,改变其原有的形态和生理功能,造成细胞死亡,放射线也可使组织产生不正常的氧化过程,破坏细胞的主要生理功能。放射线在抑制和破坏肿瘤细胞的同时,也对正常组织产生不良影响。人体各器官对放射线的敏感度不一样,卵巢属于高度敏感,阴道和子宫属于中度敏感。常用的放射源有放射性^{60}钴,放射性^{192}铱、^{226}镭、放射性核素、X 射线等。常用的照射方式有体外照射、腔内照射。

(1)放疗前护理:①心理支持。多数患者对放疗缺乏正确的认识,治疗前应简明扼要的向患者和家属介绍有关放疗的知识、治疗中可能出现的不良反应及需要配合的事项。②放疗前,要做肝、肾功能及血象检查,排空小便,减少膀胱反应,会阴部备皮,1:5000 高锰酸钾溶液冲洗阴道 1 次,预防阴道、盆腔感染及粘连,增强放疗效果。准备好窥阴器、宫颈钳、阴道盒、宫腔管、纱布等。患者取膀胱截石位,护士协助医生放置阴道盒与宫腔管,将患者推入治疗间,连接好阴道盒与宫腔管和后装治疗机。

(2)治疗中护理:通过电视机和对讲机与患者联系,观察患者情况,如出现心慌、憋气、腹痛等症状及时发现,立即停机进入机房内及时处理。

(3)放疗后护理:①治疗结束后取出填塞纱布并核对数目,防止纱布留置在阴道内,观察阴道有无渗血和出血,如有出血应用无菌纱布填塞止血。如无出血可做阴道冲洗每日 1 次,防止阴道狭窄、粘连。②观察膀胱功能,注意患者排尿情况,如有排尿困难超过 4 个小时需导尿。应鼓励患者每日多饮水,最好＞3000ml,注意补充维生素C、维生素K,可使用消炎利尿药物预防感染。③注意血象变化,放疗可引起骨髓抑制,使血象降低,常以白细胞及血小板减少为常见。因此要注意预防感染和出血情况,嘱患者注意个人卫生及有无皮下出血倾向。如白细胞减少至$4\times10^9/L$以下、血小板降至$10\times10^9/L$以下,应暂停放疗,遵医嘱给予升血象药物治疗,必要时少量输血,采取保护性隔离。④盆腹腔放疗会造成胃、肠功能紊乱,肠黏膜水肿及渗出,常表现为食欲缺乏、恶心、呕吐、腹痛、腹胀、腹泻等,严重者亦会造成肠穿孔或大出血。反应轻者对症给予流食或半流食,口服维生素B_6、10%复方樟脑合剂等,严禁粗纤维食物,防止对直肠的刺激与损伤;严重者暂停放疗,及时输液,纠正水、电解质紊乱,注意观察大便的性状,及时送检。⑤外照射时主要是皮肤护理。被照射皮肤经放射线对组织细胞的侵袭可出现皮肤反应,多在照射后8～10d出现。放射性皮肤反应一般分为干性和湿性两种。干性反应表现为皮肤瘙痒、色素沉着及脱皮,但无渗出物,不会造成感染,但能产生永久性浅褐色斑。此时应给予保护性措施,用无刺激性软膏如维生素AD软膏或羊毛脂涂搽。湿性皮肤反应表现为照射区皮肤有湿疹、水疱,严重时可造成糜烂、破溃,因此要注意放疗区域皮肤的清洁、干燥、避免衣物摩擦,如有水疱出现可涂2%甲紫,如已经破溃,可停止放疗局部敷以抗生素药物,促使痊愈。护士要随时观察患者皮肤颜色、结构和皮肤完整性,嘱患者勿搔抓皮肤,注意皮肤的清洁、干燥,内衣及用物应柔软,吸湿性好,避免日晒、摩擦、热敷、粘贴胶布及使用含刺激性的肥皂和化妆品。

4.心理社会支持 护士要了解患者在治疗前后的心理变化。选择适合的时间,用恰当的语言向患者讲解病情,同时讲解治愈的希望,让患者尽早摆脱焦虑和恐惧,以良好的心态积极配合治疗。护士还应耐心做好手术前后的健康宣教工作。同时护士还要鼓励患者正确积极面对放化疗的不良反应,树立战胜疾病的信心,坚持治疗。

5.健康指导

(1)宫颈癌治疗后,应注意休息合理锻炼,保持愉快的心情。

(2)随诊。宫颈癌治疗后复发有50%在第1年内,因此,治疗后2年内每3个月随访1次,3～5年内每6个月随访1次,第6年开始每年随访1次。随访内容包括:盆腔检查、阴道涂片细胞学检查、X线胸片及血常规等。

(杨秀娟)

第十节 子宫内膜癌的护理

子宫内膜癌是女性生殖器官最常见的恶性肿瘤之一,发病老年妇女居多,平均年龄约55岁。子宫内膜癌占女性生殖道恶性肿瘤的20%～30%,其发病率在乳腺癌、肺癌和大肠癌之后,位居第四。近年其发病率有明显上升趋势。

【病因】

子宫内膜癌的病因尚未得到肯定的结论,但就目前的研究结果而言,可能有两种发病机制。

1.雌激素依赖型 其发生可能是在无孕激素拮抗的雌激素长期作用下,发生子宫内膜增生症,甚至癌变。根据其流行病学特点,其危险因素包括:肥胖、未孕、晚绝经、糖尿病、高血压及其他心血管疾病等。

2.非雌激素依赖性型 发病与雌激素无明确关系。

【临床表现】

1.症状 极早期无明显症状,以后出现阴道出血、阴道排液、疼痛等。

(1)阴道出血:主要表现为绝经后阴道出血,量一般不多。未绝经的妇女表现为月经量增多、经期延长或绝经紊乱。

（2）阴道排液：为血性液体或浆液性分泌物，合并感染后可有脓血性排液，恶臭。

（3）下腹部疼痛：在内膜癌患者中并不多见，但当肿瘤累及宫颈内口时，可引起宫腔积脓，出现下腹部胀痛及痉挛样疼痛。晚期病灶浸润周围组织或压迫神经可引起腰骶部疼痛。

（4）其他：晚期癌症可出现贫血、消瘦及恶病质等症状。

2.体征   早期阳性体征不多。晚期可有子宫明显增大，合并宫腔积脓时可有明显触痛，宫颈管内偶有癌组织脱出，触之易出血。癌灶浸润周围组织时，子宫固定或在宫旁扪及不规则结节状物。

【辅助检查】

对于子宫内膜癌的诊断要依靠直接采取子宫内膜标本，进行病理诊断。

1.子宫内膜活检   本方法是确诊子宫内膜癌最直接、最有效、最准确的方法。为了弄清病变是否累及颈管，应行"分段诊刮"。操作步骤：先刮颈管，颈管深度应根据患者是否绝经及子宫大小进行估计，颈管搔刮后再探宫腔，扩张宫颈，最后进入宫体及宫体的刮宫。刮出的组织应注明部位，分别送病理检查，以免互相污染或混淆。此为有创性操作，会给患者带来一定的痛苦。

2.B型超声检查   可以在明确宫腔内占位的同时，对其与子宫肌层的关系进行评估，对于患者的分期、预后的估价有帮助。

3.磁共振（MRI）   可以对于肿瘤的情况进行全面评价，对于肌层浸润的深度、宫颈受累、宫外转移的判断方面都具有其他方法无法比拟的优点。

4.CT   可以对于肿瘤的情况进行较为全面的评价，尤其是了解病变的范围和程度有一定的价值。

5.宫腔镜检查   可直接观察宫腔及宫颈管内有无癌灶，癌灶的大小及部位，直视下取材活检，减少对早期子宫内膜癌的漏诊。但有可能促进癌细胞的扩散。

6.血清癌抗原（CA125）测定   有子宫外癌肿播散者其血清（CA125）值明显升高。

【治疗原则】

子宫内膜癌应根据患者全身情况、病变累及访问及组织学类型选用治疗方法。早期患者以手术治疗为主，晚期则采用手术、放射、药物等综合治疗。

1.手术治疗   为首选的治疗方法。手术的目的是进行手术-病例分期和切除癌变的子宫及其他可能存在的转移病灶。

2.放疗   是子宫内膜癌的治疗方法之一，可进行腔内照射和体外照射。术前放疗可缩小癌灶，为手术创作条件；术后放疗是内膜癌最主要的辅助治疗方法，可明显降低局部复发，提高生存率。

3.孕激素治疗   对晚期或复发癌、早期要求保留生育功能的患者可选用孕激素治疗。孕激素受体阳性者有效率可达80%。常用的药物有甲羟孕酮、己酸孕酮。

4.抗雌激素制剂治疗   适应证与孕激素治疗相同。常用药物是他莫昔芬。

5.化疗   适用于晚期或复发子宫内膜癌患者。常用的药物有顺铂、多柔比星、紫杉醇、环磷酰胺等。

【护理评估】

1.病史   绝经后出血是子宫内膜癌的重要信号，因此要引起高度重视。同时还要了解患者的高危因素，如身体过重或肥胖、未孕、绝经晚（≥52岁）、糖尿病、高血压、使用雌激素等。子宫内膜癌的"三联症"是肥胖、高血压和糖尿病，患者常常是三症兼而有之。

2.社会心理问题   了解患者对疾病的认识程度及患病后的心理状态。特别是患者要面临手术前的各项检查，内心有无恐惧和焦虑情绪。

【护理问题】

1.焦虑   与绝经后出血，担心恶性疾病有关。

2.知识缺乏 与缺乏疾病相关知识有关。

3.疼痛 与手术创伤有关。

4.自理能力缺陷 与手术后伤口疼痛、输液影响患者自理活动有关。

5.活动无耐力 与手术创伤和绝经后出血引起贫血有关。

6.潜在的受伤 与放疗不良反应有关。

【护理措施】

1.手术护理。

2.放疗护理。

3.化疗护理。

4.激素及其他药物治疗护理 对于晚期和复发患者不能手术或年轻早期内膜癌要求保留生育功能的患者,应考虑孕激素治疗。如醋酸甲孕酮或己酸孕酮,在治疗中要注意观察药物的不良反应。一般可引起水钠潴留,出现水肿、药物性肝炎。此时,告知患者不必紧张,停药后会逐渐好转。用他莫昔芬(三苯氧胺)治疗的患者可能会出现类似更年期综合征的反应,如潮热、畏寒等,少数患者还可出现阴道出血、恶心、呕吐。如出现这些症状应及时就诊。

5.健康指导

(1)大力宣传科普防癌知识,提高女性防癌普查的自觉性。年龄在40岁以上的妇女每年接受1次妇科检查,注意子宫内膜癌的高危因素,积极治疗高血压、糖尿病。

(2)绝经后出血是危险信号,一旦出现就应马上就诊。此时治疗可获得满意的效果。

(3)随诊。治疗后应定期随访,75%～95%复发在术后2～3年。因此,一般术后2～3年每3个月随访1次,3年后每6个月1次,5年后每年1次。随访内容包括详细病史、盆腔检查、阴道细胞学涂片、X线胸片、血清CA125检测等,必要时可做CT及MRI。

（杨秀娟）

第十一节 妇科腹部手术患者的护理

【腹部手术种类】

按手术范围区分,有剖宫产探查手术、附件切除术、次全子宫切除术、全子宫及双侧附件切除术、子宫根治术、剖宫产术。

【手术护理】

1.手术前准备

(1)心理护理:向患者讲解相关的知识,解除患者紧张情绪。

(2)术前指导:指导患者学会胸式呼吸、使用自控式镇痛泵;指导患者翻身、起床和活动的技巧;鼓励术后早期活动,以利术后康复。

(3)术前准备:手术前1d的准备。

1)皮肤准备。术前1d进行皮肤准备。腹部皮肤备皮范围是上起剑突下缘,下至两下肢上1/3,左右到腋中线,剃去阴毛。脐部用汽油棉签(或络合碘棉签)清洁后再用乙醇棉签擦拭。

2)手术前1d抽血做血型及交叉配血试验、药物过敏试验。

3)手术前1d晚及手术当日清晨测量生命体征,注意有无月经来潮,上呼吸道感染,如有上述情况应及时与医师取得联系。

4)阴道准备。术前1d为患者冲洗阴道2次,第2次冲洗后在宫颈口及阴道穹窿部涂甲紫,为手术切除宫颈标记之用。行次全子宫切除术,卵巢囊肿剔除术及子宫肌瘤剔除术时不需要涂甲紫。阴道出血及未婚者不做阴道冲洗。

5)胃肠道准备。妇科一般手术患者肠道准备于术前1d开始。手术前1d清洁肠道。妇科恶性肿瘤患者,肠道准备从术前3d开始。

6)术前晚8时,按医嘱给予镇静催眠药。

7)膀胱准备。手术前为患者置保留尿管。

8)其他。了解患者有无药物过敏史。术前患者要摘下义齿、发卡及首饰等并妥善保管,遵医嘱给予术前药物,核对患者姓名、床号、手术带药及手术名称,将患者及病历交给手术室接手术人员。

2.床单位准备　术后患者宜安置于安静舒适的小房间,护士应进行手术患者床单位的准备,铺好麻醉床,床上备有床垫,备好血压表、听诊器、沙袋、弯盘、吸氧用物、引流瓶等,必要时准备胃肠减压器等。

3.手术日护理

(1)体位。患者返回病室后,全身麻醉患者取去枕平卧位,头偏向一侧。硬膜外麻醉的患者去枕平卧6~8h,腰麻患者去枕平卧12~24h,防止术后头痛。如患者无特殊病情变化,术后次日晨取半卧位。

(2)测量血压、脉搏和呼吸,检查静脉输液通路是否通畅、腹部伤口及麻醉穿刺部位敷料有无渗血、阴道有无出血、尿管是否通畅及尿液的量和性质、全身皮肤情况,如有引流管要观察引流管是否通畅、引流液的性状及量,接好引流管及引流瓶。腹部压沙袋6h,防止出血。值班护士要向手术医生及麻醉师询问术中情况,包括术中出血量,手术范围,术后有无特别护理要求并做好记录。做胃肠减压的患者及时接通负压吸引器调节适当的压力。

4.手术后护理

(1)生命体征的观察:术后应及时测量生命体征并准确记录。全身麻醉未清醒的患者还应注意观察瞳孔、意识及神经反射。每15~30分钟测量1次直至血压平稳后,改为每4小时1次。每日测量体温、脉搏、呼吸、血压3~4次,直至正常后3d。

(2)尿量的观察:术后保持尿管通畅、勿折、勿压,观察尿量及性质。常规手术术后第1天晨拔除尿管,妇科恶性肿瘤及阴道手术患者保留尿管的时间要根据患者的病情及手术情况而定。在拔除尿管的前1~2d,将尿管夹闭定时开放,一般3~4h开放1次,夜间应持续开放以训练和恢复膀胱功能,必要时拔除尿管后测残余尿。

(3)引流管的观察和护理:妇科手术后置阴道引流和(或)腹腔引流的目的是引流出腹腔及盆腔内渗血、渗液、防止感染及观察有无内出血和吻合口愈合情况。应保持引流管的通畅,观察引流液的性质及量,术后24h内若引流液每小时大于100ml并为鲜红色时,应考虑有内出血须立即报告医师。引流管及引流瓶应每日更换并要严格无菌操作,冲洗会阴每日2次,同时每日测体温3次,以及早发现感染征兆。一般情况下24h引流液小于10ml且患者体温正常可考虑拔除引流管。

(4)术后镇痛:一般术后24h内遵医嘱给予镇痛药物,可有效缓解伤口疼痛。6~8h重复1次。也可应用患者自控镇痛泵。术后12~24h患者半坐卧位,其不仅有利于引流防止感染,而且缓解疼痛。

(5)术后恶心、呕吐及腹胀的观察和护理:一般呕吐不需要处理,使患者头偏向一侧,嘴边接好弯盘,及时清理呕吐物。鼓励、帮助患者早期活动,以促进肠蠕动恢复,防止肠粘连。通常术后48h可恢复正常肠蠕动,一经排气,腹胀可减轻。

(6)饮食护理:一般妇科腹部手术后6~8h可进流质饮食,忌食牛奶及甜食,肛门排气后可进半流食,排便后开始进普食。进行胃肠减压的患者均应禁食。

（7）出院指导：术后应进食高蛋白、高热量、高维生素的饮食。多休息，有足够的睡眠。逐渐增加活动时间及活动量。同时，注意伤口愈合情况。若伤口出现红肿、硬结、疼痛或发热等症状及时来院就医。全宫切除术后7～14d，阴道可有少量粉红色分泌物不需处理，适当休息即可。如阴道出血量多如月经量，应及时就诊。伤口拆线后可淋浴。全宫切除术后3个月内禁止性生活及盆浴。子宫肌瘤剔除术、卵巢囊肿剔除术及宫外孕手术后1个月内禁止性生活及盆浴。妇科手术患者出院后应在1个月至1个半月来医院复查。

（杨秀娟）

第五章　妇女保健

第一节　婚前保健

婚前保健是对准备结婚的男女双方在结婚登记前所进行的保健服务,是保障家庭幸福、提高出生人口素质的基础保健工作,也是生殖保健的重要组成部分。

按照我国《母婴保健法》第7条规定:婚前保健技术服务的内容包括婚前医学检查、婚前卫生指导和婚前卫生咨询。通过以上三项服务,将有利于男女双方和下一代的健康,有利于提高出生人口素质,有利于促进夫妻生活的和谐,有利于有效地实现计划生育,保障妇女的生殖健康。

一、婚前医学检查

婚前医学检查是对准备结婚的男女双方可能患有影响结婚和生育的疾病所进行的医学检查。

(一)婚前医学检查的主要疾病

婚前医学检查包括对下列疾病的检查:

1.严重遗传性疾病　是指由于遗传因素先天形成,患者全部或部分丧失自主生活能力,后代再发风险高,医学上认为不宜生育的遗传性疾病。

2.指定传染病　是指《中华人民共和国传染病防治法》中规定的艾滋病、淋病、梅毒、麻风病及医学上认为影响结婚和生育的其他传染病。

3.有关精神病　是指精神分裂症、躁狂抑郁型精神病及其他重型精神病,丧失婚姻行为能力或在病情发作期有攻击危害行为。

4.影响结婚和生育的重要脏器及生殖系统疾病等。

(二)婚前医学检查的内容

包括病史询问、体格检查、常规辅助检查和其他辅助检查。

【病史询问】

在婚前医学检查中对遗传病和精神病的筛查主要依赖对服务对象病史及家族史的了解,因此婚检医生应本着尊重对方的态度,取得服务对象的信赖,并运用人际交流技巧,亲切、耐心的与对象交流,才能获得足够的有关信息。询问的内容应包括以下各方面。

1.双方血缘关系　《中华人民共和国婚姻法》已明文规定:直系血亲和三代以内旁系血亲间禁止婚配。直系血亲是指生育本人和本人所生育的上下三代以内的亲属,包括自己、父母、子女、祖父母、外祖父母、孙子女、外孙子女。三代以内旁系血亲是指从祖父母或外祖父母同源而出的男男女女之间,包括叔、伯、姑、姨、舅、兄弟姐妹、堂兄弟姐妹、表兄弟姐妹、侄子、侄女、外甥、外甥女等。近亲婚配的明显效应就是子代常染色体隐性遗传病的发病几率升高。

2.健康状况　　重点询问与婚育有密切关系的遗传性疾病、精神病、传染病(如性病、麻风病、病毒性肝炎、结核病等)、重要脏器和生殖系统等疾病以及手术史,注意所患疾病诊断、治疗和目前恢复情况等。

3.个人史　　主要询问可能影响生育功能的工作和居住环境、烟酒嗜好、饮食习惯等。

4.月经史　　女性对象应详细询问其初潮年龄、月经周期、经期、经量、伴随症状、末次月经等,有助于发现某些可能影响婚育的妇科疾病。

5.既往妊娠分娩史　　如既往有妊娠分娩史者,应询问其妊娠分娩情况,特别注意有否不良孕产史。若已生育过出生缺陷或遗传病患儿,应详细追问孕产期异常情况、致畸因素、家族遗传病史等。

6.家族史　　以父母、祖父母、外祖父母及兄弟姐妹为主,重点询问近亲婚配史和遗传有关的病史及其他与家系内传播相关的疾病,对疑有遗传性疾病的服务对象和家属,应收集家系发病情况,绘制家系图,判断遗传方式。

【体格检查】

是婚前医学检查的基本诊断技术,应按体格检查的操作要求和程序认真进行检查和填写记录。

1.全身检查　　除一般常规体检项目外,对身材特殊者应注意其身高,有助于某些遗传病或内分泌异常的诊断;对肥胖者除测量体重外,应注意脂肪分布情况。智力表现和精神状态尤其需要医师仔细观察。

头面部应重点观察头部大小,容貌是否特殊,如先天愚型的眼距离宽、耳位低、鼻梁塌、口半张、舌常伸出;肾上腺皮质功能亢进的满月脸;甲状腺功能亢进的眼球突出;麻风病的狮面等。

五官部位首先应检查有否盲、聋、哑,应仔细追问发病经过验证有关材料,从而鉴别先天或后天致病。此外应注意发现眼球过小、虹膜缺损、唇裂腭裂、牙齿稀疏等异常情况以利某些先天性或遗传性疾病的诊断。

皮肤的皮疹类型、毛发分布、指纹形态、色素异常、感觉障碍、皮下结节、有否闭汗等在检查中均应重视,有助于对梅毒、麻风、多发性神经纤维瘤、先天性外胚叶发育不良等影响婚育疾病的识别。

四肢活动和体态、步态,不仅和神经、肌肉、骨关节有密切关系,还能反映出全身运动的协调情况。如有四肢麻痹、痉挛、震颤、肌肉萎缩、运动不协调而呈现特殊步态和体态者,应特别注意发现某些不宜生育的严重遗传性疾病如强直性肌营养不良、遗传性痉挛性共济失调等。

乳房检查,除注意乳房发育情况,有否叩及肿块外,女性还应观察乳头间距、乳汁溢出等异常情况。

2.生殖器检查　　女性生殖器检查时应常规进行腹部肛门双合诊,如发现内生殖器官存在可疑病变而必须做阴道检查时,务必先向受检者本人或近亲属说明理由,征得同意后方可进行。检查动作要轻柔、细致、尽量避免损伤处女膜。处女膜除先天性发育异常会影响婚育外,对其完整性,一律不作记录。在检查外阴部时,应注意有否炎症、溃疡、赘生物等以免将性病漏诊。在婚检中容易发现的妇科疾病有处女膜发育异常,阴道缺如或闭锁、子宫缺如或发育异常、子宫肌瘤、卵巢肿块、子宫内膜异位症以及常见的阴道念珠菌感染和滴虫感染。

男性生殖器检查应取直立位检查,注意阴囊外观、睾丸大小、质地、附睾、输精管、精索、阴茎、包皮、尿道外口位置是否有异常。

如从外生殖器和第二性征难以鉴别性别时,可作染色体核型分析,激素测定或性腺活检等以确定性别及性发育异常的类型。

3.提示患遗传病的一般体征　　在婚检中如发现有下列体征之一者,应考虑遗传病的可能:精神状态异常;智力低下;特异面容,五官异常;先天性聋哑;先天性视力低下;先天性眼畸形;先天性四肢、手、足畸形伴功能异常；先天性头颅畸形，小头或大头；发育迟缓；先天性骨骼畸形；四肢震颤、痉挛、麻痹、共济失调；肌张力异常，过高或过低；肌肉萎缩或假性肥大，肌肉萎缩多表现在四肢；严重贫血，久治无效；明确的非感染性肝大、脾大；皮肤病变或颜色异常，久治无效。

【常规辅助检查】

包括血、尿常规，以及乙肝病毒表面抗原、血转氨酶、非梅毒螺旋体抗原血清试验、结核菌抗体检测或胸部透视、阴道分泌物常规检查。女性受检者如有妊娠可能，应避免胸部透视检查。

【其他辅助检查】

包括乙型肝炎病毒血清学标志、梅毒螺旋体抗原血清试验、淋球菌、衣原体、精液、染色体、生殖激素、艾滋病病毒抗体、超声影像、乳腺钼靶等，应根据临床需要在服务对象知情同意下进行。

（三）婚前医学检查的转诊

婚前医学检查实行逐级转诊制度。对不能确诊的疑难病症，应告知服务对象，转至相应的医疗机构进行确诊。一般按以下步骤进行：

1.婚前保健技术服务单位对不能确诊的疑难病症或不具备进一步检测条件者（如梅毒螺旋体抗原血清试验、艾滋病病毒抗体检测、染色体核型分析等），可转至指定的医疗机构或专科进行确诊。

2.确诊单位或科室应将诊断结果和检测报告书面反馈给原婚检单位。

3.原婚检单位应根据转诊的诊断结果对婚育提出医学意见，并进行分类指导。

4.如转诊结果仍存在疑点或涉及多种学科者，可向本地区婚前保健指导机构申请组织专家会诊，以取得统一意见。

（四）婚前医学检查中的疾病诊断标准

婚前医学检查中检出影响结婚、生育的疾病应在《婚前医学检查表》的"疾病诊断"栏中按重要性依次排列。在填写中，应掌握以下标准：

1.检出疾病必须符合"已确诊"、"未治愈"、"影响婚育"三个标准，才可列入"疾病诊断"栏。

2.疾病诊断标准和名称应以全国统一规范作为依据。

3.凡属遗传性疾病，虽"已治愈"，但仅限于表型治愈，其遗传因素仍未消除，对后代仍有影响，虽不符合"未治愈"标准，仍应列入"疾病诊断"栏，如先天性巨结肠手术后，先天性心脏病手术后等。

4.对医学检查中发现的异常体征和化验结果，如肝大、乳房肿块、附件增厚、外阴赘生物、HBsAg 阳性、RPR 阳性等未能明确诊断者，应列入"异常情况"栏。

5.对"已确诊"、"已治愈"的疾病，如阑尾炎已作阑尾切除术、骨折经手术以痊愈等，对今后婚育无影响者，可在过去病史中记录，不应填入"疾病诊断"栏或"异常情况"栏。如对婚育有影响者，除在过去病史中记录外，还应列入"异常情况"栏，如因子宫肌瘤而作全子宫切除手术，应在"异常情况"栏中填上"全子宫切除术后"。

（五）婚前医学检查的医学意见

根据婚前医学检查结果，婚检医生应向服务对象提出医学意见，出具《婚前医学检查证明》。婚前医学检查的医学意见包括：

1.医学上认为不应当结婚　如双方为直系血亲、三代以内旁系血亲关系；患有重度、极重度智力低下，丧失婚姻行为能力；患有重型精神病，丧失婚姻行为能力或在病情发作期有攻击危害行为。

2.医学上认为应暂缓结婚　患有指定传染病在传染期内；患有有关精神病在发病期内；患有医学上认为应暂缓结婚的疾病。

3.建议采取医学措施，尊重受检者意愿　患有终身传染的传染病（非发病期）；终身传染的病原体携带者;患有影响性生活的生殖道畸形;重要脏器功能不可逆转或恶性肿瘤终末期。

4.医学上认为不宜生育 患有严重遗传性疾病;女性对象患有严重重要脏器疾病。

5.医学上认为可以结婚 未发现影响婚育的疾病或异常情况。

(六)婚前医学检查后的随访

对于在婚前医学检查中发现有以下情况,应有专册登记、专人管理,及时做好随访工作:

1.应"暂缓结婚"、"建议采取医学措施,尊重受检者意愿"或"不宜生育"者,了解其是否已落实相应的医学防治措施。

2.对不能确诊的疑难病症或需进一步化验、检查而转诊至指定医疗机构者,了解最终的诊断结果。

3.对患有和婚育互有影响的某些重要脏器疾病而暂时不宜受孕者,在咨询时已提供避孕指导,应随访其使用情况以避免避孕失败而人工流产。

随访方法可根据具体情况,采取门诊来访、电话询问、信函追踪或上门访视等。一般应随访到诊断明确并落实好指导意见为止。

二、婚前卫生指导

婚前卫生指导内容包括:①有关性保健教育;②新婚避孕知识及计划生育指导;③受孕前的准备、环境和疾病对后代影响等孕前保健知识;④遗传病的基本知识;⑤影响婚育的有关疾病的基本知识;⑥其他生殖健康知识。

婚前卫生指导可采用"新婚学校"或"婚前卫生指导班"等形式进行系列讲座,也可组织集中观看专题音像片。除集体教育外,还应提供个别指导和供应宣教书册,做好解答具体问题,帮助加深理解的服务工作。

(一)性保健指导

促使人们能享受满意而安全的性生活,在婚前卫生指导中进行科学的、健康的、适度适量的性保健教育,有利于他们对性生活有正确的认识,夫妻性关系能沿着健康的方向发展。

性保健教育可分为性道德教育和性保健知识教育。性保健知识应包括性生理、性心理和性卫生的基础知识。

【性生理】

性生理知识教育除首先应讲解男女生殖器官的解剖与功能外,还应介绍有关两性性生理活动的科学知识。

1.性生理活动的调控 性生理活动是由性心理所驱动,在神经、内分泌和生殖系统健康协调的情况下进行的。要在性生活中充分发挥性功能,必须具备以下几个方面的条件:

(1)健全的神经、内分泌调节系统。

(2)适量的性激素:正常水平的性激素能维持正常的性功能。

(3)正常的性器官:男女任何一方如存在性器官的某些缺陷或病变,都可能引起性生理活动的障碍。

(4)必要的性刺激:性刺激是诱发性生理反应的先决条件。

2.性功能发挥的过程 人的一次健康而完整的性功能发挥过程是从性欲开始被唤起直到平复,称为一个性反应周期,可分为兴奋期、持续期(高涨期)、高潮期、消退期四个紧密衔接的阶段。

一个性反应周期所需要的时间长短是因人而异的。即使在同一个人身上,在不同时期,由于主观或客观条件的影响,也有所不同。据统计,一般男子的性反应周期为时较短,大多数在 2～6 分钟,女子大多在

10分钟左右。因此,男女性生理反应过程往往存在一定的时间差。

3.男女性反应的特点　男女性生理活动必备的条件类同,性功能发挥的过程也具有基本相似的程序,但性反应的表现存在差异:

(1)男强女弱、男快女慢是男女性反应的基本差异。大多数男子的性欲比较旺盛,性冲动易于激发且发展较快,平复迅速。女子的性要求一般较男子为弱,性兴奋不易被唤起,进展亦慢,消退徐缓。

(2)两性对各种性刺激的敏感度并不一致。男性对视觉刺激比较敏感,女性对触觉、听觉刺激比较敏感。

(3)动情部位男女亦有异同:男性最敏感的部位集中在外生殖器及其附近,尤其是阴茎头部特别敏感。女性动情部位分布较广,外生殖器区域、大腿内侧、臀部、乳房、唇、舌、耳朵、颈项等都可成为性敏感地带,但以阴蒂最为敏感。

【性心理】

性功能的发挥必须以性心理的驱动为先决条件,很多性功能障碍是由于性心理发展的异常所引起。性心理是指围绕着性征、性欲和性行为而展开的心理活动,是由性意识、性感情、性知识、性经验和性观念等组合而成。性意识是自我对性的感觉、作用和地位的认识,是构成性心理的重要基础。性心理的发展除了具有生理基础之外,还包括文化、伦理、生活等方面的社会基础,绝非一朝一夕能形成,是受个人生物学条件、心理气质、文化教养、生活经验等影响而具有独立性、历史性和习惯性,要改变一个人已经定型的性心理是非常困难的。所以必须重视对青年男女进行适度的性医学知识教育和性道德、性伦理等社会科学的宣传以促进性心理的健康发展。对夫妻生活中的性卫生保健,既要注意性生理的保护,也不能忽视性心理的调适。

【性卫生】

1.新婚期性保健

(1)顺利度过首次性生活:要使初次性交能顺利完成,男方应对自己的性冲动稍加克制,要有步骤地采用温柔、爱抚的方式去消除女方的胆怯心理,随后才能激发其性欲而取得配合。女方应主动迎合,首先必须解除精神紧张,保持肌肉放松,采取两腿弯曲展开的姿势,使阴道口得以充分扩展,便于阴茎插入,也有利于减轻疼痛、减少损伤。如女方处女膜比较坚韧或肥厚,处女膜孔较紧或阴道狭小,阴茎插入时可能阻力较大,则可采取分次插入,逐步扩张的方式,大部分新婚夫妇能在数天内获得成功。如经以上方法仍不能解除障碍者,应进行检查咨询。

(2)科学地认识处女膜问题:医学实践证明处女膜的特征因人而异,处女膜有松有紧,在性交时会呈现不同的反应。富于弹性而松软的处女膜在性交动作比较轻柔的情况下,可以不发生裂伤出血,甚至有多次性交后仍能保持完整状态者。有的女子确属处女,但其处女膜曾受过外伤,在初次性交时不再出血,男方应予谅解。

通常在初次性交活动中,处女膜会发生轻度擦伤和点滴出血,但偶然也会出血稍多。如感到裂伤后局部灼痛,应暂停数天性器官的接触以利创口自然愈合。如发生多量出血,应立即就诊止血。

(3)注意预防蜜月膀胱炎:新婚期间男女双方对性器官的解剖生理还不太熟悉,如对性卫生不够重视,盲目触摸、频繁摩擦,会增加尿道口的污染,再加上新婚期间比较劳累,抵抗力会有所减弱,引起感染的机会更多。蜜月膀胱炎是新婚阶段的常见病,一旦感染,常易反复发作,应注意预防。

2.建立和谐的性生活　性生活的和谐是指男女双方在性生活过程中配合协调,都能共同获得性的满足。要建立和谐的性生活,应注意创造以下几方面的条件:

(1)爱情基础的巩固和发展。

（2）必要的健康条件和精神状态。

（3）性生活良好氛围的创造。

（4）性知识的掌握和性技巧的运用：掌握了男女性反应的规律和特点，就可以在性生活实践中,运用性技巧来提高性生活的和谐程度。

3.养成良好的性卫生习惯　夫妻之间如果只追求性生活的和谐而忽略了性生活卫生,就有可能引起一些疾病,不但会影响性功能的发挥,甚至会造成生育上的障碍,所以从新婚开始就应该养成良好的性卫生习惯。

（1）经常保持外阴部的清洁卫生：除定期洗澡外,还要经常注意外阴部的卫生,每次性生活前后应当清洗干净。

（2）严格遵守女性各期对性生活的禁忌：月经期必须严禁性交,另外,妊娠初和末 3 个月、产后至少在 8 周内都应严禁性交。

（3）恰当掌握好性生活的频度：性要求的周期长短因人而异,性生活频率应根据双方性能力进行调整,掌握的尺度可根据性生活后双方是否感到疲乏为原则。

（4）尽量选择合适的性交时机：最佳性交时机应是双方都有性要求的时刻。在性生活实践中,如能逐步养成习惯,尽量在入睡前性交,将有利于身心健康。

（二）生育保健指导

在婚前卫生指导中,应使即将结婚的男女双方了解生育保健知识,促进他们在婚后能成功地做到计划受孕。生育保健指导的内容除受孕原理（包括生命的由来和男女双方必备的条件）外,应重点传授计划受孕的有关知识和技术。

"自然计划生育法"是根据妇女生殖系统正常的周期性生理变化,采用日程推算、基础体温测量和（或）宫颈黏液观察等方法,自我掌握排卵规律,鉴别"易孕阶段"和"不易孕阶段",通过择日性交从而达到计划受孕或计划避孕的目的。其基本原理为：卵子排出后一般只能存活 12～24 小时,精子在女性生殖道内通常只生存 1～3 天（最多为 5 天）。因此,一般说来,从排卵前 3 天至排卵后 1 天最易受孕,即称为"易孕阶段"。选择"易孕阶段"性交才有可能使计划受孕成功。常用方法有三种：日程推算法、基础体温法和宫颈黏液观察法。

（三）新婚节育指导

【新婚避孕的特殊要求和选择原则】

1.新婚阶段双方在性交时心情都比较紧张,又缺乏实践经验,选用的避孕方法要求简便易行,如采用宫颈帽或阴道隔膜等工具避孕,放置技巧较难掌握,反易失败。

2.婚后短期内性交时女性阴道内外组织较紧,某些外用避孕药具较难置入,亦不易放准部位,如阴道隔膜、宫颈帽、避孕海绵、避孕药膜等,在新婚阶段不宜立即选用。

3.要求所用避孕方法停用后不影响生育功能和下一代健康。

【适宜避孕方法的选择】

1.婚后要求短期避孕者,一般以外用避孕药具为宜,可先采用安全套、外用避孕栓或避孕凝胶剂,待女方阴道较易扩张时,在熟悉掌握其他外用避孕药具如阴道隔膜、宫颈帽、避孕海绵、避孕药膜、阴道套等使用方法后,也可改用。自然避孕法具有简便、经济、安全、无害的特点,而且不受避孕期限的长短限制,只要月经规则稳定,如在婚前能熟悉本人排卵征象,掌握排卵规律,则从新婚开始也可使用此法。但必须注意新婚期间往往体力劳累、精神激动,常会使排卵规律改变,如单纯使用此法,当特别谨慎观察,以防失败。

2.婚后要求较长时期（1 年以上）避孕,除可选用各种外用避孕药具外,如无用药禁忌,亦可选用女用留体激素口服避孕药,以短效者为宜。夫妻分居两地者可用探亲避孕药,如正确使用,可获高效。

3.初婚后要求长期避孕或再婚后不准备生育者,可选用长效、安全、简便、经济的稳定性避孕方法。宫内节育器一次放置可持久避孕数年至20年,对不准备生育的妇女较为合适,长效避孕针、药、阴道药环、皮下埋置等方法也可根据情况选用。在长期实施避孕的过程中,每对夫妇最好能多掌握几种方法,以便在不同阶段、不同条件下灵活选用,有时女用,有时男用,有时外用,有时内服,不但有利于保障身心健康、增强双方的责任感,而且还会促进性生活的和谐、夫妻间的感情。

4.凡属终身不宜生育者,原则上有病的一方应采取绝育或长效避孕措施。

三、婚前卫生咨询

婚前卫生咨询是婚检主检医师根据医学检查的结果、服务对象提出的具体问题进行解答和提供信息,帮助服务对象在知情的基础上作出适宜的决定。

(一)咨询的基本原则

优质的咨询必须遵循以下基本原则。

1.建立良好的关系　咨询服务者和服务对象间建立良好关系是咨询服务有效与否的关键。首先服务者应当尊重对方、平等待人,并持热情、真诚、友好、关心的态度。在交谈开始时,服务者就应注意和对象建立良好的人际关系,将有利于提高咨询对象对服务者的信赖,是咨询工作成功的基础。

2.确定对象的需求　服务者应该认真倾听对方提供的信息和表达的要求,通过反复提问,总结归纳,从而分析出其确切的需求。特别是存在性问题、生育功能障碍或患有性传播疾病者,常负有羞愧、恐惧的心理而难以启齿,服务者应当耐心倾听、仔细观察、善于诱导、深入询问,用同情、爱护的态度,表示对其处境和需求的理解,并帮助改变不良的心态。

3.尊重对方的价值观　在咨询服务中,服务者应了解对方的价值观,也要认识自己的价值观,应该尊重对方的价值观,切忌将自己的价值观强加于他人,更不能对其冷嘲热讽引起对立情绪。如果发现对象的行为与价值观不协调,应耐心说明科学道理,帮助其纠正错误观念,引导其认识改变不利于健康行为的必要性。

4.鼓励对象的参与　在咨询服务中,服务者必须避免说教式的单向传播信息或讲授科学知识,更不应强求对方接受自己的指导意见。在交谈过程中,要鼓励对象积极参与,表明看法,提出问题,不断取得反馈,从而可针对性地深入商讨,使其还存在的疑虑得以解决后作出自愿的适宜的选择。

5.帮助作出"知情选择"　咨询服务的最终目的是帮助服务对象作出决定。合适的决定不是不负责任的决定,也不是靠直觉快速地决定,更不是依赖于他人意见或迫于压力勉强接受的决定,应该是谨慎的、负责的、在理解、信服的基础上作出的"知情选择",这样才会付诸实际行动。

6.掌握"保护隐私"的原则　在咨询服务中如发现对方存在个人隐私,如以往曾发生过两性关系甚至妊娠、流产等隐私,如对今后性生活或生育不至于会造成障碍者,应予守密。在婚前医学检查中如检出某些影响婚育的疾病,特别是生殖系统异常、遗传性疾病或性传播疾病,对婚后性生活和生育有明显影响者,不应帮助其保密,应说服对方由自己直接向婚配对象交代或委托婚前保健医生告知,以免发生婚后纠纷、造成婚姻危机。如婚检当天检出有问题的一方情绪尚未稳定,顾虑较大,则可暂缓向对方谈明,容许其回去冷静思考,暂不发证,及时随访。

(二)婚前卫生咨询的对象和内容

婚前卫生咨询的对象主要是经过婚前医学检查的婚配对象,要求了解和解决生殖健康问题的新婚夫妇和正在恋爱中的青年男女及准备再婚的中年对象等。咨询内容可根据对象的具体情况有所侧重。

【有关婚育的医学指导和就诊指导】

婚前医学检查后,根据病史、体格检查、辅助检查结果,如存在与婚育有关的异常情况或疾病时,应根据具体情况,进行婚育指导,提出医学意见,可按以下原则掌握标准。

1.有关精神病

(1)重型精神病,在病情发作期有攻击危害行为的,不宜结婚;

(2)双方均患有精神分裂症、躁狂抑郁症或其他重型精神病不宜婚配,坚持结婚的,则不宜生育;

(3)有关精神病在发病期,精神分裂症稳定未满两年,躁狂抑郁症稳定未满一年的,暂缓结婚;

(4)有关精神病病情稳定者可以结婚,生育问题应根据疾病不同的遗传方式综合分析。多基因遗传并属高发家系(高发家系:除患者本人外,其父母或兄弟姐妹中有一人或更多人患同样遗传性疾病)的不宜生育;常染色体显性遗传者不宜生育;X连锁显性遗传,男性患者可生男,不宜生女,女性患者不宜生育。

2.遗传性疾病　遗传病一般不影响结婚,生育问题要根据疾病严重程度,子代再发风险综合考虑。

遗传病的种类很多,危害程度的差别极大,根据患者的生活能力,社会功能和再发风险可将遗传病分为三级:

第一级:患者完全丧失自主生活能力和工作能力,例如重度智力低下、遗传性痉挛性截瘫、假性肥大性肌营养不良等。

第二级:患者有残疾,但仍有一定自主生活能力和一定工作能力。例如先天性聋哑、精神分裂症、白化病、血友病、软骨发育不全等。

第三级:遗传病对患者健康有一定影响,但不影响患者的生活能力和工作能力,例如银屑病、鱼鳞病、赘生指等;有些遗传病经治疗,临床症状基本改善,也属于第三级遗传病。例如唇裂、腭裂、髋关节脱位、腹股沟斜疝等。

严重遗传病是由遗传因素先天形成,患者全部或部分丧失自主生活能力,后代再发风险高,医学上认为不宜生育的遗传病。从这个概念上讲,第一级遗传病和第二级遗传病都属于严重遗传病。因此对于在婚前医学检查中发现的遗传病患者在进行婚育指导时首先要区分是否属于严重遗传病,再根据子代再发风险进行生育指导:

(1)重度、极重度智力低下,丧失婚姻行为能力者,不宜结婚;

(2)双方均为智力低下,特别属遗传因素引起者,不宜婚配;

(3)男女任何一方患有某种严重的常染色体显性遗传病,不宜生育;

(4)男女双方均患有相同的、严重的常染色体隐性遗传病或均为相同的、严重的常染色体隐性遗传病的致病基因携带者,不宜生育;

(5)男女任何一方患有严重的多基因遗传病并属高发家系者,或双方患有相同的、严重的多基因遗传病,不宜生育;

(6)男方患有严重的X连锁显性遗传病,可生男,不生女;女性患者不宜生育;

(7)女方患有严重的X连锁隐性遗传病,可生女,不生男;男性患者可以生育;

(8)非严重遗传性疾病,应将疾病发病特点、遗传方式、子代再发风险、是否有产前诊断方法、治疗措施等信息告诉服务对象,是否生育由服务对象决定。

3.指定传染病　在婚前医学检查中进行筛查的传染病包括病毒性肝炎、结核等传染病,淋病、梅毒、尖锐湿疣、生殖器疱疹等性传播疾病,以及艾滋病和麻风病。

(1)病毒性肝炎:是由多种肝炎病毒所致,以肝脏炎症和坏死为主的传染病。目前,公认的有甲肝、乙肝、丙肝、丁肝和戊肝 5 种肝炎病毒,其中乙肝、丙肝和丁肝可经血液、母婴、性接触传播,可转为慢性,具有慢性携带者,尤其是乙肝,我国人群中约有 10% 以上可检出乙肝表面抗原(HBsAg)阳性而无症状,更应该引起重视。

1)急性病毒性肝炎:在传染期应暂缓结婚,最好在肝功能恢复 3～6 个月后结婚。由于甲肝和戊肝不会演变为慢性肝炎和病原携带者,肝功能恢复后不影响患者婚育。

2)慢性病毒性肝炎和病毒携带者:乙肝、丙肝和丁肝可转为慢性,具有慢性携带者,乙型肝炎发病率比较高,为重点对象。

①非活动性 HBsAg 携带者:血清 HBsAg 阳性、HBeAg 阴性、抗-HBe 阳性或阴性,HBV-DNA 检测不到,ALT 在正常范围,不必限制其结婚生育。

②慢性 HBV 携带者:血清 HBsAg 和 HBV-DNA 阳性,HBeAg 或抗-HBe 阳性,但血清 ALT 和 AST 均在正常范围,这些对象由于 HBV-DNA、HBeAg 阳性,提示 HBV 复制活跃,传染性较大,建议暂缓结婚,但由于抗病毒治疗周期长,治疗效果不确定,对象往往不能接受暂缓结婚的建议,可提出"建议采取医学措施,尊重受检者意愿"的医学意见。对于女性对象,孕前应该接受专科医生的评估。

③慢性乙型肝炎:血清 HBsAg 和 HBV-DNA 阳性,HBeAg 阳性或持续阴性,抗-HBe 阳性或阴性,血清 ALT 持续或反复升高,应暂缓结婚,积极治疗肝功能正常后结婚。对于有些已经治疗,但血清 ALT 仍长期异常者,可提出"建议采取医学措施,尊重受检者意愿"的医学意见。女性患者孕前应该接受专科医生的评估。

对慢性病毒性肝炎和病毒携带者,在婚前卫生咨询时除根据不同的检查结果提出婚育指导意见外,还应告知对象采取相应的医学防治措施,如:使用安全套;戒烟酒,合理营养,避免过劳;定期复查肝功能、甲胎蛋白、肝脾超声;一方 HBsAg 阳性,另一方抗 HBs 阴性应注射乙肝疫苗,预防婚后因密切接触可能引起的感染等。

(2)结核:活动性肺结核者,应适当隔离,积极进行抗结核治疗,待肺部活动病灶消失,痰菌阴性后再结婚。

(3)淋病:确诊为淋病者应暂缓结婚。经正规治疗后 7 天,临床症状及体征全部消失,分泌物培养淋球菌阴性,可判定治愈。治愈后可以结婚和生育。性对象应同时接受检查、治疗。

(4)梅毒:在婚检中如确诊为梅毒,应暂缓结婚,尽快由专科予以正规、足量的治疗,并按规定追踪观察。在随访中应检查 RPR 定量试验,待滴度下降 4 倍以上症状、体征全部消失后才可结婚,婚后必须追踪至 RPR 阴性为止。

(5)尖锐湿疣:确诊为尖锐湿疣者应暂缓结婚。本病经治疗去除疣体后容易复发,复发常发生在头 3 个月,建议观察 6 个月左右,如无复发再考虑婚育为宜。

(6)生殖器疱疹:生殖器疱疹患者在临床症状和体征未完全消退前应暂缓结婚。由于本病是一种复发性、不可能彻底治愈的病毒性疾病,病程短于 12 个月者常出现无症状性排毒,并经性行为传播。应在排毒减少及无疱疹后考虑结婚为宜,如若结婚,应采用安全套。

(7)艾滋病:目前本病是一种尚不可治愈、传染性强的致死性疾病,患者及 HIV 感染者为传染源,确诊为 HIV 感染或艾滋病患者原则上不宜结婚及生育,如坚持结婚,应尊重受检者的意愿,但在结婚登记前应向对方说明感染的事实,采取相应的医学措施。

(8)麻风病:虽不会遗传,也不会胎传,但属接触传染,在未达到治愈标准前,应暂缓结婚生育。

4.重要脏器及生殖系统疾病等　根据病情严重程度及特点,有些对婚育有影响,有些对婚育没有影响,婚前卫生咨询时应根据具体情况进行婚育指导。

（1）已发展到威胁生命的重要脏器疾病或晚期恶性肿瘤，结婚生育会使病情更趋恶化，甚至缩短其生命期限者，应劝阻结婚，更不宜生育。坚持结婚者，可提出"建议采取医学措施，尊重受检者意愿"的医学意见。

（2）无法矫治的影响性生活的生殖器缺陷或疾病，如真两性畸形、先天性无阴茎、无睾丸等。应说明情况，尽量劝阻结婚，以免婚后发生纠纷。坚持结婚者，提出"建议采取医学措施，尊重受检者意愿"的医学意见。

（3）可矫治的，影响性生活的生殖道发育异常，应该矫治后结婚；重要脏器疾病病情比较严重的，应当在病情好转、稳定后结婚。

（4）女性患有严重的重要脏器疾病，不能承担妊娠分娩的，不宜生育。

（5）女性患有某些疾病，生育会使已患病症加重或影响子女健康，如甲状腺功能亢进，糖尿病，某些肾脏疾病，系统性红斑狼疮，原发性癫痫等，根据病情暂时或永久劝阻生育，孕前应接受专科医生的评估。

5.在婚前医学检查中发现患有各类疾病的对象，婚前保健医生应进行就诊指导，介绍或转至有关医疗机构诊治。

【婚育保健指导】

包括新婚期保健、孕早期保健等基本保健知识，帮助服务对象制定生育计划。

1.新婚期保健　包括性知识讲解、性技巧指导、性卫生教育和性功能障碍的防治等。

2.孕前保健　受孕原理、最佳受孕时机、受孕前的准备、致畸高危因素、计划受孕的方法等孕前保健知识。

3.孕早期保健　妊娠表现、预防出生缺陷、早孕建册等信息。

【避孕指导】

介绍适合新婚至孕前使用的避孕方法的信息，包括避孕原理、适应证和禁忌证、使用方法、可能发生的副作用等，帮助服务对象根据其自身情况知情选择适宜的避孕方法。

（周厚菊）

第二节　围生期保健

围生期保健是在近代围生医学发展的基础上建立起来的新兴学科。围生期保健是指一次妊娠从妊娠前、妊娠期、分娩期、产褥期（哺乳期）到新生儿期，为孕母和胎婴儿的健康所进行的一系列保健措施。

一、围生期保健

（一）孕前期保健

孕前期保健是为了选择最佳的受孕时机。通过孕前期保健能减少许多危险因素和高危妊娠。

通过婚前咨询和医学检查可以筛查出遗传性疾病，以及对子代有影响的疾病。对双方为三代以内旁系血亲或更近的亲戚关系或患有医学上认为不宜结婚的疾病，应"建议不宜结婚"；对患有医学上认为不易生育的疾病者应"建议不宜生育"；指定传染病在传染期内、有关精神病在发作期内或患有其他医学上认为应暂缓结婚的疾病时，应"建议暂缓结婚"；对于婚检发现的可能会终生传染的不在发病期的传染病患者或病原体携带者，若受检者坚持结婚，应充分尊重受检双方的意愿，提出预防、治疗及采取医学措施的意见。

选择适当的生育年龄有利于生育健康。小于 18 岁或大于 35 岁的女性,妊娠的危险因素增加,易造成难产及产科其他合并症,以及胎儿的染色体疾病。女性生育年龄在 21～29 岁为佳,男性生育年龄在 23～30 岁为好。在这段年龄中,选择工作学习不是特别紧张、收入相对稳定的时期受孕,最有利于母儿身心健康。妊娠前应避免接触对妊娠有害的物质,如化学毒物及放射线等,必要时应调换工作,以免影响胚胎胎儿发育,或致畸。使用长效避孕药避孕者,停药后最好隔 6 个月后再怀孕,以免避孕药对胎儿造成影响。若前次有不良孕产史,应及时针对造成不良孕产史原因进行诊治,尽量减少类似情况再次发生。同时,应积极治疗对妊娠有不良影响的疾病,如病毒性肝炎、肺结核、糖尿病、甲状腺功能亢进、心脏病、高血压等,待疾病痊愈或好转后再选择适当的时间妊娠。

妊娠前,妇女尽量保持良好的精神状态。饮食营养丰富,生活有规律,工作适度,在生理上和精神上都不要过于紧张,睡眠充足。身体保持健康,不易患病,特别是在孕早期不易患感冒等疾病。若有烟酒不良嗜好,最好在妊娠前戒除。孕前应作一次 TORCH 检查,明确没有对胎儿有影响的病原微生物感染。

(二)早孕期保健

早孕期是胚胎、胎儿分化发育阶段,易受生物、物理、化学等因素的影响,导致胎儿畸形或发生流产,应注意防病防畸。早孕期保健的主要内容有:①确诊早孕,登记早孕保健卡;②确定基础血压,基础体重;③进行高危妊娠的初筛,了解有无高血压、心脏病、糖尿病、肝肾疾病等病史,以及有无不良孕产史;④询问家族成员有无遗传病史;⑤保持室内空气清新,避免接触空气污浊环境,避免病毒感染,戒烟酒;⑥患病用药要遵医嘱,以防药物致畸;⑦了解有无接触过有害的化学制剂及长期放射线接触史;⑧早孕期避免精神刺激,保持心情舒畅,注意营养,提供足够热量、蛋白质,多吃蔬菜水果;⑨生活起居要有规律,避免过劳,保证睡眠时间,每日有适当活动。

(三)中孕期保健

中孕期是胎儿生长发育较快的阶段。胎盘已形成不易发生流产,晚孕期并发症尚未出现。此阶段应仔细检查早孕期各种影响因素是否对胎儿造成损伤,进行中孕期产前诊断,晚孕期并发症也应从中孕期开始预防。该期应注意加强营养,适当补充铁剂、钙剂,监测胎儿生长发育的各项指标(如宫高、腹围、体重、胎儿双顶径等)。继续预防胎儿发育异常,进行胎儿开放型神经管畸形和唐氏综合征的遗传筛查,对疑有畸形或遗传病及高龄孕妇的胎儿要进一步做产前诊断。预防妊娠并发症如妊娠期高血压疾病等,并预防及治疗生殖道感染,做好高危妊娠的各项筛查工作。

(四)晚孕期保健

晚孕期胎儿生长发育最快,胎儿体重明显增加。此时营养补充及胎儿生长发育监测极为重要。补充营养时应注意热量、蛋白质、维生素、微量元素、矿物质等既要增加又要平衡。定期检测胎儿生长发育的各项指标,注意防治妊娠并发症(妊娠期高血压疾病、胎膜早破、早产、胎位异常、产前出血等)。晚孕期还应特别重视监测胎盘功能,及时发现且及时纠正胎儿宫内缺氧;做好分娩前的心理准备。举办孕妇学校让孕妇及家属了解妊娠生理、心理变化及身心保健内容及方法。做好乳房准备以利于产后哺乳。

(五)产时保健

产时保健是指分娩时的保健,这段时间虽是分娩的一瞬间却是整个妊娠安全的关键。提倡住院分娩,高危孕妇应提前入院。要抓好"五防、一加强"。

1."五防"　①防感染(应严格执行无菌操作规程,防产褥感染及新生儿破伤风等);②防滞产(注意产妇精神状态,给予安慰和鼓励,密切注意宫缩,定时了解宫颈口扩张情况和胎先露下降,及时识别头位难产);③防产伤(及时发现和正确处理各种难产,提高接产技术是关键);④防出血(及时纠正宫缩乏力,及时娩出胎盘,产后出血仍是我国农村孕产妇第一位死因);⑤防窒息(及时处理胎儿窘迫,接产时做好新生儿抢救工作)。

2."一加强" 指加强对高危妊娠的产时监护和产程处理。

(六)产褥期保健

产褥期保健通常在初级保健单位进行。产后访视时,访视者应认真观察产妇子宫复旧情况、手术伤口情况、有无乳腺感染及生殖道感染等。产前有并发症者尽量争取在产褥期内治愈。注意心理护理,关心产妇的休养环境,饮食营养丰富,注意外阴清洁,产褥期间产妇应哺育婴儿。

经阴道自然分娩的产妇产后 6～12 小时内即可起床做轻微活动,产后第 2 日可在室内随意活动,再按时做产后健身操。行会阴后一侧切或剖宫产的产妇,可适当推迟活动时间。产后健身操的运动量应由小到大,循序渐进。产褥期内忌性交。产后 42 天起应采用避孕措施。

哺乳期是指产后产妇用自己的乳汁喂养婴儿的时期,通常为 10 个月。母乳喂养的好处:母乳是婴儿必需的和理想的营养食品,营养丰富,营养物质搭配最合理,适合婴儿消化吸收;母乳喂育婴儿省时、省力、经济、方便;母乳含多种免疫物质,能增加婴儿的抗病能力,预防疾病;通过母乳喂养,母婴皮肤频繁接触能增强母子感情。

二、孕期保健咨询的具体内容

(一)孕前保健咨询内容

孕前保健非常重要,尤其对于一些糖尿病、高血压患者,尽早干预可减少出生缺陷的发生。普通人群发生重大出生缺陷(伴有或不伴有染色体异常)的风险为 3%。受精后第 17 天开始为胎儿器官形成期,是胚胎发育的关键时期,提供最佳的受孕环境对胚胎发育非常重要。孕前咨询具体内容有:

【生育史】

孕前对一些生殖系统疾病进行诊断和治疗,如子宫畸形、母亲自身免疫性疾病、生殖器感染等,可降低重复妊娠丢失的风险。孕前回顾其生育史,可以帮助准备怀孕的夫妇双方解除疑虑。根据其月经周期情况,指导计划妊娠。

【家族史】

孕前对一些家族遗传病进行风险评估。

1.携带者筛查 对于有家族和(或)种族遗传疾病背景的夫妇孕前进行携带状况筛查,可使夫妇双方在不受妊娠情绪影响的前提下了解有关常染色体隐性遗传的风险,了解可能的携带状态,也使夫妇双方有机会考虑是否妊娠,以及一旦妊娠后所需的相关检查。例如:Tay-Sachs 病,主要见于北欧犹太教徒和法国一加拿大血统家庭;Canavan 病(中枢神经系统海绵状变性),见于犹太人血统的家庭;β 地中海贫血主要见于地中海、东南亚、印度、巴基斯坦和非洲血统家庭;囊性纤维病家族史者都应进行筛查,最新指南建议所有白人和犹太女性都应进行此病携带状况筛查。

2.其他遗传病 家族史也可提示发生其他遗传病的风险,如肌营养不良、脆性 X 综合征或唐氏综合征,应进行相关的遗传咨询;同时应提供相关的产前诊断方法,如绒毛活检(CVS)、羊膜腔穿刺术等。通过遗传咨询,可以使部分高危人群放弃妊娠,或采用辅助生殖技术以避免风险。

【医学评估】

对有严重医学问题的妇女,孕前保健内容不仅应包括对胎儿潜在风险的评估,还应包括对孕妇潜在风险的评估,甚至有时孕前保健需多学科专家共同完成。

1.感染性疾病的筛查

(1)孕前筛查可以识别哪些妇女对风疹无免疫力,对该人群进行疫苗接种可预防先天性风疹综合征。在受孕前或受孕后三个月进行风疹病毒免疫者,至今尚无发生先天性风疹综合征的病例报道。

(2)自1998年起,美国疾病控制和预防中心(CDC)建议所有孕妇都需行乙型肝炎病毒(HBV)筛查。有公共或职业暴露HBV的妇女都应该进行咨询和疫苗接种。

(3)对有结核病感染风险者,若没有按计划进行卡介苗接种或预防性治疗者,应进行相应检测。

(4)在新生儿重症监护病房、育儿机构及血液透析中心的妇女在孕前应进行巨细胞病毒(CMV)筛查。

(5)学校老师及儿童看护教师应提供细小病毒B_{19}抗体注射。

(6)养猫、食用生肉或接触生肉的人应高度警惕弓形虫感染。孕前常规进行弓形虫筛查,可以确定体内有无抗体,已有免疫力者则不必担心。患者的猫也可进行检测。对无危险因素者,孕期不建议进行常规测试。

(7)未患过水痘者,应进行水痘病毒抗体的筛查。在美国,推荐所有未免疫的成人都应进行水痘带状疱疹病毒的疫苗接种。

(8)所有妇女都应进行人类免疫缺陷病毒(HIV)的咨询和检测,但应坚持保密性和自愿性原则;

(9)性生活活跃的患者应常规检查淋病奈瑟菌、沙眼衣原体和梅毒螺旋体。

2.药物暴露评估　包括处方药和非处方药的评估。遗传咨询对安全用药应有所帮助。

(1)异维A酸是一种口服药,美国食品和药品管理局已批准可用于治疗严重囊性痤疮,孕前应避免使用。该药有高度致畸性,可导致颅面部缺陷(小耳畸形、无耳畸形)。

(2)华法林是一种抗凝剂,其衍生物可导致华法林胚胎病。由于肝素不通过胎盘,需要抗凝治疗的妇女在孕前最好改用肝素。

(3)服用抗惊厥药物的癫痫妇女,其子代患先天性畸形的风险增加。但畸形的发生是疾病本身进展、还是药物作用所致、或者是两者的协同作用,一直存在争议。神经学专家研究认为,两年内无癫痫发作的妇女可以尝试停药。若病情不允许,则采用致畸作用最小的用药方案。

(4)目前没有证据表明口服避孕药或植入型避孕药有致畸性。

(5)在使用杀精剂或刚停止使用杀精剂时即受孕者,杀精剂的使用对子代没有致畸作用。

【营养评估】

1.体重指数(BMI)　是指体重(kg),身高2(m^2),是目前应用较多的评估营养状况的指标。体重过重或过轻的妇女都有发生不良妊娠结局的风险。

2.饮食习惯　诸如禁食、异食症、进食障碍和大剂量补充维生素等问题。过度补充维生素A,如人类每天摄入大于20000~50000IU时就会有致畸作用。

3.受孕前后补充叶酸　可以减少神经管缺陷(NTDs)的发生风险。美国公共卫生服务机构推荐可能怀孕的妇女每天补充叶酸0.4mg。对于曾经分娩过NTDs胎儿的妇女,除目前患有恶性贫血者,其余都应每天补充叶酸4mg。

4.母亲孕前不良嗜好　母亲孕前吸烟、饮酒及服用控制情绪药物都可能对胎儿有害。酒精是已知的致畸原,且饮酒量与胎儿缺陷存在明显的量-效关系。可卡因可致畸,并可导致早产、胎盘早剥以及其他并发症。烟草被证实为导致低出生体重、可预防的原因。虽然许多妇女了解暴露于这些物质对妊娠的影响,但可能不了解早早孕期暴露于这些物质的风险。若妇女存在上述不良嗜好,则需制订康复计划,并力争付诸行动。对所有就诊的妇女都应询问是否饮酒、吸烟及毒品使用情况。定期孕前咨询、教育,可以帮助使用成瘾物质的妇女制订计划,并对其进行干预。

5.家庭暴力　在西方国家,家庭暴力是孕前咨询的内容之一。家庭暴力可致孕妇胎盘早剥、产前出血、胎儿骨折、子宫破裂、肝脾破裂和早产。孕前咨询的内容应包括引导这些妇女寻求社区、社会及法律援助,并制定对受害者伴侣对策。

6.保险项目　孕前咨询还应包括保险项目和经济补助等内容。许多家庭对如何参加保险、有哪些经济补助项目并不了解。有些妇女不了解所在单位有关高危妊娠、非高危妊娠及产褥期的福利优惠政策。协助计划怀孕的妇女了解相关内容应成为孕前保健的内容之一。

(二)产前诊断常用方法

对于年龄小于 35 岁的低风险孕妇或仅为年龄过大而拒绝行有创性产前检查的孕妇可做以下检查。

1.早孕期筛查　一般在孕 11～14 周进行,包括母亲年龄、颈项透明层厚度、母血清游离 β-人绒毛促性腺激素(β-HCG)和妊娠相关血浆蛋白-A(PAPP-A)。唐氏综合征的检出率为 78%,18 三体的检出率为 95%,假阳性率为 5%。但此时期不进行开放性 NTDs 的筛查。

2.中孕期四连筛查　在孕 15～20 周进行,确定唐氏综合征、开放性 NTDs 和 18 三体综合征的患病风险检查可测定母亲血清甲胎蛋白(AFP)、hCG、游离雌三醇(uE3)/二聚体抑制素 A(DIA)的水平,并与孕妇年龄相结合。其中 21-三体的检出率为 76%。另外,筛查的异常结果与围产期并发症的发生风险增加有关。

(三)产前咨询内容

【计算孕周】

1.临床计算

(1)从末次月经(LMP)的第一天起到分娩,平均为 280 天。40 周指停经周数(而不是受孕周数),而且假定月经周期为 28 天,排卵和受孕时间在第 14 天。

(2)临床上孕周的推算多依据 LMP。根据内格勒规律,预产期推算方法为末次月经第一天所在的月份数减 3 或加 9,天数加 7。

(3)孕 11～12 周时使用超声多普勒仪从腹部能听到胎心音。

(4)孕 19～20 周用胎心听诊器可听到胎心。

(5)初产妇大约在 19 周能感到胎动,而经产妇通常提前大约两周;

(6)孕 20 周宫底达到脐部。

2.超声计算　孕 7～11$^{6/7}$ 周时超声检查推算预产期是最准确的。如果通过 LMP 推算的预产期与超声检查推算的一致,而且超声推算结果的误差在超声检查允许的范围内,则可以根据 LMP 来推算预产期。在孕 22 周前如果以 LMP 推算的预产期超出了准确范围,则需通过超声波检查来推算预产期。

【营养和体重】

1.营养平衡

(1)孕妇有感染弓形虫的风险,应避免食生肉;与非孕期相比,孕妇每天需增加 15% 的热量。根据孕妇的体重和活动量,每天需要增加 300～500kcal。

(2)孕期对矿物质和维生素的摄入量大都增加。除铁之外,均可以通过均衡饮食保证供应。当母血容量增加时,母亲和胎儿对铁的需求量均增加。因此,应鼓励孕妇多进食富含铁的食物,如动物肝脏、红肉、蛋类、干豆、绿叶蔬菜、全麦面包和谷类、干果。有些医生建议孕妇每天补充 30mg 的二价铁元素。每 150mg 硫酸亚铁、300mg 的葡萄糖酸亚铁或 100mg 富马酸亚铁中都含有 30mg 的铁剂。在两餐之间空腹服用或混在果汁里服用有助于铁的吸收。孕期钙的吸收量为 1200mg。

2.根据不同孕前体重指数　孕期推荐的体重增加总量有所不同。

(1)若孕前体重在正常范围,则建议孕期体重增加总量为 11.3～15.9kg。

(2)体重过轻者孕期可增重 18.1kg 或以上;孕前体重超重者孕期增加体重应限制在 11.3kg 以下。

(3)早孕期体重增加 1.4～2.7kg,孕中晚期每周体重增加 0.2～0.5kg。

(4)若至中孕期孕妇体重未达到 4.5kg,应认真评估其营养状况。

(5)孕期体重增加与低出生体重儿的风险相关,孕前体重不足或正常的孕妇,如孕期增重不足,最容易发生低出生体重儿。

(6)孕妇在孕期体重减轻应引起警惕。肥胖妇女孕期体重增加可降低至 6.8kg,但如果少于 6.8kg,则可能与孕妇血容量不足和 IUGR 发生风险相关。

3.恶心呕吐　妊娠剧吐的定义为恶心、呕吐导致脱水、体重下降和代谢异常。其发生率为 0.5～10/1000 次妊娠,孕 8～12 周时最为严重。其原因尚不清楚,目前认为与激素、神经、代谢、毒素和精神因素的相互作用有关。实验室检查可出现尿酮体、尿比重增加、红细胞压积和尿素氮升高、低血钠、低血钾、低血氯和代谢性碱中毒。同时应进行超声及甲状腺功能检测。因葡萄胎及甲状腺功能亢进也可导致妊娠剧吐。有些妊娠剧吐患者合并一过性甲亢,随妊娠进展可自行缓解。

治疗可根据症状的严重程度进行静脉补液和止吐。顽固呕吐、电解质紊乱者和出现低血容量者需住院治疗。病情严重者可能需要长期静脉补液可予胃肠道外营养和补充维生素(包括维生素 B_1),以预防 Wernicke 脑病。

(1)孕早期非药物治疗恶心、呕吐的方法包括以下几点:

1)避免食用油腻、辛辣食物。

2)少量多餐,保证胃内一直有食物。

3)含蛋白质的零食应在夜间吃,而薄脆饼干应放在床边早晨起床吃。

(2)以下为治疗有效药物(美国食品与药品管理局没有批准任何一种药物用于治疗孕期恶心、呕吐)

1)维生素 B_6 10～15mg,每日 3 次,口服。

2)灭吐灵 5～10mg,每日,3 次,口服或静脉使用。

3)非那根 12.5～25mg,每日 4 次,口服或静脉,或肌肉注射。

4)氯丙嗪 10～25mg,口服或肌肉注射,隔日一次。

5)枢复宁 4～8mg,口服,每日三次。

6)甲泼尼龙(美卓乐)48mg,口服三天后逐渐减量,在确定无糖代谢疾病后才可逐渐减量。

【体育锻炼】

若无产科合并症的情况下,孕期适度的体育锻炼有助于在孕期和产褥期使心血管系统和肌肉系统保持健康状态。适度的有氧运动可对孕妇和胎儿均有益。孕前进行无负重锻炼(如骑脚踏车或游泳)的妇女孕期多能坚持锻炼。

1.锻炼可采用以下方式

(1)鼓励孕妇常规进行轻至中等量的运动。有规律的锻炼(至少每周三次)比间断性锻炼好。

(2)孕中、晚期孕妇应避免仰卧位姿势的运动。仰卧位运动会导致大多数孕妇的心排量减少,且剧烈运动时也可导致心量下降,首先引起重要脏器的血液供应(包括子宫)减少,故应避免。孕期还应避免长时间站立。

(3)由于孕期进行有氧运动时可利用氧减少,孕妇若出现缺氧症状,如气短,应调整运动强度。如感到疲劳,应停止运动,不宜锻炼至筋疲力尽。

（4）孕期应禁止进行导致身体失衡的运动以及所有可能导致外伤的运动。

（5）孕期每天需额外增加 300kcal 的能量维持代谢稳定，因此体育锻炼时要保证充足的膳食摄入。

（6）孕妇锻炼时应保持饮水充足，衣着舒适，环境舒适以保证身体散热。

（7）妊娠引起的生理学和形态学改变会持续到产后 4～6 周。因此，产后应根据产妇的个人能力，逐渐恢复到孕前的运动习惯。

2.以下为孕期体育锻炼的禁忌证

（1）妊娠期高血压。

（2）未足月胎膜早破。

（3）既往有早产史或此次妊娠有先兆早产。

（4）宫颈机能不全或宫颈环扎术后。

（5）孕中、晚期持续阴道流血。

（6）宫内生长受限。

（7）若孕妇合并其他内科疾病，如慢性高血压或甲状腺功能亢进、心血管疾病或肺病，应仔细评估后决定是否适合进行锻炼。

【吸烟】

1.烟草中主要成分一氧化碳和尼古丁都对胎儿有不良影响。与非吸烟者相比，吸烟可增加以下疾病的发生率：

（1）自然流产（风险为非吸烟者的 1.2～1.8 倍以上）。

（2）染色体正常胎儿发生流产（较非吸烟者相比，染色体正常胎儿的流产率增加 39%）。

（3）胎盘早剥、前置胎盘和胎膜早破。

（4）早产（是非吸烟者的 1.2～1.5 倍以上）。

（5）低出生体重儿。

（6）婴儿猝死综合征。

2.孕妇戒烟可改善新生儿体重，尤其在孕 16 周之前停止吸烟者效果更明显。如果所有孕妇都能在孕期停止吸烟，估计可能将胎婴儿的死亡率降低至 10%。

3.有研究表明，实施减少吸烟项目，可帮助孕妇戒烟，并使新生儿体重增加。成功戒烟的干预重点在于强调戒烟的方法，而不仅仅是提供戒烟的建议。

4.尼古丁替代疗法尼古丁是唯一能被吸收的毒素，用尼古丁替代戒烟，可减少胎儿在一氧化碳和其他毒素中的暴露。每天吸烟多于 20 支的妇女，如果不能减少吸烟量，孕期咨询时可以建议使用尼古丁替代疗法。

【饮酒】

1.乙醇可以自由通过胎盘和胎儿血脑屏障，也是一种已知的致畸物。乙醇对胎儿的毒性与剂量有关。乙醇暴露对胎儿最危险的阶段为早孕三个月，但整个孕周任何时候的乙醇暴露对胎儿的脑发育均有影响。虽然孕周偶尔饮酒未显示出对胎儿的影响，但还是应该告诉孕妇，目前可对胎儿造成不良影响的饮酒量阈值还不清楚。

2.胎儿酒精综合征表现为生长迟缓（出生前和或出生后）、面部畸形和中枢神经系统（CNS）功能异常。面部畸形包括眼睑裂变短、低位耳、面中部发育不良、人中不明显、上唇薄等。CNS 功能异常包括小头畸形、智力发育迟缓和行为异常，如注意力缺陷障碍。孕期嗜酒的孕妇分娩的儿童比未嗜酒者的子代更多发生骨骼异常和心脏畸形。最常见的心脏结构畸形为室间隔缺损。

【免疫接种】

为预防子代疾病,与孕期相比最好是孕前进行免疫接种;只有活的病毒疫苗才会给胎儿带来危险。

1.通过儿童期的自然免疫或接种疫苗获得免疫,所有孕育妇女都应具有对麻疹、风疹、流行性腮腺炎、破伤风、白喉、脊髓灰质炎和水痘的免疫力。

2.孕期风疹感染可引起胎儿先天性感染;麻疹感染会增加自然流产、早产和孕妇疾病的发生风险;破伤风毒素可通过胎盘运转,引起胎儿破伤风,水痘感染科导致胎儿 CNS 及肢体缺陷和孕妇严重肺炎。

3.所有孕妇都应进行乙肝表面抗原筛查,妊娠不是接种 HBV 疫苗和注射乙肝免疫球蛋白的禁忌证。有以下病史的女性,为 HBV 感染的高危人群且需要在孕期进行 HBV 免疫接种:静脉吸毒史、任何性传播疾病的急性发作、多个性伴侣、家庭中接触 HBV 携带者、职业暴露、居住在发育异常所致残疾的机构、在血液透析中心工作或因出血性疾病接受凝血因子浓缩剂治疗的患者。

4.破伤风和白喉类毒素的联合毒素是唯一常规适用于乙肝孕妇的免疫生化制剂。

5.没有证据表明无活性的病毒疫苗、细菌疫苗或破伤风免疫球蛋白对胎儿有危害,因此如果需要,可以使用。

6.麻疹、流行性腮腺炎和风疹的单一抗原疫苗与联合疫苗,都可在孕前或产后随访时接种。尽管理论上有风险,但还没有因孕期不小心接种了风疹疫苗而导致婴儿患先天性风疹综合征的报道,不过还是应建议接受免疫接种的妇女至少在四周后再尝试怀孕。因为没有证据表明麻疹、流行性腮腺炎、风疹病毒可以通过最近免疫的人进行传播,所以孩子的母亲再次妊娠时可接受这几种疫苗的接种。

7.到疫区或疾病流行地区的旅游者,可能需要进行小儿麻痹症、黄热病、伤寒或肝炎的免疫球蛋白或疫苗接种。

8.存在某些特殊疾病而具有感染高危因素的妇女,应建议其接种流行性感冒疫苗和肺炎球菌疫苗。在流感流行季节,孕中、晚期的孕妇应行流感疫苗接种,特别是那些在慢性内科疾病患者的长期护理中心工作的妇女或者自身患有心肺疾病的妇女(包括哮喘)(因为这些妇女的免疫力受到抑制),或患有糖尿病的妇女。已进行脾切除的妇女应该接受肺炎球菌疫苗的接种。

9.接触麻疹、甲肝、乙肝、破伤风、水痘或狂犬病毒之后,应注射苗裔球蛋白和特异的免疫球蛋白。

10.母亲在分娩前 5 天至分娩后 2 天之内如果出现水痘。则其分娩的新生儿应接受水痘-带状疱疹免疫球蛋白(VZIG)治疗。先天水痘综合征很罕见,但没有证据表明母亲使用 VZIG 可减少其发生率。VZIG 对孕妇有治疗作用,可防止孕妇本身发生水痘并发症。

【性交】

1.孕妇一般不必限制性生活。

2.应告知孕妇妊娠期可能改变性生活的躯体感觉和性欲。

3.性交后出现宫缩很正常。

4.孕妇有早产风险、胎盘或血管前置,或既往有妊娠丢失史时,应建议避免性生活。

【工作】

1.大多数孕妇在整个孕期均可参加工作。

2.孕妇应避免提重物或过重体力劳动。

3.一般不需要调整工作性质,除非工作对身体不利。

4.告知孕妇一旦感觉不适,应停止活动。

如果工作强度过大,或需要长时间站立,或在工业机械前工作,或存在其他不利环境因素,则可按需调整工作。

【旅行】

1.由于孕期长时间坐位会增加静脉血栓形成和血栓静脉炎风险,应该避免。

2.孕妇每天开车不应该超过 6 小时,每开车两小时应该停下来行走 10 分钟。

3.准备长时间乘坐汽车或飞机时应穿弹力袜。

4.一定要系安全带,随着月份增大,安全带应置于腹部之下。

【腕管综合征】

孕期体重增加和水肿可压迫正中神经,导致腕管综合征。腕管综合征表现为拇指、食指、中指和无名指掌桡侧的疼痛、麻木或者刺痛感。压迫正中神经和用反射锤叩击腕关节(Tinel 手法)和前臂可加剧疼痛。腕管综合征通常在孕晚期发生于年龄大于 30 岁的初孕妇,一般在分娩后 2 周消失。保守治疗即可,即夜班用夹板固定腕关节。如果病情严重,可在局部注射糖皮质激素。

【背部疼痛】

1.体重增加过多可加剧背部疼痛。

2.通过锻炼加强背部肌肉和放松腘绳肌腱可以减轻背部疼痛。

3.孕妇应该保持良好的身体姿势,穿低跟鞋。

【圆韧带疼痛】

是运动引起圆韧带痉挛而导致的腹股沟剧烈锐痛。痉挛一般为单侧,因为孕期子宫通常右旋,所以右侧发生的比左侧多。孕妇在夜间睡眠时忽然翻身后,可因圆韧带疼痛而清醒。

【痔】

1.因为用力排便可加重痔疮,所以痔疮患者应避免便秘;

2.饮水充足,多食用李子和杏等水果可以软化大便。

3.应避免长时间坐位;

4.分娩后痔疮可缩回,但一般不能完全消退。

(秦丽欣)

第六章　妇产科内镜检查

第一节　胎儿镜检查

胎儿镜是应用内镜技术以了解胎儿生理解剖,可为优生和产前诊断的一种技术。因为是直视,故可弥补影像学方面某些不足,也可直接采取脐血标本,皮肤或肝脏取材作组织学检查,也可识别性别,对某些遗传性疾病的诊断有助,但该检查法有一定创伤性,所以目前临床未能普遍应用。

一、适应证

主要是可直接观察胎儿外形,采集胎儿血样标本和取胎儿皮肤作病理诊断。

1.直接观察某些出生缺陷(畸形),如:多指(趾)畸形,唇裂、腭裂,神经管畸形,面部和肢体畸形,软骨发育不全,以及少数连体婴儿、内脏外翻、腹壁裂等。

2.直接采集胎儿血样,用于:血液疾病,血型测定,地中海贫血,镰状细胞贫血,血友病 A、血友病 B,假血友病,胎儿营养不良症以及胎儿宫内感染等。

3.直接取胎儿皮肤做病理检查,对某些先天性皮肤病(如:先天性大疱性鳞状红皮病、大疱性表皮松解症等)及早作出诊断。

4.直接观察胎儿性别,对少数遗传性疾病决定胎儿去留。

二、操作步骤

1.孕妇排空膀胱,取平卧位。

2.超声定位胎盘位置。

3.常规消毒腹部皮肤,铺巾。

4.在脐轮下缘切开皮肤,插入已消毒的带有套管的穿刺针,穿过腹壁、子宫壁,直插至羊膜腔,在超声指引下更为安全和准确。也可在开腹后直接从子宫壁插入。

5.进入羊膜腔后,抽取 15ml 羊水作检测,测定 AFP、染色体或其他相应检查,同时观察羊水性状。

6.取针芯,置入胎儿镜,逐步观察胎儿外形、体表。包括颜面、耳廓、手指、足趾、生殖器等。也可观察胎盘面血管,也可从脐血管采集血样,或直视下从胎儿腹部或大腿部取皮肤活组织检查。

7.检查结束立即取出胎儿镜,并拔出套管。皮肤小切口可用创口贴粘敷,也可缝合一针。

8.结束后应超声监测,观察胎儿血管采集血样的穿刺点有无出血渗入羊水,若见血管有喷血,应立即向羊膜腔内注入无菌生理盐水 20～50ml,一般喷血现象即可停止。若采用管径较大的胎儿镜在拔除后也可有羊水自子宫壁溢出。

9.术后需观察胎动,孕妇腹痛,宫缩,必要时用胎儿监护仪监测,一般至少观察 24 小时。

三、主要事项

1.胎儿镜检查一般最佳时机为 20 周,过早因胎儿小,胎儿血管过细,观察和采集血样会受影响。某些先天性疾病也要孕 18 周后才表达,否则易造成误诊。孕 26 周以后胎儿发育速度快,使羊膜腔相对变小,空间相对小,也不宜操作和诊断。

2.孕妇体温应正常,无全身和宫腔感染,无出血倾向。

3.胎死宫内者禁忌作检查。

4.因属创伤性诊断和操作技术,所以可有一定并发症(如早产、脐血管大出血、胎盘早期剥离、羊膜炎症等),应注意。

(鲁红红)

第二节　羊膜镜检查

羊膜镜检查是在胎膜完整未破前以窥镜插入子宫颈,在强光照射下观察羊水的色泽、量的技术。

一、适应证

1.妊娠期高血压疾病　因妊娠期高血压疾病的病理变化,使胎盘缺血、梗死,包蜕膜血管壁呈现粥样化及纤维素样坏死,易导致胎盘功能不良,引起胎儿宫内窘迫,甚至胎死宫内。羊膜镜检查时,约 3%～5% 的患者发现羊水内胎粪,或羊水出现黄绿色,尤其是羊水Ⅱ度以上污染时,是终止妊娠的指征。

2.过期妊娠　过期妊娠时胎盘有各种病理变化,过期儿易呈缺氧状态,故产前羊水粪染率很高,约20%～40%。而用羊膜镜检测时,胎粪的发现率也可高达 10%～20%。

3.临产孕妇足月妊娠　入院待产而未破膜者,也宜进行一次羊膜镜检查,以发现虽无高危因素的隐性胎盘宫内不全病例,也能检查前因素中有无脐带,以防破膜后引起脐带脱垂。

4.诊断胎膜早破　对有移动流液而 pH 试纸及其他检查不能确定是否破膜者,可作羊膜镜检查。

5.羊膜镜下人工破膜　在先露高浮时,破膜前先作羊膜镜检查,然后用细针高位破膜,控制羊水流出,以防脐带脱垂。

二、操作步骤

1.受检查者排空膀胱,取膀胱截石位,消毒外阴、铺巾。

2.先行阴道检查,经穹隆触摸先露部位,除外前置胎盘可能,同时检查子宫颈的位置、方向及软硬度,子宫颈开大情况以及先露下降程度,同时也注意前羊水中及羊膜囊中有无脐带。

3.根据宫口开大情况及软硬度,分别选不同直径的已消毒的羊膜镜。

4.以阴道检查的手指导入羊膜镜,放入子宫颈管内,逐渐深入宫颈内口,通过内口后再进入约 1cm,然后取出探芯,连接冷光源,即可检查。若有宫颈黏液或血性分泌物,则用消毒棉球擦净。正常羊水澄清或半透明,或可见有胎脂在羊水中漂浮,或因胎脂的细小浮浊化呈乳白色。当发现羊水为黄色、褐色或绿色,或胎膜紧贴胎头,看不到羊水,这些均为羊膜镜检查阳性发现,有其临床意义。

三、注意事项

1.凡外阴、阴道有炎症,宫颈重度糜烂同时伴有活动性出血,前置胎盘,性传播疾病,子宫颈癌,臀位,子痫发作或未控制和稳定时,均不宜行羊膜镜检查。

2.检查前、中、后均应注意外阴、阴道消毒,以及羊膜镜的严格消毒和无菌观念,防止感染。

3.检查动作必须轻柔,防止因羊膜镜检查时硬质金属器械使胎膜破裂或引起出血,动作粗暴也易引起宫缩,甚至引起早产等。

(鲁红红)

第三节　输卵管检查

输卵管镜是检查输卵管腔的显微内镜,是目前唯一对输卵管黏膜病变进行直接评价的方法,准确性较传统技术高。根据输卵管通畅程度、上皮及异型血管的类型、粘连及扩张程度、输卵管腔内异物等一系列参数进行评分,可对输卵管成形术和预测妊娠可能进行前瞻性评价。

应用输卵管镜的适应证:不孕症妇女行 HSG 后疑有输卵管内粘连、阻塞,或对造影剂过敏、HSG 禁忌者。

输卵管镜有两种类型:

1.经伞端输卵管镜　通过腹腔镜放置输卵管镜,观察伞端至壶腹部-峡部结合处的输卵管黏膜。

2.经宫腔内输卵管开口输卵管镜,其可分为两型　①同轴型,包括输卵管镜和柔性宫腔镜,由宫腔镜导入输卵管;②线型外展导管系统,无须宫腔镜,可经宫颈向输卵管内置入输卵管镜体。

由于输卵管镜费用昂贵,技术上难掌握,因而限制其使用。

(鲁红红)

第四节　宫腔镜检查

宫腔镜是将子宫腔镜经子宫颈管插入子宫腔,主要观察子宫腔内病变、形态、输卵管开口、子宫内膜有无赘生物以及子宫颈管有无病变,必要时可取组织作病理学检查,借以明确诊断,同时也可配以各种不同的特殊器械,在直视下进行各种手术操作,作相应治疗。宫腔镜已成为诊断和治疗某些妇科疾病的重要诊治手段之一。宫腔镜目前有直型和可弯型两种,也可分诊断用宫腔镜和诊断、治疗两种功能均具有的宫腔镜。

一、宫腔镜诊断的适应证

1.各种异常子宫出血的诊断。

2.子宫颈管和子宫腔内赘生物性质的检查和鉴别,如子宫黏膜下肌瘤、息肉等。

3.不孕症原因的检查,有无子宫内膜结核、宫腔粘连、宫腔畸形或黏膜下肌瘤或其他赘生物等。

4.子宫内膜癌的诊断和鉴别。

5.宫内节育器的定位和取出。

6.重新评估子宫输卵管碘油造影的异常结果。

7.评估超声检查的异常宫腔回声和占位病变。

8.宫腔镜手术后随访,也可评估手术后的效果。

9.观察月经周期不同阶段的子宫内膜变化,间接了解卵巢内分泌变化和子宫内膜的变化。

二、宫腔镜治疗的适应证

1.宫腔镜下疏通输卵管(宫腔注射)。

2.宫腔镜下输卵管通液试验。

3.宫腔镜下注药,治疗输卵管妊娠。

4.宫腔镜下粘堵输卵管绝育术。

5.子宫内膜电切割、摘除息肉,黏膜下肌瘤切除。

6.电凝止血,子宫内膜切除。

7.宫腔粘连分离术。

8.子宫纵隔切除术。

9.宫腔、宫颈粘连闭锁切除。

10.输卵管内人工授精或孕卵移植术。

11.子宫颈内赘生物的切除、电凝止血等。

三、操作步骤

1.一般不需麻醉,精神紧张者术前肌注哌替啶 50mg,若行宫腔镜下手术,则需麻醉,常采用硬膜外麻醉或骶麻,也有全身麻醉者。

2.排空膀胱取膀胱截石位,外阴阴道常规消毒,阴道窥器暴露宫颈,再次消毒用宫颈钳牵持。

3.以子宫探针探明子宫曲度和深度。

4.用 Hegar 扩张器扩张宫颈口到 7 号。

5.将宫腔镜顺宫腔方向送入子宫颈内口,先用生理盐水冲洗宫腔。

6.宫腔镜接上膨宫液管,注入膨宫液(10%羟甲基纤维素钠中分子右旋糖酐液或 5%葡萄糖液),充盈宫腔,顺序观察宫腔,先观察四壁,再观察输卵管开口,最后观察宫颈管内膜,再徐徐将宫腔镜退出颈管。

7.若宫腔镜下治疗,则选用各种不同器械,可作切、割、摘除、诊刮子宫内膜及电凝等各种操作。

8.检查或操作后观察 1 小时,酌情应用抗生素预防感染。

四、注意事项

1.术前询问病史,全身检查,包括腹部和妇科检查,常规宫颈刮片和阴道分泌物检查。

2.检查时间宜在月经干净后 5～10 天内进行,特殊情况例外。

3.注意无菌观察,严格无菌操作,防止上行性感染。

4.防止并发症发生,如盆腔感染、损伤、出血、宫颈裂伤、子宫穿孔等。

5.膨宫液个别患者有过敏。

6.扩张宫颈时注意是否引起迷走神经反射。

7.宫腔镜下手术,为防止穿孔、损伤等,可在 B 超或腹腔镜监视下进行。

8.宫颈癌、瘢痕子宫、宫颈裂伤或松弛者不宜行宫腔镜操作。

(鲁红红)

第五节　腹腔镜检查

腹腔镜检查是将腹腔镜自腹部插入腹腔(妇科主要为盆腔)内观察病变的形态、部位、必要时取有关组织作病理学检查,借以明确诊断的方法。辅以各种不同的特殊器械,同时可在腹腔镜下进行手术操作,此称腹腔镜手术。

一、临床应用

1.各种原因不明的盆腔疼痛的诊断和鉴别。

2.盆腔肿块的诊断。

3.生殖器畸形的诊断如子宫畸形、两性畸形等。

4.异位妊娠的诊断和鉴别诊断。

5.盆腔子宫内膜异位症的诊治:镜下电凝,分离粘连,抽吸卵巢子宫内膜囊肿等。

6.盆腔恶性肿瘤:盆腔液抽吸、细胞学、染色体和生化检测。

7.滋养细胞疾病:卵巢黄素囊肿囊内液的抽吸,黄素囊肿扭转的复位,子宫病灶内抗癌药物注射等。

8.计划生育中应用:绝育术包括 Falope 圈、Hulk 夹和电凝输卵管绝育术;穿孔后异位的宫内节育器的取出;子宫穿孔的检查和电凝或缝合治疗,复孕手术后评价等。

9.不孕症患者的诊治:输卵管通畅性、粘连的检查和评价及其有关治疗。

10.辅助生育技术:采卵,配子输卵管移植至输卵管壶腹部。

二、禁忌证

1.严重心血管疾病,肺功能不全者。

2.脐疝、膈疝。

3.腹壁广泛粘连或其他原因所致腹腔粘连者。

4.腹腔肿块大于妊娠 4 个月或中、晚期妊娠者。

5.相对禁忌证为肥胖、晚期恶性肿瘤、腹腔手术史等。

6.年龄大于 60 岁妇女。

三、方法

1.术前准备:同一般腹部手术的术前准备。包括病史和有关检查,特别强调心电图、胸部 X 线检查和肝功能检查,术前晚少食,检查前 4 小时禁食,术前晚灌肠,术前排尿或留置导尿管。外阴及阴道消毒、冲洗。

2.麻醉:硬脊膜外麻醉(单次或持续)或全麻为宜。不提出单用局麻。

3.膀胱截石位:消毒外阴、阴道,放置阴道窥器,再消毒宫颈和阴道后,置入举宫器或 Rubin 探头,可使子宫随意运动或子亚甲蓝注入等,观察输卵管通畅程度。

4.腹部皮肤常规消毒:在脐缘下作一小切口,约 1cm,插入 Veress 针进入腹腔,行人工气腹,注入 CO_2 气体,压力不超过 2.94kPa($30cmH_2O$),充气总量达 2000～3000ml。

5.插入套管针,拔出套管芯,将腹腔镜自套管插入盆腔,接上光源,即可顺序观察盆腔。

6.观察时寻找子宫、输卵管、卵巢、直肠子宫陷凹或盆、腹腔内病灶,观察其性状、部位,必要时嘱手术台下助手移动举宫器或注入亚甲蓝液。

7.若需操作,则可在脐耻中点下或双侧脐与髂前上棘连线中、外 1/3 交界处穿刺第二套或第三套管针,抽出套芯,置入各种不同器械,可作有关操作。

8.操作结束,取出窥镜前,先排出 CO_2 气体,再拔除套管。

9.术后 4 小时内严密观察血压、脉搏和呼吸。

四、并发症

1.腹部气肿,形成假气腹。

2.腹部血肿或大网膜血管损伤或盆、腹腔内大血管损伤所致内出血。

3.脏器损伤(肠管、子宫、膀胱损伤等)。

4.心律不齐,血压下降,心搏骤停。

5.气体栓塞。

6.腹壁和腹腔感染。

(鲁红红)

第七章　妇产科介入治疗

介入医疗学是 20 世纪 70 年代开始发展的一门医学影像学和临床治疗学相结合的新兴边缘学科。有学者称其是与内科、外科并列的第三大诊疗技术,由于近十几年的迅速发展,对许多以往临床上认为是不治或难治之症,介入医疗均为其开辟了新的有效治疗途径。同样介入医疗在妇产科也有广阔的临床应用价值,可用于良性和恶性肿瘤、产科、炎症等多种疾病的诊断和治疗,具有创伤小、恢复快、并发症少等优点。

妇产科的介入医疗包括超声技术、妇科内镜技术、影像学技术和血管技术的发展。

一、超声介入

使用快速实时超声波扫描仪,在探头的侧方或一端安装导向的穿刺支架,穿刺针的轨迹能显示在荧光屏的标志线上。穿刺针选择 21~23G(0.6~0.8mm),15~20mm 的穿刺针。

(一)产科宫内介入治疗

超声介入下羊膜腔穿刺、脐静脉穿刺、胎儿体腔穿刺,有其实用性、安全性和有效性。

1.方法

(1)孕妇取平卧位或斜坡位,穿刺前一般进行胎心率电子监护。初步了解胎儿宫内状态,超声检查胎儿胎盘位置和脐带走向,确定穿刺点。

(2)局部皮肤消毒,常在局麻下进行。

2.适应证

(1)羊膜腔内给药:如羊膜腔内注入地塞米松促胎肺成熟。氨基酸、微量营养素羊膜腔内给药,治疗胎儿宫内发育迟缓。羊膜腔内注入强心剂改善心源性胎儿水肿。抗心律失常药治疗胎儿心律失常。宫内诊断为胎儿甲状腺功能低下时羊水中注入甲状腺素等。

(2)人工羊水羊膜腔注射:治疗羊水过少和胎膜早破,于羊膜腔内注射温的生理盐水,缓解脐带受压,改善胎儿窘迫,促进胎肺发育。

(3)羊水减压:羊水过多症,双胎间输血综合征(TTTS),羊水过多进行羊水减压,防止早产,改善胎儿胎盘循环。

(4)经脐静脉输血:治疗血型不合所致的胎儿渗出性贫血,输注白蛋白治疗胎儿低蛋白血症。

(5)胎儿皮下给药:以抑制胎动为目的的胎儿皮下注射肌松剂,泮库溴铵(潘可罗宁)。

(6)胎儿腹腔用药:胎儿腹水时腹腔输血及蛋白制品。

(7)胎儿肿瘤内给药:对单一囊性,一侧胎儿颈部囊性淋巴瘤,囊内注入油性博莱霉素。

(8)胎儿宫内治疗性穿刺引流术:胎儿脑积水、胸腔积液、肾积水,为缓解长期组织受压而导致的发育不良和功能障碍,进行穿刺减压,为进一步的体外治疗打下基础。

（9）异位妊娠彩色阴道超声介入治疗：选择早期输卵管妊娠，平均孕周 5～6 周，妊娠囊直径＜3cm，使用前列腺素、氟尿嘧啶、甲氨蝶呤等注入。

（10）多胎减胎治疗：IVF-ET 后或使用促排卵药后发生多胎妊娠，可在超声引导下穿刺胎儿心脏或心脏内注入高渗氯化钾液。

（二）妇科介入治疗

1.方法

（1）患者常取截石位，排空膀胱，外阴阴道常规消毒，于阴道后穹隆操作。

（2）也可腹部常规消毒后，于腹部操作。

实时超声监视和引导下，完成各种穿刺活检、抽吸、插管、注药治疗或对肿块的性质进行细胞学或组织学检查，以明确诊断。

2.适应证

（1）卵巢非赘生性肿块的治疗：卵巢巧克力囊肿（内膜囊肿）、卵泡囊肿、单纯性囊肿及中肾管、副中肾管囊肿可在超声引导下穿刺治疗。也有注入无水酒精及硬化剂或复方甲地孕酮等，使囊肿内壁分泌细胞变性、坏死、阻碍液体分泌，促进纤维化粘连。导致囊腔闭塞，降低复发。

（2）滋养细胞疾病：卵巢黄素囊肿的穿刺抽吸，子宫壁病灶注入甲氨蝶呤等。

（3）盆腔炎性包块治疗：输卵管卵巢囊肿、脓肿，行超声引导下囊肿抽吸及注药治疗。

（4）盆腔肿块穿刺细胞学检查。

（5）不孕症治疗：超声引导下卵泡穿刺取卵，卵泡内直接授精和腹腔内直接授精，分别适用于输卵管通畅人工授精失败者，与输卵管内配子移植近似。

（6）晚期盆腔恶性肿瘤或复发患者明确诊断后（在超声引导下穿刺或活检），在超声引导下作肿瘤穿刺注射药物或其他治疗，起姑息作用。

二、内镜介入

内镜介入医疗主要是指宫腔镜、腹腔镜、胎儿镜、凹陷镜和胎儿镜介导下进行有关诊治，目前以宫腔镜和腹腔镜为多。

（一）仪器

为腹腔镜和宫腔镜等，以及相应的有关刀、剪、钩、针、凝等各种器械和气体介质及电视成像系统。

（二）方法

1.腹腔镜操作常在硬膜外麻醉或全麻下进行，宫腔镜操作可在骶麻下进行。

2.留置导尿。

3.腹部或外阴阴道常规消毒。

4.分别按腹腔镜或宫腔镜操作要求进行。

（三）适应证

1.腹腔镜

（1）腹腔镜输卵管外科及粘连松解术：包括输卵管卵巢松解术、输卵管成形术、输卵管重新造口术等，用于炎症和不孕患者。

（2）腹腔镜输卵管吻合术：适用于要求输卵管复通和恢复生育者。

（3）子宫内膜异位症的腹腔镜治疗：包括因盆腔子宫内膜异位症患者疼痛的粘连分离、病灶电凝，不孕患者的输卵管亚甲蓝通液试验,卵巢巧克力囊肿的穿刺抽液、药物注射,巧克力囊肿剥出术,卵巢部分切除术或切除术等。

(4)腹腔镜卵巢和卵巢冠手术:绝经后可扪及卵巢综合征、卵巢良性畸胎瘤摘除或剥出,卵巢良性肿瘤和卵巢冠囊肿等。

(5)子宫肌瘤切除术。

(6)腹水抽吸。

(7)腹腔镜下肿瘤二次探查术。

(8)腹腔镜下骶前神经切除术。

(9)多囊卵巢综合征(PCOS)患者腹腔镜下卵巢穿刺打孔术。

(10)子宫切除术。

(11)腹腔镜下肠道手术:阑尾切除、结肠造口术后的修补等。

(12)腹腔镜下盆腔淋巴清除术。

(13)滋养细胞疾病患者腹腔镜下卵巢黄素囊肿穿刺抽液、复位、病灶注入甲氨蝶呤等。

2.宫腔镜

(1)宫腔镜下输卵管插管介入治疗:治疗输卵管妊娠,输卵管炎症。

(2)宫内节育器迷路的处理:取出断裂、异位嵌顿的 IUD 等。

(3)宫腔异位取出、息肉摘除等。

(4)宫腔畸形的处理。

(5)宫腔粘连分离,取材活检。

(6)子宫内膜下肌瘤切除,子宫内膜电切割等。

(四)并发症

同腹腔镜和宫腔镜的并发症。

三、血管介入

血管性介入技术 1953 年由 Sedinger 首次在局麻下进行,20 世纪 80 年代起又有血管数字减影术(DSA)问世,本技术已成为与药物治疗、手术治疗并列的临床三大治疗技术之一。在肿瘤治疗中介入医学技术不用手术刀的"地道战",通过导管向癌细胞供血动脉注入抗癌药物、栓塞物质,断其"粮草",或经皮穿刺肿瘤注入无水酒精,使肿瘤逐渐萎缩坏死。

(一)器械和物品

1.套管针,金属导丝。

2.造影剂、栓塞物、药盒导管灌注系统、球囊导管、抗癌药物与载体、生物制剂(如干扰素、白介素、肿瘤坏死因子等)。

3.装备血管数字减影技术的放射仪器和器械。

(二)方法

1.插管方法:在数字减影造影下,经皮股动脉穿刺,用口径 6～7F 导管插主动脉,相当第 3、4 腰椎水平,即腹主动脉下段分叉处。

2.压力注射器注入 76％泛影葡胺或 Ultravist-300 行血管造影,显示肿瘤主要供血动脉及肿瘤染色区。

3.再用 5～7F 导管先插入患侧髂内动脉前支紧靠肿瘤所供血区域。

4.注入药物总剂量的 1/3～1/2,然后退出导管,再插入对侧髂内动脉,注入剩余的化疗药。

5.注射完毕后拔除导管,局部加压 10 分钟止血。

也有用腹壁下动脉插管进行盆腔动脉栓塞化疗。

(三)适应证

1.各种子宫肌瘤　局麻下行股动脉穿刺,置入 4～5F 动脉导管,经髂外动脉、腹主动脉至对侧髂内动脉,通过造影或 DSA 显示子宫动脉开口,在同轴导丝引导下将导管插入子宫动脉,注入栓塞微粒,至完全阻断子宫动脉为止。

2.子宫颈癌　利用选择性髂内动脉或超选择性子宫动脉插管栓塞治疗,可使子宫颈癌块缩小,减少术中出血,减少手术操作中癌细胞通过血行播散。

3.卵巢癌　动脉栓塞化疗使肿瘤营养血管堵塞,提高肿瘤区域内药物浓度,导致肿瘤缺血坏死,瘤体缩小或消失,提高疗效。

4.滋养细胞肿瘤继发大出血　通过动脉造影快速明确出血部位,并准确予以栓塞阻断血供,达到止血目的。也可行动脉灌注化疗,使药物直接进入肿瘤,避免肝、肾首过效应,减少对肝肾的毒性,减少胃肠道反应。

5.子宫腺肌病和子宫肥大症　可缩小子宫体积,减少月经量的效果。

6.产后大出血治疗　经皮髂内动脉造影栓塞术,盆腔动脉造影栓塞已成为产科急性大出血的又一有效治疗方法。用于晚期产后大出血,剖宫产后切口感染、裂开大出血,阴道伤口血肿、感染、大出血等。

7.盆腔静脉淤血症。

(四)不良反应和并发症

发热,穿刺或导管刺激性疼痛,穿刺部位血肿。动脉内膜剥脱或迟发性出血,血栓形成引起相应部位堵塞,引起下肢疼痛、变冷、肤色苍白、动脉或足背动脉减弱或消失。

(付　勇)

第八章　妇产科常用一般治疗

一、子宫颈/阴道冲洗

宫颈冲洗和阴道冲洗两者不易决然分开,是妇科常用的治疗措施之一。阴道及宫颈、颈管都是女性自然防御功能之一,如阴道口的闭合,阴道前后壁的紧贴,阴道上皮细胞在雌激素的影响下增生,表层角化,阴道 pH 保持在 4～5,使适应碱性的病原体的繁殖受抑,而子宫颈管黏液呈碱性,使适合酸性环境的病原体的繁殖和生长会受到抑制。再加上健康妇女阴道内的寄生细菌较多,又随妇女内分泌的影响,可以影响阴道生态的平衡。此外,妇女因流产、分娩等宫颈易损伤,以及性传播疾病的病原体影响宫颈,所以宫颈和阴道易患各种炎症。

阴道冲洗虽是妇产科常用的一种治疗方法,设备简单,方便易行,患者在医师指导下也可自行治疗,更有一些治疗阴道炎的洗液附有冲洗器,让患者自行治疗。

阴道冲洗有其两面性,在阴道、宫颈、宫腔操作、子宫切除术前准备时必须的处置步骤之一,但在使用阴道冲洗时对选用的冲洗液、性状、主要成分、使用量、冲洗压力和速度、宫颈内外口是否闭合等均对妇女有影响,所以使用阴道冲洗要慎重,一般是必要时才选用(如术前、放疗前后等)且冲洗次数也不宜过多。因现今一般对各类阴道炎、宫颈炎的治疗均不使用阴道冲洗,因阴道冲洗会对女性造成许多不利因素。

阴道冲洗的不利因素:

1.阴道冲洗可改变阴道微生态,而引发阴道症状。

(1)常冲洗阴道女性,患 BV 的风险较不冲洗者 1 倍以上。

(2)单纯清水冲洗,阴道乳杆菌减少不明显。

(3)采用活性剂(如洗必泰等各种冲洗液)阴道乳杆菌下降50%。

(4)采用防腐剂(如苯扎氯氨)则乳杆菌消失。

(5)阴道杀菌剂:苯醇醚-9,也是常用的阴道冲洗剂,可使肠球菌、大肠埃希菌、动弯菌进入机会增加,引发阴道症状。

2.阴道不同冲洗液 pH 影响,改变阴道 pH。

3.阴道冲洗引起细菌上行感染。

(一)炎症性疾病的子宫颈冲洗

1.慢性宫颈炎　药物治疗前可用 1:5000 高锰酸钾液,在上药前作阴道和宫颈冲洗,然后用消毒棉签擦拭后,在宫颈上敷药,或塞药。

2.细菌性阴道病　细菌性阴道病常可引起妇女下生殖道疾病,宫颈及阴道分泌物增多,病人有鱼腥臭味的灰白色白带,阴道灼热,痒感,分泌物在宫颈和阴道上黏着,但易擦去,阴道分泌物 pH>4.5,常可找到线索细胞,治疗主要除应用甲硝唑(灭滴灵)、氯林可霉素等外,必要时可配合 1% 过氧化氢冲洗宫颈及阴道效果更好。

3.老年性阴道炎　老年性阴道炎常见绝经前后,主要因卵巢功能低落,雌激素水平下降,阴道黏膜及宫颈上皮细胞萎缩,阴道 pH 上升为碱性,抵抗力差,宫颈及阴道易有炎症,再因外阴清洁卫生差,或性生活频繁,营养不良,维生素 B 缺乏,可使分泌物增多,灼热,宫颈表面或阴道壁上有出血点或出血斑,分泌物臭,感染严重还能使宫颈管粘连闭合。

治疗除适当补充雌激素(口服或阴道用药,或雌激素皮肤敷贴片外),为增强阴道酸度,可用 1‰乳酸,或 0.5%醋酸,或 1∶5000 高锰酸钾液冲洗宫颈及阴道,每日一次。冲洗后再局部使用甲硝唑或诺氟沙星栓剂每日 1 次,共 5～7 天,对宫颈及阴道炎症治疗均有益。

4.阿米巴宫颈和阴道炎　阿米巴病原体可侵入阴道黏膜,并可侵犯子宫颈等,主要表现为阴道分泌物多,呈血性、浆性、脓性或黏液脓性,具有腥味,诊断主要有宫颈和阴道分泌物作涂片找阿米巴滋养体或特殊培养,也可作宫颈和阴道病理检查。

确诊后治疗应以全身治疗为主,主要采用甲硝唑或盐酸吐根碱口服或肌注。局部每日用 1‰乳酸或 1∶5000 灭滴灵稀释液冲洗宫颈和阴道,冲洗后擦干,局部再用灭滴灵栓(200mg 一枚),7～10 天为一疗程。

5.白色念珠菌阴道、宫颈炎症　妇女患白色念珠菌感染者甚多,一生中几乎所有妇女均患过此病,只是病情程度不同,在妊娠期,糖尿病患者长期使用免疫抑制剂,或大量应用广谱性抗生素等易发病,阴道宫颈均有改变,甚至通过性交影响男性阴茎龟头也有感染,形成破溃。

患者有外阴瘙痒,白带增多,白带呈白色或凝乳块或豆渣样。

治疗常用或擦干宫颈和阴道分泌物后,用凯妮汀(内含克霉唑 500mg)只使用一片足矣,甚至孕妇也可应用,而其他抗念珠菌栓对孕妇不宜应用。对念珠菌阴道炎也可不用阴道冲洗,用棉纸擦去阴道豆渣样分泌物,阴道内置入凯妮汀即可。因它的乳酸配方对发挥药效、提高局部浓度和恢复正常阴道酸性环境。其他有抑制白色念珠菌的栓剂也可使用。极个别患者必要时可用 2%～3%的碳酸氢钠(苏打水)用中药制成的洁尔阴冲洗宫颈,阴道或外阴,不宜每日冲洗。

6.滴虫性阴道、宫颈炎　滴虫阴道感染也常可累及宫颈,促使宫颈和阴道分泌物增多,典型者为黄色或黄脓样泡沫状分泌物,有臭味,患者常有外阴阴道灼热和瘙痒感,或伴有泌尿系症状。

除典型的症状,取白带在显微镜下寻找滴虫已列入常规检查,灭滴灵口服,每日 3 次,共 7～10 天为一疗程,也可用灭滴灵栓剂,每枚含 500mg,在宫颈、阴道冲洗后塞入阴道 7～10 天为一疗程。偶尔可用 0.5%～1%的乳酸或醋酸溶液冲洗阴道一次,主要仍与灭滴灵口服或灭滴灵栓塞入阴道。滴虫性阴道炎也能促使宫颈炎症,且宫颈滴虫感染也易引起宫颈鳞状上皮发生不典型增生,与宫颈癌的关系密切。滴虫感染也有吞噬精子的作用而影响生育。

(二)计划生育手术前的宫颈/阴道冲洗

早孕妇女,又因宫颈重度糜烂,分泌物多,或白带化验患有滴虫或白色念珠菌感染等,或阴道清洁度差,在术前三天到医院门诊。用药液连续冲洗三天,每日 1 次,或冲洗阴道塞药后再次复查,上述情况改善,则可做流产手术。

放置或取出宫内节育器前,若发现有宫颈或阴道有严重炎症时,也应先行阴道和宫颈冲洗及阴道及塞药治疗,待下次月经净后 3～7 天,再复查白带或观察宫颈分泌物后放置或取出宫内节育器为宜。

(三)阴道异物及子宫颈炎症时阴道冲洗

阴道异物留置久后也易合并宫颈炎症,且分泌物增多,可呈黄脓样并有臭味,当异物取出后宜用药液冲洗。子宫托放置时间久后,更易引起宫颈炎症,也有少数为木棒,玻璃棒,玉米秆等,久置且未及时取出,对宫颈及阴道均会引起炎症,须予阴道冲洗和局部塞药治疗。

(四)紧急避孕的子宫颈/阴道冲洗

紧急避孕至少有 3000 余年的历史,当时显然是没有任何科学根据,当时还有性交后站立起身,屈膝坐位,擦洗阴道等方法,以企图达到避孕。几百年前也有用植物提取或浸泡液,作事后阴道冲洗。当时开始阴道冲洗或灌洗还设计了不少器具,采用硫酸锌、硼砂、明矾液等在性交后阴道冲洗或灌洗,在 20 世纪 30 年代达到顶峰,至今仍有 25% 的西方妇女采用这一方法,但实际避孕效果差。

(五)子宫切除术或阴道手术前的子宫颈/阴道冲洗

作子宫全切除术,子宫次广泛切除术,子宫广泛切除术,阴道内子宫切除术等术前均须作阴道、宫颈冲洗,且要用肥皂浆或 PVP 液擦洗,然后再用肥皂水或 1:5000 高锰酸钾液或低浓度的新洁尔灭液冲洗,以使宫颈和阴道清洁,防止因宫颈或阴道消毒不严,子宫切除过程中使阴道与盆腔相通,细菌或病原体进入盆腔,引起感染,或术后阴道残端炎症而引起感染。

(六)性传播性疾病子宫颈/阴道冲洗

各种性传播性疾病时,宫颈和阴道最易受累而产生一系列症状,故在治疗时常须作宫颈/阴道冲洗,然后应用相应针对病原体的有效药物治疗。青少年女性 STD 所引起的宫颈炎,如沙眼衣原体、淋球菌和单纯疱疹病毒对青少年女性因宫颈外翻,比成熟女性易感染上述各种病原体的宫颈炎,多为脓性黏液宫颈炎,治疗主要选用有关药物全身和局部治疗,必要时作宫颈/阴道冲洗。

(七)与生育有关的子宫颈/阴道冲洗

经阴道及宫颈分别采用酸性或碱性不同的液体作冲洗,使宫颈与阴道 pH 改变,改善阴道和宫颈局部环境,用生理盐水或 5% 葡萄糖液灌洗以稀释黏稠的宫颈黏液,以利精子穿透;以 0.5%~1% 碳酸氢钠液于性交前 30~60 分钟灌洗阴道,以碱化局部的酸性环境,提高精子成活,提高受孕率。

(八)工厂女工卫生室的子宫颈/阴道冲洗

女工集中的厂矿单位,宫颈炎症,各种阴道炎症的发病率相对较高,尤其是未使用淋浴设备和未使用蹲式厕所单位,上述宫颈炎和各种阴道炎发病率均较高,为开展妇女保健工作,积极治疗有关疾病,在医务人员指导下均逐步自行掌握宫颈/阴道和外阴冲洗。但现在已少使用。

(九)幼女或未婚妇女的子宫颈/阴道冲洗

幼女或未婚妇女也可因炎症,宫颈赘生物,甚至宫颈肿瘤等引起阴道分泌物增多等症状,但对幼女或未婚妇女,处女膜完整,根据中国人的习俗非要不得已的情况或因疾病急需,征得家长同意后可使用窥阴器暴露阴道和宫颈作冲洗外,一般是采用细软的消毒导尿管,经阴道口小心插入阴道连接冲洗液作冲洗,也可用宫腔镜头置入阴道,既可观察宫颈及阴道情况,又可作使用药液冲洗。

(十)冲洗方法

1.在医院由医务人员进行的冲洗　患者排空膀胱后,在妇科检查床取膀胱截石位,臀部垫橡皮垫或塑料垫,灌洗液 600~800ml 置输液架,根据不同疾病所需冲洗压力大小,冲洗桶悬挂高处(一般高出检查床 60cm)及冲洗头开关来调节冲洗压力和流量。先冲洗外阴,再冲洗阴道。冲洗时窥阴器需左右旋转,以充分冲洗阴道穹隆及前后左右侧壁,冲洗完毕后干棉球擦干,如为阴道炎则在穹隆部放入相应药物。

2.患者自行冲洗　如患者自行冲洗,则取下蹲位,下放置便盆,取灌洗液 50ml,用冲洗器冲洗阴道后再放入药物。

二、宫腔注射疗法

宫腔注射疗法是用导管向宫腔注入药液,以治疗宫腔和输卵管等局部病变的一种方法。

（一）适应证

慢性输卵管炎,输卵管梗阻、子宫内膜炎。也有用于治疗慢性盆腔炎,但效果不确切。

（二）注射药液

根据病情和致病菌药物敏感试验结果而选用抗生素。常用青霉素 40 万～80 万单位,或庆大霉素 8～16 万单位,加透明质酸酶 1500 单位(或 α 糜蛋白酶 5mg)溶于生理盐水 10ml 中。

（三）操作步骤

1.排空膀胱,取膀胱截石位。

2.外阴消毒铺巾。

3.窥阴器暴露宫颈,消毒宫颈和阴道。

4.以双腔管插入宫颈,缓慢注入上述配制药液,注射压力 21.3kPa,以每分钟 1ml 速度注入。

5.注入量不超过 10ml。

6.如病人感下腹疼痛或注射压力大,高阻,应立即停止推注药液。

7.注药后保留导管 15～20 分钟后取出。

8.嘱患者静卧 30 分钟。

（四）注意事项和术后处理

1.此为局部治疗,同时仍应全身治疗。

2.内外生殖器急性、亚急性炎症时禁用。

3.月经期或阴道流血者禁忌注射。

4.注意无菌操作,以免加重感染。

5.治疗输卵管性不孕宫腔注射于月经净后 3～7 天开始,每隔 3～4 天向子宫腔内注射 1 次,每月 3～4 次,必要时可重复 3～4 个周期。

三、热敷

（一）原理

利用各种热源直接接触患区体表,将热能传导至机体,通过其温热和机械压迫作用,可促进局部血液循环,改善组织营养,调节神经功能,加速组织再生和消炎、止痛等。

（二）适应证

外阴血肿吸收期、慢性盆腔炎、痛经等。

（三）禁忌证

血肿出血未控制时禁用。

（四）操作方法

1.准备热源袋:蜡袋(56～60℃)、热水袋、化学热袋、电热包等。

2.患者取舒适体位,暴露治疗部位。

3.把制备完好的热源袋直接敷于患区,固定之,并用毛毯等包裹保温。

4.治疗时间 20～30 分钟,1 次/天,12 次为一疗程。

（五）注意事项

1.定期检查各种热源袋的完好性,防止烫伤。

2.治疗过程中出现疼痛、不适或烧灼感,应立即停止治疗,寻找原因,及时处理,对皮肤感觉异常者应特别注意。

四、冷敷

（一）原理

在患者皮肤或黏膜上应用寒冷刺激,通过快速反应的神经反射或缓慢反应的体液途径,可使机体产生一系列生理反应,能提高中枢神经兴奋性和免疫功能,具有消炎、消肿、止痛、缓解肌肉痉挛、止血、镇静、止痒和抑制代谢等作用。

（二）适应证

外阴挫伤急性期、外阴疱疹、外阴瘙痒、高热物理降温、产后中暑等。

（三）禁忌证

局部循环障碍性疾病、冷过敏等。

（四）操作方法

1.准备冷源　如冰氯乙烷喷筒、好得快喷筒、半导体、冷疗机等。患者取舒适体位,裸露患区,按医嘱取冷源。

2.冷敷法　冰袋敷布或半导体冷疗机(约4℃)作用于患区,治疗时间10～25分钟,1次/日,3～6次为一疗程。

3.冰块按摩　将干毛巾包住去除棱角的冰块,直接轻触患区皮肤,轻压患区体表,以患区为中心作圆周移动,约5分钟至皮肤表面温度15℃,皮下组织约为18℃,使病灶及周围组织皮肤麻木为止。冰块按摩的感觉周期为先感冷,继感发热,再感痒,最后麻木。1次/日,3～6次为一疗程。

4.喷法　取氯乙烷或好得快喷筒,将喷嘴对准患区,距离5～10cm,每次喷射6秒,间隔10分钟,喷射3次。

（五）注意事项

1.防止冻伤,对局部血供障碍、皮肤感觉迟钝者更需注意。冻伤常发生于治疗后24小时内,表现为皮肤红肿、触痛。

2.发生冷变态反应者(全身瘙痒、面部发红、荨麻疹、关节痛、心动过速及血下降等)应立即停止治疗,并作相应处理。

五、坐浴

（一）适应证

各种外阴炎症,前庭大腺炎、外阴皮肤病变、外阴瘙痒症,各种阴道炎、子宫脱垂、宫颈或阴道黏膜破溃、会阴切口愈合不良。

（二）禁忌证

月经期、产褥期子宫内口未闭,阴道出血。

（三）药物及用法

1：5000高锰酸钾;1：2000新洁尔灭;1：1000醋酸;3：100碳酸氢钠;中药或中成药,以蛇床子为主药,辨证配伍,煎汤坐浴,亦有中成药液,如洁尔阴、肤阴洁、洁身纯等化水坐浴。

以上各种药物根据各种疾病需要而选用。1500～2000ml置入盆中坐浴15～30分钟/次,1～2次/日。

（四）注意事项

1.药物浓度太过引起刺激反应。

2.高锰酸钾需充分溶解方可坐浴，否则引起皮肤灼伤。

3.水温适中，以37～40℃左右为宜。

4.坐浴时需将整个外阴部浸入药液中。

六、保留灌肠

通过肠道黏膜吸收药物，对慢性盆腔炎治疗有一定作用，作为综合治疗的措施之一，对减轻腹痛、腰骶部酸痛、直肠刺激症状均有一定效果。

（一）适应证

慢性盆腔炎、盆腔炎性包块、子宫内膜异位症骶部疼痛。

（二）禁忌证

月经期、各种肠炎。

（三）药物与方法

1.抗生素保留灌肠　0.5％灭滴灵100ml，1次/日，7天一疗程。

2.中药保留灌肠　红藤败酱汤加减，方药：红藤、败酱草、蒲公英、鸭跖草、地丁，辨证加减，煎汤100ml。

3.中西药联合保留灌肠　如红藤败酱汤浓煎成100ml，同时加0.5％普鲁卡因20ml，庆大霉素8万U。

（四）用法

用药液加温至37～40℃，患者侧卧位抬高臀部，肛管插入，药液注入降结肠，约半小时滴完，操作尽量轻柔，使药物在肠内保留时间越长，疗效越充分。

七、子宫颈锥形切除术

（一）适应证

1.宫颈活检为原位癌，并已确诊无浸润。

2.宫颈重度不典型增生。

3.宫颈刮片多次阳性，但活检未能发现病变者。

4.重度宫颈炎，经各种治疗无效者。

5.宫颈原位癌或中、重度不典型增生，因手术禁忌不能或不愿经腹施行手术治疗者。

（二）禁忌证

急性生殖道炎症、性传播性疾病、宫颈浸润癌、生殖道畸形、血液系统疾病并有出血倾向者。

（三）术前准备

1.月经干净3～7天手术。

2.检查白带常规、宫颈刮片、血常规。

3.术前3天用0.5％洗必泰或0.2％PVP溶液灌洗或者擦洗阴道、宫颈，每日一次。

（四）麻醉

骶管内麻醉或腰椎麻醉。

（五）体位

取膀胱截石位。

（六）手术步骤

1.常规消毒外阴、阴道及宫颈,铺消毒巾。

2.阴道拉钩暴露宫颈,以复方碘溶液涂整个宫颈,明确病灶范围,用鼠齿钳夹宫颈部碘不着色区,并轻轻向下牵引,金属导尿管插入膀胱,以测定膀胱底下缘的境界。

3.在子宫颈病灶外 0.3～0.5cm 处,用手术刀以垂直方向作一环形切口,注意向内倾斜 30～40 度逐渐向宫深顶部作锥形切除。注意锥尖朝向宫颈内口,方向不得偏斜,使颈管组织完整地呈锥形切下。一般而言,锥形底宽 2～3cm,高 2.5cm 左右。但不能超过子宫颈内口,宫颈创面如有出血点,可用 3-0 肠线缝扎或电烙止血,用纱布填塞局部 24 小时后取出。

4.宫颈成形缝合,同宫颈切除术,但不一定需要。

（七）术中注意要点

1.切除宫颈创面的顶端应与内口方向一致,如切斜或切得过多可误伤周围组织或引起大出血。

2.切除范围应包括宫颈病灶区域及大部分颈管组织。避免由于切得过少过浅,而达不到诊断及治疗范围的要求。

3.切除宫颈标本,应作标志,通常在 12 点处穿以丝线。

（八）术后处理要点

1.应用抗生素及止血药以预防感染和出血。

2.术后创面有少许血性分泌物属正常现象,不需处理。若渗血较多,可用局部压迫止血,必要时再次缝扎。

3.一般手术后 5～6 周创面为黏膜覆盖,此时可用子宫探针探宫颈,若发现宫颈狭窄,及时用小号扩张器扩张,以利月经通畅。

八、子宫颈环形电切除术

（一）适应证

宫颈环形电刀切除法(LEEP)是一种特殊的工具,可作诊断和治疗宫颈疾病,采用高频无线电刀,通过 LOOP 金属丝传导高频交流电(3.8MHz),迅速加热,细胞内水分形成蒸汽波,快速切割组织而不影响切口边缘组织的病理学检查。常用于慢性宫颈炎(糜烂、外翻、红斑)、宫颈息肉(颈管大息肉,多发息肉)、宫颈外翻、宫颈湿疣、CIN 或 CIN 合并湿疣,或原位癌等,是一种简单易行、疗效高,既能达到治疗目的,又可以进一步作病理诊断的方法。

（二）手术时间

一般于月经净后 3～7 天之内进行为好,对已绝经的妇女则无此时间限制,若有少量淡色血性分泌物或少量出血者也可宫颈检查后决定。

（三）手术条件

1.白带常规及清洁度,排除滴虫、念珠菌、线索细胞,清洁度不超过Ⅱ度。

2.妇科检查外阴、阴道和盆腔无明显炎症。

3.体温在 37.5℃ 以下。

4.无出凝血异常者。

（四）方法

患者取膀胱截石位,常规消毒阴道、阴道内放置带排烟管窥具,暴露宫颈后用碘液涂布宫颈,标志移行区范围,接通电源,开关拨到切割位(CUT),功率调至30W,根据病变性质和范围选用不同型号的环形电极,距碘不着区外缘0.5cm处进电极,从左至右或从上至下缓慢均匀地连续移动电极,这样可一次将全部移行区病变组织切割下。如果病灶面积大,可分多次,进行切割,直至将整个病变组织全部切除。

切除深度约为0.6～1cm,然后再改用方形或小环形或锥形电极切除中央部位的组织,包括部分颈管,深1～2cm。

止血时改用球形电极,并将开关拨到凝结位置,功率调至50W。

如病变在颈管内,如宫颈外翻、颈管多发性息肉等,可直接选用锥形电极顺时针方向连续移动360°即可将颈管内赘生物切下。

(五)手术时间、出血量和术后病人反应

术中出血量少,可<5ml或5～10ml,个别出血量较多,可达70～80ml,但也有一些病人术中无出血。手术时间平均约5分钟,个别病灶大者,因分次切割,时间稍长。

手术前不须用镇痛药,术时个别患者下腹隐痛,但能忍受,大多患者无不适感,术后即可下地活动,术后也不用止痛药。

术后7天内大多无阴道出血或不适。但术后约一周后,大多患者开始有少量血性分泌物,持续2～7天不等,也有少量出血持续14天,个别出血量相当于月经量的1/3。

少数患者经长期随访发现宫颈管狭窄。

(詹景红)

第二篇　妇科

第九章　女性生殖系统炎症

第一节　外阴及阴道炎症

外阴及阴道炎症是妇科最常见疾病之一。外阴暴露于外,外阴阴道又毗邻尿道、肛门,易受阴道分泌物、经血、尿液和粪便刺激,局部比较潮湿,同时生育年龄妇女性生活频度增加,容易受到损伤及外界微生物感染。幼女及绝经后妇女阴道上皮菲薄,局部抵抗力低,易受感染。

正常健康妇女,由于解剖学及生物化学特点,阴道对病原体的入侵有自然防御功能。近年的研究认为,阴道微生态体系与女性生殖系统正常生理功能的维持、和各种炎症的发生、发展,以及治疗转归均直接相关。当阴道的自然防御功能遭到破坏,则病原体易于侵入,导致阴道炎症。

外阴及阴道炎临床上以白带的性状发生改变以及外阴瘙痒为主要临床特点,性交痛也较常见,感染累及尿道时,可有尿痛、尿急、尿频等症状。

一、特异性外阴炎

由一般化脓性细菌引起的外阴炎称为非特异性外阴炎,多为混合型细菌感染,常见病原菌有金黄色葡萄球菌、乙型溶血性链球菌、大肠杆菌、变形杆菌、厌氧菌等。临床上分为单纯性外阴炎、毛囊炎、外阴脓疱病、外阴疖病、蜂窝组织炎及汗腺炎等。

(一)单纯性外阴炎

【病因】

常见的致病菌为大肠杆菌。当宫颈或阴道炎症时,阴道分泌物流出刺激外阴可致外阴炎;经常受到经血、阴道分泌物、尿液、粪便刺激,如不注意保持外阴皮肤清洁容易引起外阴炎,其次糖尿病患者尿糖刺激、粪瘘患者粪便刺激,以及尿瘘患者尿液长期浸渍,也易导致外阴炎。此外,不透气的尼龙内裤、经期使用卫生巾导致局部透气性差,局部潮湿,均可引起。

【临床表现】

炎症多发生在小阴唇内、外侧或大阴唇甚至整个外阴部。急性期主要表现外阴皮肤黏膜瘙痒、疼痛、烧灼感,在活动、性交、排尿、排便时加重。妇科检查可见外阴充血、肿胀、糜烂,常见抓痕,严重者可形成溃疡或湿疹。慢性炎症可使皮肤增厚、粗糙、皲裂,甚至苔藓样变。

【治疗】

治疗原则为:保持外阴局部清洁、干燥;局部可使用抗生素;重视消除病因。

1.急性期避免性交,停用引起外阴皮肤刺激的药物,保持外阴清洁、干燥。

2.局部治疗:可应用 0.1％聚维酮碘液或 1：5000 高锰酸钾溶液坐浴,每日 2 次,每次 15～30 分钟。坐浴后局部涂抗生素软膏或紫草油。也可选用中药水煎熏洗外阴部,每日 1～2 次。

3.病因治疗:积极治疗宫颈炎、阴道炎。如发现糖尿病、尿瘘、粪瘘应及时治疗。

(二)外阴毛囊炎

【病因】

为细菌侵犯毛囊及其所属皮脂腺引起的急性化脓性感染。常见致病菌为金黄色葡萄球菌、表皮葡萄球菌及白色葡萄球菌。多见于外阴皮肤摩擦受损或手术前备皮后,外阴局部不洁或肥胖表皮摩擦受损可诱发此病。

【临床表现】

阴道皮肤毛囊口周围红肿、疼痛,毛囊口可见白色脓头,中央有毛发通过。脓头逐渐增大呈锥状脓疱,相邻的多个小脓疱融合成大脓疱,严重者伴外阴充血、水肿及明显疼痛。数日后结节中央组织坏死变软,出现黄色小脓栓,再过数日脓栓脱落,脓液排出,炎症逐渐消退,但常反复发作,可变成疖病。

【治疗】

1.保持外阴清洁、干燥,勤换内裤,勤洗外阴。

2.局部治疗:病变早期可用 0.1％聚维酮碘液或 1：5000 高锰酸钾溶液坐浴。已有脓包形成者,可消毒后针刺挑破,脓液流出,局部涂上抗生素软膏。

3.全身治疗:病变较广泛时,可口服头孢类或大环内酯类抗生素。

(三)外阴疖病

【病因】

主要由金黄色葡萄球菌或白色葡萄球菌感染引起。潮湿多汗、外阴皮肤摩擦受损后容易发生。此外,糖尿病、慢性肾炎、长期应用糖皮质激素及免疫抑制剂、营养不良等患者易患本病。

【临床表现】

多发生在大阴唇的外侧面。开始时毛囊口周围皮肤轻度充血肿痛、红点,逐渐形成增高于周围皮肤的紫红色硬结,皮肤表面紧张,有压痛,硬结边缘不清楚,常伴腹股沟淋巴结肿大,以后疖肿中央变软,表面皮肤变薄,并有波动感,继而中央顶端出现黄白色点,不久溃破,脓液排出后疼痛减轻,红肿消失,逐渐愈合。多发性外阴疖病可引起患处疼痛剧烈而影响日常生活。

【治疗】

1.保持外阴清洁、干燥,勤换内裤,勤洗外阴。

2.局部治疗:早期可用 0.1％聚维酮碘液或 1：5000 高锰酸钾溶液坐浴后局部涂上抗生素软膏,以促使炎症消散或局限化,也可红外线照射、50％酒精湿敷减轻疼痛,促进炎症消散,促使疖肿软化。

3.全身治疗:有明显炎症或发热者应口服或肌注抗生素,必要时脓液培养及根据药敏选择药物治疗。

4.手术治疗:当疖肿变软,有波动感,已形成脓肿时应立即切开引流并局部换药,切口适当大以便脓液及坏死组织能流出,切忌挤压以免炎症扩散。

(四)外阴急性蜂窝组织炎

【病因】

为外阴皮下、筋膜下、肌间隙或深部蜂窝组织的一种急性弥漫性炎症。致病菌以 A 族 B 型溶血性链球菌为主,其次为金黄色葡萄球菌及厌氧菌。炎症多由于皮肤或软组织损伤,细菌入侵引起。少数也可由血行感染。

【临床表现】

发病较急剧,常有畏寒、发热、头痛等前驱症状。急性外阴蜂窝组织炎特点是病变不易局限化,迅速扩散,与正常组织无明显界限。浅表的急性蜂窝组织炎局部明显红肿、剧痛,并向四周扩大形成红斑,病变有时可出现水疱甚至坏疽。深部的蜂窝组织炎局部红肿不明显,只有局部水肿和深部压痛,疼痛较轻,但病情较严重,有高热、寒战、头痛、全身乏力、白细胞计数升高,双侧腹股沟淋巴结肿大、压痛。

【治疗】

1.全身治疗　早期采用头孢类或青霉素类抗生素口服或静滴,体温降至正常后仍需持续用药2周左右。如有过敏史者可使用红霉素类抗生素。

2.局部治疗　可采用热敷或中药外敷,如不能控制应作广泛多处切开引流,切除坏死组织,伤口用3%过氧化氢溶液冲洗和湿敷。

二、前庭大腺炎

前庭大腺炎是前庭大腺的炎症,生育年龄妇女多见。前庭大腺位于两侧大阴唇下1/3深部,其直径约为0.5～1.0cm,它们的腺管长约1.5～2.0cm,腺体开口位于小阴唇内侧近处女膜处。由于解剖位置的特殊性,在性交、分娩等情况下,病原体易侵入引起前庭大腺炎。

【病因】

主要致病菌有葡萄球菌、大肠杆菌、链球菌、肠球菌、淋球菌及厌氧菌等,近年来,随着性传播疾病发病率增加,淋球菌、沙眼衣原体所致前庭大腺炎有明显增高趋势。常为混合感染。

【临床表现】

前庭大腺炎可分为三种类型:前庭大腺导管炎、前庭大腺脓肿和前庭大腺囊肿。炎症多为一侧。

1.前庭大腺导管炎　初期感染阶段多为导管炎,表现为局部红肿、疼痛及性交痛、行走不便,检查可见患侧前庭大腺开口处呈白色小点,有明显触痛。

2.前庭大腺脓肿　导管开口处闭塞,脓性分泌物不能排出,细菌在腺体内大量繁殖,积聚于导管及腺体中,逐渐扩大形成前庭大腺脓肿。患者诉患侧外阴部肿胀,疼痛剧烈,甚至发生排尿痛,行走困难。检查时患侧外阴红肿热痛,可扪及肿块,如已形成脓肿,则触知肿块有波动感,触痛明显,多为单侧,脓肿大小为3～6cm直径,表面皮肤变薄,脓肿继续增大,可自行破溃,症状随之减轻;若破口小,脓液引流不畅,症状可反复发作。部分患者伴随发热等全身症状,白细胞计数增高,患侧腹股沟淋巴结肿大等。

3.前庭大腺囊肿　炎症急性期后,脓液被吸收,腺体内的液体被黏液代替,成为前庭大腺囊肿。也有部分患者的囊肿不是因为感染引起,而是因为分娩过程中,会阴侧切时,将腺管切断,腺体内的液体无法排出,长期积累到一定程度后,就会引起前庭大腺囊肿。囊性肿物小时,患者多无症状,肿物增大后,外阴患侧肿大。检查时见外阴患侧肿大,可触及囊性肿物,与皮肤有粘连,该侧小阴唇被展平,阴道口被挤向健侧,囊肿较大时可有局部肿胀感及性交不适,如果不及时治疗,一旦合并细菌感染,又会引起前庭大腺脓肿。也有的患者是因为前次治疗不彻底,以后机体抵抗力降低时,细菌乘机大量繁殖,又形成新的脓肿。这个过程可以多次反复,形成恶性循环。

【诊断】

大阴唇下1/3部位发生红、肿、硬结,触痛明显,甚至行走困难,就应该考虑前庭大腺炎。一般为单侧,与外阴皮肤有粘连或无粘连,可自其开口部压挤出的分泌物作病原微生物检查及抗生素的敏感试验。根据肿块的部位、外形、有无急性炎症等特点,一般都可确诊。必要时可以穿刺进行诊断,脓肿抽出来的是脓液,而囊肿抽出来的是浆液。

【治疗】

1.在前庭大腺炎早期,可以使用全身性抗生素治疗。由于近年淋球菌所致的前庭大腺炎有增加的趋势,所以在用药前最好挤压尿道口,或者取宫颈管分泌物送细菌培养,并做细菌药物敏感试验。在药敏试验结果出来之前,根据经验选择抗生素药物。一般而言,青霉素类药物疗效较好。也可以根据情况,使用局部热敷或理疗,促使炎症消退。同时应保持外阴局部清洁卫生。

一旦形成了脓肿,单纯使用抗生素是无效的,应该切开引流。手术时机要选择波动感最明显的时候。一般在大阴唇内侧下方切开,切口不要过小,要使脓液能够全部彻底地排出来。脓液排出后,炎症开始消退时,用0.1%聚维酮碘液或1:5000高锰酸钾溶液坐浴。

2.对于前庭大腺囊肿的治疗,囊肿造口术方法简单、损伤小,造口术切口选择在囊肿的下方,让囊液能够全部流出来,同时用引流条以防造口粘连,用0.1%聚维酮碘液或1:5000高锰酸钾溶液坐浴。预后一般都比较好,前庭大腺的功能也可以得到很好的保存。

三、外阴溃疡

【病因】

外阴溃疡常见于中、青年妇女,按其病程可分为急性外阴溃疡与慢性外阴溃疡两种。溃疡可单独存在,也可以使多个溃疡融合而成一大溃疡。外阴溃疡多为外阴炎症引起,如非特异性外阴炎、单纯疱疹病毒感染、白塞病、外阴结核、梅毒性淋巴肉芽肿,约有1/3外阴癌在早期表现为溃疡。

【临床表现】

外阴溃疡可见于外阴各个部位,以小阴唇和大阴唇内侧为多,其次为前庭黏膜及阴道口周围。

1.急性外阴溃疡

(1)非特异性外阴炎:溃疡多发生于搔抓后,可伴有低热及乏力等症状,局部疼痛严重。溃疡表浅,数目较少,周围有明显炎症。

(2)疱疹病毒感染:起病急,接触单纯疱疹性病毒传染源后一般有2~7天的潜伏期后出现发热等不适,伴有腹股沟淋巴结肿大和疱疹。溃疡大小不等,底部灰黄,周围边际稍隆起,并高度充血及水肿。初起为多个疱疹,疱疹破溃后呈浅表的多发性溃疡,有剧痛,溃疡多累及小阴唇,尤其在其内侧面。溃疡常在1~2周内自然愈合,但易复发。

(3)白塞病:急性外阴溃疡常见于白塞病,因口腔、外阴及虹膜睫状体同时发生溃疡,故又称眼-口-生殖器综合征。其病因不明,病变主要为小动静脉炎。溃疡可广泛发生于外阴各部,而以小阴唇内外侧及阴道前庭为多。起病急,常反复发作。临床上分为3型,可单独存在或混合发生,以坏疽型最严重。

1)坏疽型:多先有全身症状,如发热乏力等。病变部位红肿明显,溃疡边缘不整齐,有穿掘现象,局部疼痛重。溃疡表面附有多量脓液,或污黄至灰黑色的坏死伪膜,除去后可见基底不平。病变发展迅速,可形成巨大蚕食性溃疡,造成小阴唇缺损,外表类似外阴癌,但边缘及基底柔软,无浸润。

2)下疳型:较常见。一般症状轻,病程缓慢。溃疡数目较多、较浅。溃疡周围红肿,边缘不整齐。常在数周内愈合,但常在旧病灶痊愈阶段,其附近又有新溃疡出现。

3)粟粒型:溃疡如针头至米粒大小,数目多,痊愈快。自觉症状轻微。

(4)性病:如梅毒、软下疳及性病性淋巴肉芽肿均可引起外阴溃疡。

2.慢性外阴溃疡

(1)外阴结核:罕见,偶继发于严重的肺、胃肠道、内生殖器官、腹膜或骨结核。好发于阴唇或前庭黏膜。病变发展缓慢。初起常为一局限性小结节,不久即溃破为边缘软薄而穿掘的浅溃疡。溃疡形状不规则,基底凹凸不平,覆以干酪样结构。病变无痛,但受尿液刺激或摩擦后可有剧痛。溃疡经久不愈,并可向周围扩展。

(2)外阴癌:外阴恶性肿瘤在早期可表现为丘疹、结节或小溃疡。病灶多位于大小阴唇、阴蒂和后联合等处,伴或不伴有外阴白色病变。癌性溃疡与结核性溃疡肉眼难以鉴别,需做活组织检查确诊。

对急性外阴溃疡的患者应注意检查全身皮肤、眼、口腔黏膜等处有无病变。诊断时要明确溃疡的大小、数目、形状、基底情况,有时溃疡表面覆以一些分泌物容易漏诊。故应细心认真查体,分泌物涂片培养、血清学检查或组织学病理有助于诊断。

【治疗】

因病因往往不是很明确,故治疗上主要以对症治疗为主。

1.全身治疗　注意休息及营养,补充大量维生素 B、维生素 C;也可口服中药治疗。有继发感染时应考虑应用抗生素。

2.局部治疗　应用 0.1% 聚维酮碘液或 1∶5000 高锰酸钾溶液坐浴。局部抗生素软膏涂抹。急性期可给以皮质类固醇激素局部应用缓解症状。注意保持外阴清洁干燥,减少摩擦。

3.病因治疗　尽早明确病因,针对不同病因进行治疗。

四、外阴前庭炎综合征

外阴前庭炎综合征好发于性生活活跃的妇女,多数既往有反复细菌或尖锐湿疣感染史。1987 年,Friedrich 将该综合征定义为:①触摸外阴前庭部,或将阴茎插入阴道,或将栓剂送入阴道时,患者即感严重疼痛;②压迫外阴前庭部时,局部有压痛;③前庭部呈现出不同程度的红斑。

其特征是患者主诉当阴道撑开时,发生插入疼痛、不适,触诊时局部有红斑,用棉签轻轻压迫处女膜环上的腺体开口或阴道后系带时有点状疼痛。性交时疼痛异常,甚至在性交后 24 小时内都感到外阴部灼热疼痛,严重者根本不能有正常的性生活。一般而言,凡病变 3 个月之内者属急性;超过 3 个月者属慢性。

【病因】

尚不清楚,可能存在以下因素:

1.感染:可能与人类乳头状瘤病毒在外阴前庭部的亚临床感染有关,此外,与阴道加德纳菌、念珠菌和解脲支原体感染也可能有一定关系。

2.异常神经纤维增生。

3.阴道痉挛、阴道 pH 的改变、外阴某些疾病治疗之后的反应、尿道的压力与变异等有关。

【临床表现】

严重性交疼痛,持续 1~24 小时。导致性交畏惧感。外阴前庭部位疼痛,压痛明显,女性可见前庭部位充血、肿胀。

【治疗】

1.保守治疗:主要针对原发性疾病进行抗感染治疗或抗真菌治疗,特异性外阴炎如白色念珠菌,应给予抗真菌药物治疗。

2.尖锐湿疣可参照性传播疾病的治疗。

3.前庭切除术:于外阴部沿处女膜内侧边缘作一切口,同时沿黏膜皮肤交界处向会阴方向作一平行切口,两切口于 3 点及 9 点处吻合,前庭后部深入 5mm 作切除术。切口行间断缝合,14 天拆线,术后 21 天开始用扩张器(2cm),逐渐扩大阴道口至 4cm,大部分患者术后疼痛可缓解。

五、外阴接触性皮炎

【病因】

外阴部皮肤接触刺激性物质或过敏物质而发生的炎症。如接触了较强的酸碱类物消毒剂,阴道冲洗剂,以及一些染色衣物、劣质卫生巾或过敏性药物等,均可发生外阴部的炎症。

【临床表现】

外阴部接触一些刺激性物质后在接触部位感觉灼热感、疼痛、瘙痒,检查见局部出现皮肤潮红、皮疹、水疱,重者可发生坏死及溃疡,过敏性皮炎发生在接触过敏物质的部位。

【治疗】

根据病史及临床表现诊断不难,须尽快除去病因,避免用劣质卫生巾及刺激性物质如肥皂,避免搔抓等。对过敏性皮炎症状严重者可口服开瑞坦、阿司咪唑或肾上腺皮质激素类药物,局部用生理盐水洗涤或用 3% 硼酸溶液冷敷,其后擦炉甘石洗剂。如有继发感染可涂擦抗生素软膏如金霉素软膏或 1% 新霉素软膏等。

六、外阴结核

【病因】

外阴结核病在临床上非常少见,多由血行传播而得,极少由性接触感染而致。

【临床表现】

外阴结核好发于阴唇或前庭黏膜。分为溃疡及增生两型。病变发展较为缓慢,初期常为局限性小结节,不久溃破成浅表溃疡,形状不规则,溃疡基底部被干酪样物质覆盖。病变可扩散至会阴、尿道及肛门,并使阴唇变形。外阴及阴道结核均不引起疼痛,但遭受摩擦或尿液刺激则可发生剧痛。增生型外阴结核者外阴肥厚、肿大,似外阴象皮病,患者常主诉性交疼痛、小便困难。

【诊断】

在身体其他部位有结核者,外阴部又发现经久不愈的慢性溃疡,应怀疑外阴结核。除根据病史及溃疡的特征外,主要靠分泌物涂片找结核杆菌,动物接种或进行活组织检查。少数结核性外阴溃疡病例,身体其他部位并无结核病灶,则须与一般性外阴溃疡、梅毒性溃疡、软性下疳、外阴癌等相鉴别。

【治疗】

确诊后,即应进行全身及局部抗结核治疗及支持疗法,以增强抵抗力。局部应保持干燥、清洁,并注意混合感染,针对处理。

七、外阴阴道假丝酵母菌病

因假丝酵母菌性阴道炎症多合并外阴炎,现称为外阴阴道假丝酵母菌病(VVC)。据统计,约 75% 妇女一生中曾患过此病。

【病因】

假丝酵母菌有许多种,外阴阴道假丝酵母菌病中 80%～90%病原体为白假丝酵母菌,10%～20%为光滑假丝酵母菌、近平滑假丝酵母菌、热带假丝酵母菌等,白假丝酵母菌为条件致病菌。白假丝酵母菌呈卵圆形,由芽生孢子及细胞发芽伸长形成假菌丝,假菌丝与孢子相连成分枝或链状。白假丝酵母菌由酵母相转为菌丝相,从而具有致病性。假丝酵母菌通常是一种腐败物寄生菌,可生活在正常人体的皮肤、黏膜、消化道或其他脏器中,经常在阴道中存在而无症状。白带增多的非孕妇女中,约有 30%在阴道内有此菌寄生,当阴道糖原增加、酸度升高时,或在机体抵抗力降低的情况下,便可成为致病的原因,长期应用广谱抗生素和肾上腺皮质激素,可使假丝酵母菌感染大为增加。因为上述两种药物可导致机体内菌群失调,改变了阴道内微生物之间的相互制约关系,抗感染的能力下降。此外,维生素缺乏(复合维生素 B)、严重的传染性疾病,和其他消耗性疾病均可成为假丝酵母菌繁殖的有利条件。妊娠期阴道上皮细胞糖原含量增加,阴道酸性增强,加之孕妇的肾糖阈降低,常有营养性糖尿,小便中糖含量升高而促进假丝酵母菌的生长繁殖。

【传染途径】

虽然 10%～20%的健康妇女阴道中就携带有假丝酵母菌,并且生活中有些特殊情况下可以诱发阴道假丝酵母菌感染,所以假丝酵母菌是一种条件致病菌。但很多时候也能够从外界感染而来。当女性与假丝酵母菌培养阳性的男性有性接触时,其被感染率为 80%;与患有假丝酵母菌病的妇女有性接触的男性中,约 1/2 的人会被感染。也就是说,假丝酵母菌病可以通过性行为传播,这就是女方患假丝酵母菌病时,其配偶也要同时接受治疗的原因。另外,间接接触传染也是一条传播途径。接触被假丝酵母菌患者感染的公共厕所的坐便器、浴盆、浴池座椅、毛巾,使用不洁卫生纸,都可以造成传播,当被感染者外阴阴道的假丝酵母菌达到一定数量时,即可发生假丝酵母菌病。

【临床分类】

VVC 分为单纯性 VVC 和复杂性 VVC。单纯性 VVC 是指发生于正常非孕宿主、散发的、由白假丝酵母菌引起的轻度 VVC。复杂性 VVC 包括复发性 VVC(RVVV)、重度 VVC 和妊娠 VVC、非白假丝酵母菌所致的 VVC 或宿主为未控制的糖尿病、免疫功能低下者。RVVC 是指妇女患 VVC 经过治疗后临床症状和体征消失,真菌检查阴性后又出现症状,且经真菌学证实的 VVC 发作一年内有症状 4 次或以上。复发原因不明,可能与宿主具有不良因素如妊娠、糖尿病、大剂量抗生素应用、免疫抑制剂应用,治疗不彻底,性伴侣未治疗或直肠假丝酵母菌感染等有关。美国资料健康妇女中复发性外阴阴道假丝酵母菌病的发生率为 5%～20%左右。重度 VVC 是指临床症状严重,外阴或阴道皮肤黏膜有破损,按 VVC 评分标准评分≥7 分者。

【临床表现】

最常见的症状是白带增多、外阴及阴道内有烧灼感,伴有严重的瘙痒,甚至影响工作和睡眠。部分患者可伴有尿频、尿急、尿痛及性交痛等症状。典型患者妇科检查时可见白带呈豆腐渣样或凝乳状,白色稠厚,略带异味,或带下夹有血丝,阴道黏膜充血、红肿,甚至溃疡形成。部分患者外阴因瘙痒或接触刺激出现抓痕、外阴呈地图样红斑。约 10%患者携带有假丝酵母菌,而无自觉症状。

【诊断】

典型病例诊断不困难,根据病史、诱发因素、症状、体征和实验室检查诊断较易。实验室取阴道分泌物涂片检查即可诊断。

1.悬滴法　取阴道分泌物置于玻璃片上,加 1 滴生理盐水或 10%氢氧化钾,显微镜下检查找到芽孢及真菌菌丝,阳性检出率 30%～60%。如阴道分泌物 pH>4.5,见多量白细胞,多为混合感染。

2.染色法　取阴道分泌物用革兰染色,阳性检出率达 80%。

3.培养法　取分泌物接种于培养基上,查出真菌可确诊,阳性率更高,但不常规应用。部分患者有典型的临床表现,而显微镜检查阴性或反复复发,如阴道分泌物 pH＜4.5,未见大量白细胞、滴虫及线索细胞者,临床怀疑耐药菌株或非白假丝酵母菌感染时,采用培养法＋药敏,可明显提高诊断准确性同时指导进一步敏感药物治疗。

【治疗】

1.去除诱因　仔细询问病史了解存在的诱因并及时消除。如停用广谱抗生素、雌激素、口服避孕药等。合并糖尿病者则同时积极予以治疗。停用紧身化纤内裤,使用棉质内裤,确诊患者的毛巾、内裤等衣物要隔离洗涤,使用开水热烫,以避免传播。真菌培养阳性但无症状者无需治疗。

2.改变阴道酸碱度　真菌在 pH 5.5～6.5 环境下最适宜生长繁殖,因此改变阴道酸碱度形成不适宜其生长的环境。使用碱性溶液擦洗阴道或坐浴,不推荐阴道内冲洗。

3.药物治疗

(1)咪唑类药物

1)克霉唑:又称三苯甲咪唑,抗菌作用对白色念珠菌最敏感。普遍采用 500mg 克霉唑的乳酸配方单剂量阴道给药,使用方便、疗效好,且孕妇也可使用。单纯性 VVC 患者首选阴道用药,推荐使用单剂量 500mg 给药。另有克霉唑阴道栓 100mg/d,7 天为一疗程;200mg/d,3 天为一疗程。

2)咪康唑:又称双氯苯咪唑。阴道栓剂 200mg/d,7 天为一疗程或 400mg/d,3 天一疗程治疗单纯性VVC。尚有 1.2g 阴道栓剂单次给药疗效与上述方案相近。亦有霜剂可用于外阴、尿道口、男性生殖器涂抹,以减轻瘙痒症状及小便疼痛。

3)布康唑:阴道霜 5g/d,3 天为一疗程。体外抑菌试验表明对非白假丝酵母菌如光滑假丝酵母菌等,其抑菌作用比其他咪唑类强。

4)益康唑:抗菌谱广,对深部、浅部真菌均有效。50mg 阴道栓每日连续 15 天或 150mg/d 3 天为一疗程。其治疗时患者阴道烧灼感较明显。

5)酮康唑:口服的广谱抗真菌药,200mg 每日一次口服,5 日一疗程。疗效与克霉唑等阴道给药相近。

6)噻康唑:2％阴道软膏单次给药,使用方便、副作用小、疗效显著。

(2)三唑类药物

1)伊曲康唑:抗真菌谱广,餐后口服生物利用度最高,吸收快,口服后 3～4 小时候血药浓度达峰值。单纯性 VVC 患者可 200mg 每日 2 次治疗 1 天或 200mg 每日一次口服治疗 3 天,药物治疗浓度可持续 3天。对于复发性外阴阴道假丝酵母菌病患者,主张伊曲康唑胶囊口服治疗。

2)氟康唑:是唯一获得 FDA 许可的治疗假丝酵母菌感染的口服药物。药物口服胶囊生物利用度高,在阴道组织、阴道分泌物中浓度可维持 3 天。对于单纯性 VVC,氟康唑 150mg 单剂量口服可获得满意治疗效果。无明显肝毒性,但需注意肾功能。

3)特康唑:只限于局部应用治疗,0.4％霜剂,5g/d 阴道内给药 7 日;0.8％霜剂,5g/d 阴道内给药 3 日;栓剂 80mg/d 阴道内给药 3 日。

(3)多烯类:制霉菌素 10 万 U/枚,每日阴道用药 1 枚,连续 14 日治疗单纯性 VVC。药物疗程长、使用频繁,患者往往顺应性差。

4.2006 年美国疾病控制中心(CDC)推荐

(1)单纯性 VVC:首选阴道用药,短期局部用药(单次用药和 1～3 天的治疗方案)可有效治疗单纯性VVC。局部用药唑类药物比制霉菌素更有效,完成唑类药物治疗方案的患者中,80％～90％的患者症状缓解且阴道分泌物真菌培养结果阴性。不推荐性伴侣接受治疗。

（2）重度 VVC：首选口服药物，症状严重者，局部应用低浓度糖皮质激素软膏或唑类霜剂。口服用药：伊曲康唑：200mg，2 次/天，共 2 天；氟康唑胶囊：150mg，顿服，3 天后重复 1 次；阴道用药，在治疗单纯性 VVC 方案基础上，延长疗程（局部使用唑类药物 7～14 天）。

【随访】

对 VVC 在治疗结束后 7～14 天和下次月经后进行随访，两次阴道分泌物真菌学检查阴性为治愈。对 RVVC 在治疗结束后 7～14 天、1 个月、3 个月、6 个月各随访 1 次。

【预防】

对初次发生外阴阴道假丝酵母菌病者应彻底治疗；检查有无全身疾病如糖尿病等，及时发现并治疗；改善生活习惯如穿宽松、透气内裤，保持局部干燥及清洁；合理使用抗生素和激素类药物。可试使用含乳杆菌活菌的阴道栓调节阴道内菌群平衡。

八、滴虫性阴道炎

滴虫性阴道炎是由阴道毛滴虫引起的性传播疾病之一，常与其他性传播疾病同时存在，女性发病率约 10%～25%。除了性交传播，经过公共卫生用具、浴室、衣物等可间接传染。

【病因】

滴虫阴道炎是由阴道毛滴虫引起的常见阴道炎。阴道毛滴虫适宜在温度 25～40℃、pH 5.2～6.6 的潮湿环境中生长，在 pH 5 以下或 7.5 以上的环境中生长受抑制。滴虫生活史简单，只有滋养体而无包囊期，滋养体生命力较强，能在 3～5℃生活 21 天，在 46℃生存 20～60 分钟，在半干燥环境生存约 10 小时，在普通肥皂水中也能生存 45～120 分钟。月经前后阴道内 pH 发生变化，月经后接近中性，隐藏在腺体和阴道皱襞中的滴虫常得以繁殖而引起炎症发作。

【临床表现】

25%～50%患者感染初期无症状，称为带虫者。潜伏期为几天到 4 周。当滴虫消耗阴道细胞内糖原、改变阴道酸碱度、破坏其防御机制，在月经前后易引起阴道炎症。

主要症状为阴道分泌物增多，多为稀薄、泡沫状，滴虫可无氧酵解碳水化合物，产生腐臭气味，故白带多有臭味，分泌物可为脓性或草绿色；可同时合并外阴瘙痒或疼痛、性交痛等。如合并尿路感染可有尿急、尿频、尿痛及血尿等症状。阴道检查可见阴道黏膜、宫颈阴道部明显充血，甚至宫颈有出血斑点，形成"草莓样"宫颈。阴道毛滴虫能吞噬精子，并阻碍乳酸生成，影响精子在阴道内存活而导致不孕。

【诊断】

根据病史、临床表现及分泌物观察可作出临床诊断。取阴道分泌物检查可确诊。取分泌物前 24～48 小时避免性交、阴道灌洗或局部用药；窥阴器不涂抹润滑剂；分泌物取出后应及时送检，冬天需注意保暖，以避免滴虫活动性下降后影响检查结果。

1.悬滴法　取温生理盐水一滴于玻璃片上，在阴道后穹隆处取分泌物少许混于生理盐水玻片上，立即在低倍显微镜下观察寻找滴虫。镜下可见波状运动的滴虫和增多的白细胞。敏感性为 60%～70%。

2.涂片染色法　将分泌物涂在玻璃片上，待自然干燥后用不同染液染色，不仅能看见滴虫，还能看到并存的假丝酵母菌甚至癌细胞等。

3.培养法　对可疑患者，多次阴道分泌物镜下检查未检出滴虫者，可采用培养法。

【治疗】

因滴虫阴道炎可同时合并尿道、尿道旁腺、前庭大腺滴虫感染，单纯局部用药不易彻底治愈，故需同时全身用药。

1.全身用药　甲硝唑 2g 单次口服或替硝唑 2g 单次口服；或甲硝唑 400mg，每日 2 次，连服 7 日。口服药物的治愈率为 90％～95％。单次服药方便，但因剂量大，可出现副作用如胃肠道反应、头痛、皮疹等。甲硝唑用药期间及停药 24 小时内、替硝唑用药期间及停药 72 小时内禁止饮酒，哺乳期用药不宜哺乳。治疗失败者可采用甲硝唑 2g/d 口服，连服 3～5 日。

2.阴道局部　用药阴道局部药物治疗可较快缓解症状，但不易彻底消灭滴虫，停药后易复发。因滴虫适宜环境为 pH 5.2～6.6，阴道用药前先使用 1％乳酸或 0.5％醋酸等酸性洗液清洗阴道改变阴道内酸碱度，同时可减少阴道内恶臭分泌物，再使用甲硝唑栓（阴道泡腾片）或替硝唑栓（阴道泡腾片）200mg，每日一次，7 日为一疗程。

3.性伴侣的治疗　滴虫性阴道炎主要通过性交传播，故患者性伴侣多有滴虫感染，但可无症状，为避免双方重复感染，故性伴侣应同时治疗。

4.滴虫性阴道炎　常在月经期后复发，可考虑下次月经干净后再巩固治疗一疗程。治疗后应在每次月经干净后复查分泌物，经连续检查 3 次阴性后方为治愈。

5.顽固性滴虫性阴道炎　治疗后多次复查分泌物仍提示滴虫感染的顽固病例，可加大甲硝唑剂量及应用时间，1g 口服，每日 2 次，同时阴道内放置 500mg，每日 2 次，连续 7～14 日。部分滴虫对甲硝唑有耐药者，可选择康妇栓，每日 1 枚塞阴道，7～10 天为一疗程；严重者，每日早晚 1 次阴道塞康妇栓，7 天为一疗程。

6.妊娠合并滴虫性阴道炎　曾认为甲硝唑在妊娠 3 个月内禁用，因动物实验甲硝唑可能有致畸作用。但最近有国外研究显示人类妊娠期应用甲硝唑并未增加胎儿畸形率，妊娠期可应用。美国疾病控制中心推荐妊娠合并滴虫性阴道炎治疗为甲硝唑 2g 顿服。国内有学者提出治疗方案首选甲硝唑 200mg，每日 3 次，共 5～7 天；甲硝唑 400mg，每日 2 次，共 5～7 天。治疗失败者：甲硝唑 400mg，每日 3 次，7 天。性伴侣需同时治疗：甲硝唑或替硝唑 2g 顿服。应用甲硝唑时需与孕妇及其家属详细说明，知情同意后再使用。

【预防】

滴虫可通过性生活传播，且性伴侣多无症状，故应双方同时治疗，治疗期间禁止性生活。内衣裤、毛巾等应高温消毒或用消毒剂浸泡，避免重复感染。注意保持外阴清洁、干燥。注意消毒公共浴池、马桶、衣物等传播中介。

九、细菌性阴道病

【病因】

细菌性阴道病（BV）是阴道内正常菌群失调所致的一种混合感染。正常阴道内以产生过氧化氢的乳杆菌占优势，通过产生乳酸从而保持阴道内较低的酸碱度，维持正常菌群平衡。当细菌性阴道病时，乳杆菌减少，而阴道加德纳菌与厌氧菌及人型支原体大量繁殖。阴道加德纳菌生活最适 pH 6.0～6.5，温度 35～37℃。该菌单独也可引起 BV，但多与其他厌氧菌共同致病。临床及病理特征无炎症改变及白细胞浸润。其发病可能与妇科手术、多次妊娠、频繁性生活及阴道灌洗使阴道内 pH 偏碱有关。口服避孕药有支持乳酸杆菌占优势的阴道环境的作用，对 BV 有一定防护作用。

【临床表现】

多见于生育期妇女，15～44 岁，约 10％～40％患者无临床症状，有症状者主要表现为阴道分泌物增多，有鱼腥味，尤其性交后加重，少数患者伴有轻度外阴瘙痒。分泌物呈鱼腥臭味是由于厌氧菌大量繁殖的同时可产生胺类物质所致。检查见阴道黏膜无充血、红肿的炎症表现,分泌物特点为有恶臭味,灰白色、灰黄色,均匀一致,稀薄,易从阴道壁拭去。

BV 常与滴虫性阴道炎、宫颈炎、盆腔炎同时发生。BV 可引起宫颈上皮不典型增生、盆腔炎、异位妊娠和不孕。孕期合并 BV 可引起胎膜早破、早产、绒毛膜羊膜炎、产褥感染及新生儿感染。

【诊断】

下列 4 项中有 3 项阳性即可临床诊断为细菌性阴道病。

1.均质、稀薄、白色阴道分泌物,常黏附于阴道壁上。

2.线索细胞阳性取少许阴道分泌物于玻片上,加一滴生理盐水混合,高倍显微镜下观察见线索细胞,白细胞极少。线索细胞即阴道脱落的表层细胞于细胞边缘贴附颗粒状物,即各种厌氧菌,尤其是加德纳菌,细胞边缘不清。

3.阴道分泌物 $pH > 4.5$。

4.胺臭味试验阳性取少许阴道分泌物于玻片上,加一滴 10% 氢氧化钾溶液,产生烂鱼肉样腥臭气味,系因胺遇碱释放氨所致。

阴道分泌物性状取决于临床医师的分辨能力,因而特异性、敏感性不高。阴道 pH 是一个叫敏感的指标,但正常妇女在性交后、月经期也可有阴道 pH 的升高,特异性不高。氨试验的假阳性可发生在近期有性生活的妇女。线索细胞阳性是临床诊断标准中最为敏感和特异性。BV 为正常菌群失调,细菌定性培养在诊断中意义不大。

【治疗】

治疗原则:①无症状患者无需治疗;②性伴侣不必治疗;③妊娠期合并 BV 应积极治疗;④子宫内膜活检、宫腔镜、取放 IUD 术、子宫输卵管碘油造影、刮宫术等须行宫腔操作手术者术前发现 BV 应积极治疗。

1.硝基咪唑类抗生素   甲硝唑为首选药物。甲硝唑抑制厌氧菌生长,不影响乳杆菌生长,是较理想的治疗药物。甲硝唑 500mg,每日 2 次,口服连续 7 日;或 400mg,每日 3 次,口服连续 7 日。甲硝唑 2g 顿服的治疗效果差,目前不再推荐应用。甲硝唑栓 200mg,每晚 1 次,连续 7～10 日。替硝唑 1g,每日 1 次口服连续 5 天;也可 2g 每日 1 次连续 2 天。

2.克林霉素   300mg,每日 2 次,口服连续 7 日。治愈率约 97%,尤其适用于妊娠期患者(尤其孕早期)和对甲硝唑无法耐受、过敏或治疗失败者。另有含 2% 克林霉素软膏阴道涂布,每次 5g 连续 7 日。

3.乳酸杆菌栓剂   阴道内用药补充乳酸杆菌,通过产生乳酸从而升高阴道内酸度,抑制加德纳菌及厌氧菌生长,使用后 BV 复发率较单纯适用甲硝唑治疗低,临床值得推广。

4.其他药物   氨苄西林具有较好杀灭加德纳菌等,但也有杀灭乳酸杆菌作用,治疗效果较甲硝唑差。

5.合并滴虫、假丝酵母菌感染的阴道炎   聚甲酚醛阴道栓 1 枚,每日 1 次,连续 6 日。

十、萎缩性阴道炎

【病因】

萎缩性阴道炎常见于绝经前后、药物或手术卵巢去势后妇女。自然绝经患者又称为老年性阴道炎。主要因为卵巢功能衰退,雌激素水平下降,阴道黏膜萎缩、变薄,上皮细胞内糖原减少,阴道内 pH 增高,多为 pH 5.0～7.0,局部抵抗力减低,当受到刺激或被损伤时,其他致病菌入侵、繁殖引起炎症。

【临床表现】

主要为外阴瘙痒、灼热不适伴阴道分泌物增多,阴道分泌物多稀薄呈水样,感染病原菌不同,也可呈泡沫样、脓性或血性。部分患者有下腹坠胀感,伴有尿急尿频尿痛等泌尿系统症状。部分患者仅有泌尿系统症状,曾以尿路感染治疗而效果不佳。

阴道检查可见阴道皱襞减少、消失,黏膜萎缩、变薄并有充血或点状出血,有时可见浅表溃疡。分泌物多呈水样,部分脓性有异味,如治疗不及时,阴道内溃疡面相互粘连,甚至阴道闭锁,分泌物引流不畅者继发阴道或宫腔积脓。

【诊断】

根据绝经、卵巢手术、药物性闭经或盆腔反射治疗病史及临床表现诊断不难,应取阴道分泌物检查以排除滴虫、假丝酵母菌阴道炎。妇科检查见阴道黏膜红肿、溃疡形成或血性分泌物,但必须排除子宫恶性肿瘤、阴道癌等,常规行宫颈细胞学检查,必要时活检或分段诊刮术。

【治疗】

原则上为抑制细菌生长,应用雌激素,增强阴道抵抗力。

1.保持外阴清洁、干燥　分泌物多时可1％乳酸冲洗阴道。

2.雌激素制剂全身给药　补佳乐每日 0.5~1mg 口服,每 1~2 个月用地曲孕酮 10mg 持续 10 天;克龄蒙每日 1 片(含戊酸雌二醇 2mg,醋酸环丙孕酮 1mg);诺更宁(含雌二醇 2mg,醋酸炔诺酮 1mg)每日 1 片。如有乳癌及子宫内膜癌者慎用雌激素制剂。

3.雌激素制剂阴道局部给药　0.5％已烯雌酚软膏或倍美力阴道软膏局部涂抹,0.5g 每日 1~2 次,连用 7 天。

4.抑制细菌生长　阴道局部给予抗生素如甲硝唑 200mg 或诺氟沙星 100mg,每日一次,连续 7~10 日。

5.注意营养　给予高蛋白食物,增加维生素 B 及维生素 A 量,有助于阴道炎的消退。

十一、婴幼儿外阴阴道炎

【病因】

婴幼儿阴道炎多合并外阴炎,多见于 1~5 岁幼女。因其卵巢未发育,外阴发育差,阴道细长,阴道上皮内糖原少,阴道内 pH6.0~7.5,抵抗力差,阴道自然防御功能尚未形成,容易受到其他细菌感染。另婴幼儿卫生习惯差,年龄较大者有阴道内误放异物而继发感染。病原菌常见大肠杆菌、葡萄球菌、链球菌等。

【临床表现】

主要症状为阴道内分泌物增多,呈脓性,有异味。临床上多为母亲发现婴幼儿内裤有脓性分泌物而就诊。分泌物刺激可致外阴瘙痒,患儿多有哭闹、烦躁不安、用手搔抓外阴。检查可见外阴充血、水肿或破溃,有时可见脓性分泌物至阴道内流出。慢性外阴炎见小阴唇发生粘连甚至阴道闭锁。

【诊断】

根据病史、体征及临床表现诊断不难,同时需询问其母亲有无阴道炎病史。取阴道分泌物做细菌学检查或病菌培养。怀疑阴道内有异物者需行肛门检查以确定,必要时需在麻醉下进行。

【治疗】

治疗原则:①便后清洗外阴,保持外阴清洁、干燥,减少摩擦;②针对病原体选择相应口服抗生素治疗,必要时使用吸管吸取抗生素溶液滴入阴道内;③对症处理:如有蛲虫者给予驱虫治疗;阴道内异物者,应及时取出;小阴唇粘连者可外涂雌激素软膏后多可松解,严重者应分离粘连后外用抗生素软膏。

（黄　露）

第二节　宫颈炎

宫颈炎为妇科常见的疾病,占妇科门诊总数的40%～50%。1972～1976年北京市普查25万已婚妇女,宫颈炎占45.84%。宫颈炎多发生于生育年龄的妇女。老年人也有随阴道炎而发病的,临床上一般将宫颈炎分为急性和慢性两种类型。

一、急性子宫颈炎

急性子宫颈炎多见于不洁性交后,产后、剖宫产后引起的宫颈损伤,人工流产术时,一些宫颈手术时扩张宫颈的损伤或穿孔,以及诊断性刮宫时宫颈或宫体的损伤等,病原体进入损伤部位而发生的感染,如产褥感染,感染性流产等。此外,医务人员不慎在产道内遗留纱布,以及不适当的使用高浓度的酸性或碱性药液冲洗阴道等均可引起急性子宫颈炎。

1.病原体　最常见的病原体为淋球菌及沙眼衣原体,淋球菌感染时45%～60%常合并沙眼衣原体感染,其次为一般化脓菌,如葡萄球菌、链球菌、大肠杆菌以及滴虫、念珠菌、阿米巴原虫等。淋球菌及沙眼衣原体可累及子宫颈黏膜的腺体,沿黏膜表面扩散的浅层感染。其他病原体与淋球菌不同,侵入宫颈较深,可通过淋巴管引起急性盆腔结缔组织炎,致病情严重。

2.病理　急性宫颈炎的病理变化可见宫颈红肿,颈管黏膜水肿,组织学表现可见血管充血,子宫颈黏膜及黏膜下组织、腺体周围见大量嗜中性粒细胞浸润,腺腔内见脓性分泌物,这种分泌物可由子宫口流出。

3.临床表现　淋菌性宫颈炎和沙眼衣原体性宫颈炎主要侵犯宫颈管内黏膜腺体的柱状上皮,如直接向上蔓延则可导致上生殖道黏膜感染。一般化脓菌则侵入宫颈组织较深,并可沿两侧宫颈淋巴管向上蔓延导致盆腔结缔组织炎。淋菌性或一般化脓菌性宫颈炎表现为脓性或脓血性白带增多,下腹坠痛、腰背痛、性交疼痛和尿路刺激症状,体温可轻微升高。如感染沿宫颈淋巴管向周围扩散,则可引起宫颈上皮脱落,甚至形成溃疡。本病常与阴道炎症同时发生,也可同时发生急性子宫内膜炎。

妇科检查见宫颈充血、红肿,颈管黏膜水肿,宫颈黏膜外翻,宫颈触痛,脓性分泌物从宫颈管内流出,特别是淋菌性宫颈炎时,尿道、尿道旁腺、前庭大腺亦可同时感染而有脓液排出。沙眼衣原体性宫颈炎则症状不典型或无症状,有症状者表现为宫颈分泌物增多,点滴状出血或尿路刺激症状,妇科检查宫颈口可见黏液脓性分泌物。

4.诊断　根据病史、症状及妇科检查,诊断急性宫颈炎并不困难,关键是确定病原体。疑为淋球菌感染时,应取宫颈管内分泌物作涂片检查(敏感性50%～70%)或细菌培养(敏感性80%～90%),对培养可疑的菌落,可采用单克隆抗体免疫荧光法检测。检测沙眼衣原体感染时,可取宫颈管分泌物涂片染色找细胞浆内包涵体,但敏感性不高,培养法技术要求高,费时长,难以推广,目前推荐的方法是直接免疫荧光法(DFA)或酶免疫法(EIA),敏感性在89%～98%。注意诊断时要考虑是否合并急性子宫内膜炎和盆腔炎。

5.治疗　以全身治疗为主,抗生素选择、给药途径、剂量和疗程则根据病原体和病情严重程度决定。目前,淋菌性宫颈炎推荐的首选药物为头孢曲松,备用药物有大观霉素、青霉素、氧氟沙星、左氧氟沙星、依诺沙星等,治疗时需同时加服多西环素(强力霉素)。沙眼衣原体性宫颈炎推荐的首选药物为阿奇霉素或多西环素,备用药物有:米诺环素、氧氟沙星等。一般化脓菌感染最好根据药敏试验进行治疗。急性宫颈炎的治疗应力求彻底,以免形成慢性宫颈炎。

二、慢性子宫颈炎

慢性子宫颈炎多由急性子宫颈炎转变而来,往往是急性宫颈炎治疗不彻底,病原体隐居于子宫颈黏膜内形成慢性炎症。急性宫颈炎容易转为慢性的原因主要由于宫颈黏膜皱褶较多,腺体呈葡萄状,病原体侵入腺体深处后极难根除,导致病程反复、迁延不愈所致。阴道分娩、流产或手术损伤宫颈后,继发感染亦可表现为慢性过程,此外不洁性生活、雌激素水平下降、阴道异物(如子宫托)均可引起慢性宫颈炎。其病原体一般为葡萄球菌、链球菌、沙眼衣原体、淋球菌、厌氧菌等。也有患者不表现急性症状,直接发生慢性宫颈炎。

1.病理　慢性子宫颈炎表现为宫颈糜烂、宫颈息肉、宫颈黏膜炎、宫颈腺囊肿以及宫颈肥大。

(1)宫颈糜烂:宫颈糜烂是慢性宫颈炎的一种形式,宫颈糜烂形成的原因有 3 种。①先天性糜烂,指女性胎儿在生殖系统发育时受母体性激素影响,导致鳞、柱交界向外迁移,宫颈外口为柱状上皮覆盖。正常时新生儿出生后糜烂仅存在较短时间,当来自母体的雌激素水平下降后即逐渐自然消退,但亦有个别患者糜烂长期持续存在,先天性糜烂的宫颈形状往往是正常或稍大,不甚整齐,宫颈口多为裂开。②后天性糜烂,指宫颈管内膜柱状上皮向阴道方向增生,超越宫颈外口所致的糜烂,仅发生于卵巢功能旺盛的妊娠期,产后可自行消退。患者虽诉白带增多,但为清澈的黏液,病理检查在柱状上皮下没有炎症细胞浸润,仅见少数淋巴细胞,后天性糜烂的宫颈往往偏大,宫颈口正常或横裂或为不整齐的破裂。糜烂面周围的境界与正常宫颈上皮的界限清楚,甚至可看到交界线呈现一道凹入的线沟,有的糜烂可见到毛细血管浮现在表面上,表现为局部慢性充血。③炎症性糜烂,是慢性宫颈炎最常见的病理改变,宫颈阴道部的鳞状上皮被宫颈管柱状上皮所替代,其外表呈红色,所以不是真正的糜烂,故称假性糜烂,光镜下可见黏膜下有多核白细胞及淋巴球浸润,间质则有小圆形细胞和浆细胞浸润,黏膜下结缔组织的浅层为炎性细胞浸润的主要场所,宫颈的纤维组织增生。宫颈管黏膜也有增生,突出子宫颈口外形成息肉状。

根据糜烂表面可分为几种不同类型:①单纯型,此型糜烂面的表面系一片红色光滑面,糜烂较浅,有一层柱状上皮覆盖;②颗粒型,此型的糜烂面的组织增生,形成颗粒状;③乳头型,糜烂组织增生更明显,形成一团成乳头状。

根据糜烂区所占宫颈的比例可分 3 度:①轻度糜烂,系糜烂面积占整个宫颈面积的 1/3 以内;②中度糜烂,系糜烂面积占宫颈的 1/3~2/3;③重度糜烂,系糜烂面积占宫颈的 2/3 以上。

此外,在幼女及未婚妇女有时见宫颈红色,细颗粒状,形似糜烂,但无炎症,是颈管柱状上皮外移,不应称为糜烂。

宫颈糜烂在其修复的过程中,柱状上皮下的基底细胞(储备细胞)增生,最后分化为鳞状上皮,邻近的鳞状上皮也可向糜烂面的柱状上皮生长,逐渐将腺上皮推移,最后完全由鳞状上皮覆盖而痊愈。糜烂的愈合呈片状分布,新生的鳞状上皮生长于炎性糜烂组织的基础上,故表层细胞极易脱落而变薄,稍受刺激又可恢复糜烂,因此愈合和炎症的扩展交替发生,不容易彻底治愈。这种过程是受到卵巢内分泌、感染、损伤及酸碱度的影响。两种上皮细胞在争夺中不断地增生、增殖,而起到不同的变化。

1)基底层细胞增生:系基底层与基底旁层形成一界限清楚的厚层,其中细胞浆明显嗜碱,细胞层次清楚,都是成熟的细胞。

2)储备细胞增生:是在宫颈部表面或腺体内的柱状上皮细胞与基底层之间有 1~2 层细胞增生,这些细胞为多角形或方形,细胞浆有空泡,并稍嗜碱,胞核较大,呈圆形或椭圆形,染色质分布均匀,很少核分裂,这些细胞系储备细胞增生,如储备细胞超过 3 层,则系储备细胞增殖。

3)鳞状上皮化生:在宫颈部常有鳞状上皮细胞的化生,也是储备细胞的增殖,细胞核成熟,细胞分化良好,细胞间桥形成,深层细胞排列与基底层成直角,而浅层细胞的排列则与表面平行。鳞状上皮化生可能是柱状上皮部分或全部被鳞状上皮所代替,从而形成不规则大小片,层次不清的上皮层,这一过程可在宫颈部上,也可在腺腔内发生。

4)分化良好的正常鳞状上皮细胞:化生前阶段的上皮细胞则形成波浪式和柱状的上皮细胞团,伸入纤维组织,并可在宫颈管的腺体内看到。

(2)宫颈息肉:由于炎症的长期刺激,使宫颈管局部黏膜增生,自基底层逐渐向宫颈外口部突出,形成一个或多个宫颈息肉。息肉色红,呈舌形,质软而脆,血管丰富易出血。蒂细长,长短不一,多附着于颈管外口或颈管壁内,直径1cm左右。镜下见息肉表面覆盖一层柱状上皮,中心为结缔组织,伴充血、水肿,及炎性细胞浸润,极易复发。息肉的恶变率不到1%。

(3)宫颈黏膜炎:宫颈黏膜炎又称宫颈管炎,病变局限于子宫颈管黏膜及黏膜下组织。宫颈阴道部上皮表面光滑。宫颈口可有脓性分泌物堵塞。由于子宫颈黏膜充血增生,可使子宫颈肥大,可达正常宫颈的2~3倍,质硬。宫颈黏膜炎常与糜烂、腺囊肿同时发生。

(4)宫颈腺囊肿:在宫颈糜烂愈合的过程中,新生的鳞状上皮覆盖宫颈腺管口或伸入腺管,将腺管口阻塞,腺管周围的结缔组织增生或瘢痕形成,压迫腺管,使腺管变窄甚至阻塞,腺体分泌物不能引流形成子宫颈腺囊肿。检查时见宫颈表面突出多个数毫米大小白色或青白色小囊肿,内含无色黏液。

(5)宫颈肥大:由于慢性炎症的长期刺激,宫颈组织充血、水肿、腺体和间质增生,还可能在腺体深部有黏液潴留形成囊肿,使宫颈呈不同程度的肥大,但表面多光滑,有时可见到潴留囊肿突起。最后由于纤维结缔组织增生,使宫颈硬度增加。

(6)宫颈外翻:由于分娩、人工流产或其他原因发生宫颈损伤,宫颈口撕裂,未及时修补,以后颈管内膜增生并暴露于外,即形成宫颈外翻。检查子宫颈口增宽,横裂或呈星状撕裂,可见颈管下端的红色黏膜皱褶,宫颈前、后唇肥大,但距离较远。

2.临床表现 慢性宫颈炎主要表现为白带增多,常刺激外阴引起外阴不适和瘙痒。由于病原体种类、炎症的范围、程度和病程不同,白带的量、颜色、性状、气味也不同,可为乳白色黏液状至黄色脓性,如伴有息肉形成,可有白带中混有血,或宫颈接触性出血。若白带增多,似白色干酪样,应考虑是否合并念珠菌性阴道炎;若白带呈稀薄泡沫状,有臭味,则应考虑滴虫性阴道炎。如有恶臭则多为厌氧菌的感染。严重感染时可有腰骶部疼痛、下腹坠胀,由于慢性宫颈炎可直接向前蔓延或通过淋巴管扩散,当波及膀胱三角区及膀胱周围结缔组织时,可出现尿路刺激症状。较多的黏稠脓性白带有碍精子上行,可导致不孕。妇科检查可见宫颈不同程度的糜烂、肥大、宫颈裂伤,有时可见宫颈息肉、宫颈腺体囊肿、宫颈外翻等,宫颈口多有分泌物,亦可有宫颈触痛和宫颈触血。

3.诊断 宫颈糜烂在诊断上不困难,但需与宫颈上皮内瘤样变、早期浸润癌、宫颈结核、宫颈尖锐湿疣等鉴别,还需与淋病、梅毒等鉴别,因此应常规进行宫颈刮片细胞学检查,细胞涂片尚可查出淋菌、滴虫、真菌,能做到与一般慢性宫颈炎鉴别。目前已有电脑超薄细胞检测系统,准确率显著提高。必要时须做病理活检以明确诊断,电子阴道镜辅助活检对提高诊断准确率很有帮助。宫颈息肉、宫颈腺体囊肿及宫颈尖锐湿疣可根据病理活检确诊。

(1)阴道镜检查:在宫颈病变部涂碘后在碘不着色区用阴道镜检查,如见到厚的醋酸白色上皮及血管异形可诊断为宫颈上皮内瘤样变,在这类病变区取活体组织检查诊断早期宫颈癌准确率高。

(2)活体组织检查:为最准确的检查方法,可检出宫颈湿疣、癌细胞、结核、梅毒等,从而与一般慢性宫颈炎糜烂鉴别。

4.治疗　须做宫颈涂片先除外宫颈上皮内瘤样变及早期宫颈癌后再进行治疗。治疗方法中以局部治疗为主,使糜烂面坏死、脱落,为新生鳞状上皮覆盖,病变深者,疗程需 6～8 周。

(1)物理治疗

1)电熨:此法较简便,适用于糜烂程度较深、糜烂面积较大的病例。采用电灼器或电熨器对整个病变区电灼或电熨,直至组织呈乳白色或微黄色为止。一般近宫口处稍深,越近边缘越浅,深度为 2mm 并超出病变区 3mm,深入宫颈管内 0.5～1.0cm,治愈率 50%～90%不等。术后涂抹磺胺粉或呋喃西林粉,用醋酸冲洗阴道,每日 1 次,有助于创面愈合。

治疗后阴道流液,有时呈脓样,须避免性交至创面全部愈合为止,需时 6 周左右。术后阴道出血多时可用纱布填塞止血。

2)冷冻治疗:国内先后有十几个省市应用冷冻治疗。冷冻治疗术是利用制冷剂,快速产生低温,使糜烂组织冻结、坏死、变性而脱落,创面经组织修复而达到治疗疾病的目的。

操作方法:选择适当的冷冻探头,利用液氮快速达到超低温(-196℃),使糜烂组织冻结、坏死、变性而脱落,创面修复而达到治疗目的。一般采用接触冷冻法,选择相应的冷冻头,覆盖全部病变区并略超过其范围 2～3mm,根据快速冷冻,缓慢复温的原则,冷冻 1min、复温 3min、再冷冻 1min。进行单次或重复冷冻,治愈率 80%左右。

冷冻治疗后,宫颈表面很快发生水肿,冷冻后 7～10d,宫颈表层糜烂组织形成一层膜状痂皮,逐渐分散脱落。

3)激光治疗:采用 Co 激光器使糜烂部分组织炭化、结痂,痂皮脱落后,创面修复达到治疗目的。激光头距离糜烂面 3～5cm,照射范围应超出糜烂面 2mm,轻症的烧灼深度为 2～3mm,重症可达 4～5mm,治愈率 70%～90%。

4)微波治疗:微波电极接触局部病变组织时,瞬间产生高热效应(44～61℃)而达到组织凝固的目的,并可出现凝固性血栓形成而止血,治愈率在 90%左右。

5)波姆光治疗:采用波姆光照射糜烂面,直至变为均匀灰白色为止,照射深度 2～3mm,治愈率可达 80%。

6)红外线凝结法:红外线照射糜烂面,局部组织凝固,坏死,形成非炎性表浅溃疡,新生鳞状上皮覆盖溃疡面而达到治愈,治愈率在 90%以上。

物理治疗的注意事项:①治疗时间应在月经干净后 3～7d 进行。②排除宫颈上皮内瘤样病变、早期宫颈癌、宫颈结核和急性感染期后方可进行。③术后阴道分泌物增多,甚至有大量水样排液,有时呈血性,脱痂时可引起活动性出血,如量较多先用过氧化氢溶液(双氧水)清洗伤口,用消毒棉球局部压迫止血,24h 后取出。④物理治疗的持续时间、次数、强度、范围应严格掌握。⑤创面愈合需要一段时间(2～8 周),在此期间禁止盆浴和性生活。⑥定期复查,随访有无宫颈管狭窄。

(2)药物治疗:适用于糜烂面积小和炎症浸润较浅的病例。

1)硝酸银或重铬酸钾液:强腐蚀剂,方法简单,配制容易,用药量少,适宜于基层医院。

2)免疫治疗:采用重组人干扰素 α-2a(商品名奥平),每晚 1 枚,6d 为一疗程。近年报道用红色奴卡放射线菌细胞壁骨架 N-CWs 菌苗治疗慢性宫颈炎,该菌苗具有非特异性免疫增强及抗感染作用,促进鳞状上皮化生,修复宫颈糜烂病变达到治疗效果。将菌苗滴注在用生理盐水浸透的带尾无菌棉球上,将棉球置于宫颈糜烂的局部,24h 后取出,每周上药 2 次,每疗程 10 次。

3)宫颈管炎时,根据细菌培养和药敏试验结果,采用抗生素全身治疗。

(3)手术治疗:宫颈息肉可行息肉摘除术或电切术。对重度糜烂,糜烂面较深及乳头状糜烂,或用上述各种治疗方法久治不愈的患者可考虑用宫颈锥形切除术,锥形切除范围从病灶外缘 0.3～0.5cm 开始,深入宫颈管 1～2cm,锥形切除,压迫止血,如有动脉出血,可用肠线缝扎止血,也可加用止血粉 8 号、明胶海绵、凝血酶、巴曲酶(立止血)等止血。此法因出血及感染,现多不采用。

(李巧珍)

第三节　盆腔炎

一、概述

盆腔炎(PID)是妇女常见的疾病,即女性内生殖器(子宫体部、输卵管、卵巢)及其周围的结缔组织、盆腔腹膜炎症的总称,多发生于产后、剖宫产后、流产后以及妇科手术后,细菌进入创面感染而得病,发病可局限于一个部位、几个部位或致整个盆腔脏器,有急性及慢性盆腔炎之分。急性者发病危急,症状严重,可因败血症危及生命,慢性者症状时好时坏,反复发作,影响患者的身心健康及工作。根据病原体的差异,盆腔炎又可分为两大类,一类为特异性盆腔炎,包括由淋球菌、结核杆菌等所致的炎症;另一类为非特异性盆腔炎。

1. 发病率　盆腔炎是一种较常见的妇科疾病。在一些性生活紊乱及性病泛滥的国家中,此症尤为常见。据美国 1983 年的统计,该国全年约有 85 万妇女患盆腔炎,其中需住院治疗者约为 20 万人。国内因医疗条件的限制或对妇科小手术的无菌操作重视不足以及宫内节育器的广泛应用等原因,盆腔炎仍较多见,但目前尚无对发病率的较大量统计数字可资参考。

2. 病原体　多年来已知淋球菌、结核杆菌、较常见的葡萄球菌、溶血性链球菌以及大肠杆菌等是导致盆腔炎的主要致病菌,但某些寄生虫,如丝虫、血吸虫以及流行性腮腺炎病毒亦偶可感染盆腔生殖器官。

近年来,由于涂片、培养技术以及血清免疫学的改进和提高,对导致盆腔炎的病原体不断有了新的发现和认识。目前一般认为盆腔炎的病原体可以分为以下两大类。①内源性病原体:即指这些病原体在正常情况下即寄生于阴道中,但不致病。这是由于阴道内存在着大量革兰阳性、厌氧阴道杆菌,而这些杆菌通过对阴道黏膜细胞中糖原的发酵作用而产生大量乳酸,维持阴道在酸性(pH 4～5)状态,从而使原可致病的病原体不产生危害,但一旦环境改变(如 pH 上升)或条件有利(如组织有损伤),这些病原体即活跃起来而产生破坏作用。此外,血供障碍及组织坏死则有利于厌氧菌的繁殖与生长,并起致病作用。②外源性病原体:即细菌、沙眼衣原体、寄生虫等。

(1)需氧菌

1)葡萄球菌:为较多见的病原体,属革兰阳性球菌,其中以金黄色葡萄球菌致病力最强,多于产后、剖宫产后、流产后或妇科手术后,细菌通过阴道上行感染至宫颈、子宫、输卵管黏膜。本菌对一般常用的抗生素可产生耐药,根据药物敏感试验用药较为理想,耐青霉素酶的金黄色葡萄球菌对头孢噻吩(先锋霉素Ⅰ)、万古霉素、克林霉素(氯洁霉素)、氯霉素等敏感。

2)链球菌:也属革兰阳性球菌,其中以乙型链球菌致病力最强,能产生溶血素及多种酶,使感染扩散,本菌对青霉素敏感,但这种细菌是新生儿败血症的主要病原菌,偶可成为致命感染的病原菌。此菌可在成年女性阴道内长期寄居。有报道妊娠后期此类菌在阴道的携带率为 5%～29%。

3)大肠杆菌:为肠道的寄生菌,是革兰阴性菌,一般不致病,但如机体抵抗力极低,或因外伤等,大肠杆菌侵入肠道外组织或器官时,可引起严重的感染甚至产生内毒素休克。大肠杆菌常与其他致病菌混合感染。本菌对卡那霉素、庆大霉素、头孢噻吩(先锋霉素Ⅰ)、羧苄西林等敏感,但易产生耐药菌株,使用时宜先作药敏试验。

此外,在需氧性致病菌中尚有淋球菌、阴道嗜血杆菌等。

(2)厌氧菌:是盆腔感染的主要菌种之一,主要来源于结肠、直肠、阴道及口腔黏膜。本菌数量较大,在肠腔中厌氧菌与需氧菌的数量比为100∶1。国外一些先进的医院已将厌氧菌的检测列为细菌学检测的常规。在妇产科方面常见的病原菌有以下几种。

1)消化链球菌:属革兰阳性菌,易滋生于产后子宫内膜坏死的蜕膜碎片或残留的胎盘中,其内毒素毒力较大肠杆菌为低,可能破坏青霉素的β-内酰酶,对青霉素有抗药性,还产生肝素酶,溶解肝素,促进凝血,可致血栓性静脉炎。

2)脆弱类杆菌:系革兰阴性菌,有报道在严重盆腔感染中主要的厌氧菌是脆弱类杆菌,这种感染的恢复期很长,伴有恶臭。本菌对甲硝唑、头孢菌素、多西环素等敏感,对青霉素易产生耐药。

3)产气荚膜梭状芽孢杆菌:系革兰阴性菌,多见于创伤组织感染及非法堕胎等后的感染。分泌物恶臭,组织内有气体,易产生中毒性休克。

以上3种厌氧菌为最常见者,其特点为易形成盆腔脓肿,感染性血栓静脉炎,脓液有粪臭及气泡,70%~80%盆腔脓肿可培养出厌氧菌,本菌对克林霉素、头孢菌素、甲硝唑等均敏感。

(3)性传播的病原体:如淋菌、沙眼衣原体、支原体等。

(4)病毒感染:如巨细胞病毒是疱疹病毒所属的一组病毒,受感染的细胞内有包涵体,体积增大,病原体在 plf<5,20%乙醚,紫外线照射5min后完全灭活。身体极度衰弱及免疫功能低下的患者易受感染。孕妇患此病可引起死胎、流产及早产。

(5)寄生虫:血吸虫、丝虫均可成为盆腔炎的感染源,但这类感染较为罕见,仅偶见于此类寄生虫病的高发地区。

(6)流行性腮腺炎病毒:多年来已知此种病毒可致卵巢炎。腮腺炎较少发生在成年人,而腮腺炎患者合并有腮腺炎病毒卵巢炎者,仅占极少数且所引起的症状不明显,故易被忽视。

3.有关检查病原体的几个问题

(1)取标本检查病原体可以通过:作阴道后穹穿刺取盆腔液或脓液,作培养或涂片检查,但经穿刺所发现的细菌有可能是阴道污染菌而非真正的致病菌;作腹腔镜或剖腹探查,在直视下取输卵管伞端或盆腔脓肿的脓液作培养或涂片检查;在宫颈管内取分泌物作培养或涂片检查,如发现有某种病原体亦可为盆腔炎的致病原提供一些线索;对较严重的盆腔炎患者,应常规作血液培养检查,如能培养出细菌,则应认为是致病菌,因其受到污染的机会较少。

(2)近年来对厌氧菌的检查有了不少改进,如应用气体色谱法以辨认厌氧菌,方法简便而可靠;涂片染色的改进及免疫荧光检查法的应用均大大提高了发现厌氧菌的准确性。拟杆菌属(尤其是脆弱拟杆菌)、梭状芽孢杆菌属,以及消化链球菌等均为导致严重盆腔炎的厌氧菌。不断改进厌氧菌的培养技术以提高其发现率,对正确诊断与有效治疗盆腔炎极为重要。

(3)盆腔炎症往往是一种以上病原体所致的混合感染,即使是特异性盆腔炎,如淋球菌或结核杆菌所致的盆腔炎也往往并非单一的细菌感染,很可能合并有其他病原体,常为需氧菌与厌氧菌的混合感染。在所培养出的细菌中厌氧菌占60%~70%。严重的盆腔炎症或已形成盆腔脓肿者常是大肠杆菌与某种厌氧菌的混合感染,恶臭的脓液是由于厌氧菌而非大肠杆菌所致。在瑞典有人发现25%的淋菌性输卵管炎患者的脓液中可同时培养出沙眼衣原体。在其他国家亦有类似的报道。因此,在治疗急性盆腔炎时,应经常考虑到混合感染的存在,合理使用抗生素。

　　4.传染途径

　　(1)经淋巴系统蔓延:细菌经外阴、阴道、宫颈创伤、宫体创伤处的淋巴管侵入内生殖器及盆腔腹膜、盆腔结缔组织等部分,可形成产后感染,流产后感染,手术后感染,或宫内放置避孕器后的感染。严重的宫颈炎,如宫颈癌所引起的炎症,往往通过淋巴而感染盆腔结缔组织。丝虫病亦可通过淋巴管而引起盆腔急性淋巴管炎甚至盆腔器官炎症,但这种情况较罕见。

　　(2)直接蔓延:弥漫性腹膜炎、阑尾炎,以及急性肠憩室炎均可直接影响盆腔生殖器官。经腹进行的妇科手术,尤其是伴有结肠损伤时,可引起严重的盆腔感染。严重的直肠感染时,细菌亦偶可穿过肠壁而直接感染盆腔器官,即使是较简单的经腹全子宫切除术,亦可导致阴道残端上部的盆腔结缔组织炎。经阴道进行子宫切除术,则更有此种可能。

　　(3)经血循环传播:大多数的盆腔结核感染,其结核菌是由肺或其他器官的结核灶经血液传播的。较罕见的流行性腮腺病毒所致的卵巢炎也是经血液传播,血吸虫卵沉积于输卵管,也是血行感染的结果,而全身性的菌血症亦可导致盆腔炎症。

　　(4)沿生殖道黏膜上行蔓延:大多数盆腔炎系病原体侵入外阴、阴道后,沿黏膜面经宫颈内膜、子宫内膜、输卵管内膜,至卵巢及盆腔发生感染。不仅淋球菌是沿黏膜上升至输卵管,其他病原体也是如此。动物实验证实结扎输卵管即不再发生输卵管炎症。在正常情况下,阴道及宫颈外口寄生有大量致病菌,但由于处在强酸性的环境中而不致病,宫颈内口以上则是无菌的。宫颈管经常为黏稠的黏液所堵塞,成为有效的屏障,使阴道内的细菌不易上升至宫腔而致病。一旦阴道内的酸碱度发生改变或宫颈管的黏液变得稀薄或消失,则阴道内的细菌即可上升至宫腔。月经来潮时宫颈黏液被冲出,月经血中和了阴道的酸度,有利于阴道菌丛的活跃与上升。原仅停留在前庭大腺或宫颈处的淋球菌常在月经后沿黏膜上升而导致输卵管炎。

　　近年来,对阴道细菌上升的机制又有新的阐释,认为细菌的上升可能与以下3种因素有关:

　　1)精子可成为携带病原体的媒介:研究发现有些盆腔炎患者是有性交频繁或不洁性生活史的已婚或未婚青年妇女,但并无性病感染,因而认为盆腔炎与过频的性生活有关。另一些学者则通过电镜检查在精子头部发现有大肠杆菌、淋球菌、支原体、弓形虫或巨细胞病毒等可致病的病原体,而当精子通过宫颈屏障进入宫腔及输卵管时,即将这些病原体带入而导致炎症的发生。

　　2)滴虫可作为媒介:一些学者在子宫腔、输卵管腔甚至在盆腔液中发现滴虫的存在。由电镜检查发现在滴虫的表面附着有大量细菌;在培养滴虫时可同时培养出大量革兰阴性菌或厌氧菌。提示滴虫感染并非是一种仅产生瘙痒而无足轻重的炎症;滴虫很可能是一种可携带其他病原体上升到宫腔及输卵管引起炎症的重要媒介。

　　3)被动运输:有人发现在阴道内放置的炭微粒可于短时间内进入宫腔甚至输卵管,认为子宫的收缩以及横膈呼吸运动所引起的腹腔负压可将阴道内的微粒吸入宫腔,推测存在于阴道内的病原体也可能被这种负压吸入宫腔,从而导致盆腔炎。

　　宫内避孕器的应用已成为最重要的节育措施之一,有关宫内避孕器的安放与盆腔炎的发生之间有密切关系的文献报道越来越多。据国外的大量统计数字表明:安放宫内避孕器的妇女,其盆腔炎的发病率5~10倍于不安放的对照组,炎症多发生在安放的初期。放线菌是较常见的致病菌。安放盾形或带尾丝宫内避孕器的妇女,盆腔炎的发病率又明显高于安放环形避孕器者。另一个有意义的观察结果是采用阴道隔或宫颈帽避孕的妇女,其盆腔炎的发病率则低于用药物避孕者。这些事实说明宫内避孕器确系导致盆腔炎的重要诱因,而在性交时加一道宫颈屏障(采用宫颈帽,阴道隔)可以减少上行性感染的机会。

5.病理特点　盆腔生殖器官及其周围组织应作为一个整体来看待,因为子宫与输卵管相邻而其内腔相通,输卵管与卵巢及盆腔腹膜均互相邻近,盆腔腹膜与盆腔的结缔组织仅一膜相隔且有淋巴相通。因此,一个盆腔器官的炎症,尤其是较严重的炎症,极少孤立存在而不影响其邻近器官及组织。严重的子宫内膜炎往往伴有输卵管炎;较严重的输卵管炎,其管腔内的炎性分泌物由伞端排出后极易累及卵巢及盆腔腹膜,导致后二者的炎症,而严重的输卵管卵巢炎亦多伴有盆腔结缔组织炎。但盆腔结缔组织炎则除病情严重者外,可仅局限于子宫旁及腹膜后的结缔组织而不影响盆腔内其他生殖器官,故盆腔结缔组织炎一般不影响患者的生殖功能。在急性盆腔炎中以输卵管最常受累,且病理改变较明显,而其邻近器官的受累程度可轻重不一。

6.诊断盆腔炎注意事项

(1)仔细询问病史,了解患者是否有宫内避孕器,了解其性生活史。

(2)将宫颈口、后穹穿刺或腹腔镜检查所取得的分泌物做细菌涂片及培养(包括厌氧菌培养)检查,同时作药敏试验以期能较准确地了解致病的病原体,明确炎症的性质和采取有效药物进行治疗。

(3)常规作超声检查以了解盆腔内有无包块。

7.治疗原则

(1)对急性盆腔炎患者,应给予积极、彻底的治疗,以防止炎症变为慢性,后者较顽固,且将影响生育功能。

(2)针对病原体进行治疗。盆腔炎多为混合感染,如细菌培养阳性,可根据药敏试验而选用最有效的抗生素治疗。一般联合使用广谱抗生素和抗厌氧菌药物。

(3)对有炎性包块的患者,如用抗生素治疗效果不明显应立即考虑手术治疗。

8.盆腔炎的预防　盆腔炎多来自产后、剖宫产、流产以及妇科手术操作后,因此须作好宣教工作,增强孕期的体质,减少分娩时局部的损伤,严格消毒。月经期生殖器官的抵抗力较弱,容易感染及出血,在月经期间应避免手术操作。手术前应详细检查患者的体质,有无贫血及其他脏器的感染灶等。此外尚须注意有无性乱史。国外报道盆腔炎的高危因素为:①受教育＜12 年;②妊娠＞0 次;③分娩＞0 次;④自然流产＞0 次;⑤在调查前 30d 内＞1 个男性性伴侣;⑥初次性交年龄＜18 岁;⑦有淋病史;⑧前次月经期有性交史;⑨有阴道冲洗史等。建议月经期避免性交,限制性对象,鼓励使用避孕套以避免发生盆腔炎。宫腔放避孕器的最初 2 个月患盆腔炎的危险可增加 2 倍,建议有这种手术操作的妇女应给予抗生素预防感染。国内尚未见到患盆腔炎的高危因素的资料,但也应作好宣传,如月经期避免性交及手术操作,避免性乱等。

二、子宫内膜炎

子宫内膜炎是妇科常见疾病,当炎症发展至严重阶段时可影响子宫肌层,成为子宫内膜肌炎。子宫内膜炎分急性子宫内膜炎及慢性子宫内膜炎两种。

1.急性子宫内膜炎

(1)病因:急性子宫内膜炎发病多与妊娠有关,如产褥感染及感染性流产,且这两类感染又常是子宫内膜炎中最严重的类型。宫腔手术及放置宫内避孕器时细菌侵入也易发生感染。坏死性的内膜息肉、黏膜下子宫肌瘤或子宫内膜癌也有可能导致急性子宫内膜炎。此外,一些妇女在月经期、身体抵抗力虚弱时性交,或医务人员错误地在不适当的情况下(如宫腔或其他部位的脏器已有感染)进行刮宫术,宫颈糜烂的电熨术,输卵管通液或造影术等均可由于细菌的侵入发生急性子宫内膜炎。

病原体大多为寄生于阴道及宫颈的菌群,最常见者为链球菌、葡萄球菌、大肠杆菌、淋菌、衣原体及支原体、厌氧菌等,细菌可突破子宫颈的防御机制侵入子宫内膜发生急性炎症。据美国纽约市的报道"带环受孕"者偶可导致非常严重的感染甚至死亡,而在死亡者中发现致死的细菌是大肠杆菌(占60%)、副大肠杆菌(占10%)、葡萄球菌(占10%),其余为其他病菌。

(2)病理:子宫内膜炎时子宫内膜充血、水肿,有炎性渗出物和血染。重度炎症内膜的表面可有脓性渗出物,内膜坏死脱落,形成溃疡,并可向下蔓延而感染子宫肌层,在其中形成多发性小脓肿,内膜呈灰绿色,坏死,在镜下可见子宫内膜中有大量散在的多核白细胞浸润,细胞间隙内充满液体,毛细血管扩张,严重者细胞间隙内可见细菌。分泌物可有臭味,如果宫颈开放,引流通畅,可很快消除宫腔内的分泌物而治愈,但也有炎症向深部侵入形成子宫肌炎及输卵管炎或因宫颈口肿胀,引流不畅形成宫腔积脓者。

(3)临床表现:除在分娩或流产后所发生的急性子宫内膜炎,由于宫腔内有较大的创面或部分胎盘残留或因细菌的致病力强而可以导致较严重的临床症状外,其他原因所引起的急性子宫内膜炎多属轻型,这与宫腔有开口通向阴道,有利于炎性分泌物的引流有关。急性子宫内膜炎患者可表现为轻度发热、下腹痛、白带增多等现象,白带可以是血性的,如系厌氧菌感染则可有恶臭。检查时子宫可有轻度压痛。如未能及时处理则内膜炎有可能向肌层发展成为子宫肌炎,肌层内出现多发性小脓肿,并可进一步发展为输卵管卵巢炎、盆腔腹膜炎、盆腔结缔组织炎、盆腔静脉炎,甚至可发展成为败血症。此时,患者体温明显升高,可达39～40℃,子宫增大、压痛,宫旁有增厚及触痛,下腹部有明显压痛。

(4)治疗:须采用全身治疗及局部治疗。

1)全身治疗:本病全身治疗较重要,须卧床休息,给予高蛋白流质饮食或半流质饮食,体位以头高脚低为宜,因有利于腔内分泌物的引流。

2)抗生素治疗:在药物敏感试验未出结果前,选择广谱抗生素,如青霉素,氨基糖苷类抗生素如庆大霉素、卡那霉素等对需氧菌有效的药物,以及对厌氧菌有效的甲硝唑进行治疗。如无效时,可根据细菌培养敏感试验结果,更换敏感药物。

庆大霉素:80mg肌内注射,每8小时1次,同时加用甲硝唑0.4g每日3次口服,若宫腔内无残留的胎盘组织、宫内避孕器、黏膜下肌瘤等抗生素治疗数日后炎症都能迅速得到控制。

先锋霉素:可用第三代产品即头孢哌酮(先锋必),它的抗菌谱广,可将此1g溶于10%葡萄糖溶液500ml内,同时加入地塞米松5～10mg,静脉滴注,经3d治疗后体温下降病情好转时,改服头孢唑啉(先锋霉素Ⅴ号)0.25g每日4次,皮质激素也应逐渐减量,直至急性症状消失。

如对青霉素过敏,可换用林可霉素,静脉滴注量为300～600mg/次,每日2次,体温平稳后,可改口服用药,每日1.5～2g分次给药,持续1周,病情稳定后可停药。

氟哌酸:对变形杆菌、绿脓杆菌具有强大的抗菌作用,服药后可广泛分布于全身,对急性子宫内膜炎有良好的治疗作用。用量每日3次,每次0.28g,共10～14d,或氧氟沙星200mg静脉滴注,每日2～3次,对喹诺酮类药物过敏者最好不用。

国外对急性子宫内膜炎患者通常住院治疗,以解除症状及保持输卵管的功能,所给抗生素有两个方案:a.头孢西丁(噻酚甲氧头孢菌素)2g,静脉注射,每6小时1次,或头孢菌素2g,静脉注射,每12小时1次,加多西环素100mg,每12小时1次口服或静脉注射,共4d,症状改善后48h,继续使用多西环素100mg,每日2次,共10～14d口服,此方案对淋菌及衣原体感染均有效。b.克林霉素,900mg静脉注射,每8小时1次,庆大霉素2mg/kg静脉或肌内注射,此后给1.5mg/kg每8小时1次,共4d,用药48h后,如症状改善,继续用多西环素100mg,每日2次口服,共给药10～14d,此方案对厌氧菌及兼性革兰阴性菌高度有效。使用上述方案治疗后,体温下降,或症状消失48h后患者可出院,继续服用多西环素100mg,每12小时1次,共10～14d,对淋球菌及衣原体感染均有效。

3)手术治疗:急性子宫内膜炎应避免手术,以免炎症扩散,但如宫颈引流不畅,或宫腔内积留分泌物,或老年妇女宫腔积脓时,须在给大量抗生素的同时清除宫腔残留物,或扩张宫颈使宫腔分泌物引流通畅。经超声或诊刮怀疑有黏膜下肌瘤或息肉存在时,应考虑经宫腔镜切除或手术切除子宫。

在个别情况下,急性子宫内膜炎可急剧发展,炎症范围超越子宫内膜而达子宫肌层以至盆腔器官及腹膜等处成为弥漫性急性盆腔炎,治疗方法见输卵管卵巢炎。

2.慢性子宫内膜炎　由于子宫内膜有生理上的周期性剥脱,而子宫腔又可通过宫颈口向外开放,有利于分泌物的引流,故慢性子宫内膜炎不常见,症状亦不甚明显,仅有少部分患者因防御机制受损,或病原体作用时间过长,或对急性炎症治疗不彻底而形成。

(1)病因

1)阴道分娩后、剖宫产术后有少量胎膜或胎盘残留,或胎盘附着部的子宫复旧不全,常是引起慢性子宫内膜炎的原因。

2)宫内避孕器:宫内避孕器的刺激常可引起慢性子宫内膜炎。

3)更年期或绝经期后:由于体内雌激素水平降低,子宫内膜与阴道黏膜均变得菲薄,易受病菌的侵袭,发生慢性子宫内膜炎。在临床上老年性子宫内膜炎与阴道炎往往并存。

4)宫腔内有黏膜下肌瘤、息肉、子宫内膜腺癌等时,子宫内膜易受细菌感染发生炎症。

5)子宫内膜虽有周期性剥脱,但其基底层并不随之剥脱,一旦基底层有慢性炎症即可长期感染内膜的功能层,导致慢性子宫内膜炎。结核性子宫内膜炎是最常见的慢性炎症。

6)长期存在的输卵管卵巢炎或严重的子宫颈炎可以导致慢性子宫内膜炎。

7)无明显诱因的慢性子宫内膜炎也可能存在。病原体多来自阴道内的菌群。

(2)病理:慢性子宫内膜炎的内膜间质常有大量浆细胞及淋巴细胞,内膜充血、水肿,有时尚可见到肉芽组织及纤维样变,大量浆细胞的存在是病理诊断慢性子宫内膜炎的依据之一,但有时内膜细胞增生、经前期内膜的蜕膜样改变以及大量淋巴细胞的存在可能影响对浆细胞的辨认。近年来有用免疫过氧化物酶,对免疫球蛋白 G 进行染色,可清楚地辨认浆细胞的特性,从而有助于诊断慢性子宫内膜炎,但内膜中浆细胞少或缺乏,并不能否定慢性子宫内膜炎的存在。

老年性子宫内膜炎的内膜变得菲薄,其中见不到或仅见少量腺体,间质部可出现大片的纤维或肉芽组织。

(3)临床表现:慢性子宫内膜炎患者常诉有不规则阴道出血或月经不规则,有时有轻度下腹痛及白带增多。此症的主要症状是:①不规则月经或子宫出血;②约半数患者有下腹痛或坠胀感;③白带增多;④少数患者可能有发热。

主要体征是:①子宫有触痛,可能增大;②宫旁组织可能有增厚及触痛。约有 20% 的慢性子宫内膜炎患者可以完全无症状,而是由于医师诊断为其他妇科疾病行诊刮时所发现。

老年性子宫内膜炎患者常有绝经期后出血,兼有白带增多,白带往往较稀薄且可能为血性。但遇有此种情况应首先排除宫颈癌或子宫内膜的恶性肿瘤。另外,在使用宫内避孕器者、有非婚性生活史的年轻妇女、妊娠次数>3 次者,以及宫颈慢性炎症的患者中发病率较高。

(4)治疗:慢性子宫内膜炎在治疗上应去除诱因,如在阴道分娩后、剖宫产后、人工流产后疑有胎膜胎盘残留者,如无急性出血,可给抗生素 3～5d 后行刮宫术清除可能残留的胎膜、胎盘组织;有宫内避孕器者,应取出宫内避孕器;如有子宫内膜息肉、黏膜下肌瘤,可根据情况做相应的处理。对老年性子宫内膜炎患者,除在行诊刮时注意扩张宫颈口以利引流外,给予小剂量雌激素。

3.宫腔积脓　宫腔积脓不常见,易被忽略或误诊。不论是急性或慢性子宫内膜炎所导致的宫颈阻塞,如宫腔内的炎性分泌物不能外流或引流不畅,即可形成宫腔积脓。

造成宫颈管狭窄阻塞的原因可能与宫颈恶性肿瘤、尤其是放疗后患者,宫颈电烙、冷冻或宫颈锥切、严重的慢性宫颈炎、阴道炎所导致的瘢痕形成,以及老年妇女的宫颈萎缩等有关。

患者的主要症状是下腹坠痛、发热。但由于慢性子宫内膜炎而逐渐形成的宫腔积脓也可以无明显症状。妇科检查时可发现子宫增大,柔软,有触痛,宫旁结缔组织可有明显增厚,并可有附件的炎性包块同时存在。老年妇女如有以上情况尤应想到有宫腔积脓的存在。

以宫腔探针探入宫腔时,如有脓液流出,诊断即可确立,但应同时轻取宫腔组织以了解有无恶性肿瘤存在。有时由于宫颈管瘢痕较多,管腔弯曲,探针不易插入,故需耐心操作。一旦诊断确立,将宫颈扩张,脓液即可顺利外流。如引流不够满意可在宫颈管内放置橡皮管引流,以防止颈管在短期内又发生阻塞,影响脓液的排出。如引流通畅,症状即迅速消失,抗生素的应用与否,可根据引流后的疗效而定。对老年患者,可给予倍美力或补佳乐口服 7~10d。

三、输卵管卵巢炎、盆腔腹膜炎

1.急性输卵管炎、卵巢炎、盆腔腹膜炎　在盆腔生殖器官与盆腔组织的炎症中以输卵管炎最常见。由于相互邻近的关系,往往是输卵管炎、卵巢炎以及盆腔腹膜炎甚至盆腔结缔组织炎同时并存,互相影响,而单纯的输卵管炎甚为少见。

输卵管卵巢炎与盆腔腹膜炎很可能是输卵管炎在发展过程中的不同阶段在病因、临床表现、诊断与治疗各方面都有很多共同之处,故在本节中将一并加以叙述。

(1)病因及发病机制:据国内外报道本病常见,多为混合感染。主要病原体有淋球菌、沙眼衣原体、大肠杆菌、克雷伯杆菌、变形杆菌、需氧性链球菌、厌氧菌(类杆菌、梭状芽孢杆菌、消化球菌、消化链球菌、放线菌)等。国外以淋菌及沙眼衣原体感染为最多,其次为厌氧菌及需氧菌的混合感染。国内则以厌氧菌、需氧菌最多。

1)在产后、流产后细菌通过胎盘剥离面或残留的胎盘、胎膜、子宫切口等至肌层、输卵管、卵巢、盆腔腹膜发生炎症。当全身免疫功能降低时,隐匿在阴道皱襞内的厌氧菌即开始活跃,并进入上生殖道发生感染。在急性盆腔炎患者的后穹穿刺液中以及盆腔腹膜炎患者抽出的脓液中均可培养出厌氧菌,以类杆菌、消化球菌、消化链球菌最常见。产褥感染败血症的血培养厌氧菌阳性者占 1/3,以消化球菌、消化链球菌和脆弱类杆菌最多见。脆弱类杆菌的内毒素毒力较大肠杆菌为低,但它能产生破坏青霉素的 β-内酰胺酶,对青霉素有抗药性,还产生肝素酶,溶解肝素,促进凝血,导致引起发生血栓静脉炎和迁徙性脓肿。消化球菌与消化链球菌除单独感染外,常与其他细菌混合感染,消化链球菌中,厌氧性链球菌是产褥期脓毒血症中最易发现的细菌,随着抗生素的有效应用这种病已明显减少。产气荚膜杆菌(属梭状芽孢杆菌)在感染性流产中能见到,有时可引起严重后果。但有时也可表现为一般良性无并发症的后果。

2)月经期性交:月经期子宫内膜的剥脱面有扩张的血窦及凝血块,均为细菌的良好滋生环境,如在月经期性交或使用不洁的月经垫,可使细菌侵入发生炎症。

3)妇科手术操作后:未经严格消毒而进行的输卵管通液、碘油造影与刮宫手术,经腹腔镜进行输卵管电烙绝育术与其他经腹妇科手术均有可能导致急性输卵管卵巢炎;作妇科手术时误伤肠道或对感染性流产进行吸刮术不慎将子宫穿破,则可先导致严重的急性盆腔腹膜炎,然后炎症波及输卵管与卵巢,偶尔亦可见子宫内膜炎未治愈时,放置宫内避孕器致严重的急性盆腔炎者。近年来由于宫内避孕器的广泛应用,不少急性输卵管卵巢炎、盆腔腹膜炎都是因此而发生。宫内避孕器所致的子宫内膜炎或输卵管卵巢炎有时是放线菌感染。

4)邻近器官炎症的蔓延:邻近器官的炎症最常见者为急性阑尾炎、腹膜炎、结肠憩室炎等可分别引起邻近一侧的输卵管卵巢炎,但此种情况较为少见。

5)慢性炎症急性发作:如有慢性输卵管炎、卵巢炎,在未治愈前有性生活或不洁性交等可引起炎症的急性发作。

6)全身性疾病:由血液传播的常是结核性炎症,全身性菌血症亦偶可引起输卵管卵巢炎。流行性腮腺炎则可经血行感染卵巢,引起单纯的卵巢炎,这也是较罕见的现象。

7)淋菌及沙眼衣原体:多为上行性急性感染,继发于宫颈炎、尿道炎或前庭大腺炎等上行感染输卵管及卵巢。

寄生虫病,如血吸虫、丝虫,甚至蛔虫、绦虫卵均可经血行而积聚于输卵管壁或卵巢中引起所谓肉芽肿性输卵管卵巢炎,在血吸虫病高发地区偶可见到血吸虫卵性输卵管卵巢炎症。

(2)发病高危因素:性活动、避孕措施及社会诸因素与急性盆腔炎的发生有关。

1)性活动:急性盆腔炎的发生其危险性与性活动有关,研究发现 16 岁前开始性生活的妇女较更晚期者的急性盆腔炎的发病次数高 2 倍,性交频率与患盆腔炎的次数呈正相关。15～19 岁感染过沙眼衣原体的妇女较 30～40 岁的妇女再次感染衣原体的危险性高 8 倍。性伴侣数增加,患盆腔炎的危险性也相应增加。

2)避孕措施:研究发现采用避孕套或避孕膜达 2 年以上的妇女较短于 2 年者患盆腔炎低 23%。社会层次及经济水平较高的妇女由于性交的年龄较晚,以及长期用工具避孕,较低层次者发生盆腔炎的概率平均减少一半。口服避孕药可减轻患者输卵管炎的病变程度,长期服用口服避孕药者较未服用者患盆腔炎的危险性减少 50%,使用宫内避孕器者较不使用者患盆腔炎的相关危险性提高了 2.5～7.3 倍,说明不同避孕措施对患盆腔炎的危险性不同。

3)阴道冲洗:常行阴道冲洗的妇女,由于阴道冲洗改变了阴道的环境,使其不能抗御病原菌的侵袭,同时也可能将阴道宫颈的致病菌冲入宫腔致使盆腔炎发生的危险性增加。有学者指出:曾被沙眼衣原体感染的性伴侣可致妇女的盆腔炎反复发作。

4)细菌性阴道病:上生殖道感染的患者中有 66% 的患者合并有细菌性阴道病。

5)人工流产术:人工流产术前曾患阴道炎或术前有盆腔炎的妇女流产术后患盆腔炎的危险性明显增加。

(3)病理

1)急性输卵管炎、卵巢炎、输卵管卵巢脓肿:一般由化脓菌引起,病变多通过子宫颈的淋巴播散至子宫颈旁的结缔组织,首先侵及输卵管浆膜层再达肌层,输卵管内膜受侵较轻,或可不受累。病变是以输卵管间质炎为主,由于输卵管管壁增粗,可压迫管腔变窄,轻者管壁充血、肿胀,重者输卵管肿胀明显,且有弯曲,并有含纤维素性渗出物,引起周围的组织粘连。炎症如经子宫内膜向上蔓延时,首先为输卵管内膜炎,输卵管黏膜血管扩张、淤血,黏膜肿胀,间质充血、水肿及大量中性多核白细胞浸润,黏膜血管极度充血时,可出现含大量红细胞的血性渗出液,称为出血性输卵管炎,炎症反应迅即蔓延至输卵管壁,最后至浆膜层。输卵管变得红肿、粗大,近伞端部分的直径可粗达数厘米。管腔内的炎性分泌物易经伞端外溢导致盆腔腹膜炎及卵巢周围炎。重者输卵管内膜上皮可有退行性变或成片脱落,引起输卵管管腔粘连闭塞或伞端闭塞,如有渗出液或脓液积聚,可形成输卵管积脓,肿大的输卵管可与卵巢紧密粘连而形成较大的包块,临床上称之为输卵管卵巢炎性包块或附件炎性包块。卵巢表面有一层白膜包被,很少单独发炎,卵巢多与输卵管伞端粘连,发生卵巢周围炎,也可形成卵巢脓肿,如脓肿壁与输卵管粘连穿通形成输卵管卵巢脓肿,脓肿可发生于初次感染之后,但往往是在慢性附件炎反复发作之后形成。脓肿多位于子宫后方及阔韧带后叶及肠管间,可向阴道、直肠穿通,也可破入腹腔,发生急性弥漫性腹膜炎。

2)急性盆腔腹膜炎:盆腔腹膜的受累程度与急性输卵管炎的严重程度及其溢出物多少有关。盆腔腹膜受累后,充血明显,并可渗出含有纤维蛋白的浆液。可形成盆腔脏器的粘连,渗出物聚集在粘连的间隙内,可形成多数的小脓肿,或聚集在子宫直肠窝内形成盆腔脓肿,脓肿破入直肠则症状减轻,如破入至腹腔则可引起弥漫性腹膜炎,使病情加重。

(4)临床表现:根据病情及病变范围大小临床表现有所不同,发热及下腹痛是典型的症状,患者可先有发热然后感下腹痛,也可能两种症状同时发生。发热前可先有寒战、头痛,体温高达39～40℃。下腹部剧痛为双侧,或病变侧剧痛。如疼痛发生在月经期则可有月经的变化,如月经量增多,月经期延长;在非月经期疼痛发作则可有不规则阴道出血,白带增多等现象。由于炎症的刺激,少数患者也可有膀胱及直肠刺激症状,如尿频、尿急、腹胀、腹泻等。

检查时患者有急性病容,辗转不安,体温常在38℃以上,可高达40℃或更高,呈弛张热或稽留热,脉搏明显加速,面部潮红,唇干。病初起时下腹一侧触痛可较另一侧明显,如已发展为较严重的盆腔腹膜炎时则整个下腹有触痛及反跳痛,患者因疼痛而拒按。妇科检查见阴道充血,宫颈充血,有触痛,分泌物多,呈黄白色或脓性,有时带恶臭,阴道穹隆有触痛,子宫增大,压痛,活动受限,双侧附件增厚或触及包块,压痛明显。

急性输卵管卵巢炎患者可伴发肝周围炎,临床表现为右上腹或右下胸部痛,颇似胆囊炎或右侧胸膜炎的症状。淋菌或沙眼衣原体感染均可能引起此种情况。其病理特点是在腹腔镜或剖腹探查直视下,可见到肝脏包膜有纤维素斑,横膈浆膜面有小出血点,而最典型的表现是在肝脏表面和横膈间见有琴弦状粘连带。据报道,此综合征的发生率最高可达30%,如不注意,可被误诊为急性胆囊炎。

(5)诊断:对患急腹症的妇女,详细询问病史,了解有无安放宫内避孕器、发病前有无流产、有无过频的性交或经期性交、曾否作过宫颈小手术等,再结合临床表现,诊断急性输卵管卵巢炎及急性盆腔腹膜炎当无困难,但在临床实际工作中此症的误诊率仍高达30%。诊断该病除根据病史及临床检查外,尚应作相关的实验室检查,包括血、尿及宫颈分泌物涂片和培养找细菌(包括厌氧菌),阴道后穹穿刺如有脓液,则诊断更明确。可作涂片找淋球菌、沙眼衣原体及其他化脓菌。

多年来已知某些生殖器官的黏膜,如输卵管及宫颈管黏膜等可产生一种有别于胰腺所产生的淀粉酶,此种生殖淀粉酶与唾液淀粉酶不易区别。数年前,瑞典有人发现在直肠子宫陷窝处的腹水中存在着非胰腺产生的淀粉酶,包括生殖与唾液淀粉酶,称为同种淀粉酶,其正常值为300U/L,当输卵管黏膜发炎时,则腹水中的同种淀粉酶的含量明显降低,降低的程度与炎症的严重程度成正比,可降至40U/L。该学者对可疑急性输卵管炎患者进行试验,取患者阴道后穹穿刺液及其血液作同种淀粉酶试验,结果腹水同种淀粉酶值/血清同种淀粉酶的比值<1.5者,多数均被手术证实为急性输卵管炎。此法已被证明是对急性输卵管炎较可靠的诊断方法。国外有人发现急性输卵管炎患者的后穹穿刺腹水中白细胞计数远远高于非此症患者,并认为如能将在后穹抽出的腹水同时作上述两项检查,则诊断准确率可进一步提高。

(6)鉴别诊断:须与急性阑尾炎、卵巢囊肿蒂扭转、异位妊娠、盆腔子宫内膜异位症等鉴别。

1)急性阑尾炎:右侧急性输卵管卵巢炎易与急性阑尾炎混淆。一般而言,急性阑尾炎起病前常有胃肠道症状,如恶心、呕吐、腹泻等,腹痛多初发于脐周围,然后逐渐转移并固定于右下腹。检查时急性阑尾炎仅麦氏点有压痛,左下腹则不痛,体温及白细胞增高的程度不如急性输卵管卵巢炎。如系急性输卵管卵巢炎,则疼痛起于下腹左右两侧,右侧急性输卵管卵巢炎者,常在麦氏点以下压痛明显,妇科检查子宫颈常有举痛,双侧附件均有触痛。但临床上二者同时发生者也偶可遇到。如诊断不能肯定,应尽早作剖腹探查,否则阑尾穿孔后不仅对患者危害极大,其所形成的局限性腹膜炎或脓肿也将与严重的急性输卵管卵巢炎及盆腔炎难以区别。

2)卵巢囊肿蒂扭转:卵巢囊肿蒂扭转可引起急性下腹痛伴有恶心、甚至呕吐。扭转后囊腔内常有出血或伴感染,则可有发热,故易与输卵管卵巢炎混淆。仔细询问病史及进行妇科检查,并借助 B 超可明确诊断。

3)异位妊娠或卵巢黄体囊肿破裂:异位妊娠或卵巢黄体囊肿破裂均可发生急性下腹痛并可能有低热,但异位妊娠常有停经史,有腹腔内出血,患者面色苍白,急性病容,甚至呈现休克,尿 HCG 呈阳性,而急性输卵管卵巢炎多无这些症状,阴道后穹穿刺,抽出为陈旧性血液则诊断明确。卵巢黄体囊肿仅限于一侧,块状物界限明显。

4)盆腔子宫内膜异位症:患者在经期有剧烈下腹痛,经量增多,多合并不孕病史,须与输卵管卵巢炎鉴别,妇科检查子宫可增大,盆腔有结节状包块,可通过 B 超及腹腔镜检查作出诊断。

(7)治疗

1)全身治疗:较重要,患者应卧床休息,予以高蛋白流食或半流食,取头高脚低位以利子宫腔内及宫颈分泌物排出体外,盆腔内的渗出物聚集在子宫直肠窝内而使炎症局限。补充液体,纠正电解质紊乱及酸碱平衡,高热时给予物理降温。

2)抗生素治疗:近年来由于新的抗生素不断问世,对细菌培养的技术提高以及药物敏感试验的配合,急性炎症可彻底治愈。由于本病多为混合性感染,一般在药物敏感试验作出以前,先使用需氧菌及厌氧菌兼顾的抗生素联合用药,但要求抗生素达到足量,给药途径以静脉滴注收效快。抗生素选择原则如下:

青霉素类:代表药物有青霉素 G,剂量 240 万～1200 万 U/d,静滴,主要针对革兰阳性或阴性球菌;氨苄西林,剂量 2～6g/d,静滴,主要针对大肠杆菌;阿莫西林-克拉维酸钾,剂量 1.2～2.4g/d,静滴,抗菌谱更广,能抑制 β-内酰胺酶活性;氨苄西林-舒巴坦 3.0～9.0g/d,静滴;替卡西林-克拉维酸钾,3.2～9.0g/d,静滴。哌拉西林:又称氧哌嗪青霉素,对多数需氧菌及厌氧菌均有效,每日 4～12g,分 3～4 次静注或静滴,严重感染每日可用 16～24g。

头孢菌素类抗生素:①第一代头孢菌素,对革兰阳性菌有效,代表药物有头孢唑啉(先锋 V)2～4g/d,静滴;头孢拉定(先锋 Ⅵ)2～4g/d,静滴。对第 1 代头孢菌素敏感的细菌有 B 族溶血性链球菌、葡萄球菌、大肠杆菌等。②第一、二代头孢菌素,对革兰阳性菌抗菌力较第一代强,对革兰阴性菌的抗菌谱较第一代有所扩大。代表药物有头孢呋辛 1.5～3g/d,静滴;头孢西丁 2～4g/d,静滴;头孢替安 1.0～2.0g/d,静滴。③第三代头孢菌素,对 β-内酰胺酶较第二代稳定,其抗菌谱更广、更强,不良反应更少。代表药物有头孢噻肟钠 2g/d,静滴;头孢哌酮 2～4g/d,静滴;头孢他定 4～6g/d,静滴;头孢曲松钠 2～4g/d,静滴;头孢曲松 2～4g/d,静滴;头孢唑肟 1～2g/d,静滴;头孢甲肟 1～2g/d,静滴。

氨基糖苷类抗生素:对革兰阴性菌效果良好,代表药物有庆大霉素 16 万～24 万 U/d,静滴;阿米卡星 0.4～0.8g/d,静滴;硫酸阿米卡星 0.2～0.4g/d,静滴;妥布霉素 80～240mg/d,静滴。

大环内酯类抗生素:对革兰阳性菌、沙眼衣原体有较强作用。代表药物有红霉素 1.2～1.8g/d,静滴;交沙霉素 800～1200mg/d,口服;罗红霉素 300～450mg/d 口服;克拉霉素 500～1000mg/d,静滴;阿奇霉素 500mg/d。

喹诺酮类抗生素:目前有多个品种应用于临床,其抗菌谱广,对革兰阳性、阴性等菌均有抗菌作用,且具有较好的组织渗透性。现多选用第三代喹诺酮类抗生素,代表药物有氧氟沙星 200～400mg/d,静滴或 400～800mg/d,口服;环丙沙星 400～800mg/d,静滴或 500～1000mg/d,口服;培氟沙星(甲氟哌酸)800mg/d,静滴或口服;洛美沙星 600mg/d,口服;左氧氟沙星 200～400mg/d,口服。此外,喹诺酮类药物中近年来发展的妥舒沙星、斯帕沙星和左氟沙星,这 3 种药对革兰阳性菌、厌氧菌、衣原体、支原体的活性比环丙沙星强,妥舒沙星对金黄色葡萄球菌的活性是环丙沙星的 8 倍,左氟沙星是氧氟沙星的左旋体,其活性较氧氟沙星大 1 倍,毒副作用更小,这些药物标志着喹诺酮向高效能低毒性的活性药物迈进。

其他:①克林霉素,又称氯洁霉素,与氨基糖苷类药物(常用庆大霉素)联合,克林霉素每次 600mg,每 6 小时 1 次,静脉滴注,体温降至正常后改口服,每次 300mg,每 6 小时 1 次。克林霉素对多数革兰阳性和厌氧菌(如类杆菌,消化链球菌等)有效。与氨基糖苷类药物合用有良好的效果。但此类药物与红霉素有拮抗作用,不可与其联合。②林可霉素,其作用与克林霉素相同,用量每次 300~400mg,每日 3 次,肌内注射或静脉滴注。克林霉素及林可霉素对厌氧菌如脆弱类杆菌、梭形杆菌,消化球菌及消化链球菌均敏感,对输卵管卵巢脓肿用克林霉素的疗效优于单用青霉素。③甲硝唑 1.0~2.0g/d,静滴。④替硝唑 0.8g/d,静滴。⑤多诺环素 200mg/d,口服。

急性输卵管炎、卵巢炎及盆腔腹膜炎可供选择的抗感染治疗方案如下:

①头孢呋辛 1.5g,静滴或头孢曲松钠 1g,静滴或头孢噻肟 1~2g,静滴或头孢哌酮 1~2g,静滴或头孢他定 2~3g,静滴或头孢甲肟 1g,静滴,每日 2 次,连用 7~14d;同时加用多西环 100mg 口服,每日 2 次,服用 7d 或阿奇霉素 1g 顿服(特别是合并沙眼衣原体感染时)。

②氧氟沙星或左氧氟沙星 200mg,静滴,联合甲硝唑 0.5g 或替硝唑 0.4g 静滴,每日 2 次,连用 7~14d。

③克林霉素 1.2g,静滴,联合阿米卡星或奈替米星 0.2g,静滴,每日 2 次,连用 7~14d。

④替卡西林＋克拉维酸 1.2g,静滴,每日 2 次,加用阿米卡星 0.2g 或奈替米星 0.2g,静滴,每日 2 次,连用 7~14d。

⑤青霉素 G 560 万~1200 万 U、庆大霉素 16 万~24 万 U 加甲硝唑 1.0g,静滴,连用 7~14d。

除静脉给药外,最近有学者主张局部抗感染治疗,即在腹部或阴道 B 超引导下后穿或下腹部穿刺,将抗炎药物头孢曲松 1.0~2.0g 和甲硝唑 0.5g 注入盆腔内,保留局部穿刺管,每日注药 1 次,3~7d 为一疗程。

若以上治疗后症状无明显好转,高热持续不退,则可能有输卵管积脓或输卵管卵巢脓肿形成,其治疗见盆腔脓肿部分。

美国疾病控制中心(CDC)对盆腔腹膜炎的治疗分两步:一步是门诊治疗,第二步为住院治疗。门诊治疗的患者多为轻症盆腔炎,先控制住淋球菌,给头孢西丁 250mg 一次性肌注,然后再给多西环素 100mg,每日 2 次,共 10~14d,或给氟哌酸 800mg,口服,服药后 48~72h 再检查,如治疗不理想,则需住院治疗。第二阶段治疗为控制沙眼衣原体、需氧菌及厌氧菌,建议用口服多西环素 100mg,每日 2 次,共用 10~14d;或四环素 500mg,每日 4 次,共服 10~14d,如患者对药物过敏,则可给红霉素 500mg,每日 4 次,共用药 10~14d,如有厌氧菌,可同时加用甲硝唑 500mg 口服,每日 4 次。门诊治疗疗效不佳须住院治疗,其性伴侣也应作检查,如有性传播性疾病,也应积极接受治疗。住院治疗的指征:①病情严重,已形成脓肿;②门诊治疗效果不佳或无效;③孕期;④诊断不明确;⑤放置宫内避孕器者。住院治疗方案如下:第一方案,头孢西丁 2g 静脉注射,每 6 小时 1 次;或头孢替坦 2g,静脉注射,每 12 小时 1 次,加多西环素 100mg 口服或静脉注射每 12 小时 1 次,直至体温下降或症状消失 48h 后,病轻者可出院并给多西环素 100mg 口服,每 12 小时 1 次,共 10~14d。第二方案为克林霉素 900mg,静脉注射,每 8 小时 1 次,加庆大霉素 2mg/kg 负荷量静脉注射或肌内注射,然后再给维持量 1.5mg/kg 静脉注射或肌内注射,每 8 小时 1 次。第二方案与第一方案同,即治疗至患者退热及症状消失后 48h 可出院,并给克林霉素 450mg,每 5 小时 1 次,口服,共 10~14d,或给多西环素 100mg,每 12 小时 1 次,口服,共 10~14d。头孢西丁及头孢替坦对淋球菌及衣原体有效,对 B 族链球菌、厌氧及需氧革兰阴性细菌均有良好的效果。克林霉素对淋球菌、B 群链球菌、沙眼衣原体最有效,庆大霉素联合克林霉素对需氧菌及革兰阴性菌有好效果。

此外,氨曲南为一种β-内酰胺类抗生素,如患者有肾功能不全,可代替庆大霉素,用量为2g,静脉给药,每8小时1次。

3)中药治疗:采用活血化瘀、清热解毒的中药,如银翘解毒汤、安宫牛黄丸、紫雪丹等。

4)手术治疗:经药物治疗48～72h,体温持续不降,肿块加大,或有中毒症状,应及时手术排脓,年轻妇女要考虑保留卵巢功能,对体质衰弱患者的手术范围须根据具体情况决定。如为盆腔脓肿或为盆腔结缔组织脓肿,可经腹部或阴道切开排脓,同时注入抗生素。如脓肿位置较表浅,系盆腔腹膜外脓肿向上延伸超出盆腔者,于髂凹处扪及包块时,可在腹股沟韧带上方行切开引流。

输卵管卵巢脓肿,经药物治疗有效,脓肿局限后,也可行手术切除肿块。

脓肿破裂后,患者突然觉得腹部剧痛,伴高热、寒战,并有恶心、呕吐、腹胀、拒按等情况时应立即实行手术,剖腹探查。

2.慢性输卵管炎、卵巢炎、盆腔腹膜炎　慢性输卵管炎、卵巢炎、盆腔腹膜炎多为急性附件炎未彻底治疗或患者体质较差,病程迁延所致,但沙眼衣原体感染时,由于呈亚急性表现,症状多不明显而易被人们忽略,以致形成慢性炎症。

(1)病理:慢性输卵管卵巢炎、盆腔腹膜炎可以发生以下几种病理改变。

1)慢性输卵管卵巢炎:多为双侧性,输卵管多增粗、变硬且黏膜多处可发生粘连而导致管腔闭塞,但管腔亦可仅有重度狭窄而仍然保持贯通。镜检下可发现黏膜间质有浆细胞与淋巴细胞浸润。输卵管的增粗程度不一,但由于其变硬,作妇检时可扪到有如索状物,而正常的输卵管一般是扪不到的。慢性卵巢炎多与输卵管炎同时发生,乃慢性输卵管炎波及卵巢与卵巢粘连形成炎性包块,如输卵管重度增粗且与卵巢、盆腔腹膜、肠曲、大网膜等发生重度粘连时,则可以形成较大的炎性包块,但两侧包块的大小可有明显差异。如慢性炎症伴有反复的急性发作,则包块可继续增大且粘连越紧而不利于手术切除。

2)输卵管积水:为慢性输卵管炎症中较为常见的类型。"水"可以有两种来源:①输卵管因炎症而发生峡部及伞端粘连,阻塞后,易形成输卵管积脓,将输卵管的管腔扩大,当管腔内的脓细胞及坏死组织经分解而被吞噬细胞清除后,最终成为水样液体;②管腔的两端因粘连而阻塞后,黏膜细胞的分泌液即积存于管腔内,越积越多,管腔内黏膜细胞虽因受压而变扁平但并未完全丧失功能,其结果是大量水样液体积存于管腔中形成输卵管积水。积存的水多为清澈液体,但亦偶可稍呈血性液,在水中已无细菌存在。

输卵管积水多为双侧性,但一侧可明显大于另一侧,呈曲颈瓶样,越近伞端越粗,最大直径可达十余厘米。管壁菲薄,表面光滑,与周围组织粘连较少是其特点,故可以峡部为轴而发生扭转,一般在手术探查前,输卵管积水扭转不易与卵巢囊肿蒂扭转相鉴别。在临床上偶可遇到由于管内积水多,管内压力增高致使积水的输卵管与子宫腔有小孔相通,因而患者可有阵阵阴道排液的现象,此种情况有时需与输卵管癌相鉴别,因后者的主要症状之一是自宫颈口阵阵排出液体。必须指出,并非所有的输卵管积水都是由于炎症所致,如输卵管结扎绝育术后,亦偶可导致输卵管积水。

3)输卵管卵巢囊肿:若输卵管有积脓而卵巢亦已形成脓肿且逐渐增大,两者之间的间隔可以穿通而成为一个整体,脓液液化(机制同前述)后即形成输卵管卵巢囊肿。有时积液的输卵管因与卵巢有粘连而与后者中的卵泡囊肿相贯通亦可形成一个较大的输卵管卵巢囊肿。不论此种囊肿是如何形成的,剖腹探查时可见到该侧输卵管已大部分被破坏变薄,而卵巢则被压扁,附于输卵管卵巢囊肿的基底部。

4)输卵管积脓。

5)峡部结节性输卵管炎:为一种特殊类型的输卵管炎,多在输卵管峡部有黄豆大小硬结,有时亦可见于壶腹部。常为双侧性。由于结节较硬,在作妇科检查时多可扪到,故在临床上不难作出诊断。

结节的形成是由于输卵管黏膜受炎症刺激侵入管壁,引起肌壁增生而致。亦有人认为其发生机制与子宫腺肌病的病因相似而不一定是炎症。如在肌壁间有子宫内膜腺体而其周围又发现有间质,则可以诊断为腺肌瘤。

6)慢性盆腔腹膜炎,炎症蔓延至盆腔腹膜,腹膜充血、水肿而逐步增厚,炎性分泌物可沿其周围组织渗透,渗透至子宫直肠陷凹时,局部组织变硬、变厚。

(2)临床表现:全身症状不明显,可以表现为下腹部坠痛、腰骶部胀痛、性交痛或痛经等。疼痛是由于盆腔内组织充血,盆腔器官有粘连所致,故常于经前或劳动后加重。患者往往因长期下腹不适或腰骶部痛致全身健康受到影响。有时可伴尿频,白带增多,月经量多,周期不准,经期延长等症状。慢性输卵管卵巢炎常因其与周围组织粘连而不孕,即使可以受孕,发生输卵管妊娠的机会亦较多。

据报道,如对急性输卵管卵巢炎治疗不及时不彻底,其中有一部分患者在1~2年后可发生骶髂关节炎,引起骶髂部的持续疼痛,此种关节炎的晚期可以用X线片诊断,但在早期则X线片上并无关节炎的特征显示,可用定量的放射性同位素锝扫描加以发现。

慢性输卵管卵巢炎的另一特点是可有反复急性发作。发作的原因可能为重复感染,也可能因患者机体抵抗力降低致使潜伏的细菌重新活跃。每次发作后均使输卵管卵巢、盆腔腹膜以及周围器官的粘连更紧密而逐渐发展成为较大的包块,以致症状越来越明显。

作妇科检查时常发现子宫多为后倾,活动性受限,甚至完全固定。在宫旁或后方可触及增粗的输卵管或其中的结节或输卵管与卵巢炎所形成的包块,并有触痛,如合并有盆腔结缔组织炎则宫骶韧带增厚,触痛明显。如仅有输卵管积水,则可扪到壁薄的囊样物,且可能推动而无触痛,故甚难与卵巢囊肿鉴别。输卵管卵巢囊肿一般较输卵管积水大,固定于子宫一侧。检查时如发现为固定的囊块,则提示有此种囊肿的可疑。

(3)诊断:在询问病史时如发现患者以往曾有急性盆腔炎病史,诊断多无困难。如患者除不育外症状不严重,检查时仅发现宫旁组织稍增厚而无包块,则可进行输卵管通液检查,如证明输卵管不通,慢性输卵管炎的诊断即基本上可以确立。但尚需进一步明确有无结核性输卵管炎的可能。

鉴别诊断须与子宫内膜异位症、卵巢肿瘤、盆腔结核等鉴别。

(4)治疗:慢性炎症患者由于经常有下腹坠痛,思想顾虑重,应加强宣传,解除思想顾虑,加强营养,作好体质锻炼,避免重体力劳动。

1)药物治疗

透明质酸酶:给1500U或糜蛋白酶5mg肌内注射,隔日1次,5~10次为一疗程,有利于炎症及粘连的吸收,个别患者如出现全身或局部过敏反应,应停用药。

封闭疗法:能阻断恶性刺激,改善组织营养,如髓前封闭,每次用0.25%普鲁卡因40ml,每周1~2次,每疗程4~5次;或用阴道侧穹隆封闭,即在距子宫颈1cm处刺入侧穹隆2~3cm深,每侧缓慢注射0.25%普鲁卡因10ml,每日1次,每疗程6~7次。

抗生素治疗:可选用治疗急性输卵管卵巢炎的药物。应用抗生素的依据是,在此类慢性病患者的输卵管内尚可残存有少量致病菌,抗生素可将其杀灭,且可防止复发。在用抗生素的同时,可加用肾上腺皮质激素,治疗一段时间后一些患者的症状可明显减轻甚至消失,少数患者的输卵管可以复通,但这不等于患者已被根治,输卵管复通后,亦不等于即可受孕。对这些患者仍需继续随访检查。

2)物理疗法:可促进盆腔组织局部血液循环,改善局部组织的新陈代谢,以利炎症的吸收和消退。

激光治疗:利用激光治疗的特点,消炎、止痛以及促进组织的修复作用。

超短波疗法:用下腹腰部对置法,或将阴道电极置于阴道内,微热量或温热量,每次15~20min,每日1

次,或隔日 1 次,12～15 次为一疗程。

微波治疗:因机体组织对微波吸收率高,其穿透力较弱,产热均匀,可准确限定治疗部位,操作方便,对慢性炎症用圆形或矩形电极横置于下腹部,距离 10cm,功率 80～100w,每次 15～20min,每日 1 次,10～20次为一疗程。

石蜡疗法:用腰-腹法,使用蜡饼或蜡袋置于下腹部及腰骶部,每次 30min 或用蜡栓放置阴道内,隔日 1次,10～15 次为一疗程。

热水坐浴:一般用 1：5000 高锰酸钾液或中药洁尔阴坐浴,水温约为 40℃,每日 1 次,5～10 次为一疗程,每次 10～20min。

此外,尚有中波直流电透入法、紫外线疗法等物理疗法。应用理疗治疗慢性盆腔炎性疾病时应注意禁忌证:月经期及孕期;生殖器官有恶性肿瘤;伴有出血;内科合并症,如心、肝、肾功能不全;活动性结核;高热;过敏性体质等情况时均不应作理疗。

3)手术治疗

手术指征:年龄较大、已有子女者。症状明显者,影响身体健康及工作,尤以盆腔已形成包块者;有反复急性发作史而经非手术治疗效果不佳者;较大的输卵管卵巢囊肿或输卵管积水者;年龄较轻,婚后不孕,其他功能正常、输卵管梗阻但未形成包块,盼望生育者。

手术范围:全子宫切除:对输卵管卵巢囊肿、输卵管积水,如已有子女,年龄超过 40 岁者,可行全子宫切除及病灶切除术,但需保留一侧卵巢或部分卵巢。但双侧附件已形成包块者(包括输卵管积水、输卵管卵巢囊肿)宜作全子宫及双侧附件切除术。

年轻患者迫切希望生育,如单侧或双侧输卵管均不通,根据情况可作输卵管复通术。手术中应同时将输卵管、卵巢周围可见到的粘连带全部分离。进行输卵管复通手术时,必须肯定炎症是非结核性的,否则不可能成功。

慢性炎症患者经以上方法治疗后,有可能使输卵管通而不畅,以致发生输卵管妊娠。此种情况在临床上并不罕见,应高度重视。

四、盆腔结缔组织炎

盆腔结缔组织(又称纤维结缔组织)是腹膜外的组织,位于盆腔腹膜后方、子宫两侧以及膀胱前间隙等处。这些部位的结缔组织之间并无界限,盆腔腹膜后的结缔组织与整个腹膜后(上达肾周围)的结缔组织相连,在阔韧带下方的宫旁组织(即主韧带)及宫颈骶骨韧带中均含有较多的结缔组织兼有少许平滑肌细胞。盆腔结缔组织炎(又称蜂窝织炎)多初发于宫旁结缔组织,然后播散至其他部位。

盆腔结缔组织炎可以分为原发性与继发性两种类型。原发者系指炎症初发时仅限于盆腔结缔组织,但如炎症严重可以穿透腹膜而波及盆腔腹膜或通过输卵管系膜而影响输卵管及卵巢;继发者则指先有严重的输卵管卵巢及盆腔腹膜炎,再播散至盆腔结缔组织。现主要讨论原发性盆腔结缔组织炎,又分为急性与慢性两类。

1.急性盆腔结缔组织炎

(1)病因:急性盆腔结缔组织炎多由于手术损伤所致。扩张宫颈术时之宫颈撕伤;全子宫切除(尤其是经阴道者)术后阴道断端周围之血肿及感染;人工流产术中误伤子宫或宫颈侧壁以及分娩或手术产时造成的宫颈或阴道上端撕伤等,均易导致急性盆腔结缔组织炎。妊娠期间盆腔结缔组织常有增生并充血,一旦发生感染,往往迅速扩散至大部分的盆内结缔组织,导致较严重的盆腔结缔组织炎。病原体多为通常寄生于阴道内的需氧或（及）厌氧菌,包括链球菌、葡萄球菌、大肠杆菌、厌氧菌、淋球菌、衣原体、支原体等。

1）链球菌:为革兰阳性链球菌,其中以乙型链球菌致病力强,能产生溶血素和多种酶,使感染扩散。此类细菌感染的脓液较稀薄,呈淡红色,量较多。本菌对青霉素敏感。B族溶血性乙型链球菌常见于产后子宫感染及新生儿致命性感染。

2）葡萄球菌:常见于产后、剖宫产后、妇科手术后的感染。分金黄色、白色、柠檬色3种,致病力强。脓液色黄、稠、无臭,对一般常用的抗生素易产生耐药,须根据药敏试验用药较理想,耐青霉素金黄色葡萄球菌对头孢噻吩、克林霉素、万古霉素及氯霉素等较敏感。

3）大肠杆菌:革兰阴性菌,本菌一般不致病,但如机体衰弱、外伤或手术后,也可引起较严重的感染,常与其他细菌发生混合感染。脓液稠厚并带有粪臭。对氨苄西林、阿莫西林、头孢菌素及氨基糖苷类抗生素均有效,但易产生耐药菌株,最好根据药敏试验用药。

4）厌氧菌:细菌多来源于结肠、直肠、阴道及口腔黏膜,易形成盆腔脓肿、感染性血栓静脉炎,脓液有气泡,带粪臭。有报道,70%～80%脓肿的脓液可培养出厌氧菌,用药应采用兼顾厌氧菌及需氧菌的抗生素,如青霉素、克林霉素、甲硝唑等。

脆弱类杆菌:为革兰阴性杆菌,常伴有严重感染形成脓肿。脓液常带粪臭,显微镜下,可见到多形性,着色不均匀的革兰阴性杆菌,本菌对青霉素、第一代先锋霉素及氨基糖苷类药物不敏感,对甲硝唑敏感。

消化道链球菌与消化球菌:为革兰阳性球菌,致病力较强,多见于产后、剖宫产后、流产后的输卵管炎、盆腔结缔组织炎。脓液带粪臭,可见到革兰阳性球菌,本菌对青霉素敏感。

5）性传播疾病的病原体:淋球菌、衣原体及支原体是近年急性盆腔结缔组织炎的常见病原体。

（2）病理:急性盆腔结缔组织炎一旦发生,局部组织出现水肿、充血,并有大量白细胞及浆细胞浸润,临床上常发现发炎处有明显的增厚感。炎症初起时多在生殖器官受到损伤的同侧宫旁结缔组织中,如自子宫颈部的损伤浸润至子宫颈的一侧盆腔结缔组织,逐渐可蔓延至盆腔对侧的结缔组织、盆腔的前部分。发炎的盆腔结缔组织容易化脓,发展形成大小不等的脓肿,急性盆腔结缔组织炎如未能获得及时有效的治疗,炎症可通过淋巴向输卵管、卵巢或髂窝处扩散,或向上蔓延而导致肾周围脓肿。由于盆腔结缔组织与盆腔内血管接近,故结缔组织炎亦可引起盆腔血栓性静脉炎。现在广谱抗生素较多,群众对疾病的认识有所提高,发展至血栓性静脉炎者已不多见。

如阔韧带内已形成脓肿未及时切开脓肿引流,脓肿可向阴道、膀胱、直肠自行破溃,高位脓肿也可向腹腔破溃引起全身性腹膜炎、脓毒症使病情急剧恶化,但引流通畅后,炎症可逐渐消失。

（3）临床表现:炎症初期,患者可有高热及下腹痛,体温可达39～40℃。如在发病前患者曾接受过经腹或经阴道进行的子宫全切术,或手术虽小但有损伤阴道上端、宫颈以及子宫侧壁时,则所引起的炎症往往是盆腔结缔组织炎。如已形成脓肿,除发热、下腹痛外,常见有直肠、膀胱压迫症状,如便意感、排便痛、恶心、呕吐、排尿痛、尿意频数等症状。

在发病初期妇科检查,子宫一侧或双侧有明显的压痛及边界不明显的增厚感,增厚可达盆壁,子宫略大,活动性差,触痛。如已形成脓肿或合并有子宫附件炎时,则因脓肿向下流入子宫后方,阴道后穹常触及较软的包块,且触痛明显。如患者系在子宫切除术后发病,则有时可在阴道的缝合处见有少许脓性或脓血性渗出物,提示阴道周围组织已发生感染。

（4）诊断:根据病史、临床症状及妇科检查所见诊断不难,但有时须与以下疾病进行鉴别:

1）输卵管妊娠破裂:有停经史、阴道少量出血、下腹痛突然发生,面色苍白,急性病容,腹部有腹膜刺激症状,尿HCG(＋)、后穹穿刺为不凝血。

2）卵巢囊肿蒂扭转:突发的一侧下腹痛,有或无卵巢肿瘤史,有单侧腹膜刺激症状,触痛明显,尤其在患侧子宫角部,妇科检查子宫一侧触及肿物及触痛。

3)急性阑尾炎:疼痛缓慢发生,常有转移性右下腹部疼痛,麦氏点触痛明显。

(5)治疗:对急性盆腔结缔组织炎的治疗,主要依靠抗生素,所用药物与治疗急性输卵管卵巢炎者相同。诊断及时用药得当,一般均可避免脓肿的形成或炎症的进一步扩散。

1)抗生素治疗:可用广谱抗生素如青霉素、氨基糖苷类抗生素、林可霉素、克林霉素、多西环素及甲硝唑等。待抗菌敏感试验得出后,改用敏感的抗生素。

如在用抗生素治疗的过程中患者的高热不退,则除应改变所用药物外,尚应考虑有无隐匿的脓肿(如肾周围脓肿)或(及)盆腔血栓性静脉炎的可能,而给予相应的处理。

2)腹腔镜治疗:一旦患者病情比较复杂,怀疑有脓肿形成;或者经药物治疗72h,不但无效病情反而加重;或者盆腔炎反复多次发作;疑有脓肿破裂,与阑尾炎无法鉴别的患者均可使用腹腔镜探查术,进行诊断与治疗。

腹腔镜探查时,首先要确定病变最严重的部位,以判断病情。取盆腔内渗出物或脓液送细菌培养加药敏试验,有助于术后选用抗生素。腹腔镜探查术在以前是一种单纯的诊断措施,但是最近几年,使用腹腔镜冲洗术治疗盆腔炎性疾病,不仅可以大大缩短抗生素使用时间,而且可以防止术后盆腔脏器粘连。在急性期,尤其是使用了几天抗生素的患者,脏器之间的粘连一般都不是很致密,使用钝性的拨棒可以将绝大多数粘连分离开来。由于腹腔镜手术对腹腔脏器的损伤小,术后发生严重粘连的病例较少。腹腔镜术中应注意,有的患者由于病程长,下腹部腹壁与肠管之间有粘连,应警惕在进行侧孔穿刺时,容易伤及肠管。应掌握手术指征。

3)手术治疗:手术治疗盆腔炎性疾病,往往弊大于利,在绝大多数情况下,不要轻易采用手术治疗,以免炎症扩散或出血,且术后容易形成严重的肠粘连、输卵管粘连,导致慢性腹痛等。但有些情况须作以下处理:

宫腔内残留组织,阴道出血时,首先应积极消炎,如无效或出血较多时,在用药控制感染的同时,用卵圆钳小心谨慎地清除宫腔的内容物,而避免作刮宫术;

子宫穿孔时如无肠管损伤,可不必剖腹修补;

宫腔积脓时,应扩张宫口使脓液引流通畅;

有 IUD 时应及时取出。

有明显脓肿形成,或者怀疑有脓肿破裂,或者与外科疾病无法鉴别等,应该及时进行外科手术探查,切除病变器官,进行引流。

2.慢性盆腔结缔组织炎　慢性盆腔结缔组织炎多由于急性盆腔结缔组织炎治疗不彻底,或患者体质较差,炎症迁延形成。

(1)病因与病理:宫颈淋巴管直接与宫旁结缔组织相通,故慢性盆腔结缔组织炎常继发于较严重的慢性宫颈炎,也常是宫颈癌的并发症之一。此症也可能是由于在急性阶段治疗不彻底所致,因而病原体可能尚存活于病灶之中。

本病的病理变化在急性期以充血、水肿为主,成为慢性炎症后,则以纤维组织增生为主,逐渐使结缔组织变为较坚硬的瘢痕组织,与盆壁相连,甚至可使盆腔内出现"冰冻骨盆"的状态。子宫固定不能活动,或活动度受限制,子宫常偏于患侧的盆腔结缔组织。

(2)临床表现:轻度慢性盆腔结缔组织炎可无症状;偶于身体劳累时有腰痛,下腹坠痛感。性交痛是此症的常见症状,这是由于盆腔内的结缔组织所处的位置较低,易受到刺激之故。妇科检查,子宫多呈后倾屈,三合诊时触及宫骶韧带增粗呈条索状,触痛,双侧的宫旁组织肥厚,触痛如为一侧者则可触及子宫移位,偏于患侧,如已形成冰冻骨盆,则子宫可以完全固定。

(3)诊断与鉴别诊断:根据有急性盆腔结缔组织炎史、临床症状与妇科检查,诊断不难,但须与子宫内膜异位症、结核性盆腔炎、卵巢癌以及陈旧性子宫外孕等鉴别。

1)子宫内膜异位症:多有痛经史,妇科检查可能触到子宫旁有结节,或子宫两侧有包块。B型超声及腹腔镜检查有助于诊断。

2)结核性盆腔炎:多有其他脏器的结核史,腹痛常为持续性,偶有闭经史,常有子宫内膜结核、腹胀,偶有腹部包块,X线检查下腹部可见有钙化灶,包块位置较慢性盆腔结缔组织炎高。

3)卵巢癌:包块为实质性,表面不规则,常有腹水,患者一般健康状态较弱,晚期癌也有下腹痛,与慢性盆腔结缔组织炎不同,诊断有时困难,腹腔镜检查及病理活体组织检查有助于诊断。

4)陈旧性宫外孕:多有闭经史及不规则阴道出血,腹痛偏于患侧,妇科检查子宫旁有粘连的包块,触痛,腹腔镜检查有助于诊断。

(4)治疗:由于慢性盆腔结缔组织炎往往继发于慢性宫颈炎,故应对后者进行积极治疗。对慢性盆腔结缔组织炎可用物理治疗,以减轻疼痛。与物理治疗合用效果较好,但抗生素不能长期使用。慢性盆腔结缔组织炎经治疗后症状可减轻,但容易复发,尤其在月经期后、性交后以及体力劳动后,因此应作好解释工作,使患者配合治疗。

五、盆腔脓肿

盆腔脓肿多由急性盆腔结缔组织炎未得到及时的治疗,化脓形成盆腔脓肿,这种脓肿可局限于子宫的一侧或双侧,脓液流入盆腔深部,甚至可达直肠阴道隔中。输卵管积脓、卵巢积脓、输卵管卵巢脓肿所致的脓肿也属盆腔脓肿的范畴。这些脓肿虽各有其特点,但亦有不少相同之处。

1.病因 盆腔脓肿形成的病原体多为需氧菌、厌氧菌、淋球菌、衣原体、支原体等,而以厌氧菌为主,在脓液培养中最常发现的是类杆菌属的脆弱类杆菌、大肠杆菌,近年来发现放线菌属(尤其是依氏放线菌属)是导致盆腔脓肿的常见病原体,其与宫内避孕器的安放有关,这种病原体不易培养,故用一般方法培养未能培养出病原体,并不等于病原体不存在。

输卵管积脓是由急性输卵管炎发展而成,当输卵管的伞部及峡部因炎症粘连而封闭后,管腔的脓液即越积越多,可以形成较大的腊肠状块物;单纯的卵巢脓肿较少见,在排卵时如输卵管有急性炎症并有分泌物,则后者可经卵巢的排卵处进入卵巢中而逐渐形成脓肿,大者有拳头大小或更大;在急性输卵管炎发生的初期其伞端尚未封闭,管腔内的炎性分泌物可外溢到盆腔内的卵巢、盆腔腹膜及盆腔中的其他器官周围,如脓性分泌物被因炎症而有广泛粘连的输卵管与卵巢所包围积存其中,即可发展成为输卵管卵巢脓肿,此种脓肿的周围尚可有大网膜、肠管及盆腔腹膜等组织与之粘连。

以上三种脓肿在盆腔内所处的位置一般较高,而与盆腔底部有一定的距离。

如输卵管内的脓液积聚于子宫直肠陷凹处,或严重的盆腔腹膜所渗出的脓液大量流入盆腔则将形成盆腔底部的脓肿,其上方可为输卵管、卵巢、肠曲所覆盖;急性盆腔结缔组织炎如未得到及时的治疗,亦往往化脓而形成脓肿,此种脓肿虽可局限于子宫的一侧,但其下端往往位置较低,且脓液可流入阴道直肠隔中,形成肿块。

以上两种脓肿均处于盆腔底部,是"真正"的盆腔脓肿。

2.临床表现 盆腔脓肿形成后,患者多有高热及下腹痛,而常以后者为主要症状,体温可达 39℃ 左右。也有部分患者发病弛缓,脓肿形成过程较慢,症状不明显,甚至有无发热者。妇科检查时可在子宫的一侧或双侧扪及包块,或在子宫后方子宫直肠窝处触及包块并向阴道后穹膨隆,有波动感和明显触痛,有时子宫与脓肿界限不清。此外,直肠受脓肿的刺激可有排便困难,排便时疼痛,便意频数等。常伴周围血白细胞数升高及红细胞沉降率增高。

盆腔脓肿可自发破裂,脓液大量流入腹腔内引起严重的急性腹膜炎甚至脓毒血症、败血症以致死亡,这是盆腔脓肿的最严重并发症。急性盆腔结缔组织炎所导致的盆腔脓肿偶有可能自发地穿破阴道后穹,也可能破入直肠,脓液由阴道或肠道大量排出,患者的症状可迅速缓解。现广谱抗生素较多,病原体对抗生素敏感,形成盆腔脓肿者已大为减少,但无治疗条件的地区,仍有这种疾病。

3.诊断　如在产后、剖宫产术后、人工流产术后或其他宫颈手术后,患者发生高热、下腹痛,妇科检查,盆腔深部触及包块,触痛,有波动感,白细胞计数增高,血沉快,多可确诊。后穹穿刺抽出脓液可明确诊断。应将脓液作普通及厌氧菌培养,以明确病原体的类型,进行针对性的抗菌药物治疗。此外,可应用 B 型超声、CT 等协助诊断。

位置较高的宫旁炎性包块,单凭妇科检查甚难确定包块是否为脓肿,而进行阴道后穹穿刺亦不安全,须借助于辅助诊断方法。

(1)超声检查:临床上怀疑为脓肿的包块,用超声检查,可以发现包块内有多种回声区,提示包块内有液体(脓液)。此法为非损伤性检查,简便易行,可靠性可高达 90% 以上。

(2)计算机断层扫描(CT):应用此法以诊断腹腔脓肿可获得 100% 的准确率。但此法费用昂贵,尚不能普遍应用。

(3)放射性同位素扫描:近年来有人采用镓或铟标记的白细胞作扫描以诊断腹腔脓肿,取得较高的准确率。但目前临床上较少应用。

4.治疗

(1)一般治疗:患者卧床休息,床头抬高,使脓液沉积于子宫直肠陷凹,注意营养,给高蛋白半流食。

(2)药物治疗:由于多种广谱抗生素的出现,选用的药物应对厌氧菌(尤其是脆弱类杆菌)有效,最好是广谱药。目前常用于治疗盆腔脓肿的药物是克林霉素,甲硝唑以及第三代头孢菌素,如头孢西丁等,甲硝唑可给 0.4g,每日 3 次,连服 7~14d。头孢西丁 2g 静注,每 6 小时 1 次,然后再给多西环素 100mg,每 12 小时 1 次口服,症状缓解体温已下降至正常后,尚须继续用药 1 周以上,以巩固疗效,也可免于手术治疗。克林霉素在脓肿内可达到较高的浓度,这是由于多核白细胞可以将此药带入脓肿中,从而使其发挥疗效。衣原体感染用庆大霉素、克林霉素、多西环素治疗盆腔脓肿极有效,痊愈率可达 90% 以上。

药物的应用一般仅限于治疗较早期的输卵管卵巢脓肿。如经药物治疗,虽取得疗效,但所遗留的包块尚大时,常需再用手术将病灶切除。在药物治疗的过程中必须随时警惕脓肿破裂的可能。如脓肿突然发生自发性破裂,脓液大量溢入腹腔中,可以危及生命,此时必须立即进行手术治疗。

(3)手术治疗:多用于药物治疗无效者。

1)脓肿切开引流:对位置已达盆底的脓肿,常采用后穹切开引流方法予以治疗。可先自阴道后穹穿刺,如能顺利吸出大量脓液则自该穿刺部位作切开排脓后插入引流管,如脓液已明显减少可在 3d 后取出引流管。脓液大量引流后,患者的症状可以迅速缓解。在应用引流法的同时应加用抗生素。

此种方法对治疗急性盆腔结缔组织炎所致的脓肿,尤其是对子宫切除术后所形成的脓肿,一旦脓液全部引流,患者即可达到治愈的目的。但如系腹腔内的脓肿,即使引流只能达到暂缓症状的目的,常需在以后剖腹探查将病灶切除,其时盆腔组织的急性炎症阶段已过,手术较安全易行。

2)手术切除脓肿:不少人认为除可以很容易经阴道引流的盆腔脓肿外,其他各类腹膜腔内的脓肿,包括输卵管积脓、卵巢脓肿以及输卵管卵巢脓肿等,进行手术切除是最迅速而有效的治疗方法。患者入院经

48~72h 的抗生素治疗后即可进行手术。采用此种方法除可以迅速取得疗效外,尚可避免脓肿破裂所引起的严重后果。但即使在术前采用抗生素治疗 2~3d,手术时仍应注意操作轻柔,避免伤及肠道,或使脓液溢入腹腔内。

手术范围应根据患者情况而定。患者年轻、尚未生育者,应仅切除患侧病灶,保留对侧附件。如患者,已有子女,且年龄较大,则应作双侧附件及全子宫切除术,使不再复发。如术时发现双侧附件均已严重破坏,则不论患者年龄大小均宜将双侧附件及全子宫切除。术后可用激素替代治疗。

六、盆腔血栓性静脉炎

1.病因　盆腔血栓性静脉炎一般继发于以下各种情况:妇科感染、手术(宫颈癌根治术、盆腔淋巴结清扫术、外阴癌根治术等)后、术前盆腔放疗、长期卧床休息致盆腔静脉血液回流缓慢、手术时血管壁损伤或结扎等,产后胎盘剥离处许多栓塞性小血管是细菌滋生的良好场所,厌氧性链球菌及类杆菌等侵犯盆腔静脉丛,可能产生肝素酶降解肝素,促进血凝,可导致盆腔血栓性静脉炎。

2.临床表现　盆腔血栓性静脉炎可累及卵巢静脉,子宫静脉、髂内静脉甚至髂总静脉或阴道静脉,尤其以卵巢血栓性静脉炎最常见。常为单侧,由左卵巢静脉向上扩散至左肾静脉甚至左侧肾脏,右侧可扩散至下腔静脉。常在术后或产后 1 周左右出现寒战、高热,持续数周不退,伴下腹一侧或双侧疼痛,并向肋脊角、腹股沟、腰部放射。检查下腹深压痛,妇科检查宫颈举痛,宫旁触痛,或触及疼痛明显的静脉丛,术后或产后发热不退应想到此病。

3.诊断　根据病史、症状及体征即可作出初步诊断,为了解血栓性静脉炎的部位、范围及通畅程度,则需进一步检查。

(1)多普勒超声血液图像检查:可了解静脉是否通畅,有无血栓形成。

(2)下肢静脉造影:了解血栓部位、范围、形态及侧支循环形成情况。

(3)血浆 D-二聚物(D-dimer):静脉血栓形成时,D-二聚物浓度升高,<0.5mg/L,可除外此病。

(4)碘-纤维蛋白原摄取试验(FUT):血栓形成中对[131]碘-纤维蛋白原的摄取率明显升高,可采用体外闪烁计数器测定[131]碘标记的纤维蛋白含量,来诊断血栓性静脉炎。

(5)其他:采用测定下肢静脉压、温度记录法、实时二维超声显像、CT 或 MRI 等均有助于诊断。

4.治疗

(1)一般治疗:绝对卧床休息(平卧位),高热者物理降温,补液,注意水、电解质平衡,给予支持治疗。

(2)积极抗感染:选择对需氧菌和厌氧菌有较强作用的抗生素联合应用。

(3)抗凝疗法:持续高热不退,在大剂量抗生素联合应用的同时,可加用肝素治疗。每 6 小时静滴肝素 50mg,连用 10d,使部分凝血酶时间维持于正常值的 1.5~2 倍。急性期除用肝素外,亦可用华法林口服,第一日 10mg,第二日 5mg,第三日减量为 2.5mg 维持,使凝血酶原时间维持在正常值的 1.5 倍。抗凝疗法应在患者恢复正常生活后才能停止。

(4)手术治疗:仅用于少数患者。手术指征为:①药物治疗无效;②脓毒血症继续扩展;③禁忌使用抗凝疗法者。

手术范围包括双侧卵巢静脉结扎或下腔静脉结扎。病程中一旦发现盆腔脓肿,立即行后穹切开引流术或剖腹切开脓肿引流术。术中根据盆腔感染的性质、范围和患者自身情况决定是否切除子宫及双侧附件,术后仍需给予支持治疗和抗感染治疗,并根据病情决定是否继续应用抗凝疗法。

七、盆腔其他感染

1.放线菌病　是真正的慢性盆腔炎性疾病之一,由衣氏放线菌引起。该病好发于 20～40 岁生育年龄的妇女。衣氏放线菌存在于正常人口腔、牙垢、扁桃体与咽部等,属于正常菌群,该菌系条件致病菌,当人体抵抗力降低时才对人类致病,对其他哺乳动物不致病。绝大多数放线菌继发于阑尾炎、胃肠道感染以及带宫内节育器者,文献报道大约占宫内节育器者的 15％,而不使用宫内节育器者体内非常少见,原因尚不清楚。

病理表现主要是输卵管卵巢的炎症,开始为局部组织的水肿,以后逐渐发展成中心性坏死、脓肿,在输卵管腔内充满大量的坏死物质,周围组织增生,管腔呈现出腺瘤样改变。肉眼可见脓液中有黄色颗粒,显微镜下呈特征性的硫磺样颗粒,从中心向四周有放射状排列的菌丝。可见单核细胞浸润,也可以有巨细胞出现。

妇科检查可发现约半数患者的双侧附件增厚伴有压痛,症状有时容易与阑尾炎甚至卵巢恶性肿瘤混淆。主要采用青霉素或磺胺药物,持续治疗 10～12 个月。对这两种药物过敏者也可选用四环素、克林霉素或林可霉素。

2.结核性输卵管炎。

3.异物性输卵管炎　主要发生于输卵管碘油造影后,也可以继发于其他阴道内异物,如淀粉、滑石粉或无机油之后。

4.血吸虫病　由血吸虫引起,少见。病理上在输卵管卵巢产生非特异性炎症,显微镜下可见虫卵周围有肉芽肿样反应,伴有巨细胞和上皮样细胞。临床表现为盆腔疼痛、月经不调以及原发不孕。在组织中发现有虫卵结节可以确诊。血吸虫病疫区的患者要考虑这种病的可能。

5.麻风杆菌性输卵管炎　非常罕见。组织学上与结核性输卵管炎类似,需行结核杆菌培养才能加以鉴别。

6.肉芽肿样病　非常罕见,易误诊为输卵管癌。

（董　静）

第四节　生殖器官结核

结核病是由结核分枝杆菌引起的慢性传染病,严重危害人民健康。全世界约 1/3 人口感染结核菌,每年约 900 万人口患结核,发展中国家更常见。我国属世界上 22 个结核病高流行国家之一,全国约有 3 亿以上人口受到结核杆菌感染的威胁。据卫生部统计,我国目前约有 500 万活动性结核病患者,其中传染性肺结核患者数达 200 余万人,每年新增 113 万新结核病患者。由于流动人口的增加、HIV 感染、耐药性结核增多,使结核病的治疗遇到了巨大的挑战。女性生殖器官结核(FGTB)是全身结核的一种表现,常继发于肺结核、肠结核、腹膜结核等,约 10％的肺结核伴有生殖器结核。生殖器结核的发病率在过去 10 年成倍增加,占肺外结核的 11.9％,占盆腔炎性疾病的 37％,占所有结核病患者 1.32％,占所有妇产科疾病的 0.45％,占不孕症患者的 4.2％～15％。80％～90％的患者为 20～40 岁生育年龄妇女。有报道显示,发病年龄有后延趋势。

【发病机制】

1.病原菌　结核杆菌属放线菌目分枝杆菌科分枝杆菌属。因涂片染色具有抗酸性,故称抗酸杆菌。对人类有致病力的结核杆菌有人型及牛型两种;其中以人型结核杆菌为主要致病菌。人型结核杆菌首先感染肺部,牛型结核杆菌首先感染消化道,然后再传播至其他器官。由于对食用牛的严格检疫,目前人类的牛型结核杆菌感染已极少见。但近年来非典型分枝杆菌感染引起的结核样病变有增加趋势。

机体初次遭结核菌感染后,随即产生两种形式的免疫反应,即细胞介导免疫反应和迟发超敏反应。结核菌的致病性、病变范围及发病时间常取决于人体免疫状态,尤其是过敏性与免疫力两者间的平衡。免疫力强,结核菌可被吞噬清除,免于发病或病变趋于局限。

结核菌亦可长期潜伏于巨噬细胞内,待日后复苏时播散致病。若免疫力不足或入侵菌量大、毒力强,又因迟发超敏反应,则导致结核发病或病变扩散。目前多认为再次感染的结核菌几乎全部为初次感染灶内细胞经内源性播散所引起。

绝大多数生殖器结核属继发性;感染主要来源于肺或腹膜结核。据文献报道,生殖器结核合并肺部或胸膜结核者占 20%~50% 不等。部分患者发病时虽未见肺部或其他器官的结核病灶,但不排除原发结核病灶已消失的可能。是否有原发性生殖器结核尚有争论。

2.传播途径　生殖器结核的主要传播途径有:

(1)血行传播:是主要的传播途径。结核菌首先侵入呼吸道,在肺部、胸膜或淋巴结等处形成病灶,随后在短期内进入血液循环,传播至体内其他器官。青春期正值生殖器官发育,血供丰富,结核杆菌多经血行传播累及内生殖器。但各个器官受感染的机会不等,这与器官的组织构造是否有利于结核杆菌的潜伏有关。输卵管黏膜的构造有利于结核杆菌潜伏,结核杆菌可在局部隐伏 1~10 年甚至更长,一旦机体免疫力低下,方才重新激活而发病。输卵管结核多为双侧性,双侧输卵管可能同时或先后受到感染。

(2)直接蔓延:结核性腹膜炎、肠道或肠系膜淋巴结结核的干酪样病灶破裂或与内生殖器官广泛粘连时,结核病变可直接蔓延至生殖器官面。输卵管结核与腹膜结核亦可通过直接蔓延而相互感染。生殖器结核患者中约 50% 合并腹膜结核。

(3)淋巴传播:肠结核可能通过淋巴管逆行传播而感染内生殖器官,但较少见。

【病理】

女性生殖器结核大多数首先感染输卵管,然后逐渐蔓延至子宫内膜、卵巢、宫颈等处。

1.输卵管结核　最多见。女性生殖器结核中输卵管受累者占 90%~100%。病变多为双侧性,两侧的严重程度不一定相同。血行播散者,首先累及输卵管内膜,黏膜充血肿胀,黏膜皱襞有肉芽肿反应及干酪样坏死,在镜下可见到典型的结核结节。直接蔓延者先侵犯输卵管浆膜,在浆膜面散布灰白色粟粒状样小结节。随病情发展,可表现为两种类型:

(1)增生粘连型:较常见。输卵管增粗、僵直、伞端肿大、外翻,状如烟斗嘴,管腔狭窄或阻塞,黏膜及肌壁见干酪样结节样病变,浆膜表面散布多量黄白色粟粒样结节。病程迁延的慢性患者可能发生钙化。输卵管、卵巢、盆腔腹膜、肠曲及网膜等可有广泛紧密粘连,期间可有渗液积聚,形成包裹性积液。严重者可并发肠梗阻。

(2)渗出型:输卵管显著肿胀,黏膜破坏明显,伞端粘连闭锁,管壁有干酪样坏死,管腔内充满干酪样物质及渗出液,形成输卵管积脓,或波及卵巢形成输卵管卵巢脓肿。此时容易合并化脓性细菌感染。急性期输卵管浆膜面及盆腔腹膜散布粟粒结节,可有草黄色腹水。

2.子宫结核　约占女性生殖器结核的 50%~60%。多由输卵管结核蔓延而来。主要侵犯子宫内膜,常累积内膜基底层。因此,即使部分结核病灶随着子宫内膜周期性脱落而排出,增生的功能层内膜仍会再度感染,致使病程迁延。

病程早期内膜充血水肿,仅散在少量肉眼肿性结节。随着病情进展,可出现干酪样坏死及表浅溃疡,进而大部分内膜层遭破坏,甚至侵及肌层。子宫腔内大量疤痕形成,致使宫腔粘连、变形、挛缩。子宫内膜结核结节周围的腺体对性激素的反应不良,表现为持续性增生期或分泌不足状态。

3.卵巢结核　由于卵巢表面其感染率较低,在女性生殖器结核中约占20%～30%。一旦感染常双侧受累。可表现为两种类型:①卵巢周围炎:由输卵管结核蔓延而来,卵巢表面或皮质区有结核性肉芽肿,可见干酪样坏死;②卵巢炎:通常经血行感染。在卵巢深部间质中形成结核结节或干酪样脓肿。但少见。

4.宫颈结核　较少见,占5%～15%。大多数由子宫内膜结核直接蔓延,可表现为不规则的表浅溃疡,其边界清晰,基底呈灰黄色,高低不平,触之出血。亦有呈乳头状或结节状增生,状如菜花。

5.外阴、阴道结核　少见,仅占1%～2%。由子宫及宫颈结核向下蔓延或由血行感染。病灶表现为单个或多个浅表溃疡,经久不愈,可能形成窦道,偶尔可见灰白色肉芽肿或灰黄色结节。

【临床表现】

生殖器结核的临床表现同急性PID后遗症,依病情轻重而异。

1.症状

(1)不孕:生殖器结核患者基本上均有原发或继发性不孕,尤其以原发不孕多见。有学者的研究结果显示,在1878例原发性不孕症患者中发现FGT 350例(18.64%);在继发不孕症患者1422例中发现FGT 122例(8.58%),总体生殖器结核性不孕的患病率为14.30%。以不孕为唯一症状者约占生殖器结核患者的40%～50%。不孕主要由于输卵管黏膜遭结核破坏,伞端或管腔粘连闭锁;或纤毛受损、管壁僵硬,周围粘连致蠕动输送功能障碍。子宫内膜受累,也是导致不孕的原因。

(2)月经异常:与病情严重程度及病程长短有关。早期因子宫内膜炎症充血及溃疡形成而有经量增多、经期延长或不规则子宫出血。随着内膜破坏逐渐加剧,渐次表现为经量减少,乃至闭经。据国内早期报道,闭经者占29.9%,然而国外报道及近年所见,则以经量增多、经期延长等早期症状多见,约占40%。

(3)下腹疼痛:由于盆腔炎症和粘连,约35%的患者有轻中度的下腹坠痛,经期腹痛加重,甚至可有较重的痛经。

(4)全身症状:结核病变活跃者,可有发热、盗汗、乏力、食欲缺乏、体重减轻等症状。发热多表现为午后低热,部分患者可有经期发热。

(5)其他症状:宫颈或阴道结核患者可有白带增多、血性白带或接触性出血等症状。外阴结核者则可因溃疡而伴有阴部疼痛。

2.体征　由于病变轻重程度及受累范围不同,体征差异颇大。约50%的患者可无异常发现。伴有腹膜结核存在时,腹部有压痛、柔韧感或腹水征。形成包裹性积液时,可扪及不活动包块,包块多与肠管粘连,可有轻度触痛。若发育期即遭结核感染,子宫小于正常大小。随病情进展,可在附件区扪及呈索条状增粗的输卵管或大小不等、质地不均的肿块,与子宫粘连甚紧,固定而有触痛,其周围组织增厚,甚至质硬如板状。

【辅助检查】

1.病理组织学诊断

(1)诊断性刮宫、子宫内膜病理检查:是诊断子宫内膜结核可靠而常用的方法,有重要的诊断价值。在月经期前1～3天进行诊断性刮宫,注意刮取子宫两侧角部的内膜,将部分组织送结核杆菌培养并做动物接种,其余部分可进行病理组织学检查。但阴性结果亦不能排除结核可能,必要时可重复刮宫2～3次。闭经时间长、内膜大部分破坏者可能刮不出内膜。为预防刮宫导致结核病变扩散,应在手术前后每日肌注链霉素0.75g各3天。

(2)宫颈、外阴及阴道结核均通过活检组织病理检查确诊。

2.影像学诊断

(1)B型超声检查:发现腹水、包裹性积液、腹膜增厚、附件包块或子宫内膜受累等征象时,应警惕生殖器结核的可能。

(2)X线检查

1)子宫输卵管碘油造影:有助于内生殖器结核的诊断。实用价值较大。造影显示内生殖器结核较典型的征象有:①子宫腔呈不同程度的狭窄或变形,边缘不规则呈锯齿状;②输卵管腔内有多处狭窄呈串珠状或管腔细小、僵直、远端阻塞;③造影剂进入子宫壁间质或宫旁淋巴管、血管;④卵巢钙化,呈环状钙化影或盆腔散在多个钙化阴影。

碘油造影检查前后肌注链霉素数日,防止病变扩散。有发热或附件炎性包块者不宜行子宫输卵管碘油造影检查。

2)盆腔X线平片:发现多个散在的钙化阴影,即提示盆腔结核可能。但阴性不能排除结核。

3)胸部X线片,必要时行消化道或泌尿道造影检查。

(3)CT、MRI:有一定的参考价值,但无特异性。

3.腹腔镜和宫腔镜检查   对于根据病史和体格检查高度怀疑结核性不孕但细菌学或病理学检查阴性者,可考虑行腹腔镜检查,这对经常规方法诊断困难的、非活动期结核患者尤为适用。腹腔镜用于诊断盆腔疾患直观而又准确。对于除不孕外无其他明显症状、体征的早期结核病变,其诊断价值高于内膜活检。但腹腔镜检查属于有创伤性检查,有一定的风险性,特别是盆腔、腹腔广泛粘连时更有损伤脏器之虞。故应严格掌握指征,并由有经验的医师操作。宫腔镜检查已成为多数医院诊断结核性不孕的常规手段之一,可评价宫腔和内膜情况并进行定点活检,其诊断效能较盲目诊断性刮宫大为提高。采用低压膨宫技术一般不会导致结核播散。

4.实验室检查

(1)结核菌素试验:结核菌素试验阳性表明曾经有过结核感染,其诊断意义不大。若为强阳性,则提示有活动性病灶存在,但不表明病灶部位。阴性结果亦不能排除结核病。

(2)血清学诊断:活动性结核病患者血清抗体水平明显升高,其升高的程度与病变活动程度成正比,且随病情好转而恢复。特异性强的DNA探针技术与灵敏性高的PCR技术结合,形成诊断结核病的新途径。但开发敏感性与特异性俱佳的方法仍旧是个棘手问题。

(3)结核菌培养与动物接种:可用月经血或刮宫所获的子宫内膜进行结核菌培养或动物接种。但阳性率不高,耗时长,临床很少采用。

(4)其他:白细胞计数一般不高,分类计数中淋巴细胞增多。结核活动期血沉可增快,但血沉正常亦不能除外结核。

【诊断】

重症患者有典型症状、体征,诊断一般无困难。但生殖器官结核大多为慢性炎症,缺乏典型的结核中毒症状,腹胀、腹水、盆腔包块易被误诊为卵巢肿瘤、子宫内膜异位症或盆腔炎性疾病,又因临床上相对不多见,认识不足,警惕性不够,因此早期诊断很困难,误诊率可达85%。应注意详细询问病史,拓宽诊断思路。若患者对抗生素治疗无效时应怀疑生殖器结核可能。原发不孕患者伴有月经改变:经量增多、经期延长或月经稀少甚至闭经;盆腔炎久治不愈;未婚女青年有低热、盗汗、盆腔炎或腹水,皆应高度怀疑生殖器结核。既往曾患有肺结核、胸膜结核、肠结核或有结核接触史者应警惕。根据可能的病史、体征,进一步借助子宫内膜病检及子宫输卵管造影等辅助检查可明确诊断。经血和内膜组织的结核杆菌培养是诊断的"金标准",但技术要求高、阳性率低、需时也较长。

【鉴别诊断】

临床上常需与生殖器结核鉴别的病变有：

1.盆腔炎性疾病后遗症　既往多有急性 PID 病史，有宫腔手术史或流产史，月经量减少和闭经少见。诊断性刮宫、子宫输卵管碘油造影及腹腔镜检查有助于明确诊断。

2.子宫内膜异位症　两者亦有很多相似之处。但子宫内膜异位症患者痛经更明显，妇科检查可在子宫后壁或骶韧带处扪及有触痛的小结节，输卵管大多通畅。

3.卵巢肿瘤　结核性包裹性积液应与卵巢囊性肿瘤鉴别。卵巢囊性肿瘤大多表面光滑、活动，再结合病程、临床表现、B 超特征等予以鉴别。卵巢恶性肿瘤伴盆、腹腔转移时，患者可有发热、消瘦，检查可发现与子宫粘连的不规则肿块，可有乳头状或结节样突起，伴腹水。血清 CA125 值明显升高。此时与严重内生殖器结核或合并腹膜结核者常难以区分。诊断困难时，应及早剖腹探查，以免延误治疗。

4.宫颈癌　宫颈结核可有乳头状增生或溃疡，出血明显，肉眼观察与宫颈癌不易区分。通过宫颈活检即可明确诊断。

【治疗】

生殖器结核一经明确诊断，不论病情轻重均应积极治疗，由于分枝杆菌的特性，对结核病的治疗应坚持长期用药。

1.一般治疗　适当休息，加强营养，增强机体抵抗力，提高免疫功能有利于恢复。急性期有发热或重症患者需卧床休息住院治疗。

2.预防性治疗　结核菌素试验阳性而无临床症状阶段应给予预防性治疗，可防止具有明显临床症状的活动性病例出现，又可阻止细菌的传播。可选择异烟肼每日 300mg 和维生素 B_6 每日 50mg 同服，持续服用 3～6 个月。已证实异烟肼预防活动性结核的有效率为 60%～90%，甚至高达 98%。

3.活动性结核的治疗　抗结核药物对绝大多数生殖器结核有效，是最重要的首选治疗。抗结核药疗效好、不良反应少的药物有异烟肼、利福平、乙胺丁醇、吡嗪酰胺及链霉素等，多作为初治的首选药物，称为一线药。对氨基水杨酸钠、乙硫异烟肼、丙硫异烟肼和卡那霉素等为二线药物。异烟肼联合利福平可治愈 85% 的结核患者，但对耐多药结核病无效。近年研究表明，氟喹诺酮类药物具有抗分枝杆菌活性，疗效良好。某些品种（如环丙沙星、司帕沙星、氧氟沙星和左氧氟沙星）被作为二线抗 TB 药物，在治疗耐多药结核病以及对耐受一线抗 TB 药物的患者使用中发挥着重要作用。

（1）常用抗结核药

1）异烟肼（isoniazid，H）：对结核杆菌有选择性抗菌作用，对生长旺盛的结核菌有杀灭作用，能杀灭细胞内外的结核菌，但对静止期结核菌仅有抑制作用。其用量较小，疗效较好，毒性相对较低。口服吸收快而完全，生物利用度为 90%，服药后 1～2 小时血药浓度达峰值。通常每日 300mg 一次顿服，需要时可肌注或静脉注射。副反应可有周围神经炎、肝损害等，多在大量或长期应用时发生。加服维生素 B_6 30mg/d 可预防神经炎。用药时注意监测肝功能。

2）利福平（rifampicin，R）：为利福霉素的半合成衍生物，是对结核菌有明显杀菌作用的全效杀菌药。对增殖期结核菌作用最强，浓度较高时对静止期结核菌亦有杀菌作用。能渗入细胞内，对吞噬细胞内的结核菌亦有杀灭作用。口服吸收迅速而完全，生物利用度 90%～95%。每日 0.45～0.60g 空腹顿服。副反应轻，可有胃肠道症状、药疹热、皮疹等，少数有肝损害、粒细胞和血小板减少等。

3）乙胺丁醇（ethambutol，E）：对增殖期结核菌有较强的抑制作用。口服吸收约 80%，常用剂量 15～25mg/(kg·d)，一次顿服。不良反应较少，大剂量长时间用药偶可见视神经炎，用 15mg/(kg·d) 则很少发生。

4)吡嗪酰胺(pyrazinamide. Z):对细胞内结核杆菌有杀灭作用,在酸性环境中杀菌作用更强。口服易吸收,每日剂量0.75～1.50g。副反应少,可有高尿酸血症及肝毒性。

5)链霉素(streptomycin. S):对细胞外结核菌的杀灭作用大于对细胞内菌群的作用。其抗结核菌作用弱于异烟肼和利福平,口服不吸收,剂量0.75g肌注,疗程以2～3个月为宜,主要副反应为听觉器官及前庭功能损害,偶见肾脏损害。

(2)氟喹诺酮类药物:氧氟沙星、左氟沙星、环丙沙星等为常用药物。该类药物主要通过抑制结核菌的DNA旋转酶(拓扑异构酶Ⅱ)A亚单位,从而抑制细菌DNA的复制和转录,达到抗菌目的。氟喹诺酮类药物对细胞内外的结核菌均有杀灭作用,且有在巨噬细胞内聚积的趋势。与其他抗结核药多呈协同或相加作用。氧氟沙星用量300～800mg/d,口服吸收迅速,生物利用度,不良反应少。

(3)其他新型抗结核药:如利福霉素类药物中的利福喷汀、克拉霉素、阿奇霉素、罗红霉素以及近年开发的5-硝基咪唑衍生物等均具有肯定的抗结核作用。

抗结核治疗应严格遵照“早期、联合、适量、规律、全程”的原则,制定合理的化疗方案。20世纪70年代以来,短疗程方案日益盛行,其用药时间短,剂量减少,患者经济负担减轻,疗效好。大多以异烟肼、利福平和吡嗪酰胺为基础,在开始2个月内可加用链霉素或乙胺丁醇,进行6～9个月的短程化疗。

活动性结核病常用治疗方案有:

1)2SHRZ/4HRE,WHO提出的短程化疗方案即每天用链霉素(S)、异烟肼(H)、利福平(R)、吡嗪酰胺(Z)2个月,以后用异烟肼(H)、利福平(R)、乙胺丁醇(E)4个月。在此基础上改良的服药方法有多种。

2)2HRSZ/6H3R3E3,即每日用HRSZ 2个月后再改为HRE,每周3次,用6个月。

3)2SHR/2S2H2R2/5S2H2,每天用药SHR 2个月,每周用SHR 2次2个月,每周用SH 2次5个月。

4)2SHRZ/4～6TH,每天给SHRZ治疗2个月,以后4～6个月给硫胺脲(T)和异烟肼。

5)2SHRE/4H3R3,每天链霉素、利福平、异烟肼乙胺丁醇口服,连续应用2个月,然后每周3次给予异烟肼、利福平,连续应用4个月。

4.手术治疗　由于药物治疗可获得满意疗效,大多数生殖器结核患者不需手术治疗。手术治疗主要适用于:

(1)输卵管卵巢炎块经药物治疗无效或治疗后又反复发作者。

(2)多种药物耐药。

(3)瘘管形成,药物治疗未能愈合。

(4)怀疑有生殖道肿瘤并存。

手术范围依据患者的年龄及病灶范围而定。为求彻底治疗,一般以双附件及全子宫切除为宜,年轻患者应尽量保留卵巢功能。术前做好肠道准备,术时注意解剖关系,细心分离粘连,避免损伤邻近脏器。为了避免手术导致感染扩散,减少炎症反应所致手术操作困难,术前应给予抗结核药物1～2个月,术后视结核活动情况及手术是否彻底而决定是否继续抗结核治疗。若盆腔病灶已全部切除,又无其他器官结核并存者,术后再予抗结核药物治疗1～2个月即可。有生育要求的宫腔粘连患者可行宫腔镜下宫腔粘连松解术。

【预防】

生殖器结核多为继发性感染,原发病灶以肺结核为主,因此积极防治肺结核,对预防生殖器结核有重要意义。加强防痨宣传,新生儿接种卡介苗,3个月以后的婴儿直至青春期少女结核菌素阴性者应行卡介苗接种。结核活动期应避免妊娠。此外,生殖器结核患者其阴道分泌物及月经血内可能有结核菌存在,应加强隔离,避免传染。

【生殖器结核与妊娠】

绝大多数生殖器结核患者均并发不孕。个别早期轻症输卵管结核或腹膜结核患者偶尔受孕,但妊娠可能使原已静止的结核病变再度活动甚至经血行播散,同时导致流产。

【临床特殊情况】

1.生殖器官结核的早期诊断　因生殖器官结核多发生于年轻女性,疾病的迁延不愈导致输卵管结构和子宫内膜组织破坏严重,严重影响日后的生育功能。因此如何提高该病的早期诊断尤为重要。生殖器官结核发病部位90%~100%在输卵管,多为双侧性,一般始发于输卵管壶腹部,逐渐向近端扩散,约50%累及子宫内膜。病程早期,局限于输卵管的结核多为粟粒状结节,病灶主要在输卵管的表面,由于期别早,结核杆菌的数量相对较少、耐药菌株少等,此时得以早期诊断并及时治疗,治疗效果是最理想的。仍强调仔细询问病史,对既往有结核病史或有接触史者应警惕,对原发不孕患者伴有月经改变:经量增多、经期延长逐渐月经稀少甚至闭经;盆腔炎久治不愈;未婚女青年有低热、盗汗、盆腔炎或腹水,皆应高度怀疑生殖结核。传统的病原学诊断阳性率低,临床意义不大。随着分子生物学的发展,将特异强的DNA探针和灵敏度高PCR技术相结合,有利于早期诊断生殖器官结核。对不孕患者尽早进行子宫输卵管碘油有助于协助早期诊断。及时进行腹腔镜检查有助于疾病的早期诊断和及时治疗。采取月经血进行PCR检测因其无创、方便有望成为未来结核杆菌检测的重要方法。

2.耐药结核病及其治疗　目前抗结核药物治疗的难点是迅速出现的耐药,尤为多重耐药性问题。结核病治疗不当或治疗管理不当是多重耐药的关键。耐多药结核病(MDR-TB)是指对两种或更多的一线抗结核药耐药;泛耐药结核病(XDR-TB)是指在耐多药结核病的基础上,同时对氟喹诺酮类药物中的其中1种和对3种二线注射药物(硫酸卷曲霉素、卡那霉素和阿米卡星)中至少1种具有耐药的结核病。由于耐多药结核的出现,美国CDC推荐初始治疗应同时应用5种药物,直至结核杆菌培养结果明确后将抗结核药减少至2~3种。对于MDR-TB者应给予5种药物抗结核治疗。

3.生殖器结核与不孕　生殖器官结核可导致生殖道解剖学的异常、胚胎着床障碍和卵巢功能的异常而严重影响生育能力,绝大多数患者均并发不孕。对导致不孕的患者除了抗结核的药物治疗、手术治疗外,必要时需助孕治疗。但因双侧输卵管的结构及功能往往严重受损,人工授精不能提高妊娠率,IVF-ET虽能提高受孕能力,但明显低于非生殖器结核合并不孕者。生殖器结核患者能否恢复生育能力,取决于治疗是否及时彻底。病变轻微者,经积极治疗可能恢复生育能力,但由于早期诊断不易,正常妊娠机会少。有学者综合7000余例患者的妊娠,获正常宫内妊娠者仅31例,占0.44%,其余为输卵管妊娠125例,流产67例。有研究表明,早期生殖器结核中妊娠率为42.11%(16/38),中晚期结核患者妊娠率仅6.19%,流产率高达39.29%。因此须强调结核的早期诊断和严格遵照"早期、联合、适量、规律、全程"的原则。

（刘　娜）

第五节　盆腔瘀血综合征

盆腔瘀血综合征(PCS)是一类由于盆腔静脉回流受阻引起以慢性下腹痛、坠胀感以及腰骶痛为主诉的妇科疾病。该病最早在1949年由Taylor首先总结105例患者的临床表现及手术所见,用"盆腔血管的瘀血和充血"为题,对盆腔瘀血综合征的病因学、病理学、病理生理、临床表现及预防、治疗等方面给予系统全面的阐述,所以又将本病称为Taylor综合征。但该病提出后并未立刻得到一致认可,不少学者把盆腔瘀血综合征的临床表现归因于炎症、子宫骶韧带的痉挛状态、盆腔组织的痛觉过敏以及盆腔血管功能障碍等,应用过各种诊断名称。直到1958年以后随着盆腔静脉造影的应用,直观地显示出患者盆腔静脉充盈、扩张以及血流明显减慢的特征,才使盆腔瘀血综合征这一疾病得到认可。

现已公认为盆腔瘀血综合征为引起女性慢性盆腔痛的最重要的原因之一。

【流行病学】

本病好发于生育年龄妇女,尤其是生育过的妇女,最常见于25～40岁妇女,未生育过的妇女有报道本病的,而绝经后妇女则罕见本病。曾报道本病发生与输卵管绝育术相关,有资料显示60例盆腔瘀血综合征患者中58例接受过输卵管绝育术,认为绝育术改变了盆腔静脉血流分布,造成了本病的发生。但由于现有关于输卵管绝育术的研究并未比较患者在术前、术后盆腔静脉血流的变化,故不能肯定其患盆腔瘀血综合征与手术直接相关。有关本病的确切发生率并无权威统计,国内曾报道在某医院行腹腔镜手术的住院病例约39882例,其中排除生理性血管扩张(如妊娠、引产)诊断为盆腔瘀血综合征共26例(0.065%)。而从本病的诊治情况看,多数患者选择在门诊接受药物治疗,住院比例本来就低,故该数值不能代表盆腔瘀血综合征真正的发病率。国外也未见有关盆腔瘀血综合征的发病率报道,只能从与它密切相关的慢性盆腔痛的发病率间接了解:英国有报道表明慢性盆腔痛是行诊断性腹腔镜检查的第一位病因,而妇科门诊就诊的患者中10%为慢性盆腔痛患者,由于慢性盆腔痛中约60%归为盆腔瘀血综合征引起,故而可间接推断盆腔瘀血综合征的就诊率。而推测盆腔瘀血综合征的发病率是远远高于其就诊率的,这一方面与本病缺乏特异性的临床表现,患者的认知程度不够有关;另一方面还与本病缺乏简便易行的诊断方法,以及医务人员对本病的重视程度不够有关。

【病理生理】

盆腔瘀血综合征的病因目前尚不明确。和男子相比,女性盆腔循环在解剖学、循环动力学和力学方面有很大的不同。任何使盆腔静脉血流出盆腔不畅或受阻的因素,均可致成盆腔静脉瘀血。它可能与盆腔静脉机械性扩张造成血流瘀滞有关,也可能与卵巢分泌激素失调有关,目前更公认的是机械因素与内分泌因素共同作用的结果。

1.女性盆腔静脉解剖学特点　主要表现为静脉丛数量增多和构造薄弱。

(1)盆腔有丰富的静脉丛:往往数条盆腔静脉伴行一条盆腔动脉,呈丛状分布;盆腔的中等静脉如子宫静脉、阴道静脉和卵巢静脉,一般是2～3条静脉伴随一条同名动脉,卵巢静脉甚至可多达5～6条,形成蔓状静脉丛,弯曲在子宫体两侧后方,直到它们流经骨盆缘前才形成单一的卵巢静脉。

(2)盆腔静脉之间有丰富的吻合支:盆腔各静脉之间有较多的吻合支,形成蔓状静脉丛,如阴道静脉丛、子宫静脉丛、卵巢静脉丛、膀胱静脉丛和直肠静脉丛;盆腔静脉丛之间又存在纵向和横向的吻合支,例如在子宫、输卵管、卵巢静脉间有许多吻合支,在输卵管系膜内,有子宫静脉与卵巢静脉的吻合支,并形成网状的静脉分布,再与外侧的卵巢静脉丛吻合。起源于盆腔脏器黏膜、肌层及其浆膜下的静脉丛,汇集成两支以上的静脉,流向粗大的髂内静脉丛。所以盆腔脏器之间的静脉循环互相影响。一个静脉丛内血流异常会引流到其他静脉丛,通过其他静脉丛发挥代偿功能,例如,膀胱、生殖器官和直肠三个系统的静脉丛彼此相通,由于缺少瓣膜,故三者间任何一个系统的循环障碍,皆可影响到其他两个系统。而一旦失代偿,则出现盆腔瘀血综合征。

(3)盆腔静脉壁薄且缺乏瓣膜:与四肢静脉相比,盆腔静脉缺乏一层由筋膜组成的静脉外鞘,使得其弹性减低,盆腔的中小静脉只在它进入大静脉前才有瓣膜,且超过1/3的经产妇还常有瓣膜功能不全。盆腔静脉穿行在盆腔疏松的结缔组织之中,受压后易扩张,加之盆腔静脉内血流缓慢,易发生血流瘀滞甚至逆流。

(4)卵巢静脉的解剖特点:从解剖上看,卵巢静脉有其特殊性,右侧卵巢静脉直接在肾静脉水平回流入下腔静脉,而左侧卵左侧卵巢静脉丛汇总至左卵巢静脉,再流入左肾静脉。两根卵巢静脉都有非常多的交通支,而通常左侧卵巢静脉内压力高,且约15％缺乏静脉瓣,而右侧的约6％缺乏静脉瓣,故左侧更易发生静脉血流瘀滞。此外,部分患者由于腹膜后静脉解剖学变异,产生胡桃夹综合征,而引起左肾静脉高压,导致左卵巢静脉反流而致病。

2.引起盆腔静脉血流瘀滞的原因

(1)特殊生理时期盆腔器官供血增加的需要:在某些生理情况下,例如月经期、排卵期、妊娠期,以及性生活过程中,盆腔器官充血,需要静脉引流的血液总量增多,导致盆腔瘀血。但是需指出的是:孕妇与产褥期妇女虽然盆腔静脉血流瘀滞,却很少有盆腔痛的症状。

(2)某些病理状态下的盆腔充血:例如盆腔子宫内膜异位症、盆腔炎症(尤其是慢性盆腔炎形成输卵管卵巢囊肿者),以及中、重度子宫颈糜烂、盆腔肿瘤(包括子宫肌瘤等)及盆腔手术后等,盆腔充血、盆腔血流量增加而引起盆腔瘀血。而输卵管绝育术后发生的盆腔瘀血综合征可能与实施的绝育术式是否损伤了输卵管系膜内的静脉有关。ELMinaw采用经子宫盆腔静脉造影,对Pomeroy法、电凝法、Falope环、Uchida法和经阴道Pomeroy法5种不同绝育方法进行比较。16例Pomeroy结扎者术前盆腔静脉造影显示静脉循环正常,术后有12例发生阴道、子宫静脉曲张,7例卵巢静脉曲张。经腹腔镜电凝法绝育术后,盆腔瘀血症发生率也很高。以Uchida抽心包埋法对盆腔静脉循环的影响最小。

(3)体位或呼吸变化引起盆腔瘀血:例如长期站立位、慢性咳嗽、便秘和屏气搬重物等,都会直接或间接导致中心静脉压增高,盆腔静脉扩张迂曲,引流受阻,可引起局部组织及相关器官的瘀血、水肿。有报道26例盆腔瘀血综合征有8例患者为教师,估计其患病与长时间站立有关。此外,报道显示子宫后位也是导致盆腔瘀血综合征的重要因素。子宫后倾在妇科患者中占15％～20％,而75％～100％的盆腔瘀血综合征患者体检时都发现子宫呈后位改变,活动但可伴有触痛。认为子宫后位时子宫卵巢血管丛随子宫体下降屈曲在骶凹的两侧,使静脉压力增高,回流受阻,以致静脉处于瘀血状态。而通过各种手段使子宫复位后往往可以使盆腔疼痛好转或消失。

(4)雌激素的影响:有学者报道在盆腔瘀血综合征的发病中雌激素起一个静脉扩张剂的作用,妊娠期间因大量雌、孕激素的影响,再加上增大的子宫对子宫周围静脉的压迫,可引起子宫周围静脉及输卵管-卵巢静脉显著扩张、增粗。故早婚、早育及孕产频繁,产后或流产后得不到适当的休息和恢复者,易患盆腔瘀血综合征。除流行病学证据外,抗雌激素治疗有一定疗效也支持该理论。

(5)精神因素:盆腔瘀血综合征的某些症状如:抑郁、忧伤、心情烦躁、易疲劳、慢性疼痛、腰痛、性感不快等,在很大程度上与患者的精神状态有关,可能系因自主神经功能紊乱的结果。但精神因素是否在盆腔瘀血综合征的发病中起作用尚存争议。Taylor曾指出精神紧张会引起自主神经系统功能失调,表现为平滑肌痉挛,以及子宫卵巢静脉血流瘀滞,经子宫静脉造影也显示造影剂滞留在子宫与卵巢静脉里。

【病理】

病理诊断在盆腔瘀血综合征的诊断中并非必须,因本病而行全子宫与双附件切除术的病例也不多,相应的病理特征并不显著。大体病理所见可无特异性病变发现,子宫可表现为均匀增大,子宫肌层及浆膜下静脉瘀血,宫颈水肿增大;卵巢往往水肿;子宫静脉和卵巢静脉扩张迂曲。镜下,典型的盆腔瘀血综合征表现为:子宫内膜间质水肿,静脉充盈、扩张;卵巢一般较大,囊状,水肿样。

【诊断】

盆腔瘀血综合征的患者往往主诉多,体征有时不明显,与症状不符,缺乏特异性的临床表现,故而给诊断带来困难,并容易造成误诊。"三痛二多一少"为其临床特点,即下腹盆腔坠痛、腰背疼痛、深部性交痛;月经量多、白带增多;妇科检查阳性体征少。本病的诊断缺乏简便易行的方法,主要依据临床表现与辅助检查。

1.临床表现　本综合征的主要特点是慢性盆腔疼痛,疼痛往往是在月经前一周就开始加重,一般为钝痛,久坐、久站、劳累、性交后更明显,月经来潮第一、二天则明显减轻。有少数患者为慢性持续性疼痛,或表现为继发性痛经:可自排卵时起,到月经末期结束。除慢性盆腔疼痛外,白带多、便秘、心情烦躁、夜梦多,多噩梦,亦为本综合征的常见症状。几乎90％以上的患者不同程度地有上述症状。部分患者还出现肠道激惹症状。此外,患者还常有月经过多,经前期乳房胀痛,经前期排便痛,以及膀胱刺激症状等。症状分述如下:

(1)慢性下腹痛:盆腔瘀血综合征患者多数表现为慢性耻骨联合上区弥漫性疼痛,或为两侧下腹部疼痛,常常是一侧较重,并同时累及同侧或两下肢,尤其是大腿根部或髋部酸痛无力,开始于月经中期,有少数患者偶尔表现为急性发作性腹痛。

(2)低位腰痛:疼痛部位相当于骶臀区域水平,少数在骶骨下半部,常伴有下腹部疼痛症状。经前期、长久站立和性交后加重。

(3)瘀血性痛经:几乎半数以上患者有此症状。特点是月经前数天即开始出现下腹痛、腰骶部痛或盆腔内坠胀痛,有的还逐渐转为痉挛性疼痛,到月经来潮的前一天或第一天最严重,月经第二天以后明显减轻。

(4)性感不快:患者可有深部性交痛,严重者可持续数天,难以忍受,以致对性生活产生恐惧或厌倦。

(5)极度疲劳感:患者往往整天感到非常疲劳,劳动能力明显下降。

(6)白带过多:一半以上的患者有白带过多的症状。白带多为清晰的黏液,无感染征。

(7)月经改变:部分患者有月经过多的改变,还有一部分患者表现为月经量反较前减少,但伴有明显的经前期乳房痛。

(8)瘀血性乳房痛:70％以上的患者伴有瘀血性乳房疼痛、肿胀,多于月经中期以后出现,至月经前一天或月经来潮的第一天达高峰,月经过后症状减轻或完全消失。有的患者乳房疼痛较盆腔疼痛为重,以至成为就诊的主诉。

(9)外阴阴道坠痛:部分患者有外阴和阴道内肿胀、坠痛感,或有外阴烧灼、瘙痒感。

(10)膀胱刺激症状:约有1/3以上患者在经前期有明显的尿频,常被怀疑为泌尿道感染,但尿常规检查正常。对某些症状严重的患者进一步做膀胱镜检查,可发现膀胱三角区静脉充盈、充血和水肿。个别患者由于瘀血的小静脉破裂可导致血尿。

(11)直肠坠痛:部分患者有不同程度的直肠坠感、直肠痛或排便时直肠痛,以经前期较明显,尤以子宫后位者较多见。

(12)自主神经系统的症状:绝大多数盆腔瘀血综合征患者都伴有程度不等的自主神经系统的症状,表现为心情烦躁、易激惹、情绪低落,夜梦多、枕后部痛等神经系统症状;或有心悸、心前区闷胀不适等心血管系统症状;或觉气短、呃气、腹胀及排气不畅等;或全身各处不明的酸痛不适,如肩关节痛、髋关节痛,手指发紧感,或眼球胀感等。

2.体格检查　患者的体征与上述主观症状的严重程度不相称,腹部检查的唯一体征是压痛,多数位于耻骨联合与髂前上棘连线的中外三分之二的范围,疼痛一般不显著,无腹肌紧张及反跳痛。大腿与臀部可有静脉曲张。妇科检查时会阴可见静脉充盈甚至曲张,阴道黏膜常有紫蓝着色,宫颈肥大、水肿,周围黏膜紫蓝着色,有时可在宫颈后唇看到充盈的小静脉,分泌物多,子宫后位,可稍大呈球形,也可正常大小;卵巢可囊性增大,子宫、宫旁、宫骶韧带有触痛是本综合征最突出的征象。部分患者自觉乳房内有硬结,但检查只是扪及乳头下方弥漫性肿大的乳腺组织,多伴有不同程度的触痛。

3.辅助检查

(1)彩色超声多普勒:可观察子宫旁动静脉的血流信息,静脉丛的分布范围、形态,测量管径与静脉流速。由于该检查无创伤、直观、简便、重复性好,已成为诊断盆腔瘀血综合征和观察疗效的首选方法之一。

经腹二维超声检查应用较早,但由于受膀胱充盈程度、肠道气体的干扰及腹壁脂肪厚度等因素的影响,检出率较低。经阴道超声由于高频探头直接靠近宫颈,其对盆腔瘀血综合征的检出率要优于经腹超声。近年来,随着超声技术的发展,三维超声成像可对盆腔血管进行全面扫查,立体成像,通过3D工具对所获取的原始三维数据进行重复编辑、切割和处理,可从不同角度或空间动态观察血管分布、形态和范围,以判断盆腔静脉曲张的病变程度。

本病典型的二维超声表现为:子宫可轻度增大,肌层内可见较细管道样不均质表现,部分病例卵巢体积增大,子宫、宫颈静脉、两侧卵巢静脉迂曲扩张;表现呈"串珠状"或"蜂窝状"无回声区;增多、迂曲、扩张的盆腔静脉呈"蚯蚓"状聚集成团,血管直径增粗。彩色多普勒血流显像(CDFI)为红、蓝相间的彩色血流团块信号,血流较缓,色彩较暗,彩色斑块之间以交通支连接形成不规则的"湖泊"样彩色斑。脉冲多普勒显示为连续、低速、无波动静脉频谱。加用能量图(CDE)能补充彩色多普勒在低速血流和取样角度不好等血流信号不佳的图像,同时能区分盆腔内血管与其他血液性病变。

盆腔瘀血综合征在 B 超下可分为轻、中、重度:正常情况下盆腔静脉走向规则,无明显迂曲,直径<0.4cm。①轻度:可见静脉平行扩张,静脉丛较局限,静脉内径 0.5～0.7cm,静脉丛范围≤2.0cm×3.0cm,静脉流速 7cm/s,子宫静脉窦<0.3cm;②中度:静脉聚集成类圆形蜂窝状团块,静脉内径 0.7～0.9cm,静脉丛范围(3.0cm×4.0cm)～(4.0cm×5.0cm),静脉流速 4～7cm/s,子宫静脉窦 0.3～0.4cm;③重度:为静脉不规则囊状怒张,静脉丛团增大,并可见 2～3 组静脉丛同时受累,相互连通成大片的静脉丛,静脉内径 0.9～1.1cm,静脉丛范围≥4.0cm×3.0cm,静脉流速≤3.0cm/s,子宫静脉窦 0.5～0.6cm。

(2)盆腔静脉造影:可直观显示盆腔静脉丛的轮廓,是盆腔瘀血综合征的确诊手段。

具体做法:在月经干净后 5～7 天内,使用 16 号 18cm 长穿刺针,刺入子宫底肌壁 0.4～0.6cm,然后连接到高压注射器上,以 0.7ml/min 的速度连续注射 76%的复方泛影葡胺溶液 20ml。当造影剂注射完毕后充盈最佳时快速照片 1 张,然后每隔 20 秒摄片 1 张,直到注射完毕后 60 秒,至少 4 张,也可以拍到盆腔造影剂完全廓清为止。

正常情况下造影剂在盆腔内的廓清时间为 20 秒内,而盆腔瘀血综合征时盆腔静脉曲张,造影剂在盆腔的廓清时间延长。根据盆腔静脉造影的结果,Beard 等将盆腔瘀血综合征分为轻型和重型两类,前者卵巢静脉直径 5～8mm,造影剂廓清时间 20～40 秒,后者卵巢静脉直径>8mm,造影剂廓清时间超过 40 秒。另有学者将盆腔瘀血综合征分为轻、中和重三型,具体标准如下:轻型指卵巢静脉直径 10～15mm,造影剂廓清时间 20～40 秒;中型指卵巢静脉直径 16～20mm,造影剂廓清时间 40～60 秒;重型指卵巢静脉直径>20mm,造影剂廓清时间超过 60 秒。用卵巢静脉最大直径、造影剂廓清时间以及卵巢静脉丛瘀血程度等三项指标进行评分诊断盆腔瘀血综合征的敏感性和特异性分别为 91%和 89%。

盆腔静脉造影还可以通过数字减影技术。将动脉导管插入髂内动脉,注射泛影葡胺等造影剂,录制造影显像全过程或在盆腔血管开始显像时开始拍摄第 1 张片,每 10～20 秒拍摄 1 张,直到造影剂注射后 60 秒。两种方法的判断标准基本相同。该检查较普通的盆腔静脉造影更为清晰全面,诊断明确,但操作复杂,费用较高,故临床应用尚未推广。

有学者经比较造影与盆腔超声、MRI 及腹腔镜等检查方法后,认为造影更为经济有效。且造影除用于本病的诊断外,还可用于静脉栓塞治疗。

(3)逆行卵巢静脉造影术:该方法采用经股静脉穿刺后选择性地对双侧卵巢静脉进行造影检查,可以明确盆腔静脉的充盈程度,有学者认为,逆行卵巢静脉造影术是盆腔瘀血综合征诊断的最可靠方法,此外,它还可用于治疗。逆行卵巢静脉造影诊断盆腔瘀血综合征的诊断标准:卵巢静脉增粗扩张,直径>10mm,子宫静脉丛扩张;卵巢周围静脉丛扩张;盆腔两侧静脉交叉明显丰富以及外阴阴道静脉丛充盈。

(4)腹腔镜检查:属微创检查,是目前诊断盆腔瘀血综合征最好的方法之一。本病在腹腔镜下的典型表现为子宫后位,表面呈紫蓝色瘀血状或黄棕色瘀血斑及浆膜下水肿,可看到充盈、曲张的子宫静脉,两侧卵巢静脉丛像蚯蚓状弯曲在宫体侧方,可以不对称,有时一侧卵巢静脉怒张呈静脉瘤样;阔韧带静脉增粗、曲张,可伴输卵管系膜血管增粗、充盈,直径可达 0.8～1.0cm,举宫成前位后或可见阔韧带底部腹膜裂隙。有的裂隙较小,还有的后腹膜菲薄、裂隙较大,可见充盈、曲张的子宫静脉从裂隙处隆起膨出。但如镜检时盆部抬高,则不一定能看到上述静脉曲张的表现。

(5)放射性核素扫描(ECT):通过肘静脉注射放射性铟(^{113m}In)洗脱液 74MBq,给药后 10 分钟和延迟 1 小时后排尿后应用彩色扫描仪各扫描 1 次,以脐孔为热点,从耻骨联合扫描到脐。正常情况下,给药 10 分钟后扫描可见双侧髂总、髂内、髂外动静脉的清晰、匀称的显影,耻骨上可见子宫血管影;1 小时后扫描,盆腔内无局部异常放射性浓聚区。而盆腔瘀血综合征患者,盆腔内各段血管影粗糙,边缘欠光滑,可见局部异常放射性浓聚区。如果异常放射性浓聚区直径超过 25mm,彩色色级与腹部大血管影相同,则可以诊断盆腔瘀血综合征;如果浓聚区直径 25mm,彩色色级虽然低于大血管影但高于本底Ⅲ级者提示盆腔瘀血,结合其他临床方法可以确定诊断。本方法简单、无创,但费用高,诊断符合率高达 98.6%。

(6)断层扫描(CT)和核磁共振(MRI):通过 CT 或 MRI 可以直接测量盆腔内大的静脉(子宫及卵巢静脉)的直径,如果单侧或者双侧卵巢静脉直径超过 7mm,则提示有盆腔瘀血综合征的可能,若同时合并临床症状或其他影像学指标,则可以作出诊断。但 CT 的主要缺陷是不能指明血流方向,但可判断静脉的管腔是否狭窄以及各交通支的分布情况。相比 CT 而言,MRI 的主要优点在于无辐射,可作动态多维显影,故而能观察到卵巢静脉的血流速度与方向。

(7)单光子发射计算机断层(SPECT):通过静脉注射亚锡焦磷酸 10mg,30 分钟后注射高锝(^{99m}Tc)酸盐 740MBq,于注射后 30、60 和 90rain 分别采集盆腔前位、后位放射性计数各 2 分钟,在盆腔血池图像中分别勾画出盆腔静脉丛感兴趣区和髂血管区感兴趣区,求出各单位像素计数进行比较,取前、后位平均值,以注射后 90 分钟时盆腔静脉丛和髂血管每个像素内放射性计数比值确定瘀血程度,0.80～0.97 为轻度瘀血,0.98～1.15 为中度瘀血,>1.16 为重度瘀血。

【鉴别诊断】

如前所述,盆腔瘀血综合征的临床表现缺乏特异性,容易误诊。有学者曾报道 28 例盆腔瘀血综合征分别误诊为慢性盆腔炎(12 例),子宫内膜异位症(8 例),神经官能症(8 例),误诊时间为 7 天～3 个月。18 例患者经妇科盆腔 B 超检查确诊,10 例经腹腔镜检查确诊。26 例行盆腔静脉造影,其中 24 例有不同程度的造影剂廓清时间延长,余 2 例因碘过敏试验阳性未行盆腔静脉造影。临床上,最常与本病混淆的疾病如下所述:

1.慢性盆腔炎　与盆腔瘀血综合征同样好发于育龄妇女,可表现为下腹痛、腰骶部疼痛、痛经、白带多等症状。鉴别要点:慢性盆腔炎患者常有继发不育史及反复急性发作史,妇科检查盆腔增厚,可有炎性包块形成,抗感染治疗常有效;盆腔瘀血综合征往往患者自觉症状严重,但并不影响受孕,该病患者往往继某次生产或流产后无感染史的情况下,不久就出现上述慢性盆腔疼痛等症状,其症状与妇科检查所见不相符,抗感染治疗无效。腹腔镜检查如见到盆腔内炎性病变及粘连有助于慢性盆腔炎的诊断。

2.子宫内膜异位症与子宫腺肌病　子宫内膜异位症或子宫腺肌病亦多见于育龄妇女,是引起慢性盆腔痛的常见原因之一。其下腹痛、痛经、性交痛、肛门坠胀等症状与盆腔瘀血综合征相似。临床鉴别要点:子宫内膜异位症或子宫腺肌病患者痛经为进行性加剧,常伴有不育,妇科检查往往有典型的体征发现:即于子宫后壁、宫骶韧带、后穹隆常可扪及触痛性结节,有时附件区可扪及囊性包块。中度及重度子宫内膜异位症或子宫腺肌病与盆腔瘀血综合征的鉴别诊断比较容易,而轻度子宫内膜异位症无典型症状。常需借助腹腔镜检查方可确诊。

3.盆腔包块 如子宫肌瘤、卵巢囊肿(包括多囊卵巢综合征等)或盆腔后壁肿块压迫髂静脉或髂静脉内血栓形成引起盆腔静脉扩张时应与本病鉴别,但该病特点是单侧静脉扩张,往往妇科检查时可扪及盆腔包块,辅助超声检查不难鉴别。

4.神经官能症 盆腔瘀血综合征患者中部分有头晕、心悸、失眠、乏力等自主神经功能紊乱的症状,需与该病鉴别。辅以妇科 B 超检查、腹腔镜检查及盆腔静脉造影有助于鉴别诊断。

【预防】

采取预防措施,可避免或减少盆腔瘀血综合征的发生。

1.提倡计划生育 早婚、早育、性生活过度及生育过多使生殖器官解剖与生理功能不能充分恢复,易引起本病。

2.重视体育锻炼 运动,包括产后或流产后适当进行体育锻炼,能促进静脉回流,加快血液循环,有效预防盆腔静脉瘀血。

3.注意劳逸结合 避免过度疲劳,对长期从事站立或坐位工作者,应开展工间操及适当的体育活动。

【治疗】

目前尚无有确切疗效的方法。治疗以前,应分析病因并认真判断病情的严重程度。轻症患者多不需用药物治疗。可针对其有关病因,给予卫生指导,使患者对本症的形成及防治有充分的理解,并通过休息和调节体位缓解盆腔血流瘀滞。重症患者需采用药物治疗,严重者酌情选用介入或手术治疗。

1.药物治疗

(1)孕激素:高剂量孕激素,如醋酸甲羟黄体酮30mg,口服,每天 1 次,治疗 3~6 个月,据报道有一定疗效,但停药后往往症状复发。国外学者报道达芙通 10mg,口服,每天 2 次,持续 6~12 个月,在最后 3 个月,症状开始明显缓解,疼痛评分(VAs)在治疗后第 6 个月起明显降低。国内也有类似报道,但仅 4 例不能得出结论,用药期间需定期监测肝功能。

(2)避孕药:可用以孕激素为主,含有低剂量雌激素的避孕药,效果尚不明确。而一项对长效皮下埋植避孕针地索高诺酮缓释剂的前瞻性对照研究表明,它可有效缓解盆腔瘀血综合征患者的不适症状,自用药第 6 个月起显效,持续观察一年疗效未减。但该研究样本数较小(用药组 12 例,对照组 13 例),结论仅供参考。

(3)GnRH 类似物:多数报道认为,采用 GnRH 类似物可取得与孕激素治疗相当的疗效。一项土耳其开展的前瞻性随机对照试验对 47 位确诊为盆腔瘀血综合征的患者随访了一年,比较醋酸戈舍瑞林(3.6mg,皮下注射,6 个月)与醋酸甲羟黄体酮(30mg,口服,6 个月)的疗效,发现无论在客观指标(血管造影)的改善上,还是在主观指标(如疼痛的缓解、性功能的改善,以及焦虑与抑郁的减轻)好转程度上戈舍瑞林都显著优于醋酸甲羟黄体酮。但 GnRH 类似物的花费更高,且长期应用可有与雌激素水平低下相关的严重副作用,故实际应用中还需慎重。而有关应用该药更远期的随访还未见报道。

(4)中药:根据"通则不痛"的道理,采用活血祛瘀的治疗原则(如丹参、红花、川芎、当归、桃仁、蒲黄、炒灵脂等)及推拿疗法,均有一定的效果。国内有关中药治疗本病取得疗效的不少,有报道对 38 例盆腔瘀血综合征,给予地奥司明(微粒化黄酮类化合物,改善微循环)1.0g,每天 2 次,于每日午、晚饭后口服,连用 3 个月;同时静脉滴注复方丹参 16ml+10% 葡萄糖液 500ml,每日 1 次,10 天为一疗程,疗程间隔 10 天,治疗

2～3个疗程,以疼痛缓解4周无复发为标准,有效率为81.6%。但病例数较小,需扩大样本并辅以长期随访才能得出有效结论。

(5)止痛治疗:多学科的心理治疗联合镇痛治疗也是很重要的,有报道认为,醋酸甲羟黄体酮联合止痛治疗更为有效。

2.介入治疗　适合病情较重,影响日常生活,而保守治疗无效者。

(1)卵巢静脉栓塞:经股静脉或经皮向双侧卵巢静脉内注入血管硬化剂,或采用5～15mm的不锈钢圈进行卵巢静脉和临近扩张的盆腔静脉的栓塞,该方法创伤较小,但应由有经验的医生操作,文献报道的有效率在60%～100%,其技术失败主要与解剖变异有关。有作者比较栓塞与全子宫加卵巢切除的疗效,发现栓塞更为有效,但该报道仅为一年内的疗效,更远期的疗效未见报道。有学者建议将其作为盆腔瘀血综合征的首选治疗方法。

Kwon等报道67例盆腔瘀血综合征患者使用卵巢静脉线圈栓塞,其中1例发生线圈游走至肺循环,另一例线圈游走至左肾静脉,当时即取出,并未发生临床并发症,总的疼痛显著缓解率达82%(55/67)。

(2)卵巢动脉灌注:有学者采用经皮腹壁下动脉穿刺,在X线透视下将导管远端置于卵巢动脉起始点、腰1～2水平,行动脉灌注。用5%葡萄糖200ml＋复方丹参注射液20ml,每日灌注1次,连续15～20天,共治疗30例盆腔瘀血综合征患者,其腹痛症状缓解率达80%,优于对照组的30%缓解率。

3.手术治疗　适合病情较重,影响日常生活,而药物保守治疗以及介入治疗无效者。

(1)圆韧带悬吊术、骶韧带缩短术及阔韧带裂伤修补术:用手术将后倒的子宫维持在前倾位,理论上能使肥大的子宫体及子宫颈缩小,盆腔疼痛等症状大为减轻。方法是,将圆韧带分为三段,一折三,将三段缝成一条加强的圆韧带子宫附着部,外侧端缝在腹股沟内环处。如术中发现阔韧带裂伤,还可同时进行修补,从宫颈与宫颈旁腹膜连接处开始,用4号丝线间断缝合逐渐向外修补。国内有学者对35例盆腔瘀血综合征患者行了电视腹腔镜辅助下的圆韧带缩短术,术后随访6个月至1年,其腹痛、白带增多等症状明显改善或全部消失,尤其性交痛与盆底坠痛的症状在术后2个月全部消失。但也有报道13例患者采用该术式,术后2例分别于2年、3年出现复发,再次行全子宫切除术而获治愈阔韧带筋膜横行修补术:术后分娩需行剖宫产,否则会使手术失败。

(2)全子宫双附件切除术:对于40岁以上已完成生育,而又病情严重者,可以作此选择。可同时切除曲张的盆腔静脉,特别是子宫静脉及卵巢静脉,但创伤较大,有报道约1/3的患者术后仍有下腹痛不能缓解,提示盆腔瘀血综合征的发病仍有更复杂的因素存在。

【临床特殊情况】

1.影像学证据在诊断盆腔瘀血综合征的价值　盆腔瘀血综合征的诊断缺乏简洁有效的手段,需结合患者的临床表现与影像学检查结果。但对于长期的慢性盆腔痛,多次检查未发现器质性病变的患者,B超检查应重视宫旁血管的扩张程度。如临床表现提示本病可能,而又不能排除其他器质性病变引起的慢性盆腔痛时,均可建议患者接受腹腔镜检查,及早明确诊断,必要时可结合其他有创检查(如盆腔静脉造影)以进一步明确诊断。

2.各种影像检查临床应用　超声简便、无创可作为盆腔瘀血综合征筛查的首选方法,B型超声诊断盆腔瘀血综合征的手术证实符合率为76%,而结合彩色多普勒技术的诊断符合率高达97%,但是阴性结果并不能除外盆腔瘀血综合征的可能。X线盆腔静脉造影、腹腔镜和ECT虽然也是诊断该病的可靠方法,但操作相对复杂,都有一定的损伤及限制条件;尤其ECT检查,设备要求较高,不易在基层医院普及开展。

3.提高影像学检查的诊断率　应用影像学方法诊断盆腔瘀血综合征,一定要结合盆腔静脉、盆腔静脉丛和盆腔静脉血流的特点,同时不要忘记影响盆腔血流的各种因素。所以诊断时一定要注意患者体位、呼吸、妊娠史和妊娠状况、月经周期和盆腔器质性疾病。例如,为提高逆行卵巢静脉造影诊断的敏感性,患者进行检查时应该处于半立位,同时做 Valsalva 动作(即深吸气后屏气,再用力做吹气动作,并持续 10 秒以增加腹压)。

4.治疗手段的选择　　一般先采用非侵袭性的药物治疗手段,如前述的各类激素治疗,无效者采用介入治疗,更严重者采用手术治疗。手术方式的选择需考虑患者的年龄、生育要求、症状严重程度、前期是否接受过正规药物治疗等。无论采用药物或手术治疗,均需重视对患者的心理治疗。此外,目前有关本病的研究都是小样本的短期随访报道,应鼓励各大医疗机构开展各种大样本多中心的随机对照临床试验,并进行长期随访,以提供更可靠的资料指导临床医生针对性地选择最佳治疗方案。

（高玉娟）

第十章 月经不调

第一节 女性性分化和发育异常

一、女性生殖系统的分化

生殖系统的分化是一个复杂的过程,它包括三个方面:即性腺、生殖道和外生殖器的分化。下面介绍女性生殖系统的分化。

(一)卵巢的发生

女性的性腺是卵巢,它和睾丸一样均起源于原始性腺。在胚胎的第 4 周,卵黄囊后壁近尿囊处出现原始生殖细胞,原始生殖细胞体积较大,起源于内胚层。在胚胎的第 5 周,中肾内侧的体腔上皮及其下面的间充质细胞增殖,形成一对纵形的生殖腺嵴。生殖腺嵴表面上皮向其下方的间充质内增生,形成许多不规则的细胞索,我们称为初级性腺索。在胚胎的第 6 周原始生殖细胞经背侧肠系膜移行至初级性腺索内,这样就形成了原始性腺。原始性腺无性别差异,将来既可以分化成卵巢,也可以分化成睾丸,因此我们又称之为未分化性腺。

目前认为决定原始性腺分化方向的因子是位于 Yp11.3 的 Y 染色体性别决定区(SRY)。在 SRY 不存在时,原始性腺自然向卵巢方向分化。DAX-1 是卵巢发生的关键基因,DAX-1 编码的蛋白是核受体大家族中的一员,当该基因发生突变时,患者会发生性反转(与剂量有关,故称为剂量敏感性反转,DSS)和先天性肾上腺发育不良(AHC)。

在胚胎的第 10 周,初级性索向原始性腺的深部生长,形成不完善的卵巢网,以后初级性索与卵巢网均退化,被血管和间质所替代,形成卵巢的髓质。此后,原始性腺表面上皮再次增生形成新的细胞索,称为次级性索。次级性索较短,分布于皮质内,故又被称为皮质索。在胚胎的第 16 周,皮质索断裂成许多孤立的细胞团,这些细胞团就是原始卵泡。原始卵泡中央是一个由原始生殖细胞分化来的卵原细胞,周围是一层由皮质索细胞分化来的卵泡细胞。胚胎期的卵原细胞可以分裂增生,它们最终分化成初级卵母细胞,初级卵母细胞不具备增生能力。卵泡之间的间充质形成卵巢的间质。在妊娠 17~20 周,卵巢分化结束。

(二)女性内生殖器的发生

女性内生殖器起源于副中肾管,副中肾管又称米勒管。男性内生殖器起源于中肾管,中肾管又称沃夫管。在胚胎期,胎儿体内同时存在中肾管和副中肾管。决定内生殖器分化的因子是睾丸支持细胞分泌的抗米勒管激素(AMH)和睾丸间质细胞分泌的雄激素,AMH 抑制米勒管的分化,中肾管的分化依赖雄激素。

卵巢分泌的雄激素量不能满足中肾管发育的需要,因此中肾管逐渐退化。另外卵巢不分泌 AMH,米勒管便得以发育。米勒管的上段分化成输卵管,中段发育成子宫,下段发育成阴道的上 1/3。阴道的下 2/3 起源于尿生殖窦。

(三)外生殖器的发生

外生殖器起源于尿生殖窦。在胚胎的第 8 周,尿生殖窦的颅侧中央出现一个突起,称为生殖结节;尾侧有一对伸向原肛的皱褶,称为生殖皱褶,生殖皱褶的两侧还有一对隆起,称为生殖隆起。生殖结节、生殖皱褶和生殖隆起是男女两性外生殖器的始基,它们具有双相分化潜能。决定胎儿外阴分化方向的决定因子是雄激素。胎儿睾丸分泌的睾酮在 5α-还原酶作用下转化成二氢睾酮,二氢睾酮使尿生殖窦向男性外生殖器方向分化。如果尿生殖窦未受雄激素的影响,则向女性外生殖器方向分化。

对女性胎儿来说,由于体内的雄激素水平较低,尿生殖窦将发育成女性外阴。生殖结节发育成阴蒂,生殖皱褶发育成小阴唇,生殖隆起发育成大阴唇。另外,阴道的下 2/3 也起源于尿生殖窦。

二、性发育异常

性发育异常(DSD)包括一大组疾病,这些疾病的患者在性染色体、性腺、外生殖器或性征方面存在一种或多种先天性异常或不一致,临床上最常见的表现是外生殖器模糊和青春期后性征发育异常。在诊断性发育异常时,既往使用的一些术语,如两性畸形、真两性畸形、假两性畸形、睾丸女性化综合征等,由于具有某种歧视性意味,现已废弃不用。

(一)分类

DSD 的分类较为复杂,目前倾向于首先根据染色体核型分成 3 大类,即染色体异常型 DSD、46,XX 型 DSD 和 46,XY 型 DSD,然后再根据性腺情况和激素作用情况进行具体诊断。

(二)诊断

性发育异常的诊断较为复杂,临床上根据体格检查、内分泌测定、影像学检查、染色体核型分析进行诊断,必要时可能需要腹腔镜检查或剖腹探查。

【体格检查】

体格检查重点关注性征的发育和外阴情况。

1.无性征发育　幼女型外阴、乳房无发育,说明体内雌激素水平低下,卵巢无分泌功能。这有两种可能:卵巢发育不全或者下丘脑或垂体病变导致卵巢无功能。

多数先天性性腺发育不全是由 Turner 综合征和单纯性性腺发育不全引起的。Turner 综合征除了有性幼稚外,往往还有体格异常,如身材矮小、蹼颈、后发际低、皮肤多黑痣、内眦赘皮、眼距宽、盾形胸、肘外翻、第四和第五掌(跖)骨短等表现。单纯性性腺发育不全患者没有体格异常。

先天性低促性腺激素性性腺功能低下也没有体格发育异常。极个别可伴有嗅觉的丧失,我们称之为 Kallmann 综合征。

2.有性征发育,无月经来潮　提示有生殖道发育异常可能。青春期有第二性征的发育,说明卵巢正常,下丘脑-垂体-卵巢轴已启动。如生殖道发育正常,应该有月经的来潮;如无月经的来潮则提示有生殖道发育异常可能。当检查发现子宫大小正常,且第二性征发育后出现周期性腹痛,应考虑为处女膜或阴道发育异常如处女膜闭锁、先天性无阴道或阴道闭锁。子宫未发育或子宫发育不全时,往往无周期性腹痛,如先天性无子宫、始基子宫和实质性子宫等米勒管发育异常等。

3.外生殖器异常　又称外阴模糊,提示可能有性腺发育异常、雄激素分泌或作用异常等。如果患者性腺为卵巢,有子宫和阴道,外阴有男性化表现,则可能为 46,XX 型 DSD 中的雄激素过多性性发育异常,如 21-羟化酶缺陷等。如果患者性腺为睾丸,没有子宫和阴道,外阴有女性化表现,则很可能是 46,XY 型 DSD,如雄激素不敏感综合征等。

临床上一般采用 Prader 方法对异常的外生殖器进行分型:Ⅰ型,阴蒂稍大,阴道与尿道口正常;Ⅱ型,阴蒂增大,阴道口变小,但阴道与尿道口仍分开;Ⅲ型,阴蒂显著增大,阴道与尿道开口于一个共同的尿生殖窦;Ⅳ型表现为尿道下裂;Ⅴ型,阴蒂似正常男性。

【影像学检查】

包括超声、CT 和 MRI 等,通过影像学检查可了解性腺和生殖道的情况。

【内分泌测定】

测定的激素包括 FSH、LH、PRL、雌二醇、孕烯醇酮、黄体酮、17α-羟黄体酮、睾酮、雄烯二酮、二氢睾酮、硫酸脱氢表雄酮和去氧皮质酮(DOC)等。

性腺发育不全时,FSH 和 LH 水平升高,先天性低促性腺激素性性腺功能低下者的促性腺激素水平较低,米勒管发育异常和尿生殖窦发育异常者的促性腺激素水平处于正常范围。

雄激素水平较高时应考虑 46,XX 型 DSD 中的 21-羟化酶缺陷和 11β-羟化酶缺陷、46,XY 型 DSD 和染色体异常型 DSD。黄体酮、17-羟黄体酮和 DOC 对诊断先天性肾上腺皮质增生症引起的 DSD 很有帮助。睾酮/二氢睾酮比值是诊断 5α-还原酶缺陷的重要依据,雄烯二酮/睾酮比值升高是诊断 17β-脱氢酶的依据之一。

【染色体检查】

对所有怀疑 DSD 的患者均应做染色体检查。典型的 Turner 综合征的染色体为 45,X,其他核型有 45,X/46,XX、46,XXp-、46,XXq-、46,XXp-/46,XX、46,XXq-/46,XX 等。单纯性性腺发育不全的核型为 46,XX 或 46,XY。女性先天性肾上腺皮质增生症的染色体为 46,XX,雄激素不敏感综合征的染色体为 46,XY。卵睾型 DSD 的染色体核型有三种:46,XX、46,XX/46,XY 和 46,XY;其中最常见的是 46,XX。

【性腺探查】

卵睾型 DSD 的诊断依赖性腺探查,只有组织学证实体内同时有卵巢组织和睾丸组织才能诊断。卵睾型 DSD 的性腺有三种:一侧为卵巢或睾丸,另一侧为卵睾;一侧为卵巢,另一侧为睾丸;两侧均为卵睾。其中最常见的为第一种。对含有 Y 染色体的 DSD 者来说,性腺探查往往是诊断或治疗中的一个必不可少的步骤。

(三)治疗

性发育异常处理的关键是性别决定。婴儿对性别角色还没有认识,因此在婴儿期改变性别产生的心理不良影响很小,甚至没有。较大的孩子在选择性别时应慎重,应根据外生殖器和性腺发育情况、患者的社会性别及患者及其家属的意愿选择性别。

【外阴整形】

外阴模糊者选择做女性时往往需要做外阴整形。

手术的目的是使阴蒂缩小,阴道口扩大、通畅。阴蒂头有丰富的神经末梢,对保持性愉悦感非常重要,因此现在都做阴蒂体切除术,以保留阴蒂头及其血管和神经。

【性腺切除】

体内存在睾丸组织或 Y 染色体的患者在选择做女性后,首要的治疗是切除双侧睾丸组织或性腺组织,因为性腺组织可能发生癌变。

【性激素治疗】

包括雌激素治疗和孕激素治疗。原则是有子宫者需要雌孕激素治疗,无子宫者单用雌激素治疗。

性激素治疗的目的是促进并维持第二性征的发育、建立规律月经、防止骨质疏松的发生。常用的雌激素有戊酸雌二醇和妊马雌酮,孕激素有醋酸甲羟黄体酮等。

【皮质激素治疗】

先天性肾上腺皮质增生症者需要皮质激素治疗。

三、Turner 综合征

Turner 综合征是最常见的先天性性腺发育不全,大约每 2000 个女性活婴中有 1 例。1938 年 Turner 对 7 例具有女性表型,但有身材矮小、性幼稚、肘外翻和蹼颈的患者做了详细的描述,这是历史上第一次对该疾病的临床表现做详尽的描述,故该疾病后来被命名为 Turner 综合征。

(一)发病机制

Turner 综合征属于染色体异常型 DSD,其发生的根本原因是两条 X 染色体中的一条完全或部分缺失。目前认为两条完全正常的 X 染色体是卵巢正常发生的前提,如果缺少一条 X 染色体或者一条 X 染色体有部分基因的缺失,就可以造成先天性卵巢发育不全。由于 X 染色体上有许多功能基因,如果这些基因缺少,就会引起一系列的器官发育异常或体格发育异常。

核型为 45,X 的患者临床表现最典型。嵌合型的临床表现差异很大,取决于正常细胞系和异常细胞系的比例。正常细胞系所占比例越大,临床症状就越轻。染色体结构异常的患者的临床表现与其缺失的基因有关,与体格发育有关的基因位于 X 染色体短臂上,因此短臂缺失会导致身材矮小,而长臂缺失不会导致身材矮小。正常的卵巢功能需要两条完整的 X 染色体,因此 X 染色体的任何结构异常都可以导致卵巢发育不全或卵巢早衰。Xq25 远端的功能基因较少,因此该部分的缺失引起的症状较轻。

(二)临床表现

Turner 综合征最典型的临床表现是身材矮小和性幼稚。另外部分患儿还可能有一些特殊的体征,如皮肤较多的黑痣、蹼颈、后发际低、盾状胸、肘外翻和第 4、5 掌(跖)骨短等。

【身材矮小】

许多 Turner 综合征患儿出生身高就偏矮,儿童期身高增长较慢,比正常同龄人的平均身高低 2 个标准差以上。到青春期年龄后,无生长加速。典型的 Turner 综合征者的身高一般不超过 147cm。

以前认为 Turner 综合征者的身材矮小与生长激素缺乏有关,目前多数认为患儿体内不缺少生长激素。研究已证实 Turner 综合征者的身材矮小是由 X 染色体短臂上的身材矮小同源盒基因(SHOX)缺失所致。如果 SHOX 基因不受影响,患儿就不会出现身材矮小。

【骨骼发育异常】

许多 Turner 综合征者存在骨骼发育异常,临床上表现为肘外翻、不成比例的腿短、盾状胸、颈椎发育不良导致的颈部较短、脊柱侧凸和第 4、5 掌(跖)骨短等。

Turner 综合征者异常的面部特征也是由骨骼发育异常造成的,这些异常特征包括:下颌过小、上腭弓高、内眦赘皮等。

Turner 综合征的骨骼发育异常是骨发育不全的结果,目前尚不清楚 Turner 综合征者骨发育不全的具体机制,推测可能与 X 染色体缺陷导致的结缔组织异常有关。

【淋巴水肿】

Turner 综合征者存在淋巴管先天发育异常,从而发生淋巴水肿。有的患儿出生时就有手、足部的淋巴水肿,往往经过数日方可消退。颈部淋巴水肿消退后就表现为蹼颈,眼睑下垂和后发际低也是由淋巴水肿引起的。

【内脏器官畸形】

20％～40％的 Turner 综合征患者有心脏畸形,其中最常见的是二叶式主动脉瓣、主动脉缩窄和室间隔缺损等。约 1/4 的患者有肾脏畸形,如马蹄肾以及肾脏结构异常等。许多研究提示 Turner 综合征者的心脏畸形和肾脏畸形可能与这些部位的淋巴管发育异常有关。

【生殖系统】

患儿为女性外阴,有阴道、子宫。性腺位于正常卵巢所在的部位,呈条索状。典型的 Turner 综合征患者到青春期年龄后,没有乳房发育,外阴呈幼女型,但患者可以有阴毛。有些 Turner 综合征患者(染色体核型为嵌合型者)可以有第二性征的发育,但往往来过几次月经后就发生闭经。

条索状性腺由结缔组织组成,不含卵泡。在胚胎期,Turner 综合征患者的原始性腺分化为卵巢。但是由于没有两条完整的 X 染色体,结果在胎儿阶段卵巢内的卵泡就被耗竭,到出生时,两侧卵巢已被结缔组织所替代。

【其他内分泌系统异常】

Turner 综合征患者甲状腺功能低下的发生率比正常人群高,一项对平均年龄为 15.5 岁的 Turner 综合征者的调查发现,约 22％的患者体内有甲状腺自身抗体,其中约 27％的患者有甲状腺功能减退。另外,胰岛素拮抗在 Turner 综合征患者中也常见,随着患者的年龄增加,她们发生糖尿病的风险也增加,肥胖和生长激素治疗会使糖尿病发病风险进一步增加。

【其他临床表现】

许多患者的皮肤上有较多的黑痣,这些黑痣主要分布在面、颈胸和背部。大部分患儿智力发育正常,但也有部分患者有不同程度的智力低下。

肝功能异常较常见,有研究发现 44％的患者有肝酶升高。儿童期患者常有中耳炎反复发作,这与有关骨骼发育异常有关,许多患者因此出现听力障碍。

(三)内分泌检查

常规测定血 FSH、LH、PRL、睾酮和雌二醇水平。

(四)染色体核型分析

对疑似 Turner 综合征者,常规做染色体核型分析,目的有两个:①明确诊断;②了解有无 Y 染色体以指导治疗。

(五)治疗

Turner 综合征治疗的目的是治疗先天性畸形、改善最终身高、促进第二性征的发育、建立规律月经、减少各种并发症的发生。

【治疗先天性畸形】

有些先天性畸形,如心血管系统。患者如有心血管方面的畸形,需要外科医生进行评价和治疗。在外科医生认为不需要特殊治疗后,再给予相应的内分泌治疗。

【性激素治疗】

目的是促进并维持第二性征的发育,维护正常的生理状况,避免骨质丢失。为最大限度改善患者的身高,一般在开始的 2～3 年采用小剂量的雌激素,这样可以避免骨骺过早愈合。以后再逐步加大雌激素剂量,一般要维持治疗二三十年。单用雌激素会导致子宫内膜增生症,增加子宫内膜癌的发病风险,加用孕激素可消除该风险。第一次加用孕激素往往在使用雌激素 6～12 个月以后或第一次有阴道出血(未使用孕激素)后。以后定期加用孕激素,每周期孕激素使用的天数为 7～14 天。

【生长激素治疗】

虽然 Turner 综合征患者的身材矮小不是由生长激素缺乏引起,但是在骨骺愈合前及时给予生长激素治疗对改善身高还是有益的。一般说来,生长激素治疗可以使患者的最终身高增加 5～10cm。

【其他治疗】

含 Y 染色体的 Turner 综合征患者的性腺容易恶变为性腺母细胞瘤和无性细胞瘤,恶变率为 20%～25%,恶变通常发生在儿童期和青春期。因此建议这些患者及时手术切除两侧的性腺组织。

四、45,X/46,XY 综合征

染色体核型为 45,X/46,XY 的性腺发育不全者最初被称为混合性性腺发育不全,因为这些患者体内的性腺一侧为条索状性腺,另一侧为发育不全的睾丸。后来发现染色体核型为 45,X/46,XY 患者的临床表现差别很大,从类似典型的 Turner 综合征到类似正常男性、从混合性性腺发育不全到真两性畸形都有可能出现,这些表现千差万别的疾病唯一的共同点是染色体核型,故它们被统称为 45,X/46,XY 综合征(一般不包括真两性畸形)。

(一)临床表现

染色体核型异常导致性腺发育异常。根据性腺发育情况,内生殖器可有不同表现。如果两侧均为条索状性腺,那么患者就表现为 Turner 综合征;如果只有发育不全的睾丸,就表现为两性畸形;如果有发育较好的睾丸,患者多数按男孩抚养,此类患者往往因男性不育而在男性科就诊。

来妇产科就诊的患者或者表现为 Turner 综合征,或者表现为更像女性的两性畸形。

(二)诊断和鉴别诊断

根据体格检查、影像学检查、内分泌测定和核型分析不难诊断。

(三)治疗

来妇产科就诊的患者往往从小按女性抚养,性腺为条索状性腺或发育不良的睾丸,因此治疗的目的是切除性腺,使患者按女性正常生活。

【切除性腺】

无论是条索状性腺还是发育不全的睾丸均容易发生恶变,因此不管性腺发育程度,均予以切除。

【外阴矫形术】

对外阴模糊者,予以整形,使之成为女性外阴。

【激素替代治疗】

激素替代治疗的方案与 Turner 综合征类似。要强调的是如果患者体内没有子宫,就不需要补充孕激素。

五、卵睾型性腺发育异常

当体内同时有卵巢组织和睾丸组织时,称为卵睾型 DSD。

(一)发病机制

患者的染色体核型有 46,XX、46,XY 和 46,XX/46,XY,其中最常见的核型是 46,XX,其次是 46,XY 和 46,XX/46,XY。在睾丸分化过程中起重要作用的基因是 SRY,如果 X 染色体上携带 SRY 基因,就很容易解释发病机制。但是大多数核型为 46,XX 的卵睾型 DSD 患者体内并未找到 SRY 基因,目前认为可能的机制有：

1.常染色体或 X 染色体上与性别决定有关的其他基因发生了突变。

2.性腺局部存在染色体嵌合。

3.SRY 基因调控的下游基因发生了突变。

46,XX/46,XY 嵌合型可能是双受精或两个受精卵融合的结果,46,XX 核型使部分原始性腺组织向卵巢组织方向分化,46,XY 核型使部分性腺组织向睾丸组织方向分化,因此患者表现为卵睾型 DSD。核型为 46,XY 的卵睾型 DSD 的卵巢发生机制还没有很满意的解释,有作者认为原始性腺组织的 SRY 突变是主要原因。SRY 突变导致了原始性腺组织上既有 SRY 正常的细胞,又有 SRY 突变的细胞,前者使部分原始性腺组织分化成睾丸组织,后者使部分原始性腺组织分化成卵巢组织。

（二）诊断和鉴别诊断

诊断卵睾型 DSD 需要有组织学证据,因此性腺探查是必需的手段。另外,一些辅助检查对诊断也有帮助。如超声发现卵泡样回声时,可以提示卵巢组织的存在。注射 HMG 后,如果雌激素水平升高,提示存在卵巢组织。注射 HCG 后,如果睾酮水平升高,提示存在睾丸组织。

染色体为 46,XX 的卵睾型 DSD 主要与先天性肾上腺皮质增生症相鉴别。由于 95% 的先天性肾上腺皮质增生症为 21-羟化酶缺陷,因此测定 17-羟黄体酮可以鉴别。染色体为 46,XY 的卵睾型 DSD 主要与雄激素不敏感综合征和 5α-还原酶缺陷等 46,XY 型 DSD 相鉴别。

（三）治疗

卵睾型 DSD 处理的关键是性别决定。从纯粹的生理学角度上来讲,染色体为 46,XX 者,多建议选择做女性。对选择做女性的卵睾型 DSD 者,需要手术切除体内所有的睾丸组织。如果性腺为睾丸,则行睾丸切除术。如果性腺为卵睾,则切除卵睾的睾丸部分,保留卵巢部分。在有的卵睾中,睾丸组织与卵巢组织混在一起,没有界限,此时需要行卵睾切除术。术后需要做 HCG 试验,以了解是否彻底切除睾丸组织。

按女性抚养的患者,还要做外阴整形术,使外生殖器接近正常女性的外生殖器。选择做男性的患者,应切除卵巢组织、子宫和阴道,使睾丸位于阴囊内。如果睾丸发育不全,可能需要切除所有的性腺,以后补充雄激素。

六、21-羟化酶缺陷

21-羟化酶缺陷是最常见的先天性肾上腺皮质增生症,约占 CAH 总数的 90%～95%。21-羟化酶缺陷既影响皮质醇的合成,也影响醛固酮的合成。由于 21-羟化酶缺陷者的肾上腺皮质会分泌大量的雄激素,因此女性患者可出现性分化或性发育异常。根据临床表现 21-羟化酶缺陷可分为 3 种:失盐型肾上腺皮质增生症、单纯男性化型和非典型肾上腺皮质增生症,后者又被称为迟发性肾上腺皮质增生症。

（一）临床表现

21-羟化酶缺陷的临床表现差别很大,一般说来 21-羟化酶缺陷的表现与其基因异常有关,基因突变越严重,酶活性受损越大,临床表现也越重。

【失盐型】

失盐型患者的酶缺陷非常严重,体内严重缺少糖皮质激素和盐皮质激素。出生时已有外阴男性化,可表现为尿道下裂。患儿在出生后不久就会出现脱水、体重下降、血钠降低和血钾升高,需要抢救。目前能在患儿出生后 1～2 天内明确诊断,进一步的治疗在儿科和内分泌科进行。

【单纯男性化型】

21-羟化酶缺陷较轻的女性患者,如果在胎儿期发病,就表现为性发育异常,临床上称为单纯男性化型。

另外,儿童期过高的雄激素水平可以促进骨骼迅速生长,骨骺提前闭合,因此患者的最终身高往往较矮。许多患者往往是因为原发闭经来妇产科就诊,此时她们的骨骺已经闭合,因此任何治疗对改善身高都没有意义。

【迟发型】

迟发型 21-羟化酶缺陷在青春期启动后发病,临床表现不典型。患者在青春期启动前无异常表现。青春期启动后患者出现多毛、痤疮、肥胖、月经稀发、继发闭经和多囊卵巢等表现,易与多囊卵巢综合征相混淆。

(二)内分泌测定

患者典型的内分泌变化是血雄激素和 17-羟黄体酮水平升高。

【单纯男性化型】

患者的促性腺激素在正常卵泡早期范围。黄体酮、睾酮、硫酸脱氢表雄酮(DHEAS)和 17-羟黄体酮均升高。其中最有意义的是 17-羟黄体酮的升高。正常女性血 17-羟黄体酮水平不超过 2ng/ml,单纯男性化型 21-羟化酶缺陷者体内的血 17-羟黄体酮水平往往升高数百倍,甚至数千倍。

【迟发型】

FSH 水平正常、LH 水平升高、睾酮水平轻度升高、DHEAS 水平升高。部分患者的 17-羟黄体酮水平明显升高,这对诊断有帮助。但是也有一些患者的 17-羟黄体酮水平升高不明显(<10ng/ml),这就需要做 ACTH 试验。静脉注射 ACTH 60 分钟后,迟发型 21-OHD 患者体内的血 17-羟黄体酮水平将超过 10ng/ml。

(三)单纯男性化型 21-羟化酶缺陷的治疗

应尽可能早地治疗单纯男性化型 21-羟化酶缺陷。肾上腺皮质分泌的过多的雄激素可加速骨骺愈合,因此治疗越晚,患者的最终身高越矮。另外,早治疗还可避免男性化体征加重。

【糖皮质激素】

糖皮质激素是治疗 21-羟化酶缺陷的特效药。补充糖皮质激素可以负反馈地抑制 ACTH 的分泌,从而降低血 17-羟黄体酮、DHEAS 和睾酮水平。

常用的糖皮质激素有氢化可的松、强的松和地塞米松。儿童一般使用氢化可的松,剂量为每天 $10\sim20mg/m^2$,分 $2\sim3$ 次服用,最大剂量一般不超过 $25mg/(m^2 \cdot d)$。由于强的松和地塞米松抑制生长作用较强,因此一般不建议儿童使用。成人每天使用氢化可的松 37.5mg,分 $2\sim3$ 次服用;强的松 7.5mg/d,分 2 次服用;或者地塞米松 $0.40\sim0.75mg$,每天睡觉前服用 1 次。

在应激情况下,需要把皮质醇的剂量增加 $1\sim2$ 倍。在手术或外伤时,如果患者不能口服,就改为肌内注射或静脉给药。

患者怀孕后应继续使用糖皮质激素,此时一般建议患者使用氢化可的松或强的松,根据患者的血雄激素水平进行剂量调整,一般把雄激素水平控制在正常范围的上限水平。如患者曾行外阴整形术,分娩时应选择剖宫产,这样可以避免外阴损伤。分娩前后应该按应激状态补充糖皮质激素。

需要终身服用糖皮质激素。开始治疗时可采用大剂量的药物,在 17-羟黄体酮水平下降后逐步减量到最小维持量。不同的患者,最小维持量不同。

【手术治疗】

外生殖器异常者可通过手术纠正。

【生育问题】

绝大多数患者经糖皮质激素治疗后,可恢复正常排卵,因此可以正常受孕。对女性患者来说,需终身服药,怀孕期间也不可停药。因为如果孕期不治疗的话,即使怀孕的女性胎儿没有 21-羟化酶缺陷,依然会发生女性外阴男性化。

经糖皮质激素治疗后,如果患者没有恢复排卵,可以使用氯米芬、HMG 和 HCG 诱发排卵。

七、11β-羟化酶缺陷

11β-羟化酶(CYP1181)缺陷也会引起先天性肾上腺皮质增生症,但是其发病率很低,约为 210HD 发病率的 5%。

CYP1181 基因位于 8 号染色体的长臂上,与编码醛固酮合成酶的基因(CYP1182)相邻。CYP1181 的生理作用是把 11-脱氧皮质醇转化成皮质醇,把 11-去氧皮质酮转化成皮质酮。当 CYP1181 存在缺陷时,皮质醇合成受阻,ACTH 分泌增加,结果肾上腺皮质增生,雄激素分泌增加。另外,醛固酮合成也受影响,但由于 11-去氧皮质酮在体内积聚,11-去氧皮质酮有盐皮质激素活性,因此患者不仅没有脱水症状,反而会出现高血压。

11β-羟化酶缺陷的临床表现有雄激素水平升高、男性化和高血压等。11β-羟化酶缺陷最容易与 21-羟化酶缺陷相混淆,两者的血 17-羟黄体酮水平均升高。11β-羟化酶缺陷患者体内的 11-脱氧皮质醇和去氧皮质酮水平升高,有高血压;而 21-羟化酶缺陷患者没有这些表现。

11β-羟化酶缺陷的治疗与单纯男性化型 21-羟化酶缺陷的治疗相似,以糖皮质激素治疗为主。如果使用糖皮质激素后,血压还不正常,就需要加用抗高血压药。

八、雄激素不敏感综合征

雄激素不敏感综合征(AIS)又被称为雄激素抵抗综合征,其发生的根本原因是雄激素受体(AR)基因发生了突变。由于雄激素受体位于 X 染色体上,因此 AIS 为 X 连锁隐性遗传病。

(一)临床表现

完全性雄激素不敏感综合征的临床表现较单一,不同患者间的差别不大。部分性雄激素不敏感综合征的临床表现与雄激素受体缺陷程度有关,个体间的差异很大。

【完全性雄激素不敏感综合征】

由于 AR 基因异常,导致胚胎组织对雄激素不敏感。中肾管分化受阻,最后退化。缺少雄激素的影响,尿生殖窦发育成女性外阴,有大阴唇、小阴唇和阴道,外观与正常女性没有差别。许多患者伴有单侧或双侧腹股沟疝,仔细检查疝囊时可发现睾丸。完全性雄激素不敏感综合征者的睾丸可位于腹腔、腹股沟管或阴唇内,病理学检查常可见大量无生精功能的曲细精管。无附睾和输精管,无子宫和输卵管,阴道为盲端。极少数患者有发育不良的输卵管和子宫,可能是睾丸功能不足造成的。

由于完全性雄激素不敏感综合征者为女性外阴,因此出生后按女孩抚养。进入青春期后,患者与正常女性的差异开始显现出来。完全性雄激素不敏感综合征者有正常发育的乳房,但没有阴毛、腋毛和月经。另外,患者的身高可能较一般女性高。

内分泌测定发现患者的血 FSH 水平正常,LH 水平升高,睾酮水平达到正常男性水平,雌激素水平可达到卵泡早、中期水平。雄激素不敏感综合征者体内的雌激素是由睾酮在周围组织转化而来的。雄激素不敏感综合征患者的睾丸分泌的大量睾酮虽然不能通过 AR 发挥生物学效应,但是它却可通过周围组织的芳香化酶转化为雌激素,在雌激素的作用下,患者表型为女性。

【部分性雄激素不敏感症】

部分性雄激素不敏感综合征的临床表现差异非常大。外阴可以从类似于正常女性的外生殖器到类似于正常男性的外生殖器，跨度很大。与完全性雄激素不敏感综合征相比，部分性雄激素不敏感综合征最大的特点是有不同程度的男性化。男性化程度差的患者可表现为尿道下裂、阴蒂增大，甚至可有带盲端的阴道。男性化程度好的患者可仅表现为男性不育或男性乳房发育。

男性化程度差的 PAIS 患者出生后一般按女孩抚养，而男性化程度好的部分性雄激素不敏感症患者出生后一般按男孩抚养。因此前者一般来妇产科就诊，而后者则去泌尿外科就诊。按女孩抚养的部分性雄激素不敏感综合征患者进入到青春期以后，可有乳房发育，但没有月经来潮。此时患者男性化体征往往更明显，如声音较粗、可有喉结、皮肤较粗、体毛呈男性分布和阴蒂肥大等。

部分性雄激素不敏感综合征患者的激素水平与完全性雄激素不敏感综合征患者相似。

（二）治疗

雄激素不敏感综合征的治疗关键是性别选择。完全性雄激素不敏感综合征和男性化程度差的部分性雄激素不敏感综合征患者，从小按女孩抚养，社会和患者都认为她们是女孩（即社会性别和心理性别均为女性），因此她们中的绝大多数都选择将来做女性。完全性雄激素不敏感综合征患者在选择性别时一般不会遇到的心理障碍，而部分性雄激素不敏感症患者在选择性别时应注意其心理变化，尽量避免不良心理影响。

【手术治疗】

在部分性雄激素不敏感症患者选择做女性后，首要的治疗是切除双侧睾丸，因为异位的睾丸尤其是位于腹腔内的睾丸由于长期受到体内相对较高的体温的作用可能发生癌变。

对完全性雄激素不敏感综合征患者来说，由于睾丸分泌的激素对青春期体格发育和女性第二性征发育均有重要意义，因此建议在青春期第二性征发育后再行睾丸切除术。

完全性雄激素不敏感综合征患者不存在外阴畸形，不需要做外阴整形术。部分性雄激素不敏感综合征患者往往有明显的外阴畸形，因此在切除性腺的同时还需要做外阴整形术。

【雌激素治疗】

性腺切除后应给予雌激素替代治疗以维持女性第二性征。由于患者没有子宫，因此只需要补充雌激素，不需要补充孕激素。如戊酸雌二醇 $1\sim2mg$，每天 1 次，连续服用；或者结合雌激素 $0.625mg$，每天 1 次，连续服用。在使用雌激素期间，应注意定期检查乳房和骨密度。

九、5α-还原酶缺陷

5α-还原酶位于细胞的内质网膜上，其生理作用是催化类固醇激素 $\Delta^{4,5}$-双键的加氢还原反应。睾酮在 5α-还原酶的作用下转化成二氢睾酮（DHT），二氢睾酮是人体内活性最强的雄激素。在胚胎期，尿生殖窦在二氢睾酮的作用下发育成男性外生殖器。对男性胎儿来说，如果 5α-还原酶有缺陷，二氢睾酮生成不足，那么就会出现两性畸形，临床上表现为外阴模糊，该疾病称为 5α-还原酶缺陷。

（一）临床表现

患者染色体均为 46,XY，有正常或基本正常的睾丸。患者没有子宫和卵巢。由于缺乏二氢睾酮，外阴发育异常。出生时阴茎很小，类似增大的阴蒂。阴囊呈分叉状，尿道开口于会阴，阴道呈一浅凹。睾丸位于腹股沟或分叉的阴囊内。

出生前绝大多数患者按男孩抚养，这些患者将来会去泌尿科就医，因此本文对这些患者将不多赘述。

少数按女孩抚养的患者在青春期由于睾酮分泌增加,将出现男性的第二性征,如男性体毛生长、男性体态、阴蒂增大呈正常阴茎及无乳房发育等。

内分泌测定会发现患者的血促性腺激素水平和睾酮水平与正常男性相似。但是双氢睾酮水平明显下降,因此 T/DHT 比值升高。在青春期后,正常男性的 T/DHT 比值约为 10 左右,而 5α-还原酶缺陷者可高达 30 以上。hCG 刺激后,T 明显升高,但 DHT 无改变,因此 T/DHT 比值将进一步升高,该试验对诊断有帮助。

(二)诊断与鉴别诊断

男性化程度差的、按女孩抚养的 5α-还原酶缺陷患者主要与部分性雄激素不敏感综合征患者相鉴别。

(三)处理

早期诊断最为重要。早期诊断可以避免按女孩抚养,因为患者在青春期后可发育为基本正常的男性。有许多按女孩抚养的患者在青春期后被迫改变社会性别为男性。

对选择社会性别为女性的患者,最好在青春期前切除睾丸,以免将来出现男性第二性征。青春期给予雌激素替代治疗。成年后如性生活有困难,可以做阴道成形术。

【临床特殊情况】

1.何时考虑存在性分化异常　来妇产科就诊的 DSD 患者往往按女孩抚养或体征更像女孩,她们往往因为原发闭经来就诊。在诊断原发闭经时,我们需要做体格检查、生殖器检查、超声检查和内分泌测定(常规包括 FSH、LH、PRL 和睾酮)。如果检查结果出现以下任何一种情况时,都应考虑 DSD:

(1)促性腺激素水平升高。

(2)生殖器发育异常。

(3)睾酮水平异常高(>2ng/ml)。

一旦怀疑存在 DSD 的可能,就需要做以下检查:

(1)测定 17-羟黄体酮和去氧皮质酮。

(2)影像学检查进一步评估性腺究竟是卵巢还是睾丸。

(3)染色体检查。

通过以上检查仍不能确定具体的病因时应做腹腔镜检查或剖腹探查。

2.黄体酮在诊断先天性肾上腺皮质增生症中的作用　许多医院没有条件测定 17-羟黄体酮,我们可以用黄体酮测定来代替。女性单纯男性化型 21-羟化酶缺陷患者体内的黄体酮水平往往达到黄体期水平,这可以用于女性单纯男性化型 21-羟化酶缺陷的诊断。

（李巧珍）

第二节　经前期综合征

经前期综合征(PMS)又称经前紧张症(PMS)或经前紧张综合征(PMTS),是育龄妇女常见的问题。PMS 是指月经来潮前 7～14 天(即在月经周期的黄体期),周期性出现的躯体症状(如乳房胀痛、头痛、小腹胀痛、水肿等)和心理症状(如烦躁、紧张、焦虑、嗜睡、失眠等)的总称。PMS 症状多样,除上述典型症状外,自杀倾向、行为退化、嗜酒、工作状态差甚至无法工作等也常出现于 PMS。由于 PMS 临床表现复杂且个体差异巨大,因此诊断的关键是症状出现的时间及严重程度。PMS 发生于黄体期,随月经的结束而完全消失,具有明显的周期性,这是区分 PMS 和心理性疾病的重要依据;上述心理及躯体症状只有达到影响女性正常的工作、生活、人际交往的程度才称为 PMS。

一、历史、概念及在疾病分类学中的位置

有关 PMS 的定义、概念以及其在疾病分类学中的位置在相当一段时间并无定论。Dalton 的定义为"经前再发症状,月经后期则缺乏症状"。美国精神病协会(APA)出版的诊断统计手册第三修订版用"黄体后期心境恶劣障碍(LLPDD)"来概括经前出现的一组症状,后来在诊断统计手册第四版更名为"经前心境恶劣障碍(PMDD)"。国际疾病分类系统将大多数疾病实体按他们的主要表现分类,PMS 被包括在"泌尿生殖疾病"类目之下,犹如伴发于女性生殖器官和月经周期的疼痛或其他状态一样。因此国际上两大分类系统对 PMS 作了不同的处理,DSM 认为它可能是一种心境障碍,ICD 则视为妇科疾病。中国精神疾病分类方案与诊断标准第二版修订将 PMS 列入"内分泌障碍所致精神障碍"类目中,认为 PMS"能明确内分泌疾病性质",但命名为经期精神障碍(经前期紧张综合征)。

PMS 的临床特点必须考虑:①在大多数月经周期的黄体期,再发性或循环性出现症状;②症状于经至不久缓解,在卵泡期持续不会超过一周;③招致情绪或躯体苦恼或日常功能受累或受损;④症状的再发,循环性和定时性,症状的严重性和无症状期均可通过前瞻性逐日评定得到证实。

二、流行病学研究

PMS 的患病率各地报道不一,这与评定方法(回顾性或前瞻性)、调查者的专业、调查样本人群、症状严重水平不一,以及一些尚未确定的因素有关。在妇女生殖阶段可发生,初潮后未婚少女的患病率低,产后倾向出现 PMS。

美国妇产科学会指出,一般认为 20%~40%妇女在经前体验到一些症状,只有 5%对工作或生活方式带来一定程度的显著影响。

对生活方式不同(包括修女、监狱犯人、女同性恋者)的 384 名妇女进行 147 项问卷研究,结果发现家庭主妇和教育水平低者有较多的水潴留,自主神经症状和负性情感,但年龄、种族、性偏向、显著的体育活动、婚姻状态或收入与 PMS 的发生率不相关。双生儿研究显示单卵双生儿发生 PMS 的同病率为 94%,双卵双生儿为 44%,对照组为 31%。另一项来自 462 对妇女双生儿的研究亦支持 Dalton 等的结果,并认为 PMS 是具遗传性的。口服避孕药(OC)似可降低 PMS 的发生率。爱丁堡大学于 1974 年调查 3298 名妇女,其中 756 人服用 OC,2542 人未服,结果发现口服 OC 者较少发生 PMS。月经长周期(>40 日)和周期不规律者 PMS 发生率低,而且主要表现为躯体症状如胃痛、背痛和嗜睡。月经周期长度在 31~40 天者体验到较多的经前症状,而且躯体症状和情绪症状均明显。短而不规律的月经周期妇女则经前症状主要表现为情绪症状,如抑郁、紧张和激惹。

PMS 与产后抑郁症呈正相关,已得到证实。Dalton 报告 610 例 PMS 妇女中,56%在产后出现抑郁症。一些妇女回忆 PMS 是继产后抑郁症之后发生的,另一些则报告受孕前出现 PMS,但 PMS 的严重程度却在产后抑郁症减轻后加重。

PMS 与围绝经期综合征的相关性也为多数学者研究证实。PMS 与围绝经期综合征均有心理症状及躯体症状,均可表现为与卵巢激素水平波动相关的烦躁、抑郁、疲惫、失眠及乳房胀痛、水肿等,在激素水平稳定后(月经结束及绝经后数年)原有症状及体征消失。在经前期和围绝经期原有的抑郁等心理疾患可表现增强,因此 PMS 和围绝经期抑郁均需和原发心理疾病相鉴别。除了临床表现的相关性,围绝经期综合

征和 PMS 在流行病学上也密切相关。Harlow 等的研究发现,围绝经期综合征的女性在抑郁流行病学评分(CES-D)中表现为明显抑郁者,多数患有 PMS。同样 Becker 等用视觉模拟评分(VAS)评价女性的心情状态,也发现女性围绝经期的情绪感受与既往经前期的心境变化明显相关。Freeman 等的研究认为患有 PMS 的女性在围绝经期出现抑郁、失眠、性欲低下的可能性大,因此 PMS 在一定程度上可以预测围绝经期抑郁的出现。在易感人群中,PMS 和围绝经期抑郁不但易相继出现,还常常同时发生。围绝经期女性,患有围绝经期抑郁的较未患者出现月经周期相关症状及 PMDD 的明显增多。在 Richards 等的研究中有 21% 的围绝经期抑郁患者同时伴有中度以上的 PMDD,而仅有 3% 的围绝经期非抑郁女性出现这一疾病。此外,患有 PMS 及围绝经期抑郁的女性也常伴有其他激素相关的情绪异常如产褥抑郁,及其他激素非相关的心理疾患如抑郁症。

经前期综合征与精神疾病关系受到妇科学家、心理学家、精神病学家较多的重视与研究。妇女复发性精神病状态,不论是认知、情感或混合功能障碍均易于在经前复发。Schukit 和 Wetzel 报告类似结果,情感性疾病患者不仅 PMS 发生率高(72%),症状严重,出现经前不适症状亦较正常人多,并且现存的情感症状在经前趋向恶化。精神分裂症患者往往在经前恶化,急性精神病症状掩盖了经前不适,导致对检出 PMS 发生率带来困难。多数研究指出,经前期和月经期妇女自杀较之其他阶段多,但这些资料的取得多系回顾性。Mackinnon 的研究并非回顾性,而系死后病理检查子宫内膜改变以确定月经周期。他们指出,黄体期自杀者增多,其高峰在黄体期的早、中期,死于黄体中期者约占 60%;与其他死亡者比较,自然死亡发生于黄体期者占 84%,意外事故为 90%,自杀为 89%,提示在月经周期后半期内妇女容易死于自杀、外伤、中毒和疾病。

三、病因与发病机制

近年研究表明,PMS 病因涉及诸多因素的联合,如社会心理因素、内分泌因素及神经递质的调节等。但 PMS 的准确机制仍不明,一些研究结果尚有矛盾之处,进一步的深入研究是必要的。

(一)社会心理因素

情绪不稳定及神经质、特质焦虑者容易体验到严重的 PMS 症状。应激或负性生活事件可加重经前症状,而休息或放松可减轻之,均说明社会心理因素在 PMS 的发生或延续上发挥作用。

(二)内分泌因素

1.孕激素　英国妇产科学家 Dalton 推断 PMS 是由于经前孕酮不足或缺陷,而且应用孕酮治疗可以获得明显效果。然而相反的报道则发现 PMS 妇女孕酮水平升高。Hammarback 等对 18 例 PMS 妇女连续二月逐日测定血清雌二醇和孕酮,发现严重 PMS 症状与黄体期血清这两种激素水平高相关。孕酮常见的副反应如心境恶劣和焦虑,类似普通的经前症状。

这一疾病仅出现于育龄女性,青春期前、妊娠期、绝经后期均不会出现,且仅发生于排卵周期的黄体期。给予外源性孕激素可诱发此病,在激素替代治疗(HRT)中使用孕激素建立周期引发的抑郁情绪和生理症状同 PMS 相似;曾患有严重 PMS 的女性,行子宫加双附件切除术后给予 HRT,单独使用雌激素不会诱发 PMS,而在联合使用雌孕激素时 PMS 复发。相反,卵巢内分泌激素周期消失,如双卵巢切除或给予促性腺激素释放激素激动剂(GnRHa)均可抑制原有的 PMS 症状。因此,卵巢激素尤其是孕激素可能与 PMS 的病理机制有关,孕激素可增加女性对甾体类激素的敏感性,使中枢神经系统受激素波动的影响增加。

2.雌激素

(1)雌激素降低学说:正常情况下雌激素有抗抑郁效果,经前雌激素水平下降可能与 PMS,特别是经前心境恶劣的发生有关。Janowsky 强调雌激素波动(中期雌激素明显上升,继之降低)的作用。

(2)雌激素过多学说:持此说者认为雌激素水平绝对或相对高,或者对雌激素的特异敏感性可招致 PMS。Morton 报告给妇女注入雌激素可产生 PMS 样症状。Backstrom 和 Cartenson 指出,具有经前焦虑的妇女,雌激素/孕酮比值较高。雌孕激素比例异常可能与 PMS 发生有关。

3.雄激素 Lahmeyer 指出,妇女雄激素来自卵巢和肾上腺。在排卵前后,血中睾酮水平随雌激素水平的增高而上升,且由于大部分来自肾上腺,故于围月经期并不下降,其时睾酮/雌激素及睾酮/孕激素之比处于高值。睾酮作用于脑可增强两性的性躯力和攻击行为,而雌激素和孕酮可对抗之。经前期雌激素和孕酮水平下降,脑中睾酮失去对抗物,这至少与一些人 PMS 的发生有关,特别是心境改变和其他精神病理表现。

(三)神经递质

研究表明在 PMS 女性中血清性激素的浓度表现为正常,这表明除性激素外还可能有其他因素作用。PMS 患者常伴有中枢神经系统某些神经递质及其受体活性的改变,这种改变可能与中枢对激素的敏感性有关。一些神经递质可受卵巢甾体激素调节,如 5-羟色胺(5-HT)、乙酰胆碱、去甲肾上腺素、多巴胺等。

1.乙酰胆碱(Ach) Janowsky 推测 Ach 单独作用或与其他机制联合作用与 PMS 的发生有关。在人类 Ach 是抑郁和应激的主要调节物,引起脉搏加快和血压上升,负性情绪,肾上腺交感胺释放和止痛效应。Rausch 发现经前胆碱能占优势。

2.5-HT 与 γ-氨基丁酸 经前 5-HT 缺乏或胆碱能占优势可能在 PMS 的形成上发挥作用。选择性 5-HT 再摄取阻断剂(SSRLS)如氟西汀、舍曲林问世后证明它对 PMS 有效,而那些主要作用于去甲肾上腺素能的三环抗抑郁剂的效果较差,进一步支持 5-HT 在 PMS 病理生物学中的重要作用。PMDD 患者与患 PMS 但无情绪障碍者及正常对照组相比,5-HT 在卵泡期增高,黄体期下降,波动明显增大,因此 Inoue 等认为,5-HT 与 PMS、PMDD 出现的心理症状密切相关。5-羟色胺能系统对情绪、睡眠、性欲、食欲和认知具有调节功能,在抑郁的发生发展中起到重要作用。雌激素可增加 5-HT 受体的数量及突触后膜对 5-HT 的敏感性,并增加 5-HT 的合成及其代谢产物 5-羟吲哚乙酸的水平。有临床研究显示选择性 5-HT 再摄取抑制剂(SSRIs)可增加血液中 5-HT 的浓度,对治疗 PMS/PMDD 有较好的疗效。

另外,有研究认为在抑郁、PMS、PMDD 的患者中 γ-氨基丁酸(GABA)活性下降,Epperson 等用磁共振质谱分析法测定 PMDD 及正常女性枕叶皮质部的 GABA、雌激素、孕激素等水平发现,PMDD 者卵泡期 GABA 水平明显低于对照组;同时 Epperson 等认为 PMDD 患者可能存在 GABA 受体功能的异常。PMS 女性黄体期异孕烷醇酮水平较低,而异孕烷醇酮有 GABA 激活作用,因此低水平的异孕烷醇酮使 PMS 女性 GABA 活性降低,产生抑郁。此外,雌激素兼具增加 GABA 的功能及 GABA 受体拮抗剂的双重功能。

3.类鸦片物质与单胺氧化酶 Halbreich 和 Endicott 认为内啡肽水平变化与 PMS 的发生有关。他们推测 PMS 的许多症状类似类鸦片物质撤出。目前认为在性腺类固醇激素影响下,过多暴露于内源性鸦片肽并继之脱离接触可能参与 PMS 的发生。持单胺氧化酶(MAO)学说则认为 PMS 的发生与血小板 MAO 活性改变有关,而这一改变是受孕酮影响的。正常情况下,雌激素对 MAO 活性有抑制效应,而孕酮对组织中 MAO 活性有促进作用。MAO 活性增强被认为是经前抑郁和雌激素/孕激素不平衡发生的中介。MAO 活性增加可以减少有效的去甲肾上腺素,导致中枢神经元活动降低和减慢。MAO 学说可解释经前抑郁和嗜睡,但无法说明其他众多的症状。

4.其他 前列腺素可影响钠潴留,以及精神、行为、体温调节及许多 PMS 症状,前列腺素合成抑制剂能改善 PMS 躯体症状。一般认为此类非甾体抗炎药物可降低引起 PMS 症状的中介物质的组织浓度起到治疗作用。维生素 B_6 是合成多巴胺与五羟色胺的辅酶,维生素 B_6 缺乏与 PMS 可能有关,一些研究发现维生素 B_6 治疗似乎比安慰剂效果好,但结果并非一致。

四、临床表现

历来提出的症状甚为分散,可达 200 项之多,近年研究提出大约 20 类症状是常见的,包括躯体、心理和行为三个方面。其中恒定出现的是头痛、疼痛、肿胀、嗜睡、易激惹和抑郁,行为笨拙,渴望食物。但表现有较大的个体差异,取决于躯体健康状态,人格特征和环境影响。

(一)躯体症状

1.水潴留　经前水潴留一般多见于踝、小腿、手指、腹部和乳房,可导致乳房胀痛、体重增加、面部虚肿和水肿,腹部不适或胀满或疼痛,排尿量减少。这些症状往往在清晨起床时明显。

2.疼痛　头痛较为常见,背痛、关节痛、肌肉痛、乳房痛发生率亦较高。

3.自主神经功能障碍　常见恶心、呕吐、头晕、潮热、出汗等。可出现低血糖,许多妇女渴望摄入甜食。

(二)心理症状

主要为负性情绪或心境恶劣:

1.抑郁　心境低落、郁郁不乐、消极悲观、空虚孤独,甚至有自杀意念。

2.焦虑、激动　烦躁不安,似感到处于应激之下。

3.运动共济和认知功能改变　可出现行动笨拙、运动共济不良、记忆力差、自感思路混乱。

(三)行为改变

可表现为社会退缩,回避社交活动;社会功能减低,判断力下降,工作时失误;性功能减退或亢进等改变。

五、诊断与鉴别诊断

(一)诊断标准

PMS 具有三项属性(经前期出现;在此以前无同类表现;经至消失),诊断一般不难。

美国国立精神卫生研究院的工作定义如下:一种周期性的障碍,其严重程度是以影响一个妇女生活的一些方面(如为负性心境,经前一周心境障碍的平均严重程度较之经后一周加重 30%),而症状的出现与月经有一致的和可以预期的关系。这一定义规定了 PMS 的症状出现与月经有关,对症状的严重程度做出定量化标准。

(二)诊断方法

前瞻性每日评定计分法目前获得广泛应用,它在确定 PMS 症状的周期性方面是最为可信的,评定周期需患者每天记录症状,至少记录 2 至 3 个周期。

(三)鉴别诊断

1.月经周期性精神病　PMS 可能是在内分泌改变和心理社会因素作用下起病的,而月经周期性精神病则有着更为深刻的原因和发病机理。PMS 的临床表现是以心境不良和众多躯体不适组成,不致发展为重性精神病形式,可与月经周期性精神病区别。

2.抑郁症　PMS 妇女有较高的抑郁症发生风险以及抑郁症患者较之非情感性障碍患者有较高的 PMS

发生率已如上述。根据 PMS 和抑郁症的诊断标准,可作出鉴别。

3.其他精神疾病经前恶化　根据 PMS 的诊断标准与其他精神疾病经前恶化进行区别。

须注意疑难病例诊断过程中妇科、心理、精神病专家协作的重要性。

六、治疗

PMS 的治疗应针对躯体、心理症状、内在病理机制和改变正常排卵性月经周期等方面。此外,心理治疗和家庭治疗亦受到较多的重视。轻症 PMS 病例采取环境调整、适当膳食、身体锻炼、改善生活方式、应激处理和社会支持等措施即可,重症患者则需实施以下治疗。

(一)调整生活方式

包括合理的饮食与营养、适当的身体锻炼、戒烟、限制盐和咖啡的摄入。可改变饮食习惯,增加钙、镁、维生素 B_6、维生素 E 的摄入等,但尚没有确切,一致的研究表明以上维生素和微量元素治疗的有效性。体育锻炼可改善血液循环,但其对 PMS 的预防作用尚不明确,多数临床专家认为每日锻炼 20～30 分钟有助于加强药物治疗和心理治疗。

(二)心理治疗

心理因素在 PMS 发生中所起的作用是不容忽视的。精神刺激可诱发和加重 PMS。要求患者日常保持乐观情绪,生活有规律,参加运动锻炼,增强体质,行为疗法曾用以治疗 PMS,放松技术有助于改善疼痛症状。生活在经前综合征妇女身边的人,如父母、丈夫、子女等,要多关心患者,对她们在经前出现的心境烦躁,易激惹等给以容忍和同情。工作周围的人也应体谅她们经前发生的情绪症状,在各方面予以照顾,避免在此期间从事驾驶或其他具有危险性的作业。

(三)药物治疗

【精神药物】

1.抗抑郁药　5-羟色胺再摄取抑制剂(SSRIs)对 PMS 有明显疗效,达 60％～70％且耐受性较好,目前认为是一线药物。如氟西汀(百忧解)20mg 每日一次,经前口服至月经第 3 天。减轻情感症状优于躯体症状。

舍曲林剂量为每日 50～150mg。三环类抗抑郁药氯丙咪嗪是一种三环类抑制 5 羟色胺和去甲肾上腺素再摄取的药物,每天 25～75mg 对控制 PMS 有效,黄体期服药即可。SSRIs 与三环类抗抑郁药物相比,无抗胆碱能、低血压及镇静等副作用,并具有无依赖性和无特殊的心血管及其他严重毒性作用的优点。SSRIs 除抗抑郁外也有改善焦虑的效应,目前应用明显多于三环类。

2.抗焦虑药　苯二氮䓬类用于治疗 PMS 已有很长时间,如阿普唑仑为抗焦虑药,也有抗抑郁性质,用于 PMS 获得成功,起始剂量为 0.25mg,1 天 2～3 次,逐渐递增,每日剂量可达 2.4mg 或 4mg,在黄体期用药,经至即停药,停药后一般不出现戒断症状。

【抑制排卵周期】

1.口服避孕药　作用于 H-P-O 轴可导致不排卵,常用以治疗周期性精神病和各种躯体症状。口服避孕药对 PMS 的效果不是绝对的,因为一些亚型用本剂后症状不仅未见好转反而恶化。就一般病例而论复方短效单相口服避孕药均有效。国内多选用复方炔诺酮或复方甲地孕酮。

2.达那唑　一种人工合 17α-乙炔睾酮的衍生物,对下丘脑-垂体促性腺激素有抑制作用。100～400mg/d 对消极情绪、疼痛及行为改变有效,200mg/d 能有效减轻乳房疼痛。但其雄激素活性及致肝功能损害作用,限制了其在 PMS 治疗中的临床应用。

3.促性腺激素释放激素激动剂(GnRHa)　GnRHa 在垂体水平通过降调节抑制垂体促性腺激素分泌,造成低促性腺激素水平及低雌激素水平,达到药物切除卵巢的疗效。有随机双育安慰剂对照研究证明 GnRHa 治疗 PMS 有效。单独应用 GnRHa 应注意低雌激素血症及骨量丢失,故治疗第 3 个月应采用反加疗法克服其副作用。

4.手术切除卵巢或放射破坏卵巢功能　虽然此方法对重症 PMS 治疗有效,但卵巢功能破坏导致绝经综合征及骨质疏松性骨折、心血管疾病等风险增加,应在其他治疗均无效时酌情考虑。对中、青年女性患者不宜采用。

【其他】

1.利尿剂　PMS 的主要症状与组织和器官水肿有关。醛固酮受体拮抗剂螺内酯不仅有利尿作用,对血管紧张素功能亦有抑制作用。剂量为 25mg 每天 2～3 次,可减轻水潴留,并对精神症状亦有效。

2.抗前列腺素制剂　经前子宫内膜释放前列腺素,改变平滑肌张力,免疫功能及神经递质代谢。抗前列腺素如甲芬那酸 250mg 每天 3 次,于经前 12 天起服用。餐中服可减少胃刺激。如果疼痛是 PMS 的标志,抗前列腺素有效。除对痛经、乳胀、头痛、痉挛痛、腰骶痛有效,对紧张易怒症状也有报告有效。

3.多巴胺拮抗剂　高催乳素血症与 PMS 关系已有研究报道。溴隐亭为多巴胺拮抗剂,可降低 PRL 水平并改善经前乳房胀痛。剂量为 2.5mg,每日 2 次,餐中服药可减轻副反应。

【临床特殊情况】

由于经前期综合征临床表现复杂且个体差异巨大,因此诊断的关键是症状出现的时间及严重程度。PMS 发生于黄体期,随月经的结束而完全消失,具有明显的周期性。轻症 PMS 病例通过调整环境、改善生活方式、提供社会支持等予以治疗。重症患者尤其伴有明显负性情绪或心境恶劣如焦虑、抑郁、甚至有自杀意念等,应及时与精神疾病科联系,协作管理治疗,包括采用抗抑郁、抗焦虑药物的治疗。

(杜　娟)

第三节　功能失调性子宫出血

功能失调性子宫出血(DUB)简称功血,是指非全身性或生殖系统局部的各种器质性疾病所引起的异常子宫出血,可表现为出血量过多、出血时间过长和(或)间隔时间过短。功血为妇科常见病,可引起患者贫血、继发感染、不孕、精神负担,甚至需行子宫切除。有报道功血的发病率约占妇科门诊患者的 10%。

近代研究显示功血的基本病理生理改变可以是中枢神经系统下丘脑-垂体-卵巢轴的神经内分泌调控异常,或卵巢局部调控机制异常,或子宫内膜或肌层局部调控功能的异常。按其发病机制可分为无排卵性功血及有排卵性功血两类。前者占 70%～80%,多见于青春期及绝经过渡期妇女;后者占 20%～30%,多见于育龄妇女。

一、无排卵性功能失调性子宫出血

【病因、发病机制】

功血的主要原因是促性腺激素或卵巢激素在释放或调节方面的暂时性变化,机体内部或外界的许多因素及全身性疾病,均可通过大脑皮质和中枢神经系统影响下丘脑-垂体-卵巢轴的相互调节,造成下丘脑-垂体-卵巢轴的调节机制失调。另外,子宫血管异常、凝血和纤溶异常、前列腺素比例异常均与功血有关。

1.下丘脑-垂体-卵巢轴的调节机制失调　该轴的调节机制失调主要发生在青春期及绝经过渡期妇女，但两者的发病机制不完全相同。在青春期，下丘脑和垂体的调节功能未臻成熟，它们与卵巢间尚未建立稳定的周期性调节和正负反馈作用。此时垂体分泌 FSH 呈持续低水平，LH 无高峰形成。因此，虽有成批的卵泡生长，却无排卵，到达一定程度即发生退行性变，形成卵泡闭锁。而更年期妇女，由于卵巢功能衰退，卵泡几已耗竭，尤其剩余卵泡对垂体促性腺激素的反应性低下，雌激素分泌量锐减，对垂体的负反馈变弱，于是促性腺激素水平升高，但不能形成排卵前高峰，终致发生无排卵性功血。

育龄期妇女可因内外环境的某种刺激，如劳累、应激、流产、手术或疾病等引起短暂阶段的无排卵。

此外，绝经后妇女再次子宫出血的患者中，亦有属于功能失调引起者。可能因绝经后卵巢内残存的个别卵泡偶然发育及退化，分泌的雌激素超过子宫内膜阈值而引起子宫出血。此种情况仅见于绝经年限较短的妇女。

2.子宫内膜局部止血机制异常

(1)正常月经时子宫出血的止血机制：正常月经周期的晚分泌期内膜的螺旋动脉弯曲度增加，在月经来潮前螺旋动脉出现节律性收缩，造成血管壁局部缺血、坏死。当血管再度扩张而充血时，引起血管破裂出血，子宫内膜脱落。在流血开始的 24h 内，血小板聚集并由纤维蛋白加固而形成血栓。数小时内，管腔从部分到全部阻塞，使流血量减少到血止，子宫内膜再生修复。

(2)无排卵性功血子宫出血的类型及出血机制

1)出血的类型：出血有两种类型，一种是雌激素撤退性出血，此种患者雌激素持续作用而无孕激素对抗，卵巢中若有一批卵泡闭锁，雌激素突然下降，增生的内膜失去支持而脱落出血。另一种是雌激素突破性出血：若雌激素维持低水平，可发生间断性少量出血，内膜修复慢使出血时间较长；若雌激素维持高水平则长时间闭经，因无孕激素作用，内膜过厚但不牢固，虽雌激素未撤退也可发生急性突破性大量出血。

2)出血机制：正常月经周期时，子宫内膜出血存在自限机制，无排卵性功血时，子宫内膜出血自限机制存在缺陷。

组织脆性：单一长期雌激素刺激可使子宫内膜不正常增厚，且以腺体增生为主，缺乏孕激素作用的间质反应，结构不稳定，组织脆性大；内膜表面常因血供不足发生自发的多处崩解和出血。

内膜脱落不完全致使修复困难：正常月经时子宫内膜脱落完全、快速，而无排卵功血雌激素波动，子宫内膜不能同步脱落。传统认为子宫内膜的修复依赖于雌激素，但对子宫内膜再生的细胞动力学研究认为，子宫内膜上皮从基底层原始腺体再生是非激素依赖性的；子宫内膜组织的再生是对组织丢失的生理反应。正常月经内膜脱落全面而快速，组织丢失量足够刺激内膜再生，因而修复快；而雌激素波动引起的内膜脱落呈不规则和局灶性，因而缺乏足够的组织丢失量以刺激内膜的再生和修复，致使出血难以自止。

血管结构和功能异常：由于孕酮对抗雌激素刺激子宫内膜继续增长作用，使其中螺旋动脉高度螺旋化。而雌激素作用的子宫内膜中的螺旋动脉随内膜增长直达内膜表面，缺乏螺旋化，血流快；当内膜脱落时，由于缺乏血管收缩因子，致使暴露的血管残端开放，无法自止出血。

血管舒缩因子异常：由于孕酮作用，分泌期子宫内膜合成 $PGF_{2\alpha}$ 多于 PGE_2；而增生期子宫内膜含 PGE_2 高于 $PGF_{2\alpha}$，特别是增生过长的子宫内膜中的 PGE_2 含量更高，而 $PGF_{2\alpha}$ 可使血管收缩，PGE_2 则使血管扩张。另外，前列环素(PGI_2)具有促血管扩张和抑制血小板聚集的作用，无排卵功血患者，子宫合成 PGI_2 明显增加。PGE_2 与 PGI_2 的增加使血管扩张，出血不容易自止。

凝血与纤溶：正常月经周期中孕酮使子宫内膜间质细胞蜕膜化，该细胞中含有纤维蛋白溶酶原激活物的抑制物(PAI-1)和组织因子(TF)。PAI-1 具有抑制纤维蛋白溶酶原激活物的作用，从而抑制纤溶。TF 对血浆 Ⅶ 因子具亲和力，与 Ⅶ 因子结合成复合物后可使因子 X 转化成 Xa，从而启动血凝。当无排卵性功血时子宫内膜缺乏孕激素的作用,合成上述因子存在缺陷,使子宫内膜局部纤溶亢进而凝血功能缺陷。加之内膜血管结构及其收缩机制缺陷,使血管内血小板凝集困难。

【病理改变】

根据血内雌激素浓度的高低和作用时间的长短,以及子宫内膜对雌激素反应的敏感程度,子宫内膜可出现不同程度的增生性变化,少数呈萎缩性改变。

1.子宫内膜增生　分类如下:

(1)单纯性增生:即腺囊型增生过长。指腺体增生有轻至中度的结构异常。子宫内膜局部或全部增厚,或呈息肉样增生。镜下特点是腺体数目增多,腺腔囊性扩张,大小不一,犹如瑞士干酪样外观,又称瑞士干酪样增生过长。腺上皮细胞为高柱状,可增生形成假复层,无分泌表现。间质常出现水肿、坏死,伴少量出血和白细胞浸润。

(2)复杂型增生:即腺瘤型增生过长。指腺体增生拥挤且结构复杂。子宫内膜腺体高度增生,呈出芽状生长,形成子腺体或突向腺腔,腺体数目明显增多,出现背靠背,致使间质明显减少。腺上皮呈复层或假复层排列,细胞核大、深染,有核分裂,但无不典型性改变。

(3)不典型增生:指腺上皮出现异型性改变,表现为腺上皮细胞增生,层次增多,排列紊乱,细胞核大深染有异型性。不论为简单型或复杂型增生,只要腺上皮细胞出现不典型增生改变,都应归类于不典型增生。10%~15%的不典型增生可转化为子宫内膜癌。

2.增生期子宫内膜　子宫内膜所见与正常月经周期中的增生期内膜无区别,只是在月经周期后半期甚至月经期,仍表现为增生期形态。

3.萎缩型子宫内膜　子宫内膜萎缩菲薄,腺体少而小,腺管狭而直,腺上皮为单层立方形或低柱状细胞,间质少而致密,胶原纤维相对增多。

【诊断要点】

1.临床表现　主要症状是子宫不规则出血,出血的类型决定于血清雌激素水平及其下降的速度、雌激素对子宫内膜作用的持续时间及内膜的厚度。出血量可多可少,可少至点滴淋漓,或可多至有大血块造成严重贫血;出血持续时间可由数天至数月不等;间隔时间可由数天至数月,因而可误认为闭经。病程长者或出血多时,可伴有继发贫血。盆腔检查无特殊,子宫大小正常。

2.辅助检查

(1)基础体温测定:呈单相型曲线。

(2)阴道涂片:雌激素水平呈中度-高度影响。

(3)宫颈黏液结晶检查:经前出现羊齿状结晶提示无排卵。

(4)血清激素水平测定:雌二醇浓度相当于中、晚卵泡期水平,并失去正常周期性变化;经前期孕酮浓度<3ng/ml;单次 LH 及 FSH 水平正常或 LH/FSH 比值过高,周期性高峰消失。

(5)诊断性刮宫:绝经过渡期功血及激素治疗无效的功血,为排除宫内膜病变和达到止血的目的,必须进行全面刮宫,搔刮整个宫腔。诊刮时应注意宫腔大小、形态,宫壁是否光滑,刮出物的性质和量,为了确定排卵或黄体功能,应在经前期或月经来潮 6h 内刮宫,不规则出血者可随时刮宫。子宫内膜病理检查可呈增殖、单纯增生、复合增生、子宫内膜息肉或非典型增生,无分泌期表现。

(6)宫腔镜检查:宫腔镜下可见子宫内膜增厚,也可不增厚,表面平滑无组织突起,但有充血。在宫腔镜直视下选择病变区进行活检,较盲取内膜的诊断价值更高,尤其可提高早期宫腔病变如子宫内膜息肉、子宫黏膜下肌瘤、子宫内膜癌的诊断率。

(7)B 型超声波:可除外生殖器质性病变,并可测内膜厚度,功血时一般无阳性发现。

【鉴别诊断】

功血的误诊率高,很多报道初诊诊断为功血者后经证实35%～57%有器质性病变,故对有不规则出血者应先除外全身性疾病或生殖系统器质性病变,需与下列疾病鉴别。

1.生殖器肿瘤 青春期女孩注意阴道或宫颈部的恶性肿瘤,育龄妇女注意黏膜下肌瘤,更年期或老年妇女子宫内膜癌易误诊为功能失调性子宫出血,另外各年龄组要注意卵巢颗粒细胞瘤等。

2.异常妊娠和妊娠并发症 各种流产、异位妊娠、滋养细胞疾病、子宫复旧不良、胎盘残留等。

3.生殖道感染 急、慢性子宫内膜炎,宫内膜结核等。

4.性激素类药物 使用不当。

5.全身性疾病 如高血压、血液病、肝病、甲状腺疾病等。

【治疗】

一般治疗包括加强营养、注意休息、纠正贫血,可给予补血药物或必要时输血,出血时间长需用抗生素预防感染,适当应用凝血药物以减少出血量。

功能失调性子宫出血的主要治疗方法为内分泌治疗,但对不同年龄的对象采取不同的治疗方法。青春期功能失调性子宫出血的治疗原则是以止血和调整周期为主,促使卵巢恢复功能和排卵;更年期功血的治疗原则是止血和调整周期。

1.止血

(1)青春期功血止血方法:主要应用性激素止血,要求在性激素治疗6h内见效,24～48h血止。

1)雌激素:应用大剂量雌激素促使子宫内膜生长,迅速修复创面而达到止血的目的。根据出血的多少决定雌激素的剂量。苯甲酸雌二醇2～3mg肌内注射,每12小时1次,或2mg肌内注射,每6～8小时1次,注射1～2d血止,血止后逐渐减量,每3日减量1次,每次减药量不超过原用量的1/3,减到一定程度,通常为1mg/d,可改为口服已烯雌酚,每日2～3mg,逐渐减至维持量,即每日1mg,维持至血止后20～22d。或治疗一开始即用口服已烯雌酚1～2mg,每6～8小时1次,有效者2～3d血止,血止后逐渐减量,方法同上,直至维持量,即每日1mg,口服已烯雌酚的缺点是药物吸收慢,不易迅速见效,且胃肠道反应重,往往不能坚持。或苯甲酸雌二醇减至1mg后改用结合雌激素1.25mg,每日1次,维持至血止后20～22d;不论应用以上何种雌激素,都需在用药的最后几日加用孕激素,使子宫内膜转化,用黄体酮20mg肌内注射,每日1次,共5d,或用甲羟孕酮8～10mg口服,每日1次,共7～10d。雌、孕激素的同时撤退,使子宫内膜同步脱落,停药1周内发生撤药性出血。每个月孕激素用量最好在100mg以上。

2)孕激素:无排卵功血由单一雌激素刺激所致,补充孕激素使处于增生期或增生过长的子宫内膜转化为分泌期,停药后内膜脱落,出现撤药性出血,因此种内膜脱落较彻底,故又称"药物性刮宫"。适用于体内已有一定雌激素水平的患者,且少量淋漓不断出血,可用黄体酮20mg肌内注射,每日1次,共5d,或用甲羟孕酮4～6mg,每日2次,共10d。

(2)更年期功血止血法

1)刮宫:对已婚育龄妇女或更年期妇女应常规采用,刮宫能迅速达到止血目的,同时又能发现内膜病变达到诊断目的。刮宫时间的选择,如出血多应立刻进行,出血少者可先服用3d抗生素后进行。为止血目的应全面刮宫,如刮出物肉眼观察怀疑癌组织则适可而止,组织够送病理即可。近期刮宫已证实无器质性病变者可不必反复刮,对年龄大、激素治疗效果不好,怀疑病变有进展者可再次刮宫。

2)孕激素:出血量少且持续不断者可用"药物性刮宫",方法如上。出血多的患者,需用大剂量合成孕激素方可止血,原理是促进内膜同步性分泌化而止血,停药后出现集中性撤退性出血,如炔诺酮5～7.5mg、甲地孕酮8mg或甲羟孕酮8～10mg,每6小时口服1次,用药3～4次后出血量明显减少或停止,则改为每

8 小时 1 次,再逐渐减量,每 3 天递减 1/3 量直至维持量,即每日炔诺酮 2.5～5mg,甲地孕酮 4mg,或甲羟孕酮 4～6mg,持续用到血止后 20d 左右,停药后发生撤药性出血。用药期间若有突破性出血,可配伍应用己烯雌酚 0.1mg,每日 1 次。

3)更年期患者用孕激素止血时,为减少撤退出血量可酌情加用雄激素,丙酸睾酮 25～50mg,每日肌内注射 1 次,共 3～4d。此药仅作为孕激素止血的辅助疗法,旨在抗雌激素,减少盆腔充血和增强子宫肌张力并减少出血量,但不能缩短出血时间和完全止血。

(3)一般止血治疗:在本病的治疗中,止血药可起辅助作用,可作为青春期功血及更年期功血的辅助用药。常用的有:

维生素 K_1 每次 4mg,每日 3 次口服;或维生素 K_3 每次 4mg 肌注,每日 1～2 次,有促进凝血的作用。

酚磺乙胺能增强血小板功能及毛细血管抗力,剂量为 0.25～0.5g 肌注,每日 1～2 次;或与 5% 葡萄糖液配成 1% 溶液静脉滴注,每日 5～10g。

通过抗纤溶而止血的药物有氨甲苯酸及氨甲环酸。前者剂量为 0.2～0.4g,以 5% 葡萄糖液稀释后静脉注射,每日 2～3 次;后者为 0.25～0.5g 同法稀释后静脉滴注,每日总量 1～2g。

维生素 C 及卡巴克络能增强毛细血管抗力。前者可口服或静脉滴注,每日 300mg 至 3g;后者 2.5～5mg 口服,每日 3 次,或 10～20mg 肌注,每日 2～3 次。

此外,巴曲酶是经过分离提纯的凝血酶,每支 1U,可肌注或静脉注射,每日 1 次,连续 3d。注射 20min 后出血时间会缩短 1/3～1/2,疗效可维持 3～4d。

(4)手术治疗:患者年龄超过 40 岁,子宫内膜病理检查为不典型增生,合并子宫肌瘤、子宫腺肌病、严重贫血者可实施子宫切除术。

对激素治疗无效或复发者或对子宫切除有禁忌者,可行子宫内膜切除术,方法包括:经宫腔镜行微波、红外线、液氮冷冻、激光或纤维外科内膜剥脱术。

2.调整月经周期　功血患者止血后必须用性激素人为地控制形成周期,这是一个过渡措施,达到暂时抑制患者本身的下丘脑-垂体-卵巢轴,使能恢复正常月经的内分泌调节,另外,药物直接作用于生殖器官,内膜发生周期性变化,预期脱落并出血不多。一般连用 3 个周期。

(1)雌、孕激素序贯法:也称人工周期,即模拟自然月经周期中卵巢的内分泌变化,将雌、孕激素序贯应用,使子宫内膜发生相应变化,引起周期性脱落。此法适用于青春期功血患者。于出血第 5 天起,口服己烯雌酚 0.5～1mg,或倍美力 0.625mg,每日 1 次,连用 20～22d,后 10d 加服甲羟孕酮 4mg,每日 2 次,(或后 5d 加黄体酮 20mg 肌内注射,每日 1 次),两药同时用完,停药 3～7d 出血。于出血第 5 天重复用药,一般连用 3 个周期,停药后常能自发排卵。

(2)雌、孕激素联合法:适用于育龄期(有避孕要求)和更年期功血者。使用雌激素使子宫内膜再生修复,用孕激素限制雌激素引起的内膜增生程度,己烯雌酚 0.5mg 或倍美力 0.625mg 加甲羟孕酮 4mg,于出血第 5 天起两药并用,每晚 1 次,连服 20d,撤药后出血,血量较少。

应用口服复方避孕药Ⅰ号或Ⅱ号,(含雌、孕激素),连用 3 个周期,亦可作为调整月经周期的方法。

(3)单独应用孕激素法:体内有一定雌激素水平者可单独应用孕激素控制周期,每个月一定时间应用黄体酮 10～20mg 肌内注射,每日 1 次,共 5d,或甲羟孕酮口服,每日 2 次,每次 4mg,共 10～14d。

3.促排卵　适用于青春期无排卵功血和育龄期功血希望生育者。促排卵可从根本上防止功血复发。

(1)氯米芬(CC):又名克罗米酚,于出血第 5 日起,每晚服 50mg,连续 5d。若不能诱发排卵可增加剂量至每日 100mg。服用过程中应做基础体温测定,以了解有无排卵,不宜长期使用。

(2)人绒毛膜促性腺激素(HCG):监测卵泡发育接近成熟时,连续 3d,肌内注射 HCG 剂量依次为

1000U、2000U 及 5000U。

（3）人绝经期促性腺激素（HMG）：出血干净后每日肌注 HMG 75～150U，直至卵泡发育成熟，停用 HMG，加用 HCG 5000～10000U，每日肌注 1 次，共 1～2d。注意卵巢过度刺激综合征。

（4）促性腺激素释放激素激动药（GnRHa）：先用 GnRHa 作预治疗，约需 8 周达到垂体去敏感状态，导致促性腺激素呈低水平，继之性腺功能低下，此时再给予 GnRHa 脉冲治疗或应用 HMG 及 HCG 达到排卵目的。适用于对氯米芬疗效不佳、要求生育者。

二、有排卵性功血

有排卵性功血是指不规则阴道出血，但有排卵者。有排卵性功血患者月经虽有紊乱，但却有规律可循。有排卵的诊断常依靠以下几种方法：基础体温双相；宫颈黏液的周期性改变；月经后半期血孕酮升高；诊刮内膜有分泌期变化；B 超连续监测有排卵。临床上将有排卵性功血分为经间期出血和月经量多两类，前者又进一步分为经前期出血、经期延长和围排卵期出血。

（一）经前期出血

【发病机制】

经前期出血的发病机制可能是由于黄体功能不足或过早退化，产生孕激素不足，不能维持分泌期内膜的稳定性。黄体发育健全有赖于卵泡适时的正常发育、足够水平和脉冲频率的 FSH 和 LH 的分泌以及合适的 LH/FSH 比例。任何原因导致上述因素不正常都将可能引起黄体功能的异常。

【临床表现】

特点是月经周期规则但周期缩短，经前有点滴出血。基础体温双相，高温相上升慢且幅度低落，高温相仅持续 9～10d 即下降。有时月经周期虽在正常范围，但因卵泡期延长，黄体期仍短，患者常为不孕或早孕期流产。诊刮有分泌期子宫内膜，常为分泌功能欠佳，间质水肿不明显，腺体和间质不同步，分泌反应较相应的月经周期至少相差 2d。

【治疗】

1.黄体功能替代疗法　即出血前补充孕激素。于排卵后（根据基础体温估算），一般于周期第 16 天给予甲羟孕酮，每日 10～20mg，共 10～14d，有生育要求者可肌注黄体酮每日 10mg，共 10～14d，或给予天然微化孕酮（如安琪坦）100μg，每日 3 次，共 10d，应用 3～4 个周期后停药，观察其恢复情况。

2.口服避孕药　低剂量的结合型口服避孕药可以调整周期，并有效地减少月经量，适用于无生育要求、年龄在 45 岁以下的患者。常用短效避孕药，如第二代避孕药炔诺孕酮（复方 18-甲基炔诺酮），第三代避孕药去氧孕烯（马富隆）。

3.氯米芬和（或）HCG 治疗　有生育要求的应选本方案。氯米芬使 FSH 分泌增加促进卵泡正常发育，从而改善黄体功能，于成熟卵泡直径达 1.8cm 可一次性肌内注射 10000U 和（或）于基础体温上升后隔日肌注 2000U，共 5 次。

4.寻找黄体功能不全的病因　从病因着手治疗，甲状腺功能低下或甲状腺功能亢进、高泌乳素血症、高雄激素血症、卵泡早期 FSH 偏高或偏低、LH/FSH 值偏高均发生卵泡发育不良，或虽有排卵但黄体功能不足。可应用氯米芬、HMG、HCG 进行治疗。

（二）经期延长

【发病机制】

可能由于黄体萎缩不全，使黄体功能持续过久，孕酮虽分泌不足，但分泌时间延长，子宫内膜发生不规则剥脱,剥脱时间延长,经期亦出现延长;或者可能由于新发育的卵泡功能欠佳,分泌雌激素不足,内膜修复延迟或不良,也表现为经期延长。

【临床表现】

多发生于生育年龄妇女,月经周期规则,但经期延长,达 9～10d,经量明显增多(＞80ml)。月经期基础体温仍未降至卵泡期正常水平。于月经第 5 天诊刮,子宫内膜仍有分泌现象,而正常月经第 3～4 天分泌期内膜已全部脱落,代之以增生性的内膜。

【治疗】

同经前期出血。

(三)围排卵期出血

【发病机制】

与排卵期血中雌激素水平下降有关,雌激素的波动可能引起局部内膜少量剥脱。

【临床表现】

月经周期不超过 7d,但月经停止数天后又出现出血,恰在排卵前后,出血量很少,持续 1～3d,不一定每个周期都出现。

【治疗】

一般无需进行常规治疗,影响生活时可短期补充少量雌激素。

(四)月经量多

【发病机制】

确切的发病机制目前还不清楚。可能与子宫内膜不同类型前列腺素之间比例失调或内膜纤溶系统功能亢进,或子宫内膜及其血管组成改变有关。

【临床表现】

月经周期及出血时间均正常,唯一异常的是出血量多,多伴有血块。排除生殖器器质性病变及宫内节育器导致的出血过多;排除全身其他系统的疾病导致的出血过多,如血液系统疾病、内分泌疾病、肝脏疾病等。

【治疗】

1.抗前列腺素合成药物　氯芬那酸(氯灭酸)0.2g,每日 3 次;甲芬那酸(甲灭酸)0.5g,每日 3 次;据报道可减少月经量 25％～30％,注意胃肠道反应。

2.抗纤溶药　如氨甲环酸,每日 300mg,可减少月经量 50％,也有胃肠道不良反应。

3.萎缩内膜治疗法

(1)19-去甲基睾酮衍生物:口服途径可减少 20％失血量。

(2)释放左炔诺孕酮的宫内节育器可直接作用于内膜,可使内膜变薄,月经减少,对全身的不良反应少。

(3)达那唑:为 17α 炔孕酮的衍生物,它能抑制 GnRH 分泌,抑制 Gn 周期性高峰及卵巢性激素的生成,每日 200mg,可减少失血量 60％,注意皮疹、肝损、男性化的不良反应。

4.手术治疗　对药物治疗无效、持久不愈、无生育要求者,可行宫腔镜下内膜切除术。

（杜　娟）

第四节　多囊卵巢综合征

多囊卵巢综合征（PCOS）是一种女性内分泌系统的疾病，是青春期妇女发生的较复杂的病种之一，其特点为不孕、月经失调、多毛、肥胖合并双侧卵巢增大呈多囊样改变。目前，它已经成为一种常见病、多发病。其发病率为5%～10%，有报道PCOS在闭经患者中占1/3，在月经稀少患者中占90%左右；不孕患者中排卵功能障碍者占20%～30%，而PCOS占其中的90%。

1935年Stein与Leventhal针对临床上具有月经稀少、闭经、多毛、不孕、肥胖和双侧卵巢多囊性增大的患者进行了首次报道，故而有了Stein-Leventhal综合征的病名，这时PCOS才在较大范围内引起了学者们的兴趣。1962年Goldzicher和Green整理了187篇报道中的1079例多囊卵巢而月经失调的病例，指出其中有相当多的非典型病例，如无多毛者占17%～83%；基础体温双相者占12%～40%；有周期性月经者占7%～28%等，遂改Stein-Leventhal综合征为多囊卵巢病，结合其多态表现，学者们采用了多囊卵巢综合征这个病名。

2003年美国生殖医学会和欧洲人类生殖医学会在鹿特丹会议提出P-COS的诊断标准，具备下列3项中2项诊断即可成立：①排卵少或不排卵；②临床或生化高雄激素表现；③超声显像卵巢体积>10ml，或可见≥12个直径2～9mm的卵泡；要除外先天性肾上腺皮质增生、库欣综合征、卵巢或肾上腺肿瘤等。

近年来国内外已将PCOS作为妇科内分泌学科学研究的一个热点，在治疗方法及病因、病理机制和预防研究方面有了较多的进展。在PCOS的病因研究方面，半个世纪来提出了遗传因素、炎症机制、免疫机制等。目前公认PCOS是个多基因较复杂的疾病，但鉴于取得相同病例不足和诊断、种族的差别，难以得到结论。医学科学界正在研究脑的间质组织功能，对中枢胶质细胞中星状胶质细胞等的研究，会将人们对PCOS神经、内分泌、代谢失调的认识引向更广阔更全面的前景。

一、发病机制

在PCOS的研究中，由于诊断标准的不统一，生活方式、种族和地区上的差异，其病因及病理机制还难以找到确切结论。很多学者认为，PCOS是个"基因迷宫"，不断有新的发现和新问题产生。

1.高雄激素血症的形成　雄激素作用增强是PCOS的核心。女性雄激素过高的原因有多个，PCOS者占其中的82%～85%。

（1）女性雄激素的合成和水平：女性雄激素主要在卵巢和肾上腺内合成，其余可在腺体外组织如脑、肝、肌肉、脂肪、肺、皮肤、毛囊等部分合成。雄激素的合成中起重要调控作用的是P450c17酶，酶的产生主要需有促靶腺激素如LH通过细胞膜上受体（G蛋白耦联蛋白族），激活腺苷酸活化酶，增加cAMP活性引起基因转录，编码激素合成酶和其他辅助蛋白等完成，cAMP也可通过cAMP结合蛋白与鸟苷酸交换活性，激活P13K/PD-KI-PKB通路（一种蛋白激酶通路），或通过膜上受体激活DAG/PKC（二酰甘油/蛋白激酶C）通路而引起基因转录，再合成相关类固醇激素。在周围组织如肌肉、脂肪、皮肤、毛囊中，血脱氢表雄酮（DHEA）和雄烯二酮在细胞内可激活CYP19基因、脱氢酶、5α-还原酶和芳香化酶的表达而合成雌酮（El）、双氢睾酮（DHT），DHT经β-酮类固醇脱氢酶还原为3α-雄烯二醇，结合葡萄糖苷酸后成为葡萄糖醛酸雄烯二醇由尿中排出。上述因素的改变都可能影响体内雄激素的水平和作用。

T和DHT的活性在雄激素中是最高的，DHT又为T的2～3倍；DHEA和雄烯二酮的活性较弱，

DHEA 为 T 的 3%,雄烯二酮为 T 的 20%。血 T 中的 80% 与性激素结合球蛋白(SHBG)结合,19% 与白蛋白结合,1% 是游离状态。SHBG 与双氢睾酮结合力最大,3 倍于其与 T 的结合力,与 T 的结合力是与 Ez 结合力的 3 倍,故 SHBG 的水平很大程度上影响着 T 生物作用的发挥。SHBG 的合成受雌激素促进,也受 IGF-Ⅰ 和雄激素抑制。

女性体内每日生成雄激素的情况:DHEA 16mg,90% 以上来自肾上腺皮质,[其中 30% 以上由硫酸脱氢表雄酮(DHEA-S)水解而来],10% 左右来自卵巢;雄烯二酮 3mg,来自肾上腺和卵巢者各占 50%,T 0.25mg,25% 直接来自卵巢,25% 来自肾上腺,其余 50% 来自周围组织雄烯二酮转化。正常妇女血中 DHT 的 20% 来自 T,其余来自雄烯二酮。故 DHEA 常被认为是评价肾上腺雄激素水平的指标,T 常被考虑是评价卵巢合成雄激素水平的主要指标,而 DHT 或 3α-diol-G 常被认为是评价腺体外合成雄激素的指标。

雄激素的合成除下丘脑-垂体-靶腺轴内的自身调节外,女性从胎儿期起垂体 ACTH 和 LH 即受到胰岛素、IGF-Ⅰ 和 IGF-Ⅱ 的协同作用,同时在卵巢和肾上腺内也均有胰岛素和 IGF-Ⅰ 的受体,引起 P450scc(胆固醇 20,22 侧链裂解酶)和 P450c17 表达的增加,体内雄激素逐渐增加。青春前期 IGF-Ⅰ 的增加可引起 SHBG 水平下降,游离 T 增多。肾上腺皮质内有 LH-R 的表达,因而在用 GnRH 做垂体兴奋试验或 HCG 试验中,17α-OHP 的升高是卵巢的反应,但也有来自肾上腺的;说明卵巢轴和肾上腺轴之间有交互作用,同时细胞因子等也参与其间,如上皮生长因子-Ⅰ(EGF-Ⅰ)可促进肾上腺内雄激素的合成,多方因素使围青春期的女性容易发生高雄激素现象,使卵泡的发育受到不同程度的抑制,同时高雄激素促进合成代谢和促胰岛素分泌作用后相随的肥胖现象,也是青春期易发生 PCOS 的主要因素。正常妇女体内有一系列神经-内分泌-代谢-免疫机制促使卵泡发育成熟,在正确的环境和生活条件下,使卵巢内的雄激素和雌激素保持平衡,维护卵巢的正常生理功能。

(2)PCOS 的血高雄激素状态:PCOS 患者的高雄激素包括 T 及雄烯二酮、17α-羟孕酮(17α-OHP)和 DHT 水平不同程度的增高,P450c17 是关键酶。这些高雄激素主要来自卵巢卵泡膜-间质细胞或合并有肾上腺皮质。患者在重复 GnRH 兴奋试验或绒促性素(HCG)刺激下,血 17α-OHP 水平均比正常人显著升高;但单个卵泡膜细胞在生理剂量 LH 下,所产生的 17α-OHP 和雄烯二酮水平分别是正常妇女的 8 倍和 20 倍,因为 17α-羟化酶和 17,20 裂解酶虽然同属 P450c17,但在不同组织内的活性各有不同,17,20 裂解酶是在 P45017 丝氨酸磷酸化、细胞色素 B5 和 P45017 氧化还原酶的交互作用下活性增强,故雄烯二酮合成增多;同样在 ACTH 试验中皮质醇和雄烯二酮的反应程度也有不同。在上述刺激试验中,除 LH 和 ACTH 本身的直接作用外,不同雄激素通过丝氨酸磷酸化阻碍胰岛素受体,直接引起的胰岛素和 IGF-Ⅰ 水平增加,更刺激 P450c17 的表达和活性,直接使肾上腺、卵巢的雄激素的合成增加。在卵泡膜细胞增殖症中 T 和雄烯二酮的产量分别为正常妇女的 8 倍和 3 倍,过高雄激素和胰岛素对肝合成 SHBG 的抑制作用,使游离睾酮部分可再升高 2 倍;此时,在体外试验中,卵巢生成的雄激素和雌激素比例为 8∶1(正常比例为 2∶1)。长期的雄激素过高,使卵泡发育障碍或萎缩,后果是无排卵、BBT 坡状上升的未破裂卵泡黄素化综合征(LUFS)或黄体功能不全。

PCOS 病人中有 50% 左右明显表现兼有肾上腺来源的雄激素如 17α-OHP 及 DHEA-S 等增加。1976 年 Yen 提出肾上腺初现亢进是 PCOS 主要成因的假说:肾上腺初现时(6~7 岁),肾上腺皮质内 CYP17 基因表达开始增加,此时 7α-OHP 及 DHEA 和雄烯二酮的水平均不同程度地增加,9~11 岁时达高峰;过多的雄烯二酮在周围组织内转化成雌酮,在中枢促进 GnRH 的合成,同时使垂体对 GnRH 的反应处于敏感的状态,导致月经初潮时,GnRH-LH 过多分泌,刺激卵巢(也部分通过 LH-R 刺激肾上腺皮质)产生过多雄激素,易于引起 PCOS。有报道雌激素尤其是游离的雌二醇可以促进肾上腺皮质部内雄激素的合成,提示雌、雄激素之间的关系是复杂的。已知青春前期是生理性的胰岛素拮抗(IR)时期,IR 导致了 SHBG 及 IG-

FBP-Ⅰ降低,这些因素如合并在肾上腺初现亢进引起的雄激素升高继续存在时,高雄激素就明显包括了肾上腺及卵巢,易发生 P-COS。但雌激素可降低肾上腺雄激素生成中对 ACTH 的敏感性,故 PCOS 病人中不是全部出现肾上腺来源雄激素的升高。这与 P-COS 治疗中,部分病人要加用地塞米松的效果是相符合的。因此 PCOS 病人性腺轴的异常中,肾上腺轴的影响可能较早就不同程度存在,而且可延续到以后,构成了 PCOS 发病中卵巢轴与肾上腺轴的密切关系。近来有人提出,构成 PCOS 发病中卵巢轴与肾上腺轴的密切关系,是肾上腺皮质网状带和卵巢卵泡膜-间质细胞 CYP17 基因表达异常、活性改变,而不是下丘脑、垂体的原因。

(3)胰岛素拮抗:多数学者认为,胰岛素拮抗和高胰岛素血症是高雄激素血症的病因之一。随着人们生活方式、精神和物质环境、饮食习惯的改变,有 IR 的肥胖者不断增多,它们可受到遗传因素,如糖尿病、高血压等的影响,50% 的高血压的后代中可发生 IR,在 PCOS 中 IR 现象也相应增加,故有人提出 PCOS 是代谢综合征之一,但后者均有 IR,而并非所有 IR 患者都有高雄激素现象,故二者是有区别的。已发现 PCOS 者出现非胰岛素依赖性糖尿病(NIDDM)在 30～40 岁,比一般的 NIDDM 患者早 20 年左右,故高雄激素也可成为高胰岛素/IR 的诱发原因。

胰岛素作用的主要靶器官是肝、脂肪、肌肉。在糖代谢方面,胰岛素在肝内促进细胞内葡萄糖运载蛋白(GLUT-4)的活性,抑制肝糖输出、糖原合成和糖的异生;胰岛素在雄激素、生长激素等的促蛋白合成中也起着重要作用;在肌肉和脂肪内刺激糖的摄取和蛋白合成、细胞增生及分化、并抑制脂溶作用;PCOS 患者有高胰岛素时脂肪细胞的抗脂溶效应比正常人低 3 倍;血糖和胰岛素还可刺激胃肠道分泌的 Ghrelin 增加,后者不仅促生长素分泌,主要还刺激食欲。胰岛素可使脂肪细胞分泌的瘦素水平增加,在胰腺 B 细胞上有瘦素受体,瘦素又可直接或通过中枢干扰胰岛素分泌,这是脂肪细胞—胰腺 B 细胞间的一个内分泌调控轴,故胰岛素过高或 IR 不仅是糖代谢异常,而且是代谢综合征的主要基础。此外,胰岛素还有抗胰高血糖素、儿茶酚胺和糖皮质激素的作用;IR 者常伴有纤溶酶原激活物抑制酶-1(PAT-1)的升高,有的学者认为是后者引起了前者,这也是 IR 与肥胖、血栓形成和纤维化现象相关的主要原因。雄激素并可通过胰腺内的 AR 使胰岛素分泌增加,成为 PCOS 患者中高雄激素可导致高胰岛素血症/IR 和肥胖原因之一;在 IR 与 SHBG 的负相关及 IR 与 T 的正相关之间,前者的系数更高于后者。在卵巢轴,胰岛素对 LH 及 FSH 的分泌影响不大,主要作用在卵巢上。PCOS 中的高胰岛素/IR,主要是通过胰岛素四聚体糖蛋白受体 β 亚单位酪氨酸磷酸化受阻,丝氨酸磷酸化过度,引起 GLUT-4 障碍,故 PCOS 患者在 OGTT 的胰岛素释放试验中第一时相的值不能达峰值,表示 B 细胞功能受损,高胰岛素促使卵泡膜细胞分泌更多的雄激素。

体内各个组织内均有与胰岛素密切相关的生长素-胰岛素生长因子-Ⅰ系统(GH-IGF-Ⅰ system)主要调节体内细胞分裂和代谢,这一系统受垂体的 GH 和体内营养状况调控。此系统内有生长激素结合蛋白(GH-BP)、IGF-Ⅰ(日产量为胰岛素 5～6 倍)和 IGF-Ⅱ及 IGF 结合蛋白(IGFBPs)、IGFBP 酶等的相互调控。腺垂体细胞中 50% 是生长素细胞,女孩初潮前 1～2 年其分泌量达顶峰,可直接对抗胰岛素的肌肉内的糖生成和脂肪内的脂溶作用。由于结构的不同,胰岛素可和 IGF-Ⅰ 受体(IGF-Ⅰ-R)结合,但不和 IGF-Ⅱ受体(IGF-Ⅱ-R)结合,IGF-Ⅰ 和胰岛素受体及 IGF-Ⅱ-R 受体均可结合,故和胰岛素有协同作用,胰岛素升高可抑制肝内 IGFBP-Ⅰ 的生成,于是游离 IGF-Ⅰ 增加,产生胰岛素样的代谢作用。

胰岛素和生长素-胰岛素生长因子-Ⅰ系统和性腺轴有着重要的关系,在下丘脑水平,GnRH 神经原上有 IGF-Ⅰ-R,IGF-Ⅱ-R 和胰岛素受体的表达,胰岛素和 IGF-Ⅰ 在此主要促细胞分裂,而 IGF-Ⅱ 对 GnRH 的分泌呈双向调节,在性成熟中起促进作用。在垂体水平,垂体前叶分泌 GH 的细胞内有 GH-mRNA 及 LH-βmRNA 和 FSH-βmRNA 的共同表达,垂体分泌的 LH 幅度与 GH 幅度之间呈正相关,GH 还可刺激促性腺细胞内卵泡抑制素的表达,从而减少 FSH 的分泌活动,故在垂体反应性较差的超促排卵中,可运用

GH 与促性腺素的协同作用提高效果。IGFs 在垂体内广泛表达并可自身合成 IGF-Ⅰ,胰岛素和 IGF-Ⅰ均可抑制 LH 的基础水平和 GnRH 刺激后的分泌水平,并使肝内 SHBG 的合成下降,故 PCOS 高胰岛素者 LH 可不高。在卵巢水平,颗粒细胞和卵泡膜细胞上均有 GH 受体基因表达,并有 IGFs 和 IGFBPs 及 IGFBPase 的合成,这些物质也存在于卵泡液内,与卵泡发育相关。在颗粒细胞上,胰岛素可间接地使 IGF-Ⅱ 的表达明显增加,使雌激素分泌增加,但高胰岛素可降调自身受体,同时细胞膜上 IGF-Ⅱ-R 量也减少,细胞功能也下降,但这些作用又都受到 LH 和 FSH 的影响。

2.促性腺激素分泌异常 PCOS 患者垂体对促性腺激素释放激素(GnRH)的敏感性增强,导致 LH 脉冲式释放的振幅及频率增加,血中 LH 持续高水平,LH 生物活性增强,但无 LH 峰,而 FSH 水平正常或降低,LH/FSH 比例失调。这可能是由于高雄激素使得外周雄激素向雌酮的转化增加,而 SHBG 下降使得游离的雌二醇增加,引起下丘脑及垂体的敏感性增强,增加了 GnRH 和 LH 的脉冲式释放,升高的 LH 对颗粒细胞的 LH 受体降调节,引起卵泡膜细胞增殖,从而增加了卵泡膜细胞的雄激素分泌及 FSH 抑制素的分泌,抑制垂体 FSH 分泌。

多巴胺(DA)是泌乳素(PRL)分泌的抑制因素,也在下丘脑水平抑制 GnRH 的释放。研究发现,早滤泡期妇女灌输 DA,其血中 LH 迅速下降,而 PCOS 病人 LH 下降幅度较正常人明显增大,提示 PCOS 病人 LH 对 DA 抑制的敏感性增强,内源性 DA 抑制功能的降低可能是高 LH 的重要原因。也有研究报道 PCOS 病人 LH 的升高和 DA 的 D2 受体基因的单倍型有关,尚待进一步证实。

3.肥胖 约有 50% 的 PCOS 妇女是肥胖的,其中许多患者在临床 PCOS 症状出现前常表现有体重的快速增长。1935 年 Stein-Leventhal 综合征中把肥胖列为症状之一,1980 年 Burghan 提出高胰岛素血症/IR 与 PCOS 的肥胖现象密切相关。1990 年美国卫生研究院发表资料:PCOS 中肥胖者占 52%,这类肥胖都以上腹部为主。Dunaif 报道 PCOS 肥胖者空腹血胰岛素水平最高,正常月经而肥胖者次之,与 PCOS 非肥胖者相近,正常月经而体重正常者,血胰岛素水平正常,提示了 PCOS 及肥胖与高胰岛素水平间的相关性。

PCOS 的肥胖是复杂因素的表现,主要由高雄激素促使合成代谢明显增加,能量的生成远超消耗,积累为三酰甘油储存在脂肪组织内尤其在上腹部和腹腔内,雄激素过高又可通过胰岛素分泌的增加,帮助腹部脂肪积累,故腹围的增加度(腰围/臀围比值,WHR)比体重的增加度[体重(kg)/身高(m)^2,BMI]更明显;其中可夹杂肥胖的遗传因素、代谢综合征和 IR 和(或)生活和工作条件改变的影响。脂肪细胞长度平均为 67~98μm。肥胖者体内脂肪组织过多,主要是脂肪细胞明显肥大,长度增加 50%~100%,为 127~134μm。严重肥胖者脂肪细胞不仅肥大且细胞数增生 3 倍。婴幼儿期脂肪细胞同时出现肥大与增生现象,是肥胖发生的关键性的时刻,因此不主张胎儿或 3 岁以内的孩子超重。但肥胖主要还是与饮食不当、缺少运动锻炼相关;精神压力过久、过大,使肾上腺分泌过度,不仅抑制女性生殖功能,且降调肾上腺能 β_2 受体和脂溶作用;有人提出原在毛囊上发现的 Agouti 蛋白,在下丘脑,可抑制黑皮质素-4 受体的信息传导,刺激食欲和肥胖;20 世纪末发现的主要来自胃肠道的激素如 $PPY_{3\sim36}$ 和促生长素分泌的 ghrelin 分别通过中枢抑制和刺激食欲;有学者提出从源头上讲肥胖是后天多吃、少动引起,久之影响基因及后代;总之,PCOS 中有以雄激素和胰岛素引起肥胖的现象,由于肥胖者的增多,其中具高雄激素的女性就易于发病为 P-COS。脂肪组织自身产热,减少散热,使人体能量消耗下降;PCOS 患者如再有精神压力就会多食,如不注意消耗能量,更易出现脂肪堆积现象,这也是青春期 PCOS 容易肥胖的原因之一。肥胖对 PCOS 性激素异常的直接影响:脂肪组织内有 CYP19(芳香化酶)的表达。在正常体重和月经的妇女,性激素周围转化中 1.5% 的雄烯二酮转为雌酮,0.15% 的睾酮转为雌二醇。肥胖型 PCOS 病人的脂肪组织成为较多雌酮的持续合成基地,对子宫内膜、卵巢内及性腺轴的调节都能产生异常影响。

4.PCOS 卵泡成熟障碍的机制　在正常的排卵周期,从月经前期开始,雌激素的负反馈消失,孕激素和抑制素下降导致下丘脑分泌 FSH,这些 FSH 是卵泡生长和类固醇合成的基础。随着卵泡的生长,卵泡内产生的自分泌和旁分泌因子(IGF-Ⅰ,IGF-Ⅱ,INHIBIN 和 ACTIVIN 等)维持卵泡对 FSH 的敏感性,FSH 和激活素(ACTIVIN)使颗粒细胞芳香化酶活性增强,LH 受体出现,卵巢的微环境由以雄激素为主转化为以雌激素为主,这是排卵和黄素化的前提。急剧升高的雌激素诱发排卵。

多年来卵泡内雄激素高而雌激素低一直被认为是不排卵的原因。FSH 相对不足和卵巢内过多的雄激素导致卵泡发育不良,不能激活芳香化酶,卵巢内不能合成雌激素,卵巢无排卵而成为多囊性病变。近年来助孕技术的进步使得人们对不同发育阶段的卵泡进行了研究,发现卵巢局部自分泌旁分泌调控机制异常可能是 PCOS 发病的病因。Franks 发现 PCOS 卵泡液内表皮生长因子(EGF)浓度明显高于正常人,提示 EGF 浓度过高可能抑制了卵泡对 FSH 的敏感性。

到目前为止,尚无一种学说可以解释 P-COS 所有的临床和生化表现,其发病机制仍然有待进一步研究。

二、临床表现

PCOS 是个异质性的疾病,每个患者都可能具备无排卵、高雄激素和多囊卵巢的基本现象,但又各有特点。PCOS 在临床上有三大特征。

1.长期无排卵现象　PCOS 常在妇女月经初潮后即出现。Adams 等报道,对初潮时月经失调者共 200 余例随访 2～7 年,其中大部分(60%～80%)继续是 PCO 或向 PCO 发展,血雄激素不断上升,大多数偏高,原来正常的卵巢数从 36% 减少到 22%,50% 偶尔出现过排卵(BBT 双相),只有少数有规则月经和排卵。正常青春期卵巢功能在初潮后 2 年左右能自然调整,PCOS 的发病年龄较早,41.0% 为继发性闭经,23.9% 为功能性子宫出血,16.8% 为月经稀少,14.8% 为原发性闭经,部分病人在初潮时是无排卵月经,没有排卵周期时出现的痛经或经期不适症状,1～2 年后逐渐出现月经不规则或闭经,才被注意就诊。因此,初潮 2 年后的无排卵性月经稀发、闭经,成为 PCOS 的主要症状。

Elting 和 Bili 等观察到 PCOS 患者在 30～35 岁后,大部分患者的月经周期明显地由稀发转为周期性来潮,和月经仍稀发或闭经的患者相比,卵巢中卵泡数和血抑制素 B 值明显减少,FSH 值明显升高,卵巢储备功能明显下降,这些月经规则的患者从 17～42 岁的年龄与血 LH,InhB,T,DHEAS 水平及原多囊卵巢内的卵泡数均呈负相关,提示这些 PCOS 患者的卵巢功能已明显减退。

由于缺少孕激素的作用,PCOS 的内膜主要表现为增生反应,也有部分呈增生过长现象。McDonald 报道 PCOS 中有少量内膜癌的发生,但分化好,很少有浸润现象。肥胖患者外周雄激素转换成的雌酮较多,有可能促成内膜增生过长和内膜癌,但其恶性程度比一般为轻,预后也较好。因此,对患者的超声检查,除了看卵巢外,应观察子宫内膜的厚度、性质和血流情况,必要时做诊断性刮宫。

2.雄激素过多的表现　临床上一般以多毛、痤疮作为雄激素过高的表现。PCOS 的多毛是指性毛的增多,主要在上唇或颏下,乳晕周围、中下腹正中线有粗长的毛,耻毛和阴毛浓密呈女性分布,可延及大腿内侧或肛门周围。多毛应与多毛症和男性化鉴别。多毛症为更均匀的、全身细毛增多,不是由雄激素过多或不正常的雄激素代谢引起,而与遗传、特定的药物、物理刺激或恶性肿瘤相关。男性化是指除具有多毛症状外,还有雄激素过高所引起的更广泛的严重改变,如阴蒂增大、嗓音变粗、多毛快速出现或脱发明显,更可能是分泌雄激素的肿瘤所致。痤疮主要呈丘疹状或囊性结节样,分布在面部、上胸部或背部。

PCOS 的多毛现象占 60%～70%,受种族、遗传、年龄、气候的影响。1996 年 Dramusic 报道了 1200 名亚洲的青春期妇女,痤疮的出现在正常月经者中占 23.5%,其中 88.2% 是轻度;在功能性出血病者中占 19.3%,月经稀发者中占 27.3%,类 PCOS 者中占 27.3%,PCOS 患者中,多毛与痤疮均出现者占 52.6%,以中、重度为主,其中多毛中度者 32.9%,重度者 11.4%,以印度妇女为明显;痤疮中度者 64.6%,重度者 11.4%,中国妇女中更常见。95% 的多毛现象与 PCOS 雄激素升高相关,多毛也可单纯由于局部 5α-还原酶过高而引起,称之为原发性多毛症,与遗传相关,占多毛的 5%~15%;但是如果合并有肥胖现象,则雄激素易转为雌酮,有成为 PCOS 的可能。多毛如伴有很高的雄激素现象时,应排除肾上腺或卵巢肿瘤的可能。

痤疮是皮脂腺口被封闭引起的皮脂囊肿,但皮脂腺没有毛囊中的 3α-diol 与 3α-di-ol-G,主要是 DHEA 与 DHEA-S 促使 5α-还原酶增加的原因。围青春期血 IGF-I 水平和周围 5α-还原酶活性的增加,结合卵巢和肾上腺来源的雄激素分泌,可出现生理性的痤疮。痤疮易出现在 PCOS 中。

3.多囊卵巢   多囊卵巢(PCO)在月经正常妇女中占 5%~23%,在闭经病人中占 26%,在月经稀发病人中占 87%,在多毛者占 92%。NIH 总结超声显示的 PCO 在 P-COS 中占 52%,可知单有 PCO 证据是不能作出 PCOS 诊断的。

PCO 是 PCOS 的重要特征之一,双侧卵巢对称性增大,超过正常卵巢体积 6ml 的极限,尤其在胰岛素的刺激下,可达正常卵巢的 2~3 倍。肉眼下观察,卵巢的表面饱满光滑、呈略暗的珍珠色,被膜增厚,可达 150~600μm(正常≤100μm),表面可见到血管网和囊状卵泡突起。B 型超声显像,卵巢被膜下可见 12 个以上直径 2~9mm 的卵泡,典型者卵泡可成串排列在被膜下。三维超声可计算 PCOS 卵巢皮质间质部的增生程度。光镜下,可见增厚的卵巢被膜是由胶原纤维组成,纤维分布弥漫而均匀。皮质层内初级、次级卵泡都增加,但卵泡常停留在小卵泡阶段。卵泡壁的颗粒细胞层减少,而其外层的卵泡膜-间质细胞明显增生,卵泡膜细胞可排列数十层厚或出现黄素化现象。部分卵泡呈闭锁卵泡,内见凋亡的颗粒细胞,卵细胞也可凋亡或消失。偶尔皮质内可见到黄体或白体,提示 PCOS 偶尔也自发排卵。间质细胞明显增生,有时呈散在的黄素化细胞周状,细胞胞质内富类脂质,除了是 LH 及 T 的作用外,它们也是去甲肾上腺素作用的靶细胞。卵巢内分泌的大量 T,可抑制卵巢内雌激素受体,因此,高雄激素被认为是造成大量卵泡停止发育、凋亡的主要原因。卵巢的髓质部有小动脉分支及其相随的无鞘交感神经末梢分布,并与局部成群的有激素生成功能的类黄素细胞—门间质细胞相接触,对 PCOS 病人卵巢的髓质部情况尚不清楚,但可见自主神经纤维明显增多,与去甲肾上腺素能神经的作用增加相关。在彩色多普勒超声检查中,PCOS 的卵巢动脉的流增加,搏动指数(PI)和阻抗指数(RI)下降,这和胰岛素、游离睾酮及 E_2 的水平之间呈正相关,和抑制素 B 水平呈负相关。

T 会促使卵巢内的始基卵泡数明显增加,并可使卵泡内卵细胞的 IGF-I 含量增加 3 倍,IGF-IR 的表达增加 5 倍。在月经周期的滤泡初期,窦前卵泡内的 T 和雄烯二酮大部分还原成 DHT,其余的芳香化为雌激素;在促性腺素作用下,卵泡由雄激素微环境转为雌激素微环境,这是卵泡进入选择期和优势卵泡期的决定因素。PCOS 患者卵泡内颗粒细胞减少和低雌激素现象被认为是 FSH 减少导致卵泡难以发育成熟,或 FSH 作用受到由中枢有关信息、卵巢内因子如 IGFBP-II,IGFBP-IV 增加和 IGFS 降低等的干扰所致。在给 PCOS 患者用吡格列酮后,所取颗粒细胞对 FSH 的刺激产生 E2 反应明显增加,提示 PCOS 的颗粒细胞有 IR 现象,这是原发的还是继发的尚不清楚。临床上,PCOS 患者的颗粒细胞对 FSH 提高到一定水平时,合成 E_2 的敏感性明显高于正常人,是否与上述始基卵泡上 AR 过多,引起卵泡上 FSH 受体过多相关尚不清楚,这可能和给 PCOS 患者进行 IVF 及促性腺激素后雌激素水平明显增加,易引起卵巢过激症相关。

PCO 的 B 超检查时机:卵巢多囊改变,是指卵巢在卵泡早期,阴道 B 超同时见到多个发育的卵泡,即为"项圈征"和"蜂窝征"。所以月经规律(28~30d)者在,B 超检查时机应选在月经 3~5d;闭经者,可随时行阴道超声检查。当然有人认为PCOS的B超发现既不十分敏感也不特异,作为评估PCOS的重要部分备受质疑。

三、诊断与鉴别诊断

典型病例根据病史、症状和体征可以作出初步诊断。为统一诊断标准,目前多数文献中采用2003年鹿特丹会议上提出的PCOS的诊断标准,具备下列3项中2项诊断即可成立:①排卵少或不排卵;②临床或生化高雄激素表现;③超声显像卵巢体积>10ml,或可见≥12个直径2~9mm的卵泡;要除外先天性肾上腺增生、库欣综合征、卵巢或肾上腺肿瘤。

1.诊断要点

(1)无排卵月经或月经失调:初潮开始2年内性腺轴应逐渐发育成熟,如2~3年后仍是无排卵月经,月经稀发,闭经,或功能性子宫出血,少数为原发闭经,当进行检查;相当部分患者是因正常性生活1年以上不孕就诊。患者过去可偶有排卵或流产的病史,简单的方法是测基础体温(BBT)来了解患者是否有排卵,但要注意的是BBT双相并不提示一定有排卵,因此尤其是对合并不孕者,应当用B型超声监测周期内卵泡发育、排卵的情况。

(2)高雄激素临床表现或高雄激素血症:高雄激素主要临床表现是多毛、痤疮。多毛指唇毛、乳晕周围长毛,阴毛浓密可布达肛门周围、大腿内侧、下腹正中线;痤疮以面部为主,亦可在胸、背部,如短期内较快出现多毛现象,应考虑雄性素肿瘤可能。

高雄激素血症是指血T升高,或$logT/E_2$比值>0.97。

(3)多囊卵巢:常用超声检查,尤其是阴道超声应用于PCOS的诊断,不但为临床增加了一个简便易行、无创伤性的方法,而且对卵巢细微结构的观察更有助于了解PCOS的病情和发病机制。未婚者可用肛超的探头。卵巢体积增大>10ml,卵巢被膜回声增强,皮质内可见≥12个直径2~9mm的卵泡,间质区增大;三维超声能计算其体积,腹腔镜诊断性检查基本不用。

此外,诊断中还要除外先天性肾上腺皮质增生、库欣综合征、卵巢或肾上腺肿瘤。

2.鉴别诊断

(1)肾上腺轴疾病

1)先天性肾上腺皮质增生(CAH):其中以迟发型或不典型21-羟化酶缺陷为常见。其诊断标准为:在卵泡期清晨空腹测定17-羟孕酮(17-OHP),如17-OHP<2~3ng/ml,可排除迟发型CAH;如17-OHP>2~3ng/ml,而<10ng/ml(经典型21-羟化酶缺陷17-OHD升高>30ng/ml),可行ACTH刺激试验,1次静脉注射$250\mu g$ ACTH,30min测定刺激值,如刺激值≥10ng/ml,则可证实迟发型CAH。血皮质醇较低。T亦相应升高,由于其来自肾上腺,故上述激素在血中水平有昼夜波动,临床上可产生类似P-COS现象,外阴部可见阴蒂增大等男性化现象。PCOS者血17α-OHP水平不明显升高,血皮质醇水平不低,且无昼夜波动。

2)库欣病:垂体分泌过多ACTH引起肾上腺皮质功能亢进产生过多肾上腺糖皮质激素(GC)为库欣综合征;如是异位性CRF或ACTH分泌过多,或肾上腺本身病变引起皮质醇过多分泌者为库欣病。过多的皮质醇和雄激素会导致临床出现肥胖、痤疮、全身性多毛和月经失调,卵巢也可出现PCO现象,但LH水平及其LH/FSH比值均正常范围,尿皮质醇升高和血E_2,T,SHBG呈负相关,与LH及FSH不相关。有报道轻度的库欣病中有70%类似PCOS,有时难以区别,但前者皮质醇很高,且有昼夜性波动,雌激素不低,LH不高。

3)肾上腺分泌雄激素肿瘤:临床上少见,可分泌较多的脱氢表雄酮(DHEA)和睾酮,不受地塞米松抑制,ACTH处低水平,B超、CT及MRI可协助诊断。

(2)卵巢轴疾病

1)低促性腺素性卵巢功能低下:本病以无排卵性月经稀发或闭经为主,多毛现象可不显著,其体重也正常。卵巢直径均<2cm,卵泡以小的占多数,间质细胞无增生。血LH,FSH,T和E_2均不高。患者对氯米芬试验无反应,对促性腺激素反应不良。

2)卵巢雄激素肿瘤:支持细胞-睾丸间质细胞瘤、卵泡膜细胞瘤、门细胞瘤及颗粒细胞瘤等卵巢肿瘤均分泌较多雄激素,除多毛、闭经外可见阴蒂增大,肌肉发达,音调降低等男性化征象,常是进行性,一般是单侧性,可用B超、CT等方法进一步检查。

(3)高催乳素血症:高催乳素血症(包括垂体瘤)患者也常常出现双侧多囊卵巢现象,但其LH与FSH值不高甚至低于正常,是由于高PRL引起下丘脑多巴胺(DA)代偿性增加,刺激了β-内啡肽神经元的分泌增加,进而抑制GnRH神经元的释放活动使GnRH/LH水平下降所致;或当垂体瘤使垂体柄部门脉循环受压,引起到达垂体的GnRH浓度很低。

PCOS患者中有10%～15%显示血催乳素(PRL)有轻、中度的升高,有的病人乳头部可挤出少量乳汁,有认为是GnRH原的GAP段促垂体PRL分泌的作用,有报道是PCOS者血雌酮过高引起中枢DA分泌的下降,或是PCOS者垂体促性腺细胞LH过度分泌的旁分泌作用。

(4)甲状腺功能紊乱:甲状腺功能亢进症一般不易引起性腺轴的紊乱,因血SHBG水平上升,性激素的代谢廓清除率(MCR)下降。甲状腺功能减退症者,血SHBG水平降低,性激素MCR上升,T增加、E_2下降、E_3上升和无LH峰值出现等,均可引起类似PCOS的表现。

四、治疗

对PCOS的治疗,主要根据患者的就诊要求帮助受孕、调整月经及改善多毛等高雄激素现象等。对于青春期女性,一般以后两者为重。目前还要考虑病人未来的健康问题,如预防心血管病、糖尿病及子宫内膜癌、乳房癌等。

(一)降低高雄激素水平

处理高雄激素血症引起的皮肤表现:其治疗直接针对降低卵巢的雄激素生成和阻断雄激素在靶器官的受体以及抑制5α-还原酶。通常,痤疮对治疗的反应比多毛快得多。

1.口服避孕药　用于治疗卵巢来源的高雄激素。小剂量的雌、孕激素制剂周期性服用(月经第5～21天),以引起周期性月经来潮,并抑制LH水平和卵巢内雄激素的生成,增加血SHBG水平,减少游离睾酮,抑制DHT与受体的结合,治疗可维持1～2年。6～12个月,可见多毛现象的改善。长期使用时有使血三酰甘油升高的现象。目前常用药为去氧孕烯(妈富隆)或达因-35。达因-35每片含醋酸环丙孕酮2mg和炔雌醇35μg。醋酸环丙孕酮为17-羟孕酮制剂,可与双氢睾酮竞争受体、抑制5α-还原酶活性和通过抑制促性腺素分泌而减少卵巢内雄激素合成的作用。服后积聚在脂肪组织中,活性可长达8d,使用6个月和9个月后,多毛可分别减少50%和70%,但可引起低雌激素现象,如不规则阴道出血和水肿、体重增加、乳房发胀、性欲减退等,故目前常用低剂量并与雌激素(如炔雌醇)合用。对痤疮、脱发有效,对多毛较差,用药时有提高胰岛素敏感性作用。

2.螺内酯　是抗醛固酮利尿药,结构与睾酮相近,可竞争双氢睾酮受体,并可抑制卵巢和肾上腺P450c17酶,以减少雄激素生成,此药对雄激素较敏感的患者效果较好,对肾上腺抑制不明显,故可长期使用,50~100mg/d,口服 2~6 个月即可见粗毛变细软现象,可继续用维持量 25~50mg/d。也有在月经周期第 5~21 天口服 40mg/d,使血 LH 与睾酮下降,可能出现排卵现象。服药数周内应监测血钾、肝功能,并防止低血压出现。国内临床尚未有如上效果报道。使用螺内酯时可有月经紊乱,妊娠后可有致畸作用,因此,在使用螺内酯时,建议同时使用口服避孕药,可维持正常月经和避孕,并可加强螺内酯的抗雄作用。

3.地塞米松　在肾上腺来源的雄激素过高时,宜用地塞米松 0.25~0.5mg 每晚口服,以抑制肾上腺皮质雄激素水平,同时又不影响皮质醇的分泌,有报道地塞米松可抑制大鼠脑内星状胶质细胞释放 CRFBP 的作用。在服药后早晨血皮质醇水平<55.8nmol/L 时,应减少剂量或撤药。

4.GnRH 类似物(GnRHa)或氟他胺　均可降低雄激素作用,但因 GnRHa 价格较贵,而且氟他胺对卵巢、肝等的副作用较大,一般不用。

(二)降低高胰岛素水平,处理 PCOS 的代谢异常

高胰岛素血症是 PCOS 的高危因子,在降低雄激素水平后部分患者可引起胰岛素水平的相应下降,但在相当部分病人还须进行降胰岛素治疗,诱使脂肪细胞核内激活过氧化物酶体增生的受体(PPARr)减少,促使糖和脂肪代谢正常化。胰岛素增敏剂理论上有望改善 PCOS 的胰岛素抵抗状态。

1.二甲双胍　是治疗非胰岛素依赖型糖尿病(NIDDM)的常用改善胰岛素敏感性药,主要作用是降低肝内葡萄糖产量,降低胰岛素拮抗和血胰岛素水平;二甲双胍还使卵巢卵泡膜细胞的雄激素分泌下降,有报道服二甲双胍 6 个月后,患者肱动脉增厚的壁明显变薄。一般口服 250~500mg,3/d。治疗 3 个月后排卵率达 10%~20%。目前尚无二甲双胍致畸的报道。

2.罗格列酮(文迪雅)　能激活脂肪、肌肉和肝内的 PPARr 核受体,提高靶组织的胰岛素敏感性,以控制血糖水平。每日服 4mg,必要时可增加至 8mg/d,应注意药物对肝功能的影响。

3.格列齐特(达美康)　通过关闭胰岛 B 细胞的 K^+ 通道,开放 Ca^{2+} 通道,使胰岛素早相分泌峰恢复,降低餐后高血糖,减少高胰岛素血症,并增加周围组织对胰岛素的敏感性。每日服 40~80mg,可按血糖水平调整剂量,最高到每日 160~320mg,分 2 次服用,注意对肝功能和心脏功能的损害。

4.曲格列酮　为脂肪细胞核内 PPARr 的配体,调控核内基因表达和糖类、脂质代谢;PCOS 病人服后血胰岛素和雄激素(包括 DHEA-S)和雌激素水平下降,血 PAI-1 活性也明显下降,有利于纤溶作用。但对肝功能损害较大,一般不用。

(三)不孕症的治疗

1.体重控制　降低体重对于肥胖的 PCOS 病人是十分重要的治疗手段。应提倡控制饮食和体育锻炼。体重减少 5% 便可明显改善胰岛素抵抗状态,对促排卵药物有良好的反应从而再出现排卵,还可以预防心脑血管疾病和糖尿病的发生。

2.药物调节排卵　在治疗 PCOS 引起的不孕症时,应用促排卵治疗前必须明确输卵管情况并除外男方因素。促排卵药物有多种,作用在下丘脑-垂体-卵巢轴的不同水平,并通过不同机制产生效应。有的药品价格昂贵,用药方法较复杂,必须严密观察患者的反应以调整剂量或改变方案。如应用不当不但效果不好,有时还会产生不良反应,如严重的卵巢过度刺激综合征。另外,如 1 次排卵很多而受孕致多胎,导致流产、早产、孕产期合并症,对母婴都不利。

药物选择应从简单到复杂。

(1)枸橼酸氯米芬(CC):CC 为口服药,用法较简单,价格也便宜,CC 具类雌激素结构,作用于下丘脑-垂体水平,和雌激素竞争受体,阻断内生雌激素的负反馈作用,使 FSH 及 LH 水平上升,刺激多个卵泡发育。但它同时也有抗雌激素作用,影响子宫颈黏液的清亮度,使之变为黏稠,精子不易穿入;也会降低子宫内膜甾体激素受体,影响子宫内膜发育不利胚胎的着床,用后排卵率为 76%,妊娠率 38%,和自然周期比

较,LUFS 发生率从 10％上升到 31％。用法:于月经 5～9d 或 3～7d 给 CC 50～150mg/d(每片含 50mg)共 5d,可连用 6 个月看有无排卵或妊娠。用 CC 后应监测是否有排卵,观察优势卵泡增大到 18mm 直径时加用绒促性素(HCG)5000U 诱发排卵。于 HCG 注射后 34～36h 性交,隔天 1 次;或采用其他较简单的助孕技术。如无排卵,可逐月加量,加至 150mg/d,无效时考虑其他诱导排卵方法。在有卵巢囊肿,肝疾病时忌用。妊娠时也忌用,妊娠有造成婴儿出生缺陷的个别报道。在 2％的用药中引起视力障碍,如视物模糊等。

(2)尿促性素:又称人绝经后促性腺激素(HMG),每支 HMG 含 75U FSH 和 75U LH,是从绝经后妇女小便中提取的,含小便蛋白质,肌内注射有时引起局部刺激的红肿现象。每一个批号都是一批制做的,如混有妊娠期小便中的 HCG,可严重影响药物的质量。可单独应用或和 CC 同用。在促进自然性交妊娠或在简单的助孕技术时多个卵泡发育致多胎的可能性很大,只能用少量的 HMG。如在月经周期的第 3～7 天给 CC 100mg/d,在第 7 天及第 9 天给予 HMG2 支,或是从月经周期第 3 天每日给予 2 支 HMG。当卵泡直径达 18mm 及子宫内膜厚度达到或超过 0.8cm,肌内注射 HCG 5000U,36～38h 后行较简单的助孕技术。如果此周期有 6 个卵泡直径超过 18mm 直径,应当采取 IVF-ET 以免发生多胎,或放弃此周期。

(3)促卵泡激素:促卵泡激素(FSH),促排卵可用 FSH,HMG/HCG 或单纯 FSH 方法。FSH 在卵泡期促进多个卵泡的生长,在排卵前只需要少量的 LH,特别在 PCOS 的促排卵中。近年来用药的趋势是多用 FSH,在后几天根据情况加用 HMG。少用 HMG,多用 FSH 的看法,认为体内可以产生足够的 LH。如果所用的 HMG 中含 HCG(即来源绝经期妇女尿外还有孕妇尿),HCG 的半衰期比 LH 长,使发育中的卵泡过早黄素化,因此在不同阶段中采用某一批产品时,会出现卵泡小而 LH 已升高,从而影响了卵子的质量。HMG 和 metrodin(FSH)都是从尿中提取而来,含 95％尿中的尿蛋白,有时还会致局部反应。为了进一步纯化 FSH,用 FSH 单克隆抗体结合,滞留在柱中,而使其他蛋白质及 LH 排出,最后解开 FSH 抗原和抗体的结合,放出 metrodin HP。metrodin HP 可做皮下注射而无过敏反应。

(4)促性腺激素释放激素:促性腺激素释放激素(GnRH)或促黄体生长激素释放激素(LHRH),两种名字通用。模仿自然排卵周期的 GnRH 脉冲式释放,十肽小剂量脉冲式静脉注射,应用水泵式自动注射器,每 90 分钟注射 1 次,可应用于下丘脑-垂体功能低落不排卵患者,可以避免多卵泡的发生,但长期携带注射器也造成一定的不方便。目前皮下脉冲式注射也在实验阶段。注射期间要监测卵泡的发育,指导患者性生活时间。

(5)B 超监测排卵:在正常月经周期,8～10d 可以观察到优势卵泡,至排卵时卵泡直径为 20～24mm,每个个体在不同的月经周期有相同的最大卵泡直径。排卵前 5d,优势卵泡每天生长 2～3mm,排卵前 24h 内快速生长。用氯米芬周期,通常在卵泡直径 18～20mm 时给予 HCG 诱导排卵,注射后至排卵前卵泡继续生长 2～3mm。HMG 周期,一般于 15～18mm 注射 HMG,36h 后排卵。促排卵周期常有多个卵泡发育,如果有≥3～5 个卵泡直径≥14mm,或有 10 个以上小卵泡,则应停止 HCG 注射,以避免多胎妊娠和卵巢过度刺激的发生。

超声检测的优势还在于能发现黄素化不破裂卵泡综合征(LUFS),即 B 超监测显示卵泡生长,但 LH 峰后 48h 卵泡不消失或维持生长,维持存在数天。LUFS 的基础体温、宫颈黏度及子宫内膜变化等均与正常排卵相似,给人以排卵假象,是不孕症的原因之一,也是氯米芬促排卵妊娠率低的原因之一。阴道超声还可以清晰观察子宫内膜的厚度。

3.流产的预防　PCOS 患者妊娠后流产率高,应用 HCG 治疗可以降低其流产率。Malcolm 研究了 191 例有习惯性流产史的 PCOS 患者,在卵泡直径≥21mm 时给予 HCG 10000U(93 例)或安慰剂(98 例),然后每周 2 次肌内注射 HCG 5000U 或安慰剂,发现应用 HCG 组的流产率为 14％,而安慰剂组为 47％;而在自然的正常对照组,应用 HCG 和安慰剂后流产率分别为 13％和 18％,无显著性差别。提示 HCG 对

PCOS 患者有预防流产的作用,可能由于外源性 HCG 在受体水平起竞争抑制剂的作用,与 LH 受体结合抑制异常升高的 LH。

4.体外受精和胚胎移植(IVF-ET)　　对于应用 6 个月以上标准的促排卵周期治疗后有排卵但仍然未妊娠的 PCOS 患者,可以选择 IVF-ET 治疗。PCOS 患者可以取得与卵管因素患者相似的妊娠率,但中重度卵巢过度刺激发生率高,多胎妊娠率高,应予以注意。

5.手术治疗　　可有卵巢楔形切除或卵巢打孔等。Stein 首先报道,双侧卵巢楔切术治疗 108 名 PCOS 患者,结果 95％恢复规律月经,85％妊娠。Felemban 报道,112 名耐 CC 的 PCOS 妇女,经卵巢打孔术后 6,12,18,24 个月的累积妊娠率分别为 36％,54％,68％,82％,取得满意的效果。故认为卵巢打孔与 HMG 促排卵效果相当,排卵率可达 84％,妊娠率可达 56％。可使用 40W 电凝,每侧卵巢打孔 4～5 个,每个孔接触 2s。其机制主要认为,卵巢打孔暂时破坏了产生雄激素的卵巢间质,间接调节垂体-卵巢轴。其主要问题是可能出现术后附件周围的粘连,实际上,研究发现,大部分患者均存在这一问题,但较少影响妊娠。此外,手术可造成卵巢组织的一些损失,有造成卵巢早衰的病例,但这种风险并不太大。故目前主张,不为打孔而手术,但因其他原因进行手术时,术中如发现有典型的卵巢多囊性改变,患者短期内又不会做卵巢诱导排卵,每侧卵巢可通过激光或单极打 4～5 个孔。术后可降低患者 OHSS 和多胎妊娠的危险性;并可改善药物诱导排卵的反应。因此国际不育协会仍将腹腔镜下卵巢手术与 HMG 共同列为治疗 PCOS 不育患者的二线治疗方式,尤其适用于那些监测排卵有困难的患者。

五、预后

PCOS 已成为妇女健康研究中的一个重要环节。1992 年,Dahlaren 对进行过卵巢楔形切除术的 PCOS 病人 30 年后的随访结果显示,与对照组相比,子宫内膜癌与乳腺癌发病率上升 2 倍。高血压发病率上升 8 倍,糖尿病发病率上升 6 倍。

与正常人相比,PCOS 患者的卵巢癌发生概率高 5.3 倍。PCOS 患者结肠癌的发病率高 2 倍。

子宫内膜癌在持续无排卵患者中的发病率比有排卵者明显升高。另外 PCOS 患者中 50％有肥胖现象,为高雄激素转成大量雌酮提供条件,E_1/E_2 比值的升高,明显与子宫内膜癌的发生有关。在子宫内膜癌的尸体解剖中发现肥胖者占 63％,而对照组为 2.8％。说明 PCOS 患者发生子宫内膜癌者除长期雌激素作用外可能尚有其他因素的影响。

PCOS 患者尤其肥胖型中 20％～40％可在 40 岁左右发生非胰岛素依赖性糖尿病(NIDDM),比正常人提早 20 年左右,PCOS 的高雄激素现象引起或加重胰岛素拮抗的发生和程度。在孕期这个具有胰岛素拮抗现象的时期,PCOS 患者发生妊娠期糖尿病者显著增多。有报道在有或无 PCOS 病史的绝经后妇女中发生 NIDDM 者分别为 13％与 2％。

因此 PCOS 的预后问题,已从长期无排卵和雌激素持续影响下能导致子宫内膜癌和乳腺癌的认识,进入到了对 PCOS 病人未来生命质量的警觉和管理。PCOS 患者应及早诊断、治疗,解"近虑"、防"远忧"。在有排卵与分娩后,还应长期随访、不断调节。

（杜　娟）

第五节　高泌乳素血症

高泌乳素血症是各种原因引起的垂体泌乳素细胞分泌过多,导致血循环中泌乳素升高为主要特点,表现为非妊娠期或非哺乳期溢乳,月经紊乱或闭经。高泌乳素血症在生殖功能失调中9%~17%。

一、PRL生理功能

泌乳素(PRL)是垂体前叶分泌的一种多肽激素,由于人泌乳素单体的糖基化及单体的聚合呈多样性,所以人泌乳素在体内以多种形式存在,包括小分子泌乳素、糖基化泌乳素、大分子泌乳素、大大分子泌乳素,其生物活性与免疫反应性由高至低以此类推。由于泌乳素在体内呈多样性,因此出现血泌乳素水平与临床表现不一致的现象。有些女性尽管体内血泌乳素水平升高,但却无溢乳、月经失调等症状;而部分女性尽管血泌乳素不升高,但出现溢乳、月经失调等症状。前者可能是大分子或大大分子泌乳素增加所致,后者可能是小分子泌乳素的分泌相对增加,而大分子或大大分子泌乳素分泌相对减少所致。

泌乳素的生理作用极为广泛复杂。在人类,主要是促进乳腺组织的发育和生长,启动和维持泌乳、使乳腺细胞合成蛋白增多。泌乳素能影响下丘脑-垂体-卵巢轴,正常水平的PRL对卵泡发育非常重要,然而过高水平PRL血症不仅对下丘脑GnRH及垂体FSH、LH的脉冲式分泌有抑制作用,而且还可直接抑制卵泡发育,导致排卵障碍,影响卵巢合成雌激素及孕激素,临床上表现为月经稀发或闭经。另外,PRL和自身免疫相关。人类B、T淋巴细胞、脾细胞和NK细胞均有PRL受体,PRL与受体结合调节细胞功能。PRL在渗透压调节上也有重要作用。

二、PRL生理变化

1.昼夜变化　PRL的分泌有昼夜节律,睡眠后逐渐升高,直到睡眠结束,因此,早晨睡醒前PRL可达到一天24小时峰值,醒后迅速下降,上午10点至下午2点降至一天中谷值。

2.年龄和性别的变化　由于母体雌激素的影响,刚出生1周的婴儿血清PRL水平高达$100\mu g/L$左右,4周之后逐渐下降,3~12个月时PRL降至正常水平。青春期PRL水平轻度上升至成人水平,可能与雌激素分泌相关。成年女性的血PRL水平始终比同龄男性高。妇女绝经后的18个月内,体内的PRL水平逐渐下降50%,但接受雌激素补充治疗的妇女下降较缓慢。在高PRL血症的妇女中,应用雌激素替代疗法不引起PRL水平的改变。

3.月经周期中的变化　在月经周期中PRL水平有昼夜波动,但周期性变化不明显,卵泡期与黄体期相仿,没有明显排卵前高峰,正常PRL值$<25\mu g/L$。

4.妊娠期的变化　孕8周血中PRL值仍为$20\mu g/L$,随着孕周的增加,雌激素水平升高刺激垂体PRL细胞增殖和肥大,导致垂体增大及PRL分泌增多。在妊娠末期血清PRL水平可上升10倍,超过$200\mu g/L$。正常生理情况下,PRL分泌细胞占腺垂体细胞的15%~20%,妊娠末期可增加到70%。

5.产后泌乳过程中的变化　分娩后血PRL仍维持在较高水平,无哺乳女性产后2周增大的垂体恢复正常大小,血清PRL水平下降,产后4周血清PRL水平降至正常。哺乳者由于经常乳头吸吮刺激,触发垂体PRL快速释放,产后4~6周内哺乳妇女基础血清PRL水平持续升高。6~12周基础PRL水平逐渐降至正常,随着每次哺乳发生的PRL升高幅度逐渐减小。产后3~6个月基础和哺乳刺激情况下PRL水平的下降主要是由于添加辅食导致的哺乳减少。如果坚持哺乳,基础PRL水平会持续升高,并有产后闭经。

6.应激导致PRL的变化　PRL的分泌还与精神状态有关,激动或紧张时泌乳素明显增加。许多生理行为可影响体内泌乳素的水平。高蛋白饮食、性交、哺乳及应激等均可使泌乳素水平升高。情绪紧张、寒冷、运动时垂体释放的应激激素包括PRL、促肾上腺皮质激素(ACTH)和生长激素(GH)。应激可以使得

PRL 水平升高数倍,通常持续时间不到 1 小时。

三、病因

1.下丘脑疾患　　下丘脑分泌的催乳素抑制因子(PIF)对催乳素分泌有抑制作用,PIF 主要是多巴胺。颅咽管瘤压迫第三脑室底部,影响 PIF 输送,导致催乳素过度分泌。其他肿瘤如胶质细胞瘤、脑膜炎症、颅外伤引起垂体柄被切断、脑部放疗治疗破坏、下丘脑功能失调性假孕等影响 PIF 的分泌和传递都可引起泌乳素的增高。

2.垂体疾患　　是高催乳素血症最常见的原因。垂体泌乳细胞肿瘤最多见,空蝶鞍综合征、肢端肥大症、垂体腺细胞增生都可致催乳素水平的异常增高。按肿瘤直径大小分微腺瘤(肿瘤直径<1cm)和大腺瘤(肿瘤直径≥1cm)。

3.其他内分泌、全身疾患　　原发性和(或)继发性甲状腺功能减退症,如假性甲状旁腺功能减退、桥本甲状腺炎、多囊卵巢综合征、肾上腺瘤、CH 腺瘤、ACTH 腺瘤等,以及异位 PRL 分泌增加如未分化支气管肺癌、胚胎癌、子宫内膜异位症、肾癌可能有 PRL 升高。肾功能不全、肝硬化影响到全身内分泌稳定时也会出现 PRL 升高。乳腺手术、乳腺假体手术后、长期乳头刺激、妇产科手术如人工流产、引产、死胎、子宫切除术、输卵管结扎术、卵巢切除术等 PRL 也可异常增高。

4.药物影响　　长期服用多巴胺受体拮抗剂如酚噻嗪类镇静药:氯丙嗪、奋乃静。儿茶酚胺耗竭剂抗高血压药:利血平、甲基多巴。甾体激素类:口服避孕药、雌激素。鸦片类药物:吗啡。抗胃酸药:H$_2$-R 拮抗剂——西咪替丁(甲氰咪胍)、多潘立酮(吗丁啉)。均可抑制多巴胺转换,促进 PRL 释放。药物引起的高PRL 血症多数血清 PRL 水平在 100μg/L 以下,但也有报道长期服用一些药物使血清 PRL 水平升高达500μg/L,而引起大量泌乳、闭经。

5.胸部疾患　　如胸壁的外伤、手术、烧伤、带状疱疹等也可能通过反射引起 PRL 升高。

6.特发性高催乳激素血症　　催乳素多为 60~100ug/L,无明确原因。此类患者与妊娠、服药、垂体肿瘤或其他器质性病变无关,多因患者的下丘脑-垂体功能紊乱,从而导致 PRL 分泌增加。其中大多数 PRL 轻度升高,长期观察可恢复正常。血清 PRL 水平明显升高而无症状的特发性高 PRL 血症患者中,部分患者可能是巨分子 PRL 血症,这种巨分子 PRL 有免疫活性而无生物活性。临床上当无病因可循时,包括 MRI或 CT 等各种检查后未能明确泌乳素异常增高原因的患者可诊断为特发性高泌乳素血症,但应注意对其长期随访,对部分伴月经紊乱而 PRL 高于 100μg/L 者,需警惕潜隐性垂体微腺瘤的可能,应密切随访,脑部CT 检查发现许多此类疾病患者数年后常发展为垂体微腺瘤。

四、临床表现

1.溢乳　　患者在非妊娠和非哺乳期出现溢乳或挤出乳汁,或断奶数月仍有乳汁分泌,轻者挤压乳房才有乳液溢出,重者自觉内衣有乳渍。分泌的乳汁通常是乳白、微黄色或透明液体,非血性。仅出现溢乳的占 27.9%,同时出现闭经及溢乳者占 75.4%。这些患者血清 PRL 水平一般都显著升高。部分患者催乳素水平较高但无溢乳表现,可能与其分子结构有关。

2.闭经或月经紊乱　　高水平的泌乳素可影响下丘脑-垂体-卵巢轴的功能,导致黄体期缩短或无排卵性月经失调、月经稀发甚至闭经,后者与溢乳表现合称为闭经、溢乳综合征。

3.不育或流产　　卵巢功能异常、排卵障碍或黄体不健可导致不育或流产。

4.头痛及视觉障碍　微腺瘤一般无明显症状；大腺瘤可压迫蝶鞍隔出现头痛、头胀等；当腺瘤向前侵犯或压迫视交叉或影响脑脊液回流时，也可出现头痛、呕吐和眼花，甚至视野缺损和动眼神经麻痹。肿瘤压迫下丘脑可以表现为肥胖、嗜睡、食欲异常等。

5.性功能改变　部分患者因卵巢功能障碍，表现低雌激素状态，阴道壁变薄或萎缩，分泌物减少，性欲减低。

五、辅助检查

1.血清学检查　血清 PRL 水平持续异常升高，大于 1.14nmol/L（25μg/L），需除外由于应激引起的 PRL 升高。FSH 及 LH 水平通常偏低。必要时测定 TSH、FT_3、FT_4、肝、肾功能。

2.影像学检查　当血清 PRL 水平高于 4.55nmol/L（100μg/L）时，应注意是否存在垂体腺瘤，CT 和 MRI 可明确下丘脑、垂体及蝶鞍情况，是有效的诊断方法。其中 MRI 对软组织的显影较 CT 清晰，因此对诊断空蝶鞍症最为有效，也可使视神经、海绵窦及颈动脉清楚显影。

3.眼底、视野检查　垂体肿瘤增大可侵犯和（或）压迫视交叉，引起视盘水肿；也可因肿瘤损伤视交叉不同部位而有不同类型视野缺损，因而眼底、视野检查有助于确定垂体腺瘤的部位和大小。

六、诊断

根据血清学检查 PRL 持续异常升高，同时出现溢乳、闭经及月经紊乱、不育、头痛、眼花、视觉障碍及性功能改变等临床表现，可诊断为高泌乳素血症。诊断时应注意某些生理状态如妊娠、哺乳、夜间睡眠、长期刺激乳头、性交、过饱或饥饿、运动和精神应激等，PRL 会有轻度升高。因此，临床测定 PRL 时应避免生理性影响，在 10～11 时取血测定较为合理。PRL 水平显著高于正常者一次检查即可确定，当 PRL 测定结果在正常上限 3 倍以下时至少检测 2 次，以确定有无高 PRL 血症。诊断高泌乳激素血症后必须根据需要做必要的辅助检查，以进一步明确发病原因及病变程度，便于治疗。

七、治疗

应该遵循对因治疗原则。控制高 PRL 血症、恢复女性正常月经和排卵功能、减少乳汁分泌及改善其他症状（如头痛和视功能障碍等）。

1.随访　对特发性高泌乳素血症、泌乳素轻微升高、月经规律、卵巢功能未受影响、无溢乳且未影响正常生活时，可不必治疗，应定期复查，观察临床表现和 PRL 的变化。

2.药物治疗　垂体 PRL 大腺瘤及伴有闭经、泌乳、不孕不育、头痛、骨质疏松等表现的微腺瘤都需要治疗，首选多巴胺激动剂治疗。

（1）溴隐亭：为麦角类衍生物，为非特异性多巴胺受体激动剂，可直接作用于垂体催乳素细胞，与多巴胺受体结合，抑制肿瘤增殖，从而抑制 PRL 的合成分泌，是治疗高泌乳素血症最常用的药物。为了减少药物不良反应，溴隐亭治疗从小剂量开始渐次增加，即从睡前 1.25mg 开始，递增到需要的治疗剂量。如果反应不大，可在几天内增加到治疗量。常用剂量为每天 2.5mg～10mg，分 2～3 次服用，大多数病例每天 5mg～7.5mg 已显效。剂量的调整依据是血 PRL 水平。达到疗效后可分次减量到维持量，通常每天 1.25mg～2.50mg。溴隐亭治疗可以使 70%～90% 的患者获得较好疗效，表现为血 PRL 降至正常、泌乳消失或减少、垂体腺瘤缩小、恢复规则月经和生育。若 PRL 大腺瘤在多巴胺激动剂治疗后血 PRL 正常而垂体大腺瘤不缩小,应重新审视诊断是否为非 PRL 腺瘤或混合性垂体腺瘤、是否需改用其他治疗(如手术治疗)。溴隐亭治疗高 PRL 血症、垂体 PRL 腺瘤不论降低血 PRL 水平还是肿瘤体积缩小,都是可逆性的,只是使垂体 PRL 腺瘤可逆性缩小,长期治疗后肿瘤出现纤维化,但停止治疗后垂体 PRL 腺瘤会恢复生长,导致高 PRL 血症再现,因此需长期用药维持治疗。

溴隐亭副作用:主要有恶心、呕吐、眩晕、疲劳和体位性低血压等,故治疗应从小剂量开始,逐渐增加至有效维持剂量,如患者仍无法耐受其胃肠道反应,可改为阴道给药,经期则经肛门用药。阴道、直肠黏膜吸收可达到口服用药同样的治疗效果。约 10% 的患者对溴隐亭不敏感、疗效不满意,对于药物疗效欠佳、不能耐受药物不良反应及拒绝接受药物治疗的患者可以更换其他药物或手术治疗。

新型溴隐亭长效注射剂克服了因口服造成的胃肠道功能紊乱,用法是 50～100mg,每 28 日一次,是治疗泌乳素大腺瘤安全有效的方法,可长期控制肿瘤的生长并使瘤体缩小,副作用较少,用药方便。

(2)卡麦角林和喹高利特:若溴隐亭副反应无法耐受或无效时可改用具有高度选择性的多巴胺 D_2 受体激动剂卡麦角林和喹高利特,它们抑制 PRL 的作用更强大而不良反应相对减少,作用时间更长。对溴隐亭抵抗(每天 15mg 溴隐亭效果不满意)或不耐受溴隐亭治疗的 PRL 腺瘤患者改用这些新型多巴胺激动剂仍有 50% 以上有效。喹高利特每天服用一次 75～300μg;卡麦角林每周只需服用 1～2 次,常用剂量 0.5mg～2.0mg,患者顺应性较溴隐亭更好。

(3)维生素 B_6:作为辅酶在下丘脑中多巴向多巴胺转化时加强脱羟及氨基转移作用,与多巴胺受体激动剂起协同作用。临床用量可达 60～100mg,每日 2～3 次。

3.手术治疗　若溴隐亭等药物治疗效果欠佳者,有观点认为由于多巴胺激动剂能使肿瘤纤维化形成粘连,可能增加手术的困难和风险,一般建议用药 3 个月内实施手术治疗。经蝶窦手术是最为常用的方法,开颅手术少用。手术适应证包括:

(1)药物治疗无效或效果欠佳者。

(2)药物治疗反应较大不能耐受者。

(3)巨大垂体腺瘤伴有明显视力视野障碍,药物治疗一段时间后无明显改善者。

(4)侵袭性垂体腺瘤伴有脑脊液鼻漏者。

(5)拒绝长期服用药物治疗者。

(6)复发的垂体腺瘤也可以手术治疗。

手术后,需要进行全面的垂体功能评估,存在垂体功能低下的患者需要给予相应的内分泌激素替代治疗。

4.放射治疗　分为传统放射治疗和立体定向放射外科治疗。传统放射治疗因照射野相对较大,易出现迟发性垂体功能低下等并发症,目前仅用于有广泛侵袭的肿瘤术后的治疗。立体定向放射外科治疗适用于边界清晰的中小型肿瘤。放射治疗主要适用于大的侵袭性肿瘤、术后残留或复发的肿瘤;药物治疗无效或不能坚持和耐受药物治疗副作用的患者;有手术禁忌或拒绝手术的患者以及部分不愿长期服药的患者。放射治疗疗效评价应包括肿瘤局部控制以及异常增高的 PRL 下降的情况。通常肿瘤局部控制率较高,而 PRL 恢复至正常则较为缓慢。即使采用立体定向放射外科治疗后,2 年内也仅有 25%～29% 的患者 PRL 恢复正常,其余患者可能需要更长时间随访或需加用药物治疗。传统放射治疗后 2～10 年,有 12%～100% 的患者出现垂体功能低下;1%～2% 的患者可能出现视力障碍或放射性颞叶坏死。部分可能会影响瘤体周围的组织而影响垂体的其他功能,甚至诱发其他肿瘤,损伤周围神经等,因此,放射治疗一般不单独使用。

5.其他治疗　由于甲状腺功能减退、肾衰竭、手术、外伤、药物等因素引起的高泌乳素血症,则对因进行治疗。

八、高泌乳素血症患者的妊娠相关处理

1.基本的原则　是将胎儿对药物的暴露限制在尽可能少的时间内。

2.妊娠期间垂体肿瘤生长特点　妊娠期间95％微腺肿瘤患者、70％～80％大腺瘤患者瘤体并不增大,虽然妊娠期泌乳素腺瘤增大情况少见,但仍应该加强监测,垂体腺瘤患者怀孕后未用药物治疗者,约5％的微腺瘤患者会发生视交叉压迫,而大腺瘤出现这种危险的可能性达25％以上,因此,于妊娠20、28、38周定期复查视野,若有异常,应该及时行 MRI 检查。

3.垂体肿瘤妊娠后处理　在妊娠前有微腺瘤的患者应在明确妊娠后停用溴隐亭,因为肿瘤增大的风险较小。停药后应定期测定血 PRL 水平和视野检查。正常人怀孕后 PRL 水平可以升高10倍左右,患者血 PRL 水平显著超过治疗前的 PRL 水平时要密切监测血 PRL 及增加视野检查频度。

对于有生育要求的大腺瘤妇女,需在溴隐亭治疗腺瘤缩小后再妊娠较为安全。目前认为溴隐亭对妊娠是安全的,但仍主张一旦妊娠,应考虑停药。所有患垂体 PRL 腺瘤的妊娠患者,在妊娠期需要每2个月评估一次。妊娠期间肿瘤再次增大者给予溴隐亭仍能抑制肿瘤生长,一旦发现视野缺损或海绵窦综合征,立即加用溴隐亭可望在1周内改善缓解,但整个孕期须持续用药直至分娩。对于药物不能控制者及视力视野进行性恶化时,应该经蝶鞍手术治疗需要并根据产科原则选择分娩方式。高 PRL 血症、垂体 PRL 腺瘤妇女应用溴隐亭治疗,怀孕后自发流产、胎死宫内、胎儿畸形等发生率在14％左右,与正常妇女妊娠情况相似。

4.垂体肿瘤哺乳期处理　没有证据支持哺乳会刺激肿瘤生长。对于有哺乳意愿的妇女,除非妊娠诱导的肿瘤生长需要治疗,一般要到患者想结束哺乳时再使用 DA 激动剂。

【临床特殊情况】

1.溴隐亭用药问题　在初始治疗时,血 PRL 水平正常、月经恢复后原剂量可维持不变3～6个月。微腺瘤患者即可开始减量;大腺瘤患者此时复查 MRI,确认 PRL 肿瘤已明显缩小(通常肿瘤越大,缩小越明显),PRL 正常后也可开始减量。减量应缓慢分次(2个月左右一次)进行,通常每次1.25mg,用保持血 PRL 水平正常的最小剂量为维持量。每年至少2次血 PRL 随诊,以确认其正常。在维持治疗期间,一旦再次出现月经紊乱或 PRL 不能被控制,应查找原因,如药物的影响、怀孕等,必要时复查 MRI,决定是否调整用药剂量。对小剂量溴隐亭维持治疗 PRL 水平保持正常、肿瘤基本消失的病例5年后可试行停药,若停药后血 PRL 水平又升高者,仍需长期用药,只有少数病例在长期治疗后达到临床治愈。

2.视野异常治疗问题　治疗前有视野缺损的患者,治疗初期即复查视野,视野缺损严重的在初始治疗时可每周查2次视野(已有视神经萎缩的相应区域的视野会永久性缺损)。药物治疗满意,通常在2周内可改善视野;但是对药物反应的时间,存在个体差异,视力视野进行性恶化时应该经蝶鞍手术治疗。

3.手术治疗后随访问题　手术后3个月应行影像学检查,结合内分泌学变化,了解肿瘤切除程度。视情况每半年或一年再复查一次。手术成功的关键取决于手术者的经验和肿瘤的大小,微腺瘤的手术效果较大腺瘤好,60％～90％的微腺瘤患者术后 PRL 水平可达到正常,而大腺瘤患者达到正常的比例则较低。手术后仍有肿瘤残余的患者,手术后 PRL 水平正常的患者中,长期观察有20％患者会出现复发,需要进一步采用药物或放射治疗。

（杜　娟）

第六节　痛经

痛经是指伴随着月经的疼痛,疼痛可以出现在行经前后或经期,主要集中在下腹部,常呈痉挛性,通常还伴有其他症状,包括腰腿疼、头痛、头晕、乏力、恶心、呕吐、腹泻、腹胀等。痛经是育龄期妇女常见的疾病,发生率很高,文献报道为30%～80%不等,每个人的疼痛阈值差异及临床上缺乏客观的评价指标使得人们对确切的发病率难以评估。我国1980年全国抽样调查结果表明:痛经发生率为33.19%,其中原发性痛经占36.06%,其余为继发性痛经。不同年龄段痛经发生率不同,初潮时发生率较低,随后逐渐升高,16～18岁达顶峰,30～35岁时下降,生育期稳定在40%左右,以后更低,50岁时约为20%左右。

痛经分为原发性和继发性两种。原发性痛经是指不伴有其他明显盆腔疾病的单纯性功能性痛经;继发性痛经是指因盆腔器质性疾病导致的痛经。

一、原发性痛经

青春期和年轻的成年女性的痛经大多数是原发性痛经,是功能性的,与正常排卵有关,没有盆腔疾患;但有大约10%的严重痛经患者可能会查出有盆腔疾患,如子宫内膜异位症或先天性生殖道发育异常。原发性痛经的发病原因和机制尚不完全清楚,研究发现原发性痛经发作时有子宫收缩的异常,而造成收缩异常的原因有局部前列腺素、白三烯类物质、血管加压素、催产素的增高等。

(一)病因和病理生理

1.子宫收缩异常　　正常月经期子宫的基础张力<1.33kPa,宫缩时可达16kPa,收缩频率为3～4次/分钟。痛经时宫腔的基础压力提高,收缩频率增高且不协调。因此原发性痛经可能是子宫肌肉活动增强、过渡收缩所致。

2.前列腺素(PG)的合成和释放过多　　子宫内膜是合成前列腺素的主要场所,子宫合成和释放前列腺素过多可能是导致痛经的主要原因。PG的增多不仅可以刺激子宫肌肉过度收缩,导致子宫缺血,并且使神经末梢对痛觉刺激敏感化,使痛觉阈值降低。

3.血管紧张素和催产素过高　　原发性痛经患者体内的血管紧张素增高,血管紧张素可以引起子宫肌层和血管的平滑肌收缩加强,因此,被认为是引起痛经的另一重要因素。催产素是引起痛经的另一原因,临床上应用催产素拮抗剂可以缓解痛经。

4.其他因素　　主要是精神因素,紧张、压抑、焦虑、抑郁等都会影响对疼痛的反应和主观感受。

(二)临床表现

原发性痛经主要发生在年轻女性身上,初潮或初潮后数月开始,疼痛发生在月经来潮前或来潮后,在月经期的48～72小时持续存在,疼痛呈痉挛性,集中在下腹部,有时伴有腰痛,严重时伴有恶心、呕吐、面色苍白、出冷汗等,影响日常生活和工作。

(三)诊断与鉴别诊断

诊断原发性痛经,首先要排除器质性盆腔疾病的存在。全面采集病史,进行全面的体格检查,必要时结合辅助检查,如B超、腹腔镜、宫腔镜、子宫输卵管碘油造影等,排除子宫器质性疾病。鉴别诊断主要排除子宫内膜异位症、子宫腺肌症、盆腔炎等疾病,并区别于继发性痛经,还要与慢性盆腔痛相区别。

(四)治疗

1.一般治疗　　对痛经患者,尤其是青春期少女,必须进行有关月经的生理知识教育,消除其对月经的心理恐惧。痛经时可卧床休息,热敷下腹部,还可服用非特异性的止痛药。研究表明,对痛经患者施行精神心理干预可以有效减轻症状。

2.药物治疗

(1)前列腺素合成酶抑制剂:非甾体类抗炎药是前列腺素合成酶抑制剂,通过阻断环氧化酶通路,抑制前列腺素合成,使子宫张力和收缩力下降,达到止痛的效果。有效率60%～90%,服用简单,不良反应小,还可以缓解其他相关症状,如恶心、呕吐、头痛、腹泻等。用法:一般于月经来潮、痛经出现前开始服用,连续服用2～3天,因为前列腺素在月经来潮的最初48小时释放最多,连续服药的目的是减少前列腺素的合成和释放。因此疼痛时临时间断给药效果不佳,难以控制疼痛。

布洛芬和酮基布洛芬的血药浓度30～60分钟达到峰值,起效很快。吲哚美辛等对胃肠道刺激较大,容易引起消化道大出血,不建议作为治疗痛经的一线药物。

(2)避孕药具:短效口服避孕药和含左炔诺孕酮的宫内节育器(曼月乐)适用于需要采用避孕措施的痛经患者,可以有效地治疗原发性痛经。口服避孕药可以使50%的患者疼痛完全缓解,40%明显减轻。曼月乐对痛经的缓解的有效率也高达90%左右。避孕药的主要作用是抑制子宫内膜生长、抑制排卵、降低前列腺素和血管加压素的水平。各类雌、孕激素的复合避孕药均可以减少痛经的发生,它们减轻痛经的程度无显著差异。

3.手术治疗　以往对原发性痛经药物治疗无效者的顽固性病例,可以采用骶前神经节切除术,效果良好,但有一定的并发症。近年来主要用子宫神经部分切除术。无生育要求者,可进行子宫切除术。

二、继发性痛经

继发性痛经是指与盆腔器官的器质性病变有关的周期性疼痛。常在初潮后数年发生。

(一)病因

有许多妇科疾病可能引起继发性痛经,它们包括:

1.典型周期性痛经的原因　处女膜闭锁、阴道横膈、宫颈狭窄、子宫异常(先天畸形、双角子宫)、子宫腔粘连(Asherman综合征)、子宫内膜息肉、子宫平滑肌瘤、子宫腺肌病、盆腔淤血综合征、子宫内膜异位症、IUD等。

2.不典型的周期性痛经的原因　子宫内膜异位症、子宫腺肌病、残留卵巢综合征、慢性功能性囊肿形成、慢性盆腔炎等。

(二)病理生理

研究表明,子宫内膜异位症和子宫腺肌症患者体内产生过多的前列腺素,可能是痛经的主要原因之一。前列腺素合成抑制剂可以缓解该类疾病的痛经症状。环氧化酶(COX)是前列腺素合成的限速酶,在子宫内膜异位症和子宫腺肌症患者体内表达量过度增高。这些均说明前列腺素合成代谢异常与继发性痛经的疼痛有关。

宫内节育器(IUD)的不良反应主要是月经过多和继发痛经,其痛经的主要原因可能是子宫的局部损伤和IUD局部的白细胞浸润导致的前列腺素合成增加。

(三)临床表现

痛经一般发生在初潮后数年,生育年龄妇女较多见。疼痛多发生在月经来潮之前,月经前半期达到高峰,此后逐渐减轻,直到结束。继发性痛经症状常有不同,伴有腹胀、下腹坠痛、肛门坠痛等。但子宫内膜异位症的痛经也有可能发生在初潮后不久。

（四）诊断和鉴别诊断

诊断继发性痛经,除了详细询问病史外,主要通过盆腔检查,相关的辅助检查,如 B 超、腹腔镜、宫腔镜及生化指标的化验等,找出相应的病因。

（五）治疗

继发性痛经的治疗主要是针对病因进行治疗。

【临床特殊情况】

1.痛经的严重程度与处理　疼痛是患者个人的一种主观感觉,除了疾病本身造成疼痛外,精神心理因素也会影响患者对疼痛的体验。另外,个人疼痛阈值的不同也会影响患者对疼痛程度的判断。对疼痛程度的判断与评估影响医生的治疗决策和疗效判断。由于疼痛无法用仪器检测,只能依靠患者描述,根据疼痛的部位、持续时间、是否需要休息、是否需要服药等因素将其分为 4 度。就痛经而言:0 度,无痛经;1 度,可以忍受,可以工作,轻度影响工作效率,不影响睡眠,不需要服药;2 度,需休息 1 天或更长时间,中度影响工作,需要服用止痛药;3 度,不能工作,需要卧床休息,需要服用强止痛药。

2.止痛药的应用　非甾体类抗炎药是痛经治疗的首选药物,作用是通过抑制前列腺素合成达到止痛的效果。此类药是通过有效遏制前列腺素合成达到持续止痛的目的,往往需要数小时才能开始起效,因此,建议连续使用直至预期痛经结束的时间停药,否则就不能达到期望的效果。

3.短效避孕药和曼月乐治疗痛经　随着对避孕药具的应用效果研究进展,发现短效避孕药和曼月乐具有避孕以外的益处——预防和治疗痛经,不仅可以用于治疗原发性痛经,对继发性痛经的疗效也非常好,如子宫腺肌症、子宫内膜异位症引起的痛经,都可以用避孕药具治疗,可以通过抑制前列腺素合成达到止痛目的,通过抑制内膜生长抑制疾病的发展。

（沈姣梅）

第七节　闭经

闭经为月经从未来潮或异常停止。闭经可分为生理性闭经和病理性闭经。本节仅介绍病理性闭经。

一、定义

闭经分为原发性和继发性闭经两种。

1.原发性闭经　是指女性年满 16 岁尚无月经来潮,或 14 岁尚无第二性征发育,或第二性征发育已过两年而月经仍未来潮者为原发性闭经。此定义以正常青春期应出现第二性征发育和月经初潮的年龄退后两个标准差年龄为依据。

2.继发性闭经　是指月经建立后月经停止,停经持续时间相当于既往 3 个月经周期以上的总时间或月经停止六个月者。

二、病因与分类

正常月经建立和维持的必要条件是:正常的下丘脑-垂体-卵巢轴的神经内分泌调节、靶器官子宫内膜对激素的周期性反应、生殖道的畅通。其中任何一个环节发生异常都会导致月经失调甚至闭经。闭经是妇科疾病中常见的症状,可由各种原因引起。闭经的原因可分为生理性和病理性两种。生理性闭经的原因有:青春前期、妊娠、哺乳、绝经。病理性闭经根据病因和发生部位进行分类如下:

1.子宫或下生殖道病变性闭经

(1)先天性子宫发育异常:包括先天性无子宫、始基子宫。先天性无子宫是米勒管未发育或在发育早期停止形成;始基子宫又称痕迹子宫,两侧米勒管早期发育正常,因受胚胎外环境的影响,进入中期后不久停止发育,留下一个条索状结构。患者均表现为原发闭经。

(2)Asherman 综合征:是继发性子宫性闭经中的最常见原因。因人工流产刮宫过度、诊刮刮宫过度、产后或引产后或流产后出血刮宫损伤内膜基底层,或伴有子宫内膜炎导致宫腔粘连或闭锁。宫腔完全粘连者无月经;颈管粘连者有月经产生但不能流出,造成周期性下腹痛。

(3)子宫内膜炎:结核性子宫内膜炎时,子宫内膜遭受破坏易导致闭经。流产或产后感染所致的子宫内膜炎,严重时也可以导致闭经。

(4)子宫切除:手术切除子宫导致闭经。

(5)腔内放疗或内膜电灼:宫腔内放疗或子宫内膜损伤内膜导致闭经。

(6)米勒管发育不全综合征(又称 MRKH 综合征):这是由于副中肾管发育障碍引起的先天畸形。近年来的研究发现该病与 Wnt4 基因异常有关。约 20% 的青春期原发性闭经伴有子宫阴道发育不全,表现为始基子宫或无子宫、无阴道,而外生殖器、输卵管、卵巢发育正常,女性第二性征正常,其中 30% 伴肾脏畸形、12% 患者伴有骨骼畸形。

(7)阴道发育异常:包括先天性无阴道、阴道横隔、阴道闭锁。先天性无阴道是米勒管发育不全或阴道腔化障碍所致;阴道横隔是由胚胎发育期阴道腔化障碍或不全,或已腔化的阴道局部过度增生,突入阴道腔形成;阴道闭锁是由于泌尿生殖窦未能形成阴道下端。阴道发育异常患者因经血排出困难会出现原发闭经、周期性下腹疼等症状。常常在初诊妇科检查时发现。

(8)无孔处女膜:女性出生后处女膜先天性无孔称无孔处女膜,或处女膜孔出生后因炎症等原因形成粘连,将孔封闭,形成无孔处女膜。发病率约为 0.015%。该病临床上主要表现为月经初潮后因经血不能外流而积聚阴道,多次行经后逐渐形成阴道血肿,以后逐渐发展为宫腔积血。随着病情发展,临床症状逐渐出现,最早可感周期性下坠胀、腹痛,进行性加重。当血肿压迫尿道和直肠,可引起排尿及排便困难,肛门坠痛、尿频尿急等。当经血流入腹腔可出现剧烈腹疼。妇科检查时可以发现处女膜封闭无开口,有时可触及阴道血肿。

2.卵巢性闭经

(1)先天性性腺发育不全:先天性性腺发育不全性闭经占原发性闭经的 35% 左右,分为染色体异常和正常两类。

1)特纳综合征:缺少一个 X 染色体或 X 染色体的一个片段,染色体核型为 X 染色体单体(45,XO)或嵌合体(45,XO/46,XX 或 45,XO/47,XXX)。表现为卵巢不发育、原发性闭经、第二性征发育不良。患者通常身材矮小、常有蹼颈、盾状胸、后发际低、肘外翻、腭高耳低、鱼样嘴等临床特征,部分患者伴有主动脉狭窄及肾、骨骼畸形。

2)单纯性性腺发育不全:包括两种类型。

①46,XX 性腺发育不全:患者卵巢呈条索状无功能实质结构,内无生殖细胞,子宫发育不良,外生殖器女性型,第二性征发育差,体格发育正常。表现为原发闭经。激素治疗可促进第二性征发育及月经来潮。

②46,XY 性腺发育不全:又称 Swyer 综合征。主要表现为原发闭经、性腺呈条索状、体格发育正常。由于 Y 染色体存在,患者在 10~20 岁时发生性腺母细胞瘤或无性生殖细胞瘤的可能性增高。因此,一经

确诊应立即切除条索状性腺。

（2）卵巢早衰（POF）：40岁以前绝经者称为卵巢早衰。表现为继发闭经,常常伴有更年期症状,激素测定呈现低雌激素和高促性腺激素的特点。卵巢内无卵母细胞或虽有原始卵泡但对促性腺激素无反应。病因不明,常见有遗传因素、特发性、药物破坏、自身免疫因素等。

（3）卵巢不敏感综合征/抵抗性卵巢综合征：该病表现与卵巢早衰相似,但病理却有不同。由于卵巢的包膜受体缺陷,导致对促性腺激素的反应低下或无反应,因此不能分泌性激素,也不能反馈抑制垂体。临床特征是卵巢形态饱满、内有多数始基卵泡极少数初级卵泡,第二性征不发育,出现闭经及促性腺激素升高。

（4）卵巢功能性肿瘤：卵巢上出现的具有分泌功能的肿瘤皆可影响月经。产生雄激素的肿瘤,包括睾丸母细胞瘤、卵巢门细胞瘤等,由于产生过量的雄激素抑制 H-P-O 轴功能而引起闭经；分泌雌激素的肿瘤,如颗粒-卵泡膜细胞瘤,可持续分泌雌激素抑制排卵,导致子宫内膜过度增生而短暂闭经。

（5）多囊卵巢综合征（PCOS）：是临床上常见的妇科内分泌紊乱性疾病,由于 LH/FSH 失调、雄激素产生过多、胰岛素抵抗等一系列内分泌紊乱,导致卵巢持续不排卵,造成闭经。

（6）卵巢切除或组织破坏：双侧卵巢手术切除、经放疗破坏卵巢组织；药物破坏卵巢组织,如使用中药雷公藤半年即可永久性破坏卵巢功能,导致闭经。严重的卵巢炎症,也可以导致卵巢组织破坏造成闭经。

3.垂体病变　　垂体的器质性病变或功能失调均可导致月经紊乱或闭经。

（1）垂体肿瘤：腺垂体包含多种具有分泌功能的细胞,这些腺细胞可产生催乳素腺瘤、生长激素腺瘤、促甲状腺激素腺瘤、促肾上腺皮质激素腺瘤及无功能垂体腺瘤,由于不同类型的肿瘤可分泌不同的激素,因此症状各不相同,但都会有闭经表现。

1）催乳素腺瘤：约占垂体功能性肿瘤的45%,占闭经患者的15%左右。女性患者表现为闭经、溢乳、流产、不孕等,40%患者出现高雄激素症状,肿瘤增大可能出现压迫症状,如头疼、视力减退、视野缺损等。

2）生长激素腺瘤：为垂体前叶嗜酸细胞瘤,瘤细胞分泌过多的生长激素而引发一系列症状,因发病年龄不同可表现为巨人症或肢端肥大症,前者发生在未成年人,有原发闭经；后者发生在成年人,常有继发闭经和性功能障碍。

3）促甲状腺激素腺瘤：属嗜酸或嫌色细胞瘤,瘤细胞分泌过量的促甲状腺激素,导致甲状腺激素水平过高,引起甲亢和闭经。

4）促肾上腺皮质激素腺瘤：又称库欣综合征,该瘤细胞分泌大量的 ACTH,致使皮质醇分泌量增高,从而导致向心性肥胖,女性患者出现闭经、多毛、痤疮等。

（2）空蝶鞍综合征：先天发育不全、肿瘤、手术破坏、妊娠后等因素,导致脑脊液流入垂体窝,蝶鞍扩大,垂体受压缩小。临床上可无症状,部分患者出现头疼、视野改变、脑脊液鼻漏或颅内高压,并发下丘脑功能失调可导致内分泌功能紊乱出现闭经、溢乳等。

（3）席汉综合征：由于产后大出血、休克导致垂体缺血梗死。一般垂体前叶最为敏感,可累及促性腺激素、促甲状腺激素及促肾上腺激素分泌细胞,因此出现闭经、无乳、性欲减退、毛发脱落等症状,还可以出现畏寒、贫血、嗜睡、低血压及基础代谢率低下等症状。垂体后叶功能受影响可导致尿崩症。

4.下丘脑和中枢神经病变　　下丘脑性闭经（HA）是指包括中枢神经系统、下丘脑疾病或功能紊乱引起的 GnRH 脉冲分泌异常导致的闭经。其原因分为先天性因素和后天性因素,先天性因素包括下丘脑先天性发育异常导致的功能低下,如 Kallmann 综合征、原发性低促性腺素性腺功能低下；后天因素主要是环境因素、精神心理因素、营养、运动等导致的继发性低促性腺素性腺功能低下。

（1）精神应激性闭经：精神刺激和社会环境创伤的应激反应,可导致下丘脑-垂体-卵巢轴功能失调,导致闭经。精神应激刺激可以使促肾上腺皮质激素释放激素增加,皮质激素分泌增加,内源性阿片肽增加,抑制垂体激素释放。

(2)运动性闭经:剧烈运动刺激后,导致的体脂减少,产生的应激反应,导致瘦素下降等,都会引起下丘脑-垂体-卵巢轴功能失调,导致闭经。运动一旦引起闭经,提示患者存在能量分流、饮食不足、激素水平降低,可导致骨质丢失、骨密度降低。

(3)神经性厌食:神经性厌食症是一种严重的进食障碍,多数由生物、社会、精神因素引起。该症的精神应激刺激和体重严重下降都会导致内分泌功能紊乱,引起闭经。该病不仅影响 H-P-O 轴,还影响下丘脑-垂体-肾上腺轴和下丘脑-垂体-甲状腺轴,因此患者不仅出现性激素水平低下,肾上腺皮质激素、甲状腺激素水平均有不同程度下降,导致除闭经以外的怕冷、乏力、皮肤干燥、血压降低等问题。

(4)器质性疾病

1)Kallmann 综合征:是下丘脑先天性分泌促性腺激素释放激素缺陷、同时伴有嗅觉丧失或减退的一种疾病,因 Kallmann 于 1944 年首次报道而得名。女性发病率 1/5000。病变在下丘脑,先天性 GnRH 分泌不足与嗅觉神经发育不全。由于胚胎时期分泌 CnRH 的神经元和嗅觉神经元系自同一来源,移行途径相同,因此,本病的发生是嗅神经元向前脑移行未达嗅球,却终止于筛板和前脑之间,GnRH 神经元也终止于此,两种神经元部分或完全不发育,故导致闭经同时伴发嗅觉异常。患者表现为原发闭经、第二性征不发育,同时伴嗅觉缺失。可伴神经系统异常、眼球运动失常、凝视性眼球水平震颤、感觉神经性耳聋,可伴体格系统异常、唇裂、裂腭、单侧肾、弓形足等表现。激素测定 FSH、LH、E_2 均明显降低。

2)特发性低促性腺功能闭经(IHH):是染色体隐性遗传疾病,为单纯的促性腺激素释放激素缺乏导致的性腺功能低下。表现为原发闭经、第二性征不发育或发育差。除了没有嗅觉缺失,其他表现与 Kallmann 综合征基本一致。

3)颅咽管瘤:是先天性生长缓慢的一种肿瘤,位于蝶鞍上垂体柄漏斗部前方,肿瘤增大可压迫第三脑室,向上压迫视神经交叉,向下压迫下丘脑和垂体出现相应的压迫症状。导致颅内压增高、肥胖、视力障碍等压迫症状。发生在青春期可出现原发闭经、性幼稚、生长障碍;发生在青春期后表现为继发闭经、女性性征退化、生殖器官萎缩等。

4)肥胖生殖无能综合征:属下丘脑性幼稚肥胖症,主要是下丘脑组织病变侵犯了释放 GnRH 的神经核群,同时也侵犯了与摄食有关的神经核群,导致性腺功能低下和肥胖。表现为闭经、第二性征发育差、内外生殖器发育不良,伴多食和肥胖。

(5)药物:很多药物可以干扰下丘脑和垂体的功能,导致闭经。如抗精神病药物氯丙嗪、奋乃静,通过阻断多巴胺受体引起 PRL 升高,从而抑制 GnRH 释放,导致闭经和溢乳;长效避孕药中的雌孕激素可以抑制 H-P-O 轴的功能可导致部分女性闭经;其他药物包括利血平、甲氧氯普胺(灭吐灵)、地西泮等药物也可以通过抑制下丘脑的催乳素抑制因子而产生溢乳和闭经症状。

5.其他分泌腺病变　包括甲状腺病变、肾上腺病变、胰岛素异常等。

(1)甲状腺病变:甲状腺和性腺的内分泌活动可以直接或间接地相互影响,因此,当甲状腺发生疾病时,其分泌的甲状腺激素水平的增加或减少都会影响到生殖系统的功能。甲状腺功能亢进(甲亢)中、重度患者对垂体功能反馈抑制,引起 TRH、TSH、GnRH 降低,导致无排卵月经或闭经。甲状腺功能低下患者可导致青春期前患者出现原发闭经、身材矮小、性幼稚等,成年患者出现月经过多、无排卵型功血。

(2)肾上腺病变:控制肾上腺和卵巢功能的下丘脑激素释放激素间存在交叉作用,因此肾上腺和卵巢关系密切,肾上腺疾病可影响卵巢功能,出现月经紊乱或闭经。

1)肾上腺皮质功能亢进:又叫 Cushing 综合征,是 ACTH 分泌过多或肾上腺肿瘤所致的肾上腺皮质功能亢进,表现为向心性肥胖、高血压、高血糖、多毛、痤疮、月经失调或闭经等一系列症状。

2)肾上腺皮质功能低下:是由于肾上腺皮质功能低下导致患者出现虚弱、疲乏、厌食、恶心、心动微弱等症状为特点的一种疾病,于 1855 年由英国的 Thomass Adission 发现,故又名 Adission 综合征。引起肾上腺功能低下的原因包括:肾上腺结核、梅毒、肿瘤、出血等导致功能破坏;精神神经因素导致肾上腺功能减退;或自身免疫因素造成的同时合并卵巢、甲状腺等的多腺体自身免疫疾病。该病常出现卵巢功能低下,严重时表现为排卵障碍、月经过多、闭经、不育等。

(3)糖尿病:是胰岛素缺乏或外周组织对胰岛素敏感性下降而引起的一种代谢性疾病。胰岛功能的失调可影响性腺轴功能,出现月经紊乱、闭经、不育等症状。1 型糖尿病的未经治疗控制的女性患者,闭经率高达 50%,说明糖尿病对生殖轴的影响还是十分明显的。

三、诊断

闭经的原因很多,是许多疾病的一种表现,其诊断要根据病史、体格检查和相关的辅助检查找出导致闭经的原发病因,才能最终诊断其类型、发生部位。因此,详细了解闭经患者的发病史、月经史、生育史、个人史十分重要。

1.病史

(1)现病史:了解末次月经时间,并区分是自然月经或激素治疗后的撤退性出血。了解发病前有无诱因,如环境改变、精神刺激、过度劳累、寒冷刺激等,精神心理因素、节制饮食或厌食所致的明显体重下降,消耗性疾病引起的严重营养不良等。

(2)月经史:原发性闭经患者应询问有无自然的乳房发育、性毛生长、身高增长;继发性闭经者应询问初潮年龄、周期、经期、经量等。闭经以来有无伴发症状,如早孕样反应、腹痛、溢乳、视力改变、体重增加、围绝经症状等。曾做过什么检查,用过哪些药物等。最近的两次月经日期要问清楚。

(3)婚育史:包括婚姻状况、结婚年龄、避孕方法、使用时间等。妊娠生育史包括妊娠次数、分娩次数,有无难产、大出血和手术产情况、有无产后并发症;流产次数、方法、有无并发症等;有无人流、取环等可能造成子宫内膜损伤的病史。

(4)既往史:幼年有无腮腺炎、结核、脑炎、脑部创伤史、生殖器官感染史。有无垂体肿瘤、垂体手术、垂体外伤等病史。有无其他内分泌疾病史,如甲状腺、肾上腺和胰腺等异常病史。

(5)个人史:个人生活习惯、学习工作压力、环境改变、运动强度、家庭关系等。

(6)家族史:母亲、姐妹有无早绝经的病史,父母是否近亲结婚等。

2.临床表现和体格检查

(1)临床表现:16 岁月经从未来潮,为原发闭经;原来月经正常,排除妊娠和哺乳,月经停止 6 个月以上,为继发闭经。

(2)体格检查

1)全身检查:包括全身发育状况、有无畸形;测量身高、体重、四肢与躯干的比例,五官特征,观察精神状态、智力发育、营养状等,对毛发分布和浓密程度进行评分,评估乳房发育情况并检查是否溢乳,腹股沟和小腹部有无肿块等。

2)妇科检查:观察外生殖器发育情况,有无先天性畸形;检查子宫和卵巢的大小,有无肿块和结节,输卵管有无增粗和肿块等。

3.辅助检查

（1）激素试验

1）孕激素试验：根据孕激素试验将闭经分为Ⅰ度闭经和Ⅱ度闭经，反映闭经的严重程度；卵巢具有分泌雌激素功能，有一定雌激素水平，用孕激素有撤退出血称Ⅰ度闭经；卵巢分泌雌激素功能缺陷或停止，雌激素水平低落，用孕激素无撤退出血，称Ⅱ度闭经。方法为黄体酮20mg，肌注，共3～5天；或甲羟孕酮8～10mg，每日一次，共5～7天；或达芙通10mg，每日两次，5～7天。停药后2～7日内有撤退性出血为阳性，即Ⅰ度闭经，表示生殖道完整，体内有一定水平的内源性雌激素，但有排卵障碍；如本试验为阴性，则为Ⅱ度闭经。

2）雌激素试验：孕激素试验阴性者行雌激素试验以排除子宫性闭经。口服雌激素（己烯雌酚1mg，或炔雌醇0.05mg，或倍美力0.625mg，或补佳乐1mg）每日一次，共20天，于用药第16天开始用孕激素制剂（黄体酮20mg，肌注，每日一次；或甲羟孕酮8～10mg，每日一次；或达芙通10mg，每日两次）共5天。停药后2～7天内有撤退性出血者为阳性，表示子宫内膜正常，下生殖道无梗阻，病变系内源性雌激素缺乏引起；试验阴性表示病变在子宫，重复两个周期仍无出血，子宫或下生殖道梗阻可诊断。

3）垂体兴奋试验：对于FSH低于正常者，需用此试验确定病变在垂体还是下丘脑。方法是静脉注射GnRH 50μg，于注射前及注射后15、30、60、120分钟分别采血测定LH，峰值为注射前2倍以上为阳性，说明病变可能在下丘脑。阴性者人工周期治疗1～3个月后重复试验仍无反应者表示病变在垂体。若FSH升高不明显，LH较基础值明显升高，伴有LH/FSH>3，提示可能是PCOS。

（2）靶器官功能检查

1）子宫功能检查：诊断性刮宫或内膜活检适用于已婚妇女，用以了解宫腔深度、颈管和宫腔有无粘连。刮取内膜活检可以了解子宫内膜对卵巢激素的反应，诊断内膜结核、内膜息肉等疾病。

2）卵巢功能检查：包括基础体温测定、宫颈评分、宫颈脱落细胞检查等。

①基础体温测定：孕酮通过体温调节中枢使体温升高，正常有排卵的月经周期后半周期体温较前半周期升高0.3～0.5℃，因此体温呈双相型提示卵巢有排卵和黄体形成。

②宫颈黏液检查：宫颈受雌、孕激素的影响会发生形态、宫颈黏液物理性状的改变。分为宫颈黏液评分和宫颈黏液结晶检查两种，前者是根据宫颈黏液的量、拉丝度、宫颈口张合的程度进行评分；后者根据黏液的结晶判断受雌激素影响的程度及是否受孕激素的影响。

③阴道脱落细胞检查：通过观察阴道脱落中表、中、底层细胞的比例，判断雌激素水平，一般表层细胞的比例越高反映雌激素水平越高。卵巢早衰患者出现不同程度的雌激素低落状态。

（3）内分泌测定

1）生殖激素测定：促性腺激素FSH、LH测定适用于雌激素试验阳性者，以区别雌激素缺乏是卵巢性或中枢性。高促性腺激素性腺功能低落：FSH≥30IU/L，病变在卵巢；低促性腺激素性腺功能低落：FSH或LH<5IU/L，病变在中枢（下丘脑或垂体）。LH/FSH比值增大可能患有PCOS。E2测定可反映卵巢激素的水平，E≤50pg卵巢功能低下，P≥15.9nmol/L说明有排卵，T高提示有PCOS、卵巢男性化肿瘤、睾丸女性化疾病、肾上腺皮质疾病等可能。PRL测定要在上午9～11时，空腹、安静状态下，避免应激因素影响。PRL>25～30ng/ml为高泌乳素血症，要根据病史寻找相应的病因。

2）其他激素：甲状腺激素、肾上腺激素、胰岛素等的测定可以确定闭经的原发病因。

（4）其他辅助检查

1）B超：可了解盆腔有无肿块，了解子宫大小、内膜情况、宫腔内有无占位病变，卵巢的大小形态、卵泡大小数目、有无肿块，有无腹腔积液等。

2）子宫输卵管造影（HSG）：对于怀疑子宫疾病、结核、粘连者应行 HSG 检查，了解子宫是否有粘连、输卵管是否通畅等。

3）宫腔镜检查：有助于明确子宫性闭经的病变性质，了解宫腔粘连的部位、程度、范围等，估计月经恢复的可能性；腹腔镜检查可以在直视下观察卵巢的外观、大小、形状等，明确闭经的病因，腔镜下可以行活检，卵巢活检有利于明确两性畸形的病因。

4）电子计算机断层扫描（CT）或磁共振成像（MRI）：可用于头部蝶鞍区的检查，有利于分析肿瘤的大小和性质，诊断空蝶鞍、垂体瘤等疾病。

5）染色体检查：对于原发性闭经应常规进行外周血染色体检查，对鉴别先天性性腺发育不全的病因、两性畸形的病因有重要意义。

6）自身免疫性抗体检测：与闭经有关的自身免疫性抗体包括抗肾上腺抗体、抗甲状腺微粒体抗体、抗卵巢抗体、抗胰岛细胞抗体等。

7）其他：疑为结核者测定血沉、结核菌素试验、胸片；怀疑妊娠或相关疾病者应查 HCG。

四、治疗

引起闭经的原因复杂多样，有先天和后天因素，更有功能失调和器质性因素之分，因此治疗上要按照患病病因制定出不同的治疗方案，全身治疗和病因治疗相结合。

1.一般治疗　月经正常来潮受神经内分泌调节，精神心理、社会环境、饮食营养对其有重大影响。另外闭经本身也会影响患者的身心健康。因此，全身治疗和心理调节对闭经患者十分必要。对于因精神创伤、学习和工作压力导致的精神应激性闭经要进行耐心的心理疏导；对于盲目节食减肥或服药减肥导致的闭经要指导其正确认识和利用适当途径进行体重控制，并告知过度节食减肥的弊端；对偏食引起的营养不良要纠正饮食习惯；慢性疾病导致的营养不良要针对病因进行治疗，并适当增加营养。若闭经患者伴有自卑、消极的心理问题，要鼓励其树立信心，配合治疗，有助于月经早日恢复。

2.激素治疗　对于原发性闭经患者，激素应用的目的是促进生长和第二性征发育，诱导人工月经来潮；对于继发性闭经患者，激素应用的目的是补充性激素，诱导正常月经，防止激素水平低下造成的生殖器官萎缩、骨质疏松等影响。

（1）单纯雌激素应用

1）促进身高生长：Turner 综合征患者及性腺发育不良患者缺乏青春期雌激素刺激产生的身高突增阶段，因此，这类患者在骨龄达到 13 岁以后，可以开始小剂量应用雌激素，如孕马雌酮（倍美力）0.300～0.625mg/d，戊酸雌二醇 1mg/d，可增快生长速度。也可使用生长激素，剂量为每周 0.5～1.0IU/kg，应用时间可早至 5～6 岁，但价格昂贵。

2）促进第二性征和生殖器官发育：原发性闭经患者为低雌激素水平者，第二性征往往发育不良或完全不发育，应用小剂量雌激素模拟正常青春期水平，刺激女性第二性征和生殖器官发育，如孕马雌酮（倍美力）0.300～0.625mg/d，戊酸雌二醇 1mg/d，使用过程中定期检测子宫内膜厚度，当子宫内膜厚度超过 6mm 时，开始定期加用孕激素，造成撤退性出血——人工月经。

3）激素替代：当患者雌激素水平低下，而缺乏子宫或子宫因手术切除时，可单纯应用雌激素进行激素替代治疗，如孕马雌酮（倍美力）0.625mg/d、戊酸雌二醇 1～2mg/d、炔雌醇 0.0125mg/d 等。

（2）雌、孕激素联合：雌、孕激素序贯治疗：孕马雌酮（倍美力）0.625mg/d，或戊酸雌二醇 1～2mg/d，从出血第 5 天开始应用，连续 21～28 天，最后 10～14 天加用孕激素，如甲羟孕酮 8～10mg/d，或地屈孕酮

$10\sim20mg/d$。

（3）单纯应用孕激素：对于有一定雌激素水平的Ⅰ度闭经，可以应用孕激素后半周期治疗，避免长期雌激素刺激缺乏孕激素抵抗造成子宫内膜过度增生。用药方法为，甲羟孕酮$8\sim10mg/d$，或地屈孕酮$10\sim20mg/d$，从出血第16天开始，连续应用$10\sim14$天。

3.促孕治疗　对于有生育要求的妇女，有些闭经患者在进行数个周期的激素治疗后，排卵恢复，可自然孕育；但有些患者无法恢复自发排卵，要在周期治疗诱导生殖器官发育正常后，进行促排卵治疗。

（1）小剂量雌激素：对于卵巢早衰患者，卵巢内尚有少量残余卵泡，这类患者不论对氯米芬或尿促性素都不敏感，可以用小剂量雌激素期待治疗，孕马雌酮（倍美力）$0.625mg/d$，或戊酸雌二醇$1mg/d$，定期监测卵泡生长情况，当卵泡成熟时可用hCG $5000\sim10000IU$促排卵。

（2）氯米芬（CC）：适应于有一定雌激素水平的闭经妇女。从撤退性出血第$3\sim5$天开始，$50\sim200mg/d$，连续5天，从最低剂量开始试用，若无效，下一周期可逐步增加剂量。使用促排卵药物过程中要严密监测卵巢大小和卵泡生长情况。

（3）尿促性素（HMG）：适应于中枢性闭经。自撤退出血$3\sim5$天开始，每天75IU，连续7天，若无反应可逐渐增加剂量，每次增加$37.5\sim75IU$，用药期间必需利用B超、宫颈评分、雌激素水平监测卵泡发育情况，随时调整剂量。当宫颈评分>8，优势卵泡$>18mm$时，可以注射hCG促排卵，hCG的注射剂量要根据卵泡的数量和卵巢的大小决定，以防引起卵巢过激反应。

（4）纯促卵泡激素（FSH）：每支含纯化的FSH 75IU，该制剂主要适应于LH不低的患者，如PCOS患者，使用方法同HMG，在撤退性出血$3\sim5$天开始使用，每天75IU，连续7天，之后通过定期监测卵泡发育情况调整用药量，直至卵泡成熟，停止应用FSH。

（5）hCG：促卵泡治疗过程中观察到卵泡直径$>18mm$，或宫颈评分连续2天大于8分时，可以注射hCG $2000\sim10000IU/d$，诱使卵泡排出。hCG的使用量要根据成熟卵泡的数量、卵巢的大小慎重选用，避免剂量使用不当造成卵巢过度刺激。

4.对因治疗　引起闭经的原因很多，因此治疗闭经要结合其病因诊断，针对发病原因进行治疗。

（1）子宫及下生殖道因素闭经

1）下生殖道因素闭经：无孔处女膜可手术切开处女膜，有经血者进行引流，并用抗生素预防感染；小阴唇粘连者一经确诊应立即行钝性分离术，术后抗感染、局部应用雌激素预防术后再次粘连；阴道闭锁和阴道完全横隔需手术打通阴道，术后适当应用阴道模具避免粘连；阴道不全横隔可在孕育成功，分娩时予以切开；先天性无阴道无子宫者，可在婚前3个月进行阴道成形术，术后放置模具。

2）宫腔粘连：宫腔粘连的处理要根据粘连的部位、面积、程度、有无生育要求决定是否处理。宫腔完全粘连或虽部分粘连但不影响经血外流者，若患者无生育要求者，无需处理；如有生育要求，宫腔部分粘连、或宫颈粘连影响经血流出有周期性腹痛，应分解粘连。方法有：用宫腔探针或宫颈扩张器分离粘连，或在宫腔镜直视下分离粘连。粘连分离后放置IUD $3\sim6$个月，同时应用雌孕激素序贯治疗支持内膜的修复和生长，预防再粘连。

（2）卵巢性闭经：不论是先天性卵巢发育不良，或是后天因素导致卵巢功能衰退、卵泡耗竭，均表现为促性腺激素增高，雌、孕激素水平低下。

1）原发性卵巢性闭经：这类患者第二性征发育不良或不发育，因此，在骨龄达到13岁时应用小剂量雌激素促进生长和第二性征发育，当子宫内膜发育到一定程度开始使用雌、孕激素联合治疗诱发月经。该类患者由于卵巢内缺乏生殖细胞和卵泡，因此，不能孕育自己的孩子，如子宫发育正常，婚后可以借助他人供卵生育。

2）继发性卵巢性闭经：这类闭经引起的原因不详，治疗上亦无法针对病因。对于无生育要求的，应进行雌孕激素联合替代治疗，维持月经、避免生殖器官萎缩、预防骨质疏松等疾病。对于有生育要求，而卵巢内又有残存卵泡者，雌孕激素序贯治疗数周期后，有部分患者可恢复排卵而受孕；若不能自发恢复可试用促排卵治疗，但这类患者的卵巢对促排卵药物的敏感性差，生育希望较小。继发性卵巢性闭经患者，闭经时间越短，治疗后排卵恢复率越高，反之，排卵恢复率极低。

（3）垂体性闭经：多为器质性原因引起的闭经，如垂体瘤、空蝶鞍综合征、希汉综合征，要针对病因治疗。

1）垂体瘤：如前文所述，垂体瘤种类很多，各具不同的分泌功能，因此除了瘤体增大时的神经压迫症状外，对健康产生的影响依据其分泌的激素而不同。一般而言，垂体肿瘤通过手术切除可以根治，但近年来的研究和医学发展使垂体肿瘤的药物治疗成为可能。垂体催乳素瘤是引起闭经的主要原因之一，该病可以手术治疗，如开颅术、经蝶鞍术等，但垂体催乳素瘤手术常常造成肿瘤切除不全或正常垂体组织损伤，近年来药物治疗获得了巨大的进展，逐渐替代手术成为首选治疗方法。目前垂体催乳素瘤的首选治疗药物是溴隐亭，为多巴胺受体激动剂，每片 2.5mg，可从 1.25mg 开始给药，2 次/天，餐时或餐后给药，3 天无不适可逐渐加量，最大剂量 10mg/d。该药的主要副反应是胃肠道刺激症状，如不能适应，也可改用阴道给药，资料报道与口服生物利用度相似。另外，还有长效溴隐亭，每 28 天注射一次，一次 50～100mg，最大剂量 200mg，副作用小，疗效好，可用于对口服溴隐亭不能耐受的患者。还有一种是诺果宁，是非麦角碱类多巴胺受体 D_2 激动剂，为新一代高效抗 PRL 药，治疗初始剂量为 $25\mu g/d$，第二、第三天为 $50\mu g/d$，维持量为 $75～150\mu g/d$，该药副反应小、使用安全，但目前国内市场尚无销售。由于 PRL 降为正常后可以立即恢复自发排卵，因此对于已婚妇女，如不避孕可能很快怀孕，但建议如果是垂体瘤患者，最好是 PRL 控制正常一年后怀孕。尽管目前尚无任何资料证明溴隐亭对胚胎有害，但慎重起见，推荐妊娠期，特别是三个月以内停用溴隐亭。妊娠过程中定期观察 PRL 变化，有无头痛、视力下降等症状，如有催乳素瘤复发或加重，可立即使用溴隐亭，能迅速控制症状，控制不住可以立即手术。

2）希汉综合征：由于希汉综合征通常造成垂体分泌促性腺激素、促甲状腺素、促肾上腺素功能的损伤，因此根据患者的具体情况，需进行雌、孕激素、甲状腺素和肾上腺皮质激素三方面的补充替代治疗。雌、孕激素采用序贯治疗；肾上腺皮质激素采用泼尼松 5～10mg/d 或醋酸可的松 25mg/d，晨服 2/3，下午服 1/3；甲状腺素片 30～60mg/d。该病如果没有子宫和输卵管的损伤，如有生育要求，轻型者可用 CC 促排卵，重者可以用 HMG/hCG 促排卵治疗，排卵后建议使用黄体酮维持黄体功能。

（4）中枢性闭经：中枢性闭经的病因多为精神心理、应激相关因素，因此针对诱因进行治疗十分重要；部分为先天性下丘脑神经元发育异常导致，主要是进行激素替代，有生育要求者进行促排卵助孕。

1）Kallmann 综合征：由于这种先天性的中枢异常无法纠正，因此，需用激素替代方法补充治疗及诱导月经来潮。而卵巢本身并无异常，只是缺乏促性腺激素的刺激使其功能处于静止状态，给予外源性促性腺激素可以诱导卵巢内卵泡的发育和成熟。因此，该病的治疗分两个阶段，首先是激素替代治疗，用小剂量雌激素治疗促进第二性征的发育和生殖器官的发育，到生殖器官发育到一定阶段时，单纯雌激素治疗改为雌、孕激素联合治疗诱导月经来潮；当患者结婚有生育要求时，可用 HMG 和 hCG 诱导排卵，或用 GnRH 脉冲法诱导排卵，后者由于操作困难使用较少。

2）特发性低促性腺素性腺功能低下（IHH）：治疗同 Kallmann 综合征，用激素替代方法补充治疗及诱导月经来潮，有生育要求时，给予外源性促性腺激素诱导卵巢内卵泡的发育成熟和排卵。

3）继发性低促性腺素性腺功能低下：用周期性治疗诱导月经来潮，连续 3～6 个月。

（5）其他原因性闭经：由于甲亢、甲低、肾上腺皮质功能亢进或低下、糖尿病等因素引起的闭经，要治疗原发疾病。

【临床特殊情况】

1.无第二性征发育的原发性闭经治疗的思考　原发性闭经分为无第二性征发育和有第二性征发育两种。无第二性征发育的闭经有两种可能:卵巢发育不良或下丘脑、垂体病变导致的卵巢无功能。对于无第二性征发育的闭经患者,应用激素治疗可促进其第二性征的发育,过早和剂量过大的激素使用会抑制身高生长。为了避免大剂量雌激素促进骨骺愈合、抑制身高的增长,治疗应当模拟女性的青春期,从小剂量激素开始,治疗开始时间为骨龄达到 13 岁,单纯雌激素应用的时间可以持续 1~2 年或更长,应用过程中子宫内膜厚度超过 6mm 时可加用孕激素撤退性出血。

2.多囊卵巢综合征(PCOS)导致长期闭经需注意　PCOS 是引起闭经的常见原因,这种疾病的特点是长期不排卵或稀发排卵,患者子宫内膜长期受雌激素刺激而缺乏孕激素的对抗,常常会发生内膜增生症。因此,PCOS 引起的闭经就诊时如果病程长期发展没有得到有效的治疗,应注意患者的子宫内膜厚度、超声检查是否有异常,如有可疑病变倾向,建议行诊断性刮宫,排除内膜病变,以免延误治疗。

3.跌重性闭经　是指由于体重下降引起的下丘脑 GnRH 脉冲分泌功能障碍导致的闭经。引起体重降低的原因很多,有营养不良、精神心理因素、运动、使用减肥药物、节食等。一般而言,较原体重下降 25% 或降至标准体重 15%,可导致下丘脑-垂体-卵巢轴功能失调,下丘脑-垂体-肾上腺轴功能失调,下丘脑-垂体-甲状腺轴功能失调等。根据生殖轴功能被抑制的程度,可以造成黄体功能不全、月经不规则,严重者导致闭经。这类闭经的治疗方法中,精神心理调整、生活方式调整、体重恢复甚至比药物治疗更重要,如果患者不配合这些调整,药物治疗常常难以达到根治的目的。

4.闭经激素治疗的思考　月经的周期性来潮是一个育龄妇女身体健康的标志,因此闭经常常会给妇女造成很大的困扰。为了让闭经患者恢复月经,除了子宫下生殖道性闭经外,其他任何原因引起的闭经,不论Ⅰ度或Ⅱ度闭经,应用雌孕激素都可以使月经来潮,但这并不意味着医生治疗目的的实现,闭经患者成功诊治是找到引起闭经的原发因素,依据病因治疗是关键,祛除病因治疗是根本。

5.不同类型闭经对生育的影响　按照闭经的病理生理改变,将其划分为下丘脑性闭经、垂体性闭经、卵巢性闭经、子宫及下生殖道性闭经。下丘脑及垂体性闭经通称为中枢性闭经,是下丘脑或垂体的功能异常或器质性病变导致的 GnRH 和(或)FSH、LH 分泌减少,因此卵巢处于功能低下状态,不能排卵和正常分泌雌、孕激素,导致闭经、不孕,但这类患者只要给予外源性的 FSH、LH,卵巢功能就被激活,卵泡可以生长并排卵,因此,经治疗可以生育。卵巢性闭经病变在卵巢,如果是先天性性腺发育不良卵巢内先天缺乏卵泡,卵巢早衰患者则是卵泡耗尽,患者就不再具备生育自己孩子的可能,但采取他人供卵体外受精-宫内移植受孕可以孕育丈夫和供卵者的子代。当然,体细胞克隆技术可以解决因卵巢问题造成的不育问题,该项技术有待未来的成熟和应用。子宫是胎儿生长的宫殿,子宫内膜是孕育胎儿的温床,先天性无子宫、先天性子宫发育异常或后天炎症、手术造成子宫内膜严重损伤都会造成胚胎无处种植发育而不孕。目前国外报道有腹腔妊娠技术成功的病理,但该技术有待发展和普及。

（黄　露）

第八节　更年期综合征

绝经是每个妇女生命进程中必经的生理过程。多数国家调查表明,妇女自然绝经的平均年龄为 50 岁左右。随着人类期望寿命的延长,妇女超过三分之一的生命将在绝经后期度过。据统计,在占我国总人口约 11％的 40～59 岁的妇女中,50％以上存在不同程度的绝经相关症状或疾病。绝经相关问题和疾病严重困扰广大中老年妇女的身心健康。确立围绝经期治疗对策,改善围绝经期与绝经后期妇女的生活质量是妇产科工作者义不容辞的职责。

一、定义

绝经综合征是指妇女绝经前后出现性激素波动或减少所致的一系列躯体及精神心理症状。绝经分为自然绝经和人工绝经。自然绝经指卵巢内卵泡生理性耗竭所致的绝经;人工绝经指两侧卵巢经手术切除或受放射或化学治疗所致的绝经。人工绝经患者更易发生绝经综合征。

有关绝经名词的定义与分期:生殖衰老的基础是卵巢内始基卵泡储备逐渐耗竭,它有一个渐进、累积的过程。1994 年 WHO 将这一时期命名为"绝经过渡期",定义为"绝经前从临床特征、内分泌、生物学方面开始出现趋向绝经的变化,直到最终月经时止",此后的生命期定义为绝经后期。绝经是指妇女一生中最后一次月经,只能回顾性地确定,当停经达到或超过 12 个月,认为卵巢功能真正衰竭,以至月经最终停止。绝经后 5 年内一般定义为绝经后早期,5 年后为绝经后晚期。对绝经过渡期的研究认为,准确认识绝经过渡期的分期、月经改变与卵巢组织学、激素变化、临床症状的关系有助于临床治疗的研究和制订治疗策略。

STRW 为国际第一个标准化绝经过渡期分期系统,其对绝经过渡期早期和晚期的定义:35 岁后,即往月经规则,月经失去规律,出现周期长度>7 天,但<2 个月,提示过渡期早期开始;当停经 2～11 个月,提示进入绝经过渡期晚期。围绝经期是指绝经前后一段时期,自临床特征、内分泌学及生物学开始出现绝经征象(40 岁左右)持续至最后一次月经后 1 年。围绝经期起点与绝经过渡期的起点一致,而终点不同。

二、围绝经期与绝经后期的内分泌变化

妇女一生中卵细胞的储备功能在胎儿期已成定局,出生后不再增加。经历绝经过渡期与绝经,卵巢储备功能也经历下降至衰竭的过程,内分泌出现一系列改变。

1.促性腺激素　绝经过渡期 FSH 水平升高,呈波动型,与卵巢分泌的抑制素水平有关。FSH 对抑制素的负反馈抑制较 LH 敏感。绝经后 FSH 增高 10～20 倍(>30IU/L),LH 约增加 3 倍,于绝经后 1～3 年达最高值,以后稍有下降。

2.促性腺激素释放激素　下丘脑弓状核分泌的 GnRH,于绝经后水平升高。与垂体分泌的促性腺激素 FSH、LH 释放一致,呈脉冲式释放。

3.雌激素　绝经过渡期雌激素水平呈波动状态,当 FSH 升高对卵泡过度刺激时可使 E_2 分泌过多,导致早期雌激素水平高于正常卵泡期水平。当卵泡生长发育停止时,雌激素水平下降。绝经后卵巢不再分泌雌激素,循环中雌二醇(10～20pg/ml)多来自雌酮的外周转化;雌酮(30～70pg/ml)主要来自雄烯二酮的外周转化。转化的部位主要在肌肉和脂肪,肝、肾、脑等组织也可促使转化。

4.黄体酮　绝经过渡期卵巢尚有排卵功能,但黄体功能不全,黄体酮分泌减少;绝经后卵巢停止分泌黄体酮。

5.雄激素　绝经后雄激素来源于卵巢间质细胞及肾上腺,总体雄激素水平下降。其中雄烯二酮主要来源于肾上腺,量约为绝经前的 1/2。卵巢主要产生睾酮,由于升高的 LH 对卵巢间质细胞的刺激增加,使睾酮水平较绝经前无明显下降。

6.抑制素　围绝经期妇女血抑制素浓度下降,较雌二醇下降早且明显。通过反馈抑制垂体 FSH 和

GnRH对自身受体的升调节,使抑制素水平与FSH水平呈负相关。绝经后卵巢分泌的抑制素极低,FSH升高。

7.催乳素　绝经后催乳素水平变化不大,有人认为FSH、LH升高会使催乳素下降。

8.甲状旁腺素(PTH)　由甲状旁腺分泌,雌激素与其相拮抗,并共同参与体内血钙平衡的调节,雌激素水平下降,甲状旁腺激素升高。

9.降钙素(CT)　由甲状腺滤泡细胞分泌,受雌激素刺激分泌增加,二者呈正相关,绝经后减少。

10.生长激素(GH)　随年龄增加而减少。

11.β-内啡肽　绝经后明显降低。

以上内分泌改变会对绝经妇女产生一系列生理与心理改变,激素补充治疗可以改善低雌激素状态,对延缓各系统衰老有一定作用。

三、潮热病因机制

潮热是典型的更年期症状,也是围绝经期妇女最主要的主诉。绝经期妇女潮热发生率高达75%,历来研究者研究更年期症状的发病机理,往往从潮热病因机制研究入手。

1.血管舒缩功能变化　围绝经期由于雌激素等内分泌的变化,可引起体表及末梢血管舒缩功能改变,末梢血管扩张,血流增加,引起潮热发生。其可能机制为绝经后雌激素缺乏,反馈性地引起去甲肾上腺素能神经元活性增强从而激发下丘脑视前区GnRH神经元的释放活性,引起与之相毗邻体温调节神经元散热机能的激活,人体出现活跃的潮红发作。

2.体温调节中枢异常　下丘脑体温调节中枢是体温调节的关键,温敏神经元与冷敏神经元起着调定点的作用。当机体温度偏离调定点,体温调节中枢会及时发出指令,调控效应器的产热和散热状况,直至达到与调定点相适应的水平。体温偏离调定点需要达到阈值才能激活体温调节中枢,但在围绝经期,这个阈值范围缩小,导致女性体温调节过度敏感,出现血管扩张、潮热、发汗症状。

3.其他神经递质的作用　雌激素的部分作用是通过神经递质来调节实现的,主要是β-内啡肽、去甲肾上腺素以及5-羟色胺。

随着卵巢功能的下降,雌激素减少,下丘脑β-内啡肽活性也下降,对去甲肾上腺素抑制作用减弱。研究发现血浆去甲肾上腺素代谢产物在潮热发作前期以及发作时升高,认为其可诱发潮热。另有研究显示,绝经过渡期5-羟色胺水平高于育龄期,绝经后升高更明显,但随绝经期延长逐渐减低,时间上与潮热的出现高峰期吻合,因此认为5-羟色胺升高及活性增强与潮热的发生有关。但亦有不同的报道,患者使用5-羟色胺受体再摄取抑制剂治疗抑郁时,观察到潮热症状减轻。5-羟色胺通过与受体结合发挥作用,已发现5-羟色胺受体的7种类型及15个亚型,其作用机制复杂。可能由于雌激素减少或波动,导致5-羟色胺亚型受体平衡破坏,引起体温调节中枢不稳定和GnRH神经元兴奋,导致LH升高与潮热发生。有关神经递质的作用还需深入研究。

四、临床表现

1.早、中期症状

(1)月经紊乱:在一项绝经过渡期女性的研究中,82%女性存在闭经、月经稀发和(或)月经过少,18%存在月经过多、月经不规则出血或月经频发。后者发现19%的患者组织学上有癌前病变和恶性变。此期无排卵功血往往先有数周或数月停经,然后有多量出血,也可一开始即为阴道不规则出血。严重出血或出血时间长可导致贫血,休克和感染。一些妇女也可伴随潮热、出汗、情绪改变等更年期症状。

(2)血管舒缩症状:潮热可视为卵巢功能衰退的标志性症状。自然绝经潮热发生率在75%以上,约持续1~2年,25%妇女将持续4~5年或更长。手术绝经潮热发生率更高,往往在手术后一周内开始。

患者有时感自胸部向颈及面部扩散的阵阵上涌热浪,同时上述部位皮肤有区域性弥散性或片状发红,伴有出汗,汗后又有畏寒。潮热突然出现,可持续数秒到数十秒,甚至达1个小时,通常约1~2分钟,发作次数由每周1~2次到每天数次至数十次。发作的频率、严重程度以及持续时间个体差异很大,发作多在凌晨乍醒、黄昏或夜间、活动、进食、穿衣、盖被过多、热量增加的情况下或情绪激动时,伴头痛、心悸。症状严重者影响情绪、工作、睡眠,困扰患者使之感到痛苦。82%的患者此症状持续1年左右,有时还能维持到绝经后5年,在绝经前及绝经早期较严重,随绝经时间进展,发作频度及强度亦渐渐减退,最后自然消失。

(3)精神神经症状:情绪症状如烦躁、焦虑、抑郁等;记忆力可减退及注意力不能集中。

据统计绝经妇女中精神神经症状发生率为58%,其中抑郁78%、淡漠65%、激动72%、失眠52%。约有1/3有头痛、头部紧箍感、枕部和颈部疼痛向背部放射。也有人出现感觉异常,常见的有走路漂浮、登高晕眩、皮肤划痕、瘙痒及蚁走感,咽喉部异物梗阻(俗称梅核气)。

(4)泌尿生殖道萎缩症状:绝经后生殖器官各部均出现萎缩性变化,阴道黏膜变薄,阴道脱落细胞检查以底、中层细胞为主。阴道黏液分泌减少、干燥、阴道缩小狭窄可致性生活困难及反复阴道感染。绝经妇女泌尿道平滑肌和条纹肌有明显退行性改变,膀胱肌纤维化,膀胱容量减少,排尿速度减慢,残余尿量增多。Alroms及Torrens曾对50岁前后女性进行了排尿试验,<50岁者,排尿速度>75ml/s,>50岁者,排尿速度>18ml/s,每秒排尿少于15ml,即有尿道梗阻存在。尿道和膀胱黏膜变薄,抵抗力下降可发生尿路感染,脏器脱垂;尿道缩短及萎缩性改变可致尿失禁。

2.远期症状

(1)骨密度降低与骨质疏松:绝经后骨矿含量将以每年3%~5%的速率丢失,头5年丢失最快,并将持续10~15年。流行病学调查显示绝经后骨质疏松症严重威胁妇女的健康及生活质量,据统计年龄超过50岁的女性一生可遭受一次或更多次椎体骨折者占30%;如发生髋部骨折则有30%的患者可能因并发症如静脉栓塞、感染等原因死亡,30%的患者可能致残。

雌激素对骨质疏松的防治作用通过以下骨代谢调节实现:①与成骨细胞和破骨细胞上的雌激素受体结合,直接抑制破骨细胞的溶酶体酶活性,降低其在骨切片上产生陷窝的能力;②调节成骨细胞产生的细胞因子,其中包括IL-1、IL-6、TNF等溶骨因子,从而改变破骨细胞的功能;③促进降钙素分泌,抑制骨吸收;④调节骨对甲状旁腺素(PTH)的敏感性,减少低钙对PTH的刺激,抑制PTH分泌,减少骨吸收。⑤提高1α羟化酶活性,使1,25(OH)$_2$O$_3$合成增加,促进钙吸收和骨形成。

(2)心血管疾病:雌激素通过对脂代谢的良性作用改善心血管功能并抑制动脉粥样硬化。妇女绝经前冠心病发病率明显低于同龄男性,绝经后冠心病发病率及并发心肌梗死的死亡率随年龄增加,成为妇女死亡的主要原因。

多数研究表明,雌激素可降低心血管疾病的发病率及死亡率。雌激素对心血管的保护作用主要表现为预防动脉粥样硬化斑块形成、稳定或缩小动脉粥样硬化斑块,并减少发生栓塞的危险性。其中30%~50%归于对脂代谢的有利影响,其他包括雌激素对动脉壁细胞的作用,对糖代谢及对生长因子和细胞因子的调控等。

有关雌激素补充治疗对心血管疾病的影响,目前主张在机会窗口内应用有防治作用。

(3)阿尔茨海默病(AD):表现为老年痴呆、记忆丧失、失语失认、定向计算判断障碍及性格行为情绪改变。阿尔茨海默病脑病理改变呈弥漫性脑萎缩,累及额、顶、颞、枕各叶。组织学形态呈现神经纤维缠结、老年斑痕、颗粒空泡变性。脑血流量减少,低氧可抑制脑中乙酰胆碱的合成。雌激素通过改善脑血流量、刺激中枢神经系统乙酰胆碱代谢,增加发育型的胶质细胞数量而支持神经功能。体内随机对照神经显像实验表明,在年轻女性和中年女性:脑功能受到卵巢功能的正常的变化的调节;卵巢激素的急速丧失会增加神经元细胞膜的破裂;卵巢功能的急速抑制与对记忆至关重要的脑区的激活下降有关。

五、诊断

根据临床表现包括年龄、病史、症状及体格检查,诊断较易确定。为便于对症状的严重程度进行评估,在临床及研究工作中采用了评分的方法对绝经综合征进行量化。Kupperman 及 Greene 症状评分标准是较广泛采用的方法之一。

【辅助检查】

1.阴道细胞学涂片　　显示底、中层细胞为主。

2.血激素测定

(1)雌激素:雌二醇低于 20pg/ml,或 150pmol/L,但围绝经期妇女血 E_2 也可不低。

(2)促性腺激素:FSH 大于 40IU/L(国际单位/升)

3.盆腔超声检查　　可展示子宫和卵巢全貌,帮助排除妇科的器质性疾病。

围绝经期也是许多器质性疾病的好发阶段,因此应认真地进行鉴别诊断,应与冠心病、高血压病、甲状腺功能亢进、精神病以及经前紧张症相鉴别。

六、综合治疗

围绝经期妇女健康是重要的公共健康问题。针对围绝经期妇女的健康问题应采取多学科、多层次的综合干预措施。妇女从开始进入围绝经期就应该重视围绝经期保健,积极预防和处理围绝经期综合征。激素补充治疗(HRT)是围绝经期及绝经后妇女综合保健措施中重要的一项,近几年的多项临床研究更加深我们对其正确应用的认识。其他措施主要包括心理保健、合理饮食、锻炼、戒烟酒、日光照射、非激素药物治疗如降糖降血脂及抗骨质疏松类药物等。

【激素补充疗法】

激素补充治疗(HRT)是当机体缺乏性激素,并因此发生或将会发生健康问题时外源性地给予具有性激素活性的药物,以纠正与性激素不足有关的健康问题。HRT 是针对与绝经相关健康问题的必要医疗措施。"HRT"这一术语包括了雌激素、孕激素、联合疗法和替勃龙等各种激素治疗。

1.激素补充治疗认识的进展

(1)以往的认识及 WHI 研究结果带来的冲击:我们已认识到 HRT 对绝经妇女的有利之处,如对绝经过渡期的月经失调有调节作用;迅速缓解血管运动功能不稳定状态;减少骨量的迅速丢失;减少老年痴呆发生率。也认识到 HRT 对子宫内膜癌、乳腺癌、血栓性疾病可能造成的风险。1998 年以前多数学者认为,预防冠状动脉粥样硬化性心血管疾病(CHD)是绝经后妇女选用 HRT 的重要指征,且应尽早、长期应用。但 2002 年 7 月 WHI 以及 1998 年 HERS 循证医学的研究结果进一步提示,HRT 不应该用于心血管疾病的一级和二级预防。WHI 中期报告显示雌、孕激素联合组冠心病相对危险增加 29%,脑卒中风险增加 41%,乳腺癌风险增加 26%;单用雌激素组不增加乳腺癌、冠心病的发生率,降低了骨折的风险,与雌孕激素联合治疗组相似,增加了卒中的风险。

(2)国际绝经学会就 WHI 研究结果表达的观点:经历了 2002 年夏天 WHI 研究的中期叫停事件,有关激素治疗与临床心脏保护、乳腺癌风险、大脑老化等有关信息,在女性、医护人员和媒体中引起巨大的困惑和担忧。随着进一步分析与冷静思考,许多国家的绝经学会均相继发表了观点。国际绝经学会(IMS)执行委员会于 2003 年 12 月举行的第四届 IMS 工作会议上,讨论并着重阐明以下观点:

WHI 试验的妇女年龄 50～79 岁,平均 63.3 岁,平均为绝经后 12 年,受试妇女很少(＜10%)是处于绝经后关键的头 5 年。因此不能推广应用于绝经过渡期妇女,这些妇女一般都有症状,开始治疗时一般≤55 岁。WHI 研究对象与年龄状况不支持 WHI 作为心血管病一级预防的临床研究,因为许多人入组时已有亚临床的血管或者心血管疾病。这也是以往 HRT 显示心血管保护作用的观察性研究与未能显示该作用的 WHI 研究的主要区别。

作为随机对照研究的标准应用实践,WHI 的结果不能扩大应用于未设计参加的人群。目前关于激素治疗对绝经过渡期妇女的心脏保护作用的有效研究仅限于流行病学和观察性研究,而且与实验室和动物实验研究结果是一致的,均提示绝经过渡期开始雌激素治疗可能具有心脏保护作用。

基于以上观点,IMS 建议继续现有的全球所接受的激素治疗,没有新的理由对 HT 期限做强行限制,包括强迫停止那些已经开始激素治疗且症状得到缓解的围绝经期妇女的治疗。继续用药应每年进行利弊评估、咨询、知情、个体化用药,适时进行乳腺造影和生殖道检查以除外病变。认为 HT 的并发症仍是一个重要的问题,HT 相关的深静脉血栓与肺栓塞、乳腺癌以及结肠癌、骨折等发生的利弊均是医生与病员需探讨的主题。同时也指出老年男女应用激素或激素替代物将是延缓衰老和提高生活质量的重要措施之一。

2007 年国际绝经学会就 WHI 等大型临床实验再次分层分析后公布的结果,再次阐述了激素治疗的益处与风险。中华医学会绝经学组与全国相关领域专家继 2003 年公布经讨论发表的 HRT 临床应用指南后,于 2006 年再次对指南进行了讨论和修订。强调 HT 是针对与绝经相关健康问题的必要措施;使用 HT 必须有明确的适应证、并排除禁忌证;必须低剂量、个体化;尽量从绝经早期开始用药;没有必要限制 HT 的期限,应用 HT 应至少于每年进行 1 次个体化危险/受益评估,应根据评估情况决定疗程的长短,并决定是否继续或长期应用;应定期监测。

2.激素替代治疗的临床应用 激素替代治疗已有半个多世纪的国内外临床应用的历史,近年来国际上大规模随机对照的临床研究,更从循证医学方面丰富了人们的认识。随着对 WHI 临床研究资料分层再分析,近期国际绝经协会、亚太更年期协会及我国中华医学会妇产科分会绝经学组均相继发表了新的立场观点,为 HT 的临床应用作出了指南性的意见。

(1)激素治疗的利弊分析

1)激素治疗的益处

①更年期症状:HT 仍然是对血管舒缩症状和雌激素缺乏引起的泌尿生殖道症状最有效的治疗方法。生活质量和性功能是治疗衰老时考虑的最关键的因素。使用个体化的 HT(包括在需要时使用雄激素)既可以改善性功能也可以改善总的生活质量。

②绝经后骨质疏松:HT 可以降低所有骨质疏松相关性骨折的发生率,包括椎骨、髋骨骨折,甚至对骨折低风险发生率的患者也有效。根据关于疗效、花费和安全性的最新资料,对绝经后妇女特别是小于 60 岁的妇女,HT 可以作为适合的一线治疗来防止骨折风险增加和阻止过早绝经的妇女骨质丢失。不推荐单纯为了预防骨折而在 60 岁以上的人群中开始使用 HT。

③心血管疾病:是导致绝经后妇女患病和死亡的主要原因。主要的初级预防方法(除了戒烟和控制饮食)有:减轻体重、降低血压、控制血糖和血脂。有证据表明,如果从绝经前后就开始使用 HT 并且长期持

续(经常作为"机会窗口"被提到),可能有心血管保护作用。HT 可以显著降低糖尿病的风险,并且通过改善胰岛素抵抗状态,对其他心血管疾病的风险因素如高血脂和代谢征也有效。

④其他的益处:HT 对结缔组织、皮肤、关节和椎间盘都有益。EPT 可以减少结肠癌的风险。最近,体内随机对照神经显像实验表明,在年轻女性和中年女性,脑功能受到卵巢功能的正常的变化的调节;卵巢激素的急速丧失会增加神经元细胞膜的破裂;卵巢功能的急速抑制与对记忆至关重要的脑区的激活功能下降有关。在绝经前后或在比较年轻的绝经后妇女中使用 HT,可能降低阿尔茨海默病的风险,对此还需进一步临床研究证实。

2)激素治疗的风险

①乳腺癌:不同国家乳腺癌的发病率也不同。因此,现有的资料不一定具有普遍性。乳腺癌和绝经后激素治疗的相关程度仍有争论。HT 相关的乳腺癌可能风险很小(小于每年 0.1%)。乳房摄片密度基础值和乳腺癌发病风险有关。这不一定适用于由激素治疗引起的乳房摄片密度增加。联合雌孕激素治疗会引起乳房摄片密度的增加,这可能会妨碍对乳房摄片作出诊断性的解释。

②子宫内膜癌:使用无对抗的雌激素会对子宫内膜产生剂量依赖性的刺激。有子宫的妇女需补充使用孕激素。雌孕激素连续联合治疗可以使子宫内膜增生和内膜癌的发病率比普通人更低一些。采用直接的宫内释放系统可能有更多的优点。低/极低剂量的雌孕激素治疗方案可以使子宫内膜刺激更小,出血也更少。

③血栓栓塞和心血管事件:和 HT 相关的严重的静脉血栓栓塞风险随着年龄增加(尽管 60 岁以前很小),并与肥胖和血栓形成倾向正相关。较晚使用标准剂量 HT 的人可能冠状动脉事件的风险会有短暂的轻度增加。脑卒中的风险和年龄有关。在 60 岁以后 HT 可能会增加中风的风险。

总之,HT 的安全性很大程度上依赖于年龄,小于 60 岁者安全性较高。在有明确指征的情况下使用,有很多潜在益处,而且风险很小。

(2)激素治疗的适应证、禁忌证、慎用情况

1)中华医学会妇产科学分会绝经学组 2006 年通过的激素治疗适应证

①绝经相关症状(A 级推荐)。

②泌尿生殖道萎缩相关的问题(A 级推荐)。

③有骨质疏松症的危险因素(含低骨量)及绝经后骨质疏松症(A 级推荐)。

2)禁忌证

①已知或怀疑妊娠。

②原因不明的阴道出血。

③已知或怀疑患有乳腺癌。

④已知或怀疑患有与性激素相关的恶性肿瘤。

⑤患有活动性静脉或动脉血栓栓塞性疾病(最近 6 个月内)。

⑥严重肝肾功能障碍。

⑦血卟啉症、耳硬化症、系统性红斑狼疮。

⑧脑膜瘤(禁用孕激素)。

3)慎用情况

①子宫肌瘤。

②子宫内膜异位症。

③子宫内膜增生史。

④尚未控制的糖尿病及严重高血压。

⑤有血栓形成倾向。

⑥胆囊疾病、癫痫、偏头痛、哮喘、高催乳素血症。

⑦乳腺良性疾病。

⑧乳腺癌家族史。

（3）激素治疗药物、途径、剂量的选择

1）雌激素：推荐应用天然雌激素。天然口服给药有结合雌激素（倍美力 0.3～0.625mg/d）、戊酸雌二醇（补佳乐）或微粒化雌二醇 1～2mg/d。长效雌三醇制剂有尼尔雌醇（国产）1～2mg/2w。经皮肤制剂有雌二醇凝胶，每日涂抹 1.25～2.50g（含 17β-雌二醇 0.75～1.50mg）；雌二醇贴剂如松奇，每贴含半水合雌二醇 1.5mg，活性成分释放为 50μg 17β-雌二醇/24 小时，作用时间为 7 天，每周更换一次，每次 1/2～1 贴。经阴道制剂有倍美力软膏、雌三醇软膏欧维婷、更宝芬胶囊与乳膏等。雌激素经阴道给药，多用于治疗下泌尿生殖道局部低雌激素症状。在仅用于治疗外阴阴道症状时，应首选阴道局部用药，此时短期应用可不加用孕激素。

非口服 HRT（经皮肤治疗系统）是近年来 HRT 取得的重要进展，尤其适用于患慢性肝胆、胃肠道疾患等不能耐受口服给药的绝经妇女。非口服的雌激素和孕激素避开了肝脏的首过效应，因而对肝脏刺激较小，对代谢的影响小，因此在降低心血管和静脉血栓形成的风险方面较为有利。

2）孕激素：天然孕激素，有微粒化黄体酮如琪宁、益马欣等，每日剂量 200～300mg，每周期 10～12 天或 100mg/d 连续服用，可有效保护内膜。地屈黄体酮是最接近天然黄体酮的药物 10～20mg/d。合成孕激素有 19-去甲基睾酮衍生物如醋炔诺酮 1mg/d，17α-羟黄体酮衍生物如甲羟黄体酮 2.5～5mg/d，后者雄激素活性较低，对肝代谢影响较小，较接近天然黄体酮。建议使用天然黄体酮或接近天然黄体酮的孕激素。

3）雄激素：甲睾酮 1.25～2.5mg/d，动物试验及绝经前妇女去势后用雄激素可能提高性欲。雄激素有肝损、水钠潴留、男性化及对血脂的不利影响，现已不推荐应用。安雄（十一酸睾酮）口服有效而对肝脏无毒性作用。此药口服后经肠道吸收，然后通过淋巴系统进入血液循环。临床研究证实每天口服安雄 80mg，可有效治疗男子更年期综合征。目前在国内市场，尚无适合绝经后妇女使用的雄激素补充制剂。替勃龙具有雌、孕、雄激素三种活性作用，诊断雄激素不足的绝经妇女可酌情选用。

4）其他：克龄蒙和芬吗通是雌、孕激素周期序贯复方制剂。克龄蒙由 11 片戊酸雌二醇（2mg/片）和 10 片戊酸雌二醇（2mg/片）加醋酸环丙黄体酮（1mg/片）组成；芬吗通（含两种剂型）由 14 片 17β-雌二醇（1mg/片或 2mg/片）和 14 片 17β-雌二醇（1mg/片或 2mg/片）加地屈黄体酮（10mg/片）组成。复方制剂配伍的雌、孕激素各有其优势特点且患者服用方便。

替勃龙，其结构为 7-甲基异炔诺酮，口服后在体内迅速代谢为 $\triangle^4$ 异构体、3α-OH 和 3β-OH 三种代谢产物，具有雌、孕、雄激素三种活性作用。有人称为仿性腺药物。欧洲剂量为 2.5mg/d。国内剂量为 1.25～2.5mg/d。替勃龙是一个具有组织特异性的甾体。"组织特异性"是指激素药物对不同的组织和器官有不同的临床效果，除了对骨骼、心血管参数、萎缩性阴道炎等绝经症状有良好的作用外，且不刺激内膜增生，不增加乳房图像密度及乳房胀痛发生率。与传统的 HRT 不同，有子宫的绝经后妇女应用替勃龙治疗时不需要再使用孕激素对抗内膜的增殖。由于含雄激素活性，替勃龙可更有效地改善情绪，提高性欲。

选择性雌激素受体调节制（SERM）是一类人工合成的类似雌激素的化合物，选择性地作用于不同组织的雌激素受体，起类似雌激素或抗雌激素作用。有他莫昔芬、雷诺昔芬（易维特）及其一系列衍生物。他莫昔芬具有抗雌激素及雌激素的双重效应，长期应用可能导致内膜的增生过长与内膜癌。新一代的 SERM 制剂如雷诺昔芬等可以保护心血管、减少骨质丢失、抑制乳腺癌生长、不刺激子宫内膜增殖，目前用于绝经后骨质疏松症。但它不能解除围绝经期妇女潮热、出汗症状，也不能防治泌尿生殖道萎缩症状。

剂量推荐选择最低有效剂量。使用低于标准剂量的制剂可以使很大比例的患者维持生活质量。目前还缺乏关于使用低剂量对骨折风险和心血管相关性的长期资料。尽管减少骨质丢失的量和雌激素的剂量有关，但是对大多数妇女来说，使用低于标准剂量的制剂也可以对骨指数产生积极的影响。妇女 HOPE 研究中的低剂量成分同样可以改善绝经症状，提供适当的子宫内膜保护作用，对脂质、脂蛋白、凝血因子、糖代谢的改变有良好的作用。

（4）HRT 方案

1）单用雌激素：仅运用于子宫已切除的患者。

2）雌、孕激素合用：主要目的是防止子宫膜增生及内膜腺癌，具体方案：

①周期序贯法：雌激素 21～28 天，后期加孕激素 10～14 天，停药后有撤退性流血。主要应用于绝经过渡期及围绝经期雌激素水平降低妇女。

②连续序贯法：连续应用雌激素，每月加孕激素 10～14 天。一般有撤退性出血。

③连续联合法：连续应用雌、孕激素而不间断，孕激素剂量可减少。更适用于绝经年限较长的妇女。方法简便，阴道出血率低，依从性好。

④周期联合法：连续应用雌、孕激素各 25 天，停药撤退后再重复。

（5）HRT 过程中的医疗监护：初剂 4～8 周，以后 3～6 个月复查，了解疗效、顺应性及副反应。监测指标包括：血压、体重、乳腺、血脂、骨密度、盆腔及肝胆超声等，如有合并症患者应进行多科协作管理。注意患者的不规则阴道流血，应行超声检查了解子宫内膜厚度，必要时行内膜活检及诊断性刮宫，排除子宫内膜过度增生或子宫内膜癌。一般子宫内膜厚度＜5mm 者可采用 HRT。关于乳腺监测应教会患者自检。随访时医生应进行叩诊，乳房超声检查，必要时行乳腺 X 线检查。推荐至少每年 1 次盆腔 B 超、血糖、血脂及肝肾功能检查；乳房检查也应至少每年进行一次，根据患者的具体情况，酌情调整检查频率。

目前我国使用 HT 人群仍较少（在国内城市妇女中的使用率不到 5％），顾虑及恐惧较多。在有明确指征的情况下，HT 是有很多潜在益处的，而且风险很小。只要合理掌握 HT 适应证、禁忌证和慎用情况；权衡利弊、低剂量、个体化；尽量从绝经早期开始用药，多学科协作管理，注意随访及监护；并与其他健康措施联合使用，HT 是安全的，围绝经期妇女妇女可以从 HT 中受益，提高生活质量。

【非性激素治疗】

1.植物雌激素（PE）　是指植物中存在的非甾体雌激素类物质，结构与雌激素类似，可与雌激素受体结合，产生一系列雌激素样和（或）抗雌激素样活性。植物雌激素主要分为三类：异黄酮、香豆素、木脂素。研究得比较多的是异黄酮，主要包括大豆苷原、染料木黄酮、黄豆黄素，它们的结构与雌激素相似。

大豆异黄酮是人类膳食中最主要的植物雌激素来源，主要存在于大豆及其制品中。自 20 世纪 50 年代以来，大豆功能食品的保健和治疗作用越来越受到医学界的重视。流行病学研究已证实大豆产品可降低心血管疾病与癌症风险，美国食品和药品管理（FDA）已认可大豆蛋白降低胆固醇及心血管疾病风险的功效。2000 年第一届国际性健康食品配料展中，含大豆异黄酮的食品被宣传为具有六大作用：即妇女保健、心血管疾病保健、降血脂、改善骨质疏松症、增强免疫功能和预防癌症。然而植物雌激素对治疗潮热及骨质疏松的保护作用，以及对子宫内膜与乳腺组织的抗雌激素作用，并未被所有研究证实。现有证据尚不足以证实异黄酮可以作为围绝经期妇女雌激素治疗的替代品，对可能的负面作用，如促进雌激素敏感性肿瘤发展、损害认知功能、影响生殖功能、影响新生婴儿神经系统和生殖系统的发育，也被反复的争论。目前我国人群中多将植物雌激素作为保健品使用，并常被推荐给那些接受传统激素替代治疗有禁忌证的妇女，或者被作为 HRT 的一种安全自然的方法，这是值得注意和应谨慎的。青少年和生育期妇女不主张补充植物雌激素。目前我国尚缺乏人群中应用的较大样本的临床资料,对植物雌激素种类、成分、剂量及疗效、安全性的研究将从循证医学基础上有助于阐明其在围绝经期妇女健康中的地位。

2.植物药　升麻的药用价值在历史上早有记载,其制剂可抑制下丘脑/垂体轴,减少 LH 的释放,从而缓解围绝经期血管舒缩症状。通过激动中枢 5-羟色胺受体、多巴胺受体和阿片受体,从而解除焦虑、烦躁、失眠和抑郁等症状。升麻制剂选择性对雌激素 β 受体有轻微的激动作用,但对子宫无雌激素样作用。临床应用已证实植物药缓解围绝经期症状的作用。但其在我国市场上应用时间不长,对其长期应用的疗效与安全性研究仍是必要的。其作用机制也有待深入研究。

希明婷属中国药典收载的升麻属提取物,主要用于女性围绝经期综合征中出现的潮热、出汗、失眠、焦虑、抑郁等症状的改善。莉芙敏属美国药典收载的黑升麻根茎的异丙醇提取物,属类叶升麻属。均为源于天然的、非性激素的植物药物。莉芙敏的临床应用已超过半个世纪时间,在国际上接受了多角度临床研究和多层次基础研究,已获得 WHO 植物药手册、美国植物药手册、德国药典认可,是治疗围绝经症状的一种安全有效的新选择。

3.中医药及针灸治疗　中医药对更年期综合征进行个体化辨证论治有悠久的历史,很多临床研究报道中医药疗效显著,且不良反应及潜在的危险性少。更年期病机总属阴阳失调,肾阴肾阳不足,但以肾阴虚为多见,且亦有心脾等脏器功能失调。更年期综合征的中医治则:补肾柔肝,清泻心火,调整肾阴阳,以滋肾阴为主,疏肝理气,宁心泻火。

针刺对神经内分泌系统起综合调节作用,可以使紊乱的自主神经功能恢复正常。临床治疗以针刺及耳穴贴压为主,具有很好的镇静安神,止痛等效果。

更年期综合征病因病机、辨证分型、疗效评定尚缺乏统一标准,发病机制研究有待进一步深入。

4.选择性 5-羟色胺再摄取抑制剂(SSRIs)　是经过检验对潮热最有效的代替雌激素的药物。SSRIs 最大可改善 50%～60% 的潮热症状,其效应似乎是短期的。SSRIs 改善情绪的作用不依赖于对潮热的效应。用于治疗更年期综合征时,SSRIs 不会对性欲产生不良影响。长期应用可能会产生撤退症状,因此不应该突然停药。

5.非激素类抗骨质疏松及降血脂药物　如二磷酸盐、降钙素、钙和维生素 D 等抗骨质疏松药,非激素类降血脂药物等,对不适合激素治疗的患者是有效的选择。

6.健康的生活方式

(1)运动疗法:可增加食欲,加强消化功能,促进思维运动,能有效地预防和治疗神经紧张、失眠、烦躁及忧郁等更年期易产生的神经性不良症状。长期从事有氧运动是绝经后女子骨质疏松干预的最积极疗法;定期运动可以降低总的死亡率以及减少由心血管疾病引起的死亡。IMS 最新推荐:最佳锻炼方式是每周至少 3 次,每次至少 30 分钟,强度达中等。另外,每周增加 2 次额外的抗阻力练习会得到更多的益处。

(2)禁烟和限酒:妇女吸烟可伴发过早绝经,易发生压力性尿失禁。吸烟是老年妇女认知功能减退及骨质疏松症的重要危险因素。少量饮酒可有利于预防冠心病的发生;中等量饮用红酒对认知功能具有保护作用。但多量饮酒可损害肝脑等其他脏器,增加高血压发病率及增加体重指数,影响认知功能,增加骨折危险。

(3)合理营养和平衡膳食:是延缓衰老、预防慢性非传染性疾病以及减少并发症的主要措施。富含钙和维生素、低盐及适量蛋白质的膳食有助于防治骨质疏松。更年期妇女膳食宜:食物多样、谷类为主、油脂适量、粗细搭配、多吃新鲜蔬菜和水果、清淡少盐或少糖饮食、饥饱适当,三餐合理。

(4)精神与心理保健:精神愉快是健康的核心,可增强机体抵抗力。应重新认识老龄概念,树立自信、自立、自强的新观念,保持年轻时的心态。要维护好和谐的家庭关系;培养广泛兴趣,陶冶情操;提高对社会环境和自然环境的适应能力,保持乐观豁达情绪。美国消费者协会对 4246 名 50～93 岁的老人调查发现维持性生活与长寿有一定关系,围绝经期、老年期妇女需要适度的性生活。可设立性咨询机构,开设绝经期保健门诊,必要时可予局部雌激素治疗改善阴道干燥、性交困难的症状。

　　制定与落实合理的生活方式需要多学科协作与管理。这是花费少,而获益确切的干预措施,应在群体中积极宣传,并持之以恒。

　　7.社区支持　应健全并发挥各级医疗机构及三级妇幼保健网的作用,尤其应以社区为单位,开展健康教育,建立更年期妇女保健档案,根据需求,有计划有组织地提供多学科多层次的连续性保健与干预措施。

　　绝经与衰老是影响更年期妇女健康的重要原因。通过积极的综合干预策略,我们可以预防和治疗绝经相关疾病,延缓衰老;提高更、老年妇女的生活质量。

【临床特殊情况】

　　1.关于"时间窗"的理念　这是近年来对 HRT 的应用时机认识的新的进展并认识到应用时机的选择与心血管疾病获益有关。《中华医学会妇产科学分会绝经学组 2009 年指南》建议,对具有适应证的妇女,在卵巢功能开始衰退并出现相关症状时即可开始应用 HRT,包括绝经过渡期及绝经后期。WHI 研究结果显示,激素治疗后心血管疾病发生率升高,该研究人群主要为 60 岁以上老年妇女。护士健康研究和 WHI 根据年龄分层研究的结果显示,对于没有心血管疾病的妇女,绝经后 5 年内开始 HRT 其心肌梗死的风险降低 52%～55%。2006、2007 年发表的新的研究结果显示,WHI 的研究人群中 60 岁以下者经单纯雌激素补充治疗(ERT)后减少 50%冠状动脉钙化、显著降低冠状动脉风险 34%,并显著降低所有小于 60 岁患者的总死亡率 30%。对已患有冠状动脉疾病或有亚临床动脉粥样硬化的老年女性,在开始激素治疗的第一年中,冠状动脉事件增多(被称为"早期危害");而大量基础研究及流行病学资料提示女性冠状动脉粥样硬化斑块形成及钙化在 60 岁后明显增加,因此从绝经早期开始 HRT 治疗将更为安全,风险更低,获益更多,特别是对女性冠心病的保护作用。因此,在 2009 年《绝经过渡期和绝经后激素治疗临床应用指南》(简称"《指南 2009》")中明确提出,对于小于 60 岁无心血管疾病的近期绝经的女性(被称为"时间窗"),开始 HRT 不会引起早期危害,并能够降低心血管疾病的发生率和死亡率。2011 年国际绝经协会指南推荐中还指出,早期使用 HRT 可降低阿尔茨海默病风险。对于从未使用过 HRT 的 60 岁以上妇女,一般不推荐启动 HRT。

　　2.HRT 使用期限　关于 HRT 的使用期限的问题,以往 HERS 和 WHI 研究结果发表后的一段时期,国内外学者基本不主张长期应用 HRT,认为长期(>4 年)应用必须考虑有关疾病发生的相对危险性。但有很多临床病例资料显示,如果一味限制使用 HRT 的期限,可能会影响 HRT 对患者的长期获益。我们也遇到不少患者应用 HRT 很好地控制了自主神经紊乱症状、泌尿生殖道萎缩及骨密度降低导致的骨痛,在停用 HRT 后症状出现反复,需要重新开始治疗。因此,在国际绝经协会及《指南 2009》中均提到,应用 HRT 时,应个体化用药,且在综合考虑治疗目的和危险的前提下,使用能达到治疗目标的最低有效剂量,没有必要限制 HRT 的期限。应用 HRT 应至少每年进行一次个体化危险/受益评估,应根据评估情况决定疗程的长短,并决定是否长期应用,在受益大于危险时,即可继续给予 HRT。60 岁以上的妇女是否继续 HRT 应根据总体的危险-获益分析决定。

　　3.HRT 应选择使用最低有效剂量　使用低于标准剂量的制剂可以使很大比例的患者维持生活质量。尽管减少骨质丢失的量和雌激素的剂量有关,但是对大多数妇女来说,使用低于标准剂量的制剂也可以对骨指数产生积极的影响。低/极低剂量的雌孕激素治疗方案可以使子宫内膜刺激更小,出血也更少。对于观察性队列研究的分析表明雌激素剂量较低时中风风险较小,特别是当绝经后不久便开始使用较低剂量雌激素时。另外,使用非口服治疗其风险性可能会更低。妇女 HOPE 研究中的低剂量成分同样可以改善绝经症状,提供适当的子宫内膜保护作用,对脂质、脂蛋白、凝血因子、糖代谢的改变有良好的作用。循环中较低水平的孕激素如果对乳腺癌发生的风险有任何不利影响的话,也被认为较少。《指南2009》建议:可以考虑应用较现有标准用法更低的剂量,比如每日口服结合雌激素0.3~0.45mg或戊酸雌二醇0.5~1mg、替勃龙1.25mg、经皮每日释放17β-雌二醇25μg或等量制剂。复方合剂倍美罗每片含0.3mg CEE/1.5mg MPA,安今益含17β-雌二醇1mg,屈螺酮2mg,均体现了使用最低有效剂量雌孕激素的治疗理念。

4.注意个体化应用原则 激素补充治疗须规范化应用,使患者最大获益并使风险降至最低:掌握适应证、禁忌证;绝经早期开始使用;个体化;使用最低有效剂量;推荐应用天然雌激素、天然与接近天然孕激素;进行必要的监护;没有必要限制HRT的期限,但应至少每年进行一次个体化危险/受益评估。HRT必须个体化量身订制。HRT的使用应该同个体的治疗目标、利益及风险一致。考虑因素包括:是否有子宫;年龄;卵巢功能衰退情况;风险因素包括:心血管危险因子(高血压、糖尿病,左室肥大,脂代谢紊乱,吸烟等)、一级亲属患乳癌者,骨密度,骨折危险程度和症状等。

对于有完整子宫的妇女,在应用雌激素时,应同时加用适量的孕激素以保护子宫内膜,酌情采用雌孕激素序贯法或连续联合的治疗方案。对已行手术绝经并已切除子宫的妇女可仅采用雌激素补充疗法。当情绪、性功能明显受影响时,也可使用替勃龙治疗。每年应进行一次个体化危险/受益的评估,内容应包括体格检查、盆腔检查、病史更新、全身实验室检查(尤其是肝、肾功能、血脂等以及与症状相关的检查)和影像学检查,以及生活方式的讨论,并确定是否继续应用HRT或调整方案。

5.降低HRT风险 HRT风险主要为乳腺癌、子宫内膜癌、血栓栓塞和心血管事件,通过规范化和个体化使用,可使HRT风险降至最低。

(1)乳腺癌:乳腺癌和绝经后激素治疗的相关程度仍有争论。乳房摄片密度基础值和乳腺癌发病风险有关。这不一定适用于由激素治疗引起的乳房摄片密度增加。联合雌孕激素治疗会引起乳房摄片密度的增加,这可能会妨碍对乳房摄片作出诊断性的解释。WHI针对平均年龄63岁的老年妇女研究证实雌孕激素联合治疗组应用5年以上对乳腺癌发生的负面影响增加,但其危险也是很小的(小于每年0.1%,属于罕见的类别,其风险类似肥胖与每日饮酒超过2个标准饮量)。但单用雌激素组达7年不会增加乳腺癌发生危险,甚至稍有下降。国际绝经学会也指出"与合成孕激素相比,微粒化黄体酮和地屈黄体酮联合口服或经皮吸收雌激素治疗4年以上甚至8年并不增加乳腺癌风险或降低其风险",表明不同药物选择对乳腺的作用和影响是不全相同的。

(2)子宫内膜癌:使用无对抗的雌激素会对子宫内膜产生剂量依赖性的刺激,有子宫的妇女必须补充使用孕激素。研究显示,雌孕激素连续联合治疗方案可以使子宫内膜增生和内膜癌的发病率比普通人还更低一些。

(3)血栓栓塞和心血管事件:和HT相关的严重的静脉血栓栓塞风险随着年龄增加(尽管60岁以前很小),并与肥胖和血栓形成倾向正相关。较晚使用标准剂量HT的人可能冠状动脉事件的风险会有短暂的轻度增加。中风的风险和年龄有关。在60岁以后HT可能会增加中风的风险。目前已有研究证实经皮雌激素避免了肝脏首过效应,对肝脏刺激较小,对代谢的影响小,因此在降低心血管和静脉血栓形成的风险方面较为有利,可不增加血栓栓塞风险;孕激素的种类如天然与接近天然孕激素较合成孕激素对血栓栓塞风险有较好的影响;有关雌孕激素的低剂量和极低剂量联合制剂较以往标准剂量均影响更小,更为安全。《指南2009》也指出单用雌激素可能对冠状动脉有更多的益处,需要加用孕激素的女性,尽可能选用对心血管系统无不良作用的孕激素(天然黄体酮,地屈黄体酮、屈螺酮)。

(刘 勇)

第十一章　子宫内膜异位性疾病

第一节　子宫内膜疾病的分类

正常性成熟期妇女未孕时子宫内膜有周期性变化,出现月经,这是女性健康的象征,也是女性特有的生理现象之一,是反映女性生殖内分泌的镜子。子宫内膜与月经、月经病、孕育及相关疾病、计划生育、内分泌、炎症、肿瘤、发育异常、子宫内膜异位症、药物、直接或间接医源性损伤等关系密切,由此可引起许多子宫内膜的疾病,纠缠女性,影响妇女本身的健康、生理、心理、生殖健康、家庭关系等。所以应引起妇产科、病理学及其他诊断和治疗学相关医务人员的重视。所以可概括为子宫内膜的特殊性:

1.子宫内膜的组织特点　①对于内分泌的特殊敏感性(内膜不同部位对性激素敏感性、反应性不同,内膜存在一定的个体差异,与 ER、PR 敏感性、形态基础有关;②子宫内膜周期性变化(正常同期内膜可能会有变异),内膜与年龄的特点、内膜有很强的再生能力、内膜易受到外界因素的影响。

2.子宫内膜活检的影响因素　重要的临床信息,取样内膜的诊断价值(量/部位/代表性/即时性等),制片造成的人为假象,病理医生错误的判断(局限/简单),临床医生错误的解读,如分泌的理解。

3.子宫内膜发育的一致性(正常增生期、正常分泌期、口服避孕药),内膜发育的多样性(妊娠、内膜炎、息肉、增殖症)。

一、子宫内膜的发生

胚胎学研究表明原始的子宫是胚胎第 12 周时(胚胎 48mm 长度时)由两条米勒管完全融合而成。子宫重量的增长速度与孕周的增加成正比,子宫及双侧附件的重量在 20 孕周之前每周平均增长 0.04g,22～27 孕周为 0.07g,28～37 孕周为 0.14g,37 孕周以后则为 0.18g。胎龄 26～29 周时,子宫内膜组织厚度增长迅速。子宫内膜在母体孕期激素影响下,自胎儿 20 周开始缓慢生长。出生时大部分新生儿子宫内膜较薄,厚度只有 0.2～0.4cm,表面有一层矮立方上皮细胞,有些新生女婴子宫内膜腺体发育,大多处在增殖期,部分新生女婴子宫内膜增殖后转为分泌期。

二、正常生理状况的子宫内膜

有关人子宫内膜周期性组织学变化最早的重要论述是 20 世纪初的十年间。

正常生理状况的子宫内膜分为三种:新生儿及发育前儿童的子宫内膜;正常育龄妇女的子宫内膜;绝经期子宫内膜。

由于受母体妊娠激素的影响,新生女婴的子宫内膜(以下简称内膜),可有生理性变化。曾有观察发现初生女婴的子宫内膜68%呈增生反应,27%呈分泌反应,5%有蜕膜样反应,出生后激素撤退,所以内膜可有增生、分泌、萎缩的混合图像,也可有少量出血。生后14天左右内膜退化,厚度约0.4mm,呈静止状态,直至月经初潮前。女童开始发育,卵巢中的雌激素促使内膜生长,在初潮后的1～3年内常是无排卵性出血。

正常育龄妇女的内膜有正常周期性变化——增生期、分泌期、月经期。妊娠期子宫内膜刮出物中见到绒毛或滋养细胞,则可肯定为宫内妊娠;如见不到上述内容,但见到底蜕膜可确定为宫内妊娠,因底蜕膜是胎盘种植之处;刮出物中见到蜕膜组织或A-S反应的腺体时,应诊断为妊娠,此为与妊娠有关的子宫内膜变化。

绝经期子宫内膜可有单纯萎缩和囊性萎缩。绝经数年因卵巢分泌激素并不完全停止,内膜经过一段时间的积累刺激,后可出现增生反应,偶尔还可有排卵,使内膜呈分泌反应,故有少量阴道流血。

三、子宫内膜疾病的分类

(一)卵巢功能失调的子宫内膜病变

子宫内膜对性激素甚为敏感,卵巢功能失调,激素分泌多少,雌孕激素比例失衡都可从内膜变化中反映出来,临床会引起月经异常或阴道流血。

1.内膜萎缩　临床可见月经少、周期延长甚至闭经。

2.内膜增生反应　常因卵泡发育不良、分泌雌激素少,对子宫内膜作用不足,临床可引起月经少、稀发、闭经等。

3.内膜不规则增生　多见无排卵月经,内膜受一定量的雌激素影响,根据雌激素水平多少可出现不规则增生。

4.内膜反应不佳　常是黄体发育不全或过早萎缩,内膜受孕激素影响的量不足,临床常有月经周期缩短或周期不规则和不育。

5.内膜不规则脱落　因黄体萎缩不全,持续分泌孕激素,内膜受此影响,不能很快脱落。临床常见周期正常,但经期延长。育龄妇女在流产或产后多见。

6.内膜分泌反应不同步　常由雌、孕激素比例失调或内膜受雌激素的准备不足引起,多见更年期月经失调者,也见于流产或异位妊娠,或服用避孕药者。

7.内膜高度分泌　应考虑是否有早孕,也可是孕激素过量者,常表现为月经过多。

(二)各类月经失调的子宫内膜病变

1.闭经　大多为雌激素不足,可引起内膜不同的变化反应,如萎缩、增生反应。如雌激素积累也有不规则增生;闭经而子宫内膜有分泌反应,可说明有黄体存在。闭经也可能有宫腔粘连、滋养细胞疾病、子宫本身疾病存在。

2.月经量少　与无排卵月经、内膜分泌反应差等有关,后者可与雌孕激素失调或内膜结核或多次刮宫、内膜创伤等有关,也有月经量少,但内膜有正常分泌反应,只有表层细胞少量脱落所致,这种并不影响孕卵着床。

3.月经量多　除外子宫肌瘤等器质性病变,常是由于内膜分泌反应,甚至高度分泌或代谢紊乱所致。

4.不规则流血　月经不规则、经期长、经量多,常是内膜增殖症或器质性病变。

5.绝经后流血　通常绝经后无阴道流血,若出现应诊刮,排除子宫内膜癌等恶性肿瘤,其他如子宫内膜炎症、功能性或非功能性卵巢肿瘤等均可引起。

6.**功能失调性子宫出血**(简称功血) 常根据临床表现,最后子宫内膜活检证实,其主要可有无排卵性和排卵性功血,内膜病理上可出现上述卵巢功能失调中的子宫内膜相关类型。

(三)子宫内膜医源性疾病

使用避孕药物、宫内节育器、服用激素治疗、激素替代疗法、人工流产刮宫、药物性流产、阴道冲洗上行感染等,激素药物、宫内节育器对子宫内膜的压迫、机械作用和释放药物、流产刮宫后创伤、阴道冲洗或宫腔内灌注引起化学性内膜炎症等均使内膜发生变化,临床出现月经异常,不规则阴道流血、宫腔息肉、粘连等各种相应症状。

(四)子宫内膜良性疾病

1.**炎症** 子宫内膜炎症因子宫位置较低,又有开口于阴道,易于引流,且子宫内膜有周期性脱落,浅层子宫内膜感染可随内膜脱落,感染可逐渐消失。

(1)子宫内膜炎:可分急性和慢性,急性者常见于流产、分娩、宫腔操作后,慢性常由于急性时治疗不当或对药物不敏感,病变浸润至内膜基底层,不随月经而脱落,形成慢性内膜炎。急性炎症时内膜间质有灶性或弥漫性中性粒细胞浸润伴充血、水肿,有时有坏死,慢性炎症内膜肿胀,见有浆细胞浸润,也可有成纤维细胞及血管增生,形成肉芽组织,或有吞噬细胞。子宫内膜炎可有不规则出血、月经量多、经期延长,影响月经周期等。

(2)流产后子宫内膜炎:多见于流产后,开始急性,后转为慢性。

(3)老年性子宫内膜炎:子宫内膜薄,对感染抵抗力差,常为慢性内膜炎改变。内膜表面偶有鳞形化生。

(4)结核性子宫内膜炎:结核病是慢性病,是一种古老的疾病和消耗性疾病,第 1 次和第 2 次世界大战全球出现两次结核病回升。20 世纪 80 年代世界范围结核病第 3 次回升。主要与人口密集、移民潮(民工或人口迁移)以及公共卫生项目不完善,结核分枝杆菌多重耐药增多有关。子宫内膜结核好发于性成熟和育龄期女性,是引起不孕不育的重要原因之一。内膜结核特殊病理变化是内膜中出现结核结节,中央有巨细胞,外有一群杆形的类上皮细胞围绕,最外有大量淋巴细胞浸润、腺体破坏、表面溃疡、有干酪样坏死物,临床可表现为初有月经量多,后月经紊乱,经量逐渐少,直至闭经,子宫内膜破坏、瘢痕形成。

(5)合体细胞子宫内膜炎:是胎盘部位的过度反应,又称超常胎盘部位反应,过去称为合体细胞子宫内膜炎或融合细胞子宫内膜炎。本病指胎盘附着部位组织过度反应性良性病变,1991 年 WHO 将其列入妊娠滋养细胞疾病,主要是种植部位的中间型滋养细胞增多,并侵入子宫内膜和肌层中,常发生在正常妊娠或流产时、葡萄胎后,临床表现为产后、流产后或葡萄胎后反复阴道流血,常误认为流产不全或胎盘病变。

(6)放射性子宫内膜炎:妇科肿瘤放射治疗后出现放疗反应及并发症,特别在腔内治疗过程中及结束后导致宫腔积液,在此基础上并发感染,出现子宫内膜炎和(或)宫腔积脓。

(7)少见特殊子宫内膜炎:①内膜结节病(散在肉芽样病变);②内膜放线菌病(罕见,放线菌经阴道上行感染或血行播散感染内膜,子宫内有脓性肉芽组织囊,也见于放置宫内节育器者);③内膜病毒感染(疱疹病毒);④衣原体内膜炎;⑤内膜弓形体病;⑥内膜血吸虫病;⑦淋菌性子宫内膜炎;⑧子宫内膜软化斑。

2.**子宫内膜息肉** 由内膜腺体及间质组成的小块状物,向宫腔突出,可无症状,或引起月经过多/不规则,或绝经后流血。本病任何年龄均可发生,可单发或多发,有蒂或无蒂。根据对卵巢激素的反应不同可分为未成熟内膜息肉和功能内膜息肉,也可息肉中混合平滑肌,称腺肌瘤样息肉,息肉个别可恶变。

3.**子宫内膜化生** 是指一种成熟组织被另一种成熟组织所替代,子宫内膜上皮与阴道、宫颈、输卵管、卵巢生发上皮都具有高度的分化潜力。内膜受激素、炎症等局部刺激,原来内膜腺上皮下的储备细胞可向其他部位的上皮化生。子宫内膜化生多见于子宫内膜增殖症和绝经后内膜。

内膜化生可分为鳞状化生、黏液(颈管)化生、浆液乳头状化生、纤毛细胞化生、透明细胞化生、骨化生(内膜中小片骨组织,有时是人工流产后胚胎潴留物或坏死组织钙化后形成等)、间质化生(中胚层成分需与流产后胚胎残留组织或恶性苗勒管混合瘤相区别)。

(五)子宫内膜异位症和子宫腺肌病

子宫内膜异位症是指子宫腔外存在有功能性的子宫内膜组织(包括腺体和间质)引起的病变[症状和(或)体征],是一种妇科的常见病和多发病。主要分为腹膜型、卵巢型、深部型,是子宫内膜的特殊病变所致的疾病。

子宫腺肌病指子宫内膜在子宫肌层内的良性侵入,伴平滑肌增生、肌层内的内膜灶距内膜基底层—肌层交界处多少才算腺肌病,标准不一。现今发现育龄妇女子宫磁共振(MRI)有一明显的低信号密度区域,内侧紧贴高信号密度的子宫内膜层,外侧为等信号的子宫肌层包绕,这区域命名为"子宫内膜-肌层交界区"(EMI),便形成子宫腺肌病的病理改变。

(六)子宫内膜增生、子宫内膜瘤样改变、癌前病变性疾病

子宫内膜增生是妇科临床常见病,属良性病变,因具有一定的癌变倾向,被列为癌前病变。以往命名分类较为混乱。1986年Kumman和Norris根据增生病变中的组织结构和细胞学表现提出新分类方法,1987年被国际妇产科病理学界所接受。1994年版和2003年版WHO女性生殖道肿瘤分类中有关子宫内膜增生均采用Kurman和Norris分类法,将子宫内膜增生分为4类,首先根据子宫内膜的结构分为单纯性和复杂性,再根据腺上皮细胞的改变分为典型性和非典型性。

上述分类目前虽被普遍采用,但仍有许多不尽如人意之处,分类仍较复杂,诊断重复性差,不同病理医师之间,甚至同一病理医师的重复性也差。

鉴于上述原因,2000年Mutter及国际子宫内膜合作组织提出新分类方法,称为子宫内膜上皮内瘤变(EIN),这一分类结合组织形态学、计算机形态测量、分子遗传学、细胞生物学及临床随访资料,并采用D-score计分,计算包括间质体积百分比,最短核轴标准差,以及腺体外表面密度等在内的数据。该诊断分类将子宫内膜病变分为三大类:

1.良性子宫内膜增生　由雌激素长期作用所致,孕激素治疗有效,发展成癌的危险性较小。

2.EIN　属于子宫内膜癌的癌前病变,一项研究EIN者随访1年内发生子宫内膜样癌的比例高达41%。

3.子宫内膜样癌　EIN分类提出至今,推广及认可度并不理想。目前国内外病理学界和临床医生仍普遍采用1994/2003年版WHO分类法。

(七)子宫内膜恶性疾病

1.子宫内膜癌　子宫内膜癌不是单一的肿瘤,是由生物学、组织学各异的一组肿瘤组成,包括不同亚型及其独特的病理学表现及生物学行为。目前较为公认的是2003年WHO女性生殖道肿瘤分类的子宫内膜癌分类。

近年随分子遗传学的进展,又提出一型与家族遗传相关的子宫内膜癌,此型内膜癌常伴有遗传性非息肉病性的结直肠癌(HNPCC),也即Lynch II综合征。也有个案报道的淋巴上皮样癌、中肾癌、伴有滋养细胞分化的癌等。

此外,在诊断上还有子宫内膜上皮内癌(EIC),指局限于上皮内未突破内膜基底层的内膜癌,也被称为子宫内膜原位癌、浸润前癌,实际临床和病理上诊断此类实属不多,与取材部位、镜下诊断标准、诊断时机等因素有关。

2.子宫内膜转移性癌　常见的内膜转移性癌来自宫颈、卵巢及输卵管。远处病灶转移至内膜者少见，可有乳腺癌、胃肠道癌，也有来自胰、胆囊、膀胱、甲状腺等恶性肿瘤者，但多累及子宫肌层，达内膜者少见。黑色素瘤内膜转移也有报道，尚偶见慢性白血病、何杰金病者。

3.累及子宫内膜的癌肿　如：

(1)内膜间质肉瘤(直接来自成熟的内膜间质细胞或来自肌壁间有潜在分化能力的原始子宫内膜间质细胞，分低度恶性和高度恶性两种)。

(2)恶性苗勒管混合瘤(根据含组织类型再分癌肉瘤、恶性中胚叶混合瘤)。其发生认为是肿瘤来自子宫内膜的间质细胞或胚胎细胞残留带入苗勒管(副中肾管)之故，肉眼观肿瘤长于子宫内膜，常位于子宫后壁，呈息肉状向宫腔突出，多发性，呈分叶状。

(3)苗勒管腺肉瘤(肿瘤呈息肉状，宽底，常充满整个宫腔)。

(4)异源性肉瘤(表现为息肉状物充满宫腔)。

(5)内膜原发性淋巴瘤。

(6)胎盘部位滋养细胞肿瘤(偶见有子宫内膜呈息肉状向宫腔突起，此种病理改变者可通过诊刮后病理诊断)。

(八)子宫内膜发育异常

常因胚胎第12周时米勒管发育异常所致，出现子宫发育异常，如先天性无子宫、始基子宫、痕迹子宫等形成无宫腔或无子宫内膜病变；子宫发育不良则子宫体小，内膜发育不良、菲薄、月经量少；其他各种子宫发育异常如双角子宫和纵隔子宫等，因宫腔和(或)内膜异常可致月经异常，不孕或流产、早产、痛经、子宫内膜异位症等。

四、子宫内膜疾病的诊治现状

子宫内膜疾病的诊断方式较前有长足的进步，原先诊断主要根据病史、临床表现，主要检查除细胞学、诊刮病理或子宫输卵管碘油造影(HSG)、内分泌测定外，其他诊断手段不多，现在B超(二维或三维立体、腹部、阴道、直肠超声以及超声多普勒、血流指数——血流阻力指数、脉冲指数)、CT、MRI、PET-CT，肿瘤指标包括：

1.激素受体标志物(ER、PR及其亚型ERα、ERβ和PRα、PRβ)。

2.血清肿瘤标志物：CA125、CA199、CEA、CA153、人附睾分泌蛋白4(HE4)。

3.肿瘤基因标志物(癌基因ras，HER2/neu，抑癌基因PTEN、P53、nm23、p16基因，细胞增殖相关抗原Ki67、蛋白质组学技术)等子宫内膜肿瘤标志物在辅助诊断、判断预后和转归，检测病情发展、指导个体化治疗、评价治疗效果和高危人群随访观察等方面都有实用价值。

三维阴道超声肌层形态改变和病理组织分析，包括子宫内膜厚度、内膜-肌层交界区范围等，腺肌病超声图像中以内膜光环或"z"交界最常见，内膜下线条形条纹是诊断腺肌病最特异性的超声特征，所见内膜下光环及相应变化对诊断腺肌病特异性高。

1.子宫内膜疾病的治疗方法多，包括药物治疗(激素、抗生素、人工周期、止血药等)、宫腔治疗(包括引流、灌注、冲洗，刮宫、宫腔镜下各种操作)、子宫内膜物理治疗(电切割、子宫热球治疗、微波子宫内膜切除术、双极气化、射频自凝消融、聚焦超声、宫腔冷冻等去除或毁坏内膜等)，栓塞治疗，腹腔镜下子宫切除、腹部或经阴道子宫切除、放射治疗等，各有关适应证和禁忌证，应根据具体疾病、年龄、婚育等个体化选用。

2.子宫内膜病理变化多端，受年龄、孕育、内分泌、药物、疾病(炎症、肿瘤、发育异常、子宫内膜异位症等)、医源性等影响,无论临床医师和病理医师,应与时俱进,依据科学发展观学习子宫内膜疾病的新知识、新理论、新进展,不断提高子宫内膜疾病的诊治水平,各级医师也需要进行系统化、规范化、经常化的培训和医学继续教育,相互学习,并与临床实践联系,解决患者的诊治问题,改变临床与病理医师相互脱节,应加强联系,有利于双方业务水平提高,提高诊治水平。

3.临床医师必须重视和具有一定的妇产科病理知识,也是打好扎实基础的重要内容之一,否则会影响对子宫内膜疾病的诊治。目前还有相当一部分临床医师未予足够重视,若能将病史、体征、诊治经过、妇科检查、B 超、CT、MRI 图像、宫腔镜所见、大体标本、病理结果有机联系,则对子宫内膜疾病的诊治必将大有提高。

4.病理医师根据科室人员情况,内部应有分工,各有重点,以便积累经验,精益求精,正确诊断。以往我校病理教研室的教师均安排到病理科专门进修学习子宫内膜病理,以了解子宫内膜疾病的诊治,有利做出正确的病理诊断。病理科积极开展实验病理学、免疫组化、癌基因等检测有利对子宫内膜病理的诊断水平、科研水平的提高,对疑难的子宫内膜病理开展集体读片、病理会诊,临床病理讨论会等均是很好的方法和途径。

5.认真填写病理申请单和完整病理报告。临床医师填写病理申请单时必须将年龄、月经情况、孕育、主要症状及治疗、手术翔实说明,有利病理医师诊断参考,同样病理医师除主要病理描述外,还需有明确诊断,应有组织类型、细胞分级、有无淋巴转移等,有利临床医师指导治疗。

6.子宫内膜标本要能使病理科医师满足病理诊断之需要量,避免研究生或其他科研所需任意取材而影响病理诊断和对患者的正确治疗。

7.子宫内膜疾病虽诊治方法多样和有所进步,但仍有一些疾病是扑朔迷离的,困惑着医务人员,如:

(1)子宫内膜异位症被称为"良性癌",其实或为难治之症,病因不明,学说甚多。

(2)子宫腺肌病真正病因也不十分清楚。

(3)子宫内膜增殖症、子宫内膜癌前病变的分类,也有待进一步完善,便于临床和病理医师的诊断和指导治疗。

(4)子宫内膜息肉电切割后的复发。

(5)卵巢功能与子宫内膜疾病的诊治。

(6)激素的正规应用。

(7)子宫内膜异位症、功血、子宫内膜癌等诊治规范的推广和使用。

(8)子宫内膜癌分期:2009 年 FIGO 新分期与 2007 年中国版改动较大,删除Ⅰa 期,将其与原Ⅰb 期合并为Ⅰa 期,宫颈内膜腺体受累原为Ⅱa 期,现为Ⅰ期,腹水细胞学阳性原为Ⅲa 期,新分期中删除细胞学检查结果,细胞学阳性不改变分期,Ⅲc 期再细分为Ⅲc1 及Ⅲc2,如此快的更新又使医师有无所适从之感。

(9)腹腔镜手术对Ⅰ期子宫内膜癌以外的其他内膜恶性肿瘤的应用。

(10)宫腔镜对内膜癌播散和预后的影响。

(11)细胞学检查对内膜恶性疾病的诊断价值。

(12)子宫内膜异位症、子宫腺肌病、子宫内膜增殖症等虽属良性,但仍有少数能恶变,其规律性等诸多问题,还需要进一步探索、研究或从循证医学要求探讨。

总之,学习和掌握子宫内膜疾病必须从子宫内膜的发生、发展、影响因素、分类和相关疾病及其诊治着手,较全面和系统地了解,以有利于诊治。

(郭　红)

第二节　子宫内膜间质肉瘤

子宫肉瘤是一组来源于子宫间质、结缔组织和平滑肌的恶性肿瘤。具有多种分类、表现不同的组织形态和生物学活性。虽然临床发病率不高,但恶性程度高。可原发于子宫体、子宫颈、子宫内膜间质,也可原发于子宫体外的内膜间质;另有以上皮和间叶成分混合组成而称为恶性混合性苗勒管肿瘤(MMMT)等。子宫肉瘤占子宫肿瘤的 4%,占女性生殖器官恶性肿瘤 1%。在美国每年发病率为 17/100 万,其呈侵袭性生长且预后不良。

子宫内膜间质肉瘤(ESS)是由子宫内膜间质来源的恶性肿瘤,占女性生殖器官恶性肿瘤的 0.2%,占子宫肉瘤的 7%~15%,人群发生率为 0.19/10 万。ESS 发病率低,因此在定义、病理类型、手术范围、辅助治疗及预后方面存在较多争议。

子宫内膜间质肉瘤是一种罕见的子宫恶性肿瘤。美国妇科肿瘤组(GOG)将子宫肉瘤分为 5 类:同源性和异源性苗勒管混合肉瘤、癌肉瘤(CS)、平滑肌肉瘤(LMS)、ESS 及其他罕见类型。分期系统与子宫体癌的 FIGO 分期相同。

一、临床病理及特异性标志物

【组织学分型】

WHO(1994 年)将子宫内膜间质肿瘤细分为三种类型:①子宫内膜间质结节(ESN);②低度恶性子宫内膜间质肉瘤(LGESS);③高度恶性子宫内膜间质肉瘤(HGESS)。

ESN 实际上为子宫内膜间质的异位及增生,缺乏明显的浸润。随后 Kim 和 Dionigi 等将镜下肿瘤结节边缘浸润<3mm 亦归为 ESN,并提出伴局部浸润的 ESS(ESTWLI),而 Oliva 等认为 ESS 均为低度恶性,其中无明确内膜间质表型者应诊断为低分化子宫内膜肉瘤(PDES)。为此,2003 年 WHO 将女性生殖器官肿瘤组织学分型重新修订为四型:ESN;LGESS;未分化子宫内膜肉瘤(UES),相当于原分型中的 HGESS;宫内膜间质平滑肌混合瘤(MESSMT),指同一肿瘤内出现不规则分布的平滑肌成分[CD10 阴性,平滑肌动蛋白(SMA)阳性],和子宫内膜间质成分(CD10 阳性,SMA 阴性),两种成分含量均>30%,呈良性,无浸润生长、出血及坏死,后者在很大程度上修改了之前的分型,更加全面、而具体而清晰。

【病理确认依据及生物学背景】

子宫内膜间质肉瘤组织学分类基于瘤细胞的种类和来源,其中常见的同源性肉瘤来源于子宫体本身的成分,如子宫内膜、肌组织、纤维组织、血管或淋巴管。而异源性肉瘤则含有非子宫分化的组织成分,如盆腔、网膜、卵巢、输卵管、阴道等部位。

(一)ESS 的临床病理分析

ESS 是较少见的子宫间叶肿瘤,临床表现无特异性,最后的诊断必须依赖于病理检测结果。目前对于 ESS 的病理诊断标准及鉴别诊断尚缺乏统一认识,在 ESS 的组织形态及免疫组化特点方面存在异议。多数人仍以核分裂象的多少作为区别二者的重要依据,忽视了其他参考指标。有学者认为 WHO 新分类中将 ESS 分为低度恶性 ESS 和高度恶性 ESS 的未分化子宫内膜肉瘤(UES),从肿瘤分化连续谱系规律和实际工作出发,截然的区分有一定应用难度,需对新分类的应用进一步研究及充实。

(二)ESS 的病理组织学诊断

1.大体标本　依据肿瘤类型不同,大体标本可有不同表现。肿瘤存在于肌壁间,可呈灰黄色,质软而嫩,无编织样结构也可呈弥漫性浸润生长,与周围组织界限清楚,无明确的包膜;也可呈息肉样突入宫腔内。切面多呈息肉状,少数呈胶冻状,偶见肿瘤切面呈肌壁内蠕虫穿行样结构。

2.镜下组织学特征　肿瘤组织可呈巢团样浸润于子宫平滑肌束间、卵巢、输卵管浆膜面、膀胱和直肠的浆膜与肌肉层以及腹膜后组织,还可突入脉管内生长。有以下几种特征。

(1)瘤组织类似于增生期子宫内膜间质细胞,形态较一致,圆形或卵圆形,少数为短梭形,胞质较少,胞核呈圆形或不规则,染色质较细。

(2)肿瘤内有大量丛状生长的分支状小的薄壁血管,部分呈放射状结构。

(3)广泛的间质透明变性,像骨样胶原,肿瘤细胞被挤压呈条索状,广泛的透明变性是内膜间质肿瘤的特征之一。

(4)肿瘤细胞呈突入脉管内生长特征。

(5)间质内可见较多泡沫细胞,平滑肌瘤较少见,但有平滑肌分化,镜下见到肿瘤性子宫内膜间质细胞逐渐过渡为长梭形平滑肌细胞。

3.电镜下鉴别诊断的意义　电镜下观察对于鉴别间质肿瘤和平滑肌瘤有一定价值。间质肿瘤细胞胞质内的中间丝呈杂乱无序的排列,无基底膜及胞饮小泡;而平滑肌肿瘤细胞,胞质内肌丝常为平行排列,具有密斑、基底膜和胞饮小泡。

4.关于以核分裂象作为诊断依据的相关指标讨论　目前学者们对 LGESS 与 HGESS 的病理诊断标准尚未完全统一。多数人仍以核分裂象为主要依据,我们认为判断 ESS 恶性程度应依据:瘤细胞的异型性、生物学行为及核分裂象综合分析方可确定诊断。

(1)子宫内膜间质结节(ESN):镜下见子宫内膜间质结节与正常内膜增殖期细胞相似,核分裂象少见,0～3/10HPF,结节呈广面膨胀性生长,无肌层和血管浸润。

(2)低度恶性子宫内膜间质肿瘤(LGESS):镜下特点①瘤结节界限不清,呈片状或舌状浸润肌层;②可见小螺旋动脉及脉管内瘤栓;③出血及坏死不明显;④多数病例核分裂象<10/10HPF。

(3)高度恶性子宫内膜间质肉瘤(HGESS):镜下特点:①瘤结节常广泛弥漫浸润宫壁;②瘤细胞大小不一,异型性明显;③常伴明显出血、坏死;④多数病例核分裂象>10/10HPF。

(4)如何分析核分裂象的意义:核分裂象并不是病理诊断和分类的唯一标准,当核分裂象>10/10HPF时,其他属性尚好,无浸润生长,就可能是 LGESS。有学者报道 2 例 LGESS 病例,肿瘤局限于子宫壁内,细胞异型性不明显,无出血及坏死灶,但核分裂象 1 例 12/10HPF,另 1 例 14/10HPF。随访结果前者术后 7 年、后者术后 10 年至今健在,应属 LGESS。另当肿瘤细胞异型性明显,生物学行为呈浸润性生长,特别是侵及子宫外者,呈大片出血及坏死时,即使核分裂象<10/10HPF,也应属于 HGESS。

(三)子宫内膜间质肉瘤特异性标志物检测

1.子宫交界性平滑肌瘤的概念及临床价值　当子宫肌瘤出现特殊的组织形态和生长方式时,类似于平滑肌肉瘤及子宫内膜间质肉瘤,但又不具备典型的恶性组织学特性,常易导致诊断上的困难及混淆。近年来,许多学者认为在经典的子宫良性平滑肌瘤和恶性平滑肌瘤之间,存在一组"交界性子宫平滑肌瘤"。即具有与良性平滑肌瘤不同之处,如肿瘤细胞带有异型性及核分裂象增多的非良性特征;也具有与恶性平滑肌肉瘤的差异,如不具备中-重度核异型性,较少产生大量核分裂象,缺乏肿瘤细胞凝固性坏死的典型恶性特征。有时仅凭一次组织学检查来判断"良性或恶性",既存在难点,又缺乏科学性,应结合临床病史、表现、肿瘤的生物学行为和病情发展状态,进行全面地综合性判断,方可得到准确诊断。因此病理学家应时常与临床医师沟通、交流,获取更多的临床一手材料至关重要。

依据肿瘤组织学特点,子宫交界性平滑肌瘤可分为下列几种。

（1）富于细胞型平滑肌瘤：肿瘤细胞丰富，但无细胞异型，核分裂象为 $1\sim5/10HPF$。

（2）不典型平滑肌瘤：细胞丰富，有轻度异型性，核分裂象 $1\sim2/10HPF$。

（3）奇异型/多形型/奇形怪状平滑肌瘤：瘤细胞核型奇异，可出现单核或多核瘤巨细胞，但无核分裂象。

（4）核分裂活跃的平滑肌瘤：瘤细胞核分裂象增多至 $5\sim10/10HPF$，但无细胞异型性。

（5）上皮样平滑肌瘤/平滑肌母细胞瘤/透明细胞平滑肌瘤：瘤细胞以上皮样为主，细胞呈巢状或条索状排列，无细胞异型性，核分裂象 $<5/10HPF$。

（6）不能确定恶性潜能的平滑肌肿瘤：瘤细胞轻度异型伴核分裂象 $3\sim5/10HPF$，或呈中-重度异型伴核分裂象 $1\sim2/10HPF$。

子宫交界性平滑肌瘤临床全过程基本为良性，在临床表现及影像学特点上与普通平滑肌瘤较难区别。主要依靠术后的病理特点确定诊断，预后良好，可有多次复发，少数也可有恶变甚至危及生命。复发者组织学鉴定仍与肉瘤有别，复发间隔时间较肉瘤长，以局部复发为主，远处及血运转移较少，复发者再手术仍可长期存活。少数有复发后去分化特征，恶性程度逐渐提高，甚至演变为肉瘤。保留一侧附件者较两侧附件全切除者复发率高，复发的次数越多，瘤组织的异型性越显著，核分裂象增多，甚至最后呈肉瘤变。交界性平滑肌瘤与 LGESS 在病理及临床方面也存在鉴别诊断的困难。

2.子宫内膜间质肉瘤特异性标志物　在子宫内膜间质肉瘤的病理诊断中，特异性的标志物起重要辅助诊断作用。常见的免疫组化检测类型为肥大细胞和增殖细胞核抗原（PCNA）；雌激素受体（ER）；孕激素受体（PR）；急性淋巴母细胞性白血病共同抗原（CD10）；平滑肌动蛋白（SMA）；调宁蛋白；细胞表面跨膜糖蛋白 CD44 变异型种类之一（CD44v）；结蛋白；波纹蛋白；α-抗胰蛋白酶（α-CT）；细胞角蛋白等。

（1）子宫内膜间质肉瘤雌激素、孕激素受体检测的临床意义：子宫内膜间质肉瘤是不是卵巢性激素依赖性疾病。雌激素、孕激素的强度与 ESS 的恶性程度有无关系。是当前临床医师关注的热点。卵巢分泌性激素不仅可引起子宫内膜周期性出血，同时也可作用于子宫肌层、间质及生殖器以外组织。如胃、直肠、食管及乳腺等。在肿瘤形成过程中，若全部或部分保留激素受体，则在其生长和发展过程中可受到相应激素的影响，而由此形成的肿瘤就成为该激素依赖性肿瘤。

肿瘤的分化包括形态和功能两方面，ER 和 PR 是具有特定生理功能的蛋白。当其分化低时则功能较差，侵袭性强，恶性度高，因此病理形态学指标与 ER 的存在相关。对于分化好的肿瘤，ER 多为阳性；而分化差的肿瘤，ER 多为阴性。即在癌变的自然发展过程中，组织演变呈去分化状态，可部分或完全地丧失原有细胞的特性，促使 ER 的生长能力发生变化，当肿瘤分化越差时，ER 的合成能力则越低下，可使 ER 降低甚至缺如。

Reich 等研究结果表明，在低度恶性子宫内膜间质肉瘤，ER 的表达占 71%，PR 的表达占 95%，证明 ESS 是对性激素有高度反应的肿瘤，但其 ER 及 PR 表达率均低于富于细胞平滑肌瘤。

子宫内膜间质肉瘤已被证实是卵巢性激素依赖性肿瘤，研究证明，甾体激素弥散入细胞后，先与靶细胞质中存在的特异性受体结合，可形成激素-受体复合物，产生新的分子构型，并继而进入细胞核内，与核内物质结合于染色质上，直接影响 DNA 的转录，并激活基因，从而合成新的 mRNA，产生新的蛋白质——PR，对细胞的生理功能发生影响。当 PR 合成时，必须依靠 E_2 作启动子，且伴有 ER 的作用，使 PR 能选择性抑制 ER 在细胞质内合成，从而阻止 ER 的补充，该理论支持孕激素及其衍生物类药物，对子宫内膜间质肉瘤的治疗作用。因此 ER、PR 均阳性的肿瘤较仅 ER 阳性的肿瘤，对激素治疗反应大、效果好。当 ER、PR 均阳性时，肿瘤生长和发展直接受到激素的制约，内分泌治疗是有效的。此种效果与 ER、PR 含量及表达水平呈正相关，也即受体水平越高，其疗效越好。目前已有较多关于己酸孕酮治疗子宫内膜间质肉瘤以减少其复发率的报道。

（2）急性淋巴母细胞性白血病共同抗原（CD10）：CD10 具有一种细胞表面酶的功能，通过调节局部肽的浓度介导细胞，使其对技术产生应答。这种机制使多种激素敏感或肽类敏感的细胞，以及与它们相应的肿瘤均可表达 CD10 抗原，如正常子宫内膜间质细胞核及 ESS。有学者报道：采用免疫组化方法，对 ESS 及 HCL（高度富于细胞平滑肌瘤）进行组织病理学及免疫组化法对比分析，ESS 瘤细胞 CD10 阳性率为 100%，而 HCL 阳性率仅为 $20\%（P<0.001）$。因此 CD10 蛋白是一种相对特异的子宫内膜间质标记物，也是鉴别 ESS 与 HCL 的有价值的免疫组化标志。

（3）肥大细胞和增殖细胞核抗原（PCNA）：PCNA 是反映肿瘤细胞群体增殖活性的一个客观指标，近年来被广泛用于良、恶性肿瘤的鉴别。在低度子宫内膜间质肉瘤和富于细胞平滑肌瘤之间无显著性差异，但以上两者与平滑肌瘤和高度恶性子宫内膜间质肉瘤有差异，可能因为子宫内膜间质肉瘤为低度恶性有关。

肥大细胞源于骨髓前体细胞，未成熟肥大细胞通过血液迁移至外周组织，并在外周组织微环境因子作用下分化成熟。类胰蛋白是相对分子量为 134000 的四链中性蛋白酶，为肥大细胞中含量最丰富的标记蛋白。采用类胰蛋白酶单抗检测肥大细胞，表明增生期富于细胞平滑肌瘤中肥大细胞数不受激素水平影响。在子宫内膜间质肉瘤中肥大细胞数明显少于子宫富于平滑肌瘤。按每个高倍视野下的肥大细胞数<7来诊断子宫内膜间质肉瘤，灵敏度为 100%。肥大细胞可合成和分泌组胺、肝素、肿瘤坏死因子（TNF-α）、嗜酸性粒细胞和中性粒细胞趋化因子等，增强机体对肿瘤的免疫力，限制肿瘤细胞扩散、迁移，并可直接杀伤肿瘤细胞。有学者发现 PCNA 阴性者，肥大细胞计数较高，认为肥大细胞可影响 PCNA 的表达，通过抑制局部组织的增殖达到抑癌目的。有学者发现肥大细胞不仅能够抑制局部癌组织增殖，还能限制细胞雌激素受体的合成来达到抑制肿瘤生长目的。

（4）CD44v3：是细胞表面跨糖蛋白 CD44 变异性（CD44v）的一种，参与多种肿瘤的浸润和转移。在多数子宫内膜间质肉瘤中未见 CD44v3 表达，而在所有富于细胞平滑肌瘤均见表达。用 CD44v3 的缺如来诊断子宫内膜间质肉瘤的敏感性为 92%，特异性达 100%。因此，CD44v3 的表达可用于鉴别子宫内膜间质肉瘤和富于细胞平滑肌瘤。作为透明质酸的受体，能与细胞外间质和基底膜的透明质酸结合，调节细胞的形态和迁移。CD44v3 的表达不随月经周期的改变而发生变化，其与肥大细胞间存在正相关，在富于细胞平滑肌瘤中，肥大细胞可以增加 CD44v3 的表达。

（5）肌肉标志物结蛋白和调宁蛋白检测意义：Oliva 认为肌肉标志物结蛋白仅见于富于细胞平滑肌瘤，可用于鉴别富于细胞平滑肌瘤与子宫内膜间质肉瘤。但另有学者研究表明，大部分的子宫内膜间质肉瘤也表达结蛋白，故而不能鉴别两者。

调宁蛋白为一种热稳定蛋白，分为中性、酸性和碱性三型，碱性即 calpanin-h1，主要通过与肌动蛋白、原肌球蛋白和钙调蛋白的结合来调节肌肉收缩。Miettinen 等认为，calpanin-h1 仅见于成肌纤细胞和平滑肌细胞。但 Agoff 等报告 10 例子宫内膜间质肉瘤中有 3 例有 calpanin-h1 表达。因此，calpanin-h1 诊断子宫平滑肌肿瘤敏感性为 100%，但特异性不高，在子宫内膜间质肉瘤中亦有表达。

（四）子宫内膜间质肉瘤新组织亚型及来源讨论

纤维黏液型 ESS 是近年发现的一种组织学亚型，这种形态可占肿瘤的 $50\%\sim100\%$，其临床及生物学行为与经典 ESS 相似。该亚型是否处于更原始的细胞阶段和有不良预后尚待更多病例观察。有报道 $11\%\sim40\%$ ESS 有内膜样腺体和腺样分化，其免疫组织化学表现卵巢性索间质标记，又称性索分化，一般以为具有此分化者总体预后无不同，但易复发。

ESS 的组织起源一直被认为来源于子宫内膜间质细胞，但由于有时其生长与子宫内膜无关联，并表现平滑肌等其他分化特征，因此又认为来自子宫肌层的多潜能细胞。由于认识上的缺乏共识，ESS 形态学上多向分化的特点在病理诊断中常引起误诊及分歧。1965年有学者观察到子宫内膜与肌层交界处的细胞具有逐渐移行的特点。之后有学者通过电镜发现这些细胞在增殖期具有肌纤维母细胞特点,而在分泌期和妊娠早期出现明显平滑肌分化,因而提出一个新的理论:子宫内膜间质细胞是具有向平滑肌纤维分化潜能的肌纤维母细胞。以上基础理论的新观点,为病理学家解释和理解ESS肿瘤分化特征奠定了基础,由此也解决了临床诊断中的困惑和误诊。因为子宫内膜间质细胞具备向平滑肌细胞和肌纤维母细胞,不同方向分化的潜能,因此使ESS在其分化过程中呈现出不同的组织形态。当组织细胞向成熟方向分化时,成为平滑肌细胞;而当细胞去分化时,则使肿瘤更富侵袭性。因此对于ESS组织形态与生物学行为的关系,一些新的基础理论的建立,有待更深入的研究及探讨。

二、诊断及治疗

子宫内膜间质肉瘤(ESS)是一种少见的子宫间叶性恶性肿瘤,起源于子宫内膜间质细胞,临床症状无特殊性,与其他子宫或卵巢的良恶性肿瘤症状相似,术前常易误诊为子宫肌瘤、子宫腺肌瘤及子宫内膜癌,造成诊断及治疗的延误。

子宫内膜间质来源的ESS,系指来源于生殖器官中子宫内膜间质的一种肉瘤,在该肿瘤中占绝大多数,亦称子宫内ESS。相对而言子宫外的ESS系指子宫原发部位未见肿瘤,而在盆腔、卵巢、直肠、网膜、阴道、输卵管等部位发生,非常少见。

【临床资料及诊断】

子宫内ESS多见于育龄妇女,青春期及儿童期很少发生,绝经后偶有发生。有报道平均年龄22~74岁,中位年龄45岁,平均分娩次数1.28次,未孕未产者占34%。

(一)临床症状

主要为不正常阴道出血,有报道占71%,其中月经过多占10%;阴道不规则出血占46%;绝经后出血占16%。其他症状:发现腹部包块者占20%;腹痛占10%;腹部胀感占3%,排液者占6%等。

(二)体征

最常见体征为子宫增大,约占66%,一般增大如孕6~16周不等,甚至有报道一例近足月妊娠(21岁未婚女性)。另可见宫腔内、宫颈口或阴道赘生物,占24%。晚期患者出现消瘦、全身乏力、贫血、低热、腹水及恶病质表现。

(三)影像学及相关检查

1.彩色多普勒超声诊断价值　虽然子宫内膜间质肉瘤术前误诊率高,但彩色多普勒超声在ESS诊断方面仍然能提供非常有价值的依据。

按Adler分级法将病灶内血流分为4级:0级,无血流;Ⅰ级,点状、短棒状血流;Ⅱ级,一个断面上1~2条血管,其长度小于病灶的半径;Ⅲ级,3条以上血管或弥漫性网状血流。

有学者报道的病例总结:①ESS三维表现为子宫不规则增大,当病灶较小时位于宫腔内呈高回声,有时呈筛孔状回声;当病灶向肌层浸润生长时,表现为均质无"旋涡状"低回声,与肌层分界不清,周边无完整包膜,部分内膜缺失。②彩色多普勒血流显像对团块内血流分布进行半定量分析,多表现为Ⅱ~Ⅲ级,病灶内部血流RI<0.47。Kurjak等报道RI值0.32~0.40可作为判断子宫肌瘤良恶性指标,灵敏度为90%。由于不同类型ESS可伴发多种分化及其他类型肿瘤,故容易漏诊,应注意单个瘤体及内部血流动力学情况。在与肌瘤及内膜息肉鉴别时,应注意肌瘤与肌层分界清楚,内部有"旋涡状"结构回声;黏膜下肌瘤及内膜息肉在二维图像上有"宫腔分离征"及宫腔内中等或低回声团,内膜增生时呈现内膜均匀增厚。在良

性疾病中彩色多普勒血流显像示血流不丰富,为半环状、环状分布或短条状血流,RI>0.4。

2.其他诊断方法　术前行 B 超、CT 及 MRI 检查均有一定诊断价值,其中 MRI 在术前诊断中有更重要价值,对于良恶性判断及肿瘤浸润或深度判断有积极意义,符合率可达 80%,特别表现在与子宫内膜癌的区别,如肿瘤边缘不规整、多发性结节状肌层内浸润等。PET/CT 对 ESS 诊断准确率几乎可达 100%,另有术前 B 超指引下诊断性刮宫、宫腔镜检查术均可提高诊断率,但无法确定是否有浸润生长。宫颈赘生物活检亦可提高术前诊断率。Berchuek 报道以上二项准确率可达 70%～93%。在对有异常子宫出血者行子宫切除或肌瘤剔除术时,用剖视子宫和取组织行冷冻切片检查,以提高诊断率并在术中确定手术范围。总之,遇有年龄在 45 岁左右、处于围绝经期,伴有月经异常、功血或绝经后阴道出血患者、或合并子宫肌瘤和子宫腺肌病而肿瘤生长较快者,均应进行 ESS 的鉴别诊断,采用更有效检查手段,予以确诊。

(四)子宫外的 ESS

子宫外的 ESS 常见于盆腔等其他部位的器官,而原发部位未见肿瘤。疾病的来源有两种学说:一种认为是子宫内膜异位症基础上发生;另一种说法是无内膜异位症表现,但可来源于腹膜第二苗勒管系统,具有多潜能分化而发生的苗勒管源性肿瘤。

Bosincu 等提出,诊断子宫外 ESS 可能来自内膜异位症时需具备以下特点:肿瘤未侵及子宫内膜;有明确的内膜异位病灶;ESS 与内膜异位病灶有移行或共存。在病理诊断标准方面子宫外与子宫内 ESS 相似。在多数子宫外 ESS 病例瘤组织内可见分化良好的子宫内膜腺体,或在周围脏器查见异位子宫内膜病灶;电镜下瘤细胞具有内膜间质细胞相似特征;免疫组化染色也有利于子宫外 ESS 鉴别诊断。如急性淋巴母细胞白血病共同抗原(CD10),在许多激素敏感或肽敏感细胞及其相应肿瘤表达 CD10 抗原,当 CD10 表达强阳性时,子宫内的 ESS 可与高度富于细胞平滑肌瘤区别;而子宫外 ESS 和胃肠道间质肿瘤的鉴别诊断中也同样重要。

【治疗】

子宫肉瘤的治疗原则与来源于身体其他部位的肉瘤一致,有手术治疗、放疗、化疗、内分泌治疗等多种方法。

1.手术治疗　手术是唯一能治愈 ESS 的方法,也是治疗的首选,基本术式应当是全子宫加双附件切除术,尽可能切除肿瘤转移灶,必要时行盆腔淋巴结及腹主动脉旁淋巴结切除。ESS 以国际妇产科联盟(FIGO)1988 年对子宫内膜癌的分期作为标准,共分四期。早期 LGESS 以手术治疗为主,术后辅以激素治疗或放、化疗;晚期 LGESS 选择肿瘤细胞减灭术,辅以术后放、化疗和激素治疗。但无论采用何种方法,均呈疗效差、复发率及病死率高状态。美国国家癌症研究所建议手术可用于 ESS 的诊断、分期和治疗。认为Ⅰ～Ⅲ期 ESS 患者均可行经腹全子宫、双侧附件切除、全腹探查、选择性的盆腔和腹主动脉旁淋巴结清扫术,以及切除所有肉眼可见的肿瘤,术后辅以盆腔照射或化疗。彻底的切除肿瘤是治疗子宫肉瘤最主要因素,首次手术切缘阳性,比肿瘤分级和肿瘤大小对预后的意义还要重要。

在手术范围,特别是根治性淋巴清扫术的作用方面,医学界一直存在重要分歧,起决定作用的判断标准仍是肿瘤所表现的组织学类型。近年来的研究数据表明 ESS 患者淋巴受累概率比预想的要高,且有上升趋势,总体分析有 1/3 到 1/2 的患者术后复发,而手术范围与有无复发呈正相关。因为 ESS 较高的宫旁浸润率和盆腔复发率,由于 ESS 表达雌激素受体,在卵巢保留后,产生的甾体类激素可刺激肿瘤生长。因此,对于年轻患者卵巢的去留尚存在争议。有学者认为早期年轻 LGESS 可以保留卵巢。Giolo 等分析<50 岁,Ⅰ期 LGESS 组中,保留卵巢复发率与不保留者相似,而 Berchuck 报道美国 MSKCC 癌症中心,不保留卵巢与保留卵巢术后复发率分别为 46% 和 100%,差异有显著意义,认为应当切除卵巢。因此,对于年轻 ESS 患者需十分谨慎保留卵巢,保留后应严密随访,且用孕激素治疗。

对于早期 LGESS 淋巴清扫的讨论,Goff 认为盆腔淋巴结转移仅见于盆外转移者,而 Ayman 也认为早期淋巴结多无转移,因此认为临床早期 ESS 者仅需行淋巴结探查并加活检即可,无需清扫淋巴结。但另有学者仍认为 LGESS 存在淋巴管内生长倾向,建议行淋巴清扫。潜在的淋巴结转移是造成高复发率的原因之一,受累的淋巴结仅对判断预后有价值,清扫淋巴并无治疗作用。

2.放射治疗　手术后辅以放疗,可以提高疗效,延缓肿瘤在盆腔复发时间。因为 ESS 是一种对放疗相对敏感肿瘤细胞,使盆腔病灶局部控制率达 90.9%。有学者回顾分析 141 例子宫肉瘤,全部接受手术及放疗,中位随访 3 年,结果提示:①放疗对总体生存时间无影响,但可改善盆腔复发;②放疗方式和放疗强度影响疗效:放疗可分为腔内和体外照射,结果证实盆外放疗加腔内放疗的复发率显著低于无辅助治疗者(14.2% vs 60%)。放疗强度>50Gy,复发率低于<50Gy 者。因此建议:对于Ⅰ期肉瘤,施行手术加盆外放疗;Ⅱ/Ⅲ期者手术后行盆外放疗再加腔内放疗,放疗强度最好超过 50Gy。

一项来自欧洲癌症研究和治疗组的报道,收集了 224 例包括 ESS 在内的肉瘤患者,随机分入术后放疗和观察组,结果表明两组总生存率或无病生存率没有区别,但放疗显著提高了局部控制率。认为对 5 年生存率有意义。美国国家癌症研究所建议对Ⅰ~Ⅲ期肉瘤患者术后均给予辅助放疗,对Ⅳ期患者不推荐使用放疗而是全身化疗。美国国家综合癌症网建议除了低度恶性 ESS 外,所有类型的子宫肉瘤Ⅰ期和Ⅱ期患者术后均进行放疗。对于高度恶性 ESS,如腹主动脉旁淋巴结阳性,应行辅助化疗。一项研究还报道 21 例 ESS 患者,手术后辅以放疗 5 年总生存率(OS)和疾病特异生存率(DSS)分别为 63.4% 和 80%,10 年 OS 和 DSS 分别为 52.8% 和 80.9%;5 年局部控制率为 93.8%。该研究结果发现,手术联合放疗治疗子宫肉瘤可能获得较高的 5 年生存率,对所有期别的 ESS 均有较好局部控制率,早期患者更有较好的 DSS。因此认为手术辅以术后放疗是最有效的治疗方案。但也有 LESS 放疗后成为 HESS 的报道,分析是放疗对正常细胞产生了致瘤作用,还是 LESS 分化程度减低成为 HESS,目前尚不明确。

3.化疗　子宫肉瘤具有早期血行转移的特点。有学者认为肿瘤局限于宫体的早期病例有 62% 可能存在宫外转移,既往临床Ⅰ期的患者也有 73% 的发生转移,因此对于子宫内膜间质肉瘤即使病灶局限于子宫的Ⅰ、Ⅱ期患者术前或术后必须加辅助治疗。放疗对盆腔外转移、复发病灶作用有限,而术前、术后辅助全身化疗,对于 ESS 亚临床转移和盆腔外扩散有重要意义。

GOG 对所有组织学类型的子宫肉瘤Ⅰ期和Ⅱ期患者共 156 例进行了随机试验研究,比较了术后辅助阿霉素单药化疗和不进行化疗的效果,对照组的平均生存期 55 个月,化疗组为 73.7 个月。

对于晚期子宫肉瘤,有 3 项随机对照研究对比了单药化疗和联合化疗效果。Muss 等随机试验报道 104 例无化疗史的晚期或复发性子宫肉瘤,比较了多柔比星单药化疗和多柔比星联合环磷酰胺化疗,作为一线化疗方案比较,结果表明,两组缓解率均为 19%,平均生存期为 11.6 个月和 10.9 个月,两组差异无统计学意义,而且联合化疗产生更严重化疗反应。Omura 等随机分组,单药多柔比星及多柔比星与氮烯咪胺联合化疗,两组缓解率为 10% 和 23%,认为联合化疗组总缓解率有显著提高(P<0.05)。另外有学者报道进行的非对照组研究,对 10 例复发 ESS 患者使用多柔比星单药化疗,缓解率可达 50%,表明多柔比星或多柔比星联合化疗具有良好缓解率。Sutton 等报道一项 GOG 前瞻性研究,用异环磷酰胺治疗 21 例无化疗史的晚期、复发或转移性 ESS 患者,异环磷酰胺用量为 1.5mg/(m² · d)[接受过放疗的患者减量为 1.2mg/(m² · d)]共 5d,3 周 1 次,总缓解率为 33.3%;缓解期为 1.4~14.9 个月(平均 3.7 个月);完全缓解的 3 例患者缓解期分别为 1.4 个月、5.1 个月、7.5 个月。学者认为异环磷酰胺对于无化疗史的转移性或复发性 ESS 患者有效。

另有不少病例报道及小样本量的回顾性报道,卡铂联合紫杉醇或多柔比星联合方案;顺铂+异环磷酰胺等化疗方案已在 ESS 的个案治疗中显示有效。也有学者提出口服鬼臼乙叉甙化疗可延长疾病稳定期。

在一项小样本研究中报道,使用 5-氟尿嘧啶单药化疗无效。挪威癌症登记所一项回顾性研究表明,1956～1992 年,1042 例子宫肉瘤患者接受化疗后,5 年生存率无明显变化,但 ESS 患者比其他组织学类型的患者预后好($P<0.001$)。一病例采用顺铂局部灌注疗法后,及时改用多柔比星＋异环磷酰胺联合全身化疗,使肿瘤缩小并肺转移病灶消失,为手术彻底性创造了条件。

4.内分泌治疗　低度恶性 ESS 生长缓慢,文献报道在手术切除后可获得较长生存期,在长期的无瘤生存期后常发生局部复发。因此,长期巩固治疗应该是有效的。两类 ESS 均存在类固醇受体(ER 和 PR)的表达,故激素治疗在巩固手术效果、防止复发方面有重要作用。低度恶性 ESS 比高度恶性 ESS 平均雌激素受体表达水平高。与乳腺癌不同的是:激素受体的存在并不等同于激素治疗有效。因为近期有一非对照性研究中,28 例激素受体阳性患者中,只有 1 例激素治疗有效,因而引起了激素治疗效果评估的激烈争论。综合多个研究报道,认为对晚期或复发性患者,将激素治疗作为辅助方法,如常用三苯氧胺、芳香化酶抑制药、孕激素或促性腺激素释放激素类似物(GnRHa)等,均取得良好疗效。

随着免疫组织化学技术的广泛应用,ESS 的激素治疗和靶向治疗渐被重视,雌激素、孕激素受体的测定为临床进行激素治疗奠定了基础。Paillocher 认为对 ER 及 PR 阳性者,推荐口服足乙苷及内分泌治疗(孕酮药物),中位缓解期达 20 个月。另有报道使用芳香化酶抑制药来曲唑治疗复发的 LGESS,有效率＞50％。Geller 等对 16 例 ESS 进行胃肠道间质瘤特异性抗体 CD117 标记,结果发现 43.8％患者呈阳性表达。对于晚期难以手术或转移性 ESS 患者,可以用甲磺伊马替尼(格列卫)作靶向治疗,通过选择性抑制酪氨酸激酶活性抑制瘤细胞的无序增殖和促进凋亡。

鉴于 ESS 的生物学特性,孕激素应作为术后基本的辅助治疗。Piver 等报道孕激素治疗 13 例低度恶性 ESS,总有效率达 46％;而同期对 12 例同样患者辅以化疗者,有效率仅 17％。近年来多篇文献有相关研究结果,Mesia 和 Maluf 均报道促性腺激素释放激素激动药(GnRH-a)治疗 ESS 取得良好结果。某学者等报道 GnRH-a 联合孕激素治疗 ESS 也有效。Katz 等研究认为 ESS 因其表达雌激素受体,卵巢甾体类激素可以刺激肿瘤的生长,应当常规切除卵巢。某学者报道,对于低度恶性 ESS 单纯切除卵巢即可使肿瘤缩小 50％。通过观察 19 例 LESS 患者,13 例行全子宫及双附件切除术,6 例复发,复发率为 43％;6 例保留卵巢者全部复发,复发率为 100％。某学者等报道,在低度恶性 ESS 中,行全子宫加双侧附件切除术后的患者平均随诊 57 个月,1 例复发,复发率为 7％(1/24);对第一次手术时保留一侧或双侧卵巢的患者平均随访 87 个月,13 例复发,复发率 93％(13/14)。因此,认为全子宫及双附件切除术应当是治疗低度恶性 ESS 的标准手术方式。而对高度恶性 ESS,因其恶性程度高,切除卵巢是必须的,用以减少盆腔复发机会。

5.复发性 ESS 的特征及治疗　在 ESS 中,高度恶性型(HGESS)复发率高且转移广泛,5 年存活率低,难以根治。但低度恶性型(LESS)因其恶性程度低,且生长缓慢,因此在治疗手段选择方面占有优势,疗效良好。

已有报道在没有任何治疗前提下也有 ESS 转移灶自发退化的报道,即存在自限性。1 例肺部转移患者,在初次确诊后 33 个月时,发现病灶自然消退。LESS 的复发与转移通常在术后数年发生,复发间隔时间为 3 个月至 23 年,中位时间为 3 年。因此,术后应长期密切随访。复发部位主要在输尿管、膀胱、阴道和肠道。除局部复发外,还要注意大血管,甚至心脏受累的可能。随访十分重要,并需长期进行而不间断。对复发转移灶处理原则仍是以手术切除为主。如未曾行过放射治疗者,复发后也可行放疗。对于首次手术无法切净者,术后盆腔残留病灶较大,可直接行放疗,促其达到完全缓解,再为手术创造条件,以减少术后并发症发生。也有使用孕激素作为 LESS 复发后二线用药,延长了生存期并为再次手术创造机会。在使用激素治疗时,应高度注意,孕激素仅对雌激素、孕激素阳性者起作用。某些时候,当肿瘤复发时,雌激素、孕激素受体可因病情进展而转阴。因此,孕激素治疗对此种类型治疗无效。在对复发瘤行二次手术时,也应检测 ER、PR 表达情况。PR 能选择性地抑制 ER 在细胞质内合成,从而阻止 ER 的补充。目前,有关己酸孕酮治疗子宫内膜间质肉瘤减少复发率已有报道,效果很好。内分泌治疗的效果与 ER、PR 含量呈正相关,受体水平越高,疗效越好。

近年的研究表明 ESS 复发转移瘤形态多样,可不表现为经典 ESS 图像,也可表现与原发瘤截然不同,给诊断造成困难。在转移复发瘤诊断中,临床病史及 CD10、SMA 的联合应用可提高诊断率。另有文献报道平均复发时间为 3~5 年,但有时甚至超过 20 年,或带瘤生存或肿瘤自行消退。由于认识上的不足,ESS 形态学上有多向分化特性。有学者通过电镜发现这些细胞在增殖期具有肌成纤维细胞特点,而在分泌和妊娠早期出现明显平滑肌分化,故而提出:子宫内膜间质细胞是具有向平滑肌纤维分化潜能的肌成纤维细胞。ESS 在其分化过程中呈现不同组织形态,去分化使肿瘤更富侵袭性,当然也可向成熟方面分化为子宫平滑肌细胞。

6.子宫内膜异位症肉瘤变　通过首次报道恶性肿瘤与异位子宫内膜可并存于同一病变中,其中 75% 于卵巢内,另外 25% 在卵巢外任何部位。同时提出异位内膜恶变确诊必须符合以下 3 个条件:癌细胞和异位内膜组织并存于同一病变中;两者具有组织学上相关性;排除其他原发肿瘤存在。1953 年 Scott 在此基础上又增加了第 4 条:即显微镜下异位子宫内膜向恶性移行的形态学特征。目前,此种诊断标准已得到世界公认。

流行病学研究显示近年来异位子宫内膜恶变及发病率均有上升,平均恶变率为 0.7%~1%。恶变的病理类型包括子宫内膜样癌、透明细胞癌、子宫内膜间质肉瘤等,其中子宫内膜间质肉瘤恶变率略高,达 1.5%。越来越多文献报道 EM 恶变可发生在膀胱、输尿管、乙状结肠、瘢痕肾、膈等部位,诊断十分困难,误诊率高达 70%。异位的子宫内膜组织在微观上含有 4 种成分:子宫内膜腺体、子宫内膜间质、纤维素及出血。在特殊部位的内异症恶变常以子宫内膜腺样癌及肉瘤多见。某学者报道一例由卵巢外 EM 引起的乙状结肠 LGESS,患者因门静脉栓塞产生胃部疼痛症状,B 超检查诊为门静脉血栓及乙状结肠肿块,术后证实为低度恶性乙状结肠 EM 转化的子宫内膜间质肉瘤。Irvin 等报道一例外阴 EM 间质肉瘤样变。Yantiss 等报道 17 例来源异位在阴道直肠隔、直肠、结肠的 EM,发生成为子宫内膜间质肉瘤。

7.预后　ESS 分期与预后关系密切,早期预后较好,而晚期患者预后差。手术时,Ⅰ 期患者可达 80%,5 年和 10 年存活率高达 80%~100%,仍有 37%~60% 复发,即使 Ⅰ 期也有 50% 以上复发率,15%~20% 将死于复发。当然复发或转移常在原发瘤手术后多年方可出现。因此认为 LGESS 是一种生长缓慢、预后良好肿瘤,而 HGESS 患者多在术后 2 年内死亡,因此认为 ESS 与临床期别、病理类型、手术方式均有关。ESS 与手术方式密切相关,多个文献已报道采用全子宫双附件切除术者,术后加有效化疗或激素治疗,疗效优于保留单侧或双侧附件者。综合治疗方法可有效降低复发率,学者们建议应当使 ESS 诊治更加规范化。

8.三苯氧胺使用可使子宫肉瘤患者风险增加　自 20 世纪 80 年代以来,三苯氧胺(TAM)就成为一种治疗雌激素受体阳性的乳腺癌患者有效辅助治疗及转移癌治疗的有效药物。然而,临床资料验证,该药最严重副作用是增加患者患子宫癌的风险。已有报道在应用三苯氧胺治疗患者中,2 年后子宫内膜癌的患病率成倍增加,而 5 年后则为 4 倍,治疗结束后的 5 年内这种风险仍未减少。文献报道三苯氧胺也与子宫肉瘤患病风险有关。三苯氧胺主要是通过拮抗雌激素起作用,但是也能通过非受体相关机制发挥作用。在不同物种和身体不同部位,雌激素受体敏感组织对三苯氧胺反应不同,这种组织特异性导致了治疗上相互矛盾结果。即三苯氧胺在乳腺中是抗癌药物,而子宫恶性肿瘤中则是致癌物。

某学者报道在乳腺癌使用三苯氧胺后发生子宫恶性肿瘤,其中肉瘤占 23%。分析发现子宫肉瘤在子宫恶性肿瘤中占 2%~5%,在一般人群中发病率为 1~2/100000,而在使用三苯氧胺组中上升至

27/100000,使其在恶性子宫肿瘤中比例也上升至 10%,并且子宫肉瘤的风险高于子宫腺癌。英国三苯氧胺第二癌症研究组也有报道,在应用三苯氧胺治疗的患者中,无论是苗勒管混合中胚叶肿瘤还是肉瘤的患者风险(OR=13.5)均高于腺癌。

三苯氧胺具有许多功能包括调节细胞因子(如转化生长因子 rS-1)。由于转化生长因子 rS-1 是上皮细胞生长的潜在抑制剂、基质细胞和血管生成的激动剂,这种细胞因子可能参与了三苯氧胺诱导的子宫间质肿瘤的发病。在某学者近期报道中亦证实,长期服用三苯氧胺(4 年或更长时间)的患者比未服用者更有可能患子宫肉瘤。

综合文献报道,提醒患者及医生在乳腺癌的治疗中,服用三苯氧胺会导致子宫肉瘤的风险增加,即使在停药后这种风险依然存在,特别表现在停药后 5 年。因此,对于长期服用三苯氧胺治疗乳腺癌者,应当考虑到患者子宫恶性肿瘤的风险,必须进行子宫癌症的治疗。如果用药期间或停药后数年,出现任何妇科症状,如月经不调、阴道出现分泌物改变、盆腔粘连等,应当立即就医,进行 B 超、CT、MRI、PET-CT 等影像学检查,各种癌症标志物的检测,血液性激素水平的摸底,以助早期发现、并及时治疗早期子宫恶性肿瘤。

（郭　红）

第十二章　女性生殖器肿瘤

第一节　外阴肿瘤

外阴肿瘤指发生于外阴的肿瘤,可分为良性和恶性肿瘤,在妇科肿瘤中属少见的肿瘤。

一、外阴良性肿瘤

外阴良性肿瘤较少见。根据良性肿瘤的性状可划分为两大类:囊性或实质性。根据肿瘤的来源也可将其划分为四大类:①上皮来源的肿瘤;②上皮附件来源的肿瘤;③中胚叶来源的肿瘤;④神经源性肿瘤。

(一)上皮来源的肿瘤

【外阴乳头瘤】

外阴部鳞状上皮的乳头瘤较少见。病变多发生在大阴唇,也可见于阴阜、阴蒂和肛门周围。此肿瘤多见于中老年妇女,发病年龄大多在 40～70 岁。

1.病理特点

(1)大体所见:单发或多发的突起,呈菜花状或乳头状,大小可由数毫米至数厘米直径,质略硬。

(2)显微镜下所见:复层鳞形上皮中的棘细胞层增生肥厚,上皮向表面突出形成乳头状结构,上皮脚变粗向真皮层伸展。但上皮细胞排列整齐,细胞无异型性。

2.临床表现　常常无明显的症状,有一些患者有外阴瘙痒;如肿瘤较大,因反复摩擦,表面可溃破、出血和感染。有时,妇科检查时才发现外阴部有乳头状肿块,可单发或多发,质略硬。

3.诊断和鉴别诊断　根据临床表现,可作出初步的诊断。确诊应根据活检后病理学结果。诊断时应与外阴尖锐湿疣进行鉴别。外阴尖锐湿疣系 HPV 病毒感染,在显微镜下可见典型的挖空细胞。据此,可进行鉴别。

4.治疗　以局部切除为主要的治疗方法,在病灶外 0.5～1.0cm 处切除整个肿瘤,切除物必须送病理组织学检查。

【软垂疣】

软垂疣有时也称为软纤维瘤、纤维上皮性息肉或皮垂,常常较小且软,多见于大阴唇。

1.病理特点

(1)大体所见:外形呈球形,直径为 1～2cm,可有蒂。肿瘤表面有皱襞,肿瘤质地柔软。

(2)显微镜下所见:肿瘤由纤维结缔组织构成,表面覆盖较薄的鳞形细胞上皮层,无细胞增生现象。

2.临床表现　通常无症状,当蒂扭转或破溃时出现症状,主要为疼痛,溃破,出血和感染。有时肿块受摩擦而有不适感。妇科检查时可见外阴部有肿块,质地偏软。

3.诊断和鉴别诊断　根据临床表现,基本可作出诊断。如肿瘤表面皱襞较多,需与外阴乳头瘤进行鉴别,显微镜下检查可鉴别。

4.治疗　如患者因肿瘤而担忧、有症状,或肿瘤直径超过 1～2cm,则肿瘤应予以切除。同样,切除物应送病理组织学检查。

【痣】

痣可生长在全身各部位,生长于外阴的痣由于位于被刺激的部位,故有可能发生恶变。

1.病理特点

(1)大体所见:痣呈黑色,表面平坦或隆起,有时表面可见毛发。

(2)显微镜下所见:痣细胞呈黑色,细胞膜清晰,胞质内为黑棕色细颗粒。按生长部位分为交界痣、皮内痣和复合痣。交界痣是指痣细胞团位于表皮基底层和真皮乳头层交界处。皮内痣是指痣细胞脱离上皮基底层完全进入真皮层内。复合痣是指交界痣的一部分或大部分进入真皮层内。

2.临床表现　通常无症状。常在妇科检查时发现:痣的颜色从淡褐色到黑色;可呈平坦或隆起,一般较小。

3.诊断　诊断应不困难,确诊应需病理组织学检查。

4.治疗　因外阴部的痣处于被刺激的部位,故应切除。切除时可先作冷冻检查,若为恶性则扩大手术范围。

(二)上皮附件来源的肿瘤

【汗腺瘤】

汗腺瘤是由汗腺上皮增生而形成的肿瘤,一般为良性,极少数为恶性。由于顶泌汗腺在性发育成熟后才有功能,因此这种汗腺瘤发生于成年之后。生长部位主要在大阴唇。

1.病理特点

(1)大体所见:肿块直径一般小于 1cm,结节质地软硬不一。有时囊内的乳头状生长物可突出于囊壁。

(2)显微镜下所见:囊性结节,囊内为乳头状结构的腺体和腺管,腺体为纤维小梁所分隔。乳头部分表面有两层细胞:近腔面为立方形或低柱状上皮,胞质淡伊红色呈顶浆分泌状,核圆形位于底部;其外为一层梭形或圆形、胞质透亮的肌上皮细胞。

2.临床表现　汗腺瘤病程长短不一,有些汗腺瘤可长达十余年而无变化。汗腺瘤小而未破时,一般无症状,仅偶然发现外阴部有一肿块。有时患者有疼痛、刺痒、灼热等症状。如继发感染则局部有疼痛、溢液、出血等症状。

妇科检查时可发现外阴部肿块,肿块可为囊性、实质性或破溃而成为溃疡型。

3.诊断和鉴别诊断　诊断常常需要根据病理组织学检查。因汗腺瘤易与皮脂腺囊肿、女阴癌、乳头状腺癌等混淆,若单凭肉眼观察,确实不易鉴别,故必须在活组织检查以后,才能确诊。

4.治疗　汗腺瘤一般为良性,预后良好,故治疗方法大都先做活组织检查,明确诊断后再作局部切除。

【皮脂腺腺瘤】

皮脂腺腺瘤为一圆形或卵圆形的肿块,发生于外阴者较少,一般为黄豆大小,单发或多发,稍隆起于皮肤。

1.病理特点

(1)大体所见:肿块为黄色,直径 1～3mm 大小,有包膜,表面光滑,质地偏硬。

(2)显微镜下所见:镜下见皮脂腺腺瘤的细胞集合成小叶,小叶的大小轮廓不一。瘤细胞有三种:①成熟的皮脂腺细胞,细胞大呈多边形,胞质透亮空泡;②较小色深的鳞形样细胞,相当于正常皮脂腺的边缘部分细胞,即生发细胞;③介于两者之间的为成熟中的过渡细胞。

2.临床表现 一般无症状。妇科检查时可发现肿块多发生于小阴唇,一般为单个,扪之质偏硬。

3.诊断和鉴别诊断 诊断可根据临床表现而作出。有时需行切除术,术后病理检查才能确诊。

4.治疗 一般可行手术切除。

(三)中胚叶来源的肿瘤

【粒细胞成肌细胞瘤】

此类肿瘤可发生于身体的很多部位,其中35%发生于舌,30%在皮肤及其邻近组织,7%发生于外阴,其余的发生于其他部位,包括上呼吸道、消化道和骨骼肌等。

1.病理特点

(1)大体所见:肿瘤直径一般为 0.5～3.0cm 大小,肿块质地中等,淡黄色。

(2)显微镜所见:瘤细胞集合成粗条索状或巢状,为细纤维分隔,细胞大,胞质丰富,含有细伊红色颗粒,核或大或小,位于中央,核仁清晰。

特殊染色提示细胞质颗粒其并非黏液,也不是糖原,但苏丹黑 B 染色结果为阳性,PAS 染色经酶消化后仍为阳性,说明细胞质颗粒很有可能是糖蛋白并有类脂物,这一点支持其为神经源性的组织来源学说。

2.临床表现 一般无特异的症状,有时患者偶然发现外阴部的肿块,生长缓慢,无压痛,较常发生于大阴唇。妇科检查时可见外阴部肿块质地中等,常为单个,有时为多个,无压痛。

3.诊断和鉴别诊断 一般需病理检查后才能确诊。同时,需与纤维瘤、表皮囊肿进行鉴别。

4.治疗 治疗原则是要有足够的手术切除范围,一般在切除标本的边缘应作仔细的检查,如切缘有病变存在,则需再作扩大的手术切除范围。一般预后良好。

【平滑肌瘤】

平滑肌瘤发生于外阴部者还是很少见的。可发生于外阴的平滑肌、毛囊的立毛肌或血管的平滑肌组织中。外阴平滑肌瘤与子宫平滑肌瘤有相似的地方,如好发于生育年龄的妇女,如肌瘤小,可无任何症状。

1.病理特点

(1)大体所见:肿块为实质性,表面光滑,切面灰白色,有光泽。

(2)显微镜所见:平滑肌细胞排列成束状,内含胶原纤维,有时可见平滑肌束形成漩涡状结构,有时也可见肌瘤的变性。

2.临床表现 患者一般无不适症状,有时会感到外阴不适,外阴下坠感,也有患者因自己发现外阴肿块而就诊。外阴平滑肌瘤常常发生在大阴唇,有时可位于阴蒂、小阴唇。妇科检查可见外阴部实质性肿块,边界清楚,可推动,无压痛。

3.诊断和鉴别诊断 外阴平滑肌瘤的诊断并不困难,有时需与纤维瘤、肉瘤进行鉴别。纤维瘤质地较平滑肌瘤更硬。而肉瘤边界一般不清,有时在术前鉴别困难。

4.治疗 以手术切除,如果肌瘤位于浅表,可行局部切除;如果位置较深,可打开包膜,将肌瘤剜出。切除之组织物送病理组织学检查。

【血管瘤】

血管瘤实际上是先天性血管结构异常形成的,所以,应该说它不是真正的肿瘤。多见于新生儿或幼儿。

1.病理特点

(1)大体所见:肿块质地柔软,呈红色或暗红色。

（2）显微镜下所见：常表现为两种结构：①一种为无数毛细血管，有的血管腔不明，内皮细胞聚积在一起，有人称其为毛细血管瘤；②另一种为血管腔不规则扩大，壁厚薄不一的海绵状血管瘤，管壁衬以单层扁平内皮细胞，扩大的腔内常有血栓形成，有人称此种血管瘤为海绵状血管瘤。

2.临床表现　多见于婴幼儿，大小可由数毫米至数厘米直径。常高出皮肤，色鲜红或暗红，质软，无压痛。有时因摩擦而出血。

3.诊断和鉴别诊断　主要根据临床表现，进行初步的诊断。有时需与色素痣进行鉴别诊断。

4.治疗　如果血管瘤不大，可手术切除；如果面积大或部位不适合手术，则可用冷冻治疗，也可应用激光进行治疗。

（四）神经源性肿瘤

【神经鞘瘤】

发生于外阴部的神经鞘瘤常常为圆形，生长缓慢。目前一般认为它是来源于外胚层的施万细胞。以往有人认为其来源于中胚层神经鞘。

1.病理特点

（1）大体所见：肿块大小不等，一般中等大小，有完整的包膜。

（2）显微镜所见：肿瘤组织主要由神经鞘细胞组成。此种细胞呈细长的梭形或星形，胞浆嗜酸，胞核常深染，大小一致，疏松排列成束状、螺旋状或旋涡状结构。

2.临床表现　外阴部的神经鞘瘤常表现为圆形的皮下结节，一般无症状，质地偏实。

3.诊断　根据临床表现，进行初步的诊断，确诊需要病理组织学检查结果。

4.治疗　手术切除，切除物送病理组织学检查。

【神经纤维瘤】

外阴神经纤维瘤为孤立的肿块，常位于大阴唇。它主要由神经束衣、神经内衣和神经鞘细胞组成。此肿瘤为中胚层来源。

1.病理特点

（1）大体所见：肿瘤无包膜，边界不清。

（2）显微镜下所见：主要为细纤维，平行或交错排列，其中有鞘细胞和轴索的断面，还有胶原纤维。

2.临床表现　一般无症状，检查发现肿块质地偏实，与周围组织分界不清。

3.诊断　根据临床表现，进行初步的诊断，确诊需要病理组织学检查结果。

4.治疗　手术切除，切除物送病理组织学检查。

二、外阴恶性肿瘤

外阴恶性肿瘤主要发生于老年妇女，尤其60岁以上者。外阴恶性肿瘤占女性生殖系统恶性肿瘤的3%～5%。外阴恶性肿瘤包括来自表皮的癌，如外阴鳞状细胞癌、基底细胞癌、Paget病、汗腺癌和恶性黑色素瘤；来自特殊腺体的腺癌，例如前庭大腺癌和尿道旁腺癌；来自表皮下软组织的肉瘤，如平滑肌肉瘤、横纹肌肉瘤、纤维肉瘤和淋巴肉瘤。

（一）外阴鳞状细胞癌

外阴鳞状细胞癌是外阴最常见的恶性肿瘤，占外阴恶性肿瘤的90%，好发于大、小阴唇和阴蒂。

【发病因素】

确切的病因不清，可能与下列因素有一定的关系。

1.人乳头状瘤病毒感染   人乳头状瘤病毒感染与宫颈癌的发生有密切的关系。目前研究发现,人乳头状瘤病毒与外阴癌前病变及外阴癌也有相关性。

2.外阴上皮内非瘤变   外阴上皮内非瘤变中的外阴鳞状上皮细胞增生及硬化性苔藓合并鳞状上皮细胞增生有一定的恶变率,其恶变率为2%～5%。有时,对可疑病变需行活检以明确诊断。

3.吸烟   吸烟抑制了人体的免疫力,导致人体的抵抗力下降,不能抵抗病毒等感染,可导致肿瘤的发生。

4.与VIN关系密切   如VIN未及时发现和治疗,可缓慢发展至浸润癌,尤其是VIN Ⅲ的患者。

5.其他   性传播性疾病和性卫生不良也与此病的发生有一定的关系。

【病理】

大体检查:肿瘤可大可小,一般为1～8cm直径大小,常为质地较硬的结节,常有破溃而成溃疡,周围组织僵硬。显微镜下可分为:①角化鳞形细胞癌:细胞大而呈多边形,核大而染色深,底部钉脚长短大小和方向不一,多而紊乱,侵入间质。癌细胞巢内有角化细胞和角化珠形成。②非角化鳞形细胞癌:癌细胞常为多边形大细胞,细胞排列紊乱,核质比例大,核分裂多,无角化珠,角化细胞偶见。③基底样细胞癌:由类似鳞形上皮基底层组成。癌细胞体积小,不成熟,核质比例很大。角化细胞偶见或见不到。

【临床表现】

1.症状   最常见的症状是外阴瘙痒,外阴疼痛或排尿时灼痛,自可扪及外阴肿块,肿瘤破溃出血和渗液;若肿瘤累及尿道,可影响排尿;偶尔患者扪及腹股沟肿大的淋巴结而就诊。

2.体征   病灶可发生于外阴的任何部位,常见于大小阴唇。肿瘤呈结节状质硬的肿块,与周围分界欠清。可见破溃和出血。检查时,需注意有无腹股沟淋巴结的肿大,还需注意阴道和宫颈有无病变。

【转移途径】

以直接浸润和淋巴转移为主,晚期可血行转移。

1.直接浸润   肿瘤在局部不断增殖和生长,体积逐渐增大,并向周围组织延伸和侵犯:向前方扩散可波及尿道和阴蒂,向后方扩散可波及肛门和会阴,向深部可波及脂肪组织和泌尿生殖膈,向内扩散至阴道。进一步还可累及膀胱和直肠。

2.淋巴转移   外阴淋巴回流丰富,早期单侧肿瘤的淋巴回流多沿同侧淋巴管转移,而位于中线部位的肿瘤,如近阴蒂和会阴处的淋巴回流多沿双侧淋巴管转移,一般先到达腹股沟浅淋巴结,再回流至腹股沟深淋巴结,然后进入盆腔淋巴结。若癌灶累及直肠和膀胱,可直接回流至盆腔淋巴结。

3.血行转移   肿瘤细胞进入静脉,常播散至肺和脊柱,也可播散至肝脏。

【诊断】

1.根据患者病史、症状和检查结果,初步得出结果。

2.活组织检查:在病灶处取活检,送病理学检查。

3.其他辅助检查:宫颈细胞学检查,CT或MRI了解腹股沟和盆腔淋巴结的情况。必要时可行膀胱镜检查或直肠镜检查,了解有无膀胱黏膜或直肠黏膜的侵犯情况。

【鉴别诊断】

需与外阴鳞状上皮细胞增生、外阴尖锐湿疣和外阴良性肿瘤相鉴别,确诊需根据活检病理学检查结果。

【治疗】

外阴癌的治疗强调个体化和综合治疗。对早期患者,在不影响预后的基础上,尽量缩小手术范围,以减少手术创伤和手术的并发症。对晚期的患者则采用手术＋化学治疗＋放射治疗,以改善预后,提高患者的生活质量。

Ⅰa 期：可行外阴的局部广泛切除，不必行腹股沟淋巴结的切除。

Ⅰb 期：可行外阴广泛切除术及单侧或双侧腹股沟淋巴结的切除。

Ⅱ期以上：若可行手术，尽量行手术治疗；如手术难以切除，则可考虑综合治疗，如放疗或化疗。

治疗注意点：

1.手术治疗

(1)手术切口：目前一般采用三个切开的手术方式，即：双侧腹股沟各一个切口，广泛女阴切除则为一个切口。

(2)若尿道口累及，则可以切除 1cm 的尿道，一般不影响排尿。

(3)腹股沟淋巴结的切除：其处理原则：①同侧腹股沟、股淋巴结切除适用于：侧位型肿瘤，包括间质浸润深度＞1mm 的 T_1 期和所有 T_2 期；②双侧腹股沟、股淋巴结切除适用于：中线型肿瘤；累及小阴唇前部的肿瘤；一侧病灶较大的侧位型肿瘤，尤其是同侧淋巴结阳性者；③术中发现可疑肿大淋巴结并经冷冻病理检查证实淋巴结阳性者，建议仅切除增大的淋巴结，而避免系统的淋巴结切除术，术后给予腹股沟和盆腔放疗；④推荐同时切除腹股沟淋巴结和股淋巴结。股淋巴结位于卵圆窝内股静脉的内侧，切除股淋巴结时不必去除阔筋膜。有研究表明，腹股沟淋巴结阳性者采用腹股沟和盆腔放射治疗的预后优于盆腔淋巴结清扫术（A 级证据）。

2.放射治疗　外阴鳞状细胞癌对放射治疗敏感，但外阴皮肤不易耐受放疗。所以，放射治疗仅在下列情况下应用：肿块大，肿块位于特殊部位如近尿道口或肛门，腹股沟淋巴结有转移。放射治疗一般作为术前缩小病灶或术后辅助治疗。

3.化学治疗　晚期患者可采用静脉或介入化学治疗。常用的药物有顺铂，博莱霉素及表阿霉素等。

【预后】

预后和肿瘤的分期有密切关系：临床期别早，预后好；肿块小，无转移，预后好；淋巴结无转移，预后好；如有淋巴结转移，则转移的个数和包膜有无累及，均与预后相关。

（二）外阴恶性黑色素瘤

外阴恶性黑色素瘤发生率仅次于外阴鳞状细胞癌，最常发生的部位是小阴唇或阴蒂部。

【临床表现】

1.症状　外阴瘙痒，以往的色素痣增大，破溃出血，周围出现小的色素痣。

2.体征　病灶稍隆起，结节状或表面有溃破，黑色或褐色。仔细检查可见肿块周围有小的色素痣。

【诊断】

根据临床表现及病理检查可明确诊断。

【治疗】

外阴恶性黑色素瘤的治疗一般采用综合治疗。由于肿瘤病灶一般较小，故可行局部广泛切除，切除的边缘要求离病灶 1cm。是否行腹股沟淋巴结清扫术目前仍有争议。有研究认为：如肿瘤侵犯深度超过 1～2mm，则建议行腹股沟淋巴结清扫术。晚期肿瘤考虑给予化疗和免疫治疗。

（三）外阴前庭大腺癌

外阴前庭大腺癌是一种较少见的恶性肿瘤，常发生于老年妇女。肿瘤既可以发生于腺体，也可以发生在导管。因此，可有不同的病理组织类型，可以为鳞状细胞癌及腺癌，也可以是移行细胞癌或腺鳞癌。

【临床表现】

1.症状　患者自可扪及肿块而就诊。早期常无症状，晚期肿瘤可发生出血和感染。

2.体征　外阴的后方前庭大腺的位置可扪及肿块,早期边界尚清晰,晚期则边界不清。

【诊断】

早期肿瘤的诊断较困难,与前庭大腺囊肿难以鉴别,需将肿块完整剥出后送病理检查确诊。晚期肿瘤可根据肿瘤发生的部位及临床表现、经肿瘤活检而作出诊断。

【治疗】

治疗原则为外阴广泛切除术及腹股沟淋巴结清扫术。有研究发现,术后给予放射辅助治疗可降低局部的复发率,如淋巴结阳性,则可行腹股沟和盆腔的放射治疗。

【预后】

由于前庭大腺位置较深,诊断时临床病期相对较晚,预后较差。

(四)外阴基底细胞癌

外阴基底细胞癌为外阴少见的恶性肿瘤,常发生于老年妇女。病灶常见于大阴唇,也可发生于小阴唇或阴蒂。病理组织学显示:癌组织自表皮的基底层长出,伸向真皮或间质,边缘部有一层栅状排列的基底状细胞。常发生局部浸润,较少发生转移,为低度恶性肿瘤。

【临床表现】

1.症状　自可扪及外阴局部肿块,伴局部的瘙痒或烧灼感。

2.体征　外阴部肿块,边界可辨认,肿块为结节状,若发病时间长,肿块表面可溃破成溃疡。

【诊断】

根据肿瘤发生的部位及临床表现、肿瘤活检而作出诊断。

【治疗】

手术为主要治疗手段,可行局部广泛切除术,一般不需行腹股沟淋巴结切除。

【预后】

预后较好,若肿瘤复发,仍可行复发病灶的切除。

(五)外阴湿疹样癌

外阴湿疹样癌为一种上皮内癌,少见,常发生于老年妇女。癌灶常发生于大阴唇及肛周,有时还可伴有腺癌组织。病理组织学显示:癌灶表皮深处有典型的Paget细胞。这种细胞体积大,呈圆形、卵圆形或多边形,胞质透亮,核大,单个或小群的位于表皮层内,周围的鳞状细胞正常。

【临床表现】

1.症状　较长时间的外阴瘙痒或烧灼感。

2.体征　外阴部病灶湿疹样变化,表面有渗出,边界可辨认,周围组织可见皮肤色素的缺失,表面可溃破。

【诊断】

根据肿瘤发生的部位及临床表现、肿瘤活检病理发现Paget细胞而作出诊断。

【治疗】

手术为主要治疗手段,可行局部广泛切除术,一般不需行腹股沟淋巴结切除。肿瘤细胞生长范围常超出肉眼所见病灶的范围,手术后可能病理报告显示切缘累及,故目前认为,可等待临床可见病灶出现或有症状时再行手术切除。尿道或肛周的肿瘤切除困难,则可行激光治疗。如伴有腺癌,局部切除病灶的边缘至少1cm,还应行腹股沟淋巴结清扫术。根据病情可选择辅助治疗(放疗或化疗)。

【预后】

一般预后较好,若肿瘤复发,仍可行复发病灶的再切除。

（郭　红）

第二节　阴道肿瘤

阴道肿瘤可分为良性与恶性肿瘤,临床上均较少见。良性肿瘤较小时多无症状,而恶性肿瘤则可伴有阴道流血或分泌物异常。

一、阴道良性肿瘤

阴道良性肿瘤非常少见,阴道壁主要是由鳞形上皮、结缔组织和平滑肌组织所组成。因此,良性肿瘤可能源自这些组织:鳞形上皮发生肿瘤则为乳头瘤;平滑肌组织增生成为平滑肌瘤;发生于结缔组织的有纤维瘤、神经纤维瘤、血管瘤等。若肿瘤较小,则患者可无不适,仅在妇科检查时发现。

(一)阴道乳头瘤

阴道乳头瘤并不常见,可见于阴道的任何部位,呈单灶性或多灶性生长。

【临床表现】

常无症状,合并感染时出现分泌物增多或出血。妇科检查可发现阴道壁有单灶性或多灶性乳头状突起、质中、大小不等,触之可有出血。

【病理】

1.大体所见　呈乳头状突起、质中、大小不等。

2.显微镜下所见　表面覆有薄层鳞形上皮,中心为纤维结缔组织。

【诊断与鉴别诊断】

根据临床表现可作出初步诊断。常常需与尖锐湿疣及阴道壁其他良、恶性肿瘤相鉴别,确诊需病理组织学检查。

【处理】

单纯手术切除,肿瘤需送病理组织学检查。

(二)阴道平滑肌瘤

阴道平滑肌瘤是良性实质性肿瘤,常发生于阴道前壁,呈单个生长。它的发生率远较子宫平滑肌瘤少见。

【病理】

1.大体所见　实质性肿块,常为球形,质地偏实。

2.显微镜下所见　肿瘤由平滑肌细胞组成,中间由纤维结缔组织分隔。

【临床表现】

临床症状取决于肿瘤大小和生长部位。小的可无症状,大的可产生压迫症状,并有坠胀感或性交困难。妇科检查可扪及阴道黏膜下偏实质的肿块,常有一定的活动度。

【诊断与鉴别诊断】

根据临床表现可作出基本诊断,在临床上需与阴道纤维瘤、阴道平滑肌肉瘤等鉴别,确诊需病理组织学检查。

【处理】

行肿瘤摘除术,即切开阴道黏膜,将肌瘤剥出,并将肿瘤送病理组织学检查。

（三）其他少见的肿瘤

除上述两种良性的肿瘤外，尚可见其他良性肿瘤，例如纤维瘤、血管瘤、脂肪瘤、颗粒细胞成肌细胞瘤和神经纤维瘤等。不管是哪一种肿瘤，均应予以切除，并将切除之肿瘤送病理检查以明确诊断。

二、阴道恶性肿瘤

阴道恶性肿瘤包括原发性恶性肿瘤和继发性恶性肿瘤，后者发生率远多于前者。

（一）原发性阴道恶性肿瘤

原发性阴道恶性肿瘤有鳞状细胞癌、透明细胞腺癌、恶性黑色素瘤和肉瘤。

【原发性阴道鳞状细胞癌】

简称原发性阴道癌，较外阴癌和宫颈癌少见，国外学者估计阴道癌与宫颈癌之比为 1：45，与外阴癌之比为 1：3。据统计，每年阴道癌的发生率约为 5/100 万。

1.发病因素　确切的发病原因尚不清楚，可能与下列因素有关。

（1）年龄因素：流行病学调查发现年龄是最重要的因素，发病高峰年龄段为 60～70 岁。

（2）阴道黏膜的局部慢性刺激：有学者认为，放置子宫托或子宫脱垂与肿瘤发生有一定关系。Way 报道 9％（4/44）、Rutledge 报道 6％（6/101）、Herbst 报道 4％（3/68）和 Ledward 报道 14％（3/21）的患者有应用子宫托史。Whelton 观察到 7.7％的患者伴有子宫脱垂。

（3）绝大多数肿瘤发生于阴道上 1/3，提示液体或细胞碎片积聚于后穹隆成为肿瘤刺激原长期刺激而发生肿瘤。

（4）与子宫切除及盆腔放射治疗有关：Benedet 曾对 136 例阴道原位癌进行分析，发现 71％的患者有全子宫切除的病史、15％因生殖道肿瘤而行盆腔放射治疗。

2.病灶部位　最常发生的部位是阴道上 1/3 处。Plentl 等复习了大量的病例后发现阴道癌的分布情况如下：51％为阴道上 1/3 处；19％为阴道中段；30％为阴道下 1/3。同时发现，60％发生于阴道后壁、25％发生于阴道前壁、15％发生于阴道侧壁。

3.病理

（1）大体所见：肿瘤可呈结节样、菜花样及硬块，有时可见溃疡。

（2）显微镜下所见：原发性阴道癌可分为角化大细胞癌、非角化大细胞癌和低分化梭形细胞癌。以非角化大细胞癌多见。

4.临床表现

（1）阴道流血：大约 60％的患者主诉无痛性阴道流血，表现为点滴状阴道流血，有时也可有多量流血。20％的患者主诉阴道排液（伴或不伴阴道流血）、5％有疼痛、5％～10％患者在初次检查时无症状。70％的患者出现症状在 6 个月之内。

（2）阴道排液增多：这与肿瘤表面坏死组织感染或分泌物刺激有关。排液可为水样、米汤样或混有血液。有症状的患者 75％为晚期。

（3）体征

1）肿瘤外观可表现为：①外生性（息肉样，乳头状）；②内生性（硬结，浸润）；③扁平病灶。最常见的是外生性，扁平病灶最少见。浸润性病灶发展最快，预后也最差。

2）阴道肿瘤在初次检查时常容易漏诊，造成漏诊的原因是：①检查欠仔细，没有检查全部阴道黏膜；②窥阴器的叶片遮住了微小的病灶。Frick 等报道漏诊率 19％（10/52），诊断延误 3～12 个月。

（4）早期病例即可发生黏膜下浸润和邻近器官的浸润，而溃疡的形成则较晚。早期时肿瘤常向腔内生长，随后向阴道外扩展，最后有破坏浸润性生长。常见周围组织表现有炎性反应，有时可见到局部类似广泛浸润，而实际上肿瘤仍局限于阴道及其附属结构。

5.诊断　确诊需病理组织学检查。检查时需注意：

（1）用窥阴器及扪诊仔细地探查整个阴道黏膜，并记录发病的部位及病灶的大小。有时需在麻醉下行检查，作阴道镜和直肠镜检查对分期有帮助。同时应认真检查宫颈、外阴和尿道，如发现在上述部位有肿瘤，就不能作原发性浸润性阴道癌的诊断，而且还需要排除转移病灶。

（2）双合诊对估计病变的范围是重要的，如病灶累及阴道周围组织的范围、直肠阴道隔的浸润、盆壁浸润等，肿瘤及其边缘和宫颈应常规行活检。

（3）检查时还需注意双侧腹股沟淋巴结转移的可能性，应根据组织学检查结果才能确诊有无转移。

原发性阴道癌的诊断标准：①原发病灶在阴道；②宫颈活检未发现恶性肿瘤；③其他部位未发现肿瘤。

6.转移途径　阴道癌的转移途径主要是直接浸润和淋巴转移。阴道壁组织血管及淋巴循环丰富，且黏膜下结缔组织疏松，使肿瘤易迅速增大并转移。

（1）直接浸润：阴道前壁癌灶向前累及膀胱及尿道，后壁病灶向后可累及直肠及直肠旁组织，向上累及宫颈，向外累及外阴，向两侧累及阴道旁组织。

（2）淋巴转移：阴道上1/3淋巴引流到盆腔淋巴结，进入腹下、闭孔、骶前等淋巴结；阴道下1/3则与外阴癌相同，引流到腹股沟淋巴结，偶尔可能转移到髂外淋巴结；阴道中1/3则可经上下两途径引流。

7.治疗　原发性阴道癌的治疗必须个体化。由于阴道位于膀胱和直肠中间，阴道壁很薄，很容易转移至邻近的淋巴和支持组织，以及应用放射治疗技术的困难性，如此种种，使阴道癌成为难以治疗的恶性肿瘤之一。

（1）治疗方法的选择依据：①疾病的期别；②肿瘤的大小；③位于阴道的部位；④是否有转移；⑤如患者年轻应尽量考虑保存阴道功能。

（2）手术治疗：根据肿瘤的期别及患者的具体情况，可选择不同的手术范围及方式。

1）手术适应证

①阴道任何部位的较浅表的病灶；

②阴道上段较小的肿瘤；

③局部复发病灶（尤其是放射治疗后）；

④腹股沟淋巴结转移病灶；

⑤近阴道口较小的病灶；

⑥晚期肿瘤放射治疗后病灶缩小，可考虑行手术治疗。

2）手术范围及方式

①Ⅰ期患者病变位于阴道后壁上部，若子宫仍存在，应行广泛子宫切除术，部分阴道切除术及盆腔淋巴结清扫术。如果患者以前已行子宫切除术，则可行广泛性上部阴道切除和盆腔淋巴结清扫术。

②Ⅳa期患者，尤其是患者有直肠阴道瘘或膀胱阴道瘘，合适的治疗是全盆腔清除术。Eddy报道了6例Ⅳa期患者有3例5年无瘤生存。治疗方式为先行放射治疗，然后行前或全盆腔清除术。

③放射治疗后复发的患者需切除复发灶，同时给予全盆腔清除术。

④一些年轻的需行放射治疗的患者，治疗前可给予剖腹探查。目的是：a.行卵巢移位术；b.手术分期；c.切除肿大的淋巴结。

⑤近阴道口较小的病灶，可行广泛外阴切除术＋腹股沟深、浅淋巴结清除术。

3)手术注意点

①严格掌握手术适应证。

②根据病变范围选择合适的手术范围。

③年轻患者如希望保留阴道功能可行皮瓣重建阴道术。

④年龄大、病期晚的患者行广泛手术需慎重。

4)手术并发症:除一般的手术并发症外,由于阴道的解剖、组织学特点、与直肠、尿道的密切关系,使阴道手术较其他手术更容易损伤尿道及直肠,形成膀胱阴道瘘或尿道阴道瘘、直肠阴道瘘。术后阴道狭窄也可能影响年轻患者的性功能。

(3)放射治疗:由于阴道和膀胱及直肠非常接近,常需行广泛手术,甚至盆腔清除术和尿道和(或)肠造瘘术,若年龄大的患者不适宜这类手术,则可采用放射治疗。虽然,放射治疗也有并发症,但放射治疗有以下特点:①全身危险性较小;②有可能保存膀胱、直肠及阴道;③治愈率与宫颈和子宫内膜癌的放射治疗效果相似。

接受放射治疗的 6%～8%患者可出现一些严重的并发症,如直肠、阴道狭窄和直肠阴道瘘,膀胱阴道瘘及盆腔脓肿,最严重的并发症常常发生于晚期患者、并且与肿瘤进展有关。轻微的并发症非常常见,包括阴道和宫旁组织纤维化、放射性膀胱炎和直肠炎、尿道狭窄、局部坏死。放射治疗Ⅰ～Ⅳ期的 5 年存活率为 50%。

因此,原发性阴道鳞形细胞癌期别对预后有重要的意义,直接影响患者的生存率和复发率。由此,也说明了肿瘤早期诊断及治疗的重要性。

【阴道透明细胞腺癌】

发生于阴道的透亮细胞癌并不常见。大多数阴道透明细胞腺癌患者的发病年龄为 18～24 岁。一般认为患者在胚胎期暴露于乙底酚,尤其是孕 18 周以前。大约 70%的阴道透明细胞癌患者其母亲孕期曾服用雌激素,阴道腺病与阴道透明细胞癌有一定的关系。

1.病理　大体检查可见肿瘤呈息肉状或结节状,有的呈溃疡;显微镜下可见癌细胞胞质透亮,细胞结构排列呈实质状,可呈腺管状、囊状、乳头状及囊腺型。

2.临床表现　20%的患者无自觉症状,一旦出现症状,常主诉异常阴道流血,量时多时少。有时,由于肿瘤造成的阴道流血常常被误诊为无排卵性功能失调性子宫出血而未予重视。白带增多也是常见的症状。在窥视检查时可见息肉样、结节状或乳头状赘生物、表面常有溃疡、大小不一,甚至有 10cm 直径大小的肿块。常向腔内生长,深部浸润不常见,最常发生于上 1/3 阴道前壁。应用窥阴器检查时,必须旋转 90°,以便看清整个阴道壁的情况。阴道镜检查是有效的辅助诊断方法,确诊需根据病理检查结果。

3.治疗　目前尚无有效的治疗方案,必须考虑能否保留阴道功能和卵巢功能。因此,如病灶侵犯阴道上段,应行广泛子宫切除、部分阴道切除和盆腔淋巴结清扫术。卵巢正常者可以保留。晚期病例,放射治疗也是有一定效果的,应行全盆腔外照射及腔内放射治疗。年轻患者如需行全阴道切除术,应同时考虑重建阴道,阴道重建可应用厚皮瓣建立。近年来有采用化学治疗的报道,但因例数较少,很难判断疗效。常用药物有 CTX、VCR、5-FU、MTX、孕酮制剂等。

4.预后　与疾病的期别、组织学分级、病灶大小、盆腔淋巴结是否转移有关,其中以疾病的期别最为重要。盆腔淋巴结阳性率可达 15%,复发及死亡常发生于淋巴结转移的患者。

【阴道恶性黑色素瘤】

是第二位常见的阴道恶性肿瘤,占所有阴道恶性肿瘤的 3%～5%。原发肿瘤常由于阴道黑痣引起。

阴道黑色素瘤发病的高峰年龄为 50～60 岁,年龄范围 22～83 岁。本病的死亡率高,5 年生存率为

15％～20％。

1.发病原因　关于恶性黑色素瘤的来源有三种意见：

(1)来自原有的痣,尤其为交界痣是恶性黑色素瘤的主要来源；

(2)来自恶性前期病变(恶性雀斑)；

(3)来自正常皮肤。

至于恶变的原因尚有争论,一般认为与内分泌和刺激有密切关系。文献报道恶性黑色素瘤的发病与种族、免疫系统状态及遗传有关。有人认为免疫系统状态是一个附加因素,将决定一个除了有遗传倾向的人是否最后发生恶性黑色素瘤,任何免疫缺陷都可能是一个触发因素。一些恶性黑色素瘤具有遗传性,称为遗传性黑色素瘤或家族性恶性黑色素瘤。恶性黑色素瘤患者的近亲中恶性黑色素瘤的发生率尤其高。

2.病理

(1)大体所见:在黏膜表面形成黑色或棕黑色肿块,肿块大小不定,有时在肿块表面有溃疡,仔细检查可发现在主要肿瘤的四周有多个小的子瘤,为瘤组织向外浸润所致。

(2)显微镜下所见:瘤细胞形状不一,呈圆形、多角形及梭形。并呈各种排列,成串、假腺泡样或成片,胞浆较透明,内含黑素颗粒,以及表皮真皮交界处上皮细胞团生长活跃现象都有助于诊断。如无黑素,可用特殊染色来检测,包括 Fontana 组化染色、新鲜组织作多巴反应及酪氨酸酶反应、用免疫组织化学以 HMB 45 来检测。

3.临床表现

(1)症状:常为阴道流血(65％),阴道异常分泌物(30％)和阴道肿块(20％)。阴道肿块易发生溃疡,常常导致感染及分泌物混浊。如出现坏死,则患者的阴道分泌物中有异常组织并含有污血。其他的症状有疼痛、解尿不畅、排便不畅、下腹部不适及腹股沟扪及肿块。自出现症状到诊断明确平均时间约为 2 个月。

(2)体征:阴道黑色素瘤可发生于阴道的任何部位,最常见发生于下 1/3 的阴道前壁。肿瘤常呈乳头状及息肉样生长,可伴溃疡及坏死。肿瘤表面通常为蓝黑色或黑色,仅 5％表面为无色素。病灶周围常常有小的卫星病灶。Morrow 等报道,初次检查时 70％肿瘤的直径＞2cm。必须彻底检查生殖道或生殖道外的原发部位,因为较多的阴道黑色素瘤是转移性的而不是原发的。

4.治疗　阴道恶性黑色素瘤的治疗原则首选手术。

(1)手术治疗:手术范围应根据病灶的部位、大小、深浅而决定。对可疑病例一定要做好广泛手术的准备工作,然后作局部切除送冰冻检查。根据冷冻检查结果决定手术范围。如病灶位于阴道上段,除切除阴道外,还需作广泛子宫切除及双侧盆腔淋巴结清除术。如病灶位于阴道下段,在阴道口附近,则需作阴道切除术及双侧腹股沟淋巴结清扫术。如病变晚、浸润深,则可能需行更广泛的手术,如前、后或全盆腔清扫术。

(2)放射治疗:阴道恶性黑色素瘤对放射治疗不十分敏感,因此,放射治疗不宜作为首选的治疗方法。转移及复发的患者可采用放射治疗,可以起到姑息及延长生命的作用。

(3)化学治疗:作为手术治疗后的辅助治疗,起到消除残存病灶的作用,以提高生存率。

(4)免疫治疗:近年来,免疫治疗恶性黑色素瘤取得较好的疗效。应用 γ-干扰素或白细胞介素治疗,也有应用非特异的免疫治疗如卡介苗。

5.预后　阴道恶性黑色素瘤的预后较差,肿瘤生长非常迅速,短期内肿瘤可发生腹股沟淋巴结转移。有报道,患者 5 年生存率不到 20％,而阴道鳞状细胞癌的 5 年生存率可达 50％。

【阴道肉瘤】

极为罕见,仅占阴道恶性肿瘤的 2％以下。可发生于任何年龄的女性,从幼女到老年,文献报道最年轻的患者仅 13 个月。其发生年龄有两个高峰:一是在 5 岁以前,二是在 50~60 岁之间。阴道肉瘤常见以下类型。

1.平滑肌肉瘤 在成年人,平滑肌肉瘤是最常见的阴道肉瘤,但仅占所有阴道肿瘤中很少的比例。它常发生在阴道上段的黏膜下组织。显微镜下可见:梭形细胞,核异型,分裂象多,一般分裂象大于 5/10 高倍镜;细胞不典型。预后与组织学分级、分裂象的多少有关,分裂象多则提示预后差。平滑肌肉瘤经淋巴或血行转移,以血行转移更常见。

(1)临床表现:患者常主诉阴道有块物,伴阴道或直肠疼痛,阴道血性排液等。阴道块物大小不一,直径为 3~10cm,增大的肿瘤可以充塞阴道,甚至脱向外阴。如肿瘤表面破溃则有阴道流血及白带增多。肿瘤充塞阴道时可影响性生活及下腹与阴道胀痛等。

(2)治疗:治疗原则与其他女性生殖道平滑肌肉瘤相同。首选手术治疗,化疗及放疗作为辅助治疗。

局部广泛切除,如肿瘤位于阴道上段则加行广泛子宫及盆腔淋巴结清扫术。如病情较晚期,则可加行邻近器官的切除(膀胱或直肠)。辅助应用化疗和放疗有一定的价值。

2.胚胎横纹肌肉瘤 胚胎横纹肌肉瘤,又称葡萄状肉瘤,是发生于婴儿阴道的最常见的恶性肿瘤。肿瘤起源于上皮下结缔组织,肿瘤并不仅可发生于阴道,也可发生于泌尿生殖道及生殖道以外的组织。若发生于阴道,则多见于阴道顶或阴道上部的前壁。

(1)发病机制:具体发病机制尚不清楚。Nilms 等认为胚胎横纹肌肉瘤系米勒管发育异常所致。但Willis 则认为其来源于成熟肌原组织,或为具有迷走分化能力的中胚叶组织。肉瘤中可见中胚叶的成分,尤其是含有胚胎性横纹肌,故名。

(2)病理

1)大体所见:多个息肉样突出,可充满整个阴道,有时突出于阴道口外,肿瘤组织疏松。阴道前壁病灶多于后壁病灶。

2)显微镜下所见:表面黏膜下有一层组织较致密,内有较深染的异型梭形细胞,较为密集,称为形成层,为组织形态特征之一;疏松的黏液样组织中,常可找到横纹肌母细胞和胚胎性横纹肌细胞。

(3)临床表现

1)症状:初起时可无症状,随着肿瘤的发展,阴道流血是最常见的症状。点滴出血是第一条线索。有时在哭吵、咳嗽或大便后阴道流血。

2)体征:初次检查时可发现息肉样组织。常将其误诊为炎性息肉、阴道炎。肿瘤蔓延至阴道口时,可见透亮、水肿的葡萄状息肉或息肉状组织。

必须强调妇科检查很重要。不管患者的年龄大小,只要有异常的阴道流血,就必须行妇科检查(检查前须患者家属知情同意),包括内、外生殖器的窥视和扪诊。婴儿的检查必须在麻醉下进行。用小扩阴器扩张阴道后进行检查。肿块常位于阴道上 2/3 前壁。肿瘤首先向阴道腔内生长,随后浸润破坏扩展至阴道旁结缔组织,并可转移到身体的其他部位,最常转移至局部淋巴结、肺及肝脏。

肿瘤生长很快,在出现症状后 3 个月之内就可引起患者的死亡。如果不治疗,大多数患者在出现症状后 9~18 个月死亡。患者的预后与诊断时疾病的期别和所选择的治疗方式密切有关。

(4)诊断:胚胎横纹肌肉瘤恶性程度高,发展快,一般从患者出现症状到死亡的间隔时间为 9~18 个月,也有在症状发生后 3 个月内即死亡者。所以早期诊断至关重要。一般根据上述症状及体征,诊断并不困难,但最后诊断需根据病理检查。

(5)治疗:现常应用联合治疗。以手术治疗为主,辅以放射治疗和化学治疗。手术应采用根治术,因为:①本病发展快,如不治疗多在一年内死亡;②该肿瘤可能为多中心(在阴道、膀胱、宫颈及宫腔等)发生,治疗失败都是因为肿瘤复发;③远处转移出现晚,并不常见。

根治术范围为全子宫、全阴道、部分外阴切除和盆腔淋巴结清扫术。晚期患者必要时需作全盆腔清除术。单纯手术治疗效果欠佳。自 20 世纪 70 年代以来,放疗和化疗的迅速发展故提出综合治疗的方法。手术范围可根据病灶的范围适当选择相对较小的根治性手术。术前采用化疗或低剂量放射治疗(肿瘤剂量 40~50cGy)。所采用的化疗药物是长春新碱,放线菌素 D 和环磷酰胺(VAC)。应用综合治疗,有可能保留膀胱和直肠。应用联合治疗的患者的 5 年生存率高达 75%。目前已不再强调必须行根治性盆腔清扫术。

(6)预后:肿瘤生长很快,在出现症状后 3 个月之内就可引起患者的死亡。如果不治疗,大多数患者在出现症状后 9~18 个月死亡。患者的预后与诊断时疾病的期别和所选择的治疗方式密切有关。

重要的可影响预后的因素为:①疾病的程度(即局部、区域或扩散);②治疗时间,从症状出现到治疗的时间越短,预后愈好;③首次治疗的彻底性,采用广泛的病灶切除及淋巴结清扫术,可提高生存率。Hilgers 报道 5 年生存率可提高至 50%。

(二)继发性阴道恶性肿瘤

由于发生于阴道的继发性肿瘤远多于原发性肿瘤,因此,如诊断为阴道恶性肿瘤,首先需排除转移性肿瘤的可能。肿瘤不仅仅来自于生殖道的肿瘤如子宫内膜、卵巢、宫颈的肿瘤会转移至阴道;也可源自其他脏器的肿瘤,如肾脏、乳房、直肠和胰腺的肿瘤。有时因发现阴道部位的转移肿瘤,经检查后才发现其原发性肿瘤。

（李伟华）

第三节　宫颈癌

近 60 年来,以宫颈脱落细胞涂片为主要内容的宫颈癌筛查的普及和推广使宫颈癌的发生率和死亡率在世界范围内普遍下降了 70%,但近年来其稳居不降。与发达国家相比,发展中国家常因为缺乏经济有效的筛查,仅有少数妇女能够得到宫颈癌筛查服务。因此宫颈癌仍是一种严重危害妇女健康的恶性肿瘤,在发展中国家尤其如此。

【宫颈癌的流行病学】

1.发病率与死亡率　宫颈癌是最常见的妇科恶性肿瘤。据世界范围统计,其发病率在女性恶性肿瘤中居第二位,仅次于乳腺癌。全世界每年估计有 46.6 万的新发宫颈癌病例,其中 80% 患者发生在发展中国家。在不同国家或地区宫颈癌的发病率和死亡率存在着显著差异。在已建立了宫颈癌筛查的发达国家和一些发展中国家的流行病学资料显示,宫颈浸润癌的发病率和死亡率均已大幅度下降。我国自 20 世纪 50 年代末期就积极开展了宫颈癌的防治工作,如上海市纺织系统和江西靖安县等均取得了显著成效。全国宫颈癌的死亡率(中国人口年龄调整率)由 20 世纪 70 年代的 10.28/10 万下降到 20 世纪 90 年代的 3.25/10 万,下降了 69%。我国由于幅员辽阔、人口众多、经济发展和医疗水平尚不均衡,较难实施统一完善的普查计划,每年仍有新发宫颈癌病例约 10 万,占全球新发病例总数的 1/5。

2.地区分布　宫颈癌的发病率和死亡率在不同地区和不同国家之间存在非常显著的差异。与发达国家和地区相比,发展中国家或地区宫颈癌的发病率和死亡率均较高,迄今在南非、东非、中美洲、中亚、南亚和拉美地区,宫颈癌仍是威胁妇女健康的最主要恶性肿瘤。城市妇女宫颈癌的发病率和死亡率均低于农村妇女。尽管在过去的 20 年里,我国宫颈癌的发病率和死亡率有了明显下降,但在我国的中、西部地区宫颈癌的发病率和死亡率却一直徘徊不降,如甘肃、四川、江西、陕西等。在甘肃武都、山西阳城县,宫颈癌的死亡率高达 36/10 万,超过全国宫颈癌死亡率的 10 倍,远高于世界平均水平(8/10 万)。

3.人群分布　近年来在世界范围内,宫颈癌呈发病年轻化和发病过程缩短的趋势,年轻化已成为宫颈癌防治工作面临的新的严峻挑战。数据显示小于 35 岁的宫颈癌发病率以每年 2%～3% 的速度上升,已由 20 世纪 70 年代的 8/10 万增加至 20 世纪 80 年代的 16/10 万。

宫颈癌的发生存在着种族和民族间的差异,如在非裔美国人、拉丁美洲人和美洲印第安人发病较多,而夏威夷人、新西兰毛利人等发病较少。我国曾经对 8 个民族宫颈癌的死亡率进行了调查,发现维吾尔族的死亡率最高,其次是蒙古族、回族,而藏族、苗族和彝族则较低。

【宫颈癌的病因学】

宫颈癌的病因学研究历史悠久,也提出了许多可能的病因。概括来讲主要包括两个方面:其一是行为危险因素,如性生活过早、多个性伴侣、多孕多产、社会经济地位低下、营养不良和性混乱等;其二是生物学因素,包括细菌、病毒和衣原体等各种微生物的感染。近年来,在宫颈癌病因学研究方面取得了突破性进展,尤其在生物学病因方面成绩显著,其中最主要的发现是明确人乳头状瘤病毒(HPV)是宫颈癌发生的必要条件。

1.宫颈癌发生的必要条件——HPV 感染　与宫颈癌最为密切的相关因素是性行为,因而人们很早就怀疑某些感染因子的作用。在 20 世纪 60—70 年代,人们将主要的目光投向单纯疱疹病毒(HSV)Ⅱ型,尽管 HSV 在体外被证实具有一定的致癌性,且在宫颈癌标本中有一定的检出率,但临床活体标本能检出 HSV 的始终仅占极小部分,流行病学调查也不支持 HSV 与宫颈癌的关系。而其他的因子,如巨细胞病毒、EB 病毒、衣原体等迄今尚未发现有力证据。

1972 年 Zur Hansen 提出,HPV 可能是最终导致生殖道肿瘤的性传播致病因子,1976 年德国研究者在子宫颈癌中发现有 HPV 特异序列,以后的大量流行病学和分子生物学研究肯定了 HPV 在子宫颈癌发生中的作用。1995 年国际癌症研究中心(IARC)专门讨论有关性传播 HPV 在子宫颈癌发生中的作用,认为 HPV16 和 18 亚型与子宫颈癌的发生有关。HPV 是否是子宫颈癌的必需和充足病因还有待确定。最有代表性的研究是 Walboomers 等于 1999 年对 1995 年 IARC 收集来自美洲、非洲、欧洲和亚洲 22 个国家冻存的浸润性子宫颈癌组织重新进行 HPV 试验,应用 HPVLlMY09/MY11 引物检出率为 93%,对 HPV 阴性组织重新应用 LICP5＋/CP6＋引物,检出率为 95.7%,使用 14 种高危 HPVE7 引物,检出率为98.1%,总检出率为 99.7%。实验动物和组织标本研究还表明,HPV-DNA 检测的负荷量与宫颈病变的程度呈正相关,而且 HPV 感染与宫颈癌的发生有时序关系,符合生物学致病机理。这些流行病学资料结合实验室的证据都强有力的支持 HPV 感染与宫颈癌发生的因果关系,均表明 HPV 感染是宫颈癌发生的必要条件。关于 HPV 在子宫颈癌发生中的作用或重要性,有研究者认为其重要性与乙型肝炎病毒与肝癌的关系相似,高于吸烟与肺癌的关系。

2.宫颈癌发生的共刺激因子　事实证明,性活跃妇女一生感染 HPV 的机会大于 70%,但大多为一过性的,通常在感染的数月至两年内消退,仅少数呈持续感染状态,约占 15% 左右。已经证实,只有高危 HPV 持续感染才能导致宫颈癌及其前期病变的发生,但他们之中也仅有极少数最后才发展为宫颈癌。因此可认为 HPV 感染是宫颈癌发生的必要条件,但不是充足病因,还需要其他致病因素协同刺激。现已发现一些共刺激因子与子宫颈癌的发生有关,有研究者总结宫颈癌发生的共刺激因子为:①吸烟;②生殖道其他微生物的感染,如 HSV、淋球菌、衣原体和真菌等可提高生殖道对 HPV 感染的敏感性;③性激素影响:激素替代和口服避孕药等;④内源或外源性因素引起免疫功能低下。

国外有学者将宫颈癌的发生形象地用"种子-土壤"学说来解释,其中将 HPV 感染比喻为种子,共刺激因子为营养,宫颈移行带为土壤。

【宫颈癌病理】

1.宫颈癌组织学分类　宫颈癌 WHO 组织学分类。

上皮性肿瘤

鳞状上皮肿瘤及其癌前病变

　鳞状细胞癌,非特殊类型

　　角化型

　　非角化型

　　基底细胞样

　　疣状

　　湿疣状

　　乳头状

　　淋巴上皮瘤样

　　鳞状上皮移行细胞癌

　早期浸润性(微小浸润性)鳞状细胞癌

　鳞状上皮内肿瘤

　　宫颈鳞状上皮内肿瘤(CIN)3 级

　　原位鳞状细胞癌

　良性鳞状上皮病变

　　尖锐湿疣

　　鳞状上皮乳头状瘤

　　纤维上皮性息肉

腺上皮肿瘤及其癌前病变

　腺癌

　　黏液腺癌

　　　宫颈型

　　　肠型

　　　印戒细胞型

　　　微小偏离型

　　　绒毛腺型

　　子宫内膜样腺癌

　　透明细胞腺癌

　　浆液性腺癌

　　中肾管型腺癌

　早期浸润性腺癌

　原位腺癌

　腺体不典型增生

　良性腺上皮病变

　　米勒管源性乳头状瘤

宫颈管内膜息肉

其他上皮性肿瘤

腺鳞癌

毛玻璃细胞亚型

腺样囊性癌

腺样基底细胞癌

神经内分泌肿瘤

类癌

非典型类癌

小细胞癌

大细胞神经内分泌癌

未分化癌

间叶性肿瘤和肿瘤样病变

平滑肌肉瘤

子宫内膜样间质肉瘤,低度恶性

未分化宫颈管肉瘤

葡萄状肉瘤

腺泡状软组织肉瘤

血管肉瘤

恶性外周神经鞘肿瘤

平滑肌瘤

生殖道型横纹肌瘤

上皮和间叶混合性肿瘤

癌肉瘤(恶性米勒管源性混合瘤;化生性癌)

腺肉瘤

Wilms 肿瘤

腺纤维瘤

腺肌瘤

黑色素细胞肿瘤

恶性黑色素瘤

蓝痣

杂类肿瘤

生殖细胞型肿瘤

卵黄囊瘤

表皮样囊肿

成熟性囊性畸胎瘤

淋巴造血组织肿瘤

恶性淋巴瘤(特殊类型)

白血病(特殊类型)

继发性肿瘤

2.宫颈微小浸润癌　宫颈微小浸润癌是指只能在显微镜下检出而临床难以发现的临床前宫颈癌,由 Mestwardt 于 1947 年首先提出微小癌的名称,此后几十年其名称、定义、诊断标准乃至治疗均很混乱。1974 年美国妇科肿瘤协会(SCO)提出微小浸润癌的定义,其诊断标准为癌变上皮浸润间质达基底膜下≤3mm,未波及淋巴管及血管,此定义被 FICO 认可。1975 年 FIGO 将其诊断标准修订为基底膜下浸润深度<5mm,无融合,无淋巴管及血管瘤栓。为使众多的定义趋于统一,1985 年 FIGO 根据间质浸润情况将 ⅠA 期(微小浸润癌)分为两个亚分期,1994 年 FIGO 对 ⅠA 期又作了新的规定:

ⅠA 期:镜下浸润癌,可测量的间质浸润深度≤5mm,宽度≤7mm。所有肉眼可见病变甚至仅有浅表浸润亦为 ⅠB 期。

ⅠA1 期:可测量的间质浸润深度不超过 3mm,宽度不超过 7mm。

ⅠA2 期:可测量的间质浸润深度>3mm,但≤5mm,宽度不超过 7mm。血管、淋巴间质浸润不改变分期,但应记录。

微小浸润性腺癌也有称为早期浸润性腺癌。与原位腺癌相比,微小浸润性腺癌正常腺体结构消失,代之以分布更加密集、形状更不规则的腺体,并且出现在正常腺体不应该出现的部位。然而在具体诊断工作中,很难界定病变出现在正常腺体范围以外。微小浸润性腺癌的肿瘤细胞也可以像鳞状细胞癌一样以出芽的形式向间质浸润,但在实际工作中这种浸润形式并不多见。所以当出现不规则的筛状、乳头状以及相对实性的巢状结构时,就应考虑是否有浸润。浸润性病变通常伴随有间质反应,如间质水肿、炎症反应和促结缔组织增生性反应等。对于微小浸润性腺癌的浸润深度的界定标准也有很大差异。Ostor 发现各家文献报道的早期浸润性腺癌的浸润深度从 1mm、2mm、3~5mm 不等,但是大多数研究报道所采用的深度为 5mm,并且应用这一浸润深度作为诊断标准的病例,其淋巴结转移率仅为 2%(清扫 219 个淋巴结标本仅有 5 个转移)。WHO 分类中也没有标定出具体的浸润深度,只是在其分期中提到将微小浸润性腺癌划为 FIGO ⅠA 期。然而在实际操作中,由于宫颈腺体结构复杂,很难准确地测量腺癌的侵犯深度,有学者提出对于微小浸润腺癌应该测量肿瘤的体积,而不只是单一测量浸润深度,其体积应小于 500mm³。浸润灶还可能出现多灶状分布,Mc Cluggage 建议如果浸润灶彼此孤立应该分别测量,然后进行累加;如果浸润灶在同一区域,又彼此关系密切,应该测量整个病变的深度及宽度(包括间质)。

3.宫颈浸润癌　指癌灶浸润间质范围超出了微小浸润癌,多呈网状或团块状浸润间质,包括临床分期 ⅠB~Ⅳ期。

(1)鳞状细胞浸润癌:占宫颈癌的 80%~85%。鳞状细胞的浸润方式大多为团块状或弥漫性浸润。

1)按照局部大体观主要有四种类型

①外生型:最常见,癌灶向外生长呈乳头状或菜花样,组织脆弱,触之易出血,常累及阴道。

②内生型:癌灶向宫颈深部组织浸润,宫颈表面光滑或仅有柱状上皮异位,宫颈肥大变硬,呈桶状,常累及宫旁组织。

③溃疡型:上述两型癌组织继续发展、或合并感染坏死,组织脱落后形成溃疡或空洞,如火山口状。

④颈管型:癌灶发生在宫颈管内,常侵入宫颈管及子宫峡部供血层及转移至盆腔淋巴结。

2)根据癌细胞分化程度可分为:

①Ⅰ级为高分化癌(角化性大细胞型):大细胞,有明显角化珠形成,可见细胞间桥,细胞异型性较轻,无核分裂或核分裂<2/高倍视野。

②Ⅱ级为中分化癌(非角化性大细胞型):大细胞,少或无角化珠,细胞间桥不明显,细胞异型性明显,核分裂象 2~4/高倍视野。

③Ⅲ级为低分化癌(小细胞型):多为未分化小细胞,无角化珠及细胞间桥,细胞异型性明显,核分裂象>4/高倍视野。

(2)腺癌:占宫颈癌的15%~20%。由于其癌灶往往向宫颈管内生长,故宫颈外观可正常,但因颈管膨大,形如桶状。其最常见的组织学类型有两种。

1)黏液腺癌:最常见。来源于宫颈管柱状黏液细胞。镜下仅腺体结构,腺上皮细胞增生呈多层,异型性明显,见核分裂象,癌细胞呈乳突状突向腺腔。可分为高、中、低分化腺癌。

2)微偏腺癌:属高分化宫颈管黏膜腺癌。癌性腺体多,大小不一,形态多变,呈点状突起伸入宫颈间质深层,腺细胞无异型性。常有后腹膜淋巴结转移。

(3)腺鳞癌:占宫颈癌的3%~5%。是由储备细胞同时向腺细胞和鳞状细胞分化发展而形成。癌组织中包含有鳞癌和腺癌两种成分。

【诊断】

1.临床表现

(1)症状:原位癌与微小浸润癌常无任何症状。宫颈癌患者主要症状是阴道分泌物增多、阴道流血,晚期患者可同时表现为疼痛等症状,其表现的形式和程度取决于临床期别、组织学类型、肿块大小和生长方式等。

1)阴道分泌物增多:是宫颈癌最早出现的症状,大多为稀薄、可混有淡血性的。若合并感染,可有特殊的气味。

2)阴道流血:是宫颈癌最常见的症状。早期患者大多表现为间歇性、无痛性阴道流血,或表现为性生活后及排便后少量阴道流血。晚期患者可表现长期反复的阴道流血,量也较前增多。若侵犯大血管,可引起致命性大出血。由于长期反复出血,患者常可合并贫血症状。

3)疼痛:是晚期宫颈癌患者的症状。产生疼痛的原因主要是癌肿侵犯或压迫周围脏器、组织或神经所致。

4)其他症状:主要取决于癌灶的广泛程度及所侵犯脏器。癌肿压迫髂淋巴、髂血管使回流受阻,可出现下肢水肿。侵犯膀胱时,可引起尿频、尿痛或血尿,甚至发生膀胱阴道瘘。如两侧输尿管受压或侵犯,严重者可引起无尿及尿毒症,是宫颈癌死亡的原因之一。当癌肿压迫或侵犯直肠时,出现里急后重、便血或排便困难,甚至形成直肠阴道瘘。

(2)体征:宫颈原位癌、微小浸润癌和部分早期浸润癌患者局部可无明显病灶,宫颈光滑或为轻度糜烂。随宫颈浸润癌生长发展可出现不同体征,外生型者宫颈可见菜花状赘生物,组织脆易出血。内生型者由于癌细胞向周围组织生长,浸润宫颈管组织,使宫颈扩张,从而表现为宫颈肥大、质硬和颈管膨大。无论是外生型或内生型,当癌灶继续生长时,其根部血管被浸润,部分组织坏死脱落,形成溃疡或空洞。阴道壁受侵时可见赘生物生长。宫旁组织受侵时,盆腔三合诊检查可叩及宫旁组织增厚、或结节状或形成冰冻骨盆。

晚期患者可叩及肿大的锁骨上和腹股沟淋巴结,也有患者肾区叩痛阳性。

2.检查

(1)盆腔检查:不仅对诊断有帮助,还可决定患者的临床期别。

1)阴道检查:窥阴器检查以暴露宫颈及阴道穹隆及阴道壁时,应缓慢扩张并深入暴露宫颈和阴道,以免损伤病灶而导致大出血。阴道检查时应主要观察宫颈外形和病灶的位置、形态、大小及有无溃疡等。阴道指诊时应用手指触摸全部阴道壁至穹隆部及宫颈外口,进一步了解病灶的质地、形状、波及的范围等,并注意有无接触性出血。

2)双合诊:主要了解子宫体的位置、活动度、形状大小和质地,以及双附件区域、宫旁结缔组织有无包块和结节状增厚。

3)三合诊:是明确宫颈癌临床期别不可缺少的临床检查,主要了解阴道后壁有无肿瘤病灶的浸润、宫颈大小及形态、宫旁组织情况.应同时注意有无肿大的盆腔淋巴结可能。

(2)全身检查:注意患者的营养状况,有无贫血及全身浅表淋巴结的肿大和肝、脾肿大。

(3)实验室检查和诊断方法极早期的宫颈癌大多无临床症状,需经宫颈癌筛查后最后根据病理组织学检查以确诊。

1)宫颈细胞学检查:是目前宫颈癌筛查的主要手段,取材应在宫颈的移行带处,此为宫颈鳞状上皮与柱状上皮交界处。

2)阴道镜检查:适用于宫颈细胞学异常者,主要观察宫颈阴道病变上皮血管及组织变化。对肉眼病灶不明显的病例,可通过阴道镜协助发现宫颈鳞、柱交界部位有无异型上皮变化,并根据检查结果进行定位活检行组织学检查,以提高宫颈活检的准确率。

3)宫颈活组织病理检查:是诊断宫颈癌最可靠的依据。适用于阴道镜检查可疑或阳性、临床表现可疑宫颈癌或宫颈其他疾病不易与子宫颈癌鉴别时。宫颈活检应注意在靠近宫颈鳞柱交界的区域(SCJ)和(或)未成熟化生的鳞状上皮区取活检可减少失误,因为这常常是病变最严重的区域。溃疡的活检则必须包括毗邻溃疡周边的异常上皮,因为坏死组织往往占据溃疡的中心。取活检的数量取决于病变面积的大小和严重程度,所谓多点活检通常需要2~4个活检标本。一般宫颈活检仅需2~3mm深,约绿豆大小,当怀疑浸润癌时,活检应更深些。

4)宫颈锥形切除术:宫颈锥形切除术(锥切)主要应用于宫颈细胞学检查多次异常而宫颈活组织学结果为阴性,或活组织学结果为原位癌但不能排除浸润癌的患者。其在宫颈病变的诊治中居于重要地位,很多情况下锥切既是明确诊断,同时亦达到了治疗目的。按照使用的切割器械不同,可分为传统手术刀锥切、冷刀锥切(CKC)、激光锥切(LC)和近年流行的环形电切术(LEEP)。锥切术的手术范围应根据病变的大小和累及的部位决定,原则上锥切顶端达宫颈管内口水平稍下方,锥切底视子宫阴道部病变的范围而定,应达宫颈病灶外0.5cm。在保证全部完整的切除宫颈病变的前提下,应尽可能多地保留宫颈管组织,这对未生育而又有强烈生育愿望的年轻患者尤为重要。术后标本的处理十分重要,应注意以下几方面:①锥切的宫颈标本应做解剖位点标记,可在宫颈12点处剪开或缝线作标记,并标明宫颈内外口;②锥切标本必须进行充分取材,可疑部位做亚连续或连续切片,全面地评价宫颈病变以免漏诊;③病理学报告应注明标本切缘是否受累、病变距切缘多少毫米、宫颈腺体是否受累及深度和病变是否为多中心等,均有助于宫颈病变的进一步治疗。

5)宫颈管搔刮术:是用于确定宫颈管内有无病变或癌灶是否已侵犯宫颈管的一种方法,其常与宫颈活检术同时进行从而及早发现宫颈癌。

6)影像学检查:宫颈癌临床分期通常不能准确地确定肿瘤范围,因此不同的影像学诊断方法,如CT扫描、MRI及正电子发射断层扫描术(PET),用于更准确地确定病灶范围,用于确定治疗计划。但这些检查一般不是都有条件进行,而且结果多变,因而这些检查结果不能作为改变临床分期的依据。MRI具有高对比度的分辨率和多方位的断层成像能力,对宫颈癌分期的准确率为81%~92%。MRI在宫颈癌的术前分期中极具价值:①可以通过宫颈本身信号改变直接观察肿瘤的有无及侵犯宫颈的深度;②可以判断宫旁侵犯的程度、宫颈周围器官(膀胱或直肠)是否受侵以及宫颈癌是否向上或向下侵及宫体或阴道;③可以提示肿大淋巴结的存在,进一步判断淋巴结转移的可能。

7)鳞状细胞癌抗原(SCCA)检测:SCCA是从宫颈鳞状上皮中分离出来的鳞状上皮细胞相关抗原TA-

4 的亚单位,由 SCCA-1 和 SCCA-2 抗原组成,是宫颈鳞癌较特异的肿瘤标志物,现已被广泛应用于临床。

【宫颈癌的分期】

宫颈癌分期的历史可追溯到 1928 年,当时主要根据肿瘤生长的范围进行分期。在 1950 年国际妇科年会及第四届美国妇产科学年会上对宫颈癌的分类和分期进行了修正,并推荐命名为"宫颈癌分期的国际分类法"。自此之后,宫颈癌分期经过 8 次修正,最近一次修正于 2008 年由 FIGO 妇科肿瘤命名委员会提出并通过,随后经过国际抗癌联合会(UICC)、美国癌症分期联合委员会(AJCC)及 FIGO 的认可。并建议 2009 年 1 月起生效,此次修改主要有:

宫颈癌的临床分期(FIGO,2008 年)

Ⅰ 期　　病变局限于宫颈(扩展至宫体将被忽略)

Ⅰ A 期　　仅在显微镜下可见浸润癌,浸润深度≤5mm,宽度≤7mm

Ⅰ A$_1$ 期　　间质浸润深度≤3mm,宽度≤7mm

Ⅰ A$_2$ 期　　间质浸润深度>3mm 至 5mm,宽度≤7mm

Ⅰ B 期　　临床可见癌灶局限于宫颈,或显微镜下可见病灶大于 Ⅰ A 期*

Ⅰ B$_1$ 期　　肉眼可见癌灶最大直径≤4mm

Ⅰ B$_2$ 期　　肉眼可见癌灶最大直径>4mm

Ⅱ 期　　癌灶浸润超出子宫,但是未达盆壁,或浸润未达阴道下 1/3

Ⅱ A 期　　无宫旁浸润

Ⅱ A$_1$ 期　　临床可见癌灶最大直径≤4cm

Ⅱ A$_2$ 期　　临床可见癌灶最大直径>4cm

Ⅱ B 期　　有明显的宫旁浸润

Ⅲ 期　　肿瘤扩散至盆壁和(或)累及阴道下 1/3,和(或)引起肾盂积水,或无功能肾**

Ⅲ A 期　　癌累及阴道下 1/3,但未达盆壁

Ⅲ B 期　　癌已达盆壁,或有肾盂积水或无功能肾

Ⅳ 期　　肿瘤扩散超过真骨盆,或浸润(活检证实)膀胱黏膜或直肠黏膜,大疱性水肿的存在不应归于 Ⅳ 期

Ⅳ A 期　　邻近器官转移

Ⅳ B 期　　远处器官转移

　*所有大体可见病灶,即使为浅表浸润,都归于 Ⅰ B 期。浸润是指测量间质浸润,最深不超过 5mm,最宽不超过 7mm。浸润深度不超过 5mm 的测量是从原始组织的上皮基底层-表皮或腺体开始。即使在早期(微小)间质浸润的病例中(-1mm),浸润深度的报告也应该始终用 mm 表示。

　**在直肠检查中,肿瘤和盆壁之间没有无瘤区。除去已知的其他原因,所有肾盂积水或无功能肾的病例都包括在内

1.去除 0 期　　国际妇产科联合会认为 0 期是原位癌,决定在所有肿瘤分期中去除此期。

2.Ⅱ A 期　　FIGO 年报所示文献及资料一贯提示,在 Ⅱ A 期患者中,以病灶最大直径为准则提示癌灶大小对于预后有较大影响,同样结论也见于 Ⅰ B 期。因此,Ⅱ A 期的再细分定义包括如下:Ⅱ A$_1$ 期:癌灶大小≤4cm,包括阴道上 2/3 浸润;Ⅱ A$_2$ 期:癌灶大小>4cm,包括阴道上 2/3 浸润。

FIGO 妇科肿瘤命名委员会也考虑到临床调查研究,进一步推荐:

(1)宫颈癌保留临床分期,但鼓励关于手术分期的研究。

(2)虽然分期中并未包括,但所有手术,病理发现的阳性结果(如脉管浸润)需报告给 FIGO 年报编辑部办公室或其他科学出版物。

（3）推荐采用诊断性影像学技术帮助判断原发肿瘤病灶的大小，但非强制性的。对于有 MRI/CT 设备的机构，影像学评估肿瘤体积及宫旁浸润情况应记录，并送 FIGO 年报编辑部办公室作数据录入。

（4）其他检查如麻醉术前检查、膀胱镜检查、乙状结肠镜检查及静脉压检查等可选择进行，但不是强制性的。

宫颈癌采用临床还是手术分期是多年来一大重要争论要点。一方面，尽管随着近年来影像学技术的长足发展，判断肿瘤大小有更佳的评估方法，但临床分期仍没有手术分期精确。而另一方面，手术分期法不能广泛应用于全世界范围，特别在某些资源欠缺不能及早发现肿瘤的国家地区，不能手术的晚期患者比较普遍，而手术设施稀有，难以推广手术分期法。因此宫颈癌的分期仍建议采用FIGO的临床分期标准，临床分期在治疗前进行，治疗后不再更改，但FIGO妇科肿瘤命名委员会也仍鼓励关于手术分期的研究。

【宫颈癌的转移途径】

宫颈上皮内因缺乏淋巴管和血管，而且基底膜又是组织学屏障，可以阻止癌细胞的浸润，因此宫颈原位癌一般不易发生转移。一旦癌细胞突破基底膜侵入间质，病程即是不可逆，癌细胞可到处转移。宫颈癌的转移途径主要是直接蔓延和淋巴转移，少数经血循环转移。

1.**直接蔓延** 是最常见的转移途径，通过局部浸润或循淋巴管浸润而侵犯邻近的组织和器官。向下可侵犯阴道穹隆及阴道壁，因前穹隆较浅，所以前穹隆常常较后穹隆受侵早。癌细胞也可通过阴道壁黏膜下淋巴组织播散，而在离宫颈较远处出现孤立的病灶。向上可由颈管侵犯宫腔。癌灶向两侧可蔓延至宫旁和盆壁组织，由于宫旁组织疏松、淋巴管丰富，癌细胞一旦穿破宫颈，即可沿宫旁迅速蔓延，累及主韧带、骶韧带，甚至盆壁组织。当输尿管受到侵犯或压迫可造成梗阻，并引起肾盂、输尿管积水。晚期患者癌细胞可向前、后蔓延分别侵犯膀胱或直肠，形成癌性膀胱阴道瘘或直肠阴道瘘。

2.**淋巴转移** 是宫颈癌最重要的转移途径。一般沿宫颈旁淋巴管先转移至闭孔、髂内及髂外等区域淋巴结，后再转移至髂总、骶前和腹主动脉旁淋巴结。晚期患者可远处转移至锁骨上及深、浅腹股沟淋巴结。

宫颈癌淋巴结转移率与其临床期别有关，研究表明Ⅰ期患者淋巴结转移率为 15%～20%、Ⅱ期为 25%～40%和Ⅲ期 50%以上。20 世纪 40 年代末 Henriksen 对宫颈癌淋巴结转移进行详细的研究，其将宫颈癌的淋巴结转移根据转移时间的先后分为一级组和二级组：

（1）一级组淋巴结

1）宫旁淋巴结：横跨宫旁组织的一组小淋巴结。

2）宫颈旁或输尿管旁淋巴结：位于输尿管周围横跨子宫动脉段附近淋巴结。

3）闭孔或髂内淋巴结：围绕闭孔血管及神经的淋巴结。

4）髂内淋巴结：沿髂内静脉近髂外静脉处淋巴结。

5）髂外淋巴结：位于髂外动、静脉周围的 6～8 个淋巴结。

6）骶前淋巴结。

（2）二级组淋巴结

1）髂总淋巴结。

2）腹股沟淋巴结：包括腹股沟深、浅淋巴结。

3）腹主动脉旁淋巴结。

3.**血行转移** 宫颈癌血行转移比较少见，大多发生在晚期患者，可转移至肺、肝、心、脑和皮肤。

【治疗】

浸润性宫颈癌诊断明确后，选择最佳的治疗方案是临床医师面临的首要问题。最佳治疗方案的选择通常取决于患者的年龄、全身健康状况、肿瘤的进展程度、有无并发症和并发症的具体情况以及治疗实施单位的条件。因此,有必要先对患者进行全面仔细的检查评估,再由放疗科医生和妇科肿瘤医生联合对治疗方案作出决定。

治疗方案的选择需要临床判断,除了少数患者的最佳方案只能是对症治疗以外,大多数患者的治疗选择主要是手术、放疗或放化疗。对于局部进展患者的初始治疗大多学者建议选择放化疗,包括腔内放疗(Cs 或 Ra)和外照射 X 线治疗。手术和放疗之间的争论已经存在了几十年,特别是围绕Ⅰ期和ⅡA期宫颈癌的治疗。对于ⅡB期及以上期别宫颈癌患者治疗,大多采取顺铂化疗和放疗联合的放化疗。

1981 年,Zander 等报道了在德国的 20 年合作研究结果,该研究对 1092 例ⅠB期和Ⅱ期宫颈癌患者行 Meigs 型根治性子宫切除术及双侧盆腔淋巴结切除术。在 1092 例患者中,50.6%只给予手术治疗,5 年生存率分别为 84.5%(ⅠB期)和 71.1%(Ⅱ期,多数为ⅡA期)。在 MD Anderson 医院和肿瘤研究所,Fletcher 报道了 2000 例宫颈癌患者放疗后的 5 年治愈率如下:Ⅰ期为 91.5%,ⅡA期 83.5%,ⅡB期 66.5%,ⅢA期 45%,ⅢB期 36%和Ⅳ期 14%。Perez 报道单独放疗的 5 年生存率分别为:ⅠB期 87%,ⅡA期 73%,ⅡB期 68%,Ⅲ期 44%。Montana 报道单独放疗的 5 年生存率:ⅡA期为 76%,ⅡB期 62%,Ⅲ期 33%。

Benedet 等在 1998 年的 FIGO 年度报告中报告了宫颈癌患者手术、放疗、手术+放疗联合治疗的 5 年生存率。

在意大利的一个研究中,337 例ⅠB~ⅡA期宫颈癌患者随机接受放疗或手术治疗。患者的无进展时间的中位数是 87 个月,手术和放疗的 5 年总体无进展生存率相似(分别为 83%和 74%)。在宫颈直径≤4cm 的手术组患者中,有 62 例(54%)接受了辅助放疗;在宫颈直径>4cm 的手术组患者中,有 46 例(84%)接受了辅助放疗。在手术组和放疗组中,宫颈直径≤4cm 和>4cm 的患者的生存率均相似。而手术+放疗组患者的严重并发症发生率(25%)大于放疗组(18%)和手术治疗组(10%)。

总体上讲,对于早期宫颈癌患者,手术和放疗的生存率是相似的。放疗的优点是几乎适用于所有期别的患者,而手术治疗则受限于临床期别,在国外的许多机构中,手术治疗被用于希望保留卵巢和阴道功能的Ⅰ、ⅡA期年轻宫颈癌患者。由于手术技巧提高和相关材料的改进,目前手术所导致的患者死亡率、术后尿道阴道瘘发生率均<1%,这使得选择手术治疗的患者明显增加。其他因素也可能导致选择手术而不是放疗,包括妊娠期宫颈癌、同时合并存在肠道炎性疾病、因其他疾病先前已行放疗、存在盆腔炎性疾病或同时存在附件肿瘤,还有患者的意愿。但在选择放疗时必须考虑到放疗对肿瘤周围正常器官的永久损伤和继发其他恶性肿瘤的可能。

1.手术治疗　是早期宫颈浸润癌首选的治疗手段之一和晚期及某些复发性宫颈癌综合治疗的组成部分。宫颈癌手术治疗已有一百余年历史。随着对宫颈癌认识的不断深入,手术理论与实践的不断完善及宫颈癌其他治疗手段尤其是放疗和化疗的不断进展,宫颈癌手术治疗的术式及其适应证也几经变迁,日趋合理,但其中对手术治疗的发展最重要的贡献者当数 Wertheim 和 Meigs 两位学者。当今开展的宫颈癌各种手术方式均为他们当年所开创术式的演变与发展。

(1)子宫颈癌手术治疗的历史:以手术治疗宫颈癌的设想最初始于 19 世纪初,Sauter 于 1827 年开始采用阴道切除子宫治疗宫颈癌。1878 年 Freund 首先提出子宫切除术为宫颈癌首选的治疗方式,但当时的死亡率高达 50%。1895 年,Reis 最早行根治性子宫及附件切除并在尸体示范了盆底淋巴清除术。1905 年,奥地利 Wertheim 首次报道了他施行的 270 例子宫广泛切除及盆腔淋巴结切除术,成为宫颈癌手术的奠基人,这一手术也称 Wertheim 手术。1911 年,他又报道了手术治疗宫颈癌 500 例,并将盆腔淋巴结切除改为选择性切除,使手术死亡率从 30%降到 10%。但仍由于手术死亡率高及手术引起的泌尿道并发症等问题,以及 1890 年 X 线和镭的发现,并逐渐用于宫颈癌治疗,该手术未能推广。

　　直至 20 世纪 30 年代,美国 Meigs 到维也纳 Wertheim 诊疗所观摩,认识到 Wertheim 手术的合理性,并参考外阴癌淋巴浸润的处理经验,重新开展 Wertheim 手术,并对原有 Wertherim 式子宫根治术与经腹淋巴结系统切除术相结合,形成 Wertheim-Meigs 手术。他于 1944 年报道应用该手术治疗宫颈浸润癌 334 例,Ⅰ期 5 年存活率为 75%,Ⅱ期 54%,输尿管瘘为 9%。1948 年,Bmnschwig 开创盆腔脏器切除术治疗晚期宫颈癌及部分复发癌。大约在 30 年代,Wertherim-Meigs 手术传到亚洲,并经冈林、小林隆等不断改进,推广,成为Ⅰ、Ⅱ期和极少数Ⅲ期宫颈癌的主要治疗手段。我国宫颈癌根治术开始于 20 世纪 50 年代,先后在江西、天津、山东等地陆续施行。国内术式以 Wertheim 手术为基础,并汲取了 Meigs、冈林等变式,逐渐形成了我国自己的特色。

　　(2)宫颈癌手术类型及其适应证:宫颈癌手术治疗的目的是切除宫颈原发病灶及周围已经或可能受累的组织、减除并发症。其原则是既要彻底清除病灶,又要防止不适当地扩大手术范围,尽量减少手术并发症,提高生存质量。

　　1)筋膜外子宫切除术(Ⅰ型):切除所有宫颈组织,不必游离输尿管。筋膜外全子宫切除的范围国内外不同学者在描述上尽管存在一定的差异,但不管如何,与适用于良性疾病的普通全子宫切除术的范围并不相同,主要差异在于普通全子宫切除术不需暴露宫旁段输尿管,而是沿子宫侧壁钳夹、切断宫颈旁组织及阴道旁组织,包括主韧带、宫骶韧带、宫颈膀胱韧带等,为避免损伤输尿管,须紧靠宫颈旁操作,这种操作方法必然会残留部分宫颈组织,而不能很完整地切除宫颈。筋膜外全子宫切除术主要适用于ⅠA$_1$期宫颈癌。

　　2)改良根治性子宫切除术(Ⅱ型):这一术式基本上是 Wertheim 手术,在子宫动脉与输尿管交叉处切断结扎子宫动脉。部分切除主韧带和宫骶韧带,当上段阴道受累时切除阴道上段 1/3。选择性切除增大的盆腔淋巴结。这一术式主要适用于ⅠA$_2$期宫颈癌。

　　3)根治性子宫切除术(Ⅲ型):基本上为 Meigs 手术。在膀胱上动脉分出子宫动脉的起始部切断并结扎子宫动脉,切除全部主韧带、宫骶韧带及阴道上 1/2。主要适用于 IB 和ⅡA 宫颈癌。

　　4)超根治性子宫切除术(Ⅳ型):和Ⅲ型的主要区别是:a.完整切除膀胱子宫韧带;b.切断膀胱上动脉;c.切除阴道上 3/4。这一手术泌尿道瘘的发生率较高,主要用于放疗后较小的中心性复发癌。

　　5)部分脏器切除术(Ⅴ型):适用于远端输尿管或膀胱的中心性复发。相应部分切除后,输尿管可重新种植于膀胱。当根治术时发现远端输尿管受累时,也可采用该手术,当然也可放弃手术治疗改行放疗。

　　国内治疗宫颈癌手术的术式与国外略有不同,基本根据上海张惜阴教授提出的四级手术。

　　Ⅰ级:筋膜外全子宫及附件切除术(年轻患者保留一侧卵巢)。

　　Ⅱ级:扩大全子宫切除,阴道和宫旁各切除 1cm。

　　Ⅲ级:次广泛全子宫切除术,宫旁和阴道各切除 2~3cm。适用ⅠA 期宫颈癌,一般不行盆腔淋巴切除术,但特殊情况除外。

　　Ⅳ级:广泛性全子宫切除术及盆腔淋巴结清扫,宫旁组织和阴道各切除至少 3cm 以上,适用于ⅠB~ⅡA 期宫颈癌。

　　目前宫颈癌根治术通常经腹施行,但也可经阴道施行。事实上经阴道根治术的历史早于经腹。经阴道子宫根治术特别适用于肥胖,合并心、肺、肾重要脏器疾病难以耐受腹部手术等。但操作难度大,主要依靠术者触觉完成手术,要完成淋巴结切除较为困难,目前临床应用较少。随着腹腔镜手术技术的日益成熟,目前腹腔镜宫颈癌根治术也在蓬勃开展,并且已经显现出其微创效优的特点。

　　(3)并发症:宫颈癌手术并发症可分为术中、术后及晚期并发症。

　　1)术中并发症:主要包括术时出血和脏器损伤。

　　①术时出血:根治性全子宫切除术时出血最容易发生在两个步骤,第一为清扫淋巴结时损伤静脉或动

脉,第二容易出血处是分离主韧带和游离输尿管隧道。对这类出血可看清出血点者,采用缝扎或结扎止血。对细小静脉或静脉壁细小破裂出血,最简单有效的方法是压迫止血。

②脏器损伤:容易损伤的脏器有输尿管、膀胱、直肠和闭孔神经。若操作仔细、技术和解剖熟悉,多能避免。一旦损伤发生可根据损伤部位和范围作修补术。闭孔神经损伤发生后应立即修补缝合。

2)术后并发症

①术后出血:多发生于术中出血漏扎或止血不严,若出血发生在阴道残端,可出现术后阴道出血。处理方法经阴道结扎或缝扎止血。若出血部位较高,或腹腔内出血,且出血量较多,则需开腹止血。对手术后数日发生的残端出血要考虑感染所致,治疗以抗感染为主。

②输尿管瘘:游离输尿管时损伤管壁或影响其局部血供加之术后感染、粘连排尿不畅等,可形成输尿管阴道瘘或腹膜外渗尿等。近年来发生率已降至 1% 以下,防治措施除不断改进技术外,最重要的是手术细致,尽量避免损伤及预防感染,避免排尿不畅。

③盆腔淋巴囊肿:手术后回流的淋巴液潴留于后腹膜间隙而形成囊肿,发生率达 12%～24%。淋巴囊肿一般较小,并无症状可随访观察。但较大的囊肿可引起患侧下腹不适,甚至造成同侧输尿管梗阻。需要时可在超声引导下行穿刺抽吸。淋巴囊肿的预防主要靠尽量结扎切断的淋巴管,也有人提出不缝合反折腹膜可减少其发生。

④静脉血栓及肺栓塞:是宫颈癌围术期最可能致死的一个并发症,任何时候都应对此提高警惕,术中、术后应予特别的关注,以防发生这种可能致死的并发症。术中是腿部或盆腔静脉形成血栓的最危险时期,应注意确保术中腿部静脉没有被压迫,仔细分离盆腔静脉可减少在这些静脉中形成血栓。

⑤感染:其发生率已明显下降,主要取决于广谱抗生素的临床应用和手术条件及技巧的提高。

3)晚期并发症

①膀胱功能障碍:Seski、Carenza、Nobili 和 Ciacolum 等学者均认为术后膀胱功能障碍是支配膀胱逼尿肌的感觉神经和运动神经损伤的直接结果,手术做得越彻底,损伤的程度就越大,术后发生膀胱功能障碍的可能越大。膀胱功能障碍通常表现为术后排尿困难、尿潴留、尿道感染等,术后需长期给予持续的膀胱引流,但经对症治疗,几乎所有的患者都能恢复。通过控制手术范围和手术的彻底性,特别是对于早期宫颈癌患者,能够降低这个并发症。Bandy 及其同事报道了根治性子宫切除术(Ⅲ型)及术后是否予放疗对膀胱功能的远期影响,结果发现 30% 的患者术后需膀胱引流达到或超过 30 日,术后盆腔放疗者膀胱功能障碍的发生率明显高于未放疗者。

②淋巴囊肿:是较麻烦的并发症。在髂外静脉下方结扎进入闭孔窝的淋巴管有助于减少淋巴液流入这一最常形成淋巴囊肿的区域。腹膜后引流也可减少淋巴囊肿的发生,但避免盆腔腹膜的重新腹膜化就可以不再需要引流。如果出现淋巴囊肿,一般不会造成损害,而且如果时间足够长,淋巴囊肿通常会被吸收。Choo 及其同事报道认为直径<4～5cm 的囊肿通常在 2 个月内吸收,处理上只需予以观察。当有证据表明存在明显的输尿管梗阻时需要手术治疗,手术需切除淋巴囊肿的顶,并将舌状下挂的网膜缝合到囊腔内面(内部造袋术),这样可以避免重新形成囊肿。经皮穿刺抽吸囊液常会继发感染,所以需谨慎使用。

(4)宫颈癌手术新进展

1)腹腔镜下根治性子宫切除术:根治性子宫切除术可以通过完全的腹腔镜手术(TLRH)完成,也可部分或全部经阴道手术(LRVH/RVH)完成。1992 年,法国 Dargent 等报道了腹腔镜盆腔淋巴结切除术和腹腔镜辅助经阴道根治性子宫切除术,同年美国 Nezhat 等报道了首例腹腔镜下根治性子宫切除术和盆腔淋巴结切除术。之后此技术逐渐用于临床,并取得了满意的临床效果。切除范围严格按照开腹手术的标准进行,包括切除骶骨韧带 3cm 以上,主韧带的 2/3 或完整切除,阴道切除的长度在 3cm 以上等。淋巴结切除的范围也按照开腹手术的要求,对不同的疾病切除不同范围的淋巴结。特别是对腹主动脉周围和髂血管的淋巴结均在血管鞘内切除,闭孔和腹股沟深淋巴结切除务必完整彻底,包括闭孔神经深层的淋巴结切除。Pomel 等在 8 年时间里,研究了 50 例行腹腔镜下根治性子宫切除术的患者。平均手术时间 258 分钟,只有 2 例患者发生泌尿系统并发症(1 例是膀胱阴道瘘,1 例是输尿管狭窄)。平均随访时间 44 个月,5 年生存率为 96%。Frumovitz 等对照研究了腹腔镜下和开腹根治性子宫切除术治疗早期宫颈癌患者的资料,结果显示,两组平均手术时间分别是 344 分钟和 307 分钟,平均术中出血分别为 319ml 和 548ml,术后平均住院分别为 2 天和 5 天。两组患者平均随访 7.2 个月和 15.2 个月,共 3 例复发,其中腹腔镜组 1 例,开腹组 2 例。PeHegrino 等为 107 例 1 期宫颈癌患者行腹腔镜下根治性子宫切除术＋淋巴结切除术,平均切除淋巴结 26 枚,平均出血 200ml,平均手术时间 305 分钟;6 例中转开腹;平均随访 30 个月,11 例复发,无瘤生存率 95%。我国学者对 317 例浸润性宫颈癌患者行腹腔镜下根治性子宫切除术＋盆腔淋巴结切除术,其中 143 例同时行腹腔镜主动脉旁淋巴结切除术,术中并发症发生率为 4.4%(14/317),膀胱损伤 7 例(5 例在腹腔镜下成功修补);术后并发症发生率为 5.1%(16/317),5 例输尿管阴道瘘,4 例膀胱阴道瘘,1 例输尿管狭窄,6 例膀胱功能障碍。因此认为腹腔镜下根治性子宫切除术＋盆腔淋巴结切除术可作为宫颈癌手术治疗的可选择方式。但是,由于此术式难度较大,若无丰富的腹腔镜手术经验和技巧,及妇科肿瘤开腹手术的经验和良好的腹腔镜设备,一般不建议在腹腔镜下行此手术,因为若处理不当会致严重并发症,甚至危及患者的生命。

2)卵巢移位术早期的宫颈癌卵巢转移率很低,Shimada 等分析宫颈癌卵巢转移的临床病理学特征,对 1981 年～2000 年 IB～IIB 期宫颈癌的 3471 例患者进行研究,结果表明卵巢转移率仅为 1.5%,其中鳞癌 IIB 期转移率明显增加,因此提出对于 IIA 及 IIA 期以下期别宫颈鳞癌患者,保留卵巢是可行的,同时指出宫颈腺癌的卵巢转移率明显增加。Nakanishi 等对 1064 例宫颈鳞癌和 240 例宫颈腺癌患者的研究也发现,宫颈腺癌的卵巢转移率远高于宫颈鳞癌(6.3% vs. 1.3%),因此宫颈腺癌不应保留卵巢。由于卵巢对射线极为敏感,故对于可能需要放疗的年轻患者,可将卵巢移位于放射野之外,避免卵巢功能损伤。对于 FIGO I～IIA 期年轻宫颈癌患者,如果存在高危因素,需要辅助盆腔放疗(用或不用放疗增敏的化疗),在经腹行根治性子宫切除术时,应将卵巢移位到结肠旁沟。对于局部进展的宫颈癌患者(FIGO IB$_2$～IVA),主要的治疗是放化疗,可预先在腹腔镜下行卵巢移位术。

卵巢移位常见的手术方式有经腹或腹腔镜下手术,将卵巢移位至侧腹部、乳房下、腹膜外、结肠旁沟外侧。目前国外多采用结肠旁沟外侧卵巢移位术。具体方法为:游离卵巢动静脉,将卵巢移位并固定于结肠旁沟腹膜处,使两侧卵巢高于腹主动脉分叉水平,并各用一金属夹固定于卵巢上,作为卵巢标志以便术后放疗定位。该术式优点为:①避免因卵巢的周期性变化引起的侧腹部不适;②若移位卵巢发生病变,便于行腹腔镜或开腹手术;③避免卵巢血管扭转打结,发生缺血坏死;④避免卵巢移位过远,造成卵巢血供不良,影响其功能。

对于行卵巢移位术的效果,多数学者认为能明显减轻放疗对卵巢的损伤,Olejek 等研究的行宫颈癌根治术加卵巢移位术和术后放疗的 101 例患者中,69.8% 的患者卵巢功能不受影响,监测血清卵泡刺激激素(FSH)、黄体生成激素(LH)等卵巢分泌激素在正常水平。Morice 等对 104 例行卵巢移位术的患者随访结果表明,83% 的患者卵巢功能得到保留。该术式的术后并发症为:①卵巢良性囊肿形成;②卵巢缺血坏死;③宫颈癌卵巢转移。以卵巢良性囊肿最为常见,多数患者口服避孕药后囊肿即可消失,少数患者口服药物无效需手术治疗。卵巢移位术后卵巢功能的影响因素:①术后是否放疗;②放疗方式;③放疗剂量;④移位卵巢的位置。Morice 等分析了卵巢移位术后未接受放疗、接受盆腔外照射加阴道内腔照射以及仅接受盆腔外照射的患者 92 例,卵巢功能保存者分别为 100%、90% 和 60%,可见盆腔外照射是造成卵巢损伤的主要因素,而放疗剂量的大小和移位卵巢的位置也直接影响到移位卵巢的功能。20世纪90年代Chambers等学者曾对14例行卵巢腹部外侧移位术加术后放疗的患者进行研究,71%的患者卵巢功能未受影响,当照射剂量>300cGy时,卵巢功能衰竭的比例明显增加。如果移位的卵巢位置低于髂前上棘,100%会出现卵巢功能衰竭。因此有学者提出卵巢移植的概念,使卵巢远离盆腔,将卵巢移植至远离盆腔且血管口径与卵巢血管较一致的部位,如上肢、乳房外侧等,已有成功病例的报道,术后患者能具有正常的卵巢功能。

卵巢移位后,盆腔放疗致卵巢功能衰竭的发生率为28%～50%。如果散射到移位的卵巢上的放疗剂量>300cGy,就会有绝经倾向。散射剂量的大小并不取决于移位的卵巢与骨盆线之间的距离。在已经行卵巢移位的患者中,当不需要辅助放疗时,发生卵巢早衰的风险约为5%。大约有5%的患者出现有症状的卵巢囊肿。

3)早期宫颈癌保留生育功能的手术:对于宫颈微小浸润癌,治疗需根据其浸润的深度选择某些合适的病例行保留生育功能治疗,包括宫颈锥切与根治性宫颈切除术＋淋巴结切除术。另外,对于病灶小于2cm,伴有颈管局部受累,且没有淋巴结转移病理学证据的ⅠB期患者也可考虑行根治性宫颈切除术。对于选择行保留生育治疗的患者,必须没有生育功能已经受损的临床证据,而且患者需有强烈的生育要求。另外,必须进行严格的随访检测,包括定期行宫颈细胞学检查、阴道镜检查和颈管搔刮。

①宫颈锥切:对于ⅠA₁期宫颈鳞状细胞癌,因为宫旁侵犯和淋巴结转移的风险很低,几乎可以忽略,所以许多学者认为病理证实无脉管浸润的、渴望保留生育功能的年轻ⅠA₁期宫颈鳞状细胞癌患者仅给予冷刀锥切治疗是较安全的。另外,对于ⅠA₁期宫颈鳞状细胞癌患者锥切方式,国外学者认为局麻下CO_2激光宫颈锥切也是可以考虑的。Diakomanolis等研究了62例患者,平均随访54个月,复发率为6.6%(复发的均为CINⅠ)。对于某些希望保留生育功能的微小浸润宫颈腺癌患者,宫颈锥切术也是一种可供选择的治疗。McHale等研究了1985～1996年期间行保留生育功能治疗的宫颈原位腺癌和微小浸润性宫颈腺癌病例的生存率和生育情况。41例宫颈原位腺癌中有20例行宫颈锥切术,在其中的5例宫颈锥切切缘阳性的患者中,2例复发,1例在随访5年时发展成为了浸润性腺癌。在20例FICOⅠA期的患者中,4例行宫颈锥切术,保留生育功能,其中3例成功分娩健康婴儿,随访48个月,没有一例复发。Schorge等利用宫颈锥切治疗5例FIGOⅠA期宫颈腺癌,保留生育功能,没有一例锥切标本存在脉管浸润,随访6～20个月,没有一例复发。

②阴式根治性宫颈切除术(VRT):1987年,Dargent为ⅠA₂期和某些ⅠB₁期宫颈癌患者设计了一种保留患者生育功能的手术。VRT是经典Shauta阴式根治性子宫切除术的一种变化术式,VRT之前应先行腹腔镜下双侧盆腔淋巴结切除术。VRT手术是在子宫峡部下方将子宫离断,在手术结束时,再将子宫与阴道缝起来。从肿瘤学的角度来讲,这种手术技术可以在病灶周围切除足够宽的组织,后者包含了宫旁组织和阴道上部,而子宫体被原位保留。术中必须对淋巴结组织和宫颈切除术标本的宫颈管内膜上部切缘行冰冻切片检查。通过对61例VRT标本的回顾阅片,Tanguay等建议当肿瘤已经侵犯距离手术切缘5mm以内时,应在根治性宫颈切除术的基础上补充行根治性子宫切除术,他们还认为,当存在肉眼可见病灶时,纵切比横切的冰冻切片好,因为纵切的冰冻切片可以测量肿瘤与宫颈内膜边缘之间的距离。

有学者认为VRT对于经过良好选择的早期宫颈癌患者,在肿瘤学上是安全的。除了1例小细胞神经内分泌癌患者很快复发并死亡,在平均60个月的随访期间,有2例复发(2.8%)、1例死亡(1.4%)。作者认为病灶>2cm存在较高的复发风险。另外,1例宫颈腺癌患者在VRT后7年发生盆腔中央型复发,Bali等对此提出了一个问题:VRT术后的患者(特别是腺癌患者),是否应当在完成生育后立即行子宫切除术。对四个中心发表的224例患者的临床结果(法国的Dargent,$n=82$;多伦多的Covens等,$n=58$;魁北克的Roy和Plante,$n=44$;英国的Shepherd等,$n=40$)进行了总结,发现其复发率仅为3.1%($n=7$),其中3例为远处复发。同时也显示出了相当鼓舞人心的产科结局,妊娠率达 96%,其中有 51 例分娩活婴。Covens 等报道在他们的研究中,所有患者在试图妊娠的 12 个月之内都成功妊娠,一年妊娠率为 37%。重要的是,大多数妇女无需辅助生育技术就能够妊娠,有 12 例因宫颈机能不全在孕中期流产。Bemardiru 等报道了 80 例患者 VRT 后产科结局,在平均 11 个月的随访期间有 39 例患者试图妊娠,结果有 18 例患者一共妊娠 22 次,18 次是活胎,其中 12 次妊娠至足月,并行剖宫产分娩。胎膜早破是早产的主要的原因。我们目前主张在子宫下段开口处经腹行环扎术,以后再以剖宫产分娩。

③经腹行根治性宫颈切除术(ART):ART 的潜在优点包括:较广的宫旁切除,可能较低的术中并发症发生率,妇科肿瘤医生对这种手术技术较为熟悉等,此外某些特殊类型早期宫颈癌患者需选此术。Cibula 推荐行 ART 术的特殊类型宫颈癌患者如下:a.合并阴道解剖结构异常;b.子宫次切术后宫颈残端癌;c.外生巨块型;d.根据肿瘤生长部位及宽度需要更广泛宫旁组织切除术者;e.妊娠合并宫颈癌。也有学者建议希望保留生育功能的早期宫颈腺癌患者只选择经腹的根治性宫颈切除术,目的在于保证切除足够的癌周组织。

ART 手术步骤如下:进腹后先切除前哨淋巴结或闭孔及髂内、外淋巴结;后在宫颈峡部水平切断并结扎圆韧带,距离宫颈内口以下至少 1cm 切断宫颈及宫旁组织以及阴道上段组织(宫颈内口的保留被认为对于保留生育能力有重要意义),切除的宫颈组织及淋巴结送冰冻切片确认有无癌细胞浸润。若冷冻结果提示阴性,则之后步骤与子宫根治术相同:从阔韧带水平至主韧带水平充分游离输尿管,并从髂内动脉起始处游离双侧子宫动脉,切断子宫骶骨韧带及宫旁组织。最后剩余宫颈处行环扎术,再与阴道穹窿吻合。Ungar 等对 30 例患者经腹行根治性宫颈切除术,10 例 I A$_2$ 期,5 例 I B$_1$ 期,5 例 I B$_2$ 期。平均随访 47 个月,没有复发病例。在 5 例试图妊娠的患者中,3 例妊娠,其中 1 例在早孕期流产,2 例足月妊娠并以剖宫产分娩。虽然这项手术技术尚没有被广泛应用,但作者认为,这种手术与标准的 Wertheim 根治性子宫切除术具有同等的肿瘤学安全性。Einstein 等比较了 ART 和 VRT 这两种式式的并发症,包括 VRT 28 例和 ART 15 例,结果发现 ART 者术中出血量明显多于 VRT,手术时间明显短于 VRT,但术中、术后并发症及随访结果无显著差异。

④保留神经的根治性子宫切除术(NSRH):根治性子宫切除术是治疗宫颈癌的主要方式,但一味强调切除的广泛性会致盆腔自主神经损伤,引起术后膀胱、直肠功能紊乱及性功能障碍,根治性子宫切除术术后膀胱功能障碍的发生率高达 70%~85%。如何在保证切除范围提高生存率的同时提高患者的生活质量,越来越受到妇科肿瘤专家的关注。特别在宫颈癌发病年轻化的趋势下,保留神经功能是进一步优化根治性子宫切除术式的一大挑战。子宫、阴道、膀胱、直肠由自主神经支配,既有交感神经,又有副交感神经。交感神经来自胸 11~腰 2,形成腹下神经。交感神经损伤会引起膀胱顺应性降低、膀胱颈关闭机能不全和尿失禁。副交感神经来自骶 2、3 和 4,形成盆内脏神经。这些神经交叉后形成下腹下神经支配子宫和膀胱。副交感神经损伤可引起膀胱对压力敏感性降低,损伤支配直肠的自主神经会引起直肠功能紊乱。自主神经对维持盆腔脏器正常生理功能起重要作用,根治性子宫切除术中保留自主神经手术技巧的发展有望减少术后相应的并发症。最早开展 NSRH 的是日本学者 Okabayashi,他将主韧带分为两个部分:血管部和神经部,切除血管部,保留神经部就可以完整保留膀胱直肠功能,他将此术式命名为"东京手术"。此后德国学者 Hockel 等又报道另一种术式,用类似于抽脂的方法进行根治性子宫切除术,先找到腹下丛,然后沿腹下丛用抽脂法逐渐分离盆内脏神经和盆丛。而德国学者 Possover 等报道了腹腔镜下根治性子宫切除术中独特的保留神经的方法,首先分离直肠旁间隙、骶前间隙和膀胱周围间隙,清除这些间隙内的脂肪和淋巴组织,充分游离主韧带。然后以直肠中动脉为解剖标志,分离主韧带的神经部。此术式仅保留了盆内脏神经,未保留腹下神经,他认为对于维持膀胱功能而言,盆内脏神经比下腹下神经更重要。2001 年

荷兰学者 Trimbos 等报道了"三步法"保留神经的广泛性子宫切除:①保留腹下神经和下腹下丛近端;②保留盆内脏神经和下腹下丛中段;③保留下腹下丛远端。首先,研究者们辨认并保留了腹下神经,它位于输尿管的下方、宫骶韧带的外侧的一个疏松组织鞘中;然后,把位于宫旁的下腹下神经丛向外侧推开,避免在切除宫旁组织时受损;最后,在切开膀胱子宫韧带后部时,保留下腹下神经丛的最远端。Trimbos 等认为这种手术方案可行,而且安全,值得进一步考虑。

Maas 等在一个最新的系列研究中观察发现保留神经之后,排尿功能障碍的发生率很低。这些发现受到其他研究的支持,Sakuragi 等的研究结果发现,施行了保留神经手术的 22 例患者没有一例发生排尿功能障碍,而 5 例未施行 NSRH 手术的患者中有 3 例发生排尿功能障碍。

保留神经手术的关键在于既保留自主神经提高患者的生存质量,又不影响治愈率。尽管在保留神经的手术中有部分远端和外侧的宫旁组织未能完全切尽,但保留此组织是否增加复发的危险目前仍有争议。Tillaart 等将 246 例临床分期为Ⅰ～Ⅱ期的宫颈癌患者分为两组,研究组 122 例行 NSRH 手术,术中处理主韧带、宫骶韧带、深层的膀胱宫颈韧带及阴道旁组织时,保留盆腔内脏神经、腹下神经、下腹下神经丛及其膀胱支;对照组 124 例行经典的根治性子宫切除术。对比两组患者并发症发生情况,结果发现研究组手术时间和术中出血量均少于对照组,术后残余尿量大于 100ml 的患者及留置尿管的时间明显少于对照组;随访 2 年,局部复发率两组无显著差异。因此认为,NSRH 术在不降低早期宫颈癌患者治愈率的前提下,提高了其生活质量。

总之,NSRH 术能保留宫颈癌患者术后膀胱、直肠和性功能,所以备受关注。但此术式仍有许多亟待完善的地方:①肿瘤安全性问题;②只有经验丰富的医师、具备良好的设备才能开展此类手术,限制了在发展中国家的应用,而这些国家恰恰是宫颈癌的高发区;③尚无规范的方法和评价标准。

2.放射治疗　在过去的一个多世纪中,由于技术的进步,放疗已经成为与根治性手术一样重要的一种新治疗手段。对放疗耐受的宫颈癌病灶很少,已有大量的证据表明放疗能破坏原发病灶和淋巴结中的转移灶。近年来在许多中心仍保留根治性子宫切除术用于治疗相对比较年轻的、消瘦的、健康状况良好的患者。对于Ⅰ期和ⅡA 期患者,手术和放疗这两种治疗手段都具有相对的安全性和较高的治愈率,这给了医生和患者一个真正的治疗选择。

1903 年,Margaret Cleaves 开始将放疗用于治疗宫颈癌。在 1913 年,Abbe 报道了 8 年的治愈情况。1914 年建立了放疗的斯德哥尔摩法,1919 年建立了巴黎法,1938 年建立了曼彻斯特法。在存在良好而完整的循环及充分的细胞氧合的情况下,可以获得电离辐射对肿瘤的最大效应。根治性放疗前对患者的准备应与子宫根治性手术一样仔细。应当予高蛋白、高维生素和高热量的饮食,尽可能使患者保持良好的全身状况。需控制过多的失血,血色素应维持在 10g 以上。

必须注意正常盆腔组织对放疗的耐受情况,在宫颈癌的治疗过程中,正常盆腔组织可能受到相对较高剂量的放射。穹隆部位的阴道黏膜可耐受的放射剂量为 20000～25000cGy,阴道直肠隔大约可耐受 4～6 周的 6000cCy,膀胱黏膜可接受最大达 7000cGy 的剂量,结肠和直肠可耐受约 5000～6000cGy,而盆腔内小肠的耐受性较差,可接受的最大剂量为 4000～4200cCy。全腹放疗时,小肠的耐受性限制在 2500cGy,这样的剂量显然也适合盆腔内小肠。放疗的一个基本原则是:任何脏器中的正常组织对放疗的耐受性与该脏器所受到的放射剂量成反比。外放疗与腔内放疗必须以不同的方式结合使用。必须根据每个患者及其特殊的病灶情况制订个体化的治疗计划。需要考虑肿瘤的大小及其分布情况,而不是肿瘤的分期。宫颈癌的成功治疗有赖于临床医师在治疗过程中对病灶的评估能力(也包括对盆腔空间几何的了解),并在必要时对治疗作出调整。因为腔内放疗容易到达宫颈及宫颈管,所以很适合于治疗早期宫颈癌。可以将镭或铯放置到很接近病灶的部位,使病灶表面剂量达到约 15000～20000cGy,而且正常宫颈及阴道组织可以耐受特别高的放射剂量。

(1)放疗的适应证及禁忌证:宫颈癌各期别均可行放射治疗,但ⅠA、ⅠB及ⅡA期癌的患者可以手术方法治愈,手术治疗有保留卵巢,保持阴道弹性等优点,对于年轻患者,医生及患者均乐于选择手术治疗。单纯放疗常常只用于那些不具备手术条件及不愿意接受手术治疗的患者,ⅡB期以上的患者为放射治疗的适应证。孤立性远隔转移的病灶或手术后复发也为放疗适应证。另外,早期患者术后若发现具有高危因素,应接受辅助性放疗或放化疗。禁忌证包括:患者骨髓抑制,白细胞$<3\times10^{9}/L$,及血小板$<70\times10^{9}/L$者,急性或亚急性盆腔炎症未被控制者,已出现尿毒症或恶病质的晚期患者,肝炎急性期、精神病发作期及心血管疾病未被控制者。

(2)宫颈癌的放疗方法:宫颈癌的转移方式以直接蔓延及淋巴转移为主,其盆腔淋巴结受累的概率ⅠB期为15%左右,Ⅱ期为30%,Ⅲ期为45%左右。故放疗范围应包括原发灶及转移灶。由于宫颈所处的解剖位置,适合于腔内放射源容器的安置,放射源所给予组织的放射剂量与组织距放射源的距离的平方成反比,故腔内治疗所能给予宫颈的放射剂量远远超过体外放疗,但所给予盆腔淋巴结的剂量却不足,所以宫颈癌的放射治疗应包括体外与腔内放疗的综合治疗。单纯体外放疗难以做到既达到根治剂量又不产生严重的放射性损伤,治疗效果远不如综合放疗。

1)参考点及其意义:在宫颈癌的腔内治疗中,盆腔各点距放射源的距离不同,所获得的放射剂量各异,且差异梯度很大,计算困难,只能选择有实际临床意义的点作为评估剂量的参考点:称为A点和B点。A点定位于宫腔放射源的末端之上方2cm及放射源旁2cm的交叉点,代表宫旁血管区的正常组织受量。B点为A点线外侧3cm处,相当于闭孔区,代表盆壁淋巴结的受量。因受肿瘤形态及解剖变异的影响,定位不是十分确切,A、B两点的定义几经争议及修订,仍不完善,但尽管有不足之处,迄今仍沿用以评估及比较剂量。

2)后装腔内放射治疗:后装腔内放射治疗系统按A点的剂量率不同可分为3类:高剂量率指A点剂量率为12Gy/h以上;中剂量率指A点剂量率2～12Gy/h之间;低剂量率为A点剂量率0.4～2.0Gy/h之间。高剂量率后装腔内放疗的优点为治疗时间短、机器治疗能力大、患者在治疗中无需护理从而免除患者长时间被迫体位静卧的痛苦、源容器的固定位置易维持和不至于因患者活动而移位等。而低剂量率后装放射治疗系统的治疗时间以小时计算,患者较长时间被动体位卧床不舒服,放射源容器可因此而移位等是其缺点,但放射生物效应好。由于每台治疗机,每个工作日只能治疗1个患者,不适合繁忙的治疗中心的工作需求,

3)体外放疗:以^{60}钴的γ线或加速器所产生的高能X线实施。体外放疗的目的是补充腔内放疗所给予的A点以外区域的剂量的不足。综合放疗时的体外照射以全盆大野开始,剂量20～30Gy,每周5次,每次1野,每次剂量2Gy,前后轮照,结束后中央挡铅成四野垂直照射,方法同前,体外放疗给予B点的总剂量40～50Gy。

单纯体外放疗作为宫颈癌的根治性治疗疗效不如综合放疗且并发症的发生率高,在有条件的医院已不再作为常规治疗,但作为晚期患者的姑息治疗,手术前后的补充治疗及对于阴道解剖不良而无法行腔内治疗者的唯一的放射治疗,以及手术后复发患者的挽救性治疗等有极其广泛的适应证。

体外照射的方法除垂直照射外,尚有四野交叉照射、六野交叉照射、钟摆照射及旋转照射等多种方法,这些方法的目的在于以体外放射为主要治疗时尽可能增加肿瘤受量并减少膀胱和直肠的受量。

4)体外与腔内放疗的配合:合并感染、空洞型、宫旁侵犯或因肿瘤浸润而阴道狭窄的患者应以全盆大野照射开始治疗。随着放射的进行,肿瘤逐渐消退,阴道的伸展性可能改善,允许腔内治疗的进行。全盆照射的剂量可适当增加,但要相应调整腔内照射的剂量。腔内放疗与体外放疗所给予A点的总剂量在

70Gy 左右,根据患者及肿瘤情况个别化调整。

大菜花型宫颈癌,或局部呈现外突性大结节者则以腔内治疗开始,适当增加局部剂量或给予消除量,有条件者先给外突性肿瘤间质插植放疗,使肿瘤最大限度的脱落及消退,改善局部解剖,有利于腔内放疗的进行,改善治疗效果。

常规放疗结束后,可针对残余病灶适当补充三维适形照射。手术中发现不可切除的受累淋巴结,亦应银夹标记,常治疗结束后,适当补充适形放射治疗。适形放疗为一种治疗技术,使得高剂量区分布的形状在三维方向上与靶区的形状一致,以物理手段改善靶区与周围正常组织和器官的剂量分布,有效地提高治疗增益。但三维适形照射是一种局部治疗措施,不能作为宫颈癌的常规治疗。

总之宫颈癌的放射治疗有其原则,但不应机械套用,而应根据患者及肿瘤情况,本着负责任的精神个别化的设计。

(3)放射治疗的效果及并发症

1)治疗效果:放射治疗效果受多种因素的影响,影响预后的因素包括肿瘤临床分期、局部肿瘤的大小、肿瘤生长方式、病理类型、肿瘤分化程度、淋巴结转移的有无、转移瘤的大小、是否合并不可控制的感染或贫血及患者的局部解剖等。不恰当的治疗方式当然也影响预后,同一期别的治疗效果各家报道有区别,5年存活率大约 I 期为 90% 左右,II 期为 60%~80%,III 期为 50% 左右。

2)近期放疗副反应及晚期并发症:近期反应包括乏力、食欲缺乏、尿频和便次增多等,对症处理可缓解。少数患者反应较重,可出现黏液血便,严重尿频、尿急,甚至合并白细胞减少或血小板减少,须暂停放疗,适当处理,恢复后再重新开始放疗。

晚期肠道并发症包括放射性直肠炎、乙状结肠炎、直肠阴道瘘、肠粘连、肠梗阻和肠穿孔等。放射性直肠炎为最常见,按程度可分为轻、中、重 3 度。发生率因治疗方式及放射总剂量不同而有差别,约 10%~20%。轻度放射性直肠炎不必特殊处理,嘱患者注意休息,避免粗糙有刺激性的饮食,保持大便通畅即可。中度者则须消炎、止血、解痉等药物治疗,严重者甚至须手术干预。

晚期放射性泌尿系统并发症以放射性膀胱炎最常见,表现为反复发生的血尿,可造成严重的贫血,除消炎止血、解痉、矫正贫血等治疗外,可行局部止血处理,必要时行膀胱造瘘术。

3.化疗　近年来对宫颈癌和化疗研究的进展,已成为各阶段宫颈癌重要的和不可缺少的治疗手段。化疗不仅作为晚期及复发癌的姑息治疗,而且有些化疗药物可作为放疗增敏剂与放疗同时应用或作为中、晚期患者综合治疗方法之一,以提高治疗效果。

(1)同步放化疗:1999~2000 年,美国新英格兰医学杂志及临床肿瘤杂志相继发表 5 个大样本随机对照临床研究,结果表明,同步放化疗提高了宫颈癌患者(包括 I B、II A 期根治性手术后具有高危因素者)的生存率和局部控制率,减少了死亡的危险。从此,世界各地相继采用同步放化疗治疗宫颈癌。Green 等对 1981~2000 年间 19 项采用同步放化疗与单纯放疗治疗宫颈癌的随机对照临床研究中共 4580 例患者的临床资料进行 Meta 分析,其中同步放化疗患者根据化疗方案不同分为顺铂组和非顺铂组,结果表明,与单纯放疗比较,同步放化疗患者的总生存率明显提高[其危险比(HR)=0.71,$P<0.01$。其中,顺铂组 HR=0.70,$P<0.01$;非顺铂组 HR=0.81.$P=0.20$]。临床 I、II 期宫颈癌患者所占比例高的临床研究中,患者获益更大($P=0.009$)。该 Meta 分析表明,与单纯放疗患者比较,同步放化疗患者的总生存率和肿瘤无进展生存率分别提高了 12%(95% CI=8~16)和 16%(95% Cl=13~19);同步放化疗对肿瘤的局部控制(OR=0.61,$P<0.01$)和远处转移(OR=0.57,$P<0.01$)均有益处。2002 年,Lukka 等对 9 项采用同步放化疗治疗宫颈癌的随机对照临床研究进行 Meta 分析,结果与 Green 等的结果一致。但目前也有一些学者持不同意见,认为宫颈癌患者同步放化疗后的 5 年生存率和局部控制率与单纯放疗比较无明显提高。

有关同步放化疗研究中的资料存在不足：①研究组与对照组各期别比例不合理：有的研究组Ⅰ、Ⅱ期患者占60％～70％。②分期标准不一致：有临床分期，也有手术分期，将腹主动脉旁淋巴结阳性患者排除在研究组之外，将ⅢA期或阴道下1/3受侵者不列在内。③对照组放疗方案不合适。④各组中贫血患者比例不一致：贫血影响宫颈癌患者放疗的疗效。Pearcey等报道顺铂加放疗组中53％的患者血红蛋白≤90g/L；而美国COC120号研究中，研究组中43％的患者血红蛋白≤90g/L。⑤各组病理类型比例不一致：有的研究组患者全部为鳞癌，非鳞癌不列在内。因此，目前的资料可比性较差。

同步放化疗的化疗方案繁多，包括所使用的化疗药物不同、剂量不同，有单药也有多药联合化疗。近几年报道的化疗方案多为以顺铂为主的联合化疗，如紫杉醇＋顺铂、多柔比星＋顺铂、紫杉醇＋卡铂等方案。1990～2000年，美国GOG先后进行了4次临床研究，结果表明，顺铂比氟尿嘧啶更有效、优越，可在门诊使用，且较经济，尤其适合发展中国家对宫颈癌患者的治疗。同步放化疗的顺铂剂量，各家报道也不一。Serkies和Jassem发现同步放化疗伴有较重近期并发症，半数以上患者难以完成治疗计划，顺铂40mg/m^2、1次/周的全量化疗是困难的。Watanabe等认为宫颈癌患者行同步放化疗，推荐剂量应为40mg/m^2、1次/周，或75mg/m^2、1次/月。Nyongesa等将行同步放化疗的宫颈癌患者根据顺铂剂量不同分为3组，顺铂剂量分别为20、25、30mg/m^2、1次/周。结果表明，患者能耐受的最佳剂量为25mg/m^2、1次/周。

宫颈癌同步放化疗的并发症分为早期与晚期两种，早期毒副反应有全身感乏力、食欲减退、厌食、恶心、呕吐，白细胞减少，甚至血红蛋白、血小板下降，早期放射性直肠炎者感里急后重、腹泻、腹痛。2003年，Kirwan等收集19项采用同步放化疗治疗宫颈癌患者的研究中共1766例患者的临床资料进行Meta分析，结果显示，Ⅰ、Ⅱ度血液学毒副反应发生率，同步放化疗组高于单纯放疗组，差异有统计学意义；Ⅲ、Ⅳ度毒副反应发生率，同步放化疗组与单纯放疗组比较，白细胞减少症的发生率增加2倍（OR＝2.15，P＜0.001），血小板减少症增加3倍（OR＝3.04，P＝0.005），胃肠道反应增加2倍（OR＝1.92，P＜0.001）。19项研究中，8项研究有晚期并发症的记录，其中7组资料中同步放化疗组晚期并发症的发生率与单纯放疗组比较，差异无统计学意义。导致上述结果可能的原因：①评定并发症的标准不统一；②并发症资料不全；③近期并发症的定义不同；④并发症发生率的计算方法不同；⑤缺少远期并发症资料；⑥随访时间过短。

（2）新辅助化疗：从20世纪80年代开始，新辅助化疗（NACT）逐渐应用于局部晚期宫颈癌，NACT指在主要治疗手段前给予的化疗，属辅助性化疗范畴。其主要意义：①缩小肿瘤体积，增加手术切除率和减少手术风险；②缩小肿瘤体积，提高放射治疗的敏感性；③消灭微转移，减少不良预后因素，降低复发风险，提高患者的生存率。根据NACT后主要治疗手段的不同，可分为NACT＋子宫根治术＋/－辅助性放疗和NACT＋放射治疗两种治疗策略。

NACT后可手术率为48％～100％，且不增加手术并发症；9％～18％患者术后病理证实达完全缓解，淋巴结转移率比相同临床期别和肿瘤大小的患者明显下降；更重要的发现是NACT后ⅠB$_2$～ⅡB和Ⅲ期患者的5年生存率分别为83％和45％，明显高于单纯放疗。但是否所有期别的局部晚期宫颈癌均能从NACT中得到生存期延长的益处目前还存在不同的意见。2001年Hwang等对80例ⅠB$_2$～ⅡB期局部晚期宫颈癌患者采用VBP方案化疗，3个疗程后给予子宫根治术＋后腹膜淋巴结切除术，并进行了10年随访。结果发现NACT有效率为93.7％，5年和10年无瘤生存率分别为82.0％和79.4％，结果提示NACT似乎可提高ⅠB$_2$～ⅡB期局部晚期宫颈癌患者长期生存率。Aoki等对21例年龄小于50岁、且具有高危因素的ⅠB～ⅡA（MRI提示宫颈深间质浸润和肿块大小≥4cm）和ⅡB期患者给予PVP方案化疗，2个疗程后给予子宫根治术，18例术后接受放疗。并选择具有高危因素和ⅡB期、初次治疗接受子宫根治术和术后放疗的21例患者作为对照。结果NACT有效率为86％，NACT组5年生存率为84.0％，明显高于对照组（58.9％）。2001年Benedetti-Panici等报道了一组441例多中心、前瞻性、随机对照Ⅲ期临床研究，比较了ⅠB₂～Ⅲ期患者 NACT＋子宫根治术和单一放疗的疗效。结果发现 NACT 组 5 年总生存率和无瘤生存率分别为 58.9％和 55.4％，明显高于对照组的 4.5％和 41.3％；ⅠB₂～ⅡB 期患者 NACT 组 5 年总生存率和无瘤生存率分别为 64.7％和 59.7％，明显高于对照组的 46.4％和 46.7％；而Ⅲ期患者 NACT 组 5 年总生存率和无瘤生存率与对照组比较差异无统计学意义。因此作者认为 NACT＋子宫根治术疗效与传统放疗相比，只有ⅠB₂～ⅡB 期患者才能得到生存期延长的益处。与单纯的放疗相比，目前多数文献认为，NACT＋子宫根治术能使ⅠB₂～ⅡB 局部晚期宫颈癌患者长期生存率得到提高，但对于Ⅲ期患者来说，尽管 NACT 使可手术率得到提高，但是否使其长期生存率得到提高目前尚有争论。

Tabata 等对 61 例ⅢA 和ⅥA 期宫颈癌随机选择 NACT＋放疗和单一放疗，发现对化疗的有效率为 72％，但两组的 5 年生存率和放疗区域外转移率差异均无统计学意义，因此作者认为与单一放疗相比，NACT＋放疗并不能提高局部晚期宫颈癌的生存率。同样有 9 个临床随机研究比较了 NACT＋放疗与单一放疗的疗效，尽管有较高的化疗反应率，但其中 7 个临床随机研究发现 NACT＋放疗组的生存率与生存期与单独放疗相比差异无统计学意义。Rose 等认为 NACT＋放疗疗效无明显上升的原因有：①化疗毒副反应导致的死亡；②先前化疗可导致耐药克隆的快速产生。也有学者认为其原因有：①以顺铂为主的化疗药物与放疗存在交叉耐受；②先前化疗导致肿瘤细胞动力学变化。Sardi 等认为，NACT 延长ⅠB₂ 期患者生存时间的原因是 NACT 增加了手术的机会，而不是化疗的结果。

近年来有学者开展了 NACT 后同步放化疗治疗局部晚期宫颈癌的临床研究。Duenas-Conzalez 等对 14 例经 NACT（顺铂＋健择）3 个疗程后不能手术的患者给予同步放化疗，结果发现有效率为 93％，经 20 个月的随访有 50％患者无瘤生存，无严重毒副反应发生。因此，有作者认为 NACT 后同步放化疗是有效和可耐受的，同步放化疗可克服 NACT 所导致的耐药。2003 年 Duenas-Conzalez 等又报道了 43 例接受 NACT＋子宫根治术＋同步放化疗的ⅠB₂～ⅢB 期患者的临床研究结果，发现该治疗方案有较高的反应率，经 21 个月（平均 3～26 个月）随访总生存率 79％，无严重毒副反应。

从目前的国内外文献来看，NACT 的适应证尚不统一，ⅠB₂～ⅣA 均有。2003 年国际妇产科联盟（FIGO）推荐ⅠB₂ 和ⅡA₂ 宫颈癌患者初次治疗可选择 NACT（3 个疗程的以铂类为主的快速输注化疗），随后给予子宫根治术±放疗。Kuzuya 认为 NACT＋放疗对任何期别的宫颈癌均无效，对ⅠB₂～ⅡB 期患者 NACT＋手术效果优于单纯放疗，而Ⅲ和Ⅳ期宫颈癌患者的标准治疗方案为同步放化疗。国内有作者认为 NACT 的适应证为：①ⅠB₂ 期宫颈癌；②ⅠB 期及ⅡA 期宫颈癌，但是伴有不良的预后因素；③局限性晚期宫颈癌的降分期（ⅡB～ⅣA）。

在局部晚期宫颈癌新辅助化疗中应用最广泛的药物有顺铂、博莱霉素、阿霉素和长春新碱等，这些药物的联合应用如 BIP 方案、VBP 方案等可以获得 80％左右的缓解率，而且副反应相对不高，耐受性较好，但对腺癌的有效率仍不理想，约为 67％。近年来随着化疗新药，如紫杉醇、健择、多西紫杉醇等药的开发，许多新的方案也开始应用于新辅助化疗，诸如 DDP＋CPT-11，ADM＋Taxol＋DDP 等。Park 等对 43 例ⅠB₂～ⅡB 期宫颈癌患者采用紫杉醇＋顺铂（紫杉醇 60mg/m² ＋顺铂 60mg/m²，疗程间隔 10 天）联合化疗，3 疗程后接受手术治疗，结果发现，临床有效率为 90.7％，其中完全缓解率为 39.5％，病理完全缓解率 11.6％。17 例患者出现血液学毒性，但无一例为 3 或 4 级血液学毒性。有作者对 18 例肿块＞4cm 的ⅠB₂～ⅡA 期宫颈鳞癌患者采用健择与顺铂（健择 1000mg/m² 第 1、8 日和顺铂 70mg/m² 第 1 日；疗程间隔 21 天）联合化疗，2 疗程后接受手术治疗，结果发现，临床有效率为 84％，其中完全缓解率为 28％。只有 4 例患者出现 3 或 4 级血液学毒性或消化道反应。

2003 年 Tiemey 对 1975～2000 年发表的宫颈癌新辅助化疗随机临床试验 21 篇文献进行 Meta 分析。发现 NACT 疗程间隔＞14 天，其危险度为 1.25，死亡率增加 25％；疗程间隔＜14 天则危险度为 0.83，死亡率下降 17％。接受长疗程间隔的 5 年生存率下降了 8％（从 45％下降到 37％），而接受短疗程间隔患者 5 年生存率则提高了 7％（从 45％提高到 52％）。同时发现剂量强度（DI）与 NACT 疗效也存在关系，接受剂量强度每周为＜25mg/m² 与≥25mg/m² 者相比，低剂量强度者 5 年生存率下降了 11％，而高剂量强度者 5 年生存率则上升了 3％。

随着介入技术的成熟与发展，动脉插管介入化疗已被部分学者成功用于宫颈癌的 NACT：动脉介入化疗能够使化疗药物聚集于靶器官，可长时间、高浓度作用于癌组织，且副作用小。目前，大多数学者认为术前动脉介入化疗能显著地缩小肿瘤的体积，降低淋巴结转移、宫旁浸润、脉管浸润等的比例，增加临床和病理的完全缓解率，提高 5 年生存率。但国内学者的研究发现动脉化疗与静脉化疗有相同的疗效，且后者使用相对更简便、经济。

（3）早期宫颈癌术后的辅助性化疗：目前对具有高危因素的早期宫颈癌患者术后原则上推荐接受辅助性放疗，但由于放疗可导致患者卵巢、阴道等损伤，年轻患者往往难以接受。随着人们对化疗在宫颈癌治疗中地位的认识，近年来有学者对具有淋巴结转移、脉管内癌栓、间质浸润深度≥75％、手术切缘阳性、肿瘤细胞分化差，以及细胞学类型为非鳞状细胞癌等高危病例进行了术后化疗的临床研究，发现化疗可作为术后辅助治疗或补充治疗手段，有助于提高局部控制率，减少复发转移和改善患者的生存，特别是不愿接受盆腔放疗的年轻宫颈癌患者，采用术后化疗代替盆腔局部放疗，可有效保留阴道和卵巢的功能。

Takeshima 等报道了术后接受辅助性 BOMP 化疗的 65 例子宫根治术后ⅠB 期～ⅡA 期宫颈鳞癌或腺鳞癌患者的随访结果，其中 30 例间质浸润超过 50％的患者（中危）术后接受 3 疗程化疗，35 例切缘阳性、宫旁浸润、淋巴结阳性等患者（高危）术后接受 5 疗程化疗。结果发现中危、高危患者的 5 年无进展生存率分别为 93.3％和 85.7％，局部复发率分别为 3.3％和 8.6％。作者认为，化疗单独作为早期患者术后辅助性治疗是一个值得考虑的选择。Iwasaka 等报道，宫颈癌根治术后有淋巴结转移、宫颈深部间质浸润≥75％、宫旁浸润者，分别给予辅助性化疗和放疗，两组 5 年无进展生存率非常相近，分别为 83.0％和 81.7％。化疗组盆腔内、外复发率分别为 85％和 23％，而放疗组为 38％和 71％。因此，作者认为辅助性化疗的应用可显著减少早期宫颈癌患者的盆腔外复发，而放疗可减少早期宫颈癌患者的盆腔内复发。

（4）姑息性化疗：Ⅵ期宫颈癌和复发宫颈癌患者预后差，其中放疗后复发者预后更差。其对化疗的临床有效率在 10％～20％之间。初始是放疗抑或非放疗，其化疗有效率存在明显不同。导致这种现象的原因可能为：①放疗破坏了复发癌灶的血液供应，药物难于达到较高浓度；②交叉抗拒；③患者存在的相关并发症，如肾功能不全、尿路梗阻等导致患者对化疗药物的耐受性差。

4.复发转移宫颈癌的治疗　大多数复发转移宫颈癌发生在初次治疗后的 2 年内，其治疗十分困难，预后极差，平均存活期为 7 个月。复发转移宫颈癌治疗方式的选择主要依据患者本身的身体状况、转移复发部位、范围及初次治疗方法决定。目前，国内外对转移复发宫颈癌的治疗趋势是采用多种手段的综合治疗。无论初次治疗的方法是手术还是放疗，均由于解剖变异、周围组织粘连及导致的并发症，给治疗带来了一定的困难，并易造成更严重的并发症。因此，在再次治疗前除详细询问病史外，还应做钡灌肠、全消化道造影、乙状结肠镜以及静脉肾盂造影等，以了解复发转移病灶与周围组织的关系，评价以前的放射损伤范围和正常组织的耐受程度等，从而在考虑以上特殊情况后，选择最适宜的个体化治疗。

（1）放疗后局部复发宫颈癌的治疗：大多数放疗后盆腔局部复发的宫颈癌患者并不适合再次放疗，对于这些患者来说盆腔脏器切除术是唯一的治疗方法。纵观几十年来的国外资料，由于手术不断改进如盆腔填充、回肠代膀胱以及阴道重建术等，使手术并发症及病死率明显下降，多数文献报道病死率小于 10％，5 年存活率明显改善，达 30％～60％。影响手术后生存的主要因素有：初次治疗后无瘤生存期、复发病灶的大小和复发病灶是否累及盆侧壁，文献报道初次治疗后无瘤生存期大于 6 个月、复发病灶直径小于 3cm

和盆侧壁未累及的患者存活期明显延长。由于放疗后出现广泛纤维化,导致术前判断复发灶是否累及盆侧壁比较困难,有学者认为单侧下肢水肿、坐骨神经痛及尿路梗阻这三种临床表现预示复发病灶已累及盆侧壁,实行盆腔脏器切除术的失败率增加,建议施行姑息性治疗。另外,老年妇女并不是盆腔脏器切除术的反指征。尽管术前进行了严密的评估,但仍有 1/3 的患者术中发现有盆腔外转移、腹主动脉旁淋巴结转移,以及病灶已累及盆侧壁,因此临床医师应有充分的思想准备,并加强与患者及家属的沟通。也有作者建议对病灶直径小于 2cm 的中心性复发患者可采用子宫根治术,但术后易发生泌尿系统的并发症。

(2)子宫根治术后局部复发宫颈癌的治疗:对于子宫根治术后局部复发的宫颈癌患者治疗方法有两种:一是选择盆腔脏器切除术,二是选择放射治疗。据文献报道其 5 年存活率为 6%～77%。有关影响该类患者治疗后预后的因素主要为初次治疗后的无瘤生存期、复发灶的部位和大小。中心性复发患者的预后好于盆侧壁复发者,对于病灶不明显的中心性复发患者再次治疗后 10 年存活率可达 77%,病灶直径小于 3cm 的中心性复发患者 10 年存活率为 48%,而对于病灶直径大于 3cm 的中心性复发患者则预后很差。对于体积较小的复发患者往往可通过增加体外放射的剂量提高局部控制率,但对于体积较大的复发患者来说,增加放射剂量并不能改善其预后。因此,为提高子宫根治术后局部复发患者的存活率,关键是加强初次治疗后的随访,争取及早诊断其复发。

已有前瞻性的、多中心的随机研究结果显示同时放化疗与单独放疗相比,能明显改善 ⅠB$_2$～ⅣA 期的宫颈癌术后复发的存活率,因此有作者认为子宫根治术后局部复发的患者选择同时放化疗应是今后努力的方向。

(3)转移性宫颈癌的治疗

1)全身化疗:对转移性宫颈癌患者而言,全身化疗可作为一种姑息性治疗措施。目前有许多有效的化疗方案,其中顺铂(DDP)是最有效的化疗药物。许多研究已证明以顺铂为基础的联合化疗治疗后其缓解率、未进展生存期均明显好于单一顺铂化疗者,但总的生存期两者则没有明显差异,因此目前对于转移性宫颈癌是选择联合化疗还是选择单一顺铂化疗尚有争论。另外,迄今尚无随机研究来比较化疗与最佳支持治疗对此类宫颈癌患者生存期、症状缓解和生活质量影响的差异。

近来已有许多新药如紫杉醇、长春瑞滨、健择、伊立替康等与顺铂联合治疗局部晚期宫颈癌和(或)复发转移宫颈癌的 Ⅱ 期研究发现有效率为 40%～66%,其中局部晚期宫颈癌的疗效明显好于复发转移宫颈癌,但与既往报道的以顺铂为基础的化疗疗效相比无明显提高。2001 年 5 月美国 ASCO 会议报道 GOG 的初步研究结果,该研究比较了顺铂单药(50mg/m^2)与顺铂联合 Taxol(顺铂 50mg/m^2,Taxol 135mg/m^{2}治疗 28 例复发和ⅣB 期宫颈癌患者的有效率、无进展生存期和总的生存期,尽管最后结果提示顺铂＋Taxol 组有效率、无进展生存率明显高于单一顺铂者,但两者总的生存期无明显差异。

2)放疗:作为局部治疗手段对缓解转移部位疼痛及脑转移灶的治疗具有明显作用,Meta 分析结果显示短疗程放疗与长疗程化疗疗效相似,因此对于预计生存期较短的转移性宫颈癌患者给予短疗程放疗可提高生活质量。

5.正在发展中的生物治疗

(1)血管生成抑制剂:用于生物治疗在阻止肿瘤生长和进展、甚至清除较小体积残余病灶方面可能有效。近年来,积累了一些有关血管生成在局部进展型宫颈癌中发挥作用的证据。在一个对 111 例患者的研究中,Cooper 等发现肿瘤的血管生成(可由肿瘤的微小血管密度 MVD 来反映)是 COX 多因素分析中的一个重要的预后因素,它与较差的肿瘤局部控制及较差的总生存率有关。相反的,在 166 例行根治性子宫切除术的ⅠB 期宫颈癌患者中,Obermair 等发现当 MVD<20/HPF 时,患者的 5 年生存率得到改善,为 90%,而当 MVD>20/HPF,患者的 5 年生存率为 63%。另外,已经发现 VEGF 受体的表达也与宫颈癌中的 MVD 成正比。

中和抗-VEGF 的单克隆抗体在各种临床前实体瘤模型中表现出了治疗作用。贝伐单抗(VEGF)是一种 VEGF 单克隆抗体,Genentech 公司已经将它发展并应用于临床,在实体瘤患者中诱导肿瘤生长的抑制,与细胞毒性化疗药物联合用于延缓转移性实体瘤的进展。在最近的一项研究中,对卡铂和紫杉醇化疗加用或不加用贝伐单抗治疗进行了比较,结果发现,加用贝伐单抗使晚期或转移性非小细胞肺癌的生存时间延长了 20%,美国 FDA 因此批准此药用于治疗这种疾病。在另外一个重要的试验中,800 例转移性结直肠癌患者接受 Saltz 方案(依立替康、氟尿嘧啶、甲酰四氢叶酸;IFL)治疗,随机加用贝伐单抗或安慰剂治疗。IFL 加用贝伐单抗治疗组中位数生存时间为 20.3 个月,而 IFL 加用安慰剂组为 15.6 个月。这是用抗血管生成策略治疗人类肿瘤的第一个 Ⅲ 期临床试验。Monk 正在 GOG 开展一项贝伐单抗在宫颈癌中的 Ⅱ 期评估,这个免疫分子以 21 日为一个周期,静脉注射,剂量为 15mg/kg。

(2)治疗性 HPV 疫苗:至于预防性 HPV 疫苗,在 2003 年 WHO 召集了一群来自发展中国家和发达国家的专家来确定检测 HPV 疫苗效能的合适终点。普遍的共识是:效能终点应当是适合在公共健康机构开展 HPV 疫苗的、全球一致的、可测量的。因为从病毒感染到表现为浸润癌存在时间上的滞后,因此,一个替代终点应当可用来确定疫苗的效能。因为同一种高危型 HPV 病毒的持续感染是中度或者高度宫颈不典型增生和浸润性宫颈癌的易感因素,所以,决定将 CIN,而不是浸润癌,作为 HPV 疫苗的疗效终点。来自亚利桑那大学的 Garcla 等对 161 例活检证实为 CINⅡ～Ⅲ 的患者开展了一项随机、多中心、双盲、安慰剂对照试验。研究对象接受 3 次肌注剂量的安慰剂或 ZYC10la,后者是一种含有质粒 DNA 的疫苗,这种质粒 DNA 含有编码 HPV16/18E6 和 E7 基因片段。这种疫苗具有良好的耐受性,在小于 25 岁的年轻妇女中显示出了促使 CINⅡ～Ⅲ 消退的作用。近来,Einstein 等公布了一种新型的治疗性疫苗:HspE7 的 Ⅱ 期临床试验数据。融合蛋白由卡介苗热休克蛋白(Hsp65)的羧基端共价结合到 HPV16～E7 的整个序列组成。32 例 HIV 阴性的 CINⅢ 患者接种了疫苗,在 4 个月的随访期,研究者观察到 48% CINⅢ 完全消退,19% 的 CINⅢ 出现部分消退,33% 的 CINⅢ 保持病情稳定。

【宫颈癌预后】

影响宫颈癌预后的因素很多,包括患者的全身状况、年龄、临床分期、组织学类型、生长方式,以及患者接受治疗的手段是否规范和治疗的并发症等。但临床分期、淋巴结转移和肿瘤细胞分化被认为是其独立的预后因素。

1.临床分期 无论采用何种治疗手段,临床期别越早其治疗效果越好。国际年报第 21 期报道了 32052 例宫颈癌的生存率,其中 Ⅰ 期患者的 5 年生存率为 81.6%;Ⅱ 期为 61.3%;Ⅲ 期为 36.7%;Ⅳ 期仅为 12.1%。显示了随着宫颈癌临床分期的升高,其 5 年生存率明显下降。

2.淋巴结转移 局部淋巴结浸润传统上被认为是宫颈癌预后不良的因素,是手术后患者需接受辅助性治疗的适应证。临床期别越高,盆腔淋巴结发生转移的可能性越大。目前的研究表明,无论是宫颈鳞癌还是腺癌,淋巴结转移对于患者总生存率、疾病特异性生存率、局部复发率和无瘤生存期均是一个独立的预后因素。然而,有些学者报道淋巴结状态对于早期宫颈癌的预后无重要临床意义,淋巴结转移常与其他预后不良因素有关,如临床分期、肿块大小、脉管癌栓和宫旁浸润。

转移淋巴结的数目也与宫颈癌的复发率和无瘤生存期有关,并且许多研究发现它是 Ⅰ、Ⅱ 期宫颈鳞癌的一个独立预后指标。有研究表明,一个淋巴结转移和无淋巴结转移的 ⅠB～ⅡA 期宫颈癌患者的 5 年生存率是相似的,分别为 85% 和 87%。但转移淋巴结数目超过 1 个后,则其 5 年生存率较低。在许多淋巴结转移的 ⅠB 期宫颈癌患者中,如有 4 个以上的转移淋巴结,则其预后更差。但也有研究发现盆腔淋巴结转移的数目与其预后无关。

转移淋巴结的位置也与宫颈癌的预后有关。Kamura 等发现，ⅠB～ⅡB 期宫颈癌患者有 1 个部位或无淋巴结转移与 2 个及以上部位转移的生存率差异有显著性。

3.组织学类型　迄今对于宫颈鳞癌、腺癌和腺鳞癌是否存在不同的预后和转归尚有争议。几项研究结果表明，ⅠB～Ⅱ期宫颈腺癌、腺鳞癌患者与鳞癌患者相比，前者局部复发率高、无瘤生存率和总生存率低。研究指出，腺癌患者的预后明显差于鳞癌，原因在于腺癌肿块体积大，增加了化疗的耐受及向腹腔内转移的倾向。有报道具有相同临床分期和大小相似的肿瘤的宫颈腺癌和鳞癌的淋巴结转移分别是 31.6% 和 14.8%、远处转移分别为 37% 和 21%、卵巢转移分别是 6.3% 和 1.3%。另外还发现，腺癌患者卵巢转移的发生与肿瘤的大小更有关，而与临床分期无关。鳞癌患者卵巢转移则与临床分期有关。但也有研究显示，宫颈腺癌和鳞癌患者在复发和生存率方面差异无显著性。有报道显示淋巴结转移和肿瘤浸润达到宫旁的腺癌患者预后较差，而无淋巴结转移的腺癌预后与鳞癌差异不明显。

4.肿瘤细胞的分化　肿瘤细胞分化也是宫颈癌的一个重要预后因素，临床分期和治疗方法相同的患者，但由于其肿瘤细胞分化程度不一致，其治疗效果和预后也可不尽相同。Zamder 分析了 566 例宫颈鳞癌手术切除标本肿瘤细胞分化程度与其 5 年生存率的关系，若取材部位为肿瘤表面，则肿瘤细胞分化Ⅰ级 5 年生存率为 96%；Ⅱ级 84.0%；Ⅲ级为 72.3%；而取材部位为肿瘤中心，则肿瘤细胞分化Ⅰ级 5 年生存率为 85.6%；Ⅱ级 79.8%；Ⅲ级为 71.6%。结果表明肿瘤细胞分化越差，其 5 年生存率愈低。

【随访】

宫颈癌的复发主要位于阴道上 1/3。宫颈癌复发 50% 在治疗后的 1 年内，75%～80% 在治疗后的 2 年内，少数复发在治疗后的 4～5 年内，而治疗 5 年后复发相对少见。盆腔内局部复发占 70%，盆腔外远处转移为 30%。因此治疗后的随访非常重要，尤其应注意治疗后的 2 年。

因为宫颈癌治疗后随访的最佳方法还没有明确的研究结果或统一意见，2008 年 NCCN 指南推荐：随诊时间为第 1 年每 3 个月 1 次，第 2 年每 4 个月 1 次，其余 3 年每 6 个月 1 次，然后每年 1 次。随访内容主要包括定期询问病史、体格检查和涂片细胞学检查。胸片可以每年做 1 次。其他检查可以酌情选择，如每半年做 1 次全血细胞计数、血尿素氮、血清肌酐。对病变持续存在和复发的患者，需要通过影像学检查（如盆腔/腹腔，胸部 CT/PET 扫描）来评价，部分患者行手术探查，之后进行挽救治疗（指复发后的治疗）。2007 年中华医学会妇科肿瘤学分会指南推荐：随访时间：①第 1 年：放疗者每月 1 次，手术治疗者每 3 个月 1 次；②第 2 年：放疗者每 3 个月 1 次，手术治疗者每 6 个月 1 次；③2 年后：放疗者每 6 个月 1 次，手术治疗者每年 1 次。随访内容：①盆腔检查、三合诊检查；②阴道细胞学检查和 HPV 检测；③盆腔超声、胸片和肿瘤标志物 SCCA 检测；④必要时行 MRI、泌尿系统和消化系统检查；⑤怀疑早期复发时，PET 检查。

（肖晓丽）

第四节　子宫肌瘤病理类型及临床对策

子宫肌瘤组织病理学的基本组成是梭形平滑肌细胞和结缔组织纤维，两者比例不同可决定肌瘤的软硬程度。一般来讲，绝大多数子宫肌瘤的病理形态是以上这两种成分，但也有少数肌瘤会出现变性。如子宫肌瘤玻璃样变、囊性变、脂肪性变、红色性变、钙化、感染或恶性变等。随着对子宫肌瘤研究的日益深入及病理检查方法的不断完善，一些特殊病理类型的子宫肌瘤逐渐引起人们的重视。如生长活跃的平滑肌瘤、富于细胞性平滑肌瘤、非典型性平滑肌瘤等，这类肌瘤的病理特征常与患者预后有一定的关联。当子宫肌瘤出现特殊的组织形态和生长方式而类似于平滑肌肉瘤、子宫内膜间质肉瘤却又不具有典型恶性的组织学特征时,往往会导致临床诊治上的混淆和困难。那么,如何认识这些特殊类型的子宫肌瘤? 临床医生应该如何处理此类病变?

一、普通类型平滑肌瘤

子宫肌瘤主要由梭形平滑肌细胞和不等量纤维结缔组织构成。肌瘤的软硬度取决于其所含肌组织与纤维组织的比例。肌瘤周围的平滑肌受压,形成一层疏松区域即假包膜。瘤体切面呈旋涡状或编织样结构,灰白或淡黄色,局部可因变性而发生相应的改变。瘤体大体观为实质性球形结节或不规则分叶状,其大小与数目极不一致,常为多发(约占80%)、散在,可以相互融合。按肌瘤生长部位可分为子宫体肌瘤(90%～96%)和子宫颈肌瘤(2%～8%)。按肌瘤与肌层的关系分为肌壁间(占60%～70%)、浆膜下(占15%～20%)及黏膜下肌瘤(占10%～20%)。位于子宫体的肌瘤向侧旁生长进入阔韧带则形成阔韧带肌瘤。

当肌瘤的血液供应发生障碍时可引起子宫肌瘤出现各种退行性变,最常见的有:

1.透明变性　很常见,约63%的肌瘤发生透明变性。切面可见凹凸的平滑肌结节中有灰白色光滑的凹陷区,无编织样结构,镜下见胶原纤维呈均匀一致的细胞稀少的嗜伊红区域。

2.透明坏死　切面可见局限的瘤块有纤维包膜微黄色,坏死区的旋涡排列消失,质软,可形成一些小囊腔。镜下见广泛透明变性。

3.黏液样变性　大体境界清楚,质地柔软、切面呈胶胨样半透明状,组织学上,在平滑肌细胞之间出现丰富的无形黏液样物质,无细胞异型及核分裂象。

4.囊性变　较常见,肿瘤坏死液化形成囊腔,但囊内壁无上皮覆盖。

5.红色变性　常见于妊娠期和产后期。切面呈暗红色似半熟的牛肉,镜下见血管扩张广泛出血,有的小静脉内有血栓形成。

6.脂肪变性　很少见,切面呈黄色,镜下见肌细胞内有小空泡出现,内含脂肪。

7.钙化　多见于有蒂的浆膜下肌瘤,质硬,镜下见深蓝色钙盐沉积。

8.感染与脓肿　多见于黏膜下肌瘤。

9.恶性变　发生率0.5%～1%。

二、特殊类型的子宫平滑肌瘤

由于子宫平滑肌瘤特殊的组织形态和生长方式,病理表现差异较大,有些肿瘤组织形态与生物学特性不符合,具有良性形态的平滑肌瘤可以浸润或转移性生长。根据子宫肌瘤的组织学类型及生长方式特点,在病理方面可将子宫肌瘤分为以下几种亚型。

1.按细胞形态分型

(1)核分裂活跃的平滑肌瘤:正常子宫平滑肌瘤核分裂象少于5/10HPF,但偶尔可见核分裂增多(5～9/10HPF),甚至>15/10HPF。但细胞形态无异型性,无异常核分裂象,无凝固坏死,肿瘤边缘无浸润。临床经过为良性,可能与妊娠或口服避孕药有关,这型肿瘤大体上约60%位于黏膜下,40%质地柔软匀细,20%有出血囊性变。如果患者做了完整肌瘤切除,对希望生育的妇女可以不必再做子宫切除。

(2)富于细胞性平滑肌瘤:占肌瘤的5%以下,指肿瘤细胞数量增加,细胞密集明显多于周围肌层,但细胞形态一致异型性,核分裂1～4/10HPF。肿瘤质地较软,略带黄色;镜下细胞明显密集,胞质少,有时边界略不规则;应与间质肉瘤鉴别。临床经过一般良好,但要注意密切随访。某学者报道的 40 例富于细胞性平滑肌瘤 10 例复发,6 例复发 2 次,3 例复发 3 次,1 例复发 5 次;手术到第 1 次复发间隔平均为 42 个月,随着复发次数增多,复发的间隔时间缩短,瘤组织异型性显著,核分裂象增多,其中复发 3 次以上的 4 例最终全部肉瘤变。

(3)卒中性平滑肌瘤:又称为出血性富于细胞性平滑肌瘤,多发生于年轻妇女,往往有妊娠或口服避孕药物史。肿瘤内可见多发性星形出血带,在出血带周围有致密的平滑肌细胞增生,核分裂象可多至 8/10HPF,但无细胞异型性。如果长时间出血肌纤维被破坏,会出现囊性变,极个别的病例会发生子宫破裂。

(4)不典型性平滑肌瘤:又称为奇异性、多形性或合体性平滑肌瘤。镜下见瘤细胞呈灶性、多灶性或弥漫分布,细胞形状各异,核浓染,巨核,有时核内可见嗜酸性假包涵体,但无浸润及凝固性坏死,核分裂象 0～9/10HPF,偶尔可达 20/10HPF。多见于妊娠和有外源性孕激素治疗的生育期妇女,绝经后少见。肿瘤通常体积较小,多数<5cm,约 2/3 同时伴有典型肌瘤;切面与典型的肌瘤相似,肿瘤边界清楚,无血管内生长。有学者将此类肿瘤的诊断标准定为:①具有弥漫性分布的异型性细胞;②肿瘤细胞无凝固性坏死;③细胞核分裂象<10/10HPF。临床随访为良性,但有低复发危险性。

(5)上皮样平滑肌瘤:亦称平滑肌母细胞瘤,有良性和恶性。肿瘤由上皮样细胞组成,呈黄色或灰黄色,可能含有肉眼可见的出血及坏死区域,较普通肌瘤质地柔软,多数为孤立。显微镜下见上皮样细胞呈圆形或多角形,排列成群或索,细胞核圆形、较大、位于中央。根据细胞特征不同分为 3 种亚型:平滑肌母细胞型、透明细胞型和丛状微岛型。上皮样平滑肌瘤大多为良性,核分裂象为 0～1/10HPF。诊断上皮样平滑肌肉瘤有两种情况:①核分裂象≥5/10HPF,有细胞异型性,无凝固性坏死;②有细胞凝固性坏死,伴有不同程度的细胞异型性和多少不一的核分裂。

(6)脂肪平滑肌瘤:是一种不常见的平滑肌瘤,肿瘤含明显数量的成熟的脂肪细胞及平滑肌细胞。文献报道这种肿瘤一般发生在围绝经期的肥胖妇女,平均年龄 54 岁,临床常伴有脂肪肝。

2.按生长结构分型　子宫肌瘤一般位于子宫肌层内,呈膨胀性生长,挤压周围正常平滑肌组织,具有明显的界限。但个别情况下平滑肌瘤的生长方式发生变异,按其生长结构有如下类型。

(1)弥漫性子宫平滑肌瘤病:是一种罕见情况,在子宫肌壁内有数不清的、直径多<1cm 的平滑肌结节,子宫体积均匀增大状似石榴,子宫肌壁可厚达 5～6cm。组织学上由一致的分化良好的梭形平滑肌细胞组成,界限不如平滑肌瘤清楚。此类患者临床治疗应首选子宫全切术,否则复发率极高。

(2)分隔性平滑肌瘤:良性平滑肌增生伴有明显界限,增生的平滑肌可呈挤压性的舌状物突入周围肌层,偶尔长入阔韧带及骨盆。分隔状平滑肌瘤向子宫腔外延伸,充血水肿明显时,可能类似于胎盘组织,因此又被称为小叶样分隔性平滑肌瘤。肿瘤多为单发,大小不等,最大直径 10～25cm,一般位于子宫侧壁与子宫角。

(3)静脉内平滑肌瘤病:是一种非常少见的平滑肌瘤,特征为组织学上良性的平滑肌瘤在子宫和阔韧带的静脉血管内生长。大体所见,结节状肿物及条索在平滑肌瘤界限外的静脉管腔内生长,常扩展到盆腔静脉。手术时如见到子宫表面有一种特殊的静脉形态或暗红色结节,或阔韧带内有结节或暗红色包块,或膀胱腹膜反折处静脉、宫旁静脉、卵巢静脉增粗或触之硬,则应提高警惕。静脉内平滑肌瘤病的诊断主要依靠大体形态观察。有学者(2007 年)报道一组 47 例静脉内平滑肌瘤病显示,29 例大体形态异常,其中 17 例伴水肿且与周围肌壁边界不清,13 例平滑肌瘤质地软,略细腻,或呈烂肉样改变。大多数静脉内平滑肌瘤可从子宫静脉扩展到盆腔静脉,如果不予切除,肿瘤可延伸至髂静脉、下腔和上腔静脉进入右心房。

(4)良性转移性平滑肌瘤:组织学上良性的平滑肌瘤,转移到肺、淋巴结或腹部。常发生在子宫切除后多年,是真性转移还是多灶性肿瘤尚有争议。有研究证实在转移病变中发现雌激素及孕激素受体,妊娠期、绝经后及卵巢切除后肿瘤退化,提示这种增生性病变具有激素依赖性。

(5)弥漫性(播散性)腹膜平滑肌瘤:较罕见。其特点是多发性平滑肌瘤小结节播散分布于网膜、腹膜、肠系膜、子宫直肠陷凹及盆腔脏器表面,结节为灰白色、实性,大小不等 0.1～8cm,酷似恶性肿瘤的种植,镜下见肿瘤由分化良好的平滑肌细胞组成,也存在一些或纤维细胞,妊娠时可见到蜕膜细胞。常在妊娠或激素治疗过程中发现。治疗后易复发,应做全子宫、双附件及子宫外肿物切除。

(6)寄生性平滑肌瘤:肌瘤自子宫浆膜面脱离,从网膜、腹膜、直肠或其他脏器获得血供。

这些特殊亚型的子宫平滑肌瘤,其临床表现以及影像学特点在手术前与普通的子宫平滑肌瘤很难区分,多在术中或术后根据组织病理作出诊断。现有报道中的病例大多表现出良好的临床经过,预后较好,但也有多次复发,甚至恶变危及生命的报道。一组资料显示,子宫特殊亚型平滑肌瘤 35 例(包括核分裂活跃的平滑肌瘤 3 例,富于细胞性平滑肌瘤 27 例,不典型平滑肌瘤 4 例,脂肪样平滑肌瘤 1 例),随访 6 个月至 5 年,术后无复发或死亡。

三、不能确定恶性潜能的子宫平滑肌肿瘤

不能确定恶性潜能的子宫平滑肌肿瘤(STUMP)是介于平滑肌瘤和平滑肌肉瘤之间的一种交界性病变,是一种病理学诊断。迄今,病理学界对于 STUMP 尚无完全统一的看法。

1.定义 2003 年 WHO 给予的定义是根据一般应用的标准不能可靠的诊断为良性抑或恶性的平滑肌肿瘤,属子宫平滑肌肿瘤的亚类。其诊断标准是除外法,凡是不符合任何其他子宫平滑肌肿瘤定义的子宫平滑肌肿瘤均可归入 STUMP。一般来说,病理医生将子宫平滑肌肿瘤区分为良性和恶性并不困难,但是由于良性和恶性平滑肌肿瘤的特征有重叠,有时区分起来有一定难度,诊断 STUMP 较困难,而且对于同一个病例不同病理医师之间的诊断意见可能存在分歧。

2.良、恶性平滑肌瘤诊断标准 传统的诊断恶性平滑肌肿瘤的标准至少需具有下面 3 个形态特征中的两项:①肿瘤细胞形态非典型性;②肿瘤细胞坏死(可表现为凝固性坏死、透明性坏死及溃疡性坏死);③核分裂象≥10/10HPF。相反,平滑肌瘤的定义是具有良性表现,没有肿瘤细胞坏死,核分裂象≤4/10HPF。平滑肌肿瘤的亚型主要包括:①核分裂活跃的平滑肌瘤,是每 10 个高倍视野具有 5～19 个核分裂象的肿瘤;②非典型性或合体细胞性平滑肌瘤,具有细胞非典型性,但是没有肿瘤细胞坏死,每 10 个高倍视野＜10 个核分裂象。不符合上述定义的肿瘤可以归入 STUMP。

3.STUMP 诊断标准 STUMP 的诊断标准为符合下述条件之一:

(1)肿瘤细胞坏死,无非典型性,核分裂象＜10/10HPF。

(2)弥漫性非典型性,无肿瘤细胞坏死,核分裂象＜10/10HPF。

(3)无肿瘤细胞坏死,无非典型性,核分裂象＞20/10HPF。

(4)细胞丰富,核分裂象＞4/10HPF。

(5)肿瘤边缘不规则,或肿瘤周围有血管浸润。

4.STUMP 的临床意义 由于 STUMP 不属于良性,也不够恶性,是不能确定恶性潜能的子宫平滑肌瘤,为临床治疗带来一定的困难。有学者 2005 年报道了 132 例子宫交界性平滑肌瘤,随访 2～15 年,25 例(18.9%)复发,初次复发的平均时间为 29 个月(8～60 个月),中位复发时间 30 个月,无远处转移病例,复发后 5 年生存率 88%,有 9 例多次复发,3 例复发后转变为平滑肌肉瘤者死亡。由于此类肿瘤复发率和转移率均约占 10%,因此在临床处理时应根据患者的情况(是否要求生育、是否要求保留子宫)决定是否切除

子宫。如果保留子宫应向患者交待可能会出现肿瘤的复发或转移,要严密随访;如果切除子宫则一般随访即可。

四、子宫肌瘤的子宫内膜病理特征

子宫肌瘤是与雌激素、孕激素相关的肿瘤,可伴随子宫内膜的病变。一组资料显示,在 479 例子宫肌瘤患者中 8.77％合并有子宫内膜息肉,8.56％有子宫内膜单纯增生,2.51％复杂增生,0.63％非典型增生,2.30％子宫内膜癌。各种病变主要分布于 41～50 岁年龄组中。由上述资料可以看出子宫内膜癌的发生率较非典型增生要高。可能与患者自我保健意识薄弱、对疾病知识了解不足、缺乏医学常识,导致就诊时已经发展为内膜癌等因素有关。

子宫肌瘤患者可同时合并子宫内膜病变,但肌瘤单发或多发、是否变性、是否为富于细胞型及是否合并子宫腺肌病等,并未对子宫内膜病变的病理特征产生影响。

总之,子宫特殊亚型平滑肌瘤临床过程良性,但晚期有复发的可能。与子宫肉瘤的鉴别要点是,此类子宫平滑肌瘤复发间隔时间长,以局部复发为主,很少有远处或血行转移,而且复发后切除肿瘤仍可长期存活。仅有个别患者复发后有去分化的改变,病变恶性程度增加,甚至发展为平滑肌肉瘤,危及生命。因此,这类子宫平滑肌瘤手术治疗后应加强随访,发现复发,及时处理。对复发后细胞恶性程度增加者是否应采取更彻底的手术,以及术后是否加放疗化疗,要根据情况具体考虑。

事实上,运用现有的诊断标准和检测手段尚不足以准确地预测所有子宫平滑肌肿瘤的生物学行为。因此只有熟练掌握子宫平滑肌肿瘤的病理诊断要点,综合分析,才能做出正确判断。随着越来越多的临床和病理医师对子宫肌瘤特殊类型认识的逐步提高,会有更多病例更长时间的随访观察,对此类疾病了解的更多,处理将会更科学。

（秦丽欣）

第五节　子宫肌瘤治疗的思考及进展

子宫平滑肌瘤是最常见的妇科肿瘤,每 5 位生育年龄妇女就有一人罹患此病。当患者得知自己长了肌瘤时,常因恐惧和焦虑而四处求医问药。而有些医院和医生在经济利益的趋动下对没有症状的子宫肌瘤滥治、过治,甚至大刀阔斧"一切了之",浪费了大量的经济和医疗资源。

一、概述

由于部分子宫肌瘤并无临床表现,且恶变率仅为 0.5％,因此,并非所有患者均一定要进行治疗。应根据肌瘤大小、部位、临床症状、生长速度、患者年龄、生育需要以及全身情况等综合判断。

子宫肌瘤需要进行治疗的适应证可概括为以下几种。

1.月经过多或阴道不规则出血。

2.有明显压迫症状,如子宫肌瘤向前压迫膀胱导致尿频、尿排不尽感;向后压迫直肠引起里急后重感等。

3.肌瘤生长迅速,有恶变可能。

4.黏膜下肌瘤一旦确诊应尽快治疗,以减少不必要的出血。

5.肌瘤出现相关并发症,如蒂扭转、退行性变或发生感染等。

目前子宫肌瘤的治疗方法可分为手术和非手术两大类。虽然手术切除仍是目前治疗子宫肌瘤最常用的方法,但随着医疗仪器的不断更新以及人们对子宫及子宫肌瘤的认识逐渐深入,已从过去对子宫肌瘤以经腹全子宫切除术为主,逐渐向不开腹、小创伤、低费用的治疗方向发展。

二、非手术方法治疗子宫肌瘤

子宫肌瘤发病率虽然很高,但若肌瘤体积不大,且无任何临床症状,可不用治疗,定期监测,一般在绝经后肌瘤可萎缩。对有症状的子宫肌瘤,如出血或出现盆腔邻近器官的压迫症状时,传统的治疗方法以手术为主。但考虑到手术所致的创伤及相关的并发症,近年来,子宫肌瘤的非手术治疗越来越受到关注。目前,子宫肌瘤的非手术治疗主要包括药物、介入及物理疗法。后者又包括射频、微波、高强度聚焦超声等治疗。现分述如下。

1.药物治疗　子宫肌瘤被认为是一种与性激素相关的良性妇科肿瘤,好发于性激素分泌活跃的性成熟期,尤其在妊娠期增长迅速,绝经后多发生萎缩。这说明子宫肌瘤的发生与发展与体内性激素水平有关,可能与雌激素关系更为密切。因而各种抗雌激素的药物有可能用来治疗子宫肌瘤。但应强调,药物虽可缓解症状、缩小肌瘤体积,但一般不能使肌瘤消除或根治,往往停药后,随体内性激素水平的恢复而有肌瘤复发或再长大的可能。因此,药物治疗主要适应于以下情况:①子宫肌瘤患者虽有症状但由于其他原因暂不宜手术或不愿手术者。②有生育要求者。③肌瘤不大但出血严重,已接近绝经者。④手术前为减少出血,提高血红蛋白水平。⑤术前使肌瘤体积缩小,以减少术中出血并缩短手术时间。

目前常用的治疗药物有:促性腺激素释放激素激动药(GnRH-a)、米非司酮(RU486)、三烯高诺酮(R2323)、达那唑、雄激素、孕激素、三苯氧胺及中药等。

2.介入治疗　随着医学科学的飞速发展,一种治疗子宫肌瘤的微创保守疗法——经导管子宫动脉栓塞(TUAE)介入治疗引起了国内外学者的关注。目前已有大量的临床研究报道,认为该方法安全、创伤小、并发症少,能在短期内控制子宫肌瘤导致的月经量过多、过频、经期延长等临床症状,使子宫肌瘤体积缩小,缓解盆腔压迫和贫血症状,还能保留子宫和卵巢的正常生理功能,临床治疗效果良好。

适应证:①自愿接受动脉栓塞介入治疗的各年龄段、各种类型的症状性子宫肌瘤患者,包括多发性子宫肌瘤、黏膜下肌瘤和巨大的子宫肌瘤。②月经过多甚至引起贫血。③因各种原因需要保留子宫。④肌瘤剔除术后复发。

禁忌证:①严重的心、肺、肝、肾功能异常,凝血功能障碍。②各种感染的急性期。③造影剂等过敏。④合并有妊娠、附件包块、子宫脱垂者也不适于动脉栓塞治疗。

此外,对子宫内膜炎、带蒂浆膜下子宫肌瘤、造影显示子宫动脉吻合支丰富,解剖结构异常的患者在应用栓塞治疗时应持慎重态度。对有生育要求的患者应慎用。

3.射频治疗　射频治疗(RF)又称射频热凝术,是近几年兴起的一种新的热疗方法,最初用于外科肿瘤如肝癌等的治疗,现已有报道用于子宫肌瘤的消融治疗。子宫肌瘤消融术又称子宫肌瘤电凝固术是一种既不切除子宫也不切除肌瘤的保守性手术。其原理是肌瘤遇高温组织蛋白凝固,血管封闭,使组织缺血肌瘤不再生长,或肌瘤由于缺血而产生无菌性坏死,瘤体缩小而达到治疗目的。20世纪80年代肌瘤消融术首次在欧洲进行,由于此术操作简单,需要器械少,亦不失为治疗子宫肌瘤的另一条途径。

4.高强度聚焦超声治疗　高强度聚焦超声(HIFU)治疗是通过HIFU治疗仪将高强度的超声能量聚

焦于治疗区域,使局部组织迅速升温至蛋白变性坏死,达到治疗病灶的目的。

5.其他方法　随着对子宫肌瘤分子生物学和遗传学研究的不断深入,还将会引出一些新的治疗方法,如创新的回加疗法即 GnRH-a 加 Tibolone、生长因子治疗、干扰素治疗、基因治疗等,特别是对靶组织和器官的定位治疗,将为这一妇科最常见的肿瘤开辟新的治疗途径。

三、手术治疗子宫肌瘤

迄今,手术仍是治疗子宫肌瘤的主要手段。手术类型包括肌瘤剔除或子宫切除,而手术方式可通过经腹、经阴道、经腹腔镜或经宫腔镜等途径进行。目前认为经宫腔镜、腹腔镜或阴道子宫肌瘤剔除术、阴式子宫切除术、腹腔镜下子宫切除术等是子宫肌瘤手术治疗的发展方向。

一般而言,子宫肌瘤手术指征概括为:①单个子宫肌瘤直径≥5～6cm;②肌瘤较大或数量较多,整个子宫增大如孕 10～12 周或以上;③临床症状明显;④特殊部位子宫肌瘤,如宫颈肌瘤、黏膜下肌瘤、阔韧带肌瘤等;⑤影响受孕,导致不孕或流产;⑥随访观察肌瘤增大明显,或直径增长大于 1～2cm/年;⑦怀疑恶变者。

(一)子宫肌瘤剔除术

子宫肌瘤剔除术是只切除肌瘤而保留子宫的手术。1840 年,法国的 Amussat 医生创造了子宫肌瘤剔除术,至今已有百余年的历史。但遗憾的是,在相当长的时间里子宫肌瘤剔除术未受到应有的重视,在治疗子宫肌瘤的传统方法中所占比率较低。英国妇科医师 BonneyV 曾在《邦尼妇科手术学》中讲到:为纯属良性的肿瘤而切除年轻妇女的子宫,不是一次外科手术的彻底失败。

单纯剔除肌瘤,保留子宫具有如下意义:①近期研究发现,子宫除具有孕育胚胎和周期性月经的功能外,还参与着免疫和内分泌调节。②子宫动脉担负着卵巢血液供应的 50%～70%。离断子宫动脉,意味着卵巢的血供将减少一半,卵巢的功能及寿命将受到很大影响。卵巢的内分泌功能对女性至关重要,除维持女性功能外,在预防冠心病和骨质疏松症等方面也起着非常重要的作用。③局部解剖形态未变,有益于维持正常的性生活。

由此可见,与全子宫切除相比,子宫肌瘤剔除术具有创伤小,恢复快,不改变局部解剖生理结构,可保留生育功能等诸多优点,特别是对那些不愿切除子宫的患者具有良好的心理效应。目前,切除子宫肌瘤可经宫腔镜、腹腔镜、阴道及开腹多种途径进行。因开腹剔除子宫肌瘤属传统术式,在此不作赘述。下面将重点介绍经宫腔镜、腹腔镜及经阴道剔除术三种微创手术方法。

【经宫腔镜子宫黏膜下肌瘤切除】

传统的治疗方法一般根据黏膜下肌瘤向子宫腔内突出的情况而定:若为带蒂肌瘤可经宫颈钳夹取出;若为广蒂肌瘤则保留子宫的可能性大大减小,临床一般多采取经腹或经阴道切除子宫。宫腔镜的应用使对黏膜下子宫肌瘤的治疗产生了质的飞跃,几乎所有的黏膜下肌瘤均可经宫腔镜切除,这大大降低了此类患者的子宫切除率。

1978 年美国 Neuwirth 首先报道腹腔镜监视下,用泌尿科电切镜切除子宫黏膜下肌瘤。1988 年日本林保良在 B 超监视下用妇科持续灌流式切割镜施术,为切除黏膜下肌瘤建立了一种全新的手术方法。

宫腔镜下子宫肌瘤切除术的优点概括如下:①手术创伤小。因宫腔镜下子宫肌瘤切除术是经阴道切除瘤体,不开腹、无切口、腹壁无瘢痕,免去了不少开腹手术的弊端,如腹腔粘连、腹壁瘢痕等,减轻了受术者的痛苦。②不改变解剖结构。③术后恢复快。因创伤小,患者术后当天即可下地行走,大大缩短了住院周期和治疗费用。

宫腔镜下子宫黏膜下肌瘤分型:为了便于区分黏膜下子宫肌瘤向宫腔内凸出的程度,判别宫腔镜切除手术的难易度,现将黏膜下子宫肌瘤分型如下。

0 型:带蒂黏膜下子宫肌瘤。瘤体与宫壁有瘤蒂相连,瘤蒂可长可短,过长可致肌瘤分娩,甚至脱出阴道口外。

Ⅰ型:50%以上的瘤体凸向宫腔,在宫腔镜下呈椭圆形或半球形。

Ⅱ型:50%以下的瘤体凸向宫腔,绝大部分位于肌壁间,在宫腔镜下呈山丘样凸出。

宫腔镜子宫肌瘤切除术的适应证:①黏膜下子宫肌瘤单个或多个。瘤体直径应<5cm,子宫小于妊娠 9 周(根据术者经验可酌情掌握)。②年轻未婚或强烈要求保留子宫的患者。③已婚未育又渴望生育者,估计子宫肌瘤可能是不孕症的病因之一。④全身性或局部性疾病不宜进行经腹切除子宫者。

讨论:①根据部分肌瘤切除术后患者的肌瘤残留物状况,有些学者不赞成对子宫行肌瘤部分切除术。但据临床观察,宽蒂黏膜下肌瘤及壁间肌瘤只要切除超过其体积的 50%或单纯内膜切除后虽残留小的壁间肌瘤及浆膜下肌瘤亦可获得满意疗效,且所剩肌瘤经长期随访多数不再生长。这种现象可能与电切手术中电热作用对残余肌瘤组织的破坏、抑制其生长有关,但还需进一步研究证实。②位于子宫肌壁间肌瘤,切除必要性的指征相对少,故宫腔镜手术切除肌壁间子宫肌瘤一般适应于单个的、孤立的、有症状的肌瘤。③切除部位痊愈约需 1 个月,大的肌瘤恢复期可延至 2 个月,而宫腔镜检查对促进痊愈必不可少,术后有 24%病例 1 个月内发生粘连,为此及时检查、及时剥离对促进术后痊愈很有帮助。④临床效果满意率每年有轻微下降,这是由于肌瘤病理学演变所致。据统计,宫腔镜下子宫肌瘤切除术后,因肌瘤复发再次施行手术者,占总数的 6.6%。而回顾经腹外科手术切除肌瘤的文献报道,再次手术的比率为 6.8%。表明该术式与经腹手术相比,术后复发率无显著差异。

【经腹腔镜子宫肌瘤剔除术】

一般来讲,腹腔镜更适合切除浆膜下及肌壁间向浆膜面突出的子宫肌瘤。手术适应证与开腹子宫肌瘤剔除术基本相同,即肌瘤大或肌瘤引起症状,但需保留生育功能或不希望失去子宫并除外恶性者。

禁忌证:腹腔镜子宫肌瘤切除术的技术受到术者经验、肌瘤数目、瘤体大小及生长部位等限制。有专家提出若子宫含有 4 个以上直径>3cm 的肌瘤,或瘤体平均直径>10cm,或多发性子宫肌瘤数量超过 10 个,行腹腔镜肌瘤切除术应慎重考虑。因应用腹腔镜器械对肌壁间小肌瘤的发现率低于入手的触摸。此外,深部壁间肌瘤切除后在腹腔镜下的肌层缝合是一项高难度的技术,需要术者操作的熟练和灵巧。若手术耗时过长出血多,或创缘对合不良导致术后粘连,则不如采取其他更简捷微创的手段。

【经阴道子宫肌瘤及宫颈肌瘤剔除术】

经阴道子宫浆膜下及肌壁间肌瘤剔除术,不开腹,对腹腔干扰小,创伤少,患者术后疼痛轻,恢复快,住院时间及费用均明显短于同类经腹手术,符合微创技术的要求。而且手术适应证比腹腔镜下子宫肌瘤剔除术更广,可剔除多发肌瘤或瘤体直径达 10cm 的大肌瘤。但需强调,因阴道手术范围狭小,视野暴露困难,操作有一定的难度,对术者的技术要求较高。

适应证:①已婚患者,要求保留子宫。阴道较松弛利于手术操作。②子宫活动,子宫体积小于妊娠 14 周。③B 超及妇科检查提示为浆膜下或肌壁间子宫肌瘤。④宫颈肌瘤经阴道可触及。但瘤体较大占满阴道者慎重。

禁忌证:①子宫活动差,有盆腔粘连征象。②子宫体积大于妊娠 14 周或 B 超提示最大肌瘤直径超过 10cm。

【子宫肌瘤剔除术后复发问题】

无论是经腹、经阴道、经腹腔镜还是经宫腔镜进行子宫肌瘤剔除,术后均存在高复发率的问题。文献报道复发时间多在术后 2～3 年,复发率为 15%～35%。复发时间发生在术后＞3 年者约占复发肌瘤的 80%。单发肌瘤复发率约为 27%,多发肌瘤高达 59%。须接受第二次手术者占 15%～26%。因此,外科手术虽然在短期内有效,长期效果常不能令人满意。

(二)子宫切除术

事实上,无论采取何种方法切除子宫,对患者机体而言都是巨大的创伤。但限于目前的医学水平和医疗器械,对某些子宫疾病如子宫恶性肿瘤、多发性子宫肌瘤等,除子宫切除外尚无更好的治疗方法。因此,在不得已需切除子宫来治疗疾病的前提下,通过何种方式切除子宫以减少手术对患者的创伤,是目前妇科临床医生需进行探讨的问题。传统的经腹子宫切除术腹壁伤口大,对盆腔脏器的干扰多,手术恢复慢,患者术后疼痛及腹腔粘连的发生率高。所以,寻找创伤更小、恢复更快、更为患者所接受的手术方法,是我们目前面临的问题。阴式子宫切除、腹腔镜辅助阴式子宫切除、腹腔镜筋膜内子宫次全切除及腹壁小切口切除子宫等,越来越多的手术方法可供人们选择。相信随着循证医学的开展,终会有创伤更小、更具发展潜力的术式出现。

【阴式子宫切除术】

阴式子宫切除术已有近 200 年的历史。1813 年德国的 Langebeck 施行了第一例经阴道子宫切除术。此后,经临床医生不断地改进完善,特别是近 20 年来,随着术者技巧的娴熟与医疗器械的改良,以及人们对微创观念的认识与提高,阴式子宫切除术已逐渐被广大临床医生采用。目前在国内已有相当医院的妇科医生掌握了此项技术。

适应证:已婚已育、无生育要求的多发性子宫肌瘤患者。

禁忌证:疑有严重的盆腔脏器粘连,如子宫内膜异位症等;全身状况不良,如心、肺、肝、肾等重要脏器功能严重受损;生殖器官炎症等。

【腹腔镜下子宫切除术】

目前,腹腔镜全子宫切除术已趋于成熟,国际上有很多腹腔镜切除子宫的分类方法,现尚未统一标准。学者认为,按照应用腹腔镜的目的及切除子宫的方式可分为以下几种。

1.腹腔镜辅助的阴式子宫切除(LAVH)　是指阴式子宫切除术中经阴道完成困难的步骤在腹腔镜协助下经腹完成。适用于盆腹腔粘连或合并有附件肿物的子宫切除患者。

2.腹腔镜筋膜内子宫切除术(LIH)　是指游离子宫体后,宫颈峡部以下的操作在子宫颈筋膜内进行的子宫切除。因其基本做法是从筋膜内将宫颈管挖出,而不是沿阴道穹隆环切离断子宫,故又有称"子宫颈挖出的子宫切除术"。本术式切除了宫体和宫颈内膜,没有破坏盆底组织的完整性,从阴道观察解剖结构与术前没有明显的差异,是一种值得推荐的手术方式。

3.腹腔镜次全子宫切除术(LSH)　是指在腹腔镜下切除子宫体保留宫颈的手术。子宫体可经阴道穹隆部取出也可碎块后从腹部取出。

4.腹腔镜全子宫切除术(TLH)　是指切除子宫的手术步骤在腹腔镜下完成。子宫自盆腔游离后可经阴道取出,或经碎块后自腹部取出。阴道残端的修复既可在腹腔镜下进行,也可经阴道完成。

【经腹小切口子宫切除术】

经腹切除子宫或肌瘤,传统的腹壁切口对正常大小的子宫,一般长约 12cm;如宫体较大切口还要延长,一个如孕 6 个月大小的子宫,则切口至少 16～18cm。当然,施行任何手术时,不根据实际情况一概采用大切口也无必要。毕竟切口过大创伤也大,而且增加了手术后病人因大切口瘢痕产生的心理压力。所谓"小切口"是指与传统手术切口相比较的腹壁切口大大缩短,孕 10 周大小的子宫切除术切口约需 4cm 长,而孕 6 个月的子宫切口仅 6～8cm。

【三种术式的比较】

1.手术技术 经腹子宫切除术(TAH)经过150多年实践和应用已被广大妇科医生熟练掌握,操作步骤比较规范统一。由于术野比较充分,技术难度相对较低,术中易处理较大的子宫和(或)盆腔肿块,可采用各种方法进行术中快速止血,对可疑恶性肿瘤患者可方便地做腹腔内探查以明确肿瘤的期别,有利于确定进一步的手术方案。

阴式子宫切除术(TVH)的历史长达190多年,由于术野较小,技术要求较高,并需一些专用的阴道手术器械以及良好的阴道手术光源。手术的关键是如何在阴道内行子宫分割术以缩小子宫体积,如子宫对半切开术、子宫楔形切除术、子宫肌瘤挖出术等,这些操作宜在双侧子宫血管结扎以后进行。

腹腔镜辅助阴式子宫切除术(LAVH)的手术步骤包括腹腔镜操作和经阴道操作两部分,因此对术者的要求最高,须既要掌握腹腔镜技术又要熟悉阴式手术技巧。同时对手术器械的要求也很苛刻。由于需要进行LAVH的患者多是子宫疾病合并有盆腔粘连或附件肿物的复杂病症,因此丰富的手术经验和精良的手术器械都必不可少。

2.术后恢复 TVH和LAVH的术后住院时间明显短于TAH,前两者的术后住院时间无差异。术后住院时间短有助于节约费用。有回顾性研究中发现,TVH、LAVH和TAH术后休息至重新工作的平均时间分别为29.6d、28.1d和44.6d。Nwosu等在前瞻性的随机研究中证实,TVH术后的平均完全恢复时间为4.7周,短于LAVH的6.5周和TAH的8.3周。

3.术后疼痛 在随机对照研究中发现,TVH手术当天肌内注射麻醉药与LAVH者无差异。手术当天及术后第1天口服麻醉药与LAVH者无差异。但在术后第2天TVH者口服止痛药明显少于LAVH者。LAVH与TAH比较,在术后3天中,LAVH的术后疼痛均轻于TAH者。由此可见,TVH的术后疼痛轻于LAVH或至少两者相似。LAVH者术后早期剧烈疼痛较TAH轻,但几天以后两者逐渐接近相似,或者仍稍轻于TAH。

4.并发症 TAH主要并发症为术中脏器损伤(消化道、膀胱、输尿管等),术中失血过多,术后感染(如盆腔蜂窝织炎、阴道残端血肿继发感染或脓肿、腹壁切口感染、附件感染、血栓性静脉炎、尿路感染等),术后出血,坏死性筋膜炎,腹壁切口或阴道残端子宫内膜异位症等。在美国,TAH的死亡率为0.1%~0.3%,主要死因为心力衰竭、肺栓塞、败血症、麻醉意外,较少见的死因有术后出血性休克、肠梗阻、蛛网膜下腔出血、血管造影时发生意外等。

TVH的主要并发症为膀胱损伤、术中失血过多、术后阴道残端蜂窝织炎、阴道穹隆脱垂等。TVH主要在阴道内操作,对患者机体的损伤和侵袭较小,一般来讲TVH的死亡率低于TAH。

LAVH除了可能发生与TAH和TVH相同的潜在并发症外,还可发生腹腔镜使用大穿刺器和引入新的子宫切除操作系统所产生的两大类并发症。使用大直径(10~12mm)穿刺器最常见的并发症是腹壁血管损伤和穿刺器部位切口肠疝。有报道大穿刺器通过下腹两侧腹壁时伤及腹壁下动脉。这样的操作出血较多,难以在镜下止血,往往需要开腹止血。穿刺孔疝与使用大口径穿插刺器密切相关。LAVH所特有的另一类并发症是由腹腔镜下子宫切除所必需的操作系统引起的,由于采用新的不熟悉的操作步骤或者应用新的器械和技术,可引起泌尿道或胃肠道的损伤。膀胱穿孔、输尿管损伤亦有报道。

总之,TAH的并发症率要高于TVH或LAVH。也有报道称LAVH并发症率与TAH无显著差异。

【手术方式的选择】

阴式子宫切除、腹腔镜辅助阴切及经腹全子宫切除术是目前妇科常用的三种术式,哪种术式更具微创效果,更有利于患者,还应进行综合评判、全面分析。一般来讲,TVH适用全身情况较差,不能耐受CO_2气腹或经腹手术者,亦适于特别肥胖者。因此TVH应作为首选术式。当然,做TVH必须具备两个先决条件:①手术指征。总的来讲,有全子宫切除术指征并局限于子宫内的良性病变都是 TVH 的手术指征。子宫体积的增大不应成为放弃 TVH 的理由,≤700g 的子宫(约妊娠 16 周)90％以上可行 TVH。同样,需做附件切除也不是 TVH 的禁忌证。但对早期子宫恶性肿瘤因 TVH 无法作手术分期,一般不作为首选术式。②手术者的技术水平。阴道操作技巧必须从总住院医师开始就进行严格的训练。熟练的子宫分割技术是完成大体积子宫 TVH 的关键。临床资料显示,一些具有良好阴式手术经验和传统的医院中,TVH 比例较高。对缺乏阴式手术经验和技术的医生,盲目地选择 TVH 只会增加并发症发生率。

原则上 LAVH 的指征应与 TAH 相同。LAVH 具有 TVH 的大多数优点,但费用较贵,并需专用的特殊设备和腹腔镜操作的专门训练。对 TVH 有相对禁忌证者,如盆腔粘连附件切除困难者可选择 LAVH。LAVH 可进行手术分期,所以也适用于早期子宫恶性肿瘤。LAVH 对遇到不易克服的困难或在难以快速止血时,应立即改行 TAH。勉强地进行操作或无谓地浪费时间,可能意味着严重并发症的发生。

TAH 是所有全子宫切除术的基础,妇科医生均须掌握。TAH 有良好手术视野,操作方便,易进行快速止血。当 TVH 或 LAVH 无法完成时,及时改行 TAH 是明智的选择。对缺乏 TVH 和 LAVH 经验和技术的医生来讲,选择 TAH 也许更为安全和合理。

总之,目前对子宫肌瘤的治疗已逐渐向微创、无创的方向发展,可供选择的方法也趋于多样化。总的原则是,对无症状、无变化的小肌瘤以期待疗法为主,不必过分干涉;对有症状、变化大的肌瘤应因人(患者要求及术者经验)而宜,实行个体化治疗。

(秦丽欣)

第六节　妊娠合并子宫肌瘤

子宫平滑肌瘤是生育年龄妇女最常见的妇科良性肿瘤,也是妊娠期最常见的产科并发症。文献报道妊娠期子宫肌瘤发病率为 2％～4％,其围生期并发症为 10％～37％。

一、子宫肌瘤与妊娠

1.发病率　由于各医院的诊疗水平及孕妇围生保健的具体状况不同,妊娠合并子宫肌瘤的真实发病率并不十分清楚。Exacoustos 等报道孕期超声发现直径＞3cm 的子宫肌瘤占孕妇的 4％,而 Strobelt 等报道肌瘤直径＞1cm 者占 1.6％。国内报道为 0.3％～7.2％。

2.妊娠对子宫肌瘤的影响　子宫肌瘤属卵巢激素依赖性疾病,其发生发展与雌激素、孕激素水平密切相关。妊娠期由于孕妇体内雌激素、孕激素水平逐渐增高,导致子宫体积增大,肌细胞肥大,淋巴和血液循环增多,组织充血水肿。子宫内血容量在早孕时占心排血量的 2％～3％,到分娩时可达 17％。子宫肌瘤也会随宫体的增大发生变化。临床资料显示,22％～55％的子宫肌瘤体积增大,但也有 8％～27％的瘤体缩小,部分肌瘤体积没有变化。瘤体增大一般多发生在妊娠早、中期,妊娠晚期瘤体变化多不明显。肌瘤体积平均可增大 12％,少数可＞25％。分娩后由于体内激素水平的下降以及妊娠期相应变化的消退,增大的子宫肌瘤大多会缩小。

妊娠期由于肌瘤增长迅速,出现相对供血不足,引起肌瘤退行性变,最常见的是玻璃样变性(可达 59.4％)及红色变性(40％)。其中红色变性因可引起临床症状而更被关注。红色变性多见于直径＞6cm 的肌瘤,且大多在妊娠中晚期出现。实事上,红色变性是一种特殊类型的坏死——出血性梗死。由于肌瘤在妊娠期生长迅速,压迫假包膜内的静脉,而导致肌瘤水肿、充血,血管破裂及红细胞外渗并溶解,以及肌瘤缺血坏死和静脉栓塞等。切面呈暗红色或肉红色,无光泽、质软、酷似半生半熟的"牛肉样"。病变的坏死过程多为缓慢渐进性,临床可表现为发热(体温一般在38℃左右)、腹痛、呕吐、局部压痛及白细胞增高等。

此外,浆膜下带蒂肌瘤在妊娠后可能发生蒂扭转。一般多在妊娠中期子宫增大由盆腔进入腹腔后,活动空间变大,肌瘤的活动度大而容易发生蒂扭转。患者可突然出现剧烈腹痛,并常伴恶心呕吐。罕见的情况下,生长于一侧的肌瘤使子宫重心改变,影响子宫位置而致子宫发生扭转。

3.子宫肌瘤对妊娠的影响 妊娠合并子宫肌瘤属于高危妊娠。子宫肌瘤对妊娠的影响可因肌瘤的大小及生长部位不同而异。在孕期、产时、产后及对胎儿可有不同程度的影响。

(1)妊娠期:黏膜下肌瘤及突向宫腔的肌壁间肌瘤,因改变宫腔形状及子宫内膜形态而导致胚胎着床内环境发生变化,底蜕膜血供不足而扩大胎盘面积,以摄取足够营养孕育胚胎,胎盘面积扩大延伸至子宫下段或深入到子宫肌层,而至胎盘前置或胎盘粘连甚至植入;当宫腔内肌瘤体积>4cm时,妨碍胎儿宫内发育而至胎位异常,也易导致胎膜早破。因此,妊娠合并子宫肌瘤早期流产、胎盘附着部位异常、胎位异常、胎儿宫内发育迟缓、早产、胎盘早剥、胎膜早破等产科并发症发生率明显高于正常孕妇。据报道,妊娠合并子宫肌瘤时产科并发症发生率可达37.6%,早期流产是非肌瘤孕妇的2~3倍,胎盘早剥及胎儿臀位的发生率为正常孕妇的4倍,胎儿低体重发生率明显高于正常胎儿。

(2)产时:肌瘤位于子宫下段,影响胎头下降和胎儿的分娩机转导致产程延长,难产概率增加,剖宫产率可达70%或更高。分娩过程中,当瘤体>6cm时影响子宫收缩和胎盘的正常剥离,致产后出血发生率上升。

(3)产褥期:子宫肌瘤影响子宫收缩可致子宫复旧不良或晚期产后出血。此外,如果瘤体过大影响宫腔的引流,导致恶露引流不畅或黏膜下肌瘤表面发生溃疡,容易造成产褥感染,也可引起晚期产后出血。

由于子宫肌瘤对妊娠各期的不良影响,因此应在孕前做好准备。对黏膜下肌瘤一旦确诊应及时手术切除;肌壁间肌瘤如果瘤体>3cm或肌瘤位于子宫峡部估计对妊娠会造成不良影响,应考虑剔除之。术后妊娠时机应根据手术时剖开子宫的深浅、切口的大小、剔除肌瘤的数目、是否已达宫腔以及手术后的恢复情况综合判断,一般建议术后1~2年再考虑妊娠。

二、妊娠合并子宫肌瘤时处理原则

妊娠合并子宫肌瘤的患者应视为高危孕妇,孕期应定期行产科检查,严密观察病情变化,但不必过早干预治疗。在妊娠期是否行子宫肌瘤剔除术尚有争议。

采用保守治疗者主要有以下原因:①手术可刺激子宫收缩,诱发流产或早产;②妊娠期间在高水平雌激素、孕激素作用下,子宫肌瘤变大变软,肌瘤血供丰富,也可能与周围组织分界不清,剥离时常出现大出血,手术要求比较高;③术后子宫壁切口可能在妊娠晚期时破裂;④妊娠期肌瘤体积增大,分娩后激素水平下降可使肌瘤明显缩小。因此孕期对子宫肌瘤的治疗应慎重考虑。

但有以下情况可考虑肌瘤剔除:①肌瘤大、增长快,易发生红色变性;②肌瘤已成为继续妊娠的障碍;③肌瘤可能是既往流产、早产的原因;④患者症状多或急腹症非手术治疗无效;⑤肌瘤与胎盘位置接近,易产生收缩不良致产后出血及胎盘滞留。

一般来讲,妊娠期间进行子宫肌瘤剔除术容易引起流产、早产、出血甚至子宫破裂,因此不建议孕期施行子宫肌瘤剔除。但如果系浆膜下肌瘤蒂扭转引起急性腹痛时,可考虑急诊手术治疗。红色变性不是手术指征,症状严重者可住院治疗,对症处理。患者多在1~2周症状自行缓解,而不需要卧床休息或使用镇痛药。

妊娠 36 周后,应根据肌瘤的生长部位、胎儿及孕妇情况决定分娩方式。如果肌瘤体积<6cm 且位于宫体不妨碍胎儿下降,可以试产经阴道分娩,但要严密观察产后宫缩及出血情况,防止因瘤体阻碍子宫收缩而导致产后大出血。如果肌瘤位于子宫下段阻碍胎头下降,致产程延长,或瘤体>8cm 时则应考虑施行剖宫产并同时剔除子宫肌瘤。

产褥期子宫肌瘤会随体内激素水平下降及子宫复旧而逐渐缩小,但也可能出现退行性变或红色变性,而增加产褥感染及产后出血的发生率。因此,应注意预防晚期产后出血及产褥感染,加强监测及抗感染治疗。对肌瘤变性出现症状时首先考虑非手术治疗,予休息、镇痛、抗感染等治疗,若无效可考虑行剖腹探查术。

三、剖宫产时子宫肌瘤的处理

1.剖宫产能否同时剔除子宫肌瘤　剖宫产时是否应当处理子宫肌瘤目前尚无统一认识。

反对术中切除子宫肌瘤的学者认为:①妊娠时子宫壁血流丰富,肌瘤变软,分界不清,包膜不易分离,因而使剖宫产时剔除子宫肌瘤出血增多,严重时甚至难以控制。②术中虽缝合瘤腔可以止血,但术后因子宫复旧体积缩小,缝线松动可再次造成出血,且有增加产褥感染的可能性。③胎儿娩出后,子宫收缩使肌瘤位置发生改变,肌瘤与周围正常界限不清,增加手术难度。④产后子宫肌瘤可随激素水平改变而体积缩小,至分娩后 3~6 个月子宫完全复旧,肌瘤体积恢复到原有状态时再做手术可明显减少术中出血量及手术难度。因此,剖宫产时应采取期待非手术治疗,尽量不要同时剔除子宫肌瘤。

主张术中同时切除子宫肌瘤的学者认为:足月妊娠时子宫肌瘤界限清楚,容易分离。而且临床研究发现,妊娠晚期子宫缩宫素受体是非孕子宫的 100~300 倍,因此对缩宫素敏感性升高,强有力的子宫收缩可大大降低子宫的出血量。剖宫产时如肌瘤单发、术者经验丰富,做肌瘤剔除术时出血量虽有增加但一般不超过 200ml,不足以危及患者健康和生命。同时剔除子宫肌瘤可减少患者二次手术的概率,并降低经济成本。因此,剖宫产时应同时行子宫肌瘤剔除术。如果不对肌瘤进行处理可能会导致:①肌瘤影响子宫收缩及复旧,增加产时及产后出血量和产褥感染的发生率。②产后子宫瘤体虽然会随着激素水平的变化而逐渐缩小,但不会消失。肌瘤还有可能对患者造成不良影响,因而增加了术后治疗或二次手术的可能性。

检索近 5 年国内外文献,大量临床资料对剖宫产同时剔除子宫肌瘤的术中及术后出血量、手术时间、产褥病率、新生儿状况及住院时间等进行统计分析,结果表明手术时间及术中平均出血量两组之间有显著差异,但术后患者血红蛋白、术后出血量、产褥病率及住院时间无显著差异,认为剖宫产同时剔除子宫肌瘤利大于弊,多数学者认为手术具有可行性。

2.术中注意事项　应根据患者身体状况及子宫肌瘤的生长部位具体对待。特别是位于双侧宫角、子宫下段、阔韧带等处紧邻血管、输尿管或膀胱等重要器官而体积较大的壁间肌瘤(>5cm,特别是>10cm),估计术中出血难以控制,容易损伤膀胱或输尿管,应根据术者的经验及抢救条件谨慎对待。剖宫产术中是否剔除子宫肌瘤应以产妇安全为前提,根据患者的身体状况、肌瘤情况、设备条件及术者经验实施个体化处理,切不可为了剔除子宫肌瘤而对产妇造成更大的伤害。

术后处理:妊娠合并子宫肌瘤无论是否施行剔除手术,术后均应严密观察子宫收缩及出血情况,采取各种措施促进子宫收缩,并常规应用抗菌治疗。

综上所述,子宫肌瘤与妊娠之间的相互影响可对孕妇及胎儿产生一定的不良后果。因此,应在孕前即做好准备。一旦子宫肌瘤合并妊娠,应具体问题具体分析,根据患者状况、术者经验及设备条件,在确保孕产妇及胎儿安全的前提下,施行个体化、微创化治疗。

(秦丽欣)

第七节　子宫切除对患者身心健康的影响

到目前为止,子宫切除仍是治疗子宫性疾病最有效的手段之一。但由于子宫特殊的"社会-性-心理"地位,在子宫切除之后,人们关心病痛解除的同时,也关注着术后患者的精神、心理状况及性生活方面的改变,这一问题是目前国内外妇科身心学研究的焦点。那么,子宫切除对育龄妇女心理状况及性生活方面的影响目前主要集中在以下几个方面。

一、子宫切除对精神心理的影响

临床研究发现,超过 50% 的患者在子宫切除术后出现头痛、失眠、乏力、潮热、夜尿增多、张力性尿失禁和性欲减退等症状,认为这些表现是子宫切除术后心理、内分泌调节失衡引起的精神心理障碍的外在表现,并将这些症状统称为子宫切除术后综合征,此征多在术后 2 年发生,36.5% 的病人需要专门的治疗。

有学者认为月经量过多、痛经、经前期紧张等症状与情感性精神障碍的发生、神经质个性特征间有着密切的联系。前瞻性研究通过手术前后的同步调查解决了这一问题,很多研究都支持子宫切除术对躯体和心理的健康有肯定的改善作用,早期回顾性研究之所以夸大子宫切除对心理状况的负面影响,主要是由于未分清楚所得结果是单纯的术后反应抑或还是不良情绪存在。有学者对千余名患者子宫切除手术前、手术后 3、6、12、18、24 个月连续随访发现,术前精神障碍的发病率为 38.7%,术后 18 个月降至 29%,术后抑郁、焦虑的症状显著下降,生活质量尤其是社会能力明显提高,情绪状态和"社会-性-心理"几方面的调查研究也表明,在术后 6 个月就已出现这种改善趋势,并维持至术后 2 年。在对患者病史、社会文化因素、心理状况和个性特征的多因素调查分析后发现,大部分患者认为手术使她们摆脱了长期以来影响身体健康的疾病的困扰,不再担心疼痛、出血、意外受孕等情况,用更多的时间和精力从事自己感兴趣的社会活动,因而对手术的态度积极,对手术的效果满意。

术前或既往患精神疾病及有家族史者,术后精神障碍的发病率高;个性特征分析发现,这些患者大都存在着脆弱、神经质、自我评价低的性格特征,过分强调子宫是女性身份和女性吸引力的标志,子宫切除和生育能力丧失造成她们女性概念的解体,错误的认为术后将"中性化"或"性化"对术后的身体变化感到失落,不能正视恢复期的躯体症状,从而出现焦虑、恐怖、抑郁、强迫等精神障碍。另有研究发现,年长、多子女者较年轻、少子女者易患精神障碍,术前过分担心、术后并发症(伤口感染、泌尿系感染、残端出血)的出现与否和恢复时间的长短也直接影响着术后的心理状态,而患者的文化层次、社会地位、经济状况、手术的范围和途径对心理状况的影响不大。

二、性生活质量的改变及其影响因素

术后性生活质量的改变,可能涉及手术范围、术前性生活具体情况、卵巢激素水平等因素。性生活时,宫颈起着高潮触发器的作用,阴茎插入和反复的接触,挤压宫颈引起子宫及韧带的摆动,刺激子宫收缩和周围腹膜产生快感。子宫和宫颈被切除后,这一刺激减少,可造成术后性生活质量的降低。同时,子宫平滑肌的收缩对女性的性高潮起支持作用,宫颈和阴道上端局部神经纤维在性生活时,可以起到提高感受性、增加唤起力、改善阴道润滑度的作用。全子宫切除时,破坏了子宫经阴道上端的神经支配,又因手术范围大,术后并发症多,因而全子宫切除较次全子宫切除的术后性功能减退高发。此外,如手术同时切除双侧卵巢,可使卵巢激素水平低落,患者出现多汗、潮热、情绪激动、阴道萎缩干涩等症状,在心理和生理上都直接影响术后的性生活质量。

但在手术解除病痛的同时,随着情绪的好转、心理状况的改善和社会能力的提高,性生活质量也得以提高。有学者对子宫切除妇女术前、术后 1 年和 2 年的性生活改变进行调查发现,性生活频率从术前的70.5%分别提高到术后的 77.6%和 76.7%,性交疼痛从术前 18.6%减少到 4.3%和 3.6%,性欲减退的发生从 10.4%显著降至 6.3%和 6.2%。提示子宫切除解除了患者的病痛,可以提高患者的性生活质量。由于性生活是一个非常复杂的生理过程,影响因素很多,如何判定子宫切除对性生活的影响,尚须大样本的循证医学调研做出结论。

三、子宫切除后内分泌及代谢的改变

1.子宫切除对卵巢的影响　卵巢的动脉血供主要由卵巢动脉与子宫动脉卵巢支来完成。卵巢动脉自腹主动脉分出(左侧来自左肾动脉)经卵巢门进入卵巢,在输卵管系膜处与子宫动脉上行支汇集,共同供应卵巢,营养卵泡及黄体,使其充分发育后产生激素,并将产生的激素送出。两支血管的吻合有四种不同类型。

Ⅰ型:子宫动脉卵巢支与卵巢动脉在卵巢门附近吻合,两支血管以同等的血液供应卵巢,占 72.5%。

Ⅱ型:子宫动脉卵巢支与卵巢动脉主干各分成 4 支形成袢状,两支动脉也几乎以同等的血液供应卵巢,占 13.7%。

Ⅲ型:子宫动脉卵巢支与卵巢动脉的一个小侧支吻合,卵巢主要由子宫动脉供应血液,占 10%。

Ⅳ型:卵巢动脉在输卵管子宫端与子宫动脉直接吻合,卵巢主要由卵巢动脉供应血液,占 3.8%。

卵巢激素尤其是性激素的产生,依赖于丰富的血供及血中含氧量。只有保证充足的卵巢动脉血供,才能保证卵巢激素的正常分泌。传统子宫全切术中须结扎卵巢固有韧带、输卵管及子宫动脉,虽然切除了病灶,但影响了卵巢正常血液循环。文献报道子宫侧供给卵巢的血液占 50%～70%,术中测定子宫切除后供应卵巢的血流减少 50%,更有 10%的人其卵巢的血液主要由子宫动脉供应。动物研究发现.切除兔子宫后同侧卵巢出现萎缩,组织学显示组织缺氧,水肿空泡化和间质纤维化。同样,人子宫切除后可引起卵巢血循环动力学改变,血循环障碍影响卵巢及黄体发育,使激素产生减少或消失,也影响雌激素输出,最终导致卵巢功能早衰,引发不同程度的更年期综合征。

子宫切除可改变卵巢的血供和改变排卵及其他激素的活性,使卵巢甾体化合物的产生立即减少,从而影响了卵巢周期的正常变化,尤其是早期卵泡发育的启动,术后近期易发生卵泡期延长和黄体功能不健,卵巢对促性腺激素反应的惰性,似绝经状态。有学者证明行子宫切除后,卵巢功能衰竭平均年龄为(45.4±4.0)岁,显著低于自然绝经的(49.5±4.04)岁,即绝经前切除子宫者其卵巢衰竭的年龄将比自然绝经者早 4年;而术后年限越长,卵巢功能衰竭发生率越高,约 34%的妇女在术后 2 年内出现卵巢衰竭和更年期症状,且重度更年期症状的发生率明显高于正常人群。

2.子宫对内分泌及代谢的影响　子宫不仅是一个生殖器官,而且还是一个复杂的内分泌器官,能分泌前列腺素、泌乳素、胰岛素生长因子、上皮生长因子、内皮素、多种细胞因子和酶等一些重要的生物工程活性物质。其中胰岛素生长因子具有提高卵巢对垂体促性腺激素的敏感性、启动卵泡发育及优势卵泡的选择作用,是维持正常月经的重要因素之一。前列腺素可刺激卵泡细胞产生纤维蛋白溶酶原激酶,激活纤维蛋白溶酶原转为纤维蛋白溶酶,为卵泡破裂、排卵创造条件。因此,子宫切除后,子宫的内分泌功能及激素受体消失,扰乱了受体作用周期,不能维持平衡的激素受体关系,其变化的实质目前尚不了解。但经临床观察,子宫切除无论是否保留卵巢,均有远期不良影响,说明子宫内膜受体在生殖内分泌系统中起重要的调节作用。

大量研究发现,子宫切除后患者性激素分泌紊乱。一组资料显示,全子宫切除术后 7d 患者血清 FSH 水平显著高于术前,而 E_2 显著低于术前。以后 3 个月,血清 FSH 水平降低,而 E_2 水平升高,之后随着时间的延长,血清 FSH 水平逐渐升高,而 E_2 逐渐降低。子宫切除术后 3 年,血清 FSH 和 E_2 水平的均数为 37.5U/L 和 92.3pmol/L。也有学者认为,手术时保留一侧或双侧卵巢不会引起体内性激素水平的变化,双侧卵巢切除较单侧更易出现子宫切除术后综合征。临床观察发现,全子宫切除患者同时切除一侧卵巢时,术后 6 个月血 LH,FSH,E_2 水平较手术前下降 35%,而保留双侧者无明显改变。子宫切除后 1 年,卵巢活检的细胞学研究表明:血清中雌二醇和孕酮的水平无变化,但原始卵泡和生长卵泡明显减少。子宫切除后优势卵泡与正常同龄妇女相比明显减少,提示子宫切除越早,卵巢功能衰竭发生率越高。临床观察,44 岁以下切除子宫者与卵巢功能衰竭年龄呈显著相关性,45 岁以上者无相关性。

四、手术注意事项

如上所述,子宫本身不但是一个内分泌器官,对卵巢的生理功能亦起着非常重要的支持作用。因此,为避免切除子宫时损伤卵巢血供,影响日后的卵巢功能,手术中应注意以下事项。

1.高度注意不要损害卵巢动静脉的血行支。

2.必须保留正常卵巢或尽可能多的保留卵巢组织,同时保留同侧的正常输卵管。

3.如必须切除输卵管而保留同侧卵巢,在结扎输卵管系膜时必须尽量靠近输卵管,避免伤及卵巢血管;缝合盆腹膜的缝线不可过紧,注意不使卵巢血管扭曲。

4.如需剖开或切除部分卵巢,要沿游离缘做纵行梭形切口,这样对卵巢神经影响较小。

5.手术严格无菌操作,止血彻底,术后加强抗感染治疗。

总之,子宫切除术作为一种治疗生殖系统病症的有效手段,对大部分患者来说在躯体疾病解除的同时,心理状况、性生活质量也得以改善。但对合并有精神障碍史、个性脆弱、神经过敏、术前过分担忧、对手术后果有歪曲想法的患者来说,术后可能导致抑郁、焦虑、性功能减退等精神障碍的发生,因而对这些患者进行手术时,应针对手术后果及解剖生理的改变进行术前交谈和解释,注重人文关怀,强化医患交流。术后协助患者进行躯体恢复的同时,关注患者心理状况及性生活的改变,及时发现影响患者心理健康的不良因素,采取相应的解决方法,对个别严重或初次治疗无效的病例,建议转精神专科治疗。术中同时切除卵巢的患者,术后严密随访激素水平变化,观察有无卵巢功能衰退的出现,及时的进行激素替代治疗,缓解精神和躯体症状,使患者度过一个健康、完美的手术恢复期。

（秦丽欣）

第八节　子宫内膜癌

子宫内膜癌的治疗首选手术治疗。Ⅰ期标准术式为经腹筋膜外子宫全切及双侧附件切除术;盆腔腹膜后淋巴清扫及腹主动脉旁淋巴清扫术。腹主动脉旁淋巴结切除/取样指征:①影像学检查可疑腹主动脉淋巴结受累;②髂总淋巴结长大或有转移;③附件转移包块;④G_3 有深肌层或全肌层受累;⑤高度恶性特殊类型癌瘤如 UPSC、CCC 等。Ⅱ期:指有子宫颈管受累者:①应行广泛性子宫切除、双附件切除术,盆腔淋巴结及腹主动脉旁淋巴结清扫或取样术;②放疗后子宫及双附件切除选择性取样;③其他。Ⅲ期:有盆腔转移(双附件及子宫外病灶),可先做缩瘤术后再配合放射和化疗等综合治疗,以争取治疗或延长患者存活时间。手术方式:①开腹手术;②腹腔镜下子宫内膜癌根治术;③腹腔镜辅助阴式手术,可根据具体情况,如患者的情况、手术医师的专业技术、手术器械的配备等,选择不同的手术入路。此外,子宫内膜癌的治疗方法有放化疗、内分泌治疗,其中,争议较大的为子宫内膜癌的内分泌治疗。

　　子宫内膜癌分为Ⅰ型和Ⅱ型,Ⅰ型子宫内膜癌为雌激素依赖性肿瘤,其发生多与高雌激素水平有关,多发生在子宫内膜增生基础上,特别是非典型增生,与长期无拮抗的雌激素刺激有关。病理类型主要为子宫内膜样腺癌,恶性度低,期别早,预后较好,年轻患者多为这一类型,约占子宫内膜癌的 65%,雌激素受体和孕激素受体多为阳性。Ⅱ型为非雌激素依赖性肿瘤,Ⅱ型子宫内膜癌与雌激素及内膜增生无关,由萎缩子宫内膜发展而来,有关发病机制至今用经典的激素-受体学说也难以解释。发病率虽低,但其恶性级别高,病理类型以非子宫内膜样腺癌(浆液性乳头状腺癌、透明细胞癌等)为主,恶性度高,预后差,容易有深肌层浸润,有快速进展的生物学行为,多见于年龄较大的绝经后妇女,约占子宫内膜癌的 35%。故雌激素受体和孕激素受体在Ⅰ型中表达高,在Ⅱ型中表达低,大量研究显示,雌激素受体和孕激素受体表达水平愈低,肿瘤分化程度愈低,恶性程度愈高,易发生肌层浸润及淋巴结转移,且雌激素受体和孕激素受体水平的高低与临床选择内分泌治疗有关。雌、孕激素作用失衡是导致子宫内膜异常增殖和癌变的根本原因,雌激素受体存在说明肿瘤细胞的激素调节功能尚未完全丧失,对激素刺激会有一定反应,这就为子宫内膜癌的激素治疗特别是孕激素治疗提供了理论基础。

　　1988 年国际妇声科联盟手术病理分期标准的应用,使子宫内膜癌的治疗形成了以手术为主,放疗、化疗和激素治疗为辅的治疗模式。激素治疗用于①晚期/复发子宫内膜癌患者;②因严重合并症等不适宜接受手术等系统治疗的患者;③早期子宫内膜癌患者保留生育功能;④手术治疗后子宫内膜癌的辅助内分泌治疗。药物主要包括孕激素、选择性雌激素受体调节药、促性腺激素释放激素激动药、达那唑。

一、激素治疗的药物选择

　　1.孕激素　目前,孕激素是子宫内膜样腺癌内分泌治疗的主要药物。Kinster 最早将孕激素用于治疗子宫内膜增生及癌前病变,此后,孕激素在子宫内膜癌的治疗中得到广泛应用,形成了子宫内膜癌的内分泌治疗。1999 年 Thigpen JT 等提出内分泌治疗用于晚期、复发子宫内膜癌患者,有较高的反应率,能明显延长患者生存时间。GOG 曾进行大大规模多中心随机对照Ⅲ期临床研究,299 例可测量病灶的晚期或复发子宫内膜癌患者随机接受醋酸甲羟孕酮(MPA)200mg/d(低剂量)或 1000mg/d(大剂量)口服。在接受低剂量的 145 例患者中,总有效率为 15%(病情完全缓解 14 例,部分缓解 10 例),应用低剂量和大剂量患者肿瘤无进展生存时间中位数分别为 3.2 个月和 2.5 个月,生存时间中位数为 11.1 个月和 7.0 个月。同时发现 PR 阳性的有效率为 37%,明显高于 PR 阴性($P<0.001$),ER 阳性的有效率为 26%,也高于 ER 阴性($P=0.005$)。

　　孕激素治疗子宫内膜癌的作用机制,有学者认为按"二步机制",即孕激素分子先进入胞质,与受体结合形成复合物再进入胞核。激素受体进入胞核内是激素作用的关键一步,激素受体复合物影响着癌细胞内 DNA 的转录反应,可能延缓了 DNA 及 RNA 的复制,从而抑制肿瘤细胞的生长。可见孕激素与受体的作用是在基因水平上调节细胞的生物活性。孕激素治疗后的组织中腺体与间质发生逆转改变,使癌细胞分化趋于成熟。有研究发现,孕激素可下调甚至耗竭雌激素受体(ER);激活雌二醇 β 脱氢酶,促进雌二醇向雌酮的转化；增加细胞内芳香基转磺酶和 17β 羟基甾类脱氢酶的合成及活性，加速雌激素的代谢。近年又发现孕激素可通过增加孕激素受体（PR）A 和 B 的合成；诱导部分细胞周期蛋白依赖性激酶抑制物如 p21、Waf1 等的产生，抑制孕激素受体阳性的子宫内膜癌细胞的 DNA 和 mRNA 的合成，抑制子宫内膜癌细胞的增殖；诱导细胞凋亡相关蛋白如 Fas 及 Fas-L 的产生，促进子宫内膜癌细胞的凋亡。Fas 抗原（又称 CD95 或 Apo21）及其天然配体 Fas-L 是介导细胞凋亡的细胞膜分子。Wang 等对增生的内膜孕激素治疗前后 Fas/Fas-L 的表达进行测定，结果显示孕激素对增生内膜治疗的部分分子机制是通过调节 Fas/Fas-L 的表达完成，并认为增生内膜的 Fas/Fas-L 表达的难控性也许是孕激素治疗无效的原因之一。

实验显示，孕激素还可直接作用于内膜样腺癌细胞的血管内皮生长因子（VEGF）的基因转录，从而抑制内膜癌细胞的血管生成；还可减少子宫内膜癌细胞表面的硫酸酯，从而减少细胞与层黏连蛋白结合，降低肿瘤的侵犯和转移能力。文献报道认为孕激素降低雌激素导致内膜癌危险性的机制可能与其上调子宫内膜上皮细胞中的 Wnt27 有关。学者对子宫内膜癌患者手术前给予大剂量的孕激素，术后取样进行组织学及形态学评估，结果发现无论肿瘤分级如何，所有患者的肿瘤细胞都有所减少，淋巴细胞和巨噬细胞数都有所增加，且成纤维细胞及纤维细胞增加，以 G_1 及 G_2 期的患者最明显，故认为大剂量孕激素可减少肿瘤细胞及激活单核巨噬细胞系统。子宫内膜癌基质金属蛋白酶（MMPs）与肿瘤侵入机制有关，实验表明安宫黄体酮可明显抑制 MMPs 的表达。孕酮可诱导周期依赖酶抑制剂 p21 和 p27 的产生，从而减少内膜增殖细胞的数量，通过孕酮 β 受体下调细胞粘连分子以抑制人体内膜癌细胞的生长。Eline 等（2003 年）研究显示，孕激素对子宫内膜癌浸润转移有抑制作用。孕激素的作用机制一般认为有两方面：①可直接作用于子宫内膜，使之转化为蜕膜，而后萎缩；②可直接作用于垂体部位，影响卵泡刺激素（FSH）分泌及 FSH 与黄体生成激素（LH）的比例。

孕激素治疗常用药物：①醋酸甲羟孕酮，简称甲孕酮（MPA），商品名安宫黄体酮。使用剂量为 500～1000mg/d，口服。②醋酸甲地孕酮，160mg/d，口服。③己酸孕酮，250～500mg/d，肌内注射。通常使用时间至少 2 个月以上才能产生疗效。

孕激素的其他治疗作用：长效孕激素对癌症后期病人的恶病质及疼痛均有疗效，对骨髓也有保护作用。应用长效孕激素后约 80% 以上的患者可有食欲改善，体重增加，恶病质情况明显改善。这种体重增加并不合并体内的水钠潴留。大剂量孕激素的使用还可以减轻晚期患者的疼痛。化疗合用孕激素可使白细胞下降或减少，对骨髓有一定的保护作用。Huber 等（1984 年）的体外实验显示孕激素可提高子宫内膜癌对放疗的敏感性，向体外培养的子宫内膜癌细胞中加入安宫黄体酮可提高其对射线的敏感性，这可能与安宫黄体酮使停留在 G_2 晚期细胞增加，该期细胞对放疗敏感有关。

2.选择性雌激素受体调节药　他莫昔芬（TAM）属于第 1 代选择性雌激素受体调节药（SERMs），具有雌激素激动和拮抗雌激素的双重作用，这种作用取决于不同的种系、组织和基因表达类型，在不同的靶器官或靶细胞有不同的作用。而在子宫和骨组织则产生雌激素激动作用。

他莫昔芬已经应用多年，主要激活 ERβ，抑制雌二醇产生及其可能的促进子宫内膜癌发生发展作用。体外实验还发现，他莫昔芬可激活转化生长因子 3（TGFβ3）基因转录，增加 TGFβ3 的合成，下调胰岛素样生长因子 1（IGF1）生成量，抑制子宫内膜癌细胞增殖，促进子宫内膜癌细胞凋亡。在体和离体的研究也发现，他莫昔芬可促进 PR 的生成，提高孕激素治疗子宫内膜癌的临床效果，长期应用孕激素可能导致 PR 合成量的下降，受体敏感性下调，同时或交替应用孕激素与他莫昔芬可稳定 PR 的合成量，增加 PR 的敏感性，维持孕激素的治疗效果。妇科肿瘤组织（GOG）的♯153 和♯119 试验，意在利用 TAM 改善调解 PR 的表达，从而提高外源性孕激素的治疗作用。该组织报道了 MPA 加用 TAM 治疗晚期子宫内膜癌 Ⅱ 期研究（PhaseⅡ），结果显示，58 例符合要求接受治疗的患者治疗的反应率为 33%（其中 6 例是完全反应，13 例为部分反应),无进展生存期(PFS)为 3 个月,总生存期(OS)为 13 个月。大量的流行病学研究及临床试验已证实,乳腺癌患者在长时间服用 TAM 后,发生子宫内膜癌危险性增加。英国大规模随机研究结果表明,服用 TAM 者子宫内膜癌的发生风险增加 2.53 倍,且这种风险随服用 TAM 时间的延长而增加。Wilder 等研究认为,乳腺癌 TAM 治疗患者的子宫内膜癌恶性度高于非 TAM 治疗患者,并且存活率明显低于后者。

(1)他莫昔芬(TAM)与子宫内膜:TAM 通过和雌激素竞争靶细胞胞质中的雌激素受体(ER),形成复合物,进入胞核,使胞质内能与雌激素结合的 ER 减少,此复合物在胞核潴留的时间较长,胞质 ER 无从补充,导致胞质受体减少、耗竭,最终表现为持久的雌激素拮抗作用。TAM 对子宫内膜作用机制尚无定论,国内外学者大多也以假定或实验结果推测其作用机制。TAM 可在多方面引起子宫内膜变化,存在多重促增殖和致癌效应机制。

(2)TAM 对子宫内膜作用的受体机制:Klinge 等发现 TAM 在培养的人子宫内膜癌细胞中的雌激素样作用被雌激素拮抗药 ICI164、384 所阻滞,这表明 TAM 的雌激素样作用是通过 ER 介导的。ER 介导的转录至少需要受体上的两个区域:位于氨基端的激活功能 1(AF-1),和包含于羧基末端配体结合域(LBD)的激活功能 2(AF-2)。AF-2 是 TAM 发挥 ER 拮抗药作用时必需的;而 TAM 发挥部分激动药的作用通过激活 AF-1。有研究显示,ER 和 TAM 作用时,ER 识别的雌激素反应单元(ERE)与 ER 和雌二醇(E_2)作用时的相似,并且 TAM 和 E_2 诱导相似的原癌基因。另外,除了经典的 ER/ERE 介导的信号传导途径,ER 可能还和复合物 AP-1(Fos-Jun)相互作用来调节转录;并且这种替代途径只存在于人的子宫内膜细胞株而不存在于乳腺癌细胞株,具有细胞特异性。还有一些报道认为 TAM 通过激活 cyclinE/CDK2 促进子宫内膜细胞增殖。在最近的研究中,Vivacqua 等提出 G-蛋白联接受体 GPR30 调节由 17β-E_2 和 4-羟基 TAM(OHT),即 TAM 的活性代谢产物,引起的子宫内膜癌细胞的增殖效应。

(3)TAM 的遗传毒性和细胞毒性机制:有学者研究发现,TAM 的代谢产物苯醌可以和脱氧核糖核苷形成加合物,其他代谢产物还可以引起大量细胞单链 DAN 的断裂。Kim 等指出在服用 TAM 患者的子宫内膜中已检测到 TAM-DNA 加合物,这种加合物可以促进哺乳动物细胞 G→T 的颠换,这种突变已在服用 TAM 患者的子宫内膜 K-ras 基因的 12 号密码子中多次被检测到。Hachisuga 等发现,与 TAM 有关的子宫内膜息肉中 K-ras 基因的 12 号密码子点突变的发生率达 64%。如果这种突变未被及时修复,TAM-DNA 加合物可能会充当启动因子导致子宫内膜癌的发生。Petinari 等研究了不同剂量的 TAM 对正常和肿瘤细胞系的细胞毒性作用,发现中国仓鼠肺成纤维细胞(V79)是最敏感的谱系,显微镜分析显示,在 V79 细胞中 TAM 引起的细胞转化和在 7,12-二甲苯蒽作用 V79 细胞时的结果相似,从而表明 TAM 具有致癌性。

(4)TAM 与子宫内膜癌的细胞支架重建和迁移:Acconcia 等从崭新的角度阐述了 TAM 诱导子宫内膜癌细胞迁移的问题,应用 Hec1A 和 Hec1B 子宫内膜癌细胞系,研究 E_2 和 TAM 对子宫内膜的"非基因组"信号途径、细胞支架的重建和细胞运动性的影响,结果显示 E_2 和 TAM 都能触发 ERK1/2、c-Src 和成簇黏附激酶信号途径的快速激活,以及丝状肌动蛋白细胞支架的改变,这些发现揭示了 TAM 可以通过"非基因组"信号途径调节子宫内膜癌细胞支架的重建和细胞迁移过程。

此外,TAM 还可以通过改变其他的分子生物学机制及信号传导机制,使子宫内膜发生一系列的变化,促进内膜癌的发生。如非受体酪氨酸激酶 Src 的激活可促进 TAM 的雌激素样作用,通过丝氨酸 167 依赖的雌激素受体-启动子之间相互作用的稳定性以及 Src-1 活性的提高,Src 促进了 TAM 对子宫内膜癌细胞的雌激素样作用。

新的文献报道,他莫昔芬主要对一些罕见的恶性程度高的肿瘤如腺肉瘤、癌肉瘤、内膜间质肉瘤的内膜促进其增殖,从而促进其病情恶化,对子宫内膜样癌并没有促进恶化的作用。因此,他莫昔芬在子宫内膜中微弱的雌激素作用,是否会促进子宫内膜癌恶化令人质疑。

3.促性腺激素释放激素激动药(GnRH-a)　GnRH-a通过雌激素受体和孕激素受体非依赖途径治疗子宫内膜癌,是一种安全、易控制、毒性低的药物。GnRH-a治疗子宫内膜癌的主要机制是抑制肿瘤细胞的增殖,通过抑制性腺轴、抑制雌激素的输出以及其作用,大多认为雌激素可以促进肿瘤细胞的有丝分裂。但对晚期和复发性患者有效率较低,可能是促性腺激素释放激素激动药的治疗需要较长时间才能出现效果。

有报道用GnRH-a抑制药抑那通治疗复发性子宫内膜癌患者,28%～35%的患者缓解,此后有很多关于用GnRH-a成功治疗复发或进展期内膜癌的报道。目前国内药品市场上可购买到的药物还有诺雷德(戈合瑞林长效制剂),每月腹部皮下注射3.6mg;达必佳或达菲林(均为曲普瑞林长效制剂),每月肌内注射3.75mg。至少连续应用2个月。

4.达那唑　达那唑是一种甾体衍化物,可影响下丘脑垂体轴,抑制卵巢分泌甾体类激素,与雄激素受体和孕激素受体结合抑制细胞增生而治疗子宫内膜癌,但治疗效果尚不理想,有待进一步的观察及研究。Barker LC等对因不同意手术治疗而选择芳香化酶抑制药——阿那曲唑进行治疗的16例绝经后出现子宫内膜增生症和子宫内膜癌的患者进行研究,治疗期间,通过阴道超声检测其内膜厚度的变化,治疗36个月后,16例患者中8例子宫内膜增生症内膜由治疗前的14.7mm降至2.2mm,4例局限性子宫内膜癌患者内膜由17mm降至5.6mm,4例浸润癌患者未观察到变化。结果表明,阿那曲唑可以减少子宫内膜增生症及局限性子宫内膜癌患者的内膜。

二、疗效评价

1.早期年轻有生育要求患者的非手术治疗　子宫内膜癌高发年龄为58～61岁。全球范围内其发病率呈逐年上升趋势并出现年轻化倾向。据资料统计,<40岁的内膜癌患者逐年增加:1989～1999年<40岁的子宫内膜癌患者占内膜癌患者总数的2.99%,2000～2003年<40岁的子宫内膜癌患者占内膜癌总数的9.21%。随着内膜癌发病率的逐渐增高及发病人群的年轻化,对于年轻有生育要求的子宫内膜癌患者是否可以保留卵巢,术后给予内分泌辅助治疗,在不影响生存率的前提下提高患者的生活质量,成为很多学者思考、研究的问题。

据文献报道,40岁以下年轻子宫内膜癌发病率占总数的5%～10%。40岁以下年轻女性子宫内膜癌发病多为雌激素依赖型,临床上常见于卵巢功能障碍,无排卵性功血,多囊卵巢综合征的妇女,多合并肥胖,有不孕史。发生机制可能是在无孕激素拮抗长期雌激素作用下,子宫内膜缺少周期性变化,长期处于增生状态,发生子宫内膜增生症,甚至癌变。在年轻子宫内膜癌患者中有相当高的比例不孕。

Ramirez等总结27篇文献的81例单纯内分泌治疗后的高分化内膜癌患者,发现完全缓解率76%,中位3个月缓解(1～15个月),复发率为24%,出现复发时间的中位数为19个月(6～44个月),20例足月分娩,分化差的患者复发时间可能更早些。Boing等对162例年轻早期内膜癌患者进行分析,79%患者对孕激素治疗有反应,其中79例非手术治疗成功后,受孕并成功分娩,非手术治疗成功的患者有36%～40%出现复发,约9%合并原发性卵巢癌。但无1例患者死亡。Gotlieb等报道的13例经孕激素治疗的患者,平均3.5个月子宫内膜病理恢复正常,中位随访82个月,没有疾病进展,6例复发,其中4例再次孕激素治疗病理得到完全缓解,9人足月分娩(其中2例采用辅助生育技术)。2001年ImaiM等提出有生育要求的早期内膜癌患者,应用内分泌治疗,并结合辅助生殖技术,以免除手术,保留生育能力。他们曾于2000年报道,对2例早期高分化子宫内膜癌患者,给予醋酸甲羟孕酮600mg/d,分别于22周、29周获完全缓解后,行促排卵治疗。1例双胎妊娠,1例足月顺产,产后各随访60周、31周,未出现复发。

同时,也有研究发现病变持续存在或复发的很多,甚至疾病进展。Mitsushita 等报道 1 例 28 岁 I 期内膜癌患者,孕激素治疗后完全缓解,之后足月分娩,半年后病变持续存在,切除子宫,手术分期为 I A-G_1。Ota 等报道 12 例<40 岁的 I 期内膜癌患者给予孕激素治疗,全部临床完全缓解,但 8 例复发,其中 1 例盆腔转移。

对于要求保留生育能力的年轻患者,如临床分期为 I 期,特别为 I a 期、高分化、孕激素受体阳性,一般认为非手术治疗有效,可以试行激素治疗,但必须承担一定的风险。一般认为,保留生育功能的子宫内膜癌患者应符合以下条件:①年龄≤40 岁,未产或有强烈的生育愿望;②组织学类型为子宫内膜样腺癌;③期别早(I A 期),磁共振成像(MRI)检查无肌层浸润或宫颈受累的证据,无子宫外病灶;④高分化;⑤孕激素受体阳性;⑥血清 CA125 正常(<35μg/L);⑦肝肾功能正常,无药物治疗禁忌证;⑧有条件密切随访,依从性好。

非手术治疗的目标是既能成功受孕又不会产生癌症所引起的不良结局。经诊断性刮宫证实完全缓解后,如果患者没有不孕史,可以尝试自然受孕。3 个月未孕者,进行不孕检查,或根据对夫妻双方生育能力的评价进行辅助生育。对于不孕和无排卵的患者,一旦证实完全缓解,应该开始诱导排卵,还没证据表明诱导排卵的药物如克罗米芬可以增加子宫内膜癌的危险。

行剖宫产分娩者,术中应进行腹腔脏器的评价,包括仔细探查卵巢、留取腹腔冲洗液、盆腔和主动脉旁淋巴结取样以及任何可疑病灶的活检。经阴道分娩者,应在产后 6 周进行诊刮以评价子宫内膜的状态,最好在宫腔镜直视下进行。产后是否进行子宫切除,是否同时切除卵巢,取决于患者的年龄、患肿瘤的风险以及对激素治疗利弊的权衡。由于保留生育功能治疗后,患者体内的一些使雌激素长期维持高水平的因素未能纠正或存在促使细胞癌变的细胞因子,有复发及卵巢转移的可能,因此有学者主张产后进行子宫双附件切除术。对于治疗后复发的病例,多数主张采用手术治疗,但亦有再次孕激素治疗获得缓解并成功妊娠与分娩的报道。临床处理应强调个体化原则。

2.早期内膜癌术后辅助治疗   早期内膜癌初始治疗后,辅以内分泌治疗能否降低复发、转移机会,提高存活率尚存在争议。Lewis 等选取手术治疗后肿瘤局限于宫体的内膜癌患者,分别给予 MPA 或安慰剂口服 14 周,两组患者 4 年存活率相似,孕激素治疗并没有改善患者的存活率。近年来也有研究发现,I 期患者中,应用内分泌治疗≥12 个月的患者复发/转移及因癌死亡情况与应用内分泌治疗<12 个月的对照组比较差异显著,应用辅助内分泌治疗 1 年以上可以减少复发、转移,改善患者的存活率。

3.晚期或复发肿瘤的综合治疗   晚期或复发性的患者平均生存时间少于 1 年,对这类患者通常只能给予对症治疗。目前,使用孕激素的激素疗法已被广泛应用,文献报道孕激素治疗有效率为 10%~20%,平均生存时间为 10 个月,对高分化腺癌和无瘤生存间歇期长的患者疗效好,对早期内膜癌行辅助孕激素治疗无效。1961 年 Kelley 和 Baker 应用 150~1000mg/周己酸孕酮治疗转移性或复发子宫内膜癌,取得 29% 的缓解率。1984 年 Kauppila 回顾分析了 17 份文献报道,1068 例应用孕激素治疗晚期或复发子宫内膜癌的效果,平均缓解率为 34%,缓解持续时间为 16~28 个月,平均存活 18~33 个月。

1998 年 COSA-NZ-UK 内膜癌研究组报道了 1012 例高危(3 级、子宫内膜样癌、腺鳞癌、透明细胞或者浆液乳头样癌、肿瘤侵犯肌层超过 1/3 以上病变累及宫颈或者附件)的试验结果,醋酸甲地孕酮口服 400mg/d 持续服用 3 年以上没有提高生存率,但部分阻止了肿瘤复发,醋酸甲地孕酮组的无瘤生存期明显增长。Vishnersky 等对 540 例子宫内膜癌患者进行了一项前瞻性随机对照临床试验,患者手术治疗后辅以己酸孕酮治疗,并有部分患者联合应用 TAM,接受孕激素辅助治疗的患者用药 6~36 个月,与对照组比较,5 年存活率明显提高。Urbanski 等将 205 例患者随机分为辅助孕激素治疗组及对照组,随访 5 年发现,孕激素治疗的患者生存时间明显长于对照组(P<0.01)。GOG 研究证明,在孕激素受体(PR)和雌激素受

体(ER)阳性的肿瘤患者中孕激素治疗的有效率为40%,而在 ER 阴性的患者中有效率仅为12%,因此,激素受体表达的状况直接影响孕激素的疗效,且发现随肿瘤分化的降低,雌孕激素受体表达降低,Dai 等通过腺病毒重建低分化内膜癌细胞中 PRα 或 PRβ 的表达,提高孕激素治疗的疗效。

近几年大量的研究基本证实激素尤其孕激素治疗晚期、复发的子宫内膜癌是有效的。Eline 等在孕激素对子宫内膜癌的浸润和转移方面进行了基础研究,研究显示,孕激素对子宫内膜癌浸润转移有抑制作用。曹泽毅在妇科肿瘤学中将激素治疗的适应证列为晚期患者,特别是经过手术治疗、放疗后有盆腔以外转移或复发者。同时提出采用激素尤其孕激素治疗应有一定的选择,即在治疗前应了解患者的病理分级及激素受体情况。分化级别高、ER、PR 阳性者孕激素治疗效果好。

此后的许多临床试验均观察到单用孕激素可延长晚期或复发子宫内膜癌患者的生存期限。但患者对孕激素治疗的反应率与一定范围内的药物剂量、癌组织细胞孕激素受体是否阳性、转移部位和癌组织分化程度有一定相关性。如醋酸甲地孕酮的每日用量为40mg 的反应率是14%,每日用量为80mg 的反应率是43%,每日用量为160mg 的反应率是48%。PR 阳性的反应率可达80%左右,而 PR 阴性的反应率不到10%。腹腔外转移病灶的反应率高于腹腔内转移病灶,分化好的癌组织的反应率高于分化差的癌组织。体外试验发现,多柔比星联合孕激素治疗,可提高子宫内膜癌患者的反应率。他莫昔芬可纠正长期单用孕激素导致 PR 生成量下降的现象,但单独应用治疗晚期或复发子宫内膜癌的效果较差。1991 年 Moore 等综述分析 8 项应用他莫昔芬共治疗 257 例晚期或复发子宫内膜癌患者,反应率仅 22%。许多研究证实,他莫昔芬与孕激素联合应用可提高治疗反应率。2004 年,GOG 先后报道了应用醋酸甲孕酮加他莫昔芬及醋酸甲地孕酮加他莫昔芬治疗晚期子宫内膜癌的 Ⅱ 期临床试验结果。每日应用醋酸甲孕酮200mg 加 40mg 他莫昔芬的 58 例晚期子宫内膜癌患者,有 6 例完全缓解,13 例部分缓解,反应率为 33%。每次 80mg,每日 2 次应用醋酸甲地孕酮,3 周后改为每次应用他莫昔芬 20mg,每日 2 次,连续应用 3 周,56 例子宫内膜癌患者中 12 例完全缓解,3 例部分缓解,总反应率为 27%。GnRH-a 治疗晚期或复发子宫内膜癌目前尚未观察到肯定的一致效果。曾经有作者报告每月肌内注射曲普瑞林 3.75mg 或皮下注射戈舍瑞林 3.6mg,注射 2 次后,可见 28%的晚期或复发子宫内膜癌患者的盆腔及远处转移病灶缩小 50%以上。Govens 等每月应用亮丙瑞林 3.75mg 肌内注射治疗 25 例晚期或复发子宫内膜癌患者,8 例患者病情得到控制。美国 GOG 近期的一项临床试验显示,对曾接受放疗或孕激素治疗显效后复发的 40 例子宫内膜癌患者,每月皮下注射戈舍瑞林 3.6mg 治疗后,11%的患者收到治疗反应,2 例完全缓解,3 例部分缓解。

因此,对于晚期/复发的子宫内膜癌患者,在失去手术机会的同时,可以给予内分泌治疗,以延长患者的生存期并改善其生活质量。

（郭　红）

第九节　卵巢肿瘤

卵巢肿瘤是常见的女性生殖器官肿瘤,可发生于任何年龄,组织学类型复杂。卵巢恶性肿瘤是妇科三大恶性肿瘤之一,因缺乏特异性症状和有效实用的早期诊断手段,70%以上的患者确诊时已届晚期。卵巢上皮性癌总体预后不良,病死率位居妇科恶性肿瘤首位。卵巢生殖细胞肿瘤对化疗敏感,预后明显提高。

一、概论

【诊断】

卵巢深居盆腔,早期多无特殊症状,一般在妇科查体中偶然发现,早期诊断十分困难。我们可以根据患者的年龄、病史、临床表现及辅助检查作出初步诊断。

1.年龄　卵巢上皮性肿瘤多见于 50～60 岁的妇女,青春期少见;卵巢生殖细胞肿瘤在 30 岁以下青年女性和儿童多见;卵巢性索-间质肿瘤可见于各个年龄阶段。

2.临床表现　卵巢良性肿瘤早期体积小,多无症状,可在妇科检查中偶然扪及。伴随体积增至中等大小时,患者可感轻度腹胀,或腹部触及肿块。妇科检查时,在子宫一侧或双侧触及肿块,囊性,边界清,表面光滑,活动好,与周围无粘连。若体积增长充满整个盆、腹腔,可出现压迫症状,如尿频、便秘、气急、心悸等,查体可见腹部膨隆,叩诊呈实音,无移动性浊音。

卵巢恶性肿瘤早期偶可在妇科检查中发现,常无症状,约 2/3 患者就诊时已是晚期。主要表现为腹部包块、腹胀及腹水。症状轻重取决于:①肿瘤的位置、大小、侵犯邻近器官的程度;②肿瘤组织学类型;③有无并发症。肿瘤压迫盆腔静脉,可出现下肢水肿;若浸润周围组织或压迫神经,可引起腰痛、腹痛或下肢疼痛;若为功能性肿瘤,可产生相应的雌/雄激素过多的症状。晚期可出现消瘦、严重贫血等恶液质征象,亦可发生转移,出现相应症状。妇科检查盆腔肿块多为双侧,实性或囊实性,表面凹凸不平,活动差。三合诊检查可于直肠子宫陷凹触及质硬结节。有时可在腹股沟、腋下或锁骨上触及肿大淋巴结,并常伴腹水。

卵巢肿瘤具体表现如下:

(1)腹胀和下腹不适感随着肿瘤逐渐长大,由于肿瘤本身的体积、重量及受肠蠕动及体位的影响,使肿瘤在盆腔内移动时牵拉,产生腹胀和不适感。合并大量腹水时亦可发生此症状。

(2)腹部包块:肿瘤增大,患者可于腹部自觉肿块。良性肿瘤边界清楚,妇检于子宫一侧触及块物,多为囊性,可活动,与子宫无粘连;恶性肿瘤则为实性或囊实性居多,表面不规则,有结节,周围有粘连或固定。

(3)腹痛:如肿瘤无并发症,极少疼痛。肿瘤迅速长大,包膜破裂或由于外力导致肿瘤破裂,囊液进入腹腔,刺激腹膜引起剧烈腹痛,妇检可及腹部压痛伴肿瘤缩小或消失;患者若突然改变体位,或肿瘤与子宫位置相对改变发生蒂扭转时,可有腹痛、恶心、呕吐等症状;肿瘤感染时则有发热、腹痛等症状。

(4)压迫症状:肿瘤长大压迫盆腹腔内脏器,则出现相应压迫症状。如压迫横膈,则有呼吸困难及心悸;盆腔脏器受压,则因脏器不同而有不同症状,如膀胱受压致尿频,排尿困难或尿潴留,压迫直肠可致排便困难或便秘等;巨大肿瘤充满整个腹腔,可影响静脉回流,致腹壁及双下肢水肿。

(5)腹水:多并发于恶性卵巢肿瘤,尤其是有腹膜种植或转移者。腹水一般呈黄色、黄绿色,或带红色甚至明显的血性,有时由于混有黏液或瘤内容物而混浊。卵巢纤维瘤是一种良性卵巢肿瘤,常并发腹水或胸水,即 Meigs 综合征,切除肿瘤后,胸水及腹水多自然消失。

(6)不规则阴道流血:卵巢上皮性肿瘤不破坏所有的正常卵巢组织,故大部分患者无月经紊乱,少数患者可出现月经改变,绝经后阴道出血等症状。而功能性卵巢肿瘤可出现雌激素过多引起月经紊乱。

(7)性激素紊乱:功能性卵巢肿瘤分泌雌激素过多时,可引起性早熟、月经失调或绝经后阴道流血;睾丸母细胞瘤等分泌雄激素肿瘤,可使患者出现男性化体征,如多毛、痤疮、声音变粗等。

(8)癌浸润和转移症状:肿瘤浸润或压迫周围组织器官出现腹壁和下肢的水肿,大小便不畅和下坠、腰痛;转移至大网膜、肠管,可粘连形成腹部肿块或肠梗阻;侵犯盆壁、累及神经时可出现疼痛并向下肢放射;

远处转移可出现相应症状,如肺转移可出现咳嗽、咳血、胸水;骨转移可造成转移灶局部剧痛;肠道转移可有便血,严重的可造成肠梗阻;脑转移可出现神经症状等。

(9)恶液质:晚期患者可出现显著消瘦、贫血及严重衰竭等恶液质表现。

3.辅助检查

(1)影像学检查

1)超声检查:是目前应用最为广泛而相对简单的方法。可检测肿瘤的部位、大小、形态、性质、内部回声结构及其与周围器官的关系,并有助于鉴别卵巢肿瘤、腹水和结核性包裹性积液。B型超声检查虽然难以发现直径<1cm的实性肿瘤,但其临床诊断符合率>90%。彩色多普勒超声通过超声血流显像技术,获得血流信号,研究组织结构,测定卵巢中的血流阻力指数和搏动指数,给卵巢癌的诊断提供了比较客观的证据,有助于早期诊断。目前较公认的鉴别良恶性卵巢肿瘤分界值为彩色多普勒超声血流阻力指数(RI)=0.4,搏动指数(PI)=1.0,但国外亦有研究表明,血流阻力指数和搏动指数并非总能鉴别良恶性卵巢肿瘤。经阴道彩色超声多普勒分辨率高,更易显示卵巢肿瘤乳头、囊壁、分割不均匀回声等结构,从而对早期卵巢肿瘤的诊断更有特异性,是卵巢肿瘤首选的影像学检查方法。

超声造影技术近年来迅速发展,克服了常规超声检查不能显示肿瘤内部的微小血管和低速血流等缺点,可直接观察组织内部血流灌注。目前超声造影研究主要通过三方面鉴别卵巢肿瘤的良、恶性:血管形态学评估、造影前后多普勒信号强度比较和时间一强度曲线分析。在卵巢肿瘤的早期诊断中起到极大的作用。

2)CT扫描:可清晰显示肿块、腹水和淋巴结转移,但对小体积癌灶的检测不够敏感。良性肿瘤多呈均质性包块,囊壁薄且光滑;恶性肿瘤则表现为盆腔内不规则软组织影,囊实性,与子宫分界不清,腹腔内播散者可见肠袢边缘模糊不清及不规则结节。CT对腹膜后淋巴结及肝脏、肺脏、脾脏的转移最敏感,对网膜、肠系膜和腹膜的种植或肠管的浸润敏感性稍差。国内有关学者报道多螺旋CT能清楚显示盆腔肿瘤与卵巢及卵巢血管蒂的关系,对鉴别卵巢源性与非卵巢源性肿瘤有重要价值。

3)磁共振成像(MRI):具有良好的软组织对比度,故能清楚地显示肿瘤的大小、内部结构(乳头、分隔等)、腹水,鉴别肿瘤内容物性质(出血、液体或脂肪等),但缺乏特异性。可以用来确定盆腔肿瘤的原发部位、毗邻关系,诊断术后残余癌和复发癌,也可用于判断肿瘤分期、淋巴转移和其他部位转移。

4)PET与PET/CT:PET作为一种功能性显像,利用恶性肿瘤组织的糖代谢摄取率,可在早期复发灶出现形态结构改变之前发现肿瘤病灶,亦可通过全身扫描对肿瘤转移灶进行定位和定性诊断,还可用于术后腹膜后淋巴结的检测,可以探及CT不能监测到的大小形态均无异常的淋巴结转移灶,但其对空间解剖的定位有时不够明确。国外有学者报道指出:少数CA125正常及影像学检查均为阴性的早期卵巢癌患者,行PET扫描可呈阳性反应。2005年Havrilesky分析指出PET、CA125及传统影像学检查的敏感性和特异性分别为90%、81%、68%和86%、83%、58%。这一研究充分显示了PET对于复发性卵巢癌的监测的优越性。PET/CT集中了PET功能影像和CT解剖影像两者的优势,一次成像可获得PET、CT及两者的融合信息,对病灶的探测、定位及定性具有重要价值。2005年Hauth对19例怀疑为复发性卵巢癌患者监测发现PET/CT对于其中的11例呈现阳性反应,优于单纯CT及PET显像,而其中位于膈肌、脾脏及胸壁各1例的转移灶,只能依靠PET/CT进行正确诊断。

5)其他:腹部X线检查可显示卵巢畸胎瘤中牙齿与骨质结构,囊壁为密度增高的钙化层,囊腔呈放射透明阴影。肿瘤放射免疫显像亦可以用来检测小型复发癌灶,尤其直径<2cm的病灶。

(2)肿瘤标记物:是肿瘤细胞异常表达所产生的抗原和生物活性物质,在正常组织或良性疾病中几乎不产生或产生甚微。它反映了恶性肿瘤的发生发展过程及癌基因的活性程度。作为肿瘤存在的标记,检测其在体内的存在情况,可以达到早期辅助诊断、鉴别诊断、观察疗效及判断预后的目的。

1)卵巢上皮性肿瘤相关标记物:主要有 CA125、CA153、CA199、CA724、CEA、肿瘤相关的胰蛋白酶抑制物(TAⅡ)、组织多肽抗原(IPA)、HE4 等,尤以 CA125 最为常用,近年来 HE4 受到特别关注。

①CA125:属于 IGg₁ 类的一种糖蛋白,分子量大于 200000,胚胎发育期的体腔上皮可找到此抗原,如:a.米勒管上皮,包括输卵管、子宫内膜及宫颈内膜;b.间皮细胞组织,包括腹膜、胸膜及心包膜;c.自间皮细胞及米勒管衍生物所发生的肿瘤,包括卵巢上皮性癌、输卵管癌、宫颈癌及间皮细胞瘤等。其亦可见于乳腺、肾脏及胃肠道肿瘤、子宫内膜异位症、盆腔结核、腹膜炎性反应等,特异性不强,诊断和筛查时需与其他检测手段联合应用作综合分析。但其敏感性较高,可用于病情监测,在治疗和治疗后的追踪方面,CA125 连续观察更有意义。有学者测定卵巢癌患者的 CA125 水平,发现卵巢癌患者血浆 CA125 升高(>35U/ml)约占 80%,血浆 CA125 的水平与肿瘤残留大小及患者的预后密切相关。研究发现,绝经后妇女存在附件区包快,同时血清 CA125>200U/ml,诊断卵巢恶性肿瘤的阳性预测值达 96%。CA125 检查发现Ⅰ期卵巢癌的敏感性为 50%,研究表明,联合阴道超声检查或以一段时间内随访 CA125,可提高 CA125 的特异性。

②CA153、CA199、CA724、TATI 及 TPA 等:最先发现于胃肠道癌、乳腺癌及肺癌的相关抗原。对卵巢癌总的敏感性低于 CA125。而 CA199 对检测黏液性癌和透明细胞癌有较高敏感性。

③人附睾蛋白 4(HE4):是一种新的肿瘤标志物,HE4 基因在卵巢癌组织中高表达,但是在良性肿瘤及正常组织包括卵巢组织中不表达或低表达。2005 年 Drapkin 等应用免疫组织化学法研究发现,HE4 在卵巢癌细胞株 OVcar-3、OVcar-4、OVcar-5、CaoV3、SKOV3 的上清液中有表达,并且发现 HE4 在 100% 的卵巢子宫内膜样癌、93% 的卵巢浆液性癌和 50% 的卵巢透明样癌中表达,但在卵巢黏液性癌及正常卵巢组织中不表达。2008 年 Kobel 的一项回顾性研究也表明 HE4 在卵巢内膜样癌和高分化浆液性卵巢癌中具有较高的表达,而在透明细胞癌和黏液性卵巢癌中的表达水平较低。可见 HE4 是卵巢浆液性癌和内膜样癌的表达标志物,HE4 对不同类别卵巢癌有不同的预测价值。2003 年 Hellstrom 研究报道,HE4 的灵敏度显著高于 CA125 的敏感性(60% vs 13%),并且在卵巢良、恶性肿瘤的鉴别方面,其假阳性率要低于 CA125,两者有显著性差异。Moore 等研究发现单独 HE4 检测有着高敏感性(72.9%)和高特异性(95%),是检测早期卵巢癌的最佳标志物。而 Allard 在 2008 年 ASCO 会议上报道,对 80 例上皮性卵巢癌患者经过治疗后监测复发的 434 个血清样本,分别检测其 CA125 和 HE4,临床用 CT 影像学来判断肿瘤大小和复发。结果 CA125 或 HE4 联合应用与临床一致性较高,为 83.8%(67/80)。HE4 作为一种新型的肿瘤标志物,目前国内外已有将血清 HE4 应用于卵巢癌诊断的研究,相信其在卵巢癌的早期诊断、治疗监测方面具有很好的应用前景。

④其他:近年来,随着 cDNA 微阵列技术的应用,陆续发现凋亡诱导配体、存活素、端粒酶、血管内皮生长因子(VEGF)、骨桥蛋白(OPN)等作为卵巢癌的肿瘤标记物,用于卵巢癌的筛查诊断和预后评价。凋亡诱导配体是肿瘤坏死因子(TNF)相关的凋亡诱导配体;存活素是新近发现的一种凋亡抑制基因;血管内皮生长因子是一种高效的多功能多肽,在肿瘤(特别是实体肿瘤)、癌性水肿、创伤、关节炎等疾病血管生成、血管通透性的生理病理过程中起中心调控作用。OPN 是一种具有多种生物学功能的分泌型结合钙磷酸化糖蛋白,与许多肿瘤的发生、转移、预后有关,尿液、乳汁及恶性肿瘤患者的血液中可检测到。国内有报道认为 OPN 与 CA125 联合监测卵巢癌时可将特异度提高至 93.8%。

2)卵巢恶性生殖细胞肿瘤相关标记物

①甲胎蛋白(AFP):AFP 作为一种由胚胎的卵黄囊及不成熟的肝细胞所产生的特异性蛋白,其血清含量随着胚胎发育成熟、卵黄囊成熟及肝细胞日趋成熟会相应减少,出生后数日至数周即不能测出。卵黄囊瘤的组织来源为卵黄囊,所以可产生大量 AFP,其敏感性几乎为 100%。因为卵巢恶性生殖细胞肿瘤常为

混合型,可能混有少量卵黄囊成分,故其也可产生微量 AFP。

②绒毛膜促性腺激素(HCG):卵巢原发性绒癌及胚胎癌患者,因其肿瘤可分泌 HCG,故血 HCG 水平可以升高。其中原发性绒癌血 HCG 可达 10^6 IU/L,而卵巢胚胎癌分泌量则相对较少。

③神经细胞特异性烯醇化酶(NSE):因 NSE 可以大量存在于正常组织及神经细胞肿瘤,故其对于神经细胞肿瘤和神经内分泌性肿瘤有诊断意义。卵巢未成熟畸胎瘤所含未分化组织成分中以神经组织最常见,故也可产生 NSE。而卵巢无性肿瘤亦可有 NSE 升高,原因尚不清楚。

3)卵巢性索-间质肿瘤相关标记物

①固醇类激素:一部分卵巢性索-间质肿瘤具有分泌固醇类激素的功能。颗粒泡膜细胞瘤及环管状性索-间质瘤可分泌雌激素和孕激素,卵巢支持细胞瘤、间质细胞瘤及硬化性间质瘤可分泌雄激素。其中支持细胞瘤和硬化性间质瘤亦可分泌雌激素。在手术切除后,这些具有分泌固醇类激素的肿瘤,体内血激素水平也随之下降,而复发后上升,故可作为监测病情的肿瘤标记物。

②米勒管抑制激素(MIS):MIS 是由男性胎儿的性腺间质细胞产生一种糖蛋白激素,可使米勒管退化。而女性胎儿,没有 MIS 的抑制,米勒管可正常发育为输卵管、子宫及阴道上段。但是女性胎儿出生后,卵巢颗粒细胞亦可分泌 MIS。这就为 MIS 的检测提供了理论依据。国外有研究报道,环管状性索,间质瘤和颗粒细胞瘤患者在手术前 MIS 值升高,手术切除肿瘤后变为正常,但术后复发者上升。

③抑制素:是由性索间质细胞产生的一种多肽激素,参与垂体性腺反馈系统的调整。有研究同时对卵巢颗粒细胞瘤及上皮性肿瘤进行血清抑制素检测,结果发现上皮性肿瘤患者均无升高,而约 8/9 颗粒细胞瘤患者均有明显升高,且动态监测与病情改变吻合。

④滤泡调整蛋白(FRP):FRP 是由卵巢颗粒细胞分泌的具有调整滤泡发育和分泌固醇类激素功能的蛋白质。其可于滤泡液内及正常行经的女性的血清和尿液中检出。有学者报告说多数颗粒细胞瘤患者血清 FRP 有明显升高。

4)其他:恶性肿瘤具有的某些蛋白质或生化代谢产物亦可作为肿瘤标记物,但其特异性不强。恶性肿瘤组织糖发酵分解较正常组织高,而乳酸脱氢酶(LDH)是糖酵解过程一个重要的酶,它的血清值随糖酵解的增加而升高,尤其是对于卵巢无性细胞瘤的检测较敏感。而血清唾液酸或脂连唾液酸(LSA)在体内的增加与恶性肿瘤细胞自身物质合成增加紧密相关,亦是简单易行且较为理想的标记物。

(3)腹腔镜检查:我们可以借助腹腔镜直观的探查膈肌、腹膜及盆腹腔脏器表面从而明确病变的位置、大小、部位、性质以及有无腹腔播散,并可吸取腹腔冲洗液行细胞学检查,对可疑部位进行多点活检,但若盆腔广泛粘连则难以取得结果。

(4)细胞学检查:腹水或腹腔冲洗液查找癌细胞对Ⅰ、Ⅱ期患者进一步确定分期及选择治疗方案有意义;若有胸腔积液应抽取胸腔积液进行细胞学检查,确定有无胸腔转移。阴道脱落细胞找癌细胞阳性率低,价值不大。

(5)病理组织学检查:活体组织病理检查是确诊卵巢肿瘤的唯一途径,并可区分不同类型及良、恶性,同时指导分期,但由于晚期肿瘤多盆腔粘连,术前多难以获得组织学标本。

【浸润和转移途径】

卵巢恶性肿瘤转移主要通过直接蔓延和腹腔种植,淋巴转移也是主要的转移途径,血行转移少见。

1.直接蔓延 卵巢恶性肿瘤可浸润并穿透包膜,直接蔓延到邻近器官或组织,并广泛种植于盆腔腹膜、子宫、输卵管、直肠、乙状结肠、膀胱、大网膜、横隔及肝表面等。

2.腹腔种植 系瘤细胞脱落种植于浆膜腔而发生的转移。肿瘤向深层浸润到达浆膜层,其脱落的瘤细胞可发生肿瘤,又因重力关系,多位于下垂部位,盆腔底部以及腹膜天然皱褶或隐窝处。值得注意的是良性肿瘤亦可发生腹膜种植,如浆液或黏液性乳头囊腺瘤的腹膜种植类似其原发肿瘤,分别呈现乳头状赘生物或黏液湖,需病理切片进一步鉴定良、恶性。

3.淋巴转移 依据卵巢的淋巴循环而分成三条途径:①卵巢→卵巢下丛→沿卵巢动、静脉淋巴管(骨盆漏斗韧带内淋巴管)→腹主动脉旁淋巴结,称上行路线;②卵巢门→阔韧带前、后叶间淋巴管→髂内髂外髂间及髂总淋巴结,称下行路线;③卵巢→子宫圆韧带内淋巴结→髂外和腹股沟淋巴结,此途径较少见,却是转移至腹股沟淋巴结的主要途径。由于淋巴管内瘤栓压迫其他淋巴管道而引起闭塞,可促使经侧支循环而流入邻近脏器的淋巴管而转移,且双侧卵巢、输卵管及子宫的淋巴管互相吻合,并与盆腔淋巴管沟通,故上述部位肿瘤可以互相转移。

4.血行转移 少见,晚期及治疗后复发的患者可转移至肺、肝、脑等。

【手术病理分期】

2011年卵巢癌NCCN指南中公布的美国癌症联合委员会(AJCC)卵巢癌TNM和FICO分期系统,具体见表12-1。此表对癌变范围反映比较清楚,估计预后也较准确,是目前最新推荐采用的分期标准。

表 12-1 卵巢癌手术病理分期(NCCN,2011)

原发肿瘤(T)

TNM	FIGO	
Tx		原发肿瘤不能评价
T_0		无原发肿瘤证据
T_1	I	肿瘤局限于卵巢(单侧或双侧)
T_{1a}	IA	肿瘤局限于单侧卵巢,包膜完整,表面无肿瘤,腹水或腹腔冲洗液中未见恶性细胞
T_{1b}	IB	肿瘤局限于双侧卵巢,包膜完整,表面无肿瘤,腹水或腹腔冲洗液中未见恶性细胞
T_{1c}	IC	肿瘤局限于单侧或双侧卵巢,伴有以下任何一项者:包膜破裂、卵巢表面有肿瘤、腹水或腹腔冲洗液中查见恶性细胞
T_2	II	肿瘤累及单侧或双侧卵巢,伴盆腔播散
T_{2a}	IIA	肿瘤蔓延和(或)转移到子宫和(或)输卵管,腹水或腹腔冲洗液中未见恶性细胞
T_{2b}	IIB	肿瘤侵及其他盆腔组织,腹水或腹腔冲洗液中未见恶性细胞
T_{2c}	IIC	肿瘤盆腔播散(IIa或IIb期肿瘤),腹水或腹腔冲洗液中查见恶性细胞
T_3	III	肿瘤位于单侧或双侧卵巢,镜检证实盆腔外腹膜微转移
T_{3a}	IIIA	盆腔外腹膜腔内镜下微转移
T_{3b}	IIIB	盆腔外腹膜腔内肉眼可见转移,但转移灶最大直径≤2cm
T_{3c}	IIIC	盆腔外腹膜腔内肉眼可见转移,但转移灶最大直径>2cm,和(或)区域淋巴结转移
Nx		区域淋巴结无法评价
N_0		无区域淋巴结转移
N_1	IIIC	区域淋巴结转移
M_0		无远处转移
M_1	IV	远处转移(包括腹膜转移)

注:非恶性腹水的存在并未加分类。除非腹水中查见恶性细胞,否则腹水的存在不影响分期。肝包膜转移属于T_3或III期,肝实质转移属于M_1或IV期。出现胸水必须有细胞学证据才列为M_1或IV期

2009年FIGO对原发性卵巢恶性肿瘤分期的修订建议为：①Ⅰ期，应对细胞分级进行描述，未进行全面分期的Ⅰ期病例列为Ⅸ；②Ⅲ期，需描述手术后病灶残留情况，无残留者列为Ⅲ-R₀、最大残留直径＜1cm为Ⅲ-R₁、最大残留直径＞1cm为Ⅲ-R₂，Ⅲ-N为仅有腹膜后淋巴结转移，而无腹膜种植灶；③Ⅳ期，仅有胸水细胞学阳性为ⅣA，远处转移为ⅣB。

【鉴别诊断】

卵巢肿瘤的鉴别诊断依肿瘤的大小性状而异，应与卵巢非赘生性肿瘤、输卵管卵巢囊肿、子宫肌瘤、阔韧带肿瘤、妊娠子宫、腹水、充盈膀胱、子宫内膜异位症、盆腔各种炎性包块、盆腔脓肿、后腹膜肿瘤、转移性肿瘤等相鉴别。

1.卵巢非赘生性肿瘤　滤泡囊肿和黄体囊肿最多见。一般直径小于5cm，多为单侧，可短期观察或给予避孕药口服，3个月内多自行消退。如果囊肿逐渐增大而不消退，应考虑为卵巢肿瘤。

2.输卵管卵巢囊肿　常有不孕或盆腔感染史，为炎性囊性积液，一侧或双侧附件区扪及条形囊性包块，边界较清，活动受限。

3.子宫肌瘤　浆膜下肌瘤或肌瘤囊性变易与卵巢实体瘤或囊肿混淆。肌瘤常为多发，与子宫相连，质硬，检查时随宫体及宫颈而移动。应结合病史、体征及B超等辅助检查做全面分析，必要时可行剖腹探查以明确诊断。

4.子宫内膜异位症　异位症所导致的盆腔粘连、异位囊肿及结节有时很难与卵巢肿瘤鉴别，前者常有进行性痛经、月经量多、经前阴道不规则流血等，超声检查、腹腔镜可帮助鉴别。

5.盆腔炎性包块　结合有无炎症病史可帮助鉴别。炎性包块多活动受限，囊性壁较薄，有压痛。结核性腹膜炎、卵巢肿瘤合并感染有时较难明确诊断，需要借助病史及多项辅助检查相鉴别。

6.腹膜后肿瘤　腹膜后肿瘤如畸胎瘤、脂肪瘤、神经纤维瘤等均少见，但具有显著的腰骶痛等临床症状。肿瘤固定不动，位置低者可使子宫、直肠和输尿管移位。超声、CT、MRI等有助于鉴别。

7.转移性肿瘤　与卵巢原发恶性肿瘤不易鉴别。对于双侧性、中等大、肾形、活动的实性包块，应疑为转移性卵巢肿瘤，可来自于胃肠道、乳腺、淋巴瘤等。若有消化道症状，应行胃、肠镜，有消化道癌、乳腺癌病史者更应警惕。但多数病例无原发性肿瘤病史，应做剖腹探查。

8.其他盆腹腔包块　均有与卵巢肿瘤混淆的可能。如肾盂积水多有腰痛及排尿障碍，肠系膜囊肿位置较高，仅限于前后移动，叩诊时有鼓音带。须借助于超声、CT及其他辅助检查相鉴别。

【并发症】

1.蒂扭转　为常见的妇科急腹症，发生率约为10%。其诱因包括妊娠期、产褥期子宫大小及位置发生改变、肠蠕动、膀胱充盈、患者突然咳嗽、呕吐、改变体位等。多见于畸胎瘤等瘤蒂较长、重心偏于一侧、中等大小并且活动度良好的肿瘤。卵巢肿瘤蒂扭转后多有突发性一侧下腹剧痛，伴恶心、呕吐，重者可有休克，系腹膜牵引绞窄所致。不全扭转有时可自然复位，腹痛会随之缓解。若扭转不能恢复，静脉回流受阻可致瘤内极度充血或血管破裂，进而出现瘤内出血，瘤体迅速增大。妇科查体可扪及张力较大肿物，有压痛，尤以瘤蒂部明显。若有动脉血流受阻，肿瘤可卒中坏死变为紫黑色，发生破裂和继发感染。卵巢肿瘤蒂扭转一经确诊，应尽快手术。需要切除肿瘤者术时应钳夹蒂根下方，将肿瘤和扭转的瘤蒂一并切除，钳夹前多不将扭转复位以防止栓子脱落形成肺栓塞。近年来国内外研究发现蒂扭转病例可行保守性手术，首先蒂复位，部分术者同时用生理盐水湿敷卵巢。根据卵巢的颜色恢复情况分别行囊肿剥除术；如蒂复位后，肉眼卵巢坏疽行患侧附件切除。保守性手术的实施主要考虑以下几个因素：扭转度数、扭转时间、扭转后卵巢缺血坏死程度及患者年龄及是否有生育要求。2007年骆继英等报道扭转时间＜48小时、扭转度数＜540°的患者，可先行蒂复位，根据卵巢颜色恢复情况决定行保守性手术。国外亦有扭转72小时行卵巢复位囊肿剥除术,且术后卵巢功能恢复良好的报道。Mc Govern 的一项回顾性研究(309 例卵巢肿瘤蒂扭转行蒂复位患者)结果表明:卵巢肿瘤蒂扭转发生卵巢静脉栓塞的概率为 0.2%,且没有一例与复位有关,认为以往过高估计了卵巢肿瘤蒂扭转发生栓塞的风险。

2.破裂　　发生率 3%,分为两种:自发性和外伤性破裂。自发性破裂多为瘤体生长过快,浸润并穿破囊壁所致。外伤性破裂则多为腹部受重击、性交、分娩、妇科检查及穿刺等引起。症状的严重程度与流入腹腔囊液的数量、性质及破裂口的大小等因素有关。溢出物少或破口小时,患者可仅感轻微腹痛;溢出物多、刺激性强(如成熟性畸胎瘤内容物)、破裂口大时,患者多有剧烈腹痛,伴恶心呕吐,甚至导致腹腔内出血、腹膜炎,重者可致休克。妇科检查可有腹部压痛、腹肌紧张及移动性浊音,原有肿块缩小或消失。疑有肿瘤破裂者应立刻行手术治疗。术中应尽量吸净囊液,行细胞学检查。切除标本需仔细观察,尤其注意破口边缘有无恶变并送病理,以确定手术范围。

3.感染　　较少见,多因肿瘤蒂扭转或破裂所致,也可来自于邻近器官感染(如阑尾脓肿扩散)。临床表现为发热、腹痛、肿块及腹部压痛反跳痛、腹肌紧张及白细胞升高等腹膜炎征象。切除肿瘤前应先行抗感染治疗,若感染不能在短期内得到控制,应急诊手术治疗。

4.恶变　　早期多无症状,不易发现。若发现肿瘤生长迅速,尤其为双侧,应考虑良性肿瘤恶变。

【治疗】

除卵巢瘤样改变可做短期观察外,其余卵巢肿瘤均应行手术治疗。治疗原则为以手术为主,恶性者辅以化疗、放疗及生物治疗的综合治疗。

1.手术治疗　　卵巢良性肿瘤可根据患者年龄和有无生育要求行囊肿剥除术或患侧附件切除术。卵巢恶性肿瘤主要有以下几种手术方式。

(1)全面分期手术:适用于 FIGO Ⅰ 期卵巢癌,是早期患者的基本术式,包括:①腹部足够大的纵切口;②腹腔细胞学检查;③对腹腔脏器实质及表面的系统探查;④对任何可疑转移部位或腹膜表面的粘连处活检,尤其注意子宫直肠窝、结肠侧沟腹膜、膀胱腹膜及肠系膜;⑤横隔表面的活检或细胞学涂片;⑥全子宫和双附件切除(卵巢动、静脉高位结扎),要求保留生育功能者经选择后可考虑仅行患侧附件切除;⑦大网膜切除;⑧盆腔淋巴结切除,尤其是切除覆盖髂外血管和髂内血管及其间的淋巴脂肪组织,从前闭孔窝区域到闭孔神经,和覆盖髂总血管及侧面的淋巴组织;⑨腹主动脉旁淋巴结切除,自下腔静脉和腹主动脉两侧剥除淋巴脂肪组织至少到肠系膜下动脉水平,最好到肾血管水平;⑩阑尾切除,黏液性肿瘤均需阑尾切除。一般认为,对于卵巢上皮性癌,实行保留生育功能的手术应谨慎并严格掌握指征。

必须具备以下条件方可实行:①患者年轻,有生育要求;②ⅠA 期;③细胞分化好(G_1),非透明细胞癌;④对侧卵巢外观正常,盆腹腔探查阴性;⑤有随诊条件。

此术式主要目的是准确分期,以指导术后治疗。这种分期手术使 10%～20% 的隐匿阳性(转移)或误判得以纠正。

(2)肿瘤细胞减灭术:适用于 FIGO Ⅱ～Ⅳ 期卵巢上皮性癌、性索-间质肿瘤等患者。指尽最大努力切除卵巢癌原发灶及转移灶,使残余癌灶直径<1cm,甚至<0.5cm。满意的肿瘤细胞减灭术可考虑盆腔脏器切除术、肠切除术、膈面或其他腹膜表面剥除或脾脏切除术。主要包括:①腹部足够大的纵切口;②腹腔细胞学检查;③切除大网膜;④尽可能切除全部转移瘤,尤其注意横隔、子宫直肠窝、结肠侧沟腹膜、盆壁腹膜、肠及肠系膜;⑤全子宫双附件或盆腔肿物切除(卵巢动、静脉高位结扎);⑥尽可能切除可疑或增大的淋巴结;⑦选择适当的患者行阑尾切除术。作为最初的治疗,这一手术的满意程度或彻底性对预后有重要意义。

(3)中间型肿瘤细胞减灭术:指经过临床和影像学检查,估计手术难以切净或有肝肺等远处转移。在获得恶性的病理组织学证据(或细胞学证据而临床高度怀疑者)后,先行 2～3 个疗程的新辅助化疗或称先期化疗,使肿瘤得到部分控制,患者情况改善后再进行的手术。

(4)再次肿瘤细胞减灭术:指由于各种原因,首次或最初的手术未能达到满意的程度,经过若干疗程的治疗,再次开腹行肿瘤细胞减灭。包括:①上述中间型肿瘤细胞减灭术;②经初次手术和化疗后复发的病例;③经过初次的手术和化疗后疾病进展的病例;④在二探术中发现的肉眼可见病灶的病例。

(5)再分期手术:首次手术未进行确定分期、未做肿瘤细胞减灭术、亦未用药,而施行的全面探查和完成准确分期的手术。通常是在急诊手术(如卵巢肿瘤扭转)或由于认识和技术原因只做了肿瘤切除或附件切除之后,术后证实为恶性,再次剖腹进行的分期手术。手术的内容和步骤与全面分期探查术完全一样。如已经给予了化疗,则不能称为再分期手术,因为化疗可能改变癌瘤的分布状态。

(6)二次探查术:指经过满意的肿瘤细胞减灭术和 6 个疗程的标准一线化疗后,通过临床表现及辅助实验室检测(包括 CA125 等肿瘤标记物检测及影像学)均无肿瘤迹象,达到临床完全缓解,而施行的再次探查术。用以了解腹腔内肿瘤是否得到根治与药物治疗效果。包括几个要点:①切除所见癌灶;②若有阴性发现,则巩固化疗或停止化疗;③若有阳性发现,则改变化疗或治疗方案。目前,已公认本术式不宜常规用于临床实践,仅用于临床试验中的病例筛选。

2.化学治疗　为卵巢恶性肿瘤主要的辅助治疗。卵巢恶性肿瘤常有盆腹腔广泛种植,很难完全切净,术后主要依靠化学治疗;如果卵巢肿瘤巨大固定,术前新辅助化疗可以增加手术机会和达到更加满意的减灭效果;对于不能耐受或无法手术者,化疗几乎是唯一的治疗手段。

(1)常用的化疗药物:有铂类(如卡铂、顺铂);抗肿瘤植物类(如紫杉醇、喜树碱、长春新碱等);烷化剂(如环磷酰胺、异环磷酰胺、苯丙氨酸氮、塞替派等);拓扑异构酶抑制剂和抗生素类(如放线菌素 D、放线菌素 D)等。

1)顺铂(DDP):为铂的金属络化物,能与 DNA 结合,导致 DNA 双链间交联,有抑制和破坏 DNA 的功能,也可抑制细胞的有丝分裂与增殖,为一种细胞周期非特异性药物,可用于多种肿瘤的化疗。主要的副作用有消化道反应,肾脏损伤,表现为血尿、管型尿,神经毒性,偶见骨髓抑制。用药前应全面检查肝肾功能及血液检查,如有损害者应禁用。用药期间定期检查肝肾功能、血及尿液检查。为减轻其肾毒性,使用顺铂均应水化与利尿,使尿量>100ml/h,以保护肾脏。

2)卡铂:为第二代铂络化物,抗癌谱广,抗肿瘤活性与 DDP 相似,主要毒性是骨髓抑制,而非血液毒性比 DDP 低,使用中不需水化及利尿。每 4mg 卡铂的疗效相当于顺铂 1mg,用药前应全面行肝肾功能及血液检查,根据肌酐清除率调整卡铂用量。

3)紫杉醇:由美洲紫杉树皮中提取的双烃烯植物类抗肿瘤药物。作用于细胞的微管系统,促经微管双聚体装配并组织其去多聚化,从而抑制癌细胞的有丝分裂,使之停止于 G_2 期和 M 期,起到抗癌作用。主要不良反应有过敏反应,如血管性水肿、荨麻疹、低血压及呼吸困难等,骨髓抑制特别是白细胞减少较明显,胃肠道反应、神经毒性,如脱发、关节痛、手足麻木等。辅以 G-CSF,改善骨髓抑制,可保证化疗顺利进行。使用前应尽量摇匀,如与铂类合用,应先用紫杉醇。其过敏反应可用激素和抗过敏药物防治。目前国内外已将紫杉醇和铂类药物的联合化疗作为卵巢上皮癌的首选化疗方案。

4)托泊替康:为细胞周期特异性药物,主要作用于 S 期细胞,是选择性拓扑异构酶Ⅰ抑制剂,可与之共价结合,使 DNA 断裂,干扰 DNA 的转录和复制,阻止有丝分裂,使细胞凋亡。主要副作用是骨髓抑制,特别是中性粒细胞和血小板减少、胃肠道反应、少数可有脱发、泌尿系统症状。尚未发现有交叉耐药,疗效呈时间依赖性。

5)依托泊苷(VP-16):是细胞周期特异性抗肿瘤药物,作用于晚 S 期或 G_1 期,其作用位点是拓扑异构酶Ⅱ,形成一种药物-酶-DNA 三者之间稳定的可裂性复合物,干扰 DNA 拓扑异构酶Ⅱ,致使受损的 DNA 不能修复。

6)博莱霉素:是放线菌产生的含有 13 种组分的碱性多肽类抗肿瘤抗生素,主要成分为博莱霉素 A_2,占 55％～70％,为细胞周期非特异性药物。它主要是与铁络合剂形成自由基,作用于 DNA,使其分解,引起 DNA 单链断裂同时还可抑制肿瘤血管的生成。其骨髓抑制作用小,但易出现皮肤及肺部毒性,如皮肤色素沉着、指甲变色、角质化增厚,肺部毒性是最严重的也是剂量限制性的毒性,可出现间质性肺炎及肺纤维化,严重者可致死。终生剂量 $250mg/m^2$,单次计量不可超过 30mg。故多次应用需行肺功能检查。

7)长春碱类:是从夹竹桃科植物长春花中提取的生物碱,目前正式用于临床的有长春碱、长春新碱、长春地辛及长春瑞滨等。长春碱类药物可干扰细胞周期的有丝分裂阶段(M 期),从而抑制细胞的分裂和增殖。其细胞毒性是通过与微管蛋白的结合实现的,它们在微管蛋白二聚体上有共同的结合位点,可抑制微管聚合,妨碍纺锤体微管的形成,从而使分裂于中期停止,阻止癌细胞分裂增殖。

8)脂质体阿霉素:与游离阿霉素的抗肿瘤细胞机制相同,为细胞周期非特异性药物,对 S 期细胞更敏感,阻止 RNA 转录,抑制 RNA 合成,也能阻止 DNA 复制。它具有下述优点:①体内可被生物降解,免疫原性小;②水溶和脂溶性药物都可包埋运载,药物缓释,药效持续时间长;③正常组织毛细血管壁完整,大部分的脂质体不能渗透,而肿瘤生长部位毛细血管的通透性增加,使脂质体阿霉素聚集量增加,并由于阿霉素的缓释,直接用于肿瘤部位,增加了治疗效果;④通过细胞内吞融合作用,脂质体可直接将药物送入细胞内,避免使用高浓度游离药物从而降低不良反应,如恶心呕吐、骨髓抑制、心脏毒性及脱发。但较阿霉素相比,其皮肤黏膜损害更常见。

9)吉西他滨:属新型脱氧胞苷类似物,通过细胞内磷酸化,有效抑制 DNA 聚合酶和 RNA 还原酶。主要毒性为骨髓抑制、流感样症状和恶心呕吐。吉西他滨与顺铂有相互协同作用。联合用药时应注意用药顺序,先给予吉西他滨再予顺铂。

10)烷化剂:为细胞周期非特异性药物,是一种广谱抗肿瘤药物。可与细胞代谢中许多重要的基团进行烷基化作用,妨碍 DNA 的复制和转录,从而阻止瘤细胞的代谢和复制。常用的有氮芥、环磷酰胺等。

11)抗生素类:此类药物均系自然界微生物的代谢产物,其生化作用点多为抑制核酸或核酸合成的细胞毒性物质,属细胞周期非特异性药物。包括丝裂霉素、博来霉素、阿霉素等。

(2)化疗的方式:包括术前和术后化疗、静脉化疗和腹腔化疗及单药和联合用药等。

术前化疗也称为新辅助化疗(或先期化疗),适用于晚期患者,肿瘤种植转移广泛、全身情况差不能耐受手术或因肿瘤广泛粘连不能完成理想减灭术者,以使肿瘤缩小、松动,提高手术成功率。一般化疗 2～3 个疗程。

术后化疗分为一线化疗、二线化疗及巩固(或维持)化疗。一线化疗是卵巢癌术后立即实施的旨在消灭术后残存肿瘤细胞、达到完全缓解为目标的诱导治疗。目前一线化疗标准疗程数为 6～8 疗程。

巩固化疗(又称维持化疗),为针对一线化疗后取得完全临床缓解的患者,所实施的旨在延缓复发为目的的追加治疗。目前除美国 GOG 一项研究显示紫杉醇 12 疗程巩固化疗优于 3 个疗程之外,其他巩固化疗均未使患者获益。

二线化疗是针对复发性卵巢癌的姑息性治疗,对铂类敏感性复发仍可选用铂类和紫杉类为基础的联合化疗或单剂化疗,对铂类耐药型复发或未控患者,则宜选择非铂类药物。

化疗途径有全身用药、腹腔化疗和动脉灌注化疗之分。全身用药包括口服、肌注、静脉化疗,其中以静脉化疗为卵巢癌的主要化疗途径。腹腔化疗具有一定治疗优势,在国内外临床应用多年,虽然已有 3 个随机对照研究显示与静脉化疗联合应用可延长患者总生存期,美国 NIH 发表声明倡导临床应用腹腔化疗,但尚无证据其可取代标准静脉全身化疗。此外，术后残余肿瘤在全身化疗的同时经局部动脉插管化疗对控制肿瘤亦有一定效果。

卵巢癌化疗一般首选联合化疗，上皮性癌首选铂类加紫杉类联合化疗；生殖细胞癌首选博来霉素、顺铂和足叶乙甙联合化疗。

3.放射治疗　由于卵巢癌多容易发生盆腹腔转移，对化疗比较敏感，尤其是近年来多种药物联合化疗效果的提高，故除了无性细胞瘤及晚期或复发性卵巢癌之外，放疗的应用比较局限。目前，体外照射有盆腔照射、腹腔照射、全腹加盆腔照射，目前临床多采用全腹加盆腔照射。但是放疗对正常组织（肠管、肺脏等）有损伤，可发生放射性肠炎及腹膜粘连等并发症。此外，过去曾用 ^{32}P 和 ^{198}Au 同位素治疗卵巢癌，但一些随机对照研究并未显示肯定的疗效。

4.生物治疗　包括免疫治疗、基因治疗和生物反应调节剂的临床使用，号称为恶性肿瘤的第四治疗模式。针对卵巢癌现已开展了基因工程细胞因子、活化扩增的免疫细胞、细胞和抗体疫苗、人源化单克隆抗体和小分子靶向药物以及各种策略的基因治疗临床试验，有些获得初步临床疗效，但绝大多数尚需随机对照研究证实。白细胞介素-6、干扰素 α、干扰素 γ 等细胞因子治疗和淋巴因子激活的杀伤细胞（LAK）、肿瘤浸润淋巴细胞（TIL）、CD3 单抗激活的杀伤细胞（CD3AK）、细胞因子诱导的杀伤细胞（CIK）、扩增活化的自体淋巴细胞（EAAL）、树突状细胞（DC）等免疫细胞治疗已在探索应用，其中临床试验表明 DC 较有应用前景。针对 CA125、gp38、HER2、MUC1、TAG72、VEGF 的单克隆抗体治疗卵巢癌临床试验中，CA125 单克隆抗体 Oregovomab 和抗独特型抗体 ACA-125 的研究引人瞩目，特别是人源化抗 VEGF 贝伐单抗的临床研究已显示实际应用前景。基因治疗卵巢癌临床试验多在Ⅰ、Ⅱ期，已经进入Ⅲ期临床试验的腺病毒载体 p53 基因治疗卵巢癌在中期分析后因未能显示疗效已经被迫关闭。小分子靶向药物如 gefitinib（吉非替尼）、erlotinib（埃罗替尼）、lapatinib（拉帕替尼）、pazopanib、sorafenib（索拉非尼）、sumtlnib、AZD6474、AZD2171、TLK-286、gleevec（格列卫）、BAY12-9566 等多数处于Ⅰ、Ⅱ期临床试验中，评价疗效尚为时过早，但 Parp 抑制剂很有可能最早成为卵巢癌的有效靶向治疗药物。

【卵巢恶性肿瘤治疗后的监测】

1.在完成一线标准治疗后，每 2～4 个月随访一次，共 2 年；之后每 3～6 个月随访 1 次，共 3 年；然后每年随访 1 次。

2.若首次确诊时 CA125 或其他肿瘤标记物升高，则每次随访时复查。

对于有残余癌灶的卵巢癌患者，若 CA125 水平持续升高，即使处于正常范围内，仍可提示卵巢癌的复发，比临床或影像学提示复发早 3～6 个月。Gallion 等报道分析了血清 CA125 水平与二探术所见及肿瘤负荷量的关系。研究对象为 95 例Ⅲ期或Ⅳ期卵巢癌患者，且 CA125<35U/ml。其中，CA125<7U/ml 的43 例患者中有 15 例复发（35%）；CA125 为 7～19U/ml 的 39 例患者中有 25 例复发（64%）；CA125 为20～35U/ml 的 13 例患者中有 12 例复发（92%）。这表明首次治疗后 CA125 的轻度升高既可能预示肿瘤有复发或持续性病变，还表明我们可以把二探术前的界限值定为 20U/ml，而不是 35U/ml。

3.如有指征，行包括盆腔在内的体格检查及全血细胞计数和生化检查。

4.根据临床指征行胸片或胸部/腹部/盆腔 CT、MRI、PET、PET-CT 检查。

5.对未曾进行家族史评价者，考虑实施评价。

【筛查和预防】

目前对生殖细胞肿瘤和性索间质细胞肿瘤发生的危险性因素所知甚少，筛查和预防主要针对上皮性卵巢肿瘤。

1.筛查　由于卵巢在体内所处的位置以及大部分上皮性癌的生物学特性，卵巢癌的早期诊断比较困难。研究发现,部分高危症状有助于较早识别早期卵巢癌。这些症状主要包括:腹胀、盆腹部疼痛、进食困难或很快出现饱腹感,以及尿路刺激症状(尿急、尿频)。如果这些症状是新出现以及频繁发作(>12 天/月),应行进一步检查排除卵巢癌,但是利用这些症状进行肿瘤筛查检测并不能满足敏感性和特异性的要求,特别是对于早期患者。

目前为止,尚没有前瞻性研究可以明确肿瘤标记物和超声在卵巢上皮癌筛查中的价值。一项由英国卵巢癌筛查协作试验组(UKCTOCS)进行的旨在评估卵巢癌筛查手段的临床试验正在进行中,研究将超声检查联合 CA125 检测的多重手段筛查、仅用超声筛查和不做筛查进行了比较。初步研究结果提示多重手段联合筛查的方法能更有效地检出早期卵巢癌。然而美国另一项采用经阴道超声检查联合 CA125 检测的方法进行筛查,经筛查发现的癌症患者 72% 为晚期病例,并未发现早期卵巢癌检出率的提高。另一项最近开展的研究发现,与单用超声检查相比,加用 CA125 检测并不能提高早期卵巢癌的检出效率。

最近开展的一项筛查试验评价了卵巢癌风险评估系统(RO CA),该系统采用年龄和随时间变化的 CA125 水平来确定处于平均风险水平的妇女是否会发生卵巢癌;通过该系统评估为高危的妇女再进一步行经阴道超声检查(TVS)。然而,妇科肿瘤医师协会(SGO)及一些其他机构已经指出,除非有来自更大型随机对照试验的数据公布(如,UKCTOCS),否则没有足够的证据支持这种筛查方法用于低危妇女。

研究表明几项肿瘤指标如 CA125、HE4、间皮素、B7H4、诱饵受体 3(DcR3)和脊椎蛋白-2 等并不能在卵巢癌早期升高。虽然曾有报道表面增强激光解析离子化飞行时间(SELDI-TOF)利用蛋白组学预测卵巢癌的敏感性 100%,特异性 95%,阳性预测值 94%,但因其可重复性差,尚无实际应用价值。

2.预防

(1)口服避孕药:口服避孕药可降低卵巢癌患病风险,是目前唯一证实的可预防卵巢癌的一种方法,对有卵巢癌家族史的患者尤为重要。服用避孕药 5 年或以上的妇女,患病相对风险为 0.5(即发生卵巢的可能性可降低 50%)。

(2)妊娠次数:不孕症妇女与生育过妇女相比,卵巢癌危险增加 1.3~1.6 倍。妊娠次数增加 1 次,卵巢癌的危险减少 10%~15%。

(3)维甲酰酚胺是一种维生素 A 衍生物,有研究表明可能预防卵巢癌发生,但有待于大规模临床试验证实。

(4)预防性卵巢切除可以降低卵巢癌发病风险,但部分患者仍可能发生腹膜癌。

(5)加强卵巢癌的筛查:盆腔检查、阴道超声波检查及血清 CA125 测定三种方法联合检测可筛查出一定比例的患者,但 2011 年美国的最新研究未能显示筛查人群中卵巢癌发病率和死亡率降低。

二、卵巢上皮性肿瘤

【概述】

卵巢上皮性肿瘤是最常见的卵巢肿瘤,约占卵巢良性肿瘤的 50%,上皮性卵巢癌占卵巢原发恶性肿瘤的 85%~90%。发病率约为 57/100000。诊断时的中位年龄约为 63 岁,其中大约 70% 就诊时已是晚期。浸润型卵巢上皮癌的高发年龄是 56~60 岁,绝经后妇女患卵巢肿瘤中 30% 是恶性,绝经前妇女 7% 是恶性。交界性肿瘤患者的平均年龄大约是 46 岁。

【流行病学】

1.发病情况　普通妇女一生中罹患卵巢癌的风险为 1.4%(1/70),死于卵巢癌的风险为 0.5%。在美国,上皮性卵巢癌是妇科恶性肿瘤患者的首位死因,也是该国妇女第五常见的恶性肿瘤死亡原因。2010 年美国预计新发卵巢癌 21900 例,死亡 13900 例,长期存活率不足 40%。

卵巢癌的发病率随年龄增长而上升,患者诊断时的中位年龄约为 63 岁。40~44 岁的年龄标化发病率为 15~16/100000,而 80~89 岁则升为 57/100000,达到发病高峰。有研究表明:在全球范围内,欧洲和北美洲的发病率最高,分别为 33.5/100000 和 31.0/100000;而亚洲和非洲最低,分别为 6.1/100000 和 4.8/100000;我国的上海、广州和中山的发病率分别为 7.1/100000、5.5/100000 和 4.1/100000。在过去 15 年中,美国、加拿大的卵巢癌发病率正逐年递减,相反,我国香港及韩国的卵巢癌则逐年递增。这种时间变化趋势可能与环境、饮食及预防等多方面因素有关,值得我们进一步去探索。

2.发病危险因素　流行病学研究已经证实了某些特殊因素可能与卵巢上皮性肿瘤的发生相关,但并不适用于其他类型的卵巢肿瘤,如生殖细胞肿瘤和特异性索-间质肿瘤。具体相关因素有以下几个方面:

(1)生殖内分泌因素

1)月经史:月经初潮早(<12 岁来潮)、绝经晚等增加卵巢癌的危险性。

2)生育史:妊娠对卵巢癌的发病有保护性作用。随着妊娠次数的增加,卵巢癌发病的危险性进行性下降。未生育或 35 岁以后生育,患癌风险上升。与未生育妇女相比,妊娠可以使发生卵巢癌的危险性下降 30%~60%。

3)哺乳:有研究发现哺乳能减低卵巢癌发生的危险性,尤其是产后半年,累积哺乳时间越长,保护性作用越强。

4)不孕症及促排卵药物的应用:应用促排卵药物可增加卵巢癌发生的危险性。研究发现应用促排卵药物的妇女患卵巢浸润癌的相对危险性为无不孕妇女的 2.8 倍,而发生交界性肿瘤的相对危险性为无不孕妇女的 4 倍。另外,不管是否应用促排卵药物,不孕症妇女卵巢癌发生的危险性均增加。

5)外源性激素的应用:口服避孕药可抑制排卵进而降低卵巢癌的危险性,且服药时间越长,下降越明显。使用 5 年及以上的口服避孕药,可以使卵巢癌发病危险降低约 50%。更年期及绝经期雌激素替代疗法(HRT)可增加患卵巢癌的风险。国外研究证明,雌激素使用 19 年以上妇女卵巢癌发生的相对危险度是 3.2,10 年以上卵巢癌死亡率增加 2.2 倍。口服避孕药则对卵巢癌的发生有保护作用。

(2)个体因素

1)年龄:绝经后妇女多见,卵巢上皮癌约 80% 发生于绝经后,50% 发生于 65 岁以上的老年妇女。另有研究发现 20 岁组妇女发病率为 2/10 万,70 岁组妇女发病率为 55/10 万。

2)饮食:经常食用动物脂肪、饮用咖啡及低碘饮食的人相对发生卵巢癌的比例较高;而食用富含纤维素、维生素 A、维生素 C、维生素 E 及胡萝卜素的蔬菜水果,饮用茶及低脂牛奶可降低卵巢癌的发生危险。

3)体重指数(BMI):BMI 与卵巢癌的发生危险性呈正相关。与正常妇女相比,BMI 超过 15%~35% 者,危险性仅增加 3%;超过 65%~85%,危险性增加 50%;BMI 超过 85%,危险性可达 90%。

4)其他:吸烟、染发、精神状态失衡(紧张、抑郁、焦虑)等因素均可增加卵巢癌的发生危险。

(3)遗传因素:目前认为遗传因素与卵巢癌的发生有密切的关系。国外研究发现有 5%~10% 的卵巢癌有遗传相关性,有报道单卵双胎姐妹患卵巢癌,她们各有一个女儿也发生卵巢癌。亦有报道家族中若有卵巢癌、乳腺癌或结肠癌患者,成员患卵巢癌危险性就增加。目前研究证实有 4 种遗传综合征表现有遗传性基因突变。

1)遗传性乳癌-卵巢癌综合征(HBOC):占卵巢癌遗传性病例的 85%~90%,其发生主要与 BRCA1(位于 17 号染色体)和 BRCA2(位于 13 号染色体)基因突变有关,属于常染色体显性遗传。

2)Ⅱ型 Lynch 综合征:即家族性对子宫内膜、乳腺、卵巢和结肠癌易感的综合征,占卵巢癌遗传性病例的 9%~12%。发生与 MMR 基因突变有关。此类患者的发病年龄多在 46 岁以前。

3)遗传性卵巢癌综合征/部位特异性卵巢癌综合征(HOC):指家族中卵巢癌为遗传相关的唯一肿瘤,主要为上皮性癌,亦与 BRCA1 和 BRCA2 基因突变有关。此类基因突变者发病风险为 5%,约为一般人群的 3 倍(1.4%~1.5%)。

4)其他:包括 Gorlin 综合征(即 2 基底细胞癌综合征,与 Patch 基因突变有关)、Ollier 病(即多发性内生骨疣,与 STK11 基因突变有关)、P-J 综合征(即遗传型胃肠道息肉病伴黏膜皮肤色素沉着症,与 EXTs 基因突变有关)。这些基因突变者发病风险不足 2%。

近年来,关于 BRCA1 和 BRCA2 基因的研究较多,对它们的认识也越来越清晰。两者均为抑癌基因,具有高度同源性。若发生基因突变,可增加卵巢癌的发病风险。BRCA1 基因位于染色体 17q21,有 24 个外显子,其中 22 个为编码外显子,编码包含 1863 个氨基酸的蛋白质,作用于细胞核,通过调节细胞周期、参与 DNA 损伤修复、控制 DNA 损伤应答位点、调节 DNA 转录和染色体重组以及诱发凋亡等方式来从而抑制肿瘤。BRCA2 基因位于染色体 13q12-13,有 27 个外显子,其中 26 个为编码外显子,编码包含 3418 个氨基酸的蛋白质。与正常妇女罹患卵巢癌 1.4% 的危险相比,BRCA1 基因突变携带者到 70 岁时卵巢癌的危险性 40%~60%,BRCA2 基因突变携带者到 70 岁时卵巢癌的危险性 10%~20%。目前研究认为,遗传性卵巢癌患者中,40%~50% 携带 BRCA1 基因突变,20%~30% 携带 BRCA2 基因突变,而 3%~12% 携带 BRCA1 和 BRCA2 两种基因突变。

(4)其他因素

1)种族因素:Ashkenazi 犹太人后裔妇女和冰岛妇女中,BRCA1 和 BRCA2 突变基因的携带率较高,美洲和非洲的白人远较黑人发病率高。

2)地域因素:卵巢癌的发病率以北欧、西欧及北美发病率最高,而在亚洲印度、中国及日本最低。

3)环境因素:卵巢癌的发病在工业化发达的西方国家较高,在发展中国家城市的发病率较高,说明工业化环境与其发病率有关。

4)职业因素:国外研究发现干洗工、话务员、搬运工和绘图油漆工卵巢癌的发病率明显高于其他行业的工人,认为接触有机粉尘、滑石粉、芳香胺和芳香族碳氢化学物等是卵巢癌的致病因素之一。

【发病机制】

目前卵巢上皮性肿瘤的发生发展机制仍然不详。以往多数学者认为,卵巢上皮性肿瘤起源于卵巢表面上皮及其内陷形成的包涵体。腹膜的上皮、卵巢的表面上皮和副中肾管皆来自体腔上皮,认为卵巢表面上皮有向副中肾管分化的潜能,向输卵管上皮分化则为浆液性肿瘤,向子宫内膜分化则为内膜样肿瘤,向子宫颈黏液上皮分化则为黏液性肿瘤,向移行上皮分化则为 Brenner 瘤。

但近年来,人们对卵巢癌细胞起源的认识发生了重大变化。卵巢表面上皮起源假说已被基本否定,诞生了卵巢上皮性癌的卵巢外起源新学说。该学说主要认为高级别卵巢浆液性癌很可能起源于输卵管伞端;子宫内膜样癌和透明细胞癌可能来源于异位的子宫内膜;黏液性癌和移行细胞癌则有可能来源于输卵管伞与腹膜交界的移行细胞巢。

【病理类型】

1.卵巢浆液性肿瘤 占上皮性肿瘤的 46%,最为常见。其中,良性约占 60%,交界性约占 10%,恶性约占 30%。系卵巢表面上皮重演输卵管上皮的一类肿瘤。肿瘤细胞具有输卵管上皮的形态结构特征,构成较大囊腔,并向腔内折叠,形成分支状乳头,乳头一般较短粗,间质很宽,瘤腔内为富含血清蛋白质的浆液。可分为良性、交界性和恶性。

(1)单房性浆液性囊腺瘤:因其表现为单房壁薄的囊肿,故又称为单纯性囊肿。肿瘤直径一般 5~10cm,多呈球形,外表光滑。切面为单个囊腔,有时可见散在扁平乳头,囊壁薄,仅有单层能分泌黏液的柱状或立方上皮细胞构成,部分细胞带纤毛,与输卵管上皮极为相似。

(2)多房性浆液性囊腺瘤:肿瘤为多房囊性,直径数厘米至数十厘米不等,外表光滑,呈球形。囊内充满淡黄色浆液,内壁光滑,内衬单层立方或矮柱状上皮,细胞排列整齐而较一致,核膜规则,染色均匀,无核分裂象。部分细胞游离缘可见纤毛。

(3)卵巢浆液性乳头状囊腺瘤:特征是有乳头生长,可为单房或多房,多房者表面呈结节状或分叶状。切面呈单房或多房,囊腔由纤维组织分割而成,内壁可见到乳头生长,乳头分支较粗,乳头状突起之间或其内常见小钙化体,即所谓的砂粒体,乳头中心的间质为纤维结缔组织,乳头表面大部分为输卵管上皮,细胞均匀一致,无或少细胞核分裂象。

(4)浆液性表面乳头状瘤:较少见,一般较小,多为双侧,乳头大小不等,全呈外生型,镜下可见卵巢间质或纤维组织,被覆上皮由单层立方或矮柱状上皮细胞构成,部分细胞有纤毛。此类肿瘤的乳头表面上皮细胞可脱落,种植于腹膜或盆腔器官表面,引起腹腔种植,甚至出现腹水,从生物学行为看,应属交界性肿瘤。

(5)腺纤维瘤和囊性腺纤维瘤:来自卵巢及其间质,腺纤维瘤以纤维间质为主,多实性,有散在小囊腔;囊性纤维瘤以实质为主,形成较大囊腔。两者多为单侧,囊壁和腔隙的上皮主要为浆液性单层立方或柱状上皮,排列整齐,无显著不典型。

(6)交界性浆液性囊腺瘤:也称低度恶性潜能的肿瘤,约占所有卵巢浆液性肿瘤的10%,50%发生于40以下妇女。约10%卵巢浆液性交界性肿瘤伴有卵巢外种植,组织学分为浸润型种植和非浸润型种植。非浸润型种植的特点为非典型细胞的乳头状增生累及腹膜表面,形成光滑的内陷;浸润型种植病灶更像分化好的浆液性癌,可见不典型细胞形成边界清楚的不规则腺体。腹膜表面有浸润性种植表现的患者预后相对较差。

(7)卵巢浆液性腺癌:占卵巢上皮癌的40%~60%,约2/3为双侧,直径数厘米至数十厘米不等。肿瘤常为多房,表面光滑或有多个乳头状突起。分化差的(高级别癌)肿瘤为实性、糟脆、出血坏死、多结节状。分化好的(低级别癌)常呈囊实性,囊内或表面有柔软而融合的乳头。少数肿瘤为表面乳头性。镜下均可见卵巢间质浸润。高分化浆液性癌有明显的乳头和腺体结构,低分化癌则为致密排列的多层细胞,细胞核形态多样,细胞排列无极性,核异型深染,有明显核仁,分裂象活跃;中分化癌介于两者之间。80%浆液性癌可见分层的钙化沙粒体。如果有大量沙粒体形成,且细胞分化较好,称为浆液性沙癌,为卵巢浆液性癌的一种罕见变异,通常预后较好,临床特点与浆液性交界性肿瘤相似。目前认为浆液性癌的两种分化程度可能代表了两种不同的癌肿,分化好的低级别癌生长缓慢,预后良好,被称为Ⅰ型癌;分化差的高级别癌,侵袭性强,预后不良,被称为Ⅱ型癌。两种不同的类型具有不同的分子通路。

2.黏液性肿瘤　约占卵巢上皮性肿瘤的8%~10%,以良性为主,恶性少见。肿瘤上皮多数类似于肠黏膜上皮,少数类似于宫颈管黏膜上皮,两者亦可同时并存。囊内容物为富含酸性黏多糖及黏蛋白的黏稠液体。良性肿瘤的上皮形态与结构与正常宫颈腺体十分相似,交界性及恶性肿瘤则表现为不同程度的不典型性,上皮复层化及乳头生长,黏液分泌也表现异常,有的细胞分泌亢进,有的分泌减少,甚至缺如。少数肿瘤内出现类似肠黏膜上皮的细胞,如杯状细胞、嗜银细胞,可能为卵巢表面上皮的化生性转化。

(1)卵巢黏液性囊腺瘤:多见,约占卵巢黏液性肿瘤的80%,多为单侧多房,体积较大,外表光滑,少见乳头,约有3%~5%合并皮样囊肿。镜下见囊壁被覆单层高柱状黏液上皮,细胞核位于基底部,有宫颈管黏膜上皮或肠型上皮。囊壁和房间隔为纤维结缔组织。

(2)交界性黏液瘤:约占卵巢黏液性肿瘤的12%。多为多房,囊壁较厚,囊壁内面可平滑,但多有乳头。乳头细小呈片状或反复分支呈息肉状。它的特点:a.上皮复层化,达2~4层,常伴乳头及(或)上皮簇;b.上皮轻到中度不典型增生,细胞核不规则,深染,伴黏液分泌异常,可见杯状细胞;c.核轻度异型性,核分裂象少见,<1/1HP;d.可有腹膜表面种植;e.无间质或肿瘤包膜浸润。按上皮分化,其可分为肠型和宫颈内膜型两个亚型。肠型上皮成分类似于肠上皮,没有破坏性间质浸润,几乎全部含有杯状细胞。常见神经内分泌细胞,少见潘氏细胞。宫颈内膜型可伴有微乳头结构、微浸润、腹膜种植和累计淋巴结。肿瘤细胞类似于宫颈内膜上皮,核有轻度异型性,乳头内或细胞外游离漂浮区有许多急性炎症细胞。

(3)卵巢黏液性囊腺癌:少见,占卵巢上皮癌的 6%～10%。双侧性占 8%～10%。95%～98%的黏液病变局限在卵巢内。切面常呈多房囊性,有出血坏死、乳头和实性区,腔内含浑浊黏液。镜下见上皮复层化超过 3 层伴有乳头及上皮簇形成,上皮重度不典型增生,细胞排列无极性,有明显异型性,核分裂活跃,黏液分泌异常,腺体背靠背、共壁及筛状结构形成,间质内有恶性上皮无秩序的侵入。由于绝大多数卵巢黏液性癌含有肠型细胞,临床上仅凭组织学无法与胃肠道来源的转移癌进行鉴别。

(4)卵巢黏液性囊性肿瘤伴附壁结节或腹膜假黏液瘤:少数黏液性肿瘤壁上有一个或几个实性结节,一般 2～3cm,大者可达 12cm,常为黄色、粉红或红色,伴出血坏死。镜下与肿瘤的其他部位显著不同,可有多样化的组织学改变。黏液性肿瘤可以是良性、交界性、恶性;附壁结节可以是反应性(肉瘤样型,如龈瘤样型、梭形细胞型、组织细胞型)、良性(平滑肌瘤)、恶性(肉瘤、间变性癌、癌肉瘤等)等,预后与附壁结节性质有关。卵巢黏液性囊性肿瘤伴腹膜假黏液瘤为肠型交界性肿瘤,也可是良性、交界性或恶性。在伴良性或交界性上皮细胞时,被称为"播散性腹膜腺黏液";当上皮细胞表现为恶性时,多呈浸润性生长,被称为"腹膜黏液性癌",常来源于阑尾或其余胃肠道原发性肿瘤。

3.子宫内膜样肿瘤　占卵巢上皮性肿瘤的 6%～8%。具有子宫内膜(上皮和(或)间质)的组织学特点,有研究表明可与子宫内膜异位症病灶并存,可能提示了其组织起源。

(1)良性子宫内膜样肿瘤:主要是生育期妇女。肿瘤常有明显的纤维间质,呈腺纤维瘤或囊腺纤维瘤结构。中等大小,表面光滑,往往为一个或多个息肉样物。切面可见大小不等囊腔,囊壁光滑为致密结缔组织,少数有乳头状突起,囊内被覆单层立方或矮柱状上皮,核分裂象少见,伴有内膜样间质,似正常宫内膜。有的腺上皮见鳞化,称为腺棘纤维瘤。

(2)交界性子宫内膜样肿瘤:少见,临床预后好。属良性结构,伴瘤细胞不典型增生,缺乏间质浸润。包括腺瘤、囊腺瘤、腺纤维瘤和囊腺纤维瘤。多为单侧,呈多房囊性腺纤维瘤改变,表面被膜增厚,切面为致密实性区中散在大小不等的囊腔,腔内含透明液体,囊壁内可见绒毛腺管状及乳头状突起。镜检见腺上皮增生的形态相似于子宫内膜非典型改变,上皮复层和异型性,见核分裂象,鳞状上皮灶状化生,无间质浸润。腺体排列紧密,背靠背或筛状排列,腺上皮为假复层或复层,间质为致密纤维结缔组织。

(3)恶性子宫内膜样肿瘤:患者常较年轻,占卵巢上皮性癌的 10%～20%,其中肿瘤在同侧卵巢或盆腔其他部位合并的约占 42%。15%～20%病例合并子宫体的内膜癌。子宫内膜癌转移至卵巢患者的 5 年生存率为 30%～40%,它具有子宫内膜癌的全部亚型,包括:①癌:腺癌、棘腺癌、恶性腺纤维瘤和囊腺纤维瘤;②子宫内膜样肉瘤;③中胚叶混合瘤(癌肉瘤):同质的或异质的。肿瘤一般体积较大,单房或多房,实性或囊实性,柔软,质脆,囊壁厚薄不均,囊壁内面可见乳头或瘤结节突起。

4.透明细胞肿瘤　多为恶性,良性和交界性罕见。透明细胞癌多为单侧。瘤体以实性结节为主,镜下为体积均匀的多边形或圆形的透明细胞和大而圆鞋钉样细胞,也可有嗜酸性细胞、印戒样细胞及立方状细胞。由于胞浆内富含糖原,故空而透明,团状、索状或乳头状排列,瘤细胞核异型性明显,深染;间质为梭形或纤维样细胞,呈极细的束,夹在腺管或细胞索之中。

5.移行细胞肿瘤　约占卵巢肿瘤的 2%,可分为良性、交界性、恶性 Brenner 瘤和移行细胞癌。肿瘤多数为良性 Brenner 瘤,无包膜,但与卵巢肿瘤分界清,多为实性,灰白、旋涡编织状,镜下为散在的上皮巢及周围环绕以致密的梭形间质细胞,两者界限清楚。瘤细胞多边形或呈非角化性鳞状上皮样型,胞浆透明。交界性瘤少见,囊实性,囊腔为含有乳头被覆 8～20 层或更多分化好的移行上皮,瘤细胞轻至重度异型,核分裂象少,无间质浸润。恶性 Brenner 瘤极罕见,体积较大,囊实性,伴间质浸润,常有钙化。移行细胞癌约占卵巢癌的 6%,指不含良性或交界性 Brenner 瘤成分的恶性移行细胞肿瘤,有明显间质浸润,常伴有 Mullerian 上皮瘤其他成分。

6.鳞状细胞肿瘤　为非生殖细胞来源的卵巢鳞状上皮肿瘤,包括鳞状上皮囊肿和鳞状上皮细胞癌。其可能继发于子宫内膜异位症或 Brenner 瘤,可以与 Brenner 瘤合并存在,亦可独立存在。

7.混合性肿瘤　由上述 2 型或 2 型以上卵巢上皮性肿瘤成分构成的肿瘤。其中最少的成分应占肿瘤的 10% 以上,如少于 10%,应按主要成分归类。

8.未分化及未分类肿瘤　未分化癌分化极差,镜下见未分化小细胞,圆形或梭形,核分裂象多见,细胞弥散排列,尚有成巢倾向,间质成分一般较丰富,预后极差。未分类肿瘤指不能按上述各亚型的特点明确分类的原发性卵巢上皮性肿瘤,很少见。

【治疗】

治疗原则是以手术为主,恶性者常规辅以铂类和紫杉醇为主的联合化疗,免疫和生物治疗可作为辅助治疗措施。

1.手术治疗

(1)卵巢良性肿瘤:若卵巢直径小于 5cm,疑为卵巢瘤样病变,可作短期观察。一经确诊,则应手术治疗。手术应根据肿瘤单侧还是双侧、年龄、生育要求等综合考虑。年轻、未婚或未生育者,一侧卵巢囊性肿瘤,应行患侧卵巢囊肿剥除术或卵巢切除术,尽可能保留正常卵巢组织和对侧正常卵巢。正常者缝合保留,隐蔽的良性肿瘤则行剥除术。双侧良性肿瘤,亦应争取行囊肿剥除术,保留正常卵巢组织。围绝经期妇女可行单侧附件切除或子宫及双附件切除。术中剖开肿瘤肉眼观察区分良恶性,必要时做冰冻切片组织学检查明确性质,确定手术范围。若肿瘤较大或可疑恶性,尽可能完整取出肿瘤,防止囊液流出及瘤细胞种植于腹腔。巨大囊肿可穿刺放液,待体积缩小后取出,穿刺前须保护穿刺周围组织,以防囊液外溢,放液速度应缓慢,以避免腹压骤降发生休克。良性肿瘤手术可以开腹或腹腔镜下行卵巢囊肿剥除术,阴式卵巢囊肿剥除术及超声引导下卵巢囊肿穿刺术应用较少。

(2)卵巢交界性肿瘤:手术是其主要治疗手段。对渴望保留生育功能的 I 期年轻患者,若肿瘤只侵犯一侧卵巢,并且只限于卵巢组织,可在全面分期手术时只切除患侧附件,术后需严密观察随访。无生育要求的 I 期患者可在全面分期手术时行全子宫、双侧附件、大网膜、阑尾切除。对于 II～IV 期患者,2010 年 NCCN 指南认为要求保留生育功能患者,亦可行保守治疗。交界性肿瘤可晚期复发,对复发病例也应积极手术。对于交界性肿瘤术后化疗,尚有争议。一般认为早期患者不需要化疗,对于交界性透明细胞癌、晚期尤其是有浸润种植和 DNA 为非整倍体者,术后可实行 3～6 个疗程化疗(方案同卵巢上皮癌)。术后需定期观察随访,对于选择保留生育功能的妇女,若有必要应当行超声监测,生育完成后应当考虑完成全面手术治疗。

(3)卵巢上皮癌:初始手术治疗的目的主要有以下几点:①最终确定卵巢癌的诊断;②准确判断病变的范围,进行全面的手术病理分期;③最大限度切除肿瘤,实行卵巢癌肿瘤细胞减灭术。

1)FIGO I 期患者,推荐行全面分期手术,根据术中所见和病理结果可以将 I 期患者分为低危和高危。

低危患者中,I A、I B 术后不需要辅助治疗,观察随访,90% 以上患者可长期无瘤存活。渴望保留生育功能的 I A 高分化者,可行保留子宫和对侧卵巢的全面分期手术。高危组中,I A、I B 期中分化者,全面分期术后可仅给予观察随访,或静脉用紫杉类/卡铂 3～6 个周期再观察随访。I A、I B 期低分化者、

ⅠC期、透明细胞癌，全面分期术后均需静脉用紫杉类/卡铂3～6个周期再观察随访，30%～40%有复发危险，25%～30%首次术后5年死亡。

全面分期手术不仅能够提供必要的预后评估，还可以避免术后的过度治疗。术前必须进行彻底而完备的准备工作，包括肠道准备、对症、支持治疗等。术中应注意切口要充分大，操作轻巧、准确。忌按压肿瘤，采用锐性分离，先处理静脉和淋巴，后结扎动脉，先处理肿瘤周围组织，在切除肿瘤临近部位，切除范围要足够，切缘需用纱布保护，以免肿瘤破裂局部种植。有腹水应行细胞学检查，如无腹水应用50～100ml盐水冲洗子宫直肠陷窝、双侧结肠侧沟，以及肝脏和横隔之间后，取冲洗液送细胞学检查。即使是早期，也有亚临床转移的可能性，故应仔细探查高危区，包括子宫直肠窝、子宫膀胱窝、结肠侧沟、盆壁等处腹膜，横隔、大网膜、盆腔及腹主动脉旁淋巴结，可疑部位活检送病理，以确定分期，选择恰当的术后治疗方案。

2）FIGOⅡ～Ⅳ期卵巢癌，初始治疗仍推荐肿瘤细胞减灭术。而对于肿瘤较大，术前估计无法切净或无法手术者，可先行细针穿刺、活检或腹水穿刺等获得肯定的病理学诊断，行2～3周期的新辅助化疗后再实施中间型肿瘤细胞减灭术，术后再予化疗。总共化疗6～8周期。但是Siriwan等认为与传统治疗相比，中间型肿瘤细胞减灭术并不能提高患者的生存率，但可使那些非妇科肿瘤医师所行的不满意的初次手术治疗的患者获益。

术后患者均应静脉用紫杉类/卡铂化疗6～8个周期。若达完全临床缓解，可行观察随访或加入临床试验。化疗后的巩固治疗，意义尚未确定，不做常规推荐；若部分缓解或进展，则行持续肿瘤或复发的治疗。患者术后若无大块残留病灶，可先给予腹腔化疗。

肿瘤细胞减灭术是尽最大努力切除卵巢癌原发灶及转移灶，使残余癌灶直径<1cm，以减少肿瘤负荷对宿主的直接损害，使肿瘤大小呈指数下降，利于术后辅助治疗，提高生存时间。理论机制在于：①减轻肿瘤对宿主的直接损害，改变肿瘤的自然发展过程；②切除对化疗或放疗不敏感的肿瘤，提高辅助治疗的疗效；③使肿瘤体积呈指数下降，残存肿瘤细胞进入增殖期，从而增强肿瘤细胞对于化疗的敏感性。因此在条件适合的情况下，应该尽量行满意的肿瘤细胞减灭术，使得残余病灶最大直径<1cm，甚至<0.5cm。美国妇科肿瘤组（GOG）临床研究表明残余病灶直径大小与生存时间成反比。残余病灶直径为0cm，5年生存率为55%；残余病灶直径为1cm，5年生存率为42%；残余病灶直径为2cm，5年生存率降至11%；残余病灶直径为4cm，5年生存率降为10%；残余病灶直径为5～6cm，5年生存率为5%；残余病灶直径大于7cm，5年生存率为0。Carter综合1983～1996年期间15位作者报道统计，初次手术达到理想减灭术后辅助化疗者的平均生存期为39个月，未达到者为17个月。

肿瘤细胞减灭术一般取下腹部正中切口。因为手术范围很大，需足够大切口以暴露术野，必要时可将切口由正中延长至剑突，或沿季肋缘向两侧延伸。进腹腔后，应做细胞学检查，后全面探查盆腹腔，了解病变范围和各器官受累程度。从骨盆漏斗韧带上方或外侧打开腹膜，高位结扎卵巢动静脉，推开腹膜上的输尿管，有两侧将腹膜以"卷地毯式"朝中线方向游离，依次切断圆韧带、子宫动脉并将膀胱腹膜从膀胱顶部剥除，切除盆腔内肿瘤及内生殖器。肝表面转移可剥除肿瘤，创面缝合止血，肝实质内转移可行化疗；脾转移须切除脾脏；腹膜、肠系膜转移灶应予以切除，必要时切除邻近肠管；肠管受累者已达肌层甚至黏膜时需行肠段切除和吻合术。

3）保留生育功能的问题：上皮性卵巢癌患者，保留生育功能的手术应慎重选择，仅适用于年轻的希望保留生育功能的Ⅰ期和（或）低危肿瘤患者（如早期浸润癌、高分化），而透明细胞癌患者不能行此类手术。在保留生育功能手术中需剖视对侧卵巢未发现肿瘤，术后需严密随访。手术范围包括患侧附件切除和对侧附件活检，大网膜、腹膜及腹膜后淋巴结活检，以进行严密分期，活检阳性不做保守治疗。

2.化学治疗　GOG等多项临床研究结果显示Ⅰ期低危患者术后辅助治疗不改善生存期，不建议术后辅助治疗。低分化、高风险的Ⅰ期卵巢上皮癌患者应接受辅助化疗。给予卡铂和紫杉醇联合化疗 3～6 个周期，年龄较大的患者可接受卡铂和紫杉醇单药短疗程化疗。晚期卵巢上皮癌患者的推荐治疗方案为紫杉醇和卡铂 6～8 个周期的联合化疗。

2010 年 NCCN 指南推荐的上皮性卵巢癌的静脉化疗方案如下：

紫杉醇联合卡铂(TC)：紫杉醇(T)，剂量 175mg/m²，静脉输注 3 小时，之后联合卡铂，剂量为曲线下面积(AUC)5.0～7.5，每 3 周重复(Ⅰ类)。

多西他赛联合卡铂：多西他赛，剂量 60～75mg/m²，1 小时静脉输注，联合卡铂，剂量 AUC 5.0～6.0，每 3 周重复(Ⅰ类)。

2010 年 NCCN 指南推荐的上皮性卵巢癌的腹腔化疗方案如下：

紫杉醇联合顺铂：紫杉醇，剂量 135mg/m²，静脉输注 24 小时，dl；顺铂 75～100mg/m² 腹腔化疗(同时水化)，于紫杉醇静脉用药结束之后，d2；紫杉醇 60mg/m²(体表面积上限为 2.0m²)腹腔化疗，d8。每 3 周重复，共 6 周期(Ⅰ类)。

卵巢癌肉瘤(恶性混合型米勒瘤 MMMT)患者，全面的手术分期后确诊为Ⅱ～Ⅳ期者术后必须接受化疗，Ⅰ期术后也可考虑应用化疗。目前尚无明确数据使用哪种方案最佳，可考虑采用异环磷酰胺为主的化疗方案。对于Ⅱ～Ⅳ期 MMMT 或者复发病例，常采用上皮性卵巢癌的推荐方案进行治疗。

3.放射治疗　上皮性癌对放射治疗有一定的敏感性。主要适用于术后患者，目的在于继续杀灭残存肿瘤，特别是当残余肿瘤直径小于 2cm 时可提高疗效。随着化疗药物的应用，放疗多用于晚期的姑息治疗，以期杀灭肿瘤，延长生存期，但须注意潜在的并发症。

【预后】

卵巢上皮癌的预后主要与患者的年龄、分期、病理分级、残余肿瘤大小、二探术的结果、对化疗药物敏感程度以及一般情况等相关。其中，最重要的因素是肿瘤的分期，期别越早，预后越好。有国外报道认为不同期别的 5 年生存率分别为：Ⅰ期 76%～93%(取决于肿瘤的分化程度)、Ⅱ期 60%～74%、Ⅲa 期 41%、Ⅲb 期 25%、Ⅲc 期 23%、Ⅳ期 11%。患者年龄越高、分化越低、残余肿瘤越大、二探术所见病变越大、对化疗药物不敏感、一般情况越差，其 5 年生存率越低。

三、卵巢性索-间质肿瘤

【概述】

卵巢性索-间质肿瘤是由颗粒细胞、卵泡膜细胞、支持细胞、leydig 细胞和间质起源的成纤维细胞构成的肿瘤，可以是单一成分，或是不同成分的组合。该类肿瘤约占卵巢肿瘤的 8%，其中，恶性性索-间质肿瘤约占所有卵巢恶性肿瘤的 5%～8.5%。颗粒细胞分泌雌激素，支持细胞分泌雄激素，卵泡膜细胞分泌雄激素、孕激素和雌激素，Leydig 细胞分泌雄激素。纤维细胞瘤偶尔分泌甾体类激素。这些激素导致卵巢性索-间质肿瘤往往伴有各种内分泌症状。

【病理类型】

1.颗粒-间质细胞瘤　肿瘤含颗粒细胞、卵泡膜细胞或与纤维母细胞相似的间质细胞，肿瘤可为几种细胞的混合。

(1)颗粒细胞肿瘤组：肿瘤内可单纯为颗粒细胞或至少有 10% 的颗粒细胞，颗粒细胞常位于纤维卵泡膜瘤的背景中。颗粒细胞瘤约占卵巢所有肿瘤中的 1.5%(0.6%～3%)。约占卵巢性索-间质肿瘤的 69.6%，患者的发病年龄范围很大，可以是新生儿，也可以是绝经后妇女。约 5% 的病例发生于青春期前，约60％的病例发生与绝经后。此类肿瘤分成人型、幼年型两种。

1)成人型颗粒细胞瘤:为低度恶性肿瘤。发病年龄高峰一般为45～55岁,半数发生于绝经后,发生于青春期前者少于5％。多数患者以性激素紊乱为首发症状。约75％生育年龄患者表现为雌激素异常增多,月经不规则或痛经,月经周期延长或乳房胀痛。绝经后患者可出现阴道流血。青春期前患者75％出现性早熟。由于雌激素分泌增多,25％～50％患者伴发子宫内膜增生,5％～13％发生子宫内膜癌。少数患者表现为孕激素增多,个别患者出现男性化表现,如闭经、多毛、痤疮、体重增加及乳房萎缩等,切除肿瘤后症状均消失。无内分泌症状患者常表现为腹痛腹胀,甚至胸腹水,肿瘤倾向于内出血,可有发热。偶尔因肿瘤破裂出现急腹症,常出现于孕妇或年轻妇女。

大体形态,肿瘤常为单侧性(95％),平均直径12.5cm,表面一般有包膜,较光滑或呈分叶状。5％～8％患者为双侧性,往往预后差。肿瘤的切面呈黄色或褐色,可以囊性和实性相间。大的肿瘤内可见灶性出血,坏死较少见。少数肿瘤可完全为囊性,囊呈多房或单房,囊性区含水样、血性或胶样液。

镜下见颗粒细胞增生伴间质纤维母细胞、卵泡膜细胞及黄素化细胞的成分。颗粒细胞胞浆稀少,细胞核呈圆形及卵圆形,有纵沟,典型的特征性的纵沟呈咖啡豆样。核分裂象多少不定,约半数病例小于1/10HPF,不足1/4的病例可多于2/10HPF。当细胞发生黄素化时,细胞质丰富嗜酸性,有空泡形成,细胞核圆,失去了特征性的核沟。偶尔肿瘤细胞核有异型,但其不影响患者的预后。瘤细胞最常见的排列方式为微囊型,其特征为出现Call-Exner小体。其他有大囊型,为大的间隙衬覆数层颗粒细胞,此外还有岛状型、梁索型、弥漫型及波纹型。颗粒细胞周围常由纤维卵泡膜间质围绕。

免疫组织化学瘤细胞表达CD99、α-抑制素、Vimentin、CK、Calretinin、S-100及SMA阳性。瘤细胞表达CK7及EMA阴性。

颗粒细胞瘤具有潜在的浸润性。10％～50％的患者有复发。有些患者在第一次诊断后20～30年才复发,应长期随访。影响预后的因素尚不统一,一般认为肿瘤的分期为重要的预后因素。就诊时年龄超过40岁、肿瘤较大(大于5cm)、双侧性、核分裂较多、瘤细胞具有异型性的、肿瘤破裂的患者预后较差。

2)幼年型颗粒细胞瘤:较少见,约占5％。发病年龄从新生儿到67岁不等,平均13岁,其中20岁以下占87％以上。妊娠期诊断的颗粒细胞瘤多属此型。80％以上的青春期患者表现同性假性性早熟,出现初潮提前,合并乳腺增大、外阴丰满、阴毛腋毛生长等,也可有身高、骨龄过度超前发育等,并因此而就诊。较年长患者可有腹痛腹胀,月经过多或闭经。约10％患者伴有腹水,另约10％患者可因肿瘤破裂导致急腹症。本病可伴发Oliver病(多发性内生骨疣)、Maffucci综合征(内生骨疣和血管瘤)或性腺发育异常。

大体上绝大多数为单侧性,仅2％为双侧性。大体形态类似于成年型,出血坏死更明显。

镜下典型的瘤细胞胞浆丰富嗜酸性或有空泡,细胞核缺乏核沟,核分裂象多见。Call-Exner小体罕见。另一特征为颗粒细胞和卵泡膜细胞均常出现显著黄素化。偶尔可见巨核细胞、多核细胞及畸形多核瘤巨细胞。瘤细胞呈结节状或弥漫性排列,其中有大小不一的滤泡,滤泡中含有嗜酸性或嗜碱性液体。肿瘤的间质为纤维卵泡膜细胞伴有黄素化及水肿。

仅约5％的幼年性颗粒细胞瘤呈浸润性生长,其常发生于发病后的三年内。幼年性颗粒细胞瘤总的来说预后较好,ⅠA期的患者在死亡率为1.5％,但Ⅱ期及Ⅱ期以上的患者预后差。

(2)卵泡膜-纤维瘤组:肿瘤从完全由纤维母细胞所构成,并产生胶原纤维到主要由卵泡膜细胞所构成形成一个连续的谱。

1)卵泡膜细胞瘤:肿瘤由含脂质的,类似于内层卵泡膜细胞的细胞及多少不等的纤维母细胞所构成。黄素化的卵泡膜细胞瘤在卵泡膜纤维的背景中含有黄素化细胞。基本上为有内分泌功能的良性卵巢肿瘤,个别黄素化卵泡膜瘤可能呈恶性。

卵泡膜瘤比颗粒细胞瘤少见,其与颗粒细胞瘤之比约为1:3。大部分患者(84%)发生于绝经后,平均年龄59岁。青春期前发生的女性少见,约30%的病例发生于30岁前。黄素化的卵泡膜瘤伴硬化性腹膜炎多发生于30岁前,仅偶尔发生于老年妇女。指瘤细胞与卵泡膜细胞及其黄素化细胞相似的间质肿瘤,基本上为有内分泌功能的良性卵巢肿瘤,个别黄素化卵泡膜瘤可能呈恶性。本病可发生于任何年龄,主要见于40岁以上,2/3以上为绝经后,青春期前罕见。平均发病年龄为55岁。最常见的临床症状是雌激素增多引起的绝经后阴道流血或月经不规律,异常子宫出血(60%)、绝经后子宫内膜癌(20%)、偶尔为恶性米勒管混合瘤及子宫内膜间质肉瘤。少数伴有雄激素表现,可出现男性化症状。因卵巢本身造成的腹痛、腹胀、Meigs综合征或硬化性腹膜炎亦有个别报道。如黄素化的卵泡膜瘤的雌激素升高的症状要比典型的卵泡膜瘤少,少数伴有雄激素表现,可出现男性化症状。黄素化的卵泡膜瘤伴硬化性腹膜炎表现为腹胀、腹水及肠梗阻。

大体形态上肿瘤绝大多数为单侧性,3%的病例为双侧性,无包膜,但与残留卵巢组织界限清楚。直径5~10cm,有时很小。切面呈切面呈实性黄色,偶有出血、坏死及囊性变。黄素化的卵泡膜瘤伴硬化性腹膜炎常为双侧性。

镜下瘤细胞形态一致,较温和、细胞核呈卵圆形及梭形,核分裂象很少见、细胞核可较大或有明显异型性,细胞质丰富淡染,有空泡、富含脂质等是典型的卵泡膜瘤的特点。间质纤维瘤成分常有透明变性及钙化。年轻妇女肿瘤内可有广泛的钙化。偶尔在卵泡膜瘤内可有少量性索成分。黄素化的卵泡膜瘤含呈单个散在或呈成巢分布的黄体细胞,背景中纤维瘤成分更显著,水肿和微囊变性可以很明显。

免疫组化瘤细胞表达Vimentin和α-抑制素阳性。

大部分文献报道的恶性卵泡膜瘤可能为纤维肉瘤或弥漫性颗粒细胞瘤,偶尔黄素化的卵泡膜瘤伴有细胞核的异型性及核分裂可发生转移。黄素化的卵泡膜瘤伴硬化性腹膜炎可发生小肠梗阻,未见卵巢肿瘤复发及转移的报道。

2)纤维瘤和富于细胞的纤维瘤:纤维瘤为由梭形、卵圆形及圆形细胞所构成的可产生胶原纤维的间质肿瘤。约占性索-间质肿瘤的76.5%,占卵巢所有肿瘤的4%,属于良性细胞。富于细胞的纤维瘤瘤细胞丰富,排列紧密,胶原纤维稀少,核分裂象增多。

纤维瘤大多数发生于中年人,平均年龄48岁。不到10%的肿瘤发生于30岁以前的患者,偶尔发生于儿童。如纤维瘤较大,患者可有盆腔肿块的症状和体征。10%~15%的直径大于10cm的肿瘤可伴有腹水。约10%的病例可发生Meigs综合征,即出现腹水和浆膜腔渗出,在将纤维瘤切除后腹水可消退。个别患者甚至出现大腿、腹壁和外阴水肿。肿瘤标记物CA125升高,切除后可恢复正常。

约4%~8%的纤维瘤为双侧,大者直径30cm,小者仅0.5cm,平均约10cm。肿瘤呈圆形、肾形或分叶的结节状。质地韧或硬,切面呈灰白色,旋涡状。若发生退行性变或扭转出血,则可呈不同色泽并有大小不等囊性变区,亦可有钙化。镜下见瘤细胞呈梭形,细胞形态较一致,胞浆稀少,含有少量脂滴,偶有透明滴,核分裂象少见或罕见。瘤细胞呈束状及席纹状排列。许多纤维瘤可见细胞间水肿或黏液样改变。约10%的肿瘤瘤细胞形态一致,细胞丰富密集被称为富于细胞性纤维瘤,其细胞核常有有轻度的异型性,核分裂小于3个/10高倍视野。免疫组化瘤细胞表达Vimentin和α-抑制素阳性。

3)纤维肉瘤:罕见,是卵巢最常见的肉瘤,可发生于任何年龄,老年妇女多见,大部分为恶性,预后差。

大体观肿瘤较大,常为单侧性,实性,常伴有出血和坏死。肿瘤内细胞丰富密集,细胞呈梭形,有中度到重度的异型性,核分裂象多见,平均≥4个/10高倍视野,伴有不典型性核分裂、出血及坏死。

4)伴少量性索样成分的间质肿瘤:罕见。肿瘤直径1~10cm。含散在的性索成分的纤维卵泡膜瘤,性索成分必须少于肿瘤成分的10%。肿瘤可发生于任何年龄,一般没有激素增高的表现,但偶尔有报道患者伴有子宫内膜增生过长和腺癌。肿瘤呈实性,与卵泡膜瘤或纤维瘤不可区分。

镜下见在典型的卵泡膜瘤或纤维瘤中,可混有少量性索成分。性索成分形态多样,可以是分化好的颗粒细胞,也可以是未分化的管状结构,与未成熟的支持细胞相似。

所有报道的病例均为良性。

5)硬化性间质瘤:较少见,约占卵巢间质肿瘤的 2%～6%,80% 以上的肿瘤发生于 20～40 岁的年轻妇女。患者多以为月经紊乱或腹部不适为主诉,很少有激素紊乱的症状,偶尔肿瘤可产生雌激素及雄激素。妊娠妇女可有男性化。

大体上肿瘤常为单侧性,界限明显,直径 3～17cm。切面呈实性及灰白色,偶尔在灶性区呈黄色,肿瘤内常含有水肿及囊性变的区域。

镜下肿瘤呈典型的结节或假小叶结构,由纤维性间质或水肿的纤维间质分割瘤组织所致。瘤细胞呈圆形或肾形,核分裂少见。在细胞丰富的区域内含有突出的薄壁小血管,伴有不同程度的硬化,其中梭形细胞和圆形细胞相混合,圆形的细胞可类似于黄素化的卵泡膜瘤细胞,并可有核旁空泡。

免疫组化瘤细胞表达与产生类固醇有关的酶、Desmin、SMA 及 Vimentin 阳性。

6)印戒细胞间质肿瘤:好发于成人,较罕见,临床无功能。为良性肿瘤。

大体观肿瘤可呈一致的实性和囊性。

镜下见梭形及圆形细胞弥漫性增生。圆形细胞的核偏位,细胞质内有单个大空泡,使细胞呈印戒状。肿瘤可完全由印戒细胞所构成,也可位于典型的纤维瘤中。一般无细胞的异型性和核分裂象。瘤细胞黏液染色阴性可与转移癌相鉴别。

2.支持-间质细胞瘤　由分化程度不等的支持细胞、类纤维母细胞类卵巢网上皮细胞、及莱迪细胞中一种或几种成分按不同比例混合而成。其中网状型类似睾丸网,多与其他类型支持-间质细胞瘤混合存在。20% 该类肿瘤中含有异源性成分(胃肠道黏液上皮、平滑肌、骨、软骨、类癌、脂肪等)。

(1)支持-leydig 细胞瘤:亦称为男性母细胞瘤或睾丸母细胞瘤,是支持-间质细胞瘤中最多见的一种,占所有卵巢肿瘤的 0.2%。好发年龄 11～45 岁,平均 25 岁。约 75% 患者有男性化症状,程度因肿瘤类型不同而有较大差别。少数患者有家族史,这些患者常合并甲状腺异常如甲状腺肿和腺瘤。

低分化的支持-leydig 细胞瘤是最常见的支持-leydig 细胞瘤,约占 2/3。11% 中分化类和 60% 低分化类属于低度恶性。临床表现为典型的雄激素增多症状,如闭经、乳房萎缩、多毛、声音低沉等。实验室检查可由雄激素和睾酮升高,而硫酸脱氢表雄酮正常或轻微升高,促性腺激素水平可因性激素负反馈抑制而低下,但亦有正常和升高者。

肿瘤大小不一,直径平均约 10cm,98% 为单侧。切面灰白色带黄色,有时有明显的囊性变。镜下高分化者为由均一实性或内衬支持细胞的中空管状结构构成,管间的纤维间质中有散在或成簇的 Leydig 细胞,Reinke 结晶不易找到;中分化者多为细胞丰富的结节或小叶,纤维化或水肿的间质中可有散在小梁状、弥漫状或条索状的 Leydig 细胞,偶可见空心或实心腺管;低分化者由成片排列紧密的梭形细胞构成,形态似未分化的性腺间质,偶有可见分化差的小管或不规则的上皮条索以及少量成簇的 Leydig 细胞;网状型者含有像睾丸网的结构,网状区由长形不规则形的小管、空间或裂隙构成。

(2)支持细胞瘤:指肿瘤完全和几乎完全由形成小管的支持细胞构成的肿瘤。多见于年轻妇女,属于良性肿瘤。有的患者可伴有 Peutz-Jeghers 综合征。典型病理特点为管状结构,可找到细胞异型性明显和核分裂活跃区域。

(3)间质-leydig 细胞瘤:在卵巢罕见,属于良性,大多数有雄激素增多表现,但 10%～20% 有雌激素增多表现。

3.混合型或未分类性索-间质细胞瘤

(1)环管状性索肿瘤：肿瘤特征为出现简单的或复杂的环状小管结构，中央为圆的透明样沉积物。一类伴 Peutz-Jeghers 综合征(遗传性错构瘤性肠息肉病和黏膜、口唇、指/趾色素沉着)，表现为多灶性钙化性微小瘤结，一般为双侧，属良性病变。一类不伴 Peutz-Jeghers 综合征，肿瘤大，半数以上患者伴有雌激素增高症状，约 20% 为恶性。

(2)两性母细胞瘤：指由具备 Call-Exner 小体结构的颗粒细胞和中空的支持细胞小管共同组成的分化较好或中等的卵巢和睾丸的混合性性索-间质肿瘤。而这两种性索间质成分必须相互混杂在一起，而不是相互独立的成分，故罕见，以往病例多属误诊。诊断时应注明成分如成年型颗粒细胞瘤或幼年型颗粒细胞瘤，以及支持-间质细胞瘤分化程度及亚型等。

4.类固醇细胞瘤　由类似睾丸间质细胞、黄体细胞和肾上腺皮质细胞的瘤细胞组成，分三型。本组肿瘤较少见，占卵巢肿瘤≤0.1%。Scully 指出本组肿瘤中，凡瘤细胞有显著异型性或核分裂象众多，肿瘤最大直径>8cm 者有恶性可能。若瘤细胞有典型林克氏结晶者，多属良性。

(1)间质黄体瘤：约占本类肿瘤的 25%。肿瘤来源自黄素化的间质细胞。Scully 认为卵巢受垂体释放的黄体生成素的持续刺激，促使间质黄素细胞增殖，并随年龄增长而显著，呈瘤样增生结节而形成的卵巢间质黄体瘤。患者以中老年妇女为主。因肿瘤分泌雌激素、雄激素和少量孕酮，故 60% 有高雌激素症状：阴道不规则流血、内膜息肉、子宫内膜高分化腺癌等；12% 伴有男性化症状。

肿瘤无包膜，直径 0.25～2.90cm，切面呈灰白色或黄棕色结节。多为单侧良性肿瘤。肿瘤周围由卵巢间质包绕为其组织学特征。瘤细胞呈圆形或多边形，细胞核多小而圆，居中央或略偏位，有单个明显核仁。胞浆丰富，嗜伊红，有少量嗜酸颗粒，有脂质空泡。半数以上患者胞浆内含有不等量脂色素颗粒。90% 以上患者同侧或对侧卵巢的间质卵泡膜细胞增生伴黄素化。

(2)Leydig 细胞瘤：约占本类肿瘤的 25%。Scully 和 Young 认为，几乎全部卵巢间质细胞来自卵巢门细胞，为卵巢门细胞瘤，其组织学特性为瘤细胞内含林克(Reinke)结晶；少数间质细胞瘤位于卵巢门附近的卵巢间质内，称为非门细胞型间质细胞瘤。此类肿瘤常见于绝经期妇女，62% 患者表现为男性化症状，如面部多毛、痤疮、阴蒂肥大、月经稀发或闭经、不孕等。无林克结晶者可表现为高雌激素症状，如月经过多、绝经后阴道流血、子宫内膜增生过长等。生化检测血睾酮水平明显升高。

肿瘤无包膜，几乎全为单侧实质性结节，直径 1～15cm，绝大多数小于 5cm。切面呈棕色、粉红色，伴有出血可形成囊腔。镜下可见肿瘤常呈分布不均，伴有"富于细胞核"和"缺少细胞核"两种区域。瘤细胞大圆形或多角形，半数以上病例胞浆或胞核中可找到林克结晶，细胞排列成片、巢或索状。林克结晶纵切时为针状结构，横切时为六角形结构，结晶内部为交叉线画成的阴影。

(3)非特异性类固醇细胞瘤：瘤细胞形态非特异，不能归入间质黄素细胞及间质细胞，但又具有本瘤共性，故列入非特异性类固醇细胞瘤，约占类固醇细胞瘤 60%。平均发病年龄 43 岁，早于其他类固醇肿瘤。52% 有男性化症状。8% 有高雌激素表现。6% 伴有 Cushing 综合征，血浆皮质醇升高。25% 无内分泌症状，在妇科查体或手术时发现。

肿瘤边界清，部分见完整包膜，成分叶或结节状。94% 为单侧性，平均直径 8.5cm。切面黄色，实性，偶见出血坏死或囊性变。组织形态：瘤细胞大圆形或多边形，胞浆丰富嗜伊红，因含丰富脂质而呈空泡，疏松如海绵状。胞膜清晰，核常有轻度不典型，仅 25% 中重度不典型，有核分裂象。瘤细胞排列成巢、索状，由丰富血管分隔为其特征。该肿瘤有 40% 为恶性，常直径>7cm、核分裂象>2/10HP、细胞核有异型性、肿瘤常有出血坏死。

【治疗】

1.手术治疗　根据肿瘤病理类型、FIGO 分期及患者的年龄，是否有生育要求等因素可考虑分别行卵巢肿瘤剥除术、患侧附件切除术及全面分期手术。

(1)良性性索-间质肿瘤:卵巢纤维瘤、卵泡膜细胞瘤、硬化性间质瘤、细胞型纤维瘤、间质黄体瘤、间质细胞瘤及部分非特异性类固醇细胞瘤等良性肿瘤,年轻单侧肿瘤患者,可行卵巢肿瘤剥除术或患侧附件切除术;双侧肿瘤争取行卵巢肿瘤剥除术;围绝经期妇女可考虑行全子宫+双附件切除术。对于保留子宫的绝经前患者应行子宫内膜活检。

(2)恶性性索-间质肿瘤:颗粒细胞瘤、部分支持间质细胞肿瘤、部分非特异性类固醇细胞瘤为低度或潜在恶性。对没有生育要求的Ⅰ期患者行全面分期手术,手术证实为Ⅰ期的患者(低危)可予观察,不需要化疗。对高危的Ⅰ期患者(肿瘤破裂、分化差、肿瘤直径超过10~15cm),处理建议包括观察或以铂类为基础的化疗。对接受观察的患者,如治疗前抑制素水平升高,应对抑制素水平进行随访。Ⅱ~Ⅳ期患者行肿瘤细胞减灭术,术后推荐的处理包括:对局限性病灶给予放疗或铂类为基础的化疗(PEB或紫杉醇/卡铂方案首选)。对于Ⅱ~Ⅳ期随后临床复发的患者,可以选择临床试验、化疗、亮丙瑞林或支持治疗,也可考虑行再次肿瘤细胞减灭术。贝伐单抗可以用于复发的颗粒细胞瘤患者。

(3)保留生育功能的问题:希望保留生育功能的Ⅰa~Ⅰc期卵巢支持间质肿瘤患者,应该行保留生育功能的全面分期手术。低危患者术后可严密观察,高危患者则可严密观察或放疗或辅以铂类化疗。国内外文献中有多例行保留生育功能手术后足月妊娠的报道。

2.化学治疗　　NCCN指南推荐以铂类为基础的化疗。常用化疗方案如下:

(1)BEP

博来霉素/平阳霉素(B)　　15mg/m²/d×2d,静滴

依托泊苷(E)　　100mg/m²/d×3d,静滴

顺铂(P)　　30~35mg/m²/d×3d,静滴,间隔3周

注:博来霉素终生剂量250mg/m²,单次剂量不可超过30mg。注意肺功能的变化,尤其是弥散功能的变化,如果弥散功能不正常,应该核对有无贫血,如果有贫血,应该予以校正;如果校正后仍然不正常(如<70%),应该停平阳霉素和博莱霉素。

(2)PAC

顺铂(P)　　75mg/m²×1d,静滴

阿霉素(A)　　50mg/m²×1d,静滴

环磷酰胺(C)　　750mg/m²×1d,静滴

(3)BVP

博来霉素,平阳霉素(B)　　18mg/m²,d2,每周1次,im(深部)

长春新碱(V)　　1~1.5mg/m²/d×2d,静注

顺铂(P)　　20mg/m²/d×5d,静滴

(4)其他:亦可采用紫杉醇/卡铂方案、多西他赛/卡铂方案,具体参考上皮性肿瘤部分。

四、卵巢生殖细胞肿瘤

【概述】

卵巢生殖细胞肿瘤是一组起源于生殖细胞,含有从未分化状态、胚外结构,一直到未成熟和(或)成熟的各种组织的肿瘤。占所有卵巢肿瘤的20%~25%,绝大部分(约95%)为成熟性畸胎瘤。恶性肿瘤所占比例国内外差异较大,有学者统计,卵巢恶性生殖细胞肿瘤占全部卵巢恶性肿瘤的18.2%,而美国国家统

计资料显示约占 2.4%,此种差异原因尚不清楚。

卵巢生殖细胞肿瘤来源于胚胎期性腺的原始生殖细胞。在胚胎发育过程中,原始生殖细胞经历了从卵黄囊向背侧肠系膜迁移,最后到达生殖嵴的过程,因此生殖细胞肿瘤可发生于性腺以外多个部位,如颅内、后腹膜腔等,但仍最常见于性腺。它常发生于儿童及青年妇女,仅偶见于绝经后妇女。据统计,卵巢肿瘤发病年龄小于 20 岁者,约 60%~70% 为生殖细胞瘤。且年龄越小,恶性肿瘤可能性越大。

卵巢恶性生殖细胞肿瘤的发病率仅为睾丸恶性生殖细胞肿瘤的 10%,所以此类肿瘤的治疗方法往往从睾丸生殖细胞肿瘤的研究进展中借鉴而来。近年来,在治疗方面取得较大进展,预后显著改善。

【病理类型】

1.无性细胞瘤　此类肿瘤来源于尚未有性分化以前的原始生殖细胞,故命名无性细胞瘤。其病理形态及组织来源与睾丸精原细胞瘤相似。是一种较为少见的肿瘤,占卵巢恶性肿瘤的 2%~4%。在国外,是最常见的恶性生殖细胞肿瘤,占 25%~40%;在国内,为第二常见的恶性生殖细胞肿瘤,约占 25%。

症状与其他卵巢实性肿瘤类似,可见总论部分。但无性细胞瘤可发现于因原发闭经而就诊的患者。本瘤有发生于两性畸形及性染色体异常的个体的倾向,核型为 46,XY 或性染色体阴性。约 5% 的患者伴有性腺发育异常。纯型无性细胞瘤无内分泌症状,个别报道有 β-HCG 升高、性早熟或出现男性化症状,但有这些内分泌症状的患者往往伴有绒癌或性母细胞瘤成分。极少数患儿可能合并难以纠正的高钙血症,只有在切除肿瘤后才能恢复正常。

肿瘤 10%~20% 为双侧,右侧多见。肿瘤体积较大,圆形、卵圆形,常为实性,表面光滑,呈结节状或脑回状。切面呈灰白、灰黄或灰红色,质地为海绵状,可有出血、坏死,偶有囊性变或钙化。需在不同部位充分取材以除外合并其他混合成分。

镜下见肿瘤由大而一致的瘤细胞构成,呈饼状、岛状或带状排列,中间有较薄的纤维间质分隔。在间质内或肿瘤细胞团内常有散在或灶状淋巴样细胞浸润。瘤细胞胞浆丰富而淡染,核膜较清楚,核仁居中,核分裂象易见。产生 β-HCG 的无性细胞瘤中 6%~8% 可偶见有单个或丛状的合体,无细胞滋养细胞。除血中 β-HCG 升高外,一般对预后无影响。需注意无性细胞瘤可伴有畸胎瘤、内胚窦瘤、胚胎癌或绒癌。半数性腺母细胞瘤中可见无性细胞瘤成分。

2.卵黄囊瘤　恶性程度高,预后差。最近 WHO 对卵巢肿瘤分类将通用名内胚窦瘤改为卵黄囊瘤。因为卵黄囊瘤指形态上为各种内胚层样结构(包括原肠和胚体外分化如卵黄囊泡以及胚体内胚层如小肠、肝)分化的畸胎瘤样原始内胚层肿瘤。相比之下,内胚窦瘤意味的病理形态比较局限,但仍保留内胚窦瘤名词为卵黄囊瘤的同义词。

卵黄囊瘤的发病率位居国内卵巢生殖细胞肿瘤首位,占 27%~41%,国外报道其发病率位居生殖细胞瘤第三位。其发病中位年龄 16~18 岁,约 1/3 患者诊断时在月经初潮前。

临床表现与临床实体瘤相似。但由于本瘤生长快,故常常起病急,出现症状时间短,半数病例出现症状仅一周或短于一周。约 75% 患者主诉盆腹腔痛,约 10% 患者以无症状的腹部包块或腹部膨大就诊,偶可表现为急腹症。

绝大多数内胚窦瘤分泌 AFP,可通过血清检测和免疫组化法在病理标本中检测到,一般患者 AFP 浓度很高,术前可达 14000~200000μg/L,彻底手术后一般 5~7 天降至正常,复发时又上升。故 AFP 浓度是诊断、治疗、监护时的主要标志。

肿瘤几乎全为单侧性,双侧一般提示转移。瘤体圆形,直径一般较大,小者 3cm,大者可达 40cm,可能分叶状。切面多实性,灰白或灰黄色,质软,部分伴有出血、坏死、囊性变和黏液变。瘤体外有包膜,但可因肿瘤体积过大而造成包膜破裂。

镜下结构多样,常见的特征是衬覆原始细胞的腔隙形成的网状结构,多种组织学形态混合存在,其中包括微囊、内胚窦样、黏液瘤样、实性、腺泡、腺管、肝样、多囊泡、乳头状、巨囊、原始内胚层型(肠型)等,一般以一种或两种为主。内胚窦样型由血管袖套结构(S-D 小体)构成,是鼠胎盘的胚胎性结构,人类无该结构。其特点是毛细血管周围有一窄的结缔组织带,外表面被覆立方的胚胎上皮样细胞,胞核较大,核仁明显,核分裂活跃。卵黄囊瘤的特征性结构包括 S-D 小体、疏网状腺样结构、嗜酸性透明小球。

卵黄囊瘤的变异型:黏液瘤样型(由纤细疏松的黏液瘤样组织构成,含有腺泡样腔隙)、肝样型(呈实性结构,瘤细胞与肝癌细胞相似,片状或巢状,胞浆丰富,含大量嗜酸性颗粒)、多囊泡卵黄囊型(由许多围以疏松细胞性建业组织的囊泡或囊腔组成)、原始内胚层型或腺性(一种分化较好,类似一般的或分泌型子宫内膜样腺癌,又称子宫内膜样型;一种含有原始肠上皮样细胞,呈筛状生长)。

3.胚胎癌　是生殖细胞肿瘤中一种分化最差但具有多种分化潜能的类型,多与其他生殖细胞肿瘤共存。罕见,发生率仅占卵巢生殖细胞肿瘤的 0.2%。发病年龄较轻,4～28 岁。因其可能分泌雌激素,故常有内分泌症状,如假性性早熟、不规则阴道流血等。本病临床特征及大体病理与卵黄囊瘤类似。它能合成和分泌 AFP 和 β-HCG,是肿瘤检测和诊断治疗时的标志物。镜下肿瘤由成片或团块状较原始的多形细胞组成。瘤细胞可排列成腺样、小管样、乳头状和实性等形式,它们常形成合胞体细胞团块伴有中心坏死。本病恶性度高,侵袭性强,可盆腹腔广泛扩散和早期转移,预后不佳。

4.多胚瘤　罕见,是一种胚胎原始分化状态的肿瘤,实际上是一种最不成熟的畸胎瘤。本病发病年龄小,常伴假性性早熟。血清 AFP 和 β-HCG 可检测病情变化。镜下瘤组织由大量早期胚胎的胚样小体组成。这种小体形态上类似于胚胎原节前的结构,多认为起源于多潜能的恶性胚胎性细胞。肿瘤常有少量畸胎瘤样成分分化,若所占比例不足 10%,则不归入混合型生殖细胞瘤。肿瘤高度恶性,多数伴有局部浸润和扩散,预后较差。

5.非妊娠性绒毛膜癌　单纯型很少,一般为混合性生殖细胞肿瘤的一部分。绒毛膜癌是构成表面上皮-间质肿瘤的一部分,而不是来自生殖细胞。形态组织学及表现与妊娠性绒癌相同。发病年龄一般小于 20 岁。初潮前发病患者约有 50% 出现同性性早熟。本病恶性度高,发现时往往已有腹腔内播散。可经血行转移至全身脏器,常见于肺、肝、脑、肾、胃肠和盆腔脏器,亦可经淋巴转移。血清和尿中 β-HCG 可检测病情变化。预后差。

6.混合性生殖细胞瘤　本病是指由一种以上生殖细胞肿瘤成分构成的肿瘤(不包括性腺母细胞瘤和混合性生殖细胞.性索间质肿瘤),其中至少一种是原发的。肿瘤体积较大,表面光滑,切面依其所含成分而不同。镜下最常见的成分是无性细胞瘤(80%),依次为卵黄囊瘤(70%)、未成熟畸胎瘤(53%)、绒癌(20%)和胚胎性癌(13%)。本病预后由恶性程度最高的肿瘤成分决定。

7.畸胎瘤　卵巢畸胎瘤约占原发性卵巢肿瘤的 15%,其中约 95% 为良性,约 5% 为恶性。它分为两类:①两胚层或三胚层畸胎瘤;②单胚层畸胎瘤。

(1)两胚层或三胚层畸胎瘤:是一组来源于生殖细胞并具有内、外及中胚层分化的肿瘤。大多数为良性,少数可以恶性变,也可以一起始即为恶性。多见于青少年,约占儿童卵巢肿瘤的 50%。它可分为未成熟性畸胎瘤和成熟性畸胎瘤。

1)未成熟性畸胎瘤:发病率在卵巢恶性生殖细胞肿瘤中居第三位。约占恶性生殖细胞肿瘤的 20.3%,仅次于卵黄囊瘤和无性生殖细胞瘤。好发于儿童和年轻妇女。在<15 岁发病的卵巢恶性肿瘤中,未成熟畸胎瘤占 1/4。此类肿瘤有复发转移的潜能,这种潜能与所含神经上皮的数量和未成熟程度直接相关。

未成熟畸胎瘤生长迅速,转移复发率高,为 23%～58%。恶性程度高,常穿透包膜,侵犯周围组织。转移方式多沿腹膜扩散,因此最常见的转移部位是盆腔及腹腔腹膜,可能进一步转移至远处淋巴结、器官。

转移或腹腔种植灶可能与原发瘤形态不同,可以有与原发灶一样的未成熟成分,也可以完全成熟化。有研究表明:1/3病理可发生自发或化疗后完全成熟化,而且腹膜种植和成熟化可在短期内发生。

肿瘤一般为单侧,约10%对侧可伴有成熟性畸胎瘤。肿瘤体积较大,平均直径约20cm,呈球形或分叶状,常穿透包膜,浸润周围器官组织。切面质软或硬,以实性为主,也可伴有囊性结构,但亦可少数为多房囊性,常有出血、坏死和毛发、脂肪、横纹肌、骨和软骨等畸胎瘤样结构。镜下可见源于内中外三胚层的成熟和不成熟胚胎型组织,典型特征为出现幼稚的神经外胚层成分包括菊心团和神经管上皮、富于细胞和核分裂活跃的神经胶质、胶质母或神经母细胞。若出现大量成熟组织,则必须充分取材,以免漏诊。其他生殖细胞肿瘤类型可以伴存。未成熟畸胎瘤可根据镜下不成熟组织的含量作出组织学分级:Ⅰ级:仅有稀少的未成熟神经上皮组织,在任意一张切片中占据面积小于一个40低倍视野;Ⅱ级:未成熟神经上皮组织在任意一张切片中占据1~3个40低倍视野;Ⅲ级:未成熟神经上皮组织在任意一张切片中超过3个40倍视野。该分级可以预测预后并指导治疗。

2)成熟性畸胎瘤:是生殖细胞肿瘤中最常见的一种肿瘤,分实性(1/3有腹膜成熟性神经胶质组织种植)、囊性(包括皮样囊肿)和胎儿型(外观似胎儿,需与胎中胎鉴别,后者不占据卵巢并含有更多的器官和组织)。其中卵巢囊性成熟性肿瘤发病率最高,占所有卵巢肿瘤的15%~25%,占生殖细胞肿瘤的85%~95%。可发生于任何年龄,但以生育年龄妇女多见。

肿瘤多为圆形或卵圆形,表面光滑,包膜完整。切面多为囊性。因为软骨、脑皮质、小脑和牙齿等组织是出生以后逐渐发育成熟的,故成熟畸胎瘤中亦可有少量这些胎儿晚期和新生儿早期的正常组织,故不能以此作为未成熟性畸胎瘤的诊断。内胚层主要为呼吸、胃肠结构和甲状腺等;中胚层有骨、软骨、肌肉和脂肪;外胚层成分主要为皮肤和神经包括脑、小脑和脉络丛组织等,在三类成分中最常见。这些组织常形成器官样结构。少数可伴随未成熟畸胎瘤或恶性原始生殖细胞肿瘤发生。

肿瘤的并发症以蒂扭转最为常见、也可发生破裂、感染和恶变。约1%患者可发生肿瘤破裂,内容物流入腹腔可导致化学性腹膜炎、肉芽肿、腹膜胶质瘤病或腹膜黑变病。约0.17%患者可发生肿瘤恶变,多见于绝经后妇女。肿瘤体积较大,与周围有粘连或含有实性结节、附壁增厚结节或出血坏死。肿瘤的任何成分均可发生恶变,以鳞癌多见,约占83%,依次为腺癌、腺鳞癌、未分化癌、恶性黑色素瘤等。畸胎瘤亦可发生肉瘤变,年龄较鳞癌变者稍年轻,主要是平滑肌瘤、血管肉瘤和骨肉瘤等。

(2)单胚层畸胎瘤:肿瘤仅由一个胚层的某种单一组织为主发育而成,主要包括甲状腺肿瘤、类癌、神经外胚层肿瘤、皮脂腺肿瘤、黑色素细胞肿瘤、其他等。组织起源可能为与皮样囊肿有关的高度特征性分化。

1)卵巢甲状腺肿:最常见的单胚层畸胎瘤。甲状腺组织可见于大约20%的畸胎瘤,只有当其成为肿瘤的构成主体或大体肉眼可辨认时可称为卵巢甲状腺肿约17%~30%患者可伴有腹水或假Meigs综合征。约5%可出现与甲状腺相关的内分泌症状,在肿瘤切除后即可缓解。镜下主要表现为正常或各种甲状腺腺瘤的形式,免疫组化甲状腺球蛋白阳性。

恶性卵巢甲状腺肿占少数,表现为与良性成分混合存在的甲状腺乳头状癌或滤泡癌。肿瘤多呈良性病程,局限于卵巢。如果肿瘤侵透卵巢浆膜并与周围组织紧密粘连,则术中不易切除干净,并可见局部扩散并经淋巴、血行转移,临床呈恶性病程。

2)类癌:组织类型以类似于胃肠道的类癌为主,是一组由多种分化好的神经内分泌细胞构成的肿瘤。大体上,肿瘤为单侧的棕黄结节,质韧,多与黏液性肿瘤、畸胎瘤、Brenner瘤伴随,亦可独立存在。组织学图像分为岛状型、小梁型、黏液型甲状腺肿类癌。

岛状型类似于中肠类癌。瘤细胞巢状分布,常伴有腺泡或筛状结构。多见于中老年妇女,根治术和随诊是主要的治疗方式。

小梁型类似于后肠或前肠型类癌。瘤细胞呈柱状,小梁或花带样排列。患者较年轻,20~40 岁,几乎不发生转移。

黏液型又称腺类癌或杯状细胞癌,少见。形态上类似于阑尾的杯状细胞癌。腺体密集或呈筛状、巢状或片状图像,可伴有坏死和较多核分裂象。侵袭性较其他类癌强。

甲状腺肿类癌由不同比例的类癌成分和甲状腺肿构成。其中,类癌成分多呈花带或小梁状图像。甲状腺球蛋白及神经内分泌标记为阳性。

3)神经外胚层肿瘤:罕见,以原始神经外胚层为主要成分。主要包括室管膜瘤、原始神经外胚层肿瘤、髓上皮瘤、多形性恶性胶质细胞瘤及其他。病理多可见鳞状上皮、毛发、皮脂腺、骨和软骨成分,有的合并皮样囊肿。

4)皮脂腺肿瘤:与各种皮脂腺肿瘤形态类似,绝大多数发生在皮样囊肿壁上。

5)黑色素细胞肿瘤:很少见,包括伴随表皮样囊肿的各种类型黑色素细胞痣,诊断则需排除转移性恶性黑色素瘤。

6)其他:包括癌类、肉瘤类、皮脂腺肿瘤、垂体型肿瘤、视网膜始基肿瘤等。

【治疗】

1.手术治疗

(1)良性生殖细胞肿瘤:主要包括成熟性畸胎瘤。此类患者的治疗主要为手术切除,如患者年轻,应行肿瘤剥除术,以保留正常卵巢组织。由于其双侧发生率可达 10%,故对侧需仔细探查。

(2)恶性生殖细胞肿瘤:主要包括无性细胞肿瘤、卵黄囊瘤和未成熟性畸胎瘤。患者多为年轻女性,应充分考虑其生育功能。对于需要保留生育功能的患者,应做保留生育功能的全面分期手术。若不要求保留生育功能,Ⅰ期患者应行全面分期手术,具体参考概论手术治疗部分。而Ⅱ~Ⅳ期患者可做肿瘤减灭术。术后对于Ⅰ期无性细胞瘤或Ⅰ期、G_1 的未成熟畸胎瘤可予以观察;胚胎瘤或卵黄囊瘤或Ⅱ~Ⅳ期无性细胞瘤或Ⅰ期、G_2~G_3 及Ⅱ~Ⅳ期未成熟畸胎瘤,均应采取 PEB 方案化疗 3~4 周期(若初次手术未完成全面分期则应先完成手术分期,再行化疗)。对于术前有肿瘤标记物(尤其 AFP 和 β-hCG)升高患者,术后每 2~4 个月需监测相应肿瘤标记物,共 2 年。

(3)保留生育功能的问题:卵巢生殖细胞肿瘤患者多为儿童和年轻妇女,故保留生育功能成为一个必须考虑的问题。对于有生育要求的所有患者,应行保留生育功能的全面分期手术,切除患侧附件,仔细检查对侧卵巢无异常后保留对侧附件和子宫。

无性细胞瘤容易双侧发病,而且有些转移尚处于亚临床阶段,故有必要剖检对侧卵巢,并对可疑部位进行活检。对于强烈要求保留生育功能的患者,即使对侧发生小的转移,也可以切除肿瘤而保留部分正常卵巢组织。但假如患者染色体核型有 Y 染色体,则必须切除双侧卵巢,子宫可以保留,将来可作胚胎移植。

未成熟性畸胎瘤可合并对侧成熟畸胎瘤,故亦需进行对侧探查。近年来。有学者提出卵巢的剖开探查及楔形切除将影响卵巢以后的功能或影响卵巢皮质的卵母细胞而造成以后的不孕,建议仔细视诊和触诊对侧卵巢。

2.化学治疗

(1)无性细胞瘤:首选 PEB 方案化疗。对经选择的ⅠB~Ⅲ期无性细胞肿瘤患者,为减少化疗毒性反应,可以用 3 个周期的依托泊苷,卡铂化疗:

卡铂,剂量为曲线下面积(AUC)5.0~6.0,d1

依托泊苷,剂量 120mg/m^2,d1~d3

每 4 周为 1 周期,共 3 个周期

复发的无性细胞瘤患者或者博来霉素已达终身剂量者可应用 PVE 方案,具体如下:

顺铂(P)　　20mg/m²,d1～d5,ivdrip

长春新碱(V)　1～1.5mg/m²,d1,d2,1V

依托泊苷(E)　100mg/m²,d1-d5,ivdrip

(2)卵黄囊瘤:此类患者均需化疗。足量和正规的化疗非常重要,能明显改善预后。Williams 总结了美国 MD Anderson 癌瘤中心和印第安纳州医学院各自采用 PEB 和 PVB 方案治疗恶性生殖细胞肿瘤,发现两者疗效近似,但 PEB 毒性较低,故认为 PEB 最好。具体 PEB 方案和 PVB 方案参见性索-间质肿瘤化疗部分。

(3)未成熟性畸胎瘤:在联合化疗问世之前,未成熟畸胎瘤的存活率仅约 20%～30%,应用联合化疗后存活率大大提高。目前认为 Ⅰ 期、G1 的患者预后好,不需要辅助化疗,可随访观察。而对于 Ⅰ 期、G2～3 或 Ⅱ～Ⅳ 期的未成熟畸胎瘤均需化疗,首选 PEB 方案。对于应用此方案化疗后肿瘤标记物仍持续性增高者,可选用 TIP 方案(紫杉醇、异环磷酰胺、顺铂)或大剂量化疗。由于未成熟畸胎瘤生长速度很快,术后应尽可能早开始化疗,一般应在 7～10 天以内。

3.放射治疗　无性细胞瘤对放疗高度敏感。照射剂量为 2500～3500cGy,效果良好。但是放疗往往会造成生育功能的丧失以及其他较严重的毒副反应。所以放疗并不是无性细胞瘤的一线治疗方法。放射治疗时应覆盖对侧卵巢部位,使其不受照射,以避免放疗对正常组织的破坏作用。其他类型的卵巢生殖细胞肿瘤很少应用放疗,只有经过化疗后尚有持续性局限性病灶存在情况下才被使用。

五、卵巢生殖细胞-性索间质肿瘤

肿瘤由大的生殖细胞(似无性细胞、精原细胞瘤细胞)和小的性索间质细胞(类似不成熟的支持细胞和 Leydig 细胞)构成。

1.性腺母细胞瘤　分单纯性(多良性)及混合性(合并其他生殖细胞成分)两种。患者多较年轻,并伴有染色体异常引起的性腺发育不全,合并激素异常等症状。镜下两型细胞密切混杂,呈界限完好的细胞巢状,每个巢由厚的基底膜包被且包埋于纤维结缔组织间质中。瘤细胞亦可排列成卵泡状、弥散分布或花冠状。

2.生殖细胞-性索间质混合瘤　由生殖细胞和性索成分混合组成,亦可含有间质分化成分。此类肿瘤可见于各年龄阶段,以婴儿、儿童多见。患者染色体多为正常核型,无性腺发育不全等,可有内分泌紊乱,假性性早熟,亦可发生肿瘤蒂扭转致急腹症表现。镜下可见肿瘤细胞呈短梭形,类似性索间质细胞,排列成细长分支条索或宽柱,期间混杂单个或成堆生殖细胞,部分区域出现 Call-Exner 小体样结构;或呈岛状及实心管状结构,被细纤维组织分隔,混杂数量不等生殖细胞;性索间质样细胞呈网状排列,可混杂单个或众多生殖细胞。

六、继发性肿瘤(转移性肿瘤)

凡是原发肿瘤的瘤细胞经过淋巴道、血道或体腔侵入卵巢,形成与原发病灶相同病理特性的卵巢恶性肿瘤,称之为卵巢转移性恶性肿瘤。此类患者并不罕见,约占全部卵巢肿瘤的 1%～3%,占卵巢恶性肿瘤的 5%～10%,体内任何部位的原发性恶性肿瘤均可转移至卵巢。卵巢转移性恶性肿瘤最常见的原发部位为胃肠道,依次为乳腺、除卵巢外的生殖道、泌尿道,其他如肝、胰、胆道也有报道,但罕见,白血病、淋巴瘤亦可累及卵巢。

【转移途径】

1.直接蔓延　卵巢邻近脏器如乙状结肠、阑尾、膀胱等原发性癌穿破黏膜层和浆肌层而蔓延至卵巢,其表面形成继发病灶。

2.浆膜面转移　肿瘤细胞通过腹膜或输卵管表面种植于卵巢,常伴盆腹腔其他脏器及子宫直肠陷凹的广泛弥散种植性癌结节。例如乳腺癌可直接侵犯胸膜和横膈膜,再经腹膜种植于卵巢。

3.淋巴转移　最常见的转移方式。上腹部肿瘤,尤其是消化道恶性肿瘤容易在脉管内形成癌栓。癌栓沿淋巴道通过腹主动脉旁淋巴结及盆腔淋巴结进入卵巢;乳腺癌除浆膜面转移途径外,亦可通过胸大肌深筋膜的淋巴管道,经肋间和腹壁淋巴进入肾旁淋巴,再沿上述通路到达卵巢;盆腔内淋巴沿髂血管分布,汇集来自卵巢、输卵管、子宫、阴道的淋巴液并形成一互通的淋巴网,故生殖道其他肿瘤均可通过此淋巴网到达卵巢。由于淋巴转移所至,肿瘤在卵巢包膜下膨胀生长,所以往往保持正常卵巢形态,可活动,但镜下可见淋巴管内癌栓。

4.血行转移　较少见,乳腺癌、消化道肿瘤、子宫内膜癌可能通过此途径转移。

【常见类型】

1.Krukenberg瘤　亦称印戒细胞癌,最常见,占全部卵巢恶性转移性肿瘤的30%～40%。原发病灶为胃癌占大多数,肠癌、乳腺癌、胆管癌也可引起,但较罕见。肿瘤为双侧性,中等大小,两侧形态相似,为肾形或结节状,实性,表面充血、光滑且有光泽,切面灰白、灰黄或灰红色,常见囊性变或出血灶。镜下表现以印戒细胞为特征,呈圆形或肾形,内含黏液,将细胞核挤压至一侧而呈新月状,故称印戒细胞。周围是结缔组织或黏液性间质。间质为梭形细胞,呈交叉排列。

2.胃肠道为原发病灶的其他卵巢转移性恶性肿瘤　此类肿瘤原发病灶基本为结肠,以种植、淋巴转移为主。肿瘤较大,直径常大于10cm,单侧多见,实性,可有坏死或囊性变病灶。镜下肿瘤细胞可呈现多种形态。瘤细胞立方形或柱状,呈单层或复层排列且大小不等。也可排列成腺管状,或呈乳头状排列,形态不规则。核深染有分裂象。

3.乳腺癌为原发病灶卵巢转移性恶性肿瘤　较多见,仅次于Krukenberg瘤,双侧占60%,2%～10%乳腺癌预防性切除卵巢标本可见镜下转移灶。镜下特点:瘤细胞呈条索状或管泡状排列,偶见印戒细胞或乳腺髓样癌,卵巢间质可见灶型黄素化间质细胞。

4.生殖系统为原发病灶卵巢转移性恶性肿瘤　远较其他系统转移至卵巢为低,以直接蔓延为主,故肿瘤较固定,与周围脏器分界不清,亦可经淋巴转移。子宫内膜癌、输卵管癌、宫颈癌、外阴癌均可为原发病灶。

【临床表现】

1.原发肿瘤各有其特有的原发病灶症状。

2.盆腔包块　多双侧,表面光滑、活动。少数可单侧或较固定。

3.腹水征　由淋巴引流障碍或转移瘤渗出所致。多为淡黄色,偶为血性。

4.腹痛　由于肿瘤向周围浸润或侵犯神经引起。

5.月经失调或绝经后阴道流血　部分卵巢转移瘤均由分泌激素功能所致。

6.恶病质　出现卵巢转移性恶性肿瘤已是晚期,可有消瘦、贫血、慢性病容等。

【治疗】

此类患者生命短暂,预后极差,很少深入研究,治疗也缺乏一致意见。甚至有观点曾认为卵巢可起到肿瘤细胞储藏室的作用,对瘤细胞扩散起到防御作用。现在多数学者认为应行手术治疗,尽可能积极切除肿瘤,术后辅助放疗或化疗。

手术范围因人而异。多数行全子宫双附件切除;若患者情况差或术中发现腹腔转移广泛可行双附件切除;如转移局限于盆腔,可采用原发性卵巢恶性肿瘤的手术方法,即行全子宫双附件切除。

化疗可根据原发肿瘤的部位和性质而定。乳腺癌一般以他莫昔芬激素治疗或 CTX、氟尿嘧啶、MTX、阿霉素;胃癌用丝裂霉素、氟尿嘧啶、阿霉素、顺铂;直结肠癌用 CTX、氟尿嘧啶、阿霉素、丝裂霉素、MTX。至于放疗,多数认为可以减少盆腔局部复发。放化疗对 5 年生存率均无明显影响。

七、复发性卵巢恶性肿瘤

卵巢上皮癌对化疗较敏感,若接受正规的以铂类、紫杉醇为基础的化疗,80% 以上可以达到临床缓解。但是其中大部分会在 3 年内复发,并可能发展为耐药。

复发是指经过理想的肿瘤细胞减灭术及正规足量的化疗达到临床完全缓解后停药 6 个月,临床上再次出现肿瘤的证据和迹象。

未控是指经过理想的肿瘤细胞减灭术及正规足量的化疗后,肿瘤仍进展稳定,二次探查发现残余瘤灶,或停药 6 个月之内出现复发证据。

【分型】

1. 化疗敏感型卵巢癌 对初期以铂类药物为基础的治疗有明确反应,并且已经达到临床缓解,停用化疗 6 个月以上出现病灶复发。

2. 化疗耐药型卵巢癌 患者对初期的化疗有反应,但在完成化疗相对短的时间(6 个月)内证实复发。

3. 顽固型卵巢癌 在初期化疗时对化疗有反应或明显反应的患者中发现有残余病灶。

4. 难治性卵巢癌 对化疗没有产生最小有效反应的患者,包括在初次化疗期间,肿瘤稳定或进展者,大约发生于 20% 的患者。此类患者对二线化疗的有效反应率最低。

【复发的证据和迹象】

包括几种情况:①肿瘤标记物升高;②体检发现肿块;③影像学检查发现肿块;④出现胸腹水;⑤不明原因肠梗阻等。只要患者出现以上两种症状,即可考虑卵巢癌复发。

【治疗】

1. 手术治疗 复发性卵巢上皮癌的手术治疗价值尚有争议,主要用于以下几个方面:①解除肠梗阻;②>12 个月的复发灶的减灭;③切除孤立的复发灶。手术治疗包括再次肿瘤细胞减灭和姑息性手术治疗。

下列情况则是再次肿瘤细胞减灭术的合理选择:①完成一线化疗后完全缓解,且停止化疗后>12 个月的复发;②无瘤间期>6 个月,临床小体积或局灶性复发;③患者年龄轻,有很好的生活状态评分。但对于复发癌的治疗,多只能缓解症状,而不是为了治愈,生活质量是最应该考虑的因素。

姑息性手术治疗包括:①腹腔穿刺引流术;②胸腔穿刺术,胸膜粘连术;③输尿管内支架/肾造口术;④解除肠梗阻的手术;⑤胃造口置管;⑥血管通路装置;⑦胸腔/腹腔留置导管;⑧小肠支架;⑨电视辅助胸腔镜。

性索-间质和生殖细胞恶性肿瘤复发可积极行手术治疗,多数患者再次手术可切除复发灶,辅助化疗可再次缓解。

2. 化学治疗 铂类敏感的复发性卵巢上皮癌仍推荐使用铂类为基础的联合化疗。联合方案包括:卡铂/紫杉醇、卡铂/紫杉醇周疗、卡铂/多西他赛、卡铂/吉西他滨、卡铂/多柔比星脂质或顺铂/吉西他滨。如果患者不能耐受联合化疗,首选的单药为卡铂或顺铂。

铂类耐药的患者首选非铂类单药如多西他赛、口服依托泊苷、吉西他滨、多柔比星脂质体、紫杉醇周疗、托泊替康等。上述药物的有效性为托泊替康 20%、吉西他滨 19%、长春瑞滨 20%、多柔比星脂质体 26%、口服依托泊苷 27%、多西他赛 22%、紫杉醇周疗 21%、培美曲塞 21%。

其他可能有效的药物包括六甲蜜胺、卡培他滨、环磷酰胺、异环磷酰胺、伊立替康、美法仑、奥沙利铂、紫杉醇、纳米紫杉醇(白蛋白结合型紫杉醇)和长春瑞滨。纳米紫杉醇的总缓解率为 64%。六甲蜜胺和异环磷酰胺获得的缓解率分别为 14% 和 12%,这两种药物用于紫杉醇难治患者的研究数据很少。

复发性生殖细胞肿瘤:可选的化疗方案包括 TIP(紫杉醇、异环磷酰胺、顺铂);VAC(长春新碱、放线菌素 D、环磷酰胺);VeIP(长春碱、异环磷酰胺、顺铂);VIP(依托泊苷、异环磷酰胺、顺铂);顺铂/依托泊苷;卡铂/多西他赛;卡铂/紫杉醇;紫杉醇/吉西他滨;紫杉醇/异环磷酰胺;多西他赛;紫杉醇。

复发性性索-间质细胞肿瘤:2009 年 NCCN 指南认为可选的化疗方案包括 VAC(长春新碱、放线菌素 D、环磷酰胺)、卡铂/紫杉醇、紫杉醇/异环磷酰胺、多西他赛、紫杉醇。

3.内分泌治疗　对于细胞毒性化疗不能耐受或不成功的卵巢上皮癌患者可以应用阿那曲唑、来曲唑、亮丙瑞林、醋酸甲地孕酮、他莫西芬。复发性颗粒细胞瘤可考虑应用他莫西芬。

4.其他　贝伐单抗可以作为复发性上皮性肿瘤的靶向治疗药物,其对于铂类敏感和铂类耐药患者均有效(有效率 21%)。亦可应用放疗如特定部位适形设置放射野,也可作为有效的姑息治疗方法。支持治疗或加入临床试验也是一种治疗选择。

最近的研究数据提示,聚腺苷二磷酸-核糖聚合酶(PARP)抑制剂 olaparib(AZD2281),对部分(BRCA-1 和 BRCA-2 突变阳性者较 BRCA 阴性者缓解率更高)化疗难治卵巢癌患者有效,尤其是对铂类敏感型患者。铂类耐药或难治性患者对 olaparib 的反应率较低。但目前 FDA 尚未批准 olaparib 用于卵巢癌的治疗,目前该药仅能用于临床试验。

(李　娜)

第十节　输卵管肿瘤

胚胎 12 周时,女性胎儿副中肾管分化完毕:其两侧头段分别发育成两侧的输卵管,两侧中段融合形成子宫、末段形成子宫颈和阴道上段。

输卵管壁由浆膜层、肌层及黏膜层组成。

1.浆膜层　即阔韧带上缘腹膜延伸包绕输卵管而成。

2.肌层　为平滑肌,分外、中、内 3 层。外层纵行排列;中层环行,与环绕输卵管的血管平行;内层又称固有层,从间质部向外伸展 1cm 后,内层便呈螺旋状。肌层有节奏地收缩可引起输卵管由远端向近端的蠕动。

3.黏膜层　由单层高柱状上皮组成。黏膜上皮可分纤毛细胞、无纤毛细胞、楔状细胞及未分化细胞。4 种细胞具有不同的功能:纤毛细胞的纤毛摆动有助于输送卵子;无纤毛细胞可分泌对碘酸-雪夫反应(PAS)阳性的物质(糖原或中性粘多糖),又称分泌细胞;楔形细胞可能为无纤毛细胞的前身;未分化细胞又称游走细胞,为上皮的储备细胞。

输卵管的血供来自子宫动脉和卵巢动脉。子宫动脉的输卵管支沿子宫角部入阔韧带内与卵巢动脉的输卵管支相吻合。静脉与动脉平行,回流入卵巢静脉。输卵管壁的淋巴管伴随在卵巢静脉的外侧。右侧的淋巴液注入右侧肾静脉及下腔静脉的淋巴结区。左侧淋巴引流至左侧卵巢静脉和左侧肾静脉之间的淋巴结。两侧的淋巴结都引流入骶前及髂总淋巴结。因此,输卵管的恶性肿瘤早期即可以扩散到盆腔以外的区域。

输卵管肌肉的收缩和黏膜上皮细胞的形态、分泌及纤毛摆动均受卵巢激素影响,有周期性变化。

输卵管肿瘤少见,输卵管良性肿瘤更少见,可以发生于上皮、间质或其他组织。其种类繁多,但由于缺乏特异性症状及体征,临床上易发生漏诊和误诊。

一、输卵管良性肿瘤

输卵管肿瘤占女性生殖系统肿瘤的 0.5%～1.1%,其中良性肿瘤罕见。来源于副中肾管或中肾管。大致可分为:①上皮细胞肿瘤:腺瘤、乳头瘤;②内皮细胞肿瘤:血管瘤、淋巴管瘤;③间皮细胞肿瘤:平滑肌瘤、脂肪瘤、软骨瘤、骨瘤;④混合性畸胎瘤:囊性畸胎瘤。

(一)输卵管腺瘤样瘤

为最常见的一种输卵管良性肿瘤。以生育期年龄妇女为多见。80% 以上伴有子宫肌瘤,未见恶变报道。腺瘤样瘤由 Golden 和 Ash 于 1945 年首先报道并命名,它的组织发生一直有争议,近几年的免疫组化和超微结构研究均支持肿瘤起源于多能性间叶细胞。

输卵管良性肿瘤无特异症状,多数患者是以其并发疾病如子宫肌瘤,慢性输卵管炎的症状而就诊,易被其他疾病所蒙蔽,临床极少有确诊病例,常在妇科手术时无意中被发现者居多,造成大体标本检查易忽略而漏诊,导致检出率低。肿瘤体积较小,直径约 1～3cm,位于输卵管肌壁或浆膜下。大体形态为实性,灰白色或灰黄色,与周围组织有分界,但无包膜。镜下可见紧密排列的腺体,呈隧道样、微囊样或血管瘤样结构,被覆低柱状上皮,核分裂象罕见。间质由纤维、弹力纤维及平滑肌组成。肿瘤可以浸润性的方式生长到管腔皱襞的支持间质中去。诊断有困难时组织化学和免疫组化可帮助诊断,AB 阳性,CK、Vim、SMA、Calretinin 阳性即可确诊。治疗为手术切除患侧输卵管。预后良好。

(二)输卵管乳头状瘤

输卵管乳头状瘤多发生于生育期妇女,与输卵管积水并发率较高,偶尔亦与输卵管结核或淋病并存。

肿瘤直径一般 1～2cm。一般生长在输卵管黏膜,突向管腔,呈疣状或菜花状,剖面见肿瘤自输卵管黏膜长出。镜下典型特点:见乳头结构,大小不等,表面被覆无纤毛细胞或少数纤毛细胞,细胞扁平,立方或柱形,核有中等程度的多形性但是核分裂象很少见,组织学上需要将这种良性病变与输卵管腺癌进行鉴别。输卵管周围及管壁内可见少量的嗜碱性粒细胞和淋巴细胞为主的炎症细胞浸润。

肿瘤早期无症状,患者常常合并输卵管周围炎,常因不孕、腹痛等原因就诊,随肿瘤发展逐渐出现阴道排液,无臭味,合并感染时呈脓性。管腔内液体经输卵管伞端流向腹腔即形成盆腔积液,当有多量液体向阴道排出时,可出现腹部绞痛。盆腔检查可触及附件形成的肿块,超声检查和腹腔镜可协助诊断,但最后诊断有赖于病理检查。治疗为手术切除患侧输卵管,如有恶变者按输卵管癌处理。

(三)输卵管息肉

输卵管息肉可发生于生育年龄和绝经后,一般无症状,多在不孕患者行检查时发现。输卵管息肉的发生不明,多位于输卵管腔内,与正常黏膜上皮有连续,镜下可无炎症证据。宫腔镜检查和子宫输卵管造影均可发现,但前者优于后者。乳头瘤和息肉的鉴别是前者具有乳头结构。

(四)输卵管平滑肌瘤

较少见。查阅近年国内外文献共报道 20 例左右。输卵管平滑肌瘤的发生与胃肠道平滑肌瘤相似,而与雌激素无关。同子宫平滑肌瘤,亦可发生退行性病变。临床上常无症状,多在行其他手术时偶尔发现。肿瘤较小,单个,实质,表面光滑。肿瘤较大时可压迫管腔而致不育及输卵管妊娠,亦可引起输卵管扭转而发生腹痛。处理可手术切除患侧输卵管。

(五)输卵管成熟性畸胎瘤

比恶性畸胎瘤还少见。文献上仅有少数病例报道,大多数为良性,其来源于副中肾管或中肾管,认为可能是胚胎早期,生殖细胞移行至卵巢的过程中,在输卵管区而形成。一般病变多为单侧,双侧少见,常位于输卵管峡部或壶腹部,以囊性为主,少数为实性病变,少数位于输卵管肌层内或缚于浆膜层,肿瘤体积一般较小,1～2cm,也有直径达10～20cm者,镜下同卵巢畸胎瘤所见,可含有三个胚层成熟成分。

患者年龄一般在21～60岁。常见症状为盆腔或下腹部疼痛、痛经、月经不规则及绝经后流血,由于无典型的临床症状或无症状,因此术前很难作出诊断。输卵管畸胎瘤可合并输卵管妊娠,治疗仅行肿瘤切除或输卵管切除。

(六)输卵管血管瘤

罕见。有学者认为女性性激素与血管瘤有关。但一般认为在输卵管内的扩张海绵样血管是由于扭转、损伤或炎症引起。

血管瘤一般较小。肿瘤位于浆膜下肌层内,分界不清,可见很多不规则小血管空隙,上覆扁平内皮细胞。血管被疏松结缔组织及管壁平滑肌纤维分隔。临床通常无症状,常在行其他手术时发现,偶可因血管瘤破裂出血而引起腹痛。处理可作患侧输卵管切除术。

二、输卵管恶性肿瘤

(一)原发性输卵管癌

原发性输卵管癌是少见的女性生殖道恶性肿瘤。发病高峰年龄为52～57岁,超过60％的输卵管癌发生于绝经后妇女,占妇科恶性肿瘤的0.1％～1.8％。在美国每年的发病率3.6/10万。其发生率排列于子宫颈癌、卵巢癌、宫体癌、外阴癌和阴道癌之后居末位。在临床上常容易与卵巢癌发生混淆,而造成临床和病理诊断上的困难。子宫与输卵管皆起源于副中肾管,原发性输卵管癌由于早期诊断困难,其5年生存率一直较低,过去仅为5％左右。目前随着治疗措施的改进,生存率为50％左右。

肉眼所见的原发性输卵管癌与卵巢癌的比例在1：50左右。最近,上皮性卵巢癌的卵巢外起源学说认为输卵管浆液性癌可能是卵巢高级别浆液性癌的先期病变,所谓的"原发性"上皮性浆液性卵巢癌很可能是原发性输卵管癌的继发性种植病变。很多卵巢高级别浆液性癌病例经严格标准的输卵管病理取材,可见到输卵管上皮内癌或早期癌病变。临床上见到的单纯输卵管癌可能是由于输卵管炎症粘连阻碍了输卵管癌播散形成浆液性卵巢癌。因此,输卵管癌的真正发病率可能远高于传统概念上的数字,预计将来输卵管癌和卵巢癌的诊断及分期病理标准可能将会发生变化。

【病因】

病因不明,慢性输卵管炎通常与输卵管癌并存,多数学者认为慢性炎症刺激可能是原发的诱因。由于慢性输卵管炎患者相当多见,而原发输卵管癌患者却十分罕见,因此两者是否有病因学联系尚不清楚。另外,患输卵管结核者有时亦与输卵管癌并存,这是否由于在输卵管结核基础上,上皮过度增生而导致恶变,但两者并发率不高。此外,遗传因素可能在输卵管癌的病因中扮演着重要角色,输卵管癌可能是遗传性乳腺癌-卵巢癌综合征的一部分,与BRCA1、BRCA2(乳癌易感基因)变异有关。输卵管癌患者易并发乳腺癌、卵巢癌等其他妇科肿瘤,发病年龄及不孕等一些特点也与卵巢癌、子宫内膜癌相似,常有cerbB-2、p53

基因变异,故认为其病因可能与卵巢癌、子宫内膜癌的一些致病因素相关。

【病理】

1.巨检 一般为单侧,双侧占10%～26%。病灶多见于输卵管壶腹部,其次为伞端。早期输卵管外观可正常,多表现为输卵管增粗,直径在5～10cm,类似输卵管积水、积脓或输卵管卵巢囊肿,局部呈结节状肿大,形状不规则呈腊肠样,病灶可呈局限性结节状向管腔中生长,随病程的进展向输卵管伞端蔓延,管壁变薄,伞端常闭锁。剖面上可见输卵管腔内有灰白色乳头状或菜花状组织,质脆,可有坏死团块。晚期癌内有肿瘤组织可由伞端突出于管口外。亦可穿出浆膜面。当侵入卵巢时能产生肿块,与输卵管卵巢炎块相似,常合并有继发感染或坏死,腔内容物呈浑浊脓性液体。

2.显微镜检查 90%以上的输卵管癌是乳头状腺癌,其中50%为浆液性癌。其他类型包括透明细胞癌、子宫内膜样癌、鳞癌、腺鳞癌、黏液癌等。其组织病理分级如下:

组织病理分级:

Gx:组织分级无法评估;

G1:高分化(乳头状);

G2:中分化(乳头状-囊泡状);

G3:低分化(囊泡状-髓样)。

3.组织学分型 可分3级。

Ⅰ级(即乳头状癌):肿瘤分化较好,呈分枝乳头状,乳头覆以单层或多层异型上皮,呈柱状或立方状,细胞大小不等,核浓染,核分裂象少见。通常癌组织从输卵管壁呈乳头状向管腔内生长。乳头轴心为多少不等的血管纤维组织,较少侵犯输卵管肌层。可见到正常黏膜上皮和癌组织过渡形态。因而有学者将其称为原位癌,此型癌为临床预后最好的类型。

Ⅱ级(即乳头状腺癌):分化程度较乳头状癌低,癌组织形成乳头或腺管状结构。癌细胞异型间变明显,核分裂象增多,常侵犯输卵管壁。

Ⅲ级(即腺泡状髓样癌):分化程度最差。癌细胞排列成实性条索或片块状,某些区域呈腺泡状结构。癌细胞间变及异型性明显,可出现巨细胞。核分裂象多见,并易见病理性核分裂象。管壁明显浸润,常侵犯淋巴管,临床预后差。

【转移途径】

原发性输卵管癌的转移方式主要有三种方式,血行转移较少见。

1.直接扩散 癌细胞可经过输卵管伞端口或直接穿过管壁而蔓延到腹腔、卵巢、肝脏、大网膜等处。经过输卵管子宫口蔓延到子宫腔,甚至到对侧输卵管。穿透输卵管浆膜层扩散到盆腔及邻近器官。

2.淋巴转移 近年来已注意到淋巴结转移的重要性。输卵管癌可循髂部、腰部淋巴结至腹主动脉旁淋巴结,亦常见转移至大网膜。因子宫及卵巢与输卵管间有密切的淋巴管沟通,故常被累及。偶亦可见沿阔韧带及腹股沟淋巴结。淋巴结是复发病灶最常见的部位。癌细胞充塞输卵管的淋巴管后,淋巴回流将癌细胞带到对侧输卵管形成双侧输卵管癌。

3.血性转移 晚期癌症患者可通过血行转移至肺、脑、肝、肾、骨等器官。

【诊断】

1.病史

(1)发病年龄:原发性输卵管癌2/3发生于绝经期后,以40～60岁的妇女多见。其发病年龄高于宫颈癌,低于外阴癌而与卵巢上皮癌和子宫内膜癌相近。Peters和Eddy报道的输卵管癌的发病年龄分别为36～84岁和21～85岁。

（2）不育史：原发性输卵管癌患者的不育率比一般妇女要高，约 1/3～1/2 病例有原发或继发不育史。

2.临床表现　临床上常表现为阴道排液、腹痛、盆腔包块，即所谓输卵管癌"三联症"。在临床上表现为这种典型的"三联症"患者并不多见，约占 11%。输卵管癌的症状及体征常不典型或早期无症状，故易被忽视而延误诊断。

（1）阴道排液或阴道流血：阴道排液是输卵管癌最常见且具有特征性的症状。其排泄液为浆液性稀薄黄水，有时呈粉红色血清血液性，排液量多少不一，一般无气味。液体可能由于输卵管上皮在癌组织刺激下所产生的渗液，由于输卵管伞端闭锁或被肿瘤组织阻塞而通过宫腔从阴道排出。当输卵管癌有坏死或浸润血管时，可产生阴道流血，水样阴道分泌物占主诉的第三位，分泌物多时个别患者误认为尿失禁而就医。有时白带色黄类似琥珀色（个别患者在输卵管黏膜内含有较多胆固醇，但胆固醇致白带色黄的机制不清），有时为血水样或较黏稠。

（2）下腹疼痛：为输卵管癌的常见症状，约有半数患者发生。多发生在患侧，常表现为阵发性、间歇性钝痛或绞痛。阴道排出水样或血样液体，疼痛可缓解。经过一阶段后逐渐加剧而呈痉挛性绞痛。其发生的机制可能是在癌肿发展的过程中，管腔伞端被肿瘤堵塞，输卵管腔内容物潴留增多，内压增加，引起输卵管蠕动增加，克服输卵管部分梗死将积液排出。

（3）下腹部或盆腔肿块：妇科检查时可扪及肿块，亦有患者自己能扪及下腹部肿块，但很少见。肿块可为癌肿本身，也可为并发的输卵管积水或广泛盆腔粘连形成的包块。常位于子宫的一侧或后方，活动受限或固定不动。

（4）外溢性输卵管积液：即患者经阴道大量排液后，疼痛减轻，盆腔包块缩小或消失的临床表现，但不常见。当管腔被肿瘤堵塞，分泌物郁积至一定程度，引起大量的阴道排液，随之管腔内压力减少，腹痛减轻，肿块缩小。由于输卵管积水的病例也可出现此现象，因此该症状的出现对关注输卵管疾病有价值，但并不是输卵管癌的特异症状。

（5）腹水：较少见，约 10% 的病例伴有腹水。其来源有二：①管腔内积液经输卵管伞端开口流入腹腔；②因癌瘤种植于腹膜而产生腹水。

（6）其他：当输卵管癌肿增大或压迫附近器官或癌肿广泛转移时可出现腹胀、尿频、肠功能紊乱及腰骶部疼痛等，晚期可出现腹水及恶液质。

3.辅助检查

（1）细胞学检查：若阴道脱落细胞内找到癌细胞，特别是腺癌细胞，而宫颈及子宫内膜检查又排除癌症存在者，则应考虑输卵管癌的诊断。但按文献报道阴道脱落细胞的阳性率都较低，在 50% 以下，其原因可能是因为腺癌细胞在脱落和排出的过程中易被破坏变形，也可能与取片方式有关。对于有大量阴道排液的患者，癌细胞可能被排出液冲走，导致细胞学阴性，需重复涂片检查。可行阴道后穹隆穿刺和宫腔吸出液的细胞学检查，亦可用子宫帽或月经杯收集排出液，增加阳性率，以提高输卵管恶性肿瘤的诊断。当肿瘤穿破浆膜层或有盆腹腔扩散时可在腹水或腹腔冲洗液中找到恶性细胞。

（2）子宫内膜检查：黏膜下子宫肌瘤、子宫内膜癌、宫体癌、宫颈癌均可出现阴道排液增多的症状，因此宫腔探查及全面的分段诊刮很必要。若宫腔探查未发现异常，颈管及子宫内膜病理检查阴性，则应想到输卵管癌的可能。若内膜检查发现癌灶，虽然首先考虑子宫内膜癌，但亦不能排除输卵管癌向宫腔转移的可能。

（3）宫腔镜及腹腔镜检查：通过宫腔镜检查，可观察子宫内膜情况的同时，还可以看到输卵管开口，并吸取液体做脱落细胞学检查；通过腹腔镜检查可直接观察输卵管及卵巢情况，对可疑的病例，可通过腹腔镜检查以明确诊断，早期输卵管癌可见到输卵管增粗，如癌灶已穿破输卵管管壁或已转移至周围脏器，并伴有粘连,则不易与卵巢癌鉴别。

(4)B型超声检查及CT扫描:B型超声检查是常用的辅助诊断方法,B型超声及CT扫描均可确定肿块的部位、大小、形状和有无腹水,并了解盆腔其他脏器及腹膜后淋巴结有无转移的情况。

(5)血清CA125测定:到目前为止,CA125是输卵管癌仅有的较有意义的肿瘤标志物,CA125可作为诊断和随诊原发性输卵管癌的指标。亦有报道CA125结果阳性的病例术后临床分期均为Ⅲ、Ⅳ期,术后一周检查CA125值明显降低,甚至达正常范围,提示CA125可能对中、晚期输卵管癌术后监测有参考意义,并对预后判断有指导意义。

(6)子宫输卵管碘油造影:对输卵管恶性肿瘤的诊断有一定的价值,但有引起癌细胞扩散的危险,也难以区分输卵管肿瘤、积水、炎症,故一般不宜采用。

4.鉴别诊断

(1)继发性输卵管癌:要点有以下三点:①原发性输卵管癌的病灶,大部分存在于输卵管的黏膜层,继发性输卵管癌的黏膜上皮基本完整而病灶主要在间质内;②原发性输卵管癌大多数都能看出乳头状结构,肌层癌灶多为散在病灶;③原发性输卵管癌的早期癌变处可找到正常上皮到癌变的过渡形态。

(2)附件炎性肿块:输卵管积水或输卵管卵巢囊肿都可表现为活动受限的附件囊性包块,在盆腔检查时很难与原发性输卵管癌区分并且两者均有不孕史,如患者年龄偏大,且有阴道排液,则应要考虑输卵管癌,并进一步作各项辅助检查,以协助诊断。

(3)卵巢肿瘤:无输卵管癌的典型症状,输卵管癌多表现为阴道排液,而卵巢癌常为不规则阴道流血。盆腔检查时,卵巢良性肿瘤一般可活动,而输卵管癌的肿块多固定;卵巢癌表面常有结节感,若伴有腹水者多考虑卵巢癌,还可辅以B型超声及CT等检查以协助鉴别。

(4)子宫内膜癌:多以不规则阴道流血为主诉,可因有阴道排液而与输卵管恶性肿瘤相混淆。通过诊刮病理以鉴别。

【治疗】

输卵管癌的治疗原则应与卵巢癌一致,即进行手术分期、肿瘤细胞减灭术、术后辅助治疗等。至于早期患者是否应行淋巴结清扫术,现仍有争议。输卵管癌的治疗以手术治疗为主,化学治疗等为辅的原则,应强调首次治疗的彻底性。

1.手术治疗 彻底的手术切除是输卵管癌最根本的治疗方法。手术原则应同于上皮性卵巢癌。早期患者行全面的分期手术,包括全子宫、双侧附件、大网膜切除和腹膜后淋巴结清扫;晚期病例行肿瘤细胞减灭术,手术时应该尽可能切净原发病灶及其转移病灶。由于输卵管癌的播散方式与卵巢癌相同,即盆腹腔的局部蔓延和淋巴结转移。输卵管癌的双侧发生率为17%～26%,子宫及卵巢转移常见,盆腹膜转移率高,故手术应该采用正中切口,进行以下操作:仔细评估整个盆、腹腔,全面了解肿瘤的范围;全子宫切除、两侧输卵管卵巢切除;盆腔、腹主动脉旁淋巴结取样;横结肠下大网膜切除;腹腔冲洗;任何可疑部位活检,包括腹腔和盆腔腹膜。

(1)早期输卵管癌的处理

1)原位癌的处理:患者手术治疗如前所述范围切除肿瘤。输卵管原位癌手术切除后不提倡辅助治疗。

2)FIGOⅠ期、FIGOⅡ期的处理:此期患者应该进行手术分期。若最终的组织学诊断为腺癌原位癌或Ⅰ期,分化Ⅰ级,手术后不必辅助化疗。其他患者,应该考虑以铂为基础的化疗。偶然发现的输卵管癌(例如,患者术前诊断为良性疾病,术后组织学诊断含有恶性成分)应该再次手术分期,若有残留病灶,要尽可能行细胞减灭术,患者应该接受以铂类为基础的化疗。

（2）晚期输卵管癌的处理

1）FIGOⅢ期的处理：除非另有论述，所有输卵管癌都指腺癌，和卵巢癌类似，应该采用以铂类为基础的化疗。患者接受减灭术后应该行以铂类为基础的化疗。若患者初次诊断时因为医学禁忌证而未行理想的减灭术，应该接受以铂为基础的化疗，然后再重新评估。化疗 3 个周期以后，再次评估时可以考虑二次探查，如有残留病灶，应该行二次细胞减灭术。然而，这种治疗未经任何前瞻性研究证实。

2）FIGOⅣ期的处理：患者若有远处转移，必须有原发病灶的组织学证据。手术时应尽可能切出肿瘤病灶，如果有胸膜渗出的症状，术前要抽胸水。患者如果情况足够好，像卵巢癌那样，应该接受以铂类为基础的化疗。其他患者情况不能耐受化疗，应该对症治疗。

（3）保留生育功能的手术：少数情况下，患者年轻、希望保留生育功能，只有在分期为原位癌的情况下，经过仔细评估和充分讨论，可以考虑保守性手术。然而，如果双侧输卵管受累的可能性很大，则不提倡保守性手术。确诊的癌症，不考虑保守手术。

2.化学治疗　化疗应与手术治疗紧密配合，是主要的术后辅助治疗，输卵管癌的化学治疗与卵巢癌相似。紫杉醇和铂类联合化疗在卵巢癌的成功应用现在也用于输卵管癌的化疗。很多回顾性分析提示，对于相同的组织学类型，这个方案的疗效优于烷化剂和铂类的联合。因此，目前紫杉醇和铂类联合的化疗方案是治疗输卵管癌的一线用药。

3.内分泌治疗　由于输卵管上皮源于副中肾管，对卵巢激素有反应，所以可用激素药物治疗，若输卵管癌肿瘤中含有雌、孕激素受体，可应用抗雌激素药物如他莫昔芬及长期避孕激素如己酸孕酮、甲羟孕酮等治疗。但目前对激素的治疗作用还没得到充分的肯定。

4.放射治疗　放疗仅作为输卵管癌的综合治疗的一种手段，一般以体外放射为主。对术时腹水内找到癌细胞者，可在腹腔内注入 32P。对于Ⅱ、Ⅲ期手术无肉眼残留病灶，腹水或腹腔冲洗液细胞学阴性，淋巴结无转移者，术后可辅以全腹加盆腔放疗或腹腔内同位素治疗。对不能切除的肿瘤患者，放疗可使癌块缩小，粘连松动，以便争取获得再次手术机会，但残留病灶者效果不及术后辅助化疗。盆腔照射量不应低于 5000～6000cGy/4～6 周；全腹照射剂量不超过 3000cGy/5～6 周。有学者认为在外照射后再应用放射性胶体^{32}P 则效果更好。在放疗后可应用化疗维持。

5.复发的治疗　在综合治疗后的随诊过程中，如出现局部盆腔复发或原有未切除的残留癌灶经化疗后可考虑第二次手术。

【预后】

原发性输卵管癌预后差，但随着对输卵管癌的认识、诊断及治疗措施的提高和改进，其 5 年生存率明显提高。因此对晚期的患者术后积极地放、化疗，虽不能根除癌瘤，但能延长生存期。输卵管癌的预后更多地取决于期别，因此分期和区分肿瘤是原发性抑或转移性更为重要。转移性输卵管癌远远多于原发性输卵管癌。

影响预后的因素：

1.临床分期　是重要的影响因素，期别愈晚期预后愈差。随期别的提高生存率逐渐下降。Peter 等研究了 115 例输卵管癌患者，发现管壁浸润越深，预后越差，术后残留病灶大者预后差。

2.初次术后残存瘤的大小　也是影响预后的重要因素。Eddy 分析了 38 例输卵管癌病理，初次手术后未经顺铂治疗的患者中，肉眼无瘤者的 5 年生存率为 29％，残存瘤大于或等于 2cm 者仅为 7％。初次手术后用顺铂治疗的病例，肉眼无瘤者的 5 年生存率为 83％，残存瘤大于或等于 2cm 者的为 29％。

3.输卵管浸润深度　肿瘤仅侵犯黏膜层者预后好，相反穿透浆膜层则预后差。

4.辅助治疗　是否接受辅助治疗对其生存率的影响有显著性差别，接受了以顺铂为主的化疗患者其生存时间明显高于没有接受化疗者。

5.病理分级 关于肿瘤病理分期对预后的影响尚有争议,近年来多数研究报道病理分期与预后无明显关系,其对预后的影响不如临床分期及其他重要。

【随访】

目前还没有证据表明密切监护对于改善输卵管癌无症状患者的预后、提高生活质量有积极意义。然而,对于治疗后长期无瘤生存患者复发时早期诊断被认为可以提供最好的预后。随访的目的:①观察患者对治疗后的近期反应;②及早认识,妥善处理治疗相关的并发症,包括心理紊乱;③早期发现持续存在的病灶或者疾病的复发;④收集有关治疗效果的资料;⑤对早期患者,提供乳腺癌筛查的机会;保守性手术的患者,提供筛查宫颈癌的机会。

总的来说,随访的第一年,每3个月复查一次;随访间隔逐渐延长,到5年后每4~6个月复查一次。每次随访内容:详细复习病史,仔细体格检查(包括乳房、盆腔和直肠检查)排除任何复发的征象。虽然文献对CA125对预后的影响仍不清楚,但仍应定期检查血CA125,特别是初次诊断发现CA125升高的患者。影像学检查例如盆腔超声检查、CT、MRI应当只在有临床发现或者肿瘤标记物升高提示肿瘤复发时才进行检查。所有宫颈完整患者要定期行涂片检查。所有40岁以上或有强的乳腺癌家族史的年轻患者,每年都要行乳房扫描。

(二)其他输卵管恶性肿瘤

【原发性输卵管绒毛膜癌】

本病极为罕见,多数发生于妊娠后妇女,和体外受精(IVF)有关,临床表现不典型,故易误诊。输卵管绒毛膜癌大多数来源于输卵管妊娠的滋养叶细胞,少数来源于异位的胚胎残余或具有形成恶性畸胎瘤潜能的未分化胚细胞。来源于前者的绒癌发生于生育期,临床症状同异位妊娠或伴有腹腔内出血,常误诊为输卵管异位妊娠而手术;来源于后者的绒癌,多数在7~14岁发病,可出现性早熟症状,由于滋养叶细胞有较强的侵袭性,能迅速破坏输卵管壁,在早期就侵入淋巴及血管而发生广泛转移至肺脏.肝脏、骨及阴道等处。

肿瘤在输卵管表面呈暗红色或紫红色,切面见充血、水肿、管腔扩张,腔内充满坏死组织及血块。镜下见细胞滋养层细胞及合体滋养层细胞大量增生,不形成绒毛。

诊断主要依据临床症状及体征,结合血、尿内绒毛膜促性腺激素(hCG)的测定,X线胸片等检查,但最终确诊有待病理结果。本病应与以下疾病鉴别:

1.子宫内膜癌 可出现阴道排液,但主要临床症状为不规则阴道流血,诊刮病理可鉴别。

2.附件炎性包块 有不孕或盆腔包块史,妇检可在附件区触及活动受限囊性包块。

3.异位妊娠 两者均有子宫正常,子宫外部规则包块,均可发生大出血,但宫外孕患者hCG滴度增高程度低于输卵管绒癌,病理有助确诊。

治疗同子宫绒毛膜癌。可以治愈。先采用手术治疗,然后根据预后因素采用化疗。如果肿瘤范围局限,希望保留生育功能者可以考虑保守性手术,如输卵管绒毛膜癌来源于输卵管妊娠的滋养叶细胞,其生存率约50%,如来源于生殖细胞,预后很差。

【原发性输卵管肉瘤】

罕见,其与原发性输卵管腺癌之比为1:25。迄今文献报道不到50例。主要为纤维肉瘤和平滑肌肉瘤。肿瘤表面常呈多结节状,可见充满弥散性新生物,质软,大小不等的包块。本病可发生在任何年龄妇女,临床症状同输卵管癌,主要为阴道排液,呈浆液性或血性,继发感染时排出液呈脓性。部分患者亦以腹胀、腹痛或下腹部包块为症状。由于肉瘤生长迅速常伴有全身乏力,消瘦等恶病质症状。此病需与以下疾病相鉴别：

1.附件炎性包块　均可表现腹痛、白带多及下腹包块,但前者有盆腔炎症病史,抗感染治疗有效。

2.子宫内膜癌　有阴道排液的患者需要与子宫内膜癌鉴别,分段诊刮病理可确诊。

3.卵巢肿瘤　多无临床症状,伴有腹水,B型超声可协助诊断。

治疗参考子宫肉瘤治疗方案,以手术为主,再辅以化疗或放疗,预后差。

【输卵管未成熟畸胎瘤】

极少见。可是本病却可以发生在有生育要求的年轻女性,虽然治愈率高,但进展较快,因此早期诊断早期治疗十分重要,输卵管未成熟畸胎瘤预后较差。虽然直接决定患者的预后因素是临床分期,但肿瘤组织分化程度、幼稚成分的多少和预后有密切关系。治疗采用手术治疗,然后根据相关预后因素采用化疗。如果要保留生育功能,任何期别的患者均可以行保守性手术。化疗方案采用卵巢生殖细胞肿瘤的化疗方案。

【转移性输卵管癌】

较多见,约占输卵管恶性肿瘤的80%～90%。其主要来自卵巢癌、子宫体癌、子宫颈癌,远处如直肠癌、胃癌及乳腺癌亦可转移至输卵管。临床表现因原发癌的不同而有差异。镜下其病理组织形态与原发癌相同。其诊断标准如下：

1.癌灶主要在输卵管浆膜层,肌层、黏膜层正常或显示慢性炎症。若输卵管黏膜受累,其表面上皮仍完整。

2.癌组织形态与原发癌相似,最多见为卵巢癌、宫体癌和胃肠癌等。

3.输卵管肌层和系膜淋巴管内一般有癌组织存在,而输卵管内膜淋巴管很少有癌细胞存在。

治疗按原发癌已转移的原则处理。

【临床特殊情况】

1.临床特征　对于输卵管癌的临床表现,应对此病有一定认识并提高警惕,并通过进一步的辅助检查,尽可能在术前作出早期诊断。因此,有以下情况下者应考虑输卵管癌的可能：

(1)有阴道排液、腹痛、腹块三大特征者。

(2)持续存在不能解释的不规则子宫出血,尤其在35岁以上,尤其对于细胞学涂片阴性,刮出子宫内膜也阴性的患者。

(3)持续存在不能解释的异常阴道排液,排液呈血性,年龄大于35岁。

(4)持续存在不能解释的下腹及(或)下背疼痛。

(5)在宫颈涂片中出现一种不正常的腺癌细胞。

(6)在绝经前后发现附件肿块。

2.输卵管癌术前的诊断问题　输卵管癌常误诊,过去术前诊断率为2%,近数年来由于提高认识及进一步的辅助诊断,术前诊断率提高到25%～35%。术前不易作出确诊的原因可能是：

(1)由于输卵管癌少见,常被忽视。

(2)输卵管位于盆腔内,常不能感觉到。

(3)较多患者肥胖,而且由于激素低落而阴道萎缩,所以检查不够正确。

(4)肿瘤发展早期症状很不明显,下腹疼痛常伴有其他不同的盆腔疾病,故常误诊为绝经期的功能紊乱。

3.对于双侧输卵管癌究竟是原发还是继发问题　双侧输卵管均由副中肾管演化而来,在同一致癌因素下,可以同时发生癌。文献报道0～Ⅱ期输卵管癌双侧性占7%,Ⅲ～Ⅳ期占30%。因此,晚期输卵管癌转移是引起双侧累及的主要原因。转移而来的腺癌首先侵犯间质和肌层,而黏膜皱襞上皮常保持完好。但现在也有不少学者认为卵巢癌可能为输卵管癌灶转移而来,尚待进一步证明。

4.输卵管腺癌合并子宫内膜癌是原发还是继发问题

(1)两者病灶均较早,无转移可能性,应视两者均为原发性。

(2)子宫内膜转移病灶是局灶性侵犯间质,并见有正常腺体夹杂其中,对四周组织常有压迫,无过渡形态。

5.输卵管肿瘤合并妊娠问题 输卵管肿瘤是一种较罕见的女性生殖系统的肿瘤。输卵管良性肿瘤较恶性肿瘤更少见。输卵管肿瘤患者常伴有不孕史,故其合并妊娠仅见个案报道。由于常无临床症状,很少在术前作出诊断。1996年周培莉报道1例妊娠合并输卵管畸胎瘤扭转。患者25岁,因停经5^+个月,反复左下腹疼痛入院,B型超声检查提示宫内妊娠5个月,左侧卵巢肿块7cm×6.5cm×6cm大小,故诊断"中期妊娠,左侧卵巢肿瘤蒂扭转"而手术。术时见子宫增大5个月,左输卵管肿物10cm×7cm×6cm,呈囊性,灰黑色,蒂长1.5cm,扭转180。行患侧输卵管切除术。病理检查:输卵管畸胎瘤。

原发性输卵管癌合并妊娠亦罕见。国外文献曾报道3例原发性输卵管癌合并足月妊娠:Schinfeld报道一患者40岁,当足月妊娠时入院检查胎先露呈臀位而行剖宫产,术时发现左侧输卵管伞端有4.5cm×3cm×2.3cm暗色、实质包块,作部分输卵管切除术,病理检查为输卵管腺癌。术后6天再行全子宫、双附件及部分大网膜切除术,后继化疗及放疗。另2例为产后行输卵管结扎术时发现输卵管癌。国内有学者报道5例原发性输卵管癌—其中有1例因停经45天行人流扎管术,术时发现右侧输卵管肿胀积液、粘连,切除右侧输卵管,病理检查为原发性输卵管腺癌,再次手术,术后5年随访健在。有学者报道原发性输卵管癌11例,有不孕史者9例占81.8%,其中1例为原发性输卵管癌伴对侧输卵管妊娠破裂。

（刘 勇）

第十三章　妊娠滋养细胞疾病

第一节　概述

妊娠滋养细胞疾病(GTD)是一组以胎盘滋养细胞异常增生为特征的异质性疾病,具有广泛的组织学形态和临床生物学行为。

一、妊娠滋养细胞疾病的分类

传统概念中的滋养细胞疾病主要包括葡萄胎(HM)、侵蚀性葡萄胎(IM)、绒毛膜癌、胎盘部位滋养细胞肿瘤(PSTT)等,并认为它们代表了肿瘤性疾病发生发展的不同阶段,即葡萄胎位于该谱系的良性端,而绒癌位于恶性端,侵袭性葡萄胎等同于交界性肿瘤。随着研究手段的进步和多样化,对不同滋养细胞疾病临床特点、组织形态和细胞生物学的认识更加全面,为更贴切地反应疾病的性质和特点。

可见,目前分类与传统分类有一些明显的变化。首先,在原有疾病分类中,增加了上皮样滋养细胞肿瘤(ETT)和转移性葡萄胎的概念;滋养细胞肿瘤中仅包括绒毛膜癌、PSTT 和 ETT,不再包括侵蚀性葡萄胎,而葡萄胎的范围则扩大,包括完全性、部分性、浸润性及转移性等。对部分疾病的生物学行为也有了新的界定,将浸润性、转移性葡萄胎及 PSTT 归类于交界性肿瘤或生物行为未定类,绒癌及上皮样滋养细胞肿瘤则归类于恶性肿瘤。

但近年来国内外文献中,大多仍沿用原有的分类名称,即仍将绒癌、胎盘部位滋养细胞肿瘤、侵蚀性葡萄胎等称为滋养细胞肿瘤或恶性滋养细胞疾病;国外文献中使用较多的另一个术语是持续性滋养细胞疾病(PGTD),一般指葡萄胎清宫后绒毛膜促性腺激素(HCG)不能降至正常,或下降后又再次上升,提示有恶性滋养细胞疾病存在的情况,包括绒癌、侵蚀性葡萄胎、PSTT 和 ETT。

二、滋养细胞的分类及特点

滋养细胞按解剖部位可分为绒毛滋养细胞和绒毛外滋养细胞;以往按细胞形态特征一直分为细胞滋养细胞(CT)和合体滋养细胞(ST)。中间滋养细胞(IT)是近年来新发现的另一种构成滋养细胞异常增生的细胞种类。

1.细胞滋养细胞　位于滋养层的内侧,为原始的单个核细胞,具有活跃的有丝分裂能力,可不断产生新细胞加入合体滋养层,但无功能活性和激素合成能力,不产生绒毛膜促性腺激素(HCG)和胎盘泌乳素(HPL)。随着 CT 向 ST 的分化,其浸润能力提高而增殖能力丧失。

2.合体滋养细胞　位于滋养层外侧的细胞,一般认为是由细胞滋养细胞多次分裂、但子细胞不相分开而形成,呈现为多个核,是高度分化的细胞,缺乏有丝分裂能力,能产生大部分胎盘激素。合体滋养细胞在妊娠12d就可有HCG分泌,妊娠8~10周HCG分泌达到高峰,此后逐渐降低。妊娠40周后,HCG仅在合体细胞局部才能见到。合体滋养细胞也能合成胎盘泌乳素(HPL),分泌量随妊娠进展而增加。

3.中间滋养细胞　是细胞滋养细胞向合体滋养细胞过渡的中间类型,增殖能力和浸润能力介于上述两种细胞类型之间。有激素合成能力,但妊娠6周后,不再产生HCG。也可产生HPL,其峰值在孕11~15周。

这3种滋养细胞的异常增生就形成了妊娠滋养细胞疾病。不同类型的滋养细胞异常增生可形成不同的亚型。例如,IT的过度增生可形成胎盘部位过度反应(EPS)、胎盘部位滋养细胞肿瘤(PSTT)和上皮样滋养细胞肿瘤(ETT)等。不同滋养细胞疾病中的细胞类型构成比不同,也导致了疾病在病理、生化表现及诊断方法上的差异。组织学上可根据细胞形态、免疫表型等对疾病的细胞组成进行甄别,目前较公认的免疫标志包括中间型滋养细胞为CD146(+),HPL(+),HCG弱阳性;合体滋养细胞CD146(−),HCG(+),HPL(+);细胞滋养细胞HCG、HPL及CD146均(−)。

三、滋养细胞疾病的发生及恶变机制

葡萄胎、侵蚀性葡萄胎和绒癌是最常见的滋养细胞疾病,侵蚀性葡萄胎100%来自葡萄胎,妊娠性绒癌50%以上也来自葡萄胎,因此对妊娠滋养细胞疾病发病因素的研究主要是对葡萄胎的发生及恶变机制的研究,然而至今仍不明确。迄今有细胞遗传异常、营养不良、病毒感染、卵巢功能失调及免疫机制失调等学说。葡萄胎为良性病变,但它有潜在恶变的倾向,因此有人主张妊娠滋养细胞疾病和其他恶性肿瘤的发生、发展过程相似,是一个复杂的、多步骤、多基因参与的过程。近年来,许多学者在分子生物学和细胞遗传学水平上研究了滋养细胞疾病的发病机制,使人们对该病的认识更加深刻。

(一)发病相关因素

葡萄胎的发病率与地域、种族、饮食、年龄等因素相关。在地域分布上,东南亚、南美较欧洲或北美高。日本发病率为2/1000次妊娠,我国的发病率约为1/1238次妊娠,美国为1/(1326~2500)次妊娠。

现已明确年龄是葡萄胎的一个高危因素,尤其是完全性葡萄胎病例。40岁以上妇女发病的风险比年轻妇女增加5~10倍,45~49岁妊娠者葡萄胎发病风险增加26倍,年龄超过50岁时其风险增加100倍,小于15岁者妊娠葡萄胎的发病风险增加6倍。25~29岁的妇女葡萄胎妊娠的发病率最低,但由于年轻妇女的妊娠次数多,所以大多数葡萄胎患者仍在35岁以下。

前次妊娠异常也是葡萄胎的高危因素。1次自然流产后,其葡萄胎可能性为无流产史者的3倍,2次自然流产史者葡萄胎风险增加了32倍。前次妊娠为葡萄胎者再次葡萄胎的概率是1%,约为普通人群的10倍以上。而有2次葡萄胎史者其发生葡萄胎的风险上升为15%~20%。

饮食也是葡萄胎发病的相关因素,维生素A及动物脂肪缺乏与葡萄胎的发生可能有一定关系。

(二)遗传学异常

染色体异常是葡萄胎的一个特点,有关葡萄胎的遗传学改变的研究已较为清楚,不同的遗传学异常与葡萄胎的分类、预后之间的关联也已有较多的阐述。

1.完全性葡萄胎(CHM)的遗传学异常　完全性葡萄胎染色体核型一般为二倍体,90%的病例基因起源为两组染色体均来自父系,即父系来源的完全性葡萄胎(AnCHM),推测由空卵受精或双精子受精形成;少部分遗传物质为双亲来源,是近年发现的新的遗传类型,常与家族复发性完全性葡萄胎有关。

完全性葡萄胎的形成学说包括：①数分裂异常使卵子染色体丢失，单倍体精子染色体在受精卵中自我复制，DNA 含量恢复正常，核型为 46XX，约 75％的完全性葡萄胎属于此类；②子染色体丢失，两个精子同时进入同一空卵受精，核型为 46XX 或 XY，均为杂合子，尚未发现有 46YY 核型的病例，可能 X 染色体上含有细胞存活所必需的基因，细胞发育至少需要 1 条 X 染色体；③倍体的异常精子进入空卵受精，但目前未见实例报道，估计极少发生。

2.部分性葡萄胎（PHM）的遗传学异常　部分性葡萄胎的染色体核型多为三倍体或四倍体，如 69XXX，69XXY，或 69XYY，为双亲来源，多一套父系染色体。其可能的形成学机制为：①单倍体卵细胞和精子受精，尔后精子复制致核型为 69XXX 或 69XYY；②单倍体卵子和双精子受精，核型为 69XXX、69XXY 或 69XYY；③减数分裂异常的二倍体卵细胞和单精子受精，核型为 69XXX 或 69XXY。

有学者对三倍体 PHM 遗传物质的研究证明了胎儿和胎盘的表型与三倍体中 DNA 父源性成分过多相关，并由此将其中①②两种情况归为 Ⅰ 型三倍体 PHM（称为父源性或双雄性三倍体），而将③归为 Ⅱ 型三倍体 PHM（母源性或双雌性三倍体）。

（三）基因印迹学说

印迹基因的概念：根据传统的孟德尔遗传定律，胚胎从父亲和母亲遗传的两个拷贝有同等的机会表达，与父源或母源性无关。但人类有一小部分基因仅从父系或母系的遗传等位基因中转录而来，而另一方的等位基因则沉默，这种现象称为基因印迹，这些基因称为印迹基因。

迄今发现约有 50 个印迹基因。当印迹基因表达紊乱时，会导致着床不能、胚胎畸形、死胎以及某些遗传性疾病。印迹基因分为父源性印迹基因和母源性印迹基因。父系基因组与胚外组织的发育相关，父源性印迹基因表达促进胎盘生长，母源性印迹基因表达有利于胚胎生长，防御滋养层疾病发生。母源性基因缺失和父源性基因过度表达是滋养细胞增殖的原因，对葡萄胎的发生发展非常重要。

如前所述，大多数完全性葡萄胎为父系来源基因，异常基因组构成了 AnCHM 的发病基础，即缺失母体基因组，而仅伴随着父体基因组的复制。双亲来源葡萄胎（BiCHM）代表 CHM 的一种独特类型，约占完全性葡萄胎的 20％，常与家族性复发性葡萄胎相关。BiCHM 虽携带有双亲染色体基因组，但卵子中母体印迹基因出现异常，使 BiCHM 出现与 AnCHM 一样的表达形式。并且同一患者与不同的性伴侣婚后再患葡萄胎的事实，提示这些妇女可能具有遗传缺陷，影响了卵子的功能。因此考虑 BiCHM 的根本性发病原因，可能不是葡萄胎组织中的基因缺陷，而是孕妇体内的某些基因缺陷，这种缺陷可能位于与卵子正常印迹的建立和维持有关的基因，使卵子中的母系基因印迹无法建立和维持。最近有关与 BiCHM 的个案报道认为，在不同染色体上许多印迹基因的亚硫酸序列显示出两个等位基因上只有父系表型而不是母系表型，且伴有卵巢缺乏女性印迹基因。Fisher 等的研究结果也支持这种观点。目前为止，已报道的与葡萄胎有关的印迹基因有包括 p57KIP2、PHLDA2、IGF2、H19、CTNNA3、ASCL2/HASH2 等。

（四）癌基因与抑癌基因的异常表达

原癌基因是正常细胞固有的调节细胞生长分化的基因，经突变活化后变成癌基因，并在细胞水平起显形作用，即等位基因其中 1 条发生突变活化即可引起细胞表型向恶性转变。目前研究中相关的基因包括 c-myc 基因、c-fms、编码生长因子受体家族的 c-erbB-2、c-erbB-3、c-erbB-4、Bcl-2、Ras 基因等。这些癌基因可能在葡萄胎组织中的表达较正常胎盘明显增强，也可能是在恶性转化的葡萄胎比在自然恢复的病例中表达增强，提示癌基因可能与滋养细胞疾病的发生、发展有关。内皮生长因子受体家族（ERGF）目前也被发现在葡萄胎的发病机制中有一定作用。有研究发现，完全性葡萄胎的细胞滋养细胞和合体滋养细胞中 ERGF 的表达明显高于部分性葡萄胎和正常胎盘上的表达。并且发现 ERGF 和 c-erbB-3 在 CHM 上的过度表达与葡萄胎后滋养细胞肿瘤有明显的相关。

　　抑癌基因的失活、突变和异常表达也是致癌的常见因素。p53 基因是目前为止研究最多的抑癌基因,位于第 17 号染色体,其编码的蛋白与 DNA 结合,抑制细胞周期从 G_1 期进入 S 期,从而抑制细胞生长和引发凋亡。p53 基因的丢失和突变所致的肿瘤生成作用已在多种癌瘤中得到证实。但有关 p53 基因在滋养细胞疾病的发生和转归中的作用目前的研究结果仍有矛盾。绒癌和完全性葡萄胎甚至胎盘部位滋养细胞瘤中,可见野生型 p53 高表达,并无明显突变。p53 蛋白在 GTD 中过表达,一方面反映了滋养细胞的高度增生,另一方面也反映了 DNA 损伤和 MDM 2 的抑制作用。

四、绒毛膜促性腺激素(HCG)

　　绒毛膜促性腺激素是滋养细胞疾病理想的标志物,对该类疾病的诊断和治疗具有特殊意义。血、尿、脑脊液中的 HCG 含量与体内滋养细胞的数量及其活性有关,HCG 是滋养细胞疾病敏感而特异的诊断和监测指标,尤其在随访过程中判断疗效、有无复发等有重要的意义。近几年来,随着对 HCG 的分泌部位、分子结构、生物和免疫功能、体内代谢等更深入的认识,HCG 在妊娠滋养细胞疾病诊断治疗中的价值及局限也更为人熟悉。

(一)HCG 结构及体内存在形式

　　HCG 是一类糖蛋白激素,绝大多数是由胎盘合体滋养细胞分泌,由 α、β 2 个亚单位通过非共价键结合而成,α 链具有种族特异性,其氨基的顺序与卵泡刺激素(FSH)、黄体生成素(LH)、促甲状腺激素(TSH)的 α 链几乎相同,故 HCG 抗体可与这些激素起交叉免疫反应。β 链是 HCG 所特有的,β 链决定 HCG 与受体的相互作用及其引起的生物效应。2 个亚单位上还连有 8 个寡聚糖构成的糖基侧链。

　　正常妊娠或患 GTD 时,血液和尿中可出现多种形式的 HCG 及其降解代谢产物。血中 HCG 相关分子主要有以下形式。

　　1.整分子 HCG　　合体滋养细胞可直接合成分泌。

　　2.天然游离 β 亚单位(F-β-HCG)　　来自合成过剩或不完全结合的亚单位,也有来自整分子 HCG 的缓慢解离。

　　3.游离 α 亚单位　　来自合成过剩或不完全结合的亚单,也有来自整分子 HCG 的缓慢解离。

　　4.缺刻 HCG(HCGn)　　β 亚单位在胎盘、葡萄胎、癌组织或循环产生的蛋白水解酶作用下,某一位点间出现缺口,称为缺刻。

　　5.游离缺刻 β 亚单位　　由于 HCGn 不稳定,很快就被分解成游离缺刻 β 亚单位和游离 α 亚单位。

　　6.β 核心片段(HCGβncf)　　游离缺刻 β 亚单位经肾脏被代谢为核心片段(HCGβcf),主要经尿液排出。

　　妊娠及 GTD 患者血清中,除了 β 核心片段(HCGβncf)的浓度极低外,其他各种分子类型的 HCG 在血中都有一定浓度。目前商用试剂盒所采用的检测方法大多使用酶标或化学发光的夹心式检测法。其中一些方法只检测完整 HCG,称为完整 HCG 或单纯 HCG 检测;有一些则检测完整 HCG 及游离 β 亚单位及其他一些降解产物,称为总 HCG 检测、β-HCG 检测或 HCG 检测;尚有一些特异性针对某一 HCG 相关分子的 HCG 检测方法,如糖化 HCG 检测,游离 β-HCG 检测等。

(二)妊娠滋养细胞疾病时 HCG 的变化及诊断意义

　　滋养细胞疾病病理基础是滋养细胞的过度增生,血清 HCG 较正常妊娠时的水平明显升高,正常妊娠血 HCG 孕 8～12 周达到高峰,中位峰值约 10 万 U/ml,最大峰值不超过 20 万 U/ml,孕晚期浓度仅为峰值的 10%，持续至分娩。葡萄胎等滋养细胞疾病的 HCG 水平常在 10 万 U/ml 以上，与正常妊娠的 HCG 水平仍有相当范围的交叉，因此，目前尚难以单纯从 HCG 水平来诊断葡萄胎或鉴别葡萄胎的良恶性。

近些年来对葡萄胎等滋养细胞疾病更为关注的是血清 HCG 亚单位的变化。目前研究较多的主要是血清游离 β-HCG（F-β-HCG）。正常妊娠时主要产生完整的 HCG，血清中游离 β 亚单位的含量极低，仅占总成分的 0.5%～0.9%，GTD 时 F-β-HCG 的比例异常升高，其水平可增加 4～100 倍。因此，当血中测到高浓度的 F-β-HCG 时高度提示滋养细胞疾病。

F-β-HCG/HCG 比值可用于良、恶性滋养细胞疾病诊断与鉴别诊断。研究表明，F-β-HCG/HCG 比值与妊娠滋养细胞疾病的类型有强相关性，葡萄胎最低，绒癌最高，其主要与滋养细胞分化有关。有报道正常妊娠组（＞5 周）、葡萄胎组、侵蚀性葡萄胎组、绒癌组 F-β-HCG/HCG 比值分别为 1.18%、4.25%、7.47%、11.25%。国内学者对 GTD 患者及正常妊娠血清中的整分子 HCG、总 β-HCG 及 F-β-HCG 进行了检测，结果也证实，F-β-HCG 在葡萄胎及恶性 GTD 组明显高于正常妊娠组，且在正常妊娠、葡萄胎及恶性 GTD 之间呈上升趋势，绒癌患者又高于侵蚀性葡萄胎患者。因此认为 F-β-HCG 可作为妊娠后判断是正常妊娠还是葡萄胎的一项辅助指标；F-β-HCG/HCG 的比值有助于判断滋养细胞疾病的恶性程度，为葡萄胎恶变的预测与早期诊断以及高危患者的判断提供依据。

除游离 β-HCG 外，糖基化 HCG 是另一个受关注的 HCG 相关分子。糖基化 HCG 是妊娠早期（植入 3 周内）产生的一种重要的 HCG 形式，此时滋养细胞的侵袭力较强。此后糖基化 HCG 逐渐被 HCG 替换，糖基化 HCG 所占比例逐渐降低，孕 5 周时约占 50%，孕中期后所占比例已＜5%。恶性滋养细胞疾病糖基化 HCG 比例较良性滋养细胞疾病及正常妊娠中晚期明显升高，也可能成为预测、鉴别早期滋养细胞肿瘤的指标之一。

（三）HCG 临床应用中的问题

1.HCG 测定的假阴性　假阴性的出现与检测试剂盒中所用的抗体不同有关。不同滋养细胞疾病患者或疾病的不同阶段，血清中的 HCG 可能会是各种不同的 HCG 相关分子。例如，糖化 HCG 是妊娠早期及侵袭性滋养细胞疾病和绒癌中主要的 HCG 相关分子，而在治疗后及复发的低水平 HCG 时则常常主要为缺刻 HCG 和游离 β 亚单位，这些情况下若使用的 HCG 检测试剂盒不能检测糖化 HCG、缺刻 HCG 或游离 β 亚单位，则会造成假阴性结果而停止对病人的随访，或不能检测出病人的复发。有报道，侵蚀性葡萄胎治疗后复发因 HCG 检测方法不能检测出缺刻 HCG 而被误诊，也就是说所用试剂中没有抗缺刻 HCG 单克隆抗体，测得的 HCG 值低于实际值，出现假阴性结果。

目前国内大多用抗 β 亚单位抗体，而美国则有针对各种不同 HCG 分子的单克隆抗体。近期国际肿瘤发展生物学和医学协会推荐，在常规诊断中使用能广谱识别 HCG 及相关分子、而与其他糖蛋白激素及衍生物很少交叉的 HCG 检测试剂。如美国 HCG 咨询中心推荐使用 DPC Immulite HCG 检测方法，可识别包括完整 HCG，糖化 HCG，缺刻 HCG，游离 β 亚单位，缺刻游离 β 亚单位和核心片段在内的几乎所有形式的 HCG 分子，几乎没有假阴性发生。

2.HCG 测定的假阳性　在 20 世纪 70 年代以前，造成 HCG 假阳性的主要原因是免疫方法所使用的抗体与垂体黄体生成素（LH）间存在交叉反应，假阳性结果主要是由 LH 及其游离亚单位的存在所造成。现代检测方法使用针对 HCGβ 亚单位的抗体，避免了与 LH 间的交叉反应，但仍有假阳性的可能，主要原因包括：①人体内存在能与动物抗体结合的嗜异性抗体，造成假性、低水平 HCG 升高；HCG 检测中，如果人的血清样本事先加入动物血清中和（检测试剂盒中抗体所来源的动物物种的血清），则可以消除假阳性结果。②所用试管或试剂盒被 HCG 污染，特别是在一些自动免疫检测仪器使用当中。

假阴性结果会使患者漏诊、贻误病情,假阳性结果同样使患者置于不必要的风险之中。1998 年 Cole 首先正式报道了 3 例由于 HCG 试验假阳性结果而导致的不必要治疗,并引入了幻影 HCG 和幻影绒癌的概念。2004 年,该作者再次报道了类似的 61 例患者,其中大部分被误诊为妊娠滋养细胞肿瘤而接受了包括化疗和手术在内的不必要的治疗。其中 1 例患者的治疗经过令人惋惜。该患者 36 岁,月经规则,血 HCG 检测值为 385U/L(正常值<10U/L),B 超检查排除了宫内孕,诊断性刮宫及腹腔镜检查排除了异位妊娠,胸、腹部及盆腔的 CT、磁共振成像(MRI)检查均为阴性。复查血 HCG 升至 463U/L,遂诊断为“绒癌”,并进行了 4 个疗程甲氨蝶呤(MTX)单药化疗。化疗后血 HCG 值仍为 287～374U/L,再次 MRI 检查发现子宫内膜有可疑病灶,于是行经阴道全子宫切除术,病理报告为子宫内膜局灶增生。术后血 HCG 值仍高于正常,改用鬼臼乙叉甙＋甲氨蝶呤＋更生霉素联合环磷酰胺和长春新碱(EMA/CO)方案化疗,血 HCG 值降到 100U/L 以下,认为是联合化疗有效。但是 HCG 值一直波动在 57～68U/L,故将此患者的血和尿标本送到美国 HCG 鉴定中心进行分析,结果被证实为 HCG 假性升高。

可见,HCG 假性升高使许多患者接受了不必要的化疗或手术,甚至丧失了生育能力,生活质量显著降低。因此,对临床上遇到血 HCG 值升高与病史、症状及体征不符合,各项检查均没有发现宫内孕、异位妊娠或滋养细胞疾病的诊断依据,患者无滋养细胞疾病及其他肿瘤病史,近期无妊娠史,临床上无法解释 HCG 值升高时,应判断有无假阳性的可能,采用多种检测方法,同时检测患者的血清和尿液 HCG 值,以确定真实的 HCG 水平。

文献报道假阳性 HCG 的特点主要包括:①低水平表达,目前所报道假阳性结果都<1000U/L,且大多<150U/L;②血清 HCG>50U/L,而尿液阴性;③血清稀释试验无线性关系;④在较长一段时间内甚至治疗后血清 HCG 值没有明显的波动;⑤不同实验室、不同实验方法测定可能出现阴性结果。

美国 HCG 鉴定服务中心总结了如下 4 条判定 HCG 假阳性的标准:①不同免疫测定方法所得的 HCG 值相差 20％以上;②血清 HCG 阳性,尿液中测不到;③用血清中没有的 HCG 分子形式来测定也得出阳性结果,例如 β 亚单位核心片段仅在尿液中存在,如血中测定为阳性可判为假阳性结果;④异嗜性抗体阻滞药可预防和减少假阳性结果。值得注意的是,这种假性低水平 HCG 升高在患者化疗或手术等治疗后会出现短暂的测定值下降,其原理是由于免疫系统受到抑制、导致嗜异性抗体下降所致,这在临床上可能导致进一步的混淆。

3.持续性、真性低水平人绒毛膜促性腺激素的升高　近几年来,在妊娠滋养细胞疾病的诊断和治疗监测中,人们在注意到有假性 HCG 升高的同时,也认识到确有持续性、真性低水平 HCG 升高的情况,这些病例表现为持续长时间存在低水平 HCG 升高,并排除了假阳性可能,但无确定的滋养细胞和肿瘤的存在,对化疗无反应或仅有轻微反应。文献报道主要分为以下的几种情况。

(1)静息性妊娠滋养细胞肿瘤:继发于 GTD,一类是葡萄胎患者清宫术后,HCG 在下降到一定水平后持续呈低水平升高;另一类是妊娠滋养细胞肿瘤(GTN)患者治疗后,HCG 下降到一定水平后持续呈低水平升高。两类患者的临床征象及影像学检查均未发现子宫及子宫以外病灶,化疗及手术无法使 HCG 降至正常水平。

(2)不明原因 HCG 升高:无妊娠滋养细胞疾病史,在流产或异位妊娠或不规则阴道出血后表现为低水平真性 HCG 升高。

(3)垂体性 HCG 或类固醇激素反应性 HCG:垂体能产生极少量的 HCG,在围绝经期妇女中尤为常见,可为雌激素抑制。

美国 HCG 会诊中心报道分析了 128 例真性低水平 HCG 升高比例,64 例为静止期滋养细胞疾病,57

例为不明原因的 HCG 升高,7 例为垂体性来源,HCG 平均为 25U/L。在随诊过程中(4～48 个月),5 例静息性 GTN 患者和 4 例不明原因升高者 HCG 水平升高并出现可测量病灶,说明两者均有一定恶变率,恶变后的疗效与一般滋养细胞肿瘤相似。垂体源性 HCG 升高者,激素治疗后 HCG 均降至正常。因此目前对于静止期滋养细胞疾病或无法解释的 HCG 升高患者,主张应密切随诊,不宜化疗或手术。随诊过程中如出现 GTN 的证据,可按 GTN 治疗。

（黄　露）

第二节　葡萄胎

葡萄胎又称水泡状胎块,是最常见的妊娠滋养细胞疾病,我国的发病率约 1/1200 次妊娠。葡萄胎包括完全性葡萄胎和部分性葡萄胎两类,完全性葡萄胎中妊娠产物完全被状如葡萄、弥漫增生水肿的绒毛组织取代,没有胎儿及其附属组织;部分性葡萄胎有可辨认的胚胎结构,仅部分绒毛水肿和滋养细胞增生。

一、病理分类和遗传分类

传统病理学根据葡萄胎的大体形态及组织学特征,将其分为完全性葡萄胎(CHM)和部分性葡萄胎(PHM)。两者在临床表现、细胞核型、组织学表现及生物学行为及预后等方面有很大差异,根据世界卫生组织 2003 年的最新分类,已将其归为不同的两种疾病(表 13-1)。

随着遗传学技术的发展和运用,人们对葡萄胎有了进一步的认识,发现了其遗传物质有单纯来自父方和来自父母双方的情况,从而将葡萄胎在遗传学上分为两种不同的类型。

表 13-1　完全性葡萄胎和部分性葡萄胎特征比较

特征	完全性葡萄胎	部分性葡萄胎
胎儿组织	无	可见
HCG	常>50000U/L	<50000U/L
子宫大于孕周	约 1/3	10%
子宫小于孕周	约 1/3	65%
绒毛水肿	弥漫	局限
滋养细胞增生	弥漫	局限
滋养细胞异型性	轻-重度	轻度
黄素化囊肿	常见	不常见
恶变率	18%～25%	2%～4%
核型及遗传物质来源	二倍体,孤雄来源	三倍体,雌雄来源
转移灶	<5%	<1%

1.单纯父源型葡萄胎(AnCHM)　从胚胎起源上,完全性葡萄胎来自空卵受精,表现为双倍体的孤雄或双雄起源,其遗传物质完全来自父方,缺少母亲来源的遗传信息,因此大多数完全性葡萄胎在遗传学上为单纯父源型。

2.双亲来源型葡萄胎(BiCHM)　约 10% 完全性葡萄胎遗传学检测为来自父母双方型,其组织学特征与 AnCHM 完全相似,但常表现为家族性或重复性葡萄胎,且发展为持续性滋养细胞疾病的概率高于 AnCHM。BiCHM 发生分子机制的研究是近年 GTD 研究的热点之一,目前认为该类葡萄胎的发生于母系印迹基因的破坏有关。

部分性葡萄胎的染色体核型为三倍体,为单倍体卵子双精子受精后起源,遗传物质来自父母双方。但国内外学者曾报道,常规病理诊断为部分性葡萄胎的病例中有 20%～40% 为雄性起源,缺少母体遗传物质。

区分完全性或部分性葡萄胎的意义在于两者临床恶变率有明显差异。完全性葡萄胎的恶变率接近 20%,而部分性葡萄胎的恶变率仅 2% 左右。同样,不同的遗传学类型,恶变概率不同,研究结果显示,恶变病例的遗传学分类大多为完全父方来源。

二、临床症状及体征

葡萄胎患者可以表现为闭经、阴道出血、腹痛、子宫增大超过实际孕周、妊娠中毒症状,包括严重妊娠呕吐、妊娠高血压疾病甚至子痫,感染、贫血、甲状腺功能亢进、黄素囊肿等。

近几年来,随着对葡萄胎疾病的认识和诊断技术的提高,尤其是血 HCG 测定及盆腔超声的广泛应用,对葡萄胎的诊断时间大为提前。有报道,20 世纪 80 年代前葡萄胎的平均诊断孕周为 17～24 周,而 20 世纪 90 年代后,诊断葡萄胎时的平均孕周为 13 周,有时葡萄胎甚至可在 6～8 周得以诊断。葡萄胎早期诊断,及时清除,使症状减轻,严重并发症明显减少。

阴道出血仍然是最常见的症状和就诊原因,但所占比例已由 95% 左右降至 80%,且长期、大量出血或合并贫血的患者已相当少见。美国新英格兰滋养细胞疾病中心数据显示,贫血发生率不到 5%,妊娠剧吐、妊娠高血压综合征虽仍时有发生,但已由原来的 26% 降至 8%,而甲状腺功能亢进、呼吸窘迫等在近年患者中已没有发生。有部分患者甚至没有任何症状,而是在人工终止妊娠或常规超声检查时发现。据报道我国近 15 年 113 例患者的资料为:阴道出血(83.2%)、子宫异常增大(46.6%)、黄素囊肿(16.8%)、妊娠剧吐(10.6%)、妊娠高血压综合征(3.5%)、咯血(3.5%)。

三、诊断

凡停经后有不规则阴道出血、腹痛、妊娠呕吐严重且出现时间较早,体格检查示子宫大于停经月份、变软,子宫孕 5 个月大时尚不能触及胎体、不能听到胎心、无胎动,应怀疑葡萄胎可能。较早出现子痫前期、子痫征象,尤其在孕 28 周前出现子痫前期、双侧卵巢囊肿及甲状腺功能亢进征象,均支持葡萄胎的诊断。如在阴道排出物中见到葡萄样水泡组织,诊断基本成立。确诊仍需靠病理组织学,而超声和 HCG 水平测定已成为早期诊断葡萄胎的主要手段。

(一)超声诊断

超声检查是诊断葡萄胎的重要方法,典型葡萄胎有其独特的声像,表现为子宫增大,宫腔内充满低到中等强度、大小不等的点状回声、团状回声,呈落雪状或蜂窝状改变,其间夹杂多个大小不一散在的类圆形无回声区,采用局部放大技术观察,可见宫腔内蜂窝状无回声区充满了彩色血流信号。部分性葡萄胎宫腔内可见由水泡状胎块引起的超声图像改变及胎儿或羊膜腔,胎儿常合并畸形。

超声对完全性葡萄胎的诊断率可达 90% 以上,对部分性葡萄胎的诊断符合率接近 80%,还可以发现正常宫内孕与葡萄胎共存的情况。超声在葡萄胎清宫后确诊有无残留、结合彩色多普勒血流显像对葡萄胎恶变进行早期预测和诊断,对病变致子宫穿孔、病变侵及血管等情况及时提示方面也有重要作用。

采用经阴道探头的彩色多普勒超声检查,结合 HCG 测定,在孕 8 周即可作出葡萄胎诊断;但一般情况下,在孕 9 周前仅依据超声作出葡萄胎的诊断并不容易,尤其是鉴别部分性葡萄胎与胚胎停育、稽留流产、不全流产等。有学者提出与诊断部分性葡萄胎明显相关的两种影像结果:不规则囊状改变或蜕膜、胎盘及肌层的回声增加,孕囊横径与前后径之比＞1.5。当两种指标同时存在,葡萄胎阳性预测值为 87%,当两种指标均不存在时,稽留流产的阳性预测值为 90%。也有人认为 B 超上出现宫腔内增厚的强回声,可能是早期不正常滋养细胞组织,只是在这么早的时期还没有发展成为可探及的水泡样变,应注意追踪,及时发现形态上的改变。彩色多普勒检测子宫肌壁的血流、子宫动脉阻力等,有助于对病情的判断。

近年来,三维超声逐渐开始在临床应用,与传统的二维超声相比,三维超声成像使葡萄胎的表面结构与内部结构得以立体显示,可提供二维超声图像不能提供的病灶立体形态信息,丰富了诊断信息,使检查医师更易判断。特别是比二维超声可更清晰地显示病灶区与正常子宫肌层组织的分界,有助于更精确判断病灶是否有侵蚀或侵蚀范围。

(二)绒毛膜促性腺激素(HCG)测定

葡萄胎时滋养细胞高度增生,产生大量 HCG,血清中 HCG 滴度通常高于相应孕周的正常妊娠值,而且在停经 8～10 周或以后,随着子宫增大仍继续上升,利用这种差别可作为辅助诊断。葡萄胎时血 HCG 多在 20×10^4 U/L 以上,最高可达 24×10^5 U/L,且持续不降。但在正常妊娠血 HCG 处于峰值时,与葡萄胎有较大范围的交叉,较难鉴别,可根据动态变化或结合超声检查作出诊断。也有少数葡萄胎,尤其是部分性葡萄胎,因绒毛退行性变,HCG 升高不明显。

(三)组织学诊断

组织学诊断是葡萄胎最重要和最终的诊断方法,葡萄胎每次刮宫的刮出物必须送组织学检查,取材时应选择近宫壁近种植部位无坏死的组织送检。

1.完全性葡萄胎组织学特征　巨检示绒毛膜绒毛弥漫性水肿,形成大小不等的簇状圆形水泡,其间由纤细的索带相连成串,形如葡萄,看不到胎儿结构。对于直径在 2mm 以下、肉眼不易发现的水泡状胎块,称为"镜下葡萄胎",此时诊断应慎重,需与流产变性相鉴别。其镜下基本病理改变是绒毛间质水肿,中心液化池形成,血管消失或极稀少,滋养细胞呈不同程度的增生。滋养细胞增生是诊断的必要依据,突出表现为滋养细胞增生的活跃性、弥漫性、失去极向、异型性和双细胞混杂性。WHO 科学小组曾建议,如无明显的滋养细胞增生,应称为"水泡状退行性变",不应划入葡萄胎的范围。

2.部分性葡萄胎组织学特征　通常仅部分绒毛呈水泡状,散布于肉眼大致正常的胎盘组织中,有时需仔细检查方能发现。绒毛和水泡可以不同的比例混杂,且常可伴胚胎或胎儿(12%～59%)。镜检示绒毛水肿与正常大小的绒毛混合存在。前者水肿过程缓慢形成,导致绒毛外形极不规则,伴有中央池形成,但量不多。滋养细胞增生程度不如完全性葡萄胎明显,多以合体滋养细胞增生为主。在水肿间质可见血管及红细胞,这是胎儿存在的重要证据。

由于 PHM 临床表现不特异,故其诊断主要依靠病理诊断。值得注意的是,在术前诊断为不全流产、过期流产等病例中,2.3% 的标本术后病理提示为部分性葡萄胎,而术后诊断为完全性葡萄胎的仅占 0.43%。对于诊断不明或困难的标本可以酌情做细胞核型分析。

3.早期葡萄胎的病理诊断　孕周超过 12 周的完全性葡萄胎,因其绒毛水肿明显,伴滋养细胞增生和细胞异型性,且没有胚胎或胎儿组织,因此和部分性葡萄胎的鉴别相对容易。由于葡萄胎的早期诊断与治疗,病理学检查也出现了相应变化。有研究表明,在 20 世纪 80 年代之前,80% 的葡萄胎病理表现为绒毛明显水肿、中心池形成和滋养细胞片状增生。而近 10 年来,出现该典型组织学改变者不到 40%。很多葡萄胎患者在孕 12 周前就可得到初步诊断,甚至有人提出了非常早期葡萄胎的概念(6～11 周)。由于组织学特点还未发展到典型的阶段,绒毛水肿,滋养细胞增生和异型性等都不明显,且临床表现也不特异,病理上与 PHM 较难鉴别。同时有文献报道,某些葡萄胎尽管可以早期诊断和处理,其恶变率并未较晚发现者降低,因此这种早期葡萄胎的恶变与病变的生物学行为有关,而与孕周无关,及早发现这种病变的组织学类型非常重要。细胞核型分析在鉴别诊断上有一定帮助,但由于 CHM 和 PHM 的细胞核型多样并且存在交叉(CHM 也有三倍体,PHM 也可能有二倍体),其多样性并未被完全认识,故其意义待肯定。

4.流式细胞 DNA 测定及 DNA 指纹技术　由于葡萄胎诊断不断提前,出现典型病理变化者尚不足 40%,大多数葡萄胎可表现为不典型的临床和形态学改变,因此容易将其误诊为部分性葡萄胎和流产。在这种情况下染色体核型的检查有助于鉴别诊断。完全性葡萄胎的染色体核型为二倍体,部分性葡萄胎为三倍体。利用 DNA 指纹技术对葡萄胎的遗传物质亲体来源进行鉴别,区别出双亲来源和单纯父亲来源,有助于鉴别完全性葡萄胎、部分性葡萄胎、流产等。但目前在临床上尚不能广泛开展。

5.葡萄胎的鉴别诊断　超声技术及 HCG 定量测量的普及使葡萄胎的诊断水平得以提高,但临床上对某些病例的诊断仍有一些困难。完全性葡萄胎的诊断相对容易,而部分性葡萄胎经常误诊或漏诊。浙江大学妇产医院报道 45 例葡萄胎误诊病例,其中部分性葡萄胎 40 例,完全性葡萄胎仅 5 例。常见的误诊原因如下。

(1)葡萄胎尤其是部分性葡萄胎和流产的鉴别:据报道的 45 例误诊病例中,误诊为各种流产者有 43 例,包括难免流产、不全流产、过期流产及药流不全等情况,可见葡萄胎与流产的鉴别相当令人困扰。由于葡萄胎具有潜在恶变性,两者的处理尤其是随访及预后截然不同,故的鉴别诊断十分重要。葡萄胎与流产均可表现为停经、阴道出血,当葡萄胎患者子宫增大不明显、没有明显的黄素化囊肿、妊娠剧吐及妊高征等临床表现时,临床及超声诊断均有一定困难。对暂不能确诊的患者应进行血 HCG 的动态分析。理论上讲,HCG 值高于正常妊娠水平应首先考虑是葡萄胎,低于正常则考虑是流产。但实际工作中两者 HCG 水平交叉的情况并不少见,部分性葡萄胎血 HCG 可能并不十分高,而自然流产时间较短的患者其血 HCG 也还未降至正常,对于这两者之间血 HCG 值上是否具有明显的差异,目前国内无相关报道。因而,应当强调对所有自然流产或过期流产的标本应进行仔细检查及病理学分析。有时过期流产标本合并胎盘水肿、变性,令病理医生也难以判断,可借助流式细胞学、染色体核型等手段加以鉴别。

(2)葡萄胎与妊娠合并子宫肌瘤变性鉴别:子宫肌瘤为雌激素依赖性肿瘤,孕期生长迅速,因肌瘤体积增加常引起瘤内供血不足,造成间质液化,形成大小不等的囊腔。超声下可见变性的肌瘤壁包膜回声部分欠规则,其内可见多个不规则液区,极似葡萄胎。如肌瘤体积较大,同时可表现出子宫增大明显大于孕周,血 HCG 升高等,与葡萄胎容易混淆,尤其是伴胚胎发育不良、超声未能探及胎心时更不易鉴别。

彩色多普勒血流、HCG 水平对两者的鉴别有一定帮助。

文献中还有一些少见的误诊病例。如表现为绝经后出血的葡萄胎误诊为子宫内膜癌、葡萄胎误诊为异位妊娠等。相对于这些疾病来说,葡萄胎的发病率相对较低,典型症状减少,因此提高临床医生及相关辅诊医生尤其是超声检查者对这一疾病的认识、加强识别能力,是及时发现葡萄胎、及时治疗的关键之一。

四、治疗

(一)清宫

葡萄胎诊断一旦成立,应及时处理进行清宫。清宫前应首先对患者一般状况和疾病进展作出评估,做好输液、输血准备,由有经验的医生操作。一般选用吸刮术,充分扩张宫颈管,选用大号吸管,待葡萄胎组织大部分吸出、子宫明显缩小后,改用刮匙轻柔刮宫。即使子宫增大至妊娠 6 个月大,仍可选用吸刮术。由于葡萄胎子宫大且软,清宫出血较多,也易穿孔,为减少出血和预防子宫穿孔,可在术中静脉滴注缩宫素,因缩宫素可能把滋养细胞压入子宫壁血窦,导致肺栓塞和转移,所以缩宫素一般在充分扩张宫颈管和开始吸宫后使用。

国内以往多主张清宫 2 次,过多的吸刮,不但损伤大、出血多、易发生感染,而且对以后的妊娠不利。且多次清宫可能使子宫内膜的血管内皮和基底膜损伤,致使葡萄胎组织易于穿越屏障侵及子宫肌层及血管,促使侵蚀性葡萄胎的发生。有医院报道,113 例葡萄胎中有 40 例进行了二次清宫,其中仅 5 例发现葡萄胎残留。因此目前一般不主张常规二次刮宫,子宫小于妊娠 12 周者可一次刮净,子宫大于妊娠 12 周或术中感到一次刮净有困难时,于 1 周后行第二次刮宫。葡萄胎每次刮宫的刮出物,必须送组织学病理检查。

清宫过程中最常见的并发症是阴道大量出血,因此葡萄胎清宫前应充分备血。如能迅速清除病变组织,子宫收缩后一般出血会明显减少。有时出血难以控制,可以选择子宫动脉栓塞止血,从而保留生育能力;必要时须切除子宫。

在清宫过程中,有极少数患者因子宫过度增大、缩宫素使用不当等,致大量滋养细胞进入子宫血窦,并随血流进入肺动脉,发生肺栓塞。轻者出现胸闷、憋气、呼吸困难、一过性晕厥,重者可出现急性呼吸窘迫、右心衰竭甚至猝死。因此,对子宫异常增大、尤其是超过妊娠 16 周的患者,应在有抢救设施及心肺复苏条件下进行清宫,清宫中如出现可疑症状,应警惕肺栓塞,及时给予对症治疗。

(二)并发症处理

目前葡萄胎诊断较早,处理及时,有严重并发症的情况逐渐少见。卵巢黄素化囊肿在葡萄胎排出后,大多自然消退,无需特殊处理。如囊肿较大、持续不消失或影响 HCG 下降,可考虑超声引导下经后穹隆或腹壁穿刺。葡萄胎清宫后黄素囊肿扭转的报道已屡见不鲜,如腹痛短时间内不能缓解,应积极手术探查,避免卵巢缺血坏死。随着腔镜技术的普及,腹腔镜下囊液抽吸、复位,已成为重要的手段。

良性葡萄胎患者发生自发性子宫破裂的很少见,清宫术中因子宫大、宫颈口一般较松弛,因手术导致穿孔者也并不多。但对葡萄胎患者出现内出血症状、体征时,仍应考虑到子宫穿孔的可能。大多可通过剖腹探查或腹腔镜进行修补,如无生育要求,可行子宫切除。对这类患者应警惕滋养细胞肿瘤的可能。

(三)术后随诊

葡萄胎排出后有恶变的可能,因此随诊在葡萄胎术后的监测中非常重要。随诊时应积极改善一般状况、及时治疗贫血和感染等,了解月经是否规则,有无异常阴道出血,有无咳嗽、咯血及其他转移症状,并定期做妇科检查、超声、X 线胸片或 CT 检查。HCG 是葡萄胎术后监测中最重要的内容。一般要求术后每周测定 HCG 1 次,连续正常 2 周后继续每月监测,持续 6 个月;然后 2 个月复查 1 次,持续 6 个月。随访时 HCG 的敏感度应≤2U/L,且需同时检测 HCG 分子的不同亚单位。HCG 是滋养细胞敏感而特异的标记物,可及时发现葡萄胎残留或恶变;但如前所述,少数病例有假阳性或假阴性可能,对随诊过程中 HCG 测量值与临床表现或其他检查结果不相符时,应积极寻找原因。

许多患者因距医院远或费用等原因未能完成随访,有些患者特别是 35 岁以上者往往急于尝试再次妊娠,因此过长时间的随访依从性不高。目前对术后随访时间的要求有逐渐缩短的趋势,研究表明缩短 HCG 随访时间是合理而安全的,如果 HCG 自发降至 5U/L 以下,不会发生持续性滋养细胞疾病。英国一项对 6701 例葡萄胎患者随诊 2 年的回顾分析显示,在 422 例进展为持续性滋养细胞疾病的患者中,98%(412 例)都是在清宫后 6 个月内进展为持续性病变。因此,无论是 CHM 还是 PHM 进行短期随访是很有必要的,但是理论上 97%患者 HCG 的随访时间可以缩短。若在完成随访前发生妊娠,通常结局良好。

葡萄胎术后应采取有效的避孕措施,目前认为阴茎套、口服避孕药、宫内节育器均是安全的,不会引起恶变或子宫穿孔。HCG 下降速度及曲线对随诊及等待妊娠时间有一定指导意义。若 HCG 呈对数性下降,则随访 6 个月后即可妊娠;若葡萄胎清宫后 HCG 呈缓慢下降,则需等待更长的时间才可妊娠。且下次妊娠时应早期做超声检查,检测 HCG 以确保其在正常范围内,妊娠结束后亦应随访 HCG 至正常水平。同时应注意,即使有了一次正常妊娠分娩,仍不能排除葡萄胎发生恶变的可能。

葡萄胎清宫后的随诊过程中,如 HCG 下降不满意,应注意是否有葡萄胎残留。因葡萄胎排出不净,可使子宫持续出血,血或尿内 HCG 持续阳性。超声对此应有较好的提示,应再次刮宫,HCG 可迅速降至正常,一般无严重后果。

持续性葡萄胎:目前没有明确的定义,一般指葡萄胎清宫后 3 个月 HCG 仍阳性,除外葡萄胎残留,称持续性葡萄胎。部分持续性葡萄胎经过一定时间后可自行转为正常,但多数在不久后即出现 HCG 上升,子宫、肺或阴道等部位出现可测量病灶,即可确定已经发生恶变。

（四）恶变

葡萄胎为良性疾病,清宫后大多预后良好,经随诊达到临床治愈,但有部分患者将进展为恶性滋养细胞肿瘤。美国完全性葡萄胎恶变率一般在 20% 左右,部分性葡萄胎恶变率在 5% 左右。在恶变的患者中,70%～90% 为侵蚀性葡萄胎,10%～30% 为绒癌,我国的数据与此相似。

不同地区恶变率有所差异,可能与各地诊断标准不同有关。我国目前主要参照协和医院的标准,葡萄胎组织清除干净后 HCG 持续 8～10 周仍为阳性、下降缓慢出现平台或上升,排除残留后即可考虑恶变。美国的标准也较为宽松,葡萄胎清宫后 HCG 出现平台持续 3 周,升高持续 2 周即可以给予化疗;而英国对葡萄胎清宫后有密切的随访制度,在诊断恶变时指征相对严格。葡萄胎后滋养细胞肿瘤的诊断,血清 HCG 水平是主要的诊断依据,影像学证据不是必须。

英国 Sheffield 滋养细胞中心总结了 10 年中仅根据 HCG 水平变化诊断为持续性滋养细胞疾病患者的资料,其中有 282 例接受了二次刮宫术。再次清宫使 60% 的患者免于化疗,仍需化疗的患者 HCG 水平大多在二次刮宫时 >1500U/L 或有其他病理改变。

虽然葡萄胎的诊断及处理时间不断提前,但数据显示葡萄胎的恶变率并没有下降。美国新英格兰滋养细胞疾病中心在 20 世纪 70 年代,完全性葡萄胎的恶变率为 18.6%,到 20 世纪 90 年代总的恶变率为 25%。因此,有可能是葡萄胎的生物学行为决定了其是否恶变,与诊断及治疗是否及时无关。此外也可能与诊断技术的进步有关,既往葡萄胎的随诊采取尿 HCG 半定量测定,现已改成血清 HCG 的定量测定,敏感性大大提高,既往尿 HCG 测不到时,现在血清 HCG 已是阳性,而诊断标准并没有大的变化,即 8～10 周 HCG 未降至正常即诊断恶变,故恶变率会有所升高。以前普遍采用 X 线胸片评价肺转移,一些恶变患者可能因此而漏诊,而现在多采用肺 CT 评价有无肺转移,肺部小的转移病灶都可以及时发现,可能也是恶变率上升的原因之一。

五、葡萄胎恶变高危患者的识别及处理

20% 左右的葡萄胎将进展为滋养细胞肿瘤。虽然恶性滋养细胞肿瘤的治疗已有成熟有效的方案,预后也大为改善,但恶变患者仍将面临肿瘤无法治愈、复发,引起致命出血、化疗毒性反应等威胁甚至死亡,同时使患者承受巨大的心理及经济负担。因此,预防葡萄胎恶变对改善葡萄胎整体预后、减少恶性滋养细胞肿瘤的发生具有重要意义。

1.预防性化疗的利弊　化疗是预防葡萄胎恶变的有效方法,预防性化疗能减少高危型葡萄胎恶变的概率。文献报道,有高危因素的患者采用预防性化疗后,恶变率从47%降至14%,高危型患者中50%～70%或以上的恶变可以经预防性化疗预防,但不能减少低危患者的恶变。预防性化疗不仅降低恶变率,而且恶变的患者以低危滋养细胞肿瘤为主。巴西滋养细胞疾病中心的最近一份资料显示,在对265例高危葡萄胎患者的随访中发现,清宫前接受预防性化疗者中,18.4%进展为滋养细胞肿瘤,未接受预防性化疗者为34.3%,相对危险度为0.54。化疗对进展为滋养细胞肿瘤患者的预后没有影响,但可减少恶变后治疗的费用。

化疗具有风险,葡萄胎恶变率为5%～20%,不应为防止约20%的患者恶变,而使80%无恶变患者也承受化疗的痛苦和危险。同时预防性化疗并不能彻底预防恶变,而会造成一种安全的假相,从而使随访不够充分。也有研究认为化疗有一些不可避免的不良反应,经预防性化疗的患者恶变后可能需要更多疗程的化疗,且预防性化疗后仍需要随访。同时预防性化疗并不能改善低危患者的预后。因此,目前在许多医疗机构并不常规采用预防性化疗,仅适用于具有高危因素及没有随诊条件者。部分性葡萄胎恶变概率仅为4%,一般不发生转移,因此一般不做预防性化疗。

2.高危患者识别　葡萄胎的恶变机制不清,目前预测葡萄胎恶变的因素都是对大量临床或实验室资料分析的基础上总结而来。目前较明确的高危因素如下。

(1)年龄＞40岁。

(2)子宫明显大于妊娠月份4周以上。

(3)重复性葡萄胎。

(4)术前HCG值异常增高(＞$1×10^5$U/L)。

(5)小水泡(直径＜2mm)为主的葡萄胎。

(6)二次刮宫后滋养细胞仍高度增生。

(7)卵巢黄素化囊肿直径＞6cm。

3.预防性化疗方法　实施预防性化疗时机一般在葡萄胎清宫前2～3d或清宫时,最迟在刮宫次日。曾有报道,经预防性化疗后再发生持续性葡萄胎的患者其后续治疗需要更多疗程,预防性化疗组为2.5±0.5个疗程,而对照组为1.4±0.5个疗程,且有统计学差异。提示预防性化疗有增加肿瘤对化疗药物耐药性的可能。因此,为尽量减少药物毒性反应和耐药,一般采用单一药物方案,用量与治疗剂量一样。

国内常选择氟尿嘧啶(5-FU)或更生霉素(KSM),而国外常用甲氨蝶呤/四氢叶酸(MTX)或放线菌素D(ACTD)。疗程数尚不确定,多数建议化疗直至HCG转阴,无需巩固治疗;但也有报道仅行单疗程化疗依然有效。

六、几种特殊类型的葡萄胎

(一)家族性复发性葡萄胎

大多数葡萄胎是散发的,但也有家族性复发性葡萄胎(FRM)。FRM是指一个家族中有2个或2个以上成员反复发生2次或2次以上葡萄胎。FRM的发生十分罕见,很难估计其确切的发生率。从遗传学发生上,几乎所有的FRM均为BiCHM,即双亲来源完全性葡萄胎。

【临床特点】

一般的非家族性葡萄胎患者复发率约1.8%,98%的患者在一次葡萄胎后可以有正常妊娠,产科结局没有明显差异。而FRM患者再次发生葡萄胎的概率比一般葡萄胎患者高得多,常发生3次以上甚至多达9次的葡萄胎,并发生多次自然流产,这些流产因没有行病理诊断尚难排除葡萄胎的可能。家族中受影响的妇女往往很少甚至没有正常的妊娠,很难获取正常活胎。

　　FRM 患者的恶变率也高于没有家族史的葡萄胎患者。国内有学者报道 2 个家族性复发性葡萄胎病例,其中 1 例孕 12 产 0,自然流产 7 次,5 次葡萄胎,2 次葡萄胎清宫后继发侵蚀性葡萄胎并肺转移;其姐姐孕 4 产 0,患葡萄胎 4 次,并于末次葡萄胎后发展为绒毛膜癌,于 32 岁因该病自杀。另 1 例孕 5 产 0,自然流产 2 次,宫外孕 1 次,葡萄胎 2 次;首次葡萄胎后 2 年诊为绒癌;其妹妹孕 4 产 1,曾顺产一女婴,3d 时死亡,原因不详;葡萄胎 3 次,末次葡萄胎后发展为绒癌并肺转移。

　　【发病机制】

　　几项关于 FRM 的研究表明,所有的葡萄胎组织均为 BiCHM,即遗传物质为双亲来源。BiCHM 的确切发病机制尚不清,目前的观点推测与基因印迹有关,是由于某个等位基因的双重表达即印迹紊乱所致。有些女性患者与两个不同的性伴均发生 BiCHM,故考虑 BiCHM 的根本性发病原因可能并不是葡萄胎组织中的基因缺陷,而是孕妇体内的某些基因缺陷,导致卵子中的母系基因印迹无法建立和维持。目前研究证实,FRM 为常染色体隐性遗传病,缺陷基因定位在 19q13.3～13.4 染色体。

　　【预防】

　　既往有人希望通过胞质内精子注射的方法来预防 FRM 的发生,其机制如下:先采用单精子注射,从技术上排除了双精子受精,能预防双雄三体的 PHM 和双精子受精导致的 AnCHM,再在植入前进行基因诊断,选择男性胚胎,能预防单精子受精后自身复制导致的 AnCHM。Fisher 等报道一妇女发生 3 次 BiCHM,其中 2 次葡萄胎为女性基因型,一次葡萄胎为男性基因型。说明当 CHM 为双亲来源时,BiCHM 的基因在行体外受精前就已决定。因此,目前预防重复性葡萄胎的方法仅适用于复发性 PHM 及 AnCHM 者,而对复发性 BiCHM 者并不可行。预防复发性 BiCHM 可接受赠卵和基因治疗,前者牵涉到法律和社会伦理问题,后者现还处于试验阶段,疗效不很肯定。

(二)葡萄胎与正常妊娠共存

　　葡萄胎与正常妊娠并存是一种罕见的病例,发生率为 1/2 万～1/10 万,近几年国内外报道已 200 余例。葡萄胎同时伴活胎妊娠有 3 种可能双胎妊娠,一胎 CHM 伴另一胎正常活胎;单胎妊娠,部分性葡萄胎伴活胎;双胎妊娠,一胎 PHM 伴活胎、另一胎正常妊娠。其中以双胎之一为完全性葡萄胎、另一胎正常最为常见。自然妊娠和辅助生育技术均有发生葡萄胎与胎儿共存的情况,20 世纪 90 年代后助孕技术后发生的病例逐渐增多。葡萄胎与正常妊娠共存,增加了诊断和处理的难度。在早孕期结合血 HCG 明显升高、超声影像检查,多能作出葡萄胎的诊断,但有时难以区分是部分性葡萄胎还是双胎之一为完全性葡萄胎。70% 的病例经超声检查可诊断,遗传学诊断如染色体分析、DNA 倍体分析、DNA 指纹等技术可鉴别葡萄胎和胎儿的染色体核型、遗传物质来源(单纯父源性或父母双方来源),有助于诊断 PHM 和二倍体胎儿共存的情况。

　　葡萄胎与正常妊娠共存时,因葡萄胎引起的内分泌紊乱及子宫明显增大等原因,使母体并发症增加,如阴道出血、严重的子痫前期、甲状腺功能亢进、前置胎盘、自然流产或早产等。20% 可获取活胎,但能够到足月妊娠的很少,结束妊娠的原因包括妊娠并发症、突然发生的胎死宫内、羊水过少、进展为妊娠滋养细胞肿瘤、发生他处转移等。存活的胎儿尚未有出生缺陷的报道,但国外学者对妊娠至 27 周、30 周、35 周的 3 例患者的正常胎儿胎盘进行病理检查发现,3 个胎盘均有绒毛膜板血管栓塞、钙化、无血管等现象。

　　双胎妊娠合并葡萄胎的恶变率明显增加,文献报道均在 50% 以上,而单纯性葡萄胎的恶变率在 20% 以下。但对治疗反应与普通葡萄胎恶变相似,均能达到治愈或完全缓解,目前报道中尚未见死亡病例。

　　目前的资料显示,是否发生恶变与孕妇的年龄、孕产次、葡萄胎清除时的孕周等没有明确相关;恶变患者发生严重子痫前期等妊娠并发症的比例较大,可能对预后是一个提示。另一个系列报道分析了未获取活胎组和获取活胎组发生恶性滋养细胞疾病的情况,两组孕周分别持续到 18.6 周和 33.0 周,未获取活胎组基础 HCG 水平更高、子宫大小与孕周的差异更大,结果未获取活胎组恶变率更高,为 68.4%,而获取活胎组恶变率为 28.6%。其原因可能是葡萄胎增长缓慢时才能保证胎儿的发育生长。

由于例数极少,对这种情况如何进行产前处理的资料有限。孕早期发现的病例,可直接行清宫术;孕中晚期的患者,需在胎儿排出后行清宫。实际上,很大一部分葡萄胎可以和一个正常的健康胎儿并存,并且可以获得良好的妊娠结局。如果胎儿核型与发育正常,妊娠过程中监测葡萄胎的体积变化不大,血清 β-HCG 水平无上升趋势,产科合并症控制满意的情况下,多可获得较好的妊娠结局。因此对有强烈生育要求的患者,应行羊水穿刺或绒毛活检等产前诊断,明确是否有染色体异常,超声检查胎儿有无异常,在严密监护下继续妊娠。但必须向孕妇强调可能发生阴道出血、早产、子痫前期、甲状腺功能亢进、肺水肿、葡萄胎恶变等风险。

葡萄胎清除后应密切随诊,出现 HCG 下降缓慢或反升时,应及时化疗。化疗方案与通常情况下的葡萄胎类似。文献报道大多为单药方案。

(三)异位葡萄胎

顾名思义,异位葡萄胎指葡萄胎着床在子宫腔以外的部位,符合葡萄胎的病理及遗传学改变,是良性病变,但由于异位的部位与子宫之间存在解剖学上的差异,使其临床表现和病理特征与普通的葡萄胎或异位妊娠不同。由于病例罕见、确诊困难,大多为个案报道,很难统计确切的发病率。完全性葡萄胎、部分性葡萄胎均有报道,但很多病例已无法进行分类。

【临床特点及表现】

异位葡萄胎患者可伴有异位妊娠常见的高危因素,葡萄胎发生的部位与异位妊娠常见的部位相似,可发生在输卵管、子宫角、卵巢、残角子宫、宫颈、阔韧带等部位。我国台湾最近报道了一例剖宫产切口葡萄胎种植的病例,英国报道了一例子宫肌壁间葡萄胎的病例,均很罕见。根据异位葡萄胎部位的不同,临床表现有所差异。异位在输卵管、卵巢者可表现为停经、腹痛及不规则阴道出血,部分患者可以有明显的早孕反应,较早发生破裂,常招致严重的内出血。在盆、腹腔及阔韧带等少见部位的异位葡萄胎可以在较为宽阔的盆、腹腔表面着床、发育,症状隐蔽,不易被较早诊断,对患者的危害可能更大。异位葡萄胎因种植部位薄弱,发生肌层、浆膜层甚至远处浸润转移更早。某医院曾报道 3 例异位葡萄胎病例,2 例进展为恶性滋养细胞肿瘤(分别为绒癌Ⅳ期脑转移和侵蚀性葡萄胎ⅢA 期)。总恶变率还不明确。

【诊断】

文献报道,子宫肌壁间、宫颈、剖宫产切口处的葡萄胎术前经超声、彩色多普勒血流、磁共振等辅助检查,是可以在手术前及时发现的。而输卵管、腹腔内葡萄胎,常误诊为其他疾病,大多在手术后确诊。一般异位妊娠患者血 β-HCG 水平多在 10000U/L 以下,异位葡萄胎患者血 β-HCG 水平较一般异位妊娠明显升高。诊断性刮宫、腹腔镜检查及子宫碘油造影对于异位葡萄胎的诊断也具有一定意义。数字减影血管造影术对盆腹腔深部、不易被超声或腹腔镜等发现的病变,在定位诊断上具有独特的作用。术后组织病理诊断是很多异位葡萄胎得以确诊的手段。值得注意的是,虽然文献报道的异位葡萄胎已很少,但英国病理学家 Burton JL 仍指出有过度诊断的问题。他们对 20 例怀疑异位葡萄胎的患者的病理切片进行回顾并行 DNA 倍体分析,发现仅 3 例可确诊为早期完全性葡萄胎。其他病例则是胎盘形成早期或水泡样流产的病理改变。这种情况类似部分性葡萄胎与过期流产、水泡样流产容易混淆的状况。因此,在临床工作中,对疑似病例既要警惕异位葡萄胎的可能,又不能轻易下诊断,应结合病理、血 HCG,必要时结合遗传学手段来进行分辨。

【治疗及预后】

可以根据葡萄胎的种植部位决定手术方式。对宫颈、子宫角、子宫肌壁间的葡萄胎,可在超声或腹腔镜监视下行葡萄胎清除术,已有成功的报道。输卵管等部位的葡萄胎常在确诊前破裂、出血,患者多行急诊手术,如术中大体标本见水泡样组织,可行输卵管切除术。其他部位的行病灶切除。对难以手术的病例,可静脉给药正规足量的化疗,待滋养细胞受到抑制、病灶局限后再行手术。值得注意的是随着微创手术观念的普及,保守性手术不断增加,对异位葡萄胎的诊断和治疗结局有何影响还不得而知。

(四)转移性葡萄胎

WHO 新的分类体系中,已将转移性葡萄胎单独列出,是指子宫内的葡萄胎病变清除后,HCG 水平不变或升高,或发现子宫外的水泡状胎块的转移证据。因为侵蚀性葡萄胎也可出现远处转移,两者的界定有所交叉。所不同的是,侵蚀性葡萄胎应有子宫肌壁浸润的证据,而转移性葡萄胎没有。

对葡萄胎伴有阴道或外阴转移的定性,即是否仍为良性病变,一直有所争议。一种观念认为,病灶局限在宫腔内的良性葡萄胎,也可转移到肺或阴道,这种转移灶的转归,与病灶已侵入子宫肌层或穿入邻近组织的侵蚀性葡萄胎不同。一般转移灶小而少,血或尿的 HCG 滴度较低,清除葡萄胎后均能自然消退。其原理在于,阴道或外阴到子宫的静脉没有瓣膜,子宫的静脉血容易向阴道或外阴部倒流,在这些地方形成出血性结节。这种结节切开后中央为含绒毛的血块,很少有活跃的滋养细胞,这种区域性转移又称为绒毛“放逐”,绝大多数是良性的。国外总结了 100 多例妊娠妇女尸检的结果,接近 50% 可找到滋养细胞栓塞,最早在妊娠 3 个月时就有绒毛“放逐”。因此,不能根据肺内有滋养细胞栓子,而诊断为恶性滋养细胞疾病。

但也有观点认为,血行转移不一定发生在局部浸润以后,不少恶性葡萄胎或绒癌患者,子宫没有原发灶,照样可以发生全身广泛转移。因此,发现阴道或肺部转移就应按恶性葡萄胎处理,不应观察期待,贻误患者的诊断和治疗。

(徐亚莉)

第三节　妊娠滋养细胞肿瘤

妊娠滋养细胞肿瘤 60% 继发于葡萄胎,30% 继发于流产,10% 继发于足月妊娠或异位妊娠。继发于葡萄胎排空后半年以内的妊娠滋养细胞肿瘤的组织学诊断多数为侵蚀性葡萄胎,而一年以上者多数为绒癌,半年至一年者,绒癌和侵蚀性葡萄胎均有可能,但一般来说时间间隔越长,绒癌可能性越大。继发于流产、足月妊娠以及异位妊娠,后者组织学诊断则应为绒癌。侵蚀性葡萄胎恶性程度一般不高,大多数仅造成局部侵犯,仅 4% 的患者并发远处转移,预后较好。绒癌恶性程度极高,在化疗药物问世以前,其死亡率高达 90% 以上。现由于诊断技术的进展及化学治疗的发展,绒癌患者的预后已得到极大的改善。

【病理】

侵蚀性葡萄胎的大体检查可见子宫肌壁内有大小不等、深浅不一的水泡状组织,宫腔内可有原发病灶,也可以没有原发病灶。当侵蚀病灶接近子宫浆膜层时,子宫表面可见紫蓝色结节。侵蚀较深时可穿透子宫浆膜层或阔韧带。镜下可见侵入肌层的水泡状组织的形态与葡萄胎相似,可见绒毛结构及滋养细胞增生和分化不良。但绒毛结构也可退化,仅见绒毛阴影。

绝大多数绒癌原发于子宫,但也有极少数可原发于输卵管、宫颈、阔韧带等部位。肿瘤常位于子宫肌层内,也可突向宫腔或穿破浆膜,单个或多个,大小在 0.5～5cm,但无固定形态,与周围组织分界清,质地软而脆,海绵样,暗红色,伴出血坏死。镜下特点为细胞滋养细胞和合体滋养细胞不形成绒毛或水泡状结构,成片高度增生,排列紊乱,并广泛侵入子宫肌层并破坏血管,造成出血坏死。肿瘤中不含间质和自身血管,瘤细胞靠侵蚀母体血管而获取营养物质。

【临床表现】

1.无转移妊娠滋养细胞肿瘤 大多数继发于葡萄胎后,仅少数继发于流产或足月产后。

(1)阴道流血:在葡萄胎排空、流产或足月产后,有持续的不规则阴道流血,量多少不定。也可表现为一段时间的正常月经后再停经,然后又出现阴道流血。长期阴道流血者可继发贫血。

(2)子宫复旧不全或不均匀性增大:常在葡萄胎排空后4～6周子宫未恢复到正常大小,质地偏软。也可因受肌层内病灶部位和大小的影响,表现出子宫不均匀性增大。

(3)卵巢黄素化囊肿:由于HCG的持续作用,在葡萄胎排空、流产或足月产后,两侧或一侧卵巢黄素化囊肿可持续存在。

(4)腹痛:一般无腹痛,但当子宫病灶穿破浆膜层时可引起急性腹痛及其他腹腔内出血症状。若子宫病灶坏死继发感染也可引起腹痛及脓性白带。黄素化囊肿发生扭转或破裂时也可出现急性腹痛。

(5)假孕症状:由肿瘤分泌的hCG及雌、孕激素的作用,表现为乳房增大,乳头及乳晕着色,甚至有初乳样分泌,外阴、阴道、宫颈着色,生殖道质地变软。

2.转移性妊娠滋养细胞肿瘤 大多为绒癌,尤其是继发于非葡萄胎妊娠后绒癌。肿瘤主要经血行播散,转移发生早而且广泛。最常见的转移部位是肺(80%),其次是阴道(30%),以及盆腔(20%)、肝(10%)和脑(10%)等。由于滋养细胞的生长特点之一是破坏血管,所以各转移部位症状的共同特点是局部出血。

转移性妊娠滋养细胞肿瘤可以同时出现原发灶和继发灶症状,但也有不少患者原发灶消失而转移灶发展,仅表现为转移灶症状,若不注意常会误诊。

(1)肺转移:表现为胸痛、咳嗽、咯血及呼吸困难。这些症状常呈急性发作,但也可呈慢性持续状态达数月之久。在少数情况下,可因肺动脉滋养细胞瘤栓形成,造成急性肺梗死,出现肺动脉高压和急性肺功能衰竭。但当肺转移灶较小时也可无任何症状,仅靠X线胸片或CT作出诊断。

(2)阴道转移:转移灶常位于阴道前壁,呈紫蓝色结节,破溃时引起不规则阴道流血,甚至大出血。一般认为系宫旁静脉逆行性转移所致。

(3)肝转移:为不良预后因素之一,多同时伴有肺转移,表现上腹部或肝区疼痛,若病灶穿破肝包膜可出现腹腔内出血,导致死亡。

(4)脑转移:预后凶险,为主要的致死原因。一般同时伴有肺转移和(或)阴道转移。脑转移的形成可分为3个时期:首先为瘤栓期,表现为一过性脑缺血症状如猝然跌倒、暂时性失语、失明等;继而发展为脑瘤期,即瘤组织增生侵入脑组织形成脑瘤,出现头痛、喷射样呕吐、偏瘫、抽搐直至昏迷;最后进入脑疝期,因脑瘤增大及周围组织出血、水肿,造成颅内压进一步升高,脑疝形成,压迫生命中枢、最终死亡。

(5)其他转移:包括脾、肾、膀胱、消化道、骨等,其症状视转移部位而异。

【诊断】

1.临床诊断 根据葡萄胎排空后或流产、足月分娩、异位妊娠后出现阴道流血和(或)转移灶及其相应症状和体征,应考虑妊娠滋养细胞肿瘤可能,结合hCG测定等检查,妊娠滋养细胞肿瘤的临床诊断可以确立。

(1)血清hCG测定:对于葡萄胎后妊娠滋养细胞肿瘤,hCG水平是主要诊断依据,如有可能可以有影像学证据,但不是必要的。凡符合下列标准中的任何一项且排除妊娠物残留或妊娠即可诊断为妊娠滋养细胞肿瘤:

1)hCG测定4次呈平台状态(10%),并持续3周或更长时间,即1、7、14、21日。

2)hCG测定3次升高(>10%),并至少持续2周或更长时间,即1、7、14日。

3)hCG 水平持续异常达 6 个月或更长。

但对非葡萄胎后妊娠滋养细胞肿瘤,目前尚无明确的 HCG 诊断标准。一般认为,足月产、流产和异位妊娠后 HCG 多在 4 周左右转为阴性,若超过 4 周血清 HCG 仍持续高水平,或一度下降后又上升,在除外妊娠物残留或再次妊娠后,应考虑妊娠滋养细胞肿瘤。

(2)X 线胸片:是诊断肺转移的重要检查方法。肺转移的最初 X 线征象为肺纹理增粗,以后发展为片状或小结节阴影,典型表现为棉球状或团块状阴影。转移灶以右侧肺及中下部较为多见。

(3)CT 和磁共振检查:CT 对发现肺部较小病灶有较高的诊断价值。在胸片阴性而改用肺 CT 检查时,常可能发现肺微小转移。Nevin 等对 121 例胸部 X 线阴性的滋养细胞肿瘤患者再用肺 CT 检查,发现 23 例有肺微小转移。目前对胸部 X 线阴性者是否常规作肺 CT 尚无明确规定,但从准确分期及肺 CT 阳性可能为影响低危病例的高危因素考虑,应对胸部 X 线阴性者再行肺 CT 以排除肺转移。CT 对脑、肝等部位的转移灶也有较高的诊断价值,磁共振主要用于脑和盆腔病灶诊断。

(4)超声检查:在声像图上,子宫可正常大小或不同程度增大,肌层内可见高回声团块,边界清但无包膜;或肌层内有回声不均区域或团块,边界不清且无包膜;也可表现为整个子宫呈弥漫性增高回声,内部伴不规则低回声或无回声。彩色多普勒超声主要显示丰富的血流信号和低阻力型血流频谱。

2.组织学诊断 在子宫肌层内或子宫外转移灶组织中若见到绒毛或退化的绒毛阴影,则诊断为侵蚀性葡萄胎;若仅见成片滋养细胞浸润及坏死出血,未见绒毛结构者,则诊断为绒癌。若原发灶和转移灶诊断不一致,只要在任一组织切片中见有绒毛结构,均诊断为侵蚀性葡萄胎。

组织学证据对于妊娠滋养细胞肿瘤的诊断并不是必需的。

【治疗】

治疗原则为采用以化疗为主、手术和放疗为辅的综合治疗。在制订治疗方案之前,必须在明确临床诊断的基础上,根据病史、体征及各项辅助检查的结果,作出正确的临床分期,治疗方案的选择应根据 FIGO 分期与评分、年龄、对生育的要求和经济情况综合考虑,实施分层或个体化治疗。

1.化疗 可用于妊娠滋养细胞肿瘤化疗的药物很多,目前常用的一线化疗药物有甲氨蝶呤(MTX)、氟尿嘧啶(5-FU)、放线菌素-D(Act-D)或国产更生霉素(KSM)、环磷酰胺(CTX)、长春新碱(VCR)、依托泊苷(VP-16)等。

化疗方案的选择目前国内外已基本一致,低危患者选择单一药物化疗,而高危患者选择联合化疗。

(1)单一药物化疗:低危患者可首选单一药物化疗,常用的一线单一化疗药物有甲氨蝶呤(MTX)、氟尿嘧啶(5-FU)和放线菌素 D(Act-D)。文献报道对单一药物化疗的完全缓解率为 70%～80%,如对一种药物耐药的患者可更换另一种药物,或者采用联合药物化疗。

(2)联合化疗:适用于妊娠滋养细胞肿瘤联合化疗的方案繁多,其中国内应用较为普遍的是以氟尿嘧啶为主的联合化疗方案和 EMA-CO 方案,而国外首选 EMA-CO 方案。我国是妊娠滋养细胞肿瘤的高发地区,在治疗高危妊娠滋养细胞肿瘤方面取得了丰富的经验,以氟尿嘧啶为主的联合化疗方案治疗高危和耐药妊娠滋养细胞肿瘤的完全缓解率达 80%。但应该重视的是使用氟尿嘧啶时应注意预防和及时治疗严重胃肠道副反应及其并发症的发生。EMA-CO 方案初次治疗高危转移妊娠滋养细胞肿瘤的完全缓解率及远期生存率均在 80% 以上。根据现有报道,EMA-CO 方案耐受性较好,最常见的毒副反应为骨髓抑制,其次为肝肾毒性。由于粒细胞集落刺激因子(G-CSF)骨髓支持和预防性抗吐治疗的应用,EMA-CO 方案的计划化疗剂量强度已能得到保证。目前看来,应用 EMA-CO 治疗高危病例的最大问题是 VP-16 可诱发某些癌症。已经报道,VP-16 可诱发骨髓细胞样白血病、黑色素瘤、结肠癌和乳癌等,其中 VP 治疗后继发白血病的发生率高达 1.5%。

（3）疗效评估：在每一疗程结束后，应每周一次测定血清 hCG，结合妇科检查、超声、胸片、CT 等检查。在每疗程化疗结束至 18 日内，血清 hCG 下降至少 1 个对数称为有效。

（4）毒副反应防治：化疗主要的毒副反应为骨髓抑制，其次为消化道反应、肝功能损害、肾功能损害及脱发等。

1）骨髓抑制：这是最常见的一种。主要表现为外周血白细胞和血小板计数减少，对红细胞影响较少。在上述规定剂量和用法下，骨髓抑制在停药后均可自然恢复，且有一定规律性。在用药期间细胞计数虽有下降，但常在正常界线以上，但用完 10 天后即迅速下降。严重的白细胞可达 $1 \times 10^9 / L$ 左右，血小板可达 $20 \times 10^9 / L$ 左右。但几天后即迅速上升，以至恢复正常。白细胞下降本身对患者无严重危害，但如白细胞缺乏则可引起感染。血小板减少则引起自发性出血。

2）消化道反应：最常见的为恶心、呕吐，多数在用药后 2～3 天开始，5～6 天后达高峰，停药后即逐步好转。一般不影响继续治疗。但如呕吐过多，则可因大量损失胃酸而引起代谢性碱中毒和钠、钾和钙的丢失，出现低钠、低钾或低钙症状，患者可有腹胀、乏力、精神淡漠、手足搐搦或痉挛等。除呕吐外，也常见有消化道溃疡，以口腔溃疡为最明显，多数在用药后 7～8 天出现。抗代谢药物常见于口腔黏膜，抗生霉素常见于舌根或舌边。严重的均可延至咽部，以至食道，甚至肛门。一般于停药后均能自然消失。除影响进食和造成痛苦外，很少有不良后患。但由于此时正值白细胞和血小板下降，细菌很易侵入机体而发生感染。5-FU 除上述反应外，还常见腹痛和腹泻。一般在用药 8～9 天开始，停药后即好转，但如处理不当，并发伪膜性肠炎，后果十分严重。

3）药物中毒性肝炎：主要表现为用药后血转氨酶值升高，偶也见黄疸。一般在停药后一定时期即可恢复，但未恢复时即不能继续化疗，而等待恢复时肿瘤可以发展，影响治疗效果。

4）肾功能损伤：MTX 和顺铂等药物对肾脏均有一定的毒性，肾功能正常者才能应用。

5）皮疹和脱发：皮疹最常见于应用 MTX 后，严重者可引起剥脱性皮炎。脱发最常见于应用 KSM。1 个疗程往往即为全秃，但停药后均可生长。

对于上述毒副反应目前我们尚无非常有效的预防措施。处理要点在于防止并发症的发生。用药前需先检查肝、肾和骨髓功能及血、尿常规。一切正常才可开始用药。用药时应注意血象变化，宜每日检查白细胞和血小板计数。如发现血象低于正常线即应停药，待血象恢复后再继续用药。疗程完后仍要每日查血象至恢复正常为止。如血象下降过低或停药后不及时回升，应及时使用粒细胞集落刺激因子（G-CSF），G-CSF 的使用为化疗导致的粒细胞减少的处理带来革命性的改变，但使用中存在的问题也不少。如在化疗过程中边行化疗边使用 G-CSF，这种不规范使用将实质上加重患者的骨髓抑制。规范用法应当是距离化疗至少 24 小时，且不在化疗的同时使用。如患者出现发热，应及时给予有效抗生素。有出血倾向者可给止血药物以及升血小板药物。呕吐严重者引起脱水、电解质紊乱或酸碱平衡失调时，可补给 5%～10% 葡萄糖盐水。缺钾时应加氯化钾。因缺钙而发生抽搐时可静脉缓慢注射 10% 葡萄糖酸钙 10ml（注射时需十分缓慢）。为防口腔溃疡发生感染，用药前即应注意加强口腔卫生，常用清洁水漱口。已有溃疡时要加强护理，每天用生理盐水清洗口腔 2～3 次。用氟尿嘧啶发生腹泻时宜注意并发伪膜性肠炎。一般氟尿嘧啶药物大便次数不超过 4 次，大便不成形。但如见有腹泻应立即停药，严密观察。如大便次数逐步增多，即勤做大便涂片检查（每半小时 1 次）如涂片经革兰染色出现革兰阴性杆菌（大肠杆菌）迅速减少，而革兰阳性球菌（成堆）或阴性杆菌增加，即应认为有伪膜性肠炎可能，宜及时给予有效抗生素（如万古霉素、盐酸去甲万古霉素及口服甲硝唑）。

（5）停药指征：一般认为化疗应持续到症状体征消失，原发和转移灶消失，hCG 每周测定一次，连续 3 次阴性，再巩固 2～3 个疗程方可停药。

由于妊娠滋养细胞肿瘤对化疗的高度敏感性和 hCG 作为肿瘤标志物的理想性,目前倾向于在确保疗效的前提下,尽可能减少毒副反应。因此 FIGO 妇科肿瘤委员会推荐低危患者的停药指征为 hCG 阴性后至少给予一个疗程的化疗,而对于化疗过程中 hCG 下降缓慢和病变广泛者通常给予 2~3 个疗程的化疗。高危患者的停药指征为 hCG 阴性后需继续化疗 3 个疗程,且第一疗程必须为联合化疗。也有国外学者提出对无转移和低危转移的患者,可根据 hCG 下降速度决定是否给予第二个疗程化疗,其指征是第一疗程化疗结束后,hCG 连续 3 周不下降或上升,或 18 日内下降不足 1 个对数。

2.手术治疗　主要作为辅助治疗。对控制大出血等各种并发症、消除耐药病灶、减少肿瘤负荷和缩短化疗疗程等方面有一定作用,在一些特定的情况下应用。

(1)子宫切除术:主要适用于:①病灶穿孔出血;②低危无转移及无生育要求的患者;③耐药患者。

由于妊娠滋养细胞肿瘤具有极强的亲血管性,因而子宫肌层病灶含有丰富的肿瘤血管,并常累及宫旁血管丛。如肿瘤实体破裂,易发生大出血而难以控制,因而需要进行急诊子宫切除。化疗作为妊娠滋养细胞肿瘤主要的治疗手段,其毒副作用也是很明显的,因此,对于低危无转移且无生育要求的患者,为缩短化疗疗程,减少化疗的毒副作用,可选择切除子宫,子宫切除能明显降低化疗药物的总剂量,在《Novak 妇科学》(第 14 版)中,子宫切除在Ⅰ期无生育要求的妊娠滋养细胞肿瘤患者的治疗中成为主要治疗手段。对于已经发生耐药的妊娠滋养细胞肿瘤患者,如果耐药病灶局限于子宫,而其他部位转移灶明显吸收,可行子宫切除术,以改善治疗效果,提高缓解率。

(2)肺切除术:肺转移是妊娠滋养细胞肿瘤最常见的转移部位。绝大多数患者经化疗药物治疗后效果较好。少数疗效不好的,如病变局限于肺的一叶,可考虑肺叶切除。为防止术中扩散,需于手术前后应用化疗。如发生大咯血,可静脉点滴催产素,使血管收缩,并立即开始全身化疗,必要时,止血后可考虑肺叶切除。

3.介入治疗　指在医学影像设备指导下,结合临床治疗学原理,通过导管等器材对疾病进行诊断治疗的一系列技术。近年来介入治疗发展很快。其中动脉栓塞以及动脉灌注化疗在妊娠滋养细胞肿瘤的治疗中均具有一定的应用价值。

(1)动脉栓塞:动脉栓塞在妊娠滋养细胞肿瘤治疗中主要用于:①控制肿瘤破裂出血;②阻断肿瘤血运,导致肿瘤坏死;③栓塞剂含有抗癌物质,起缓释药物的作用。动脉栓塞治疗用于控制妊娠滋养细胞肿瘤大出血常取得较好效果。Garner 等通过选择性子宫动脉栓塞成功地治疗了妊娠滋养细胞肿瘤所致的子宫大出血,同时保留了生育功能并成功地获得足月妊娠。动脉栓塞治疗操作时间短、创伤小,在局麻下行股动脉穿刺,通过动脉造影可快速找到出血部位并准确地予以栓塞以阻断该处血供,达到及时止血目的。对病情危急者,动脉栓塞不失为一种有效的急救措施,常起到事半功倍的效果,使患者度过危险期以获得进一步治疗机会。但是,应强调的是通过动脉栓塞控制了妊娠滋养细胞肿瘤的急性大出血后还是要靠积极有效的化疗来控制疾病。

(2)动脉灌注化疗:不仅可提高抗癌药物疗效,而且可降低全身毒副反应,是由于:①药物直接进入肿瘤供血动脉,局部浓度高,作用集中;②避免药物首先经肝、肾等组织而被破坏、排泄;③减少了药物与血浆蛋白结合而失效的几率。目前,动脉灌注化疗多采用 Seldinger 技术穿刺股动脉,依靠动脉造影,插管至肿瘤供血动脉,再进行灌注化疗。通过采用超选择性动脉插管持续灌注合并全身静脉用药治疗绒癌耐药患者,取得较满意的疗效。

4.放射治疗　目前应用较少,主要用于肝、脑转移和肺部耐药病灶的治疗。

【随访】

治疗结束后应严密随访,第 1 次在出院后 3 个月,然后每 6 个月 1 次至 3 年,此后每年 1 次直至 5 年,以后可每 2 年 1 次。但国外也推荐，Ⅰ～Ⅲ期随访 1 年，Ⅳ期随访 2 年。随访内容同葡萄胎。随访期间应严格避孕，一般于化疗停止≥12 个月才可妊娠。

【临床特殊情况】

1.血清 hCG 及其主要相关分子结构在 GTN 中的变化以及临床意义　hCG 是一种糖蛋白激素，由 α 和 β 两个亚基组成。其中 α 亚基与 FSH、LH、TSH 等相同，而 β 亚基决定了 hCG 的生物学和免疫学特性。hCG 具有多种分子存在形式，包括规则 hCG、高糖基化 hCG、游离 β 亚单位、缺刻 hCG、β-亚单位 C 末端多肽缺失的 hCG、尿 β-核心片段等。

目前实验室检测 hCG 主要采用免疫测定法，测定的 hCG 即总 β-hCG 包括所有含 β 亚单位的 hCG，如完整的天然 hCG、游离 β-hCG、β 核心片段等。hCG 是临床诊断 GTN 最主要的肿瘤标记物，是 GTN 治疗前评估及预后评分的重要参考指标之一。通过动态监测总 hCG 浓度，有助于临床疗效监测和预后判断。

高糖基化 hCG 是由侵蚀性的细胞滋养细胞分泌的，在侵蚀性葡萄胎和绒癌中，以高糖基化 hCG 为主要存在形式，而在葡萄胎中，则以规则 hCG 为主。因此，高糖基化 hCG 标志着细胞滋养细胞或侵蚀性细胞的存在。高糖基化 hCG/总 hCG 比值可敏感地指示病变的活动状态，当高糖基化 hCG 缺失（<1%）提示为静止期滋养细胞疾病，该比值超过 40% 时预示着侵蚀性葡萄胎、绒癌的发生和发展，介于两者之间则为缓慢增长或低度侵袭性 GTN。故而，有学者认为，高糖基化 hCG 对于鉴别侵蚀性滋养细胞疾病和非侵蚀性滋养细胞疾病、胎盘部位滋养细胞肿瘤（PSTT）和绒癌有着重要意义。

研究表明游离 β-hCG 水平增高，即使总 hCG 在正常范围，往往也提示有病理情况。在正常妊娠时，85% 标本的游离 β-hCG/hCG 小于 1.0%，葡萄胎时游离 β-hCG/hCG 的比值增高，而滋养细胞肿瘤时此比值最高，ColeLA（2006）等将 β-hCG/hCG 比值>5% 作为诊断恶性变的指标。在绒癌的随访过程中，如能同时联合检测游离 β-hCG，将比单独检测 hCG 能更早发现疾病的复发。

2.hCG 测定中的假阳性问题　假阳性血清 hCG 水平主要发生在疑有妊娠或异位妊娠、葡萄胎妊娠或 GTN 的妇女中。在过去的 20 年中，Cole 等共发现了 71 例假阳性 hCG 患者，hCG 平均值为（102±152）IU/L（范围 6.1～900IU/L）。在这些患者中，大量的影像学检查未发现明显的异常病灶。其中 47 例患者接受了化疗，9 例患者接受了手术但最后病理标本中没有发现肿瘤病灶，5 例患者由于有葡萄胎或 GTN 病史而进行 hCG 的监测。但最终的结果证实这些患者均是由于 hCG 假阳性的结论而造成的误诊，所有的治疗都是不必要的。

根据美国 hCG 鉴定服务中心的建议，目前鉴别假阳性的标准如下：①用多种免疫测定法测出的血清 hCG 值有 5 倍以上的差异；②在相应的尿液标本中检测不到 hCG 或 hCG 相关分子的免疫活性，由于引起假阳性的干扰物质仅仅存在于血清中，因此采用尿 hCG 测定可以巩固血清 hCG 测定的准确性；③检测出通常不出现在血清中的 hCG 相关分子如 β-核心片段等；④使用某种异嗜性抗体阻断剂可减少或防止假阳性的出现；⑤hCG 浓度的下降与血清稀释倍数不平行。

绝大多数的假阳性结果是由于血清中异嗜性抗体的存在。它是一种抗其他人类抗体或类人类抗体的二价人类抗体。它能跨越物种，与 hCG 测定试验中所用的动物抗体相结合，与 hCG 竞争抗体，从而出现持续的假阳性结果。异嗜性抗体阻断剂可以很好地减少或防止这种假阳性的出现。

但也有学者发现，在许多假阳性病例中，经过化疗或手术治疗后，血清 hCG 水平会出现暂时性的下降，这可能会进一步误导医生作出错误的诊断和治疗。现在认为，这种现象的出现可能是由于免疫系统一过性的削弱、异嗜性抗原的减少而导致的假阳性结果表面上的下降。

3.持续性低水平 hCG 发生　持续性低水平 hCG 的原因主要分为假性低水平 hCG 升高及真性低水平 hCG 升高，后者又分为垂体来源、静止期滋养细胞肿瘤及无法解释的 hCG 升高三类。关于 hCG 的假阳性问题已如前所述。真性持续性低水平 hCG 升高有如下特点：①持续长时间的低水平 hCG 升高，维持 3 个月甚至 10 年；②无临床征象和影像学证据确定肿瘤存在；③多数患者被认为是妊娠滋养细胞肿瘤而接受多重治疗甚至子宫切除；④对化疗无反应或反应轻微；⑤大约有 10% 的病例会发生 hCG 突然快速升高，并出现肿瘤病灶。若 hCG 水平很低或为闭经或围绝经期妇女，应考虑是否为垂体来源，如给予高剂量雌激素的口服避孕药 3 周后血清 hCG 下降，即可明确诊断。有学者发现，19/28 例围绝经期妇女、7/14 例双附件切除术患者和 21/37 例绝经期妇女中，服用高剂量雌激素的口服避孕药后能完全抑制 hCG 水平。根据美国 hCG 鉴定服务中心的经验，在年龄大于 40 岁的妇女中，血 hCG 水平在 32IU/L 以内可视为正常。静止期滋养细胞疾病或静止期 hCG 可能来源于前次妊娠遗留的零星的正常的滋养细胞或滋养细胞肿瘤化疗后残留的滋养细胞，也可能来源于滋养叶组织或滋养细胞疾病。美国 hCG 鉴定服务中心研究的 93 例静止期滋养细胞疾病中有 20 例（22%）发展为侵袭性疾病，这部分患者大多有滋养细胞肿瘤病史。

截至 2005 年，美国 hCG 鉴定服务中心共收集到 170 例持续性低水平 hCG 患者。其中 71 例（42%）为假阳性 hCG，69 例（41%）为静止期 GTD，17 例（10%）为垂体来源的 hCG，13 例（7.6%）为有活性的恶性肿瘤，包括绒癌、胎盘部位滋养细胞肿瘤或非滋养细胞恶性肿瘤。

对于持续性低水平 hCG 升高诊断首先要排除假阳性及垂体来源的真性持续性低水平 hCG 升高，对于静止期滋养细胞疾病或无法解释的 hCG 升高的患者，大多数学者不主张对这些患者进行化疗或者子宫切除术等积极的治疗，但应严密随访。随访过程中如出现 hCG 突然或持续上升者或出现病灶者应按妊娠滋养细胞肿瘤原则给予治疗。有研究表明，滋养细胞肿瘤即使延迟 6 个月再开始化疗也不影响预后，故适当的等待是安全的，这样可以减少过度诊断及过度治疗。

4.子宫切除术　只用于一些特定的条件下，使用得当对控制该疾病的并发症、处理耐药等方面均具有非常重要的地位。

（1）手术适用范围：①子宫病灶穿孔腹腔内出血或子宫大出血的 GTN 患者；②无生育要求的低危无转移的患者；③对局限于子宫的耐药病灶，可根据对生育的要求与否而行子宫全切除术或保留子宫的子宫病灶剔除术。

Pisal 等曾对 12 例 GTN 患者因难以控制的阴道大出血或严重的腹腔内出血而进行了急诊子宫全切除术，成功地保住了患者生命，故手术为控制 GTN 大出血的主要治疗手段之一是不容置疑的。有学者报道对无生育要求的低危无转移 GTN 患者采用化疗联合子宫切除的治疗方案，结果既缩短治疗时间、减少了化疗疗程数，还减少了复发的风险。而对于低危有转移的患者，切除子宫的意义尚有很大争议。Suzuka 等认为对于转移性低危 GTN 患者，子宫切除无助于减少化疗药物总剂量。对于这部分患者，更多的学者倾向于给予多疗程化疗后，如发生耐药并且病灶局限于子宫，建议行子宫切除术。

（2）手术时机的选择：关于手术时机的问题，Suzuka 等认为，对于低危无转移的 GTN 患者，手术应选择在第一个化疗疗程结束后的 2 周内。术前少数几个疗程的化疗，可减少子宫充血情况及肿瘤的供血，既可以减少手术的风险，彻底清除病灶，也减少了手术时肿瘤细胞扩散的可能。对于复发及耐药的患者，如手术指征明确，需及时手术治疗。

（3）手术方式：对于 GTN 的手术方式的选择，首选为全子宫切除。年轻患者可予保留双侧卵巢。对于年轻有生育要求的局限性的子宫耐药病灶，可考虑行子宫病灶切除术。

（4）术中注意点：CTN 患者子宫血管明显增加，子宫动脉直径可达 1cm 以上，子宫静脉丛明显扩张，特别是当肿瘤累及宫旁时，止血困难，甚至可能发生严重大出血。在这种情况下，最好将阔韧带打开，暴露出输尿管，并将输尿管分离到髂总动脉分叉水平，在髂内动脉周围放置有弹性的血管吊带，当出现严重出血时暂时结扎髂内动脉，并将髂内动脉分离到子宫动脉起始处，必要时结扎子宫动脉或髂内动脉，对子宫静脉可以用血管夹进行结扎。另外,尽量避免挤压子宫,以减少滋养细胞肿瘤组织栓塞的可能。对于大出血血流动力学不稳定的患者,最好由有经验的妇科医师进行手术。

5.多脏器转移及危重病例的处理

(1)广泛肺转移致呼吸衰竭:GTN 肺转移临床症状多样,广泛肺转移患者因换气和通气功能障碍可发生呼吸衰竭。①选择化疗方案:多数学者认为,可选用剂量强度适中的化疗方案,待肿瘤负荷明显下降、呼吸状况明显改善后再改用剂量强度较大的多药联合化疗方案,以尽量避免加重呼吸衰竭;②呼吸支持:对出现低氧血症或呼吸衰竭的患者,及时正确地应用呼吸支持是治疗成败的关键,包括鼻导管间断给氧、面罩持续高流量给氧以及呼吸机正压给氧;③预防、处理肺部感染:广泛肺转移若伴有呼吸功能障碍,加上化疗导致肺部肿瘤出血坏死加重,极易合并肺部感染。感染不仅常见,而且往往致命,一旦化疗中发生感染,应早期诊断并合理使用抗生素。

(2)脑转移:GTN 合并脑转移并不罕见,文献报告其发生率为 3%~28%,由于滋养细胞的亲血管特点,脑转移患者常发生颅内出血、硬膜下出血,甚至脑疝,并常以此为首发症状,也是患者主要死亡原因之一。治疗方法如下:

1)对症支持治疗:主要在控制症状,延长患者生命,使化学药物有机会发挥充分作用。治疗包括以下几方面:降颅压,减轻症状。可以每 4~6 小时给甘露醇 1 次(20%甘露醇 250ml 静脉快速点滴,半小时滴完),持续 2~3 日;使用镇静止痛剂以控制反复抽搐和剧烈头痛等症状;控制液体摄入量,以免液体过多,增加颅压,每日液体量宜限制在 2500ml 之内并忌用含钠的药物;防止并发症如咬伤舌头、跌伤、吸入性肺炎及褥疮等,急性期应有专人护理。

2)全身化疗:由于脑转移绝大部分继发于肺转移,也常合并肝、脾等其他脏器转移。为此,在治疗脑转移的同时,必须兼顾治疗其他转移。只有肺和其他转移也同时被控制,则脑转移治疗效果才能令人满意。一般静脉给予 EMA-CO 方案或氟尿嘧啶和 KSM 联合化疗方案进行化疗。

3)鞘内给药:一般用 MTX。为防止颅压过高,防止腰穿时发生脑疝,穿刺时需注意以下几点:穿刺前给甘露醇等脱水剂以降低颅压;穿刺时宜用细针,并要求一次成功,以免针眼过大或多次穿孔、术后脑积液外渗引起脑疝;穿刺时不宜抽取过多脑脊液作常规检查,以免引起脑疝。

4)开颅手术:是挽救濒临脑疝形成患者生命的最后手段,通过开颅减压及肿瘤切除,可避免脑疝形成,从而为脑转移患者通过化疗达到治愈赢得了时间。目前对耐药而持续存在的脑转移病灶是否可通过手术切除尚有争议。由于脑转移常常是多灶性的,尤其对影像学检查不能显示的微小转移灶手术难以切净,所以对通过开颅手术切除顽固耐药病灶要慎重。

5)全脑放疗:目前国外比较推荐在全身化疗的同时给予全脑放疗。全脑放疗有止血和杀瘤细胞双重作用,可预防急性颅内出血和早期死亡。最近有报道采用 EMA-CO 全身化疗联合 2200cGy 全脑放疗治疗21 例脑转移患者,其脑转移病灶五年控制率高达 91%。

6.后续生育问题　对于 GTN 患者,由于大多数患者年轻尚未生育,因此,都期望后续有正常的妊娠结局。综合 9 个研究中心的研究结果,GTN 化疗后共有 2657 次妊娠,其中 2038 例足月顺产(76.7%),71 例早产(5.3%),34 例(1.3%)死产,378 例(14.2%)自然流产。死产的概率比普通人群似乎有所增加。Woolas 等学者报告,化疗方案不论是 MTX 单药或联合化疗,与妊娠率及妊娠结局无相关性。在 GTN 随访中,如患者尚未完成规定的随访时间即意外妊娠,血清 hCG 再次出现升高,需行超声检查来鉴别妊娠或疾病复发。Matsui 等报道,在 GTN 停止化疗后 6 个月内妊娠,发生畸形、自然流产及死产以及重复性葡萄胎的风险增加。而停药后 1 年以上妊娠者其不良妊娠结局跟普通人群相似。因此,建议对有生育要求的GTN 患者在化疗结束后避孕 1 年方可妊娠。

(黄　露)

第四节　耐药性及复发性妊娠滋养细胞肿瘤

由于妊娠滋养细胞肿瘤对化疗敏感,大多数患者可达到完全缓解,但仍有 20%~30% 的患者对初始化疗方案耐药,是治疗失败的主要原因。对这类患者如何治疗是当今妊娠滋养细胞肿瘤治疗的一大难题。

【诊断】

至今,对耐药性妊娠滋养细胞肿瘤的定义尚未统一,众说纷纭,一般认为患者经 2~3 个疗程化疗后血清 hCG 水平下降 <10%,或呈平台状,甚至上升;或影像学检查提示肿瘤病灶不缩小或反而增大,甚至出现新的病灶时可诊断为耐药。对于治疗后血清 hCG 连续 3 周正常,又经适当疗程的巩固治疗后而停止治疗的患者,在停止治疗后,再次发生血清 hCG 水平升高,且排除了再次妊娠的患者,目前常根据血清 hCG 水平再次升高距停止治疗的时间间隔来定义是耐药或是复发。多数学者认为,停止治疗后 3 个月内发生血清 hCG 水平再次升高的患者诊断为耐药,停止治疗后 3 个月以上发生血清 hCG 水平再次升高的患者诊断为复发。

【耐药和复发的影响因素】

耐药分先天性与获得性两种,前者罕见,仅有十万分之一的可能性,后者常见,与临床处理密切相关的因素有:①化疗疗程与剂量不够;②剂量过大产生严重不良反应而影响以后的按时化疗,导致疗程间隔过长;③化疗方案选择不合理,未按照妊娠滋养细胞肿瘤预后评分高低选择合适的化疗方案;④全身广泛转移的患者,尤其是发生脑转移的患者往往疗效较差而容易出现耐药现象;⑤未巩固化疗;⑥化疗不规范、延误化疗时机;⑦患者的经济承受能力差或依从性差;⑧检测手段问题,未采用灵敏的 hCG 测定方法等,被"阴性"假象所掩盖。

【治疗】

由于妊娠滋养细胞肿瘤是一种可治愈肿瘤,即使发生耐药或复发,其总的治疗原则也是为了治愈而不是仅仅为了延长生存时间。因此,在接受进一步的治疗之前,需要先进行疾病程度的全面评估。评估包括:①详细的既往治疗史,特别是既往的化疗情况,包括化疗方案、剂量、疗程数、疗效与副反应以及是否行巩固治疗等,以便进一步选择合适的化疗方案;②还应该进行全面的体格检查;③相关的血液学检查如血清 hCG 水平、全血细胞计数、肝肾功能检测;④影像学检查,盆腔超声检查可以帮助发现盆腔内尤其是子宫的病灶,有助于选择能从子宫手术治疗中获益的患者。肺 CT 检查应该作为常规。对于具有肺或阴道转移的患者,尚需进行头颅和腹腔的 CT 或 MRI 检查以助于判断是否存在颅脑以及肝转移。另外,近年来,也有用正电子发射断层扫描(PET)检查发现耐药转移灶,随后行手术切除的报道。经过详尽的评估后制订出合理的个体化的治疗方案。

1.化疗　对单药化疗耐药者,可改为另一种单药化疗。目前对低危妊娠滋养细胞肿瘤首选 MTX 单药 5 天疗法。若对 MTX5 天疗法耐药,可改为 Act-D $12\mu g/(kg \cdot d) \times 5$ 日,疗程间隔 2 周。有学者报道对 MTX 单药耐药者改为 Act-D 后,仍有 60%~70% 的患者有效。若对两次单药化疗耐药者,或对其他的两联、三联方案耐药者则改为 EMA-CO 方案。对 EMA-CO 耐药的妊娠滋养细胞肿瘤患者,进一步的化疗方案有 EP[VP-16+顺铂(DDP)]-EMA。MaoY 等报道了 18 例 EMA-CO 方案治疗后复发或耐药的妊娠滋养细胞肿瘤患者接受了 EP-EMA 方案化疗后,有 12 例患者达到治愈,说明对于 EMA-CO 方案治疗后复发或耐药的妊娠滋养细胞肿瘤患者采用 EP-EMA 方案治疗是合适的。其他也可选用 PVB(顺铂、长春新碱、博来霉素)、BEP(博来霉素、依托泊苷、顺铂)、VIP(依托泊苷、异环磷酰胺、顺铂或卡铂)等方案。某医院报道对其他化疗方案耐药者改用氟尿苷＋放线菌素 D＋依托泊苷＋长春新碱（FAEV）化疗方案，取得较好的疗效，他们认为，对于耐药性妊娠滋养细胞肿瘤 FAEV 化疗方案可作为一种治疗选择。近期也有报道，高危或耐药性妊娠滋养细胞肿瘤的另一个新的化疗方案 TP（紫杉醇＋顺铂）或 TE（紫杉醇＋VP-16）。综合目前的文献报道，治疗耐药性妊娠滋养细胞肿瘤的有效率仍在 $50\%\sim75\%$，为提高患者的治愈率，尚需要发掘并评价新的有效的化疗药物，包括托泊替康、新的抗代谢药吉西他滨，以及铂类衍生物如奥沙利铂等。

2.手术治疗　对耐药性或复发性妊娠滋养细胞肿瘤患者，假如病灶局限可在更改化疗方案的同时进行手术治疗，以改善治疗效果。

（1）子宫切除术或子宫病灶剔除术：对于无生育要求者，局限于子宫的耐药病灶以行子宫全切除术为宜；而对于要求保留生育功能的子宫耐药病灶可考虑行子宫病灶剔除术，根据某医院经验，术后 80% 的患者可妊娠，深受患者欢迎，但在手术前必须全面评估排除其他部位转移，对子宫病灶通过彩超、MRI、腹腔镜等综合判断，病灶必须局限，并且术中行快速冰冻切片检查以评估手术切缘情况，对低水平 hCG 的小病灶（通常直径小于 $2\sim3cm$）比大病灶容易切净。

（2）肺叶切除术：肺转移是妊娠滋养细胞肿瘤最常见的转移部位，一般化疗效果较好，少数疗效不好的，如病变局限于肺的一叶，考虑肺部病灶耐药者，可在更改化疗方案的同时进行肺叶切除术。然而，肺叶切除术的作用是有限的，通常只有孤立的、单侧的结节并且伴低水平 hCG 的患者才能从此手术中获益，若手术后血清 hCG 能在 $1\sim2$ 周内快速降至正常，通常预示着有良好的结局。因此，必须严格掌握此手术的指征。Tomoda 等提出肺叶切除术的指征是：①可以耐受手术；②原发灶已控制；③无其他转移灶；④肺转移局限于一侧；⑤hCG 滴度 $<1000IU/L$。

Luram 等报道，对 5 例绒癌的肺部耐药病灶施行了肺切除术，其中 4 例（80%）治愈。因此，肺切除术对处理耐药患者是一个重要的手段之一。然而，在决定做肺叶切除前，必须注意鉴别肺部耐药病灶和纤维化结节，因为在 hCG 正常后，肺部纤维化结节仍可在 X 线胸片上持续存在。对于难以鉴别的肺部阴影，国外推荐应用放射性核素标记的抗 hCG 抗体显像，有助于两者间的鉴别，另外，PET-CT 对鉴别肺部耐药病灶和纤维化结节可能也有一定的作用。

3.放射治疗　妊娠滋养细胞肿瘤是放射敏感性肿瘤，放射治疗对局部病灶有效，但放射治疗是一种局部治疗手段，因此必须与全身化疗配合才能提高疗效。由于放疗是局部治疗，且有一定的后遗症，因此，放疗适应证有限。原则上化疗能消除的病灶，尽量不用放疗。以下情况可考虑放疗：①脑转移瘤耐药；②肝转移瘤耐药；③肺大块转移瘤耐药。

4.其他　随着放射介入技术的发展，超选择动脉插管局部灌注化疗和栓塞治疗对耐药和复发病灶均有显著疗效。免疫治疗、基因治疗等是当今肿瘤治疗的研究热点，探索其在妊娠滋养细胞肿瘤中的应用，无疑是值得深入研究的领域。

【预防】

预防妊娠滋养细胞肿瘤发生耐药和复发是提高治愈率的关键。预防的关键在于及时诊断、规范化治疗。所谓规范化治疗包括：治疗前的准确评估，选择合理的化疗方案，保证足够的化疗疗程以及化疗剂量强度，加强巩固治疗等。总之，避免和消除产生妊娠滋养细胞肿瘤耐药和复发的临床因素，开发新的更有效的化疗药物及化疗方案，对减少耐药和复发至关重要。

【随访】

治疗结束后应严密随访，方法同妊娠滋养细胞肿瘤。

【临床特殊情况的思考及建议】

1.耐药及复发的诊断　如前所述，目前常根据血清 hCG 水平再次升高距停止治疗的时间间隔来定义是耐药或是复发。多数文献把停止治疗后 3 个月内发生血清 hCG 水平再次升高的患者诊断为耐药,停止治疗后 3 个月以上的诊断为复发。但近年来某医院收治的因在外院治疗失败而转入的 81 例 GTN 患者的资料分析显示,由于血清 hCG 水平正常而停止治疗的患者中,停止治疗 3 个月以内以及停止治疗后 3 个月以上血清 hCG 水平再次升高的近期与远期缓解率相似,均高于血清 hCG 水平从未达到过正常水平的患者。英国滋养细胞疾病中心对 71 例患者的资料分析也支持该结果。因此,有专家提出把血清 hCG 水平正常而停止治疗随后又发生血清 hCG 水平再次升高且排除再次妊娠的患者都诊断为复发似乎更为合适。但两篇报道的病例绝对数不大,故仍需进一步大样本的研究。

2.交叉耐药 在更改化疗方案时,应该掌握药物非交叉耐药的含义,即对某药物耐药而不导致对第 2 种药物耐药,GTN 耐药基本上属于非交叉耐药,如对甲氨蝶呤(MTX)耐药的患者,可用放线菌素 D(Act-D)治愈;对氟尿嘧啶或氟尿苷(FUDR)为主联合化疗耐药的患者,可用 MTX 为主联合化疗方案治愈。氟尿嘧啶、FUDR、依托泊苷(VP-16)、Act-D、MTX 之间一般不发生交叉耐药。因此,对于耐药患者的治疗方案的选择必须考虑到先前化疗方案所用药物,尽量选择非交叉耐药药物的组合。

3.肺叶切除术 肺转移是妊娠滋养细胞肿瘤最常见的转移部位,绝大多数经化疗后均能自然消失,但也有少数病例经治疗后转移瘤消退到一定程度即不再消退或消退很慢,或又有所增大,估计继续单纯药物治疗已难以取得满意效果,此时可考虑手术治疗,也即肺叶切除术主要适用于肺部耐药病灶或复发病灶。要求肺部病变主要局限于一叶,且血清 hCG 已转阴者或接近正常,具体 hCG 低于多少尚有争议。肺叶切除术之前,应行肺功能检查,目的在于评价患者能否耐受手术,并且有助于指导术后的肺功能锻炼。手术切除标本需送病理检查以了解病变情况,从而对预后做出正确判断。术前如合并其他转移,术后需注意其复发,必要时针对其他转移给予继续治疗。根据某医院的经验,对于耐药或复发患者,由于其对化疗不敏感,转移灶内滋养细胞难以彻底杀灭,因此,进行手术切除肺内转移灶是必要的。而对于化疗敏感的非耐药患者,血清 hCG 水平正常后肺内残余肿瘤大多为出血坏死或纤维化病灶,而无活性滋养细胞,可以随诊观察而不需要接受病灶切除术。因此,必须强调要把握好手术时机以及手术指征,才能使患者获得最大的利益。

4.对于复发患者的治疗 对耐药患者的补救治疗如前所述,有效率为 50%～75%。对于复发患者的治疗通常更为困难,且再次复发率明显增加。多药多途径联合化疗,仍是复发后治疗的首选治疗方法。复发后的化疗方案选择,多依据既往的治疗情况。可选用既往用过的有效化疗方案,但最好选择与既往化疗方案无交叉耐药的药物,因为复发很有可能是隐匿性的耐药病灶继续增大的结果。通常对 EMA-CO 治疗后的补救方案推荐用以铂类为主的,如 EP-EMA、TP/TE 等。同时,不失时机地联合手术治疗。

(徐亚莉)

第五节 特殊类型滋养细胞肿瘤

胎盘部位滋养细胞肿瘤(PSTT)及上皮样滋养细胞肿瘤(ETT)是来自于中间型滋养细胞的特殊类型妊娠滋养细胞肿瘤,PSTT 起源于胎盘种植部位中间型滋养细胞,而 ETT 则起源于绒毛膜型中间滋养细胞。由于它们在临床表现、发病过程及处理上与侵蚀性葡萄胎和绒癌存在明显不同、且临床上相对少见,故其诊断与治疗尚有争议。

一、胎盘部位滋养细胞肿瘤

胎盘部位滋养细胞肿瘤临床术上少见,在国内外有限的资料报道中,占全部妊娠滋养细胞疾病的 0.2%~2%,发病机制不明确。

【临床特点】

主要见于育龄妇女,发病年龄 19~53 岁,多数病例发生于足月产或流产后,继发于葡萄胎的占 5%~14%。常见临床症状为与妊娠相关的闭经和或阴道不规则出血伴子宫增大。血清 HCG 一般仅表现为轻度升高甚至正常,且与肿瘤负荷不成比例。影像学表现缺乏特异性,常表现为宫腔内肿块或肌层内病灶,与其他滋养细胞肿瘤无明显差别。单靠 B 超或数字血管造影等难以将 PSTT 与其他滋养细胞肿瘤相鉴别。本病大多数为良性病变,10%~15% 病例由于出现转移性病变而被称为恶性 PSTT。转移灶可见于肺、肝、脑、阴道、腹腔、肾、胃、脾、淋巴结和皮肤等处,总死亡率为 20%。

【组织学表现】

多数表现为内膜腔内肿物和(或)肌层浸润。曾报道 4 例 PSTT,均表现子宫肌层多发占位性病变,肿瘤细胞以中间型滋养细胞为主,具有独特的形态学特征。免疫组化以 HPL(+)细胞为主,HCG(+)细胞仅局部或散在分布。转移灶的病理大多与原发灶相同,也有发生一定变化而呈现绒癌特征者。通过报道 1 例肺内转移灶对化疗尚敏感,可能与肿瘤组织中尚有部分 HCG(+)细胞有关,遗憾的是无病理资料供进一步研究。PSTT 的诊断不同于绒癌,只要见到大片典型的中间性滋养细胞,刮宫标本即可诊断。

【治疗和预后】

手术是胎盘部位滋养细胞肿瘤的首选治疗方法,手术范围一般为全子宫及双侧附件切除,年轻妇女如卵巢未见转移,可保留卵巢。因病灶常侵犯至子宫肌层甚至达子宫浆膜,刮宫并不能有效去除病变。但对有生育要求的年轻患者,如果期别尚早,可行保守性手术,如锐性刮宫或子宫病灶挖除。有子宫外病灶的患者,可行细胞减灭术,尽量切除子宫及转移灶,同时联合化疗。PSTT 对化疗不如绒癌和侵蚀性葡萄胎敏感,仅作为手术治疗后辅助方法。通过报道的 4 例 PSTT 中,有 1 例经多药联合或子宫动脉局部灌注化疗 6 个疗程,HCG 下降均不满意,数字血管造影显示病灶无明显缩小,直到手术后才达到临床缓解。现认为,联合化疗是初次治疗转移性 PSTT 的一部分,对有手术无法切除的残余病灶患者更是重要的治疗手段。对于有下列高危因素,如距末次妊娠 2 年以上、核分裂象>5/10HPF 的 I 期患者,单独手术后有较高的复发率,建议手术后采取化疗。

总之,目前对 PSTT 治疗原则是:一经诊断及早治疗,辅助影像学技术确定病变范围,争取手术切除局部病灶,必要时辅以多药联合化疗,并坚持随访。多数文献报道,I 期患者生存率近 100%,有转移的患者生存率仅 30% 左右。

与 GTN 一样,PSTT 治疗后也应随访,随访内容同 GTN。尽管大部分 PSTT 患者血清 HCG 阴性或轻度升高,但目前多数学者建议通过测定血清 HCG 水平来监测治疗的疗效和疾病是否复发。磁共振对 PSTT 病灶的监测具有较高的敏感性。

二、上皮性滋养细胞肿瘤

上皮样滋养细胞肿瘤(ETT)是一种罕见且不寻常的滋养细胞肿瘤,1998 年由 Shih 和 Kurman 首先报道并命名,临床罕见,迄今文献报道仅有几十例,目前对其生物学行为的认识还很不充分。ETT 的细胞来源是绒毛膜型中间滋养细胞,但其发病机制不清。

【临床特点】

ETT主要见于生育年龄妇女,平均发病年龄为36岁,偶有发生于绝经后的病例。大多数ETT患者有妊娠史,包括足月产、流产、葡萄胎及绒毛膜癌。文献报道,67%的ETT继发于足月产,16%继发于自然流产,16%继发于葡萄胎。确诊ETT与前次妊娠的时间间隔平均为6.2年(1~18年)。ETT最常见的临床症状表现为异常阴道出血,少数患者因转移症状就诊。子宫外的ETT可能是子宫原发肿瘤的转移灶,而子宫原发病灶可以消失,文献报道的子宫外转移部位包括肺、小肠、阴道及骨骼等。其中发生于肺者,多与患者既往有葡萄胎或绒毛膜癌接受化学药物治疗后诱发相关。ETT患者诊断时血β-HCG水平几乎都有升高,但大多低于2500U/L,但也有高达104U/L的个例报道。由于ETT临床罕见,大多数病例血HCG水平轻度升高或不高,不能完全依赖于血HCG进行诊断,需结合临床表现、病史、形态学特点等,最终依据病理学确诊。

【病理特点】

大体检查可见病变原发于子宫,位于子宫底、子宫下段或宫颈内,呈孤立的实性或囊性出血病灶。切面灰红,灰黄,有坏死,质软或质脆。镜检瘤细胞类似平滑绒毛膜滋养细胞,排列为巢团状、片状,镶嵌在平滑肌组织间,呈地图样形。细胞巢内及瘤细胞间常有小灶性出血坏死,肿瘤细胞大小较一致,为单核的滋养细胞,胞核清晰,核膜不均匀,核仁小且清楚,胞质透亮或嗜酸性,似上皮样。核分裂象一般不多。免疫组织化学示肿瘤细胞角蛋白(AE1/AE3)、上皮细胞膜抗原(EMA)、α-抑制素、上皮性钙黏附蛋白、表皮生长因子受体(EGFR)呈强阳性。HCG部分细胞阳性。人胎盘催乳素(HPL)及胎盘碱性磷酸酶(PLAP)局灶性阳性。

【治疗】

由于病例罕见,目前对上皮样滋养细胞肿瘤的治疗还缺乏统一的规范,一般认为手术是治疗ETT的主要手段。患者若经诊断性刮宫确诊,应及时行子宫切除术,年轻患者可保留双侧附件。病变局限于子宫,尤其是突向宫腔的息肉型,如果患者有强烈的生育要求,经反复刮宫,血HCG水平降至正常范围以下,在严密随访下可以行刮宫或局部病灶剔除术而保留子宫。如果HCG不能迅速下降,仍需接受子宫切除术。对于子宫外的病灶,手术切除也是主要的治疗方法。化疗在ETT治疗中的价值尚不确定,有限的资料显示,ETT对GTN常规的化疗方案不敏感。迄今,有关ETT患者的化疗指征尚不明确,用于ETT患者的化疗方案也不统一,已见报道的包括MTX单药或多药联合化疗,具体药物组合如更生霉素＋足叶乙苷＋甲氨蝶呤、更生霉素＋足叶乙苷＋甲氨蝶呤＋环磷酰胺＋长春新碱、环磷酰胺＋足叶乙苷＋甲氨蝶呤等。目前临床对于ETT治疗效果的检测仍主要依据血清HCG的变化,对于血清HCG没有变化或很低的患者,有学者认为测定尿β-HCG核心碎片可能有一定的价值。对于ETT患者而言,具体的化疗疗程数目前也不确定,有学者建议血HCG正常后仍应巩固1~2个疗程。但化疗在治疗ETT中的价值仍须积累更多病例后进一步加以评价。根据迄今有限的文献报道,多数学者认为ETT的预后良好,生物学行为倾向于良性表现,浸润性小于绒毛膜癌,而与PSTT极为相似,转移率约为25%,死亡率约10%。但由于ETT是近年才命名及报道的,病例数尚少,缺乏长期的可参考的随访资料,且其生物学行为尚未被清晰地阐明,所以目前缺少可用于预测其预后的相关因素。

(董　静)

第十四章　女性生殖器官发育异常

女性生殖器官在形成、分化过程中,由于某些内源性因素(生殖细胞染色体不分离、嵌合体、核型异常等)或外源性因素(使用性激素药物)的影响,原始性腺的分化、发育、内生殖器始基的融合、管道腔化和发育以及外生殖器的衍变可发生改变,导致各种发育异常。常见的生殖器官发育异常有:①正常管道形成受阻所致异常,包括处女膜闭锁、阴道横隔、阴道纵隔、阴道闭锁和宫颈闭锁;②副中肾衍生物发育不全所致异常,包括无子宫、无阴道、始基子宫、子宫发育不良、单角子宫和输卵管发育异常;③副中肾管衍生物融合障碍所致异常,包括双子宫、双角子宫、鞍状子宫和纵隔子宫等发育异常。由于女性生殖器官与泌尿器官在起源上相同,故泌尿器官的发育可以影响生殖器官的发育,约10%泌尿器官发育异常的新生儿伴有生殖器官异常。因此,在诊断生殖器官异常的同时,要考虑是否伴有泌尿器官的异常。

一、外生殖器发育异常

女性外生殖器发育异常中较常见的有处女膜闭锁和外生殖器男性化。

(一)处女膜闭锁

处女膜闭锁又称无孔处女膜。系发育过程中,阴道末端的泌尿生殖窦组织未腔化所致。由于无孔处女膜使阴道和外界隔绝,故阴道分泌物或月经初潮的经血排出受阻,积聚在阴道内。有时经血可经输卵管倒流至腹腔。若不及时切开,反复多次的月经来潮使积血增多,发展为子宫腔积血,输卵管可因积血粘连而伞端闭锁。

【临床表现】

绝大多数患者至青春期发生周期性下腹坠痛,呈进行性加剧。严重者可引起肛门或阴道部胀痛和尿频等症状。检查可见处女膜膨出,表面呈蓝紫色;肛诊可扪及阴道膨隆,凸向直肠;并可扪及盆腔肿块,用手指按压肿块可见处女膜向外膨隆更明显。偶有幼女因大量黏液潴留在阴道内,导致处女膜向外凸出而确诊。盆腔 B 型超声检查可见子宫和阴道内有积液。

【治疗】

先用粗针穿刺处女膜膨隆部,抽出积血可以送检进行细菌培养及抗生素敏感试验,而后再 X 形切开,排出积血,常规检查宫颈是否正常,切除多余的处女膜瓣,修剪处女膜,再用可吸收缝线缝合切口边缘,使开口成圆形,必要时术后给予抗感染药物。

(二)外生殖器男性化

外生殖器男性化系外生殖器分化发育过程中受到大量雄激素影响所致。常见于真两性畸形、先天性肾上腺皮质增生或母体在妊娠早期接受具有雄激素作用的药物治疗。

1.真两性畸形　染色体核型多为 46,XX,46,XX/46,XY 嵌合体。46,XY 少见。患者体内性腺同时存在睾丸和卵巢两种组织,又称卵睾;也可能是一侧卵巢,另一侧睾丸。真两性畸形患者外生殖器形态很不一致,以胚胎期占优势的性腺组织决定外生殖器的外观形态,多数为阴蒂肥大或阴茎偏小。

2.先天性肾上腺皮质增生(CAH) 为常染色体隐性遗传性疾病。系胎儿肾上腺皮质合成皮质醇或皮质醇的酶(如 21-羟化酶、11β-羟化酶与 3β-羟类固醇脱氢酶)缺乏,不能将 17α-羟黄体酮羟化为皮质醇或不能将黄体酮转化为皮质醇,因此其前体积聚,并向雄激素转化,产生大量雄激素。

3.外在因素 影响生殖器官的药物主要为激素类药物。雄激素与合成孕激素有雄激素作用,对泌尿生殖窦最敏感,可使女性外生殖器男性化。妊娠早期服用雄激素类药物,可发生女性胎儿阴道下段发育不全、阴蒂肥大及阴唇融合等发育异常;妊娠晚期服用雄激素可致使阴蒂肥大。

【临床表现】

阴蒂肥大,有时显著增大似男性阴茎。严重者伴有阴唇融合,两侧大阴唇肥厚有皱折,并有不同程度的融合,类似阴囊,会阴体距离增加。

【诊断】

1.病史和体征 询问母亲在妊娠早期是否曾接受具有雄激素作用的药物治疗,家族中有无类似畸形患者。检查时应了解阴蒂大小,尿道口与阴道口的位置,有无阴道和子宫。同时检查腹股沟与大阴唇,了解有无异位睾丸。

2.实验室检查 疑真两性畸形或先天性肾上腺皮质增生时,应检查染色体核型。前者染色体核型多样,后者则为 46,XX,血雄激素呈高值,并伴有血清 17α-羟黄体酮升高和尿 17-酮及 17-羟含量增加。

3.性腺活检 必要时可通过性腺活检,确诊是否为真两性畸形。

【治疗】

行肥大阴蒂部分切除,使保留的阴蒂接近正常女性阴蒂大小并与其基底部进行吻合。融合之大阴唇正中纵行切开至阴道后壁,同时手术矫正外阴部其他畸形,使阴蒂及大小阴唇恢复正常女性外阴形态。

1.真两性畸形 取决于外生殖器的功能状态,将不必要的性腺切除,保留与外生殖器相适应的性腺,并以此性别养育,若外生殖器外观男女社会性别模糊,将充分尊重患者意愿进行选择,进行必要的外阴畸形矫正手术。

2.先天性肾上腺皮质增生 先给予肾上腺皮质激素治疗,减少血清睾酮含量至接近正常水平,再做阴蒂整形术和其他畸形的相应矫正手术或至患者婚前半年择期手术。

二、阴道发育异常

阴道由副中肾管(又称米勒管)和泌尿生殖窦发育而来。在胚胎第 6 周,在中肾管(又称午非管)外侧,体腔上皮向外壁中胚叶凹陷成沟,形成副中肾管。双侧副中肾管融合形成子宫和部分阴道。胚胎 6～7 周,原始泄殖腔被尿直肠隔分隔为泌尿生殖窦。在胚胎第 9 周,双侧副中肾管下段融合,其间的纵行间隔消失,形成子宫阴道管。泌尿生殖窦上端细胞增生,形成实质性的窦-阴道球,并进一步增殖形成阴道板。自胚胎 11 周起,阴道板开始腔化,形成阴道。目前大多数研究认为,阴道是副中肾管在雌激素的影响下发育而成的,从胚胎第 5 周体腔上皮卷折到胚胎第 8 周与泌尿生殖窦融合,其间任何时间副中肾管发育停止,泌尿生殖窦发育成阴道的过程都会停止。因此副中肾管的形成和融合过程异常以及其他致畸因素均可引起阴道的发育异常。

阴道发育异常可分为 3 类:先天性无阴道、副中肾管尾端融合异常和阴道腔化障碍。临床上可见以下几种异常。

(一)先天性无阴道

先天性无阴道系双侧副中肾管发育不全或双侧副中肾管尾端发育不良所致。目前所知,先天性无阴道既非单基因异常的结果,也非致癌物质所致。发生率为 1/5000～1/4000,先天性无阴道几乎均合并无子宫或仅有始基子宫,卵巢功能多为正常。

【临床表现】

原发性闭经及性生活困难。极少数具有内膜组织的始基子宫患者因经血无正常流出通道,可表现为周期性腹痛。检查可见患者体格、第二性征以及外阴发育正常,但无阴道口,或仅在前庭后部见一浅凹。偶见短浅阴道盲端。常伴子宫发育不良(无子宫或始基子宫)。45%～50%患者伴有泌尿道异常,10%伴有脊椎异常。此病须与处女膜闭锁和雄激素不敏感综合征相鉴别。肛诊时,处女膜闭锁可扪及阴道内肿块,向直肠膨隆,子宫正常或增大,B 型超声检查有助于鉴别诊断。雄激素不敏感综合征为 X 连锁隐性遗传病,染色体核型为 46,XY 血清睾酮为男性水平。而先天性无阴道为 46,XX,血清睾酮为女性水平。

【治疗】

1.模具顶压法   用木质或塑料阴道模具压迫阴道凹陷,使其扩张并延伸到接近正常阴道的长度。适用于无子宫且阴道凹陷组织松弛者。

2.阴道成形术   方法多种,各有利弊。常见术式有:羊膜阴道成形术、盆腔腹膜阴道成形术、乙状结肠代阴道术、皮瓣阴道成形术和外阴阴道成形术等多种方法。若有正常子宫,应设法使阴道与宫颈连通。

(二)阴道闭锁

阴道闭锁为泌尿生殖窦未参与形成阴道下段所致。闭锁位于阴道下段,长度 2～3cm,其上多为正常阴道。

【临床表现】

绝大多数患者至青春期发生周期性下腹坠痛,呈进行性加剧。严重者可引起肛门或阴道部胀痛和尿频等症状。症状与处女膜闭锁相似,无阴道开口。但闭锁处黏膜表面色泽正常,亦不向外隆起。肛诊可扪及凸向直肠包块,位置较处女膜闭锁高。

【治疗】

应尽早手术切除。先用粗针穿刺阴道黏膜,抽出积血后切开闭锁段阴道,排出积血,常规检查宫颈是否正常,切除多余闭锁的纤维结缔组织,利用已游离的阴道黏膜覆盖创面,术后定期扩张阴道以防挛缩。若闭锁段阴道距外阴较远,应该在术前充分考虑何种材料进行部分阴道黏膜组织的替代,如患者大腿外侧皮肤、生物网片等。

(三)阴道纵隔

阴道纵隔为双侧副中肾管会合后,尾端纵隔未消失或部分消失所致。分为完全纵隔和不全纵隔。

【临床表现】

阴道完全纵隔者无症状,性生活和阴道分娩无影响。不全纵隔者可有性生活困难或不适,分娩时胎先露下降可能受阻。阴道检查可见阴道被一纵形黏膜壁分为两条纵形通道,黏膜壁上端近宫颈,完全纵隔下端达阴道口,不全纵隔未达阴道口。阴道完全纵隔常合并双子宫。

【治疗】

阴道纵隔影响性生活或阴道分娩时,应将纵隔切除,创面缝合以防粘连。若阴道分娩时发现阴道纵隔,可当先露下降压迫纵隔时先切断纵隔的中部,待胎儿娩出后再切除纵隔。

(四)阴道斜隔

阴道斜隔综合征是指双子宫、双宫颈、双阴道和一侧阴道完全或不完全闭锁的先天性畸形,多伴闭锁阴道侧泌尿系统畸形,以肾脏缺如多见。其存在的阴道斜隔表现为两面均覆盖阴道上皮的膜状组织,起源于两侧宫颈之间,斜行附着于一侧阴道壁,遮蔽该侧宫颈,隔的后方与宫颈之间形成"隔后腔"。1922 年由

Pluslow 首先提出,此后国内外陆续有相关报道。目前国际上尚无统一命名,国内称其为阴道斜隔综合征。病因尚不明确。可能是副中肾管向下延伸未到泌尿生殖窦形成一盲端所致。阴道斜隔常伴有同侧泌尿系发育异常,多为双宫体、双宫颈及斜隔侧的肾缺如。

阴道斜隔分为三个类型:

1. Ⅰ型为无孔斜隔　隔后的子宫与外界及另侧子宫完全隔离,宫腔积血聚积在隔后腔。

2. Ⅱ型为有孔斜隔　隔上有一数毫米的小孔,隔后子宫与另侧子宫隔绝,经血通过小孔滴出,引流不畅。

3. Ⅲ型为无孔斜隔合并宫颈瘘管　在两侧宫颈间或隔后腔与对侧宫颈之间有小瘘管,有隔一侧子宫经血可通过另一侧宫颈排出,引流亦不通畅。

【临床表现】

发病年龄较轻,月经周期正常,三型均有痛经,Ⅰ型较重,平时一侧下腹痛。Ⅱ型月经间期阴道少量褐色分泌物或陈旧血淋漓不净,脓性分泌物有臭味。Ⅲ型经期延长有少量血,也可有脓性分泌物。妇科检查一侧穹隆或阴道壁可触及囊性肿物。Ⅰ型肿物较硬,宫腔积血时触及增大子宫。Ⅱ、Ⅲ型囊性肿物张力较小,压迫时有陈旧血流出。

【诊断】

月经周期正常,有痛经及一侧下腹痛;月经周期中有流血、流脓或经期延长。妇科检查一侧穹隆或阴道壁有囊肿,增大子宫及附件肿物。局部消毒后在囊肿下部穿刺,抽出陈旧血,即可诊断。B 型超声检查可见一侧宫腔积血,阴道旁囊肿,同侧肾缺如。子宫碘油造影检查可显示Ⅲ型者宫颈间的瘘管。有孔斜隔注入碘油,可了解隔后腔情况。必要时应做泌尿系造影检查。此外,腹腔镜检查可以协助内生殖器畸形的诊断,可发现上生殖道并发症。

【治疗】

由囊壁小孔或穿刺定位,上下剪开斜隔,暴露宫颈。沿斜隔附着处,作菱形切除,边缘电凝止血并以微乔线连续扣锁缝合,一般不需放置阴道模型。阴道斜隔综合征患者一旦畸形得以纠正,在生育能力方面与正常妇女相同,两侧子宫均可正常妊娠及分娩,但少部分也可有流产、胚胎停育、异位妊娠的结局。

(五)阴道横隔

阴道横隔为两侧副中肾管会合后的尾端与尿生殖窦相接处未贯通或部分贯通所致。横隔可位于阴道内任何部位。但以上、中段交界处为多见,其厚度约为 1cm。阴道横隔无孔称完全性横隔;隔上有小孔称不全性横隔。位于阴道上端的横隔多为不全性横隔;阴道下部的横隔多为完全性横隔。

【临床表现】

不全性横隔位于上部者多无症状,位置偏低者可影响性生活。阴道分娩时影响胎先露部下降。完全性横隔有原发性闭经伴周期性腹痛,并呈进行性加剧。妇科检查见阴道较短或仅见盲端,横隔中部可见小孔。肛诊时可扪及宫颈及宫体。完全性横隔由于经血潴留,可在相当于横隔上方部位触及块物。

【治疗】

切除横隔,缝合止血。可先用粗针穿刺定位,抽出积血后再行切开术。术后放置阴道模型,定期更换,直到上皮愈合。切除横隔后,也可将横隔上方的阴道黏膜部分分离拉向下方,覆盖横隔的创面,与隔下方的阴道黏膜缝合。分娩时,若横隔薄者可于胎先露部下降压迫横隔时切开横隔,胎儿娩出后再切除横隔;横隔厚者应行剖宫产术。横隔切除术后要注意创面的愈合和横隔残端挛缩。

三、宫颈及子宫发育异常

宫颈形成约在胚胎 14 周左右,由于副中肾管尾端发育不全或发育停滞所致宫颈发育异常,主要包括宫颈缺如、宫颈闭锁、先天性宫颈管狭窄、宫颈角度异常、先天性宫颈延长症伴宫颈管狭窄、双宫颈等宫颈发育异常。

(一)先天性宫颈闭锁

临床上罕见。若患者子宫内膜有功能时,青春期后可因宫腔积血而出现周期性腹痛,经血还可经输卵管逆流入腹腔,引起盆腔子宫内膜异位症。治疗可手术穿通宫颈,建立人工子宫阴道通道或行子宫切除术。

(二)子宫发育异常

子宫发育异常是女性生殖器官发育异常中最常见的一种,是因副中肾管在胚胎时期发育、融合、吸收的某一过程停滞所致。

1.子宫未发育或发育不良

(1)先天性无子宫:因双侧副中肾管形成子宫段未融合,退化所致。常合并无阴道。卵巢发育正常。

(2)始基子宫:系双侧副中肾管融合后不久即停止发育,子宫极小,仅长 1～3cm。多数无宫腔或为一实体肌性子宫。偶见始基子宫有宫腔和内膜。卵巢发育可正常。

(3)幼稚子宫:双侧副中肾管融合后不久即停止发育,子宫极小,卵巢发育正常。

【临床表现】

先天性无子宫或实体性的始基子宫无症状。常因青春期后无月经就诊,检查才发现。具有宫腔和内膜的始基子宫若宫腔闭锁或无阴道者可因月经血潴留或经血倒流出现周期性腹痛。幼稚子宫月经稀少、或初潮延迟,常伴痛经。检查可见子宫体小,宫颈相对较长,宫体与宫颈之比为 1：1 或 2：3。子宫可呈极度前屈或后屈。

【治疗】

先天性无子宫、实体性始基子宫可不予处理。始基子宫或幼稚子宫有周期性腹痛提示存在宫腔积血者需手术切除。

2.单角子宫与残角子宫

(1)单角子宫:仅一侧副中肾管正常发育形成单角子宫,同侧卵巢功能正常。另侧副中肾管完全未发育或未形成管道,未发育侧卵巢、输卵管和肾脏亦往往同时缺如。

(2)残角子宫:系一侧副中肾管发育,另一侧副中肾管中下段发育缺陷,形成残角子宫。有正常输卵管和卵巢,但常伴有同侧泌尿器官发育畸形。约 65% 单角子宫合并残角子宫。根据残角子宫与单角子宫解剖上的关系,分为三种类型:Ⅰ型残角子宫有宫腔,并与单角子宫腔相通;Ⅱ型残角子宫有宫腔,但与单角子宫腔不相通;Ⅲ型为实体残角子宫,仅以纤维带相连单角子宫。

【临床表现】

单角子宫无症状。残角子宫若内膜有功能,但其宫腔与单角宫腔不相通者,往往因月经血倒流或宫腔积血出现痛经,也可发生子宫内膜异位症。检查可见单角子宫偏小、梭形、偏离中线。伴有残角子宫者可在子宫一侧扪及较子宫小的硬块,易误诊卵巢肿瘤。若残角子宫腔积血时可扪及肿块,有触痛,残角子宫甚至较单角子宫增大。子宫输卵管碘油造影、B 型超声检查磁共振显像有助于正确诊断。

【治疗】

单角子宫不予处理。孕期加强监护,及时发现并发症予以处理。非孕期Ⅱ型残角子宫确诊后应切除。

早、中期妊娠诊断明确,及时切除妊娠的残角子宫,避免子宫破裂。晚期妊娠行剖宫产后,需警惕胎盘粘连或胎盘植入,造成产后大出血。切除残角子宫时将同侧输卵管间质部、卵巢固有韧带及圆韧带固定于发育对侧宫角部位。

3.双子宫　双子宫为两侧副中肾管未融合,各自发育形成两个子宫和两个宫颈。两个宫颈可分开或相连;宫颈之间也可有交通管。也可为一侧子宫颈发育不良、缺如,常有一小通道与对侧阴道相通。双子宫可伴有阴道纵隔或斜隔。

【临床表现】

患者多无自觉症状。伴有阴道纵隔可有性生活不适。伴阴道无孔斜隔时可出现痛经;伴有孔斜隔者于月经来潮后有阴道少量流血,呈陈旧性且淋漓不尽,或少量褐色分泌物。检查可扪及子宫呈分叉状。宫腔探查或子宫输卵管碘油造影可见两个宫腔。伴阴道纵隔或斜隔时,检查可见相应的异常。

【治疗】

一般不予处理。当有反复流产,应除外染色体、黄体功能及免疫等因素。伴阴道斜隔应作隔切除术。

4.双角子宫　双角子宫是双侧中肾管融合不良所致,分六类:①完全双角子宫(从宫颈内口处分开);②不全双角子宫(宫颈内口以上处分开)。

【临床表现】

一般无症状。有时双角子宫月经量较多并伴有程度不等的痛经。检查可扪及宫底部有凹陷。B型超声检查、磁共振显像和子宫输卵管碘油造影有助于诊断。

【治疗】

双角子宫一般不予处理。若双角子宫出现反复流产时,应行子宫整形术。

5.纵隔子宫　纵隔子宫为双侧副中肾管融合后,纵隔吸收受阻所致,分两类:①完全纵隔子宫(纵隔由宫底至宫颈内口之下);②不全纵隔(纵隔终止于宫颈内口之上)。

【临床表现】

一般无症状。纵隔子宫可致不孕。纵隔子宫流产率26%～94%,妊娠结局最差。检查可见完全纵隔者宫颈外口有一隔膜。B型超声检查、磁共振显像和子宫输卵管碘油造影可以辅助诊断,宫腔镜和腹腔镜联合检查可以明确诊断。

【治疗】

纵隔子宫影响生育时,宫底楔形切除纵隔是传统治疗方法。20世纪80年代后采用在腹腔镜监视下,通过宫腔镜切除纵隔是主要治疗纵隔子宫的手术方法。手术简单、安全、微创,妊娠结局良好。

6.弓形子宫　弓形子宫为宫底部发育不良,中间凹陷,宫壁略向宫腔突出。

【临床表现】

一般无症状。检查可扪及宫底部有凹陷;凹陷浅者可能为弓形子宫。B型超声、磁共振显像和子宫输卵管碘油造影有助于诊断。

【治疗】

弓形子宫一般不予处理。若出现反复流产时,应行子宫整形术。

7.己烯雌酚所致的子宫发育异常　妊娠2个月内服用己烯雌酚(DES)可导致副中肾管的发育缺陷,女性胎儿可发生子宫发育不良,如狭小T型宫腔、子宫狭窄带、子宫下段增宽以及宫壁不规则。其中T型宫腔常见(42%～62%)。T型宫腔也可见于母亲未服用者DES,称DES样子宫。

【临床表现】

一般无症状,常在子宫输卵管碘油造影检查时发现。由于DES可致宫颈功能不全,故早产率增加。妇科检查无异常。诊断依靠子宫输卵管碘油造影。

【治疗】

一般不予处理。宫颈功能不全者可在妊娠 14～16 周行宫颈环扎术。

四、输卵管发育异常

输卵管发育异常罕见,是副中肾管头端发育受阻,常与子宫发育异常同时存在。几乎均在因其他病因手术时偶然发现。

1.输卵管缺失或痕迹　输卵管痕迹或单侧输卵管缺失为同侧副中肾管未发育所致。常伴有该侧输尿管和肾脏的发育异常。未见单独双侧输卵管缺失,多伴发其他内脏严重畸形,胎儿不能存活。

2.输卵管发育不全　是较常见的生殖器官发育异常。输卵管细长弯曲,肌肉不同程度的发育不全,无管腔或部分管腔通畅造成不孕,有憩室或副口是异位妊娠的原因之一。

3.副输卵管　单侧或双侧输卵管之上附有一稍小但有伞端的输卵管。有的与输卵管之间有交通,有的不通。

4.单侧或双侧有两条发育正常的输卵管　二条发育正常的输卵管均与宫腔相通。

【治疗】

若不影响妊娠,无须处理。

五、卵巢发育异常

卵巢发育异常因原始生殖细胞迁移受阻或性腺形成移位异常所致。有以下几种情况:

1.卵巢未发育或发育不良　单侧或双侧卵巢未发育极罕见。单侧或双侧发育不良卵巢外观色白,细长索状,又称条索状卵巢。发育不良卵巢切面仅见纤维组织,无卵泡。临床表现为原发性闭经或初潮延迟、月经稀少和第二性征发育不良。常伴内生殖器或泌尿器官异常。多见于特纳综合征患者。B 型超声检查、腹腔镜检查有助于诊断,必要时行活体组织检查和染色体核型检查。

2.异位卵巢　卵巢形成后仍停留在原生殖嵴部位,未下降至盆腔内。卵巢发育正常者无症状。

3.副卵巢　罕见。一般远离正常卵巢部位,可出现在腹膜后。无症状,多在因其他疾病手术时发现。

【治疗】

若条索状卵巢患者染色体核型为 XY,卵巢发生恶变的频率较高,确诊后应予切除。

【临床特殊情况】

1.副中肾管无效抑制引起的异常　性腺发育异常合并副中肾管无效抑制时,表现为外生殖器模糊,如雄激素不敏感综合征。患者虽然存在男性性腺,但其雄激素敏感细胞质受体蛋白基因缺失,雄激素未能发挥正常的功能,副中肾管抑制因子水平低下,生殖器向副中肾管方向分化,形成女性外阴及部分阴道发育。临床上常表现为雄激素不敏感综合征,该类患者其基因性别是染色体 46,XY。患者女性第二性征幼稚型,无月经来潮,阴道发育不全,无子宫或残角子宫,雄激素达男性水平,但无男性外生殖器,性腺未下降至阴囊,多位于盆腔或腹股沟部位,但是为满足其社会性别的需要,阴道发育不良者,在患者有规律性生活时行阴道重建手术。可考虑行腹膜代阴道、乙状结肠代阴道,阴道模具顶压法等治疗,同时切除性腺,手术后激素替代维持女性第二性征。阴道部分发育者,只需切除性腺即可。

2.女性生殖道畸形患者发生泌尿系统畸形　由于生殖系统与泌尿系统在原始胚胎的发生发展过程中

互为因果、相互影响,因此,生殖系统畸形往往合并泌尿系统畸形,特别是生殖道不对称性畸形如阴道斜隔综合征、残角子宫等,如阴道斜隔伴同侧肾脏缺如或异位单肾畸形,双侧或单侧马蹄肾。目前,对于生殖道畸形合并泌尿系统畸形的诊断,通常是通过患者所表现出来的痛经、月经从未来潮或下腹痛、盆腔包块等妇科症状,然后才进一步检查是否有泌尿系统畸形的。这样往往是在女性青春期以后甚至是围绝经期才得以发现,从而延误诊断,诱发妇科多种疾病的发生。同时未能对肾脏发育异常做出诊断,对单侧肾脏的功能保护也存在隐患。因此,如何早期诊断早期发现,对于生殖系统疾病的预防和泌尿系统功能的保护有非常现实的意义。诊断方法包括常规行盆腔及泌尿系统彩色三维 B 超检查,并行静脉肾盂造影(IVP),必要时行输卵管碘油造影(HSG)。还可以应用腹腔镜、MRI 及 CT 进行诊断。对于生殖道畸形合并泌尿系统畸形的治疗主要是解决患者的生殖器畸形,解除患者症状并进行生殖器整形。

3.条索状卵巢　临床表现为原发性卵巢功能低下,大多数为原发闭经,少数患者月经初潮后来几次月经即发生闭经。临床治疗目的在于促进身材发育,第二性征及生殖道发育,建立人工周期。

(李　娜)

第十五章　不孕症及辅助生殖技术

第一节　女性不育症

在育龄夫妇中,不育症的患病率约为8%～15%,数值的高低与其定义的时间年限以及地理、种族、社会经济、教育程度、女性年龄、初潮年龄等因素有关。关于不育症的诊断年限,WHO推荐的流行病学定义为2年,临床研究经常采用1年。根据世界卫生组织(WHO)的标准,一对未绝育的育龄夫妇在无防护的有规律性生活至少12个月后女方仍未受孕者,称为不育症。不育症分为原发不育和继发不育。前者,对女性而言指从未妊娠者,对男性而言指从未使一个女子妊娠者;后者,对女性而言指曾有妊娠而以后未能妊娠者,对男性而言指曾使一个女子(包括配偶)妊娠而以后未能使其配偶妊娠者。

【病因概况】

妊娠的过程十分复杂,其中任何一个环节的异常都可能影响生育力。在不育症病因中,男性因素与女性因素的比例几乎各占一半。不育症可能仅仅是一方原因,即完全是自身病因,或完全是对方病因而自身毫无疾患;也可能是双方都有一些病因。不育的病因涉及面较广,包括:女方因素,男方因素;生殖系统因素,其他系统因素;自身因素,医源性等因素;甚至兼而有之。所以不育症是男女双方共同的问题。在实施治疗之前,对男女双方作全面而系统的病史询问并行适当的检查,是十分必要的。

【检查概述】

男方的病史询问与检查主要由男性科或泌尿科负责。女方的病史询问与检查包括以下方面:

1.病史询问　女方初次评估时,要全面了解其一般情况并询问其内科、外科、家族及妇科病史并予相应检查。

(1)一般情况:着重于生活及饮食习惯、体重情况以及环境、职业毒物因素。

(2)内科病史:注意有无垂体、肾上腺及甲状腺等疾患。特别注意以下情况:溢乳(提示高泌乳素血症)、痤疮及多毛等雄激素过多表现(提示多囊卵巢综合征或先天性肾上腺增生)、黑棘皮症(提示胰岛素抵抗)、既往化疗或盆腔放疗(提示可能有卵巢功能衰竭)及药物使用情况(非甾体类抗炎药物对排卵有副作用)。

(3)外科病史:有无盆腔及腹部手术史。阑尾炎穿孔史提示可能有盆腔粘连及输卵管阻塞。

(4)妇科病史:同其他疾病一样,彻底的病史询问和体格检查非常重要。特别需要询问月经情况,包括:周期、经期、近期变化、潮热、痛经等;既往妊娠及其结局、避孕措施、性交频率及时间、不育时长;复发性卵巢囊肿、内异症、子宫肌瘤、性传播疾病或盆腔感染性疾病史;妊娠并发症如流产、早产、胎盘滞留、绒毛膜羊膜炎,或胎儿异常;既往宫颈涂片异常,特别是宫颈锥切情况,后者会影响宫颈黏液质量和宫颈机能;要注意其性交史,性交痛提示可能有内异症,需提早行腹腔镜检查。

2.全面检查　一般检查包括全身及妇科检查,注意身高、体重等生长发育情况,有无溢乳、畸形、男性化多毛、黑棘皮症等表现,特别注意生殖器及第二性征发育。并根据病史对甲状腺、肾上腺、垂体等做必要的检查以了解其功能状况。

一、年龄及卵巢储备性影响

随着年龄增长,女性生育力明显下降。这种下降在 30 岁后开始,40 岁前后加速。不论在自然周期,还是在辅助生殖技术(ART)周期,年龄都是受孕能否成功的最主要决定因素。在美国的达科他地区及蒙大拿州,哈特派信徒不采取任何避孕措施,其妇女生育高峰期在 25 岁,1/3 妇女在 40 岁后就不再生育,女性不育症发生率分别为 11%(34 岁后)、33%(40 岁后)及 87%(45 岁后),平均末次妊娠年龄为 40.9 岁。在一项研究中:包括未产妇 2193 例,由于其丈夫患无精症而行供精人工授精(AID),结果发现其月妊娠率在 30 岁后开始轻微下降,35 岁后显著下降;12 个 AID 周期累积妊娠率分别为 74%(≤30 岁)、62%(31~35 岁)、54%(>35 岁),差异有统计学意义($P=0.01$);≤25 岁组与 26~30 岁组的累积妊娠率无明显差异。另有报道,35 岁和 38 岁的可受孕妇女,在有规律无防护的性生活 3 年后,受孕率分别为 94%和 77%。

1.卵子质量　随着年龄增长,剩余卵母细胞出现基因异常以及线粒体缺失的风险增加,使自然周期及治疗周期的妊娠率降低、流产率增加。美国疾病控制与预防中心的《辅助生殖技术成功率,2006》中数据显示,采用年轻妇女的赠卵胚胎移植,活产率取决于赠卵者年龄,而几乎不受患者年龄影响,但如采用自卵胚胎移植,活产率受患者年龄的影响很大。说明年龄相关的生育力下降,其原因主要在于卵子年龄,而非子宫或内膜等年龄。

2.自然流产　随着年龄增长,自然流产的风险增加。丹麦一个前瞻性登记数据,包括 1978~1992 年间 634272 名育龄妇女。采用敏感 hCG 测定发现,在临床能够诊断之前,22%的妊娠已流产。在较大年龄组中,这一比例可能会更高。年龄较大的妇女较难受孕,其中也有亚临床自然流产率较高的原因。年龄增长出现自然流产率升高的主要原因是,胚胎染色体异常特别是三倍体(16-、21-、22-、18-、20-三倍体)的发生率增加。由于受孕率下降及自然流产率上升,女性在 40 岁以后活产率会明显下降。

3.卵巢储备性　指卵巢皮质内含有的未生长或静息状态的原始卵泡数量,反映卵泡生长、发育、形成可受精卵母细胞的能力。

随着年龄的增长,卵巢内卵泡数量减少,剩余的卵泡今后受精并成功妊娠的能力也下降;同时,小卵泡产生的抑素 B 减少,抑素对 FSH 分泌的抑制作用下降,垂体分泌 FSH 增加。月经第 3 天(或闭经/严重月经稀发者随机检测)的血 FSH 水平升高,是卵泡数量减少、卵巢储备性下降的高度敏感性及特异性指标。对 37 岁以上妇女,如初始促排卵治疗未能妊娠,应积极考虑采取辅助生殖技术(IVF-ET 或赠卵等)助孕。

(1)生理变化:卵巢的卵原细胞及其减数分裂后的卵母细胞数量,在妊娠中期(约 20 周)的胎儿达到高峰(正常约为 700 万个),出生时为 200 万~300 万个,青春期约 30 万个,绝经时<1000 个。在初潮开始时,大部分卵母细胞及原始卵泡已退化消失。卵巢储备性不仅影响卵泡的自然发育,也影响 ART 治疗时外源性促性腺素的使用剂量与持续时间、卵巢产生的卵泡数量及卵子质量、血雌激素水平等。约 10%的妇女在 35 岁前后卵巢储备性丢失加速。原始卵泡消失的速度以及绝经年龄因人而异,可能由遗传因素决定。有早绝经家族史的妇女,其绝经年龄也可能提前。总的来说,末次自然受孕平均年龄约在其绝经前 10 年。

(2)卵巢储备性检查

1)血 FSH、E_2 检测:卵泡早期 FSH 水平是一个简单而敏感的卵巢储备性预测指标。在月经周期第 3 天检测,如明显升高(>10IU/L),说明卵巢储备性明显下降。在大样本的 IFV 研究中发现,如第 3 天

FSH>10IU/L 则妊娠率明显下降。单一 FSH 检测可作为初步筛查。由于基础 FSH 升高对卵巢的作用，卵泡早期 E_2 也升高。月经第 3 天血 E_2>80pg/ml 即为异常。由于不同实验室的参考标准不一样，临床医生应了解自己实验室的参考值来做出判断。

2）氯米芬兴奋试验（CCCT）：比自然状态下的激素水平测定更能敏感地反映卵巢储备性下降。主要用于血 FSH 水平处于交界值或 40 岁以上患者，也应考虑用于有卵巢手术、化疗、放疗史的患者，以及有吸烟史、促性腺激素（Gn）治疗反应不佳、年龄超过 35 岁，或有家族性早绝经史者。方法为，月经周期第 5～9 天，口服氯米芬 100mg/d，月经第 3 天测血 FSH 及 E_2，第 10 天测血 FSH。FSH 在任一时间升高均提示卵巢储备性减少。

3）超声检查：在卵泡早期经阴道超声检查卵巢体积及窦卵泡数，可有效检测卵巢储备性。窦卵泡数反映了静息卵泡的情况，计数<10 预示对 Gn 反应不良。

抑素 B 评估卵巢储备性的价值尚不确定，不推荐采用。

（3）治疗：卵巢功能衰竭或储备下降会造成卵巢功能异常，其原因包括年龄增长、疾病或卵巢手术切除。即使有自发性月经，如基础 FSH 水平（月经第 2 天或第 3 天检测）高于 15IU/L 即预示药物（包括外源性 Gn）治疗效果有限。对这些患者，可考虑选择赠卵治疗。期待治疗也可采用，但妊娠的可能性较低。

二、排卵障碍及黄体功能性不育

排卵异常约占女性不育症病因的 30％～40％，包括无排卵及稀发排卵，这是不育症中最容易诊断和最可能治疗的病因。排卵后黄体功能不全亦可影响受孕及妊娠。

【病因】

1.排卵异常　常见的排卵异常原因为：①多囊卵巢综合征，约占 70％；②下丘脑闭经，即促性腺激素（Gn）分泌不足性性腺功能减退，约占 10％；③高泌乳素血症，约占 10％；④卵巢早衰，即高促性腺激素、低雌激素性无排卵，约占 10％。

（1）多囊卵巢综合征：多囊卵巢综合征（PCOS）是以雄激素过多、排卵异常及卵巢多囊改变为特征的一种疾病。其病因不明，是否有遗传因素尚未明确，无特定的环境物质导致该疾病。PCOS 患者常伴有胰岛素抵抗，后者会导致代偿性高胰岛素血症及血脂异常。胰岛素抵抗及高胰岛素血症在 PCOS 发病中起关键作用，并导致其相关疾患的风险增加，包括Ⅱ型糖尿病、心血管病等代谢性疾病，以及非酒精性脂肪肝、向心性肥胖、肥胖性睡眠呼吸暂停、子宫内膜癌等疾病的发病率增加。PCOS 还会明显增加围产期的一些风险。

目前，PCOS 还没有一个被普遍接受的定义和诊断标准。2003 年鹿特丹共识为：达到上述 3 项特征中的任 2 项即可诊断；2006 年雄激素过多学会（AES）标准为，必须有"雄激素过多"，外加另 2 项特征中的任 1 项即可诊断。所有标准都建议诊断前先排除继发性原因，如成年发生的非典型先天性肾上腺增生症、高泌乳素血症及雄激素分泌肿瘤等。育龄妇女中，PCOS 的患病率约为 5％，是最常见的生殖性疾病之一。

雄激素过多的临床表现主要为多毛及痤疮，少数表现为雄激素性脱发，实验室依据为总的、生物利用性或游离睾酮，以及血硫酸脱氢表雄酮（DHEAS）或雄烯二酮的水平增高。排卵异常表现为闭经或月经稀发。盆腔超声检查中，典型的多囊卵巢表现为：一侧或双侧卵巢内直径 2～9mm 卵泡数≥12 个，或卵巢体积增大（>10cm³）。如有一个卵泡直径>10mm，则须在卵巢静息期复查重新测量卵巢体积；一侧卵巢达到上述标准即可诊断。超声检查的"多囊卵巢"形态学特征并非 PCOS 诊断所必须，但可支持诊断。

（2）下丘脑性排卵异常：各种原因使促性腺激素释放激素（GnRH）的脉冲频率或幅度改变，引起促性腺激素(Gn)分泌异常,导致排卵异常。

1)常见功能性因素:①精神疾病或过度紧张,如环境改变、精神刺激、过度恐惧、心理压力、抑郁症等;②体重影响,体重指数(BMI)≥25或<17都可能引起GnRH和Gn的分泌异常;③剧烈运动或过度锻炼,不仅干扰GnRH分泌,还引起肾上腺等功能改变;④偏食,如高纤维、低脂肪饮食;⑤神经性厌食,体重严重下降影响多种生理功能;⑥药物影响,长期服用氯丙嗪、避孕药、西咪替丁等药物,可抑制GnRH分泌,并可伴PRL升高。

2)常见器质性因素:①Frohlich综合征,最常见病因为颅咽管瘤,表现为极度肥胖、性腺发育不良、原发或继发闭经,生长激素、肾上腺素、甲状腺素均分泌不足;②Kallmann综合征,系胚胎期GnRH分泌神经元未移行到下丘脑,导致先天性性腺发育不良、闭经,并伴有嗅觉障碍;③脑外伤、颅内严重感染等均可引起下丘脑功能障碍。

(3)垂体性排卵异常:可以是其功能性改变引起;也可由于肿瘤、损伤或先天性、遗传性疾病的影响,使垂体组织发生器质性改变及功能障碍而造成。其中,最常见的原因是高泌乳素血症。常见影响因素:

1)功能性或药物性的高泌乳素血症,出现闭经、溢乳等临床表现;

2)肿瘤,包括垂体前叶泌乳素腺瘤及无功能腺瘤,以前者最为多见;

3)Sheehan综合征,由于产后大出血合并休克导致垂体前叶缺血性坏死而影响垂体前叶功能,典型表现为Gn分泌不足导致闭经、性欲及性征消退、生殖器萎缩,并可出现促肾上腺皮质激素(ACTH)、促甲状腺激素(TSH)、泌乳素等分泌不足的症候群;

4)空蝶鞍综合征,由于蝶鞍隔先天性发育不良,或继发于肿瘤手术或放疗后引起的隔孔过大,使充满脑积液的蛛网膜下腔由隔孔进入蝶鞍(垂体窝),并压迫垂体使之萎缩,也可由于手术及放疗直接损伤垂体,导致蝶鞍空虚。

(4)卵巢性排卵异常:可由其先天性发育异常,或其功能衰退、继发病变所引起。常见影响因素:

1)先天性卵巢不发育或发育不全,如Turner综合征(45,XO)、Swyer综合征(46,XY)、超雌综合征(47,XXX)。

2)卵巢早衰(POF),指妇女在40岁之前出现绝经;

3)卵巢促性腺激素不敏感综合征(ROS),临床表现和实验室检查与POF相似,需作卵巢组织切片检查才能确诊;

4)卵泡不破裂黄素化综合征(LUFS),排卵期LH峰出现后,卵泡不破裂而颗粒细胞发生黄素化;

5)肿瘤浸润、术中电凝、放疗及化疗造成卵巢组织大量破坏,卵母细胞严重损失。

(5)其他因素排卵异常:性腺轴以外的其他内分泌系统(如甲状腺、肾上腺)功能异常及一些全身性疾病,也会影响卵巢排卵。

2.黄体功能不全 系指卵巢有排卵,但黄体不能分泌足够孕酮,从而使子宫内膜准备不足,不能成功接受孕卵种植。从理论上说,黄体功能不全可导致子宫内膜黄体期缺陷(LPD),并被认为可引起不育及复发性流产(特别是在妊娠早期)。但试图将黄体功能不足与不育相关联的研究,并未将可育妇女作为对照。研究发现,在月经周期规律的可育妇女,黄体期异常的发生率可高达31.4%。

有关黄体功能不全的诊断与治疗方法,主要为理论性与经验性的,尚缺乏充分的临床试验证据。

【检查和诊断】

如临床考虑无排卵及稀发排卵,则需行全面体检及选择性实验室检查以查找病因。

1.排卵监测

(1)基础体温测定:基础体温(BBT)测定是费用最低、方法最简单的排卵监测方法。每天早上起床之前在安静状态下用口表或肛表测量体温并记在"基础体温记录表"上。测量前避免进食、吸烟。睡眠不充分、不规律会影响测量结果。同时记录月经(如以"×"表示)及性交时间(如以"⊙"表示),也可作其他标记(如用药情况等)。排卵后由于孕激素的影响,基础体温会升高 0.3～0.5℃。典型的双相体温提示有排卵可能。

(2)LH 监测:排卵一般发生于 LH 开始上升后的 34～36 小时,LH 峰值后的 10～12 小时。尿 LH 试纸以 40mIU/ml 为检测阈值,总的来说,可提供准确、快速、方便且相对便宜的检测。研究报道其阳性和阴性预测值最高,分别达 90% 和 95%。一般来说,尿 LH 检测自预期排卵日的前 2～3 天开始,每天监测直至峰值出现为止。

(3)黄体中期血孕酮检测:血孕酮水平升高是排卵的一个间接证据。在理想的 28 天月经周期中,于月经第 21～23 天检测;或在排卵后第 7 天检测。如月经周期较长或不规则,血孕酮检查的时间要推迟(如周期 35 天的第 28 天),然后每周一次,直至下次月经来临。在卵泡期,血孕酮水平一般<2ng/ml;如水平达到 3～6ng/ml(10～20nmol/L)以上,则与排卵及排卵后的黄体形成高度相关。

(4)超声监测:超声连续监测卵巢,可见优势卵泡的生长并排出。排卵征象为,优势卵泡塌陷、体积变小,并且在后陷凹出现积液。卵泡通常在径线达到 18～22mm 时排卵,但也有在径线小至 16mm,大至 26mm 时排卵。

(5)子宫内膜活检:理论上而言,子宫内膜活检,既可反映黄体功能,也能反映内膜反应,比单纯血孕激素检测能提供更多的临床信息。由于没有证据显示,黄体期缺陷的药物治疗可改善妊娠率,因此用于评估黄体期情况的子宫内膜活检是不需要的,因此该项检测不再认为是女性不育症评估的一个常规部分。

2.黄体功能检查　包括黄体中期孕酮检查及子宫内膜活检等。

3.内分泌检查　月经不规则的妇女应检测血促性腺激素(FSH 和 LH)。血泌乳素(PRL)检查只适用于排卵障碍、溢乳和垂体肿瘤患者,不必作为不育症的常规检查。

【治疗】

对于排卵异常,应针对各种不同的病因,尽量采用经济、节省而又合适的治疗方法。例如,低促性腺激素性性腺功能减退伴体重较轻者(MBI<20),增加体重即可能恢复正常月经。生殖内分泌的发展,使得大多数患者通过治疗而成功排卵并妊娠。

在促排卵治疗前,应首先完成患者配偶的精液检查。在使用氯米芬等一线促排卵药物前,HSG 检查并非必需;如患者有性传播感染、盆腔感染性疾病、阑尾炎伴穿孔、既往盆腔手术等病史,应予行 HSC 以了解输卵管通畅性。腹腔镜检查应放在一线促排卵药物治疗后考虑,除非有输卵管及其周围异常等明确指征。

由于女性生育受年龄的影响较大,对于年龄较大者应予更积极的各方面处理。

从治疗的角度,WHO 将排卵障碍分为三类:

Ⅰ类:下丘脑-垂体衰竭(下丘脑性闭经或低促性腺激素性性腺机能减退)。

Ⅱ类:下丘脑-垂体功能失调(如多囊卵巢综合征等)。

Ⅲ类:卵巢衰竭。

一般来说,Ⅰ类采用促性腺激素等药物促排卵治疗,Ⅱ类采用抗雌激素、促性腺激素等药物促排卵治疗,Ⅲ类需要赠卵等治疗。

1.常用促排卵药物　促排卵治疗包括诱发排卵和超排卵治疗,诱发排卵应用于女方排卵障碍,一般以诱发单卵泡或少数卵泡发育为目的;超排卵常应用于不孕症妇女进行辅助生殖技术的超排卵刺激周期,以获得多个卵泡发育为目的。

(1)枸橼酸氯底酚胺或克罗米酚

1)单独给药:枸橼酸氯底酚胺或克罗米酚作用促排卵治疗始于 1962 年。对于雌激素水平正常的排卵异常性不育症,它是第一首选的治疗药物。

①适应证:用于雌激素水平正常而无排卵或稀发排卵妇女的促排卵治疗,也用于病因不明的不育症患者。

②用法用量:一般用法为,于自然(或孕激素撤退性)月经周期的第 3～5 天开始,口服 50mg/次×1 次/日,连用 5 日;如无排卵,在随后的治疗周期增加剂量至 100mg/次,1 次/日×5 日;如仍无排卵,增加剂量至 150mg/次,1 次/日×5 日;最大剂量不宜超过 150mg/d(750mg/周期)。一旦确定有正常排卵,即不再增加剂量;如有排卵而未妊娠,也不需增加剂量。不论自月经周期第 3、4、5 天中的哪天开始,克罗米酚治疗的排卵率、妊娠率及妊娠结局均相仿。克罗米酚的有效剂量为 50～250mg/d,但促排卵剂量不宜超过 150mg/d。出现排卵后增加剂量或治疗超过 6 个月是无益的。因此,如剂量达 150mg/d 仍无排卵,或使用克罗米酚出现排卵 3～6 个周期后仍未受孕,应考虑改用其他方法治疗。排卵有效剂量与体重有关,但由于无法准确预测每个妇女的有效剂量,通常根据经验从最低有效剂量开始。如上述剂量未能促排卵,一些医生会增大克罗米酚剂量,极少数医生甚至使用 250mg/d×5d。但克罗米酚剂量>150mg/d 后,妊娠率非常低。

③疗程:克罗米酚作为一线治疗一般不超过 6 个排卵周期,最多使用 12 个月。如使用超过 6 个月,应充分考虑并权衡其他不育因素的潜在影响。

④监测方法:对克罗米酚治疗者,应监测其排卵和卵巢增大情况,以及是否妊娠。监测排卵的方法包括检测血孕酮水平(约在最后一次给药后 14 天)、记录 BBT 及测尿 LH。血雌二醇检测无必要。虽然不必常规采用超声监测排卵,但至少应在其治疗的第一周期予以超声监测,保证氯米芬最小剂量并使多胎妊娠的风险最小。氯米芬在超促排卵中使用,通常加用 hCG。

⑤治疗效果:使用克罗米酚发生排卵者,妊娠率为 40%～80%。在一个包括 3022 例妇女的研究中,使用克罗米酚后每排卵周期的妊娠率为 20%。克罗米酚治疗 6 个周期后,妊娠率会大大下降。克罗米酚使用简单,在绝大多数患者中可诱导排卵,但妊娠率不超过 50%。妊娠率较低的原因可能为克罗米酚半衰期较长以及其外周抗雌激素作用(主要影响子宫内膜及宫颈黏液)。

克罗米酚诱导的妊娠,多在前 3 个排卵周期内,绝大多数在 6 个排卵周期内。一项回顾性研究:期望生育的月经稀发或闭经妇女共 428 名,包括下丘脑-垂体衰竭及使用孕激素后无撤退性出血者各 10 名,接受氯米芬治疗;克罗米酚开始剂量为 50mg/d(月经第 5～9 天使用),如无排卵,则每周期递增剂量 50mg/d,最多至 150mg/d,可加用 hCG 10000IU,如仍无排卵,为治疗失败;如有排卵但未妊娠,在排除其他不育因素后维持该剂量使用至少 3 个排卵周期;结果,治疗者中,85.3%排卵,45.1%受孕(占排卵者 52.9%);妊娠者受孕时间,前 3 个排卵周期占 84.5%,前 5 个排卵周期占 95.3%,超过 5 个排卵周期的仅占 4.7%;如无其他不育因素,排卵者妊娠率为 88.2%;在排卵及妊娠者中,克罗米酚剂量为 50mg/d 及 100mg/d 时,累积排卵率分别为 52.1% 及 74.0%,累积妊娠率分别为 52.8% 及 73.6%;孕 3 个月以上者双胎率为 4.8%,自然流产为 14.0%,先天性畸形率为 2.6%;另有报道,克罗米酚治疗后妊娠,双胞胎及三胞胎发生率分别为 7% 及 0.3%,自然流产率约为 15%。出生缺陷发生率与自然妊娠者相似。

氯米芬的疗效,FSH 水平正常并有充分内源性雌激素分泌者最佳,下丘脑性闭经或基础 FSH 升高者最差。PCOS 患者,肥胖、睾酮水平增高及严重胰岛素抵抗会降低氯米芬疗效。低促性腺激素性功能减退者,大多数对氯米芬治疗无反应。

⑥不良反应:服用克罗米酚后常见副反应为血管舒缩症状(20%)、附件触痛(5%)、恶心(3%)、头疼

（1％）及视力模糊或盲区（罕见）。对出现视力变化者，许多医生永久停用克罗米酚治疗。克罗米酚使用的主要禁忌证为妊娠、药物过敏及卵巢囊肿。

⑦注意事项：克罗米酚虽未被证实为致畸剂，但在美国 FDA 过去采用的字母分类中，它被归于 X 类药物，禁用于疑似或证实妊娠的妇女。因此，克罗米酚只能在月经来临后使用，以帮助明确患者并未妊娠。为此建议在月经来临后先作尿妊娠试验，排除妊娠后再给药。而且，最好能够在每次给药前行超声检查，排除明显自然成熟或残留的卵泡。

2）联合给药

①口服避孕药＋氯米芬：用于氯米芬单独使用不能诱发排卵者，可明显提高排卵率及妊娠率。在一个随机对照试验中：48 例氯米芬治疗未能诱发排卵的不育妇女被随机分为两组；这些妇女在联合用药前的氯米芬治疗剂量≥150mg/d，均经超声检查证实无排卵，并且男女双方无其他不育因素；治疗组 24 名妇女连续口服低剂量避孕药 Desogen（炔雌醇 0.03mg＋去氧孕烯 0.15mg）42～50 日，撤药出血的第 5～9 天口服氯米芬 100mg/d；对照组 24 名妇女均有自然周期，并在 1～2 个自然周期内（38～56 日）未予任何处理，随后于月经第 5～9 天口服氯米芬 100mg/d；两组均于月经第 12 天开始超声卵泡监测，当主卵泡平均直径≥20mm 时肌注 hCG 10000IU，继续超声监测或血孕酮检测排卵情况；如有排卵而未妊娠，重复上述氯米芬治疗，但重复次数≤6 周期；结果，与对照组相比，治疗组的排卵率（70.8％ vs.8.3％，$P<0.001$）、排卵周期率（64.5％ vs.11.1％，$P<0.001$）及累积妊娠率（54.2％ vs.4.2％，$P<0.001$）均显著增加，85.7％的妊娠发生在治疗的前 3 个周期。

②氯米芬＋糖皮质激素：一些研究显示，硫酸脱氢表雄酮（DHEAS）水平增高者，经验性或个性化辅助使用糖皮质激素，对单纯使用氯米芬无反应者，可能有益。血 DHEAS 较高（＞2μg/ml）及 PCOS 者，氯米芬单药治疗的效果将受影响。该联合给药方案用于包括上述患者在内的无排卵妇女，可明显提高其排卵率及妊娠率。在一个随机对照研究中：共有无排卵或稀发排卵但对黄体酮试验有反应的不育妇女 64 名，最后完成试验 45 人；单一给药组单用氯米芬（CC），联合给药组同时加用地塞米松（DEX）0.5mg，睡前服用；CC 于月经第 5～9 天给药，开始剂量为 50mg/d，如无排卵，下一周期增加 50mg/d，最多至 150mg/d；结果，与单一给药组相比，联合给药组显著提高了排卵率（100％ vs.64％，$P=0.0014$）及妊娠率（74％ vs. 36％，$P=0.0113$）；其中 DHEAS＞2μg/ml 者共 25 例，与单一给药组相比，联合给药组极显著提高了排卵率（100％ vs.50％，$P=0.0035$）及妊娠率（85％ vs.33％，$P=0.0089$）。在另一个随机对照研究中：血 DHEAS 正常、CC 抵抗的 PCOS 不育妇女 80 名，被随机分为 2 组；治疗组予 CC 100mg/d（月经 3～7 日）＋DEX 2mg/d（月经 3～12 日），对照组方案仿上，DEX 改为安慰剂（叶酸片）；当卵泡径线至少有一个达到 18mm 时，予肌注 hCG 10000IU；结果，与对照组相比，治疗组中，肌注 hCG 时直径＞18mm 的卵泡平均数（1.25±.0.67 vs.0.15±0.04，$P<0.05$）、内膜厚度（8.8±1.5vs.7.0±.0.7，$P<0.05$）、排卵率（75％ vs.15％，$P<0.001$）及妊娠率（40％ vs.5％，$P<0.05$）均显著增加；所有患者均能耐受大剂量短疗程的 DEX 治疗而无不适主诉。

③二甲双胍＋氯米芬：用于稀发排卵、高雄素及胰岛素抵抗的不育妇女，具有较高的排卵率与妊娠率。详见 PCOS 治疗部分。

④氯米芬＋hCG：这是一个较普遍采用的联合给药方案，过去认为该方案可增加排卵率，但目前没有证据表明，在月经中期使用 hCG 可提高受孕机会。该方案的具体做法是，对氯米芬标准治疗后不排卵者，在停用氯米芬后开始盆腔超声监测卵泡大小，当优势卵泡的平均直径达到 18～20mm，即予肌注单剂 hCG 10000IU，注射后 36～44 小时排卵。在一个荟萃分析中：包含氯米芬治疗后人工授精（IUI）对照研究 7 个，共有患者 2623 例；一组监测卵泡肌注 hCG 后行 IUI，另一组监测自然 LH 峰值后行 IUI；结果，两组临床妊

娠率相比,OR 0.74,95％ CI 0.57～0.961;说明加用 hCG 反而降低临床妊娠率。

(2)促性腺激素(Gn):促排卵效果及妊娠率均高于氯米芬,但其费用较高,并且卵巢过度刺激征及多胎妊娠的风险较高。

1)适应证:下丘脑、垂体性无排卵或低促性腺激素性性腺功能低下闭经的治疗。还可用于使用氯米芬后仍无排卵,或 3～6 个排卵周期后仍未受孕者。

2)制剂:促性腺激素有多种制剂,包括人类绝经期促性腺激素(HMG)、卵泡刺激素(FSH),后者包括尿提取 FSH(u-FSH)、尿提取高纯度 FSH(u-FSHHP)、基因重组 FSH(r-hFSH)。HMG、u-FSH 和 u-FSHHP 均从绝经期妇女尿中提取。HMG 含有大约 1∶1 的 FSH 和 LH,u-FSH 和 u-FSHHP 中 LH 含量很低,且其他尿杂质蛋白极少,r-hFSH 则不含 LH。促性腺激素在卵泡发生过程中启动卵泡的募集和生长、选择优势化成熟,增加雌激素的水平和促进子宫内膜的增殖,许多病例有足够的内源性 LH,使用纯 FSH 制剂即可;对内源性 LH 不足者(如 Gn 低下性闭经),在 FSH 促排卵时需加用外源性 LH(如 HMG、重组 LH 等)。对于 PCOS 患者,促排卵时可采用纯 FSH 制剂或 FSH-LH 制剂。

3)用法用量:依据个体反应性的和治疗方案的差异,可于卵泡早期如月经第 3 天至第 5 天开始每天肌注 75～150IU,至出现恰当的卵巢反应性,再使用 hCG 诱发排卵。使用过程中应通过 B 超与激素测定,严密监测卵巢的反应性,包括卵巢中卵泡的数量、大小及其生长速度和外周血中性激素的水平,如在几天后卵巢仍无反应,则逐步增加剂量。也可一开始采用较大剂量,然后再逐步减少,随时调整使用剂量,必要时停止治疗并取消 hCG 的使用,以防止卵巢过度刺激综合征的发生。如患者未能受孕,则根据上周期的反应性,增加开始给药的剂量。

理想的给药剂量,是采用可使单个优势卵泡正常发育的最小剂量。但不同个体,甚至不同周期之间,对 Gn 的反应差异很大,因此需加强监护,随时调节剂量并确定排卵时间。过去,使用一个便携式可编程泵脉冲式给予 GnRH,可使单卵泡发育并有较高的单胎妊娠率,但这种泵现在很难找到。脉冲式 GnRH 给药,对氯米芬抵抗的 PCOS 患者的疗效不确定,除研究外不推荐使用。

4)疗程:目前尚无 Gn 使用时限的循证指南,但考虑到这类药物可能引起的危害,应在有明确指征时使用并尽量使用低剂量。

5)注意事项:治疗中必须采用超声严密监测卵巢的卵泡大小及数量,以减少其并发症的风险。极少患者出现注射部位局部的反应、发热、关节痛等。

(3)芳香化酶抑制剂:最初研发用于乳腺癌的治疗,可有效抑制芳香酶,从而抑制雌激素生成,降低雌激素水平。现为促排卵新药,已作为促排卵的初始及后续药物。其优点包括口服给药、易于使用、副作用较少、价格相对便宜,另外,半衰期较氯米芬短、种植率可能较高、多胎妊娠率低。

最常用于促排卵的芳香化酶抑制剂是来曲唑,常用方法为口服 2.5～5mg/d×5d。在小样本试验中,其效果与氯米芬相当。与氯米芬相比,使用后内膜较厚,并有较高妊娠率倾向。与 Gn 联合使用时,可减少 Gn 使用量,但妊娠率与单纯使用 Gn 相仿。来曲唑治疗后出生的新生儿,其先天性心脏病及骨发育畸形风险是否较高,目前数据尚不一致。对胎儿的影响还有待更多的全面监测。但其生产商在 2005 年 11 月发布了一个声明,建议禁用于促排卵。因此,来曲唑近期内不可能广泛用于促排卵治疗。还需很好设计的前瞻性随机试验证实其安全性。

另一个芳香化酶抑制剂阿那曲唑(瑞宁德)也用于促排卵治疗,但有关资料还很有限。

这两种药物都未被美 FDA 批准用于促排卵。

(4)人绒毛膜促性腺激素(hCG):化学结构及生物学活性与 LH 类似。一次注射 hCG 10000IU 可产生相当于自然周期排卵前 LH 峰值的 20 倍效能,且由于其半衰期较 LH 长,所以作用时间持久,有助于支持黄体功能。一次大剂量（5000～10000IU）hCG 可促使卵泡的最后成熟及排卵。小剂量 hCG 1000～2000IU/次，每 2～3 天一次可支持黄体功能。

（5）溴隐亭：能抑制垂体分泌催乳激素，适用于高催乳激素血症的无排卵患者。一般从每日 2.5mg 开始，必要时可给药 2.5mg，每日 3 次；一般连续用药 3～4 周时垂体催乳素降至正常，月经恢复后维持适当剂量。妊娠期间，如高泌乳素血症不伴有垂体病灶，或垂体病灶较小（＜10mm，微腺瘤），则肿瘤增大的风险较低，可停止治疗；如垂体腺瘤较大（≥10mm，巨腺瘤），建议使用溴隐亭抑制肿瘤生长。

垂体巨腺瘤应由有经验的医生诊治。垂体巨腺瘤时促排卵治疗，会使孕期神经外科并发症的风险大大增加。此外，垂体巨腺瘤患者会有肾上腺功能不足，可造成明显健康危害。垂体微腺瘤患者，垂体功能不足及孕期神经外科并发症的风险非常低（＜1％）。观察性研究表明，在 4～6 年的随访期间内，95％的微腺瘤未增大。

多巴胺激动剂包括溴隐亭、培高利特及卡麦角林等，是治疗高泌乳素血症的首选药物。它直接抑制泌乳素产生，使内源性 GnRH 分泌增加，刺激垂体分泌 LH 及 FSH，最终卵泡发育并排卵。此外，多巴胺激动剂使分泌泌乳素的垂体腺瘤瘤体缩小。

多巴胺激动剂治疗 4 周后，血泌乳素下降接近最大值。血泌乳素复查应在治疗开始后或改变剂量后 1 个月进行。血泌乳素水平正常是治疗的目标，也帮助确认肿瘤对治疗有反应。血泌乳素水平如降至正常并无副作用发生，则维持原剂量；如未降至正常也无副作用，逐渐增加剂量。药物最大剂量，溴隐亭为 5mg/次×2 次/日，培高利特为 0.25mg×1 次/日。卡麦角林为新药，恶心等副作用较少。如患者不能耐受溴隐亭副作用，应与患者商讨，权衡尚无充分试验的新药对妊娠的利弊。培高利特尚未被美 FDA 批准用于治疗高泌乳素血症。

如患者血泌乳素未降至正常，换用另一个多巴胺激动剂也可能有效。如患者不能耐受一种药物的副作用，换药也可能减轻反应。如患者对所有的药物都不能耐受，可尝试阴道给药。如患者根本不能耐受药物治疗，而又有垂体肿瘤，则予手术切除肿瘤，使泌乳素分泌正常，恢复排卵月经。

高泌乳素血症纠正后，约 80％的妇女会排卵，累积妊娠率可达 80％。一旦诊断妊娠，即停止治疗。但患者如为泌乳素巨腺瘤，整个孕期均应治疗以减少肿瘤生长及神经外科并发症的风险，如压迫视神经。

溴隐亭用于高泌乳素血症妇女促排卵治疗已超过 30 年。在一个研究中，包括 280 例高泌乳素血症妇女，溴隐亭使 82％的患者血泌乳素正常。溴隐亭的主要不良反应为恶心、呕吐及体位性低血压。为减少不良反应，建议溴隐亭的用法开始为睡前口服 1.25mg，剂量于 1 周后增加为 1.25mg/次×2 次/日，再增加至 2.5mg/次×2 次/日，达到对于大多数患者有效的标准治疗剂量。

2.诱发排卵监测　使用相应的促排卵药物后，于月经周期的 8～12 日开始监测卵泡发育，包括 B 型超声监测卵泡大小、血清 E_2 及 LH 水平测定、尿 LH 测定和宫颈黏液的观察。当卵泡直径大于 18mm 或血、尿 LH 出现峰值时，可用 hCG 5000～10000 单位诱发排卵。

三、输卵管及其周围因素性不育

输卵管及其周围腹膜因素约占女性不育症病因的 30％～40％。输卵管性不育多由既往盆腔感染性疾病（PID）、盆腔及输卵管手术引起。

【病因】

输卵管性不育多由既往盆腔感染性疾病（PID）、盆腔及输卵管手术引起。引起输卵管阻塞的其他疾患有峡部结节性输卵管炎、输卵管腔内良性息肉、输卵管内异症、输卵管痉挛、管腔内黏膜碎片。

腹膜因素包括输卵管及卵巢周围粘连,通常由 PID、手术或子宫内膜异位症引起。粘连可影响输卵管的正常蠕动、拾卵及受精卵运送。

慢性盆腔痛或痛经提示可能有输卵管阻塞或盆腔粘连。PID 发生 1 次即可明显增加不育风险,多次发生则不育风险迅速增大。有报道,PID 发生 1 次、2 次、3 次后,输卵管性不育的发生率分别为 12％、23％、54％。内异症会引起输卵管阻塞及严重盆腔粘连。粘连可影响输卵管的正常蠕动、拾卵及受精卵运送。输卵管妊娠病史,即使采用药物治疗,也意味着有输卵管明显损伤的可能。然而,有输卵管损伤书面记录的患者中,约有一半的人并无有关前驱病史,这些患者大部分可能曾有亚临床衣原体感染。

【检查和诊断】

1.输卵管通畅性检查

(1)子宫输卵管造影术子宫输卵管造影术(HSG):是评估输卵管通畅性的基本检查,可筛查输卵管的通畅情况,能可靠排除输卵管阻塞,同时还可估计输卵管周围及盆腔的一些情况,并有一定的输卵管疏通作用。

(2)选择性输卵管造影术(SSG):系借鉴心脏冠状血管造影术,采用细小的导丝对输卵管进行疏通并造影,可更好地评估并治疗输卵管近端阻塞。

(3)子宫超声造影术(SHG):采用对比介质的 SHG 可提供一个侵袭较小的方法,诊断输卵管阻塞。与腹腔镜通液术相比,其敏感性和特异性相仿。如有合适的专家,可有效地替代 HSG 筛查输卵管阻塞。

(4)宫腔镜检查术:可在直视下了解宫腔及内膜情况,并能观察输卵管开口情况。宫腔镜下通液不但能了解输卵管通畅性,而且可疏通输卵管。必要时与腹腔镜检查同时进行,更有利于全面评价和治疗。但是,除非有临床指征,宫腔镜检查不应作为基本检查。

(5)腹腔镜检查术:可看到盆腔内所有脏器,包括子宫、卵巢、输卵管及盆腔腹膜等情况,是诊断盆腔病变最好的方法。HSG 的一些异常结果可在腹腔镜直视下进行验证。经宫颈注入含染料(亚甲蓝或靛红)的液体,在腹腔镜下观察输卵管伞端开口处液体溢出情况,可对输卵管通畅性进行评估。不同于 HSG 的是,腹腔镜检查只能评价输卵管外的情况,特别是伞端情况。在诊断的同时可治疗输卵管阻塞、输卵管周围粘连、盆腔粘连、内异症、子宫肌瘤等病变。如有盆腔感染性疾病(PID),宜尽早行腹腔镜检查,同时处理盆腔各种病理情况。

(6)输卵管镜检查术:类似于 SSG,可直观地看到输卵管口及管腔内结构,如输卵管口痉挛、输卵管黏膜异常、管腔内碎片阻塞及息肉、粘连等病变。基于输卵管镜检查的输卵管病变评分系统可对自然受孕的可能性进行评估。

2.输卵管周围及腹膜因素检查　　HSG 及 SHG 可间接了解输卵管周围的粘连情况。

如既往有 PID 或异位妊娠病史,或疑有内异症者,宜行腹腔镜检查＋通液术,可在诊断同时治疗输卵管及盆腔、腹膜病变。

【治疗】

1.输卵管异常　　输卵管轻度病变者,手术有助于受孕。双侧输卵管缺失者,应考虑 ART 治疗。虽然 ART 成功率已有较大提高,但对许多夫妇而言,手术治疗仍是一个重要的选择,或是对 ART 的补充治疗。

(1)输卵管疏通术:用于治疗输卵管近端阻塞。在 HSG 检查时发现近段阻塞,可即采用选择性输卵管造影术(SSG)予以插管疏通。

(2)输卵管矫治术:用于输卵管疏通术失败、输卵管扭曲及输卵管远端闭锁者。输卵管近端阻塞采用 SSG 或宫腔镜插管疏通无效者,可考虑行输卵管节段切除吻合术,即切除输卵管阻塞部分,再将通畅的两端重新吻合,但严重阻塞者宜行 IVF。输卵管间质部阻塞者,术后常会再次阻塞,因而较好的治疗选择是

IVF。输卵管结扎绝育术后，可采用复通术，也可行 IVF，双侧输卵管积水直径超过 3cm，常伴有明显的附件粘连，或管腔内结构受累，其预后不良。较好的治疗方法是先行输卵管切除术，再行 IVF。双侧输卵管积水行双侧输卵管切除术后，可提高 IVF 妊娠率。

2.腹膜疾病　引起不育的常见腹膜疾病包括子宫内膜异位症及盆腔粘连。可单独存在，也可并存。

(1)子宫内膜异位症

1)对轻微及轻度(Ⅰ～Ⅱ期)内异症患者行卵巢抑制治疗并不能提高生育力，不应以仅仅提高生育力为使用指征；对更严重者，也无治疗有效的证据(A 级推荐)。在一个系统评价中，将卵巢抑制药物达那唑、醋酸甲羟孕酮及孕三烯酮对比安慰剂/无治疗的效果作了评估；与安慰剂/无治疗相比，排卵抑制后妊娠率比值比(OR)为 0.74(95％ CI 0.48～1.15)，无统计学差异；但是药物治疗有副作用并在治疗期间失去受孕机会(Ⅰa 类证据)。与单纯诊断性腹腔镜检查相比，Ⅰ～Ⅱ期内异症病灶行腹腔镜手术清除并行粘连分解术可有效提高生育力(A 级推荐)。加拿大内异症协作组的一个包含 341 例患者的研究显示，与对照组相比，治疗组具有较高的月妊娠率(OR 2.03,95％ CI 1.28～3.24)及持续至 20 周以后的妊娠率(OR 1.95,95％ CI 1.18～3.22)；

2)对中度及重度(Ⅲ～Ⅳ期)内异症患者，手术是否可以改善妊娠率尚未确定(B 级推荐)。但一些研究表明，手术去除病灶后的自然累积妊娠率与内异症分期呈负相关(Ⅲ类证据)。一般认为，对Ⅲ～Ⅳ期内异症患者，手术治疗可提高妊娠机会(B 级推荐)。Ⅲ～Ⅳ期病变会引起生殖器官解剖关系甚至功能改变，在许多情况下，手术治疗可恢复其正常结构及功能，促进妊娠。但是，病变严重者，手术可能难以恢复较好的盆腔解剖。因此，术中情况及手术结果可指导术后的治疗策略。如手术效果满意，可让患者尝试自行妊娠 6～12 个月；由于一些患者会很快出现复发，因此建议尽早尝试受孕。

对卵巢内膜异位囊肿，主要的治疗方法包括单纯切开引流、切开引流后电热消融囊壁及囊肿剥出术，通常可在腹腔镜下完成。腹腔镜下囊肿剥出术是比较理想的选择，但超过 80％的手术会切除部分卵巢组织，常常造成卵巢储备性下降。研究表明，腹腔镜卵巢囊肿剥出术优于囊肿引流术或热凝术(A 级推荐)。在一个系统评价中，与腹腔镜囊肿引流术或热凝术相比，腹腔镜囊肿剥出术可减少内膜异位囊肿复发(OR 0.41,95％ CI 0.18～0.93)、进一步手术需求(OR 0.21,95％ CI 0.05～0.79)、减少痛经(OR 0.15,95％ CI 0.06～0.38)、性交痛(OR 0.08,95％ CI 0.01～0.51)及非月经性盆腔痛(OR 0.10,95％ CI 0.02～0.56)的复发率，增加自然妊娠率(OR 5.21,95％ CI 2.04～13.29)(Ⅰa 类证据)。

3)在内异症相关的不育妇女，输卵管通液可提高妊娠率(A 级推荐)。有关针对内异症的辅助生殖技术(ART)：在Ⅰ～Ⅱ期患者，IUI 可改善生育力(A 级推荐)；如同时有男性不育因素，和(或)其他治疗失败，特别是输卵管功能受损害者，宜采用 IVF 治疗(B 级推荐)，但妊娠率低于输卵管性不育(Ⅲ类证据)；内异症患者在 IVF 前采用 GnRHa 标准方案治疗 3～6 个月，可明显增加临床妊娠率(OR 4.28,95％ CI 2.00～9.15)(Ⅰa 类证据/A 级推荐)。

4)术后激素治疗无益于提高术后妊娠率(A 级推荐)。在一个系统评价中，与单纯手术或术后加用安慰剂相比，术后激素抑制治疗对妊娠率并无益处(Ⅰa 类证据)，故不推荐使用。

5)有关针对内异症的辅助生殖技术(ART)：在Ⅰ～Ⅱ期患者，IUI 可改善生育力(A 级推荐)；如同时有男性不育因素，和(或)其他治疗失败，特别是输卵管功能受损害者，宜采用 IVF 治疗(B 级推荐)，但妊娠率低于输卵管性不育(Ⅲ类证据)；在 IVF 前，内膜异位囊肿径线≥4cm 者，据专家经验建议行腹腔镜囊肿剥出术，手术可明确组织学诊断、减少感染风险、改善取卵条件、增强卵巢反应、防止内异症进展，但也有术后卵巢功能降低甚至丧失的风险；内异症患者在 IVF 前采用 GnRHa 标准方案治疗 3～6 月，可明显增加临床妊娠率(OR 4.28,95％ CI 2.00～9.15)(Ⅰa 类证据/A 级推荐)。

(2)盆腔粘连:可由内异症、既往手术及盆腔感染引起;粘连程度会有很大差异。粘连会扭曲附件的解剖形态,影响配子及胚胎的输送。在一些病例,手术分解粘连可恢复盆腔解剖形态,但术后,特别是致密性或血管性粘连术后会再次形成粘连。如手术难以恢复正常解剖,较好的选择是IVF。

四、子宫性不育

在女性不育症治疗中约占15%,而子宫的各种异常在女性不育症患者中约占50%。IVF中发现,宫腔异常者妊娠率较低,而矫治这些异常后可提高妊娠率。

【病因】

可能影响生育的子宫异常包括内膜息肉、黏膜下肌瘤、宫腔粘连、子宫先天性发育异常、既往暴露于己烯雌酚(DES),以及可能的内膜黄体期缺陷(LPD)。

1.子宫内膜息肉　通常在女性不育症检查时发现。在不育妇女中发生率为3%~5%。有月经间期或性交后等异常子宫出血者,其发生率会更高。在一个前瞻性研究中,204例伴有内膜息肉的不育症患者在人工授精前被随机分为两组,一组行息肉摘除术,另一组仅予活检明确诊断;所有患者术后期待治疗3个周期,再行至多4个周期的人工授精;结果息肉摘除组妊娠率为活检组的两倍(63.4% vs. 28.2%,RR 2.1,95% CI 1.5~2.9);说明宫内息肉会明显影响不育症治疗的效果,即使去除一个小息肉(<1cm),也会改善妊娠率。

2.子宫肌瘤　会在一些妇女中造成不育。回顾性研究发现,手术切除肌瘤可增加自然及辅助受孕率。但许多回顾性观察研究提示,如不育妇女患有子宫肌瘤,特别是肌瘤较大或影响宫腔者,肌瘤剥出术是有益的。肌瘤对胚胎正常种植的影响,取决于肌瘤的大小、位置、数量以及有无症状。黏膜下肌瘤可堵塞输卵管、使宫腔变形或填塞宫腔,均可影响胚胎种植。肌瘤表面被覆的内膜血管较少,其周围肌层会出现失调性收缩,从而使妊娠成功率下降。可以认为,浆膜下肌瘤不影响妊娠。有研究报道了子宫肌瘤对IVF成功率的影响,在28例宫腔正常者,单次胚胎移植的成功率为30%;在18例宫腔异常者,成功率为9%($P=0.01$)。虽然这一研究提示去除黏膜下肌瘤可提高妊娠率,但还缺乏随机对照的前瞻性研究来证实。

3.宫腔粘连　包含各种程度的粘连,从无症状的索状粘连到月经减少甚至闭经的宫腔完全消失。病因多为医源性,如各种宫腔手术操作,包括人工流产、异常子宫出血时诊断性刮宫,特别是感染存在时刮宫,有时也发生在黏膜下肌瘤切除或子宫纵隔切开术后。

典型临床表现为术后月经明显减少,甚至闭经。虽然宫腔镜手术会行宫内切割,但由于操作精细,很少出现继发性疤痕粘连。结核菌感染后,即使彻底治疗也可能留下子宫疤痕、内膜永久破坏及不育。如宫内节育器并发感染,也很可能发生宫腔粘连。除月经改变外,宫腔粘连还会引起复发性流产和不育。

4.先天发育异常　可引起不育、妊娠早期及中期自然流产、妊娠晚期产科并发症。子宫纵隔、双角子宫、单角子宫、双子宫等畸形的自然流产率与早产率分别高达25%~38%与25%~47%。除子宫纵隔外,手术治疗效果大多不佳。腹腔镜或超声引导的宫腔镜子宫纵隔切开术能明显降低自然流产及早产的风险;但手术指征是,患者有复发性自然流产病史。

【检查和诊断】

根据不同情况,选择性使用超声、造影、宫腔镜、腹腔镜等检查,了解有无子宫内膜息肉、子宫肌瘤、宫腔粘连及子宫畸形等情况。

当有明显或疑有内膜器质性病变存在时,需做内膜活检行病理学检查。但单纯不育症评估时,不推荐做子宫内膜组织学检查。

【治疗】

涉及不育的子宫异常主要有子宫肌瘤、子宫内膜息肉、宫腔粘连及子宫畸形。这些病变引起不育的机制尚未完全阐明,但结果则是内膜的接受性及胚胎种植的可能性降低。

1.子宫肌瘤   针对肌瘤的数量、大小及位置还无法确定一个准确的手术指征,使治疗可以提高种植率,或降低流产、早产等并发症。虽然如此,对于大于 5cm 的单个肌瘤或略小的多发性肌瘤,大多数专家考虑手术切除。

2.内膜息肉   息肉切除术后可能获得很好的受孕率。因此不育症患者一旦发现内膜息肉宜行宫腔镜下摘除术。

3.宫腔粘连   宫腔粘连性闭经者,宫腔镜粘连分解术可恢复月经,提高妊娠率。手术分解粘连,恢复宫腔的正常大小与形状。现一般采用宫腔镜技术,使用剪刀、电切或激光刀,分解小范围索状粘连,甚至广泛致密的粘连。由于粘连部位多由致密结缔组织组成,血供少,一般不需电凝、电切。如粘连严重导致宫腔显著狭小,即使完成粘连分解,受孕的效果也很差。粘连严重而手术难以奏效时,如法律许可,应考虑选择代孕治疗。

4.子宫畸形   子宫异常的手术治疗能否有效性地改善妊娠率尚不明确,因此各种矫治手术应有指征。

五、宫颈及免疫性不育

【病因】

1.宫颈因素   占女性不育症病因的比例不足 5%。在月经中期高雌激素水平下,宫颈黏液变得稀薄而伸展。这种雌激素主导的宫颈黏液可滤掉精液中的非精子成分,黏液形成的通道可帮助直线运动精子进入宫腔。月经中期的黏液还可储备精子,使之在随后的 24～72 小时内持续释放,延长了可能授精的时间。宫颈黏液的分泌异常,常见于宫颈的冷冻术、锥切术或 LEEP 术后。有关沙眼衣原体、奈瑟双球菌、解脲支原体、人型支原体等感染对宫颈黏液质量的影响,目前数据存有争议。

2.免疫因素   男女双方都会对精子发生免疫反应,产生抗精子抗体(ASA)。不论自身免疫、还是同种异体免疫都可能会影响生育。在不育夫妇中 ASA 发生率为 9%～12.8%,而在能生育的男、女中,发生率分别为 2.5%、4%。这些发现提示,上述抗体可能会引起生育力的降低而不是绝对不育。

【检查和诊断】

1.性交后试验(PCT)   是评估宫颈不育因素的经典检查。PCT 可了解宫颈黏液性质、性交后宫颈内有无活动精子及其数量以及宫颈黏液与精子间的相互作用,但不能提供有关精子计数、活力及形态学的足够信息以评价精液质量。PCT 时间为预期排卵前 1～2 天。需禁欲 2 天,在性交后 2～12 小时期间小时用卵圆钳或吸管取少量宫颈黏液检查。取材时注意宫颈黏液的清亮度及拉丝长度(正常可达 8～10cm)。置宫颈黏液于载玻片上,覆以盖玻片;留少许黏液盖玻片在外让其干燥,观察羊齿状结晶。雌素化时黏液清亮、水样,可见典型羊齿状结晶。观察几个高倍视野,记录有无精子、精子数量及其活动情况,但正常值的标准尚未建立。一些作者认为,PCT 中看到任何数量的活动精子都算正常;而另外一些作者则要求每高倍视野＞20 个活动精子。

PCT 异常的原因,最常见者为检测的月经周期时间不对,其次为无排卵、解剖因素(曾行宫颈锥切术或冷冻治疗)、感染、药物影响(氯米芬等)。PCT 结果不佳反映了黏液-精子作用欠佳。PCT 时看到精子颤动或都是死精,提示抗精子抗体(ASA)存在。

2.免疫学检查   抗磷脂抗体(特别是抗心磷脂抗体与狼疮抗凝物)与复发性流产的关系,引起了这些抗体与不育的研究。这些抗体更广泛地存在于不育人群中。但在前瞻性研究及荟萃分析中发现,抗磷脂抗体的存在不影响 IVF 结局。这些结果,不支持在女性不育症评估中常规检测抗磷脂抗体。

由于抗磷脂抗体阳性与否不影响妊娠及其结局,在女性不育症评估中不需常规检测。

【治疗】

作为对雌激素的反应,宫颈需产生大量稀薄的黏液。这些黏液起导管及精子贮存池的作用。如宫颈黏液分泌不足,将影响精子进入上生殖道。宫颈黏液质与量的影响因素包括感染、既往手术、抗雌激素促排卵药(如氯米芬),以及抗精子抗体,但是许多宫颈黏液异常者并无上述因素。检查发现慢性宫颈炎者,应予治疗。如宫颈黏液量少,可予外源性雌激素。但上述药物的价值尚未被证实,而且外源性雌激素对卵泡发育及卵巢功能都有负面影响。因此,对于非感染性宫颈黏液异常,大多数医生采用人工授精。

在一个前瞻性的双盲、安慰剂对照试验中,抗精子抗体阳性的男性患者采用甲泼尼龙治疗后,其抗精子 IgG 下降,但精子结合性 IgA 或妊娠结局并无改善。事实上,近期的研究和观点,均不支持采用皮质类固醇治疗抗精子抗体阳性的患者,因为单纯人工授精的妊娠率即高于皮质类固醇与计划性交的联合治疗效果。另外,抗精子抗体阳性与否,并不影响 ART 的治疗,包括超促排卵、IUI、IVF 及 ICSI。

六、感染性不育

【病因】

1.结核感染　破坏输卵管及子宫内膜,引起不育。

2.衣原体感染　与 PID 的关系十分密切。在美国,衣原体是急性输卵管炎的主要病原体,约见于 20% 的病例。衣原体还会引起女性生殖道无症状的亚临床感染。所有这些都会造成输卵管的明显损害。在一项包含 286 名妇女的 IVF 研究中发现,衣原体阳性与输卵管损害高度相关,但其 IVF 结局与对照组无明显差异。

3.支原体感染　解脲支原体和人型支原体均可在不育夫妇的宫颈黏液及精液中发现。支原体感染的发生率在不育夫妇中要高于能生育夫妇,但支原体对生育的影响尚不清楚。由于治疗的结果不一致,使不育夫妇支原体感染的治疗存在争议。在一个双盲研究中,对支原体感染采用多西环素治疗并未显示对受孕率的影响。目前认为,除非今后有明确的证据表明支原体感染或其治疗与生育结局有关,否则不建议在不育症评估中对此常规检查。

4.细菌性阴道病(BV)　是妇科常见病之一。在一个包含 771 例患者的 IVF 治疗中,BV 患病率为 24.6%。虽然其妊娠率未受影响(32.1% vs.29.6%;RR 1.08,95% CI 0.85～1.39;OR 1.12,95% CI 0.77～1.64),但其自然流产率明显增加(36.1% vs.18.5%);考虑其他高危因素,调整后 RR 2.03,95% CI 1.09～3.78;调整后 OR 2.67,95% CI 1.26～5.63。但目前还不清楚,在 IVF 前与 IVF 中,BV 治疗是否会减少自然流产率。

【检查和诊断】

由于衣原体感染的危害性,在进行 HSG 等宫腔操作之前,应采用合适的敏感的方法,常规行衣原体筛查。如结果阳性,则夫妇双方都要予以适当的随访治疗。未作筛查者,在宫腔操作前应予预防性使用抗生素。

七、原因不明性不育

【检查和诊断】

经过男女双方的上述详细检查,仍不能发现不育原因者约占10%,属于原因不明。

【治疗】

原因不明者在不育症中占有相当的比例,有报道高达30%。该诊断的主观性很大,并取决于诊疗水平及检查方法的选择。如诊疗水平较低,或检查不充分,则会出现较多的原因不明诊断。从定义的角度,原因不明的不育症是无法进行直接的治疗。如不育时间短、女方年龄较轻,可先行期待治疗。需治疗者,应考虑采用超促排卵、IUI,甚至IVF-ET等辅助生殖技术的方法。

【临床特殊情况】

1.基本方面　关于诊疗开始时间,目前比较一致的看法是,任何期盼生育的夫妇,在有规律无保护的性生活1年后女方未妊娠,就应考虑作有关不育的临床检查。在一些情况下,如有月经异常或排卵异常、严重盆腔感染性疾病(PID)或家族性原因者,则宜更早地进行评估。由于生育力与女性年龄高度相关,一些专家提出,对于35岁,特别是40岁以上的妇女,不育症的评估可在女方6个月未孕后即开始。

要创造良好的就诊环境,利于询问及讨论有关性的敏感话题。

女性不育症最初评估时,应强调其伴侣在场,并参与以后的治疗,也使其伴侣有机会咨询一些相关的问题。同时做好宣教,告知受孕的过程及受孕窗口期。在排卵前5天到排卵日期间,受孕的可能性增加。如男方精液正常,在上述期间每日性交可得到最大的受孕机会。虽然性交频率增加会减少精子数量,但不足以因此降低受孕机会。性交时不要使用油基润滑剂,以免损伤精子。

男女双方因素约占不育病因的10%。包括男女双方各自具有不育因素,以及夫妻双方性知识缺乏、心理障碍等原因也可导致不育。

2.检查方面　对于受孕延迟者应予初步评估,特别询问其生活方式和性生活史,发现那些可能有受孕问题的患者。

在开始正式治疗前,需要完成的基本检查为:①精液分析;②盆腔B超检查;③排卵监测;④输卵管通畅性检查。在进行第④项检查之前,应了解前3项检查的结果。

超声影像学检查是一项无创、方便、阳性率及准确率高的检查。可发现子宫、卵巢、输卵管的明显器质性病变,如畸形、肿瘤、包块、息肉、积水等。连续监测可了解卵巢卵泡发育及排卵情况,做窦卵泡计数还可了解卵巢储备功能。

近来采用的卵巢储备性检查,其预测生育力的敏感性和特异性均有限;但如促性腺激素水平较高的话,其生育力可能降低。不论患者年龄大小,上述检查的任何一项异常都意味着对妊娠的不良影响;而上述指标的正常,并不能否定年龄对生育的影响。卵巢储备性检测的意义在于,一旦发现它有下降的可能,应予不育症方面的积极检查与治疗,包括及时改变诊疗的思路与方法。

性交后试验(PCT)缺乏可重复性、标准方法及统一的评判标准,检测正常值的定义很不统一。此外,PCT结果与妊娠结局的相关性较差,对于妊娠的预测价值也很低。而且,PCT异常的各种改善性治疗,均不能令人信服地增加妊娠率。在一个随机对照试验中,不论是否行PCT检查,在24个月的治疗后,其累积受孕率相同;PCT检查正常,并未预示累积妊娠率的增加(干预组 vs.对照组:49% vs.48%)。这些发现说明,PCT检测与否并不影响治疗结果。另外针对PCT异常的各种改善性治疗,并未令人信服增加累积妊娠率。因此,PCT可否作为不育症检查存有争议。但在缺乏特殊检查的地方,PCT可提供一些基本信息,如宫颈黏液产生情况、性交是否成功以及是否有活精子存在。

虽然抗精子抗体（ASA）检测技术近来有所改进，现有的一些方法，如免疫实验、混合凝集实验等，可间接或直接检测 ASA。但到目前为止，ASA 的临床实用性尚不确定，PCT 对妊娠率无预测价值，也无证据显示现有的针对 ASA 阳性的治疗可改善生育力，因此临床上不必进行 PCT 常规检查及抗精子抗体筛查。

可能有生育问题的妇女，其甲状腺疾病的罹患率并不高于总的人群患病率，因此甲状腺功能的测定应限于有甲状腺疾病症状者，而不需常规测定。

3.治疗方面　不育症的治疗，带给患者的，可能不仅是一个经济负担，更是一个精神负担。

由于影响因素很多，不育症的治疗非常复杂。总的来说，应首先调整生活方式，其次找出主要的病因或影响因素，进行直接的针对性治疗。

面对不育夫妇时，医生不是简单地给出治疗方法，更要进行性知识、自然受孕等情况的宣教，提供并解释各种可供选择的治疗方法，包括期待治疗。

在病因显而易见（如月经异常等）等一些情况下，可不做全面检查即开始一般治疗；但如不能很快妊娠，则需开始全面检查。

不育症的上述正式治疗应在全面检查之后再开始。最初的重点应放在寻找可能影响生育的生活方式或环境问题上。不要忽略肥胖、营养及精神压力的影响。总的来说，需要治疗消除所有已发现的可能影响生育的因素。在许多病例，可能无法发现可满意解释不育的病因，或发现的病因没有直接有效的治疗方法。在这些情况下，建议采用人工授精±超促排卵、试管婴儿等辅助生殖技术的方法治疗。但这些方法都具有一定的风险，可能涉及第三方（精子、卵子、胚胎、代孕等），并要考虑社会心理、法律、伦理等方面，应充分告知患者。

对黄体中期血孕酮水平较低的不育者，许多临床医生经验性地采用天然孕激素治疗。该治疗虽无明显危害，但其效果却未被证实。

目前对于不育患者 LPD 的治疗，是经验性的，并且基于病因为孕酮不足的假设。在 LH 峰值 3 天后予肌注黄体酮 50～100mg/d，持续至下次月经的第 1 天，或至妊娠的 8～10 周。也可经阴道给药治疗。有研究报道，LPD 孕激素补充治疗后可提高妊娠率。但这些研究的样本量小、对照性差并且诊断标准各异。因此有关结论尚有待于前瞻性、大样本的随机对照试验的进一步研究。

卵巢早衰的促排卵治疗包括：①口服避孕药抑制促性腺激素（Gn），然后停药让 Gn 分泌及卵巢功能反弹；②GnRHa 抑制 Gn 分泌，然后注射大剂量 Gn；③糖皮质激素抑制免疫系统。但这些方法在临床随机试验中均未证实有效。

（李　娜）

第二节　辅助生殖技术

1978 年采用体外受精与胚胎移植技术诞生了世界第一例婴儿（俗称试管婴儿），这是人类生殖医学技术的重大突破。随着人类生殖辅助技术（ART）的不断深入开展与普及，ART 所带来的技术本身及社会、伦理、道德、法律等诸多方面的问题也日益突出，其应用的安全性值得进一步探讨。

【辅助生殖技术】

1.宫腔内人工授精（IUI）　自 1962 年第一篇报道 IUI 作为不孕症的治疗手段之一后，IUI 技术在不孕症治疗中得到了广泛的应用，根据 2004 年欧洲 IVF 监测规划报告所示 19 个国家共进行 98388 个 IUI 治疗周期,导致 12081 个胎儿出生(12.3％每周期),其中单胎占 87％,多胎占 13％。IUI 是指临床通过排卵监测确定排卵前后,将洗涤处理后的精子送入女方子宫腔内的技术。人工授精按精子来源不同分为无精子人工授精(AIH)或使用供精人工授精(AID)。宫腔内人工授精必须在腹腔镜或子宫输卵管造影证实至少一侧输卵管通畅的情况下使用。

(1)无精子人工授精的适应证:①男性因少精、弱精、液化异常、性功能障碍、生殖器畸形等不育;②宫颈因素不育;③生殖道畸形及心理因素导致性交不能等不育;④不明原因或免疫性不孕症。

(2)供精人工授精的适应证:①不可逆的无精子症、严重的少精症、弱精症和畸精症。②输精管复通失败。③射精障碍。④适应证①、②、③中,除不可逆的无精子症外,其他需行供精人工授精技术的患者。医务人员必须向其交代清楚:通过卵胞质内单精子显微注射技术也可能使其有自己血亲关系的后代,如果患者本人仍坚持放弃通过卵胞质内单精子显微注射技术助孕的权益,则必须与其签署知情同意书后,方可采用供精人工授精技术助孕。⑤男方和(或)家族有不宜生育的严重遗传性疾病。⑥母儿血型不合不能得到存活新生儿。

供精人工授精必须严格控制供精的来源,重视供精者的遗传筛查并排除性传播疾病和其他传染性疾病,禁止用新鲜精液进行 AID,必须采用由国家批准的规范的精子库提供的精子。

(3)宫腔内人工授精的禁忌证:①女方因输卵管因素造成的精子和卵子结合障碍;②男女一方患有生殖泌尿系统急性感染或性传播性疾病;③一方患有严重的遗传、躯体疾病或精神心理疾患;④一方接触致畸量的射线、毒物、药品并处于作用期;⑤一方有吸毒等严重不良嗜好。

(4)宫腔内人工授精的方法:

1)卵巢刺激:人工授精可以在自然周期或药物促排卵周期时进行,药物促排卵联合 IUI 可以提高妊娠率,超促排卵方案有很多种,如氯米芬(CC)、CC＋HMG、HMG、HMC＋GnRH 激动剂、HMC＋GnRH 拮抗剂等方案,当卵泡平均直径达 18mm 时,给予 hCG 5000～10000IU。促排卵联合 IUI 虽然可以提高 IUI 的妊娠率,但费用较自然周期高,而且有发生 OHSS 和多胎的风险。

2)卵泡及子宫内膜检测:在月经第 2 或 3 天需进行血基础内分泌检查,同时进行阴道超声检查以排除卵巢囊肿和内膜病变(如息肉等),促排卵治疗 7～8 天需通过 B 超和有关激素水平等联合监测卵泡的生长发育,雌激素水平可以提示卵泡发育成熟的状况,孕激素水平可以发现卵泡提早黄素化,LH 水平可以检测提前出现的 LH 峰。

3)人工授精的时机:选择应在排卵前后进行,采用基础体温无法准确预测排卵时间,目前多采用超声联合血或尿 LH 值和宫颈黏液指标能够较准确预测排卵时间。在超促排卵治疗中,当卵泡平均直径≥18mm 且宫颈黏液≥8 分时,给予 hCG 后,排卵将发生在 34～36 小时后,平均是 38 小时。如果成熟卵泡超过 4 个或直径 12mm 的卵泡超过 8 个,应停止给予 hCG,放弃本周期治疗。有些中心在给予 hCG 后 24 小时和 48 小时给予患者 2 次人工授精治疗,目前没有证据证明 2 次人工授精治疗比一次治疗效果好。

4)精子的处理:用于宫腔内人工授精的精子必须经过洗涤分离处理,以去除精液中的精浆成分、白细胞和细菌,目前,精液处理的方法多采用上游法和梯度离心法。虽然目前还没有一个明确的数值说明,精子密度低于多少就无法妊娠,但通常认为授精的活动精子密度需要达到 $1 \times 10^5/ml$,精子的活率和正常形态率对于妊娠的预后至关重要。国家卫生部人类辅助生殖技术规范要求处理后其前向运动精子总数不得低于 10×10^6。用于供精人工授精的冷冻精液,复苏后前向运动的精子不低于 40％。

5)宫腔内人工授精操作:用窥阴器暴露宫颈,用 1ml 注射针筒抽取经洗涤后的精液(0.5～1ml),将注射器连接到人工授精导管,然后将导管缓慢插入宫腔并注入精液。人工授精后,嘱患者适当抬高臀部,平卧 20～30 分钟即可起床离开。

（5）影响宫腔内人工授精成功率的因素：人工授精的临床妊娠率因各个中心的患者情况不同和是否使用促排卵药物而有很大差异，影响宫腔内人工授精成功率的因素有：①不孕的原因；②患者夫妇的年龄；③不孕持续的时间；④精子的参数；⑤IUI 治疗周期数。

2.体外受精-胚胎移植（IVF-ET）　20 世纪 80 年代以 Edwards 和 Steptoe 首创的体外受精-胚胎移植技术主要用于解决女性不育问题，1992 年 Palermo 使用卵泡浆内单精子显微注射技术治疗男性不育。近年来，随着分子生物学技术的发展，在辅助生殖的基础上结合现代分子生物学，发展成为胚胎植入前遗传学诊断技术。

IVF-ET 是将不孕夫妇的精子和卵子取出，在体外完成受精和胚胎的早期发育，然后将早期胚胎放回患者子宫内，使其继续发育、生长直至足月分娩。

（1）IVF-ET 的适应证：①女方各种因素导致的配子运输障碍；②排卵障碍；③子宫内膜异位症；④男方少、弱精子症；⑤不明原因的不育；⑥免疫性不孕。

（2）体外受精-胚胎移植术前准备

1）不孕症检查。

2）女方检查：女性内分泌功能检查：月经周期第 2～3 天采血测定 FSH、LH、PRL、T、E，了解基础内分泌功能，近年来，也有采用测定基础抑制素 B 和抗米勒管激素（AMH）预测卵巢储备功能。必要时测定甲状腺、肾上腺皮质功能及其他内分泌功能。B 超检查：了解子宫位置、形态、子宫内膜情况、双卵巢情况（大小和基础卵泡数目）和双输卵管情况（有无积水）。宫腔镜检查：B 超或 HSG 发现宫腔内有异常、先天性子宫畸形、有反复宫腔操作史、月经减少、继发性闭经、反复胚胎种植失败者。对宫腔镜检查的患者应行内膜或组织物的病理学检查，以对临床治疗提供依据。传染病等的检查：各种病毒性肝炎、TORCH、梅毒筛查（RPR）、艾滋病筛查（HIV）、生殖器官的支原体、衣原体等。重要器官功能检查：血、尿常规、肝、肾功能检查、乳房检查、子宫颈涂片、胸透等。遗传学检查：对既往有不良妊娠史或反复自然流产的患者需进行双方染色体检查、血型和免疫学检查。ICSI 治疗者需行染色体检查或 Y 染色体缺失的分析。

3）男方检查：精液检查：少、弱精患者应连续至少检查两次。男性睾丸内分泌功能检查：反复多次精液检查少、弱、畸精患者，可抽血查 FSH、LH、PRL、T、E$_2$。精子功能检查：精子穿透试验、精子顶体反应。男方病原体及重要器官检查：各种病毒性肝炎、乙肝两对半、梅毒筛查（RPR）、艾滋病筛查（HIV）、血常规和肝、肾功能检查等。无精症者患者行附睾或睾丸穿刺活检。

（3）促排卵方案的选择：应根据患者的年龄、血基础 FSH 水平、卵巢的体积和窦卵泡数综合考虑。常用的促排卵方案有：

1）长方案：月经前 7～10 天给予 GnRH 激动剂（GnRHagonist）至 hCG 注射日，月经第 3～5 天当血 E$_2$ 水平<50pg/ml 时开始 Gn（r-FSH 或 HMG）注射，每天使用剂量 150～450IU。对于 Gn 的起始剂量目前没有统一的标准，主要根据患者的年龄、血基础 FSH 水平、窦卵泡数、BMI 指数和前次促排卵反应综合考虑。注射过程中应通过超声检查与激素测定严密监测卵巢的反应性，包括卵巢中卵泡的数量、大小及生长速度和外周血中性激素的水平来调整药物使用剂量。

2）短方案：月经第 2 天给予 GnRH 激动剂（短效）至 hCG 注射日，同时给予 Gn（r-FSH 或 HMG）注射，每天使用剂量 150～450IU。

3）超短方案：主要适用卵巢反应不良、卵泡数量少的患者。月经第 2 天给予 GnRH 激动剂（短效），仅用数天。同时给予 Gn（r-FSH 或 HMG）注射，150～450IU/d。

4）超长方案：主要适用子宫内膜异位症或子宫肌腺症的患者。长效 GnRH 激动剂三个疗程，于末次 GnRH 激动剂第 28 天开始给予 Gn 注射。

5)GnRH 拮抗剂方案：月经第 2~3 天给予 Gn 注射，注射第 5~6 天或卵泡≥14mm 时每天给予 GnRH 拮抗剂 0.25mg 至 hCG 注射日。GnRH 拮抗剂方案的优点是患者超排卵时间短，不需要事先进行垂体抑制，更方便患者。

6)在下列情况下可考虑在使用超促排卵药物的同时加用人重组 LH(Luveris,乐芮)75IU 或 150IU。主要适合于：①年龄近 38 岁；②血基础 LH 水平<1.5IU/ml；③前次促排卵反应较差；④本次促排卵血雌激素水平较低。

(4)IVF 超排卵中的检测：①阴道 B 超：定期检测卵泡的多少及大小。②测定血 LH、E_2、P 水平。

(5)hCG 使用时机：主要参考卵泡直径的大小和外周血中 E_2 水平、卵泡数目、血 LH、P 水平、子宫内膜情况及所用促排卵药物。一般情况下，当主导卵泡中有 1 个平均直径达 18mm 或 2 个达 17mm 或 3 个达 16mm 时，可于当天停用 Gn，给予 hCG 5000~10000IU，36 小时后穿刺取卵。

(6)穿刺取卵：B 超引导下经阴道穿刺卵泡，抽取卵泡液并从中获得卵母细胞。

(7)体外授精：授精一般在取卵后 3~5 小时进行，将获得的卵母细胞与经过上游法或梯度离心法处理的精子按 5000~10000 精子/卵子的密度进行体外授精。

(8)受精及卵裂情况的检查：授精后 18~20 小时，检查卵子的受精情况，正常受精卵应有 2 原核，核内清晰核仁，2 个极体，透明带完整、规则，卵浆清晰、均匀。授精后约 48 小时观察受精卵卵裂情况，根据卵裂球的数目、均匀程度及碎片的多少给胚胎评分。

(9)胚胎移植：受精卵经过体外 48~72 小时培养后(也可体外培养 5 天至囊胚)，挑选胚胎评分高、质量好的胚胎 1~3 个在超声引导下植入子宫腔内。

(10)黄体支持：IVF-ET 术后一般需要黄体支持，通常采用黄体酮或 hCG。黄体酮每天给予肌注 50~80mg 或阴道制剂 300~600mg，hCG 肌注 2000IU q5d，给予 hCG 时应注意 OHSS 发生的风险，当 hCG 日 E_2 水平为 2500~2700pg/ml，卵泡数达 10 个，应避免用 hCG 给予黄体支持。

(11)随访：胚胎移植后两周检测血或尿 hCG 以判断妊娠。如超声诊断明确子宫内有妊娠囊、或流产、宫外孕并经病理组织学诊断妊娠物为绒毛组织则称临床妊娠。仅血或尿 hCG 阳性，而不能确认临床妊娠者称为生化妊娠。

3.卵胞质内单精子显微注射(ICSI)　ICSI 技术是在显微操作系统的帮助下将一个精子通过卵子透明带、卵膜，直接注射到卵子胞质中使其受精。目前是严重少、弱、畸精症甚至无精症患者的主要治疗手段。

ICSI 的适应证：①严重的少、弱、畸精子症；②不可逆的梗阻性无精子症；③生精功能障碍(排除遗传缺陷疾病所致)；④体外受精失败；⑤精子顶体异常；⑥需行植入前胚胎遗传学检查的。

4.赠卵技术　是指采用健康的第三方(供者)自愿捐赠的卵子进行的辅助生殖技术。

(1)赠卵的适应证：①丧失产生卵子的能力，如卵巢早衰、双侧卵巢切除术后、绝经期的患者；②女方是严重的遗传性疾病携带者或患者(如 Turner 综合征、X 性连锁疾病、半乳糖血症、地中海贫血等)；③具有明显的影响卵子数量和质量的因素导致反复 IVF 治疗失败。

(2)子宫内膜的准备：使受者的子宫内膜的着床窗口与供者的胚胎发育同步。

1)对于无排卵者，受者每天口服戊酸雌二醇片 4~8mg，至少 12~14 天后方可使用黄体酮。每天黄体酮注射剂量 100mg 或阴道栓剂 600mg，黄体酮给予的时间需严格控制，如在受者月经周期第 15 天给予黄体酮，则第 18 天移植第 2 天胚胎(4 细胞)，第 19 天移植第 3 天胚胎(8 细胞)。一旦妊娠，激素替代治疗需持续至妊娠 7~9 周。

2)对于有排卵者，受者前次月经第 21 天给予 GnRH 激动剂降调节，月经来潮后监测血 E_2 水平，若≥50pg/ml 时，则周期的第 1~4 天每天给予戊酸雌二醇 2mg，第 5~8 天每天给予戊酸雌二醇 4mg，第 9

天开始每天给予戊酸雌二醇 6mg,黄体酮的用法与内膜种植窗的选择同前。也有的方案在给予黄体酮日开始戊酸雌二醇改为每天 4mg 维持。

5.胚胎植入前遗传学诊断(PGD)　PGD 技术是指从体外受精的胚胎中取 1～2 个卵裂球或者取卵细胞的第一极体在种植前进行遗传学性状分析,可用以鉴定胚胎性别,分析胚胎染色体,然后移植基因正常的胚胎,从而达到优生优育的目的。遗传学性状监测方法通常是荧光原位杂交或各种 PCR 技术。

PGD 技术的适应证:主要用于单基因相关遗传病、染色体病、性连锁遗传病及可能生育异常患儿的高风险人群等。

6.胚胎冷冻与冷冻胚胎复苏移植技术　IVF-ET 技术中使用超排卵往往会同时取得多个成熟卵子,并可能发育成胚胎,除了移植入子宫的胚胎外,将剩余的胚胎通过胚胎冷冻技术保存起来。胚胎冷冻的目的是为有剩余胚胎的 IVF 治疗患者提供多次移植的机会,提高每次移植周期的累积妊娠率,提高 IVF 治疗效率,减少患者治疗费用。此外,有发生卵巢过度刺激综合征(OHSS)的可能时,取消新鲜胚胎移植,将胚胎冷冻保存等待患者情况好转后再行冻胚胎复苏移植,这样可以降低 OHSS 发生率。同时,有助于减少胚胎移植个数,降低多胎移植风险。目前,胚胎冷冻技术有程序化慢速冷冻法和玻璃化冷冻法。

冷冻胚胎复苏移植前子宫内膜的准备方案:目的是使子宫内膜的着床窗口与植入的胚胎发育同步。

(1)自然周期方案:适用于月经周期规则、有排卵的患者。从月经第 10 天开始,B 超监测卵泡生长,同时监测血中 E_2、LH 水平,B 超监测至排卵,第 2 天胚胎于排卵后 48 小时移植,第 3 天胚胎于排卵后 72 小时移植。

(2)雌孕激素替代方案:适用于排卵不规律或无排卵的患者。从月经第 2 天开始每天口服戊酸雌二醇 4～6mg,第 12 天监测血 E_2 水平和子宫内膜厚度,当 E_2 水平达 250pg/ml,内膜厚度达 8mm 时,开始给予黄体酮,每天 80～100mg,第 2 天胚胎在注射黄体酮后第 4 天移植,第 3 天胚胎在注射黄体酮后第 5 天移植。戊酸雌二醇和黄体酮一直用至移植后 2 周,若确定妊娠,继续用至妊娠 3 个月。

(3)降调节＋雌孕激素替代方案:适用于排卵不规律或无排卵的患者。前个月经第 21 天给予 GnRH 激动剂降调节,月经来潮后超声测量子宫内膜厚度,若子宫内膜＜5mm,则月经第 1～5 天每天给予戊酸雌二醇 2mg,第 6～9 天每天给予戊酸雌二醇 4mg,第 10～15 天每天给予戊酸雌二醇 6mg,第 13 天超声测量子宫内膜厚度,若子宫内膜≥8mm,则加用 400mg 黄体酮阴道栓剂,每日 2 次,第 2 天胚胎在黄体酮使用后第 4 天移植,如果内膜子宫内膜厚度 6～8mm,可考虑增加戊酸雌二醇每天至 8mg＋阿司匹林每天 75mg,两天后超声随访子宫内膜厚度。

7.未成熟卵体外成熟技术(IVM)　IVM 技术是指模拟体内卵母细胞成熟环境,使从卵巢中采集的未成熟卵母细胞在体外经过培养到达成熟。

(1)IVM 技术的适应证:①PCOS 患者为了预防 OHSS 的发生或是在超排卵过程中卵巢反应低下或卵泡发育停滞;②不能接受超排卵治疗而有生育要求的患者如乳腺癌、卵巢癌术后。

(2)IVM 的步骤:包括临床方案、未成熟卵获取、未成熟卵体外成熟、卵子受精、胚胎移植、子宫内膜的准备和黄体支持。

1)IVM 的临床方案:①非 Gn 刺激方案:无须应用 Gn 刺激治疗,通常于卵泡期或黄体酮撤退性出血后,卵泡直径达到 5～12mm 时,注射 hCG 10000IU,36 小时后取卵。②小剂量 Gn 刺激方案:卵泡期或黄体酮撤退性出血后 3～5 天,每天使用小剂量 Cn 75IU 刺激 5～10 天,当卵泡直径达到 5～12mm 时,注射 hCG 10000IU,36 小时后取卵。

2)未成熟卵获取:B 超引导下经阴道穿刺卵泡,通常采用 17g 双腔取卵针冲洗每个卵泡并从中获得卵母细胞。

3)未成熟卵体外成熟和卵子授精:将未成熟卵置于 1ml IVM 培养液＋75mIU/ml FSH＋75mIU/ml LH 中培养至成熟,脱去外周的颗粒细胞,通过 ICSI 技术使卵子受精。

4)子宫内膜准备和黄体支持:当子宫内膜偏薄时,需补充外源性的雌激素,可在取卵前或取卵当天开始口服戊酸雌二醇 2～6mg,使内膜在移植前≥8mm,可以通过血雌激素水平调整用药量。于行 ICSI 注射日当天开始每天加用黄体酮 40～60mg。

【辅助生殖技术并发症】

1.卵巢过度刺激综合征(OHSS)　OHSS 是应用超促排卵药物诱发排卵,引起卵巢有过多卵泡发育,导致患者血液浓缩,血浆外渗,出现胸水、腹水、尿量减少、肝肾功能异常,严重者可危及生命。与患者所用超排卵药物的种类、剂量、治疗方案、患者的内分泌状态以及是否妊娠等因素有关。中度 OHSS 发生率为 3%～6%,重度 OHSS 发生率为 0.1%～2.0%。

(1)病理生理:OHSS 的病理生理特点是毛细血管通透性增加,导致体液从血管进入体腔(如腹腔、胸腔)。其发病机制不清,hCG 的使用是触发 OHSS 的重要因素。超排卵过程内皮细胞和中性粒细胞活化,释放组胺、前列腺素和血管内皮生长因子(VEGF)等,参与 OHSS 过程。卵巢肾素-血管紧张素系统在 OHSS 中有一定作用,LH、hCG 可启动肾素基因表达,OHSS 患者血浆总肾素水平与 OHSS 严重程度相关。

OHSS 有两种类型,发生机制各有异同。早期 OHSS(也称医源性 OHSS),与外源性应用 hCG 有关,发生在 hCG 注射后 3～7 天,晚期 OHSS(也称自发性 OHSS)出现在 hCG 升高后 12～17 天,源于妊娠分泌的内源性 hCG。两种 OHSS 共同的病理生理基础是卵泡过度生长。早期 OHSS 超排卵促进多个卵泡发育,在 hCG 注射日雌激素水平和卵泡数目显著增加。晚期 OHSS 原因可能是妊娠来源的 hCG 促进多个卵泡生长和次级黄体形成,与排卵前卵巢反应参数无显著相关性。

(2)高危因素:①年轻、低体重指数的患者;②PCO 或 PCOS 的患者;③以前曾有 OHSS 病史者;④使用 hCG 诱导排卵及黄体支持;⑤当 E_2＞4000pg/ml,卵泡数＞20 个时。

(3)临床表现及分级:临床表现包括体重迅速增加,少尿或无尿,血液浓缩,白细胞增多,低血容量,电解质失衡,常表现为低钠和高钾,出现相关并发症如腹水、胸水和心包渗出等,卵巢囊肿扭转或破裂,肝肾功能障碍,血栓形成,多器官功能衰竭,严重者可导致死亡。通常先出现腹胀,继而恶心、呕吐和腹泻,可进展为乏力,气短和尿量减少,提示疾病恶化。根据 Golan 标准 OHSS 分为三度和 5 级,包括临床表现、体征、超声和实验室检查。

1)轻度 OHSS:1 级为腹胀/腹部不适;2 级为 1 级加恶心、呕吐和(或)腹泻、卵巢增大到 5～12cm。

2)中度 OHSS:3 级为轻度 OHSS,加超声下腹水的证据。

3)重度 OHSS:4 级为中度 OHSS 加临床腹水证据,和(或)胸水或呼吸困难;5 级为血容量改变,血液浓缩致血黏度增加,凝血异常和肾功能减退。

(4)OHSS 的预防:鉴于 OHSS 病因不清,没有根本的治疗方法,预防 OHSS 的发生或减轻 OHSS 的程度是治疗的关键。可通过以下两个水平预防 OHSS 发生:

1)限制 hCG 的浓度和剂量。通过调整促排卵方案减少对卵巢的刺激,降低促排卵的 hCG 剂量(1000IU 降至 5000IU 或 2500IU),冷冻所有的胚胎,使用孕激素代替 hCG 支持黄体,以及单个囊胚移植,减少多胎等方法减少 OHSS。

2)在不损害子宫内膜和卵子质量前提下,寻找诱导黄体溶解的方法。包括滑行疗法,应用 GnRHa 替代 hCG 触发排卵,应用白蛋白,早期单侧卵泡穿刺(EUFA)。近年来,有研究使用多巴胺激动剂卡麦角林预防 OHSS 的报道。值得注意的是,上述方法仅能够降低高危患者 OHSS 发生的几率,而不能完全阻止

OHSS。

（5）OHSS的治疗：轻度的OHSS可以在门诊随访治疗：限制每天摄入的液体量不超过1升，建议摄入矿物质液体；每天监测体重、腹围和液体出入量，如体重一天增加≥1000g或尿量明显减少，需及时就诊；轻微活动，避免长时间卧床休息以免发生血栓；对于妊娠合并OHSS的患者需加强监控，特别是血清hCG浓度迅速上升的患者。对于出现下述症状和体征的重度OHSS患者需住院治疗：

1）恶心、呕吐、腹痛、不能进食、少尿、无尿、呼吸困难，张力性腹水、低血压。

2）实验室指标：血液浓缩（血球压积＞45％），外周血白细胞计数＞15000，血肌酐＞1.2，肌酐清除率＜50ml/min，肝脏酶异常，严重的电解质紊乱（血清钠浓度＜135mmol/L、血清钾浓度＞5mmol/L）。

3）根据患者病情每2～8小时测定生命体征，每日测量体重、腹围和液体的出入量。每日测定白细胞计数、血红蛋白浓度、血球压积、电解质、尿液比重。超声定期检查腹水和卵巢的大小，呼吸困难者需测定血氧分压，根据病情需要定期检查肝肾功能。

4）液体处理：重度OHSS的患者入院时常处于低血容量状态，可以给予5％的葡萄糖生理盐水500～1000ml，以保持患者尿量＞20～30ml/h以及缓解血液浓缩。若上述治疗效果不佳，可考虑使用白蛋白治疗，20％的白蛋白200ml缓慢静滴4小时，视病情需要可间隔4～12小时重复进行。应慎重使用右旋糖苷，因可能导致成人呼吸窘迫综合征（ARDS），血液浓缩纠正后（血球压积＜38％）方可使用利尿剂，频繁使用利尿剂容易导致血液浓缩引起血栓形成。通过治疗症状有所改善，患者有排尿，可以进食，可给予少量静脉补液或可停止补液。

5）腹水处理：当患者出现腹水导致的严重不适或疼痛、肺功能受损（呼吸困难、低氧分压、胸水）、肾功能受损（持续性少尿、无尿血肌酐浓度升高、肌酐清除率下降）时需考虑超声引导下进行胸腔穿刺或腹腔穿刺放液。

6）重度OHSS处于血液高凝状态，预防性给予肝素5000IU皮下注射每日2次，鼓励患者间歇性翻身、活动、按摩双腿，如发现血栓形成的症状和体征，应及时诊治。

2.异位妊娠　在IVF治疗过程中，异位妊娠发生率为2.1％～9.4％。宫内合并宫外孕在自然妊娠发生比例为1：15000～1：30000，而在IVF治疗中，其发生几率较自然妊娠上升300倍。有许多因素与异位妊娠发生有关，如患者曾有异位妊娠或输卵管手术史、输卵管积水、盆腔炎症等。IVF-ET术后异位妊娠的发生还可能与IVF治疗本身有关，如胚胎移植时放入宫腔的深度、移植管内的液体量、移植时推注的速度、植入胚胎数目的多少、胚胎与子宫内膜发育的同步性等。

3.多胎妊娠

（1）与移植胚胎数目有关：IVF-ET中通常移植2～3个胚胎，双胎发生率为25％，三胎发生率为5％。多胎妊娠直接造成妊娠并发症和围产儿死亡率上升。多胎妊娠可以通过减少移植胚胎个数来控制，目前欧美等国家通过选择性单胚胎移植（eSET）方法使多胎出生率降至2％，虽然新鲜胚胎移植周期中eSET较2个胚胎移植的胎儿出生率低，但两种方法的累积胎儿出生率无显著性差异。一旦发生多胎妊娠可以通过多胎妊娠减胎术保留1～2个胚胎。

（2）多胎妊娠减胎术：经阴道超声引导下减胎术：通常在妊娠6～8周进行，具体操作方法如下：患者排空膀胱，取截石位，碘附消毒外阴、阴道。在阴道B超探头外罩无菌橡胶套，安置穿刺架。探测子宫及各妊娠囊位置及相互关系，选择拟穿刺的妊娠囊。使用穿刺针，在阴道B超引导下，由阴道穹隆部进针，经宫壁穿刺所要减灭的胚囊和胚胎。以穿刺针穿刺胚体加15kPa负压，持续1～2分钟，或以穿刺针在无负压下于胚体内来回穿刺，如此反复以造成对胚胎的机械破坏直至胎心消失。或采用抽吸负压的方法，即先加负压至40kPa，当证实穿刺针已经进入胚胎内，在短时间进一步加负压至70～80kPa，可见胚胎突然消失，妊娠囊略缩小,此时应立即撤除负压,避免吸出囊液。检查见穿刺针塑料导管内有吸出物,并见有白色组织样物混于其中,提示胚芽已被吸出。术前可酌情使用抗生素、镇静剂或黄体酮。对于孕周较大无法通过上述方法减胎的,可以考虑向胎儿心脏搏动区注射氯化钾,具体方法是:在阴道超声引导下,由阴道穹隆部进针至要减灭的胚囊和胚胎心脏搏动区推注10%氯化钾1~2ml,注射后观察胎心减慢至停跳2~5分钟,胎心搏动未恢复即拔针。所注射氯化钾剂量应根据胎龄大小做调整,减胎术后24小时及1周各行一次超声检查,观察被减灭和保留的胎儿情况。

4.损伤和出血   取卵穿刺时可能损伤邻近器官或血管。阴道出血的发生率为1.4%~18.4%,多数情况不严重,经压迫或钳夹均能止血,经上诉处理无效者,需缝合止血。腹腔内或后腹膜出血的发生率约为0~1.3%,其临床表现为下腹痛、恶心、呕吐,内出血较多可表现有休克症状。

5.感染   发生率为0.2%~0.5%,接受IVF治疗的患者其生殖道或盆腔可能本来就存在慢性炎症,阴道穿刺取卵或胚胎移植手术操作使重复感染的危险性升高。盆腔炎症状可在穿刺取卵后数小时至1周内出现,表现为发热、持续性下腹痛、血白细胞上升。而卵巢脓肿是较严重的并发症,其发病的潜伏期较长,可从4天到56天不等,因开始的症状不典型,与取卵后患者多有卵巢较大、下腹不适感无法区分,较易误诊而延误治疗。

【特殊病例的辅助生殖技术】

1.子宫内膜异位症合并不孕的辅助生殖技术   对于轻度子宫内膜异位症不孕患者,超排卵合并宫腔内人工授精治疗可以改善其临床妊娠率,由于卵巢刺激可能导致子宫内膜异位症病情的发展,因此控制性超排卵合并宫腔内人工授精治疗周期应控制在3~4个周期,若无效建议行IVF治疗。子宫内膜异位症对IVF治疗结局的影响目前仍不清楚,一项涉及22个非随机研究的meta分析结果发现:子宫内膜异位症妇女IVF成功率低于输卵管因素不孕妇女,而且重度子宫内膜异位症妇女IVF成功率低于轻度子宫内膜异位症妇女。而人类受精与胚胎学权威数据分析提示:子宫内膜异位症妇女IVF胎儿出生率与不明原因不孕的妇女相似。对于中、重度子宫内膜异位症妇女IVF治疗前使用GnRH-a治疗,可以改善妊娠成功率。欧洲生殖与胚胎学学会(ESHRE)指南建议对于子宫内膜异位症妇女,因输卵管因素、男性因素导致的不孕或经过其他方法治疗无效者,宜行IVF治疗。对于IVF治疗前卵巢子宫内膜异位囊肿的患者,有明显症状或未经手术确诊为卵巢内膜样囊肿直径≥5cm者,宜行腹腔镜检查以除外卵巢肿瘤。而IVF前的手术治疗并未提高妊娠结局,应该引起关注的是手术可能影响正常卵巢组织导致卵巢储备功能受损。直径<5mm的复发性卵巢内膜样囊肿更倾向于暂时不行重复手术治疗而直接行IVF治疗。IVF前或取卵时进行卵巢内膜样囊肿的穿刺,但是此技术对于IVF妊娠结局的影响仍有争论,由于该技术不能提供组织学诊断,而且复发率很高,并有感染的风险,因此,取卵时往往不提倡囊肿穿刺。

2.多囊卵巢综合征(PCOS)合并不孕的辅助生殖技术

(1)对于PCOS合并不孕的患者在行助孕治疗之前,强调生活方式的改变是非常重要的,特别是体重指数较高的患者,控制饮食、增加锻炼、减轻体重、控制抽烟、饮酒尤其重要。枸盐酸氯米芬(CC)仍然是PCOS患者诱导排卵的一线药物,若CC治疗不成功,可以采用外源性FSH或HMG促排卵或腹腔镜手术治疗。采用外源性FSH或HMG促排卵治疗易增加多胎和OHSS发生的风险,因此,促排卵治疗过程中需严密监控。PCOS患者仅腹腔镜手术治疗有效率不到50%,手术联合促排卵治疗能够改善妊娠率。如上述治疗无效,可考虑行IVF治疗。

(2)对于PCOS的不孕患者使用胰岛素增敏剂二甲双胍的问题,目前的研究结果认为二甲双胍可以改善排卵率和临床妊娠率,降低OHSS的发生率,但无助于改善胎儿出生率。

(3)芳香化酶抑制剂药物如来曲唑诱导排卵:自2000年Mitwally首次应用来曲唑治疗CC促排卵失

败的病例取得成功,研究发现来曲唑诱导排卵有效率可以达到 $70\%\sim84\%$,妊娠率 $20\%\sim27\%$ 。来曲唑无类似 CC 的抗雌激素作用,提高卵巢对促排卵药物的敏感性,可以降低外源性 FSH 的用量。但其远期安全性有待于进一步研究。

(4)PCOS 患者行 IVF 时卵巢对外源性促性腺激素的反应与正常妇女不同,其对外源性促性腺激素敏感性增加,表现为卵泡募集过多、雌激素水平较高和 OHSS 发生率较高。PCOS 患者行 IVF 时的超排卵大多使用长方案,使用 GnRH 激动剂进行垂体降调节,有助于降低 PCOS 患者体内高 LH 水平改善卵子质量。外源性促性腺激素药物的应用宜采用低剂量缓增方案。

(5)未成熟卵体外成熟技术(IVM):近年来,对于 PCOS 患者有采用 IVM 技术使其妊娠,IVM 的优点是患者不用或很少量的使用外源性促性腺激素药物,避免了 OHSS 发生的危险性,但该技术的有效性和安全性有待于进一步证实。有研究发现通过 IVM 技术成熟的卵子,其异常纺锤体和染色体构型发生率较高。

3.输卵管积水患者行辅助生殖技术前的处理　研究发现输卵管积水的不孕患者行 IVF 治疗的成功率只有无输卵管积水患者的一半,而且流产率和宫外孕率较高。输卵管积水可能通过以下机制影响 IVF 治疗结局:①机械"冲刷"作用;②对胚胎、配子的毒性;③子宫内膜接受性下降;④对子宫内膜的直接作用,导致宫腔积液。IVF 前行腹腔镜下输卵管切除术或输卵管近端堵塞术有助于改善 IVF 治疗结局,而且两种治疗效果相似。经阴道行输卵管积水穿刺术的疗效有待于进一步证实。输卵管切除术是否会影响卵巢功能目前尚存争议,因此有人建议对于双侧输卵管积水或超声下观察到输卵管积水的患者,建议手术治疗。

(李　娜)

第三篇 产科

第十六章 正常妊娠

第一节 妊娠生理

妊娠全过程平均约38周,是非常复杂、变化极为协调的生理过程。

一、胚胎形成与胎儿发育

(一)胚胎形成

受精卵形成及着床是胚胎形成过程中重要的部分。

1.受精卵形成 受精是指精子与卵子结合形成受精卵的过程。成熟精子在精液中没有使卵子受精的能力,精子在子宫腔和输卵管游动中,精子顶体表面糖蛋白被女性生殖道分泌物中的α、β淀粉酶降解,顶体膜结构中胆固醇/磷脂比率以及膜电位发生改变,使膜稳定性降低,此过程为获能。获能的主要场所是子宫和输卵管。卵子从卵巢排出后,经输卵管伞部数分钟后进入输卵管,到达壶腹部与峡部连接处时,由于该处肌肉收缩,停留约2~3天,等待受精。通常认为卵子受精必须发生在排卵后几分钟或不超过几小时,因此排卵时精子必须存在于输卵管。获能的精子与卵子的放射冠接触后,精子头部外膜和顶体前膜融合、破裂,释放一系列顶体酶,即所谓顶体反应,借助顶体酶,精子穿过放射冠、透明带,精子头部与卵子表面相结合。受精后,次级卵母细胞完成第二次成熟分裂,与精原核融合,形成二倍体受精卵。

2.受精卵着床 在受精后30小时,受精卵在输卵管内缓慢向子宫方向移动,同时进行有丝分裂(又称卵裂),大约在受精后3日,形成含有16细胞的细胞团,称为桑葚胚,进入子宫腔。桑葚胚中卵裂球之间的液体逐渐积聚形成早期囊胚。早期囊胚进入子宫腔并继续分裂发育成晚期囊胚。约在受精后第6~7日,晚期囊胚植入子宫内膜的过程,称受精卵着床。

着床必须具备的条件有:①透明带消失;②囊胚细胞滋养细胞分化出合体滋养细胞;③囊胚和子宫内膜同步发育并相互配合;④孕妇体内必须有足够数量的孕酮,子宫有一个极短的敏感期允许受精卵着床。受精卵着床经过定位、黏着和穿透三个阶段。

(二)胚胎和胎儿的发育及生理特点

1.胚胎、胎儿发育特征 以4周为一个孕龄单位。妊娠开始8周称为胚胎,是其主要器官结构完成分化的时期。自妊娠9周起称为胎儿,是其各器官进一步发育渐趋成熟时期。胚胎、胎儿发育特征如下:

4周末:胚囊直径约2~3cm,胚胎长约4~5mm,可以辨认胚盘与体蒂。

8周末:胚胎初具人形,头大占整个胎体一半。能分辨出眼、耳、鼻、口。四肢已具雏形。B型超声可见早期心脏形成并有搏动。

12 周末:胎儿顶臀长约 6～7cm,体重约 14g。外生殖器已发育,部分可辨出性别。多数胎儿骨内出现骨化中心,指(趾)开始分化,皮肤和指甲出现,胎儿四肢可活动。

16 周末:胎儿顶臀长 12cm,体重约 110g。从外生殖器可确定胎儿性别。头皮已长出毛发,胎儿已开始出现呼吸运动。皮肤菲薄呈深红色,无皮下脂肪。部分经产妇已能自觉胎动。

20 周末:胎儿身长约 25cm,体重约超过 300g,开始呈线性增长。皮肤暗红,出现胎脂,全身覆盖毳毛,并可见一些头发。开始出现吞咽、排尿功能。检查孕妇时可听到胎心音。

24 周末:胎儿身长约 30cm,体重约 630g,各脏器均已发育,皮肤出现特征性皱褶,皮下脂肪开始沉积,出现眉毛和睫毛。此期,支气管和细支气管扩大,肺泡导管出现,但是气体交换所需要的终末囊还未形成。

28 周末:胎儿身长约 35cm,体重约 1100g。皮下脂肪不多。皮肤粉红,有时有胎脂。眼睛半张开,有呼吸运动。此胎龄的正常婴儿有 90% 的生存机率。

32 周末:胎儿身长约 40cm,体重约 1800g。皮肤深红,面部毳毛已脱落,出现脚趾甲,睾丸下降,生活力尚可。除外其他并发症,此期出生婴儿通常可存活。

36 周末:胎儿身长约 45cm,体重约 2500g。皮下脂肪较多,毳毛明显减少,面部皱褶消失。胸部、乳房突出,睾丸位于阴囊。指(趾)甲已超出指(趾)端。出生后能啼哭及吸吮,生活力良好。此时出生基本可以存活。

40 周末:胎儿身长约 50cm,体重约 3400g。发育成熟,胎头双顶径值>9cm。皮肤粉红色,皮下脂肪多,头发粗,长度>2cm。外观体形丰满,肩、背部有时尚有毳毛。足底皮肤有纹理。男性睾丸已降至阴囊内,女性大小阴唇发育良好。出生后哭声响亮,吸吮能力强,能很好存活。

2.胎儿生理特点

(1)循环系统:胎儿的营养供给和代谢产物排出均需由脐血管经胎盘、母体来完成。胎儿血循环与母体血循环有根本不同。

1)解剖学特点:①脐静脉一条,生后闭锁为肝圆韧带,脐静脉的末支静脉导管生后闭锁为静脉韧带;②脐动脉两条,生后闭锁,与相连的闭锁的腹下动脉成为腹下韧带;③动脉导管位于肺动脉及主动脉弓之间,生后闭锁为动脉韧带;④卵圆孔于生后数分钟开始关闭,多在生后 6～8 周完全闭锁。

2)血循环特点:胎儿血循环约于受精后 3 周末建立,脐静脉将氧合血带给胎儿,经脐环入胎儿腹壁,到达胎儿肝脏后,脐静脉分为静脉导管和门静脉窦。静脉导管是脐静脉主支,穿过肝脏直接进入下腔静脉。门静脉窦与肝脏左侧的肝静脉汇合,然后流入下腔静脉。因此,下腔静脉流入右心房的是流经静脉导管的动脉样血和来自横膈以下多数静脉的氧含量较低血的混合血。

下腔静脉中含氧量高的血流倾向于在血管中央流动,含氧量低的血流沿侧壁流动,这样血流流向心脏的相反两侧。房间隔卵圆孔正对着下腔静脉入口,来自下腔静脉的氧合血优先流入卵圆孔到达左心房,然后到左心室和大脑。沿侧壁流动的低氧含量血进入右心房,经三尖瓣到达右心室。

上腔静脉血流入右心房,保证从大脑和上半身返回的低氧含量血直接流入右心室。由于肺循环阻力较高,动脉导管阻力低,右心室流到肺动脉的血液绝大部分经动脉导管流入主动脉,仅约 13% 血液经肺静脉入左心房。左心房血液进入左心室,继而进入主动脉直至全身后,经腹下动脉再经脐动脉进入胎盘,与母血进行交换。因此胎儿体内无纯动脉血,而是动静脉混合血。进入肝、心、头部及上肢的血液含氧量较高及营养较丰富以适应需要,注入肺及身体下半部的血液含氧量及营养较少。

(2)血液系统

1)红细胞生成:胚胎早期红细胞生成主要来自卵黄囊,于妊娠 10 周以后肝是主要生成器官,最后是在骨髓完成造血功能。妊娠足月时骨髓产生90％红细胞。

胎儿红细胞生成主要由胎儿制造的红细胞生成素调节,母体红细胞生成素不能通过胎盘,胎儿红细胞生成素不受母体影响,由胎儿控制。红细胞生成素受睾酮、雌激素、前列腺素、甲状腺素和脂蛋白的影响,随着胎儿成熟,红细胞生成素水平逐渐增加。红细胞生成素的生成部位尚有争议,在肾脏生成前,胎儿肝脏是重要的生成场所。妊娠32周红细胞生成素大量产生,故妊娠32周以后的早产儿及妊娠足月儿的红细胞数均增多,约为$6×10^{12}/L$。胎儿红细胞的生命周期短,仅为成人120日的2/3,故需不断生成红细胞。

2)血红蛋白生成:血红蛋白在原红细胞、幼红细胞和网织红细胞内合成,外周血依次出现胚胎、胎儿及成人型血红蛋白。在妊娠前半期均为胎儿血红蛋白,至妊娠最后4～6周,成人血红蛋白增多,至临产时胎儿血红蛋白仅占25％。在生后6～12月内,胎儿血红蛋白比例持续下降,最终降至正常成人血红蛋白的低水平。糖皮质激素调控血红蛋白由胎儿型向成人转化。

3)白细胞生成:妊娠8周以后,胎儿血循环出现粒细胞。于妊娠12周胸腺、脾产生淋巴细胞,成为体内抗体的主要来源,构成防止病原菌感染及对抗外来抗原的又一道防线。妊娠足月时白细胞计数可高达$15×10^9～20×10^9/L$。

(3)呼吸系统:胎肺发育沿一定的时间表进行,5～17周之间节段性支气管树生长,显微镜下肺像一个腺体,16～25周呼吸性细支气管逐渐形成,继续分成多个囊性导管,最后原始肺泡形成,同时肺泡细胞外基质出现,毛细血管网和淋巴系统形成,Ⅱ型细胞开始产生表面活性物质。出生时仅有大约15％的成人肺泡数,出生后继续增长直至8岁为止。胎儿出生前需具备呼吸道(包括气管直至肺泡)、肺循环及呼吸肌的发育。B型超声于妊娠11周可见胎儿胸壁运动,妊娠16周时出现能使羊水进出呼吸道的呼吸运动,具有使肺泡扩张及生长的作用,每分钟30～70次,时快时慢,有时也很平稳。若出现胎儿窘迫时,出现大喘息样呼吸运动。

(4)消化系统

1)胃肠道:妊娠10～12周时开始吞咽,小肠有蠕动,至妊娠16周胃肠功能基本建立,胎儿能吞咽羊水、吸收水分、氨基酸、葡萄糖及其他可溶性营养物质,同时能排出尿液控制羊水量。胎儿吞咽在妊娠早期对羊水量影响很小,因为所吞咽量与羊水量相比很少。但在妊娠晚期,羊水总量会受到胎儿吞咽羊水量的较大调节,如吞咽活动被抑制,常发生羊水过多。胎粪中包含所吞咽羊水中未消化碎屑,以及大量分泌物如来自肺的甘油磷脂、脱落的胎儿细胞、毛发和胎脂。胎粪排出可能是成熟胎儿正常肠蠕动的结果,或者脐带受压迷走神经兴奋的结果,或者缺氧使垂体释放血管加压素使大肠平滑肌收缩,胎粪排入羊水。

2)肝:胎儿红细胞寿命比成人短,因此产生较多胆红素,但胎儿肝内缺乏许多酶,只有少部分胆红素在肝内变成结合胆红素经胆道排入小肠氧化成胆绿素,胆绿素的降解产物导致胎粪呈黑绿色,大量游离胆红素通过胎盘转运到母体循环。同时胎儿体内的大部分胆固醇是在肝脏合成。

(5)泌尿系统:妊娠11～14周时胎儿肾已有排尿功能,于妊娠14周胎儿膀胱内已有尿液。妊娠中期起,羊水的重要来源是胎儿尿液。肾脏对于胎儿宫内生存并非必需,但对于控制羊水量和成分非常重要。尿道、输尿管和肾盂梗阻时,肾实质受损并破坏解剖结构,导致无尿或尿量减少时常合并羊水过少和肺发育不全。

(6)内分泌系统:甲状腺于妊娠第6周开始发育,是胎儿最早发育的内分泌腺。妊娠12周已能合成甲状腺激素。胎儿甲状腺激素对所有胎儿组织的正常发育起作用,先天性甲状腺功能减退引起一系列新生儿问题,包括神经系统异常、呼吸困难和肌张力减退等。

胎儿肾上腺发育良好,其重量与胎儿体重之比明显超过成人,其增大部分主要由胎儿带组成,约占肾上腺的85％以上,在生后很快退化,能产生大量甾体激素,与胎儿肝、胎盘、母体共同完成雌三醇的合成。

(7)生殖系统及性腺分化发育:男性胎儿睾丸开始发育较早,约在妊娠第 6 周分化发育,Y 染色体断臂的 IAIA 区的 Y 基因性决定区(SRY)编码一种蛋白,促使性索细胞分化成曲细精管的支持细胞,至妊娠 14～18 周形成细精管,同时促使间胚叶细胞分化成间质细胞。睾丸形成后间质细胞分泌睾酮,促使中肾管发育,支持细胞产生副中肾管抑制物质,副中肾管退化。外阴部 5α-还原酶使睾酮衍化为二氢睾酮,外生殖器向男性分化发育。睾丸于临产前降至阴囊内。

女性胎儿卵巢开始发育较晚,在妊娠 11～12 周分化发育,原始生殖细胞分化成初级卵母细胞,性索皮质细胞围绕卵母细胞,卵巢形成。缺乏副中肾管抑制物质使副中肾管系统发育,形成阴道、子宫、输卵管。

二、胎儿附属物的形成及其功能

胎儿的附属结构包括胎盘、胎膜、脐带等,在妊娠早期由胚胎组织分化而来,为胚胎和胎儿的生长发育服务,但不是胎儿的组成部分。

(一)胎盘

1.胎盘的解剖

(1)足月胎盘的大体结构:正常胎盘呈圆形或椭圆形。在胚胎的第 9～25 天,作为胎盘的主要结构绒毛形成。于妊娠 14 周末胎盘的直径达 6cm。足月妊娠时胎盘的直径达 15～20cm,厚度为 1～2.5cm,中央厚边缘薄;胎盘重量多为 500～600g,约为胎儿的 1/6。胎盘分为胎儿面和母体面。胎儿面覆盖有光滑的、半透明的羊膜,脐带动静脉从附着处分支向四周呈放射性分布,直达胎盘边缘。脐带动静脉分支穿过绒毛膜板,进入绒毛干及其分支。胎盘母面的表面呈暗红色,胎盘隔形成若干浅沟分为 10～20 个胎盘母体叶。

(2)胎盘的组织学结构:自胎儿面到母面依次为羊膜、绒毛膜板、胎盘实质部分及蜕膜板四部分。

1)羊膜:构成胎盘的胎儿部分,是胎盘胎儿面的最表层组织。是附着于绒毛膜板表面的半透明膜,表面光滑,无血管、神经和淋巴管,具有一定的弹性。正常羊膜厚 0.5mm,由上皮和间质构成。羊膜上皮为一层立方或扁平上皮,并可出现鳞状上皮化生。间质富有水分,非常疏松,与绒毛膜结合,很容易把两层分离。显微镜下具体可分为上皮细胞层、基底膜、致密层、成纤维细胞层和海绵层 5 层组成,电镜可见上皮细胞表面有微绒毛,随着妊娠的进展而增多,以增加细胞的活动能力。

2)绒毛膜板:主要为结缔组织,胎儿血管在其内行走,下方有滋养细胞。

3)胎盘实质:为绒毛干及其分支的大量游离绒毛,绒毛间隔是从蜕膜板向绒毛板行走,形成蜕膜隔。该层占胎盘厚度的 2/3。

4)蜕膜板:底蜕膜是构成胎盘的母体部分,占足月妊娠胎盘很少部分。蜕膜板主要由蜕膜致密层构成,固定绒毛的滋养细胞附着在基底板上,共同构成绒毛间隙的底。从蜕膜板向绒毛膜方向伸出蜕膜间隔,将胎盘分成 20 个左右的母体叶。

(3)叶状绒毛:绒毛起源于胚胎组织,是胎盘最小的功能单位。在胎盘发育过程中绒毛不断分级,形成绒毛树。不同级别的绒毛分别称为初级绒毛、次级绒毛和三级绒毛。在绒毛内完成母胎之间的血气和物质的交换功能。

绒毛组织结构:妊娠足月胎盘的绒毛表面积达 12～14m^2,相当于成人肠道总面积。绒毛的直径随着妊娠的进展变小,绒毛内的胎儿毛细血管所占的空间增加,绒毛滋养层主要由合体细胞组成。细胞滋养细胞仅散在可见,数目极少。滋养层的内层为基底膜,有胎盘屏障作用。

晚期囊胚着床后,滋养细胞迅速分裂增生。内层为细胞滋养细胞,是分裂生长细胞;外层为合体滋养细胞,是执行功能细胞,由细胞滋养细胞分化而来。在滋养细胞内有一层细胞,称为胚外中胚层,与滋养细胞共同构成绒毛膜。胚胎发育至 13～21 天时,为绒毛膜发育分化最旺盛的时期,此时胎盘的主要结构绒毛逐渐形成。绒毛的形成经历 3 个阶段:①初级绒毛:指绒毛周围长出不规则突起的合体滋养细胞小梁,绒毛膜深部增生活跃的细胞滋养细胞也伸入其中,形成合体滋养细胞小梁的细胞中心索,此时称为初级绒毛;②次级绒毛:指初级绒毛继续生长,其细胞中心索伸长至合体滋养细胞的内层,且胚外中胚层也长入细胞中心索,形成间质中心索;③三级绒毛:指胚胎血管长入间质中心索。约在受精后 3 周末,绒毛内血管形成,建立起胎儿胎盘循环。

与底蜕膜接触的绒毛因营养丰富发育良好,称之为叶状绒毛。从绒毛膜板伸出的绒毛干,逐渐分支形成初级绒毛、次级绒毛和三级绒毛,向绒毛间隙生长,形成终末绒毛网。绒毛末端悬浮于充满母血的绒毛间隙中,称之为游离绒毛,长入底蜕膜中的称之为固定绒毛。一个初级绒毛干及其分支形成一个胎儿叶,一个次级绒毛干及其分支形成一个绒毛小叶。一个胎儿叶包括几个胎儿小叶,每个胎盘有 60～80 个胎儿叶,200 个左右的胎儿小叶。由胎盘蜕膜板长出的隔把胎儿叶不完全地分隔为母体叶,每个母体叶包含有数个胎儿叶,每个胎盘母叶有其独特的螺旋动脉供应血液。

(4)滋养细胞:胎盘中滋养细胞的结构最复杂、功能最多、细胞增生最活跃。滋养细胞是与子宫蜕膜组织直接接触的胎儿来源的组织,具有营养胚胎、内分泌等功能,对适应母体的环境、维持妊娠等方面均有十分重要的意义。

根据细胞的形态,滋养细胞可分为细胞滋养细胞和合体滋养细胞。细胞滋养细胞是发生细胞,是合体滋养细胞的前体。它具有完整的细胞膜,单个、清楚的细胞核,细胞增生活跃,有分裂象。这些特点在合体滋养细胞中不存在,细胞间连接紧密,细胞之间分界不清,细胞形态不规则,细胞边界不清,多个细胞核,且大小和形态不一,极少见到有丝分裂。

在胚胎早期,胚胎着床时,细胞团周围的细胞滋养细胞具有黏附、侵入子宫内膜的作用,使胚胎着床。之后滋养细胞相互融合,形成合体滋养细胞。合体滋养细胞具有分泌、屏障等功能。

(5)胎盘血液循环:在胎盘的胎儿面,脐带动静脉在附着处分支后,在羊膜下呈放射性分布,再发出垂直分支进入绒毛主干内。每个绒毛主干中均有脐动脉和脐静脉,随着绒毛干的一再分支,脐血管越来越细,最终成为毛细血管进入绒毛终端。胎儿的血液以每分钟 500ml 流量的速度流经胎盘。

孕妇的子宫胎盘动脉(螺旋动脉)穿过蜕膜板进入胎盘母叶,血液压力为 60～80mmHg,母体血液靠母体压力差,以每分钟 500ml 的流速进入绒毛间隙,绒毛间隙的血液压力为 10～50mmHg,再经蜕膜板流入蜕膜板上的静脉网,此时的压力不足 8mmHg。母儿之间的物质交换均在胎儿小叶的绒毛处进行。胎儿血液经脐动脉,直至绒毛毛细血管,经与绒毛间隙中的母血进行物质交换,两者之间不直接相通,而是隔着毛细血管壁、绒毛间质和绒毛表面细胞层,依靠渗透、扩散和细胞的主动转运等方式进行有选择的交换。胎儿血液经绒毛静脉、脐静脉返回胎儿体内。母血经底蜕膜上的螺旋静脉返回孕妇循环。

2.胎盘生理功能　胎盘具有十分复杂的生理功能,除了母胎交换功能外,还有免疫功能、分泌功能等。

(1)交换功能:胎盘可供给胎儿所需的氧气和营养物质,排泄胎儿的代谢产物及二氧化碳。胎儿和母体的血液循环是两个各自相对独立的循环系统,只有极少量的胎儿细胞可以通过胎盘进入母体循环。母血和胎血均流经胎盘,并在此通过胎盘屏障结构将母血和胎血隔开,使其不相互混合又能相互进行选择性物质交换。母血中的水分、电解质、氧及各种营养物质均能通过胎盘提供胎儿的生理需要,同时排除二氧化碳和代谢物质。免疫球蛋白中 IgG 能通过胎盘进入胎儿循环系统,以增加胎儿的免疫抗病能力,以至于出生后一段时间内新生儿仍有一定的免疫能力,其他免疫球蛋白(如 IgM、IgA 等)不能通过胎盘。由于胎盘的屏障功能,很多有害的病原体不能通过胎盘进入胎儿的循环系统,但这种屏障作用十分有限,如多种细菌、病毒、原虫等能通过胎盘进入胎儿体内,危害胎儿的健康。另外,尚有部分病原体可在胎盘部位形成病灶,影响胎盘的功能,间接危害胎儿,如结核双球菌、梅毒螺旋体、疟原虫等可在胎盘形成结节。大多数药物能通过胎盘屏障,尤其是磺胺类、抗生素类更易通过胎盘,对胎儿造成不良预后。

(2)免疫功能:胎盘是重要的免疫器官。胎儿的遗传物质中一半来自母亲,一半来自父亲,因此,母体和胎儿是半同源的两个个体。胎儿能在母体的宫腔内平安地生长发育,不发生排异反应,与胎盘的免疫功能是分不开的。

胎盘在母胎免疫中的作用主要表现为以下几个方面:①滋养层外层的合体滋养细胞无组织相容性抗原,孕妇对此不发生排异反应;②滋养层细胞介质可阻止胎儿抗原进入母胎循环;③滋养层表面覆盖有硅酸粘糖蛋白类,掩盖了胎盘的抗原性;④胎盘可吸附抗父系组织相容性抗原复合物的抗体。

滋养细胞是直接与母体细胞接触的细胞,其免疫特异性是母儿相互耐受的主要原因,滋养细胞的组织相容性抗原(MHC)的表达是有关研究的焦点。人类白细胞抗原(HLA)是主要的 MHC。HLA 基因存在于第六条染色体的短臂上,共有 17 个 HLA-1 型基因,分三类:HLA-1a、HLA-1b 和 HLA-1c。其中有生物学活性的基因包括:1a 类的 HLA-A、HLA-B 和 HLA-C 基因,1b 有 HLA-E、HLA-F 和 HLA-G 基因。在细胞滋养细胞中可以检测到 HLA-G 基因的表达。HLA-G 基因是一种单形态基因,HLA-G 抗原被认为是"自身抗原",母体的免疫细胞对起源胎儿的滋养细胞表达的 HLA-G 抗原不发生应答。

(3)分泌功能:胎盘具有合成多种激素和酶的功能,主要可分为三类:

1)蛋白类激素:如绒毛膜促性腺激素(hCG)、人胎盘泌乳素(hPL)、促肾上腺皮质激素释放激素(CRH)、胰岛素样生长因子(IGF)。

2)甾体激素:雌激素、孕激素等。

3)多种酶:如催产素酶、胰岛素酶、二胺氧化酶、耐热碱性磷酸酶等。胎盘分泌的激素和酶往往是妊娠或分娩过程中需要的物质,同时也会影响孕妇和胎儿的生理变化。譬如,胎盘分泌的激素使孕妇的胰岛素抵抗作用加强,妊娠期易发生糖尿病。又譬如,胎盘的分泌和免疫功能改变与子痫前期的发病有关。另外,通过检测胎盘分泌的激素或酶的水平,可以间接了解胎盘的功能状态,预测妊娠的结局。

(二)胎膜

胎膜由羊膜和绒毛膜组成,是维持羊膜的完整,储存羊水的外周屏障。绒毛膜为胎膜的外层,与壁蜕膜相接触,在发育过程中由于营养缺乏而逐渐退化,形成平滑绒毛膜。羊膜为胎膜的内层,是一层半透明膜,覆盖在子宫壁的绒毛膜的表面、胎盘的胎儿面及脐带表面。

绒毛膜由滋养细胞层和胚外中胚层组成。在胚胎植入后,滋养细胞迅速分化为内层的细胞滋养细胞和外层的合体滋养细胞层,两层在胚泡表面形成大量的绒毛,突入蜕膜中,形成早期的初级绒毛干。在胚胎早期,绒毛均匀分布于整个绒毛膜表面。随着胚胎的长大,与底蜕膜接触的绒毛因营养丰富、血供充足而干支茂盛,形成绒毛膜板,是胎盘的主要组成部分;与包蜕膜接触的绒毛因营养不良血供不足而逐渐退化,称为平滑绒毛膜。随着胎儿的长大及羊膜腔不断扩大,羊膜、平滑绒毛膜和包蜕膜进一步突向子宫壁,最终与壁蜕膜融合,胚外体腔和子宫腔消失。

羊膜内无血管生长,是胎盘最内侧的组织,直接与羊水接触。在妊娠过程中具有独特的作用。胎膜早破是产科最常见的早产原因。羊膜是维持胎膜张力的主要支持组织。羊膜的成分变化对于防治胎膜早破,继续维持妊娠均有十分重要的意义。

羊膜的结构可分成 5 层:①上皮细胞层,由单层无纤毛的立方上皮细胞组成;②基底层,位于上皮细胞下的网状组织;③致密层,由致密结缔组织组成;④纤维母细胞层;⑤海绵层。

在妊娠早期,胚胎种植时,在胚胎与滋养细胞之间存在由小细胞组成的细胞团,是以后羊膜上皮细胞的前体。人类大约在妊娠 7～8 天时出现羊膜上皮。以后逐渐包绕羊膜囊,并且附着于绒毛膜的内层。绒毛膜与羊膜互相接触,且有一定的黏附性;但两者的来源不一致,绒毛膜来源于胚外中胚层,羊膜来源于胚胎的外胚层,即使在足月仍能被轻易分离。

由于羊膜有不同于绒毛膜的组织来源,两者的生物特性也不同。例如羊膜上皮的 HLA-Ⅰ抗原的特性不同于滋养细胞,更接近于胚胎细胞。另外羊膜中的间质细胞,主要为成纤维细胞,也来源于胚胎的中胚层。上皮细胞层间质细胞层是羊膜的主要组成部分,完成羊膜的大部分功能。

胎膜具有防御功能,可阻止细菌通过子宫壁直接进入羊膜腔;同时,胎膜具有活跃的交换功能,可允许小分子物质,如尿素、葡萄糖、氯化钠等通过;母体血浆亦可通过胎膜进入羊水,对羊水交换起重要的调节作用。

胎膜中含有较多的酶参与激素的代谢。如花生四烯酸酯酶及催化磷脂质生成游离花生四烯酸的溶酶体。花生四烯酸为合成前列腺素的前身物质,因此,认为胎膜在分娩发动的过程中有十分重要的作用。

正常胎膜多在临产后宫口开大 3cm 以上自然破裂。若胎膜在临产前破裂,称之为胎膜早破。宫口开全后胎膜仍未破裂者称为迟发破膜。胎膜早破往往与宫内感染有关,反之,胎膜早破后亦可导致继发性感染,诱导临产。这可能与胎膜的炎症导致前列腺素分泌增加有关。

(三)羊水

1.羊水的来源　妊娠期充满羊膜腔内的液体称为羊水。羊水的主要来源是母体的血浆、胎儿的尿液。在不同的孕周,羊水的来源不同。妊娠早期的羊水主要来自于母体的血浆,母体血浆通过胎膜渗透入羊膜腔。少量胎儿的体液可通过脐带表面的羊膜及华通胶渗透入羊膜腔,亦可发生在胎儿呼吸道黏膜及皮肤表面。因此,妊娠早期的羊水的成分与母体的血浆及组织间液的成分相似,渗透压亦相近。妊娠 12~14 周时发现胎儿膀胱内有尿液残留。妊娠 18 周时,胎儿 24 小时的尿量约 7~17ml。足月胎儿每小时的尿量平均为 43ml,每日尿量为 600~800ml。因此,妊娠中期以后,胎尿是羊水的主要来源,由于胎儿尿液的混入,羊水逐渐变为低渗(钠离子浓度降低),羊水的渗透压从孕早期的 280mmol/L 降为 255~260mmol/L;但尿酸、肌酐、尿酸的浓度比母体血浆中的浓度高。

羊水量在妊娠 38 周前随孕周的增加不断增加,在妊娠 38 周以后却不断减少;但个体差异较大。妊娠 8 周时羊水量为 5~10ml,12 周约为 50ml,20 周为 200ml,36~38 周达高峰,约 1000~1500ml,以后逐渐减少。

妊娠早期的羊水为澄清液体,足月妊娠羊水乳白色,混浊、半透明,可见胎脂、上皮细胞及毳毛等有形物质。pH 为 8~9,比重 1.006~1.020。当羊水中混有胎粪时,羊水混浊,羊水的颜色可从淡黄色变到草绿色或深绿色。

2.羊水的代谢　羊膜在羊水的产生和吸收上起了十分重要的作用,约 50% 的羊水交换由羊膜完成。胎儿的消化道也是羊水交换的重要途径,足月胎儿每 24 小时可吞咽羊水 540~500ml,或更多。因此,胎儿吞咽可调节羊水量。临床常见有消化道梗阻的胎儿,往往合并羊水过多。

其次,胎儿的呼吸道在羊水量的调节中也有十分重要的作用。足月妊娠胎儿肺的呼吸样运动,每天使 600~800ml 的羊水通过肺泡的巨大毛细血管床回吸收,若胎儿肺部畸形、发育不全或肿瘤等可影响羊水的重吸收导致羊水过多。另外,脐带的华通胶亦参与羊水的代谢,每小时可吸收羊水 40~50ml。

在正常情况下,母体-羊水和胎儿-羊水之间的交换率是相等的。母体-胎儿之间的液体交换主要通过胎盘进行,交换量约每小时 3500ml;母体-羊水之间的液体交换主要通过胎膜,交换量约每小时 400ml;羊水-胎儿之间的液体交换主要通过消化道、呼吸道、脐带和皮肤,总交换量与母体-羊水的交换量动态平衡。通过上述交换,母体、胎儿及羊水之间液体不等交换,保持动态平衡,羊水每 3 小时更新一次。在正常情况下,羊水量保持稳定。

3.羊水的成分 在妊娠 14 周前,羊水的成分和渗透压等与血浆基本一致,前白蛋白的含量低,甲胎蛋白的浓度高。随着孕周的增加,出现胎儿吞咽、呼吸样运动及排尿功能的建立,使羊水的成分发生很大的变化。到妊娠晚期,羊水的渗透压明显低于血浆,水分占 98%～99%,其余有形成分中有一半为有机物,另一半为无机物。

羊水中尿酸、肌酐、尿素等胎儿代谢产物随着妊娠的增加而增加。尿素由妊娠早期的 3.48mmol/L 增加到足月妊娠的 5.01mmol/L。肌酐含量由 28 周 88.4μmol/L 上升到足月妊娠的 176.8μmol/L,若羊水中肌酐浓度到达 194.48μmol/L,尿酸浓度达到 595μmol/L,提示胎儿肾脏发育成熟,但不意味着其他脏器发育成熟。

羊水中含有两种细胞:一种是来自胎膜,核大,胞浆深染,核/浆比例为 1:3;另一种为胎儿皮肤脱落细胞,核小或无核,核/质比例为 1:8。用 0.1%尼罗兰染色,部分细胞可染成橘黄色。妊娠 34 周前,橘黄色细胞出现率<1%;足月妊娠达 10%～15%;妊娠 40 周后超过 50%。应用羊水细胞学检查,中期妊娠可诊断胎儿性别及染色体疾病,晚期妊娠可判别胎儿成熟度。

羊水中含有各种激素,包括皮质醇、雌三醇、孕酮、睾酮、催乳素、绒毛膜促性腺激素以及前列腺素等。它们来源于胎盘和胎儿,其含量反映了胎儿-胎盘单位的功能状态,可以间接了解胎儿宫内的安危。另外,羊水中含有促肾上腺皮质激素(ACTH)、促卵泡生成素(FSH)、促黄体生成素(LH)以及促甲状腺激素(TSH)等,这些激素与分娩的发动有关。

羊水中有许多酶,已知的有 25 种之多,各种酶的浓度变化亦可间接反映胎儿的状态。严重溶血症的胎儿的羊水中,乳酸脱氢酶及 α 羟丁酸脱氢酶的浓度升高。胎儿死亡前,脂酶突然下降;当羊水被胎粪污染时,碱性磷酸酶浓度升高。溶菌酶可抑制大肠杆菌、金黄色葡萄球菌、类链球菌、变形杆菌、白色念珠菌等。在妊娠 25 周至足月妊娠期间,溶菌酶的作用最强,足月后下降。羊水中的溶菌酶浓度约为 4.2μg/L,较母血中高 1～2 倍。

4.羊水的功能

(1)保护胎儿:羊水可保持羊膜腔内恒温、恒压、相对较稳定的内环境,免受外力的损伤。胎儿在羊水中可以自由活动。在胎儿发育过程中,不致受到挤压或阻碍导致胎儿畸形。在长期的羊水过少的患者中,由于无羊水的保护作用,胎儿的发育受限,发生各种畸形。保持胎儿体内生化方面的相对稳定。羊水中有一定量的水分和电解质,不仅是胎儿代谢产物排泄的通道,而且是胎儿水分调节的重要机制。羊水使羊膜腔保持一定的张力,从而支持胎盘附着于子宫壁,这样可以防止胎盘过早剥离。

(2)保护母体:减少妊娠期因胎动引起的母体不适。临产后,前羊膜囊可扩张软产道,防止胎头长期压迫软产道导致组织缺血损伤。破膜后,羊水可以润滑、冲洗产道,并有抑制细菌作用。

(四)脐带

脐带一端连着胎儿腹壁的脐轮,另一端附着于胎盘的子体面。胎儿通过脐带、胎盘,与母体相连,进行血气、营养以及代谢物质的交换。

脐带长度的正常范围是 35～70cm,平均横切面积 1.5～2cm^2,脐带外面为一层羊膜,中间有一条管壁较薄、管腔较大的脐静脉,静脉两侧各有一条管壁较厚、管腔较细的脐动脉。脐带间质为华通胶,有保护和支持脐血管的作用,胶质内有神经纤维存在,可控制脐带血管收缩及扩张。

脐动脉壁有 4 层平滑肌组织:内层为很薄的环纹肌,为调节血流之用;在其外有一层较厚的纵直平滑肌,为关闭脐动脉之用;在外表有一组较细的螺旋平滑肌,只有 8～10 根肌纤维,螺旋较短,收缩时可将脐动脉收缩为节段。

三、妊娠期母体适应性变化

(一)生殖系统的变化

1.子宫

(1)宫体:子宫由非孕时(7~8)cm×(4~5)cm×(2~3)cm增大至妊娠足月时35cm×25cm×22cm。宫腔容量非孕时约10ml或更少,至妊娠足月子宫内容物约5000ml或更多,故妊娠末期子宫的容积是非孕期的500~1000倍。子宫重量非孕时约70g,至妊娠足月约1100g,增加近20倍,主要是子宫肌细胞肥大,而新生的肌细胞并不多。子宫肌细胞由非孕时长20μm、宽2μm,至妊娠足月长500μm、宽10μm,胞浆内充满有收缩性能的肌动蛋白和肌浆球蛋白,为临产后子宫阵缩提供物质基础。子宫肌壁厚度非孕时约1cm,至妊娠中期逐渐增厚达2.0~2.5cm,至妊娠末期又逐渐变薄,妊娠足月厚度为1.0~1.5cm或更薄。在妊娠最初几个月,子宫增大主要受内分泌激素如雌孕激素的影响,而不是由胚胎造成的机械扩张所致,比如在异位妊娠的也可观察到类似的子宫增大。孕12周以后的子宫增大则主要因宫腔内压力增加。

妊娠最初几周子宫维持原先的梨形,随孕周增加逐渐呈球形,以后子宫长度比宽度增加更快显出卵圆形。妊娠12周后增大子宫逐渐超出盆腔,在耻骨联合上方可触及。妊娠晚期的子宫右旋,与乙状结肠在盆腔左侧占据有关。

自妊娠12~14周起,子宫出现不规则无痛性的收缩,特点为稀发、无规律和不对称,可由腹部检查时触知,孕妇有时也能感觉到,其幅度及频率随妊娠进展而逐渐增加,可以直到妊娠晚期,但宫缩时宫腔内压力通常在5~25mmHg,持续时间不足30秒,这种无痛性宫缩称为BraxtonHicks收缩。

妊娠期胎儿生长营养物质的供应和代谢产物的排出依靠胎盘绒毛间隙的足够灌注。妊娠期子宫胎盘血流进行性加重,妊娠足月时子宫血流量为450~650ml/min,比非孕时增加4~6倍,其中5%供肌层,10%~15%供子宫蜕膜层,80%~85%供胎盘。宫缩时子宫血流量明显减少,当子宫收缩压力为50mmHg时,速度下降60%,子宫收缩对胎儿循环影响非常小。

(2)子宫峡部:位于子宫颈管内解剖学内口与组织学内口之间的最狭窄部位,非孕时长约1cm,妊娠后变软,妊娠12周后,子宫峡部逐渐伸展拉长变薄,形成子宫下段,临产后伸展至7~10cm,成为产道一部分,有梗阻性难产发生时易在该处发生子宫破裂。

(3)宫颈:妊娠早期宫颈黏膜充血及组织水肿,致使肥大、紫蓝色及变软。宫颈管内腺体肥大,宫颈黏液增多,形成黏稠黏液栓,有保护宫腔免受外来感染侵袭的作用。接近临产时,宫颈管变短并出现轻度扩张。妊娠期宫颈管柱状上皮腺体增生、外翻,此时宫颈组织很脆弱、易出血。

2.卵巢与输卵管　妊娠期略增大,排卵和新卵泡成熟功能均停止。在孕妇卵巢中一般仅发现一个妊娠黄体,于妊娠6~7周前产生孕激素以维持妊娠继续,之后对孕激素的产生几乎无作用。妊娠期输卵管伸长,但肌层并不增厚。黏膜层上皮细胞稍扁平,在基层中可见蜕膜细胞,但不形成连续蜕膜层。

3.阴道与会阴　妊娠期阴道黏膜水肿充血呈紫蓝色(Chadwick征),阴道脱落细胞及分泌物增多,黏膜皱襞增多、结缔组织松弛以及平滑肌细胞肥大,导致阴道伸展性增加为分娩扩张做好准备。阴道上皮细胞含糖原增加,使阴道pH降低,不利于致病菌生长,有利于防止感染。外阴部充血,皮肤增厚,大阴唇内血管增多及结缔组织松软,故伸展性增加。

(二)乳房的变化

乳房于妊娠早期开始增大,充血明显。孕妇自觉乳房发胀或偶有触痛及麻刺感,随着乳腺增大,皮肤下的浅静脉明显可见。乳头增大变黑,更易勃起,乳晕颜色加深,其外围的皮脂腺肥大形成散在的结节状隆起,称为蒙氏结节。妊娠前乳房大小、体积与产后乳汁产生无关。

乳腺细胞膜有垂体催乳激素受体,细胞质内有雌激素受体和孕激素受体。妊娠期胎盘分泌雌激素刺激乳腺腺管发育,分泌孕激素刺激乳腺腺泡发育。此外,乳腺发育完善还需垂体催乳激素、人胎盘生乳素以及胰岛素、皮质醇、甲状腺激素等的参与。妊娠期间虽有多种激素参与乳腺发育,作好泌乳准备,但妊娠期间并无乳汁分泌,可能与大量雌、孕激素抑制乳汁生成有关。

(三)循环系统的变化

1.心脏　妊娠期静息时心率增加约 10 次/分。妊娠后期因膈肌升高,心脏向左、向前移位更贴近胸壁,心尖冲动左移 1～2cm。心浊音界稍扩大。心脏移位使大血管轻度扭曲,加之血流量增加及血流速度加快,90％孕妇有收缩期杂音,分娩后迅速消失。心电图因心脏左移出现电轴轻微左偏,无其他特异性改变。

2.心输出量　心输出量增加对维持胎儿生长发育极为重要。心排出量自妊娠 10 周逐渐增加,至妊娠 32 周达高峰。由于仰卧位时增大的子宫阻碍心脏静脉回流,孕妇侧卧位比仰卧位心输出量高很多,妊娠晚期孕妇从仰卧位转至左侧卧位时,心输出量增加 1100ml(20％)。临产后在第二产程心输出量明显增加。

3.血压　妊娠中期动脉血压降到最低点,以后再升高,舒张压的降低大于收缩压的降低,使脉压稍增大。孕妇动脉血压受体位影响,坐位稍高于仰卧位。妊娠对上肢静脉压无影响。妊娠 20 周开始下肢股静脉压在仰卧位时升高,从妊娠前 0.098kPa(10mmH$_2$O)增至 0.196～0.294kPa(20～30mmH$_2$O),由于妊娠后增大子宫压迫下腔静脉使血液回流受阻,侧卧位能解除子宫压迫、改善静脉回流。妊娠晚期孕妇长时间仰卧位姿势,增大子宫相对固定压迫静脉系统,引起下半身回心血量减少、心脏充血量减少、心输出量随之减少使血压下降,称为仰卧位低血压综合征。由于下肢、外阴及直肠静脉压增高,孕妇易发生下肢、外阴静脉曲张和痔。

(四)血液系统的变化

1.血容量　循环血容量于妊娠 6～8 周开始增加,至妊娠 32～34 周达高峰,增加 40％～45％,平均增加 1450ml,维持此水平直至分娩。血容量增加为血浆容量和红细胞容量增加总和,血浆增加多于红细胞增加,血浆平均增加 1000mL,红细胞平均增加 450ml,故出现血液稀释。

2.血液成分

(1)红细胞:妊娠期骨髓造血功能增强、网织红细胞轻度增多、红细胞生成增加,,但由于血液稀释,血红蛋白、红细胞浓度及血细胞比容稍有下降,红细胞计数约为 3.6×10^{12}/L(非孕妇女约为 4.2×10^{12}/L),血红蛋白平均浓度为 12.5g/L(非孕妇女约为 13.0g/L)。妊娠晚期如果血红蛋白低于 11.0g/L,应认为是缺铁引起,而不是妊娠期高血容量反应。

正常妊娠对铁需求的重量是 1g,300mg 铁主动向胎儿运输,200mg 铁通过正常排泄途径丢失,另外 500mg 铁可以使红细胞总容量增加 450ml。增加的这部分红细胞所需要的铁无法从机体储备中获得,因此,妊娠中晚期如果外源性铁补充不够,血红蛋白含量和血细胞比容将随着母体血容量的增加而明显降低,出现贫血。因此应在妊娠中、晚期开始补充铁剂,以防血红蛋白值过分降低。

(2)白细胞:从妊娠 7～8 周开始轻度增加,至妊娠 30 周达高峰,为(5～12)×10^9/L,有时可达 15×10^9/L,主要为中性粒细胞增多,而单核细胞和嗜酸粒细胞几乎无改变。分娩期和产褥早期可显著上升 25×10^9/L 或更多,平均为 14×10^9/L。

(3)凝血因子:妊娠期血液处于高凝状态。因子 Ⅱ、Ⅴ、Ⅶ、Ⅷ、Ⅸ、Ⅹ 增加,仅因子 Ⅺ、Ⅻ 降低。血小板数无明显改变。血浆纤维蛋白原含量比非孕妇女约增加 50％,于妊娠末期平均达 4.5g/L(非孕妇女平均为 3g/L)。妊娠晚期凝血酶原时间(PT)及活化部分凝血活酶时间(APTT)轻度缩短,凝血时间无明显改变。妊娠期纤溶酶原显著增加,优球蛋白溶解时间明显延长,表明妊娠期间纤溶活性降低,是正常妊娠的特点。

（五）泌尿系统的变化

妊娠期肾脏略增大，肾血浆流量（RPF）及肾小球滤过率（GFR）于妊娠早期均增加，整个妊娠期间维持高水平，RPF 比非孕时约增加 35%，GFR 约增加 50%，但肾小球滤过率的增加持续至足月，肾血浆流量在妊娠晚期降低。RPF 与 GFR 均受体位影响，仰卧位肾脏清除率下降很多，故仰卧位容易发生水钠潴留。由于 GFR 增加，肾小管对葡萄糖再吸收能力不能相应增加，约 15% 孕妇饭后出现糖尿，如果糖尿反复出现，糖尿病的可能性就不容忽视了。

受孕激素影响，泌尿系统平滑肌张力降低，同时增大子宫对输尿管产生压迫，自妊娠中期肾盂及输尿管轻度扩张，输尿管增粗及蠕动减弱，尿流缓慢，可致肾盂积水，由于子宫右旋，故 86% 的孕妇右侧输尿管扩张更明显，孕妇易患急性肾盂肾炎，也以右侧多见。

（六）呼吸系统的变化

妊娠期横膈抬高约 4cm，胸廓横径增加约 2cm，肋膈角显著增宽，肋骨向外扩展，胸廓周径约增加 6cm。孕期耗氧量妊娠中期增加 10%～20%，肺活量和呼吸次数无明显改变，但呼吸较深，通气量每分钟约增加 40%，有过度通气现象，肺泡换气量约增加 65%，使动脉血 PO_2 增高达 92mmHg，PCO_2 降至 32mmHg，有利于供给孕妇及胎儿所需的氧。上呼吸道黏膜增厚，轻度充血、水肿，易发生上呼吸道感染。妊娠晚期子宫增大，膈肌活动幅度减少，胸廓活动加大，以胸式呼吸为主，气体交换保持不减。

（七）消化系统的变化

妊娠期胃肠平滑肌张力降低，贲门括约肌松弛，胃内酸性内容物逆流至食管下部产生胃烧灼感。胃液中游离盐酸及胃蛋白酶分泌减少。胃排空时间延长，易出现上腹部饱满感，孕妇应防止饱餐。肠蠕动减弱，粪便在大肠停留时间延长出现便秘，以及子宫水平以下静脉压升高，常引起痔疮或使原有痔疮加重。妊娠期齿龈受大量雌激素影响肥厚，齿龈容易充血、水肿，易致齿龈出血、牙齿松动及龋齿。

肝脏未见明显增大，肝功能无明显改变。孕激素抑制胆囊平滑肌收缩，使胆囊排空时间延长，胆道平滑肌松弛，胆汁黏稠、淤积，妊娠期间容易诱发胆石病。

（八）皮肤的变化

孕妇腺垂体分泌促黑素细胞激素（MSH）增加，增多的雌、孕激素有黑色素细胞刺激效应，使黑色素增加，导致孕妇乳头、乳晕、腹白线、外阴等处出现色素沉着。面颊部出现蝶状褐色斑，习称妊娠黄褐斑，于产后逐渐消退。随妊娠子宫的逐渐增大和肾上腺皮质于妊娠期间分泌糖皮质激素增多，该激素分解弹力纤维蛋白，使弹力纤维变性，加之孕妇腹壁皮肤张力加大，使皮肤的弹力纤维断裂，呈多量紫色或淡红色不规律平行略凹陷的条纹，称为妊娠纹，见于初产妇。

（九）内分泌系统的变化

1.垂体　妊娠期垂体稍增大，尤其在妊娠末期，腺垂体增生肥大明显。垂体对于维持妊娠不是必须的，垂体切除的妇女可以成功妊娠，并接受糖皮质激素、甲状腺素及血管升压素治疗后自然分娩。催乳素（PRL）从妊娠 7 周开始增多，随妊娠进展逐渐增量，妊娠足月分娩前达高峰约 150μg/L，为非孕妇女 15μg/L 的 10 倍。催乳激素有促进乳腺发育的作用，为产后泌乳做准备。分娩后不哺乳予产后 3 周内降至非孕时水平，哺乳者多在产后 80～100 日或更长时间才降至非孕时水平。

2.肾上腺皮质

（1）皮质醇：孕期肾上腺皮质醇分泌未增加，但其代谢清除率降低，故孕妇循环中皮质醇浓度显著增加，但 75% 与皮质类固醇结合球蛋白（CBG）结合，15% 与白蛋白结合，起活性作用的游离皮质醇仅为 10%，故孕妇无肾上腺皮质功能亢进表现。

（2）醛固酮：在妊娠后半期，肾素和血管紧张素水平增加，使外层球状带分泌醛固酮于妊娠期增多 4

倍,但起活性作用的游离醛固酮仅为 30%～40%,不致引起水钠潴留。

3.甲状腺　妊娠期由于腺组织增生和血管增多,甲状腺呈中等度增大,约比非孕时增大 65%。大量雌激素使肝脏产生甲状腺素结合球蛋白(TBG)增加 2～3 倍,血中甲状腺激素虽增多,但游离甲状腺激素并未增多,孕妇无甲状腺功能亢进表现。妊娠前 3 个月胎儿依靠母亲的甲状腺素,妊娠 10 周胎儿甲状腺成为自主器官,孕妇与胎儿体内促甲状腺激素(TSH)均不能通过胎盘,各自负责自身甲状腺功能的调节。

4.甲状旁腺　妊娠早期孕妇血浆甲状旁腺素水平降低,随妊娠进展,血容量和肾小球滤过率的增加以及钙的胎儿运输,导致孕妇钙浓度的缓慢降低,造成甲状旁腺素在妊娠中晚期逐渐升高。

(十)新陈代谢的变化

1.体重　妊娠 12 周前体重无明显变化。妊娠 13 周起体重平均每周增加 350g,直至妊娠足月时体重平均增加 12.5kg,包括胎儿(3400g)、胎盘(650g)、羊水(800g)、子宫(970g)、乳房(405g)、血液(1450g)、组织间液(1480g)及脂肪沉积(3345g)等。

2.碳水化合物代谢　妊娠期胰岛功能旺盛,分泌胰岛素增多,使血中胰岛素增加,故孕妇空腹血糖值低于非孕妇女,糖耐量试验血糖增高幅度大且恢复延迟。妊娠期间注射胰岛素降血糖效果不如非孕妇女,提示靶细胞有拮抗胰岛素功能或因胎盘产生胰岛素酶破坏胰岛素,故妊娠期间胰岛素需要量增多。

3.脂肪代谢　妊娠期血浆脂类、脂蛋白和载脂蛋白浓度均增加,血脂浓度与雌二醇、孕酮和胎盘催乳素之间呈正相关。妊娠期糖原储备减少,当能量消耗过多时,体内动用大量脂肪使血中酮体增加发生酮血症。孕妇尿中出现酮体多见于妊娠剧吐时,或产妇因产程过长、能量过度消耗使糖原储备量相对减少时。分娩后血脂、脂蛋白和载脂蛋白浓度明显降低,哺乳会促进这些浓度降低的速度。

4.蛋白质代谢　妊娠晚期母体和胎儿共储备蛋白质约 1000g,其中 500g 供给胎儿和胎盘,其余 500g 作为子宫中收缩蛋白、乳腺中腺体以及母体血液中血浆蛋白和血红蛋白。故孕妇对蛋白质的需要量增加,呈正氮平衡状态。

5.水代谢　妊娠期机体水分平均增加 7L,水钠潴留与排泄形成适当比例而不引起水肿,但至妊娠末期组织间液可增加 1～2L。大多数孕妇在妊娠晚期会出现双下肢凹陷性水肿,由于增大子宫压迫,使子宫水平以下静脉压升高,体液渗出潴留在组织间隙,妊娠期血浆胶体渗透压降低,以及雌激素的水钠潴留作用。

6.矿物质代谢　胎儿生长发育需要大量钙、磷、铁。胎儿骨骼及胎盘的形成,需要较多的钙,孕期需要储存钙 40g,妊娠末期胎儿需要储钙约 30g,主要在妊娠末 3 个月由母体供给,故早产儿容易发生低血钙。至少应于妊娠最后 3 个月补充维生素 D 及钙,以提高血钙值。

孕期需要增加铁约 1000mg,母体红细胞增加需要 500mg,胎儿需要 290mg,胎盘约需要 250mg,孕期如不能及时补充外源性铁剂,会因血清铁值下降发生缺铁性贫血。

(十一)骨骼、关节及韧带的变化

骨质在妊娠期间通常无改变,仅在妊娠次数过多、过密又不注意补充维生素 D 及钙时,能引起骨质疏松症。部分孕妇自觉腰骶部及肢体疼痛不适,可能与松弛素使骨盆韧带及椎骨间的关节、韧带松弛有关。妊娠晚期孕妇重心向前移,为保持身体平衡,孕妇头部与肩部应向后仰,腰部向前挺,形成典型孕妇姿势。

【临床特殊情况】

羊水在产前诊断方面的应用。

1.羊水细胞学检查　妊娠 16～22 周获取羊水,进行羊水培养,作染色体核型及基因检查、酶学检查、胎儿性别鉴定,以及染色体异常、酶缺乏或不足导致代谢性遗传性疾病检测等。应用羊水细胞提取 DNA,以标记的 DNA 探针可诊断地中海贫血。另外羊水贴壁培养对神经管畸形的诊断有重要的意义。正常羊水细胞培养需 4～5 天才能贴壁生长,在神经管缺陷者,羊水细胞只需 20 小时可贴壁生长。

2.羊水上清液检查　应用羊水上清液测定甲胎蛋白(AFP)和乙酰胆碱酯酶(ACEH)对预测神经管缺陷(NTD)很可靠。羊水中 AFP 在妊娠 13~14 周达高峰,以后逐渐下降,妊娠 38 周后最高值不超过850ng/mL。在可能早产的妊娠中,取羊水作胎儿成熟度检查,特别是胎肺成熟度检查,对计划分娩,提高围生儿的成活率均有十分重要的意义。

3.羊水造影　将水溶性造影剂(75%的泛影酸钠 50ml)注入羊膜腔,可显示羊水量、胎儿软组织轮廓及胎盘的部位。胎儿吞咽含有造影剂羊水后,可了解胃肠道有无畸形。胎儿吸入含造影剂羊水,气管、支气管及肺均可显影。

4.胎儿镜　于妊娠 17~20 周进行手术,把内镜置入羊膜腔内,直接观察胎儿的体表有无畸形,还可以采取标本进行病理学检查,如取胎儿皮肤活检,诊断白化病、肌营养不良等。采取胎儿血液,诊断胎儿血型、血友病、镰状细胞性贫血、有核细胞性贫血等血红蛋白病。

5.羊膜镜检查　在妊娠晚期,胎膜未破,子宫颈容受,可用羊膜镜观察羊水的颜色及胎儿先露等,为判断胎儿预后及选择分娩时机等可提供参考。

(郝丽萍)

第二节　妊娠诊断

根据不同的妊娠阶段,妊娠诊断可分为早期妊娠诊断和中、晚期妊娠诊断。早期妊娠诊断的目的主要是明确妊娠是否存在、妊娠时间、妊娠囊发育状况以及排除异位妊娠。中、晚期妊娠诊断则注重胎儿发育状况、畸形筛查、胎产式胎方位等。临床上通过病史、体格检查、辅助实验室检查和超声检查等来进行妊娠诊断。

一、早期妊娠诊断

(一)症状与体征

对病史的询问和详细的体格检查是妊娠诊断的基础。在采集病史时,必须详细询问患者的月经史,包括月经周期、经期、末次月经来潮日期、经量和持续时间等。应注意某些因素会影响对早期妊娠的诊断,如月经不规律、避孕、末次月经不典型、不规则阴道出血等。根据在早孕妇女的观察,高达 25% 妇女在早孕期会出现阴道出血,影响对早期妊娠的诊断。

早孕期典型的临床表现包括:

1.停经　育龄妇女,平时月经规则,如月经过期 10 天以上,应考虑妊娠可能,进行常规尿妊娠试验。应当注意的是,对于围绝经期妇女,如出现月经过期情况,也应当考虑到妊娠的可能。另外,某些情况下(如内分泌疾病、哺乳期、服用口服避孕药等药物)妇女可能在月经本来就不规则、稀发甚至无月经来潮的情况下发生妊娠,均应首先进行妊娠试验,明确是否妊娠后进行后续检查和治疗。

2.早孕反应　约有半数以上妇女在妊娠 6 周左右开始出现食欲缺乏、偏食、恶心、晨起呕吐、头晕、乏力、嗜睡等症状,此为早孕反应。可能与血清 hCG 水平增高,胃肠道功能紊乱,胃酸分泌减少等有关。症状严重程度和持续时间各异,多在孕 12 周后逐渐消失。严重者可持续数月,出现严重水、电解质紊乱和酮症酸中毒。在末次月经不详的病例,早孕反应出现的时间可协助判断怀孕时间。

3.尿频　早期妊娠增大的子宫可能压迫膀胱或造成盆腔充血,产生尿频的症状,但不伴尿急、尿痛等尿路刺激症状,应与尿路感染相鉴别。随着妊娠子宫逐渐增大,一般妊娠 12 周后子宫上升进入腹腔,不再压迫膀胱,尿频症状消失。直到临产前先露入盆压迫膀胱,尿频症状再次出现。

4.乳腺胀痛　妊娠后由于雌孕激素、垂体泌乳素等妊娠相关激素的共同作用,乳腺管和腺泡增生,脂肪沉积,使乳腺增大。孕妇自觉乳房胀痛、麻刺感,检查可见乳头、乳晕着色变深,乳头增大、易勃起。乳晕上皮脂腺肥大形成散在结节状小隆起即蒙氏结节。

5.妇科检查　双合诊可及子宫增大、变软。随着妊娠进展,子宫体积逐渐增大,孕 8 周时子宫增大至未孕时的 2 倍;孕 12 周时为未孕时的 3 倍,超出盆腔,可在耻骨联合上方触及。大约孕 6 周左右由于宫颈峡部极软,双合诊时感觉宫颈与宫体似乎不相连,称为黑加征。孕 8～10 周时由于子宫充血,阴道窥视可见宫颈充血、变软,呈紫蓝色,此为 Chadwick 征。

(二)辅助检查

目前,随着许多实验室检查和超声检查的广泛应用,医生常可在上述症状与体征出现前就做出妊娠诊断。

1.实验室检查　许多激素可用于妊娠的诊断和检测,最常用的是人绒毛膜促性腺激素 β 亚单位(β-hCG)。其他还包括孕酮和早孕因子。另外,妊娠期间,滋养细胞还分泌许多激素,包括促皮质激素释放激素、促性腺激素释放激素、促甲状腺激素释放激素、生长激素、促肾上腺皮质激素、人绒毛膜促甲状腺激素、人胎盘泌乳素、抑制素、激活素、转化生长因子-β、胰岛素样生长因子-Ⅰ和Ⅱ、表皮生长因子、妊娠特异性 β-1 糖蛋白、胎盘蛋白-5、妊娠相关血浆蛋白-A 等。但是至今仍无临床上检测上述因子的商业性试剂盒。

(1)β-hCG:由于 hCG 分子中 α 链与 LH 的 α 链结构相同,为避免与 LH 发生交叉反应,通常测定特异性的 hCG-β 链(β-hCG)。hCG 由卵裂球合体层分泌。受精第 2 天 6～8 细胞的卵裂球中即可检测到 hCG mRNA。但直到受精后第 8～10 天胚胎种植、与子宫建立血管交通后才能在孕妇血清和尿中检测到 hCG。此后每 1.7～2.0 天上升 1 倍,至妊娠 8～10 周达到峰值,以后迅速下降,在妊娠中晚期降至峰值的 10%。目前最为常用的检测方法是放射免疫法,敏感度为 5mIU/ml,受孕后 10～18 天即可检测阳性。

(2)孕酮:血清孕酮水平测定对判断异常早期妊娠有一定帮助。孕酮由卵巢黄体产生分泌,正常妊娠刺激黄体孕酮的分泌。故检查血清孕酮水平可用于判断妊娠的结局。当血清孕酮含量超过 15ng/ml 时,异位妊娠可能性较小。当血清孕酮水平高于 25ng/ml(>79.5nmol/L)时,宫内妊娠活胎可能性极大(敏感度 97.5%)。相反,如果血清孕酮水平低于 5ng/ml(<15.9nmol/L)可诊断胚胎无存活可能(敏感度 100%)。此时应对患者进行进一步检查,明确是宫内妊娠难免流产或异位妊娠。如果血清孕酮在 5～25ng/ml 之间,应采用其他辅助检查方法,包括超声、其他妊娠相关激素、连续激素测定等,判断妊娠情况。

(3)早孕因子(EPF):是自受孕后早期即可从母体血清分离出来的免疫抑制蛋白,是受精后最早能够检测到的标志物。受精后 36～48 小时即可从母体血清中检测出,在早孕早期达到峰值,足月时几乎检测不出。成功的体外受精胚胎移植后 48 小时也可检测出 EPF。分娩、终止宫内妊娠或异位妊娠 24 小时后 EPF 检测阴性。由于 EPF 分子分离尚较困难,检测方法还不成熟,目前临床使用还存在限制。但其能够在胚胎受精后、种植之前即可检测出,因此可能是将来精确早期妊娠诊断的有效方法。

2.超声检查　是诊断早孕和判断孕龄最快速准确的方法。经腹壁超声最早能在末次月经后 6 周观察到妊娠囊。阴道超声可较腹壁超声提早 10 天左右,末次月经后 4 周 2 天即能观察到 1～2mm 妊娠囊。正常早期妊娠超声表现包括:

(1)正常早期妊娠的超声检查首先能观察到的是妊娠囊,为宫内圆形或椭圆形回声减低结构,双环征为早期妊娠囊的重要特征。双环征的成因有作者认为是迅速增长的内层细胞滋养层细胞和外层合体滋养层,也有作者认为内环绝大多数由强回声的球形绒毛组成,包绕妊娠囊外层的低回声环则可能为周围的蜕膜组织。随着妊娠的进展,妊娠囊逐渐增大,内层强回声环逐渐厚薄不均,底蜕膜处逐渐增厚,形成胎盘。强回声环其余部分逐渐变薄,形成胎膜的一部分。

(2)末次月经后5～6周阴道超声可见卵黄囊,为亮回声环状结构,中间为无回声区,位于妊娠囊内。卵黄囊是宫内妊娠的标志,它的出现可排除宫外妊娠时的宫内的假妊娠囊。卵黄囊大小3～8mm,停经10周时开始消失,12周后完全消失。妊娠囊大于20mm却未见卵黄囊或胎儿时,可能为孕卵枯萎。

(3)阴道超声在停经5周时可观察到胚芽,胚芽径线超过2mm时常能见到原始心血管搏动。6.5周时胚芽头臀长(CRL)约与卵黄囊径线相等。7周多能分出头尾,8周时肢芽冒出。孕5～8周期间,可根据妊娠囊径线推断孕龄。孕6～18周期间根据头臀长推断孕龄。妊娠11～14周时可准确测量颈部透明带。颈部透明带的厚度联合血清标志物检查是筛查胎儿染色体非整倍体的重要方法。

(4)在多胎妊娠中,早孕期超声检查对发现双胎或多胎妊娠,超声观察多胎妊娠绒毛膜囊、羊膜囊的个数对判断单卵双胎或双卵双胎有重要作用。

3.其他检查方法

(1)基础体温(BBT):为双相型,体温升高后持续18天不下降,早孕可能性大;持续3周不降者,应考虑早孕。

(2)宫颈黏液检查:由于孕激素影响,伴随基础体温上升不降,宫颈黏液水、盐成分减少,蛋白含量增加,使宫颈黏液减少黏稠,形成宫颈黏液栓。涂片镜检可见排列成行的椭圆体,无羊齿状结晶。

(3)超声多普勒检查:最早在孕7周时可通过超声多普勒检查听到脐带杂音,随着妊娠进展,在增大的子宫区域可听到有节律的单一高调胎心音,胎心率150～160bpm。

(4)黄体酮试验:对可疑早孕妇女给予每日黄体酮20mg肌注或地屈孕酮片10mg口服,每日2次,连续3～5日。停药后2～7日内阴道出血者提示体内有一定雌激素作用,可排除妊娠。停药后无月经来潮者,妊娠可能性较大。

4.居家妊娠检测　目前有至少25种市售居家妊娠检测试制。其原理多为免疫检测,对尿hCG检测敏感度从25～100mIU/ml不等。通常妇女会在月经过期后的头一个礼拜内进行居家妊娠检测。需注意的是在此期间尿hCG水平在不同个体差异极大,变化幅度从12mIU/ml到大于2500mIU/ml。在月经过期后的第2周尿hCG水平也同样有极大个体差异,从13mIU/ml到大于6000mIU/ml。因此,在月经过期的头两周内,限于居家妊娠检测敏感性的限制,可能有一部分妇女因检测假阴性而被漏诊。

二、中、晚期妊娠诊断

随着妊娠进展,子宫逐渐增大,可感知胎动,腹部检查可及胎体,听到胎心音。此时,除通过宫底高度、超声检查等方式推断胎龄、胎儿大小和预产期外,重要的是通过各项筛查排除胎儿畸形、妊娠并发症等异常,早期诊断、早期治疗,确保母儿安全。

(一)症状与体征

1.症状　孕妇经历早孕期各种症状,自觉腹部逐渐增大,孕16周后开始感知胎动。

2.子宫增大　随妊娠进展,子宫逐渐增大,可根据宫底高度初步推断妊娠周数(表16-1)。晚期妊娠期间可根据宫底高度和腹围推算胎儿体重,目前各种算法不下10种,准确率也相差甚远。在此仅列举较简便的一种算法,准确率约88%。

表 16-1　不同妊娠周数的宫底高度及子宫长度

妊娠周数	手测宫底高度	尺测耻上子宫长度(cm)
12 周末	耻骨联合上 2～3 横指	
16 周末	脐耻之间	
20 周末	脐下一横指	18(15.3～21.4)
24 周末	脐上一横指	24(22.0～25.1)
28 周末	脐上三横指	26(22.4～29.0)
32 周末	脐与剑突之间	29(25.3～32.0)
36 周末	剑突下两横指	32(29.8～34.5)
40 周末	脐与剑突之间或略高	33(30.0～35.3)

①胎头已衔接:宫高×腹围＋200(克)

②胎头浮动或臀位:宫高×腹围(克)

③胎膜已破,胎头衔接:宫高×腹围＋300(克)

3.胎动　胎儿在子宫内的活动即为胎动(FM),是活胎诊断依据之一,也是评估胎儿宫内安危的重要指标之一。一般孕 16 周起部分孕妇即可感知胎动。随着孕周增加,胎动逐渐增多,孕 32～34 周达峰值,孕 38 周后逐渐减少。母体感知的胎动与通过仪器记录下来的胎动有很好的相关性。Rayburn 等报道母体能够感知到 80% 超声发现的胎动。相反,Johnson 等发现孕 36 周以后母体仅能感知 16% 超声记录的胎动。通常母体对持续超过 20 秒钟以上的胎动感知能力更强。有许多计数胎动的方法,但至今仍没有一个最佳的胎动指标或理想的数胎动持续时间。例如,有学者建议 2 小时内感知到 10 次胎动为正常。也有学者提出每天数 1 小时胎动,如果胎动数大于或等于此前的基础水平则为正常。临床上通常碰到的问题有两种:①许多足月孕妇抱怨胎动减少。Harrington 等研究显示,自述胎动减少孕妇胎儿的预后与无此主诉的孕妇没有明显差距。尽管如此,对主诉胎动减少的孕妇仍应进行胎儿宫内状况评估。②许多孕妇不会数胎动或没有足够的依从性坚持数胎动。Grant 等研究提出母体每天对胎动频率的大概感觉和规则计数胎动对评估胎儿宫内状况一样有效。

4.胎心音　孕 10 周起即可用多普勒听到胎心音,18～20 周能通过听诊器经腹壁听到胎心音。胎心音呈双音,正常胎心频率 120～160bpm。胎心率低于或超过此范围均提示胎儿宫内异常可能。临床上胎心率检测是判断胎儿宫内安危的重要方法之一。胎心音应与子宫血管杂音、母体心率、脐血管杂音等相鉴别。

5.胎体　孕 20 周后可于腹壁触及胎体,甚至可看到胎儿肢体顶在子宫前壁上造成的小隆起。胎头通常称球状,质硬而圆,有浮球感;胎背宽而平坦;胎臀宽、软,形状略不规则;胎儿肢体小而有不规则活动。可通过腹部触诊判断胎产式和胎方位。

(二)辅助检查

1.超声检查　在中晚期妊娠中,超声检查能随访胎儿生长发育情况,估算胎儿体重,筛查胎儿畸形,评估胎儿宫内安危,及时发现和诊断产科异常,包括胎盘、羊水、脐带、宫颈等的异常,以便及时采取相应治疗措施。另外对于致死性或存活率低的胎儿畸形,如严重神经管缺陷、α-地中海贫血纯合子、致死性骨骼畸形、18-三体综合征、13-三体综合征等,以及严重影响出生后生活质量的畸形如严重解剖结构异常、21-三体综合征、β-地中海贫血纯合子等可在孕 28 周前进行诊断,及时终止妊娠,降低围生儿死亡率和先天缺陷儿的出生,有效提高人口质量。另外,对于合并各种并发症的异常妊娠,超声检查可通过生物物理评分等方式密切监测胎儿宫内健康状况,以助选择最佳治疗方案和最佳分娩时机,降低围生儿死亡率和病率,提高产科质量。

2.胎儿心电图(FECG)　是通过将电极分别接在孕妇宫底、耻骨联合上方等体表部位,通过间接检测的方式描记出胎儿心电活动的非侵袭性检测方法。一般于妊娠 12 周以后即可检测出。根据第三届全国胎儿心电图学术会议制定的标准,正常 FECG 诊断标准:胎心率 120～160 次/min,FQRS 时限 0.02～0.05s,FQRS 综合波振幅 10～30μV,FST 段上下移位不超 5μv。异常胎儿心电图诊断标准:

(1)期前收缩:提早出现的 FQRS 波群,分为频发性期前收缩和偶发性期前收缩。

(2)ST 段改变:上下移位大于 5μV。

(3)心动过速、过缓:胎心率大于 160 次/min 或小于 120 次/min。

(4)心律不齐:胎心率在正常范围内(120～160 次/min)时胎心率变化大于 30 次/min,或心率超出正常范围时,胎心率变化大于 25 次/min。

(5)FQRS 时限增宽:FQRS 时限大于 0.05s。

(6)FQRS 综合波振幅增高:FQRS 综合波振幅大于 30μV。FECG 显示严重的节律或速度异常、QRS波群增宽、传导阻滞,应考虑先天性心脏病的可能。FECG 显示 ST 段偏高提示胎儿宫内急慢性缺氧可能。

三、胎儿姿势、胎产式、胎先露及胎方位

(一)胎儿姿势

在妊娠晚期,胎儿身体在宫内形成特定的姿势,称为胎儿姿势。通常为适应胎儿生长和宫腔形态,胎儿身体弯曲成与宫腔形态大致相似的椭圆形。胎儿整个身体弯曲,胎背向外突出,头部深度屈曲,下巴贴近前胸,大腿屈曲至腹部,膝部屈曲使足弓位于大腿前方。所有头位胎儿的上肢交叉或平行置于胸前。脐带位于上下肢之间的空隙内。

某些情况下,胎儿头部仰伸导致胎儿姿势由屈曲形态改变为仰伸形态,导致异常胎儿姿势的出现。胎儿姿势与是否能够正常分娩以及一些产科并发症,如脐带脱垂等密切相关。

(二)胎产式

胎体纵轴与母体纵轴的关系成为胎产式。两纵轴平行者为纵产式,占妊娠足月分娩总数的 99.75%;两纵轴垂直者称为横产式,占妊娠足月分娩总数的 0.25%。横产式无法自然分娩,临产后如不能及时转为纵产式或剖宫产终止妊娠,会导致子宫破裂、胎死宫内等严重后果。两纵轴交叉成角度者称为斜产式,为暂时性,在分娩过程中多转为纵产式,偶转为横产式。

(三)胎先露

最先进入骨盆入口的胎儿部分称为胎先露。纵产式有头先露和臀先露。横产式有肩先露。头先露时因胎头屈伸程度不同又分为枕先露、前囟先露、额先露及面先露。前囟先露和额先露多为暂时性的,在分娩过程中通过胎儿颈部屈曲或仰伸转变为枕先露或面先露分娩。如始终保持前囟先露和额先露可导致难产发生。臀先露因下肢屈伸程度不同分为混合臀先露、单臀先露、足先露(包括单足先露和双足先露)偶尔头先露或臀先露与胎手或胎足同时入盆,称复合先露。正常阴道分娩胎儿多为枕先露。其他胎先露方式如不能及时纠正可能造成难产或意外。

(四)胎方位

胎儿先露部的指示点与母体骨盆的关系称为胎方位,简称胎位。枕先露以枕骨、面先露以颏骨、臀先露以骶骨、肩先露以肩胛骨为指示点,根据指示点与母体骨盆前后左右的关系描述胎方位。

【临床特殊情况】

早期妊娠诊断中的一些特殊问题。

1.连续 hCG 监测 在受精第 8 天,hCG 可在约 5% 孕妇的血清中检测出;至受精第 11 天可在 98% 以上孕妇血清中检测出。在孕 4 周时(受精 18～22 天),hCG 及 β-hCG 倍增时间约为(2.2±0.8)天,孕 9 周时倍增时间延长至(3.5±1.2)天。hCG 水平在孕 10～12 周时达到峰值,此后开始快速下降,直至孕 22 周再次开始缓慢上升直到足月。

早孕期间连续监测 hCG 上升水平有助于判断胚胎是否能够存活以及是否宫内妊娠。hCG 不能倍增提示异位妊娠或自然流产。Silva 等连续观察了 200 例异位妊娠妇女血清 hCG 变化情况。60% 异位妊娠患者血清 hCG 呈上升趋势,40% 呈下降趋势。异位妊娠妇女血清 hCG 上升速度低于宫内活胎孕妇,下降速度慢于完全流产患者。但也有 20.8% 异位妊娠患者血清 hCG 上升速度接近宫内妊娠活胎 hCG 上升速度的最低值,8% 异位妊娠患者血清 hCG 下降速度与完全流产者相同。因此,不能完全依赖 hCG 变化判断妊娠情况,应联合临床表现、其他检查结果进行综合判断。此外,当 hCG 水平异常增高或升高速度过快时,应考虑妊娠滋养细胞疾病、双胎或染色体异常的可能。

2.假阳性 hCG 结果 hCG 假阳性情况并不多见,约为 0.01%～2%。多因非 hCG 物质干扰或垂体产生的 hCG 造成。可造成 hCG 检测结果假阳性的物质包括人 LH、抗动物免疫球蛋白、类风湿因子、嗜异性抗体和结合蛋白等。垂体的促性腺细胞在正常情况下也可产生微量 hCG 和 βhCG 核心片段(<0.5mIU/ml)。偶有正常月经妇女及绝经后垂体肿瘤妇女有垂体来源的 hCG 升高(>20mIU/ml)。血清假阳性 hCG 水平多低于 1000mIU/ml,大部分低于 150mIU/ml。在这种情况下,可通过一些方法鉴别血清 hCG 假阳性。首先可检测尿 hCG 水平。由于游离 β-hCG 可在肾脏被进一步降解为 β 亚单位核心片段,其分子量不足游离 β 亚单位的一半,可通过尿液排泄。而一些造成 hCG 假阳性结果的分子的分子量很大,不能经过肾小球通过尿液排泄,因此,尿 hCG 检测结果为阴性。其他帮助鉴别 hCG 假阳性结果的方法包括重新检测、连续监测 hCG 水平或采用其他 hCG 检测方法。

造成血清 hCG 假阳性的非妊娠情况包括:

(1)幻影 hCG:嗜异性抗体与捕捉抗体相结合。暴露于用于制造检测 hCG 抗体的动物,从而产生抗体。因这些抗体不通过尿液排泄,可通过尿 hCG 检测进行鉴别。

(2)垂体 hCG:促性腺激素释放激素刺激产生,可被促性腺激素释放激素激动剂或雌/孕激素抑制。绝经后妇女由于 GnRH 分泌增加,促进垂体 hCG 产生。Snyder 提出绝经后妇女 hCG 阴性界定值应提高到 14IU/L。可通过给予口服避孕药抑制 hCG 产生进行鉴别。

(3)外源性 hCG 治疗:通过肌注或口服给药用于治疗体重过低。外源性给药终止 24 小时后重复检测 hCG 应为阴性。

(4)滋养细胞肿瘤

1)妊娠滋养细胞肿瘤:①静止期:持续低水平 hCG 不伴原发或转移恶性病变;癌前阶段;化疗耐药。随访 hCG 水平,如上升应考虑活跃期滋养细胞肿瘤。②活跃期:只有在早孕期和侵袭性滋养细胞肿瘤的侵袭性滋养细胞能够产生高糖基化 hCG。因此可通过测定高糖基化 hCG 或侵袭性滋养细胞抗原排除活跃期疾病。

2)胎盘部位滋养细胞肿瘤:低水平 hCG 伴影像学检查子宫肌层病变可助诊断。

(5)非滋养细胞肿瘤:某些器官肿瘤可分泌 hCG,包括睾丸、膀胱、子宫、肺、肝、胰腺和胃。

3.假阴性 hCG 结果 通常尿 hCG 检测会出现假阴性的现象,这是由于检测方法本身的问题造成的。造成假阴性的原因包括尿 hCG 水平低于检测方法敏感性阈值,算错了上次月经时间,早早孕流产使月经推迟来潮。排卵推迟或种植推迟会造成检测时 hCG 仍处于低水平,导致检测假阴性。另外,当 hCGβ 核心片段过度增多时,可封闭尿 hCG 检测试纸中的抗体,造成 hCG 检测假阴性。

4.hCG 水平在 IVF-ET 预后判断中的应用　Guth 等研究了 IVF-ET 术后 14 天血清 hCG 水平对判断预后的作用,在 111 例 IVF-ET 术后 14 天血 hCG 阳性的妇女,自然流产率 19.8%(22/111);如果 hCG 水平小于 300IU/L,多胎妊娠率为 9%(5/57);如 hCG 水平在 300～600IU/L 之间,继续妊娠率为 40%(10/25);hCG 大于 600IU/L 者多胎妊娠率为 100%(7/7)。

5.超声检查与 hCG　联合超声检查发现和 hCG 定量检测结果将更有助于判断妊娠及预后。对妊娠结构的超声检查发现与特定的 hCG 水平相关,构成"分辨水平"。当 hCG 达到某一特定水平时,总是应当能够通过超声观察到特定的妊娠结构。当 hCG 水平为 300mIU/ml 时,就能够经阴道超声观察到妊娠囊。hCG 达到 1000mIU/ml 时,大多数超声检查者能够观察到妊娠囊。妊娠囊的分辨水平是 3600mIU/ml(经腹壁超声)或 2000mIU/ml(经阴道超声),如果此时仍无法观察到妊娠囊,应排除其他可能的病变。包括超声检查附件排除异位妊娠可能,随访 hCG 及超声直到明确诊断。当 hCG 大于 6500mIU/ml 时,经腹壁超声检查见妊娠囊者均为活胎。hCG 达到 2500mIU/ml 时多能观察到卵黄囊。hCG 为 5000mIU/ml 时能观察到胚芽,达到 10000mIU/ml 时大多数妊娠能观察到胎心搏动。

(郝丽萍)

第三节　孕期检测

孕期监护包括对孕妇的定期产前检查(孕妇监护)和对胎儿宫内情况进行监护(胎儿监护),是贯彻预防为主、及早发现高危妊娠,预防妊娠并发症的发生,保障孕产妇、胎儿和新生儿健康的必要措施。

围生医学,是 20 世纪 70 年代迅速发展的一门新兴医学,是研究在围生期内加强对围生儿及孕产妇的卫生保健,也就是研究胚胎的发育和胎儿的生理、病理,以及新生儿和孕产妇疾病的诊断与防治的科学。围生医学的建立,对降低围生期母儿死亡率和病残儿发生率,保障母儿健康具有重要意义。

围产期是指产前、产时和产后的一段时期。这段时期对于人的一生显得短暂,但孕产妇却要经历妊娠、分娩和产褥期 3 个阶段,胎儿要经历受精、细胞分裂、繁殖、发育,从不成熟到成熟和出生后开始独立生活的复杂变化过程。

国际上对围生期的规定有 4 种:①围生期Ⅰ:从妊娠满 28 周(即胎儿体重≥1000g 或身长≥35cm)至产后 1 周;②围生期Ⅱ:从妊娠满 20 周(即胎儿体重≥500g 或身长≥25cm)至产后 4 周;③围生期Ⅲ:从妊娠满 28 周至产后 4 周;④围生期Ⅳ:从胚胎形成至产后 1 周。我国采用围生期Ⅰ计算围生期死亡率。

降低围生儿死亡率是产科医师和儿科医师的共同责任。从产科角度看,于妊娠期间做好对孕妇及胎儿的监护,加强对高危孕妇的系统管理,了解胎儿在子宫内的安危,及早发现高危儿以及羊水检查了解胎儿成熟度,并及时给予处理,对降低围生期死亡率、早期发现遗传性疾病和先天缺陷具有重要意义。

一、产前检查

妊娠期对孕妇和胎儿所作的临床检查。由于胎儿的生长发育,孕妇身体各系统出现一系列相适应的变化,若超越生理范围或孕妇本身患有某种疾病不能适应妊娠的改变,则孕妇和胎儿都可出现病理情况。通过产前检查,能够及早发现并防治合并症(孕妇原有疾病如心脏病)和并发症(妊娠期特有的疾病如妊娠期高血压疾病），及时纠正异常胎位和发现胎儿异常，结合孕妇及胎儿的具体情况，确定分娩方式。此外，还应对孕妇于妊娠期间出现的一些症状予以及时处理，并进行卫生指导和营养指导，使孕妇正确认识妊娠和分娩，消除不必要的顾虑。

产前检查的目的：①为孕妇及其家庭提供建议、安慰、教育和支持；②治疗随妊娠而来的轻微症状；③提供一个持续进行的筛查计划（在临床和实验室检查基础上），以确定此次妊娠持续为低危妊娠；④对潜在的影响母儿健康的问题及因素进行预防、发现和处理。

产前检查时间：应从确诊妊娠后开始，一般孕 28 周前每月一次，孕 28～36 周每 2 周一次，孕 36 周后每周一次，若有异常情况，酌情增加检查次数。

（一）首次产前检查

首次产前检查的时间应从确诊早孕时开始。主要目的是：①确定孕妇和胎儿的健康状况；②估计胎龄；③制订接下来的产科检查计划。

首次产前检查应详细询问病史，进行系统的全身检查、产科检查和必要的辅助检查。

【采集病史】

1.询问年龄、职业、胎产次和丈夫健康状况　　注意年龄＜18 岁易发生难产，35 岁以上的初产妇易发生妊娠期高血压疾病、产力异常、产道异常、遗传病儿或先天缺陷儿。

2.本次妊娠情况　　了解妊娠早期有无早孕反应、有毒有害物质或药物接触史、感冒发热及用药情况；胎动开始时间；有无阴道流血、头晕、头痛、眼花、心悸、气短、皮肤瘙痒等情况。

3.既往孕产史　　可为此次妊娠可能发生的情况提供重要参考。应明确有无流产及难产史、死胎死产史、出生体重、产程长短、分娩方式、有无并发症（产前、产时、产后）等。多次人工流产或中孕自然流产常提示宫颈机能不全的可能。妊娠期胆汁郁积症、子痫前期有复发可能。

4.既往史　　了解既往有无高血压、心脏病、糖尿病、血液病、肝肾疾病、哮喘、结核病及甲状腺、肾上腺等内分泌疾病等；有无手术史，尤其妇科手术史。以往有子宫手术史则可能以剖宫产结束分娩。有学者处理过三例妊娠晚期子宫破裂，一例为子宫肌瘤挖出术后，瘢痕破裂；一例为不孕症腹腔镜术后，一例为卵巢畸胎瘤腹腔镜下剥除术后，这两例子宫破裂均发生子宫体部，周围有陈旧疤痕迹象，故既往有妇科手术史者妊娠期出现不明原因腹痛或阴道流血时，应怀疑子宫破裂可能。

5.家族史　　注意有无精神病、糖尿病、双胎、出生缺陷及其他遗传病家族史。

6.推算预产期（EDC）　　了解初潮年龄、月经周期、末次月经时间。按末次月经（LMP）从第一日算起，月份减 3 或加 9，日数加 7。如末次月经为 2008 年 3 月 5 日，则其预产期为 2008 年 12 月 12 日。若孕妇只知道农历日期，应先换算成公历再推算预产期。实际分娩日期与推算预产期可以相差 1～2 周。若末次月经记不清，月经不规则或哺乳期尚未转经而受孕者，则可根据早孕反应开始时间、胎动开始日期、子宫大小、超声测量孕囊大小、胎儿头臀长、胎头双顶径等综合估算其预产期。

【全身检查】

观察孕妇发育、营养、精神状态、步态、身高，若身高＜145cm 或跛足常伴有骨盆狭窄或畸形，测血压、体重。

检查甲状腺、乳房、心、肺、肝、脾是否正常，脊柱四肢有无畸形；注意有无水肿，孕妇仅膝以下或踝部水肿经休息后消退，不属于异常。

【产科检查】

包括腹部检查、骨盆测量、阴道检查和绘制妊娠图。

1.腹部检查　　检查者关闭门窗，遮挡屏风，手要温暖；孕妇排尿后仰卧于检查床上，头部稍垫高，露出腹部,双腿略屈曲稍分开,使腹肌放松。检查者站在孕妇右侧进行检查。

(1)视诊:注意腹形及大小,腹部有无妊娠纹、手术瘢痕及水肿等。腹部过大、宫底过高者,应想到双胎妊娠、巨大胎儿、羊水过多的可能;腹部过小、宫底过低者,应想到胎儿生长受限、羊水过少、孕周推算错误等;腹部两侧向外膨出、宫底位置较低者,肩先露的可能性大;腹部向前突出或腹部向下悬垂,应考虑可能伴有骨盆狭窄。

(2)触诊:注意腹壁肌的紧张度,有无腹直肌分离,并注意羊水多少及子宫肌敏感程度。用手测宫底高度,用软尺测耻上子宫长度及腹围值。子宫长度是指从宫底最高处到耻骨联合上缘中点的弧形长度,腹围是指绕脐一周的数值。随后用四步触诊法检查子宫大小、胎产式、胎先露、胎方位以及胎先露部是否衔接。在作前三步手法时,检查者面向孕妇,作第四步手法时,检查者则应面向孕妇足端。

1)第一步手法:检查者两手置子宫底部,了解子宫外形并测得宫底高度,估计胎儿大小与妊娠周数是否相符。然后以两手指腹相对轻推,判断宫底部的胎儿部分,若为胎头则硬而圆且有浮球感,若为胎臀则软而宽且形状略不规则。若在宫底部未触及大的胎体部分,应想到可能为横产式。

2)第二步手法:检查者左右手分别置于腹部左右侧,一手固定,另手轻轻深按检查,两手交替,仔细分辨胎背及胎儿四肢的位置。平坦饱满者为胎背,并确定胎背向前、侧方或向后。可变形的高低不平部分是胎儿肢体,有时感到胎儿肢体活动,更易诊断。

3)第三步手法:检查者右手拇指与其余4指分开,置于耻骨联合上方握住胎先露部,进一步查清是胎头或胎臀,左右推动以确定是否衔接。若胎先露部仍浮动,表示尚未入盆。若已衔接,则胎先露部不能被推动。

4)第四步手法:检查者左右手分别置于胎先露部的两侧,向骨盆入口方向向下深按,再次核对胎先露部的诊断是否正确,并确定胎先露部入盆的程度。若胎先露部为胎头,在两手分别下按的过程中,一手可顺利进入骨盆入口,另手则被胎头隆起部阻挡不能顺利进入,该隆起部称胎头隆突。枕先露(胎头俯屈)时,胎头隆突为额骨,与胎儿肢体同侧;面先露时,胎头隆突为枕骨,与胎背同侧,但多不清楚。

四步触诊法,绝大多数能判定胎头、胎臀及胎儿四肢的位置,即确定胎先露和胎方位。特别肥胖的孕妇或腹肌强壮的初孕妇,有效地运用四步触诊法很困难,可行肛诊、阴道检查或B型超声检查协助诊断。

(3)听诊:妊娠18~20周时,在孕妇腹壁上可听到胎心音,胎心在靠近胎背上方的孕妇腹壁上听得最清楚。枕先露时,胎心在脐右(左)下方;臀先露时,胎心在脐右(左)上方;肩先露时,胎心在靠近脐部下方听得最清楚。应注意听有无与胎心率一致的吹风样脐带杂音。当腹壁紧、子宫较敏感,确定胎背位置有困难时,可借助胎心及胎先露部综合分析后判定胎位。

2.骨盆测量　骨盆是胎儿娩出的必经通道,其大小、形态和各径线的长短直接关系到分娩能否顺利进行。临床测量骨盆的方法包括骨盆外测量和骨盆内测量。骨盆外测量可间接反映骨盆的大小和形态,而骨盆内测量可直接反映骨盆的大小、形态,据此判断头盆是否相称,进而决定胎儿能否经阴道分娩。因此,骨盆测量是产前检查必不可少的项目。

(1)骨盆外测量:虽不能测出骨盆内径,但从外测量的各径线中能对骨盆大小及其形状作出间接判断。由于操作简便,临床至今仍广泛应用,用骨盆测量器测量以下径线:

1)髂棘间径(IS):孕妇取伸腿仰卧位,测量两髂前上棘外缘的距离,正常值为23~26cm。

2)髂嵴间径(IC):孕妇取伸腿仰卧位,测量两髂嵴外缘的距离,正常值为25~28cm。

以上两径线可以间接推测骨盆入口横径的长度。

3)骶耻外径(EC):孕妇取左侧卧位,右腿伸直,左腿屈曲,测量第5腰椎棘突下至耻骨联合上缘中点的距离,正常值为18~20cm。第5腰椎棘突下相当于米氏菱形窝的上角,或相当于髂嵴连线与脊柱交点的中点下 1.5cm。此径线可以间接推测骨盆入口前后径的长度,是骨盆外测量中最重要的径线。骶耻外径值与骨质厚薄相关,测得的骶耻外径值减去 1/2 尺桡周径(指围绕右侧尺骨茎突及桡骨茎突测得的前臂下端的周径)值,即相当于骨盆入口前后径值。

4)坐骨结节间径(IT)或称出口横径(TO):孕妇取仰卧位,两腿弯曲,双手抱双膝,测量两侧坐骨结节前端内侧缘的距离,正常值为 8.5～9.5cm。也可用检查者的拳头测量,若其间能容纳成人横置手拳的宽度,即属正常。此径线直接测出骨盆出口横径的长度。若此径值小于 8cm 时,应测量出口后矢状径。

5)出口后矢状径:为坐骨结节间径中点至骶骨尖端的长度。检查者戴手套的右手食指伸入孕妇肛门向骶骨方向,拇指置于孕妇体外骶尾部,两指共同找到骶骨尖端,用尺放于坐骨结节径线上,用骨盆出口测量器一端放在坐骨结节间径的中点,另一端放在骶骨尖端处,即可测量出口后矢状径。正常值为 8～9cm。出口后矢状径值与坐骨结节间径值之和＞15cm 时,表明骨盆出口无明显狭窄。

6)耻骨弓角度:两手拇指指尖斜着对拢放置在耻骨联合下缘,左右两拇指平放在耻骨降支上,两拇指在耻骨联合下缘相交的角度即为耻骨弓角度,正常值为 90°,小于 80°为不正常。此角度反映骨盆出口横径的宽度。

(2)骨盆内测量:经阴道测量骨盆内径能较准确地测知骨盆大小,适用于骨盆外测量有狭窄者。妊娠 24～36 周阴道松软时测量为宜。过早测量阴道较紧,近预产期测量容易引起感染。测量时,孕妇取仰卧截石位,外阴部需消毒。检查者戴消毒手套并涂以滑润油,动作应轻柔。主要测量的径线有:

1)对角径(DC):耻骨联合下缘至骶岬上缘中点的距离。检查者将一手的示、中指伸入阴道,用中指尖触到骶岬上缘中点,示指上缘紧贴耻骨联合下缘。用另一手示指正确标记此接触点,抽出阴道内的手指,测量中指尖至此接触点的距离,即为对角径,正常值 12.5～13.0cm。测量时中指触不到骶岬上缘表示对角径大于 12.5cm。对角径减去 1.5～2.0cm 为骨盆入口前后径长度称为真结合径,正常值为 11cm。

2)中骨盆前后径:耻骨联合下缘中点至第 4～5 骶椎交界处的距离。检查者将一手的示、中指伸入阴道,用中指尖触到第 4～5 骶椎交界处,示指上缘紧贴耻骨联合下缘。用另手示指正确标记此接触点,抽出阴道内的手指,测量中指尖至此接触点的距离,平均 12.5cm,＜10.5cm 为狭窄。

3)出口前后径:耻骨联合下缘中点至骶尾关节的距离。检查者将一手的示、中指伸入阴道,用中指尖触到骶尾关节,示指上缘紧贴耻骨联合下缘。用另手示指正确标记此接触点,抽出阴道内的手指,测量中指尖至此接触点的距离,平均 11.8cm,＜10.5cm 为狭窄。需行阴道助产者应注意检查出口前后径。

4)耻坐径:耻骨联合下缘至坐骨棘的距离。检查者将一手的示、中指伸入阴道,用中指尖触到一侧坐骨棘,示指上缘紧贴耻骨联合下缘。用另手示指正确标记此接触点,抽出阴道内的手指,测量中指尖至此接触点的距离,代表中骨盆前半部大小,正常值＞8cm。

5)坐骨棘间径:两坐骨棘间的距离。以一手示、中指放入阴道内,分别触及两侧坐骨棘,估计其间的距离。正常可容 6 横指,约为 10cm。

6)坐骨切迹宽度:代表中骨盆后矢状径,其宽度为坐骨棘与骶骨下部间的距离,即骶棘韧带宽度,正常值 5.5～6cm(或容纳 3 指)。否则属中骨盆狭窄。

骶弧深浅:分直型、浅弧型、中弧型、深弧型。

骨盆侧壁情况:直立、内聚或外展。

3.阴道检查　除外阴道隔、双阴道等先天畸形,是否有赘生物或囊肿。

4.绘制妊娠图　将检查结果,包括血压、体重、子宫长度、腹围、B 型超声测得的胎头双顶径值、尿蛋白、胎位、胎心率、浮肿等项,填入妊娠图中。将每次产前检查时所得的各项数值,分别记录于妊娠图上,绘制成曲线,观察其动态变化,可以及早发现孕妇和胎儿的异常情况。

【辅助检查】

血、尿常规检查、血型、肝肾功能、宫颈细胞学检查、阴道分泌物滴虫霉菌等检测、甲乙丙戊型肝炎病毒抗原抗体检查、梅毒血清学、艾滋病毒抗体、心电图、B 超等。

妊娠 24～28 周每位孕妇需做口服 50g 葡萄糖后一小时查血糖的筛查试验,结果≥7.8mmol/L 者,需进一步查口服 75g 葡萄糖耐量试验,以进一步确定有无糖代谢异常。

（二）复诊产前检查

监测胎儿在宫内的生长发育、安危状况,发现母体并发症或合并症,动态筛选危险因素,进行高危管理。复诊产前检查的内容应包括:

1.询问前次产前检查之后,有无特殊情况出现,如头晕、眼花、水肿或体重增加过多、瘙痒、阴道流血、胎动异常等。

2.测量体重及血压,检查有无水肿及其他异常体征。复查有无尿蛋白。于妊娠晚期体重每周增加不应超过 500g,超过者应考虑水肿或隐性水肿、双胎、羊水过多、巨大儿可能。

3.复查胎位,听胎心率,并注意胎儿大小,软尺测耻上子宫长度及腹围,判断是否与妊娠周数相符。绘制妊娠图。

4.进行孕期卫生宣教,并预约下次复诊日期。

二、胎儿监护

胎儿监护指胎儿发育过程的监护。通过监护可以确定胎儿发育、生存状态和在宫内的安危,预防缺陷儿出生和正常胎儿宫内死亡。

（一）准确估计孕龄

对于月经周期 28 天而且又很规律的妇女来说,孕龄是比较容易估计的,即可用末次月经来算,但偶尔也会有排卵提前或推后的情况发生。对于那些月经不规则、忘记或记错末次月经以及哺乳期尚未转经而受孕者,临床上也要作一个准确的孕龄估计,以便围生期的一系列处理。

1.根据末次月经　平素月经规则,周期 28 天者,问清末次月经日期,推算预产期,从末次月经第一日算起,月份减 3 或加 9,日数加 7(农历加 14)。

2.对于那些月经不规则、忘记或记错末次月经以及哺乳期尚未转经而受孕者

(1)根据病史:①早孕反应出现时间:一般孕 6 周前后出现,至孕 12 周左右消失;②胎动开始时间:一般孕 16～20 周左右开始自觉胎动;③排卵日:根据基础体温确定排卵日,排卵日的前 14 天定为末次月经,以此根据上述公式推算预产期,核实孕周。

(2)根据体征:①根据孕早期妇科检查,扪及子宫大小,估计孕周;②孕中晚期可根据宫高估计孕周。

(3)根据辅助检查:①根据血、尿 hCG 测定:一般受精后 7 日,血浆中可检测出 hCG,以后以每 1.7～2.0 日上升 1 倍的速率增加。金标法家庭妊娠试验(尿)的敏感度为 25IU/L,若妊娠,则在预期月经未来潮(停经 35 天左右)时测定即可显示阳性反应。②B 超估计孕周:胎儿超声测量的准确性是正确预测孕龄的前提,但测量误差是不可避免的;即使测量得非常准确,胎儿生长发育的生物学差异也是不可避免的,尤其是在孕 26 周以后,胎儿生长发育的个体差异、人种差异明显增大。因此,超声估计孕龄最好在孕 26 周前完成。

孕 5～12 周:根据 B 超测胚囊 GS 和头臀长 CRL。

孕周(W)＝平均胚囊直径(cm)＋4

孕周(W)＝CRL(cm)＋6.5

孕 13~26 周：根据双顶径、股骨长推算孕周。

核实孕周、推算预产期，需综合考虑上述各指标，不可单凭一项作出推断。不同方法判断孕龄均存在误差，故推算的孕周与原孕周相差小于一周的，不再重新推算预产期。

(二)胎儿宫内安危评估

1.胎动计数

(1)胎动的规律：孕妇在妊娠 16~20 周开始自觉胎动，随孕龄增加，胎动逐渐变强，且次数增多，29~38 周达高峰，分娩前 2 周胎动略有减少。健康胎儿有醒睡周期，一般为 20 分钟，也可长达 40 分钟；还有"生物钟"习性，早晨活动少，中午以后逐渐增加，晚上最为活跃。

(2)胎动的影响因素：胎儿窘迫初期表现为胎动过频，继而转弱及次数减少，进而消失。但胎动与胎儿行为状态有关，凡能影响其行为的因素均可影响胎动数，如孕妇饥饿、吸烟或被动吸烟、应用镇静、麻醉或解痉药以及胎儿神经系统发育异常或功能异常均可使胎动减少。而强光、碰击、推动胎儿、声音刺激可致胎动加强及加频。胎动是一种主观感觉，胎动计数会受孕妇的性格、敏感程度、工作性质、羊水量、腹壁厚度、胎盘位置、药物、胎儿活动量以及孕妇是否认真对待等因素影响，个体差异较大。不能单凭胎动减少作为胎儿窘迫的依据。

(3)胎动计数的方法：孕 28 周后教会孕妇自数胎动：连续运动完后计算 1 次，间隔再动又算 1 次，只要感到胎动就算 1 次胎动。孕妇每天早、中、晚自选方便而相对固定的时间各计数胎动 1 小时，3 次胎动数之和乘以 4 即为 12 小时胎动次数。>30 次/12h 为正常，<10 次/12h 或<3 次/h 为异常。

(4)胎动计数的临床价值：①胎动正常：是胎儿存活、宫内情况良好的标志。②胎动减少：缺氧是其严重的影响因素。若胎动停止 12 小时，胎儿可能在 24~48 小时内死亡。③胎动低弱：如果孕妇在胎动出现后，从未感到增强的趋势，且孕妇觉腹胀进行性加重，应想到可能羊水过多或有子宫收缩，可以作 B 超和胎心监护，排除胎儿畸形或早产的可能。④胎动剧烈：常为脐带受压、胎盘早剥等造成胎儿急性缺氧，多为躁动，无间隙，若不及时纠正，可能导致胎死宫内。⑤无胎动：确诊已妊娠妇女，停经≥20 周，一直未感到胎动，有两种可能：一为胎儿早已死亡，为稽留流产；另一可能为孕龄估计不准。

总之，一旦发现胎动异常，应进一步查找原因，并行其他监测，了解胎儿宫内情况，以便适时采取干预措施改善围生儿预后。

2.胎儿电子监护　可以连续观察并记录胎心率(FHR)的动态变化，也可了解胎心与胎动及宫缩之间的关系，估计胎儿宫内安危情况。

(1)胎心率监测：有宫内监测及腹壁监测两种。前者须将测量导管或电极板经宫颈管置入宫腔内，必须在宫颈口已开并已破膜的情况下进行，且有引起感染的可能，故现多用后者。

由胎儿电子监测仪记录下的胎心率(FHR)可以有两种基本变化，即基线胎心率(BFHR)及周期性胎心率(PFHR)。

基线胎心率 BFHR 即在无胎动及无宫缩影响时，10 分钟以上的胎心率平均值。通过监护仪描记的胎心率图，是一条波动起伏的曲线，曲线中央的一条假想线，就是胎心率基线水平。可从 FHR 水平即每分钟心搏的次数及 FHR 变异两方面对 BFHR 加以估计。

FHR 水平：正常为 120~160bpm。FHR 如持续在 160 次以上或 120 次以下历时 10 分钟及以上称为心动过速或心动过缓。

FHR 变异是指 FHR 有小的周期性波动。此波由振幅和周期组成。振幅是上下摆动之波的高度，即在胎心曲线的最高点及最低点各画一条横线，两线间的胎心率差就是振幅，以 bpm 表示，正常为 6~

25bpm;周期数是一分钟内肉眼可见的波动数,以 cpm 表示。正常为 3～6cpm。BFHR 有变异即所谓基线摆动,表示胎儿有一定的储备能力,是胎儿健康的表现。FHR 基线变平即变异消失或静止型,提示胎儿储备能力的丧失。

周期性胎心率 PFHR 即与子宫收缩有关的 FHR 变化。

加速:子宫收缩后 FHR 增加,增加范围大约为 15～20bpm,加速的原因可能是胎儿躯干局部或脐静脉暂时受压。散发的、短暂的胎心率加速是无害的。但如脐静脉持续受压,则进一步发展为变异减速。

减速:可分为三种:

1)早期减速(ED):有下列特点。

①它的发生与子宫收缩几乎同时开始,子宫收缩后即恢复正常。

②胎心率曲线的波谷与宫缩曲线的波峰相一致,如波谷落后于波峰,其时间差应<15 秒。

③下降幅度多在 20bpm～30bpm,不超过 40bpm。

④改变母体体位或吸氧,图形不变。

⑤注射阿托品可使减速消失。

⑥早发减速偶发于宫口扩张 5～7cm 时,一般认为是胎头受压,脑血流量一时性减少(一般无伤害性)的表现,无特别临床意义。

⑦早发减速连续出现,逐渐加重,下降幅度>50bpm～80bpm 或降至 100bpm 以下,或频发于产程早期,均应想到脐带受压胎儿缺氧的可能。

2)变异减速(VD):有下列特点。

①发生、消失与宫缩无固定关系。

②下降幅度和持续时间均不一致。

③曲线升降迅速。

④一般认为变异减速系因子宫收缩时脐带受压兴奋迷走神经所致,改变体位可能使减速消失。

⑤日本产妇人科学会的分型:a.轻型:胎心率下降持续时间少于 60 秒,胎心率下降最低不小于 60bpm。一般与胎儿预后关系不大。b.重型:减速持续时间大于 60 秒,胎心率下降最低低于 60bpm。大多提示胎儿缺氧。

3)晚期减速(LD):有下列特点。

①子宫收缩开始后一段时间(多在高峰后)出现胎心率减慢,波谷落后于波峰,其时间差多在 30～60 秒。

②曲线升降均缓慢。

③吸氧或改变体位可能使减速消失。

④注射阿托品不能使减速消失。

⑤只要出现晚期减速,不论下降振幅多少,均应想到与胎儿缺氧有关。

⑥伴有基线增高、变异减少及加速消失的连续晚期减速,是胎儿酸中毒的表现。

(2)预测胎儿宫内储备能力

1)无激惹试验(NSTY 本试验是以胎动时伴有一时性胎心率加快现象为基础,故又称胎儿加速试验。通过本试验观察胎动时 FHR 的变化,以了解胎儿的储备功能。此项试验方法简单、安全,可在门诊进行,并可作为催产素激惹试验前的筛选试验。

试验时,孕妇在安静状态下取侧斜卧位或半坐卧位,胎心探头放在腹部胎心音区,宫缩压力探头放在宫底下 2～3 横指处,至少连续记录 20 分钟。若胎儿在睡眠中,可延长监测时间为 40 分钟或催醒胎儿。判断标准如下：

①有反应型：胎心率基线 120～160bpm，FHR 变异为 6～25bpm，每 10 分钟内有 2 次以上胎动，胎动时胎心率加速＞15bpm，持续时间＞15 秒。

②无反应型：胎心率基线 120～160bpm，FHR 变异＜6bpm，胎动每 10 分钟在 2 次以内，胎动时无胎心加速或胎动时胎心率加速＜15bpm，持续时间＜15 秒。

③正弦型：无胎动反应的基础上，胎心基线正常，基线短变异消失，波形圆滑、连续、反复出现，振幅 5～15bpm，大者 30～50bpm。周期 2～5 次/分。多发生在产前无宫缩时，持续＞10 分钟。

临床意义及处理：

①有反应型：提示胎儿中枢神经系统发育良好，99％以上的胎儿在一周内是较安全的；但高危妊娠也存在假反应型。建议：如无特殊情况可以一周后复查。

②无反应型：提示胎儿有窒息。无反应型 NST 约有 20％的胎儿预后差。但 NST 异常容易受各种因素影响：如妊娠并发症、孕妇体位、所服用的药物等，尤其受胎儿生理性睡眠周期的影响，假阳性率高达60％～80％。建议：a.24h 内复查 NST 或延长监护时间至 120 分钟；b.应用各种方法刺激胎儿；c.如 2 次NST 无反应可行 OCT 检测；d.联合胎儿生物物理评分（BPS）、B 超及脐动脉血流检测。

③正弦型：原因可能是严重胎儿窘迫、胎儿频死、胎儿贫血、子痫前期或过期妊娠。多数学者认为出现正弦型胎心图，应考虑终止妊娠。但真正的正弦波非常少见，要避免因假正弦波而误行手术。

2）缩宫素激惹试验（OCT）：又称宫缩应激试验（CST）。

原理：利用缩宫素人为诱导宫缩，借以观察宫缩时胎心率的变化，进而推测胎盘机能。

适应证：凡是可能有胎盘机能低下者，NST 无反应型均为其适应证。

禁忌证：①前置胎盘或不明原因的产前出血者；②既往有剖宫产史或其他原因所致的疤痕子宫；③多胎妊娠；④羊水过多或过少；⑤先兆早产及宫颈松弛症；⑥怀疑胎儿已有严重宫内窘迫者。

方法：①先行 NST20 分钟基础记录，方法同 NST；②催产素 2.5U 加入 5％ GS 500ml 内静脉点滴；③初始滴速 5～8 滴/分，每隔 15 分钟滴速增加一倍，逐渐调整滴速至每 10 分钟 3 次宫缩，每次宫缩持续40～60 秒，中等强度，滴速不再增加；④宫缩满意后连续监护 30 分钟以上；⑤实验结束后，停止滴入催产素，观察至宫缩消失。

注意事项：①必须要住院进行，并有急救胎儿窘迫的准备；②一旦发生过强宫缩或胎心率减速，试验立即停止，改侧卧位并吸氧；③备有宫缩抑制剂。

判断标准：

①OCT 阴性：胎心率基线及变异正常，或胎动后有胎心加速，每 10 分钟有 3 次宫缩，持续≥40 秒，均无晚期减速或明显的变异减速出现。

②OCT 阳性：超过 50％的宫缩后出现晚期减速，或多发重度变异减速。胎心率基线变异减少或消失，或胎动后无胎心加速。

③OCT 可疑：间断出现晚期减速，或散发性重度变异减速，或频发早发减速。

④过强刺激：宫缩频率＞1 次/2 分钟，或每次宫缩持续≥90 秒，且每次宫缩胎心均减速。

⑤试验不满意：不能促发有效宫缩，或因孕妇不合作、胎位异常等原因致胎心率记录不清。

临床意义及处理：

①OCT 阴性：提示胎盘储备功能良好，约 99％的胎儿一周内宫内安全，此期间必须检测 NST。

②OCT 阳性：多提示胎盘功能减退，约 50％的胎儿出现产时晚期减速或生后 5 分钟低 Apgar 评分。建议：a.停止静滴缩宫素，必要时给予宫缩抑制剂；b.改善全身情况，改变体位、吸氧等，如经治疗仍无改善，

应终止妊娠;c.结合病史、胎儿生物物理评分(BPS)、羊水量与性质等进行处理;d.同时 NST 无反应型,胎心基线变异消失者,胎儿预后极差,应终止妊娠。

③OCT 可疑:应 24 小时内重复,约 50%转为阴性。

3.B 超　可提供胎儿状况的重要信息。

(1)妊娠早期测量妊娠囊(GS)、顶臀长(CRL)并结合 HCG 值是估计孕龄比较准确的方法。

(2)孕 10～14 周作胎儿颈项透明层(NT)的厚度、鼻骨的测量等是染色体异常相关的早期影像学的筛查;孕 18～24 周可筛查胎儿严重结构异常的畸形。

(3)妊娠中晚期测量胎儿双顶径(BPD)、腹围(AC)及股骨长度(FL)等,可对胎儿宫内生长及发育情况进行评估。

(4)超声胎盘成熟度分级,作为胎儿成熟度的预测。

(5)超声结合无激惹试验(NST),进行胎儿生物物理评分。

4.胎儿生物物理评分(BPS)　1980 年 Manning 首次报道了胎儿生物物理评分,通过对 NST、胎儿肌张力(Fr)、胎动(FM)、胎儿呼吸运动(FBM)和羊水量(AFV)5 项指标来了解胎儿宫内安危,其中前 4 项反应中枢神经系统功能,羊水量作为胎盘功能的远期指标,每项 2 分,总分 10 分,观察时间为 30 分钟。

五项指标中的 FBM、FM、FT、AFV 均为 B 超检查结果。由于 NST 监护 20 分钟与 B 超检查 30 分钟测试时间长,测试者及受试者较难接受,而且费用高,临床上改用超声监测 10 分钟进行四项生物物理评分,可代替五项测试,不影响 BPS 结果的准确性。

胎儿生物物理活动受中枢神经系统支配,中枢神经的各个部位对缺氧的敏感性存在差异,FT 在胎儿生命中最早出现(孕 7+4～8+4 周),缺氧时该活动最后消失;FM 约孕 9 周开始;FBM 在孕 13～14 周出现,有规则的 FBM 在孕 20～21 周成熟;胎心加速在孕 25～26 周出现,而加速机制的完善要在 28～29 周以后,对缺氧最敏感。胎儿缺氧时首先 NST 为无反应型,FBM 消失;缺氧进一步加重,FM 消失,最后为 FT 消失。参照此顺序可了解胎儿缺氧的程度,估计其预后,也可减少监测中的假阳性率与假阴性率。

5.彩色多普勒超声的血流动力学监测　彩色多普勒超声基本原理:由 5MHz 超声探头对准血管(动脉)段,获得发射、反射波之间的瞬时多普勒频移。产生的频谱图横轴表示时间,纵轴显示血流方向及流速大小。利用现代数字信号处理和计算机成像技术,形成血流彩色频谱图。根据血流动力学理论,可以得到:①血流速度峰谷比(S/D)(S 表示收缩期最大血流速度,D 表示舒张末期血流速度);②阻力指数(RI);③搏动指数(PI);④快速血流量比(FVR)等血流指标。

彩色多普勒超声临床应用:胎盘中有胎儿胎盘循环和母体胎盘循环两套循环系统。彩色多普勒超声可以观察子宫-胎盘和胎盘-胎儿的血流灌注状况从而了解胎儿在宫内的安危。

对子宫-胎盘循环的估测采用子宫动脉血流速度波形的测量。正常妊娠时子宫动脉血流速度随着妊娠月份的增加而加快,尤其是舒张期血流速度的加快更明显,S/D 值、RI 值和 PI 值逐渐下降。当全身或局部病变导致子宫动脉各级分支淤血、渗出、动脉壁玻璃样变及钙化,甚至血管栓塞时,出现子宫胎盘血流灌注障碍,子宫血管系统维持较高阻力,子宫动脉血流频谱特征发生改变,出现舒张早期切迹。

对胎盘-胎儿循环的监测采用胎儿脐动脉血流速度的测量。在正常妊娠时,随妊娠的进展,胎盘逐渐成熟,绒毛血管增多,增粗,胎盘血管阻力下降,血流量增加,以保证胎儿正常发育的血液供应,脐动脉 S/D 值逐渐减小。孕 12 周前脐动脉无舒张期血流,孕 20 周时 S/D 约为 4,孕 40 周时 S/D 约为 2,孕 30 周后,S/D≥3 为异常。多种产科并发症与合并症均可使胎盘发生绒毛血管分支减少,绒毛发育迟缓,循环阻抗增高,血流灌注量下降,脐血流量减少,S/D 值增高,出现胎儿脐动脉舒张期血流缺失(AEDV)或舒张期血流反流(REDV)时,50%的围产儿死亡,胎儿畸形和染色体异常率也高,围产儿预后不良高达 100%。孕 12

周以前,脐动脉舒张期血流的缺失是正常的,Fisk 等发现 50% 的孕妇在 12～13 周为 AEDV,但到 14～16 周时,所有孕妇均出现了脐动脉舒张期血流,所以我们诊断 AEDV 的时间应为 14～16 周以后。并且在早孕阶段,脐动脉的指数测定对以后 FGR 和子痫前期的发生并无提示作用。但是在孕中、晚期,AEDV 就是不良妊娠结局的一个标志,而且越早出现的 AEDV 提示越坏的妊娠结局。从 AEDV 到异常的 NST,BPS 之间的时间间隔为 3～25 天,从 AEDV 到胎儿死亡之间的时间间隔为 3～11 周,平均为 5.5 周。

临床意义:

(1)孕 26～28 周检测脐动脉 S/D 值若升高,主要应考虑:①胎儿畸形和染色体异常:胎儿先天性疾病与脐动脉阻力关系密切,尤其是出现舒张期血流缺失(AEDV)或舒张期血流返流(REDV)时,应进一步 B 超检查,必要时作胎儿染色体分析。②脐带异常:当脐带缠绕、过长或过短、过细影响到胎盘循环时,将出现异常的血流阻抗指数。若 S/D 值高于正常值,且 B 超显示脐带绕颈等异常情况,应根据妊娠时期严密观察或及时终止妊娠。③胎盘功能不良:胎盘的病理改变可致胎盘容量减少,有效血管总截面积下降,增高血流阻力,使其血液灌注量下降。④胎儿生长受限(FGR):子宫血流和脐带血流的比较可以提示临床医师寻找 FGR 的原因。当子宫动脉血流异常而脐动脉血流正常时,提示 FGR 的原因来自母体;而脐动脉血流异常子宫动脉血流正常时,提示 FGR 的原因来自胎儿。

(2)妊娠 36～37 周以后,脐动脉血流阻抗分四级。1 级:S/D 值<3.0,脐动脉血流阻抗处正常水平。2 级:3≤S/D<4,提示胎儿进入代偿期,将导致围产生儿预后不良,在允许条件下,终止妊娠。3 级:S/D>4 表示失代偿,须立即终止妊娠。4 级:又称舒张期血流的缺失(AEDV)或舒张期血流的反流(REDV),表示胎儿预后差,排除胎儿畸形和染色体异常后,须立即终止妊娠。

(3)分娩期脐动脉阻抗指标:正常妊娠孕妇临产后,S/D 值无明显变化,若指标异常,提示围生儿预后不良。

其他血流测定:胎儿大脑中动脉是大脑半球血液供应最丰富的血管,可直接反映胎儿颅脑循环的动态变化;胎儿肾动脉的血流可反映胎儿外周血管的收缩。正常妊娠时脐动脉和大脑中动脉的阻力指标的变化趋势是一致的。当各种原因导致胎盘血流阻力增加时,脐动脉阻力指数变化趋势和胎儿大脑中动脉的变化趋势正好相反。原因是:胎儿缺氧时,外周血管阻力升高,而脑血管阻力代偿性降低,机体血液重新分配,保证脑的血供,即所谓"脑微效应",表现为脐动脉血流阻力增加,S/D、PI、RI 值升高;大脑中动脉阻力下降,S/D、PI、RI 值降低;肾动脉阻力升高,S/D、PI、RI 值升高。

彩色多普勒超声技术为临床监测高危妊娠提供了一种新方法,可作为多种胎儿监护方法的补充,并有助于进一步开展对围生儿解剖生理的研究。但是,目前超声多普勒血流检测还存在许多尚待解决的问题,如仪器误差、测量误差、血管变异大、取样部位标准不统一等。尤其是异常值的确定无统一标准,较公认和实用的判断异常的标准是:①舒张期血流缺失(AEDV)或舒张期血流反流(REDV);②血流指数大于各孕周的第 95 百分位数或大于各孕周平均值加 2 个标准差,即 X+2SD。但也有取血流指数大于各孕周的第 90 百分位数或 X+1.282SD。因此,目前产科多普勒血流检测仍停留在临床研究阶段,尚无足够证据支持其作为常规的产前筛选方法广泛应用于临床。

6.胎儿心电图(FECG)　胎心的活动情况是胎儿在子宫内情况的反映,因此胎儿心电图检查是较好的胎儿监护之一,测定胎儿心电图有宫内探测及腹壁探测两种,前者必须将探查电极经阴道置入宫腔,直接接触胎头或胎臀,虽所得图形清晰,但须在宫口已扩张、胎膜已破的情况下进行,有引起感染的危险,亦不能在孕期多次测定,故不宜作为孕期监护。胎儿的心电流通过羊膜腔传至孕妇腹壁,腹壁探测法是将正电极置于母体腹壁宫底处,负电极置于耻骨联合上方胎儿先露部,地极(无关极)置于母体腹侧壁或大腿内侧,通过连接胎儿心电图仪测得。它经母体体表测定,母体的心电图频率较慢,FECG 频率快,振幅较小,仅见 QRS 波,P 波和 T 波不明显,凡出现规律的时限≥0.02 秒、振幅≥5μV 的与母体心率或心电无关的波,持续 15 秒以上,即为 FECG。

正常 FECC 的表现:①P 波:P 波是左右心房除极产生的波形,前半部代表右心房,后半部代表左心房。自胎龄 17 周起心房发育,P 波出现,随胎龄增加,P 波逐渐增宽。②P-R 间期:代表自心房除极开始到心室除极开始的时间。随胎龄而延长,第二产程中的 P-R 间期逐渐缩短,可能与胎儿处于应急状态有关。③QRS 群:为心室除极时的综合电位变化,随胎龄增加 QRS 波群增宽,并与胎儿心脏的重量相平行。足月胎儿心电图的 QRS 波群时限为 0.02～0.05 秒,如超过 0.06 秒,考虑为巨大儿或心脏疾病等。如 R 波振幅低,可能合并羊水过多;如 R 波振幅增高,达 50～60μV 时,可能存在胎盘功能不全,羊水过少,过期妊娠等。④S-T 段:S-T 段是 QRS 波群终点至 T 波起点间的电位线,正常 S-T 段位于等电位线,当 S-T 段抬高或下移 5μV 为胎儿缺氧的表现。⑤T 波:为心室的复极波。振幅低而时限长,有时缺失。当严重缺氧时,可出现 T 波倒置、T 波高尖或双向波。

正常 FECG 的诊断标准:根据 R-R 间期的长短,计算出胎心率为 120～160bpm,QRS 时限 0.02～0.05 秒,QRS 振幅 10～30μV,S-T 段无明显偏移等电位。

FECG 的临床意义:①诊断双胎或多胎:FECG 描记图上出现两套或以上 FECG,各有其特征。②诊断胎位:根据 QRS 综合波群的主波方向可以判断胎位,当常规放置电极时,QRS 主波向下,为臀位。③诊断胎儿窘迫:早期缺氧,表现为 R-R 间期缩短,心动过速;晚期缺氧,表现为 R-R 间期延长,心动过缓;出现代谢性酸中毒时,S-T 段明显压低或抬高。④初步筛查胎儿心脏病:如 P-R 间期延长,胎心率减慢,QRS 波增宽持续存在,考虑严重的先天性心脏病、心脏传导阻滞、心脏扩大、心肌肥厚增生等,应进一步作超声心动图检查。⑤诊断胎儿心律失常。

7.胎盘功能测定

(1)血胎盘泌乳素(hPL)测定:胎盘泌乳素(hPL)是胎盘合体滋养细胞分泌的一种蛋白激素,随妊娠进展,其分泌量持续增加,孕 34～36 周达峰值,以后稍平坦,产后迅速消失,产后 7 小时即测不出。hPL 只能在孕妇血中测定。采用放射免疫法,孕晚期 hPL 值为 4～11mg/L(μg/ml),低于 4mg/L(μg/ml)或突然下降 50%,为胎盘功能不良,胎儿危急。连续动态监测更有意义。检测 hPL 也可能发生误差,有学者报道有些妊娠并无异常,但 hPL 却缺乏,其原因是 hPL 在免疫学性质上有改变,或胎盘合成 hPL 延迟。HPL 水平与胎盘大小成正比,如糖尿病合并妊娠时胎儿较大,胎盘也大,HPL 值可能偏高。因此,临床应用时还应再配合其他监测指标综合分析,以提高判断的准确性。

(2)尿中雌三醇(E₃)测定:妊娠期雌三醇主要由胎儿-胎盘单位产生,测定孕妇尿雌三醇含量可反映胎儿胎盘功能状态。正常妊娠 29 周起尿雌激素迅速增加,正常足月妊娠雌三醇排出量平均为 88.7nmol/24h 尿(24.2mg/24h 尿)。妊娠 36 周后尿中雌三醇排出量连续多次均在 37nmol/24h 尿(10mg/24h 尿)以下或骤减 30%～40%以上,提示胎盘功能减退。雌三醇在 22.2nmol/24h 尿(6mg/24h 尿)以下,或骤减 50%以上,提示胎盘功能显著减退。雌三醇在 14.8nmol/24h 尿(4mg/24h 尿)以下,则胎儿将在宫内死亡。

但应注意,尿雌三醇排泄量受多种因素影响。尿雌三醇减少的因素有:胎儿肾上腺皮质功能减退,如先天性肾上腺皮质发育不全、无脑儿畸形胎儿肾上腺发育不良;胎盘缺乏硫酸酯酶;孕妇肝肾功能不全等。尿雌三醇增多的因素有:多胎妊娠及巨大儿,糖尿病合并妊娠胎儿过重;胎儿患先天性肾上腺皮质功能亢进等。因此,除连续动态监测外,还应配合其他胎儿监护措施,全面考虑才能做出正确判断及处理。

(3)孕妇血清催产素酶测定:催产素酶由胎盘合体细胞产生,随妊娠进展而增加,如果持续低值,提示胎盘功能减退;5mg/(dl·h)为警戒值,2.5mg/(dl·h)以下为危险值;此值急剧降低时,表示胎盘有急性功能障碍,需要连续测定动态观察。

（4）催产素激惹试验（OCT）：若为阳性，提示胎盘功能减退。

（5）阴道脱落细胞检查：舟状细胞成堆，无表层细胞，嗜酸性细胞指数占 10% 以下，致密核少者，提示胎盘功能良好，舟状细胞极少或消失，有外底层细胞出现，嗜酸性细胞指数占 10% 以上，致密核增多者，提示胎盘功能减退。

（三）胎儿成熟度监测

胎儿成熟度主要是指胎儿重要脏器的功能成熟情况，用以判断胎儿宫外独立生活的能力。胎儿成熟度的判断在高危妊娠管理中有非常重要的意义。高危妊娠中约 70% 妊娠因病情需要计划分娩，通过成熟度测定可指导选择分娩时机、分娩方式及制定出生后的护理婴儿计划，对提高围生儿的生存率有重要的意义。

1.临床评估　①正确推算妊娠周数；②胎儿发育指数：可粗略估计胎儿成熟度。日本五十岗等采用下述方程式计算胎儿发育指数：胎儿发育指数＝宫底高度（cm）－3×（月份＋1）。正常值为 -3～+3，如果胎儿发育指数小于 -3，表示胎儿发育不良，胎儿未成熟；如在 +3 与 -3 之间，表示已成熟；如 >3 则胎儿过大、双胎或羊水过多。此指数的应用应在核实孕周的基础上，同时受腹壁厚薄、测量点正确与否等影响，因此仅作参考，尤其不适于糖尿病妊娠。

2.超声检查　①胎盘成熟度：根据绒毛膜板、胎盘光点、基底板的改变，将胎盘成熟度分为 4 级，作为胎儿成熟度的预测方法。0 级：绒毛膜板呈一条光滑的线，胎盘组织均匀，此型见于妊娠早、中期胎盘。Ⅰ级：绒毛膜板稍向胎盘组织内凹陷，呈轻度锯齿状，胎盘组织内有散在的小光点，在孕 30～32 周时就能见到此型胎盘，表示胎盘开始成熟。Ⅱ级：为胎盘趋向成熟之改变，基底板可见，绒毛膜板内陷，呈深锯齿状，但未与基底板相连。胎盘内光点增大，数目增多。Ⅲ级：代表成熟的胎盘，卵磷脂/鞘磷脂（L/S）比值全部 ≥2.0。绒毛膜板与基底板相连，形成一个个明显的胎盘小叶。根据 Tabsh KM 的研究报道，Ⅲ级胎盘出现的平均孕周为 38.6 周。在正常妊娠情况下，孕周、胎儿生长发育和胎盘成熟度三者以平行的速度进展，而在某些病理妊娠，如妊娠高血压疾病、FGR、妊娠合并糖尿病等三者不相平行，胎盘Ⅲ级可提前或延缓出现。过期妊娠者亦非全部为Ⅲ级胎盘，故此法仅供参考，特异性较差。②胎头双顶径测量：对照孕周、双顶径、体重曲线判断胎儿成熟度。BPD≥8.5mm 时，孕周在 36 周以上，体重 2500g 左右。因此，超声检查常以 BPD≥8.5mm 作为胎儿成熟的一个指标。

3.羊水分析　羊水成分随妊娠的不同而变化。正常妊娠早期，羊水主要是由母体血清通过胎膜进入羊膜腔的透析液，羊水的组成除蛋白质和钠的浓度稍低外，与母体血清以及其他部位组织间液相似。在中期以后，羊水的主要来源为胎儿尿液，胎儿代谢物和分泌物。在超声波监测下，可以应用羊膜腔穿刺术，抽取羊水，进行羊水分析，以判断胎儿的成熟度。

（1）肺成熟度测定：正常妊娠 6 个月胎儿肺泡内开始出现肺表面活性物质，它由肺泡Ⅱ型细胞合成、分泌、贮存，主要成分是磷脂类物质，包括卵磷脂（L）占 50% 以上，其他磷脂酰甘油（PG）、磷脂酰肌醇（PI）、鞘磷脂（S）和磷脂酰丝氨酸等，且随着胎儿肺的成熟，肺表面活性物质逐渐增加。肺的气体交换是肺泡上皮通过肺泡的扩张和收缩而实现的。在呼气时，肺泡表面活性物质（Ps）能够降低表面张力，防止肺泡萎缩，维持肺泡的正常功能。呼吸窘迫综合征的新生儿被证实为因肺泡表面物质的缺乏，而使肺泡表面张力增加和稳定性丧失而导致呼气末肺泡萎陷，进行性肺膨胀不全，机体换气受阻、缺氧而死亡。故对羊水成分——肺泡表面活性物质进行分析，对估计胎儿肺成熟度有重要意义。

1）羊水卵磷脂/鞘磷脂（L/S）比值：自妊娠 25 周起，卵磷脂合成量增加，妊娠 35 周后卵磷脂迅速增加，而鞘磷脂量增加缓慢，孕 35 周前 L/S<2,35 周后 L/S≥2。一般认为 L/S≥2 是胎肺成熟的标准。从 1971 年 Cluck L 等首次报道薄层层析法检测羊水 US 比值以来，为高危妊娠计划分娩前判断胎儿成熟度作出了

贡献。但因血中卵磷脂含量几乎比羊水中高 9 倍,所以当羊水标本中有血污染时,假阳性率很高,另外,试验过程繁琐、复杂费时、干扰因素多等这些固有的缺点也影响其准确性和敏感性。

2)磷脂酰甘油(PG):1976 年 Hallmen M 等采用同样的薄层层析法检测羊水表面活性物质 PG。PG 是酸性磷脂,可增加整个表面活性物质系统形成,还可增加表面活性物质在肺泡内层展开。PG 一般在 36 孕周出现,代表胎肺发育成熟,然后继续增加直至分娩,只要从羊水中检测出 PG 即代表胎肺成熟。PG 测定较 L/S 比值具有优越性:PG 测定标本即使有血液或胎粪污染,结果也不受影响。PG 判断胎肺成熟度正确率高于 L/S 比值,只要出现就不会发生 RDS,尤其用于糖尿病病例更有意义。如 US≥2,但 PG 阴性,胎肺仍不成熟。阴道收集的标本也可用于 PG 测定,对胎膜早破合并早产病例提供了方便。如果 PG 与 US 结果不一致,则以 PG 值为准,PG 判断胎肺成熟度的准确率为 67%。

3)泡沫试验或振荡试验:原理:肺表面活性物质中不饱和磷脂酰胆碱有亲水也亲脂的特点,在乙醇中振荡后形成的泡沫可维持数小时,并形成稳定泡沫层。而其他物质形成的泡沫,能被乙醇消除。方法:以不同稀释度羊水加入 95%酒精 1ml,振荡 15 秒钟后静置 15 分钟,观察接触空气的液体界面上有无环状泡沫以判断结果。此法简单、快速、价廉、准确,立即出结果,不需特殊实验室条件。其正确率与 US 比值相似,其阳性预测值 100%。但有一定主观性。

4)板层小体计数(LBC):板层小体(LB)是肺泡Ⅱ型细胞质中特殊结构,是肺表面活性物质在细胞内贮存的形式,具有典型的洋葱样结构。LB 在正常妊娠 24 周时的胎儿肺中已出现,34～36 孕周时,LB 数目明显增多。由肺泡Ⅱ型细胞排出附着于肺泡表面,并随肺泡液流入羊水中,随着妊娠的发展、胎儿的成熟,羊水中的 LB 逐渐增多,呈上升趋势,故计数 LB 可对胎儿肺成熟度进行预测。从 1989 年 DubinSB 报道用 LBC 来判断胎儿肺成熟度以来,LBC 为临床判断胎肺成熟度提供了一种快速、简便、客观、廉价的方法。由于 LB 直径为 2～6mm,与血小板体积近似,故可利用全自动血细胞计数仪、血小板孔道输出数据进行羊水 LB 计数。有研究得出 LBC 与 L/S 相关系数为 0.70,以 LBC≥50000/ml 为阴性临界值,LBC≤15000/ml 为阳性临界值预测 RDS。

(2)胎肾成熟度检查

1)羊水肌酐测定:羊水中的肌酐为胎儿代谢产物,随胎儿尿排入羊水,其排泄量反映肾小球的成熟度。自妊娠中期羊水中肌酐含量开始逐渐增高,于妊娠 34 周迅速上升。但其浓度受羊水量、胎儿肌肉发育程度及孕妇血浆肌酐浓度的影响。目前,文献报道的判断标准各异,张镜报道以孕 37 周出生体重 2500g 以上为成熟儿,则羊水肌酐≥176.0μmol/L 为成熟值,132.6～175.9μmol 为可疑,<132.6μmol/L 提示肾未成熟,临床符合率为 90%以上。

2)羊水葡萄糖测定:羊水葡萄糖(AFG)主要来源于母体血浆,部分来自胎尿。妊娠 23 周前随胎盘羊膜面积扩大,羊水中 AFG 逐渐增加,妊娠 24 周 AFG 达峰值约为 2.29mmol/L。此后胎儿肾逐渐发育成熟,肾小管对葡萄糖的重吸收作用增强,由胎儿尿液排入羊水中的葡萄糖减少。随胎龄的增加,胎盘的通透性降低,由母体血浆进入羊水的葡萄糖也相应减少,AFG 逐步降低。因此测定 AFG 可以反映胎儿肾发育情况。参考值:AFG<0.56mmol/L,提示胎儿肾发育成熟;>0.80mmol/L,提示胎儿肾不成熟。

(3)胎肝成熟度检查:孕 12 周羊水中开始出现胆红素,主要为非结合胆红素,随着胎儿肝脏酶系统发育成熟,未结合胆红素逐渐转化为结合型胆红素,孕 36 周羊水中胆红素基本消失,说明胎肝已成熟。胆红素在 450nm 波长处有特异吸收峰,取过滤羊水,以蒸馏水调零,读取 A450 可以作为判断胎儿肝成熟度的一个指标。参考值:A450<0.02,提示胎肝成熟;0.02～0.04,为胎肝成熟可疑;>0.04,为胎肝未成熟。检测羊水 A450 还可以辅助诊断胎儿溶血及评估溶血进展情况,为临床处置提供依据。

(4)胎儿皮肤成熟度检查:羊水中的脂肪细胞,来自胎儿皮脂腺及汗腺的脱落细胞。随着胎龄的增加,胎儿皮脂腺逐渐发育成熟,羊水中脂肪细胞的出现率相应增高。因此计数羊水中脂肪细胞的百分率,可作为评价胎儿皮肤成熟程度的指标。取羊水离心沉淀物滴于载玻片上,加 1.36mmol/L 硫酸尼罗蓝水溶液 1 滴混匀,加盖玻片 1~2 分钟,在火焰上缓慢加热到 50~60℃,维持 2~3 分钟镜检。脂肪细胞染成橘黄色,无核,其他细胞呈蓝色。计数 200~500 个细胞,算出脂肪细胞百分率。参考值:脂肪细胞百分率>20%,提示胎儿皮肤成熟;10%~20%,为胎儿皮肤成熟可疑;<10%,为胎儿皮肤未成熟;>50% 为过期妊娠。

(5)胎儿唾液腺成熟度检查:羊水中淀粉酶根据其来源可分为胰腺型同工酶和唾液腺型同工酶,分别来自胎儿的胰腺及唾液腺。羊水中胰腺型同工酶活性在妊娠过程中无明显变化,自妊娠 28 周左右胎儿唾液腺开始有分泌功能,羊水中唾液腺型淀粉酶活性快速增高,妊娠 36 周后显著增高,其活性反映胎儿唾液腺成熟程度。参考值:Somo 法>120U/L 或碘显色法≥450U/L 为成熟。

【临床特殊情况】

在胎儿发育过程中,胎心率加速开始于孕 25~26 周,而加速机制的完善要在 28~29 周以后。Pillai 和 James 研究了正常妊娠期胎心率加速方式的发育进展,随着孕龄增加,伴有胎心加速的胎动百分比和胎心加速的振幅增加。Guinn 等研究了 188 例妊娠结局正常的孕妇在孕 25~28 周之间 NST 的结果,仅 70% 的胎儿有≥15bpm 的胎心率加速,90% 的胎儿有一个较低幅度的加速,即 10bpm。所以在不同孕周,对胎动反应时心率上升的标准应有所不同。1997 年美国国立儿童健康和人类发展研究所胎儿监护研讨会根据孕龄定义加速:≥32 周时,胎心率基线增加≥15bpm,持续时间≥15 秒;≤32 周时,胎心率基线增加≥10bpm,持续时间≥10 秒。因此,判断 NST 结果时,应结合孕龄适当调整。

(郝丽萍)

第十七章　出生缺陷的预防与诊断

第一节　产前咨询

产前咨询,指临床医师或从事咨询的专业人员与孕妇及其家属对本次妊娠可能对孕妇或其胎、婴儿造成影响的各种因素依据科学的态度和理论进行详细的解释和讨论,使孕妇及其家属对潜在的风险有较全面的了解,并提供可采用的方案来降低或消除对母婴的不良影响,避免严重缺陷患儿的出生,减少家庭和社会的负担,提高人口素质。

产前咨询涉及产科学、医学遗传学、细胞遗传学、分子生物学、超声学、法律学、医学伦理学等多学科的知识,要求产前咨询医师除具备丰富的妇产科专业知识外,还要了解相关学科的内容,同时要具备良好的与患者沟通、交流的能力。随着科学的进步既往在医学上被认为不能怀孕或不宜怀孕的妇女有了生育后代的可能,如患者高血压、糖尿病、心脏病等,但也为围生期母婴保健带来了更多的困难和挑战。而我国特殊的计划生育政策——晚婚、晚育、少生、优生使得生育一个健康的孩子成为所有家庭的期盼,产前咨询、产前诊断及所有与生育有关的问题都面临着前所未有的挑战。从业者要努力掌握相关知识,为患者提供科学的意见和建议,同时要遵循知情同意原则,建议采用的诊断技术由受检者及其家属最终决定,避免因不良结局带来的纠纷。目前,我国要求从事产前咨询的医师要经过培训获得资质后方可从事相关工作。

产前咨询的对象包括:

(1)35岁以上(包括35岁)的高龄孕妇。

(2)生过先天畸形儿者。

(3)有原因不明习惯性流产史、死胎史及新生儿死亡史的夫妇。

(4)先天性智力低下者及其血缘亲属。

(5)有遗传病家族史的夫妇。

(6)有致畸因素接触史的孕妇,包括药物、毒物、射线、病原体。

(7)生育过母儿血型不合引起新生儿核黄疸致智力障碍或死亡者。

(8)近亲婚配者。

(9)唐氏儿血清学筛查结果的咨询。

(10)异常超声结果的咨询。

(11)有慢性病史,如高血压、糖尿病、心脏病、甲状腺疾病、肾病等。

(12)各种疫苗接种问题,如狂犬疫苗、乙肝疫苗等。

(13)有其他情况需要咨询者。

一、非计划妊娠

非计划妊娠是临床上常见的孕期咨询内容,当发现自己妊娠时,多数月经已过期1～2周,此时胎儿已经开始发育。孕妇事先未做好准备,将面临更多的高风险因素和行为。对此类问题的回答要非常慎重,因为咨询医师的每句话都关系着一个生命的去留,而不良的妊娠结局又可能带来纠纷。咨询医师应做到客观陈述利弊、风险,最终由孕妇自行确定。常见咨询问题及对策如下。

(一)孕前未服用叶酸

研究认为,孕前3个月开始服用小剂量叶酸可预防70%的神经管畸形。一些孕妇意外妊娠,未服用叶酸,前来咨询。应当明确神经管在妊娠42d已经闭合,确定妊娠之后才开始服用叶酸是无效的。但毕竟神经管缺陷是低概率事件,绝大多数人不补叶酸也不会分娩神经管畸形儿。可以在孕中期详细进行超声检查排除神经管畸形。

(二)吸烟

香烟中含有大量潜在的致畸物质,包括尼古丁、氯化物、硫氰酸盐、一氧化碳、铬、铅等有毒物质。除具有胎儿毒性外,许多物质还具有血管活性作用或使血氧水平降低的作用。

已证实吸烟可引起胎儿生长受限、低出生体重儿。吸烟与胎儿生长有直接的量-效关系,吸烟越多,新生儿体重减轻也越多。吸烟还可以增加不孕、自然流产、早产及注意力缺乏、多动症的风险,并在学龄期出现行为及学习问题。吸烟也可增加与心血管功能不全有关的妊娠并发症,如子宫胎盘功能不全和胎盘早剥等。

对吸烟的妇女应当确定吸烟程度,尽量在孕前戒烟,或在确定妊娠后尽早终止吸烟。

(三)饮酒

乙醇是最强的致畸剂之一,也是引起精神发育迟缓最常见的原因之一。与酒精有关的胎儿缺陷,称为胎儿酒精综合征。典型表现包括生长受限、行为障碍、大脑缺陷、心脏缺陷、脊柱缺陷以及明显的面部特征(人中缺失或发育不全、上唇宽、鼻梁扁平、上唇红缘发育不全、下颌过小、小眼、鼻子短小、眼睑组织短小)。

孕期安全使用的酒精阈值尚未确定,而危险性最高的是那些长期大量饮酒和酗酒的妇女。母亲年龄、其他药物、环境暴露及妊娠并发症的存在,可加重酒精对胎儿的影响。

早期停用酒精可能会缓解一些不良作用。研究表明,只有早、中孕期暴露于大量酒精作用的胎儿,其出生后语言和精神异常的发生率及程度低于整个孕期均暴露于大量酒精的胎儿。

对饮酒的妇女,应建议在孕前戒酒,且整个孕期都不建议接触任何剂量的酒精。如孕前偶尔饮酒,也不宜视为流产指征。

(四)药物

FDA根据药物治疗潜在的益处和对母胎的风险,提出了提供治疗指导的分级系统,将药物分为A、B、C、D、X五类。

A类:人类对照研究已经证实无胎儿风险。包括多种维生素或产前使用维生素,但不包括大剂量维生素。

B类:动物研究表明对动物胎儿无不良危险,但无孕妇的对照组;或者在动物中证明有不良反应,人类研究未得到证实,在早孕妇女的对照组中,并不能肯定其不良反应。常用药有青霉素、头孢菌素类、甲硝唑、红霉素、克霉唑、制霉菌素、氯苯那敏、胰岛素、毛花苷C等。

C类:没有充分的动物或人类研究;或者在动物研究中有不良的胎儿作用,但没有人类的资料。本类药物只有在权衡了对孕妇的好处大于对胎儿的危害之后方可应用。如阿托品、肾上腺素、多巴胺、阿司匹林、纳洛酮、地塞米松、呋塞米等。

D类：有胎儿危险的证据，但使用此种药物的益处超过其危险。本类药物应在孕妇受到死亡的威胁或患有严重的疾病，且其他药物虽然安全但无效时再应用。包括新霉素、链霉素、四环素、抗肿瘤药、卡马西平、苯妥英、乙醇、雌二醇、孕激素类。

X类：已证实对胎儿的危险超过了它的任何益处。本类药物禁用于妊娠或即将妊娠的患者。如己烯雌酚、ACEI类降压药。

有些药物在不同的孕期属于不同的安全级别。解热镇痛药如吲哚苏辛、布洛芬等32周前为B类用药，32周后使用可使胎儿动脉导管狭窄或早闭，造成胎死宫内，故32周后禁用。磺胺类药物、呋喃类药物孕早中期为B类药物，但孕晚期应用可引起胎儿溶血及黄疸。

人类一直在积累药物致畸的相关证据，并不断矫正已有的知识。如甲硝唑在啮齿类动物中可致畸，但人类长期积累的大量临床资料证实早孕期应用未增加胎儿致畸，现认为是B类用药。两项分析发现，在妊娠前3个月暴露于口服避孕药与普通畸形或外生殖器畸形无关，但怀孕前最好停服3个月。

除药物本身的种类和作用机制外，用药时间亦影响作用的后果。妊娠可分为以下3个时段。

1.围着床期　从受精到着床的2周，也称为"全或无"时期，此时合子进行分裂，细胞被分成外细胞团和内细胞团。药物暴露会破坏大量细胞，通常引起胚胎死亡；如果只有一些细胞受损，可由细胞分裂予以弥补。

2.胚胎期　受精后2～8周，该阶段完成器官发生，对于结构畸形的发生最为关键。若在此期暴露于致畸药物下，很可能导致相关系统或器官的畸形。

3.胎儿期　从第9周至足月，此期对胎儿的功能持续发育很重要。

为患者提供孕前或妊娠期咨询时，需要明确具体的用药种类、剂量、对应的孕龄时间，以此来评估用药的风险性及对胎儿的影响。

常见的可引起胎儿畸形的药物包括：血管紧张素转化酶抑制药、乙醇、氨基蝶呤、雄激素、白消安、卡马西平、氯丙嗪、香豆素、环磷酰胺、达那唑、同维A酸、锂、甲巯咪唑、青霉胺、苯妥英钠、四环素、三甲双酮，放射碘，丙戊酸等。

（五）放射线

临床上有许多妇女在无意中受到X线、CT照射后，才发现自己已经怀孕，遂来寻求孕期咨询。而上述几种检查方法对母体及胎儿的影响，主要是与其电离辐射的作用机制有关。放射检查对胚胎发育的影响，受到孕龄时间、检查方法、辐射剂量、照射部位等多因素的影响。

对不同孕龄期，其致病作用亦不同。高剂量的电离辐射对着床前的囊胚很有可能是致死的，这一时期胚胎对辐射的致畸作用或其他作用非常不敏感；在器官发生期间，高剂量的辐射很有可能引起畸形、生长受限或致死；在胎儿期，胎儿更可能发生生长受限和中枢神经系统畸形。

美国妇产科学会1995年发表了《孕期诊断性成像指南》，内容如下。

（1）单次诊断性X线检查对胎儿无害，尤其是辐射量<5Gy与胎儿畸形或妊娠丢失无关。

（2）考虑到大剂量电离辐射对妇女可能的效应时，不应该排除医学上必要的诊断性X线检查。超声成像和磁共振无电离辐射，在孕期如有可能应取代X线。

（3）超声和磁共振对胎儿无不良作用。然而，在获得更多信息以前，早孕期不推荐应用磁共振。

（4）在孕妇进行多种诊断性X线检查时，咨询放射医师可能对计算胎儿预计要接受的辐射剂量是有帮助的。

（5）放射活性核素碘标记在孕期不宜用于治疗。

日常生活中,孕妇不可避免地会接触到电脑、手机、微波炉等电器,现就其对胎儿影响分列如下。

1.电脑　电脑操作是否影响女性的不良妊娠结局和出生的胎儿,现在还没有完全肯定的结论。为安全起见,从优生优育的角度出发,还是应当有一定的防护措施。

（1）妇女在怀孕期间,不宜长时间、连续不断地进行紧张的电脑操作。

（2）孕妇使用电脑时姿势不能固定不变,工作时间不宜过长,以半小时为宜。适当休息、适时活动十分重要。保持长时间的固定坐位,有碍胎儿生长发育。有专家认为,电脑操作人员的月经不调和不良的生殖状况,与长时坐位、静力作业有一定关系。

（3）电脑操作室多数装有空调设备,缺少空气的自由交换。室内 CO_2 浓度往往偏高,空气中细菌总数超过国家卫生标准的机会多,空气中负离子浓度低,正离子浓度相对增高,臭氧浓度极低,室内外温差大,这些都对怀孕妇女的健康有一定影响。因此,孕妇在妊娠头 3 个月应减少电脑操作,每天看电视的时间也不要超过 3h。

2.手机　目前尚无手机对胎儿有害的证据。但手机本身所发射的高频电磁波对人体会产生危害,而胚胎和胎儿组织对电离辐射十分敏感。如果是在胚胎形成期受到电磁辐射,有可能导致流产;如果是在器官形成期,正在发育的器官可能产生畸形;而在胎儿中枢神经系统的发育期,若受到辐射,则可能导致婴儿智力低下。专家认为,妊娠头 3 个月,也就是妊娠早期,受辐射影响的危险比妊娠中、晚期的危险大得多。因此,为宝宝的健康发育,在孕早期的 3 个月应尽量远离手机,在使用手机时需采取一些防护措施:

（1）手机防辐射配置。

（2）手机远离头部、胸前、腰部。信号接通的瞬间最好把手机放在离头部、胸前、腰部远一点的地方,这样能减少 $80\% \sim 90\%$ 的辐射量。

（3）远离充电器。充电时,它周围会产生很强的电磁波,能杀死人体内的免疫细胞,人体应离手机充电插座 30cm 以上,切忌放在床边。

（4）缩短通话时间。一定要使用手机时,要长话短说。此外,最好把手机放在手包里或者桌子上,不要把手机挂在胸前。

3.微波炉　微波炉产生微波的同时会产生强电磁波,会影响胎儿的大脑发育,甚至可致胎儿先天性白内障,所以孕妇应减少微波炉的使用,特别是头 3 个月,一定要远离微波炉。

4.电热毯　人体与电热毯之间的感应电压可达 $40 \sim 70V$,而且可以产生 15mA 的电流,并产生足以危害胎儿健康的电磁波。所以,孕妇最好少用电热毯,如果一定要用,也最好提前打开,并在上床之前关闭电热毯开关。

（六）病毒感染

1.水痘-带状疱疹　成年人感染水痘比儿童更为严重;母亲带状疱疹病毒感染更常见于高龄或免疫缺陷而不能产生正常免疫反应的孕妇。妊娠前半期母亲患水痘可能通过胎盘感染导致先天性畸形(包括脉络膜视网膜炎、大脑皮质萎缩、肾盂积水等),其中孕 13～20 周时感染最危险。妊娠后期母亲患水痘胎儿感染与先天性水痘有关,偶尔数月后发展为带状疱疹;新生儿恰在分娩前或分娩过程中即在母亲抗体形成以前感染有严重的危险性。母亲带状疱疹感染者,很少引起先天性畸形。另外,妇女在孕期不能接种水痘疫苗。

2.流行性感冒　早孕期间母亲患流感,可能增加新生儿神经管缺陷的发生率,这也可能与伴随的高热有关。

3.麻疹　母亲患麻疹,似乎并不引起胎儿畸形,但其流产率和低出生体重儿概率增加。如果孕妇在分娩前短时间内患麻疹,则新生儿严重感染的危险性增大,尤其是早产儿。

4.呼吸道病毒感染　其病原体主要包括鼻病毒、冠状病毒和腺病毒。有研究结果显示,母亲患感冒者,胎儿无脑儿的危险性增加4～5倍,还发现发热并不是一个影响因素。

5.风疹　孕早期感染风疹病毒可引起严重的先天性畸形。感染风疹并在孕12周期间出现皮疹的孕妇中,有80%的胎儿获得先天性感染。孕早期感染风疹建议流产。

6.巨细胞病毒感染　巨细胞病毒(CMV)广泛存在,我国育龄妇女90%以上已感染过CMV。孕期原发CMV感染或活动性感染可引起胎儿宫内感染。先天性CMV感染的新生儿在出生时可表现为高胆红素血症、肝炎、肝脾大、瘀斑或紫癜、血小板减少、脉络膜视网膜炎或神经系统的退行性变化。在羊水中分离CMV病毒和扩增病毒基因(PCR法)是确定胎儿是否有CMV感染的重要指标。羊水的采集应选择在妊娠的第21周和第22周。现主张孕前进行CMV抗体检查,CMV-IgG阳性者孕期再感染对胎儿影响小,CMV-IgM阳性者要暂缓怀孕,待CMV-IgG阳性后再考虑怀孕。

7.弓形虫感染　弓形虫病为人兽共患寄生虫病,在城市其感染源主要为猫、狗。孕妇感染弓形虫后,原虫随血流通过胎盘屏障传给胎儿(垂直传播的概率约为40%),影响胎儿神经系统发育,可引起小头畸形、脑积水、无脑儿、唇腭裂等,远期可引起智力低下、脉络膜视网膜炎、虹膜睫状体炎等。对孕期是否需要筛查弓形虫感染也一直存在争议。因为IgM有一定的假阳性率,孕妇感染率低,而且孕期治疗是否有效缺乏良好的随机对照研究。现认为孕前进行血清学的筛查比较适宜,待IgM转阴后再妊娠,孕期尽量避免与猫、狗等宠物密切接触。

8.乙型肝炎病毒　乙肝病毒拷贝数高,E抗原阳性,宫内传播率高。目前一般不主张孕期注射乙肝高效免疫球蛋白。新生儿出生后24h内注射乙肝疫苗,之后再在1个月,6个月各注射1次,可有效阻断母婴传播。孕晚期口服抗病毒药物阻断慢性乙肝病入宫内传播,尚缺乏好的对照研究支持。

二、慢性疾病及用药

多种内外科慢性疾病本身及疾病的治疗措施,对母婴健康和妊娠结局有着重要影响。规范适宜的孕前咨询及孕期保健对改善母婴预后有着重要作用。

(一)糖尿病

糖尿病对母婴均有显著影响。对母亲的影响包括:糖尿病肾病、糖尿病视网膜病变、糖尿病神经病变、糖尿病酮症酸中毒、感染以及剖宫产率上升。对胎儿的影响包括:流产、早产、胎儿畸形、"原因不明"的胎儿死亡、羊水过多等。对新生儿的影响包括:呼吸窘迫、低血糖、低血钙、高胆红素血症、心脏肥大,影响生长、发育,造成新生儿新陈代谢不稳定等,围生期病死率增高。胚胎对高血糖血症的致畸作用特别敏感。糖尿病妊娠中发生的神经管缺陷、心脏和肾脏畸形增多2～5倍,罕见的畸形如骶骨发育不全和无脑儿在重度糖尿病妇女的胎儿中亦较为常见。

妊娠早期血糖控制不佳可能导致胎儿畸形,故孕前检查应当包括了解糖尿病的用药控制情况和诱发因素;评估基础血糖控制和器官损害的程度(包括肾脏、心脏功能及视网膜病变);提供有关血糖控制不良对胎儿畸形的作用。部分情况严重的妇女如合并增殖型视网膜病变或肾功不良,则应告知其延迟妊娠或不宜妊娠。

孕前应通过控制饮食、适量运动和胰岛素治疗达到控制血糖的目的。对需要药物降糖的妇女,通常应在妊娠的前2～3个月改用胰岛素,孕期不推荐使用口服降糖药,但口服降糖药的妇女胎儿畸形似乎并未增加,因此目前孕期口服降糖药已不是绝对禁忌。

(二)高血压

高血压是妊娠期最常见的内科合并症之一,而妊娠亦可能诱导或加重高血压。部分合并慢性高血压的孕妇在孕期需要继续用药治疗,而无论是高血压本身还是降压药物均对妊娠有很大影响。

高血压妊娠妇女的病死率明显高于血压正常的孕妇。不良妊娠结局主要包括胎盘早剥及合并子痫前期。慢性高血压孕妇发生胎盘早剥的风险是正常孕妇的 2～3 倍;而其并发子痫前期的比率也高达 25%。对胎儿而言,其生长受限的发生率直接与高血压严重程度相关。

慢性高血压孕妇在妊娠期是否继续降压治疗尚存在争议。降低血压在理论上对母亲有益,但同时也会减少子宫-胎盘灌注,并可能危及胎儿。综合两方面考虑,对中、重度高血压的孕妇进行降压治疗可明显降低母亲的并发症及病死率;但对患有轻度慢性高血压的孕妇,是否应当进行治疗尚缺乏研究支持。建议当母体舒张压达到 100mmHg 时,应当实行降压治疗以避免高血压性血管损害;同时,高血压的早期治疗可能会减少之后妊娠期的住院治疗机会。

降压药物按其作用机制分为利尿药、肾上腺素能阻滞药、血管舒张药、钙通道阻滞药、血管紧张素转化酶抑制药、血管紧张素受体拮抗药。

1.利尿药　不良反应较轻,但长期应用可使早产儿动脉导管未闭的发生率增加,通常不作为妊娠期第一线治疗药物,尤其是孕 20 周后。

2.肾上腺能阻滞药　不良反应较轻,包括中枢降压药(可乐定、α-甲基多巴)、β 受体阻滞药(普萘洛尔、美托洛尔、阿替洛尔)、α/β 受体阻滞药(柳氨苄心定),其中妊娠期最常用的降压药是甲基多巴或 β 受体阻滞药(早孕期应用阿替洛尔可能发生胎儿生长受限)。

3.血管舒张药　硝普钠能轻易通过胎盘,理论上讲使用硝普钠可导致氰化物在胎儿肝脏积聚,一般不用。

4.钙通道阻滞药　本类药物在妊娠期的应用经验很少,不能确定其对母婴是否有不良反应。但目前倾向于认为是孕期治疗高血压的有效药物。应用缓释药临床资料较少,但研究显示对妊娠结局至少无不利影响。

5.血管紧张素转化酶抑制药和血管紧张素受体拮抗药　对胎儿有致畸作用,妊娠期禁用。

目前认为甲基多巴是轻、中度慢性高血压孕妇降压治疗的首选药物。

(三)先天性心脏病

随着新生儿护理和外科技术的进步,患各种类型先天性心脏异常的妇女可以生存到生育年龄并妊娠。孕前应根据不同的病情提供针对性咨询,并根据心脏病的特点和心功能状态评估死亡的危险性。

孕产妇病死率与妊娠开始时心功能的分级相关;并常随妊娠的进展而改变。美国妇产科学会将各种心脏病引起孕产妇死亡的危险性为三级。

1.低危险性　病死率<1%,包括房间隔缺损、室间隔缺损、动脉导管未闭、肺动脉或三尖瓣疾病、法洛四联症(已矫正)、生物修复瓣膜、二尖瓣狭窄(NYHA I-II 级)。

2.中度危险性　病死率为 5%～15%,包括二尖瓣狭窄(NYHA III-IV 级)、主动脉瓣狭窄、主动脉缩窄未累及瓣膜、法洛四联症(未矫正)、陈旧性心肌梗死、Marfan 综合征(主动脉正常)。

3.高度危险性　病死率 25%～50%,包括肺动脉高压、主动脉缩窄累及瓣膜、Marfan 综合征累及主动脉。

导致孕产妇死亡的常见心脏病原因是肺部并发症、心肌病、感染性心内膜炎、冠状动脉疾病和突发心律失常。上述危险性有助于判断妇女能否妊娠和继续妊娠。

除上述心脏病的种类外,另一个重要的评估指标是妇女的心脏功能。

心功能分为四级。心功能Ⅰ级和绝大多数Ⅱ级心脏病的妇女,均可不发病而安全度过妊娠期,一般可以妊娠或继续妊娠。已证明感染是促使心力衰竭的一个重要因素。应指导每一妇女避免接触有呼吸道感染、包括普通感冒的患者,有感染迹象者应立即诊治。

心功能Ⅲ级和Ⅳ级的妇女一般不宜妊娠,如已经妊娠且坚持继续妊娠者,应告知其疾病的危险性,根据具体情况建议其长期住院治疗或卧床休息。

多种心脏病由于血栓栓塞形成的风险增加而需要使用抗凝药,最常见的是机械瓣膜置换。当未妊娠时,通常使用抗凝药华法林;然而它们的衍生物有致畸作用,计划妊娠的妇女应当改为肝素治疗。

孕前咨询时,产科医师应与内科医师共同评估心脏功能,可行超声心动图、冠状动脉造影和放射性核素检查。复习手术记录,评估所有用药是否影响胎儿的安全;如果可能,停用华法林,改用肝素。在先天性缺陷的病例中,应当调查家族史以明确胎儿风险。应当劝告有明显生命危险的妇女避免妊娠,如已怀孕应建议终止妊娠。

(四)甲状腺疾病

甲状腺疾病主要包括甲状腺功能亢进、甲状腺功能减退和甲状腺炎。妊娠与甲状腺的相互影响:妊娠会导致甲状腺功能的异常改变;母亲与胎儿甲状腺功能密切相关,胎儿甲状腺在孕早期已有自主功能,而对母体甲状腺有影响的药物同样也影响胎儿;许多异常妊娠实质上与甲状腺异常有关。

1.甲状腺功能亢进　轻度甲状腺功能亢进在妊娠期诊断较困难。如果血浆中游离甲状腺素升高,同时促甲状腺素水平低于 $0.1mU/L$,即可诊断。妊娠期甲状腺功能亢进一般以药物治疗为主,常用药物包括丙基硫氧嘧啶、他巴唑,这些药物在妊娠期使用时,对胎儿的危险性极小,属 B 类药物。

患甲状腺功能亢进孕妇的妊娠结局取决于其代谢是否得到了很好的控制。在未治疗或未经很好治疗的甲状腺功能亢进孕妇,子痫前期和心脏衰竭的发生率较高,围生结局较差。心脏衰竭是因为甲状腺素长期对心肌作用的结果,特征表现为高排出量状态,其发生率为 $3\%\sim8\%$。由甲状腺素引起的心肌病在治疗数周至数月后可恢复。

新生儿可表现为一过性的甲状腺功能亢进,有时需用抗甲状腺药物治疗;胎儿在宫内长时间受这些药物影响,可导致新生儿甲状腺功能低下。以上两种情况下,胎儿均有可能发生甲状腺肿。

2.甲状腺功能减退　游离甲状腺腺素水平降低,促甲状腺素水平升高可诊断临床甲状腺功能减退。本病常导致妇女不孕。在妊娠后,发生心力衰竭的机会增高,易发生子痫前期和胎盘早剥,由此导致低出生体重儿和死产的发生,分娩时易出现胎儿窘迫。

亚临床甲状腺功能减退,是指患者无临床症状,血促甲状腺素升高而甲状腺素水平正常。其对妊娠结局的影响尚不清楚,但多数主张用甲状腺素替代治疗。

甲状腺素是智力发育的前提。母亲患有显性或亚临床甲状腺功能减退可影响新生儿智力发育。有研究显示,同龄的儿童,母亲促甲状腺素水平升高与子代在学校的成绩、阅读识别和 IQ 分数降低有关。

除需进行激素替代治疗以纠正甲状腺功能外,应根据不同的病因进行相关治疗。①妊娠期放射治疗:孕期禁忌,如母亲在孕期接受放射碘治疗(非追踪剂量)而导致甲状腺功能减退,可同时破坏胎儿甲状腺致胎儿甲状腺功能减退。必须仔细检查有暴露史的新生儿,及早用药以防甲状腺功能减退,也可以考虑早期行人工流产。②碘缺乏:充足的碘化物摄入对胎儿甲状腺和神经发育至关重要,碘缺乏可引起地方性克汀病。对孕早、中期的孕妇补充碘,新生儿仅有 2% 的中、重度神经异常,而孕晚期才补碘则有 9% 的发病率。③早产儿:暂时性低甲状腺素血症在早产儿中较常见,一般认为不需治疗。

(五)癫痫与抗惊厥药物

妊娠期癫痫症发作风险增加。这可能是因为妊娠期的生理变化(肾小球滤过率↑;孕期肝血浆胎盘酶诱发的药物清除↓）使得药物分布体积增加而降低了药物水平；分娩时疼痛和过度换气以及恶心和呕吐，都会引起剂量不规则的变化使药物达不到治疗浓度；此外也有部分患者认为药物对胎儿有害而自行停药。

癫痫妇女中，其胎儿畸形的发生率增加 2～3 倍，约为 70/1000，最常见的缺陷有口面裂及先天性心脏病。无论是否服用抗惊厥药物，均增加胎儿畸形的危险。但抗惊厥药物可显著增加胎儿畸形的发生率，且药物种类越多，危险性越高。

孕前咨询应由神经内科专科评估癫痫发作是否频繁，是否需要联合应用抗癫痫药物。如果需要，应当使用致畸作用最小的、单一药物的最低有效剂量。只用单一药物治疗已经至少 2 年没有发作的妇女可以考虑停药；但如果证实已经怀孕则不推荐停药；孕前开始口服叶酸至少 0.8mg/d。

三、遗传性疾病

遗传病的咨询应由具有遗传咨询资质的人进行，但产前咨询也常常会碰到此类问题，产前咨询人员应具备基本的遗传学的知识。

遗传性疾病分染色体病、单基因病和多基因病。对于有家族遗传病史、生育过遗传病患儿者应当进行遗传咨询，其中包括产前诊断的可能性。

（一）常见染色体病的产前咨询

染色体异常包括结构和数目的异常，多为散发，主要是由于亲代生殖细胞或受精卵发生过程中畸变所造成，因此再发风险率实际上就是经验风险率。如为双亲中平衡易位或倒位携带者，再发风险高。常见染色体异常咨询内容如下。

1.夫妇双方其一为 21-三体患者

（1）标准型的 21-三体患者：核型为 47XX(XY)，＋21。男性 21-三体患者罕见有生育能力。女性患者偶有生育者，子代有 1/2 可能为 21-三体。

（2）易位型的 21-三体：易位型 21-三体占全部唐氏综合征患者的 3％左右。如夫妇一方为（14/21）或（21/22）易位型，所生子女中，约 1/4 正常，1/4 为平衡易位携带者，1/4 为易位型唐氏综合征，1/4 为 14/21 或 21/22 易位的 14 或 22-三体者。如为 21/21 易位型则出生的子女绝大部分都是唐氏综合征患儿，个别因交换重组有可能产生正常后代。

（3）夫妇一方为嵌合型的 21-三体患者：由于在受精卵初期卵裂过程中，在个别卵裂细胞中发生染色体不分离或丢失而引起的。有正常和 21-三体两种细胞系。

临床症状不典型，生育 21-三体的概率与 21-三体细胞所占比例多少有关。

2.已生育过三体患儿，再发风险率评估　21-三体的再发风险受母亲年龄和亲代生殖细胞嵌合体的影响。年龄＜39 岁的孕妇再发风险为 1％～2％，且风险与年龄相关。两次 21-三体妊娠史，风险会增加 10％。如为新发的 Robertsonia 易位，再发风险＜2％。

18-三体的再发风险＜0.55％，13-三体再发风险＜0.5％。高龄孕妇再发 21-三体的风险超过 13-三体和 18-三体。

3.染色体倒位　染色体上出现两个断裂点，断裂节段旋转 180°后可重新插入。除非染色体丢失或影响了基因功能，否则发生倒位的个体没有表型改变。臂间倒位，包括着丝粒，臂内倒位不包括着丝粒。

（1）家族性常染色体臂间倒位：许多臂间倒位不会明显增加后代不平衡染色体的风险。只有在正常和倒位染色体之间发生交换而导致缺失或重复时才会产生表型。出生的正常后代，一半携带倒位，另一半为正常核型。每个倒位者都有产生不平衡的风险，取决于倒位的大小和类型。需要和有经验的细胞遗传学人员探讨遗传风险。

(2)家族性常染色体臂内倒位:大多数臂内倒位无害,生育携带不平衡核型后代的风险较低。有时很难在 G 带核型分析上区分臂间倒位和臂内插入。鉴别很重要,因为后者产生活性不平衡的风险约为 15%。有时需要借助于荧光原位杂交技术(FISH)等手段进一步鉴别。

再发风险估讳亲代有倒位,建议产前诊断,曾有携带不平衡重组核型活产儿的家庭再发风险为 10%~15%。

4.常染色体相互易位 两条染色体同时各发生一处断裂和变位重接而形成的两条结构上重排了的染色体称相互易位。在减数分裂中通过同源染色体间的配对,至少可形成 18 种类型的配子。与正常配子结合,可形成 18 种合子,其中仅一种为正常者,一种为表型正常的携带者。

5.罗伯逊易位 由 D 组、G 组的同源或非同源染色体间通过着丝粒融合所形成的易位称罗伯逊易位。非同源的罗伯逊易位者,后代有 1/2 的可能性为三体型或单体型患者,有 1/4 的可能是携带者,1/4 的可能性为正常。同源的罗伯逊易位携带者,不能简单地根据分离律做出不可能生育正常后代的结论,因为在减数分裂中每一对同源的罗伯逊易位染色体有可能分离成 2 条独立的染色体,形成带有 23 条正常染色体的配子而产生正常的后代。

(二)单基因病的遗传咨询

单基因病指单一基因突变引起的疾病,符合孟德尔遗传方式,又称孟德尔遗传病。分为常染色体显性遗传、常染色体隐性遗传、X 连锁显性遗传、X 连锁隐性遗传、Y 连锁遗传(少见)。目前已经明确的单基因病有上万种。此外,尚有线粒体遗传、遗传印记等。对单基因病的咨询首先要搞清楚被咨询单基因病的类型,确定遗传方式,根据孟德尔定律推断再发风险,提出意见和建议。随着分子遗传学的进展,目前很多单基因病的致病基因得以明确,对于先证者基因突变明确的家庭,孕期可以提供产前诊断。

以下为常见单基因病及其遗传方式。常染色体隐性遗传病:囊性纤维化病,β 地中海贫血,脊髓性肌萎缩,镰状细胞病,21-羟化酶缺乏症,家族黑矇性白痴,大疱性表皮松解等。常染色体显形遗传病:强直性肌营养不良,亨廷顿病,腺瘤性结肠息肉,神经纤维瘤病,马方综合征,乳腺癌,结节性硬化症,成骨不全,视网膜母细胞瘤。性连锁隐性遗传病:甲型血友病,贝克肌营养不良,色素性视网膜炎,脑白质肾上腺萎缩症,高尿酸血症舞蹈病智能障碍综合征等。性连锁显形遗传病:进行性假肥大性肌营养不良,进行性感觉神经性听觉丧失及肾炎,脆性 X 染色体综合征,色素失调症等。

(三)多基因遗传病的遗传咨询

多基因病是遗传因素与环境因素共同作用的结果,与之有关的基因有多对。每对基因对遗传性状的形成作用是微小的,称之为微效基因,但是多对基因累加起来可形成一个明显的表型效应,称为累加效应。不同的多基因遗传病,遗传所起作用的大小即遗传率有所不同,在估计多基因病的发病风险时,家系中已有的患病人数、患者病情的严重程度、性别差异等都有一定的影响作用。常见的这类先天畸形有脊柱裂、唇/腭裂、短指或缺指、先天性心脏病、先天性巨结肠、先天性幽门狭窄等。多基因所致的畸形患者,同胞及子女患病风险增高,再发风险一般在 1%~10%,比一般群体中畸形发病率高 10~40 倍。

(四)产前血清学筛查患者的咨询

目前,我国逐步推广了产前血清学筛查,对于高风险患者建议羊水或脐血穿刺进行细胞培养、染色体核型分析。咨询时注意交待手术的风险及必要性,注意患者知情同意。

(李巧珍)

第二节　产前筛查

凡是由于生殖细胞或受精卵里的遗传物质在结构或功能上发生了改变,从而发育成个体罹患的疾病称为遗传病。近年来,随着人类物质生活和文化水平的提高,营养性疾病和传染性疾病逐渐减少,遗传病在总患病率中的比重明显上升,对遗传病的研究已经成为医学研究领域的重大课题之一。目前已发现的遗传病有 7000 多种,一般分为三大类,即染色体病、单基因病和多基因病。

一、染色体病

染色体病是由于染色体数目改变或结构异常引起的一类疾病。由于染色体畸变往往导致多基因的缺失或重复,染色体病患者将表现出复杂的症状(如多发畸形、智力低下、皮肤纹理改变等),故又称染色体综合征。染色体病的发病率约占新生儿的 1%;在自发性流产中染色体异常占 50% 左右。

(一)人类细胞正常染色体的数目及分组

1.人类体细胞是二倍体,正常染色体数目是 46 条(23 对),其中 22 对为常染色体,1 对为性染色体。按照染色体大小递减的顺序和着丝粒的位置可将其分为 7 组。

2.人类生殖细胞是单倍体,精子和卵子的染色体数目均为 23 条,精子的染色体为 22,Y 或 22,X;卵子的染色体为 22,X。

(二)染色体的结构及区带定义

染色体由着丝粒分为两部分,称为染色体臂。比较长的称长臂;比较短的称短臂。应用不同的染料处理后,在显微镜下观察,染色体臂上会出现宽窄和亮度不同的横纹,称为染色体的带。

染色体是按照人类细胞遗传学国际命名体制(ISCN)而命名的。一般从着丝粒开始沿染色体的臂向远端开始标记区和带。"p 和 q"分别用于定义染色体的短臂和长臂,着丝粒区定义为 10,着丝粒向着短臂的部分定义为 p10,面向长臂的部分定义为 q10。着丝粒附近的两个区各定义为 1,更远的区定义为 2,依次类推。作为界标的带一般属于该界标远端的区,并且该带常被标定为该区的 1 号带。在定义一个特定的带时,需要下列 4 个条件:①染色体号;②臂的符号;③区号;④该带在所属区的带号。

(三)染色体畸变及其机制

染色体畸变的类型分为染色体数目畸变和染色体结构畸变两大类。

1.染色体数目畸变及其机制　染色体数目改变包括整倍性改变和非整倍性改变两大类。

整倍性改变是指染色体数目在二倍体的基础上整组地增加或减少。如 3 倍体、4 倍体等。其主要机制可能是双雄受精、双雌受精和核内复制。

非整倍性改变是指染色体数目在二倍体基础上增加或减少一条或几条。一个细胞内染色体数目少了一条或多条,称亚二倍体;多了一条或多条则称超二倍体。其发生机制主要是染色体不分离、染色体丢失等。

在一个个体内含有 2 个或 2 个以上染色体数目不同的体细胞系时称之为嵌合体。可能是染色体不分离和染色体丢失发生在卵裂过程中而造成的。

2.染色体结构畸变及其机制　染色体结构畸变的基础是染色体的断裂及断裂后异常重接。由于受到自然因素(温度剧变、营养生理条件异常、遗传因素等)或人为因素(物理射线、化学药物等)的影响,染色体发生断裂,断裂染色体如果再重新正确重接,则恢复原状;如果发生错误重接或保持断头,则会产生各种结构的变异,如缺失(末端缺失、中间缺失)、重复、倒位、插入、易位(相互易位、罗伯逊易位)、等臂染色体、环状染色体、双着丝粒染色体等。较小的畸变可不表现出明显的细胞效应,当畸变的片段较大、携带重要基因时,则会由于基因所决定的生物功能丧失或异常,基因间的相互关系改变,从而对人类的生长发育产生不良影响,甚至死亡。

(四)常见的染色体病

目前发现的人类染色体数目异常和结构畸变有 1000 多种,已确定或已描述的综合征有 100 多种。染色体异常大多数情况下可导致受累胚胎死亡或流产。据统计,人类自然流产中 50% 是由于染色体异常所引起。资料显示,在染色体异常的流产中常见的是单体型、三倍体、四倍体、三体型,目前除 1 号染色体外,在其余 22 种染色体中都发现有三体型流产儿。少部分幸存出生的患儿,由于染色体异常涉及基因的改变而出现先天性多发畸形、身体发育迟缓、智力低下等综合征症状。性染色体异常患儿还将出现内外生殖器异常或畸形。目前对于染色体异常引起的出生缺陷尚无有效的治疗方法,因此,做好遗传优生咨询、携带者检出和产前诊断工作对于我国提高人口素质具有重要的意义。

(五)染色体病再发风险估计

染色体病再发风险的估计较为困难。其原因一是生殖细胞发育成熟的发生过程变化较大,影响因素较多;二是严重的染色体病患者不易生育,子代复发风险难以预测,因此难以获得可靠的经验风险以资参考。目前主要根据分离律推算。

1.夫妇双方染色体核型正常　生出染色体数目异常患儿的风险一般等于群体畸变率。并且随着母亲年龄的增大复发风险明显增大。

2.夫妇一方为非同源罗伯逊易位携带者、相互易位携带者　在生殖细胞进行减数分裂前期易位染色体联合配对时形成四射体,在后期染色体进行相间分离、相邻分离-1、相邻分离-2 和 3:1 分离,结果形成 18 种类型配子,受精后只有一种为正常人(AB,CD);一种为易位携带者(AD,BC),其他均含有不平衡染色体,而导致流产、死胎或畸形儿。

夫妇一方为同源罗伯逊易位携带者,不可能生出正常子女。

二、基因病

20 世纪 80 年代以来,遗传病的研究取得了长足的进步,许多单基因病的致病基因被定位克隆,分子遗传学的蓬勃发展也促进了产前诊断的进步。产前诊断中除传统的染色体病的诊断,现在常见的单基因病(进行性假肥大性肌营养不良、地中海贫血、遗传性耳聋等)的产前诊断也成为重要组成部分。对妇产科临床医生来讲,工作在第一线,接触大量病人,一个具有遗传知识的临床医生更容易捕捉到有价值的信息,在患者和实验室人员之间搭起桥梁,促进遗传病的研究。本节简介分子遗传学的基本内容。

(一)单基因病

亦称孟德尔遗传病,为某一基因发生异常引起。每个基因都按特定的位置排列在染色体上,常染色体上的基因是成对排列的,一个来自父亲,一个来自母亲,两个位于同源染色体相同位置上的基因称等位基因。两个等位基因相同称为纯合子,两者不相同称为杂合子。等位基因分显性基因和隐性基因。显性基因不论在纯合子还是杂合子均表现其性状,隐性基因仅在纯合状态表现出性状,杂合状态时隐性基因的性状被显性基因性状掩盖。包括常染色体显性遗传病、常染色体隐性遗传病、X 连锁显性遗传病、X-连锁隐性遗传病及少量 Y-连锁遗传。

1.常染色体显性遗传病 致病基因为显性并且位于常染色体上,其中一条等位基因异常,杂合状态下即可发病。致病基因可以是生殖细胞发生突变而新产生,也可以由双亲任何一方遗传而来。家系分析显示每代都有发病,子女发病的概率相同,均为1/2。但是异常性状表达程度可不尽相同。在某些情况下,显性基因性状表达极其轻微,甚至临床不能查出,这种情况称为失显。由于外显不完全,在家系分析时可见到中间一代人未患病的隔代遗传系谱,这种现象又称不规则外显。还有一些常染色体显性遗传病,在病情表现上可有明显的轻重差异,纯合子患者病情严重,杂合子患者病情轻,这种情况称不完全外显。如软骨发育不全、强直性肌营养不良、亨廷顿病、马方综合征、家族性腺瘤性结肠息肉、神经纤维瘤病、结节性硬化症、先天性成骨发育不全、部分遗传性耳聋等。

2.常染色体隐性遗传病 致病基因为隐性并且位于常染色体上,基因性状是隐性的,即只有纯合子时才发病。此种遗传病父母可以不发病,均为致病基因携带者,近亲婚配者的子女携带相同基因概率大,患病风险高。遗传特点:非代代发病,男女患病概率均等,均有1/4的概率患病,1/2概率为携带者,1/4概率正常。许多遗传代谢异常的疾病,属常染色体隐性遗传病。如白化病、苯丙酮尿症、21-羟化酶缺乏症、囊性纤维化病、β地中海贫血等。某些综合征也属于常染色体隐性遗传病,如 Meckel-Grube 综合征、JUBERT 综合征等。

3.X 连锁显性遗传病 X 连锁显性遗传病病种较少,有进行性感觉神经性听觉丧失及肾炎、脆性 X 染色体综合征、色素失调症、抗维生素 D 性佝偻病等。由于女性的两条 X 染色体的任何一条携带致病基因都会发病,故女性发病率高,但病情较男性轻。男性患者病情重,其女儿100%患病。家系分析每一代都有患者,散发病例可能是新生突变产生的。

4.X 连锁隐性遗传病 致病基因在 X 染色体上,性状是隐性的,女性只是携带者,这类女性携带者与正常男性婚配,子代中的男性有1/2的概率患病,女性不发病,但有1/2的概率是携带者。男性患者与正常女性婚配,子代中男性正常,女性都是携带者。因此,X 连锁隐性遗传在患病家系中常表现为女性携带,男性患病。男性的致病基因只能随着 X 染色体传给女儿,不能传给儿子,称为交叉遗传。

常见 X 伴性隐性遗传病有血友病 A、红绿色盲、进行性假肥大性肌营养不良(DMD)、贝克肌营养不良、色素性视网膜炎等。

5.Y 连锁遗传病 Y 连锁遗传病的特点是男性传递给儿子,女性不发病。因 Y 染色体上主要有男性决定因子方面的基因,其他基因很少,故 Y 连锁遗传病极少见。目前已经知道的 Y 连锁遗传病的性状或遗传病比较少,肯定的有 H-Y 抗原基因、外耳道多毛基因和睾丸决定因子基因等。

(二)多基因病

多基因病是遗传因素与环境因素共同作用的结果,与之有关的基因有多对。遗传特点:数量性状的遗传基础是两对以上基因;这些基因之间没有显、隐性的区别,而是共显性;每个基因对表型的影响很小,称为微效基因;微效基因具有累加效应,即一个基因对表型作用很小,但若干个基因共同作用,可对表型产生明显影响;每对基因的行为都遵循遗传三大定律;有家族聚集倾向,患者亲属发病率高于群体,但亲属发病率随着与先证者的亲缘关系疏远而迅速下降;不仅遗传因素起作用,环境因素也具有明显作用。不同的多基因遗传病,遗传所起作用的大小即遗传率有所不同。原发性高血压、糖尿病、消化性溃疡、哮喘、精神分裂症等都属于此类疾病。属于多基因病的先天畸形有脊柱裂、唇/腭裂、短指或缺指、先天性心脏病、先天性巨结肠、先天性幽门狭窄等。在估计多基因病的发病风险时,家系中已有的患病人数、患者病情的严重程度、性别差异等都有一定的影响作用。家族中患病人数越多,同胞及子女患病风险越高,再发风险一般在1%～10%,比一般群体中畸形发病率高10～40倍。

(三)线粒体遗传

线粒体(mt)病是由线粒体基因突变引起的。人类 mtDNA 基因组为双链环状 DNA,长度16.6kb,编码13个蛋白质,2个核糖体RNA及22个转运RNA。线粒体基因不含内含子,除参与DNA复制及转录起始的D环区域外,大多数线粒体基因组为编码序列。成熟卵母细胞含有超过100000份的mtDNA,而精子含100份左右,因此线粒体遗传具有与核DNA遗传明显不同的特性。

1.母系遗传　除极少数特例外,线粒体DNA均为母系遗传。母亲将她的mtDNA传递给儿子和女儿,但只有女儿能将其mtDNA传递给下一代,父系遗传风险基本为零。

2.遗传漂变　人的细胞里通常有上千个mtDNA拷贝,在突变体和正常mtDNA共存的细胞中,mtDNA在细胞的复制和分离过程中发生遗传漂变,可导致子细胞出现3种基因型:纯合的突变体mtDNA、纯合的正常mtDNA、突变体和正常mtDNA的杂合,这是由于mtDNA的遗传不遵循孟德尔定律,被随机分配到子细胞中所致。

3.阈值效应　线粒体发病有一阈值,只有当异常的mtDNA超过阈值时才发病。女性携带者细胞内突变的mtDNA未达到阈值或在某种程度上受核基因影响而未发病,但仍可以通过mtDNA突变体向下代传递。女性患者细胞里mtDNA同样可能存在杂合性,子女中得到较多突变mtDNA者个体发病,得到较少者病情较轻或不发病。

4.组织变异性　在异质性疾病中,组织突变量常不相同,部分组织中突变的mtDNA水平随时间而不断变化,例如在血液中含量减少,而在不分裂细胞如肌肉中增多。

5.突变率　人类mtDNA突变率高于细胞核DNA10～20倍,可能由于与细胞核DNA相比,mtDNA的复制修复系统严格度较低。

常见的线粒体遗传病有Leber遗传性视神经病、某些感觉神经性耳聋、慢性进行性眼外疾麻痹等。

(四)遗传印迹

遗传印迹,又称亲代印迹,或称基因组印迹,是指来自双亲的基因或染色体存在着功能上的差异,因而子女来自父系与来自母系的基因表达可以不同。这是由于基因在生殖细胞分化过程中受到不同修饰的结果。换言之,遗传印迹是一种依赖于配子起源的某些等位基因的修饰现象。一些基因在精子生成过程中被印迹,另一些基因在卵子生成过程中被印迹,被印迹了的基因,它们的表达受到抑制。

根据孟德尔遗传定律,当一个性状从亲本传给子代,无论携带这个性状的基因或染色体来自父方或母方,所产生的表型效应均是相同的。但是研究发现,Prader-Willi综合征(PWS)和Angelman综合征(AS)是两种不同的遗传病,但都有共同的15q11-13缺失。父源染色体缺失时临床上为PWS,临床表现为智力低下、行为异常、性腺功能减退及肢体短等症状,而母源染色体缺失时表现为AS,临床表现为呆笑、大嘴、红面颊、步态不稳、癫痫和严重智力低下。某些常染色体显性遗传病的发病年龄和病情轻重似乎与传递基因的亲本有关。慢性进行性舞蹈病患者发病年龄一般在30～50岁,但有5%～10%的患者在20岁以前发病,且病情严重,这些患者致病基因均由父亲遗传。母亲遗传者,子女发病年龄多在40～50岁。囊性纤维化是一种常染色体隐性遗传病,已发现某些患者的两条7号染色体均来自母亲,即单亲二体性(UPD)。人类的胚胎发育也有类似现象,拥有父源两套染色体的受精卵发育成葡萄胎,而拥有母源两套染色体的则发育成卵巢畸胎瘤。此外,无论是双雄三倍体还是双雌三倍体都发育成畸胎儿。因此,正常的胚胎发育必须拥有亲代双方染色体或基因组。

遗传印迹现象已在哺乳动物和人类中确认,但对印迹现象的机制仍了解得很少。据推测DNA的甲基化可能是遗传印迹的机制之一。在精子和卵子中一些基因甲基化程度不同,高度甲基化(被印迹)的基因不表达或表达程度降低,当胚胎发育过程中发生去甲基化时,这些基因即开始表达。总之,基因的印迹影响到性状或许多遗传病和肿瘤的发生,影响发病年龄、外显率、表现度,甚至影响遗传方式。对某些不能用经典孟德尔定律解释的遗传现象,用遗传印迹可以得到合理解释。

(李巧珍)

第三节 产前诊断

产前诊断又称宫内诊断,是对胚胎或胎儿在出生前是否患有某种遗传病或先天畸形进行的诊断。产前诊断所覆盖的领域包括妇产科学、遗传学、影像学、临床检验学、流行病学、病理学、毒理学、胚胎学以及小儿外科学诸多领域。

一、产前诊断的对象

1.35 岁以上的高龄孕妇。

2.产前生化筛查结果属高危的人群。

3.生育过染色体异常儿的孕妇或夫妇一方有染色体异常者。

4.曾有不良孕产史者,包括自然流产、死产、新生儿死亡、畸胎等或特殊致畸因子(如大剂量化学毒剂、辐射或严重病毒感染)接触史。

5.曾生育过或者家族中有某些单基因病,并且这些疾病的产前诊断条件已经具备。

二、产前诊断方法

产前诊断途径主要有三种:胎儿结构检查、遗传物质检查、基因产物检查。

1.胎儿结构检查　超声检查是一项简便、无创的产前诊断方法。B 型超声应用最广,利用超声检查能做出某种疾病的产前诊断或排除性诊断。也可直接动态观察胎心和胎动,并用于胎盘定位,选择羊膜穿刺部位,引导胎儿镜操作,采集绒毛和脐带血标本;X 线检查主要用于检查 24 周以后胎儿骨骼先天畸形。但 X 线对胎儿有一定影响,现已极少使用;胎儿镜能直接观察胎儿,可于怀孕 15～21 周进行操作。此方法尚未广泛运用于临床。近年来,磁共振技术在产前诊断的应用日益广泛。

2.遗传物质检查　包括通过羊水、绒毛细胞和胎儿血细胞培养,开展染色体核型分析以及利用 DNA 分子杂交、限制性内切酶、聚合酶链反应(PCR)等技术检测 DNA。

3.基因产物检测　利用羊水、羊水细胞、绒毛细胞或血液,进行蛋白质、酶和代谢产物检测,检测先天性代谢疾病、胎儿神经管缺陷等。

三、常见出生缺陷的产前诊断

1.胎儿结构异常　超声影像检查是目前诊断胎儿结构异常的主要方法。不同孕周的超声检查各有其临床价值。在正常妊娠的检查中,常规超声应安排 5 次。第 1 次:确定妊娠及孕周;第 2 次:11～13 周 6 天,颈项透明层测量,严重结构畸形筛查;第 3 次:18～24 周胎儿畸形筛选超声;第 4 次:30～34 周生长测量及 IUCR 的诊断随访;第 5 次:38 周后胎儿大小估计和羊水指数测量。其中,11～13 周 6 天 B 超检查可诊断的某些胎儿严重结构畸形包括:严重中枢神经系统畸形,心脏位置异常、严重心脏畸形或早期心衰,胸腔占位,腹壁缺损,双肾缺如、严重尿路梗阻,致死型骨骼系统畸形(长骨极度短小),胎儿严重水肿等;18～24 周 B 超检查标准尚未统一。在美国普遍运用美国超声医学研究所(AIUM)1994 年公布的标准,包括以下检查:侧脑室、颅后窝(包括小脑半球和小脑延髓池)、四腔心、脊柱、胃、肾脏、膀胱、胎儿脐带附着处和完整的前腹壁。2007 年 AIUM 新发布的规范中,在胸腔的基本检查项目中列入了心脏的左室流出道和右室流出道,肢体的基本检查项目中纳入了手、足的检查。英国皇家妇产科学院(RCOG)建议中孕期详细筛查还应该包括心脏的大血管流出道、脸和唇的检查等。我国卫生部规定必须检出的严重畸形包括:无脑儿,严重脑膨出,严重开放性脊柱裂,单腔心,严重腹壁缺损内脏外翻,致死型骨骼系统畸形等。产前超声诊断的影响因素很多,如孕周、胎儿体位、孕妇腹壁条件、异常种类、羊水量、操作者的经验、仪器和检查所花时间等,具有很大的局限性和不确定性,目前通过超声检查仅能诊断 $40\%\sim70\%$ 的结构畸形,因此,在检查前需要告知超声畸形筛查的局限性。随着磁共振技术的发展,因其具有较高软组织对比性、高分辨率、多方位成像能力和成像视野大等优点,使 MRI 技术成为产前诊断胎儿畸形的有效补充手段,而且越来越多地被产科临床应用。目前,MRI 不作为筛查的方法,只有在超声检查发现异常,但不能明确诊断的患儿,或者通过 MRI 检查发现是否存在其他异常。可运用 MRI 扫描进行鉴别诊断的主要结构异常有:①中枢神经系统异常,如侧脑室扩张、后颅窝病变、胼胝体发育不全、神经元移行异常、缺血性或出血性脑损伤等;②颈部结构异常,如淋巴管瘤及先天性颈部畸胎瘤等;③胸部病变,如先天性膈疝、先天性肺发育不全和先天性囊腺瘤样畸形;④腹部结构异常,包括脐部异常、肠管异常及泌尿生殖系异常等。对于羊水过少、孕妇肠道气体过多或过于肥胖者,超声检查显示胎儿解剖结构较差,此时应用 MRI 检查较理想。

2.染色体病　包括数目异常和结构异常引起的疾病。常见的常染色体数目异常疾病有 21-三体综合征、18-三体综合征和 13-三体综合征等。常见的性染色体数目异常疾病有特纳氏综合征(45,XO)、克氏综合征(47,XXY)等。染色体结构异常以缺失、重复、倒位、易位较常见。传统的细胞遗传学方法亦称染色体核型分析是确诊染色体病的主要方法。通过分析胎儿细胞的染色体核型,可及时诊断染色体数目异常和有明显染色体结构异常的胎儿。但有一些染色体畸变难以发现或确诊,如标志染色体、微缺失综合征和其他一些染色体隐蔽性重排等,还需结合一些分子细胞遗传学技术如荧光原位杂交技术(FISH)、光谱核型分析(SKY)、荧光定量 PCR、巢式 PCR、多重 PCR、Southern 印迹杂交、比较基因组杂交、限制性片段长度多态性(RFLP)、基因芯片等技术等。传统的核型分析方法需要大量人力,要 2 周以上或 3 周才能得到结果。分子诊断学的进步可以在 1～2 天内诊断常见的染色体数目异常疾病,方法包括使用染色体特异性 DNA 探针的 FISH 和使用染色体特异性短重复序列标记物的 QF-PCR,统称为快速染色体异常检测技术(RAD)。与核型分析不同,这些技术只用于特定染色体异常的检出。目前,产前诊断运用 FISH 或 PCR 技术主要用来检测 13、18、21、X 和 Y 等染色体数目异常。

3.单基因病　是指单一基因突变引起的疾病,这些改变包括 DNA 中一个或多个核苷酸的置换(点突变),DNA 中核苷酸的插入或缺失而导致蛋白质的移码和一些三核苷酸重复顺序的扩展。目前已开展针对地中海贫血、血友病、脆性 X 综合征等疾病的基因诊断。产前基因诊断的适用范围:①遗传性疾病由单一基因缺陷造成;②患者家族中的突变基因已被确认,或突变基因所在的染色体能用遗传标记所识别;③胎儿父母以及家庭中先证者的标本均可获得。另外,检测必须由经临床验证有资质的基因诊断室进行。常用的方法主要是 PCR 与内切酶等联合应用以及遗传标记连锁分析法。基因诊断分直接诊断和间接诊断两种:①直接基因诊断方法:直接检测致病基因本身的异常。通常使用基因本身或邻近 DNA 序列作为探针,进行 Southern 杂交,或通过 PCR 扩增产物,以检测基因点突变、缺失、插入等异常及性质。主要适用于已知基因异常疾病的诊断。如脆性 X 综合征,是一种常见的遗传性智力发育不全的综合征。95% 以上的脆性 X 综合征是 FMR1 基因(CGG)n 结构扩增的动态突变引起的,5% 以下是由于 FMR1 基因的错义突变和缺失型突变影响了 FMR 蛋白的正常结构导致的。对该疾病的诊断主要是脆性 X 染色体检查以及用 PCR、RT-PCR 的方法扩增 FMR1 序列。②间接基因诊断方法:当致病基因虽然已知,但其异常性质未知时,或疾病基因本身尚未知时,主要通过基因和 DNA 多态的连锁分析间接地做出诊断。连锁分析基于遗传标记与基因在染色体上连锁,通过对受检者及其家系进行连锁分析,分析子代获得某种遗传标记与疾病的关系,间接推断受检子代是否获得带有致病基因的染色体。产前基因诊断取材方法包括创伤性和非创伤性。前者主要包括羊膜腔穿刺、绒毛取样、胎儿脐血取样、胎儿镜活检和胚胎活检等;后者仍然处于尝试阶段,如经母体外周血富集或从宫颈口采集脱落胎儿细胞等。

4.先天性代谢缺陷病　多为常染色体隐性遗传病。因基因突变导致某种酶缺失,引起代谢抑制、中间产物累积而出现临床表现。除极少数疾病在早期用饮食控制(苯丙酮尿症)、药物治疗(如肝豆状核变性)外,至今尚无有效治疗方法,故开展先天性代谢缺陷病的产前诊断极为重要。可经取孕妇羊水、血或尿检查特异性代谢产物,也可直接检测基因结构,诊断相关疾病。例如苯丙酮尿症(PKU),是一种以智力低下为特征的先天性氨基酸代谢障碍疾病,属于常染色体隐性遗传性疾病。经典型 PKU 是苯丙氨酸羟化酶(PAH)缺乏所致,可以用 PAH 基因探针检测 DNA 多态性以及用 PAH 基因单核苷酸多态位点进行连锁分析等方法进行携带者诊断和产前诊断。至今,有二十余种先天性代谢缺陷病可通过羊水代谢产物进行产前诊断。通过绒毛或羊水细胞培养进行酶活性测定和 DNA 分析进行产前诊断的先天性代谢缺陷病达四十余种。我国已成功地对 PKU、肝豆状核变性、溶酶体贮积症、21-羟化酶缺乏性肾上腺皮质增生症等疾病进行产前诊断。不过还难以大范围、常规性开展此类工作。

四、临床特殊情况的思考和建议

1.胎儿四肢短小的鉴别诊断　胎儿四肢短小是一种严重的出生缺陷,其临床诊断标准为:B 超测胎儿双顶径减去胎儿股骨长大于 4cm;或 B 超测胎儿股骨长与胎儿足长之比小于 0.88。四肢短小常见类型有软骨发育不全、软骨发育低下致死性发育不良、成骨不全、软骨生成不全等。各型畸形均有其特征性改变:如三叉手(手指向外张开,中指和无名指之间分离)多为软骨发育不全,颅骨回声强度较脑中线回声低时提示成骨不全、软骨生成不全等。多发性骨折常见于成骨不全Ⅱ型。另外四肢短小畸形往往合并颈部透明层增宽、胎儿水肿、羊水过多等异常超声表现。超声检查很难明确判断具体类型,但可区分致死性和非致死性畸形。若长骨长度小于正常孕周平均值的 4 倍标准差、股骨长,腹围比值<0.16 即应警惕致死性畸形。胸围值小于同孕龄的第 5 百分位数时,常合并有肺发育不良,多为致死性畸形。Ⅰ型致死性发育不良股骨弯曲呈"电话接收器状"。Ⅱ型致死性发育不良头颅呈"三叶草"样(颞骨处横切面上显示头颅呈三角形,两侧颞部明显突出而前额部变窄向前突出)。借助 MRI 等可进一步鉴别诊断。胎儿骨骼发育异常大多数是遗传性疾病。超声发现胎儿肢体短小时应行胎儿染色体检查,排除染色体畸变。基因突变也可导致四肢短小畸形。软骨发育低下、软骨发育不全、致死性发育不良等与成纤维细胞生长因子受体基因(FGR3)突变有关。成骨不全与Ⅰ型胶原基因(COLIAI 及 COLIA2)突变有关。软骨生成不全(Ⅱ型)、软骨生成低下与Ⅱ型胶原基因(COL2A1)突变有关。采用 PCR 联合 RFLP 可检测相关基因的点突变。

2.胎儿脑室扩张的诊断及预后　侧脑室三角区间径≥10mm 称为侧脑室扩张,是临床最常见的胎儿中枢神经系统(CNS)异常表现。若间径 10~14mm 为轻度扩张;间径≥15mm,周围脑组织厚度>3mm 为中度;间径≥15mm,周围脑组织厚度<3mm 为重度。超声检查可在横轴位切面上直接测量从大脑中线到侧脑室侧壁的宽度,即侧脑室宽度(LVW)。也可通过观察侧脑室的形状,脑实质的厚度,结构等间接评估侧脑室情况。侧脑室后角增宽和脉络膜被压薄是侧脑室增宽的早期表现。因此测量侧脑室后角的宽度是有价值的。如观察到脉络膜很薄或自由漂浮在脑室中,脑室即存在极度扩张。侧脑室扩张会单独出现,也会与其他胎儿脑发育异常,如脑积水、出血性脑损伤、导水管狭窄和 Dandy-Walker 畸形等合并出现。胎儿的

预后取决于侧脑室扩张的程度以及是否合并有其他畸形或染色体异常。一旦发现脑室增宽,需进一步详细、全面的超声及染色体检查。由于磁共振(MRI)具有软组织分辨率高、不受颅骨影响等优势,在显示CNS结构异常上优于超声检查。因此建议超声发现胎儿脑室扩张时,补充 MRI 检查是必要的。

3.双胎妊娠产前诊断的注意事项　双胎的畸形发生率高于单胎,尤其是先天性心脏畸形、食管闭锁与无脑畸形的发生率明显升高。单绒毛膜双胎者还有其独特异常,包括双胎输血综合征(TTTS)、联体双胎和双胎反向动脉灌注(TRAP)序列征等。TRAP 序列征是因双胎时动脉-动脉吻合导致出现从供血胎儿泵到无心畸胎体内的血流反向灌注,其表现型包括无心畸胎、无头畸胎(没有颅或胸,通常为畸形的上肢)、无心无躯畸胎(有一些头颅结构)和无心无躯干寄生胎畸胎等。这些异常均可通过超声发现。早孕期超声应努力明确受精卵数目、绒毛膜数目和羊膜囊数目等。鉴于双胎妊娠的复杂性,建议孕 20 周时均应接受超声检查。特别是单绒毛膜双胎者应在孕 24 周后每两周接受一次超声检查。双胎中出现染色体核型异常的机率也比单胎明显增高。双胎时经羊膜腔穿刺术检查染色体核型是否会增加流产风险存在争议。多数研究者倾向认为双胎的羊膜腔穿刺术是相对安全的。如果在连续超声下容易区别两个羊膜腔时,可分别将两个穿刺针进入不同的羊膜腔内。如果羊膜腔之间区别不明显,可在第一个孕囊中吸取羊水后注入染色剂(深红色靛青)作为标记物。在第一个羊膜腔中注入染色剂后,再次穿刺吸出清亮羊水,证明进入第二个羊膜腔。

4.侵入性产前诊断的安全性　目前常用的侵入性产前诊断技术包括羊膜腔穿刺、绒毛取样和脐带穿刺等。在规范的较大型医疗机构,由经培训的技术熟练的医师操作实施这些技术是比较安全的。羊膜腔穿刺术时,存在发生羊水渗漏,阴道出血和流产等的风险。流产率约为 $0.2\% \sim 0.5\%$。传统的羊膜腔穿刺术多选择在孕 18~24 周。也有研究者主张早期羊膜腔穿刺,即在妊娠 12~14 周进行,有助于早诊断、早处理。不过多数研究指出此方法与传统的羊膜腔穿刺术比较,安全性较差。妊娠早期(11~14 周)绒毛取样(CVS)的风险一直是引人注目的问题。加拿大、美国的多个研究中心报告显示:CVS 的流产率与羊膜腔穿刺术比较,没有统计学差异。20 世纪 90 年代初期的一些研究认为,CVS 会增加胎儿肢体短缩畸形(LRDs)风险。近年来,多数报道倾向认为 LRDs 的发生与取样时间有关。孕 9 周前取样可以导致 LRDs,如果在孕 70 天后经熟练、有经验的操作者取样,其发生率不会增加。脐带穿刺术时,所有羊水穿刺术并发症都有可能出现,另外需特别注意胎儿心动过缓的发生。心动过缓可能与脐带动脉破损和缺氧(如胎儿贫血或心功能衰竭)有关,尚无合适的方法治疗脐带穿刺术后的心率缓慢。适当的人为刺激或者应用阿托品等药物复苏,也许有效。

5.表观遗传学在胎儿发育异常研究中的作用　表观遗传学是近年发展起来的前沿学科。2003 年 10 月实施的人类表观基因组计划,深刻影响了包括产前诊断在内的诸多基础与应用性学科。表观遗传学是研究转录前基因在染色质水平的结构修饰(不涉及 DNA 序列改变,是在细胞分裂过程中可遗传的基因组修饰作用)对基因功能的影响。表观遗传学机制涉及 DNA 甲基化、组蛋白修饰和染色质重塑等。其中DNA 甲基化是最常见的复制后调节方式之一,在基因表达调控、发育调节、基因组印记等方面发挥重要作用。所谓基因组印迹是指父母配子发育过程中一些特定基因得到不同标记(印迹)的过程,这些基因因父源或母源的不同而导致表达的不同。Prader-Willi 综合征(PWS)与 Angelman 综合征(AS)都是在染色体同一区域(15q11-q13)的缺失,但却有不同的亲源性。PWS 综合征的临床特征是:身材矮小、肥胖、多食、性腺机能减退,以及智力障碍。Angelman 综合征的临床特征是小头畸形、共济失调步态、癫痫、智力障碍、无意识发笑、大嘴、吐舌。PWS 患者的缺失都发生在父源性 15 号染色体上;而 AS 患者的缺失都发生在母源性的染色体上,这就是亲源效应或基因组印迹效应导致同一染色体区域的缺失会产生不同的发育缺陷特征。

6.非侵入性产前诊断染色体疾病及单基因疾病的应用前景 无创是产前诊断技术发展的趋势。从染色体疾病的产前诊断而言,可从孕妇外周血分离、富集或在孕早期经宫颈收集、获取胎儿细胞。其中胎儿有核红细胞是最合适作产前诊断的细胞类型,其表达的特异抗原如运铁蛋白受体和特异的胎儿血红蛋白肽链可作为细胞标记,利于细胞的分类、鉴定和富集。并且数量较多,从妊娠6周至分娩均存在。目前分离胎儿细胞的手段包括密度梯度离心、流式细胞分类计、磁激活细胞分类(MACS)、荧光激活细胞分类(FACS)、选择性细胞培养技术、尼龙毛柱分离法、单独溶解红细胞法等。对母体循环中胎儿的RNA进行分析可以更直接反映胎儿染色体的情况。有报道,可通过测定母体血浆中PLAC4单核苷酸多态性等位基因比率来诊断21-三体综合征。虽然此项技术尚处于临床前研究阶段,但对于开展无创性诊断有着重要的意义。对于单基因疾病的产前诊断,由于孕妇血浆和血清中的胎儿DNA处于一种母体DNA背景过多的环境中。双等位多态性、杂合多态性的胎儿DNA不能在母体内决定性表达,很难检测到胎儿从母亲继承来的等位基因。利用母亲和胎儿的DNA甲基化的差异性就可能突破在母血浆中检测胎儿DNA的局限性。如针对甲基化部位的甲基化特异性PCR(MSP)引物从母血浆中检测胎儿从父系继承下来的等位基因。针对未甲基化部位的MSP引物用来检测母血浆中从母系继承下来的胎儿等位基因。此方法在单基因疾病的无创性产前诊断领域有良好的应用前景。

(李巧珍)

第四节 产期用药

出生缺陷被定义为先天性的严重偏离正常的形态和功能。出生缺陷的发病率在6%~8%,其中新生儿被发现的严重畸形的发生率约为1%~3%。环境和遗传是导致出生缺陷的主要原因,遗传性疾病所造成者不到1/3。所以,大家对其他因素导致的出生缺陷更加关注,孕期用药是重要的因素之一。据统计,约有40%~90%的孕妇在已知或未知受孕的情况下接触过一种或几种药物,这些药物涉及范围较广,常见者包括维生素、抗生素,另外还有矿物质、泻药、止吐药、镇静剂、抗酸药、利尿剂及抗组胺剂。一些药物的安全性及致畸性已被证实,但超过一半的药物安全性尚需要更多的研究证实。另外,20世纪中期所认为的"子宫为胎儿提供一个'盾牌',可以抵挡外界环境,孕妇使用的药物不会通过胎盘危及胎儿"的观点已经被废弃。目前已经证实,绝大多数药物可通过胎盘转运到胎儿体内。因此,评价药物的安全性对妊娠期正确选择安全、有效的药物,掌握用药的时机及剂量非常重要。

一、药物的FDA分类

根据潜在的益处和母亲及胎儿的风险,为了便于临床医生查阅与使用,美国药物及食品管理局(FDA)按照对胎儿的危险程度将药物分级。

二、药物暴露时间

妊娠期间,药物可以通过影响母亲的内分泌、代谢等间接影响胚胎,也可以透过胎盘屏障直接影响胎儿,药物对胎儿有副作用还是有致畸性,首先取决于药物暴露的时期。妊娠被分为以下几个阶段。

1.妊娠前期 从女性发育成熟到卵子受精时期。

2.围着床期　从受精到着床的 2 个星期。

3.胚胎期　从第 2 周至第 8 周。

4.胎儿期　从第 9 周至足月。

妊娠前期使用药物一般比较安全,但要注意半衰期长的药物,它可能会影响胚胎的正常生长。围着床期被称为"全"或"无"时期,合子进行分裂,细胞被分成外细胞团和内细胞团。此期暴露致畸因子通常会破坏大量细胞,引起胚胎死亡。如果只有一些细胞受损,通常在正常发育过程中进行弥补。胚胎期是发生结构畸形的最关键时期,因为该阶段完成其器官发生。药物对各器官结构和功能的影响是变化的,有些因素会持续作用于整个胎儿期,如大量酒精暴露。

三、孕期用药选择

(一)抗感染药物

1.抗生素

(1)青霉素类:FDA 风险等级均属 B 类。可能为妊娠期最安全的抗生素,是孕妇的首选药物。能够迅速通过胎盘,是治疗妊娠期梅毒和预防先天性梅毒的一线药物。研究表明,青霉素类药物的使用并不增加胎儿先天畸形的发生率。常用的包括青霉素、苄星青霉素、阿莫西林、氨苄西林及羧苄西林。近年新研制的广谱青霉素类药物对孕妇的安全性尚没有证实,需要进一步研究,临床上还没有发现相关的严重副作用。

(2)头孢菌素类:FDA 风险等级为 B 类。是除青霉素外孕期最常用的抗生素,常用于治疗孕期的严重感染。分第一代、第二代、第三代及第四代,能迅速通过胎盘。2001 年在匈牙利进行的一个大样本研究表明,头孢类抗生素与畸形无关。但根据动物实验结果,第二、三代头孢类抗生素由于含有 N-甲基硫四氮唑链,理论上可导致动物子代睾丸发育不良,但临床上并没有发现,尚需进一步证实,故有学者建议,孕期若使用头孢类抗生素,应首选不含此链的药物——头孢西丁。常用者还包括头孢拉定、头孢呋辛、头孢他啶、头孢曲松等,第四代头孢类抗生素如头孢吡肟已逐渐在临床使用,虽然资料较少,但通常认为孕期使用是安全的。

(3)大环内酯类:常用者包括红霉素、阿奇霉素和螺旋霉素。红霉素 FDA 风险等级为 B 类,不能通过胎盘,目前尚无证据证实其与胎儿或新生儿畸形有关,故孕期可用。红霉素抗菌谱和青霉素相似,并可对支原体、衣原体、螺旋体和放线菌素有抑制作用。需引起注意的是,2003 年于瑞士进行的一项病例对照研究认为,孕早期使用红霉素可能与心脏缺陷有关。阿奇霉素 FDA 风险等级为 B 级,可通过胎盘。有限的人类资料提示阿奇霉素与先天性畸形无关,在孕期适用。其作用与红霉素相似,常用于治疗细菌和支原体感染。螺旋霉素 FDA 风险等级为 C 类,可通过胎盘。在孕期很少将其作为治疗感染的一线广谱抗生素使用,常用于治疗弓形虫感染,目前尚没有有关的致畸报道,但资料有限,尚有待进一步证实。

(4)克林霉素:FDA 风险等级为 B 类,可通过胎盘。目前尚没有人类孕早期使用的资料,虽然动物实验没有发现其与先天性畸形有关,但孕早期很少使用此类药物。

(5)氯霉素:FDA 风险等级为 C 类,可通过胎盘。目前尚没有氯霉素与出生缺陷相关的报道。但已经证实的是新生儿直接大量使用氯霉素可导致灰婴综合征的发生(表现为发绀、血管塌陷和死亡),而对于孕期使用氯霉素导致胎儿畸形的报道少之又少,1997 年的一篇报道称对孕早期暴露于氯霉素的 100 名婴儿进行随访,没有发现先天性畸形的增加。鉴于该药的风险,其使用还存在争议,故孕期慎用,甚至有学者主张孕期禁用。

(6)喹诺酮类:FDA 风险等级均属 C 类,可通过胎盘。是一类广谱的抗生素,常用于治疗泌尿系统感染,包括环丙沙星、诺氟沙星、氧氟沙星等。制药商报道,狗在妊娠期使用喹诺酮,发生不可逆性关节病可能与此药的使用有关,但在其他动物并没有发现。对孕期暴露于喹诺酮类药物的妇女进行随访,多数研究发现孕期使用喹诺酮类药物,可能与某些畸形有关,但畸形为非特异性,且常常和严重的先天性畸形无关。孕期使用环丙沙星的资料是有限的,但总体认为,治疗剂量的环丙沙星不太可能是致畸原,与严重先天性畸形可能无关,但由于人类资料有限,并不能证明环丙沙星没有风险。由于孕期抗生素有更好的选择,故孕期环丙沙星不太使用,甚至有学者建议在孕期禁忌使用喹诺酮类药物。但妊娠期使用此类药物并不是终止妊娠的指征。

(7)抗结核药:常用者包括利福平、异烟肼、乙胺丁醇。利福平 FDA 风险等级为 C 类,可通过胎盘。在啮齿类动物中发现有致畸作用,在孕兔研究中没有发现致畸作用。人类研究的资料有限,目前尚没有引起先天性畸形的证据。异烟肼 FDA 风险等级 C 级,可通过胎盘。目前的研究并未提示异烟肼是一种致畸物。美国胸科协会推荐对妊娠合并结核的妇女使用异烟肼,母体获益远远大于胚胎及胎儿风险。乙胺丁醇 FDA 风险等级为 B 类,可通过胎盘。目前没有乙胺丁醇与先天性缺陷有关的报道,孕期适用。有学者认为孕期乙胺丁醇联合使用异烟肼、利福平对治疗疾病是比较安全的,但似乎有视觉方面的损害,故目前并不首选这种联合疗法。

(8)呋喃妥因:FDA 风险等级为 B 级。常用于治疗妊娠期泌尿系统感染。目前尚没有发现呋喃妥因对动物有致畸作用,也没有研究提示该药对人类是致畸剂。但小样本的研究提示,在近分娩期使用此药,新生儿有发生溶血性贫血的风险。由于呋喃妥因应用普遍,而发生新生儿溶血性贫血的报道很少,故 FDA 将其风险归为 B 类,孕期可用,但为安全起见,近分娩期应避免使用此药。

(9)氨基糖苷类:常用者为链霉素和庆大霉素,可迅速通过胎盘。链霉素 FDA 风险等级为 D 类,已经明确孕妇使用大剂量链霉素可损伤胎儿第 8 对颅神经,诱导耳毒性,虽然发生率较低,但孕期已经不用。庆大霉素 FDA 风险等级为 C 级,虽然宫内暴露于庆大霉素导致先天性耳聋的风险很低,许多研究并没有发现庆大霉素与先天性缺陷的相关性,但考虑到氨基糖苷类药物的耳毒性,故孕期慎用。目前已有氨基糖苷类药物的替代产品——氨曲南,是单环内酰胺类药物,没有肾毒性或耳毒性,对动物无致畸性,但没有相关的人类资料,仅动物资料显示为低风险,FDA 将其风险等级归为 B 类。

(10)四环素类:已明确其致畸性,故孕期禁用。包括四环素、土霉素及强力霉素,均归为 D 级。由于四环素类药物可通过胎盘引起胎儿损害:牙齿呈黄褐色,然后出现抑制胎儿骨骼生长及牙釉质发育不良,并有罕见的肝坏死的报道,因此孕期禁用。

2.抗真菌药　被用于治疗阴道念珠菌病,常用者包括克霉唑、制霉菌素、咪康唑、两性霉素 B、酮康唑。目前尚没有阴道或局部使用克霉唑致先天性缺陷的报道,且阴道和皮肤吸收的药物量少,故 FDA 将其风险等级归为 B 类,孕期可用。关于制霉菌素,没有孕期使用可致先天性缺陷的报道,也没有相关的动物实验,证据不足,FDA 将其归为 C 级,孕期可用。咪康唑也是局部抗真菌药,虽然孕期使用咪康唑与先天性缺陷的关系尚不清楚,但有的研究认为并不能排除其相关性可能,故 FDA 将其归为 C 类,适合局部使用。两性霉素 B 风险等级为 B 级,动物研究及许多研究都没有发现孕期使用两性霉素对胎儿有不良影响,故在孕期由于需要而应用两性霉素是有益的。酮康唑是一种人工合成的广谱抗真菌药,动物实验证明,大剂量口服该药,对胚胎有毒性并有致畸性,而局部应用该药,似乎没有危害。故动物资料提示口服酮康唑有风险,人类资料有限,可能适用于局部应用。FDA 将其风险等级归为 C 类。

3.抗病毒药　抗病毒药种类很多,但许多药物的研究还没有完成,安全性能不详,且抗毒药物是通过对RNA 和 DNA 的作用来抑制病毒的复制,故孕期限制使用。

（1）齐多夫定：为核苷反转录酶抑制剂，是胸腺嘧啶脱氧核苷的类似物，用于治疗人类免疫缺陷病毒疾病（HIV）。自20世纪80年代开始，由于HIV病毒的传播，现在人们对该药颇为关注。已有多项研究证实，齐多夫定可有效降低母婴HIV-1垂直传播，WHO建议采取更有效的抗反转录病毒的措施以增强阻断母婴垂直传播的风险。对于孕期HIV感染者，2006年指南推荐三联药物进行抗病毒治疗，齐多夫定、拉米夫定和单剂量的奈韦拉平。总之，在必要时使用，母体获益还是远远大于对胎儿或胚胎带来的风险的，FDA将其风险等级归为C类。

（2）阿昔洛韦：FDA风险等级为B类。临床上常作为治疗疱疹病毒和水痘的药物，尤其是生殖器原发性2型单纯疱疹病毒（HSV）感染，但不能用于治疗妊娠期复发的生殖器疱疹。动物实验没有发现阿昔洛韦有致畸性，多数研究也是同样的结论，目前虽有个别报道关于孕期暴露阿昔洛韦与先天性畸形的相关性，但似乎与用药无关，证据不足。1998年疾病控制预防中心（CDC）制定的性传播疾病治疗指南指出：妊娠期间首发的生殖器疱疹可以口服阿昔洛韦治疗。存在威胁生命的母体HSV感染时（如播散性感染、脑炎、肺炎或肝炎）可以经静脉给药。关于孕妇使用阿昔洛韦的研究提示接近足月使用阿昔洛韦在那些反复发作或新近感染生殖器疱疹的孕妇中可以降低疾病的复发，由此可能降低剖宫产率。但是并不推荐对反复发作性生殖器疱疹的孕妇常规使用阿昔洛韦。故一些研究者认为，在存在适应证时应使用阿昔洛韦，但应对宫内暴露该药物的儿童长期随访。

（3）利巴韦林（病毒唑）：FDA风险等级为X类。孕期禁忌使用。动物实验证实，利巴韦林是潜在的致畸因子，对动物后代引起的畸形涉及颅面部、神经系统、眼、四肢、骨骼及胃肠。厂商建议，育龄期男性应避免使用此药，若已经使用，则应有效避孕6个月再考虑妊娠。但也有争议，认为可能夸大了男性通过精液传递有潜在中毒量的利巴韦林给妊娠妇女及其后代的风险。由于尚缺乏人类妊娠期使用该药的报道，故无法得出确切结论。

4.抗寄生虫药　妊娠期感染比较普遍，一般没有症状或症状较轻，尚可耐受，产后方治疗。

（1）甲硝唑：FDA风险等级为B类，可通过胎盘，主要用于治疗滴虫性阴道炎、细菌性阴道病及抗阿米巴感染。目前已有多项研究对孕期使用甲硝唑的安全性进行研究和评估，结果都没有发现其导致胎儿或新生儿发生畸形的危险性增加，这些研究中包括1995年发表的对7项研究32篇文献进行的Meta分析，以及2001年进行的一项前瞻性研究，样本为217例孕期暴露甲硝唑的妇女。但目前关于孕早期使用甲硝唑仍有争议，原因为动物实验证明甲硝唑对细菌有致突变作用，对啮齿类动物有致癌作用，虽然在人类没有发现这种致癌性，但也很难进一步在人类证实。所以，目前对甲硝唑的使用，多数人包括生产厂商建议，在孕早期禁用甲硝唑，在中、晚孕期使用甲硝唑治疗厌氧菌感染、滴虫、细菌性阴道病等是安全的。

（2）氯喹：是在妊娠各期应用最广泛的一线抗疟药，FDA分类属C类。动物实验证实大剂量应用氯喹可致畸，但多数人类资料表明孕期使用治疗剂量的氯喹，并不增加流产、死产或先天性畸形的风险，当然，也会出现一些轻度并发症，如瘙痒、头昏及一些不适主诉症状。但孕期大剂量、长时间使用氯喹可增加流产率，对合并系统性红斑狼疮的患者尤其如此。很久以前，曾将氯喹作为一种堕胎药使用，但这种剂量是非常大的，非常危险，甚至危及患者的生命，这种使用已经被摒弃。也有学者认为孕期氯喹的使用可能导致新生儿出生缺陷的轻度增加。但总的来说，孕期使用氯喹是安全的。而且妊娠期感染疟疾后，会导致母儿出现严重并发症，包括贫血、流产、死产、低出生体重、胎儿窘迫以及先天性疟疾。故大多数学者支持在妊娠合并疟疾时使用氯喹，因为获益远远大于药物对胚胎和胎儿的风险。

（3）林丹：FDA风险等级为C类，用于局部治疗阴虱病、疥疮。动物实验证明林丹不是致畸因子，尚缺乏人类妊娠期使用该药的相关研究。有些学者建议在妊娠期将除虫菊酯和胡椒基丁醚联合应用作为治疗阴虱的一线药物，而林丹则作为顽固性感染的治疗，也可交替使用。

（4）乙胺嘧啶：为叶酸拮抗剂，具有抗疟作用和治疗弓形虫病，FDA 风险等级为 C 类。厂商公布的妊娠期动物实验证明，对有些动物如小鼠、仓鼠和小型猪有致畸作用。虽有个案报道乙胺嘧啶与先天性畸形有关，且一些其他的叶酸拮抗剂如甲氨蝶呤也是致畸因子，但该药与畸形的关系仍然受到质疑。考虑到与所有的抗疟药物一样，由于妊娠合并疟疾本身疾病所导致的不良预后，故在孕期使用母体获益还是远远大于胚胎或胎儿风险的。有作者推荐乙胺嘧啶联合磺胺嘧啶可作为治疗胎儿感染的最佳方法，但应用时仍推荐同时补充甲酰四氢叶酸（5mg/d），尤其在妊娠早期，以防叶酸缺乏。鉴于妊娠期感染疟疾给母儿带来的严重不良结局，WHO 建议对疟疾流行地区的孕妇定期预防性应用抗疟药可改善母儿结局，推荐最有效的预防方案为磺胺嘧啶-乙胺嘧啶联合应用，其效果佳，价格低廉，易于生产，值得推广。

（5）甲苯咪唑：是治疗各种蠕虫病，包括蛲虫病、鞭虫病、蛔虫病和钩虫病，FDA 风险等级为 C 类。对一些妊娠动物如鼠使用成人使用剂量数倍的药物时，发现有致畸作用，而对其他多种动物进行实验，没有发现这种胚胎毒性或致畸性。2003 年一项前瞻性对照研究随访 192 例妊娠期使用甲苯达唑妇女的预结局，两组新生儿出生缺陷、自然流产和出生体重的发生率并没有统计学差异。有限的人类资料提示孕期使用为低风险。

（二）心血管药物

1.降压药

（1）肼屈嗪：为妊娠期高血压疾病首选药物，常于妊娠后半期使用，FDA 风险等级为 C 类，可通过胎盘。目前尚无肼屈嗪致先天性畸形的报道，诸多涉及单独使用和联合使用其他抗高血压药物的研究发现，孕期使用肼屈嗪是相对安全的。但也有小样本的研究报道该药物的使用可能与一些畸形有关，但不排除由于母亲患有严重的疾病而引起。

（2）拉贝洛尔：为 β 受体阻滞剂，是国内治疗妊娠期高血压最常使用的药物之一，FDA 风险等级为 C 类，可通过胎盘。目前尚没有致畸的报道。除非在孕早期使用拉贝洛尔，该药并不增加胚胎及胎儿的影响，不影响子宫胎盘的血流，可以通过增加肺泡表面活性物质的产生而降低早产儿肺透明膜病的发生。但也有报道称拉贝洛尔可致胎儿生长受限和胎盘重量减轻，但无法排除是药物作用所致还是疾病本身子痫前期所致。故总的来说，孕期仍推荐使用但需重视并监测拉贝洛尔所可能带来的并发症。

（3）硝苯地平：是一种钙离子拮抗剂，FDA 风险等级为 C 类。孕期使用硝苯地平还存在争议。动物研究提示孕期使用硝苯地平可减少子宫血流量，可致轻度出生缺陷，但缺乏有说服力的人类数据，目前还在临床上使用。但要注意的是，与硫酸镁联合应用时，由于硝苯地平可增强硫酸镁对神经肌肉的阻滞作用，可出现严重副反应如四肢痉挛、吞咽困难及反常呼吸。

（4）硝普钠：是一种起效快的血管扩张剂，FDA 分类为 C 类。长期应用可使氰化物在胎儿肝内积蓄。仅用于治疗严重高血压时。目前尚未发现硝普钠与先天缺陷有关。

（5）利尿剂：常用的药物为呋塞米，可通过胎盘。动物实验证实呋塞米可致畸，但临床上尚未发现该药引起的严重副作用或畸形。常用于治疗肺水肿、严重高血压或充血性心力衰竭时，紧急使用并不增加胎儿的风险，故风险等级为 C 类。由于利尿剂可能引起母体低血容量，降低胎盘血流灌注量，而并不改善妊娠结局，故现在并不主张使用呋塞米治疗妊娠期高血压疾病，若使用利尿剂治疗妊娠期高血压疾病，则风险等级为 D 类。

2.心脏药物　洋地黄、地高辛及洋地黄毒苷均属强心苷类药物，常用于治疗充血性心力衰竭和室上性心动过速，风险等级为 C 类。目前动物实验和有限的人类资料均未发现洋地黄或各种毛地黄糖苷类药物与先天性缺陷有关，孕期适用。

3.抗凝药　肝素是妊娠期首选的抗凝药，由于分子量大，不能通过胎盘，因此与先天性畸形无关，风险等级为 C 类,孕期适用。但长期使用可致母亲骨质疏松和血小板减少,故应同时补钙。20 世纪 70 年代发展起来的新药达那肝素、依诺肝素及那屈肝素均为自猪黏膜提取的低分子肝素产物,分子量 4000～6500kD,为普通肝素的 1/3～1/2。由于其分子量相对较大,也不能通过胎盘。相对于普通肝素,低分子肝素抗凝作用强,生物半衰期长,副作用小,骨质丢失减少,出血可能性小。动物实验证明,这三种药物在孕鼠和孕兔中没有致畸性和胚胎毒性。但人类资料有限,其安全性尚需要大样本的研究去证实,因此目前治疗和预防静脉血栓还是首选普通肝素。

(三)中枢神经系统药物

1.解热镇痛药

(1)阿司匹林:为非甾体类抗炎药物。低剂量使用 FDA 风险等级为 C 类,若妊娠早期或妊娠晚期全程使用,则风险增加为 D 类。妊娠期使用阿司匹林可影响母亲凝血功能,致贫血、产前和产后出血、过期妊娠和产程延长。研究已经证实,大剂量使用可能与围产儿死亡增加,胎儿生长受限和致畸作用有关;小剂量使用对妊娠期高血压疾病和胎儿生长受限可能有益,当然这需要更多的研究评价其安全性和有效性。

(2)对乙酰氨基酚:常用于妊娠各期的镇痛和退热。药物可通过胎盘,风险等级为 B 类。治疗剂量下,短期应用比较安全,大量使用,可导致母亲严重贫血、胎儿肝毒性和新生儿肾脏疾病。与阿司匹林不同,该药不影响母亲的凝血功能,孕期适用。

2.抗惊厥药

(1)硫酸镁:可用于抗惊厥和治疗早产,风险等级为 B 类,孕期可用。诸多研究发现,硫酸镁与先天性缺陷无关,治疗剂量的硫酸镁副作用小,但长期应用可致胎儿持续性低钙血症导致先天性佝偻病。近分娩期使用此药时,应加强监测新生儿有无呼吸抑制、肌无力和反射消失的中毒症状,尤其在出生后 24～48小时。

(2)卡马西平:是一种三环类抗癫痫药,可通过胎盘,风险等级为 D 类。动物研究证实,卡马西平具有致畸性。人类资料也表明该药物与先天性缺陷的风险增加有关,包括神经管缺陷。2001 年发表的一项前瞻性研究得出的结论为,从妊娠期暴露于抗癫痫药的婴儿中观察到的结构畸形,是由药物而非癫痫本身引起。但孕期应用卡马西平治疗或预防癫痫,母亲的获益远远大于对胚胎或胎儿带来的风险。

3.镇静药

(1)吗啡:风险等级为 C 类,但若于分娩时大剂量长期使用,则风险等级为 D 类。动物实验证明吗啡没有致畸性,人类资料亦提示其与出生缺陷也无相关性,但成瘾性强,且可迅速通过胎盘,对新生儿的呼吸有抑制作用,因此,在孕期慎用。

(2)哌替啶:目前无致畸性证据,风险等级为 B 类。但正如所有的麻醉药品一样,应用不当如大剂量长时间应用会增加母儿风险,风险等级则为 D 类。若产程中使用该药,则新生儿呼吸可被抑制,甚至致命。故应估计产程结束的时间,若估计 4 小时内新生儿即将娩出,则不建议使用该药。

(3)氯丙嗪及异丙嗪:为吩噻嗪类药物,风险等级均为 C 类。常用于加强镇静和镇痛,与哌替啶合用,成为冬眠合剂。多数研究认为,妊娠早期使用氯丙嗪和异丙嗪并不增加先天性畸形的发生。故目前认为小剂量、偶然使用该药是相对安全的,但不建议产时使用,以防对新生儿产生不良影响。

(4)地西泮:风险等级为 D 类。动物实验证明地西泮有致畸性,虽然人类资料的证据不足,尚有很大争议,认为即使引起出生缺陷,发生率也较低,但许多学者仍认为在孕早期和孕晚期使用均有风险。

(四)降糖药

胰岛素是治疗妊娠合并糖尿病的首选药物,风险等级为 B 类,不易通过胎盘。口服降糖药包括常用的二甲双胍、甲苯磺丁脲、阿卡波糖、格列本脲等,虽然这些药物 FDA 风险等级为 B 类和 C 类,并不是孕期禁用的药物,多数研究表明,孕期使用口服降糖药与先天性畸形无关,但胰岛素仍是治疗妊娠期糖尿病的首选。主要由于胰岛素不通过胎盘,而口服降糖药多数通过胎盘,故减少了人们对降糖药的担心。另外,胰岛素能很好地控制单纯依靠饮食而不能控制的血糖,减少母儿并发症。

(五)抑制胃酸分泌剂

西咪替丁是一种 H_2-受体拮抗药,用于治疗消化性溃疡及预防分娩前胃酸吸入。动物研究表明西咪替丁有轻微的抗雄激素作用,会不会对人类也有相同的作用尚不清楚,虽然尚无西咪替丁致畸的相关报道,但人类宫内暴露于西咪替丁的潜在毒性尚没有进行系统研究,无法确定。目前认为孕期可用。奥美拉唑常用于治疗十二指肠和胃溃疡等,风险等级C类。动物实验证明奥美拉唑不是一种严重的致畸剂,但人类资料有限,故建议孕早期尽量避免使用该类药物,若一旦使用,则告知对胚胎或胎儿的风险低,但要随访其后代。

(六)抗肿瘤药物

环磷酰胺是一种烷化剂的细胞毒性药物,FDA将其风险等级归为D级。研究已证实,妊娠早期使用可致多种畸形,是一种致畸原。但在妊娠晚期使用环磷酰胺似乎与胎儿发生先天性畸形的风险无关,许多个案报道和小样本的研究结论支持这一观点。故妊娠早期禁用,妊娠中、晚期可用。对于职业接触的药师与护理人员,虽然证据不足,仍建议在准备怀孕前应尽量避免接触,孕前暴露于这些药物可能有致畸、致流产和致突变作用。甲氨蝶呤是一种叶酸对抗药,FDA风险等级为X类。妊娠早期暴露可致甲氨蝶呤综合征,主要表现为生长受限、颅骨不能骨化、颅缝早闭、眼眶发育不全、小的低位耳、智力发育迟缓,危险暴露时间为受孕后6~8周。妊娠中晚期使用可致胎儿毒性和死亡。故孕期禁用,妊娠母亲尽量避免职业暴露该药物。

【临床特殊情况】

1.对药物的危险度如何进行评估 虽然有确切证据可导致畸形的药物有几十余种,已在上述表格中罗列,但相对于众多药物来讲,绝大多数药物的安全性尚有待进一步研究去证实。尤其在妊娠期,孕妇的药物代谢能力已经改变,而随着孕周的不同,药物对于胚胎和胎儿的危险度也发生改变,医生自教材和一些药物手册上所获得的信息并不一定就是真理。由于孕期用药涉及伦理原则,不能对人体进行前瞻性研究,故我们的信息实际上许多是源自于动物实验、个案报道或小样本的回顾性研究,即使有大样本的调查资料,也不能排除个体差异和易感性。另外,用自动物实验获得的证据和资料来评价药物对人及其后代的影响,还是需要考虑更多的因素,包括药代动力学、用药途径、种属差异等。所以,对药物的危险度进行评估时,医生不能仅仅根据教材所提供的信息来判断,不能认为教材就是"金标准",而要花费更多的精力去查阅大量的文献,寻找更多的"循证"医学证据,提供给更多的"循证"证据。

2.药物FDA分类系统能否作为"金标准" 如上所述,根据潜在的益处和母亲及胎儿的风险,为了便于临床医生查阅与使用,FDA按照药物对胎儿的危险程度进行了分级:A、B、C、D、X。然而,这种分类系统并不能反映某一药物潜在致畸危险的最新科学信息,可能建立在个案报道或有限的动物资料基础之上,更新较慢。畸形学学会公共事务委员会于1994年曾建议摒弃这种分类系统,支持寻找循证医学证据,所以这种分类系统仅供参考,不能作为孕期药物使用的金标准。但是由于这种分类简洁实用,便于临床医师查询,故目前这种分类系统仍经常被采用。

3.如何理解药物的安全性 常常对于患者质疑的药物安全性问题,医生很难下一个肯定的结论:安全或不安全。这是由于药物的安全是一个"相对"概念,尤其对孕期所使用的药物更是如此。有些药物经过多年的研究证实孕期使用是安全的;但更多的情况是多数药物在孕期使用少,有限的资料没有发现其对母儿的不良作用;还有一些药物在孕期根本就没有使用过,但资料有限和没有资料的药物并不是安全的,而是不知其是否安全,还需要进一步观察和研究,需要更多的证据去证实。另外,有些药物单独使用也许是安全的,但联合其他药物或在其他混杂因素的影响下就变得"不安全"了,所以,药物的安全是一个"相对"概念,并要懂得强调"背景"风险的重要性。

4.中草药的安全性问题　由于我国缺乏对中草药的安全性的系统的研究,目前大部分人误认为中草药致畸作用是安全的,其实不然。中草药品种上万,其中有些对人体有生殖毒性。如红花、枳实、蒲黄、麝香、当归等对子宫有兴奋作用,易致胎儿缺血缺氧,引发胎儿发育不良、畸形、早产、死胎等。大黄、芒硝、大戟、巴豆、商陆、牵牛子、甘遂等可刺激肠道,反射引起子宫强烈收缩而造成流产、早产。有些中草药生南星、附子、乌头、一枝蒿、川椒、甘遂、大戟、朱砂、雄黄、巴豆、商陆、芫花、蜈蚣等,所含各种生物碱及化学成分复杂,本身有一定毒性,可直接或间接影响胎儿生长发育。雷公藤可杀伤男性精子引发男性不育,雄黄对胎儿有致畸作用,朱砂含有可渗透的汞盐(水银)可在孕妇体内蓄积使胎儿发生小头畸形、智能低下、耳聋等。因此,需要服用中草药时要注意配方中有否上述禁忌的药物,注明孕妇禁用和慎用的中成药应避免用。另外,对计划妊娠夫妇和孕期尽量避免滥用药物,包括中草药。

5.关于如何解答患者咨询的建议　主要要做到以下几点:①核实孕龄:仔细询问末次月经是否记忆准确,月经周期是否规律,早孕反应出现的时间,孕早期有无行 B 型超声检查,胎动出现的时间等,以核实确切孕龄。如果末次月经记忆不清或月经不准确者,行超声检查以了解胎儿情况及孕龄。②了解药物暴露史:包括所用药物的名称、剂型、剂量、使用方法、使用时间及药物暴露时期。③有无其他内科、外科疾病,是否在用药治疗。④妊娠期间,尤其是妊娠前 3 个月有无接触过放射线、化学物质、或感染过病毒、弓形虫。⑤家族史和遗传史。仔细询问病史后进行全身体检,以了解孕妇及胎儿的状况,然后再总结所用药物是否对胎儿有影响,若有影响,可能的风险有多大,可能的不良结局是什么。对于目前已明确的致畸原,告知可能引起的畸形类型及其预后,初步探讨是否可以通过手术矫正,是否影响后代的智力发育,建议咨询儿科医生相关畸形的预后如何,充分了解后再决定是否选择终止妊娠。对于大多数尚不能明确风险的药物,医生在告知有关人类的最新药物风险方面的信息后,还要强调很重要的一点——"背景"风险,即正常普通人群先天畸形的发生风险,为 3%～5%,这种"背景"风险很可能高于药物所引起的先天性畸形的发生率。而对那些有并发症的患者,如糖尿病、癫痫,如果不进行治疗,疾病本身可导致先天性畸形的概率远远高于药物对胎儿的危害。

（李巧珍）

第十八章　产科并发症

第一节　妊娠剧吐

妊娠剧吐是在妊娠早期发生、以频繁恶心呕吐为主要症状的一组症候群,严重时可以导致脱水、电解质紊乱及代谢性酸中毒,甚至肝肾衰竭、死亡。其发病率通常为 0.3%～1%。恶性呕吐是指极为严重的妊娠剧吐。晨吐是妊娠早期发生的一种早孕反应,表现为于清晨空腹出现的轻度恶心、呕吐,但常可持续整天。

【病因】

尚未明确,可能与下列因素有关:

1.绒毛膜促性腺激素(hCG)　一般认为妊娠剧吐与 hCG 水平高或突然升高密切相关。研究发现,早孕反应的发生和消失过程与孕妇血 hCG 的升降时间相符,呕吐严重时,孕妇 hCG 水平较高;多胎妊娠、葡萄胎患者 hCG 水平显著增高,呕吐发生率也高,发生的时间也提早,症状也较重;妊娠终止后,呕吐消失。但值得注意的是症状的轻重程度和 hCG 水平不一定呈正相关。

2.雌激素　除了血清中高浓度的 hCG 水平,有人提出雌激素水平升高可能也是相关因素之一。

3.精神和社会因素　恐惧妊娠、精神紧张、情绪不稳、经济条件差的孕妇易患妊娠剧吐,提示精神及社会因素对发病有影响。

4.幽门螺旋杆菌　有研究表明,与无症状的孕妇相比,妊娠剧吐患者血清抗幽门螺旋杆菌的 IgG 浓度升高,因此认为其与幽门螺旋杆菌-消化性溃疡的致病因素可能有关。

5.一些激素水平　包括胎盘血清标记物、ACTH、泌乳素和皮质醇等可能与之有关。

6.其他　维生素缺乏,尤其是维生素 B_6 的缺乏可导致妊娠剧吐。至于有学者提出的妊娠呕吐是母亲为保护胎儿的发育,避免危险食物进入是没有证据支持的。

【临床表现】

1.恶心、呕吐　多见于初孕妇,常于停经 6 周左右出现。首先出现恶心、呕吐等早孕反应,以后症状逐渐加剧,直至不能进食,呕吐物中有胆汁和咖啡渣样物。

2.水、电解质紊乱　严重呕吐和不能进食可导致脱水及电解质紊乱,使氢、钠、钾离子大量丢失:患者明显消瘦,神疲乏力,皮肤黏膜干燥,口唇干裂,眼球内陷,脉搏增快,尿量减少,尿比重增加并出现酮体。

3.酸、碱平衡失调　可出现饥饿性酸中毒,呕吐物中盐酸的丢失可致碱中毒和低钾血症。

4.脏器功能损伤　若呕吐严重,不能进食,可出现脏器功能损伤。若肝功能受损,则出现血转氨酶和胆红素增高;若肾功能受损,则血尿素氮、肌酐升高,尿中可出现蛋白和管型;眼底检查可有视网膜出血。严重并发症如 Wemicke-Korsakoff 综合征主要是由于维生素 B_1 缺乏导致的脑病,主要表现为中枢神经系统症状:眼球震颤、视力障碍、步态及站立姿势异常、食管破裂和气胸极少发生,病情继续发展,可致患者意识模糊,陷入昏迷状态。

【诊断与鉴别诊断】

根据病史、临床表现、妇科检查及辅助检查,诊断并不困难。但必须进行 B 型超声检查以排除葡萄胎。此外,尚需进行必要的检查以与可致呕吐的消化系统疾病如急性病毒性肝炎、胃肠炎、胰腺炎、胆道疾病、脑膜炎及脑肿瘤等鉴别。确诊妊娠剧吐后,为判断病情轻重,尚需进行以下检查:

1.血液检查　测定血红细胞计数、血红蛋白、血细胞比容、全血及血浆黏度,以了解有无血液浓缩及其程度;测定二氧化碳结合力,或作血气分析,以了解血液 pH 值、碱储备及酸碱平衡情况;测定血钾、钠、氯,以了解有无电解质紊乱。监测肝肾功能以了解其有无受损。

2.尿液检查　记 24 小时尿量,监测尿比重、酮体情况,检查有无尿蛋白及管型。

3.心电图　以及时发现有无低钾血症引起的心肌受损情况。

4.眼底检查　了解有无视网膜出血。

5.MRI　一旦出现神经系统症状,需要采用 MRI 头颅检查,排除其他的神经系统病变。同时,Wemicke-Korsakoff 综合征可有特征性的表现:对称性第三、四脑室,中脑导水管周围、乳头体、四叠体、丘脑等为主要受累部位;MRI 上可见上述部位病变呈稍长 T_1 长 T_2 信号,FILAIR 序列呈现高信号,DWI 序列病变急性期为高信号,亚急性期为低信号,急性期由于血脑屏障破坏病变可强化。

【治疗】

首先排除其他疾病引起的呕吐,根据酮体的情况了解疾病的严重程度,决定治疗方案。治疗原则:心理支持,纠正水、电解质紊乱及酸碱失衡,补充营养,防治并发症。

1.心理支持及饮食指导　了解患者的精神状态、思想顾虑,解除其思想负担,缓解其压力,多加鼓励。指导饮食,一般首先禁食 2～3 日,待患者精神好转,略有食欲后,再逐渐改为半流质,宜进食清淡、易消化的食物,避免油腻、甜品及刺激性食物,避免"有气味"的食物,"少食多餐"避免过饱。

2.补液及纠正电解质紊乱　对于病情严重至脱水、酸中毒、电解质紊乱者需禁食、补液治疗及营养支持。根据尿量补液,每日静脉滴注葡萄糖、林格液共 3000ml,维持每日尿量≥1000ml。对低钾者,静脉补充钾离子;对代谢性酸中毒者,适当补充碳酸氢钠;对营养不良者,可予必需氨基酸及脂肪乳等营养液。

3.药物治疗　可在上述补液中加入维生素 B_6 每日及维生素 C,肌内注射维生素 B_1,每日 100mg。对病情较重者,可用止吐药如丙氯拉嗪及氯丙嗪减轻恶心和呕吐。经过以上治疗 2～3 日,一般病情大多迅速好转,症状缓解,若治疗效果不佳,则可用氢化可的松 200～300mg 加入 5％葡萄糖液 500ml 中静脉滴注;

4.其他　食用姜有益于止吐,结合指压按摩和针灸也可能有益处。

5.终止妊娠　若经治疗后病情不能缓解,反而有加重趋势,出现以下情况应考虑终止妊娠:①体温持续高于 38℃;②脉搏＞120 次/分;③持续黄疸或蛋白尿;④多发性神经炎及神经性体征;⑤Wernicke-Korsakoff 综合征。

（杨　灵）

第二节　流产

流产是指妊娠不足 28 周、胎儿体重不足 1000g 而终止者。流产发生于妊娠 12 周前者称早期流产,发生在妊娠 12 周至不足 28 周者称晚期流产。流产又分为自然流产和人工流产,本节内容仅限于自然流产。

自然流产的发生率占全部妊娠的 15% 左右,多数为早期流产,是育龄妇女的常见病,严重影响了妇女生殖健康。

【病因和发病机制】

导致自然流产的原因很多,可分为胚胎因素和母体因素。早期流产常见的原因是胚胎染色体异常、孕妇内分泌异常、生殖器官畸形、生殖道感染、血栓前状态、免疫因素异常等;晚期流产多由宫颈功能不全等因素引起。

1.胚胎因素　胚胎染色体异常是自然流产最常见的原因。据文献报道,46%~54% 的自然流产与胚胎染色体异常有关。流产发生越早,胚胎染色体异常的频率越高,早期流产中染色体异常的发生率为 53%,晚期流产为 36%。

胚胎染色体异常包括数量异常和结构异常。在数量异常中第一位的是染色三体,占 52%,除 1 号染色三体未见报道外,各种染色三体均有发现,其中以 13、16、18、21 及 22 号染色体最常见,16-三体约占 1/3;第二位的是 45,X 单体,约占 19%;其他依次为三倍体占 16%,四倍体占 5.6%。染色体结构异常主要是染色体易位,占 3.8%,嵌合体占 1.5%,染色体倒置、缺失和重叠也见有报道。

多数三体胚胎是以流产或死胎告终,但也有少数能成活,如 21-三体、13-三体、18-三体等。单体是减数分裂不分离所致,以 X 单体最为多见,少数胚胎如能存活,足月分娩后即形成特纳综合征。三倍体常与胎盘的水泡样变性共存,不完全水泡状胎块的胎儿可发育成三倍体或第 16 号染色体的三体,流产较早,少数存活,继续发育后伴有多发畸形,未见活婴。四倍体活婴极少,绝大多数极早期流产。在染色体结构异常方面,不平衡易位可导致部分三体或单体,易发生流产或死胎。总之,染色体异常的胚胎多数结局为流产,极少数可能继续发育成胎儿,但出生后也会发生某些功能异常或合并畸形。若已流产,妊娠产物有时仅为一空孕囊或已退化的胚胎。

2.母体因素

(1)夫妇染色体异常:习惯性流产与夫妇染色体异常有关,习惯性流产者夫妇染色体异常发生频率为 3.2%,其中多见的是染色体相互易位,占 2%,罗伯逊易位占 0.6%。着床前配子在女性生殖道时间过长,配子发生老化,流产的机会也会增加。在促排卵及体外受精等辅助生殖技术中,是否存在配子老化问题目前尚不清楚。

(2)内分泌因素

1)黄体功能不良(LPD):黄体中期孕酮峰值低于正常标准值,或子宫内膜活检与月经时间同步差 2 天以上即可诊断为 LPD。高浓度孕酮可阻止子宫收缩,使妊娠子宫保持相对静止状态;孕酮分泌不足,可引起妊娠蜕膜反应不良,影响孕卵着床和发育,导致流产。孕期孕酮的来源有两条途径:一是由卵巢黄体产生,二是胎盘滋养细胞分泌。孕 6~8 周后卵巢黄体产生孕酮逐渐减少,之后由胎盘产生孕酮替代,如果两者衔接失调则易发生流产。在习惯性流产中有 23%~60% 的病例存在黄体功能不全。

2)多囊卵巢综合征(PCOS):有人发现在习惯性流产中多囊卵巢的发生率可高达 58%,而且其中有 56% 的患者 LH 呈高分泌状态。现认为 PCOS 患者高浓度的 LH 可能导致卵细胞第二次减数分裂过早完成,从而影响受精和着床过程。

3)高泌乳素血症:高水平的泌乳素可直接抑制黄体颗粒细胞增生及其分泌功能。高泌乳素血症的临床主要表现为闭经和泌乳,当泌乳素水平高于正常值时,则可表现为黄体功能不全。

4)糖尿病:血糖控制不良者流产发生率可高达 15%~30%,妊娠早期高血糖还可能造成胚胎畸形的危险因素。

5)甲状腺功能:目前认为甲状腺功能减退或亢进与流产有着密切的关系,妊娠前期和早孕期进行合理的药物治疗,可明显降低流产的发生率。有作者报道,甲状腺自身抗体阳性者流产发生率显著升高。

（3）生殖器官解剖因素

1）子宫畸形:米勒管先天性发育异常导致子宫畸形,如单角子宫、双角子宫、双子宫、子宫纵隔等。子宫畸形可影响子宫血供和宫腔内环境造成流产。母体在孕早期使用或接触己烯雌酚可影响女胎子宫发育。

2）Asherman综合征:由宫腔创伤（如刮宫过深）、感染或胎盘残留等引起宫腔粘连和纤维化。宫腔镜下行子宫内膜切除或黏膜下肌瘤切除手术也可造成宫腔粘连。子宫内膜受损伤可影响胚胎种植,导致流产发生。

3）宫颈功能不全:是导致中晚期流产的主要原因。宫颈功能不全在解剖上表现为宫颈管过短或宫颈内口松弛。由于存在解剖上的缺陷,随着妊娠的进程子宫增大,宫腔压力升高,多数患者在中、晚期妊娠出现无痛性的宫颈管消退、宫口扩张、羊膜囊突出、胎膜破裂,最终发生流产。宫颈功能不全主要由于宫颈局部创伤（分娩、手术助产、刮宫、宫颈锥形切除、Manchester手术等）引起,先天性宫颈发育异常较少见;另外,胚胎时期接触己烯雌酚也可引起宫颈发育异常。

4）其他:子宫肿瘤可影响子宫内环境,导致流产。

（4）生殖道感染:有一些生殖道慢性感染被认为是早期流产的原因之一。能引起反复流产的病原体往往是持续存在于生殖道而母体很少产生症状,而且此病原体能直接或间接导致胚胎死亡。生殖道逆行感染一般发生在妊娠12周以前,过此时期,胎盘与蜕膜融合,构成机械屏障,而且随着妊娠进程,羊水抗感染力也逐步增强,感染的机会减少。

1）细菌感染:布鲁菌属和弧菌属感染可导致动物（牛、猪、羊等）流产,但在人类还不肯定。

2）沙眼衣原体:文献报道,妊娠期沙眼衣原体感染率为3%～30%,但是否直接导致流产尚无定论。

3）支原体:流产患者宫颈及流产物中支原体的阳性率均较高,血清学上也支持人支原体和解脲支原体与流产有关。

4）弓形虫:弓形虫感染引起的流产是散发的,与习惯性流产的关系尚未完全证明。

5）病毒感染:巨细胞病毒经胎盘可累及胎儿,引起心血管系统和神经系统畸形,致死或流产。妊娠前半期单纯疱疹感染流产发生率可高达70%,即使不发生流产,也易累及胎儿、新生儿。妊娠初期风疹病毒感染者流产的发生率较高。人免疫缺陷病毒感染与流产密切相关,Temmerman等报道,HIV-1抗体阳性是流产的独立相关因素。

（5）血栓前状态:系凝血因子浓度升高,或凝血抑制物浓度降低而产生的血液易凝状态,尚未达到生成血栓的程度,或者形成的少量血栓正处于溶解状态。

血栓前状态与习惯性流产的发生有一定的关系,临床上包括先天性和获得性血栓前状态,前者是由于凝血和纤溶有关的基因突变造成,如凝血因子V突变、凝血酶原基因突变、蛋白C缺陷症、蛋白S缺陷症等;后者主要是抗磷脂抗体综合征、获得性高半胱氨酸血症以及机体存在各种引起血液高凝状态的疾病等。

各种先天性血栓形成倾向引起自然流产的具体机制尚未阐明,目前研究的比较多的是抗磷脂抗体综合征,并已肯定它与早、中期胎儿丢失有关。普遍的观点认为高凝状态使子宫胎盘部位血流状态改变,易形成局部微血栓,甚至胎盘梗死,使胎盘血供下降,胚胎或胎儿缺血缺氧,引起胚胎或胎儿发育不良而流产。

（6）免疫因素:免疫因素引起的习惯性流产,可分自身免疫型和同种免疫型。

1）自身免疫型:主要与患者体内抗磷脂抗体有关,部分患者同时可伴有血小板减少症和血栓栓塞现象,这类患者可称为早期抗磷脂抗体综合征。在习惯性流产中,抗磷脂抗体阳性率约为21.8%。另外,自身免疫型习惯性流产还与其他自身抗体有关。

在正常情况下,各种带负电荷的磷脂位于细胞膜脂质双层的内层,不被免疫系统识别;一旦暴露于机体免疫系统,即可产生各种抗磷脂抗体。抗磷脂抗体不仅是一种强烈的凝血活性物质,激活血小板和促进凝血,导致血小板聚集,血栓形成;同时可直接造成血管内皮细胞损伤,加剧血栓形成,使胎盘循环发生局部血栓栓塞,胎盘梗死,胎死宫内,导致流产。近来的研究还发现,抗磷脂抗体可能直接与滋养细胞结合,从而抑制滋养细胞功能,影响胎盘着床过程。

2)同种免疫型:现代生殖免疫学认为,妊娠是成功的半同种异体移植现象,孕妇由于自身免疫系统产生一系列的适应性变化,从而对宫内胚胎移植物表现出免疫耐受,不发生排斥反应,妊娠得以继续。

在正常妊娠的母体血清中,存在一种或几种能够抑制免疫识别和免疫反应的封闭因子,也称封闭抗体,以及免疫抑制因子,而习惯性流产患者体内则缺乏这些因子。因此,使得胚胎遭受母体的免疫打击而排斥。封闭因子既可直接作用于母体淋巴细胞,又可与滋养细胞表面特异性抗原结合,从而阻断母儿之间的免疫识别和免疫反应,封闭母体淋巴细胞对滋养细胞的细胞毒作用。还有认为封闭因子可能是一种抗独特型抗体,直接针对T淋巴细胞或B淋巴细胞表面特异性抗原受体(BCR/TCR),从而防止母体淋巴细胞与胚胎靶细胞起反应。

几十年来,同种免疫型习惯性流产与HLA抗原相容性的关系一直存有争议。有学者提出习惯性流产可能与夫妇HLA抗原的相容性有关,在正常妊娠过程中夫妇或母胎间HLA抗原是不相容的,胚胎所带的父源性HIA抗原可以刺激母体免疫系统,产生封闭因子。同时,滋养细胞表达的HLA-G抗原能够引起抑制性免疫反应,这种反应对胎儿具有保护性作用,能够抑制母体免疫系统对胎儿胎盘的攻击。

(7)其他因素

1)慢性消耗性疾病:结核和恶性肿瘤常导致早期流产,并威胁孕妇的生命;高热可导致子宫收缩;贫血和心脏病可引起胎儿胎盘单位缺氧;慢性肾炎、高血压可使胎盘发生梗死。

2)营养不良:严重营养不良直接可导致流产。现在更强调各种营养素的平衡,如维生素E缺乏也可造成流产。

3)精神、心理因素:焦虑、紧张、恐吓等严重精神刺激均可导致流产。近来还发现,噪音和振动对人类生殖也有一定的影响。

4)吸烟、饮酒等:近年来育龄妇女吸烟、饮酒,甚至吸毒的人数有所增加,这些因素都是流产的高危因素。孕期过多饮用咖啡也增加流产的危险性。

5)环境毒性物质:影响生殖功能的外界不良环境因素很多,可以直接或间接对胚胎造成损害。过多接触某些有害的化学物质(如砷、铅、苯、甲醛、氯丁二烯、氧化乙烯等)和物理因素(如放射线、噪音及高温等),均可引起流产。

尚无确切的依据证明使用避孕药物与流产有关,然而,有报道宫内节育器避孕失败者,感染性流产发生率有所升高。

【病理】

早期流产时胚胎多数先死亡,随后发生底蜕膜出血,造成胚胎的绒毛与蜕膜层分离,已分离的胚胎组织如同异物,引起子宫收缩而被排出。有时也可能蜕膜海绵层先出血坏死或有血栓形成,使胎儿死亡,然后排出。8周以内妊娠时,胎盘绒毛发育尚不成熟,与子宫蜕膜联系还不牢固,此时流产妊娠产物多数可以完整地从子宫壁分离而排出,出血不多。妊娠8~12周时,胎盘绒毛发育茂盛,与蜕膜联系较牢固。此时若发生流产,妊娠产物往往不易完整分离排出,常有部分组织残留宫腔内影响子宫收缩,致使出血较多。

妊娠12周后,胎盘已完全形成,流产时往往先有腹痛,然后排出胎儿、胎盘。有时由于底蜕膜反复出血,凝固的血块包绕胎块,形成血样胎块稽留于宫腔内。血红蛋白因时间长久被吸收形成肉样胎块,或纤维化与子宫壁粘连。偶有胎儿被挤压,形成纸样胎儿,或钙化后形成石胎。

【临床表现】

1.停经　多数流产患者有明显的停经史,根据停经时间的长短可将流产分为早期流产和晚期流产。

2.阴道流血　发生在妊娠12周以内流产者,开始时绒毛与蜕膜分离,血窦开放,即开始出血。当胚胎完全分离排出后,由于子宫收缩,出血停止。早期流产的全过程均伴有阴道流血,而且出血量往往较多。晚期流产者,胎盘已形成,流产过程与早产相似,胎盘继胎儿分娩后排出,一般出血量不多。

3.腹痛　早期流产开始阴道流血后宫腔内存有血液,特别是血块,刺激子宫收缩,呈阵发性下腹痛,特点是阴道流血往往出现在腹痛之前。晚期流产则先有阵发性的子宫收缩,然后胎儿胎盘排出,特点是往往先有腹痛,然后出现阴道流血。

【临床类型】

根据临床发展过程和特点的不同,流产可以分为7种类型。

1.先兆流产　指妊娠28周前,先出现少量阴道流血,继之常出现阵发性下腹痛或腰背痛。妇科检查:宫颈口未开,胎膜未破,妊娠产物未排出,子宫大小与停经周数相符。妊娠有希望继续者,经休息及治疗后,若流血停止及下腹痛消失,妊娠可以继续;若阴道流血量增多或下腹痛加剧,则可能发展为难免流产。

2.难免流产　是先兆流产的继续,妊娠难以持续,有流产的临床过程,阴道出血时间较长,出血量较多,而且有血块排出,阵发性下腹痛,或有羊水流出。妇科检查:宫颈口已扩张,羊膜囊突出或已破裂,有时可见胚胎组织或胎囊堵塞于宫颈管中,甚至露见于宫颈外口,子宫大小与停经周数相符或略小。

3.不全流产　指妊娠产物已部分排出体外,尚有部分残留于宫腔内,由难免流产发展而来。妊娠8周前发生流产,胎儿胎盘成分多能同时排出;妊娠8～12周时,胎盘结构已形成并密切连接于子宫蜕膜,流产物不易从子宫壁完全剥离,往往发生不全流产。由于宫腔内有胚胎组织残留,影响子宫收缩,以致阴道出血较多,时间较长,易引起宫内感染,甚至因流血过多而发生失血性休克。妇科检查:宫颈口已扩张,不断有血液自宫颈口内流出,有时尚可见胎盘组织堵塞于宫颈口或部分妊娠产物已排出于阴道内,而部分仍留在宫腔内。一般子宫小于停经周数。

4.完全流产　指妊娠产物已全部排出,阴道流血逐渐停止,腹痛逐渐消失。妇科检查:宫颈口已关闭,子宫接近正常大小。常常发生于妊娠8周以前。

5.稽留流产　又称过期流产,指胚胎或胎儿已死亡滞留在宫腔内尚未自然排出者。患者有停经史和(或)早孕反应,按妊娠时间计算已达到中期妊娠但未感到腹部增大,病程中可有少量断续的阴道流血,早孕反应消失。尿妊娠试验由阳性转为阴性,血清β-HCG值下降,甚至降至非孕水平。B超检查子宫小于相应孕周,无胎动及心管搏动,子宫内回声紊乱,难以分辨胎盘和胎儿组织。妇科检查:阴道内可少量血性分泌物,宫颈口未开,子宫较停经周数小,由于胚胎组织机化,子宫失去正常组织的柔韧性,质地不软,或已孕4个月尚未听见胎心,触不到胎动。

6.习惯性流产　指自然流产连续发生3次或3次以上者。每次流产多发生于同一妊娠月份,其临床经过与一般流产相同。早期流产的原因常为黄体功能不足、多囊卵巢综合征、高泌乳素血症、甲状腺功能减退、染色体异常、生殖道感染及免疫因素等。晚期流产最常见的原因为宫颈内口松弛、子宫畸形、子宫肌瘤等。宫颈内口松弛者于妊娠后,常于妊娠中期,胎儿长大,羊水增多,宫腔内压力增加,胎囊向宫颈内口突出,宫颈管逐渐短缩、扩张。患者多无自觉症状,一旦胎膜破裂,胎儿迅即排出。

7.感染性流产　是指流产合并生殖系统感染。各种类型的流产均可并发感染,包括选择性或治疗性的人工流产,但以不全流产、过期流产和非法堕胎为常见。感染性流产的病原菌常常是阴道或肠道的寄生菌(条件致病菌),有时为混合性感染。厌氧菌感染占60%以上,需氧菌中以大肠杆菌和假芽孢杆菌为多见,也见有β-溶血链球菌及肠球菌感染。患者除了有各种类型流产的临床表现和非法堕胎史外,还出现一系列感染相关的症状和体征。妇科检查:宫口可见脓性分泌物流出,宫颈举痛明显,子宫体压痛,附件区增厚或有痛性包块。严重时感染可扩展到盆腔、腹腔乃至全身,并发盆腔炎、腹膜炎、败血症及感染性休克等。

【病因筛查及诊断】

诊断流产一般并不困难。根据病史及临床表现多能确诊,仅少数需进行辅助检查。确诊流产后,还应确定流产的临床类型,同时还要对流产的病因进行筛查,这对决定流产的处理方法很重要。

1.病史　应询问患者有无停经史和反复流产史,有无早孕反应、阴道流血,应询问阴道流血量及其持续时间,有无腹痛,腹痛的部位、性质及程度,还应了解阴道有无水样排液,阴道排液的色、量及有无臭味,有无妊娠产物排出等。

2.体格检查　观察患者全身状况,有无贫血,并测量体温、血压及脉搏等。在消毒条件下进行妇科检查,注意宫颈口是否扩张,羊膜囊是否膨出,有无妊娠产物堵塞于宫颈口内;宫颈阴道部是否较短,甚至消退,内外口松弛,可容一指通过,有时可触及羊膜囊或见有羊膜囊突出子宫颈外口。子宫大小与停经周数是否相符,有无压痛等。并应检查双侧附件有无肿块、增厚及压痛。检查时操作应轻柔,尤其对疑为先兆流产者。

3.辅助检查　对诊断有困难者,可采用必要的辅助检查。

(1)B型超声显像:目前应用较广,对鉴别诊断与确定流产类型有实际价值。对疑为先兆流产者,可根据妊娠囊的形态、有无胎心反射及胎动来确定胚胎或胎儿是否存活,以指导正确的治疗方法。一般妊娠5周后宫腔内即可见到孕囊光环,为圆形或椭圆形的无回声区,有时由于着床过程中的少量出血,孕囊周围可见环形暗区,此为早孕双环征。孕6周后可见胚芽声像,并出现心管搏动。孕8周可见胎体活动,孕囊约占宫腔一半。孕9周可见胎儿轮廓。孕10周孕囊几乎占满整个宫腔。孕12周胎儿出现完整形态。不同类型的流产及其超声图像特征有所差别,可帮助鉴别诊断。

1)先兆流产声像图特征:子宫大小与妊娠月份相符,少量出血者孕囊一侧见无回声区包绕,出血多者宫腔有较大量的积血,有时可见胎膜与宫腔分离,胎膜后有回声区,孕6周后可见到正常的心管搏动。

2)难免流产声像图特征:孕囊变形或塌陷,宫颈内口开大,并见有胚胎组织阻塞于宫颈管内,羊膜囊未破者可见到羊膜囊突入宫颈管内或突出宫颈外口,心管搏动多已消失。

3)不全流产声像图特征:子宫较正常妊娠月份小,宫腔内无完整的孕囊结构,代之以不规则的光团或小暗区,心管搏动消失。

4)完全流产声像图特征:子宫大小正常或接近正常,宫腔内空虚,见有规则的宫腔线,无不规则光团。

B超检查在确诊宫颈机能不全引起的晚期流产中也很有价值。通过B超可以观察宫颈长度、内口宽度、羊膜囊突出等情况,能够客观地评价妊娠期宫颈结构,且具有无创伤可重复等优点,近年来临床应用较多。可作为宫颈功能评价的超声指标较多,如宫颈长度、宫颈内口宽度、宫颈漏斗宽度、羊膜囊楔度等。一般认为,宫颈结构随着妊娠进程有所变化,故动态观察妊娠期宫颈结构变化的意义更大。目前国内规定:孕12周时如三条径线中有一异常即提示宫颈功能不全,这包括宫颈长度<25mm、宽度>32mm和内径>5mm。

另外,以超声多普勒血流频谱显示孕妇子宫动脉和胎儿脐动脉,可判断宫内胎儿健康状况及母体并发症。目前常用动脉血流频谱的收缩期速度峰值与舒张期速度最低值的比值,估计动脉血管的阻力,早孕期动脉阻力高者,胎儿血供和营养不足,可诱发胚胎发育停止。

(2)妊娠试验:用免疫学方法,近年临床多用试纸法,对诊断妊娠有意义。为进一步了解流产的预后,多选用血清 β-hCG 的定量测定。一般妊娠后 8~9 天在母血中即可测出 β-hCG,随着妊娠的进程,β-hCG逐渐升高,早孕期 β-hCG 倍增时间为 48 小时左右,孕 8~10 周达高峰。血清 β-hCG 值低或呈下降趋势,提示可能发生流产。

(3)其他激素测定:其他激素主要有血孕酮的测定,可以协助判断先兆流产的预后。甲状腺功能低下和亢进均易发生流产,测定游离 T_3 和 T_4 有助于孕期甲状腺功能的判断。人胎盘泌乳素(hPL)的分泌与胎盘功能密切相关,妊娠 6~7 周时血清 hPL 正常值为 0.02mg/L,8~9 周为 0.04mg/L。hPL 低水平常常是流产的先兆。正常空腹血糖值为 5.9mmol/L,异常时应进一步做糖耐量试验,排除糖尿病。

(4)血栓前状态测定:血栓前状态的妇女可能没有明显的临床表现,但母体的高凝状态使子宫胎盘部位血流状态改变,形成局部微血栓,甚至胎盘梗死,使胎盘血供下降,胚胎或胎儿缺血缺氧,引起胚胎或胎儿发育不良而流产。如下诊断可供参考:D-二聚体、FDP 数值增加表示已经产生轻度凝血-纤溶反应的病理变化;而对虽有危险因子参与,但尚未发生凝血。纤溶反应的患者,却只能用血浆凝血机能亢进动态评价,如血液流变学和红细胞形态检测;另外凝血和纤溶有关的基因突变造成凝血因子 V 突变、凝血酶原基因突变、蛋白 C 缺陷症、蛋白 S 缺陷症,抗磷脂抗体综合征、获得性高半胱氨酸血症以及机体存在各种引起血液高凝状态的疾病等均需引起重视。

4.病因筛查　引发流产发生的病因众多,特别是针对习惯性流产者,进行系统的病因筛查,明确诊断,及时干预治疗,为避免流产的再次发生是必要的。筛查内容包括:胚胎染色体及夫妇外周血染色体核型分析、生殖道微生物检测、内分泌激素测定、生殖器官解剖结构检查、凝血功能测定、自身抗体检测等。

【处理】

流产为妇产科常见病,一旦发生流产症状,应根据流产的不同类型,及时进行恰当的处理。

1.先兆流产处理原则

(1)休息镇静:患者应卧床休息,禁止性生活,阴道检查操作应轻柔,精神过分紧张者可使用对胎儿无害的镇静剂,如苯巴比妥(鲁米那)0.03~0.06g,每日 3 次。加强营养,保持大便通畅。

(2)应用黄体酮或 hCG:黄体功能不足者,可用黄体酮 20mg,每日或隔日肌注 1 次,也可使用 hCG 以促进孕酮合成,维持黄体功能,用法为 1000U,每日肌注 1 次,或 2000U,隔日肌注 1 次。

(3)其他药物:维生素 E 为抗氧化剂,有利孕卵发育,每日 100mg 口服。基础代谢率低者可以服用甲状腺素片,每日 1 次,每次 40mg。

(4)出血时间较长者,可选用无胎毒作用的抗生素,预防感染,如青霉素等。

(5)心理治疗:要使先兆流产患者的情绪安定,增强其信心。

(6)经治疗两周症状不见缓解或反而加重者,提示可能胚胎发育异常,进行 B 型超声检查及 β-hCG 测定,确定胚胎状况,给以相应处理,包括终止妊娠。

2.难免流产处理原则

(1)孕 12 周内可行刮宫术或吸宫术,术前肌注催产素 10U。

(2)孕 12 周以上可先催产素 5~10U 加于 5% 葡萄糖液 500ml 内静脉滴注,促使胚胎组织排出,出血多者可行刮宫术。

(3)出血多伴休克者,应在纠正休克的同时清宫。

(4)清宫术后应详细检查刮出物,注意胚胎组织是否完整,必要时做病理检查或胚胎染色体分析。

(5)术后应用抗生素预防感染。出血多者可使用肌注催产素以减少出血。

3.不全流产处理原则

(1)一旦确诊,无合并感染者应立即清宫,以清除宫腔内残留组织。

(2)出血时间短,量少或已停止,并发感染者,应在控制感染后再做清宫术。

(3)出血多并伴休克者,应在抗休克的同时行清宫术。

(4)出血时间较长者,术后应给予抗生素预防感染。

(5)刮宫标本应送病理检查,必要时可送检胎儿的染色体核型。

4.完全流产处理原则　如无感染征象,一般不需特殊处理。

5.稽留流产处理原则

(1)早期过期流产:宜及早清宫,因胚胎组织机化与宫壁粘连,刮宫时有可能遇到困难,而且此时子宫肌纤维可发生变性,失去弹性,刮宫时出血可能较多并有子宫穿孔的危险。故过期流产的刮宫术必须慎重,术时注射宫缩剂以减少出血,如一次不能刮净可于5~7天后再次刮宫。

(2)晚期过期流产:均为妊娠中期胚胎死亡,此时胎盘已形成,诱发宫缩后宫腔内容物可自然排出。若凝血功能正常,可先用大剂量的雌激素,如己烯雌酚5mg,每日3次,连用3~5天,以提高子宫肌层对催产素的敏感性,再静脉滴注缩宫素(5~10单位加于5%葡萄糖液内),也可用前列腺素或依沙吖啶等进行引产,促使胎儿、胎盘排出。若不成功,再做清宫术。

(3)预防DIC:胚胎坏死组织在宫腔稽留时间过长,尤其是孕16周以上的过期流产,容易并发DIC。所以,处理前应检查血常规、出凝血时间、血小板计数、血纤维蛋白原、凝血酶原时间、凝血块收缩试验、D-二聚体、纤维蛋白降解产物及血浆鱼精蛋白副凝试验(3P试验)等,并作好输血准备。若存在凝血功能异常,应及早使用纤维蛋白原、输新鲜血或输血小板等,高凝状态可用低分子肝素,防止或避免DIC发生,待凝血功能好转后再行引产或刮宫。

(4)预防感染:过期流产病程往往较长,且多合并有不规则阴道流血,易继发感染,故在处理过程中应使用抗生素。

6.习惯性流产处理原则　有习惯性流产史的妇女,应在怀孕前进行必要的检查,包括夫妇双方染色体检查与血型鉴定及其丈夫的精液检查,女方尚需进行内分泌、生殖道感染、血栓前状态、生殖道局部或全身免疫等检查及生殖道解剖结构的详细检查,查出原因者,应于怀孕前及时纠治。

(1)染色体异常:若每次流产均由于胚胎染色体异常所致,这提示流产的病因与配子的质量有关。如精子畸形率过高者建议到男科治疗,久治不愈者可行供者人工授精(AID)。如女方为高龄,胚胎染色体异常多为三体,且多次治疗失败可考虑做赠卵体外受精——胚胎移植术(IVF)。夫妇双方染色体异常可做AID,或赠卵IVF及种植前诊断(PGD)。

(2)生殖道解剖异常:完全或不完全子宫纵隔可行纵隔切除术。子宫黏膜下肌瘤可在宫腔镜下行肌瘤切除术,壁间肌瘤可经腹肌瘤挖出术。宫腔粘连可在宫腔镜下做粘连分离术,术后放置宫内节育器3个月。宫颈内口松弛者,于妊娠前作宫颈内口修补术。若已妊娠,最好于妊娠14~16周行宫颈内口环扎术,术后定期随诊,提前住院,待分娩发动前拆除缝线,若环扎术后有流产征象,治疗失败,应及时拆除缝线,以免造成宫颈撕裂。国际上有对于有先兆流产症状的患者进行紧急宫颈缝扎术获得较好疗效的报道。

(3)内分泌异常:黄体功能不全者主要采用孕激素补充疗法。孕时可使用黄体酮20mg隔日或每日肌注至孕10周左右,或hCG 1000~3000U,隔日肌注1次。如患者存在多囊卵巢综合征、高泌乳素血症、甲状腺功能异常或糖尿病等,均宜在孕前进行相应的内分泌治疗,并于孕早期加用孕激素。

(4)感染因素:孕前应根据不同的感染原进行相应的抗感染治疗。

(5)免疫因素:自身免疫型习惯性流产的治疗多采用抗凝剂和免疫抑制剂治疗。常用的抗凝剂有阿司匹林和肝素,免疫抑制剂以泼尼松为主,也有使用人体丙种球蛋白治疗成功的报道。同种免疫型习惯性流产采用主动免疫治疗,自 20 世纪 80 年代以来,国外有学者开始采用主动免疫治疗同种免疫型习惯性流产。即采用丈夫或无关个体的淋巴细胞对妻子进行主动免疫致敏,其目的是诱发女方体内产生封闭抗体,避免母体对胚胎的免疫排斥。

(6)血栓前状态:目前多采用低分子肝素(LMWH)单独用药或联合阿司匹林是目前主要的治疗方法。一般 LMWH 5000IU 皮下注射,每天 1~2 次。用药时间从早孕期开始,治疗过程中必须严密监测胎儿生长发育情况和凝血-纤溶指标,检测项目恢复正常,即可停药。但停药后必须每月复查凝血-纤溶指标,有异常时重新用药。有时治疗可维持整个孕期,一般在终止妊娠前 24 小时停止使用。

(7)原因不明习惯性流产:当有怀孕征兆时,可按黄体功能不足给以黄体酮治疗,每日 10~20mg 肌注,或 hCG 2000U,隔日肌注一次。确诊妊娠后继续给药直至妊娠 10 周或超过以往发生流产的月份,并嘱其卧床休息,禁忌性生活,补充维生素 E 并给予心理治疗,以解除其精神紧张,并安定其情绪。同时在孕前和孕期尽量避免接触环境毒性物质。

7.感染性流产　流产感染多为不全流产合并感染。治疗原则应积极控制感染,若阴道流血不多,应用广谱抗生素 2~3 日,待控制感染后再行刮宫,清除宫腔残留组织以止血。若阴道流血量多,静脉滴注广谱抗生素和输血的同时,用卵圆钳将宫腔内残留组织夹出,使出血减少,切不可用刮匙全面搔刮宫腔,以免造成感染扩散。术后继续应用抗生素,待感染控制后再行彻底刮宫。若已合并感染性休克者,应积极纠正休克。若感染严重或腹、盆腔有脓肿形成时,应行手术引流,必要时切除子宫。

【临床特殊情况】

1.激素测定在流产中的应用价值

(1)孕激素:黄体期测定 24 小时尿孕二醇,正常值为 6~22μmol/24h 尿,小于下限者为黄体功能不全。黄体期血清孕二醇峰值为 20.7~102.4nmol/L,低于 16nmol/L 者为黄体功能不全。妊娠后孕激素水平持续升高,孕 7 周为(76.4±23.7)nmol/L,孕 8 周为(89.2±24.6)nmol/L,孕 9~12 周为(18.6±40.6)nmol/L,孕 13~16 周为(142.0±4.0)nmol/L。正常妊娠的特点是孕 7~9 周时黄体-胎盘替换,这时胎盘滋养细胞接替黄体产生孕激素并维持妊娠,孕 10 周以前发生的流产可能因正常孕激素产生和利用障碍造成。有报道,孕酮单一指标测定预测宫内胎儿存活的敏感性和特异性均为 88%。自然流产患者血清孕酮降低,孕酮水平低于 31.2nmol/L 则提示胚胎已死亡。但值得指出:孕酮测定个体差异较大,每天不同时间测定其值也存在变异,特别是孕 7~9 周时黄体-胎盘替换时,数值不稳定。特别是孕早期孕龄对孕酮浓度的影响非常大,且根据末次月经计算的孕龄存在误差,很难对一个个体在特定的时刻确定正常值范围。另外,很多患者在孕早期服用孕激素类制剂,对血孕酮的测定有影响,故测定值只能作为参考。

(2)血 β-hCG:单次 β-hCG 浓度的意义有限,一般采用动态观察其趋势。妊娠后 8~9 天在母血中即可测出 β-hCG,随着妊娠的进程,β-hCG 逐渐升高,早孕期 β-hCG 倍增时间为 48 小时左右,孕 8~10 周达高峰。若血清 β-hCG 值低或呈下降趋势,提示可能发生流产,对临床的进一步治疗的指导意义比孕激素作用大,但也需排除患者曾使用 hCG 针剂对测量值的干扰。若结合 B 超和 β-hCG 值,则更具有临床应用价值。

(3)甲状腺激素:甲状腺功能异常伴有生殖异常如排卵障碍和黄体功能不足,早期妊娠的代谢需求对甲状腺激素的需要增加,甲状腺功能的紊乱会导致流产。因此,流产患者需要排除甲状腺功能障碍,甲状腺激素(FT_3、FT_4、sTSH、TPO-Ab 等)的测定不能忽视。

2.晚期流产宫颈功能不全的诊断标准　在习惯性流产的病因筛查中,特别是晚期流产,宫颈功能不全是其主要原因,但临床上对宫颈功能不全的诊断仅为经验性判断,而且多数在晚期流产发生时才发现,所以预测宫颈功能不全对预防流产的发生有重要价值。目前国内常用的标准如下:

(1)未孕时诊断：①宫颈扩张试验：无阻力通过 8 号宫颈扩张器提示宫颈功能不全；②宫颈气囊牵引试验：将 Foley 导尿管插入宫腔，囊内注入 1ml 生理盐水，如小于 600g 重量即可牵出，提示宫颈功能不全；③子宫输卵管碘油造影：宫颈管缩短，管径大于 6mm，提示宫颈功能不全。

(2)妊娠期诊断：①宫颈指检：宫颈阴道部较短，甚至消退，内外口松弛，可容 1 指通过，有时可触及羊膜囊或见有羊膜囊突出子宫颈外口；②B 超检查：孕 12 周时如三条径线中有一异常即提示宫颈功能不全，这包括宫颈长度<25mm、宽度>32mm 和内径>5mm，以此法诊断宫颈功能不全的敏感性和阳性提示值较高，平均达到 90％以上，并且具有宫颈结构显示清晰、测量准确、操作简便等优点，更适合临床应用。

3.血栓前状态的诊断、治疗和监测　血栓前状态的妇女并没有明显的临床表现，血液学检查也没有明确的诊断标准。但血栓前状态，如凝血因子浓度升高，或凝血抑制物浓度降低而产生的血液易凝状态，血栓的程度，或者形成的少量血栓正处于溶解状态，均与习惯性流产的发生有一定的关系。

(1)血栓前状态实验室诊断指标：D-二聚体、FDP 反映的血栓前状态，表示已经产生轻度凝血-纤溶反应的病理变化。而对虽有危险因子参与，但尚未发生凝血-纤溶反应的患者却只能用血浆凝血机能亢进动态评价，如血液流变学和红细胞形态检测。用针对性的药物或手段进行干预后能减低血栓的发生率。

(2)血栓前状态的治疗：低分子肝素(LMWH)单独用药或联合阿司匹林是目前主要的治疗方法。低分子肝素和普通肝素一样属于抗凝血酶Ⅲ（ATⅢ）依赖性凝血酶抑制剂，但有许多普通肝素所不具备的特点，其半衰期长，对血小板功能、脂质代谢影响少，抗 Xa/APTT 活性比肝素大，极少增加出血倾向，一般 5000IU 皮下注射，每天 1～2 次。阿司匹林是通过抑制血小板的环氧酶，减少前列腺素的生成而起作用。阿司匹林推荐剂量为 50～75mg/d。许多报道指出单独应用阿司匹林临床效果不及单独应用低分子肝素或者两者合用疗效好。

(3)用药监测：应用肝素和阿司匹林时要注意检测血小板计数、凝血功能及纤溶方面的指标。监测从早孕期开始，如果胎儿生长发育良好，与孕周相符，凝血-纤溶指标检测项目恢复正常，即可停药。但停药后必须每月复查凝血-纤溶指标，有异常时重新用药。有时治疗可维持整个孕期，一般在终止妊娠前 24 小时停止使用。孕期使用 LMWH 和小剂量阿司匹林对母体和胎儿是相对安全的，药物不良反应发生机会很小。但在发生药物过敏、严重的出血事件及肝素诱导的血小板减少症时仍要注意及时停药。对于骨质疏松，通常可以应用钙剂及 VitD 预防。目前尚未有发现 LMWH 和阿司匹林引起胎儿畸形的报道，LMWH 不通过胎盘屏障，也不会增加胎儿出血事件的发生。因此，可以在妊娠期安全使用。

4.主动免疫治疗安全性的探讨　正常妊娠作为一种成功的半同种移植，胎儿之所以不被母体免疫系统所排斥，与母胎界面生理性抑制反应增强有关。这种免疫状态又称为妊娠免疫耐受，有学者认为这种免疫耐受主要和封闭抗体相关。封闭抗体可通过与母体反应性淋巴细胞结合，或通过与半同种异体抗原结合，达到阻断细胞免疫反应的目的。因此，封闭抗体阴性者可用淋巴细胞注射主动免疫治疗，刺激封闭抗体的产生。

(1)主动免疫疗法：注射方法为皮内注射，需采用丈夫新鲜淋巴细胞，但当丈夫存在传染病或其他身体疾患时，也可注射健康第三者的淋巴细胞。治疗从孕前开始，国内多采用孕前、孕后各免疫 2 次，免疫淋巴细胞总数(20～30)×10^6，间隔 3 周。第一疗程结束后鼓励患者在 3 个月内妊娠，如获妊娠则再进行 1 个疗程。如未妊娠则在排除不孕症的情况下重新进行 1 个疗程免疫。

(2)主动免疫疗法的安全性：主动免疫的指征之一是患者封闭抗体缺乏或低下，早期有少数病例报道经主动免疫治疗后可见封闭抗体水平增高，但是多数研究报道没有观察到这种阳性结果。一般说来主动免疫是比较安全的，无明显严重副反应，但是如果供血者的健康条件缺乏严格控制或治疗操作过程无菌消毒隔离不够严格，有可能发生血行性感染。罕见情况下母亲输注异体淋巴细胞也有可能出现移植物抗宿主反应。所以国际上目前不存在公认的、统一的、可靠的观察主动免疫疗效的指标,主动免疫治疗的安全性,还有待进一步验证。

5.自身抗体联合检测的意义   自身免疫型习惯性流产主要与患者体内抗磷脂抗体(ACA)有关,部分患者同时可伴有血小板减少症和血栓栓塞现象,这类患者可称为早期抗磷脂抗体综合征(APS)。APS 的诊断标准至少有以下一项临床症状(复发性流产或血栓栓塞)和一项 ACA 阳性实验室指标。目前常用的 ACA 检测指标为:抗心磷脂抗体(ACL)、抗 β_2-GPⅠ抗体、狼疮抗凝因子(LAC)。阳性诊断标准是指出现 2 次以上 ACA 阳性,其间隔时间 6 周或以上。但临床上通常对习惯性流产患者,只单独检测 ACL $1\sim2$ 次,导致 ACA 的阳性率波动较大,而对抗 β_2-GPⅠ抗体的检测,应用甚少。很多报道指出:APS 患者 ACL 呈阴性,而抗 β_2-GPⅠ抗体却呈阳性,且抗 β_2-GPⅠ抗体也能够通过与 β_2-GPⅠ结合发挥与 ACL 相似的病理作用。所以,为减少 ACA 检测的漏诊率和误诊率,建议习惯性流产自身抗体病因筛查时,应在排除急性感染等干扰因素的条件下,联合检测 ACL、抗 β_2-GPⅠ抗体和 LAC,有助于降低自身免疫型习惯性流产的漏诊率。

6.子宫动脉血流及脐动脉血流   胎儿通过脐动脉、子宫动脉从母体获取营养及进行氧交换,流产妇女的子宫动脉血流灌注不足是引起该病的基础之一。在脐动脉和子宫动脉中,血流速波可受血液的黏滞性、血管壁的弹性、末梢循环阻力等影响。子宫动脉阻力指数(RI)及脉动指数(PI)升高,反映子宫动脉血流及周围血管阻力升高,其发生的原因可能与血液的黏滞性升高、血球间摩擦力及血流与管壁间的摩擦增加相关。利用超声多普勒技术对妊娠过程中脐动脉及子宫动脉血流变化进行定性和定量估计,可了解胎儿发育生长情况及有无母体并发症。因此,流产妇女动脉血流的测定需引起临床的重视。

(杨　灵)

第三节　异位妊娠

受精卵在子宫体腔以外的部位着床称为异位妊娠,亦称宫外孕。根据受精卵种植部位的不同,异位妊娠分为输卵管妊娠、宫颈妊娠、卵巢妊娠、腹腔妊娠、阔韧带妊娠等,其中以输卵管妊娠最为常见,占 $90\%\sim95\%$。异位妊娠是妇产科较为常见的急腹症,发病率约 2%,是早期妊娠阶段引起妇女死亡最常见的因素,在发达国家(北美、欧洲、新西兰、日本)因异位妊娠而死亡的女性占妊娠总死亡人数的 4.9%,国内尚缺乏这方面的流行病学资料。异位妊娠病史是患者再发此病的主要高危因素之一,研究提示,发生异位妊娠患者,再次发生此病的风险上升了 $7\sim13$ 倍。患者下次妊娠为宫内妊娠的几率为 $50\%\sim80\%$,发生输卵管妊娠的几率为 $10\%\sim25\%$,其余的患者为不孕。

一、输卵管妊娠

输卵管妊娠多发生在壶腹部($75\%\sim80\%$),其次为峡部(12%)、伞部(11%)及间质部妊娠少见($2\%\sim3\%$)。

【病因】

可能与下列因素有关。

1.输卵管异常   输卵管黏膜炎和输卵管周围炎均为输卵管妊娠的常见病因。输卵管黏膜炎严重者可引起管腔完全堵塞而致不孕,轻者管腔未全堵塞,但黏膜皱褶发生粘连使管腔变窄,或纤毛缺损影响受精卵在输卵管内正常运行,中途受阻而在该处着床。输卵管周围炎病变主要在输卵管的浆膜层或浆肌层,常造成输卵管周围粘连,输卵管扭曲,管腔狭窄,管壁肌蠕动减弱,影响受精卵的运行。淋菌及沙眼衣原体所致的输卵管炎常累及黏膜,而流产或分娩后感染往往引起输卵管周围炎。结核性输卵管炎病变重,治愈后多造成不孕,偶尔妊娠,约1/3为输卵管妊娠。结节性输卵管峡部炎是一种特殊类型的输卵管炎。该病变系由于输卵管黏膜上皮呈憩室样向峡部肌壁内伸展,肌壁发生结节性增生,使输卵管近端肌层肥厚,影响其蠕动功能,导致受精卵运行受阻,容易发生输卵管妊娠。另外,输卵管发育不良,表现为输卵管过长、肌层发育差、黏膜纤毛缺乏,其他还有双输卵管、憩室或有副伞等,均可成为输卵管妊娠的原因。输卵管功能(包括蠕动、纤毛活动以及上皮细胞的分泌)受雌、孕激素的调节。若调节失败,影响受精卵的正常运行。此外,精神因素可引起输卵管痉挛和蠕动异常,干扰受精卵的运送。曾患过输卵管妊娠的妇女,再次发生输卵管妊娠的可能性较大。由于原有的输卵管病变或手术操作的影响,不论何种手术后再次输卵管妊娠的发生率为10%～25%。输卵管绝育术后若形成输卵管瘘管或再通,均有导致输卵管妊娠的可能。因不孕经接受过输卵管分离粘连术,输卵管成形术(如输卵管吻合术、输卵管开口术等)使不孕患者有机会获得妊娠,同时也有发生输卵管妊娠的可能。

2.放置宫内节育器(IUD)与异位妊娠发生的关系　随着IUD的广泛应用,异位妊娠发生率增高,其原因可能是由于使用IUD后的输卵管炎所致。其实IUD本身并不增加异位妊娠的发生率,但若避孕失败而受孕时,则发生异位妊娠的机会较大,约为3%～4%。传统观点认为含铜或含孕激素的宫内节育器均与异位妊娠发生有关,然而事实上仅含孕激素的宫内节育器与异位妊娠发生有关。

3.受精卵游走　卵子在一侧输卵管受精,受精卵经宫腔或腹腔进入对侧输卵管称受精卵游走。移行时间过长,受精卵发育增大,即可在对侧输卵管内着床形成输卵管妊娠。此病因,可以解释为何IVF-ET后,也能导致宫外孕发病率增加。

4.其他　输卵管因周围肿瘤如子宫肌瘤或卵巢肿瘤的压迫,有时影响输卵管管腔通畅,使受精卵运行受阻。子宫内膜异位症可增加受精卵着床于输卵管的可能性。

【病理】

1.受精卵着床在输卵管内的发育特点　受精卵着床后,输卵管壁出现蜕膜反应,但由于输卵管腔狭小,管壁较薄,缺乏黏膜下层,蜕膜形成较差,不利于胚胎发育,往往较早发生输卵管妊娠流产;输卵管血管分布不利于受精卵着床发育,胚胎滋养细胞往往迅速穿过输卵管上皮组织,穿破输卵管小动脉,小动脉压力较绒毛血管高,故血液自破口流入绒毛间;同时,输卵管肌层不如子宫肌层厚而坚韧,滋养细胞容易侵入,甚至穿透输卵管壁而引起输卵管破裂。

2.输卵管妊娠的变化与结局

(1)输卵管妊娠流产:发生概率取决于胚胎种植部位,多发生在8～12周内的输卵管壶腹部妊娠。囊胚向管腔内生长,出血时可导致囊胚与管腔分离;若整个囊胚剥离落入管腔并经输卵管逆蠕动排出到腹腔,即形成输卵管妊娠完全流产,出血一般不多;若囊胚剥离不完整,则为输卵管妊娠不全流产,部分组织滞留管腔,滋养细胞可继续侵蚀输卵管导致反复出血,形成输卵管血肿或输卵管周围血肿,血液积聚在直肠子宫陷凹而形成盆腔积血,血量多时可流向腹腔。

(2)输卵管妊娠破裂:多见于输卵管峡部妊娠,破裂常发生在妊娠6周左右。囊胚生长时绒毛向管壁方向侵蚀肌层及浆膜引起输卵管妊娠破裂,妊娠物流入腹腔,也可破入阔韧带形成阔韧带妊娠。破裂所致的出血远较输卵管妊娠流产剧烈,短期内即可发生大量腹腔内出血使患者休克;亦可反复出血,在盆腔内与腹腔内形成血肿。输卵管间质部妊娠很少,一旦发生后果严重,几乎全为输卵管妊娠破裂。输卵管间质部为通入子宫角的肌壁部分,管腔周围子宫肌层较厚,因此可维持妊娠到3～4个月左右发生破裂,短时间内导致失血性休克。

(3)继发性腹腔妊娠:输卵管妊娠流产或破裂后,囊胚从输卵管排出到腹腔或阔韧带内多已死亡,偶有存活者,若其绒毛组织排至腹腔后重新种植而获得营养,可继续生长发育形成继发性腹腔妊娠。输卵管妊娠流产或破裂后,出血逐渐停止,胚胎死亡后被血块包裹形成盆腔血肿,血肿不消散,随后机化并与周围组织粘连,临床上称陈旧性宫外孕。

(4)持续性异位妊娠(PEP):随着临床医生对异位妊娠的早期诊断的重视,早期未破裂的异位妊娠患者要求保留患侧输卵管比例逐渐增多,保守性手术机会增加,若术中未完全清除胚囊或残留有存活的滋养细胞而继续生长,导致术后血 β-hCG 不降或反而上升,称为持续性异位妊娠。所以,实施了输卵管保守手术的患者,术后仍需严密随访 β-hCG,必要时可联合应用 MTX 化疗,如术后随访期间出现腹腔内出血征象,应仔细分析临床指征,必要时需再次手术探查。

3.子宫及内膜的变化　异位妊娠的子宫常增大变软,月经停止来潮,这是因为滋养细胞产生的 hCG 维持黄体生长,使甾体激素分泌增加,血供增加所致,子宫内膜出现蜕膜反应,但蜕膜下的海绵层及血管系统发育较差。若胚胎受损或死亡,滋养细胞活力下降或消失,蜕膜自宫壁剥离而发生阴道流血。内膜除呈蜕膜改变外,也可因为胚胎死亡、绒毛及黄体分泌的激素下降、新的卵泡发育,而呈增生期或分泌期变化改变。而有时可见 Arias-Stell(A-S)反应,为子宫内膜过度增生和分泌的反应,是因甾体激素过度刺激引起,对诊断有一定价值。

【临床表现】

典型异位妊娠的三联症是停经、腹痛及不规则阴道出血。随着临床医生对异位妊娠的逐渐重视,特别是 B 超联合血 hCG 的连续监测,被早期诊断的异位妊娠越来越多。

1.症状

(1)停经:需要注意的是有 25% 的异位妊娠患者无明显停经史。当月经延迟几天即出现阴道流血时,常被误认为是月经异常改变。所以,医生应详细询问平素月经状况,末次月经及本次不规则出血的情况,是否同既往月经比较有所改变。若存在不规则阴道流血伴或不伴腹痛的生育期妇女,即使无停经史也不能除外异位妊娠。通常输卵管壶腹部或峡部妊娠可有 6～8 周停经史,间质部可达三个月。

(2)阴道流血:常表现为短暂停经后不规则阴道流血,一般量少,呈点滴状暗红或深褐色。也有部分患者量多,似月经量,约 5% 表现为大量阴道流血,但大量阴道流血更接近不完全流产的临床表现。胚胎受损或死亡导致 hCG 下降,卵巢黄体分泌的激素难以维持蜕膜生长而发生剥离出血,5%～10% 的患者可排出子宫蜕膜管型,排出时的绞痛如同自然流产时的绞痛。

(3)腹痛:95% 以上的患者以腹痛为主诉。未破裂时,增大的胚胎使膨胀的输卵管痉挛或逆行蠕动,可致患侧出现隐痛或胀痛;破裂时可致突发患侧下腹部撕裂样剧痛甚至全腹疼痛;血液积聚在直肠子宫陷凹可出现里急后重感;膈肌受到血液刺激可以引起胸痛及肩部疼痛(Danforth 征)。

(4)其他:部分患者因为急性出血及剧烈腹痛而处于休克状态,面苍、脉细、肢冷、血压下降等。体温一般正常,休克时略低.积血吸收时略高,<10% 的患者有低烧。另外,80% 的患者有胃肠道症状,58% 的患者有晕眩或轻微头痛。

2.体征　患侧下腹有明显压痛及反跳痛,轻度肌紧张;出血多时可见腹部膨隆,全腹压痛和反跳痛,但压痛仍以输卵管处为甚,移动性浊音阳性。25% 的患者子宫在异位妊娠胚胎和卵巢激素的刺激下轻度生长增大。阴道检查时可有剧烈的触痛,75% 的患者有宫颈举痛。40% 的患者直肠子宫陷凹可触及包块,子宫后方或患侧附件区扣及压痛性包块。

【诊断】

根据症状和体征,典型的异位妊娠较容易诊断。对于不典型的异位妊娠患者,临床不易诊断,需要我们科学合理地应用各种辅助诊断方法。

1.B型超声检查　对于可疑异位妊娠患者,选择经阴道作为首要检查手段是最合理的。其敏感性和特异性均高于腹部超声,误诊率为10%。输卵管妊娠的典型超声图像:子宫内不见孕囊,若异位妊娠胚胎未受损,蜕膜未剥离则内膜可以增厚,但若已有阴道流血,子宫内膜并不一定增厚;附件区见边界不清,回声不均匀混合性包块,有时可见附件区孕囊,胚芽及心管搏动,此为输卵管妊娠的直接证据;直肠子宫陷凹处有积液。

2.妊娠试验　胚胎存活或滋养细胞尚有活力时,β-hCG呈阳性,但是β-hCG若为阴性也不能完全排除异位妊娠,有陈旧性异位妊娠的可能性,需要结合其他辅助检查。

(1)尿hCG:这种定性试验在hCG 25mIU/ml水平及以上能测出阳性结果,对妊娠的敏感性和特异性是99%,提供经济、快速有用的结果。需要注意的是异位妊娠因为胚胎发育差,时常出现弱阳性的结果,需要与宫内妊娠流产鉴别。

(2)血清人绒毛膜促性腺激素(β-hCG):异位妊娠、宫内孕的各种流产及少部分正常宫内孕的患者三者血hCG水平有交叉重叠,因此单次测定仅能肯定是否妊娠,不能区别是正常妊娠或病理妊娠。动态观察很有意义,正常早期宫内孕6周时血β-hCG的倍增时间为1.4~2.1天。异位妊娠时由于着床部位的血供不良,血β-hCG一般较正常宫内妊娠低,倍增时间可达3~8天,48小时不足66%。需要注意的是每48小时测定血β-hCG值,约85%的正常宫内妊娠呈正常倍增,另外的15%增加值不足66%,而约有13%的异位妊娠患者的β-hCG在48小时内可上升66%。若每48小时β-hCG升高小于53%~66%,24小时小于24%或β-hCG持平或下降,均应考虑异常宫内妊娠或异位妊娠,可考虑手术介入包括诊断性刮宫或行腹腔镜检查以排除异位妊娠。若血清β-hCG未能达到上述最小增加量且超声未见宫内妊娠物,那么应高度怀疑异位妊娠。现已将血清β-hCG水平达到1500~1800IU/L称为经阴道超声分辨阈值(经腹部超声为6000~6500IU/L),若血清β-hCG水平达到上述阈值但经阴道超声未能见宫内妊娠,那么几乎可以百分之百排除正常宫内妊娠,需高度怀疑病理性妊娠,包括异位妊娠或是宫内妊娠流产。若β-hCG水平未达到该阈值,经阴道超声也未见宫内孕囊,那么宫内早孕仍有可能,随后需每两天随访β-hCG水平,一旦达到阈值须结合超声复查。需要注意的是,血β-hCG的半衰期为37小时,随访中的β-hCG波动水平可提示滋养细胞的活力,如果48小时内的下降水平小于200或7天内下降小于60%,那么基本可排除完全流产,而需要考虑不完全流产或异位妊娠。另外,多胎妊娠时血清β-hCG水平可能需要达到2300IU/L,经阴道超声才能分辨宫内妊娠。

3.血清孕酮值　虽然单次孕酮水平不能诊断是否异位妊娠,但能预测是否异常妊娠(宫内孕流产或异位妊娠)。血清孕酮水平≥25ng/ml的妇女中97.5%为正常的宫内孕,但须注意使用辅助生育技术而妊娠妇女,她们的血清孕酮水平通常较高。<2β异位妊娠和<4%异常宫内妊娠血清孕激素水平≥25ng/ml。仅存在0.3%的正常妊娠的孕酮值低于5ng/ml。≤5ng/ml作为异常妊娠的预测值,其敏感性为100%。因此较低的孕酮值可提示宫内妊娠流产或异位妊娠。

4.后穹隆穿刺　是诊断有无盆腹腔出血的技术,穿刺得到暗红不凝血者为阳性,异位妊娠破裂的可能性很大。对早期未破裂型异位妊娠腹腔出血不多,后穹隆穿刺协助诊断意义不大,甚至宫内妊娠有时也会出现阳性结果。其他的腹腔内出血情况还有黄体出血、腹腔其他脏器的破裂、滤泡出血、经血倒流等。但当有血肿形成或粘连时,抽不出血液也不能否定异位妊娠的存在。以前有输卵管炎和盆腔炎的患者可由于子宫直肠陷凹消失使后穹隆穿刺不满意。另外,后穹隆穿出脓性液体则提示感染相关疾病,如输卵管炎、阑尾炎。

5.诊断性刮宫　是帮助诊断早期未破裂型异位妊娠的一个很重要的方法,可以弥补血清学检查以及超声检查的不足。其主要目的在于发现宫内孕,尤其是滋养细胞发育较差、β-hCG 分泌较少以及超声检查未发现明显孕囊的先兆流产或难免流产等异常妊娠。此类妊娠和异位妊娠临床表现很相似,容易误诊为异位妊娠。所以,对可疑患者可行刮宫术,刮出物肉眼检查后送病理检查,若找到绒毛组织,即可确定为宫内妊娠,无须再处理。若刮出物未见绒毛组织,刮宫术次日测定血 β-hCG 水平无明显下降或继续上升则诊断为异位妊娠。诊刮后 12 小时血 hCG 下降＜15％,异位妊娠不能除外。

6.腹腔镜诊断　是异位妊娠诊断的金标准,诊断准确性可达 99％。适用于输卵管妊娠未流产或未破裂时的早期诊断及治疗。但腹腔镜诊断毕竟是一种有创性检查,费用也较贵,不宜作为诊断异位妊娠的首选方案,而且对于极早期异位妊娠,由于腹腔镜诊断过于积极,胚胎较小,着床部位输卵管尚未膨大时可能导致漏诊。

7.其他　血红蛋白和血球比积连续测定是有帮助的,在观察的最初数小时血红蛋白和血球比积下降较最初读数更重要。白细胞计数:50％的异位妊娠患者白细胞计数正常,但也有升高。

【鉴别诊断】

1.黄体破裂　无停经史,在黄体期突发一侧下腹剧痛,可伴肛门坠胀,无阴道流血。子宫正常大小,质地中等,一侧附件压痛,后穹隆穿刺可抽出不凝血,hCG 阴性。

2.流产　停经,阴道流血与异位妊娠相似,但腹痛位于下腹正中,腹痛呈阵发性胀痛,一般无宫颈举痛,有时可见绒毛排出。子宫增大变软,宫口松弛,若存在卵巢黄体囊肿可能混淆诊断,B 超可见宫内孕囊。

3.卵巢囊肿蒂扭转　常有卵巢囊肿病史,突发一侧下腹剧痛,可伴恶心呕吐,无阴道流血及肛门坠胀感。子宫大小正常,患侧附件区及触痛性包块,hCG 阴性,B 超可见患侧附件肿块。

4.卵巢子宫内膜异位囊肿破裂　有内膜异位症病史,突发一侧下腹痛,伴肛门坠胀感,无阴道流血。宫骶韧带可触及痛性结节。B 超可见后穹隆积液,穿刺出巧克力样液体。

5.急性阑尾炎　无阴道流血,典型表现为转移性右下腹痛,伴恶心、呕吐,WBC 升高。麦氏点压痛,反跳痛明显。

6.盆腔炎症　可能有不洁性生活史,表现为发热、下腹部持续性疼痛、白细胞计数升高。下腹有压痛,有肌紧张及反跳痛,阴道灼热感,可有宫颈举痛。附件增厚感或有包块,后穹隆可抽出脓液。一般无阴道出血,hCG 阴性。

7.其他　还需与功血、胃肠炎、尿路感染、痛经等鉴别。

【治疗】

输卵管妊娠根据病情缓急,采取相应处理。

1.非手术治疗　随着辅助检查技术的提高和应用,越来越多的异位妊娠患者可以在未破裂前得到诊断,早期诊断为非手术治疗创造了条件和时机。

(1)期待疗法:期待治疗较早期的异位妊娠具有自限性,可以发生输卵管妊娠流产或者重吸收,使得期待治疗成为可能。国内选择期待治疗的指征为:①患者病情稳定,无明显症状或症状轻微;②B 超检查包块直径小于 3cm,无胎心搏动;③腹腔内无出血或出血少于 100ml;④血 β-hCG 小于 1000IU/L 且滴度 48 小时下降大于 15％。

期待治疗在不明部位妊娠的治疗中具有重要意义,避免了可疑异位妊娠的“过度治疗”问题,排除了药物治疗以及手术操作对盆腹腔正常组织结构的干扰。

严格筛选的异位妊娠患者,经期待治疗后成功率约为 70％。但即使 β-hCG 初值较低,有下降趋势,仍有发生异位妊娠破裂、中转开腹的风险,需引起医生和患者的注意。观察中,若发现患者血 β-hCG 水平下降不明显或又升高者,或患者出现内出血症状应及时改行药物治疗或手术治疗。期待疗法是供临床选择的一种方法,但约 1/3 的患者引起输卵管阻塞,输卵管周围的粘连,影响以后生育功能,对要求生育的患者可能不是最佳方法。

(2)药物治疗:前列腺素、米非司酮、氯化钾、高渗葡萄糖及中药天花粉等都曾用于异位妊娠的治疗,但得到广泛认可和普遍应用的还是甲氨蝶呤(MTX)。可以全身或局部给药。MTX 为叶酸拮抗剂,能抑制四氢叶酸生成而干扰 DNA 合成,使滋养细胞分裂受阻,胚胎发育停止而死亡,是治疗早期输卵管妊娠安全可靠的方法。MTX 药物不良反应包括恶心、呕吐、腹泻、口腔炎、胃部不适、头晕等。罕见的严重不良反应包括骨髓抑制、皮炎、胸膜炎、肺炎、脱发。MTX 的治疗效应包括:腹痛加重(约有 2/3 的患者出现此症状)、用药后的前 1～3 天可出现 hCG 一过性增高以及阴道点滴状流血。

1)适应证:国内曾将血 β-hCG<2000IU/L,盆腔包块直径<3cm 作为 MTX 治疗的绝对指征。但临床实践表明,即使明显超出上述指征范围进行的治疗仍然取得了良好的疗效。综合国内选择药物治疗常用标准为:①患者生命体征平稳,无明显腹痛及活动性腹腔内出血征象;②诊断为未破裂或者未流产型的早期输卵管妊娠;③血 β-hCG<5000IU/L 连续两次测血 β-hCG 呈上升趋势者或 48 小时下降小于 15%;④异位妊娠包块最大直径<3.5～4cm;⑤某些输卵管妊娠保守性手术后,可疑绒毛残留;⑥其他部位的异位妊娠(宫颈、卵巢、间质或宫角妊娠);⑦血红细胞、白细胞、血小板计数正常,肝肾功能正常。在使用 MTX 前须行血常规、肝肾功能、血型(包括 Rh 血型)的检查(Rh 阴性患者需要接受 Rh 免疫球蛋白治疗),若有肺部疾病病史,则需行胸片检查。

国际上对于宫外孕的保守治疗,美国 ACOG 和 ASRM 分别于 2008 年颁布了异位妊娠药物治疗指南,大体原则相同,其中细节略有不同,现分别介绍如下:

美国妇产科医师学会(ACOG)颁布了异位妊娠的药物治疗方案,推荐的药物为 MTX。使用的适宜人群为确诊或者高度怀疑宫外孕的患者,血液动力状态稳定,而且异位妊娠包块未破。指南没有对 hCG 值和附件包块大小作出明确规定,但是从相对反指征推测看,包块最好小于 3.5cm。

2)禁忌证:2008 年美国生殖医学学会(ASRM)公布了药物治疗的绝对禁忌证和相对禁忌证。宫内妊娠、免疫缺陷、中到重度贫血、白细胞或者血小板减少症、MTX 过敏、活动性肺部疾病、活动性消化性溃疡、肝肾功能不全、哺乳期及酗酒的患者是药物治疗的绝对禁忌。相对禁忌有经阴道超声发现心管搏动、β-hCG 初始数值>5000IU/L、经阴道超声发现妊娠包块>4cm、拒绝接受输血和不能定期随访的患者。

3)用药方法

①肌注单次给药:MTX 50mg/m² 单次肌内注射[体表面积计算公式,许文生公式,即体表面积(m²)=0.0061×身高(cm)+0.0128×体重(kg)-0.1529,或女性体表面积计算公式,即体表面积(m²)=0.0073×身高+0.0127×体重-0.2106],用药后 4～7 天复查 β-hCG,若下降<15% 或继续升高,第 7 天给予第二次 MTX 肌注(50mg/m²),无须用四氢叶酸解毒。

②多次给药:MTX-CF 方案:MTX 1mg/kg 肌注,隔日一次,第 1、3、5、7 天;同时使用 CF(甲酰四氢叶酸)0.1mg/kg 肌注,以减少副作用,隔日一次,第 2、4、6、8 天。给药后 48 小时如果 β-hCG 下降大于 15%,可以停药观察,否则继续用药;MTX 小剂量分次肌肉注射方案:0.4mg/(kg·d)肌注,5 天为一疗程,如 1 个疗程后 β-hCG 无明显下降,可间隔 1 周后再次给第二个疗程(表 18-1)。

表 18-1　MTX-CF 治疗方案

治疗天数	实验室评估	处理
1	β-hCG	MTX 1.0mg/kg 肌内注射
2		四氢叶酸 0.1mg/kg 肌内注射

治疗天数	实验室评估	处理
3	β-hCG	β-hCG 下降值少于前次的 15％，再次给予 MTX 1.0mg/kg 肌内注射若下降＞15％，则停止治疗开始监测
4		四氢叶酸 0.1mg/kg 肌内注射
5	β-hCG	β-hCG 下降值少于前次的 15％，再次给予 MTX 1.0mg/kg 肌内注射
6		四氢叶酸 0.1mg/kg 肌内注射
7	β-hCG	β-hCG 下降值少于前次的 15％，再次给予 MTX 1.0mg/kg 肌内注射
8		四氢叶酸 0.1mg/kg 肌内注射

使用多剂量方案的患者，通常约有 50％不需要完成 8 日全部治疗即可停止使用 MTX 进入监测阶段。

多数患者在初次肌注 MTX 后的 2～3 天内可出现腹痛加重，这可能是有由于妊娠物与种植部位分离而引起。通常腹痛轻缓，持续 24～48 小时，不伴随急腹症及休克症状，需与异位妊娠破裂鉴别。

不论使用何种方案，一旦 hCG 降至监测标准，就必须每三日定期监测 hCG 水平是否平稳下降，两周后可每周监测一次直到正常，连续三次阴性，症状缓解或消失，包块缩小为有效。通常在使用 MTX 治疗后 2～3 周可彻底治愈，但若初始 hCG 水平较高，也可能需要 6～8 周或更长的时间。如果下降中的 hCG 水平再次升高，那么需考虑持续性异位妊娠的诊断。若在使用 MXT4～7 天后，hCG 水平不降反升、与初始值持平或下降幅度小于 15％，均提示治疗失败。此时，可在重新评估患者情况后再次予以 MTX 治疗，或直接手术治疗。

使用 MTX 治疗期间，患者应注意禁止性生活和酒精、叶酸、非甾体类抗炎药的摄入，避免阳光照射防止 MTX 皮炎，监测 hCG 期间避免盆腔检查及超声检查。MTX 的总体成功率约为 89％。

③静脉注射：多采用 1mg/kg 体重或 50mg/m² 体表面积的剂量单次给药，不需用解毒药物。但由于副作用大，现极少应用。

④局部用药：MTX 局部用药临床应用较少，多用于非输卵管部位妊娠，如宫颈妊娠、宫角妊娠、宫内外同时妊娠。在超声引导下向孕囊或胎儿内注射 KCl，治疗异位妊娠安全有效，在去除了异位妊娠的同时，保存了正常的宫内妊娠和完整的子宫。腹腔镜直视下穿刺输卵管妊娠囊，吸出部分囊液后，将药物注入；MTX 经阴道或腹部超声引导下局部注射；宫颈妊娠患者可全身加局部治疗，用半量 MTX 肌注，另经阴道超声引导下在宫颈妊娠囊内抽出羊水后局部注射 MTX；经宫颈输卵管插管在孕卵种植部位注入 MTX 或经子宫动脉插管注入 MTX 有治疗成功的报道。

2.手术治疗　手术方式取决于有无生育要求、输卵管妊娠部位、包块大小、内出血程度及输卵管损害程度、对侧输卵管状况、术者技术水平及手术措施等综合因素决定。

(1)根治性手术：输卵管切除术为最基本最常用的术式。对已不能控制的出血，有子女、对侧输卵管正常、妊娠输卵管广泛损害或在同条输卵管的复发的异位妊娠以及想要绝育的患者，可行此术，以间质部妊娠及严重内出血休克者尤为适合。从输卵管峡部近端，逐渐电凝并切断输卵管系膜，直至伞端，即可自子宫上切除输卵管。也可行输卵管部分切除术，可以减轻手术对卵巢的影响。输卵管切除术主要用于破裂口大、出血多、无法保留的输卵管异位妊娠。虽彻底清除了病灶，但同时切断了输卵管系膜及卵巢之间的血液循环，使卵巢的血液供应受到影响，其影响程度的大小，还有待于临床的进一步研究。而输卵管部分切除术是在包含妊娠物的输卵管的近远两端，自对系膜缘向系膜逐渐充分电凝并切除该部分的病变输卵管，并将下方的输卵管系膜一并切除。此术式在清除病灶的同时，还保留了输卵管、系膜与卵巢之间的血液循环,对卵巢的血液供应影响较小。若剩余的输卵管足够长也可行二期吻合术。

(2)保守性手术:凡输卵管早期妊娠未破裂或破裂口直径≤3cm,术后输卵管长≥5cm,妊娠病灶<5cm,对侧输卵管缺如或阻塞(粘连、积水、堵塞)及要求保留生功能者均可考虑行此术。但能否施行保守性手术还取决于孕卵植入部位(输卵管间质部妊娠一般不选择保守性手术)、输卵管破损程度和以前输卵管存在的病变。如输卵管有明显癌变或解剖学改变,切除病灶后残留段不足5cm,陈旧性输卵管妊娠部位有血肿形成或积血,严重失血性休克者列为禁忌。

1)剖腹手术

①输卵管线形切开取胚术:当妊娠物种植于输卵管壶腹部者更适于此术式。在输卵管系膜的对侧,自妊娠物种植处,沿输卵管长轴表面最肿胀薄弱处纵向线形切开各层组织,长度约2cm,充分暴露妊娠物,用冲洗器在妊娠物与输卵管之间反复正压冲洗分离,待妊娠物大部分剥离后取净妊娠物,勿搔刮、挤压妊娠组织。若输卵管破裂,出血活跃时亦可先电凝输卵管系膜内血管,再取妊娠物。可用3/4个0肠线间断缝合管腔2~3针止血。也可不缝合,管腔或切缘出血处以双极电凝止血待其自然愈合,称为开窗术。

②输卵管伞端妊娠囊挤出术:主要适用于妊娠囊位于输卵管伞端或近输卵管伞端。沿输卵管走行,轻轻挤压输卵管,将妊娠物自输卵管伞端挤出,用水冲洗创面看清出血点,双极电凝止血。此术式有时因残留而导致手术失败。

③部分输卵管切除+端端吻合术:此术式较少应用。具体操作步骤为:分离输卵管系膜,将妊娠物种植处的部分输卵管切除,然后通过显微手术,行端端吻合术。

2)腹腔镜下手术:腹腔镜手术微创,恢复快,术后输卵管再通率及宫内妊娠率高,目前是异位妊娠的首选手术方式。手术方式主要包括以下两种:

①输卵管线性造口/切开术:适用于未破裂的输卵管壶腹部妊娠。于输卵管对系膜缘,自妊娠物种植处,沿输卵管长轴表面最肿胀薄弱处,纵行作"内凝"形成一约2~3cm长的"内凝带",已破裂的输卵管妊娠,则从破口处向两端纵行延长切开,切口的长度略短于肿块的长度。应先凝固后切开,以免出血影响手术野的清晰。输卵管一旦切开妊娠产物会自动向切口外突出或自动滑出。钳夹输卵管肿块两端轻轻挤压,妊娠产物会自然排出,有时需要借助钳夹或水分离加压灌洗来取出妊娠物。抓钳清除妊娠产物及血块,冲洗切口及输卵管腔,应将管腔内的血凝块清除以免绒毛组织残留。凝固切缘出血点止血,切口不缝合。操作中应当避免用抓钳反复搔抓输卵管腔,这样会损伤输卵管黏膜和导致止血困难;还应避免对管腔内的黏膜进行过多的凝固止血操作,这样会导致输卵管的功能丧失。输卵管峡部妊娠时输卵管内膜通常受损较重,行输卵管线性造口/切开术效果欠佳,术后再次发生异位妊娠的概率高,故线性造口/切开术不是输卵管峡部妊娠的首选手术方式,可选择输卵管部分切除或全切术。

②输卵管伞部吸出术/挤压术或切开术:若孕囊位于输卵管伞端,可考虑应用此术式。用负压吸管自伞端口吸出妊娠组织,或夹持输卵管壶腹部顺次向伞部重复挤压数次,将妊娠产物及血凝块从伞部挤出,然后冲洗输卵管伞部将血凝块清除,此术式操作简单,但可引起出血,输卵管损伤,持续性输卵管妊娠,术后再次发生异位妊娠的可能性高。对于hCG<200IU/L的陈旧性输卵管伞部妊娠,采用此术式是可行的。对hCG>500IU/L的患者,术中或术后应给予MTX等化学药物治疗。伞部妊娠的腹腔镜保守治疗更多的是采用伞部切开术。用无损伤钳固定输卵管伞部,将电凝剪刀的一叶从伞部伸入输卵管内,于输卵管系膜的对侧缘剪开输卵管,切口的长度以妊娠着床部位暴露为限。钳夹清除妊娠产物及血凝块,电凝切缘止血。冲洗输卵管伞及黏膜,切开的伞部不缝合。

无论采取何种术式,术中均应将腹腔内的出血洗净、吸出,不要残留凝血块及妊娠胚胎组织。在手术进行过程中,用生理盐水边冲洗边操作,既利于手术又有预防粘连的作用。必要时予病灶处局部注射

MTX。为减少术中出血,可将 20 单位垂体后叶素以等渗盐水稀释至 20ml 注射于异位妊娠部位下方的输卵管系膜,误入血管可致急性动脉高压和心动过缓,故回抽无血方可注射。

术后可给予米非司酮 25mg,2 次/天,口服 3～5 天,防止持续性异位妊娠(PEP)。PEP 是输卵管妊娠保守性手术后一个严重的并发症,应引起高度重视。PEP 的发病率在经腹手术为 3%～5%,而在腹腔镜下为 3%～20%。

(3)术后随访:手术切除异位妊娠物后,需每周检测 hCG 水平直到正常。这对接受保守性手术的患者尤为重要。一般术后 2～3 周 hCG 水平可恢复至正常,但部分比例可长达 6 周。术后 72 小时 hCG 水平下降少于 20% 提示可能存在组织残留,手术未能彻底治疗。大多数情况为滋养细胞组织残留,极少数情况下亦可能是存在未被发现的多部位的异位妊娠。初始 hCG 水平小于 3000IU/L 的患者术后发生持续性异位妊娠的可能性很小。若存在输卵管积血直径大于 6cm,hCG 水平高于 20000IU/L,腹腔积血超过 2L,则术后发生持续性异位妊娠的可能性很大。

二、其他类型的异位妊娠

1.宫颈妊娠(CP)　是指受精卵种植在组织学内口水平以下的宫颈管内,并在该处生长发育,占异位妊娠的 1%～2%,属于异位妊娠中罕见且危险的类型。宫颈妊娠的病因尚不明确,目前认为主要有以下原因:①受精卵运行过快或发育过缓,子宫内膜成熟延迟,或子宫平滑肌异常收缩;②人工流产、剖宫产或引产导致子宫内膜病变、缺损、瘢痕形成或粘连,或宫内节育器的使用,都可干扰受精卵在子宫内的着床;③体外受精-胚胎移植(IVF-ET)等助孕技术的宫颈管内操作;④子宫发育不良、内分泌失调、子宫畸形或子宫肌瘤致宫腔变形。临床表现多为停经后出现阴道流血或仅为血性分泌物,可突然大量流血危及生命。不伴腹痛是其特点。体征表现:宫颈膨大呈圆锥状,蓝紫色,变软,宫颈外口扩张边缘薄,内口紧闭,无明显触痛,而子宫正常大小或稍大,硬度正常。B 超检查:①子宫体正常或略大,宫腔空虚,子宫蜕膜较厚;②宫颈膨大如球状,与宫体相连呈沙漏状;③宫颈管内可见完整的孕囊,有时还可见到胚芽或原始心管搏动,如胚胎已死亡则回声紊乱;④宫颈内口关闭,胚胎不超过内口。宫颈妊娠若未得到早期诊断,或是由于误诊而行刮宫术,都极可能发生致死性的阴道大量流血,从而不得不切除子宫,使患者丧失生育能力,甚至导致患者死亡。

确诊后根据阴道流血情况采用不同的方法。

(1)流血量少或无流血:可选择药物保守治疗,成功率为 95.6%,首选 MTX 全身用药,方案见输卵管妊娠;或经宫颈注射于胚囊内。应用 MTX 后应待血 hCG 明显下降后再行刮宫术,否则仍有大出血的可能。

(2)流血量多或大出血:需在备血后操作,可刮除宫颈管内胚胎组织,纱条填塞。或切开宫颈剥除胎盘。或选择子宫动脉栓塞,同时使用栓塞剂和 MTX。如发生失血性休克,必要时切除子宫挽救患者生命。

2.卵巢妊娠　指受精卵在卵巢组织内着床和生长发育,是罕见的异位妊娠,仅占异位妊娠的 0.2%～3%,近年发病率有增高的趋势。目前普遍认为卵巢妊娠的发病原因可能与育龄妇女广泛使用宫内节育器有关。临床表现与输卵管妊娠极为相似,表现为急性腹痛、盆腔包块、早孕征象以及阴道流血。往往被诊断为输卵管妊娠或误诊为卵巢黄体破裂。一般认为,要在术前明确诊断卵巢妊娠相当困难,其误诊率高达 94.9%。在多数情况下阴道超声也很难区分输卵管妊娠和卵巢妊娠,但可以除外宫内妊娠。腹腔镜诊断极有价值,但确诊仍需病理检查。诊断标准:①患侧输卵管完整,并与卵巢分开;②孕囊位于卵巢中;③卵巢及孕囊必须以卵巢固有韧带与子宫相连;④孕囊壁上有卵巢组织。符合上述 4 条病理学诊断标准,称为原发性卵巢妊娠。治疗可行卵巢楔形切除。

3.宫角妊娠 是指受精卵附着在输卵管口近宫腔处或在输卵管间质部,并向宫腔侧发育。宫角妊娠占异位妊娠的 1.5%～4.2%,但病死率却占异位妊娠的 20%。80%的宫角妊娠患者存在 1 项或多项高危因素,影响受精卵的正常运行及着床,受精卵不能如期到达正常宫腔种植,使之在非正常位置种植。在宫角处的妊娠囊随妊娠进展,可向宫角侧发展,向宫腔侧的妊娠囊会逐渐移向宫腔,但胎盘仍附着于宫角。由于宫角处内膜和肌层较薄,早期滋养层发育不良,可发生早期流产、胚胎停育,部分出现胎盘植入、产后胎盘滞留。向输卵管间质部扩展者,宫角膨胀、外突,最终出现和输卵管间质部妊娠相同的结果。由于宫角妊娠在解剖上的特殊性,妊娠结局可以多样:可怀孕至足月,可发生宫内流产,也可发生宫角破裂。B 超检查特点:宫角处突起包块,内有妊娠囊,与子宫内膜相连续,其周围见完整的肌壁层。

治疗方法有剖腹或腹腔镜下宫角切除术,宫腔镜或 B 超引导下刮宫术,全身或妊娠囊局部化疗,也有采用子宫动脉结扎治疗宫角妊娠破裂的病例报道。术后应当找到绒毛组织且超声检查宫角部无异常回声,继续追踪至血 hCG 降至正常。

4.腹腔妊娠 是指位于输卵管、卵巢、阔韧带以外的腹腔内妊娠,是一种罕见的异位妊娠,约占异位妊娠的 1.4%,对母儿生命威胁极大。临床表现不典型,易被忽视而误诊,不易早期诊断,分原发性和继发性两种。原发性腹腔妊娠指受精卵直接种植于腹膜、肠系膜、大网膜、盆壁、肠管、直肠子宫陷凹等处,少有异位妊娠位于肝脏、脾脏、横结肠脾曲的文献报道。继发性腹腔妊娠往往发生于输卵管妊娠流产或破裂后,偶可继发于卵巢妊娠或子宫内妊娠而子宫存在缺陷破裂后,胚胎落入腹腔。患者一般有停经、早孕反应、腹痛、阴道流血等类似一般异位妊娠的症状,然后阴道流血停止,腹痛缓解,以后腹部逐渐增大,胎动时,孕妇常感腹部疼痛,无阴道流血,有些患者有暖气、便秘、腹部不适,随着胎儿长大,症状逐渐加重。腹部检查发现子宫轮廓不清,但胎儿肢体极易触及,胎位异常(肩先露或臀先露),胎先露部高浮,胎心音异常清晰,胎盘杂音响亮。即使足月后也难以临产。若胎儿死亡,妊娠征象消失,月经恢复来潮,粘连的脏器和大网膜包裹死胎。胎儿逐渐缩小,日久者干尸化或成为石胎。若继发感染,形成脓肿,可向母体的肠管、阴道、膀胱或腹壁穿通,排出胎儿骨骼。超声检查 B 型超声检查能清晰显示子宫大小、宫外孕囊、胎儿和胎盘结构,以及这些结构与相邻脏器的关系,是目前用于腹腔妊娠诊断首选的辅助检查方法。原则上一旦确诊,应立即终止妊娠。具体手术方式因孕期长短、胎盘情况而异:如果胎盘附着于子宫、输卵管及阔韧带,可以将胎盘及其附着器官一并切除;如果胎儿死亡,胎盘循环停止已久,可以试行胎盘剥除;如果胎盘附着于重要器官而不宜切除或无法剥离者,可留置胎盘于腹腔内,术后可逐渐吸收。

5.剖宫产术后子宫瘢痕妊娠(CSP) 是指受精卵着床于既往剖宫产子宫瘢痕处的异位妊娠,可导致胎盘植入、子宫破裂甚至孕产妇死亡,是剖宫产术后远期潜在的严重并发症。

CSP 的确切病因及发病机制尚不明确。CSP 不同于宫内妊娠合并胎盘植入,后者系妊娠囊位于宫腔内,由于子宫蜕膜发育不良,胎盘不同程度地植入子宫肌层内;而前者系妊娠囊不与宫腔相连,四周被子宫瘢痕处肌层和纤维组织包绕。有关 CSP 受精卵着床,最为可能的解释是剖宫产术中损伤子宫内膜基底层,形成与宫腔相通的窦道或细小裂隙,受精卵通过窦道侵入瘢痕处肌层内种植。

CSP 出现症状的孕周早晚不一,平均诊断孕周为(7.5±2.0)周,距离前次剖宫产时间为 4 个月至 15 年不等。不规则阴道流血通常为首发症状占 38.6%,可为点滴状或大出血,有或无明确停经史。15.8%的患者伴有轻、中度腹痛,8.8%的患者表现为单纯下腹痛,36.8%的患者无症状,只是在超声检查时偶然发现。CSP 患者子宫切口处瘢痕未破裂时,症状常不明显,可有瘢痕局部疼痛和压痛。随着妊娠的进展,CSP 患者发生子宫破裂、大出血的危险逐渐增加,若突发剧烈腹痛、晕厥或休克,腹腔内出血,常提示子宫发生破裂。

超声检查简单方便,是诊断 CSP 最常用的方法。目前文献报道的大多数 CSP 病例均为经阴道超声检查而确诊。CSP 的超声检查诊断标准为：①宫腔及宫颈管内未探及妊娠囊；②妊娠囊或混合性包块位于子宫峡部前壁宫颈内口水平处或既往剖宫产瘢痕处；③妊娠囊或包块与膀胱之间，子宫下段前壁肌层变薄或连续性中断；④彩色多普勒血流成像在妊娠囊滋养层周边探及明显的环状血流信号；⑤附件区未探及包块，直肠子宫陷凹无游离液（CSP 破裂除外）。当 CSP 的超声声像图不典型时，难以与宫颈妊娠、难免流产相鉴别。β-hCG 水平与正常妊娠没有明显差别，与相对应的妊娠周数基本符合。

对于 CSP 的治疗目前尚无规范化的统一治疗方案。治疗方案的选择，主要根据患者症状的严重程度、孕周大小、子宫肌层缺损情况、血 hCG 水平以及诊疗经验及技术进行综合考虑，包括药物保守治疗、保守性手术治疗及子宫全切除术等。

6.残角子宫妊娠　残角子宫又称为遗迹性双角子宫，在胚胎发育过程中，子宫残角为一侧副中肾管发育不全所致的子宫先天发育畸形。残角子宫妊娠是受精卵于子宫残角内着床并生长发育。残角子宫妊娠破裂的发生率高达 89％，一旦破裂，可出现致命性的腹腔内出血。残角子宫按 Buttram 分型分 3 型。Ⅰ型：残角子宫腔与正常子宫的宫腔相通；Ⅱ型：残角子宫腔与正常宫腔不相通；Ⅲ型：残角子宫无宫腔。以Ⅱ型为最多见。不同类型的残角子宫妊娠，有不同的临床表现。Ⅰ型残角子宫妊娠有类似输卵管异位妊娠的症状，有停经史、腹痛、阴道流血、血 β-hCG 升高，一般腹痛轻微，甚至无腹痛，如果发生急剧腹痛表明已有子宫破裂。双合诊检查时，在子宫旁可扪及略小于停经月份妊娠子宫的、质地较软的包块。大多在妊娠早期有类似流产的不规则阴道流血，表明妊娠中断。Ⅱ型残角子宫早期妊娠症状与正常子宫妊娠相同，没有阴道流血，发生破裂时间晚，多数在孕 12～26 周发生肌层完全破裂或不完全破裂，引起严重内出血。Ⅲ型残角子宫因无宫腔，体积小，无内膜，不会造成残角子宫妊娠，但会导致输卵管妊娠。B超检查特点：子宫腔内无妊娠囊，而在子宫一侧可见一圆形或椭圆形均匀的肌样组织包块，包块内可见妊娠囊或胚胎，妊娠包块与宫颈不相连接；在B超监视下由宫颈内置入金属探针更有助于诊断。残角子宫妊娠的典型临床表现出现较晚，在术前明确诊断少，到发生子宫破裂时，往往病情较危重，一旦明确诊断，应尽早手术治疗。妊娠早、中期者行残角子宫切除术并将患侧输卵管结扎或切除为宜，以防以后发生同侧输卵管妊娠的可能，保留卵巢。当妊娠已达足月且为活胎者，应先行剖宫产抢救胎儿，然后切除残角子宫与同侧输卵管；对无再生育要求者可考虑行子宫全切除术。

（李伟华）

第四节　妊娠期高血压疾病

妊娠期高血压疾病是妊娠期特有的疾病，是孕产妇和围生儿病死率的主要原因，包括妊娠期高血压、子痫前期、子痫、慢性高血压并发子痫前期及妊娠合并慢性高血压。其中，子痫前期、子痫常常累及心、脑、肝、肾和胎盘等重要器官，引起终末靶器官损害。

【诊断与鉴别诊断】

（一）临床依据

1.妊娠期高血压　血压≥140/90mmHg，妊娠期首次出现，并于产后 12 周恢复正常；尿蛋白（－）；患者可伴有上腹部不适或血小板减少，产后方可确诊。

2.子痫前期

轻度：血压≥140/90mmHg，尿蛋白≥300mg/24h 或（＋）和（或）水肿，可伴有上腹部疼痛、头痛等症状。

重度:血压≥160/110mmHg,蛋白尿≥2.0g/24h 或(++);血肌酐>106μmol/L;血小板<100×10⁹/L;微血管病性溶血(血 LDH 升高);血清 ALT 或 AST 升高;持续性头痛或其他脑神经或视觉障碍;持续上腹部不适。

3.子痫 子痫前期孕妇抽搐不能用其他原因解释。

4.慢性高血压并发子痫前期 高血压孕妇妊娠 20 周以前无尿蛋白,若出现尿蛋白≥300mg/24h;高血压孕妇孕 20 周前突然尿蛋白增加,血压进一步升高或血小板<100×10⁹/L。

5.妊娠合并慢性高血压 血压≥140/90mmHg,孕前或孕 20 周以前或孕 20 周后首次诊断高血压并持续到产后 12 周后。

6.检查项目及意义

(1)针对高血压的检查:眼底检查、血压、脉搏监护、24h 动态血压。

(2)针对器官受损的检查:血常规、血型、DIC、肝肾功能(包括乳酸脱氢酶和尿酸)、电解质、血黏度、血胆酸、血气分析、肝炎抗体全套、STD、24h 尿蛋白定量。

(3)胎儿的检查:NST、胎儿心电图、胎儿脐动脉血流 S/D、B 超等。

(二)诊断思路及原则

及早发现、及早诊治,加强监测疾病发展及并发症的发生,制定正确的临床策略,以对母儿影响最小的分娩方式终止妊娠,努力在保证母亲安全的同时获得健康存活的婴儿,降低孕产妇及围生儿发病率、死亡率及减少严重后遗症。

【治疗方案及选择】

(一)门诊监测

定期监测血压,复查尿常规、血常规及肝肾功能,加强胎儿监护。门诊随访病情控制不理想,如收缩压≥160mmHg,或舒张压≥110mmHg;尿常规提示尿蛋白(++);血常规提示血小板减少;肝肾功能提示血清转氨酶、血清肌酐升高;胎儿监测提示胎儿生长受限或羊水过少;患者自述尿量减少、头痛、视觉障碍、上腹部或右上腹部痛等,及时收住入院。

(二)住院治疗

镇静、解痉、降压、适时终止妊娠,有指征者扩容和利尿;监测及促进胎儿生长发育。

1.一般治疗

(1)休息。

(2)左侧卧位。

(3)平衡膳食,补充铁、钙及多种维生素,控制钠的过度摄入。

(4)间歇吸氧。

(5)自数胎动。

2.镇静 用于紧张、焦虑、入睡困难、子痫或临床表现即将发生抽搐者。

(1)地西泮(安定):10mg 肌肉注射或静脉注射(必须在 2min 以上),必要时间隔 15min 后可重复一次。

(2)冬眠合剂:使用一般镇静药物无效者。

1)杜非合剂半量:哌替啶(杜冷丁)50mg+异丙嗪(非那根)25mg 肌内注射,间隔 12h 可重复,6h 内分娩者禁用。

2)冬眠合剂 1 号(氯丙嗪、异丙嗪各 50mg,哌替啶 100mg)加入 10%GS 静脉滴注;紧急时 1/3~1/2 量肌内注射或加入 50% GS 20mL 静脉注射(>5min),余静脉滴注。

3)其他:异戊巴比妥钠,已发生抽搐,用硫酸镁未能控制者。0.2~0.5g 异戊巴比妥钠+50% GS

20mL,静脉推注,5~10min推完。注意呼吸抑制。

(3)吗啡:子痫抽搐时皮下注射10~15mg可较快见效。注意呼吸抑制、排尿量、颅内压。多用于剖宫产后镇痛,防止产后子痫。

(4)苯巴比妥:0.03~0.06g,每日3次,催眠作用较长。注意呼吸抑制。

3.解痉 用于子痫及重度子痫前期患者解除血管痉挛、预防抽搐已很明确。用于妊娠期高血压及轻度子痫前期患者预防抽搐存在争议。硫酸镁常作为首选药,抗胆碱药物、硫酸沙丁胺醇不常规使用。

(1)根据病情选择下述任一方案。

方案Ⅰ:硫酸镁15g溶于1000mL液体静脉滴注,1.0~2.0g/h(根据体重及用药反应调整用量),停止滴注6h后,肌内注射硫酸镁5g。

方案Ⅱ:硫酸镁5g肌内注射+方案Ⅰ。

方案Ⅲ:硫酸镁2.5~5.0g缓慢静脉注射+方案Ⅰ。

方案Ⅳ:硫酸镁2.5~5.0g缓慢静脉注射,5g肌内注射+方案Ⅰ。

24h硫酸镁总量25~30g。用药前及用药过程中监测:膝反射,呼吸(≥16次/min),尿量(≥25mL/h)。一旦出现中毒反应:10%葡萄糖酸钙10mL静脉推注。

(2)抗胆碱药物

山莨菪碱(654-2):10~20mg日服3次,或10mg肌内注射,每日2次,也可用10~20mg溶于5%葡萄糖液500mL中静脉滴注,根据血压、心率调整滴速,青光眼者忌用。

(3)硫酸沙丁胺醇(β受体激动药):2.4~4.8mg/6h或2.4~4.8mg/8h。注意心率增加,达110次/min以上,注意胎心率。

4.降血压 以不影响心排血量、肾血流量与胎盘灌注量为原则。适用于重度子痫前期血压≥160/100mmHg,凡舒张压≥110mmHg者当予以静脉滴注。血压宜控制在(140~150)/(90~100)mmHg。孕期禁用血管紧张素转化酶(ACE)抑制药、血管紧张素Ⅱ受体拮抗药。

(1)钙离子通道阻滞药

1)短效硝苯地平(心痛定):主要扩张外周血管。10mg口服,每8h服1次。不主张舌下含化,24h总量在60mg以内。

2)长效硝苯地平:20mg口服,每12h服1次。

3)施慧达:每天2.5mg。

4)尼莫地平(尼莫通):40mg日服3次,24h最大用量为240mg。选择性扩张脑血管。

(2)肾上腺素能受体阻滞药:降低血压但不影响肾及胎盘血流量,对抗血小板凝集,促胎肺成熟。

1)拉贝洛尔(柳胺苄心定)(α、β受体阻滞药):100mg,日服2次。

2)美托洛尔(β受体阻滞药):口服12.5mg,每8h服1次;或25mg,每12h服1次。

3)利喜定针(乌拉地尔)(α受体阻滞药):50mg利喜定针+0.9%NS 40mL,静脉推注,先推5mL,以后3mL/h,根据血压调整。

4)酚妥拉明(立其丁)(α受体阻滞药):50mg日服4次,逐渐增加剂量达75~100mg,日服4次仍无效,应停用或10~20mg溶于5%葡萄糖液250mL中静脉滴注,严密监测血压变化,血容量不足时应纠正后使用。

(3)血管运动中枢的α受体兴奋药:甲基多巴,250mg口服,每日3次。

(4)其他

1)硝酸甘油:0.5mg/次,舌下含化;或伴有心功能不良时10mg硝酸甘油+0.9%NS 49mL,静脉推注

3mUh,根据血压调整。青光眼及颅内压增高者禁用。

2)硝普钠:50mg 加入 5％葡萄糖液 500mL 中,静脉滴注,从 6 滴/min 开始,严密监测血压,每 5min 增加 2 滴,至出现效果后维持,24h 总量不超过 100mg,产前不提倡,注意配制后即刻使用,滴注时要避光。仅适用于快速、短期降压。产后可应用。

3)卡托普利(开博通)(ACE 抑制药):12.5～25mg,口服,每日 2 次。产后可应用。

5.扩容

适用于:血细胞比容＞0.35;尿少且尿比重＞1.020;血容量不足时。有以下情况者禁用:心率＞100 次/min;肺水肿、心功能衰竭;肾功能不全。

(1)低分子右旋糖酐 500mL 加 5％葡萄糖液 500mL,为 1 个扩容单位。

(2)静脉应用胶体溶液:白蛋白、血浆、全血。适用于贫血、低蛋白血症者。

6.利尿

适用于:肺水肿者;全身性水肿者;血容量过高,重度贫血者;24h 出量明显少于进量者;心力衰竭者。

(1)呋塞米(速尿):20～40mg 肌内注射或溶于 5％葡萄糖液 20～40mL 中缓慢静脉注射(5min 以上),必要时可用 200mg 加入 5％葡萄糖 500mL 静脉滴注。适用于肺水肿、心功能衰竭者。

(2)甘露醇:20％甘露醇 250mL,静脉滴注,30min 滴完,每 4～6h 可以重复。仅适用于脑水肿患者。注意无心力衰竭者方可用。

【病情及疗效评价】

(一)判断依据

根据血压、症状、体征及实验室检查判定病情及疗效。

1.血压监测规定　用合适的袖带测血压,每 4h 测 1 次(除夜间高血压外,入夜到晨起不必测)。

2.血液及脏器功能　病情稳定者可每周检测 1 次,病情不稳定者 1～3d 检测,甚至 1d 检测数次。根据可能受损器官,选择下列项目。

(1)血液:常规、网织红细胞、出凝血时间、纤维蛋白原、凝血酶原时间及活动度、抗凝血酶Ⅲ、外周血涂片有无异常红细胞。

(2)肾:尿常规、24h 尿蛋白定量、尿量、尿酸、肌酐、尿素氮。

(3)心脏:心电图、超声心动图。

(4)肝:转氨酶、乳酸脱氢酶、白/球蛋白、胆红素等,B 型超声波。

(5)脑:脑电图、脑血流图、脑计算机断层扫描。

(6)眼底:行眼底检查。

(7)其他:血气分析,必要时行肺功能检查。

3.胎儿宫内状况检测

(1)妊娠图。

(2)胎动监测。

(3)电子胎心监护:发病即做,间隔时间酌情。

(4)胎盘功能监测:雌激素/肌酐(E/C),雌三醇(E$_3$),胎盘催乳素,妊娠特异性 β$_1$ 糖蛋白。

(5)胎肺成熟度。

(6)B 超:检查羊水量、胎儿生长发育、胎盘成熟度、胎盘后血肿、脐血流及胎儿大脑中动脉血流频谱、生物物理 5 项评分等。

(二)终止妊娠

1.终止妊娠的时间

(1)妊娠期高血压:不超过预产期。

(2)轻度子痫前期:妊娠 37 周左右。

(3)重度子痫前期:妊娠 34 周左右、有条件者还可适当提早。病情重,出现母、胎并发症,控制病情后及时终止妊娠(注意促胎肺成熟)。

(4)极危重子痫前期:出现下列症状之一者考虑终止妊娠。24h 尿蛋白＞5g;血清肌酐升高;少尿,24h尿＜500mL;肺水肿;微血管病性溶血;血小板进行性减少;肝细胞功能障碍(血清转氨酶 AST、ALT 升高);胎儿生长受限或羊水过少;症状提示显著的末梢器官受累(头痛、视觉障碍、上腹部或右上腹部痛);子痫控制后 2h 终止妊娠。

2.分娩方式

(1)阴道分娩:病情稳定,宫颈成熟估计引产能够成功或已临产,又不存在产科指征者可以阴道分娩。产程中严密监测母胎情况,继续控制病情,缩短第二产程,第三产程注意预防产后出血,24h 内预防子痫及产后循环衰竭。

(2)剖宫产:病情重、不具备阴道分娩条件者。

剖宫产指征:①病情严重,特别是平均动脉压≥18.7kPa(140mmHg)者。②重症患者且子宫颈条件不成熟,不能在短期内经阴道分娩者。③人工破膜引产失败者。④胎儿、胎盘功能明显低下或 B 超检查生物物理指标评分在 6 分以下者。⑤子痫反复发作,给足量的解痉、降压、镇静药仍不能控制者。⑥初产妇子痫前期心脏病、肺水肿心衰控制后。

剖宫产注意事项:①以持续硬膜外麻醉为安全,注意体位及麻醉平面,以防子宫胎盘血流量降低。②术后 24h 内可继续用硫酸镁静脉滴注,对防止产后子痫有利。③术后 24h 内给予哌替啶 50mg,每 6h 1 次,防止伤口疼痛。在应用硫酸镁的情况下,应用缩宫素加强宫缩。④患者处于高凝状态,宫口未开者剖宫产产后注意宫腔积血。

(三)特殊类型妊娠高血压疾病

1.早发型重度子痫前期

(1)诊断标准:孕周＜34 周的重度子痫前期。

(2)临床特点:发病早,病情重,严重影响母儿预后,常致多个脏器功能受损。

(3)处理原则:孕周＜23 周建议终止妊娠;孕 23～32 周促胎肺成熟,抗高血压治疗,每天评估母儿情况,尽量至孕 34 周分娩;孕 33～34 周促胎肺成熟后终止妊娠。

2.HELLP 综合征

(1)诊断标准:妊娠期高血压疾病患者并发溶血、肝酶升高、血小板减少。

(2)临床特点:典型的临床表现为乏力、右上腹疼痛不适。近期出现黄疸、视物模糊。实验室检查网织红细胞增多;外周血涂片可见红细胞变形、破碎。

(3)处理原则:重型 HELLP 立即终止妊娠。孕周≥32 周或胎肺已成熟、胎儿宫内窘迫、先兆肝破裂及病情恶化者也须及时终止妊娠。短期观察的适应证:病情稳定,孕周＜32 周,胎肺不成熟及胎儿宫内情况良好,对症处理后终止妊娠。

(郝丽萍)

第五节　妊娠期糖代谢异常

妊娠期间的糖代谢异常包括两种情况：一种妊娠前就已有糖尿病的患者妊娠，称为糖尿病合并妊娠；另一种为妊娠期间发生或首次诊断的任何程度的糖代谢受损，又称妊娠期糖尿病（GDM）。妊娠期糖代谢异常是妊娠期最常见的内科合并症之一。GDM 约占妊娠期糖代谢异常的 80%。随着国内学者对妊娠期糖代谢异常认识的提高，重视孕期糖尿病的筛查，使得该病检出率明显提高。目前，通过严格控制妊娠糖代谢异常孕妇的血糖、加强胎儿监测，孕妇的合并症明显降低，围生儿死亡率明显下降。

一、诊断与鉴别诊断

（一）妊娠合并糖尿病

1.孕前患有糖尿病。

2.或妊娠前从未进行过血糖检查，早孕期出现多饮、多食、多尿、体重不升或下降，甚至出现酮中毒，伴血糖升高。

3.妊娠 20 周前，空腹血糖≥7.0mmol/L。

4.本次孕期往往需要胰岛素治疗。

（二）妊娠期糖尿病

妊娠期首次诊断的糖代谢异常往往无典型的临床症状，孕期存在下列高危因素的孕妇需要做葡萄糖筛查试验：多囊卵巢综合征史；糖尿病家族史；原因不明的异常分娩史，如流产、早产、死产、死胎、畸胎与巨大儿史，以及足月新生儿呼吸窘迫综合征分娩史；既往有妊娠期糖尿病史；本次妊娠羊水过多和巨大儿；有多饮、多尿与多食等"三多"症状；反复发作的外阴阴道假丝酵母菌病；过度肥胖（BMI＞25kg/m²）；连续 2 次或以上空腹尿糖阳性。

1.妊娠期糖尿病 50g 葡萄糖筛查（GCT）

（1）筛查时机：24～28 周。

（2）筛查方法：空腹将 50g 葡萄糖加 150～200ml 开水 5min 之内服完，服糖后 1h 抽静脉血测定血糖。

2.糖耐量试验（NDDG 法）　测定应于禁食 8～14h 进行，75g 葡萄糖加 250～300ml 开水 5min 内口服完。分别测定空腹、餐后 1h、餐后 2h、餐后 3h。受试者应静坐，不准进食或饮水。

（1）标准值：空腹 5.8mmol/L、餐后 1h 10.6mmol/L、餐后 2h 9.2mmol/L、餐后 3h 8.1mmol/L。

（2）注意事项：试验前 3d 未进行饮食控制；吸烟者在试验前要求禁烟；75g 葡萄糖溶于 250～300ml，5min 喝完；试验期间，孕妇一直坐着，处于静息状态；试验期间，孕妇情绪稳定，情绪波动可导致血糖升高；试验期间，不能进食其他食品。

3.诊断标准　符合下列标准之一即可诊断。

（1）OGTT 中只要有 2 项或以上大于标准值就可以诊断为妊娠期糖尿病（GDM）。

（2）2 次或以上空腹血糖≥5.8mmol/L。

（3）50g GOT 血糖≥11.1mmol/L，以及空腹血糖≥5.8mmol/L。

（4）一项大于标准值为妊娠期糖耐量受损（IGT）。

二、治疗方案及选择

初诊为 GDM 患者一般不需要住院治疗。给予合理的饮食指导和适当运动,定期监测空腹和三餐后 2h 血糖,并做膳食日记和记录血糖。至少观察 1 周后复诊,根据血糖监测情况和体重变化决定是否应用胰岛素控制血糖。约 80% 的妊娠期糖代谢异常患者可以通过合理饮食指导控制血糖在正常范围,妊娠合并糖代谢异常孕妇的饮食控制要求符合以下几方面的原则:

1.每天需要的热量要根据孕妇的肥胖程度决定;一般体型的孕妇的能量在 30～35kcal/kg。

2.低糖饮食是否对妊娠期糖尿病有利目前尚未有充分的证据。建议的饮食结构为糖分 50%～60%,蛋白质 15%～20%,脂肪≤30%。

3.饮食结构不是固定的,当空腹血糖正常,但餐后血糖升高,降低饮食中的糖分比例,可以降低餐后血糖的浓度。

4.由于饮食中的糖分有快速升高血糖的作用,因此妊娠期糖尿病患者不宜进食纯糖。

5.进食足量的纤维素有利于降低血糖。

6.少量多次进食;糖尿病孕妇的 1d 饮食均匀分配到三餐和 1～2 次的点心中,其中夜间临睡前的点心非常重要。

7.有条件者建议毛细血管血糖监测,单纯饮食控制者要求 4 次以上(三餐后 2h,睡觉前)。

8.妊娠合并糖尿病控制血糖治疗的孕妇及家族要了解低血糖的症状以及处理方法,以防止低血糖的出现并能及时治疗。

有规律、定量的活动对于妊娠期糖尿病控制血糖是十分安全、有效的方法,但运动量要根据个体的具体情况而定。

整个孕期严密监测血糖,加强孕期检查,妊娠期糖代谢异常非剖宫产指征。

三、病情疗效评价

1.监测血糖值空腹<5.3mmol/L,餐后 2h<6.7mmol/L。

2.尿酮体阴性,妊娠晚期体重增加约 0.4kg/周。

3.产科检查无异常发现。

(李伟华)

第六节　胎儿窘迫

胎儿在宫内有缺氧征象危及胎儿健康和生命者,称为胎儿窘迫。胎儿窘迫是一种由于胎儿缺氧而表现的呼吸、循环功能不全综合征,是当前剖宫产的主要适应证之一。胎儿窘迫主要发生在临产过程,以第一产程末及第二产程多见,也可发生在妊娠后期。发病率各家报道不一,一般在 10.0%～20.5%。产前及产时胎儿窘迫是围产儿死亡的主要原因。

【病因】

通过子宫胎盘循环,母体将氧输送给胎儿,CO_2 从胎儿排入母体,在输送交换过程中某一环节出现障碍,均可引起胎儿窘迫。

1.母体血氧含量不足　母体血氧含量不足:如产妇患严重心肺疾病或心肺功能不全、妊娠期高血压疾病、高热、重度贫血、失血性休克、仰卧位低血压综合征等,均使母体血氧含量降低,影响对胎儿的供氧。导致胎儿缺氧的母体因素有:①微小动脉供血不足:如妊娠期高血压疾病等。②红细胞携氧量不足:如重度贫血、一氧化碳中毒等。③急性失血:如前置胎盘、胎盘早剥等。④各种原因引起的休克与急性感染发热。⑤子宫胎盘血运受阻:急产或不协调性子宫收缩乏力等,缩宫素使用不当引起过强宫缩;产程延长,特别是第二产程延长;子宫过度膨胀,如羊水过多和多胎妊娠;胎膜早破等。

2.胎盘、脐带因素　脐带和胎盘是母体与胎儿间氧及营养物质的输送传递通道,其功能障碍必然影响胎儿获得所需氧及营养物质。常见胎盘功能低下:妊娠期高血压疾病、慢性肾炎、过期妊娠、胎盘发育障碍(过小或过大)、胎盘形状异常(膜状胎盘、轮廓胎盘等)和胎盘感染、胎盘早剥等。常见有脐带血运受阻:如脐带脱垂、脐带绕颈、脐带打结引起母儿间循环受阻。

3.胎儿因素　严重的心血管疾病,呼吸系统疾病,胎儿畸形,母儿血型不合,胎儿宫内感染,颅内出血,颅脑损伤等。

【病理生理】

胎儿血氧降低、二氧化碳蓄积出现呼吸性酸中毒。初期通过自主神经反射,兴奋交感神经,肾上腺儿茶酚胺及皮质醇分泌增多,血压上升及心率加快。若继续缺氧,则转为兴奋迷走神经,胎心率减慢。缺氧继续发展,刺激肾上腺增加分泌,再次兴奋交感神经,胎心由慢变快,说明胎儿已处于代偿功能极限,提示为病情严重。无氧糖酵解增加,导致丙酮酸、乳酸等有机酸增加,转为代谢性酸中毒,胎儿血 pH 值下降,细胞膜通透性加大,胎儿血钾增加,胎儿在宫内呼吸运动加强,导致混有胎粪的羊水吸入,出生后延续为新生儿窒息及吸入性肺炎。肠蠕动亢进,肛门括约肌松弛,胎粪排出。若在孕期慢性缺氧情况下,可出现胎儿发育及营养不正常,形成胎儿宫内发育迟缓,临产后易发生进一步缺氧。

【临床表现】

根据胎儿窘迫发生速度可分为急性胎儿窘迫及慢性胎儿窘迫两类。

1.慢性胎儿窘迫　多发生在妊娠末期,往往延续至临产并加重。其原因多因孕妇全身性疾病或妊娠期疾病引起胎盘功能不全或胎儿因素所致。临床上除可发现母体存在引起胎盘供血不足的疾病外,还发生胎儿宫内发育受限。孕妇体重、宫高、腹围持续不长或增长很慢。

2.急性胎儿窘迫　主要发生在分娩期,多因脐带因素(如脐带脱垂、脐带绕颈、脐带打结)、胎盘早剥、宫缩强且持续时间长及产妇低血压,休克引起。

【诊断】

根据病史、胎动变化以及有关检查可以作出诊断。

【辅助检查】

1.胎心率变化　胎心率是了解胎儿是否正常的一个重要标志,胎心率的改变是急性胎儿窘迫最明显的临床征象。①胎心率>160 次/分,尤其是>180 次/分,为胎儿缺氧的初期表现(孕妇心率不快的情况下);②随后胎心率减慢,胎心率<120 次/分,尤其是<100 次/分,为胎儿危险征;③胎心监护仪图像出现以下变化,应诊断为胎儿窘迫:出现频繁的晚期减速,多为胎盘功能不良。重度可变减速的出现,多为脐带血运受阻表现,若同时伴有晚期减速,表示胎儿缺氧严重,情况紧急。

2.胎动计数　胎动减少是胎儿窘迫的一个重要指标,每日监测胎动可预知胎儿的安危。妊娠近足月时,胎动>20 次/24 小时。胎动消失后,胎心在 24 小时内也会消失。急性胎儿窘迫初期,表现为胎动过频,继而转弱及次数减少,直至消失,也应予以重视。

3.胎心监护　首先进行无负荷试验(NST),NST 无反应型需进一步行宫缩应激试验(CST)或催产素激惹试验(OCT),CST 或 OCT 阳性高度提示存在胎儿宫内窘迫。

4.胎儿脐动脉血流测定　胎儿脐动脉血流速度波形测定是一项胎盘功能试验,对怀疑有慢性胎儿窘迫者可行此监测。通过测定收缩期最大血流速度与舒张末期血流速度的比值(S/D)表示胎儿胎盘循环的阻力情况,反映胎盘的血流灌注。脐动脉舒张期血流缺失、或倒置,提示胎儿严重胎儿窘迫,应该立即终止妊娠。

5.胎盘功能检查　测定血浆 E_3 测定并动态连续观察,若急骤减少 30%～40%,表示胎儿胎盘功能减退,胎儿可能存在慢性缺氧。

6.生物物理象监测　在 NST 监测的基础上应用 B 型超声仪监测胎动、胎儿呼吸、胎儿张力及羊水量,综合评分了解胎儿在宫内的安危状况。Manning 评分 10 分为正常;≤8 分可能有缺氧;≤6 分可疑有缺氧;≤4 分可以有缺氧;≤2 为缺氧。

7.羊水胎粪污染　胎儿缺氧,兴奋迷走神经,肠蠕动亢进,肛门括约肌松弛,胎粪排入羊水中,羊水呈绿色、黄绿色、浑浊棕黄色,即羊水Ⅰ度、Ⅱ度、Ⅲ度污染。破膜可直接观察羊水性状及粪染程度。未破膜经羊膜镜窥检,透过胎膜了解羊水性状。羊水Ⅰ度污染无肯定的临床意义;羊水Ⅱ度污染,胎心音好者,应密切监测胎心,不一定是胎儿窘迫;羊水Ⅲ度污染,应及早结束分娩。

8.胎儿头皮血测定　头皮血气测定应在电子胎心监护异常的基础上进行。头皮血 pH 7.20～7.24 为病理前期,可能存在胎儿窘迫,应立即进行宫内复苏,间隔 15 分钟复查血气值;pH 7.15～7.19 提示胎儿酸中毒及窘迫,应立即复查,如仍≤7.19,除外母体酸中毒后应在 1 小时内结束分娩;pH<7.15 是严重胎儿窘迫的危险信号,须迅速结束分娩。

【鉴别诊断】

对于胎儿窘迫,主要是综合考虑判断是否确实存在胎儿窘迫。

【治疗】

1.慢性胎儿窘迫　应针对病因处理,视孕周、有无胎儿畸形、胎儿成熟度和窘迫的严重程度决定处理。

(1)定期做产前检查者,估计胎儿情况尚可,应嘱孕妇取侧卧位减少下腔静脉受压,增加回心血流量,使胎盘灌注量增加,改善胎盘血供应,延长孕周数。每日吸氧提高母血氧分压;静脉注射 50% 葡萄糖 40ml 加 VitC 2g,每日 2 次;根据情况作 NST 检查;每日胎动计数。

(2)情况难以改善:接近足月妊娠,估计在娩出后胎儿生存机会极大者,为减少宫缩对胎儿的影响,可考虑行剖宫产。如胎肺尚未成熟,可在分娩前 48 小时静脉注射地塞米松 10mg 促进胎儿肺泡表面活性物质的合成,预防呼吸窘迫综合征的发生。如果孕周小,胎儿娩出后生存可能性小,将情况向家属说明,做到知情选择。

2.急性胎儿窘迫

(1)若宫内窘迫达严重阶段必须尽快结束分娩,其指征是:①胎心率低于 120 次/分钟或高于 180 次/分钟,伴羊水Ⅱ～Ⅲ度污染;②羊水Ⅲ度污染,B 型超声显示羊水池<2cm;③持续胎心缓慢达 100 次/分以下;④胎心监护反复出现晚期减速或出现重度可变减速,胎心 60 次/分以下持续 60 秒以上;⑤胎心图基线变异消失伴晚期减速。

(2)积极寻找原因并排除如心衰、呼吸困难、贫血、脐带脱垂等。改变体位左或右侧卧位,以改变胎儿脐带的关系,增加子宫胎盘灌注量。

1)持续吸氧提高母体血氧含量,以提高胎儿的氧分压。静脉注射 50% 葡萄糖 40ml 加 VitC 2g。

2)宫颈尚未完全扩张,胎儿窘迫情况不严重,可吸氧、左侧卧位,观察 10 分钟,若胎心率变为正常,可继续观察。若因使用缩宫素宫缩过强造成胎心率异常减缓者，应立即停止滴注或用抑制宫缩的药物，继续观察是否能转为正常。若无显效，应行剖宫产术。施术前做好新生儿窒息的抢救准备。

3）宫口开全，胎先露已达坐骨棘平面以下 3cm，吸氧同时尽快助产经阴道娩出胎儿。

【临床特殊情况】

1."Decision to Incision"间隔　对于"急性胎儿窘迫"，能否及时终止妊娠是改善围产儿预后的一个重要的因素；对于必须剖宫产终止妊娠的，"Decision to Incision"时间最好在 30 分钟之内，这样可以改善围产儿结局。

2.羊水粪染（度或Ⅲ度）的处理　在国内，产科医师通常会把产程中"羊水粪染（Ⅱ度或Ⅲ度）"认为胎儿窘迫的表现，都会积极处理比如产钳助产或急诊剖宫产终止妊娠。但是越来越多循证证据表明：羊水粪染除了与胎儿窘迫有关以外，还与胎儿胃肠道功能成熟有关；即使羊水粪染，如果胎心良好可以继续试产。但是，结合目前国内实际情况，还是应该在和产妇及其家属充分沟通基础上进行知情选择。

（郝丽萍）

第七节　母儿血型不合

母儿血型不合是孕妇与胎儿之间因血型不合而产生的同种血型免疫性疾病，发生在胎儿期和新生儿早期，是胎儿新生儿溶血性疾病中重要的病因。胎儿的基因，一半来自母亲，一半来自父亲。从父亲遗传来的红细胞血型抗原为其母亲所缺乏时，此抗原在某种情况下可通过胎盘进入母体刺激产生相应的免疫抗体。再次妊娠时，抗体可通过胎盘进入胎儿体内，与胎儿红细胞上相应的抗原结合发生凝集、破坏，出现胎儿溶血，导致流产、死胎或新生儿发生不同程度的溶血性贫血或核黄疸后遗症，造成智能低下、神经系统及运动障碍等后遗症。母儿血型不合主要有 ABO 型和 Rh 型两大类：ABO 血型不合较为多见，危害轻，常被忽视；Rh 血型不合在我国少见，但病情重。

【发病机制】

1.胎儿红细胞进入母体　血型抗原、抗体反应包括初次反应，再次反应及回忆反应。抗原初次进入机体后，需经一定的潜伏期后产生抗体，但量不多，持续时间也短。一般是先出现 IgM，约数周至数月消失，继 IgM 之后出现 IgG，当 IgM 接近消失时 IgG 达到高峰，在血中维持时间长，可达数年。IgA 最晚出现，一般在 IgM、IgG 出现后 2~8 周方可检出，持续时间长；相同抗原与抗体第二次接触后，先出现原有抗体量的降低，然后 IgG 迅速大量产生，可比初次反应时多几倍到几十倍，维持时间长，IgM 则很少增加；抗体经过一段时间后逐渐消失，如再次接触抗原，可使已消失的抗体快速增加。

母胎间血循环不直接相通，中间存在胎盘屏障，但这种屏障作用是不完善的，在妊娠期微量的胎儿红细胞持续不断的进入母体血液循环中，且这种运输随着孕期而增加，Cohen 等对 16 例妊娠全过程追踪观察：妊娠早、中、晚期母血中有胎儿红细胞发生率分别为 6.7%、15.9%、28.9%。足月妊娠时如母儿 ABO 血型不合者，在母血中存在胎儿红细胞者占 20%，而 ABO 相合者可达 50%。大多数孕妇血中的胎儿血是很少的，仅 0.1~3.0ml，如反复多次小量胎儿血液进入母体，则可使母体致敏。早期妊娠流产的致敏危险是 1%，人工流产的致敏危险是 20%~25%，在超声引导下进行羊水穿刺的致敏危险是 2%，绒毛取样的危险性可能高于 50%。

2.ABO 血型不合　99% 发生在 O 型血孕妇，自然界广泛存在与 A(B)抗原相似的物质（植物、寄生虫、接种疫苗），接触后也可产生抗 A(B)IgG 抗体，故新生儿溶血病有 50% 发生在第一胎。另外，A(B)抗原的抗原性较弱,胎儿红细胞表面反应点比成人少,故胎儿红细胞与相应抗体结合也少。孕妇血清中即使有较高的抗 A(B)IgG 滴定度,新生儿溶血病病情却较轻。

3.Rh 血型不合　Rh 系统分为 3 组:Cc、Dd 和 Ee,有无 D 抗原决定是阳性还是阴性。孕妇为 Rh 阴性,配偶为 Rh 阳性,再次妊娠时有可能发生新生儿 Rh 溶血病。Rh 抗原特异性强,只存在 Rh 阳性的红细胞上,正常妊娠时胎儿血液经胎盘到母血循环中大多数不足 0.1ml,虽引起母体免疫,但产生的抗 Rh 抗体很少,第一胎常因抗体不足而极少发病。随着妊娠次数的增加,母体不断产生抗体而引起胎儿溶血的聚会越多,甚至屡次发生流产或死胎,但如果母亲在妊娠前输过 Rh(＋)血,则体内已有 Rh 抗体,在第一胎妊娠时即可发病,尤其是妊娠期接受 Rh(＋)输血,对母子的危害更大。虽然不知道引起 Rh 阴性母体同种免疫所需的 Rh 阳性细胞确切数,但临床及实验均已证明 0.03～0.07ml 的胎儿血就可以使孕妇致敏而产生抗 Rh 抗体。致敏后,再次妊娠时极少量的胎儿血液渗漏都会使孕妇抗 Rh 抗体急剧上升。

4.ABO 血型对 Rh 母儿血型不合的影响　Levin 曾首次观察到胎儿血型为 Rh(＋)A 或 B 型与 Rh(－)O 型母亲出现 ABO 血型不合时,则 Rh 免疫作用发生率降低。其机制不清楚,有人认为由于母体中含有抗 A 或抗 B 自然抗体,因而进入母体的胎儿红细胞与这些抗体发生凝集,并迅速破坏,从而防止 Rh 抗原对母体刺激,保护胎儿以免发生溶血。

【诊断】

1.病史　凡过去有不明原因的死胎、死产或新生儿溶血病史孕妇,可能发生血型不合。

2.辅助检查

(1)血型检查:孕妇血型为 O 型,配偶血型为 A、B 或 AB 型,母儿有 ABO 血型不合可能;孕妇为 Rh 阴性,配偶为 Rh 阳性,母儿有 Rh 血型不合可能。

(2)孕妇血液 ABO 和 Rh 抗体效价测定:孕妇血清学检查阳性,应定期测定效价。孕 28～32 周,每 2 周测定一次,32 周后每周测定一次。如孕妇 Rh 血型不合,效价在 1：32 以上,ABO 血型不合,抗体效价在 1：512 以上,提示病情严重,结合过去有不良分娩史,要考虑终止妊娠;但是 ABO 母儿血型不合孕妇效价的高低并不与新生儿预后明显相关。

(3)羊水中胆红素测定:用分光光度计做羊水胆红素吸光度分析,吸光度值差(Δ94 A_{450})大于 0.06 为危险值,0.03～0.06 为警戒值,小于 0.03 为安全值。

(4)B 超检查:在 RH 血型不合的患者,需要定期随访胎儿超声,严重胎儿贫血患儿可见羊水过多、胎儿皮肤水肿、胸腹腔积液、心脏扩大、心胸比例增加、肝脾肿大及胎盘增厚等。胎儿大脑中动脉血流速度的收缩期的峰值(PSV)升高可判断胎儿贫血的严重程度。

【治疗】

1.妊娠期治疗

(1)孕妇被动免疫:在 RhD(－)的孕妇应用抗 D 的免疫球蛋白主要的目的是预防下一胎发生溶血。指征:在流产或分娩后 72 小时内注射抗 D 免疫球蛋白 $300\mu g$。

(2)血浆置换法:Rh 血型不合孕妇,在妊娠中期(24～26 周)胎儿水肿未出现时,可进行血浆置换术,300ml 血浆可降低一个比数的滴定度,此法比直接胎儿宫内输血,或新生儿换血安全,但需要的血量较多,疗效相对较差。

(3)口服中药:如三黄汤或茵陈蒿汤。如果抗体效价下降缓慢或不下降,可一直服用至分娩。但目前中药治疗母儿血型不合的疗效缺乏循证依据。

(4)胎儿输血:死胎和胎儿水肿的主要原因是重度贫血,宫内输血的目的在于纠正胎儿的贫血,常用于 Rh 血型不合的患者。宫内输血的指征:根据胎儿超声检查发现胎儿有严重的贫血可能,主要表现为胎儿大脑中动脉的血流峰值升高,胎儿水肿、羊水过多等;输血前还需要脐带穿刺检查胎儿血红蛋白进一步确定胎儿 Hb<12g/L。输血的方法有脐静脉输血和胎儿腹腔内输血两种方式。所用血液满足以下条件:不含相应母亲抗体的抗原;血细胞比容为80%;一般用 Rh(—)O 型新鲜血。在 B 型超声指导下进行,经腹壁在胎儿腹腔内注入 Rh 阴性并与孕妇血不凝集的浓缩新鲜血每次 20～110ml,不超过 20ml/kg。腹腔内输血量可按下列公式计算:(孕周—20)×10ml。输血后需要密切监测抗体滴度和胎儿超声,可反复多次宫内输血。

(5)引产:妊娠近足月抗体产生越多,对胎儿威胁也越大,故于 36 周以后,遇下列情况可考虑引产:①抗体效价:Rh 血型不合,抗体效价达 1:32 以上;而对于 ABO 母儿血型不合一般不考虑提前终止妊娠;考虑效价高低以外,还要结合其他产科情况,综合决定。②死胎史,特别是前一胎死因是溶血症者。③各种监测手段提示胎儿宫内不安全,如胎动改变、胎心监护图形异常,听诊胎心改变。④羊膜腔穿刺:羊水深黄色或胆红素含量升高。

2.分娩期治疗

(1)争取自然分娩,避免用麻醉药、镇静剂,减少新生儿窒息的机会。

(2)分娩时做好抢救新生儿的准备,如气管插管、加压给氧,以及换血准备。

(3)娩出后立即断脐,减少抗体进入婴儿体内。

(4)胎盘端留脐血送血型、胆红素,抗人球蛋白试验及特殊抗体测定。并查红细胞、血红蛋白,有核红细胞与网织红细胞计数。

3.新生儿处理　多数 ABO 血型不合的患儿可以自愈,严重的患者可出现病理性黄疸、核黄疸等。黄疸明显者,根据血胆红素情况予以:蓝光疗法每天 12h,分 2 次照射;口服苯巴比妥 5～8mg/(kg·d);血胆红素高者予以人血白蛋白静脉注射 1g/(kg·d),使与游离胆红素结合,以减少核黄疸的发生;25%的葡萄糖液注射;严重贫血者及时输血或换血治疗。

【临床特殊情况】

如何判断 Rh 母儿血型不合胎儿是否发生胎儿溶血:随着超声技术不断进步,无创性诊断胎儿贫血的技术越来越成熟,超声测量胎儿大脑中动脉血流(PSV),然后根据相应孕周大脑中动脉 PSV 中位数倍数(MoM)来预测胎儿贫血的严重程度。如果相应孕周大脑中动脉 PSV 中位数倍数(MoM)≥1.5,表明发生严重贫血。根据孕周情况,决定是终止妊娠还是进行宫内输血。

(郝丽萍)

第八节　早产

早产(PTD)是围生医学中的一个重要、复杂而又常见的妊娠并发症,早产发生率波动在 5%～15%之间,并未因为对早产的认识提高而下降,甚至是随着助孕技术的应用和普及,早产发生率呈上升趋势。由于早产儿各器官系统发育不成熟,死亡率达 15%,是围生儿死亡的首要原因。早产儿可出现多种并发症,如呼吸窘迫综合征、脑室内出血、坏死性小肠结肠炎、支气管肺不张、败血症、动脉导管未闭等,其中呼吸窘迫综合征是导致早产儿死亡的最主要原因。虽然早产的发病率有增加的趋势,但是不同类型早产的发生率及其结局不同,Cande 等报道美国早产发生率已经从 1989 年的 10.0%增加到 2000 年的 10.4%,胎膜早破性早产率从 1.3%降为 0.9%;医源性早产率从 2.6%增加为 3.8%,自发性早产率从 6.1%降为 5.7%。早产率的增加可能与医源性早产的增多有关。

1935年美国儿科学会提出,凡活产新生儿的体重等于或小于2500g者为早产。由于胎儿生长受限时孕龄和胎儿实际体重之间有较大差异,1961年世界卫生组织规定:妊娠周数不足37周(孕259天)分娩者定为早产,但没有规定低限。目前我国对早产的定义为自末次月经第1日计算,妊娠满28周至不足37周分娩者。对于早产的低限,目前仍然没有统一。1993年Copper等收集了3386例(1982～1986年)孕20～37周分娩的活产婴儿,新生儿死亡率在孕23周时为100%,至孕30周时已降至10%,因此,孕23周可视为一个极限。也有学者认为孕26周以前其死亡率超过75%,故以孕26周为界限。在西方发达国家,由于其医疗技术先进,使得更小孕周、更低体重的新生儿可在宫外存活,将早产定义的期限提前至24周甚至20周。

【分类】

由于分娩的动因尚未完全阐明,因此早产的原因仍不十分明了,按早产发生的可能原因,可将早产分为以下2类:①自发性早产,约占早产总数的75%,自发性早产往往是自然临产,有70%～80%的自发性早产无法控制,其原因有前次早产、先兆早产、低体重指数、工作紧张繁重、环境因素、精神因素、子宫异常、生活方式、吸毒、吸烟、酗酒、孕妇年龄小于18岁以及不明原因等等,其中最重要的是胎膜早破相关的早产、感染、胎膜病变以及宫颈机能不全。正常情况下,妊娠中、晚期宫颈内口处于关闭状态,对胎膜的完整起保护作用。如因先天发育不全,多次人工流产或前次产时宫颈裂伤,宫颈内口的括约作用减弱或丧失,随孕周的增加,宫内压力逐渐增大,胎膜凸入已松弛的宫颈内口,容易引起早产。②干预性早产或医源性早产,是指产妇并发前置胎盘、胎盘早剥等产前出血、产科并发症、子痫前期、子痫等妊娠期特有疾病、妊娠合并内外科疾病、胎儿出现宫内窘迫、胎儿生长受限、胎儿畸形、多胎妊娠等母婴原因,必须立即终止妊娠而导致的早产者,平均25%。

早产儿的预后和孕龄密切相关。孕龄为24周时围生儿死亡率高达80%,孕龄30周时死亡率降为10%,到孕龄满34周后围生儿死亡率下降明显。按孕龄进行的分类能更准确地反映出不同阶段新生儿的存活率,并可预测加强新生儿护理治疗所需要的技术要求及费用,以及对评估早产儿远期健康与功能障碍的影响。因此,根据孕龄将早产分为3个亚类:①极早早产:发生在妊娠20～28孕周的早产,占5%;②早期早产(EPB):发生在妊娠28～32孕周的早产,占10%;③轻型早产:发生在妊娠32～36孕周的早产,占85%,也有学者又将32～36周进一步划分成两个亚组,将32～34周前称为中型早产,而将34～36周的早产才称作轻型早产。极早早产和早期早产(EPB<32孕周)仅占所有分娩者的1%～2%,但近一半EPB患儿中出现远期神经系统疾病。

【病因】

1.感染　最常见原因是下生殖道及泌尿道感染,如B族溶血性链球菌、沙眼衣原体、支原体的感染,急性肾盂肾炎等。80%的30周前的早产是由感染引起的。与早产有关的感染包括系统性感染(全身感染)和宫内感染,但绝大多数与早产相关的还是宫内感染。宫内感染包括羊水、胎膜(绒毛膜、羊膜)和胎盘及胎儿的感染。宫内感染的病原菌主要是细菌,多数病原菌来源于阴道,提示下生殖道感染与上行性的羊膜腔感染有关。主要病原菌为:B族链球菌、大肠杆菌、解脲支原体、类杆菌属、阴道加德纳菌、梭形杆菌和人型支原体等,多数是毒力相对较低的条件致病菌。发生在24～28周的早产90%以上与感染有关,30周前的早产80%是由于感染所致,而34～36周的早产因感染所致者只占15%。

2.胎膜早破　30%～40%早产与胎膜早破有关,是早产的主要原因。大多数胎膜早破与感染有关。

3.子宫膨胀过度及胎盘因素　如羊水过多、多胎妊娠、前置胎盘、胎盘早剥等。

4.妊娠合并症与并发症　如妊娠期高血压疾病、妊娠期肝内胆汁淤积症、妊娠合并心脏病、慢性肾炎、病毒性肝炎、急性肾盂肾炎、急性阑尾炎、严重贫血、重度营养不良等。

5.子宫畸形　子宫畸形如纵隔子宫、双角子宫等。

6.宫颈机能不全　大多数宫颈机能不全是由于宫颈的外科创伤,如宫颈锥形切除术、环形电切术、人流过度扩张宫颈及产科裂伤所致;其他可能的病因包括先天性米勒管畸形、宫颈胶原蛋白和弹性蛋白缺乏以及胎儿期暴露于己烯雌酚。

7.不良生活习惯　吸烟≥10支/d,酗酒。

【临床表现】

早产属于妊娠时限相关疾病,根据早产的临床阶段,按宫缩、宫颈扩张及宫颈管消失程度可以将早产分为先兆早产、早产临产和难免早产。其概念如下:

1.先兆早产　妊娠28~36^{+6}周孕妇出现下腹坠胀、腰背痛、阴道分泌物增多等自觉症状,监护发现每小时宫缩≥4次(除外生理性宫缩、压力<10~15mmHg)。

2.早产临产　在先兆早产的基础上,如子宫收缩较规则,间隔5~6分钟,持续30秒钟以上,伴以宫颈管消退≥75%以及进行性宫口扩张≥2cm,则可诊断为早产临产;

3.难免早产　规则的宫缩不断加强,宫口扩展至3cm。

【诊断】

子宫收缩与产程进展仅仅意味着妊娠即将结束,至于判断是否属于早产范畴,关键还在于确定孕周及胎儿大小。临床可从以下几方面推算孕周及估计胎儿大小:

1.临床推算　详细了解以往月经周期,询问末次月经日期、早孕反应开始出现时间及胎动开始时间;根据早孕期妇科检查时子宫体大小是否与停经月份相符合;参照目前耻骨联合上子宫长度和腹围推算孕周。

2.超声检查　胎儿头径、头围、腹围、股骨长度与胎龄及体重密切相关。根据超声测量值可估计孕周与胎儿大小。

【鉴别诊断】

妊娠进入晚期,子宫敏感度、收缩性逐渐增高,常在劳累、多行走后发生收缩,然而稍事休息,转瞬即逝,与先兆早产的临床表现不同。

难免早产则需与假阵缩相鉴别。假阵缩的特点是宫缩间歇时间长且不规则,持续时间短且不恒定,宫缩强度不增加,常在夜间出现而于清晨消失。此种宫缩仅引起下腹部轻微胀痛,子宫颈管长度不短缩,子宫颈口无明显扩张,可被镇静剂抑制。与其他引起腹痛的内外科疾病鉴别,如合并阑尾炎、肾结石等鉴别。

【治疗】

早产临产的治疗包括卧床休息、糖皮质激素、宫缩抑制剂、广谱抗生素的应用及母胎监护等。

1.左侧卧位　以提高子宫胎盘血流量,降低子宫活性,使子宫肌松弛,从而减少自发性宫缩。

2.促胎肺成熟　糖皮质激素的作用是促胎肺成熟,同时也能促进胎儿其他组织发育。对于治疗性早产前及有早产风险的孕妇应用糖皮质激素可以降低新生儿呼吸窘迫综合征、脑室出血、新生儿坏死性小肠结肠炎等风险,降低新生儿死亡率,并不增加感染率。糖皮质激素的应用方法:地塞米松5mg,肌注,每12小时1次连续2天,或倍他米松12mg,肌注,每天1次连续2天,或羊膜腔内注射地塞米松10mg1次,羊膜腔内注射地塞米松的方法适用于妊娠合并糖尿病患者。多胎妊娠则适用地塞米松5mg肌注,每8小时1次连续2天或倍他米松12mg肌注,每18小时1次连续3次。糖皮质激素的副作用:①孕妇血糖升高;②降低母、儿免疫力。多疗程应用可能对胎儿神经系统发育产生一定的影响,所以,不推荐产前反复、多疗程应用。

3.宫缩抑制剂

(1)应用条件:凡符合以下条件者,可应用宫缩抑制剂以延长妊娠数天,为糖皮质激素促胎肺成熟争取时间;或数周,使胎儿能继续在宫内发育生长,以降低新生儿死亡率及病率:①难免早产诊断明确;②除外明显胎儿畸形;③无继续妊娠的禁忌证;④子宫颈扩张≤3cm,产程尚处于潜伏期,或即将进入活跃期。

(2)药物的选择及作用机制:目前常用的药物有以下几种:宫缩抑制剂能使孕周延长 2～7 天,但并不降低早产率。有助于将胎儿在宫内就能及时转运到有新生儿重症监护室设备的医疗中心,并能保证产前糖皮质激素应用。常用的宫缩抑制剂包括:硫酸镁、β肾上腺素能受体激动剂、吲哚美辛、硝苯地平和缩宫素拮抗剂等。如不能阻止产程进展,应立即停用。

1)钙拮抗剂:主要作用在于阻止钙离子进入细胞膜,阻止细胞内肌纤维膜释放钙及增加平滑肌中的钙逐出,使细胞质内钙含量降低,子宫肌因而松弛。这类药物中,药效最强的是硝苯地平(心痛定)。①用法:首次负荷剂量30mg 口服或10mg 舌下含服,20min 1 次,连续 4 次。90min 后改为10～20mg/4～6h 口服,或 10mg/4～6h 舌下含服,应用不超过 3d。舌下含服作用较快,可减弱宫缩的振幅及肌张力。②副作用:但可致外周血管扩张、房室传导减慢及随后的反射性心动过速、头痛、皮肤潮热以及降低子宫胎盘血流量。③禁忌证:心脏病、低血压和肾脏病。

2)吲哚美辛(消炎痛):为非甾体类抗炎药,前列腺素(PG)合成酶抑制剂,有使 PG 水平下降、减少宫缩的作用,孕期用药属于 B/D 类。①用法:150～300mg/d,首次负荷量为 100～200mg,直肠给药,吸收快;或50～100mg 口服,以后 25～50mg/4～6h,限于妊娠 32 周前短期内应用。②副作用:孕妇:主要是消化道症状、恶心、呕吐和上腹部不适等,阴道出血时间延长,分娩时出血增加;胎儿:如果在妊娠 34 周后使用,PG 水平下降使动脉导管收缩狭窄,胎儿心脏衰竭和肢体水肿,肾脏血流减少,羊水过少等;③禁忌证:消化道溃疡、吲哚美辛过敏者、凝血功能障碍及肝肾疾病。

3)硫酸镁:镁离子可与钙离子竞争进入肌质网,并可直接作用于肌细胞,使肌细胞膜的电位差降低而不产生肌肉收缩,抑制作用与剂量有关。血清镁浓度为 2～4mmol/L(4～8mEq/L)时,可完全抑制子宫肌的自然收缩和缩宫素引起的宫缩。孕期用药属于 B 类。①用法:硫酸镁的首次剂量为5g,半小时内静脉滴入,此后以静脉点滴 2g/h 的速度滴入,宫缩抑制后继续维持 4～6h 后改为 1g/h,宫缩消失后继续点滴12h,同时监测呼吸、心率、尿量、膝反射。有条件者监测血镁浓度。血镁浓度 1.5～2.5mmol/L 可抑制宫缩,但血镁浓度过高可抑制呼吸,严重者可使心跳停止。②禁忌证:重症肌无力、肾功能不全、近期心肌梗死史和心脏病史。③副作用:孕妇:发热、潮红、头痛、恶心、呕吐、肌无力、低血压、运动反射减弱、严重者呼吸抑制、肺水肿、心跳停止;胎儿:无应激实验 NST 无反应型增加;新生儿:呼吸抑制、低 Apgar 评分、肠蠕动降低、腹胀。④监测指标:孕妇尿量、呼吸、心率、膝反射,Mg^{2+} 浓度;应用硫酸镁时需准备 10% 葡萄糖酸钙 10ml 用于解毒备用。

4)β₂-肾上腺素能受体兴奋剂:β₂-受体主要在子宫、血管、支气管及横膈平滑肌内。药物直接作用于平滑肌细胞膜上的受体,与相应受体结合后,激活腺苷环化酶而使平滑肌细胞中的环磷酸腺苷(cAMP)含量增加,抑制肌质网释放钙,细胞质内钙含量减少,使子宫肌松弛而抑制宫缩。目前用以治疗早产的有羟苄羟麻黄碱。孕期用药属于 B 类。①用法:将利托君 100mg 溶于 500ml 葡萄糖液体中,开始时 0.05mg/min 的速度静脉滴注,以后每隔 10～15min 增加 0.05mg,直至 0.35mg/min,至宫缩停止。其后继续维持 12h,逐渐减量后改口服。如心率≥140 次/分应停药。②绝对禁忌证:孕妇心脏病、肝功能异常、子痫前期、产前出血、未控制的糖尿病、心动过速、低血压、肺动脉高压、甲状腺功能亢进症、绒毛膜羊膜炎。③相对禁忌证:糖尿病、偏头痛、偶发心动过速。④副作用:但该类药物有恶心、头晕头痛,致心率加快、心律失常、低血压等不良反应,并可引起高血糖、低血钾、低血钙、低血镁等。孕妇:心动过速、震颤、心悸、心肌缺血、焦虑、气短、头痛、恶心、呕吐、低血钾、高血糖、肺水肿;胎儿:心动过速、心律失常、心肌缺血、高胰岛素血症;新生儿:心动过速、低血糖、低血钙、高胆红素血症、低血压、颅内出血。⑤监测指标:心电图、血糖、血钾、心率、血压、肺部情况、用药前后动态监测心绞痛症状及尿量,总液体限制在 2400ml/24h。

5)阿托西班:阿托西班为催产素类似物,分子式为 1-巯基丙酸-右旋酪氨酸(2-乙基)-4-苏氨酸-8-鸟氨酸催产素,在催产素分子结构上的 1、2、4、8 的位置进行了修正。阿托西班于 2001 年正式在欧洲上市,和其他药物相比,催产素受体拮抗剂对子宫具有更高特异性,对母体及胎儿的副作用均较其他抗早产药物为少。目前认为可能的作用机制:①阿托西班可直接与催产素竞争催产素受体,抑制催产素和催产素受体结合,从而直接抑制催产素作用于子宫,抑制子宫收缩;②阿托西班可以抑制磷脂酰肌醇的水解作用,阻断第二信使的生成以及钙离子的活动,从而间接抑制了子宫对催产素的反应,使子宫收缩得到抑制。阿托西班的单药应用方法有以下三种:①6.5mg 静推＋300ug/min 静滴(持续三小时)＋100ug/min 静滴(持续);②2mg 静推＋100ug/min 静滴(持续);③300ug/min 静滴(持续),并均在完全有效抑制宫缩后 4～5 小时停用。这三种方案均可有效的抑制子宫收缩,其中以第一种方案最为常用,治疗效果更值得肯定。阿托西班可以迅速有效的抑制子宫收缩,延迟分娩 48 小时有效率达 88.1%,延迟分娩七天有效率可达 79.7%。其有效性和目前最常用的利托君类似,但临床不良反应较少,目前观察到的有:恶心,食欲减退,头痛,呕吐,以及长期注射后局部皮肤的硬结,但这些不良反应的程度均较轻,不影响患者的继续治疗,也不需要特殊处理。

4.抗生素　虽然早产的主要原因是感染所致,但研究显示,抗生素并不能延长孕周及降低早产率。

(1)对有早产史或其他早产高危孕妇,应结合病情个体化地应用抗生素。

(2)对胎膜早破的先兆早产孕妇建议常规应用抗生素预防感染。

(3)抗生素预防性应用防止胎膜未破性早产:亚临床和临床感染被认为是早产发生的病因之一。因此有人建议应对早产孕妇采用抗生素治疗,以减少早产的发生率。Cochrane 评价发现胎膜未破早产孕妇的抗生素治疗,使孕妇绒毛膜炎和子宫内膜炎感染减少,但没有减少早产或不良新生儿结局,对新生儿结局并无益处。相反,增加了新生儿发病风险。不推荐常规应用该治疗。

5.宫颈环扎术

(1)预防性宫颈环扎术:传统观念认为,宫颈外部存在明显的先天或后天缺陷,或有宫颈机能不全典型病史的患者可选择择期宫颈环扎术,但手术效果仍存在争议。预防性宫颈环扎术宜在妊娠 14～16 周实施,主要针对有因宫颈机能不全造成流产及早产的患者。4 项随机临床试验中 3 项研究表明因上述指征而接受宫颈环扎术者,妊娠结局无明显改善。医学研究会/皇家妇产科医师学会进行了大规模的国际性的随机干预治疗试验,将 1292 例有早产危险的单胎孕妇分为 6 个组:①1 次中期妊娠流产或早产史,无锥切活检或宫颈切除术史;②2 次中期妊娠流产或早产史,无锥切活检或宫颈切除术史;③≥3 次中期妊娠流产或早产史,无锥切活检或宫颈切除术史;④有锥切活检或宫颈切除术史;⑤早期妊娠自然流产史,检查发现子宫或宫颈畸形,或有终止妊娠史;⑥双胎妊娠。第三组 107 例,宫颈环扎术仅对降低这组患者孕 33 周前的早产率有显著性意义(环扎组 15%,对照组 32%,$P \leqslant 0.05$)。另外 5 组中,宫颈环扎术既不能改善新生儿结局也不能降低早产率。

一项 61 例的随机研究比较孕 16 周～24 周超声证实有宫颈内口扩张,接受 McDonald 环扎者($n=31$)与未接受环扎者($n=30$),在随机分组前,所有患者都行羊膜腔穿刺术取羊水、泌尿生殖道分泌物细菌培养,同时吲哚美辛和抗生素治疗。两组的分娩孕龄和围产儿结局差异无显著性。多个宫颈机能不全预防性环扎随机试验(CIPRACT)的最终结果各不相同。35 例患者的研究显示,16 例单纯卧床休息的患者中,7 例(44%)孕 34 周前发生早产;19 例接受 McDonald 环扎加卧床休息者,无 1 例孕 34 周前发生早产($P=0.002$)。另外,单纯卧床休息组的新生儿发病率(8/16)显著高于环扎加卧床休息组(1/19,$P=0.005$)。但由于样本量小,限制了这些研究的可信性。另外由于合理设计的紧急宫颈环扎术随机研究的数量有限,超声发现宫颈缩短或宫颈内口漏斗型改变患者的处理仍值得推敲,宫颈环扎手术的决定应该谨慎。

对于预防性宫颈环扎术,任何一种术式都能取得良好效果。然而 Shirodkar 手术在操作上有一定的难度,McDonald 手术操作起来较容易,当羊膜囊膨出宫颈外口并脱入阴道时首选 McDonald 手术。与原始的 Shirodkar 手术相比,改良的 Shirodkar 手术具有创伤小、出血少的优点,尤其在宫颈条件不具备 McDonald 手术,施行改良的 Shirodkar 手术是很有必要的。当羊膜囊膨出宫颈外口,抬高臀部、充盈膀胱或经腹行羊水穿刺降低宫内压,有助于羊膜囊还纳环扎术的实施。必要时 1 周后在第一结扎线的上方再行 McDonald 手术(double McDonald 手术)。

(2)急症(补救性)宫颈环扎术:是针对 28 周前无宫缩而宫颈扩张或宫颈管展退(伴有或不伴有胎膜膨出)的患者,有报道其成功率(50%～59%)较预防性环扎术的成功率(81%～86%)明显降低,胎儿存活率 22%～100%,是否优于期待治疗仍不清楚。未临产或无胎盘早剥而出现进行性宫颈扩张,是急诊宫颈环扎的指征。尚未经随机研究证实。尽管有大量的回顾性研究,但是由于选择偏倚,样本量不足,选择标准不一致,研究结果可信性有限。

(3)环扎术的并发症:宫颈环扎术的并发症往往随孕周的增加及宫颈的扩张而增多,近期并发症(48 小时之内)主要是胎膜早破、出血多、流产。远期并发症(48 小时以后)主要是宫颈管裂伤(3%～4%)、绒毛膜羊膜炎(4%)、宫颈管狭窄(1%)等。

6.分娩时机的选择　分娩时机的选择包括:

(1)对于不可避免的早产,应停用一切宫缩抑制剂。

(2)当延长妊娠的风险大于胎儿不成熟的风险时,应选择及时终止妊娠。

(3)妊娠<34 周时根据个体情况决定是否终止妊娠。如有明确的宫内感染则应尽快终止妊娠。

7.分娩方式的选择　分娩方式的选择应与孕妇及家属充分沟通。

(1)有剖宫产指征者可行剖宫产术结束分娩,但应在估计早产儿有存活可能性的基础上实施。

(2)阴道分娩:重点在于避免创伤性分娩、新生儿窒息以及为出生后的复苏与保暖作好充分准备。①吸氧;②第一产程中,使临产妇取左侧卧位以增加胎盘灌注量;③避免应用镇静剂和镇痛剂;④肌内注射维生素 K_1 10mg,以降低新生儿颅内出血发生率;⑤进入第二产程后,适时在阴部神经阻滞麻醉下作会阴切开术,以减少盆底组织对胎头的阻力,必要时施行预防性产钳助产术,但操作须轻柔,以防损伤胎头。

8.早产预测　一般从早产高危因素、宫颈形态和长度、实验室检查结果来预测早产的发生。

(1)高危因素:①早产史;②晚期流产史;③年龄<18 岁或>40 岁;④患有躯体疾病和妊娠并发症;⑤体重过轻(体重指数≤18kg/m^2);⑥无产前保健,经济状况差;⑦吸毒或酗酒者;⑧孕期长期站立,特别是每周站立超过 40 小时;⑨有生殖道感染或性传播感染高危史,或合并性传播疾病如梅毒等;⑩多胎妊娠;⑪助孕技术后妊娠;⑫生殖系统发育畸形。

(2)宫颈形态和长度:①指检法:包括肛查及阴道检查,以阴道检查为多。在 25～31 周,指检发现宫颈管长度≤1cm;宫颈内口开张能容纳指尖时,往往数周后发生早产。指检仅能触及宫颈阴道部,不能准确测量宫颈长度,更无法评价宫颈内口的改变,且宫颈软硬、长短和宫颈外口开大程度的判断多带有主观性,可重复性差。②超声检测:更加可靠的是宫颈的超声检测,目前研究较多的是经阴道探查宫颈长度和宫颈内口漏斗的宽度。利用宫颈长度预测早产应首选经阴道测量,但在可疑前置胎盘和胎膜早破及生殖道感染时,可以选择经会阴测量或经腹测量。妊娠期宫颈长度的正常值为:经腹测量为 3.2～5.3cm;经阴道测量为 3.2～4.8cm;经会阴测量为 2.9～3.5cm。对先兆早产孕妇或具有早产高危因素孕妇的早产预测认为:宫颈长度>3.0cm 是排除早产发生的较可靠指标。对有先兆早产症状者应动态监测宫颈长度。漏斗状宫颈内口可能是暂时的,伴有宫颈长度的缩短才有临床预测意义。在孕 30 周,如果宫颈内口呈漏斗状,且漏斗部的长度超过 5mm,早产发生的阳性预测值可达 33%。超声下宫颈容受或消失即形成漏斗状,表现为宫颈管上端两侧壁明显分离,产生一个楔形空间。非侵入性压力技术,包括按压宫底、咳嗽、站立,可产生超声所见的宫颈变化。妊娠 24~28 周进行系列超声评估宫颈长度,发现宫颈长度与早产有关,早产的相对危险随宫颈长度的缩短而增加。对低危孕妇连续超声评估宫颈的结果表明其预测早产的敏感性及阳性预测值均较低,意味着 B 超检测出 1 例宫颈缩短早产的病例,可能伴随很多假阳性的结果。因此,对于低危孕妇不推荐进行宫颈常规超声筛查。

(3)实验室检查

1)胎儿纤维结合蛋白(fFN):是子宫绒毛膜细胞外的基质成分,存在于绒毛膜和蜕膜之间,主要由滋养层细胞产生。由于孕 21 周以后,绒毛膜与蜕膜的融合阻止了 fFN 的释放,而使正常的孕妇在 22~35 孕周时,fFN 的含量极低,只有在绒毛膜与蜕膜分离、绒毛膜与蜕膜界面的细胞外基质遭到机械损伤或蛋白水解酶的降解时,fFN 才可见于宫颈阴道分泌物中。因此,在孕 22~35 周之间,宫颈阴道分泌物中 fFN 的水平与是否发生早产有很大的相关性。一般采用灵敏免疫测定妊娠后期宫颈或阴道分泌物和羊水,fFN>50ng/mL 即为阳性。fFN 在 24h 有性交史或阴道检查、阴道流血和子宫收缩情况下可出现假阳性。阴性实验有助于排除(2 周内)分娩的可能性,然而阳性结果对于预测早产的敏感度较低。美国 FDA 批准,fFN 检测用于有早产症状的孕妇和有高危因素孕妇的早产风险性评估,用于 22-30 孕周无症状孕妇的常规筛查和 24~35 孕周有早产症状孕妇检查。fFN 检测是美国妇产科医师学会(ACOG)推荐的常规用于早产诊断的项目。预测早产的敏感度为 50% 左右,特异度为 80%~90%。1 周内分娩的敏感度为 71%,特异度为 89%。孕 22~35 周有先兆早产症状,但 fFN 阴性,1 周内不分娩的阴性预测值为 98%,2 周内不分娩为 95%。其重要意义在于它的阴性预测值和近期预测的意义。

2)胰岛素样生长因子结合蛋白-1(IGFBP-1):破膜前宫颈阴道分泌物中磷酸化 IGFBP-1 的含量如果大于 50μg/l 即为阳性。Patemoster 等对孕 28~34 周先兆早产孕妇进行研究,发现其预测早产的敏感性、特异性、阳性预测值及阴性预测值分别为 69.2%、90.5%、50%、95.6%。有研究者将经阴道测宫颈长度和检测宫颈阴道分泌物中磷酸化 IGFBP-1 的含量结合起来,发现其特异性和阳性预测值有很大的提高。

3)基质金属蛋白酶(MMP):Nien 等对 331 例妊娠中期胎膜完整妊娠妇女的羊水进行 MMP-8 检测,发现羊水中 MMP-8 越高,至分娩发动的间隔时间越短,对 14d 内发生分娩的阳性预测值达到 94%。

(4)早产预测手段发展存在的问题:目前早产的发病机制尚未完全明了,不同研究中敏感性、特异性和阳性、阴性预测值差别较大且有些并不理想,某些界值的不确定性,检查项目的增加导致的浪费医疗资源,对患者而言存在检查项目的繁琐,费用的增加,收集标本的潜在的危险性,并由此带来的各种心理负担。所以寻求一种特异性和敏感性都高的预测手段显得十分重要。

【临床特殊情况】

1.早产促胎肺成熟　对于孕周小于 34 周的早产,地塞米松或倍他米松促胎肺成熟已经成为大家共识。但是 2011 年 ACOG 公布委员会意见:对于孕 32~336/7 周胎膜早破,是否用糖皮质激素促胎肺成熟还没有达成共识;如果促胎肺成熟已经在 2 周以上,孕周还小于 32 周并出现早产征兆可以再次促胎肺成熟补救一次,但是不推荐补救 2 次及以上。

2.如何判断安胎的时机　安胎药物使用概率,中国远远高于欧美国家,这涉及滥用安胎药的问题。建议可以增加宫颈长度测量和或 fFN 来协助判断是否可能发生早产,宫颈长度测量和或 fFN 对于早产的阴性预测值是相当高的,可以显著降低使用安胎药的概率和住院治疗。另外,宫颈长度测量以阴道超声测量最为准确。

3.宫颈环扎术   根据循证医学证据,仅仅当有 3 次及以上孕中期流产或早产史的孕妇,建议在孕 14~16 周之间进行择期宫颈环扎术;如果只有 1 次或 2 次孕中期流产或早产史的孕妇,可以随访宫颈长度,根据宫颈变化情况决定进行宫颈环扎时机。

(刘　娜)

第九节　过期妊娠

凡平时月经周期规则,妊娠达到或超过 42 周(≥294d)尚未分娩者,称过期妊娠。过期妊娠占妊娠总数的 3%~15%。过期妊娠使胎儿窘迫、胎粪吸入综合征、成熟障碍综合征、新生儿窒息、围生儿死亡、巨大儿及难产等不良结局发生率增高。

过期妊娠可能与下列因素有关:雌孕激素比例失调、子宫收缩刺激发射减弱、胎儿畸形、遗传因素。

【诊断与鉴别诊断】

(一)临床依据

应正确核实孕周,根据孕周进行诊断。

1.以末次月经计算   平常月经规则,周期为 28d 的孕妇,以末次月经第一日计算,停经超过 42 周(≥294d)尚未分娩者,可诊断为过期妊娠。

2.根据排卵日计算   月经不规则、月经周期长、哺乳期受孕和末次月经不清的孕妇,可根据基础体温提示的排卵期推算预产期,若排卵后≥280d 仍未分娩者可诊断为过期妊娠。

3.根据 B 型超声检查确定孕周   妊娠 20 周内,B 型超声检查对确定孕周有重要意义。妊娠 5~12 周以胎儿顶臀径推算预产期较为准确,妊娠 12~20 周以胎儿双顶径、股骨长度推算预产期较好。

4.其他   根据妊娠最初血、尿 HCG 增高的时间、早孕反应出现时间、胎动开始时间及早孕期妇科检查发现的子宫大小推算孕周。

(二)检查项目及意义

在核实孕周的同时,应确定胎盘功能是否正常。

1.胎动计数   妊娠超过 40 周的孕妇,应计数胎动进行自我监护,如胎动<10 次/12h 或逐日下降超过 50%,提示胎儿缺氧。

2.胎儿电子监护仪检测   胎儿电子监护仪检测包括 NST、OCT。在预测过期妊娠胎儿储备力方面,NST 有相对较高的假阴性率(假阴性指 NST 正常,但一周内胎儿死亡),故单纯 NST 有反应型,不能说明胎儿储备力良好,常需结合 B 型超声检查估计胎儿宫内安危,一般每周 1~2 次。NST 无反应型需进行 OCT 检查,若多次反复出现胎心晚期减速,提示胎盘功能减退,胎儿明显缺氧。

3.B 型超声检查   每周 1~2 次观察羊水量、胎动、胎儿呼吸样运动、胎儿肌张力,其中羊水量减少是胎儿慢性缺氧的信号。如加上 NST,5 项评分总分≤3 分提示胎儿宫内明显缺氧。

4.胎儿脐动脉血流 S/D 测定   可隔日检测,若 S/D≥3,疑胎儿缺氧,需结合其他检查排除胎盘功能不良。

5.尿 E3、E/C 测定   隔日检测一次。如尿 E/C<10 或 24h 尿 E3<10mg,提示胎盘功能不良。

6.孕妇血清胎盘生乳素(HPL)测定   HPL<4mg/L 或突然下降 50%,表示胎盘功能低下。

7.羊膜镜检查   观察羊水颜色,了解羊水有无胎粪污染。若胎膜已破可直接观察到羊水的性状。

(三)诊断思路及原则

1.在诊断之前必须准确核实孕周。

2.诊断成立后必须判断胎盘功能是否正常,一旦发现胎盘功能不良,需尽快终止妊娠。

【治疗方案及选择】

确诊过期妊娠后要及时终止妊娠。终止妊娠的方法应根据胎盘功能、胎儿大小、宫颈成熟度等综合分析,选择恰当的方式分娩。

1.引产　对确诊过期妊娠而无胎儿窘迫、无明显头盆不称、胎盘储备功能尚好、羊水指数>5cm 者,可考虑引产。

(1)促宫颈成熟:宫颈成熟度是影响引产成功率的主要因素,不成熟的宫颈引产不易成功。因此,引产前应常规进行宫颈 Bishop 评分,如小于 7 分,引产前应给予促宫颈成熟治疗。

(2)引产:对宫颈成熟,Bishop 评分大于 7 分者,应予以引产。对胎头已衔接者,通常采用人工破膜,破膜时羊水清者可静脉滴注缩宫素,并行 OCT 检测。引产过程中应严密监护胎心、宫缩及产程进展。

2.剖宫产　具有以下情况之一者,应考虑剖宫产终止妊娠,以降低新生儿窒息及围生儿病死率。

(1)胎盘功能不良,胎儿储备力差,不能耐受宫缩者。

(2)巨大儿,估计胎儿体重≥4000g,特别是>4500g,头盆不称、肩难产的危险性大者。

(3)合并胎位异常如臀先露者。

(4)引产失败或产程进展缓慢,疑有头盆不称者。

(5)产时胎儿窘迫,短时间内不能经阴道结束分娩者。

(6)同时存在其他妊娠合并症及并发症如糖尿病、肾炎、妊娠期高血压疾病、妊娠期肝内胆汁淤积症等。

【病情及疗效评价】

对过期妊娠者,下列情况视病情严重。

1.胎动减少甚至消失伴有 NST 阴性。

2.反复出现晚期减速。

3.羊水过少伴粪染。

4.胎儿头皮血 pH<7.2。

对过期妊娠引产分娩者,需要连续评价的指标是羊水性状与胎心监护。

（呼亚清）

第十节　流　产

妊娠不足 28 周、体重不足 1000g 而终止妊娠者称为流产。妊娠 12 周末前终止者称早期流产,妊娠 13 周至不足 28 周终止者称为晚期流产。

因自然因素导致的流产称为自然流产。自然流产率占全部妊娠的 10%～15%,其中 80% 以上为早期流产。按流产发展的不同阶段又可分为四种临床类型,分别为先兆流产、难免流产、不全流产和完全流产。此外,尚有 3 种特殊情况包括:稽留流产,即指宫内胚胎或胎儿死亡后未及时排出者;习惯性流产指连续自然流产 3 次或 3 次以上者;以及流产合并感染。

【诊断与鉴别诊断】

(一)临床依据

1.先兆流产　病史停经后阴道少量流血,伴或不伴下腹痛或腰骶部胀痛,体格检查阴道及宫颈口可见少量血液,宫颈口未开,无妊娠物排出,子宫大小与停经时间相符。辅助检查血、尿 hCG 升高,B 超显示宫内见妊娠囊。

2.难免流产   在先兆流产基础上阴道流血增多,腹痛加剧,或阴道流液胎膜破裂。体格检查阴道内多量血液,有时宫颈口已扩张,见部分妊娠物堵塞宫口,子宫大小与停经时间相符或小。辅助检查血 hCG、孕激素不升或降低,B 超显示宫内可见妊娠囊,但无胚胎及心管搏动。

3.不全流产   难免流产发生部分妊娠物排出宫腔或胚胎(胎儿)排出宫腔后嵌顿于宫颈口。影响子宫收缩而大量出血。因此,病史阴道大量流血,伴腹痛,甚至休克。体格检查阴道可见大量血液及宫颈管持续血液流出,宫颈口有妊娠物堵塞,子宫小于停经时间。

4.完全流产   有流产症状,妊娠物已排出。病史阴道流血减少并逐渐停止,体格检查阴道及宫颈口可见少量血液,宫颈口闭合,子宫大小接近正常。辅助检查血、尿 hCG 明显降低,B 超显示宫内无妊娠物。

5.稽留流产   先有早孕症状后减轻,有或无先兆流产的症状。体格检查子宫大小比停经时间小。辅助检查血 hCG、孕激素降低,B 超显示宫内可见妊娠囊,但无胚胎及心管搏动。

6.习惯性流产   指连续自然流产 3 次或 3 次以上者。临床经过同一般流产。

7.流产合并感染   病史常发生于不全流产或不洁流产时,有下腹痛、阴道恶臭分泌物,可有发热。体格检查阴道、宫颈口可有脓性分泌物,宫颈摇摆痛,子宫压痛。严重时引发盆腔腹膜炎、败血症及感染性休克。辅助检查:血常规显示白细胞增高,C 反应蛋白高等感染指标上升。

(二)检查项目及意义

1.B 超   测定妊娠囊的大小、形态、胎心搏动,可辅助诊断流产类型及鉴别诊断。

2.血 hCG 水平   连续测定血 β-hCG 水平的动态变化,有助于妊娠的诊断和预后判断。

3.血常规、血凝等。

4.其他相关性检查

(1)孕激素的连续监测也有助于判断妊娠预后。

(2)针对流产合并感染应行红细胞沉降率、CRP、宫腔分泌物培养等相关检查。

(3)稽留流产患者应行凝血功能检测。

(4)习惯性流产患者应行夫妇双方染色体核型、TORCH、甲状腺功能检测等相关检查。

(三)诊断思路和原则

1.病史   停经史;早孕反应及出现时间;阴道流血量和时间;腹痛部位及性状;有无组织物排出;阴道分泌物有无异味;有无发热、晕厥等表现;既往病史(内分泌疾病史、流产史、生殖器官疾病或手术史)等。

2.体格检查   生命体征;有无贫血和急性感染征象;妇科检查。

3.辅助检查

(1)B 超:测定妊娠囊的大小、形态、胎心搏动,可辅助诊断流产类型及鉴别诊断。

(2)血 hCG 水平:连续测定血 β-hCG 水平的动态变化,有助于妊娠的诊断和预后判断。

(3)血常规、血凝等。

(4)其他相关性检查:①孕激素的连续监测也有助于判断妊娠预后;②针对流产合并感染应行红细胞沉降率、CRP、宫腔分泌物培养等相关检查;③稽留流产患者应行凝血功能检测;④习惯性流产患者应行夫妇双方染色体核型、TORCH、甲状腺功能检测等相关检查。

【治疗方案及选择】

(一)先兆流产

1.一般处理   嘱患者卧床休息、严禁性生活,保持足够的营养供应及情绪稳定,同时予心理治疗。

2.药物治疗

(1)黄体功能不足者可予黄体酮 20～40mg 肌内注射,每日一次。

(2)在 IVF-ET 患者出现早期流产征象时也可同时加用 hCG。

(3)维生素 E 对黄体功能不足也有一定治疗作用。

(4)甲状腺功能低下者可口服小剂量甲状腺素。

(二)难免流产

一旦确诊,应及时行清宫术排出胚胎及胎盘组织,刮出物送病理学检查。

(三)不全流产

在输液、输血同时立即行刮宫术或钳刮术,并给予抗生素预防感染。

(四)完全流产

行 B 超检查,如无感染,可不予特殊处理。

(五)稽留流产

(1)行凝血功能检测:如有异常,予纠正后再行清宫术。

(2)因稽留流产时胎盘组织常与子宫壁致密粘连,清宫前应予口服倍美力片 0.625mg,每次 5 片,每日 3 次,以期提高子宫肌对缩宫素的敏感性。

(3)手术中应行 B 超监测。

(4)如粘连致密、手术操作困难,为避免子宫穿孔等并发症,不可强求一次清宫彻底,必要时可 5～7d 行二次清宫术或行宫腔镜下电切割术。

(5)中期妊娠稽留流产也可考虑行 B 超引导下利凡诺尔羊膜腔内注射引产,继行清宫术。

(6)手术前给予米索可有助于软化宫颈及促进子宫收缩。

(7)术后应给予人工周期药物以促进子宫内膜修复。

(六)习惯性流产

1.病因检查　反复自然流产患者妊娠前应做的相关检查。

(1)女性生殖器:应做详细的妇科检查,注意有无子宫内口松弛、陈旧性裂伤、子宫轮廓是否规整、有无子宫发育不良、子宫畸形、子宫肌瘤、附件肿瘤等;疑有宫腔异常者,可行超声、HSG、诊断性刮宫或宫腔镜等相关检查,排除子宫纵隔、宫腔息肉、黏膜下肌瘤、宫腔粘连等,并取子宫内膜组织送病理学检查;宫颈内口功能不全借助于宫颈内口探查术或 HSG 多可明确诊断;疑有子宫畸形不能确定者可行腹腔镜检查。

(2)内分泌功能检测:BBT、激素水平测定、超声监测卵泡发育和排卵的情况、经前子宫内膜组织活检、宫颈黏液检查、阴道脱落细胞学检查等;此外,还应行甲状腺功能的检测,有糖尿病史者尚需行空腹血糖和(或)OGTT。

(3)染色体检查:检测夫妇双方的染色体核型,如有可能,同时行流产清宫刮出物或排出物的染色体核型检测。

(4)免疫学检查:夫妇双方的血型[如女方为 O 型而男方为非 O 型,则需测定抗 A 抗体和(或)抗 B 抗体];检测夫妇血液中抗精子抗体;HLA 位点抗原;混合淋巴细胞试验(MLK)等。

(5)Torch 全套检查:弓形虫、支原体检测;病毒学检测:单纯疱疹病毒Ⅱ(HSV-Ⅱ)、风疹病毒(RUV)、巨细胞病毒(CMV)。

(6)精液检测:排除母体严重营养不良、过度吸烟饮酒等不良嗜好以及不良环境因素如长期接触有毒化学物质或放射线等。

2.治疗

(1)对症处理:①对有宫颈内口松弛者于停经 14～16 周行宫颈内口环扎术;②积极处理子宫纵隔、子宫肌瘤、宫腔息肉、宫腔粘连等相关疾病。

(2)药物治疗:习惯性流产患者确诊妊娠后,可常规注射 hCG 3000～5000U,隔日一次,直至妊娠 8 周后停止。

(3)免疫治疗:①有学者对不明原因的习惯性流产患者行主动免疫治疗;②女方抗精子抗体滴度达 1:32 或更高者,应行避孕套避孕 3～6 个月,以避免抗精子抗体继续产生,如抗体滴度持续不下降,可采用免疫抑制药如小剂量泼尼松片治疗;③男方抗精子抗体滴度达 1:32 或更高者也应采用免疫抑制治疗。

3.流产合并感染

(1)应以迅速控制感染和尽快清除宫腔内感染组织为目的。

(2)宜据病情严重程度及辅助检查选择合适的抗生素,并尽早施行清宫手术,手术前应先给予抗生素并使血中药物浓度达到有效水平。

(3)在以上治疗的同时,积极予以支持治疗以改善患者的一般情况、增强抵抗力和提高患者对手术的耐受能力。

【病情与疗效评价】

1.流产类型不同,临床表现也不同。详细的病史是病情判断的关键。

2.生命体征、阴道流血量,以及妇科检查。

3.动态妊娠试验和 B 型超声检查。

4.血常规、血凝、CRP、血生化等实验室检查。

先兆流产经治疗后如阴道流血等症状未加重,一般一周一次评价疗效,复查血 hCG 和 B 超。直到症状消失,B 超提示胎儿存活,表示可继续妊娠。如症状加重,B 超提示胚胎发育不良,血 hCG 不升或下降,表明流产不可避免,应及时终止妊娠。

难免流产术后两周内如仍有阴道流血,需行 B 超检查了解有无妊娠物残留。手术后如月经有异常或停经者要告知及时检查。警惕宫腔粘连。

(李巧珍)

第十一节　死胎

妊娠 20 周后胎儿在子宫内死亡者,称死胎,胎儿在分娩过程中死亡,称死产,亦是死胎的一种。

【诊断】

1.临床表现　胎儿死亡后孕妇最常见的主诉有:胎动消失;体重不增或减轻;乳房退缩;感觉不适,有血性或水样阴道分泌物等。

2.体征　定期随访检查,发现子宫不随孕周增加而增大;胎心未闻及;胎动未扪及;腹部触诊未扪及有弹性的、坚固的胎体部分。

3.超声检查　死亡时间较短者,仅见胎动和胎心搏动消失,体内各器官血流,脐带血流停止,身体张力及骨骼、皮下组织回声正常,羊水回声区无异常改变。若胎儿死亡过久,可显示颅骨重叠,颅板塌陷、颅内结构不清,胎儿轮廓不清、胎盘肿胀。

【病因】

引起死胎的原因可归于胎儿因素,脐带和胎盘因素,母体因素。

1.胎儿因素

(1)染色体异常:20周以后发生的死胎中胎儿染色体病的发生率为6%。

(2)先天畸形:先天性心脏病、神经管缺陷、脐膨出、腹裂、脑积水等均可导致胎儿死亡。其中最常见的是严重的心血管系统功能障碍或畸形,导致胎儿缺氧、死亡。

(3)胎儿水肿:胎儿水肿可分为免疫性和非免疫性。免疫性水肿多继发于溶血性疾病。非免疫性水肿除了与染色体异常有关外,还与宫内感染、先天器官发育不良、代谢性疾病及孕妇全身性疾病有关。

(4)胎儿感染:常见的可引起胎儿死亡的病原体感染包括:弓形虫、巨细胞病毒、风疹病毒、单纯疱疹病毒、B族链球菌、细小病毒 B_{19} 、梅毒等。

(5)胎儿产时窒息。

2.脐带和胎盘因素　脐带是母体与胎儿进行气体交换、营养物交换的重要通道。脐带发育异常如单脐动脉等可导致胎儿死亡。若脐带受压包括脐带绕颈、缠身、扭转、打结、脱垂、水肿淤血等引起脐带血供受阻,可使胎儿缺氧死亡。常于分娩后方能明确诊断。如果脐血管栓塞、破裂或与脐带平行(即无盘绕脐血管)、附着异常(如脐血管前置)等,容易发生胎儿死亡。

胎盘功能异常和胎盘结构异常可导致胎儿宫内缺氧、死亡。胎盘功能异常一般发生于某些高危妊娠,如子痫前期、母亲贫血等。过期妊娠时,胎盘老化,功能减退,对胎儿氧及营养供应缺乏,并且过度成熟胎儿对缺氧的耐受能力差,因此易发生胎儿宫内窘迫及宫内死亡。前置胎盘往往会出现孕妇失血过多、早产、宫内生长受限等异常,从而增加胎儿死亡风险。轮状胎盘、膜状胎盘可使母体胎儿营养交换面积减少。胎盘早剥时形成胎盘血肿,当剥离面积达1/2时可致胎儿死亡。胎盘感染时由于炎性渗出增多、水肿,减少了母体胎儿间的营养交换,可造成宫内死亡。其他引起胎儿死亡的胎盘异常包括:胎盘梗死、胎儿-母体(经胎盘)输血等。

3.母体因素　死胎中1/3是由于母体因素造成的。

(1)孕妇患有肺炎或哮喘等呼吸系统疾病,或患有妊娠期肝内胆汁淤积症、病毒性肝炎、急性脂肪肝、急性胰腺炎等消化系统疾病,或患有肾小球肾炎、急性尿路感染、肾病综合征等泌尿系统疾病时,均会增加胎儿死亡风险。患有癫痫的孕妇,或者急性阑尾炎孕妇穿孔后伴有腹膜炎时,死胎发生率明显增加。另外妊娠合并甲状腺功能异常、系统性红斑狼疮、抗磷脂综合征等疾病亦会威胁胎儿生存。

(2)各种原因导致的母亲贫血、心脏功能障碍、高血压等都会影响到胎儿供氧,不利胎儿存活。特别是妊娠期高血压疾病的孕妇,因绒毛浅着床及血管痉挛而致胎盘灌注量下降、胎盘发生不同程度的梗死、胎盘血管破裂而致胎盘早剥等,导致胎儿生长受限、胎儿窘迫甚至死胎。

(3)妊娠合并糖尿病时,孕妇高血糖持续经胎盘到达胎儿体内,刺激胎儿胰岛β细胞增生、肥大,胰岛素分泌增高,促进胎儿肝脏的糖原合成、脂肪合成和蛋白质合成,胎儿生长加速,肌体耗氧加大,导致胎儿宫内慢性缺氧、死亡。

(4)多胎妊娠围产儿死亡率较单胎妊娠高出4~6倍。死亡的原因:1/3为围产期死亡,2/3死于早产的并发症。单卵双胎的围产期死亡率大约是双卵双胎的三倍。特别是双胎输血综合征(TTTS),会严重影响胎儿存活。

(5)子宫畸形、孕妇腹部外伤及烧伤、孕妇有特殊致畸因子(如大剂量化学毒剂、辐射)接触史者,等均会增加胎儿死亡风险。

【病理变化】

1.浸软胎　胎儿皮肤色素沉淀呈暗红色,并且非常软、触之脱皮。头盖骨的结缔组织失去弹性而重叠,内脏器官软而脆。

2.压扁胎　胎儿死亡后,羊水被吸收,同时胎盘循环消失而发生退化,身体构造互相压迫,形成枯干形象。

3.纸样胎　双胎妊娠一个胎儿死亡,另一个继续妊娠,已死亡的胎儿枯干似纸质。纸样胎是压扁胎的进一步变化。

4.凝血功能障碍　胎儿死亡3周以上仍未排出,退行性变的胎盘组织释放促凝物质进入母体血内,激活母体凝血系统而引起弥散性血管内凝血(DIC),致血中的纤维蛋白原和血小板降低,最终导致难以控制的大量出血。

【胎儿死亡后的常规检查】

分娩前所需检测:胎儿血红细胞外周涂片检查、宫颈分泌物培养、尿液病毒分离/培养、母血病毒分离、弓形虫检测等、间接抗球蛋白试验、空腹血糖或糖基血红蛋白、抗心磷脂抗体、血常规、纤维蛋白原及血小板测定。有技术条件者羊水穿刺。行染色体核型分析及病毒检测。需氧、厌氧培养。

分娩后所需检测:母亲凝血功能、胎盘细菌培养、胎盘组织病理学检查、脐血培养、胎儿咽喉部、外耳部和肛门细菌培养,尸解等。

【产科处理】

凡确诊死胎尚未排出者,无论胎儿死亡时间长短均应积极处理。

术前详细询问病史,判断是否合并肝炎、血液系统疾病等,及时给予治疗。引产前,可口服己烯雌酚5mg,每日3次,连用5日,或苯甲雌二醇4mg,每日两次,肌注,连续3天。以提高子宫肌层对缩宫素的敏感性。缩宫素的给药方法包括持续低浓度静脉滴注(缩宫素2.5U加入5%葡萄糖溶液500ml)或脉冲式静脉滴注(浓度同前)。缩宫素的引产机制是使子宫平滑肌收缩,对宫颈软化作用不强。因此缩宫素主要用于宫颈较成熟者。

对于宫颈未成熟者,宜用依沙吖啶、前列腺素E_2、米索前列醇等具有促宫颈成熟的药物。①羊膜腔内注射或宫腔内羊膜腔外注射依沙吖啶。总量不超过100mg。肝肾功能不全者禁用;②前列腺素E_2的引产方法包括宫颈管内给药(PGE₂凝胶2.5ml)或阴道内给药(普贝生10mg);③米索前列醇阴道后穹隆内放置,25～50μg/3～6小时;④米非司酮配伍米索前列醇引产。米非司酮口服50mg,每日两次,连用两天。再阴道后穹隆内放置米索前列醇25μg。

若死胎已近足月,宫口开大后给予毁胎,以保护母体免受损伤。在引产过程中若出现先兆子宫破裂需行剖腹探查术。胎盘娩出后应详细检查胎盘、脐带,以明确死亡原因。产妇应给予回奶治疗,产后注意子宫收缩,严密观察产后出血,应用抗生素预防感染。

在多胎妊娠中,由于一胎死亡,存活胎儿的风险也往往增加。新生儿的存活取决于孕周和胎儿的体重,在28周之后分娩,若产前用类固醇激素,产后用肺表面活性剂等,新生儿预后较好。如果不足28孕周,新生儿预后较差。应根据胎儿体重、肺成熟度、存活几率、孕妇及家属的态度等综合考虑再做决定。

【胎死宫内的预防】

近年来围产医学不断发展,产科质量迅速提高,围产儿死亡率逐步下降,但死胎的发生率并无明显下降。因此有必要进一步改善干预效果。应加强对孕产妇的宣教,使孕妇了解孕期保健及自我监护的重要性;加强围产保健,特别是流动人口的围产保健管理,加强及完善产前检查、产前宣教。对高危孕妇,如双胎妊娠、急性肾衰竭、羊水过少、妊娠期糖尿病、败血症等严重妊娠合并症及并发症孕妇要实行严密监护,适时分娩,尽量避免或减少胎儿宫内死亡的严重后果。脐带因素虽不能防止,但可通过孕期的自我监护、胎心监护、胎儿脐动脉血流监测等预测和诊断,及时处理,降低围产儿死亡率。若胎动异常或发现胎心异常,如发现严重变异性减速或变异性减速混合晚期减速,经改变体位、给氧等处理不见好转,提示脐带受压和严重缺氧,在胎儿成熟情况下,应尽早结束分娩。

【临床特殊情况】

1.胎儿尸检的病因分析　尸体解剖是查找死亡原因的最有价值的方法。它不仅能发现胎儿内部的结构和代谢异常,还可提供一些缺氧和感染的证据。文献报道:胎儿尸解可为 26%～51% 的患者提供影响咨询和复发的新信息。另外也应视具体情况选择性进行胎盘检查、X 线检查、磁共振检查等。所有的死胎都有必要进行染色体检查。尽管经仔细临床观察和详尽检查仍可有 9%～30% 的死胎无确切原因,但还是应努力探寻死胎原因。

运用分子生物学进行尸检日益普及。在很多情况下,尸检要在胎儿死亡或分娩后数小时或几天才能进行。由于死后 24～36 小时的肝,死后 5 天的脾、肾和胸腺组织或死后 3 周的脑组织内在 DNA 仍可以稳定存在,胎儿组织 DNA 的检测可以在胎儿死亡后间隔一段时间进行。石蜡包被储存在中性福尔马林缓冲液中的组织有助于保存组织 DNA。胎儿死亡后组织细胞会发生自溶,因此 DNA 的检测只能用于定性分析,不能定量分析。PCR 方法可检测死胎组织的感染病毒或细菌。新鲜、冷冻组织或福尔马林固定与石蜡包埋的组织细胞均可进行 PCR 分析。传统的染色体核型分析技术需细胞培养,死亡后浸软的胎儿组织中的细胞很难培养。荧光原位杂交技术(FISH)不需经细胞培养,可直接检测新鲜组织细胞或福尔马林固定及石蜡包埋的组织细胞的染色体。不过 FISH 技术不能确认染色体结构性异常,如易位、倒位、环状染色体等,只能检测特定染色体的数目异常。与胎儿组织不同,胎盘组织常可发生染色体嵌合现象(即两种以上不同染色体核型的细胞克隆),称为局限性胎盘染色体嵌合体(CPM)。CPM 中最常见的染色体核型异常位于 16 号染色体上,其他染色体如 2、3、7、9、12、13、15、及 18 号染色体也可发生。FISH 检测需运用特定染色体探针,CPM 发生时异常染色体的多样性导致 FISH 法很难准确、有效和全面地检测胎盘组织细胞相关染色体数目异常。

2.多胎妊娠中一胎死亡的预后　双胎妊娠时,过去多主张及时终止妊娠。主要依据是:①死胎发生时,组织凝血活酶释放导致 DIC 危及另一胎儿和母体。②存活胎儿的多个器官因血栓形成或低灌位置增加死亡风险。不过,近年研究显示,双胎之一死亡后很少影响母体的凝血功能,因为胎儿死后胎盘血管闭塞,胎盘表面大量纤维素沉积,可阻止凝血活酶释放。如果死亡胎儿的原因在活胎儿上不存在时,孕周尚小、不成熟的胎儿是可以期待治疗的。通过严密监测母亲凝血功能,全面系统评价胎儿状况,经促胎儿肺成熟治疗后,适时终止妊娠。期待治疗可降低存活胎的死亡与病残率。患肝内胆汁淤积症(ICP)的孕妇双胎中一胎死亡后,应立即终止妊娠,且宜急诊剖宫产处理,这是因为 ICP 孕妇发生连续性胎儿猝死的几率较高。双胎妊娠中一胎死亡,对存活胎的影响还与是单卵双胎还是双卵双胎有关。单卵双胎一胎死亡后存活胎随之死亡的发生率高于双卵双胎。一般而言,双胎中一胎死亡后,存活胎的早产率、发病率和新生儿死亡率均会上升。特别是单卵双胎一胎死亡后,存活胎可能会发生双侧肾脏皮质坏死、多囊脑软化、胃肠道畸形等严重疾病。因此双胎中一胎死亡后需严密观察孕妇和胎儿情况,综合考虑单卵或双卵、胎儿体重、肺成熟度、预后、孕妇及家属的态度等再做处理。

(呼亚清)

第十九章　胎儿及附属物异常

第一节　巨大胎儿

巨大胎儿是一个描述胎儿过大的非常不精确的术语。国内外尚无统一的标准,有多种不同的域值标准,如 3.8kg、4kg、4.5kg、5.0kg。1991 年,美国妇产科协会提出新生儿出生体重≥4500g 者为巨大胎儿,我国以≥4000g 为巨大胎儿。生活水平提高,更加重视孕期营养,巨大儿的出生率越来越高。某地区 1989 年巨大儿的发生率为 5.05%,1999 年增加到8.62%。有报道山东地区 1995～1999 年巨大儿发生率为7.46%。Stotland 等报道美国 1995～1999 年巨大儿发生率为 13.6%。20 世纪 90 年代比 70 年代的巨大儿增加一倍。若产道、产力及胎位均正常,仅胎儿巨大,即可出现头盆不称而发生分娩困难,如肩难产。

【高危因素】

巨大胎儿是多种因素综合作用的结果,很难用单一的因素解释。临床资料表明仅有 40% 的巨大胎儿存在各种高危因素,其他 60% 的巨大胎儿无明显的高危因素存在。根据 Williams 产科学的描述,巨大胎儿常见的因素有糖尿病、父母肥胖(尤其是母亲肥胖)、经产妇、过期妊娠、孕妇年龄、男胎、上胎巨大胎儿、种族和环境等。

1.孕妇糖尿病　包括妊娠合并糖尿病和妊娠期糖尿病,甚至糖耐量受损,巨大胎儿的发病率均明显升高。在胎盘功能正常的情况下,孕妇血糖升高,通过胎盘进入胎儿血循环,使胎儿的血糖浓度升高,刺激胎儿胰岛 B 细胞增生,导致胎儿胰岛素分泌反应性升高,胎儿高糖血症和高胰岛素血症,促进糖原、脂肪和蛋白质合成,使胎儿脂肪堆积,脏器增大,体重增加,故胎儿巨大。糖尿病孕妇巨大胎儿的发病率可达 26%,而正常孕妇中巨大胎儿的发生率仅为 5%。但是,并不是所有糖尿病孕妇的巨大胎儿的发病率升高。当糖尿病合并妊娠的 White 分级在 B 级以上时,由于胎盘血管的硬化,胎盘功能降低,反而使胎儿生长受限的发病率升高。

2.孕前肥胖及孕期体重增加过快　当孕前体重指数>30kg/m² 、孕期营养过剩、孕期体重增加过快时,巨大胎儿发生率均明显升高。Johnson 等对 588 例体重>113.4kg(250 磅)及 588 例体重<90.7kg(200 磅)妇女的妊娠并发症比较,发现前者的妊娠期糖尿病、巨大胎儿以及肩难产的发病率分别为 10%、24% 和5%,明显高于后者的 0.7%、7%和 0.6%。当孕妇体重>136kg(300 磅)时,巨大胎儿的发生率高达30%。可见孕妇肥胖与妊娠期糖尿病、巨大胎儿和肩难产等均有密切的相关性。这可能与能量摄入大于能量消耗导致孕妇和胎儿内分泌代谢平衡失调有关。

3.经产妇　有资料报道胎儿体重随分娩次数增加而增加,妊娠 5 次以上者胎儿平均体重增加80～120g。

4.过期妊娠　与巨大胎儿有明显的相关性。孕晚期是胎儿生长发育最快时期,过期妊娠而胎盘功能正常者,子宫胎盘血供良好,持续供给胎儿营养物质和氧气,胎儿不断生长,以至孕期越长,胎儿体重越大,过期妊娠巨大胎儿的发生率是足月儿的 3～7 倍,肩难产的发生率比足月儿增加 2 倍。Stotland 等报道＞41周巨大胎儿的发生率是 33.3％。Langer 报道孕 40～42 周时,巨大胎儿的发生率是 20％,而孕 42～42 周末时发生率升高到 43％。

5.孕妇年龄　高龄孕妇并发肥胖和糖尿病的机会增多,因此分娩巨大胎儿的可能性增大。Stotland 等报道孕妇 30～39 岁巨大儿发生率最高,为 15.3％;而 20 岁以下发生率最低,为 8.4％。

6.上胎巨大胎儿　曾经分娩过超过 4000g 新生儿的妇女与无此病史的妇女相比,再次分娩超过 4500g新生儿的概率增加 5～10 倍。

7.羊水过多　巨大胎儿往往与羊水过多同时存在,两者的因果关系尚不清楚。

8.遗传因素　遗传基因是决定胎儿生长的前提条件,它控制细胞的生长和组织分化。但详细机制还不清楚。遗传因素包括胎儿性别、种族及民族等。在所有有关巨大胎儿的资料中都有男性胎儿发生率增加的报道,通常占 60％～65％。这是因为在妊娠晚期的每一孕周男性胎儿的体重比相应的女性胎儿重 150g。身材高大的父母其子女为巨大胎儿的发生率高;不同种族、不同民族巨大胎儿的发生率各不相同。Rodrigues 等报道排除其他因素的影响,原为加拿大民族的巨大胎儿发生率明显高于加拿大籍的外民族人群的发生率。Stotland 等报道美国白种人巨大胎儿发生率为 16％,而非白种人(包括黑色人种、西班牙裔和亚裔)为 11％。

9.环境因素　高原地区由于空气中氧分压低,巨大胎儿的发生率较平原地区低。

【对母儿的影响】

分娩困难是巨大胎儿主要的并发症。由于胎儿体积的增大,胎头和胎肩是分娩困难主要部位。难产率明显增高,带来母儿的一系列并发症。

1.对母体的影响　Stodand 等报道新生儿体重＞3500g 母体并发症开始增加,且随出生体重增加而增加,在新生儿体重 4000g 时肩难产和剖宫产率明显增加,4500g 时再次增加。

(1)产程延长或停滞:由于巨大胎儿的胎头较大,造成孕妇的骨盆相对狭窄,头盆不称的发生率增加。在胎头双顶径较大者,直至临产后胎头始终不入盆,若胎头搁置在骨盆入口平面以上,称为骑跨征阳性,表现为第一产程延长;若双顶径相对小于胸腹径,胎头下降受阻,易发生活跃期延长、停滞或第二产程延长。由于产程延长易导致继发性宫缩乏力;同时巨大胎儿的子宫容积较大,子宫肌纤维的张力较高,肌纤维的过度牵拉,易发生原发性宫缩乏力;宫缩乏力反过来又导致胎位异常、产程延长。巨大胎儿双肩径大于双顶径,尤其是糖尿病孕妇的胎儿.若经阴道分娩,易发生肩难产。

(2)手术产发生率增加:巨大儿头盆不称的发生率增加,容易产程异常,因此手术产概率增加,剖宫产率增加。

(3)软产道损伤:由于胎儿大,胎儿通过软产道时可造成宫颈、阴道、会阴裂伤,严重者可裂至阴道穹窿、子宫下段甚至盆壁,形成腹膜后血肿或阔韧带内血肿。如果梗阻性难产未及时发现和处理,可以导致子宫破裂。

(4)尾骨骨折:由于胎儿大、头硬,当通过骨盆出口时,为克服阻力或阴道助产时可能发生尾骨骨折。

(5)产后出血及感染:巨大胎儿子宫肌纤维过度牵拉,易发生产后宫缩乏力,或因软产道损伤引起产后出血,甚至出血性休克。上述各种因素造成产褥感染率增加。

(6)生殖道瘘:由于产程长甚至滞产,胎儿头长时间压于阴道前壁、膀胱、尿道和耻骨联合之间,导致局部组织缺血坏死形成尿瘘,或直肠受压坏死形成粪瘘;或因手术助产直接损伤所致。

(7)盆腔器官脱垂:产后可因分娩时盆底组织过度伸长或裂伤,发生子宫脱垂或阴道前后壁膨出。

2.对新生儿的影响

(1)新生儿产伤:巨大胎儿肩难产率增高,据统计肩难产的发生率为 0.15%～0.60%,体重≥4000g 巨大儿肩难产的发生为 3%～12%,≥4500g 者为 8.4%～22.6%。Acker 等报道当出生体重＞4000g,肩难产发生率为 13%。加上巨大儿手术产发生率增加,新生儿产伤发生率高。如臂丛神经损伤及麻痹、颅内出血、锁骨骨折、胸锁乳突肌血肿等。

(2)胎儿窘迫、新生儿窒息:胎头娩出后胎肩以下部分嵌顿在阴道内,胎儿不能自主呼吸导致胎儿窘迫、新生儿窒息,如脐带停止搏动或胎盘早剥可引起死胎。

【诊断】

1.病史及临床表现   多有巨大胎儿分娩史、糖尿病史。产次较多的经产妇。在妊娠后期出现呼吸困难,自觉腹部沉重及两胁部胀痛。

2.腹部检查   视诊腹部明显膨隆,宫高＞35cm。触诊胎体大,先露部高浮,胎心正常但位置稍高,当子宫高加腹围≥140cm 时,巨大胎儿的可能性较大。

3.B 型超声检查   胎头双顶径长＞98～100mm,股骨长≥78～80mm,腹围＞330mm,应考虑巨大胎儿,同时排除双胎、羊水过多及胎儿畸形。

【处理】

1.妊娠期   检查发现胎儿大或既往分娩巨大儿者,应检查孕妇有无糖尿病。若为糖尿病孕妇,应积极治疗,必要时予以胰岛素治疗控制胎儿的体重增长,并于妊娠 36 周后,根据胎儿成熟度、胎盘功能检查及糖尿病控制情况,择期引产或剖宫产。不管是否存在妊娠期糖尿病.有巨大胎儿可能的孕妇均要进行营养咨询合理调节膳食结构,每天摄入的总能量以 8790～9210kJ(2100～2200kcal)为宜,适当降低脂肪的摄入量。同时适当的运动可以降低巨大胎儿的发病率。

2.分娩期   估计非糖尿病孕妇胎儿体重≥4500g,糖尿病孕妇胎儿体重≥4000g,即使骨盆正常,为防止母儿产时损伤应行剖宫产。临产后,不宜试产过久。若产程延长,估计胎儿体重＞4000g,胎头停滞在中骨盆也应剖宫产。若胎头双顶径已达坐骨棘下 3cm,宫口已开全者,应作较大的会阴后侧切开,予产钳助产,同时做好处理肩难产的准备工作。分娩后应行宫颈及阴道检查,了解有无软产道损伤,并预防产后出血。若胎儿已死,行穿颅术或碎胎术。

3.新生儿处理   新生儿应预防低血糖发生,生后 1～2 小时开始喂糖水,及早开奶;积极治疗高胆红素血症,多选用蓝光治疗;新生儿易发生低钙血症,多用 10% 葡萄糖酸钙 1ml/kg 加入葡萄糖液中静脉滴注补充钙剂。

【附】肩难产

胎儿在胎头娩出后,前肩被嵌顿在耻骨联合上方,用常规的助产方法不能娩出胎儿,称为肩难产。根据定义肩难产缺乏客观的指标,有学者提出通过记录胎头娩出到整个胎儿娩出之间的时间来诊断肩难产。在正常情况下,从胎头娩出到胎体娩出的平均时间为 24 秒;肩难产的情况下,平均时间为 79 秒。60 秒是诊断肩难产的分界点。当胎头娩出后,60 秒内胎儿尚未完全娩出,诊断为肩难产。

(一)病因

1.巨大胎儿,肩难产的发病率与胎儿体重成正比,尤其糖尿病孕妇的巨大胎儿的体态不同于其他的巨大胎儿。Modanlau 等通过测量胎儿的各径线后发现:糖尿病孕妇的胎儿的脂肪大量堆积于肩部和躯干,使得胎儿肩围和肩围/头围比例增大,这些胎儿更易发生肩难产。非糖尿病孕妇的胎儿体重＞4500g 者、糖尿病孕妇的胎儿体重＞4000g 者肩难产的发生率急剧升高。

2.B 超测定胎儿胸径大于胎儿双顶径 1.3cm,胸围大于头围 6cm 或肩围大于头围 4.8cm 时有肩难产的可能。

3.连体双胎、胎儿颈部肿瘤、胎儿水肿。

4.骨盆狭窄,尤其是扁平骨盆。

5.骨盆倾斜度过大、耻骨弓位置过低。

(二)对母儿的影响

肩难产发生时,前肩嵌顿,血流受阻,导致胎儿宫内缺氧;此时胎头虽已娩出,但因胎儿胸廓受产道挤压,不能建立呼吸;若助产失败,胎肩不能及时娩出,易导致母儿严重损伤。

1.对母体的影响　产妇因宫缩乏力、产道损伤导致产舌出血、产褥感染。严重软产道损伤可造成会阴Ⅲ度裂伤、尿瘘、粪瘘等严重并发症。

2.对胎儿及新生儿的影响　肩难产处理不及时或失败,可造成胎儿窘迫、胎死宫内、新生儿窒息、臂丛神经损伤、肱骨骨折、锁骨骨折、颅内出血、肺炎、神经系统异常,甚至死亡。

(三)诊断

巨大胎儿合并产程图减速期延长或第二产程大于 1 小时,肩难产率由 10％上升到 35％,故将巨大胎儿如有第二产程延长可作为肩难产的预示信号。

当较大胎头娩出后,胎颈回缩,使胎儿颈部紧压会阴(通常称为"乌龟征"),胎肩娩出受阻,能除外胎儿畸形,即可诊断肩难产。

(四)处理

当发生肩难产时多无思想准备,必须镇定。通常采取以下步骤:

1.一般处理　快速清理胎儿口鼻内的黏液和羊水。发出紧急求援信号,通知上级医师、麻醉医师、儿科医师到场,同时先试行牵引,忌用暴力;若膀胱充盈,立刻导尿;双侧阴部神经阻滞麻醉,行较大的会阴侧切术。

2.屈大腿法　让产妇双腿极度屈曲,贴近腹部,双手抱膝减少骨盆倾斜度,使腰骶部前凸变直,骶骨位置相对后移,骶尾关节增宽,嵌顿耻骨联合上方的前肩自然松解,同时适当力量向下牵引胎头而娩出胎儿前肩。

3.压前肩法　助手在产妇耻骨联合上方触到胎儿前肩部位并向后下加压,同时助产者向下牵引胎头,两者相互配合持续加压与牵引,有助于嵌顿的前肩娩出。注意不要用暴力。

4.旋肩法　1943 年 Wood 首先提出旋肩法。当后肩入盆时助产者以食指和中指伸入阴道,紧贴胎儿后肩的胸侧,将后肩向侧上方旋转,助手协助将胎头同向旋转,当后肩旋转至前肩的位置时娩出。操作时,胎背在母体右侧用右手,胎背在母体左侧用左手。但该方法使肩关节外展,肩径增加。Rubin 等建议在旋肩时将手指放在后肩的背侧或前肩的背侧这样可使肩径缩小,该方法称为 Rubin 手法,或反 Wood 手法。

5.四肢手法　1976 年 Gaskin 首先介绍该方法。产妇的手和膝部着地(不同于胸膝位)。83％的肩难产获得成功,82 例中 68 例在下一阵宫缩时顺利分娩。从诊断肩难产到分娩成功之间的时间为 1～6 分钟,平均 2.3 分钟。其中 50％胎儿的体重＞4000g,21％的胎儿体重＞4500g。可能的原因有:通过改变产妇的体位,由于胎儿的重力的作用使胎儿的前肩解除嵌顿;改变体位的过程中,胎儿的体位发生改变,相当于内倒转;手膝体位扩大了骨盆的径线。1998 年 Brunet 等提出,处理肩难产的过程中,在 McRobert 压前肩法和 Wood 法均失败后可考虑选择该法,当产妇局部麻醉之后可以考虑首选本法。

6.牵引后臂娩后肩法　助产者的手顺着骶骨进入阴道,胎背在母体右侧用右手,胎背在母体左侧用左手,握住胎儿后上肢,保持胎儿肘部屈曲的同时,上抬肘关节,沿胎儿胸前轻轻滑过,然后抓住胎儿手,沿面部侧面滑过,伸展后臂,娩出胎儿的后肩及后上肢。再将胎肩旋至骨盆斜径上,牵引胎头,使前肩入盆后即可娩出胎儿。当上肢嵌顿于骨盆时,从阴道内牵引较困难,且易骨折。因此,动作一定要轻柔忌用暴力,并注意保护会阴,防止撕裂。

7.断锁骨法　以上手法均失败后,可剪断胎儿锁骨,娩出胎儿后缝合软组织,锁骨能自愈。

8.Zavanelli方法　该方法由 Zavanelli 提出。1985 年 Sandberg 重作介绍,但学者们对此评价不一。将胎头回复成枕前位或枕后位,然后缓缓纳入阴道,并行剖宫产。在回纳的过程中需要应用宫缩抑制剂、吸氧。若在肩难产后 3～4 分钟内回纳,胎儿的预后较好。当 Zavanelli 方法失败后为了抢救胎儿的生命可以行耻骨联合分离术经阴道分娩。

(五)预测和预防

由于肩难产对母婴危害大,故预测和预防极为重要。

1.临产前应根据宫高、腹围、先露高低、腹壁脂肪厚薄、羊水多少等正确推算胎儿体重。估计非糖尿病孕妇胎儿体重≥4500g,糖尿病孕妇胎儿体重≥4000g,骨盆测量为中等大小,发生肩难产的可能性大,应行剖宫产结束分娩。

2.B 型超声正确测量胎头双顶径、胸径及双肩径。胎儿胸径大于胎头双顶径 1.6cm 者有发生肩难产的可能。B 型超声检查还应注意胎儿有无畸形,如连体双胎,胎儿颈部有无肿瘤等。

3.凡产程延长,尤其是活跃期及第二产程延长者,应重新估计胎儿体重,警惕发生肩难产,必要时行剖宫产。

4.骨盆狭窄、扁平骨盆应警惕肩难产的发生,适时剖宫产终止妊娠。骨盆倾斜度过大及耻骨弓过低的高危产妇,分娩时应让其采用屈曲大腿或垫高臀部的姿势,以预防肩难产的发生。

5.常规助产时胎头娩出后,切勿急于协助进行复位和外旋转,应让胎头自然复位及外旋转,并继续指导产妇屏气,使胎肩同时自然下降。当胎头完成外旋转后,胎儿双肩径应与骨盆出口前后径相一致,此时方可轻轻按压胎头协助胎儿前肩娩出,后肩进入骶凹处,顺利娩出双肩。

(呼亚清)

第二节　胎儿生长受限

胎儿生长受限(FGR)是指任何孕周,任何原因导致胎儿发育速度延缓,出生时体重小于同孕周标准体重第 10 百分数位以下,或平均体重低于平均体重 1.5 个标准差以下的胎儿。IUGR 胎儿的发生率为 4%～7%。IUGR 胎儿的围生期死亡率、患病率及先天异常的发生率均明显高于正常发育的胎儿。尽早诊断,及时给予必要的治疗在某种程度上可改善胎儿预后。

一、病因

胎儿生长受限的病因多而复杂,有些尚不明确。根据发病环节的不同,可分为母体因素、胎儿附属物因素及胎儿自身因素。

1.母体因素

(1)遗传因素:父母双方的遗传因素对胎儿体重的影响较大。尤其是胎儿染色体异常,有相当一部分来自母亲或父亲的遗传,其中一部分胎儿常 IUGR。

(2)妊娠合并症及其并发症:妊娠高血压综合征、前置胎盘、妊娠期肝内胆汁淤积症等常导致 IUGR。

孕妇患有原发性高血压、心脏病、肾疾病、糖尿病、贫血、胶原免疫系统疾病、营养不良等也常导致 IUGR。

（3）感染性疾病：感染和高热不仅直接干扰胎儿发育，许多病原微生物还可感染胎儿引起胎儿异常。TORCH 感染就是一组导致孕妇感染并易感染胎儿，引起胎儿异常的病原微生物。其中 T 指弓形虫（TO）、R 指风疹病毒（RV）、C 指巨细胞病毒（CMV）、H 指单纯疱疹病毒（HSV）、O 指其他，主要是梅毒螺旋体。

（4）孕妇吸烟、酗酒、接触有害射线和有害化学物质等。

（5）其他：年龄、产次、身高、体重、高原生活等都对胎儿发育产生影响。

2.胎儿附属物因素

（1）前置胎盘、胎盘梗死、副胎盘、轮廓胎盘、帆状胎盘、胎盘过小；

（2）脐带缠绕、扭转、打结、脐带过长和过短等。

3.胎儿自身因素

（1）多胎妊娠常因宫内环境受限及胎儿营养障碍而发生 IUGR；

（2）染色体异常（21-三体、18-三体、13-三体）可表现 IUGR；

（3）胎儿宫内感染和各种先天畸形常伴有 IUGR 存在。

二、分类

根据 IUGR 发生的时期及胎儿体表发育特征，将 IUGR 分为两大类型，即匀称型胎儿生长受限和非匀称型胎儿生长受限。

1.匀称型胎儿生长受限　抑制胎儿生长的因素在受孕时或妊娠早期就已经存在，属于原发性胎儿生长受限，又称 I 型 IUGR。特点：①胎儿体重、身长、头径发育一致性延缓；②外表无营养不良表现，器官分化及成熟度与孕龄相符，但各器官的细胞数均少，脑重量轻；③常由胎儿内在因素异常所致，包括胎儿染色体异常、宫内感染等；④约有 1/3 胎儿有先天畸形，预后不良；⑤发生率占 IUGR 的 10%～30%。

2.非匀称型胎儿生长受限　孕早期胚胎发育正常，到妊娠中、晚期才受到危险因素影响，属于继发性胎儿生长受限，又称 II 型 IUGR。特点：①新生儿发育不匀称，头围和身长与孕龄相符而躯干小；②外表呈营养不良或过熟状态，皮下脂肪少；③主要原因是由于胎儿营养障碍所致，包括妊娠合并症、并发症、多胎、胎盘脐带异常等；④较少有胎儿畸形；⑤各器官的细胞数正常，但体积缩小，尤其是肝脏；⑥发生率占 IUGR 的 70%～90%；⑦与 I 型相比，II 型 IUGR 如诊断处理及时得当，可明显改善胎儿预后。

三、诊断

胎儿发育迟缓要注意从 3 个方面进行诊断。①是否有（或可疑）IUGR 的诊断；②IUGR 类型的诊断或病因学诊断；③目前胎儿宫内安危的诊断。因此要从以下方面入手：

1.病史　注意有无引起胎儿生长受限的诱发因素，如既往有否不良孕产史、先天畸形、胎儿生长受限等病史；孕妇有无营养缺乏、吸烟、酗酒和吸毒品等的历史；此次妊娠有无合并症及并发症；有无有害微生物感染；有无射线及有害化学物质接触史。

2.估计孕龄　详细询问月经史，注意月经周期是否规律，准确了解末次月经日期、早孕反应及胎动出现的时间，准确计算妊娠周数。

3.宫高、腹围　系统进行产前检查，定期测量宫高、腹围，推测胎儿生长与孕龄是否相符。有两种常用估计胎儿发育的方法,即百分位数法和胎儿发育指数法。如果连续 3 周宫高腹围不增长或均在正常第十百分位数以下,应密切注意有胎儿生长受限的可能。胎儿发育指数＝宫高(cm)－3×(妊娠月份＋1),指数在－3 和＋3 之间为正常,小于－3 提示有胎儿生长受限的可能。

4.体重测量　孕妇体重在妊娠 12 周以后,清晨空腹连续 3 周体重不增加者可疑有胎儿发育迟缓。在孕晚期每周增加 0.5kg,若体重不增加或反而减少,应注意胎儿发育迟缓。

5.超声胎儿测量和胎儿形态学检查　对可疑有胎儿发育迟缓者,应系统地进行胎头双顶径(BPD)及股骨长度(FL)监测,每周 1 次,并连续描记胎儿发育曲线。正常情况下妊娠 30 周以前 BPD 每周增长 3mm,30～36 周每周增长 2mm,37 周以后增长较缓慢。BPD 与孕周的关系可以参考如下公式:BPD＝0.244×孕周－0.175。如果胎龄在 30 周以内每周胎头 BPD 增长≤1.5mm,胎龄在 30 周以上每周胎头 BPD 增长≤1.0mm 则应怀疑 IUGR。近年来应用超声测量股骨、头围、胸围、腹围、皮下软组织厚度、小脑横径等与胎儿发育有明显相关性可作为诊断 IUGR 的重要参考指标。对高度怀疑胎儿发育迟缓的胎儿,要详细通过三维超声等进行形态学检查以除外胎儿是否畸形及有无严重的发育缺陷。如胎儿躯干肢体的发育、胎儿心脏结构、肾脏等脏器的发育。

6.TORCH 感染的相关病原微生物及其抗原抗体检测。

7.其他胎儿胎盘功能检查　尤其Ⅱ型 IUGR,胎儿胎盘功能检查能及时发现胎儿宫内储备功能情况,及时发现不利于胎儿生长的因素,对于指导临床治疗、判定治疗效果和选择分娩时机至关重要。有胎心率基线监护;胎儿生物物理评分;羊水量监护;胎儿血流监测;胎盘功能的生化检测等。

四、治疗

1.去除病因　积极治疗妊娠合并症及并发症。

2.卧床休息、间断吸氧、左侧卧位　以改善子宫胎盘血流,改善胎儿供氧。吸氧可选用鼻导管或面罩吸氧,低流量(1～2L/min),每天 1～3 次,每次 10～30min。

3.饮食治疗　提倡营养均衡的膳食,包括水、电解质、氨基酸、糖类、脂溶性和水溶性维生素、微量元素等,避免偏食。

4.补充营养物质

(1)脂肪乳剂(英特利匹特):静脉滴注,每次 250～500ml,每 3 日 1 次,连用 1～2 周。

(2)10%葡萄糖 500ml 加维生素 C 或能量合剂静脉滴注,每日 1 次,连用 10d。

(3)脂肪乳 500ml 静脉滴注,每 3 日 1 次,连续 1～2 周。

(4)叶酸:每次 5～10mg,每日 3 次,连用 15～30d。

(5)适当补充维生素 E 族、B 族、钙、铁及锌等。

5.疏通微循环,改善血液黏稠度　对伴有血液黏度升高,血液浓缩,血细胞比容≥35%,血浆黏度比≥1.6,全血黏度比≥3.6 者可应用右旋糖酐-40500ml 加丹参 15g,静脉滴注。阿司匹林 50mg,每日 1 次口服,肝素 25mg 皮下注射。从妊娠 28～30 周开始,连续 6～8 周。

6.适时分娩　IUGR 经治疗后孕妇病情稳定,胎儿继续生长发育,孕妇体重、宫高、腹围、BPD 有所增加,羊水量无进一步减少,胎儿胎盘功能允许,可以继续妊娠,动态监测至妊娠足月,但不宜超过预产期。

以下情况需立即终止妊娠:

(1)治疗后胎儿生长受限未见好转,每周 NST 反复无反应型,CST 试验阳性,胎儿生物物理评分 4～6 分。

（2）治疗中发现羊水量逐渐减少，胎儿停止生长 3 周以上，孕妇自觉胎动明显减少，有胎儿宫内窘迫征象。

（3）妊娠合并症、并发症治疗中病情加重，为母婴安全应尽快结束妊娠。

对未满 36 周的早产，应在终止妊娠前 24h 至 7d 内静脉注射地塞米松每日 10mg，连续 3d。胎盘功能不良或母体有应用肾上腺皮质激素禁忌证者可经羊膜腔内注射地塞米松 10mg。

7.分娩方式选择

（1）剖宫产：IUGR 胎儿多有宫内储备功能不足，对缺氧耐受能力差，或伴有慢性胎儿窘迫者，应放宽剖宫产指征。

（2）阴式分娩：经治疗胎盘功能良好，羊水量正常，胎儿成熟，宫颈成熟度 Bishop 评分≥7 分者可阴式分娩。

（李巧珍）

第三节　胎儿畸形

广义的胎儿畸形，指胎儿先天异常，包括胎儿各种结构畸形、功能缺陷、代谢以及行为发育的异常。又细分为代谢障碍异常、组织发生障碍异常、先天畸形和先天变形。

狭义的胎儿畸形，即胎儿先天畸形，是指由于内在的异常发育而引起的器官或身体某部位的形态学缺陷，又称为出生缺陷。

据美国 2006 年全球出生缺陷报告，全球每年大约有 790 万的出生缺陷儿出生，约占出生总人口的 6%。已被确认的出生缺陷有 7000 多种，其中全球前五位的常见严重出生缺陷占所有出生缺陷的 25%，依次为先天性心脏病（104 万）、神经管缺陷（32.4 万）、血红蛋白病（地中海贫血，30.8 万）、Down 综合征（21.7 万）和 G-6PD（17.7 万）。我国每年约有 20 万～30 万肉眼可见的先天畸形儿出生，加上出生后数月和数年才显现的缺陷，先天残疾儿童总数高达 80～120 万，约占每年出生人口总数的 4%～6%。据全国妇幼卫生监测办公室和中国出生缺陷监测中心调查，我国主要出生缺陷 2007 年排前五位的是先天性心脏病、多指（趾）、总唇裂、神经管缺陷和脑积水。

【病因】

导致胎儿畸形的因素目前认为主要由遗传、环境因素，以及遗传和环境因素共同作用所致。遗传原因（包括染色体异常和基因遗传病）占 25%；环境因素（包括放射、感染、母体代谢失调、药物及环境化学物质等）占 10%；两种原因相互作用及原因不明占 65%。

1.遗传因素　目前已经发现有 5000 多种遗传病，究其病因，主要分为单基因遗传病、多基因遗传病和染色体病。

单基因病是由于一个或一对基因异常引起，可表现为单个畸形或多个畸形。按遗传方式分为常见常染色体显性遗传病［多指（趾）、并指（趾）、珠蛋白生成障碍性贫血、多发性家族性结肠息肉、多囊肾、先天性软骨发育不全、先天性成骨发育不全、视网膜母细胞瘤等］、常染色体隐性遗传病（白化病、苯丙酮尿症、半乳糖血症、粘多糖病、先天性肾上腺皮质增生症等）、X 连锁显性遗传病（抗维生素 D 佝偻病、家族性遗传性肾炎等）和 X 连锁隐性遗传病（血友病、色盲、进行性肌营养不良等）。

多基因遗传病是由于两对以上基因变化，通常仅表现为单个畸形。多基因遗传病的特点是：基因之间没有显、隐性的区别，而是共显性，每个基因对表型的影响很小，称为微效基因，微效基因具有累加效应，常常是遗传因素与环境因素共同作用。常见多基因遗传病有先天性心脏病、小儿精神分裂症、家族性智力低下、脊柱裂、无脑儿、少年型糖尿病、先天性肥大性幽门狭窄、重度肌无力、先天性巨结肠、气道食道瘘、先天性腭裂、先天性髋脱位、先天性食道闭锁、马蹄内翻足、原发性癫痫、躁狂抑郁精神病、尿道下裂、先天性哮喘、睾丸下降不全、脑积水等。

染色体数目或结构异常(包括常染色体和性染色体)均可导致胎儿畸形,又称染色体病,如 21-三体综合征、18-三体综合征、13-三体综合征、TURNER 综合征等。

2.环境因素　包括放射、感染、母体代谢失调、药物及环境化学物质、毒品等环境中可接触的物质。环境因素致畸与其剂量-效应、临界作用以及个体敏感性吸收、代谢、胎盘转运、接触程度等有关。20 世纪 40 年代广岛长崎上空爆炸原子弹诱发胎儿畸形,50 年代甲基汞污染水体引起先天性水俣病,以及 60 年代反应停在短期内诱发近万例海豹畸形以来,环境因素引起先天性发育缺陷受到了医学界的高度重视。风疹病毒可引起胎儿先天性白内障、心脏异常,梅毒也可引起胎儿畸形。另外,环境因素常常参与多基因遗传病的发生。

【胎儿畸形的发生易感期】

在卵子受精后 2 周,孕卵着床前后,药物及周围环境毒物对胎儿的影响表现为"全"或"无"效应。"全"表示胚胎受损严重而死亡,最终流产;"无"指无影响或影响很小,可以经其他早期的胚胎细胞的完全分裂代偿受损细胞,胚胎继续发育,不出现异常。"致畸高度敏感期"在受精后 3～8 周,亦即停经后的 5～10 周,胎儿各部开始定向发育,主要器官均在此时期内初步形成。如神经在受精后 15～25 日初步形成,心脏在 20～40 日,肢体在 24～26 日。该段时间内受到环境因素影响,特别是感染或药物影响,可能对将发育成特定器官的细胞发生伤害,胚胎停育或畸变。8 周后进入胎儿阶段,致畸因素作用后仅表现为细胞生长异常或死亡,极少导致胎儿结构畸形。

【常见胎儿畸形】

1.先天性心脏病　由多基因遗传及环境因素综合致病。发病率为 8‰左右,妊娠期糖尿病孕妇胎儿患先天性心脏病的几率升高,为 4‰左右。环境因素中妊娠早期感染,特别是风疹病毒感染容易引起发病。

先天性心脏病种类繁多,有 Fallot 四联症、室间隔缺损、左心室发育不良、大血管转位、心内膜垫缺损、Ebstein 畸形、心律失常等。由于医学超声技术水平的提高,绝大多数先天性心脏病可以在妊娠中期发现。

(1)Fallot 四联症:指胎儿心脏同时出现以下四种发育异常:室间隔缺损、右心室肥大、主动脉骑跨和肺动脉狭窄。占胎儿心脏畸形的 6%～8%,属于致死性畸形,一旦确诊,建议终止妊娠。

(2)室间隔缺损:是最常见的先天性心脏病。占 20%～30%左右。可分为三种类型:①漏斗部:又称圆锥间隔,约占室间隔的 1/3;②膜部室间隔:面积甚小,直径不足 1.0cm;③肌部间隔:面积约占 2/3。膜部间隔为缺损好发部位,肌部间隔缺损最少见。各部分缺损又分若干亚型:①漏斗部缺损分干下型(缺损位于肺动脉瓣环下,主动脉右与左冠状瓣交界处之前),嵴上(内)型缺损(位于室上嵴之内或左上方);②膜部缺损分嵴下型(位于室上嵴右下方),单纯膜部缺损,隔瓣下缺损(位于三尖瓣隔叶左下方);③肌部缺损可发生在任何部位,可单发或多发。大部分室间隔缺损出生后需要手术修补。

(3)左心室发育不良:占胎儿心脏畸形的 2%～3%,左心室狭小,常合并有二尖瓣狭窄或闭锁、主动脉发育不良。属致死性心脏畸形。

(4)大血管转位:占胎儿心脏畸形的 4%～6%,发生于孕 4～5 周左右,表现为主动脉从右心室发出,肺动脉从左心室发出,属复杂先天畸形。出生后需要手术治疗。首选手术方式是动脉调转术动脉调转术,但因需冠状动脉移植、肺动脉瓣重建为主动脉瓣、血管转位时远段肺动脉扭曲、使用停循环技术等，术后随访发现患儿存在冠状动脉病变、主动脉瓣反流、神经发育缺陷、肺动脉狭窄等并发症。

（5）心内膜垫缺损：占胎儿心脏畸形的5%左右，其中60%合并有其他染色体异常。心内膜垫是胚胎的结缔组织，参与形成心房间隔、心室间隔的膜部，以及二尖瓣和三尖瓣的瓣叶和腱索。心内膜垫缺损又称房室管畸形，主要病变是房室环上、下方心房和心室间隔组织部分缺失，且可伴有不同程度的房室瓣畸形。出生后需手术治疗，合并染色体异常时，预后不良。

（6）Ebstein畸形：占胎儿心脏畸形的0.3%左右，属致死性心脏畸形。1866年Ebstein首次报道，又名三尖瓣下移畸形。三尖瓣隔瓣和（或）后瓣偶尔连同前瓣下移附着于近心尖的右室壁上，将右室分为房化右室和功能右室，异位的瓣膜绝大多数关闭不全，也可有狭窄。巨大的房化右室和严重的三尖瓣关闭不全影响患者心功能，有报道48%胎死宫内，35%出生后虽经及时治疗仍死亡。

（7）胎儿心律失常：占胎儿的10%～20%左右，主要表现为期外收缩（70%～88%），心动过速（10%～15%）和心动过缓（8%～12%）。胎儿超声心动图是产前检查胎儿心律失常的可靠的无创性影像技术，其应用有助于早期检出并指导心律失常胎儿的处理。大多数心律失常的胎儿预后良好，不需要特殊治疗，少部分合并胎儿畸形或出现胎儿水肿，则预后不良，可采用宫内药物（如地高辛）治疗改善预后。

除上述胎儿心脏畸形外，还有永存动脉干、心室双流出道、心肌病、心脏肿瘤等。必须提出的是，心脏畸形常常不是单独存在，有的是某种遗传病的一种表现，需要排查。

2.多指（趾）　临床分为3种类型：①单纯多余的软组织块或称浮指；②具有骨和关节正常成分的部分多指；③具有完全的多指。超过100多种异常或遗传综合征合并有多指（趾）表现，预后也与是否合并有其他异常或遗传综合征有关。单纯多指（趾）具有家族遗传性，手术效果良好。目前国内很多医院没有将胎儿指（趾）形状和数量观察作为常规筛查项目。

3.总唇裂　包括唇裂和腭裂。发病率为1‰，再发危险为4%。父为患者，后代发生率3%；母为患者，后代发生率14%。单纯小唇裂出生后手术修补效果良好，但严重唇裂同时合并有腭裂时，影响哺乳。B型超声妊娠中期筛查有助诊断，但可能漏诊部分腭裂，新生儿预后与唇腭裂种类、部位、程度，以及是否合并有其他畸形或染色体异常有关。孕前3个月开始补充含有一定叶酸的多种维生素可减少唇腭裂的发生。

4.神经管缺陷　神经管在胚胎发育的4周前闭合。孕早期叶酸缺乏可引起神经管关闭缺陷。神经管缺陷包括无脑儿、枕骨裂、露脑与脊椎裂。各地区的发病率差异较大，我国北方地区高达6‰～7‰，占胎儿畸形总数的40%～50%，而南方地区的发病率仅为1‰左右。

（1）无脑儿：颅骨与脑组织缺失，偶见脑组织残基，常伴肾上腺发育不良及羊水过多。属致死性胎儿畸形。孕妇血清甲胎蛋白（AFP）异常升高，B型超声检查可以确诊，表现为颅骨不显像，双顶径无法测量。一旦确诊，建议终止妊娠。即使妊娠足月，约75%在产程中死亡，其他则于产后数小时或数日死亡。无脑儿外观颅骨缺失、双眼暴突、颈短。

（2）脊柱裂：脊柱裂是指由于先天性的椎管闭合不全，在脊柱的背或腹侧形成裂口，可伴或不伴有脊膜、神经成分突出的畸形。可分为囊性脊柱裂和隐性脊柱裂，前者根据膨出物与神经、脊髓组织的病理关系分为：脊膜膨出、脊髓脊膜膨出和脊髓裂。囊性脊柱裂的病儿于出生后即见在脊椎后纵轴线上有囊性包块突起，呈圆形或椭圆形，大小不等，有的有细颈或蒂，有的基底部较大无颈。脊髓脊膜膨出均有不同程度神经系统症状和体征，患儿下肢无力或足畸形，大小便失禁或双下肢呈完全弛缓性瘫痪。脊髓裂生后即可看到脊髓外露，局部无包块，有脑脊液漏出，常并有严重神经功能障碍，不能存活。囊性脊柱裂几乎均须手术治疗。隐性脊柱裂为单纯骨性裂隙，常见于腰骶部第五腰椎和第一骶椎。病变区域皮肤大多正常，少数显示色素沉着、毛细血管扩张、成肤凹陷、局部多毛现象。在婴幼儿无明显症状;长大以后可出现腰腿痛或排尿排便困难。

孕期孕妇血清甲胎蛋白(AFP)异常升高,B型超声排畸筛查可发现部分脊柱排列不规则或有不规则囊性物膨出,常伴有 lemon 征(双顶径测定断面颅骨轮廓呈柠檬状)和 banana 征(小脑测定断面小脑呈香蕉状)。孕前 3 个月起至孕后 3 个月补充叶酸,可有效预防脊柱裂发生。

5.脑积水　与胎儿畸形、感染、遗传综合征、脑肿瘤等有关。最初表现为轻度脑室扩张,处于动态变化过程。单纯轻度脑室扩张无严重后果,但当脑脊液大量蓄积,引起颅压升高、脑室扩张、脑组织收受压,颅腔体积增大、颅缝变宽、囟门增大时,则会引起胎儿神经系统后遗症,特别是合并其他畸形或遗传综合征时,则预后不良。孕期动态 B 型超声检查有助于诊断。对于严重脑室扩张伴有头围增大时,或合并有 Dandy-Walker 综合征等其他异常时,建议终止妊娠。

6.唐氏综合征　又称 21-三体综合征或先天愚型,是最常见的染色体异常。发病率为 1/600~800。根据染色体核型的不同,唐氏综合征分为三种类型,即单纯 21-三体型、嵌合型和易位型。唐氏综合征的发生起源于卵子或精子发生的减数分裂过程中随机发生的染色体的不分离现象,导致 21 号染色体多了一条,破坏了正常基因组遗传物质间的平衡,造成患儿智力低下,颅面部畸形及特殊面容,肌张力低下,多并发先天性心脏病,患者白血病的发病率增高,为普通人群的 10~20 倍。生活难以自理,患者预后一般较差,50%左右于 5 岁前死亡。目前对唐氏综合征缺乏有效的治疗方法。

通过妊娠早、中期唐氏综合征母体血清学检测(早期 PAPP-A、游离 β-hCG,中期 AFP、β-hCG 和 uE₃ 等),结合 B 超检查,可检测 90%以上的唐氏综合征。对高风险胎儿,通过绒毛活检或羊水穿刺或脐血穿刺等技术作染色体核型分析可以确诊。一旦确诊,建议终止妊娠。

多数单纯 21-三体型唐氏综合征患者的产生是由于配子形成中随机发生的,其父母多正常,没有家族史,与高龄密切相关。因此,即使夫妇双方均不是唐氏综合征患者,仍有可能怀有唐氏综合征的胎儿。易位型患者通常由父母遗传而来,对于父母一方为染色体平衡易位时,所生子女中,1/3 正常,1/3 为易位型患者,1/3 为平衡易位型携带者。如果父母之一为 21/21 平衡易位携带者,其活婴中全部为 21/21 易位型患者。

【辅助检查】

随着母胎医学的发展,现在很多胎儿畸形可以在产前发现或干预。采用的手段有以下几方面:

1.产科 B 超检查　除早期 B 超确定宫内妊娠、明确孕周、了解胚胎存活发育情况外,早期妊娠和中期妊娠遗传学超声筛查,可以发现 70%以上的胎儿畸形。

2.母体血清学筛查　可用于胎儿染色体病特别是唐氏综合征的筛查。早孕期检测 PAPPA 和 β-HCG,中孕期检测 AFP、β-HCG 和 uE₃,是广泛应用的组合。优点是无创伤性,缺点是只能提供风险率,不能确诊。

3.侵入性检查　孕早期绒毛吸取术,孕中期羊膜腔穿刺术和孕中晚期脐带穿刺术可以直接取样,进行胎儿细胞染色体诊断。

4.胎儿镜　有创、直观,对发现胎儿外部畸形(包括一些 B 超不能发现的小畸形)优势明显,但胎儿高流失率阻碍其临床广泛应用。

5.孕前及孕期母血 TORCH 检测　有助于了解胎儿畸形的风险与病因。

6.分子生物学技术　从孕妇外周血中富集胎儿来源的细胞或遗传物质,联合应用流式细胞仪、单克隆抗体技术、聚合酶链反应技术进行基因诊断,是胎儿遗传疾病产前诊断的发展方向。

【预防和治疗】

预防出生缺陷应实施三级预防。一级预防是通过健康教育、选择最佳生育时机、遗传咨询、孕前保健、合理营养、避免接触放射线和有毒有害物质、预防感染、谨慎用药、戒烟戒酒等孕前阶段综合干预,减少出生缺陷的发生。二级预防是通过孕期筛查和产前诊断识别胎儿严重先天缺陷,早期发现,早期干预,减少缺陷儿的出生。三级预防是指对新生儿疾病的早期筛查、早期诊断、及时治疗,避免或减轻致残,提高患儿生活质量和生存儿率。

建立、健全围生期保健网,向社会广泛宣传优生知识,避免近亲婚配或严重的遗传病患者婚配,同时提倡适龄生育,加强遗传咨询和产前诊断,注意环境保护,减少各种环境致畸因素的危害,可有效地降低各种先天畸形儿的出生率。

对于无脑儿、严重脑积水、Fallot 四联症、唐氏综合征等致死性或严重畸形,一经确诊应行引产术终止妊娠;对于有存活机会且能通过手术矫正的先天畸形,分娩后转有条件的儿科医院进一步诊治。宫内治疗胎儿畸形国内外有一些探索并取得疗效,如双胎输血综合征的宫内激光治疗,胎儿心律失常的宫内药物治疗等。对于胎儿畸形的宫内外科治疗,争议较大,需要进一步研究探索。

【临床特殊情况】

1.遗传性超声检查中染色体异常软指标　　胎儿染色体病占胎儿畸形的 0.1%～0.2%,其中唐氏综合征发病率最高。近二十年遗传学超声迅速发展,对于早期发现染色体疾病发挥了重要作用。所谓软指标指在妊娠中期 B 超排畸检查中,容易被发现,非特异性的,通常是短暂存在的一些声像学变化,包括颈项皮肤厚度增加、脉络膜囊肿、心室强光点、轻度肾盂增宽、肠管强回声、四肢短小等。这些指标的出现提示胎儿患染色体病的风险增加。随着超声技术发展,早期妊娠 B 超也可以发现胎儿颈项透明层增宽、鼻骨缺失等指标,提示胎儿染色体病患病可能增加,需要进一步检查。这些指标如果多个同时出现,将增加染色体异常的风险。临床有应用这些软指标的 LR 比值修正唐氏血清学筛查的风险值,比如某孕妇唐氏血清学筛查的测定值为 1:1700,为低风险人群,但若在妊娠中期 B 超排畸检查中发现颈项皮肤厚度增加,LR 比值为17,则唐氏风险值将修订为 1:100,进入高风险人群范畴,需要进一步检查。

对于这些软指标的认识,随着经验积累,将进一步深入。既不可视而不见,也不必过度惊慌。不能将心室强光点与胎儿心脏病相提并论,也不能将脉络膜囊肿认为是胎儿脑肿瘤。这些软指标仅仅是判断胎儿染色体病的参考,需要结合孕妇年龄、孕周、血清学筛查结果综合判断,以决定是否需要作侵入性检查来确诊。

2.胎儿脑室前角或侧脑室的轻度增宽与胎儿脑积水的区别　　自从开展胎儿超声排畸以来,胎儿侧脑室或脑室前角大于正常临界值(10mm)常有发现,文献一般将侧脑室或脑室前角宽度在 10～15mm 划归为轻度增宽。Pilu 等(1999)复习文献并研究 31 例轻度脑室增宽的胎儿,认为独立的轻度脑室增宽一般没有严重后果,但提示脑部发育异常或染色体异常的风险增加。Simioli 等(2009)对 34 例在 18～34 周诊断为轻度脑室增宽的胎儿随访研究表明:4 例终止妊娠的病例里,2 例伴染色体异常,1 例脑积水,1 例正常;出生后继续随访的 26 例中,61% 结果正常。

对轻度脑室增宽的处理目前还没有确切的规范,我们建议既不能谈"宽"色变,将胎儿脑室前角或侧脑室的轻度增宽等同于胎儿脑积水而盲目要求终止妊娠,也不能掉以轻心,应该继续全面的检查(包括染色体检查和其他超声异常的检查)和随访。

3.掌握超声影像图上的鉴别要点　　超声技术的应用,尤其是遗传学超声的引进与开展,使出生缺陷在宫内发现的几率大大增加,但国内各级医院的超声检查水平参差不齐,对胎儿异常的识别和诊断差距很大,常常给孕妇及其家庭造成很大压力和心理负担。因此对超声图像的识别和对超声报告的正确解读很重要,必须抓住鉴别要点。比如 CCAM 与隔离肺的影像学鉴别要点是后者具有独立的体循环,可以看到从主动脉分出的血管支进入肺部肿块;重复肾的诊断要点是一侧肾脏具有两套集合系统;而脊膜膨出与脊髓脊膜膨出的鉴别点在于膨出的组织中是否含有脊髓组织,等等。不同的诊断与胎儿预后直接相关,需要足够重视和不断提高诊断水平。

(郝丽萍)

第四节　多胎妊娠

在一次妊娠中,宫腔内同时有两个或两个以上胎儿时称双胎妊娠或多胎妊娠。以双胎为例,分为双卵双胎和单卵双胎。双卵双胎的发生率受种族、遗传、年龄、孕产次以及促排卵药物的影响,报道在 1.3‰～49.0‰不等,单卵双胎自然发生率在 4‰左右,促排卵治疗后单卵双胎发生率可升至 8‰。近二十年随着辅助生育技术和胎儿医学的发展,双胎妊娠正成为方兴未艾的热点围生医学领域。

【多胎的发生学及诱发因素】

多胎妊娠,以双胎妊娠为例,可以发生在一个卵子与一个精子相遇结合(单卵双胎,也可以发生在两个卵子与两个精子相遇结合(双卵双胎)。

当一个卵子与一个精子受精后,受精卵在从输卵管壶腹部往宫腔移形的同时,不断呈倍数分裂,形成桑椹胚,着床后继续分裂为囊胚,胚胎逐步分化发育,成长为胎儿。单卵双胎发生原因不明,如果分裂发生在桑椹期前,则形成双羊膜双绒毛膜双胎;若分裂发生在囊胚期,则形成双羊膜单绒毛膜双胎;若分裂发生在羊膜囊已形成后,则形成单羊膜单绒毛膜双胎。其中以双羊膜单绒毛膜双胎最常见,约占单卵双胎的68%,单羊膜单绒毛膜双胎较少见,约占单卵双胎的 1%～2%。如果受精卵在受精 13 日原始胚盘已形成后分裂,则形成联体双胎(两个胎儿共用内脏器官)或寄生胎。联体双胎的发生率为单卵双胎的 1:1500。单卵双胎具有相同的遗传基因,两个胎儿性别、血型及其他种表型完全相同。联体双胎和寄生胎属胎儿畸形。单卵双胎的发生率在世界范围内都相对恒定,约每 250 例分娩出现 1 例,并与种族、遗传、年龄和产次等基本无关。

当两个卵子与两个精子分别结合,受精分裂发育,则形成双卵双胎。双卵双胎具有不同的遗传基因,两个胎儿性别、血型及其他种表型(如指纹、外貌、精神类型)完全不同。双卵双胎的发生率是单卵双胎的两倍,约占双胎的 70%,不同人种、孕妇年龄、孕妇体重、有无多胎分娩家族史等因素都会影响双卵双胎的发生,高龄孕妇、肥胖妇女、有双胎分娩家族史的妇女容易生育双胎。高卵泡刺激素水平与双胎发生有关。不孕症的促排卵治疗和辅助生育技术的广泛应用,使双胎,尤其是双卵双胎发生率大增。超排卵疗法可能导致 25%～30%的病例发生多胎妊娠。脉冲性促性腺激素疗法导致 10%的病例发生多胎妊娠。

同期复孕:一种两个卵子在短时期内不同时间受精而形成的双卵双胎,精子可以是来自相同或不同男性,检测 HLA 型别可识别精子的来源。曾有新闻报道国外一女子生育的双胎中一个为白人、一个为黑人。

异期复孕:在一次受精后隔一个排卵周期后再次受精妊娠。属于双卵双胎中特殊罕见的类型。人类未见报道。

【妊娠期母体变化】

双胎或多胎妊娠时,与单胎妊娠相比母体负担更重,变化更大。子宫体积及张力明显增大,其容量将增加超过 10L,重量将增加至少 9kg,当合并羊水过多时,容积和重量增加更明显。孕妇血容量扩张较单胎妊娠多 500ml,心率和心搏量都增加,心输出量增多,加上宫底上升抬高横隔,心脏向左相上移位更加明显,心脏负担加重。由于血容量的剧增,以及两个胎儿的发育,对铁、叶酸等营养物质的需要剧增,而孕妇常常早孕反应重,胃储纳消化吸收功能减弱,孕期易患贫血、低钙血症等。相对于单胎,双胎或多胎妊娠孕妇骨关节及韧带的变化更加明显。容易发生腰椎间盘突出或耻骨联合分离,影响孕妇活动。

【诊断及鉴别诊断】

（一）诊断

1.病史及临床表现　有家族史或(和)孕前曾用过促排卵药或接受体外受精多个胚胎移植(IVF-ET)的多为双卵双胎。早孕期早孕反应明显。中期妊娠后体重增加迅速,腹部增大与停经月份不相符,多伴有下肢水肿、静脉曲张等压迫症状,妊娠晚期常感身体沉重,行走不便,严重者有呼吸困难。

2.孕期产科检查　宫底高度大于停经月份,常超出妊娠图的 90th ‰ 位,四步诊时腹部可触及多个小肢体或三个胎极,在腹部不同部位可听到两个或多个胎心,胎心率相差 10 次以上。下腹部和下肢皮肤可见妊娠纹,多见脚背或脚踝水肿。

3.产科超声检查　是诊断双胎或多胎的主要手段。孕 6～7 周时可见两个或多个妊娠囊,孕 9 周时可见到两个或多个原始心管搏动。可通过查看胎盘和胎儿性别判断单卵双胎和双卵双胎。若有两个胎盘,胎儿性别不同,提示双卵双胎;若超声影像图上只有一个胎盘,可以是单卵双胎,也可以是双卵双胎。临床常根据有无双胎峰来协助判断绒毛膜性。所谓双胎峰指分隔的胎膜与胎盘胎儿面接触处呈三角形,提示双绒毛膜双羊膜双胎。无双胎峰或分隔的胎膜与胎盘胎儿面接触处呈 T 形,提示单绒毛膜双羊膜双胎。另外测定两个相邻孕囊的间隔胎膜厚度可辅助诊断。间隔胎膜厚度≥2mm 提示双羊膜双绒毛膜双胎。超声检查还可以筛查胎儿先天畸形、早期发现双胎输血综合征并辅助治疗、判断胎方位等。常见的畸形有脑积水、无脑儿、脑脊膜膨出、脐膨出及内脏外翻、联体畸形及无心畸形等,均可经妊娠中期的排畸B超检查诊断。产后检查胎盘有助于判断双胎类型。

（二）鉴别诊断

当宫底高度大于停经月份时,首先应重新核定孕周,特别对于月经周期不规则的孕妇,第二应排空膀胱再测宫底高度,作好这两项工作后确定子宫大于停经月份,还应与以下情况相鉴别:

1.妊娠滋养细胞疾病。

2.子宫畸形(纵隔子宫、双角子宫或残角子宫)合并妊娠。

3.子宫肌瘤合并妊娠。

4.附件肿瘤合并妊娠。

5.羊水过多。

6.巨大儿。

通过询问相关病史,主要依靠超声检查,可以鉴别诊断。

【并发症及对母儿的影响】

多胎妊娠比单胎妊娠发生孕产妇与胎儿并发症的风险增加,除容易早产等常见并发症外,还有一些特有的并发症,危及胎儿安全。

（一）常见并发症

1.流产　多胎妊娠容易发生自然流产,据报道流产的双胎比足月分娩的双胎多三倍以上。单绒毛膜双胎是自然流产的高危因素,与双绒毛膜双胎的流产比例为 18:1。

2.早产　因胎膜早破或宫腔内压力过高及严重母儿并发症等原因,约占 50% 的双胎并发早产,导致围生儿病死率增高。美国一项调查显示 16 年间,双胎足月分娩数下降 22%,与医源性干预有关,但并未造成围生儿病死率增高。

3.妊娠期高血压疾病　双胎并发妊娠期高血压疾病可高达 40%,比单胎多 3～4 倍,具有发病早、程度重、容易出现心肺并发症等特点。

4.妊娠肝内胆汁淤积症 发生率是单胎的 2 倍,胆酸常高出正常值 10～100 倍,容易引起死胎及死产。

5.贫血 双胎并发贫血是单胎的 2.4 倍,与铁及叶酸缺乏有关。

6.羊水过多及胎膜早破 双胎羊水过多发生率约为 12%,约 14% 双胎并发胎膜早破。

7.胎盘早剥 多胎易发胎盘早剥,可能与妊娠期高血压疾病发病率增加有关,另外,胎膜早破或双胎第一胎儿娩出后宫腔压力骤降,是胎盘早剥的另一常见原因。

8.宫缩乏力 双胎子宫肌纤维伸展过度,常并发原发性宫缩乏力,易致产程延长和产后出血。经阴道分娩双胎,其平均产后出血量 500ml,这与子宫过度膨胀、产后宫缩乏力加上胎盘附着面积增大有关。

9.难产 胎位为臀头位,胎头交锁易致难产,即使是头头位,胎头碰撞也会难产。多胎包括双胎的剖宫产率增加。

10.脐带缠绕或脐带脱垂 也是双胎常见并发症,常见于单羊膜囊双胎。可致胎儿死亡。

11.过期妊娠 美国一项研究表明孕 39 周以后双胎死产的风险超过了新生儿死亡的风险。有学者建议将 40 周以后的双胎妊娠视为过期妊娠。

(二)特有并发症

1.双胎生长不一致 指胎儿大小不等。双胎生长不一致可以因为双胎间胎盘血管吻合引起的血流动力学不平衡,也可以因为胎盘植入部位不理想,另外双卵双胎可能有不一样的遗传生长潜力,特别在性别不同时也是原因之一。临床主要依靠超声诊断。以腹围差异超过 20mm,或根据超声测定胎儿生长指标计算胎儿体重,相差超过 25% 以上来诊断双胎生长不一致。双胎生长不一致,不良围生期结局增加。呼吸窘迫、脑室内出血、脑室周围白质软化、败血症和坏死性小肠结肠炎等的发生率都随着双胎生长不一致程度的上升而上升。当体重相差超过 30% 时,胎儿死亡的相对风险增加 5 倍以上。有时妊娠早中期双胎中的一个胎儿死亡,可被另一胎儿压成薄片,称纸样胎儿。

2.双胎输血综合征(TTTS) 是双羊膜囊单绒毛膜单卵双胎的并发症。通过胎盘间的动,静脉吻合支,血液从动脉向静脉单向分流,使一个胎儿成为供血儿,另一个胎儿成为受血儿。导致供血儿贫血、血容量减少,致使发育迟缓,肾灌注不足,羊水过少,胎儿活动受限并引起"贴附胎"(即固定不动胎儿),甚或死亡;受血儿血容量过多,可因循环过负荷而发生胎儿水肿、胎儿充血性心力衰竭。严重双胎输血综合征可能在妊娠中期出现,产前诊断该综合征的标准包括:单绒毛膜双胎(依靠同性别双胎或胎盘胎膜超声检查)、双胎间体重差异>20%、较大胎儿羊水过多、较小胎儿羊水过少以及血红蛋白差异>5g/dl(脐带穿刺测量)。产后诊断双胎输血综合征主要依靠双胎间体重差异>15%～20%,血红蛋白差异>5g/dl,伴随较小胎儿贫血。产后胎盘病理检查和胎盘血管灌注造影有助诊断。

3.单羊膜双胎 大约占单卵双胎的 1%。两个胚胎共用一个羊膜囊,容易发生脐带相互缠绕,重者导致胎儿宫内死亡。目前缺乏对其有效的预测方法,定期或及时行超声多普勒测定脐带血流波形及血流阻力指数变化有助于早期发现及诊断。一些研究显示脐带缠绕引起的胎儿死亡较多见于妊娠早期,孕 30～32 周后发生率下降。

4.联体双胎 受精卵在胚盘已开始形成后才分裂形成双胎,属于单羊膜囊妊娠的特有并发症。估计发生率为每 60000 例妊娠中有一例。联体可涉及任意数量的器官,可分为前(胸部联胎)、后(臀部联胎)、头(头部联胎)和尾(骶部联胎)四类,其中最常见的连接部位为胸部和(或)腹部。联体双胎属于胎儿畸形,可通过超声检查进行产前诊断。

5.无心双胎 是单绒毛膜单卵双胎的又一罕见、特有并发症,被称为双胎反向动脉灌注(TRAP)畸形。发生率大约为每 35000 例分娩中有 1 例。表现为一个有正常身体结构但心衰的供血胎儿,和一个没有正常心脏及其他各脏器的受血胎儿。无心畸形属致死性畸形。病因不明,有假说认为胚胎期存在大的胎盘动脉-动脉短路,常伴有静脉-静脉短路,在供体胎儿的灌注压力下,受体胎儿接受供体胎儿的反向血流,"用过的"动脉血到达受血儿,优先进入髂血管,仅灌注下半身,使得上半身生长发育受严重影响。正常或供血胎儿常发生心衰,如未经治疗,50％～75％的供血胎儿将发生死胎。

【临床管理】

(一)孕前准备

1.计划妊娠:"计划妊娠"新理念倡导从生理、心理、环境、营养、遗传、经济等各方面作好充分准备,减少孕后并发症的发生,降低出生缺陷发生率。建议准备怀孕的夫妇到正规妇幼保健机构至少看一次孕前门诊。

2.不滥用促排卵药物。

3.规范辅助生育技术的临床应用,避免三胎或三胎以上妊娠。

(二)孕期管理

1.强调正规建卡、定期产检的重要性　从孕 3 个月开始建卡,在有资质的产科医院定期、正规产前检查,可早期发现和诊断多胎妊娠,筛查胎儿结构或染色体异常,诊断和治疗多胎妊娠的各种并发症,使多胎妊娠对母儿的不良影响降到最低。

2.妊娠期处理及监护

(1)监测胎儿生长发育,注意依靠超声检查,了解胎儿是否生长一致,有无生长受限或胎儿畸形,诊断双胎绒毛膜性,早期发现并治疗双胎输血综合征。

(2)营养指导,补充含一定叶酸量的复合维生素,纠正贫血,适当补充铁及钙剂,合理饮食,保证胎儿生长所需的足够营养。

(3)防治早产,合理应用宫缩抑制剂。一旦出现宫缩或阴道流水,应住院治疗。对可疑早产孕妇,可检测宫颈及阴道分泌物中的胎儿纤维连接蛋白,结合 B 超了解宫颈内口形状和宫颈管长度,及时采取治疗。

(4)防治母体严重妊娠期并发症,妊娠期注意血压及尿蛋白变化,及时发现和治疗妊娠期高血压疾病。重视孕妇瘙痒主诉,动态观察孕妇血甘胆酸及肝功能变化,早期诊断和治疗妊娠肝内胆汁淤积症。

(5)定期监测胎心、胎动变化,可自孕 33 周起,每周行 NST 检查。

(6)妊娠晚期通过腹部触诊和 B 超检查确定胎位,帮助选择分娩方式。

(三)分娩处理及产后观察

1.分娩处理　对于双胎的分娩方式,过去认为多数双胎能经阴道分娩,现在很多医院选择剖宫产终止妊娠。特别是臀头位、臀位、横位双胎。对于合并急性羊水过多,孕妇出现呼吸困难等严重不适,或胎儿宫内窘迫,或有严重并发症(如子痫前期或子痫)不能继续妊娠时,或已发生胎膜早破,可提前终止妊娠。三胎以上孕妇常规选择剖宫产。联体双胎也常规选择剖宫产。

复旦大学附属妇产科医院主张在双胎孕妇满 37 周后,择期剖宫产。剖宫产时注意腹壁切口的选择,以纵切口为宜。子宫下段横切口不可太低。娩出胎儿时注意辨清胎儿身体部位,避免"助娩"变难产,或造成胎儿产伤。对于双胎合并羊水过多或多胎,可视子宫收缩力情况预防性行 B-lynch 背带式缝合,预防产后出血。

经阴道分娩适用于以下情况:头位或头臀位双胎,妊娠足月,无头盆不称,宫颈条件成熟,产力好,临产后产程进展顺利,无胎儿宫内窘迫者。

分娩时注意产程处理,宫缩乏力时可在严密监护下给予低浓度缩宫素静脉滴注加强宫缩;第一产程全程严密观察胎心变化和产程进展;第二产程行会阴侧切,当第一胎儿娩出后,立即用血管钳夹紧胎盘侧脐带,防止第二胎儿失血。助手在腹部协助固定第二胎儿为纵产式,定时记录胎心和宫缩,及时阴道检查了解胎位,注意有无脐带脱垂或胎盘早剥。如无异常,可等待第二胎自然临产,若等待 15 分钟仍无宫缩,可行人工破膜,静脉滴注低浓度催产素,帮助胎儿在半小时内娩出。若发现脐带脱垂、胎盘早剥,应立即产钳助产或臀牵引,迅速娩出胎儿,必要时可改剖宫产。推荐导乐及家属陪伴分娩,给予产妇精神支持,注意补充产妇高热量、易吸收的食物或饮品,使产妇有足够的体力完成分娩。

2.产后观察　无论阴道分娩还是剖宫产,均需积极防治产后出血。注意观察生命体征、子宫收缩和阴道出血量,加强产后宫缩剂的应用。当出血量大于 800ml 以上,及时输血。

【临床特殊情况】

1.双胎输血综合征的早期诊断与治疗进展　双胎输血综合征(TTTs)是单卵双胎中单绒毛膜双胎的严重并发症,TTTs 发生率为 10％～25％,国外报道为 5％～15％。不经宫内治疗,围生儿病死率高达80％～100％。

TTTs 的病理生理基础是两个胎儿胎盘间血管存在吻合。血管的吻合可分为浅表及深层两种。浅表的吻合指胎盘胎儿面表层的较大血管的吻合,大多数是动脉.动脉的直接吻合,少数是静脉.静脉的直接吻合。而在胎盘深层的两个胎儿循环间的动脉-静脉吻合是导致 TTTs 的主要原因。TTTs 的供血儿由于不断地向受血儿输送血液,导致低血容量、贫血、少尿、羊水过少、胎儿宫内生长迟缓;受血儿则高血容量、胎儿尿量增多、羊水过多、胎儿心脏增大、非免疫性水肿。

TTTs 有急慢性之分。急性者少见,有血流动力学改变后的后果,但两个胎儿间体重差异小于 15％。慢性 TTTs 的两个胎儿间体重差异大于等于 15％,血红蛋白差异大于 5g/100ml。慢性 TTTs 可发生在妊娠的早、中、晚期,严重 TTTs 多发生在孕早期和孕中期。Salomon 和 Ville 报道孕 25 周左右 TTTs 的围生儿死亡率为 90％,存活儿中 20％～40％留有神经系统后遗症。

超声医学的发展和仪器的进步使 TTTs 的早期诊断成为可能。"双胎峰"和 Quintero 评分系统是临床诊断 TTTs 的主要依据。

(1)"双胎峰":用于判断双胎的绒毛膜性。超声图像上如果在双胎两个胎盘的连接处见胎膜成三角形,或称 A 形突向羊膜腔,称双胎征阳性,提示为双绒毛膜双胎;如果在双胎两个胎盘的连接处见胎膜呈直角形,或称 T 形突向羊膜腔,称双胎征阴性。提示为单绒毛膜双胎。孕 10～14 周超声诊断绒毛膜性的准确率可达 100％,但中期妊娠,特别是在孕 24～28 周,诊断的准确率降低,无双胎峰,也不能排除单绒毛膜双胎。

除双胎峰外,超声检查为单个胎盘、同性别胎儿、胎儿间羊膜间隔小于 2mm 有助于诊断单卵双胎。

(2)Quintero 评分系统:1999 年由 Quintero 提出,根据超声图像的变化,将 TTTs 分为 5 期。第 1 期,表现为羊水过多或过少;第 2 期在 1 期的基础上,供血儿膀胱无充盈;第 3 期在前两期的基础上,出现超声多普勒血流波形改变,如脐动脉舒张末期血流波形缺失,静脉导管 a 波反向,脐静脉搏动波等;第 4 期在前3 期的基础上出现胎儿水肿;第 5 期胎儿宫内死亡。Quintero 评分系统在诊断和监测 TTTs 以及作为宫内治疗的判断指针方面被广泛应用。但近年,有学者认为 Quintero 评分系统缺乏对 TTTs 治疗预后的信息,建议使用新的 Rossi 评分系统。

大多数 TTTs 可以在孕 16～26 周得到超声学诊断。近年,Nicolaides 提出孕 11～14 周测量两个胎儿的颈项透明层厚度差,可以预测 TTTs。

对于 TTTs 的治疗过去有羊水减量、羊膜中隔打孔、选择性灭胎等。羊水减量法因其损伤性小,长久以来一直是 TTTs 的首选治疗方法。序贯羊水减量可以提高胎儿生存率达 50％左右,并降低生存儿的并发症至 20％左右。自 1985 年 Delia 等报道用胎儿镜以钕.钇铝石榴石(Nd-YAG)激光对 4 例胎盘血管吻合支照射证实可以阻塞胎盘间的血管血流。近二十多年,在胎儿镜下激光凝固胎盘吻合血管术不断成熟,成为治疗 TTTs 的经济有效的主要方法。孕 16 至 26 周开始治疗,可提高至少一个胎儿的生存率至 80%,生存儿的并发症降至 10%。Yamamoto 和 Ville(2007)总结该激光治疗效果,17 种发表刊物的 1300 例 TTTs 激光治疗病例围生儿平均生存率为 57%(50%～100%),生存儿 1～6 个月大时有 2%～7% 出现脑部损害。该手术有创,胎儿流产发生率为 6.8%～23%,胎膜早破发生率为 5%～30%。该治疗由于需要特殊设备和技术,目前全世界能开展的医院不多。

2.多胎妊娠如何进行产前筛查与诊断　　自从开展唐氏综合征的产前母体血清学筛查以来,大大降低了唐氏儿的出生率。ShawSheng-Wen(2008)报道自 1994 年台湾开展中孕期唐氏儿血清学两联(即 β-hCG、AFP)筛查后,唐氏儿的出生率由 0.63‰ 下降到 0.16‰。对于筛查的方法,目前国际上没有统一的联选标准,各国、各地区,甚至一个城市的不同医院使用的筛查方案也不尽相同。有早孕期两联血清学筛查(即 β-hCG、PAPP-A)合并超声测量胎儿颈项透明层(NT)、中孕期两联血清学筛查(β-hCG、AFP)、三联血清学筛查(β-hCG、AFP、uE$_3$)、四联血清学筛查(β-hCG、AFP、uE$_3$、inhibinA)结合中孕期遗传学超声检查软指标(如颈项皮肤厚度、心室强光点、肠管强回声、肾盂增宽、四肢骨短小等)。美国妇产科协会(ACOG,2007)建议将早孕期的联合筛查作为所有孕妇的常规筛查方法。而逐步序贯筛查,即早孕期采用两联血清学筛查合并胎儿颈项透明层(NT)测量,加上中孕期四联血清学筛查可获得 95% 以上的检出率,而假阳性率可控制在 5% 以内。

随着辅助生殖技术的开展,双胎、三胎等多胎发生率大大增加。对于多胎妊娠如何进行唐氏儿的筛查和诊断,提出了新问题和新挑战。Dahoun(2008)曾报道一例单绒毛膜双羊膜双胎的核型分析一胎为 47,XX,+21,另一胎为 47,XX,21/46,XX。Pelikan(2007)报道一例罕见的 18-三体和 21-三体双卵双胎病例。相比于单胎妊娠,采用早孕期、中孕超声及母体血清学筛查的方法可行,但敏感性低,假阳性率高。对于双胎而言,在早孕期判断"绒毛膜性"和测量 NT 非常重要,是测定和修正"风险率"的重要基础。双卵双胎中每个胎儿的唐氏风险是独立的,双绒毛膜双胎的风险应求每个胎儿风险之和,单绒毛膜双胎的风险计算应以 NT 为基础,计算拟然比的几何均值。对于多胎妊娠,相比于中期妊娠的血清学筛查,早孕期的 NT 测量更为重要。

目前,羊水穿刺染色体检查是判断胎儿有无染色体疾病的金标准。对于高风险的双卵双胎和双绒毛膜双胎应分别穿刺,检查两个胎儿的核型;对于单绒毛膜双胎或单羊膜双胎,只需用检查一个胎儿的核型即可。

3.双胎妊娠中一胎死亡对妊娠结局的影响　　随着双胎发生率的增多,临床医生不得不面对增多的双胎中一胎死亡的临床处理问题。

双胎中一胎死亡的发生率国内报道在 3.65%～6.83% 之间。国外报道发生率在 0.5%～8.9% 之间,其中双胎中一个胎儿流产或"消失"发生于中孕期之前,占自然受孕双胎的 20%～60%。造成双胎中一胎死亡的原因主要分为以下四方面:①脐带因素:脐带绕颈、脐带打结、脐带过度旋转扭曲;②胎盘因素:双胎输血综合征、帆状胎盘血管前置、绒毛膜羊膜炎;③胎儿因素:胎儿畸形;④原因不明。

双胎妊娠中一胎死亡后对妊娠结局的影响因发生死胎时的孕周和双胎的类型不同而迥异。早孕期双胎之一因各种原因死亡后,死胎可自行吸收、吸收,对生存儿的生长发育不造成影响。孕 3～4 个月一胎死亡后,因其骨骼未完成骨化,可被存活胎儿挤压成纸样儿。妊娠中晚期,一胎死亡后,对生存儿的影响主要决定于两个胎儿的胎盘间有无吻合的血管。如果有胎盘间的血管交通,死胎可以通过释放凝血物质进入存活儿,使之出现肌肉强直、组织梗死等,同时可以导致母体发生凝血功能障碍,发生 DIC。双胎输血综合征或无心胎儿发生一胎死亡后,可通过胎盘间的血管交通和血流动力学改变,造成另一胎儿的相继死亡。即使进行宫内手术,阻断两个胎儿胎盘间的血管吻合,另一胎儿神经系统后遗症的发生率达 26%。

对双胎中一胎死亡的处理,要根据发生孕周、双胎种类、发生死胎的原因而定。对于孕 34 周以后发生的双胎一胎死亡,不论何种原因所致,建议立即终止妊娠。

(郝丽萍)

第五节　胎膜异常

胎膜是由羊膜和绒毛膜组成。胎膜外层为绒毛膜,内层为羊膜,于妊娠 14 周末,羊膜与绒毛膜相连封闭胚外体腔,羊膜腔占据整个宫腔,对胎儿起着一定的保护作用。同时胎膜含甾体激素代谢所需的多种酶,与甾体激素的代谢有关。胎膜含多量花生四烯酸的磷脂,且含有能催化磷脂生成游离花生四烯酸的溶酶体,故胎膜在分娩发动上有一定作用。胎膜的病变与妊娠的结局有密切的关系。本节主要介绍胎膜早破和绒毛膜羊膜炎对妊娠的影响。

一、胎膜早破

胎膜早破(PROM)是指胎膜破裂发生在临产前。胎膜早破可导致产妇、胎儿和新生儿的风险明显升高。胎膜早破是产科的难题。一般认为胎膜早破发生率在 10%,大部分发生在 37 周后,称足月胎膜早破,若发生在妊娠不满 37 周称足月前胎膜早破,发生率为 2.0%。胎膜早破的妊娠结局与破膜时孕周有关。孕周越小,围生儿预后越差。常引起早产及母婴感染。

【病因】

目前胎膜早破的病因尚不清楚,一般认为胎膜早破的病因与下述因素有关。

1.生殖道病原微生物上行性感染　胎膜早破患者经腹羊膜腔穿刺,羊水细菌培养 28%～50% 呈阳性,其微生物分离结果往往与宫颈内口分泌物培养结果相同,提示生殖道病原微生物上行性感染是引起胎膜早破的主要原因之一。B 族溶血性链球菌、衣原体、淋病奈瑟菌、梅毒和解脲支原体感染不同程度与 PPROM 相关。但是妊娠期阴道内的致病菌并非都引起胎膜早破,其感染条件为菌量增加和局部防御能力低下。宫颈黏液中的溶菌酶、局部抗体等抗菌物质等局部防御屏障抗菌能力下降微生物附着于胎膜,趋化中性粒细胞,浸润于胎膜中的中性粒细胞脱颗粒,释放弹性蛋白酶,分解胶原蛋白成碎片,使局部胎膜抗张能力下降,而致胎膜早破。

2.羊膜腔压力增高　双胎妊娠、羊水过多、过重的活动等使羊膜腔内压力长时间或多时间的增高,加上胎膜局部缺陷,如弹性降低、胶原减少,增加的压力作用于薄弱的胎膜处,引起胎膜早破。

3.胎膜受力不均　胎位异常、头盆不称等可使胎儿先露部不能与骨盆入口衔接,盆腔空虚致使前羊水囊所受压力不均,引起胎膜早破。

4.部分营养素缺乏　母血维生素 C 浓度降低者,胎膜早破发病率较正常孕妇增高近 10 倍。体外研究证明,在培养基中增加维生素 C 浓度,能降低胶原酶及其活性,而胶原是维持羊膜韧性的主要物质。铜元素缺乏能抑制胶原纤维与弹性硬蛋白的成熟。胎膜早破者常发现母、脐血清中铜元素降低。故维生素 C、铜元素缺乏,使胎膜抗张能力下降,易引起胎膜早破。

5.宫颈病变　常因手术机械性扩张宫颈、产伤或先天性宫颈局部组织结构薄弱等,使宫颈内口括约功能破坏,宫颈内口松弛,前羊水囊易于楔入,使该处羊水囊受压不均,加之此处胎膜最接近阴道,缺乏宫颈黏液保护,常首先受到病原微生物感染,造成胎膜早破。

6.创伤　腹部受外力撞击或摔倒,阴道检查或性交时胎膜受外力作用,可发生破裂。

【临床表现】

90%患者突感较多液体从阴道流出,并有阵发性或持续性阴道流液,时多时少,无腹痛等其他产兆。肛门检查时触不到胎囊,如上推胎儿先露部时,见液体从阴道流出,有时可见到流出液中有胎脂或被胎粪污染,呈黄绿色。如并发明显羊膜腔感染,则阴道流出液体有臭味,并伴发热、母儿心率增快、子宫压痛、白细胞计数增高、C反应蛋白阳性等急性感染表现。隐匿性羊膜腔感染时,虽无明显发热,但常出现母儿心率增快。患者在流液后,常很快出现宫缩及宫口扩张。

【诊断】

根据详细的询问病史并结合临床及专科检查可诊断胎膜早破。当根据临床表现诊断胎膜早破存在疑问时,可以结合一些辅助检查明确诊断。明确诊断胎膜早破后还应进一步检查排除羊膜腔感染。

1.胎膜早破的诊断

(1)阴道窥器检查:见液体自宫颈流出或后穹隆较多的积液中见到胎脂样物质是诊断胎膜早破的直接证据。

(2)阴道液pH测定:正常阴道液pH为4.5～5.5,羊水pH为7.0～7.5,如阴道液pH>6.5,提示胎膜早破可能性大。该方法诊断正确率可达90%。若阴道液被血、尿、精液及细菌性阴道病所致的大量白带污染,可产生假阳性。

(3)阴道液涂片检查:取阴道后穹隆积液置于干净玻片上,待其干燥后镜检,显微镜下见到羊齿植物叶状结晶为羊水。其诊断正确率可达95%。如阴道液涂片用0.5%硫酸尼罗蓝染色,镜下可见橘黄色胎儿上皮细胞;若用苏丹Ⅲ染色,则见到黄色脂肪小粒可确定为羊水。

(4)羊膜镜检查:可以直视胎儿先露部,看不到前羊膜囊即可诊断胎膜早破。

(5)胎儿纤维连接蛋白(fN):胎儿纤维连接蛋白是胎膜分泌的细胞外基质蛋白,胎膜破裂,其进入宫颈及阴道分泌物。在诊断存在疑问时,这是一个有用和能明确诊断的实验。

(6)B型超声检查:可根据显露部位前样水囊是否存在,如消失,应高度怀疑有胎膜早破,此外,羊水逐日减少,破膜超过24小时者,最大羊水池深度往往<3cm,可协助诊断胎膜早破。

2.羊膜腔感染的诊断

(1)临床表现:孕妇体温升高至37.8℃或38℃以上,脉率增快至100次/分或以上,胎心率增快至160次/分以上。子宫压痛,羊水有臭味,提示感染严重。

(2)经腹羊膜腔穿刺检查:在确诊足月前胎膜早破后,最好行羊膜穿刺,抽出羊水检查微生物感染情况,对选择治疗方法有意义。常用方法有:

1)羊水细菌培养:是诊断羊膜腔感染的金标准。但该方法费时,难以快速诊断。

2)羊水白细胞介素6测定(IL-6):如羊水中IL-6≥7.9ng/ml,提示急性绒毛膜羊膜炎。该方法诊断敏感性较高,且对预测新生儿并发症如肺炎、败血症等有帮助。

3)羊水涂片革兰染色检查:如找到细菌,则可诊断绒毛膜羊膜炎,该法特异性较高,但敏感性较差。

4)羊水涂片计数白细胞:≥30个白细胞/ml,提示绒毛膜羊膜炎,该法诊断特异性较高。如羊水涂片革兰染色未找到细菌,而涂片白细胞计数增高,应警惕支原体、衣原体感染。

5)羊水葡萄糖定量检测:如羊水葡萄糖<10mmol/L,提示绒毛膜羊膜炎。该方法常与上述其他指标同时检测,综合分析,评价绒毛膜羊膜炎的可能性。

(3)动态胎儿生物物理评分(BPP):因为经腹羊膜腔穿刺较难多次反复进行,特别是合并羊水过少者,而期待治疗过程中需要动态监测羊膜腔感染的情况。临床研究表明,BPP<7分(主要为NST无反应型、

胎儿呼吸运动消失)者,绒毛膜羊膜炎及新生儿感染性并发症的发病率明显增高,故有学者推荐动态监测BPP,决定羊膜腔穿刺时机。

【对母儿的影响】

1.对母体影响

(1)感染:破膜后,阴道病原微生物上行性感染更容易、更迅速。随着胎膜早破潜伏期(指破膜到产程开始的间隔时间)延长,羊水细菌培养阳性率增高,且原来无明显临床症状的隐匿性绒毛膜羊膜炎常变成显性。除造成孕妇产前、产时感染外,胎膜早破还是产褥感染的常见原因。

(2)胎盘早剥:足月前胎膜早破可引起胎盘早剥,确切机制尚不清楚,可能与羊水减少有关。据报道最大羊水池深度<1cm,胎盘早剥发生率12.3%、而最大池深度<2cm,发生率仅3.5%。

2.对胎儿影响

(1)早产儿:30%~40%早产与胎膜早破有关。早产儿易发生新生儿呼吸窘迫综合征、胎儿及新生儿颅内出血、坏死性小肠炎等并发症,围生儿死亡率增加。

(2)感染:胎膜早破并发绒毛膜羊膜炎时,常引起胎儿及新生儿感染,表现为肺炎、败血症、颅内感染。

(3)脐带脱垂或受压:胎先露未衔接者,破膜后脐带脱垂的危险性增加;因破膜继发性羊水减少,使脐带受压,亦可致胎儿窘迫。

(4)胎肺发育不良及胎儿受压综合征:妊娠28周前胎膜早破保守治疗的患者中,新生儿尸解发现。肺,体重比值减小、肺泡数目减少。活体X线摄片显示小而充气良好的肺、钟形胸、横隔上抬到第7肋间。胎肺发育不良常引起气胸、持续肺高压,预后不良。破膜时孕龄越小,引发羊水过少越早,胎肺发育不良的发生率越高。如破膜潜伏期长于4周,羊水过少程度重,可出现明显胎儿宫内受压,表现为铲形手、弓形腿、扁平鼻等。

【治疗】

总体而言,对胎膜早破的处理已经从保守处理转为积极处理,准确评估孕周对处理至关重要。

1.发生在36周后的胎膜早破　观察12~24小时,80%患者可自然临产。临产后观察体温、心率、宫缩、羊水流出量、性状及气味,必要时B型超声检查了解羊水量,胎儿电子监护进行宫缩应激试验,了解胎儿宫内情况。若羊水减少,且CST显示频繁变异减速,应考虑羊膜腔输液;如变异减速改善,产程进展顺利,则等待自然分娩。否则,行剖宫产术。若未临产,但发现有明显羊膜腔感染体征,应立即使用抗生素,并终止妊娠。如检查正常,破膜后12小时,给予抗生素预防感染,破膜24小时仍未临产且无头盆不称,应引产。目前研究发现,静滴催产素引产似乎最合适。

2.足月前胎膜早破治疗　是胎膜早破的治疗难点,一方面要延长孕周减少新生儿因不成熟而产生的疾病与死亡;另一方面随着破膜后时间延长,上行性感染成为不可避免或原有的感染加重,发生严重感染并发症的危险性增加,同样可造成母儿预后不良。目前足月前胎膜早破的处理原则是:若胎肺不成熟,无明显临床感染征象,无胎儿窘迫,则期待治疗;若胎肺成熟或有明显临床感染征象,则应立即终止妊娠;对胎儿窘迫者,应针对宫内缺氧的原因,进行治疗。

(1)期待治疗:密切观察孕妇体温、心率、宫缩、白细胞计数、C反应蛋白等变化,以便及早发现患者的明显感染体征,及时治疗。避免不必要的肛门及阴道检查。

1)应用抗生素:足月前胎膜早破应用抗生素,能降低胎儿及新生儿肺炎、败血症及颅内出血的发生率;亦能大幅度减少绒毛膜羊膜炎及产后子宫内膜炎的发生;尤其对羊水细菌培养阳性或阴道分泌物培养B族链球菌阳性者,效果最好。B族链球菌感染用青霉素;支原体或衣原体感染,选择红霉素或罗红霉素。如感染的微生物不明确,可选用FDA分类为B类的广谱抗生素,常用β-内酰胺类抗生素。可间断给药,如开始给氨苄西林或头孢菌素类静脉滴注,48 小时后改为口服。若破膜后长时间不临产,且无明显临床感染征象,则停用抗生素,进入产程时继续用药。

2)宫缩抑制剂应用:对无继续妊娠禁忌证的患者,可考虑应用宫缩抑制剂预防早产。如无明显宫缩,可口服利托君;有宫缩者,静脉给药,待宫缩消失后,口服维持用药。

3)纠正羊水过少:若孕周小,羊水明显减少者,可进行羊膜腔输液补充羊水,以帮助胎肺发育;若产程中出现明显脐带受压表现(CST 显示频繁变异减速),羊膜腔输液可缓解脐带受压。

4)肾上腺糖皮质激素促胎肺成熟:妊娠 35 周前的胎膜早破,应给予倍他米松 12mg 静脉滴注,每日 1 次共 2 次;或地塞米松 10mg 静脉滴注,每日 1 次,共 2 次。

(2)终止妊娠:一旦胎肺成熟或发现明显临床感染征象,在抗感染同时,应立即终止妊娠。对胎位异常或宫颈不成熟,缩宫素引产不易成功者,应根据胎儿出生后存活的可能性,考虑剖宫产或更换引产方法。

3.小于 24 孕周的胎膜早破　这个孕周最适合的处理尚不清楚,必须个体化,患者及家人的要求应纳入考虑。若已临产,或合并胎盘早剥,或有临床证据显示母儿感染存在,这些都是积极处理的指征。有些父母要求积极处理是因为担心妊娠 25～26 周分娩的胎儿虽然有可能存活,但极可能发生严重的新生儿及远期并发症。

目前越来越多的人考虑期待处理。但有报告指出,小于 24 周新生儿的存活率低于 50%,甚至在最新最好的研究中,经过 12 个月的随访后,发育正常的新生儿低于 40%。因此,对于小于 24 周的 PPROM,对回答父母咨询必须完全和谨慎。应让父母明白在最好的监测下新生儿可能的预后:新生儿死亡率及发病率都相当高。

考虑到预后并不明确,对于小于 24 周德早产胎膜早破,另一种处理方案已形成。即:在首次住院 72 小时后,患者在家中观察,限制其活动,测量体温,每周报告产前评估及微生物/血液学检测结果。这种处理有待随机试验评估,但考虑到经济及心理因素,这种处理很显然是合适的。

4.发生在 24～31 孕周的胎膜早破　在这个孕周,胎儿最大的风险仍是不成熟,这种风险比隐性宫内感染患者分娩产生的好处还重要。因此,期待处理是这个孕周最好的建议。

在这个孕周,特别对于胎肺不可能成熟的患者,使用羊膜腔穿刺检查诊断是否存在隐性羊膜腔感染存在争议。在某些情况下,特别是存在绒毛膜羊膜炎隐性体征,如低热、白细胞计数升高和 C 反应蛋白增加等,可以考虑羊膜腔穿刺。

一项评估 26～31 周 PPROM 患者 72 小时后在家中及医院治疗的对比随机研究指出,在家中处理是一项可采纳的安全方法,考虑到新生儿及母亲的结局,这种处理明显减少母亲住院费用。Hoffmann 等指出,这种形式更适合一周内无临床感染迹象、B 超提示有足量羊水的患者。我们期待类似的大样本随机研究结果,决定这个孕周 PPROM 的合适处理。

在 24～31 周 PPROM 的产前处理中,应与父母探讨如果保守处理不合适时可能的分娩方式。结果发现,正在出现一种值得注意的临床实践趋势。Amon 等以围产学会成员的名义发表的一项调查显示,特别是胎儿存活率不高的孕周,在 1986～1992 年分娩的妇女中,孕 24～28 周因胎儿指征剖宫产率增加了 2 倍。然而,Sanchez-Ramos 等在 1986～1990 年研究指出,极低体重婴儿分娩的剖宫产率从 55% 降低至 40%($P<0.05$),新生儿的死亡率并没有改变,低 Apgar 评分的发生率、脐带血气值、脑室出血的发生率,或新生儿在重症监护室治疗的平均时间也没有改变。Weiner 特别研究 32 周前的臀先露病例,得出结论:剖宫产通过减少脑室出血的发生率而减少围产儿的死亡率。Olofsson 等证实了这个观点。

客观地说,低出生体重婴儿经阴道分娩是合理的选择,若存在典型的产科指征,借助剖宫产可能拯救小于 32 周臀先露的婴儿。

5.发生于 31~33 孕周的胎膜早破　该孕周分娩的新生儿存活率超过 95%。因此,不成熟的风险和新生儿败血症的风险一样。尽管这个时期用羊膜腔穿刺检查似乎比较合理,但对其价值仍未充分评估。在 PPROM 妇女中行羊膜腔穿刺获取羊水的成功率介于 45%~97%,即使成功获取羊水,但由于诊断隐性宫内感染缺乏金标准,使我们难于解释革兰染色、羊水微生物培养、白细胞酯酶测定及气相色谱分析的结果。Fish 对 6 个关于应用培养或革兰染色涂片诊断羊水感染研究的综述指出,这些检查诊断宫内感染的敏感率为 55%~100%,特异性为 76%~100%。羊水感染的定义在评价诊断实验对亚临床宫内感染诊断的敏感性及特异性时特别重要,例如,如果微生物存在即诊断宫内感染,羊水革兰染色及培养诊断的敏感性为 100%;如果将新生儿因败血症死亡作终点,诊断宫内感染的敏感性将明显减低,这将漏诊很多重要疾病。Fish 用绒毛膜炎组织病理学证据定义感染,但 Ohlsson 及 Wang 怀疑这一点,他们接受临床绒毛膜羊膜炎及它的缺点;Dudley 等用新生儿败血症(怀疑或证实)定义感染;而 Vintzileos 等联合临床绒毛膜羊膜炎及新生儿败血症(怀疑或证实)定义感染。

Dudley 等指出,在这个孕周羊膜腔穿刺所获得的标本中,58% 的病例胎肺不成熟。这一结果和显示胎肺成熟率为 50%~60% 的其他研究相一致。考虑到早产胎膜早破新生儿呼吸窘迫问题,胎肺成熟测试(US 值)阳性预测值为 68%,阴性预测值为 79%。对特殊情况如隐性感染但胎肺未成熟及胎肺已成熟但羊水无感染状况缺乏足够评估,因而无法决定正确的处理选择。

如果无法成功获取足够多羊水,处理必须依据有固有缺陷的临床指标结果,并联合精确性差的 C 反应蛋白及血常规等血液参数评估感染是否存在。虽然 Yeast 等发现没有证据显示羊膜腔穿刺引起临产,但这种操作并不是完全无并发症的,在回答患者及家人咨询时,这种情况必须说明。特别是在这个孕周,羊膜腔穿刺在患者处理中的作用有待评估。在将列为常规处理选择前,最好先进行大样本前瞻性随机试验。

6.发生在 34~36 周的胎膜早破　虽然在这个孕周仍普遍采用期待疗法,但正如 Olofsson 等关于瑞典对 PPROM 的产科实践的综述中提出的,很多人更愿意引产。这个孕周引产失败的可能性比足月者大,但至今对其尚未做充分评估。

应该清楚明确,宫内感染、胎盘早剥或胎儿窘迫都是积极处理的指征。

【预防】

1.妊娠期尽早治疗下生殖道感染　及时治疗滴虫阴道炎、淋病奈氏菌感染、宫颈沙眼衣原体感染、细菌性阴道病等。

2.注意营养平衡　适量补充铜元素或维生素 C。

3.避免腹压突然增加　特别对先露部高浮、子宫膨胀过度者,应予以足够休息,避免腹压突然增加。

4.治疗宫颈内口松弛　可于妊娠 14~16 周行宫颈环扎术。

【临床特殊情况】

胎膜早破应用抗生素的价值及选择:胎膜早破患者中应用抗生素可以提高新生儿的预后,同时还可以减少母亲感染、推迟分娩、减少新生儿感染和新生儿在出生 28 天内需要肺表面活性物质及氧气的数量。选用何种抗生素也非常重要,现在认为大环内酯类抗生素能够消除细菌治病因子产物,发挥抗蛋白酶活性,稳定活化的炎性细胞。β-内酰胺类抗生素仅削弱细菌细胞壁合成,减少内毒素的释放,但增加炎症细胞因子的释放,对新生儿有潜在的副作用。所以目前有观点认为在胎膜早破患者中应用红霉素治疗可以更加好的改善新生儿的预后和减少儿童缺陷。

二、绒毛膜羊膜炎

胎膜的炎症是一种宫内感染的表现,常伴有胎膜早破和分娩延长。当显微镜下发现单核细胞及多核细胞浸润绒毛时称为绒毛膜羊膜炎。如果单核细胞及多核细胞在羊水中发现时即为羊膜炎。脐带的炎症称为脐带炎,胎盘感染称为胎盘绒毛炎。绒毛膜羊膜炎是宫内感染的主要表现,是导致胎膜早破和(或)早产的主要原因,同时与胎儿的和新生儿的损伤和死亡密切有关。

【病因】

研究证实阴道和(或)宫颈部位的细菌通过完整或破裂的胎膜上行性感染羊膜腔是导致绒毛膜羊膜炎的主要原因。20多年前已经发现阴道直肠的B族链球菌与宫内感染密切相关。妊娠期直肠和肛门菌群异常可以导致阴道和宫颈部位菌群异常。妊娠期尿路感染可以引起异常的阴道病原体从而引起宫内感染,这种现象在未治疗的与B族链球菌相关无症状性菌尿病患者中得到证实。细菌性阴道病被认为与早产、胎膜早破、绒毛膜羊膜炎,以及长期的胎膜破裂、胎膜牙周炎、A型或O型血、酗酒、贫血、肥胖等有关。

宫颈功能不全导致宿主的防御功能下降,从而为上行性感染创造条件。

【对母儿的影响】

1.对孕妇的影响　20世纪70年代宫内感染是产妇死亡的主要原因。到90年代由于感染的严重并发症十分罕见,由宫内感染导致的孕产妇死亡率明显下降。但由宫内感染导致的并发症仍较普遍,因为宫内感染可以导致晚期流产和胎儿宫内死亡。胎膜早破与宫内感染密切相关。目前宫内感染已公认是早产的主要原因。宫内感染还可导致难产并导致产褥感染。

2.对胎儿、婴儿的影响　宫内感染对胎儿和新生儿的影响远较对孕产妇的影响大。胎儿感染是宫内感染的最后阶段。胎儿炎症反应综合征(FIRS)是胎儿微生物入侵或其他损伤导致一系列炎症反应,继而发展为多器官衰竭、中毒性休克和死亡。另外胎儿感染或炎症的远期影响还包括脑瘫,肺支气管发育不良,围产儿死亡的并发症明显增加。

【临床表现】

绒毛膜羊膜炎的临床症状和体征主要包括:①产时母亲发热,体温>37.8℃;②母亲明显的心跳过速(>120次/分);③胎心过速(>160bpm);④羊水或阴道分泌物有脓性或有恶臭味;⑤宫体触痛;⑥母亲白细胞增多(全血白细胞计数>$15\times10^9\sim18\times10^9$/L)。

在以上标准中,产时母亲发热是最常见和最重要的指标,但是必须排除其他原因,包括脱水、或同时有尿路和其他器官系统的感染。白细胞升高非常重要,但是作为单独指标诊断意义不大。

体检非常重要,可以发现未表现出症状和体征的绒毛膜羊膜炎孕妇,可能发现的体征包括:①发热;②心动过速(>120bpm);③低血压;④出冷汗;⑤皮肤湿冷;⑥宫体触痛;⑦阴道分泌物异常或恶臭。

另外还有胎心过速(>160～180bpm),应用超声检查生物物理评分低于正常。超声检查羊水的透声异常可能也有一定的诊断价值。

【诊断】

根据临床症状及体征诊断并不困难。但常需采用下列辅助检查,估计羊水量及羊水过多的原因。在产时,绒毛膜羊膜炎的诊断通常以临床标准作为依据,尤其是足月妊娠时。

1.羊水或生殖泌尿系统液体的细菌培养　对寻找病原体可能是有诊断价值的方法。有学者提出获取宫颈液培养时可能会增加早期羊水感染的危险性,无论此时胎膜有否破裂。隐性绒毛膜羊膜炎被认为是早产的重要诱因。

2.羊水、母血、母尿或综合多项实验检查　无症状的早产或胎膜早破的产妇需要进行一些检查来排除有否隐性绒毛膜羊膜炎。临床医生往往进行一些实验室检查包括羊水、母血、母尿或综合多项实验检查来诊断是否有隐性或显性的羊膜炎或绒毛膜羊膜炎的存在。

3.羊水或生殖泌尿系统液体的实验室检查　包括以下几项：

(1)通过羊膜穿刺获得的羊水,可进行白细胞计数、革兰氏染色、PH值测定、葡萄糖定量,以及内毒素、乳铁蛋白、细胞因子(如白细胞介素6)等的测定。

(2)羊水或血液中的细胞因子定量测定通常包括IL-6、肿瘤坏死因子α、IL-1以及IL-8。尽管在文献中IL-6是最常被提及的,但目前尚无一致的意见能表明哪种细胞因子具有最高的敏感性或特异性,以及阳性或阴性的预测性。脐带血或羊水中IL-6水平的升高与婴儿有长期的神经系统损伤有关。这些都不是常规的实验室检查,在社区医院中也没有这些辅助检查。

(3)PCR作为一种辅助检查得到了迅速发展。它被用来检测羊水中或其他体液中的微生物如HIV病毒、巨细胞病毒、单纯疱疹病毒、细小病毒、弓形体病毒以及细菌DNA。PCR检测法被用来诊断由细菌体病原体引起的羊水感染,但只有大学或学院机构才能提供此类检测方法。

(4)羊膜穿刺术可引起胎膜早破。正因为如此,有人提出检测宫颈阴道分泌物来诊断绒毛膜羊膜炎。可能提示有宫颈或绒毛膜感染存在的宫颈阴道分泌物含有胎儿纤连蛋白、胰岛素样生长因子粘连蛋白I以及唾液酶。羊膜炎与IL-6水平、胎儿纤连蛋白有密切关系。然而,孕中期胎儿纤连蛋白的测定与分娩时的急性胎盘炎无关。羊水的蛋白组织学检测能诊断宫内炎症和或宫内感染,并预测继发的新生儿败血症。但读者谨记这些检测并不是大多数医院能做的。

(5)产前过筛检查表明:B族链球菌增殖可增加发生绒毛膜羊膜炎的风险,而产时抗生素的应用能减少新生儿B族链球菌感染的发生率。在产时应用快速B族链球菌检测能较其他试验发现更多处于高危状态的新生儿。快速B族链球菌检测法的应用使一些采用化学药物预防产时感染的母亲同时也能节约花费于新生儿感染的费用大约差不多12000美元。近年来更多来自欧洲的报道也提到了B族链球菌检测和产时化学药物预防疗法的效果,但同时也提出PCR检测如何能更好改进B族链球菌检测的建议。

4.母血检测

(1)当产妇有发热时,白细胞计数或母血中C反应蛋白的水平用来预测绒毛膜羊膜炎的发生。但不同的报道支持或反对以C反应蛋白水平来诊断绒毛膜羊膜炎。但C反应蛋白水平较外周血白细胞计数能更好地预测绒毛膜羊膜炎,尤其是如果产妇应用了皮质醇激素类药物,他们外周血中的白细胞可能会增高。

(2)另一些学者提示母血中的 α_1 水解蛋白酶抑制复合物能较C反应蛋白或白细胞计数更好的预测羊水感染羊水中的粒细胞计数看来较C反应蛋白或白细胞计数能更好预测羊水感染。事实上,羊水中白细胞增多和较低的葡萄糖定量就高度提示绒毛膜羊膜炎的发生,在这种情况下也是最有价值的信息。分析母体血清中的IL-6或铁蛋白水平也是有助于诊断的,因为这些因子水平的增高也和母体或新生儿感染有关。在母体血清中的IL-6水平较C反应蛋白可能更有预测价值。母血中的 α_1 水解蛋白酶抑制复合物、细胞因子以及铁蛋白没有作为广泛应用的急性绒毛膜羊膜炎标记物。

【治疗】

包括两部分的内容,第一部分是对于怀疑绒毛膜羊膜炎孕妇的干预和防止胎儿的感染;第二部分是包括对绒毛膜羊膜炎的病因、诊断方法,以及可疑孕妇分娩的胎儿及时和适合的治疗。

1.孕妇治疗　一旦绒毛膜羊膜炎诊断明确应该即刻终止妊娠。一旦出现胎儿窘迫应紧急终止妊娠。目前建议在没有获得病原体培养结果前可以给予广谱抗生素或依据经验给予抗生治疗,可以明显降低孕产妇和新生儿的病死率。

早产和胎膜早破的处理:早产或胎膜早破的孕妇即使没有绒毛膜羊膜炎的症状和体征,建议给予预防性应用抗生素治疗,对于小于36周早产或胎膜早破的孕妇,明确应预防性应用抗生素。足月分娩的孕妇有GBS感染风险的应预防性应用抗生素。一些产科医生发现在32周后应用糖皮质激素在促胎儿肺成熟的作用有限。而应用糖皮质激素是否会增加胎儿感染的风险性现在还没有明确的依据,应用不增加风险。

2.新生儿的治疗　儿科医生与产科医生之间信息的交流对于及时发现新生的感染非常有意义。及时和早期发现母亲的绒毛膜羊膜炎可有效降低新生儿的患病率和死亡率。

【临床特殊情况】

在早产胎膜早破患者中经常要应用到免疫调节剂(地塞米松和吲哚美辛),由于担心会增加绒毛膜羊膜炎的发生、导致炎症的扩散,许多临床医生犹豫不决。研究表明胎儿的损伤与炎症反应过程中产生的大量细胞因子有密切关系,降低炎症反应的药物在预防早产、新生儿损伤和远期围产儿发病中可能起到一定的作用。所以,对于存在绒毛膜羊膜炎的孕妇在应用足够的抗生素的前提下应用地塞米松等免疫调节剂是安全的,而且对于改善围产儿的结局有益。

(郝丽萍)

第六节　脐带异常

脐带是连接母体与胎儿之间的桥梁,胎儿通过脐带、胎盘与母体进行营养和代谢物质交换。脐带长度的正常范围是35～70cm,平均54cm;其横切直径为1.5～2cm,脐带外面为一层羊膜,内由包埋在华尔通氏胶中的两条动脉和一条静脉组成。脐带异常时可影响胎儿的生长发育,甚至导致胎儿死亡。常见的脐带异常包括:脐带自身异常、脐带附着异常。

一、脐带自身异常

分为结构异常、位置异常。

1.脐带结构异常

(1)脐带长度异常:有报告表明脐带的长度与妊娠早期和中期时羊水的多少和胎儿的活动度有关,胎儿活动多者脐带长,反之较短,如:先天愚型的胎儿活动少,脐带较短。一般在妊娠28周时脐带长度已达到足月时的长度。

1)脐带过长:脐带长度超过70cm,多为正常的2倍。有报道脐带最长为300cm。过长的脐带易造成缠绕、打结、脱垂、脐血管栓塞。B超检查可见较多的脐带影像。

2)脐带过短:脐带长度短于30cm,其发生率为1%。文献报道最短者仅0.5cm。脐带过短在临产前多无症状。临产后由于胎儿下降时牵拉脐带使脐血管过度延伸变窄,血流受阻,胎儿血液循环减少,易导致胎心变慢,胎儿缺氧、窒息,并有发生胎盘早期剥离、子宫内翻、胎儿脐疝、脐血管或脐带断裂等危险。表现在产程(尤其是第二产程)进展缓慢,甚至滞产,在宫缩、胎先露下降时胎心减慢,宫缩间歇时,先露回缩,胎心可恢复。胎心监护可出现散发减速。

3)无脐带:非常罕见,此时胎盘直接与胎儿腹壁相连,合并脏器外翻,这是体蒂发育异常的结果。也有的胎盘连于胎儿头皮,合并颅骨缺损和其他畸形。

(2)脐带粗细异常

1)脐带水肿:临床多称胶质脐带,原因不明,一般多伴有胎儿水肿,可见于母儿血型不合、母亲糖尿病、早产和浸软胎儿。水肿的脐带切片见华通氏胶内有大小不等的空泡。

2)脐带过细:脐带直径在孕中期迅速增粗,至30周达高峰,若脐带直径短于1.6cm,称脐带过细。细脐带受压时,易使胎儿血液循环受阻,引起胎儿宫内窘迫或猝死。

(3)脐带血管异常

1)单脐动脉:只有一条脐动脉称单脐动脉。其发生率文献报道差异很大在 0.20%～12%,多胎妊娠发生机会稍高于单胎妊娠为 0%～7%。发生原因是发育成脐动脉的两条尿囊动脉中一条发育不良或萎缩,或早期暂时性单脐动脉期持续不变。单脐动脉胎儿的孕母多有死胎、畸形和多次流产史,且多合并糖尿病、羊水过多、先兆子痫。单脐动脉胎儿畸形率和死亡率高,如胃肠道、骨骼、泌尿生殖道、心血管、中枢神经系统畸形。但畸形并非全是致死性的。所以,产科医师接生时应常规检查脐带,如有异常,要检查婴儿是否存在其他畸形,以利于早期诊治。目前,B超检查配合彩色多普勒可较准确地发现胎儿单脐动脉。

2)脐血管破裂出血和血肿:脐血管自然破裂极罕见,多发生在较短的脐带在临产后先露部下降时的牵拉,使脐血管撕裂出血或脐带内出血。脐带血肿也很少见,但血肿多发生于静脉近胎儿端压迫脐带影响胎儿循环,均可导致胎儿死亡。

3)脐带血管血栓形成:非常少见,常因脐带受压、扭转、狭窄、脐带肿瘤、胎盘剥离或感染等引起。脐动脉血栓常伴有脐静脉血栓,而脐静脉血栓形成可能是由于缩宫素引起子宫强烈收缩造成的。有脐带血管血栓的胎儿死亡率很高。但胎儿死亡往往是其他原因引起的,脐血管血栓形成是并发症,并不是致死的原因。

4)脐带静脉曲张:多为脐带局部静脉过长,形成假结,有时成袢突出,状如静脉曲张。而真正的静脉曲张少见。

5)脐血管数目的异常:为右侧尿囊静脉不退化,仍然保留,出现两条脐静脉;也有脐带内有 4 条或 2 条血管的报道。

(4)脐带内的残留胚胎组织:有尿囊、脐肠系膜导管残留等,临产意义不大。

(5)脐带囊肿

1)自胎生残留物衍化而来的脐带囊肿:可来自尿囊、卵黄囊肠系膜管残留的囊肿,没有临床意义。可借助病理来鉴别。

2)羊膜上皮包涵囊肿:非常少见,多很小,囊内覆以羊膜上皮。

3)华通氏胶退变形成的囊肿:华通氏胶黏液样退变形成的空腔,内含黏液,没有上皮。

(6)脐带炎症:脐带内见白细胞浸润,但并非所有的浸润都表示存在真正的感染。

(7)脐带肿瘤:真正的脐带肿瘤罕见,可分为血管瘤、畸胎瘤,均为良性,文献未见有恶性肿瘤的报道。

1)血管瘤:多很小,但直径可达到 17cm,肿瘤自华通氏胶毛细血管发生,属脐带原始血管间叶组织的畸形,不是真正的肿瘤。

2)畸胎瘤:妊娠早期原肠陷入脐带,使得原始生殖细胞有可能从原肠游走到脐带结缔组织内,发生畸胎瘤。

2.脐带位置异常

(1)脐带打结

1)脐带假结:较常见,多为脐血管长于脐带或脐静脉长于脐动脉,华通氏胶增厚形成的假性结节,无临床意义。

2)脐带真结:多于妊娠 3～4 个月,胎儿较小,活动度较大时发生,一般先有脐带缠绕,而后胎儿穿过脐带环形成真性结节。多见于脐带过长、羊水过多、单羊膜囊双胎等。真结未拉紧时,不影响胎儿血液循环,可无症状,但临产后随着胎先露的下降,结节张力增加,会引起胎心改变,甚至危及生命。

（2）脐带缠绕：脐带围绕胎儿颈部、四肢、躯干称为脐带缠绕。以脐带绕颈多见（17％），多与脐带过长、胎动过频、羊水量多等有关。脐带缠绕使可移动的脐带变短，其后果与真性脐带过短相同。现超声检查可以诊断脐带绕颈，准确率可达 94.2％。脐带缠绕的胎儿在妊娠期多无症状，临产后无胎心及胎动异常可待产，如出现产程延长、胎心变化应立即给产妇吸氧，左侧卧位，如无效，则剖宫产结束分娩；若宫口已开全，无头盆不称可行阴道助产。

（3）脐带扭转：指脐带沿其纵轴扭转呈螺旋形，生理性扭转可达 6～11 周。过多的脐带扭转多与脐带发育不良、多产、胎动频繁等有关。可造成胎儿血液循环延缓、中断，发生胎儿生长受限，甚至胎死宫内。所以孕妇应学会自测胎动，如发现异常，应及时就诊。

（4）脐带脱垂：0.4％～10％，国外为 0.25％～0.5％。脐带位于胎儿先露部的前方或一侧，胎膜未破者称脐带先露，也称隐性脐带脱垂；如胎膜已破，脐带进一步脱出于先露下，经宫颈进入阴道内或达到阴道外口，称脐带脱垂，也称显性或完全脐带脱垂。发生率国内约多与胎位异常、头盆不称、胎膜早破、羊水过多、不当的医疗处置有关。

3.诊断要点

（1）临产表现：破膜后胎心率变慢，或宫缩后胎心率仍慢且不规则；如在第一产程未破膜前有胎心改变，经垫高臀部或改变体位后胎心情况转好都应考虑到脐带脱垂的可能。破膜后，阴道检查触及脐带或脐血管搏动。

（2）超声检查可在胎先露前面见到脐带影像；临产后进行胎心监护，有助于隐性脐带脱垂的发现。

4.处理

（1）一旦确诊应立即使孕妇臀高位或胸膝卧位，如胎儿存活应立即剖宫产。同时，减少脐带受压，恢复血液循环。将胎先露上推，使脱出的脐带还纳回阴道，使脐带免受外界刺激，以减少脐血管痉挛及迷走神经兴奋所致的循环障碍；停止应用促宫缩药物，应用子宫松弛药，使子宫血管扩张。如地西泮 10mg 静脉推注；利托君 50mg，加入 5％葡萄糖 500ml 中，静脉滴注；或 25％硫酸镁 5～10g 静脉滴注。

（2）如胎心已消失，脐带搏动已停止；或胎儿较小，不能成活，可待其自然分娩。如宫口已开全，无头盆不称，胎心尚存，可行产钳助产。

（3）在缺乏紧急剖宫产条件时，应经导尿管注入 500～700ml 生理盐水充盈膀胱，同时用宫缩抑制药利托君 50mg 加入 5％葡萄糖 500ml 静脉滴注，按宫缩情况调节滴数。每分钟 40～49 滴。同时监测产妇生命指征及胎心监护。手术时放空膀胱，停用利托君。

二、脐带附着异常

正常脐带附着在胎儿面正中或旁正中，约占 90％。

1.边缘性附着　脐血管附着在胎盘组织的边缘似球拍状。国内报道发生率为 10％左右，国外为5.6％。目前未发现有任何临床意义。

2.帆状附着　脐带附着于胎膜上，脐血管经过羊膜与绒毛膜之间进入胎盘，又称为帆状胎盘。

（徐亚莉）

第七节　胎盘异常

胎盘是胚胎与母体组织的结合体，是联系母儿的重要器官。正常胎盘呈圆形或卵圆形，呈盘状。足月妊娠时胎盘直径 15～20cm，分为光滑的胎儿面和粗糙的母体面，母体面被浅沟分为 10～20 个胎盘小叶。脐带附着于胎盘中央、偏侧或边缘。可分为形态、位置异常。

一、胎盘形态异常

1.有缘胎盘和轮状胎盘　由于绒毛膜板比胎盘底板小，胎膜不像正常移行到胎盘的边缘，而是与胎盘边缘有一定的距离，使胎盘边四周的绒毛组织或部分绒毛组织在绒毛膜板界限以外。如果胎膜在一个平面上，则在胎盘周围形成一个白色环，称为有缘胎盘；如果胎膜折叠形成一个稍隆起的嵴，则称为轮状胎盘。前者临床意义不大，后者多见于经产妇，且常伴有流产、早产、产前出血、围生期胎儿死亡、低体重儿、产后胎膜滞留等。

2.膜状胎盘　非常罕见，胎盘面积大而薄，但不一定全部如膜状，可以部分为膜状，是异常伸展的胎盘，直径可达 35cm，而厚度仅 0.5cm。这种胎盘是早期妊娠时，应当萎缩的平滑绒毛膜部分的绒毛未萎缩所致。常引起从妊娠早期开始的反复性阴道出血，逐渐加重，类似中央性前置胎盘，还易发生流产、早产、低体重儿、产后出血、胎盘粘连以致临床不得不手取胎盘或切除子宫。

3.环状胎盘　胎盘为一空心圆柱体或一完整的环，较少见，是孕卵着床过深或过浅的返祖现象。这样的胎盘易粘连，造成剥离困难，易引起产后大出血。

4.筛状胎盘　极为罕见，胎盘中心缺少一小叶绒毛，但有绒毛膜板。易误认为胎盘小叶不全，进行不必要的探查或刮宫。

5.副叶胎盘和假叶胎盘　是在主体胎盘附近有一个或多个大小不等的副叶与之相连，特点是主体和副叶之间有胎儿血管相连，接受其胎儿的血循环。若副胎盘与主胎盘之间无血管相连，则称为假叶胎盘。这类胎盘的形成，可能是由于局部包蜕膜与真蜕膜在非常早的时期就融合，因而有较好的血供，使部分应该退化的平滑绒毛膜没有退化。二者常附着于子宫下端或侧壁，可被误诊为前置胎盘。副胎盘常遗留在子宫内而被忽视，导致母体产后大出血并继发感染。所以，必须认真检查每个胎盘边缘有无血管撕裂痕迹，及时发现副叶胎盘。

6.多叶胎盘　由于受精卵着床后底蜕膜血管供给不足，呈现局灶状分布，使胎盘形成多叶状。常见为两叶，发生率为 2.2%～4.2%，多见于多产妇、大龄和有不育史的孕妇。易残留在宫腔内，引起产后出血和感染。

7.帆状胎盘　帆状胎盘指脐带附着于胎膜上。其发生率为 0.1%～13.6%，多胎妊娠时发生率明显增高，双胎中 9% 的胎盘为帆状，三胎胎盘多是帆状。形成原因不清，可能与受精卵着床异常或由前置胎盘演变而来。如胎膜上的血管通过子宫下段或越过子宫内口附近时，处于胎先露之前称为血管前置。如前置血管断裂，对胎儿危害极大。

（1）诊断要点

1）临床表现：前置血管在破膜后立即出现无痛性阴道流血，量不多，但引起胎儿心率急剧下降。也有阴道出血发生在破膜后，或不出血。阴道检查可触及胎膜上有固定的搏动血管，频率与胎心率相同，与先露之间无间隙，无华通氏胶保护。

2）辅助检查：B 超检查如发现在宫颈内口区有与脐带搏动一致的条索状低回声区，应考虑有前置血管的可能；通过已扩张的宫口用羊膜镜检查可以直接观察出血情况，还可取胎儿头皮血，测定胎儿失血情况。

3）鉴别诊断：需与前置胎盘或见红多、胎盘早剥鉴别，后者阴道流血多来自母体，不同的临床症状和 B 超有助于鉴别。

（2）处理:本病对母体无害,仅对胎儿及新生儿构成威胁。如可进行产前诊断,可以提高围生儿的存活率。疑有前置血管而胎儿存活,应尽快结束分娩。

8.巨大胎盘　　正常胎盘重500～600g,约占新生儿体重的1/6。巨大胎盘系指胎盘重量超过800g,与胎儿体重比例发生变化,其面积增大,绒毛肥大、水肿,间质组织增殖等。常见于妊娠高血压综合征、过熟儿、羊水过多症、多胎、巨大胎儿、胎儿溶血症、母体糖尿病、梅毒等。

二、胎盘位置异常

1.前置胎盘。

2.植入胎盘　　由于底蜕膜完全或部分缺损导致胎盘与宫壁粘连,按胎盘绒毛侵入子宫肌层的程度分为3类:

（1）粘连性胎盘,胎盘绒毛粘连或附着于子宫肌层。

（2）侵蚀性或穿透性胎盘,胎盘绒毛侵入或侵蚀子宫肌层。

（3）植入或穿透性胎盘,胎盘绒毛穿透子宫肌层。发生率报道不一,多见于高龄产妇和（或）多产妇,与多次刮宫或内膜损伤、子宫手术史等有关。出血严重程度与植入的部位、大小、深度成正相关。如娩出胎儿后,感觉胎盘剥离困难,牵拉脐带时,宫底伴随胎盘一起下降,应怀疑胎盘粘连或植入的可能。若为植入,应立即开腹手术处理。

（呼亚清）

第八节　羊水异常

与吸收处于动态平衡中,正常情况下,羊水量从孕16周时的200ml逐渐增加至34～35周时980ml,以后羊水量又逐渐减少,至孕40周时约为800ml。到妊娠42周时减少为540ml。任何引起羊水产生与吸收失衡的因素均可造成羊水过多或过少的病理状态。

一、羊水过多

妊娠期间,羊水量超过2000ml者称羊水过多,发生率为0.9％～1.7％。

羊水过多可分为急性和慢性两种,孕妇在妊娠中晚期时羊水量超过2000ml,但羊水量增加缓慢,数周内形成羊水过多,往往症状轻微,称慢性羊水过多;若羊水在数日内迅速增加而使子宫明显膨胀,并且压迫症状严重,称为急性羊水过多。

【病因】

羊水过多的病因复杂,部分羊水过多发生的原因是可以解释的,但是大部分病因尚不明了,根据有学者报道,约有2/3羊水过多为特发性,已知病因多可能与胎儿畸形及妊娠合并症、并发症有关。

1.胎儿畸形　　是引起羊水过多的主要原因。羊水过多孕妇中,18％～40％合并胎儿畸形。羊水过多伴有以下高危因素时,胎儿畸形率明显升高:①胎儿发育迟缓;②早产;③发病早,特别是发生在32周之前;④无法用其他高危因素解释。

（1）神经管畸形:最常见,约占羊水过多畸形的50％,其中主要为开放性神经管畸形。当无脑儿、显性脊柱裂时,脑脊膜暴露,脉络膜组织增生,渗出增加,以及中枢性吞咽障碍加上抗利尿激素缺乏等,使羊水形成过多,回流减少导致羊水过多。

(2)消化系统畸形:主要是消化道闭锁,如食管、十二指肠闭锁,使胎儿吞咽羊水障碍,引起羊水过多。

(3)腹壁缺损:腹壁缺损导致的脐膨出、内脏外翻,使腹腔与羊膜腔之间仅有菲薄的腹膜,导致胎儿体液外渗,从而发生羊水过多。

(4)膈疝:膈肌缺损导致腹腔内容物进入胸腔使肺和食道发育受阻,胎儿吞咽和吸入羊水减少,导致羊水过多。

(5)遗传性假性低醛固酮症(PHA):这是一种先天性低钠综合征,胎儿对醛固酮的敏感性降低,导致低钠血症、高钾血症、脱水、胎尿增加、胎儿发育迟缓等症状,往往伴有羊水过多。

(6)VATER 先天缺陷:VATER 是一组先天缺陷,包括脊椎缺陷,肛门闭锁,气管食管瘘及桡骨远端发育不良,常常同时伴有羊水过多。

2.胎儿染色体异常   18-三体、21-三体、13-三体胎儿可出现胎儿吞咽羊水障碍,引起羊水过多。

3.双胎异常   约10%的双胎妊娠合并羊水过多,是单胎妊娠的10倍以上。单卵单绒毛膜双羊膜囊时,两个胎盘动静脉吻合,易并发双胎输血综合征,受血儿循环血量增多、胎儿尿量增加,引起羊水过多。另外双胎妊娠中一胎为无心脏畸形者必有羊水过多。

4.妊娠期糖尿病或糖尿病合并妊娠   羊水过多中合并糖尿病者较多,占10%~25%,母体高血糖致胎儿血糖增高,产生渗透性利尿,以及胎盘胎膜渗出增加均可导致羊水过多。

5.胎儿水肿   羊水过多与胎儿免疫性水肿(母儿血型不合溶血)及非免疫性水肿(多由宫内感染引起)有关。

6.胎盘因素   胎盘增大,胎盘催乳素(HPL)分泌增加,可能导致羊水量增加。胎盘绒毛血管瘤是胎盘常见的良性肿瘤,往往也伴有羊水过多。

7.特发性羊水过多   约占30%,不合并孕妇、胎儿及胎盘异常,原因不明。

【对母儿的影响】

1.对孕妇的影响   急性羊水过多引起明显的压迫症状,妊娠期高血压疾病的发病风险明显增加,是正常妊娠的3倍。由于子宫肌纤维伸展过度,可致宫缩乏力、产程延长及产后出血增加;若突然破膜可使宫腔内压力骤然降低。导致胎盘早剥、休克。此外,并发胎膜早破、早产的可能性增加。

2.对胎儿的影响   常并发胎位异常、脐带脱垂、胎儿窘迫及因早产引起的新生儿发育不成熟,加上羊水过多常合并胎儿畸形,故羊水过多者围生儿病死率明显增高,约为正常妊娠的7倍。

【临床表现】

临床症状与羊水过多有关,主要是增大的子宫压迫邻近的脏器产生的压迫症状,羊水越多,症状越明显。

1.急性羊水过多   多在妊娠20~24周发病,羊水骤然增多,数日内子宫明显增大,产生一系列压迫症状。患者感腹部胀痛、腰酸、行动不便,因横膈抬高引起呼吸困难,甚至发绀,不能平卧。子宫压迫下腔静脉,血液回流受阻,下腹部、外阴、下肢严重水肿。检查可见腹部高度膨隆、皮肤张力大、变薄,腹壁下静脉扩张,可伴外阴部静脉曲张及水肿;子宫大于妊娠月份,张力大,胎位检查不清、胎心音遥远或听不清。

2.慢性羊水过多   常发生在妊娠28~32周。羊水在数周内缓慢增多,出现较轻微的压迫症状或无症状,仅腹部增大较快。检查见子宫张力大、子宫大小超过停经月份,液体震颤感明显,胎位尚可查清或不清、胎心音较遥远或听不清。

【诊断】

根据临床症状及体征诊断并不困难。但常需采用下列辅助检查,估计羊水量及羊水过多的原因。

1.B型超声检查　为羊水过多的主要辅助检查方法。目前临床广泛应用的有两种标准：一种是以脐横线与腹白线为标志，将腹部分为四个象限，各象限最大羊水暗区垂直径之和为羊水指数（AFI）；另一种是以羊水最大深度（MVP 或 AFV）为诊断标准。国外 Phelan JP 等以羊水指数＞18cm 诊断为羊水过多；Schrimmer DB 等以羊水最大深度为诊断标准，目前均已得到国内外的公认。MVP 8～11cm 为轻度羊水过多，12～15cm 为中度羊水过多，≥16cm 为重度羊水过多。B型超声检查还可了解胎儿结构畸形如无脑儿、显性脊柱裂、胎儿水肿及双胎等。

2.其他

(1)羊水甲胎蛋白测定（AFP）：开放性神经管缺陷时，羊水中 AFP 明显增高，超过同期正常妊娠平均值加 3 个标准差以上。

(2)孕妇血糖检查：尤其慢性羊水过多者，应排除糖尿病。

(3)孕妇血型检查：如胎儿水肿者应检查孕妇 Rh、ABO 血型，排除母儿血型不合溶血引起的胎儿水肿。

(4)胎儿染色体检查：羊水细胞培养或采集胎儿血培养作染色体核型分析，或应用染色体探针对羊水或胎儿血间期细胞真核直接原位杂交，了解染色体数目、结构异常。

【处理】

主要根据胎儿有无畸形、孕周及孕妇压迫症状的严重程度而定。

1.羊水过多合并胎儿畸形　一旦确诊胎儿畸形、染色体异常，应及时终止妊娠，通常采用人工破膜引产。破膜时需注意：

(1)高位破膜，即以管状的高位破膜器沿宫颈管与胎膜之间上送 15cm，刺破胎膜，使羊水缓慢流出，宫腔内压逐渐降低，在流出适量羊水后，取出高位破膜器然后静滴缩宫素引产。若无高位破膜器或为安全亦可经腹穿刺放液，待宫腔内压降低后再行依沙吖啶引产。亦可选用各种前列腺素制剂引产，一般在 24～48 小时内娩出。尽量让羊水缓慢流出，避免宫腔内压突然降低而引起胎盘早剥。

(2)羊水流出后腹部置沙袋维持腹压，以防休克。

(3)手术操作过程中，需严密监测孕妇血压、心率变化。

(4)注意阴道流血及宫高变化，以及早发现胎盘早剥。

2.羊水过多合并正常胎儿　对孕周不足 37 周，胎肺不成熟者，应尽可能延长孕周。

(1)一般治疗：低盐饮食、减少孕妇饮水量。卧床休息，取左侧卧位，改善子宫胎盘循环，预防早产。每周复查羊水指数及胎儿生长情况。

(2)羊膜穿刺减压：对压迫症状严重，孕周小、胎肺不成熟者，可考虑经腹羊膜穿刺放液，以缓解症状，延长孕周。放液时注意：①避开胎盘部位穿刺；②放液速度应缓慢，每小时不超过 500ml，一次放液不超过 1500ml，以孕妇症状缓解为度，放出羊水过多可引起早产；③有条件应在 B型超声监测下进行；④密切注意孕妇血压、心率、呼吸变化；⑤严格消毒，防止感染，酌情用镇静药预防早产；⑥放液后 3～4 周如压迫症状重，可重复放液以减低宫腔内压力。

(3)前列腺素合成酶抑制剂治疗：常用吲哚美辛，其作用机制是抑制利尿作用，期望能抑制胎儿排尿减少羊水量。常用剂量为：吲哚美辛 2.2～2.4mg/（kg·d），分 3 次口服。应用过程中应密切随访羊水量（每周 2 次测 AFI）、胎儿超声心动图（用药后 24 小时一次，此后每周一次），吲哚美辛的最大问题是可使动脉导管狭窄或提前关闭，主要发生在 32 周以后，所以应限于应用在 32 周以前，同时加强超声多普勒检测。一旦出现动脉导管狭窄立即停药。

(4)病因治疗：若为妊娠期糖尿病或糖尿病合并妊娠，需控制孕妇过高的血糖；母儿血型不合溶血，胎儿尚未成熟，而 B型超声检查发现胎儿水肿，或脐血显示 Hb＜60g/L，应考虑胎儿宫内输血。

(5)分娩期处理:自然临产后,应尽早人工破膜,除前述注意事项外,还应注意防止脐带脱垂。若破膜后宫缩仍乏力,可给予低浓度缩宫素静脉滴注,增强宫缩,密切观察产程进展。胎儿娩出后应及时应用宫缩剂,预防产后出血。

【临床特殊情况】

羊水过多的病因复杂,部分羊水过多发生的原因是可以解释的,但是大部分病因尚不明了,而胎儿畸形又是引起羊水过多的主要原因,所以对于原因不明的羊水过多患者是否要进行胎儿染色体检查是临床医生和孕妇常常面临的选择。轻度羊水过多胎儿重大畸形发生风险约为 1%,中度羊水过多的畸形发生的风险约为 2%,重度羊水过多的畸形发生风险约为 11%。最近的一系列研究表明,如果胎儿超声筛查正常,常规的染色体核型筛查发现非整倍体的畸形的风险<1%。所以对于轻度羊水过多而且超声筛查结构正常的病例不主张行染色体核型筛查,只有当已有病情加重时才有必要行染色体核型筛查。

二、羊水过少

妊娠晚期羊水量少于 300ml 者称羊水过少,发生率为 0.5%～5.5%,较常见于足月妊娠。羊水过少出现越早,围产儿的预后越差,因其对围生儿预后有明显的不良影响,近年受到越来越多的重视。

【病因】

羊水过少的病因目前尚未完全清楚。许多产科高危因素与羊水过少有关,可分为胎儿因素、胎盘因素、孕妇因素和药物因素四大类。另外,尚有许多羊水过少不能用以上的因素解释,称为特发性羊水过少。

1.胎儿缺氧 胎儿缺氧和酸中毒时,心率和心输出量下降,胎儿体内的血液重新分布,心、脑、肾上腺等重要脏器血管扩张,血流量增加;肾脏、四肢、皮肤等外周脏器的血管收缩,血流量减少,进一步导致尿量减少。妊娠晚期胎尿是羊水的主要来源,胎儿长期的慢性缺氧可导致羊水过少。所以羊水过少可以看做胎儿在宫内缺氧的早期表现。

2.孕妇血容量改变 现有研究发现羊水量与母体血浆量之间有很好的相关性,如母体低血容量则可出现羊水量过少,反之亦然。如孕妇脱水、血容量不足,血浆渗透压增高等,可使胎儿血浆渗透压相应增高,胎盘吸收羊水增加,同时胎儿肾小管重吸收水分增加,尿形成减少。

3.胎儿畸形及发育不全 在羊水过少中,合并胎儿先天性发育畸形的很多,但以先天性泌尿系统异常最常见。

(1)先天性泌尿系统异常:先天性肾缺如,又名 Potter 综合征,是以胎儿双侧肾缺如为主要特征的综合征,包括肺发育不良和特殊的 Potter 面容,发生率为 1:(2500～3000),原因至今不明。本病可在产前用 B超诊断即未见肾形成。尿路梗阻亦可发生羊水过少,如输尿管梗阻、狭窄、尿道闭锁及先天性肾发育不全。肾小管发育不全(RTD),RTD 是一种以新生儿肾衰竭为特征的疾病,肾脏的大体外形正常,但其组织学检查可见近端肾小管缩短及发育不全。常发生于有先天性家族史、双胎输血综合征及目前摄入血管紧张素转换酶抑制剂者。这些疾病因胎儿无尿液生成或生成的尿液不能排入羊膜腔致妊娠中期后严重羊水过少。

(2)其他畸形:并腿畸形、梨状腹综合征(PBS)、隐眼-并指(趾)综合征、泄殖腔不发育或发育不良、染色体异常等均可同时伴有羊水过少。

4.胎膜早破 羊水外漏速度大于再产生速度,常出现继发性羊水过少。

5.药物影响 吲哚美辛是一种前列腺素合成酶抑制剂,并有抗利尿作用,可以应用于治疗羊水过多,但使用时间过久,除可以发生动脉导管提前关闭外,还可以发生羊水过少。另外应用血管紧张素转换酶抑制剂也可导致胎儿低张力、无尿、羊水过少、生长受限、肺发育不良及肾小管发育不良等副作用。

【对母儿的影响】

1.对胎儿的影响　羊水过少是胎儿危险的重要信号,围生儿发病率和死亡率明显增高。与正常妊娠相比,轻度羊水过少围生儿死亡率增高13倍,而重度羊水过少围生儿死亡率增高47倍。主要死因是胎儿缺氧及畸形。妊娠中期重度羊水过少的胎儿畸形率很高,可达50.7%。其中先天性肾缺如所致的羊水过少,可引起典型Potter综合征(胎肺发育不良、扁平鼻、耳大位置低、肾及输尿管不发育,以及铲形手、弓形腿等),死亡率极高。而妊娠晚期羊水过少,常为胎盘功能不良及慢性胎儿宫内缺氧所致。羊水过少又可引起脐带受压,加重胎儿缺氧。羊水过少中约1/3新生儿、1/4胎儿发生酸中毒。

2.对孕妇的影响　手术产几率增加。

【诊断】

1.临床表现　胎盘功能不良者常有胎动减少;胎膜早破者有阴道流液。腹部检查:宫高、腹围较小,尤以胎儿宫内生长受限者明显,有子宫紧裹胎儿感。临产后阴道检查时发现前羊水囊不明显,胎膜与胎儿先露部紧贴。人工破膜时发现羊水极少。

2.辅助检查

(1)B型超声检查:是羊水过少的主要辅助诊断方法:妊娠晚期最大羊水池深度≤2cm,或羊水指数≤5cm,可诊断羊水过少;羊水指数<8cm为可疑羊水过少。妊娠中期发现羊水过少时,应排除胎儿畸形。B型超声检查对先天性肾缺如、尿路梗阻、胎儿宫内生长受限有较高的诊断价值。

(2)羊水直接测量:破膜后,直接测量羊水,总羊水量<300ml,可诊断为羊水过少。

(3)其他检查:妊娠晚期发现羊水过少,应结合胎儿生物物理评分、胎儿电子监护仪检查、尿雌三醇、胎盘生乳素检测等,了解胎盘功能及评价胎儿宫内安危,及早发现胎儿宫内缺氧。

【治疗】

根据导致羊水过少的不同的病因结合孕周采取不同的治疗方案。

1.终止妊娠　对确诊胎儿畸形,或胎儿已成熟、胎盘功能严重不良者,应立即终止妊娠。对胎儿畸形者,常采用依沙吖啶羊膜腔内注射的方法引产;而妊娠足月合并严重胎盘功能不良或胎儿窘迫,估计短时间内不能经阴道分娩者,应行剖宫产术;对胎儿贮备力尚好,宫颈成熟者,可在密切监护下破膜后行缩宫素引产。产程中连续监测胎心变化,观察羊水性状。

2.补充羊水期待治疗　若胎肺不成熟,无明显胎儿畸形者,可行羊膜腔输液补充羊水,尽量延长孕周。

(1)经腹羊膜腔输液:常在中期妊娠羊水过少时采用。主要有两个目的:①帮助诊断,羊膜腔内输入少量生理盐水,使B型超声扫描清晰度大大提高,有利于胎儿畸形的诊断;②预防胎肺发育不良,羊水过少时,羊膜腔压力低下(≤1mmHg),肺泡与羊膜腔的压力梯度增加,导致肺内液大量外流,使肺发育受损。羊膜腔内输液,使其压力轻度增加,有利于胎肺发育。具体方法:常规消毒腹部皮肤,在B型超声引导下避开胎盘行羊膜穿刺,以10ml/min速度输入37℃的0.9%氯化钠液200ml左右,若未发现明显胎儿畸形,应用宫缩抑制剂预防流产或早产。

(2)经宫颈羊膜腔输液:常在产程中或胎膜早破时使用。适合于羊水过少伴频繁胎心变异减速或羊水Ⅲ度粪染者。主要目的是缓解脐带受压,提高阴道安全分娩的可能性,以及稀释粪染的羊水,减少胎粪吸入综合征的发生。具体方法:常规消毒外阴、阴道,经宫颈放置宫腔压力导管进羊膜腔,输入加温至37℃的0.9%氯化钠液300ml,输液速度为10ml/min。如羊水指数达8cm,并解除胎心变异减速,则停止输液,否则再输250ml。若输液后AFI已≥8cm,但胎心减速不能改善亦应停止输液,按胎儿窘迫处理。输液过程中B型超声监测AFI、间断测量宫内压,可同时胎心内监护,注意无菌操作。

【临床特殊情况】

母亲水化治疗在羊水过少中的价值和意义:孕妇水化治疗可以增加羊水过少妊娠的羊水指数,在正常妊娠可以增加 2.01cm(95% CI 1.43~2.56),足月妊娠可达 4.5cm(95% CI 2.92~6.08)。孕妇水化治疗如果持续(每天至少饮水 2L,持续一周)的话,可以使羊水量增加的短期效应得到延长,这也提示母亲水化治疗是处理羊水过少的一种方法。Ross 等为证实这一假说对 10 个足月妊娠妇女进行连续研究,联合应用母体水化和 DDAVP 抗利尿剂以维持母亲的低渗状态,发现羊水量增加。羊水指数在 8 小时内增加[(4.1±0.6)~(8.2±1.5)cm]并且持续至 24 小时[(8.2±1.3)cm]。

(呼亚清)

第二十章　内分泌系统疾病

第一节　妊娠期内分泌系统的变化

妊娠是胚胎和胎儿在母体内生长发育的过程,从卵子受精开始至胎儿及其附属物由母体排出为止,经历了相当复杂的生理过程。整个孕期母儿相关的内分泌腺功能均发生了不同程度的变化,以适应妊娠的需要。中枢神经系统通过下丘脑调控诸内分泌腺的功能,胎盘分泌的下丘脑样物质、垂体样激素和甾体激素也参加调控机制,彼此达到平衡,维持妊娠顺利进行。

一、妊娠期内分泌的特点

1.胚胎着床时就分泌人绒毛膜促性腺激素(hCG),hCG 的分泌情况和其他胎盘激素不同,各种激素的血中浓度都是在早孕时低,随着妊娠的进行而上升,到妊娠晚期达高峰。只有 hCG 在早孕时出现高峰,以后逐渐下降。

2.胎盘还分泌另一种糖蛋白激素,即胎盘催乳素,它和 hCG 一样,都由合体细胞的粗面内质网所分泌。

3.在 hCG 作用下,月经黄体转变成妊娠黄体,并继续分泌雌、孕激素,但黄体仍保持一定的分泌功能。

4.胎盘分泌的雌二醇需要孕妇肾上腺供应前体,胎盘分泌的雌三醇需要胎儿肾上腺供应前体。妊娠期,雌三醇量较月经周期高 1000 倍,必须胎儿-胎盘的酶系统互相配合,才能分泌如此大量的雌三醇。

5.妊娠期,在雌激素的影响下,孕妇垂体还分泌大量的催乳素。

6.肝脏合成的各种结合甾体球蛋白,以及血管紧张素原,在大量雌激素的刺激下明显上升,并影响激素功能。

所以在妊娠期,黄体、胎盘、胎儿肾上腺、孕妇垂体、肾上腺、甲状腺、甲状旁腺、胰腺和肝脏,都参与激素的分泌活动。

二、黄体的作用

非孕黄体在排卵后 9～10 天开始萎缩。一旦妊娠,孕卵着床后,滋养叶细胞迅速生成,分泌 hCG,刺激卵泡膜黄素细胞及颗粒黄素细胞增生,形成妊娠黄体,维持分泌雌、孕激素至妊娠 9～10 周。在此期间,胎盘绒毛合成甾体激素功能逐渐取代妊娠黄体,10～11 周黄体萎缩,但在整个孕期黄体内仍可见功能性颗粒黄素细胞,在黄体侧卵巢静脉血中孕酮水平高于对侧,提示仍有孕酮分泌,但维持在低水平,直到胎盘娩出后仍有少量分泌。

三、胎盘内分泌

(一)人绒毛膜促性腺激素(hCG)

hCG 是一种糖蛋白激素,分子量为 36000~40000,由 α、β 两个不同亚基组成。α 亚基与垂体促卵泡激素(FSH)、黄体生成激素(LH)、促甲状腺激素(TSH)结构相似,与它们有交叉反应。β 亚基具有独特的生物活性及免疫功能。hCG 是在合体细胞滋养层生成,1.7~2 天增长 1 倍,8~12 周达峰值,血浆水平达到 50~100KIU(千国际单位)/L,以后迅速下降,21 周达最低值,约为峰值 10%,32 周后稍上升,维持至足月,产后 2 周从血中消失。人绒毛膜促性腺激素 β 亚基(β-hCG)抗血清在排卵后 9~12 天可于血浆中测出,整个孕期较低无高峰出现。hCG 生成后直接人母血,不能通过血—脑脊液屏障。

hCG 的生理作用:主要能延长黄体、增加甾体激素的分泌以维持妊娠;抑制免疫反应,使着床胚胎免受排斥;通过脱氢表雄酮(DHEA)的生成调节类固醇激素的合成;抑制垂体促性腺激素的分泌;限制孕期卵泡发育。

(二)胎盘催乳素

胎盘催乳素又名绒毛膜促生长催乳素,或生长促乳素,为一种单链多肽激素,分子量为 2000~25000,生物效应及免疫活性与生长激素(GH)相似,故可与生长激素有交叉反应。荧光免疫法测知是由合体细胞滋养层合成,释放入绒毛间隙,进入母体,极少进入胎血液循环。用放射免疫法及红细胞凝集抑制试验,于孕 5 周可从血中测出,开始缓慢上升,15~30 周快速上升,34~36 周达峰值(6~10mg/L),维持至分娩。由于半衰期短,产后迅速下降,7 小时后不能从血中测出。胎盘催乳素的分泌昼夜差别不大,血浆水平与胎盘体积及胎儿体重呈正相关,因此能间接反映胎儿发育情况。

胎盘催乳素的生理作用:①促进乳腺发育:与胰岛素、肾上腺皮质激素协同作用于乳腺,使乳腺细胞增大,乳腺重量增加。它能刺激乳腺上皮细胞合成酪蛋白、乳白蛋白及乳球蛋白,为产后泌乳做好准备。②生长作用:可增加蛋白合成。③脂解作用:可直接刺激腺苷酸环化酶,依靠环腺苷酸,使不活化的脂肪酶活化而产生较多的游离脂肪酸、甘油。当血中游离脂肪酸较葡萄糖占优势时,肌肉等组织主要摄取游离脂肪酸为能源,而抑制对葡萄糖的摄取,因此过剩的葡萄糖运往胎儿,成为胎儿的主要能源,同时也成为蛋白质的能量来源;于是,胎儿在胎盘催乳素、生长激素和胰岛素协同作用下生长。因此,可以把胎盘催乳素看做是通过母体促进胎儿发育的重要"代谢调节因子"。

(三)妊娠期孕酮的变化

孕初 5 周孕酮是由妊娠黄体生成,以后胎盘合体细胞滋养层合成功能迅速增长,孕 9~10 周其合成及分泌完全由胎盘代替。胎盘利用母体胆固醇合成孕烯醇酮,经 20~22 碳键裂解酶、还原酶及 Δ^4、Δ^5 异构酶作用转化而成,90% 进入母体,10% 进入胎体供合成其他甾体激素使用。孕期孕激素(P)分泌量随妊娠月份持续增长,孕 23~24 周达早孕 5 倍,35~36 周达峰值,为早孕期 10 倍,持续至足月。

孕酮能干扰子宫收缩冲动的传导,阻止节律性子宫收缩,提高子宫肌细胞膜面静电位,抑制细胞内钙离子移动与释放,减低子宫对刺激的敏感性,保持子宫相对静止,有利于妊娠进展,即"孕酮阻滞作用",提供胚胎生长的蛋白合成能源;抑制淋巴细胞介导的反应,避免组织排斥;促进乳腺腺泡发育,为产后泌乳作准备。有些作者强调胎盘内孕酮含量大于其他器官,子宫肌层靠近胎盘区域孕酮及其受体明显增加,认为孕酮可能不通过血液循环,直接由局部扩散至子宫全部肌层,阻滞兴奋在子宫肌内传播。孕足月胎盘及子宫肌层孕酮减少,可能与分娩发动有关。

(四)妊娠期雌激素(E)的变化

雌酮(E_1)及雌二醇(E_2)在孕 6 周以前是由卵巢分泌,7 周后胎盘合体细胞滋养层合成 E 的功能迅速增长。主要利用母体内脱氢表雄酮经 Δ^4、Δ^5 异构酶及 3-β 脱氢酶作用生成雄烯二酮及睾酮,经芳香化酶作用生成 E_1,再通过 17-β 羟还原酶作用生成 17-β 雌二醇,进入母体,大部分与性激素结合球蛋白结合,小部分入胎儿血液循环,经 16-α 羟化酶作用,生成雌三醇(E_3)。孕期 E 分泌随妊娠月份持续增长,孕末期尿中 E_1、E_2 排泄量相当于月经周期黄体期的 100 倍。

雌激素为维持妊娠所必需。它能促进子宫肌肉发育:肌动蛋白与肌凝蛋白结合,储存于子宫壁,以宫底占优势;增加血运,使子宫胎盘血流量增高;E_2 增加子宫对催产素的敏感性;刺激乳腺腺管发育;增进周身代谢及酶活性。

(五)孕母-胎盘-胎儿单位合成雌三醇

因为胎儿体内缺乏硫酸酯酶、芳香化酶、3-β 羟脱氢酶,而胎盘内缺少 17-羟化酶、硫酸化酶,两者均不能单独合成甾体激素,两者结合,共同提供合成激素所需的酶,完成孕期所需激素的合成。

胎儿肾上皮皮质产生硫酸脱氢表雄酮,大部分在胎儿肝脏内经 16-α 羟化酶作用合成 16-α 羟硫酸脱氢表雄酮,在胎盘内经硫酸酯酶作用转化成 16-α 羟脱氢表雄酮,再经异构酶及 3-β 羟甾脱氢酶作用转化成 16-α 羟雄烯二酮及 16-α 羟睾酮,经芳香化酶作用转化成 16-α 羟雌酮及 16-α 羟雌二醇(即 E_3),小部分在肝内形成 Δ^5 雄烯二酮,在胎盘内芳香化形成 E_3。

胎盘合成的 E_3 绝大部分进入母体,在肝内与硫酸及葡萄糖醛酸结合后由尿中排出,25% 经过胆囊进入肠道,进入肠道的 80% 由肠道细菌水解成 E_3,经肠黏膜重吸收,进入肠肝循环,也可经蜕膜进入羊水中。

非结合型 E3 从孕 9~12 周开始分泌增加,显示此时胎儿肾上腺皮质分泌的启动。孕 16 周尿 E。水平大约为 $7\mu mol/24h$,28 周达 $35\mu mol/24h$,35 周后迅速增加,至孕 37~39 周达峰值,为 $123.5~175.5\mu mol/24h$,相当非孕期的 1000 倍。40 周后逐渐下降。E_3 分泌有昼夜差别。血、尿 E_3 可反映胎儿发育情况和胎盘功能,受孕母肝、肾功能影响。

生理作用:已知有抗 E_2 作用,与 E_2 竞争胞质受体,降低子宫对催产素的敏感性,抑制子宫自发收缩,与 E_1、E_2 协同维持子宫相对静止,参加脐血流调节,降低脐血管张力,促进胎儿宫内发育。

(六)妊娠特异性糖蛋白

妊娠特异性糖蛋白(SP)为一种糖蛋白,分子量为 90000,在合体细胞滋养层内合成,入母血,在血中出现时间稍晚于胎盘催乳素,上升曲线与它相同。孕 18 周为 40mg/L,36 周为 168mg/L,以后维持此水平。其生理作用可能与甾体激素结合运输有关,且抑制淋巴细胞免疫活性。有人用 SP 观测先兆子痫、宫内发育迟缓患者胎儿预后,如 SP 值明显低于正常值,提示胎儿宫内情况不佳。

(七)下丘脑及多肽类似物

有报道通过荧光免疫法检测人类胎盘还有几种下丘脑及多肽类似物:

1.人绒毛膜促性腺激素释放激素(hCGnRH)　化学结构不同于促性腺激素释放激素(GnRH),生物活性及免疫活性与它相似,可能有调控合体细胞滋养层产生人绒毛膜促性腺激素的作用,并影响甾体激素及前列腺素的合成及释放。

2.人绒毛膜促甲状腺激素　与促甲状腺激素释放激素生物活性相似,但化学结构不同,可能与蜕膜催乳素及人绒毛膜促性腺激素调控有关。

3.人绒毛膜促肾上腺皮质激素释放因子　生物活性与垂体促肾上腺皮质激素释放激素相似,可刺激促肾上腺皮质激素及内啡肽释放。

四、妊娠期母体内分泌的变化

（一）垂体

整个孕期垂体重量增加 1/2～1/3。嫌色细胞不断增多，胞质内有许多嗜酸性颗粒，称为妊娠细胞，约占垂体细胞的 50%，分泌催乳素（PRL），孕 7 周可从血中测出，随妊娠进展其分泌量持续上升，21 周后迅速增加，孕 37～38 周达峰值（约为 200μg/L），为非孕妇女的 20 倍，PRL 分泌有醒-睡周期性变化。羊水中催乳素较母血、脐血高 10～100 倍，提示子宫蜕膜能合成并释放催乳素，可能有调节羊水渗透压的作用。

生理作用：已知与其他激素协同促进乳腺发育，为产后泌乳作好准备。

孕期受大量雌、孕激素的负反馈作用，促性腺激素（GTH）分泌迅速下降，且逐渐丧失对促性腺激素释放激素（GnRH）的反应。

神经垂体嗜碱性粒细胞增加，可能与分泌催产素有关。孕期催产素分泌呈脉冲式，孕晚期浓度显著增加，与此同时胎盘合体细胞合成催产素酶也不断增加，使释放的催产素迅速灭活。直到临产后，由于宫颈和阴道的牵拉、压迫，可通过神经反射弧引起催产素分泌频率及振幅显著增加，第 2 产程达峰值，持续至产后 2～3 天。

催产素能增加子宫肌肉兴奋性，可直接作用于子宫或间接增加子宫内膜合成前列腺素（PG）刺激子宫收缩，又能作用于乳腺肌收缩，引起射乳。

（二）甲状腺及甲状旁腺

1.甲状腺　妊娠后由于受大量雌激素的影响，肝脏合成较多的甲状腺结合球蛋白（TBG），血中 TBG 的浓度为非孕时的 2.5 倍，且 TBG 与 T_3、T_4 结合力增加，故血中的结合型 T_3、T_4 增多，游离型 T_3、T_4 减少。通过负反馈作用使下丘脑产生 TRH 和垂体产生 TSH 增多，刺激甲状腺呈均匀性增大，一般比非孕时增大 65% 左右。游离型 T_3、T_4 最后可得到平衡，与非孕时浓度相似。

2.甲状旁腺　胎儿生长增加了钙、磷的需要量，使骨的转换率增加。甲状旁腺素在妊娠中、晚期增加，并出现继发性甲状旁腺功能亢进，其机制尚不十分清楚。

（三）胰腺

孕期胎儿需要大量葡萄糖，而胎儿并不具有促进糖原异生作用所需的肝酶系统活性，因此胎儿无法利用脂肪和蛋白质作为能源，所需能量必须全部来自母血的葡萄糖，孕妇除本身需要外，尚需供应胎儿生长所需的能量，因而对胰岛素需要增加。所以，妊娠早期孕妇空腹血糖和胰岛素水平均较非孕时低。但妊娠期胎盘滋养层细胞产生的胎盘催乳素、雌激素、孕酮、胎盘胰岛素酶及肾上腺皮质激素在外周组织中都有拮抗胰岛素功能，且随妊娠进展，这些因素的作用日益加强，因而胰岛素分泌量日益增加（表现为孕期胰岛增大，β 细胞增生），血胰岛素上升，从孕中期开始，接近预产期达高峰。如果胰岛的代偿功能不足，不能适应这些改变，将于妊娠期首次出现糖尿病，为妊娠糖尿病。

（四）肾上腺

妊娠期受大量 E 影响，肾上腺皮质所分泌的激素增加，如由外层球状带所分泌的理盐激素醛固酮增加为原来的 4 倍，中层束状带的理糖激素皮质醇增加为原来的 3 倍，由内层网状带所分泌的性激素睾酮（T_0）也略有增多。

孕妇肾上腺产生氢化可的松进入血液循环后，75% 与肝脏所产生皮质激素结合球蛋白结合，15% 与白蛋白结合，仅 10% 为游离起活性作用的氢化可的松，孕妇无皮质功能亢进表现。所产生醛固酮进入血液循环后，50%～60% 与白蛋白结合，5%～10% 与皮质激素白蛋白结合，仅 30%～40% 为游离起活性作用的醛固酮,故不引起水钠的过分潴留。

糖皮质激素在孕期对母、胎作用极其重要,特别对胎儿肺表面活性物质如磷脂酰胆碱(L)及鞘磷脂(S)的产生及释放起重要作用,这些物质与肺泡扩张及气体交换有关,可直接影响胎儿出生后的生活能力。孕34～36周L迅速增加,S保持恒定,L/S比值增加,L/S≥2表示胎肺成熟,出生后发生呼吸窘迫的可能性小,对高危孕妇,有早产可能者,若L/S值低,可应用糖皮质激素,以促进肺成熟。

(张翔昱)

第二节　妊娠合并甲亢

生育年龄的妇女患甲状腺疾病是常见的。大多数病例的原因是自体免疫。Graves病、桥本甲状腺炎或慢性甲状腺炎在患甲状腺功能亢进的妇女中占多数。尽管有些患者被劝告不能生育,但自发妊娠仍有发生。患有甲状腺疾病的妇女在妊娠中可能发生在胎儿身上潜在的医学问题,特别是甲状腺功能不全。患甲状腺疾病的妇女预防措施是重要的。绝大多数患甲状腺疾病的妇女并非禁忌口服避孕药。患有甲亢的妇女和曾行甲状腺部分切除术及[131]I治疗的Graves病患者,其妊娠结果均可能受到影响。内科医生在诊断妊娠合并Graves病时,可能遇见几种临床情况:①患者正在接受抗甲状腺药(ATD)治疗;②在妊娠中第一次被诊断为甲亢;③甲亢患者以前曾接受部分甲状腺切除术治疗;④甲亢曾接受过抗甲状腺药治疗后处于缓解状态;⑤曾生育过甲状腺功能不良的患儿。每种临床情况的治疗决定都需在详细综合内科及产科病史,细致的体格检查,以及对实验室检查作出正确解释的基础上确定。已报道妊娠妇女合并甲亢或曾患甲亢的并发症中,绝大多数与缺乏对疾病自然过程的了解、对药物治疗缺乏耐心和顺从,或是妊娠中此病诊断太晚有关。如果在妊娠中能早期确诊和正确的治疗,那么母亲及孕期胎儿的预后将是良好的。

在使用抗甲状腺药(ATD)治疗妊娠合并甲亢以前,治疗方法包括单独使用复方碘溶液,或与甲状腺次全切除术联合治疗,使围生期死亡率降低到4%～32%,比仅用支持疗法的孕妇胎儿死亡率45%明显降低。而新生儿的甲状腺肿及甲状腺功能低下却成为常见并发症。1951年报道丙硫氧嘧啶(PTU)治疗19例妇女22次妊娠,丙硫氧嘧啶的开始剂量为300mg/d,分次服用,药物剂量随临床症状的好转而减少,到妊娠晚期减为每次50mg,每天2次,在分娩时停药,无1例新生儿死亡,无新生儿甲肿或甲减患者。

为了避免新生儿发生甲肿和甲减,建议当患者甲状腺功能恢复正常时加用甲状腺素治疗。在妊娠的最后几周可减少PTU用量,50～100mg/d控制甲亢。

产后阶段的Graves病的复发和恶化首先由Amino等人报道,并意识到患Graves病的妇女产后复发的甲亢应与产后发生的甲状腺炎、甲亢相鉴别。

【流行病学】

据报道,妊娠合并甲亢的流行率约为0.2%,日本筛查9453例早期妊娠的妇女,0.4%有抑制性血浆TSH和自身免疫性甲状腺疾病的其他化学标志物。另外约0.4%妇女血浆TSH受抑制,但没有自身免疫的其他指标。这一发现与正常早期妊娠妇女血浆中TSH抑制或降低是一致的。

【病因学】

妊娠合并甲亢的最常见原因是Graves病,约占病人总数85%。其他原因包括多结节性甲状腺肿、毒性单结节性甲状腺肿、亚急性甲状腺炎。医源性甲亢常见于接受甲状腺素治疗的患者。过量的甲状腺素治疗可使血清游离甲状腺素(FT₄)和游离甲状腺素指数(FT₄I)正常,并伴有血清TSH的抑制。少数病人诉说有偶发心悸,减少甲状腺激素的剂量会使甲状腺试验在4～6周内正常化。

【妊娠前的劝告】

未控制的甲亢使妊娠妇女流产、早产、先兆子痫、胎盘早剥等的发生率增加,早产儿、胎儿宫内发育迟缓、足月小样儿等的危险性提高。母体的 TSAb 可以通过胎盘刺激胎儿的甲状腺引起胎儿或新生儿甲亢。所以,如果患者甲亢未控制,建议不要怀孕;如果患者正在接受 ATD 治疗,血清 TT_3 或 FT_3、TT_4 或 FT_4 达到正常范围,停 ATD 或者应用 ATD 的最小剂量,可以怀孕;如果患者为妊娠期间发现甲亢,在告知妊娠及胎儿可能存在的风险后,如患者选择继续妊娠,则首选 ATD 治疗,或者在妊娠 4～6 个月期间手术治疗。妊娠期间应监测胎儿发育。有效地控制甲亢可以明显改善妊娠的不良结果。

未妊娠的 Graves 病患者有 3 种治疗方法。12～24 个月的长期 ATD 治疗,使 20%～50% 的患者症状缓解。这对短期病史者,小的甲状腺肿及没有眼征的患者都有可能得到缓解。用 ^{131}I 部分破坏甲状腺,手术切除大部分甲状腺组织等是可接受的治疗方法。甲状腺部分切除术的主要并发症是永久性甲减,病人需要甲状腺素替代治疗维持正常生理需要。不同形式的处理应同病人及其家属交待清楚,特别是那些可能对母亲、胎儿、新生儿有影响的长、短期并发症。可以肯定地说,妊娠期甲状腺药物的使用对胎儿及新生儿没有影响,也没有证据说明母亲怀孕前接受的放射性治疗会对胎儿及孩子未来的生活产生不利影响。在怀孕前应使甲状腺功能恢复正常,避免在接受 ^{131}I 治疗后的 6 个月内怀孕。在接受抗甲状腺药治疗过程中怀孕者对胎儿有潜在的影响,新生儿甲状腺肿及新生儿甲减是由于丙硫氧嘧啶和甲巯咪唑(MMI)剂量过大造成的。ATD 治疗不会产生胎儿先天畸形。在怀孕过程 ATD 的剂量应经常调整,妊娠期间应有规律定期进行甲状腺试验。使血清 FT_4 和 FT_4I 水平处于正常高限的 1/3。在怀孕的最后几周药物剂量可中断。还应告诉孕妇产后有甲状腺炎及甲亢复发的可能性,极少见有新生儿甲亢者。正接受甲状腺替代疗法的母亲,在怀孕过程中左甲状腺素的需求量会增加。在诊断妊娠时应测甲状腺功能,并在妊娠第 20 和 24 周之间,第 28 和 32 周之间复查,以估计甲状腺激素的正确替代剂量。

【临床表现】

妊娠合并甲亢的诊断可能有些困难。正常妊娠可以出现许多甲亢的症状与体征,如怕热、心悸等。也有病人出现严重的毒血症状,甚至有充血性心力衰竭,直到测定甲状腺功能后才弄清其原因。甲亢的典型症状、体征并非在每个患者身上都出现。只有细致的询问病史和体格检查后内科医生才怀疑本病。随着敏感的诊断技术的出现,在妊娠早期存在小的甲状腺肿、消瘦、无法解释的心动过速、多动症、异常的乏力、毒血症、脉压过大等,即可及早诊断和治疗,这对预防母亲、胎儿发病率,降低死亡率是至关重要的。大多数并发症的出现是由于甲亢未做到早诊断或早治疗。

Graves 病在 40 岁以下人群中是以自发性为主,它在 30～40 岁开始明显多见于女性,女：男为 7：1～10：1。呈现弥漫性甲状腺肿、甲状腺毒症,浸润性突眼及偶然出现浸润性皮肤病等特征。

1.症状　大多数病例症状逐渐发展,就诊时病史已有数月。妊娠剧吐的患者有轻微症状(双手震颤,心悸)并长期恶心、呕吐。大多数患者主诉为神经质,易兴奋、心悸、疲劳、怕热、消瘦、月经规律的改变及正常体力活动耐力降低。患者上述症状有不同表现形式,易兴奋表现为人与人相互关系处理困难,易哭、易喜,个性改变或压抑,易疲劳表现为在同样条件下不如原来活跃。上楼梯常感无力或喘不过气来。怕热,患者可能抱怨屋内太热或想开窗或开空调。睡觉时盖薄被子。常见月经减少,甚至闭经;大便次数增加,但罕见明显的腹泻。心悸可呈持续性或发作性。常见食欲好而体重减轻,有约 10% 患者食欲低而体重增加。暴露在阳光下的皮肤有瘙痒或皮疹,在严重病例,随着充血性心力衰竭的发展会表现出一系列心血管系统症状。

2.体征　细致的体格检查非常重要,可能会出现甲状腺实验室检查结果异常,妊娠的前半阶段病人,早期妊娠症状有时很难与真正的甲亢相鉴别。几乎每个年轻的 Graves 病患者都有甲状腺弥漫性增大,呈对称性,约为正常的 2～4 倍。甲状腺由软变硬,很少有恶变倾向。腺体表面光滑,也可见不规则或小叶结构。若弥漫性甲状腺肿会存在孤立小结。应随访观察有无恶变的可能性。触诊可能感觉到震颤,也能听到一种连续性杂音。皮肤(特别是手)温暖湿润,面色发红,手掌红斑,偶有毛细血管扩张征。有些病人可见白斑。头发敏感较脆,有头发脱落。指甲远侧边缘分离。甲床与指甲连续处不规则分离(甲剥离),又称 Plummer 指甲。

心血管功能的改变是甲状腺毒症的最显著表现。甲亢患者休息时外周阻力降低,由于每搏输出量和心率均增加,导致心脏输出量增加,经常出现心动过速,心率超过 90 次/分。由于收缩压高而舒张压低,使脉压增大。弥散而有力的心尖搏动提示心脏增大;而 X 线表现正常。在心尖区可听到收缩期甚至是提前或迟到的收缩期杂音,心音很响。有 10% 甲状腺毒症患者会出现房颤或心衰。妊娠合并甲亢的患者,血流动力学检测显示 65% 患者心排血量升高,而 35% 的患者外周阻力降低。

眼征在甲状腺毒症中是常见体征,上睑挛缩,在眼睑和角膜间露出巩膜。表现为目光炯炯有神,凝视。这是由于儿茶酚胺过量所致,而不依赖于 Graves 病的眼病。眼睑迟滞是指当向下视物时,上睑不能随眼球向下转动,向上视物时,眼球不能随眼睑向上转动。浸润性眼病是指 Graves 病的一种特征,有时虽经 ATD 治疗仍持续存在,发生于 30%～50% 的病人,症状包括眼部刺激感,畏光、流泪、眼部不适,特别在读书或看电视后,遇到烟雾刺激后加重。视物模糊及复视是多数严重患者的表现。眶周水肿不常见,可见结膜从下睑中隆起水肿。突眼以单侧者少,双侧者多,少数严重病人眼球半脱位及角膜溃疡,可致视盘水肿及失明。

神经系统反常表现坐卧不宁,注意力时间缩短及疲劳感下的强迫性运动。情绪波动,无明显原因大哭。可见手和舌头细颤。近端肌肉无力,表现为病人不能使腿保持在伸展位,或坐位、卧位时不用胳膊辅助不能抬起腿。

3.实验室检查　FT_4 或 FT_4I 在几乎所有甲状腺毒症的病人中都升高。血清 TSH 使用敏感方法测定是抑制的或测不出来。有些病人血清 FT_4 可能在正常范围,或在正常上限,这些病人测定血清 FT_3 或游离三碘甲腺原氨酸指数(FT_3I)可证实诊断。

测定血清抗体和 TPOAb 证实是否存在自体免疫。在特殊情况下血清促甲状腺素受体抗体(TRAb)有助于诊断,Graves 病时 TRAb 有刺激性活性,也反映了甲状腺刺激性免疫球蛋白(TSI)活性。10%～27% 的患者有血钙过高,部分病人甲亢合并甲状旁腺功能亢进,血清磷酸酶水平处于较高水平。

由于中性粒细胞降低,白细胞总数常较低,淋巴细胞相对过多,血小板和内在凝血机制在正常范围内。

Graves 病患者其他自体免疫性疾病(如恶性贫血、原发性肾上腺功能减退、特发性血小板减少性紫癜及 1 型糖尿病等)发病增多,并出现相应实验室指标的改变。

【妊娠结局】

妊娠母亲与胎儿的后果与甲亢的控制与否密切相关,怀孕早期诊断并迅速开始治疗者或者在甲状腺毒症控制以后怀孕的患者,其母儿均预后良好。在妊娠后半阶段有甲亢者,母儿出现较多并发症,有些妇女症状不典型,因为病人年轻,相对健康,缺少并发因素,对病情有一定耐受性,直到出现并发症表现才就诊。并发症进展的诱因包括毒血症、感染和严重贫血。Davic 等人报道,经济条件差的人群中,12 年内 60 例妊娠妇女发现有甲亢,32 例首次妊娠时确诊。8 例未用 ATD 即分娩,其中 5 例发生充血性心力衰竭,1 例自发流产;7 例婴儿早产,其中 4 例是死产。发展为充血性心力衰竭患者中,3 例有严重的先兆子痫,3 例贫血,血细胞比容低于 25%;2 例合并肾盂肾炎,5 例败血症致流产。36 例经治疗的妇女在分娩时甲状腺功能正常,1 例发展为充血性心力衰竭。

母亲甲亢没有及时控制也影响围生期的发病率及死亡率。早产儿、小胎龄儿、宫内死胎、毒血症已有报道。早产儿发病率为 53%,死亡率 24%,比治疗控制甲亢组明显为高。

【治疗】

妊娠合并甲亢的治疗,无论对母亲还是胎儿均十分重要,常用 ATD 疗法,也曾推荐应用 β 受体拮抗药和碘化物。必要时可以选择性甲状腺次全切除术。

1.抗甲状腺药(ATD)治疗　治疗甲亢的药物主要有两种:丙硫氧嘧啶(PTU)和甲巯咪唑(MMI)。丙硫氧嘧啶被推荐为妊娠合并甲亢治疗的一线用药,因为甲巯咪唑可能与胎儿发育畸形有关。另外,甲巯咪唑所致的皮肤发育不全较丙硫氧嘧啶多见,所以治疗妊娠期甲亢优先选择丙硫氧嘧啶,甲巯咪唑可作为第二线用药。无论母亲现有 Graves 病还是有既往患病史,对妊娠和胎儿都是一个风险因素。对孕妇 ATD 治疗可能导致胎儿甲减,孕妇促甲状腺素受体抗体(TRAb)通过胎盘可能导致胎儿甲亢。因此,孕妇 ATD 治疗的目标是确保血清 T_4 在正常非妊娠人群参考范围的上限,避免胎儿出现甲减。应密切监测孕妇 T_4 和 TSH 水平,检测 TRAb 滴度水平,必要时进行胎儿超声检查,一般很少需要进行胎儿血样检测。妊娠期 TRAb 滴度正常和未进行 ATD 治疗的孕妇,罕见胎儿甲亢。欧洲常用卡比马唑,它是甲巯咪唑的代谢衍生物。其临床疗效与甲巯咪唑相似。这些药物抑制碘的氧化过程和碘化甲状腺素在甲状腺的合成,使甲状腺素的合成与释放减少。丙硫氧嘧啶和甲巯咪唑对降低血清中甲状腺激素浓度有相似作用。另外,丙硫氧嘧啶还直接抑制外周组织中 T_4 转变为 T_3。甲巯咪唑的血清半衰期为 6～8 小时,而丙硫氧嘧啶为 1 小时,由于它们的半衰期不同,丙硫氧嘧啶应每 8 小时给药一次,甲巯咪唑每天 1 次。甲巯咪唑为 5～10mg/片剂型,丙硫氧嘧啶为 50mg/片。甲巯咪唑的效力是丙硫氧嘧啶的 10 倍,因为丙硫氧嘧啶与血浆蛋白结合比例高,胎盘通过率低于甲巯咪唑,丙硫氧嘧啶通过胎盘的量仅是甲巯咪唑的 1/4。

ATD 的不良反应出现在 5% 的患者(主要是皮疹、发热、恶心、瘙痒)。瘙痒可能是甲亢的症状,应详细慎重询问患者在开始 ATD 治疗前是否存在瘙痒,有些病人诉有金属性味觉,不中断治疗这些不良反应亦可消失。用丙硫氧嘧啶替代甲巯咪唑,交叉致敏者罕见,两种药物严重不良反应主要是粒细胞缺乏症,发生率约为 1:300,与用药剂量明显相关。每天甲巯咪唑剂量低于 25mg 不会出现粒细胞缺乏症。粒细胞减少症是指粒细胞数低于 $(1.8～2.0)×10^9/L(1800～2000/mm^3)$,而粒细胞缺乏是指粒细胞数目少于 $(0.5～1.0)×10^9/L(500～1000/mm^3)$。多数病例症状急性发作,包括发热、咽痛、全身不适及龈炎。这种罕见并发症可见于开始用药治疗 10 天到 4 个月后。在开始治疗前有必要测定淋巴细胞计数,因为 Graves 病常能找到淋巴细胞。应让病人知道潜在的并发症,指导中断用药和一出现相应症状及时看医生。该症需要住院并应用抗生素、糖皮质激素、支持疗法等综合治疗措施。

其他罕见的药物毒性作用包括肝炎、与脑炎相似的症状和血管炎。丙硫氧嘧啶可产生细胞损害,由甲巯咪唑引起的黄疸是胆汁淤积型黄疸。有 ATD 严重并发症的患者,不提倡可选择药物的转换。在妊娠中,甲状腺次全切除术是适应证,术前准备需用 β 受体拮抗药或碘化物治疗。

妊娠时应用两种 ATD 有相似的治疗效果。使用甲巯咪唑后的新生儿并发症是先天性皮肤发育不全。皮损局限于头皮顶部,特征为先天性皮肤缺乏,齿状缘、"溃疡"损害常能自愈。

ATD 治疗妊娠期甲亢的目标是使用最小有效剂量的 ATD,在尽可能短的时间内达到和维持血清 FT_4 在正常值的上限,避免 ATD 通过胎盘影响胎儿的脑发育。ATD 过量可能产生新生儿甲减及甲状腺肿。孕妇一旦诊断甲亢均应治疗,可疑病例应密切观察,一出现症状或甲状腺试验恶化即开始治疗。有些孕妇随着妊娠进展,由于免疫学的改变,甲状腺试验可能自然转为正常,但甲亢常出现在产后期。

仔细观察疾病的临床发展和甲状腺试验对于妊娠合并甲亢的处理是很重要的。患者应定期随访,在治疗开始最好 2 周 1 次,每次均行甲状腺试验。妊娠早期控制甲亢可防止母亲严重的并发症,例如:早产、毒血症、充血性心力衰竭、甲状腺危象。甲亢未受控制的患者,会发生胎盘早剥,有严重症状的患者建议住院。

ATD 的起始剂量是丙硫氧嘧啶 50～100mg,每日 3 次或甲巯咪唑 10～20mg,每日 1 次口服,监测甲状腺功能,及时减少药物剂量。大多数患者丙硫氧嘧啶不超过 150mg,每日 3 次或甲巯咪唑不超过 20mg,每日 1 次。有较大甲状腺肿、较长病史及较多症状者可适当加量。患者每 2 周复查 1 次,血清 FT_4 和 FT_4I 的浓度将有改善,在首次治疗后 3～8 周,甲状腺试验可正常。血清 FT_4、FT_4I 是观测对 ATD 治疗反应的最好试验。据报道,血清 FT_4 或 FT_3I 用于调整 ATD 剂量是不恰当的,因在母血中 FT_3 水平与脐带血中 FT_4、FT_3 的浓度无相关性,在经过硫脲类开始治疗后,母体内 FT_4 的正常化早于 FT_3,母血中 FT_4 和脐带血中 FT_4 有较大相关性。当母体内 FT_3 正常时,有 ATD 治疗过量的危险。在母血 FT_4 水平正常后几周到几月,母血中 TSH 保持较低水平。所以在 ATD 治疗的前 2 个月测定血清 TSH 没有帮助。此后血清 TSH 的测定用于估计甲状腺功能状态与 ATD 剂量关系。正常的血 TSH 是对治疗反应良好的指标。此时 ATD 可减量,甚至可在妊娠最后几周停药。TSH 测定对应用 ATD 患者的首次随诊有帮助,若 TSH 正常可减少 ATD 剂量。

如前所述,症状轻,病程短者对治疗反应较快。体重增加,脉率降低是对治疗效果好的体征。然而,脉率的估计受使用 β 受体拮抗药的限制。

一旦甲状腺试验结果改善,ATD 剂量即可减半。如果甲状腺试验继续改善,随着病人症状改善,ATD 剂量可进一步减少。治疗目的是使用最小剂量的 ATD 保持血 FT_4I、FT_4 水平在正常上限范围内。当患者甲状腺功能正常,继续使用小剂量 ATD:丙硫氧嘧啶 50～100mg 或甲巯咪唑 5～10mg,几周后 ATD 可停药。约 30％甲亢病人 ATD 可于妊娠 32～36 周或再早些时间停药,为防复发连续治疗达妊娠 32 周是可取的。

由结节性(多发或单纯)甲状腺肿大引起的甲亢治疗与 Graves 病相似,有报告单纯毒性腺瘤引起的甲亢的治疗是在妊娠达 13 周后,在超声指导下经皮注射无水乙醇(95％浓度)4 次,每次 3ml 无菌乙醇,每 3 天注射 1 次,患者在 2 周内甲状腺功能正常。

1 例由垂体分泌 TSH 过多引起甲亢病例,接受连续皮下注射奥曲肽治疗后甲亢缓解,垂体瘤变小,怀孕后中断奥曲肽治疗。奥曲肽是一种生长激素释放抑制因子的一种长效类似物,但甲亢在 6 个月再发,再次治疗至分娩,婴儿甲状腺功能正常,体重 3300g,且无先天畸形。病例特点是有临床甲亢症状与体征,患者可出现垂体瘤引起的面部损害,如头痛、视野缺损。甲状腺素增高和 TSH 增高。

2.甲状腺素加抗甲状腺治疗 如前所述,妊娠合并甲亢需要联合治疗,即甲状腺素加抗甲状腺联合治疗,加入左甲状腺素可降低产后甲状腺炎发生率。确切效果尚需要证实。

3.β 受体拮抗药 β 受体拮抗药对控制高代谢综合征很有效,它在与 ATD 联合应用时,仅用几周即使症状减轻。普萘洛尔的常用量为每 6～8 小时服 20～40mg,阿替洛尔为 25～50mg,每天 2 次,治疗几天症状即改善,维持剂量要保持心率在 70～90 次/分。可单独应用或用于甲状腺次全切除术的术前准备。外科手术后必须应用 β 受体拮抗药,以防发生甲状腺危象。因为普萘洛尔能引起胎儿宫内发育迟缓、产程延长、新生儿心动过缓等并发症,故不提倡长期应用该药。应用 β 受体拮抗药也会使自发流产率增高。

4.碘化物 妊娠期禁忌使用碘化物,因为它与新生儿甲减和甲状腺肿有关。仅在手术前准备的短时间内或处理甲状腺危象时应用碘化物对新生儿无危险。最近给一组轻度甲亢孕妇每天 6～40mg 碘化物。其中 70％碘化物仅用于妊娠晚期(7～9 个月)。甲状腺试验保持在正常上限或轻微升高。出生的新生儿均正常,无明显新生儿甲减。胎儿中仅有 2 例出现短暂脐血 TSH 升高。

5.外科 部分妊娠甲亢需要手术治疗。术前计划妊娠的甲亢患者需要服用丙硫氧嘧啶、普萘洛尔和碘制剂。外科手术虽是控制甲亢的有效方法,但仅适用于 ATD 治疗效果不佳、对 ATD 过敏,或者甲状腺肿大明显,需要大剂量 ATD 才能控制甲亢时。手术时机一般选择在妊娠 4～6 个月。妊娠早期和晚期手术容易引起流产和早产。术后要保持甲状腺功能正常。甲状腺次全切除术后提倡测 TRAb 的滴度,高滴度预示胎儿发生甲亢,如果胎儿甲亢诊断成立,给母亲的 ATD 将有效控制胎儿心动过速,使其生长正常化。

6.母乳喂养　近 20 年的研究表明,哺乳期应用 ATD 对于后代是安全的,使用丙硫氧嘧啶 150mg/d 或甲巯咪唑 10mg/d 对婴儿脑发育没有明显影响,但是应当监测婴儿的甲状腺功能;哺乳期应用 ATD 进行治疗的母亲,其后代未发现有粒细胞减少、肝功损害等并发症。母亲应该在哺乳完毕后,服用 ATD,之后要间隔 3～4 小时再进行下一次哺乳。甲巯咪唑的乳汁排泌量是丙硫氧嘧啶的 7 倍,所以哺乳期治疗甲亢,丙硫氧嘧啶应当作为首选。

妊娠期和哺乳期禁用放射性碘,特别是孕 12 周之后,因为此时胎儿甲状腺很易聚集碘化物。育龄妇女在行 ^{131}I 治疗前一定确定未孕。如果选择 ^{131}I 治疗,治疗后的 6 个月内应当避免怀孕。偶有妊娠头 3 个月粗心应用 ^{131}I 者,用药前做妊娠试验很有必要。建议病人在月经周期开始 2 周后接受治疗。如母亲在妊娠前 12 周内接受 ^{131}I 治疗,会发生先天畸形和(或)先天性甲减。若治疗在 12 周后,则很可能发生甲减,若未终止妊娠,建议应用丙硫氧嘧啶 7～10 天,以减小碘化物循环的影响,降低胎儿的放射性暴露危险。

7.甲亢发作或危象　甲状腺危象是一种危及生命的情况,患者在应激情况下发展为甲状腺毒症,例如严重感染、麻醉药物应用、劳累、外科手术、停用 ATD 或 ^{131}I 治疗后,它表现为甲亢症群的恶化,若存在甲亢的严重症状,应考虑本病:体温升高和脑神经系统的改变,包括易兴奋、严重震颤、焦急不安、智力状态改变、从定向力障碍到明显的精神失常或昏迷,若出现智力改变需做出甲状腺亢进症状发作的诊断。心血管系统症状包括心悸、充血性心力衰竭、快速心律失常或房颤。恶心、呕吐和腹泻也不少见。实验室检查对甲状腺亢进发作的诊断无帮助。可发现白细胞过多、肝酶升高、高钙血症等。妊娠合并甲亢发作的发病率为 1%～2%,它常由先兆子痫、胎盘早剥、充血性心衰、感染及劳累触发。未治疗的妊娠合并甲亢发生甲状腺危象的危险性增大,以及应激状态下甲亢控制不良者易发甲状腺危象。

在应用 ATD 之前,甲状腺危象出现在甲状腺切除术后,若妊娠期行手术,则应在用 ATD 使甲状腺功能正常后手术,β 受体拮抗药与 ATD 合用,或用于 ATD 过敏者。

甲亢发作治疗包括一般与特殊方法,病人应受特殊护理。首先弄清诱发因素,控制体温方法包括一条凉毛毯或海绵吸温水,酒精擦浴,不宜用水杨酸类,可用对乙酰氨基酚 10～20g 直肠给药,每 3～4 小时 1 次,神经系统障碍用氯丙嗪 25～50mg,哌替啶 25～50mg,每 4～6 小时 1 次,体外物理降温防止颤抖。特殊 ATD 包括降低由甲状腺释放的甲状腺激素方法,和阻止其在外周组织的作用。丙硫氧嘧啶因能阻止 T_4 转化为 T_3,300～600mg 负荷量口服、鼻饲或直肠栓剂给药,以后每 6 小时给予 150～300mg。以前对丙硫氧嘧啶有变态反应者,可应用一半剂量的甲巯咪唑,碘化物对阻止甲状腺素的释放有速效,在应用 ATD 之后 1～3 小时给予,以防止激素存留在甲状腺内,复方碘化物每天 30～60 滴,分 3 次给予,或口服饱和碘化钾 3 滴,每天 3 次,连用几天。若口服不耐受,可静脉给予碘化钠 0.5g 每 12 小时 1 次。另一种选择是通过口服碘化胆囊造影剂,例如碘泊酸钠。地塞米松磷酸盐 8mg,每天分次服用,或氢化可的松琥珀酸钠 300mg 每天或同等剂量的泼尼松 60mg,对阻止外周组织的 T_4 转化为 T_3 有效。还可防止潜在的急性肾上腺功能不全。以 1mg/分的速度静滴普萘洛尔用于控制脉率。若达到 10mg,应持续心电监护,若有耐受则给予口服 40～60mg,每 6 小时 1 次。在妊娠 24～28 周后应持续胎儿心电监护到甲状腺危象纠正后,直到分娩或心血管系统及代谢功能达正常。在分娩后建议用 ^{131}I 部分破坏术。在妊娠 24 周前,甲状腺功能达正常者也可手术。通过积极处理,死亡率降到小于 20%。

（张翔昱）

第三节　妊娠合并甲减

　　一般认为患有甲状腺功能减退症(简称甲减)的妇女不易怀孕,但是也有报道,少数即使甲状腺功能严重减退的病人也能成功怀孕。妊娠期母体甲减与妊娠高血压、胎盘早剥、自发性流产、胎儿窘迫、早产以及低体重儿的发生有关。一项40年的回顾性调查显示,正常对照组和临床甲减组妊娠高血压的发病率分别为3.8%和11.6%;自然流产发生率分别为3.3%和8.0%;早产分别为3.4%和9.3%;围生期胎儿死亡分别为0.9%和8.1%;低体重儿分别为6.8%和22%。亚临床甲减的妊娠并发症尚无足够的临床资料。不同的临床结果引起的争议有两点:①母亲的甲状腺状况对于胎儿的生长发育有何影响;②甲状腺激素通过人类胎盘屏障的程度。近几年来,许多母亲与胎儿关系的实验与临床研究成果对该病的诊断与治疗起了积极作用。

　　【流行病学】

　　过去认为,妊娠前期或妊娠期有相当高的甲减发病率:美国白人约为9‰,黑人约有2‰,新生儿甲减约为1/5000。1981~1990年间新生儿甲减发病率为1/1629。目前,妊娠合并甲减发病率很低,这主要是因为患有甲减的妇女频繁发生的不排卵周期所致生育能力下降。另外,孕期会伴有一系列综合征,其中包括自然流产(比正常妇女超出2倍),产期死亡率超过20%(死胎及新生儿死亡);存活的婴儿中有10%~20%婴儿先天畸形,50%~60%身体、智力发育障碍。

　　妊娠甲减与妊娠期并发症风险升高相关,同时也与胎儿的神经认知功能发育不良相关。与妊娠甲减相关的不良事件包括早产、低体重儿和流产。研究显示这类患者若不经适当的监测和治疗,胎儿死亡的风险约为60%;另有研究显示该类女性妊娠期高血压风险高达22%,较甲状腺功能正常及亚临床甲减的妊娠期女性高。

　　亚临床甲减与妊娠期并发症和胎儿的神经认知缺陷风险升高相关。有研究显示甲状腺过氧化物酶抗体(TPOAb)阳性的妊娠期亚临床甲减女性的妊娠并发症风险显著升高,并有研究显示未经治疗甲减女性的后代智商低于正常女性后代,但母体亚临床甲减对胎儿神经认知功能发育的影响目前并未定论。

　　甲状腺激素对胎儿脑发育的整个过程均有重要影响。在孕早期,胎儿所需的甲状腺激素全部由母体提供,到了孕中期,胎儿甲状腺逐渐发育成熟,但甲状腺激素仍大部分由母体提供,而孕晚期甲状腺激素则主要靠自身合成,母体提供仅占10%。

　　【病因】

　　孕期甲减最常见的原因是甲状腺自身免疫性疾病(表20-1),查体发现大多数孕期妇女体内都有甲状腺素的自身抗体。慢性甲状腺炎所致的甲状腺肿,是孕期妇女原发性甲状腺功能衰退最常见的原因。甲状腺增生肥大是由淋巴腺瘤浸润所致。有些孕妇甲状腺萎缩,触诊摸不到甲状腺,可能是自身免疫过程破坏甲状腺所致。慢性甲状腺炎甲减的少见原因可能是对TSH受体的阻滞抗体,取代了最常见的TSH受体抗体,TSH受体抗体是促发Graves病的主要原因。

表 20-1　孕期甲减的病因

原发性甲减的常见原因
慢性自体免疫性甲状腺疾病
甲状腺肿
甲状腺萎缩

续表

　　放射性[131]I 部分切除术

　　甲状腺切除术

原发性甲减较少见的原因

　　暂时性甲减

　　　静止性(无痛性)甲状腺炎

　　　亚急性甲状腺炎

　　　药物诱发

　　　大剂量颈部外照射

　　先天性甲减

　　　遗传性甲状腺新陈代谢异常

　　　甲状腺激素耐受综合征

继发性甲减

　　垂体或下丘脑疾病

　　大多数病例甲减不是由慢性甲状腺炎引起,而是由于早期 Graves 病甲亢行[131]I 或甲状腺切除术治疗所致。少数病例(例如 Hodgkin 病)给高剂量体外放射甲状腺治疗也可以引起甲减。有时因为甲状腺癌(甲状腺上)可疑结节或毒性结节性甲状腺肿,而行甲状腺部分切除引起甲减。先天性甲状腺功能减退,遗传性甲状腺素代谢紊乱和甲状腺素耐受综合征在孕期很少发病。

　　妊娠期间尚未见报告其他少见原因甲减,例如结节病、淀粉样变性、血红蛋白沉着症、胱氨酸病、侵入性纤维性甲状腺炎或 Riedel 甲状腺肿。暂时性甲减可以发生于活动性(无痛性)和亚急性甲状腺炎,许多干扰甲状腺素生物合成,释放和(或)外周作用的药物可造成甲减,包括碘化物、抗甲状腺药(剂量不当时)、锂盐,特别是胺碘酮。胺碘酮是一种治疗室上性和室性心动过速的有效药物,无其他药物替代时,这种药物将来可能越用越多。母亲会因降低 T_4、T_3 转化率及抑制 T_3 作用而致甲减,有报道对胎儿可致甲减、甲亢、神经病性畸形,宫内发育迟缓及先天性心动过缓。另一些药物可能增加甲状腺素清除代谢,如卡马西平、利福平和苯妥英钠,还有部分药可干扰肠内吸收(如考来烯胺、硫糖铝、氢氧化铝和对孕期有特殊作用的药物硫酸亚铁)。脑垂体或下丘脑病变可出现继发性(中枢性)甲减。表现时即可考虑甲减诊断。在体表摸到或摸不到甲状腺肿大、肌肉酸痛、僵直,或表现为腕管综合征,脉率比正常妊娠时慢,深腱反射可以呈延长松弛期,也可见贫血(见实验室部分)。自身免疫性甲状腺疾病可以作为一种独立的疾病存在,也可见于全身性自身免疫过程的一部分,即累及不同的内分泌腺或其他结构(多腺体自身免疫综合征),包括肾上腺功能不全、1 型糖尿病、恶性贫血、白癜风、甲状旁腺功能减退、黏膜皮肤念珠菌病、脱发、慢性活动性肝炎、肠道吸收不良综合征、重症肌无力。性腺功能衰退也可能是症状之一,病人如果不经过有效的不育症治疗是不会怀孕的。甲减可以引起孕前不规律的月经史,尤其月经过多。

　　近年来,妊娠早期母体亚临床甲减对胎儿脑发育第一阶段的影响备受关注。在胎儿甲状腺功能完全建立之前(即妊娠 20 周之前),胎儿脑发育所需的甲状腺激素主要来源于母体,母体的甲状腺激素缺乏可以导致后代的智力发育障碍。胎儿的初期脑发育直接依赖于母体循环中的 T_4 水平,而不依赖 T_3 水平。美国学者 Haddow 等首次发现,妊娠 17 周患甲减的母亲,未给予左甲状腺素治疗组母亲的后代在 7～9 岁时的智商(IQ)较正常对照组母亲的后代降低 7 分;而给予左甲状腺素治疗组的后代 IQ 与正常对照组后代没有区别。

　　单凭临床表现要作出甲减诊断是有困难的。孕期开展甲减筛查工作已证明,在 35 岁或以上患者有明显社会和经济效益。特别对高危人群应进行常规筛查,包括有甲亢治疗史或大剂量的颈部放疗史、产后甲状腺炎史（甲状腺自体免疫的证据）、甲状腺肿（结节性/弥漫性）、甲状腺疾病家族史，胺碘酮治疗，可疑垂体功能减退、1 型糖尿病。部分 1 型糖尿病孕妇有亚临床甲减和蛋白尿并随妊娠进展，呈临床甲减表现和尿蛋白增多（从 1.2～4g/d）。甲减较严重时胰岛素需要呈低水平，给甲状腺素治疗后恢复到以前水平。随孕期进展甲状腺抗体滴度无改变。

还应注意筛查有无其他内分泌腺的免疫紊乱，某些药物损害或生活环境化学品损害和高脂血症。

【实验室检查】

妊娠期甲状腺功能试验的解释在其他章节已有阐释。妊娠期间由于受多种因素的影响，TSH 和甲状腺激素的参考范围与普通人群不同。诊断甲减最好的试验项目是血清 TSH 水平。它在甲减未出现临床症状和体征时即可提出早期诊断，也可以用于监视更准确的治疗。TSH 是安全、省钱和可靠的检测项目。2011 年 7 月 25 日，美国甲状腺学会（ATA）发布的《美国甲状腺学会妊娠和产后期间甲状腺疾病诊治指南》指出孕三期相应的血清 TSH 正常值范围，即孕早期 0.1～2.5mIU/L，孕中期 0.2～3.0mIU/L，孕晚期 0.3～3.0mIU/L。临床应根据血清 TSH 水平在孕早期＞2.5mIU/L，孕中晚期＞3.0mIU/L，并结合血清游离甲状腺素（FT_4）水平确诊亚临床或临床甲状腺功能减退症。由于妊娠期 FT_4 波动较大，国际上推荐应用 TT_4 评估孕妇的甲状腺功能。妊娠期间 TT_4 浓度增加，大约为非妊娠时正常值的 1.5 倍。如妊娠期间 TSH 正常，仅 TT_4 低于 100nmol/L（7.8μg/dl），可以诊断为低甲状腺素血症。继发性甲减（垂体丘丘脑病变）病人 FT_4 降低和血清 TSH 异常。甲减患者约 30%～40% 发现贫血，由于细胞生成减少而常见正常红细胞性贫血。当缺乏维生素 B_{12} 和叶酸时出现大细胞性贫血，缺铁出现小细胞性贫血。白细胞计数和血小板计数不受影响，血小板功能有异常，少数病人会有出血症。其他生化异常包括血脂（胆固醇、LDL、三酰甘油）升高、肌酸磷酸激酶（CPK）升高和肝功能轻度、可逆性异常。

近年来临床研究证明，存在甲状腺抗体（抗过氧化物酶抗体、抗线粒体抗体、抗球蛋白抗体）的妇女，无论她们的甲状腺功能如何，流产危险性都增大。尚不清楚是否这是甲状腺抗体自身的直接毒性效应，或是否同时存在其他已知造成流产的自身抗体（例如抗磷脂抗体）的病人是她们异常自身免疫的恰当指标。虽然有的孕妇流产时出现轻度甲减，大多数是甲状腺功能正常的。目前还不知道这种流产的危险性增大是否可以预防，治疗方式是否有效，母亲血液循环中存在的甲状腺抗体可以影响胎儿和新生儿。母亲 TPOAb 滴度升高，甲状腺功能正常者所生婴儿的 IQ（10.5 分）要比抗体阴性母亲所生婴儿明显降低。推测认为抗体直接影响了婴儿 IQ，或在胎儿发育的关键环节上促发甲状腺功能不全。

目前已有记载的甲减孕妇若不治疗会出现先兆子痫、宫内死胎和胎盘早剥等。唯一的畸形是新生儿畸形足。孕妇产后出血、贫血（Hct＜26%）。主要并发症为妊娠引发高血压和需要提前分娩。经过治疗甲状腺功能正常的病人并发症的发生率降低，如果发生先兆子痫，则是在妊娠后期，且对母子危害较小。如分娩时仍有甲减、高血压等并发症在分娩前后会加重。

流产的危险性与循环甲状腺抗体的出现有关，但不清楚甲状腺的功能状态。在甲减较严重的妇女，恶性高血压和其他产前并发症增多，需要及早治疗和严密地监测，以保证甲状腺功能试验持续正常化，有效地预防或减少产前并发症。具有糖尿病、慢性高血压和贫血的病人更应该监测且正确治疗。甲状腺功能失调者高血压发生较频繁的原因还未完全弄清楚。甲减患者的心排血量降低和外周阻力升高，可能继发交感神经紧张和 α-肾上腺素反应。

重度甲减的孕妇（即便未经治疗）能生下外观正常的婴儿，大多数患先天性甲减的新生儿并无症状或在产后立即出现甲减表现。这是因为母血中 T_4 能通过胎盘转移给胎儿，供胎儿发育之需要。当出生后失去母血 T_4 支持时若不进行替代支持治疗，就会发生甲减，并导致生长发育缺陷。

另一个孕期有自体免疫性甲状腺疾病的常见并发症（即使母亲的甲状腺功能正常）是产后的甲状腺功

能障碍。有产后甲状腺炎的妇女是发生甲减的高危人群,以后妊娠时应进行筛查。

【治疗】

甲减孕妇及时诊断和治疗的目的,是使其甲状腺功能尽快地恢复正常和维持正常。理想的情况是在妊娠前使她们的甲状腺功能恢复正常。要做到这一点,须在必要时及时调整治疗,病人在孕期尤其需要较大的替代剂量。治疗方法简单、可行且非常有效;它可以预防和减少并发症。病人孕时和整个孕期的甲状腺功能正常,则母婴均处在低危中,除了定期的甲状腺功能检查外,不需要作其他特殊检查。那些开始时甲减,但经治疗甲状腺功能已恢复正常的患者仍有先兆子痫的危险(15%~30%),孕期仍有甲减的病人甚至有先兆子痫(22%~44%)、胎盘早剥、产后出血的更大危险。

推荐口服左甲状腺素(L-T$_4$)治疗,目标是妊娠早、中和晚期 TSH 范围分别为 0.1~2.5mIU/L、0.2~3.0mIU/L 和 0.3~3.0mIU/L。左甲状腺素作为治疗甲减的首选药物延用已久。直到 20 世纪 60 至 70 年代合成激素得到广泛应用之前,甲状腺制剂一直是主要的药物。合成药物的激素含量更合乎标准,它们代替了甲状腺片剂而成为主要的治疗药物。服 T$_4$ 更好,T$_4$ 在甲状腺外组织脱碘转变成 T$_3$,更接近于正常的生理过程。

推荐服用左甲状腺素的最佳时间是在早晨空腹时,一些孕妇尤其是前 3 个月,也许不能忍受此时间服药,也可以改在晚些时候无恶心、呕吐症状时服用。坚持在早晨给药可以提高该药疗效。许多孕妇在孕期服用硫酸亚铁,它可以形成不溶解的甲状腺素——高铁化合物,导致甲状腺素吸收减少。服用这两种药物至少应相隔 2 小时。妊娠期间开始的 TSH 水平,可用来估计要使升高的 TSH 达到正常化所需要左甲状腺素的剂量:TSH 高于正常但<10mU/ml,左甲状腺素需要(41±24)µg/d;血清 TSH 值 10~20mU/ml,左甲状腺素需要(65±19)µg/d;TSH 值>20mU/ml,左甲状腺素需要(105±32)µg/d。

由于大多数病人开始怀孕前就已经在治疗了,根据实际体重,按 2µg/kg 的初始剂量,因为全天甲状腺素分泌量与体重有关。未孕患者甲状腺素用量不应高于 1.6~1.7µg/(kg·d)。增加剂量是考虑到身体的需求而增加。其后用药量的增加则根据血清 TSH 水平判断,初始量 150µg/d,以后按 TSH 测定值调整剂量。以后根据临床需要每 4 周测定一次肝功能,直到 TSH 恢复到正常,病人甲状腺功能也恢复正常为止。剂量调整间隔如少于 4 周会导致治疗过度。

因缺乏随机对照研究,目前没有足够证据推荐或反对甲状腺素抗体(TAb)阴性的妊娠期亚临床甲减女性普遍使用左甲状腺素进行治疗。未经治疗的妊娠期亚临床甲减女性应每 4 周检测血清 TSH 和 FT$_4$ 水平直至孕 16~20 周,并在孕 26~32 周至少检测一次以监测甲减进展。

妊娠期机体对左甲状腺素的需求不同。50%~80%甲减妊娠女性的孕期左甲状腺素用量须增加 20%~50%才能满足机体需要。从妊娠 4~6 周起,对外源性左甲状腺素的需求开始不断增加,直至妊娠 16~20 周;妊娠 20 周后到分娩前左甲状腺素需要量无显著变化;产后左甲状腺素需要量又恢复到产前水平。故使用左甲状腺素的妊娠女性,在妊娠 16~20 周前,每 4 周检查 1 次 TSH 和 FT$_4$;产后 6 周须测定 TSH 一次。

美国临床内分泌医师学会主张对妊娠妇女进行 TSH 常规筛查,以及时发现和治疗临床甲减和亚临床甲减。育龄妇女亚临床甲减的患病率 5%左右。一些学者主张对可能患甲减的高危人群做妊娠前的筛查。甲减的高危人群包括具有甲状腺疾病个人史和家族史者;甲状腺肿和甲状腺手术切除和^{131}I 治疗史者;有自身免疫性疾病个人史和家族史者,例如系统性红斑狼疮、类风湿关节炎、1 型糖尿病等。要加强对已患甲减育龄妇女的教育,让她们了解甲减对妊娠和胎儿脑发育的不良影响。

ATA 指出甲状腺自身抗体阳性的亚临床甲减患者必须接受左甲状腺素治疗,治疗目标为孕三期血清 TSH 水平在正常范围内,妊娠前已经确诊的甲减,需要调整左甲状腺素剂量,使血清 TSH 达到正常值范围内,再考虑怀孕。对单纯亚临床甲减治疗,血清 TSH＞10mIU/L 时,无论 FT$_4$ 水平高低,均应按照临床甲减处理。对单纯低甲状腺素血症患者,由于现有支持治疗的证据有限,目前推荐不予治疗。对单纯甲状腺自身抗体阳性者建议随诊,特别提出在妊娠早期每 4 周随诊 1 次,孕中晚期至少各随诊 1 次。妊娠期间,左甲状腺素替代剂量通常在一般需要量基础上增加 20％～30％。达标的时间越早越好(最好在妊娠 8 周之内)。每 2～4 周测定 1 次 TSH、FT$_4$、TT$_4$,根据监测结果,调整左甲状腺素剂量。TSH 达标以后,每 6～8 周监测 1 次 TSH、FT$_4$、TT$_4$。

甲状腺切除或部分切除的病人在孕期有较高的甲减危险性,需要较大量补充。治疗的目标是使血清 TSH 水平恢复正常。产后甲状腺素的剂量应减到产前的剂量,产后 6～8 周测量 TSH 用以调整治疗剂量。停药以后每年应随访 1 次或 2 次。少数情况(如下丘脑或垂体病变)下不能用 TSH 水平指导甲状腺素的治疗,可以维持 FT$_4$ 指数在正常值的上 1/3 范围。

有甲状腺癌病史的患者,需要服用更大的、抑制剂量的左甲状腺素。因为分化性甲状腺癌的生长依靠促甲状腺激素。治疗的目的是抑制促甲状腺素的分泌到测不出的水平(＜0.10mIU/L)且不引起甲亢症状。血清总 T$_4$ 和 FT$_4$ 浓度维持在正常上限或略高于正常的范围。这些病人孕期的治疗目的不变,妊娠不会对分化甲状腺癌的长期预后造成不利影响。甚至在用大治疗量的放射性碘治疗后,只要采取一定的预防措施,这些患者的妊娠结局会令人满意。

(张翔昱)

第四节　妊娠合并甲状腺结节

甲状腺结节是一种较常见的疾病,育龄妇女的患病率在 5％以上,但妊娠合并甲状腺结节的临床报道很少。人们很少注意的妊娠期癌症(包括乳腺癌、宫颈癌、白血病、淋巴肉瘤、黑色素瘤、甲状腺癌、卵巢癌、结肠癌)是育龄妇女第二位死亡原因。妊娠期癌症发生率为 1/1000。目前怀孕年龄增大的倾向可能趋于使癌症的发病率增高。另外,妊娠过程也限制了癌症的及时诊断与治疗。本节介绍妊娠和生殖期内分泌相关的甲状腺结节病因学因素以及该病的诊断与治疗问题。

一、妊娠与甲状腺

妊娠可以引起血容量、肾小球滤过率、肾脏碘化物清除率显著增加,使血浆无机碘浓度降低。在碘缺乏地区,这种生理过程可以引起甲状腺腺体增生。事实上,妊娠既能引发甲状腺功能低下,也有可能改善 Graves 病的应激反应状态。

妊娠期甲状腺结节肿大是一种异常现象,常反映同时存在碘缺乏。超声波检查测量甲状腺体积的研究证实:健康妇女分娩后甲状腺体积减小 13％,说明即使碘化物摄入量充足,妊娠本身也可以造成轻度的无临床症状的甲状腺腺体增生。甲状腺肿相关性自体抗甲状腺抗体效价在怀孕期前 3 个月后可能会有所降低,但分娩后可能反跳,造成这种自体免疫性甲状腺疾病病情加重。

二、妊娠期甲状腺结节的易患因素

Jarlie 等用雌激素和孕酮的受体蛋白质单克隆抗体研究 11 例甲状腺癌患者(其中 2 例孕妇)的石蜡包

理组织,并与雌孕激素受体激活的患乳腺癌的对照组相比较,结果分析认为雌孕激素受体蛋白质与甲状腺肿瘤形成无关。

Paoff 等对≤40 岁妇女的甲状腺癌易患因素的前瞻性对列研究证实与甲状腺癌发病正相关的因素包括流产、家族史、吸烟、体重增加及接受放射线照射。另有研究认为产次与甲状腺癌发病危险性之间有微弱的相关性。在甲状腺乳头状癌患者,经产妇比未经产妇发病危险性升高。也有认为每次生育均为甲状腺癌发病的年龄依赖性短期促进因素。小于 40 岁的甲状腺癌患者往往在患甲状腺癌前曾患有甲状腺良性增生性疾病,或者曾经多次妊娠或者妊娠后多数流产。总之,产次可以作为甲状腺瘤形成的一种可能病因。促进甲状腺癌发病的确切激素及促进甲状腺癌形成的分子机制仍不清楚。

三、妊娠合并甲状腺结节的临床表现

妊娠合并甲状腺结节的发病年龄在 20～40 岁之间(平均 32 岁),多数表现为孤立性甲状腺结节(83%),少数为多发性结节(14%),也有患者甲状腺触不到结节,但是同侧颈部淋巴结增大。少数患者血清 TSH 浓度受抑制,表示甲状腺功能亢进,大多数患者甲状腺功能正常。患者可以充分耐受甲状腺手术治疗,包括甲状腺全切除术和部分切除术。妊娠期间接受长效甲状腺素抑制治疗并不影响甲状腺结节的大小,分娩后可以行手术治疗。手术后不会造成永久性甲状腺功能减退或并发喉神经麻痹。

妊娠合并甲状腺结节的病理学研究表明,甲状腺肿瘤总的发病率为 82%,癌症发病率为 50%,转移性结节病发病率为 10%。患者至少有一个明显的可被触及的结节,而且结节很容易被细针抽吸活组织检查(FNAB)所证实。FNAB 细胞学诊断滤泡性腺瘤的正确率为 100%,假阴性率为 25%。甲状腺结节的手术治疗效果较好,很少有复发病例,手术后患者需要接受长期甲状腺素抑制治疗。

近年来的临床研究认为,妊娠并不影响已患甲状腺结节的疾病过程,甲状腺结节对已妊娠的过程影响亦不大,仅少数病例出现流产。若妊娠期间甲状腺结节需要手术治疗,有人认为在妊娠中期较安全。高分化甲状腺癌的手术疗效预后很好。一般认为只有在临床和 FNAB 证明甲状腺结节为未分化甲状腺癌或浸润性甲状腺癌时,才需要终止妊娠,因为这种疾病的手术范围大,且需放疗和化疗。

四、妊娠合并甲状腺结节的诊断与处理

当妊娠期颈部检查发现一个或数个可触及的甲状腺结节时,不论患者是否处于生育年龄,应该行常规 FNAB。妊娠合并甲状腺结节患者应用细穿刺针(穿刺针尺寸 27～25 号)行常规 FNAB 不会产生任何不良影响。妊娠期禁忌应用放射性核素成像检查,高分辨的超声检查对甲状腺结节有重要的诊断和鉴别诊断价值。超声引导下行 FNAB 能提高甲状腺结节的确诊率。

(一)细针抽吸活组织检查(FNAB)

妊娠期发现大于 1cm 的甲状腺结节应该进行 FNAB。当结节不够大时,可以在超声引导下进行 FNAB。在妊娠早期或中早期,发现结节生长迅速或细胞组织学检测提示恶性,无需终止妊娠,可以在妊娠中期进行手术切除治疗。如果细胞学检查提示为乳头状甲状腺癌或滤泡癌且没有恶化迹象,择期手术最好在分娩后进行。因为大多数分化型甲状腺癌一般生长缓慢,而且分娩后不久进行手术治疗不会影响治疗预后。对已经治疗的甲状腺癌或 FNAB 检查阳性或疑癌孕妇进行甲状腺激素抑制治疗保持 TSH 在可测水平是适当的,这些患者应在分娩后进行手术切除治疗。在妊娠期,其 FT_4 和 TT4 的理想水平是不超过正常参考范围。接受放射性碘(RAI)治疗的剂量要确保甲状腺癌女性患者甲状腺功能正常,同时又要达

到确保甲状腺癌得到根治,而且患者在接受治疗后 6 个月～1 年内不能妊娠。甲状腺肿瘤产妇在哺乳期不应进行放射性碘治疗。然而,如果 FNAB 证实为浸润癌,如髓样癌、未分化癌或淋巴肉瘤,应采取治疗性流产。

对功能减退的结节,即使 FNAB 吸取物没有典型细胞,潜在恶性肿瘤的可能性为 25%～30%。由于妊娠合并甲状腺结节不能行甲状腺闪烁扫描,故不能区分是否为潜在的功能亢进或功能减退的结节。

(二)血清甲状腺球蛋白测定

血清甲状腺球蛋白测定一般应用于临床监测是否发生复发性甲状腺癌,它对妊娠合并甲状腺结节的诊断并不是完全可靠,因为在妊娠期正常生理状态下血清甲状腺球蛋白也会升高。在未治疗的结节性甲状腺肿患者不能用血清甲状腺球蛋白测定诊断甲状腺癌,因为许多其他非特异因素可导致其浓度升高。因此,在妊娠合并甲状腺结节患者不需常规行甲状腺球蛋白测定。对已确诊为甲状腺癌的患者在随后妊娠期进行临床观察时,建议在行甲状腺素抑制治疗时检测血清甲状腺球蛋白浓度。甲状腺素抑制疗法是妊娠期治疗甲状腺癌最适宜的方法,除非患者被 FNAB 证实是可以切除的局限性癌症结节。有广泛转移的患者应实行治疗性流产。

(三)妊娠合并甲状腺结节治疗

由于妊娠是一段特殊的时间,其间对妊娠合并甲状腺结节行手术治疗可能很难让患者及家属所接受,甚至在 FNAB 证实孕妇患明显的或高度可疑的甲状腺癌时亦会如此。需要向患者讲清楚外科手术的优点与危险性,并尽可能配合医生的治疗。因为对大多数分化为乳头状、滤泡状甲状腺癌的病例,尤其是初期病灶<1.5cm 者,其远期疗效一般较好,有可能将外科手术推迟至分娩后进行。一般认为妊娠对甲状腺肿瘤恶化无不良影响。不过,如果在妊娠中期结束前检查出病灶>2～4cm 的分化型甲状腺癌,不论有无可疑结节,均应对其行早期治疗。少数情况下对需要彻底治疗的浸润性甲状腺癌可以在妊娠早期行治疗性流产。对于在妊娠中期确诊的甲状腺癌或毒性甲状腺肿是否选择手术治疗,需要充分考虑。目前尚未见手术后对母体或胎儿致病的报道,术后随之进行长效甲状腺素抑制治疗。妊娠期甲状腺恶性肿瘤 TSH 抑制治疗的目标:维持孕妇 TSH 滴度在可测水平,保持 T_4 水平在正常孕妇参考值上限范围,在妊娠或哺乳期禁止处方放射性碘(RAI)及其制剂。

(沈姣梅)

第五节　妊娠合并甲状腺肿

因碘缺乏而导致妊娠母亲甲状腺肿和新生儿出生时即表现甲状腺增生的病例在欧洲很常见,我国碘缺乏地区在新中国成立前以及成立初期也不少见。在世界其他严重缺碘地区,经常可见母亲及新生儿患甲状腺功能低下,而地方性呆小病是这类疾病最典型的表现。新中国成立后我国普遍推行食碘盐,婴幼儿服碘丸的措施,使地方性甲状腺肿和呆小病等减少到了最低限度。

一、母亲妊娠期的甲状腺功能系统

妊娠可对甲状腺产生明显的影响。与非妊娠女性相比,碘富足地区妊娠女性的甲状腺体积可增加 10%,而碘缺乏地区则增加 20%～40%。妊娠期甲状腺激素(T_4 和 T_3)的分泌量增加 50%,随之而来的是碘需求量增加 50%。该生理变化可导致碘缺乏的女性在妊娠早期甲状腺功能正常,但妊娠晚期出现甲状腺功能减退。因此,生育期女性在妊娠之前和妊娠期应该有适当的碘摄入,确保甲状腺内有足够的碘存储量以面对妊娠期甲状腺激素需求量的增加。哺乳期女性因需要通过乳汁提供给婴儿所需要的碘,同样也要增加碘摄入量。

(一)甲状腺激素需求量

在正常妊娠期期间发生的母体甲状腺功能的改变可比作数学上的分数,分子为激素需要量,分母为可利用的碘。由于妊娠期甲状腺激素需要量增多,对甲状腺功能提出了挑战,而母体可利用碘减少。增加的激素需要量实质上与三种独立的因素有关,它们共同组成了代表甲状腺系统对妊娠的生理适应性的刺激过程。

妊娠期间甲状腺激素生成和碘需求约增加 50%。妊娠对于甲状腺而言是一种应激反应;在甲状腺储备受限和碘缺乏的女性中,其可导致甲状腺功能减退。研究表明,亚临床甲状腺疾病及显性甲状腺功能减退和亢进均对孕母和胎儿健康产生不良影响。在妊娠前 3 个月,约 10% 的女性出现甲状腺过氧化物酶或甲状腺球蛋白抗体,其中约 16% 出现甲状腺功能减退。早期明确诊断,及时采取恰当治疗措施,对于减少母亲和子代的不良影响十分重要。

(二)甲状腺结合球蛋白的增多

在妊娠早期期间首要因素是对高雌性激素环境反应表现出的循环甲状腺素结合球蛋白(TBG)水平明显而迅速增高的甲状腺系统的调整。血清结合力的增强,趋向于游离激素部分短暂降低。相反,这激活了促甲状腺激素(TSH)释放的反馈机制,并增加甲状腺激素生成量,使血浆储存正常的游离激素水平。但不可能所有的妊娠妇女都能作出适当的调节,至少在碘摄入量处于低限边缘的地区是如此。一组大样本研究显示,妊娠 10 周之后,FT_4 和 T_3 水平逐渐降低,直至妊娠中期达正常下限的水平。此后,出现一个高峰并保持到分娩。这些结果说明有 1/3 妊娠妇女甲状腺的机构调节不能充分发挥作用,并导致"相对低甲状腺素血症"状态。这种游离激素浓度进行性降低的趋势得到许多妊娠期甲状腺功能研究的证实。

(三)人绒毛膜促性腺激素(hCG)

对甲状腺的分泌需求增大起作用的第二种因子是 hCG,它由合胞体滋养层细胞大量产生,尤其在接近妊娠早期末时。这种激素能直接刺激母体甲状腺。因为 hCG 与 TSH 分子相似,hCG 有识别与结合 TSH 受体的能力,hCG 作为促甲状腺激素起作用,并可看作是正常妊娠期甲状腺的"自然"调节剂。大多数健康妇女 hCG 对母体甲状腺刺激保持微弱、短暂的作用,并且没有临床可监测的结果。hCG 主要引起妊娠早期的血清 TSH 浓度显著降低,血清 FT_4 轻微升高。

(四)5-脱碘酶活性

第三种因素与人类胎盘组织中 5-脱碘酶活性显著增高有关,该酶催化 T_4 内环脱碘。甲状腺素代谢的变化程度对减轻妊娠期甲状腺素需要量可能发挥重要作用。甲状腺素变化形成一个短暂途径,从一种稳态(妊娠前)到一种新的稳态(妊娠前半阶段之后)。一旦形成新稳态,增大的激素需要量保持不变,这可部分由一些因素如外周甲状腺代谢加快或母体甲状腺素经胎盘转运来解释。

(五)增大激素需要量

上述刺激过程形成甲状腺结构对妊娠的生理学适应。这些过程并不是每种都是病理性,但它们确实使甲状腺超负荷,提示甲状腺通过增加激素产生量来进行快速代偿,因为大多数刺激过程发生于妊娠早期。因此,通过甲状腺的适当调节达到甲状腺功能的完整。由上述可以理解患甲状腺功能低下的妇女(及妊娠前已接受左甲状腺素治疗的妇女)不能适应妊娠对甲状腺要求。因此,长期治疗甲状腺功能低下的妇女每日左甲状腺素的剂量需要增加平均 40%~50%,以维持妊娠期甲状腺功能正常。

在健康的妊娠妇女,由于人与人之间的个体差异,很难确切测定增加的激素需要量的范围。按理论推测,在妊娠头 3～4 个月后,为达到一种新的稳态,需要使激素分泌总量高于基础量 40%～60%。这基本符合妊娠妇女为维持或重建甲状腺功能正常而实际需要增加的激素量。

二、碘代谢

妊娠特异性可利用碘减少。在妊娠过程中,通过肾对碘清除率增加丢失一部分碘。在妊娠中期,由于母体无机碘库的一部分通过胎儿胎盘复合物发生转移,以保证胎儿发育需要的甲状腺素,但也进一步使母体甲状腺可利用碘丧失。

在美国、日本及欧洲部分地区(斯堪的纳维亚、瑞士、澳大利亚)不存在碘缺乏病(IDD)。这些国家的饮食加碘方案已实施若干年。但在世界其他地区,IDD 构成了一个严重的公共健康问题。有资料表明有 10 亿～15 亿人口处在 IDD 危险中,他们中有 500 万以上人口生活在明显缺碘地区,甲状腺肿流行率高。

三、"过度"甲状腺刺激的评价

有人提出在低碘摄取边远地区过度甲状腺刺激可能导致甲状腺肿形成,和妊娠构成诱发甲状腺病理学变化的环境因素的概念。因此,临床纠正过度的甲状腺刺激绝对必要。实践过程中已明确四项生化参数作为其特征性的有用指标。第一是相对低甲状腺素血症。总 T_4/TBG(即 TBG 饱和水平)能有效监测早期妊娠期间总 T_4 不适当的上升水平,它与血清 TBG 伴随升高相关。还有直接测定 FT_4 浓度时可发现它们通常接近正常浓度的低限。第二是由于 T_3/T_4 克分子比率升高反映优先分泌 T_3;在碘不足状态下甲状腺刺激导致 T_3 生成增多,1/3 的孕妇发现该比率为 0.025 以上。第三是血清 TSH。开始 TSH 浓度降低(由于 hCG 浓度高),接近早期妊娠末期之后,TSH 逐渐增加,到妊娠末期高达开始浓度的 2 倍以上。TSH 增加量一般维持在 TSH 值参考范围内(≤4.00μU/ml)。第四与甲状腺球蛋白浓度改变有关。早在早期妊娠时,1/3 的妊娠妇女 TG 水平超过正常值。随后,血清 TG 浓度持续缓慢升高,在妊娠期保持不变。2/3 的妇女分娩时血清 TG 浓度高于正常范围,妊娠妇女测定血清 TG 浓度有一定实用价值,因为妊娠期间血清 TG 浓度增高是预示甲状腺肿形成的指标。

总之,以常规测定血清总 T_4、总 T_3、TBG、FT_4、TSH 和 TG 浓度为基础,用相当简单的指标来评价正常妊娠妇女对甲状腺功能的调节情况,帮助明确过度甲状腺刺激。然而,正确解释每个参数在妊娠每个阶段发生的改变,以正确理解导致甲状腺系统对妊娠期出现的改变的调节机制是必需的。

四、妊娠合并甲状腺肿及其补碘预防

(一)妊娠刺激甲状腺肿形成的物质

在欧洲 1989～1994 年间的研究表明,甲状腺体积(TV)在妊娠期有增大的趋势。妊娠期摄碘量充足地区妇女其甲状腺体积平均增大 10%～15%,妊娠期这些改变可能主要是甲状腺血管肿胀(隆起)所致。摄碘量低的地区甲状腺体积平均增大范围在 20%～31%。甲状腺体积增加也与生化证实的甲状腺刺激增强有关。说明妊娠的确能诱发甲状腺肿形成。补碘能明显抑制甲状腺肿的刺激物。

(二)产后期甲状腺肿的可逆性

当妊娠期间未给予补碘时,另一个重要问题涉及甲状腺肿形成的长期演变。为探讨妊娠相关甲状腺改变的可逆性,随机选择 100 名妇女分娩后 6 个月再评价甲状腺功能,选择 10 名妇女分娩后 12 个月再评价甲状腺体积。发现到分娩后 6 个月甲状腺功能完全正常。然而,一半妇女分娩时存在高 T_3/T_4 率,产后 6 个月仍存在,这说明相应缺碘的持久性,一些母乳喂养妇女大概还会延长。此外,半数妇女分娩时血清 TG 水平增高,其中 40％ 的病例产后 6 个月后仍异常。在妊娠期甲状腺体积明显增大的高选择人群,于产后 12 个月没有恢复到妊娠前水平,及产后期碘需求量增大,尤其泌乳期妇女更明显。

(三)妊娠期补碘

1.碘摄入的推荐量　碘是合成甲状腺激素所必需的基础营养物质,美国医学研究所(IOM)推荐准备妊娠女性每日碘的总摄入量(包括饮食和营养补充剂)为 $150\mu g/d$,妊娠女性为 $220\mu g/d$,哺乳期为 $290\mu g/d$。世界卫生组织(WHO)则推荐妊娠和哺乳期女性均为 $250\mu g/d$。

从饮食中获得的碘存在明显的地区差异。在世界许多地区,尤其是碘缺乏地区主要依赖食用碘化食盐,在美国约 70％ 的居民食用碘盐。而美国居民饮食中碘的另一主要来源是在奶制品中使用的含碘消毒剂,此外,市售面包中含有的碘酸盐也是美国居民重要的饮食碘来源。美国居民饮食中的碘还来自于食用海产品、蛋禽及肉等食物。

由于难以确定每个妊娠女性或哺乳期女性每日究竟摄入了多少碘,美国甲状腺学会(ATA)推荐妊娠或哺乳期女性每日至少应该摄入 $250\mu g$ 碘。为了确保那些计划妊娠、妊娠期或哺乳期女性能够达到每日摄入 $250\mu g$ 碘的总量,ATA 又同时推荐应该每日口服含 $150\mu g$ 碘的营养补充剂。这种营养补充剂中所含的应为碘化钾,而不是用海藻等做成的制品,后者中的碘含量不稳定。

ATA 认为,鉴于世界各地食物来源不同,应根据各地的饮食模式和碘盐食用情况,制定相应的策略,以确保女性在受孕前、妊娠期和哺乳期有适当的碘摄入。目前究竟补多少碘才能预防甲状腺肿形成,可能主要取决于妊娠前甲状腺内的储碘量。治疗的最终目的是恢复并保持碘平衡状态。无论在缺碘或富碘国家,妊娠期女性都需要增加碘的摄入量,推荐平均碘摄入量为 $250\mu g/d$ 能达到此目标。妊娠期碘需求量的增加源于尿碘排泄量的增加和胎儿甲状腺对碘原料的需求。未予纠正的严重缺碘是目前世界上神经系统损伤的主要原因之一。妊娠前即存在饮食中长期碘不足的妇女,在观察到补碘改善甲状腺前,先观察到胎儿发育落后一个阶段(约为 3 个月)。在妊娠起始即存在甲状腺肿或存在甲状腺刺激增强特点的妇女,补碘结合给予长效甲状腺素的药物治疗比单纯补碘效果更好,结合疗法使甲状腺快而有效的恢复正常功能,并且能更有效预防妊娠期甲状腺肿形成。

2.注意碘摄入的安全上限　由于机体存在自我平衡机制(Wolff-Chaikoff 效应),大多数人能够耐受饮食中慢性过量碘摄入,从而不会对甲状腺激素的产生造成影响。但有些个体则可能不能够通过 Wolff-Chaikoff 效应从高碘摄入环境中逸脱,引起甲状腺功能紊乱。胎儿直到孕 36 周前,Wolff-Chaikoff 效应都没有发育成熟,因此没有从高碘环境中逸脱的能力。

通过观察生物学上的耐受和不出现危及健康的不良反应,可确定总体人群中某个体每日碘摄入的最高水平。美国医学研究院定义所有成人,碘摄入的耐受上限是 $1100\mu g/d$,而 WHO 则推荐妊娠和哺乳期妇女摄碘量不应超过正常人日摄入量的 2 倍,即 $500\mu g/d$。一些药物的使用,是导致某些个体碘摄入过量的原因。例如每片胺碘酮(200mg)含有 75mg 碘,碘化静脉造影剂每毫升可含碘高达 380mg。此外,含碘的消毒剂、抗哮喘药、祛痰药等也可导致过量碘摄入。因此,ATA 推荐除进行甲状腺功能亢进手术前准备外,妊娠期应该避免接触药理剂量的碘。

因此,临床医生在给妊娠期女性用药时要仔细权衡所用诊断与治疗药物的利弊,以免造成高碘暴露。考虑到发生胎儿甲减的潜在可能性,要避免从饮食和营养补充剂中持续过量摄入碘。

(四)严重缺碘地区的妊娠患者严重碘缺乏及其相关因素

在世界许多地区不但明显存在碘缺乏,且常很严重。这些地区的妊娠妇女与后代的甲状腺常受损害。

许多地区缺碘的程度甚至极重,摄碘水平<25μg/d,例如中非及亚洲部分地区严重缺碘常伴有其他稀有元素明显缺乏(如硒)及食谱中存在致甲状腺肿的物质。这些因素促使由严重缺碘造成的甲状腺代谢改变。成人甲状腺功能表现有正常、代偿、轻度异常、中度异常及严重甲减等几种形式。在生育年龄妇女,甲减与受孕困难和自然流产率增多有关。若已受孕则随着孕龄的发展,甲状腺功能有减退趋势。地方性甲状腺肿是常见指征。有些山村甲状腺肿发病率占成人的60%～70%或以上。甲状腺增生呈弥漫增生(无结节)或多结节甲状腺肿。

(五)严重缺碘者甲状腺功能失调的评价

比利时研究证实,在分娩时母亲血清 TSH 浓度分布广泛,从基本正常到 TSH 值极高,>100μU/ml。依据分娩时血清 TT_4 浓度为基础将孕妇分为3类,再可进一步分为①T_4 基本正常(>10μg/dl);②T_4 轻度降低(8～10μg/dl);③T4 显著降低(<8μg/dl)。T_4 浓度愈低,TSH 浓度愈高。显然,在这些严重缺碘状态下,即使母亲血清 TT_4 浓度表现正常,其 TSH 平均浓度已高于正常。血清 T_4 浓度降低的妇女,血清 TSH 浓度升高(7～26μU/ml),证实妊娠期末存在甲减状态。

(六)妊娠严重缺碘时相关的甲状腺肿

要在大多数严重缺碘地区进行详细区域调查又困难,尚无有关妊娠期甲状腺肿大小改变的系统研究,实际上不能进行大规模地甲状腺大小测量,预测妊娠期甲状腺肿改变更加困难。Bauch 等人通过临床甲状腺触诊等研究结果说明:①在所有检查妇女,妊娠初期50%以上患甲状腺肿,随妊娠发展发病率增高;②妊娠前存在的甲状腺肿在妊娠期进一步发展;③仅有25%～40%妇女分娩后甲状腺大小可恢复到妊娠前状态。

(七)妊娠期严重缺碘者补碘

在严重缺碘并伴发地方性呆小病地区的生育期及妊娠期妇女,用碘盐、加钾碘剂及碘油(肌注或口服)形式作为紧急预防和治疗性补碘,证实其对预防并治疗地方性碘缺乏症及地方性甲状腺肿及根除地方性呆小病有显著效果。

Thinny 等人的研究认为即使在妊娠后期给孕妇注射 1ml 碘油,能显著改善母体甲状腺功能(与未治疗的对照组相比较)。本组甲状腺素水平平均增加37%,分娩时血清 TSH 相应降低38%。也有报告给孕妇每日口服含300μg 碘的钾碘溶液,补碘治疗组孕妇可利用碘增加6倍,甲状腺功能参数随摄碘正常化发生显著改变,血清 T_4 升高,TSH 降低。

在严重碘缺乏地区进行的研究发现,与安慰剂相比,在受孕前和妊娠早期补充碘可改善后代的认知功能,减少呆小病和严重神经系统异常的发病率,降低死产率和婴儿、新生儿死亡率。在欧洲完成的8项轻中度碘缺乏地区妊娠女性的碘补充对照试验发现,补碘可以使妊娠女性和新生儿甲状腺容积、血清甲状腺球蛋白水平稳定降低。有4项试验发现补碘后妊娠女性血清 TSH 水平降低,有2项试验发现血清 T_4 或游离甲状腺素(FT_4)水平增加。

此外,在2个轻中度碘缺乏地区,妊娠早期补碘对后代神经系统发育影响的研究还提示,补碘的时间非常关键,若在妊娠10～20周之后补碘,则没有改善后代神经系统发育的作用。直到目前为止,还没有对哺乳期女性补碘的临床对照试验结果。

五、母体缺碘对其后代的影响

(一)碘需要量

胎儿甲状腺功能成熟遵循一种特定模式。妊娠10～12周,胎儿甲状腺有浓缩碘并合成碘化甲状腺素的能力。它的分泌活性在妊娠中期开始升高,胎儿血中 TT$_4$ 浓度逐步升高,到末期达到稳定。通常认为母体及胎儿自主调节各自甲状腺功能,两者之间又不是独立的。至少部分母体甲状腺素经胎盘转运至胎儿。这些转运的激素可能在早期对胎儿发育起主要作用。此外,胎儿甲状腺活性完全依靠从母体循环转运而来的可利用的碘。

(二)轻度缺碘地区的新生儿甲状腺功能

1992 年,Glinoer 等人报道尽管母亲甲状腺功能呈相对低甲状腺素血症的特征,对其新生儿并非如此。后者与其各自母亲相比较,TT$_4$ 及 FT$_4$ 明显升高。因此,在仅有轻度缺碘情况下,新生儿可免于发生低甲状腺素血症。因为胎儿甲状腺储碘量低,同时为避免发生低甲状腺素血症,胎儿甲状腺系统调节作用达到极限。分娩时脐带血清 TSH 及 TG 与母亲血清相比显著升高反映了这种刺激作用。胎儿甲状腺对妊娠期发生的改变极敏感。在成人,其甲状腺内储碘量稳定于 $10\sim20mg$,每日需要量为 $100\sim200\mu g$,可利用碘的利用率为 $1\%\sim2\%$。新生儿则不同,其甲状腺内储碘量极低,在碘充足情况下至多 $300\mu g$,在严重缺碘地区仅 25)ug。若其每日需要量约 $50\mu g$。新生儿腺体几乎 100% 储存碘用以合成每日生成的甲状腺素,使得胎儿及母体甲状腺素对母体供碘的波动极敏感。因此,出生时高甲状腺素血症(在 TSH 升高前发生)反映胎儿甲状腺刺激作用增强。使胎儿及此后的新生儿避免发生低甲状腺素血症的确切作用机制尚不清楚。

(三)对后代发育的影响

妊娠女性严重碘缺乏可影响妊娠女性和胎儿甲状腺激素合成。血清甲状腺素水平降低可刺激垂体分泌促甲状腺激素(TSH),导致妊娠女性和胎儿发生甲状腺肿。严重碘缺乏可导致妊娠女性流产率、死产率及围生期婴儿死亡率升高。由于甲状腺激素水平正常是确保胎儿大脑神经元迁移和髓鞘形成的基础,虽然在整个妊娠期胎儿都需要获得足够的甲状腺激素,但在妊娠的第 $3\sim5$ 个月尤其重要。妊娠女性严重碘缺乏可导致其后代的认知功能下降,出现呆小病。当某地区妊娠女性群体的尿碘中位数为 $50\sim150\mu g/L$ 时可认为存在轻度到中度碘缺乏,该人群可能出现甲状腺肿,其后代的认知功能同样可受到影响,可出现注意力不集中、多动症等。

六、妊娠期补碘对新生儿甲状腺功能的影响

(一)轻度缺碘地区

最近的预期随机抽样研究妊娠期补碘对新生儿甲状腺功能改善。结果证明补碘的确能明显改变脐血 TSH 浓度,其平均值保持低于 $10\mu U/ml$。脐血 TG 明显降低(较对照组降低 50%)。未补碘妇女的新生儿出生时其平均甲状腺体积明显增加,10% 患者腺体增生。补碘母亲的新生儿甲状腺体积平均减小 38%,而且无一例发生新生儿甲状腺肿。这些结果有力说明在妊娠期摄碘轻度不足情况下,胎儿甲状腺肿出现于胎儿发育早期,或在胎儿开始发育时,也证实新生儿甲状腺功能及腺体大小可通过妊娠期补碘来纠正。

(二)在严重缺碘地区

严重缺碘患者,给孕妇补碘可预防发生粘液性呆小病及新生儿甲状腺功能低下。明显增加出生体重,减低新生儿死亡率,改善发育系数。

(张翔昱)

第六节　原发性醛固酮增多症

　　醛固酮增多症可分为原发性和继发性两类,前者是由于肾上腺皮质本身病变(肿瘤或增生),分泌过多的醛固酮,导致水钠潴留、血容量扩张、肾素-血管紧张素系统活性受抑制,称原发性醛固酮增多症;后者则是肾上腺皮质以外的因素兴奋肾上腺皮质球状带,使醛固酮分泌增多,称继发性醛固酮增多症。后者按病因分为两大类:一类是使有效血容量减少的疾病,如肾动脉狭窄、充血性心力衰竭、肝硬化、失盐性肾病、特发性水肿、滥用利尿药等;另一类是肾素原发性增多,如肾素瘤、Bartter 综合征。

　　原发性醛固酮增多症又称为 Conn 综合征,病人的主要临床特征为高血压、低血钾、肌无力、多尿、血浆肾素活性(PRA)受抑制及醛固酮水平升高,原发性醛固酮增多症约占高血压人群的 1%,发病高峰为 30～50 岁,女性多于男性。

【病因】

　　1.肾上腺醛固酮增多症瘤(APA)　　占原发性醛酮增多症的 70%～80%,以单侧肾上腺腺瘤最多见,双侧或多发性腺瘤较少。腺瘤同侧和对侧肾上腺组织可以正常、增生或伴结节形成,亦可发生萎缩。

　　2.特发性醛固酮增多症(IHA)　　占成年人原发性醛固酮增多症的 10%～20%,儿童最常见。特发性醛固酮增多症的病理变化为双侧肾上腺球状带增生,增生的皮质伴有或不伴有结节,增生病因不明,特发性醛固酮增多症组织学上具有肾上腺被刺激的表现,而醛固酮合成酶基因并无突变,但该基因表达增多且酶活性增加。特发性醛固酮增多症的发生可能是由异常促分泌因子增加或肾上腺对血管紧张素Ⅱ过度敏感所致。

　　3.糖皮质激素可治性醛固酮增多症(GRA)　　GRA 是一种常染色体显性遗传病,本症特点是糖皮质激素可抑制醛固酮过量分泌,且长期治疗能维持抑制效应,提示醛固酮分泌依赖于 ACTH,其特有的生化异常为 18-羟皮质醇和 18-氧皮质醇明显增多。该疾病是 8 号染色体在复制时出现异常,编码 11β-羟化酶的 CYP1181 基因和同源染色体上编码醛固酮合成酶的基因 CYP1182 发生非对等交换,导致醛固酮合成酶在束状带的异位表达,并受 ACTH 调节,所以 GRA 的病理变化表现为束状带的明显增生而非球状带增生。

　　4.原发性肾上腺皮质增生(PAH)　　约占原发性醛固酮增多症的 1%,可为双侧或单侧增生,但生化特征与醛固酮增多症瘤更相似,行肾上腺单侧或次全切除可纠正醛固酮过多的症状和生化异常。

　　5.分泌醛固酮的肾上腺皮质癌　　此型少见,少于 1% 的原发性醛固酮增多症由肾上腺癌引起。癌肿往往同时分泌糖皮质激素、类固醇性性激素,亦有单纯分泌醛固酮的病例报道。

　　6.家族性醛固酮增多症(FH)　　FH 又分为两型(FH-Ⅰ和 FH-Ⅱ)。FH-Ⅰ即为糖皮质激素可抑制性醛固酮增多症,病因已明确。FH-Ⅱ亦为家族性疾病,常染色体显性遗传,其醛固酮的高分泌既可由肾上腺皮质增生引起,也可由醛固酮增多症瘤引起,病因尚不完全清楚。

　　7.异位醛固酮增多症分泌腺瘤和癌　　少见,可发生于肾、肾上腺残余组织或卵巢。

【临床表现】

　　原发性醛固酮增多症的一系列临床表现均由过量分泌醛固酮所致,主要表现为高血压、低血钾性碱中毒、血浆醛固酮升高,肾素-血管紧张素系统受抑制等。

　　1.高血压　　高血压是最早且最常见的表现,随病程持续进展或略呈波动性上升,但一般呈良性经过,血压约 22.7/13.3kPa(170/100mmHg),严重者可达 28.0/17.3kPa(210/130mmHg),少数醛固酮增多症瘤患者的血压在正常范围内,长期高血压可导致各种靶器官(心、脑、肾)损害,一般降压药治疗疗效差。

原发性醛固酮增多症高血压的发病机制主要与大量醛固酮的潴钠作用有关：①钠潴留使细胞外液扩张，血容量增多；②血液和血管壁细胞内钠离子浓度增加，使管壁对去甲肾上腺素等加压物质反应增强。由于高血容量和高血钠的存在，对肾素-血管紧张素系统产生显著抑制作用，不仅基础肾素-血管紧张素活性低，而且在站立、利尿、低盐饮食等刺激因素作用后也不能如正常人那样明显升高。血钠浓度增高和血容量扩张到一定程度时，心房利钠素分泌增加，后者抑制肾近曲小管钠重吸收，尿钠排泄增加，这是本症较少出现水肿及恶性高血压的重要原因。

2.低血钾　大量醛固酮促进肾远曲小管内 Na^+-K^+ 交换，导致低血钾。低血钾可引起肌无力及周期性瘫痪，通常先为双下肢受累，严重者可波及四肢，甚至发生呼吸肌瘫痪，危及生命，发作较轻的可自行缓解，较重者需经口服或静脉补钾治疗方可缓解。瘫痪的发作与血钾降低程度相关，以夜间发作较多，劳累、寒冷、进食高糖食物、排钾利尿药常为诱发因素。由于低钾引起代谢性碱中毒使血中游离钙减少，加之醛固酮促进钙、镁排泄，造成了游离钙降低及低镁血症，因此原发性醛固酮增多症病人发生肢端麻木、手足搐搦及肌痉挛。

3.肾表现　长期大量失钾，肾浓缩功能减退，可引起多尿、夜尿增多，继而出现烦渴、多饮、尿比重低。过多的醛固酮使尿钙及尿酸排泄增多，易并发肾结石病及尿路感染。长期高血压则可致肾动脉硬化引起蛋白尿和肾功能不全。

4.心血管系统表现

(1)心肌肥厚：原发性醛固酮增多症病人较原发性高血压更容易引起左心室肥厚，而且发生往往先于其他靶器官损害。左心室肥厚与患者年龄、平均血压及血浆醛固酮浓度相关；心肌肥厚使左心室舒张期充盈受限，心肌灌注亦减退，因此运动后原发性醛酮增多病人较一般高血压病人更易诱发心肌缺血。

(2)心律失常：低血钾可引起程度不一的心律失常，以期前收缩、阵发性室上性心运过速较常见，严重者可诱发心室颤动。心电图可有典型的低血钾图形，如 Q-T 间期延长，T 波增宽或倒置，U 波明显，T-U 波融合成双峰。

(3)心肌纤维化和心力衰竭：醛固酮在充血性心力衰竭的病理生理过程中起重要作用，不仅引起电解质紊乱和高血压，还促进心肌纤维化、心脏扩大和顽固性心力衰竭，此过程与细胞内钙信号系统有关。

5.内分泌系统表现　缺钾可引起胰岛 B 细胞释放胰岛素减少，因此原发性醛固酮增多症病人可出现糖耐量降低；原发性醛固酮增多症病人尿钙排泄也增多。

【诊断】

凡一般降压药物疗效不佳的高血压病人，特别是出现过自发性低血钾或用利尿药很易诱发低血钾的病人均须考虑原发性醛固酮增多症的可能，需进一步检查以明确诊断。诊断分为两个步骤：首先明确是否有高醛固酮血症；然后确定其病因类型。检查前须停服所有药物，例如须停用螺内酯(安体舒通)和雌激素 6 周以上，停用赛庚啶、利尿药、吲哚美辛(消炎痛)2 周以上，停用扩血管药、钙通道阻断药、拟交感神经药 1 周以上。

1.高醛固酮增多症的诊断

(1)血、尿醛固酮测定：正常人尿醛固酮$<28nmol/24h(10\mu g/24h)$，血浆醛固酮$<276.7pmol/L(10ng/dl)$；原发性醛固酮增多症患者血、尿醛固酮水平增高，且不受高钠抑制。口服钠盐负荷 3d 后尿醛固酮排泄$>39nmol/24h(14\mu g/24h)$则有诊断意义。另外，尿钾增多，低血钾加重，常低于 3.5mmol/L。如高钠试验中，尿钠排泄$>250mmol/d$，而血钾仍为正常水平，且无肾功能不全，则基本可排除原发性醛固酮增多症。

(2)低钾血症和不适当的尿钾增多：大多数原发性醛固酮增多症患者血钾$<3.5mmol/L$，一般在 2~3mmol/L，严重病例则更低，但 12% 肾上腺皮质腺瘤患者和 50% 双侧肾上腺皮质增生患者血钾水平可$>$

3.5mmol/L。原发性醛固酮增多症患者钾代谢呈负平衡,如血钾<3.5mmol/L,尿钾>30mmol/24h(或血钾<3mmol/L,尿钾>25mmol/24h),提示患者有不适当尿钾排出过多。由于钠、钾代谢受盐摄入量、药物及疾病活动程度等多种因素的影响,因此,在检测前必须停用2～4周利尿药,并反复多次同步测定血、尿电解质及pH。另外饮食中钠摄入量每日不应低于100mmol,因为这样才能保证肾正常的钠钾交换,并使碱性尿得以显现。如无明显低血钾,可选择高钠试验,如有明显低血钾,则选用低钠试验、钾负荷试验或螺内酯试验。

(3)螺内酯试验:螺内酯为醛固酮受体拮抗药,可对抗醛固酮的潴钠排钾作用,使醛固酮增多症患者尿钾排出减少,血钾上升,同时高血压症状有不同程度的改善,但不能区别醛固酮增多症是原发性还是继发性。醛固酮增多症患者用药后第3～4天,先有尿钾明显减少,继而血钾回升,碱血症可纠正,高血压下降通常需2周以上。

(4)低肾素活性:①醛固酮分泌增高而肾素-血管紧张素系统受抑制是原发性醛固酮增多症的特征,应检测血浆醛固酮和血浆肾素活性或收集24h尿测尿醛固酮水平。筛查通常在立位4h后取血检查,如血浆醛固酮升高与肾素活性受抑并存则高度提示原发性醛固酮增多症,因此血浆醛固酮浓度(ng/dl)与血浆肾素活性[ng/ml·h)]的比值(A/PRA)可作为一项重要的诊断指标,文献报道正常人的A/PRA比的上限为17.8,约89%的醛固酮增多症瘤患者和70%的特发性醛固酮增多症患者超过此上限,原发性醛固酮增多症的A/PRA比通常>20。②血浆肾素活性测定是检测其酶活性,而不是直接测肾素的量。用放射免疫法测定血中血管紧张素Ⅰ的含量。血浆肾素活性以单位时间内产生的血管紧张素Ⅰ的量来表示,正常参考值为0.77～4.6nmol/(L·h)。肾素活性增高见于低钠饮食,原发性高血压(高肾素型),肾血管性高血压,失血,肝硬化腹水,心力衰竭,肾素瘤,Bartter综合征,药物如利尿药、硝普钠、口服避孕药、肼屈嗪(肼苯哒嗪)等。肾素活性降低见于原发性醛固酮增多症,原发性高血压(低肾素型),11β-羟化酶缺乏和17α-羟化酶缺乏等,高钠饮食,药物如盐皮质激素、利舍平、甘草、甘珀酸(生胃酮)、甲基多巴等。

(5)立卧位试验:立位及低钠(利尿药)可刺激正常人肾素-血管紧张素-醛固酮系统,使血浆肾素活性、血管紧张素Ⅱ和醛固酮浓度上升;原发性醛固酮增多症患者血浆醛固酮水平增高,血浆肾素-血管紧张素系统受抑制,并且不受体位及低钠刺激。原发性醛固酮增多症患者卧位血浆醛固酮浓度升高,立位4h后血浆醛固酮水平在特发性醛固酮增多症患者常进一步上升,多较卧位升高33%以上;在多数醛固酮增多症瘤、糖皮质激素可治疗性醛固酮增多症(GRA)、原发性肾上腺增生患者则无明显升高或反而下降,而且肾素-血管紧张素系统活性受抑制,立位及低钠刺激后,血浆肾素活性及血管紧张素Ⅱ水平仍无显著上升。若基础血浆肾素活性、血管紧张素Ⅱ、醛固酮均升高,则提示继发性醛固酮增多症。

(6)盐水滴注抑制试验:其方法是在平衡餐基础上,清晨于平卧位抽血测血浆肾素活性、血管紧张素Ⅱ、醛固酮、血钾,然后予以生理盐水2000ml于4h内静脉滴注完毕,受检者保持卧位,抽血复查以上项目。正常人静脉滴注生理盐水后,血浆醛固酮水平下降50%以上,通常降至0.28nmol/L(10ng/dl)以下,血浆肾素活性受抑制,血钾无明显变化。原发性醛固酮增多症者醛固酮下降很少或不下降,血钾下降。大多数继发性醛固酮增多症者,能正常抑制。注意必须先将血钾补充至3.5mmol/L以上才能进行本试验;恶性高血压、充血性心力衰竭患者不宜进行此项试验。部分原发性醛固酮增多症患者可出现假阴性结果。

(7)卡托普利(巯甲丙脯酸)抑制试验:清晨卧位抽血测血浆肾素活性、醛固酮,予以卡托普利25mg口服,2h后于坐位抽血复测血浆醛固酮和肾素活性。卡托普利是血管紧张素转化酶抑制药,可抑制血管紧张素Ⅱ的产生,对血管紧张素Ⅱ和醛固酮的影响的净效应与生理盐水静脉滴注抑制才能得到正确的诊断。

2.病因诊断　醛固酮增多症诊断明确后,还应确定其病因类型以便治疗。

(1)一般方法:产生醛固酮的肾上腺皮质肿瘤(腺瘤或癌)患者临床症状,如高血压、肌无力等表现和生化变化(高尿钾、低血钾、碱血症和肾素-血管紧张素-醛固酮系统的改变等)通常较特发性醛固酮增多症者严重,而原发性肾上腺皮质增生者则介于两类之间。糖皮质激素可治疗性醛固酮增多症有家族史,临床表现一般较轻,较少出现自发性低钾血症。

(2)体位试验:正常人上午 8:00 卧床至中午 12:00,血浆醛固酮水平下降,与 ACTH 按昼夜节律下降有关,如取立位,血浆醛固酮水平上升,说明体位作用大于 ACTH 的作用。醛固酮增多症瘤患者基础血浆醛固酮明显升高,多>5.55nmol/L(20ng/dl),取立位后无明显上升或反而下降。特发性醛固酮增多症患者基础血浆醛固酮仅轻度升高,立位后明显升高,至少超过基础值的 33%。原发性肾上腺皮质增生症和糖皮质激素可治疗性醛固酮增多症患者的体位试验表现与醛固酮增多症瘤者相似。

(3)血管紧张素Ⅱ输注试验:卧位抽血测醛固酮,然后以 2ng/(kg·min)的速度输注 1h 血管紧张素Ⅱ,保持卧位再抽血测醛固酮水平。正常人输注血管紧张素Ⅱ后,血浆醛固酮水平较基础值升高 50%以上,多数醛固酮增多症瘤、原发性肾上腺皮质增生症和糖皮质激素可治疗性醛固酮增多症对血管紧张素Ⅱ输注无反应,血浆醛固酮上升低于 50%,而特发性醛固酮增多症则有醛固酮升高反应。

(4)赛庚啶试验:给予患者口服赛庚啶 8mg,服药前及服药后每 30 分钟抽血 1 次,历时 2h 测血浆醛固酮。赛庚啶为血清素拮抗药,血清素可刺激醛固酮分泌。大多数特发性醛固酮增多症患者服赛庚啶后血浆醛固酮下降>0.11nmol/L(4ng/dl)或较基础值下降>30%,在服药后 90min 下降最明显,而醛固酮增多症瘤患者血浆醛固酮浓度无明显变化。

(5)地塞米松抑制试验:原发性醛固酮增多症患者如发病年龄小,有高血压和低血钾家族史,体位试验中站立位后血浆醛固酮无明显升高或反常性下降,而肾上腺 CT 或 MRI 又未发现异常,应考虑糖皮质激素可治疗性醛固酮增多症诊断,应行地塞米松抑制试验。给予地塞米松 2mg/d 口服,共 3~4 周。整个试验过程中糖皮质激素可治疗性醛固酮增多症患者血、尿醛固酮水平一直被抑制,血浆醛固酮水平在服药后较服药前抑制 80%以上有意义,但醛固酮增多症瘤和特发性醛固酮增多症患者在服药后血浆醛固酮水平亦可呈一过性抑制,甚至可低于 0.05nmol/L(2ng/dl),但服药 2 周后,醛固酮的分泌不再被抑制又复升高,因此,地塞米松抑制试验如观察时间过短则会导致对糖皮质激素可治疗性醛固酮增多症的错误诊断。

(6)肾上腺 B 型超声波检查:为无创性检查,可检出直径>1.3cm 的肿瘤,但对较小肿瘤和增生者难以明确。

(7)电子计算机体层摄影(CT):肾上腺 CT 在对肾上腺病变的定位诊断中列为首选。目前高分辨 CT 能检测出直径为 7~8mm 大小的肾上腺肿块。当发现单侧肾上腺直径>1cm 的等密度或低密度肿物影时,对诊断醛固酮增多症瘤意义较大,而肿块直径>3cm 时要警惕产生醛固酮增多症的肾上腺皮质癌。特发性醛固酮增多症者显示肾上腺正常或弥漫性增大,如为结节性增生则有时与腺瘤难以鉴别。

(8)磁共振成像(MRI):MRI 在对分泌醛固酮肿瘤和其他肾上腺肿瘤的分辨方面并不优于 CT。

(9)放射性碘化胆固醇肾上腺扫描:用放射性碘化胆固醇肾上腺扫描法可显示腺瘤及增生组织中[131]I 浓集部位,如结合 CT 扫描可对 92%的肾上腺病变准确分辨,但如果肾上腺 CT 正常,则放射性碘化胆固醇扫描也不会有很大帮助,所以此项检查通常在其他检查结果有矛盾时选用。

(10)双侧肾上腺静脉插管分别采血测定醛固酮:如果上述检查均不能确定原发性醛固酮增多症病因时,可进行此项检查,插管采血过程中持续输入 ACTH(5U/h),以尽量减少因应激诱发的内源性 ACTH 释放,后者会导致肾上腺皮质激素一过性分泌增加。若一侧肾上腺静脉血浆醛固酮水平较对侧高 10 倍以上,则高的一侧为腺瘤。若两侧血浆醛固酮水平都升高,相差仅 20%~50%则可诊断为特发性醛固酮增多症。本检查为有创性,且有引起肾上腺出血的危险性,技术难度较大,不列为常规检查。

【治疗】

1.治疗原则 原发性醛固酮增多症的治疗有手术治疗和药物治疗两种方式,腺瘤、癌肿、原发性肾上腺皮质增生应选择手术治疗,手术治疗又分为传统的开腹手术和经腹腔镜肾上腺手术。特发性醛固酮增多症和糖皮质激素可治疗性醛固酮增多症应采用药物治疗。如临床难以判定病因类型则可行手术探查,或先用药物治疗并追踪病情发展,并根据最后诊断决定治疗方案。

2.手术治疗　手术治疗对肾上腺醛固酮腺瘤的疗效好,手术前应进行适当准备,纠正电解质及酸碱平衡紊乱,使血钾恢复正常,并适当降低血压,另外应根据患者情况及手术方式酌情考虑是否短期应用糖皮质激素。

经腹腔镜的肾上腺手术创伤较小,术后恢复快,痛苦少,对于肾上腺直径<6cm 的良性肿瘤均可考虑选择这种手术方法切除患侧肾上腺或剜除肿瘤,甚至对于醛固酮增多症瘤合并妊娠的妇女亦可安全地实施这种手术而不引起产科并发症。术前未能明确的恶性肿瘤及过大的肿瘤(直径>6cm)者均不宜行此项手术。

3.药物治疗　凡确诊特发性醛固酮增多症、糖皮质激素可治疗性醛固酮增多症以及手术治疗疗效不佳的患者宜采用药物治疗,而不愿手术或不能耐受手术的醛固酮增多症腺瘤患者亦可应用药物治疗,使症状得到控制。

(1)醛固酮拮抗药:螺内酯仍是治疗原发性醛固酮增多症的一线药物,初始剂量一般为 $200\sim400mg/d$,分 $3\sim4$ 次口服。当血钾正常、血压下降后,剂量可逐渐减少;螺内酯因可阻断睾酮合成及雄激素的外周作用,可引起女性月经紊乱和男性乳腺发育、阳萎、性欲减退等不良反应。

(2)阿米洛利和氨苯蝶啶:阿米洛利阻断肾远曲小管的钠通道,具有排钠潴钾作用,初始剂量为 $10\sim20mg/d$,必要时可增至 $40mg/d$,分次口服。服药后多能使血钾恢复正常,对特发性醛固酮增多症患者难以良好控制血压,常需与其他降压药联合使用。氨苯蝶啶可减少远曲小管钠的重吸收,减少钠钾交换,改善低血钾,但对血压控制无帮助。

(3)钙通道阻断药:由于钙离子为多种调节因素刺激醛固酮产生的最后共同通道,钙通道阻断药是原发性醛固酮增多症药物治疗的一种合理途径。有报道用硝苯地平、氨氯地平能有效改善原发性醛固酮增多症的血压控制。

(4)血管紧张素转化酶抑制药:可使特发性醛固酮增多症患者醛固酮分泌减少,改善钾平衡和控制血压,常用药物有卡托普利、依那普利等。

(5)赛庚啶:为血清素拮抗药,可使特发性醛固酮增多症患者醛固酮水平降低。

(6)地塞米松:用于治疗糖皮质激素可治疗性醛固酮增多症患者,起始剂量为 $2mg/d$,即睡前服 $1.5mg$,清晨服 $0.5mg$,症状及生化改变恢复正常后逐渐减量至 $0.5mg/d$,长期维持治疗。

(7)阻断醛固酮合成药:大剂量酮康唑可干扰肾上腺皮质 11β-羟化酶和胆固醇链裂酶活性,可用于治疗原发性醛固酮增多症。氨鲁米特可阻断胆固醇转变为孕烯醇酮,使肾上腺皮质激素合成受抑制,亦可用于治疗原发性醛固酮增多症,但两药均有较大不良反应,长期应用的疗效尚待观察。

(张翔昱)

第七节　原发性肾上腺皮质功能减退症

原发性肾上腺皮质功能减退症(ACI),又称为艾迪生病,慢性 ACI 多见于中年人,老年人和幼年者较少见,结核性者男性多于女性,自身免疫所致"特发性"者以女性多见。

【病因与发病机制】

1.自身免疫性肾上腺炎　从 20 世纪 60 年代以来结核病得到控制,艾迪生病总的发病率下降,肾上腺结核在艾迪生病病因中的相对发生率也下降,而自身免疫性肾上腺炎已升为艾迪生病病因之首。自身免疫性肾上腺炎即特发性肾上腺皮质萎缩,主要证据是:①肾上腺皮质萎缩,呈广泛透明样变性,常伴有大量淋巴细胞、浆细胞和单核细胞的浸润;②约50%以上的患者血清中存在抗肾上腺皮质细胞的自身抗体;③常伴有其他脏器和其他内分泌腺体的自身免疫性疾病。

2.肾上腺结核　以往结核为本病最常见的病因,在结核病发病率仍高的国家和地区,肾上腺结核仍然是原发性ACI的重要原因。肾上腺结核是由血行播散所致,常伴有胸腹腔、盆腔淋巴结或泌尿系统结核。双侧肾上腺组织包括皮质和髓质破坏严重,常超过90%。肾上腺皮质结构消失,代以大片的干酪样坏死、结核性肉芽肿和结核结节,残存的肾上腺皮质细胞呈簇状分布。约50%的患者有肾上腺钙化,肾上腺体积明显大于正常。

3.深部真菌感染　尸检发现死于组织胞浆菌病的患者1/3有肾上腺真菌感染,其他真菌病如球孢子菌病、芽生菌病、隐球菌病和酵母菌病也可引起肾上腺皮质功能减退。

4.获得性免疫缺陷综合征(AIDS)　HIV阳性携带病毒者和AIDS患者常伴内分泌功能异常,常因巨细胞病毒感染引起坏死性肾上腺炎,分枝杆菌、隐球菌感染或Kaposi肉瘤也易侵犯肾上腺。

5.转移癌　肾上腺转移癌较常见,但临床上仅约20%的患者出现肾上腺皮质功能减退,转移癌的原位癌主要是乳腺癌、肺癌、胃癌、结肠癌、黑色素瘤和淋巴瘤。60%左右的播散性乳腺癌和肺癌发生肾上腺转移。

6.脱髓鞘疾病　两种脱髓鞘疾病即肾上腺脑白质营养不良(棕色Schilder病)和肾上腺髓质神经病可有肾上腺皮质功能减退。

7.类固醇21-羟化酶缺乏症　系先天性家族性肾上腺皮质发育不全疾病,类固醇21-羟化酶基因点突变导致DXA1蛋白c端11个氨基酸残基改变或丢失。

8.家族性糖皮质激素缺乏症　少见,为ACTH受体基因突变所致,肾上腺对ACTH无反应,而对血管紧张素Ⅱ有反应,醛固酮(ALD)正常,多有家族史(常染色体隐性遗传)。

9.胆固醇代谢缺陷症　大部分皮质醇来源于肾上腺皮质代谢血液中低密度脂蛋白(LDL)产生的胆固醇,因此缺乏LDL的患者(如先天性β-脂蛋白缺乏症)或LDL受体缺乏(如纯合子家族性高胆固醇血症)者,尽管基础皮质醇正常且无肾上腺皮质功能减退的临床表现,但ACTH兴奋试验示皮质醇反应减退。

10.急性肾上腺皮质功能衰竭(肾上腺皮质危象)　急性肾上腺出血、坏死或栓塞可引起急性肾上腺皮质功能减退。Warter-House-Friderichsen综合征是流行性脑膜炎引起的急性肾上腺皮质功能减退,现已很少见。由于影像学的进展,使一些抗磷脂综合征、抗凝治疗、高血压和手术后引发的急性肾上腺出血、坏死或栓塞能用CT、MRI检查获得早期诊断。

11.其他　先天性肾上腺皮质淀粉样变、血色病、肾上腺放射治疗和手术以及药物,如利福平、酮康唑、氨鲁米特、米托坦等均可造成肾上腺皮质功能减退。

【临床表现】

原发性ACI特有的表现是:①皮肤色素沉着;②高钾血症;③皮肤白斑;④自身免疫性甲状腺炎;⑤肾上腺脑白质营养不良的中枢神经系统症状。

1.皮质醇缺乏

(1)胃肠系统:食欲减退,嗜咸食,体重减轻,恶心、呕吐,胃酸过少,消化不良,腹泻,腹胀及腹痛等。

(2)神经、精神系统:乏力、易疲劳、表情淡漠、嗜睡甚至精神失常等。

(3)心血管系统:血压降低,心脏缩小,心音低钝,常有头晕、眼花或直立性昏厥(直立性低血压)。

(4)泌尿系统:水排泄功能减弱,在大量饮水后可出现稀释性低钠性血症。糖皮质激素缺乏及血容量不足时,ADH 释放增多,也是造成低血钠的原因之一。

(5)代谢障碍:糖异生作用减弱,肝糖原耗损,可发生空腹低血糖症。储存脂肪消耗,脂肪的动员和利用皆减弱。

(6)色素沉着:由于对垂体 ACTH、MSH、促脂素(LPH)的反馈抑制作用减弱,此组激素的分泌增多,出现皮肤、黏膜色素沉着。

(7)应激能力减弱:对感染、外伤等各种应激能力减弱,在发生这些情况时,可出现急性肾上腺危象。

(8)生殖系统:女性患者的阴毛、腋毛减少或脱落,月经失调或闭经,但病情较轻者仍可生育;男性患者常有性功能减退。

2.ALD 缺乏 临床表现以厌食、无力、低血压、慢性失水和虚弱、消瘦最常见。血钠低,24h 尿钠排出量>216mmol/24h,导致严重负钠平衡。

3.并发症 如病因为肾上腺结核病活动期或伴其他脏器活动性结核者,可呈现低热、盗汗等结核中毒症状。若伴其他自身免疫性内分泌疾病时,可呈现自身免疫性多腺体功能衰竭综合征。合并全腺垂体功能减退时可有甲状腺和性腺功能减退,表现为怕冷、便秘、闭经、腋毛及阴毛稀少、性欲下降、阳萎等。青少年患者常表现为生长延缓和青春期延迟。下丘脑或垂体占位病变可有头痛、尿崩症、视力下降和视野缺陷。

4.肾上腺危象 原发性 ACI 出现危象时,病情危重。大多数患者有发热,体温可达 40℃ 以上;直立性低血压,甚至为儿茶酚胺(CA)抵抗性低血容量休克,出现心动过速、四肢厥冷、发绀虚脱;极度虚弱无力、委靡淡漠和嗜睡;也可表现为烦躁不安和谵妄惊厥,甚至昏迷;消化功能障碍,厌食、恶心呕吐和腹泻。伴腹痛时可被误诊为急腹症,尽管可有肌紧张和深部压痛,但多缺乏特异性定位体征。肾上腺出血患者还可伴肋和胸背部疼痛或低血糖昏迷等。

【辅助检查】

1.一般检查 可有低血钠、高血钾。脱水严重者低血钠可不明显,高血钾一般不严重,如甚明显需考虑肾功能不良或其他原因。少数患者可有轻度或中度高血钙(糖皮质激素有促进肾、肠排钙作用),如有低血钙和低血磷则提示合并有甲状旁腺功能减退症。常有正细胞性、正色性贫血,少数患者合并有恶性贫血。白细胞分类示中性白细胞减少,淋巴细胞相对增多,嗜酸性粒细胞明显增多。

2.血糖和糖耐量试验 可有空腹低血糖,口服糖耐量试验示低平曲线。

3.心电图 可示低电压,T 波低平或倒置,P-R 间期与 Q-T 时间可延长。

4.影像学检查 X 线胸片检查可示心脏缩小(垂直),肾上腺区摄片及 CT 检查于结核病患者可示肾上腺增大及钙化阴影。其他感染、出血、转移性病变在 CT 扫描时也示肾上腺增大(肾上腺增大,一般病程多在 2 年以内)。自身免疫病因所致者肾上腺不增大。针对下丘脑和垂体占位性病变,可做蝶鞍 CT 和 MRI。B 超或 CT 引导下肾上腺细针穿刺活检有助于肾上腺病因诊断。

5.激素测定

(1)血浆皮质醇:一般认为血浆总皮质醇基础值≤83nmol/L(3μg/dl)可确诊为肾上腺皮质减退症,≥552nmol/L(20μg/dl)可排除本症,但对于急性危重病人,基础血浆总皮质醇在正常范围则不能排除肾上腺皮质功能减退。

(2)血浆 ACTH:原发性 ACI 中即便血浆总皮质醇在正常范围,血浆 ACTH 也常≥22pmol/L(100pg/ml)。血浆 ACTH 正常排除慢性原发性 ACI,但不能排除轻度继发性 ACI,因为目前测定方法不能区分血 ACTH 水平较低值和正常低限。

(3)血或尿 ALD:血或尿 ALD 水平在原发性 ACI 可能为低值或正常低限,而血浆肾素活性(PRA)或浓度则升高;而在继发性 ACI 则血或尿 ALD 水平正常。其水平依据病变破坏的部位及范围而异,如肾上腺球状带破坏严重,则其含量可低于正常;如以束状带破坏为主者,则其含量可正常或接近正常。

(4)尿游离皮质醇:通常低于正常。

(5)尿 17-羟皮质类固醇和 17-酮皮质类固醇:多低于正常,少数在正常范围内者应考虑部分性艾迪生病的可能,部分病态的肾上腺皮质在 ACTH 刺激下,尚能分泌接近于正常或稍多于正常的类固醇激素。

6.ACTH 兴奋试验

(1)ACTH 兴奋试验:原发性 ACI 由于内源性 ACTH 已经最大限度地兴奋肾上腺分泌皮质醇,因此外源性 ACTH 不能进一步刺激皮质醇分泌,血浆总皮质醇基础值低于正常或在正常低限,刺激后血浆总皮质醇很少上升或不上升。

(2)小剂量快速 ACTH 兴奋试验:正常人的基础或兴奋后血浆皮质醇≥496.8nmol/L($18\mu g/dl$);继发性 ACI 者血浆皮质醇不上升。应注意当血浆皮质醇基础值为 441nmol/L($16\mu g/dl$)时,要进一步行美替拉酮或胰岛素低血糖兴奋试验。

(3)连续性 ACTH 兴奋试验:采用 ACTH 静脉注射法,即 ACTH $25\mu g$ 加入 5% 葡萄糖溶液 500ml 中静脉滴注,每日均匀维持 8h,共 3~5d;或者连续静脉滴注 ACTH 48h,测定对照日及刺激日的 24h 尿游离皮质醇或 17-羟皮质类固醇。如连续刺激 3~5d 后尿游离皮质醇或 17-羟皮质类固醇反应低下,分别 $<0.554\mu mol/24h$($200\mu g/24h$)或 $<27.6\mu mol/24h$($10mg/24h$),则支持原发性慢性 ACI;而继发性 ACI 尿游离皮质醇或 17-羟皮质类固醇呈低反应或延迟反应。

(4)ACTH 诊断治疗试验:此试验用于病情严重且高度疑诊本病者,同时给予地塞米松(静脉注射或静脉滴注)和 ACTH,在用药前、后测血浆皮质醇,既有治疗作用,又可作为诊断手段。

(5)胰岛素低血糖试验:于上午 10 时,静脉注射胰岛素 0.1/kg 后;0min、15min、30min、45min、60min、90min 和 120min 抽取血标本,同时测定 ACTH 和皮质醇。正常人血糖低于 2.2mmol/L($40mg/dl$)时反应为兴奋后血皮质醇≥550nmol/L($20\mu g/dl$),而继发性肾上腺皮质减退症者血 ACTH 和皮质醇不上升。重症患者或 ACI 表现明显者需慎用,以免引发低血糖昏迷。

(6)简化美替拉酮试验:于午夜口服美替拉酮 30mg/kg,次日上午 8 时测定血浆去氧皮质醇、皮质醇和 ACTH。正常人血浆 11-去氧皮质醇应≤232nmol/L($8\mu g/dl$),以明确肾上腺皮质激素合成是否被抑制。正常反应为兴奋后血 11-去氧皮质醇上升≥203nmol/L($7\mu g/dl$),ACTH 一般 >33pmol/L($150pg/ml$);而继发性 ACI 血 11-去氧皮质醇和 ACTH 不上升。

(7)肾上腺自身抗体测定:测定自身抗体最经典的方法是用牛或人肾上腺切片做间接免疫荧光染色。有报道用放射标记的重组人 21-羟化酶简单结合分析法测定肾上腺自身抗体,其敏感性和特异性均较间接免疫荧光方法为高。

【诊断】

1.早期诊断线索　临床上遇有下列情况时要想到 ACI 可能:①较长期的乏力、食欲减退和体重减轻;②血压降低或直立性低血压;③皮肤色素沉着或皮肤色素脱失;④不耐寒、便秘、闭经、腋毛和阴毛稀少;⑤性欲下降、阳萎和睾丸细小;⑥生长延缓和青春期发育延迟;⑦低血钠、高血钾;⑧空腹低血糖或口服葡萄糖耐量试验(OGTT)示低平曲线。但即使靠临床表现疑及 ACI,确诊需要实验室激素及内分泌功能检查,还应以此做进一步的疾病分型及病因诊断(原发性或继发性)。

2.诊断依据

(1)皮质醇基础值:清晨血皮质醇值 <138nmol/L($5\mu g/dl$)为肾上腺皮质醇功能减退症的诊断依据,而多次清晨血皮质醇测定值的平均值 <276nmol/L($10\mu g/dl$)则应进一步检查证实诊断;清晨血皮质醇值≥

552nmol/L(20μg/dl)可排除本症,但目前尚无绝对可靠的鉴别分界值。

(2)快速 ACTH 兴奋试验:所有怀疑患 ACI 者都应行快速 ACTH 兴奋试验以确诊。若小剂量快速 ACTH 兴奋试验示肾上腺皮质储备功能受损,还应做其他试验确定疾病分型和病因。若快速 ACTH 兴奋试验正常则可排除原发性 ACI,但不能排除新近起病的继发性 ACI(如垂体术后 1~2 周),在这种情况下仅胰岛素低血糖兴奋试验或美替拉酮试验有助于诊断。行快速 ACTH 兴奋试验时用地塞米松静脉注射或静脉滴注,如此既可开始治疗又可同时进行诊断检查。

【鉴别诊断】

1.慢性消瘦 ①慢性肝炎、肝硬化所致消瘦可检出肝炎病毒、肝功能异常等;②结核病、恶性肿瘤有全身消瘦、恶病质等,并可找到原发病灶;③甲状腺功能亢进症是引起消瘦的最常见内分泌疾病之一,根据典型的症状和体征及 T_3、T_4 可确诊;④糖尿病致消瘦可根据"三多一少"症状及空腹血糖(FPG)和 OGTT 确诊;⑤神经性厌食性消瘦无器质性病变。

2.低血压 ①黏液性水肿性低血压根据 T_3、T_4、TSH 及 TRH 兴奋试验可确诊;②嗜铬细胞瘤所致的低血压可表现为直立性低血压或高血压与低血压交替出现,血、尿 CA 及香草基杏仁酸(VMA)异常,可有冷加压试验、胰高血糖素试验异常,影像学检查可发现肾上腺疑质或肾上腺外肿瘤;③糖尿病患者易出现直立性低血压。

3.低血糖 应与胰岛素瘤性低血糖、肝源性低血糖、药源性低血糖等鉴别。

4.慢性纤维性肌痛症 慢性纤维性肌痛症是一种病因不明、常见于年轻妇女的肌肉、骨骼疼痛病症,主要临床表现特点为广泛的肌肉、骨骼疼痛、多发性压痛点、忧郁、疲乏和失眠、功能性致残,须排除其他疾病所致上述症状才能确诊,且由于其症状普遍被人忽略和不被理解易误诊。

5.慢性虚弱综合征 慢性虚弱综合征常见于 20~50 岁的妇女,以严重的乏力、肌痛、淋巴结痛、关节痛、寒战、发热、运动后易疲乏为主要临床表现,其病因不明,可能和感染、免疫、神经及精神因素有关。具有遗传倾向,主要根据临床症状来诊断。

6.原发性、垂体性与下丘脑性 ACI 的鉴别

(1)血浆 ACTH 基础值:原发性 ACI 患者清晨 8 时血浆 ACTH 基础值高于正常,有时可高达 880pmol/L(4000pg/ml)以上。继发性 ACI 患者清晨 8 时血浆 ACTH 基础值可在正常低限或低于正常。检测 ACTH 的血标本必须在糖皮质激素治疗之前或短效糖皮质激素如氢化可的松治疗至少 24h 之后取样,否则 ACTH 水平可因糖皮质激素负反馈抑制作用而降低。如果在合适的时间抽取血标本以及 ACTH 测定方法可靠,血浆 ACTH 基础值可用来进行原发性 ACI 与继发性 ACI 的鉴别。

(2)连续性 ACTH 兴奋试验:连续性 ACTH 兴奋试验亦可用来鉴别原发性 ACI 与继发性 ACI。在连续性兴奋试验中,ACTH 持续缓慢刺激下,继发性 ACI 萎缩的肾上腺可恢复皮质醇分泌功能;而原发性 ACI 患者由于肾上腺被部分或完全破坏,因此对外源性 ACTH 刺激无反应。在连续性 ACTH 兴奋试验过程中或试验前至少 24h,糖皮质激素替代治疗可给予地塞米松 0.5~1.0mg/d,这种治疗可不影响试验结果。继发性 ACI 皮质醇分泌逐日增加,而原发性慢性 ACI 无明显变化。短时间内鉴别原发性 ACI 与继发性 ACI 首选 48h 连续性 ACTH 兴奋试验。

【治疗】

1.卫生保健教育 教育患者了解本病的性质,坚持终身激素替代治疗,包括长期生理剂量的替代和短期的应激替代治疗。平日采用补充适当的基础量(生理需要量);如发生并发症或施行手术等应激状态时,为防止危象,必须增量 3~5 倍或更高剂量。教育患者应随身携带疾病卡片,注明姓名、年龄、联系地址及亲人姓名,表明本人患有 ACI,如被发现意识不清或病情危重,要求立即送往医院急救。此外,应随身携带

皮质激素,以备必要时服用。

2.替代治疗　应遵循以下原则:①长期坚持;②尽量替代个体化合适的激素用量,以达到缓解症状为目的,避免过度增重和骨质疏松等激素不良反应;③对原发性肾上腺皮质减退症患者必要时补充盐皮质激素;④应激时应增加激素剂量,有恶心、呕吐、12h 不能进食时应静脉给药。生理剂量替代治疗时,补充糖皮质激素应模拟其昼夜分泌的生理规律,早晨服全日量的 2/3,下午服 1/3,并酌情补充盐皮质激素。

(1)糖皮质激素:氢化可的松为生理激素,对维持糖代谢和防治危象有重要作用;氢化可的松需经肝转变为皮质醇才能发挥作用,肝功能障碍者疗效差。氢化可的松常用量为每日 20～30mg(可的松为 25～37.5mg/d),模拟上述分泌周期给药。儿童患者用量不足时易发生危象,用量过大则引起发育延迟;一般开始量为每日 20mg/m²,并按疗效加以调整。其潴钠作用较轻,重者需和盐皮质激素合用,补充适量食盐疗效更佳。日常生理替代用泼尼松,5～7.5mg/d,即上午 8 时前 5mg,下午 3 时前 2.5mg。

(2)盐皮质激素:如患者在服用适量的糖皮质激素和充分摄取食盐后还是不能获得满意疗效,仍感头晕、乏力、血压偏低者则需加用盐皮质激素。若盐皮质激素过量,患者可出现水肿、高血压,甚至发生心力衰竭。可供选择的盐皮质激素有①9α-氟氢可的松,每天上午 8 时 1 次口服 0.05～0.15mg。②醋酸去氧皮质酮(DOCA)油剂,每日 1～2mg 或隔日 2.5～5.0mg,肌内注射,适用于不能口服的患者。③去氧皮质酮缓释锭剂,每锭含 DOCA 125mg,埋藏于腹壁皮下,每日可释放 0.5mg,潴钠作用持续 8 个月至 1 年。④去氧皮质酮三甲基酸,每次 25～50mg,肌内注射,潴钠作用持续 3～4 周。⑤中药甘草流浸膏,每日 20～40ml,稀释后口服,也有潴钠作用。

(3)雄激素:具有蛋白质同化作用,可改善周身倦怠、食欲缺乏和体重减轻等症。孕妇、充血性心力衰竭者慎用。目前临床上应用较多的有①苯丙酸诺龙 10～25mg,每周 2～3 次,肌内注射。②甲睾酮5.0mg,每日 2～3 次,舌下含服。

(4)ACI 外科手术时的激素替代治疗:首先纠正脱水、电解质紊乱和低血压,其次在进手术室以前应肌内注射氢化可的松 100mg。在麻醉恢复时给予肌内注射或静脉滴注氢化可的松 50mg,然后每 6 小时注射 1 次至 24h。如果病情控制满意,则减至每 6 小时肌内注射或静脉滴注氢化可的松 25mg,共 24h;然后维持此剂量 3～5d。当恢复口服用药时注意补充氟氢可的松。如果有发热、低血压或其他并发症出现,应增加氢化可的松剂量至 200～400mg/d。

(5)孕妇的激素替代治疗:在糖皮质激素替代治疗问世之前,患 ACI 的孕妇病死率高达 35%～45%。目前在糖皮质激素替代治疗情况下,孕妇可顺利的妊娠和分娩。糖皮质激素和盐皮质激素替代治疗剂量同于平常,但某些患者在妊娠晚期(后 3 个月)需适当增大激素剂量。分娩期间应维持水、电解质平衡,可给予氢化可的松 25mg/6h 静脉滴注。若出现分娩时间延长,则应给予氢化可的松 100mg/6h 持续静脉滴注,分娩后 3d 激素可逐渐减至维持量。在妊娠早期有严重恶心和呕吐的患者,可能需要肌内注射地塞米松约 1mg/d。若患者不能口服,应给予醋酸去氧皮质酮油剂(2mg/d)肌内注射。

(6)病因治疗:因肾上腺结核所致的艾迪生病需要抗结核治疗。肾上腺结核可以是陈旧的,也可以是活动的,而且一般都伴有其他部位的结核病灶,特别是在糖皮质激素治疗后可能使旧结核病灶活动或使活动结核扩散,因此在艾迪生病无活动结核者初诊时应常规用 6 个月左右的抗结核治疗。自身免疫性肾上腺炎引起的艾迪生病如合并其他内分泌腺体或脏器受累时,应予以相应的治疗。

3.肾上腺危象的治疗

(1)补充皮质激素:当临床高度怀疑急性肾上腺危象时,在取血样送检 ACTH 和皮质醇后应立即开始治疗,包括静脉给予大剂量的糖皮质激素,纠正低血容量和电解质紊乱,全身支持疗法和去除或处理诱因等。

（2）纠正脱水和电解质紊乱：一般认为肾上腺危象时总脱水量很少超过总体液量的10%,估计液体量的补充约为正常体重的6%,注意观察电解质和血气指标的变化,必要时补充钾盐和碳酸氢钠。应同时注意预防和纠正低血糖症。

（3）病因及诱因的治疗和支持疗法：应积极控制感染,去除诱因。病情控制不满意者多半因为诱因未消除或伴有严重的脏器功能衰竭,或肾上腺皮质危象诊断不确切,同时应给予全身性的支持疗法。

（杨　灵）

第八节　嗜铬细胞瘤

嗜铬细胞瘤起源于神经嵴,合成和分泌大量的儿茶酚胺,大多来源于肾上腺髓质的嗜铬细胞,部分来源于肾上腺外的嗜铬组织,称为肾上腺外的嗜铬细胞瘤,临床上表现为阵发性或持续性高血压及代谢紊乱症群。

【病因】

散发型嗜铬细胞瘤的病因仍不清楚,家族型嗜铬细胞瘤则与遗传有关。有报道在多发性内分泌腺瘤病（MEN)(MEN-2A、MEN-2B)中的嗜铬细胞瘤有1号染色体短臂的缺失。也有人发现以上两者均有10号染色体 RET 原癌基因的种系(germ-line)突变,MEN-2A 表现为 RET 10号外显子的突变。此突变可以编码细胞外蛋白质配体结合区域的半胱氨酸残基,从而影响细胞表面的酪氨酸激酶受体,而 MEN-2B 则有10号染色体 RETB 原癌基因突变,该突变影响细胞内蛋白质结合区域的酪氨酸激酶催化部位。酪氨酸激酶与细胞生长和变异的调节有关,从而导致易感人群发病。

【临床表现】

由于肿瘤所分泌的肾上腺素和去甲肾上腺素的种类、比例的不同及肿瘤大小的差异等,临床表现常多样化。一般肾上腺外嗜铬细胞瘤由于不能或很少分泌肾上腺素,故以高去甲肾上腺素血症和高神经肽类激素血症的临床表现为主,但肿瘤的部位不同其表现也有很大差异。

1.高血压　高血压是嗜铬细胞瘤患者最常见的临床表现,可表现为阵发性、持续性或在持续性高血压的基础上有阵发性加重。发作期血压骤升,收缩压可达40kPa(300mmHg),舒张压亦明显增高（可达24kPa),一般在26.7～33.3/13.3～20kPa;可因精神刺激、剧烈运动、体位变换、大小便、肿瘤被挤压迫而诱发;一般早期发作较少,随病程的延长越发越频,由数月或数周发作1次逐渐缩短为每天发作数次或10余次,最后可转化为持续性高血压伴阵发性加剧。有些患者病情进展较快,表现为严重高血压甚至是恶性高血压,可伴有视网膜血管病变、出血、渗出、视盘水肿、大量蛋白尿和继发性 ALD 增多症,严重时可有心、肾衰竭,甚至危及生命。

2."头痛、心悸、多汗"三联征　头痛、心悸、多汗是嗜铬细胞瘤高血压发作时最常见的3个症状,80%以上的患者有头痛,表现为严重的前额痛或枕部持续性或搏动性头痛,常较剧烈,呈炸裂样,多由高血压引起;心悸常伴有胸闷、胸痛、心前区压榨感或濒死感;有些患者平时即怕热多汗,发作时表现为大汗淋漓、面色苍白、四肢发冷,但有时也可表现为面色潮红伴有潮热感,多为肿瘤分泌肾上腺素所致。高血压发作时的"头痛、心悸、多汗"三联征对嗜铬细胞瘤的诊断有重要意义。

3.嗜铬细胞瘤高血压危象　嗜铬细胞瘤高血压危象的特点表现为血压骤升达超警戒水平或高血压与低血压反复交替发作,血压大幅度波动,时而急剧升高,时而突然下降,甚至出现低血压休克。发作时多伴有全身大汗、四肢厥冷、肢体抽搐、神志障碍及意识丧失。有的患者在高血压危象时发生脑出血或急性心肌梗死,其发病机制可能是肿瘤在原有的高儿茶酚胺血症的基础上阵发性大量分泌释放儿茶酚胺,作用于血管中枢影响血管的收缩反射。

4.其他临床表现

(1)直立性低血压和休克:在未经治疗的高血压患者中,明显的直立性低血压可以提示诊断。

(2)心脏改变:在没有冠心病的患者常出现胸痛、心绞痛甚至急性心肌梗死,并且可伴多种心律失常,也可有充血性或肥厚性心肌病、充血性心力衰竭。

(3)代谢紊乱:儿茶酚胺使体内耗氧量增加,基础代谢率上升,出现不耐热、多汗、体重减轻等表现,有时可有发热;特别是在高血压危象发作时,产热大于散热,体温可升高1～3℃,甚至有高热。儿茶酚胺在体内使血糖升高,25%～30%有糖耐量异常,肿瘤切除后血糖可恢复正常。高钙血症是一种较少见的并发症,可能与合并甲状旁腺功能亢进症有关,另外嗜铬细胞瘤分泌的甲状旁腺激素相关蛋白(PTHrP),也可引起高钙血症,肿瘤切除后血钙恢复正常。

(4)消化系统症状:可引起腹胀、腹痛、便秘,甚至结肠扩张;有时还可有恶心、呕吐。另外儿茶酚胺还可引起胃肠壁血管增殖性及闭塞性动脉内膜炎,以致发生肠梗死、溃疡出血、穿孔等,此时有剧烈腹痛、休克、出血等急腹症表现。儿茶酚胺还可使胆囊收缩减弱,Oddi括约肌张力增高,引起胆汁潴留。分泌的血管活性肠肽(VIP)过多可导致严重腹泻和水、电解质平衡紊乱。

(5)泌尿系统:长期持续性高血压可使肾血管受损,引起大量蛋白尿,甚至肾功能不全。如嗜铬细胞瘤位于膀胱壁,则表现为排尿期或排尿后高血压危象发作,50%以上的患者可有无痛性血尿,症状出现往往较其他部位的嗜铬细胞瘤早,但儿茶酚胺增加的生化依据则不足,故诊断也较为困难。

(6)神经系统:患者多有精神紧张、焦虑、烦躁,严重者有恐惧感或濒死感,有的患者可出现晕厥、抽搐、症状性癫痫发作等精神、神经症状。

(7)腹部肿块:约15%的嗜铬细胞瘤患者可扪及腹部肿块,扪诊时可诱发高血压的发作,如瘤体内出现出血和坏死时相应部位可出现疼痛或压痛。

(8)药物的影响:阿片制剂、组胺、ACTH、甲氧氯普胺、沙拉新和泮库溴铵等均可引起严重的甚至是致死性的危象发作;吗啡类药物或胰高血糖素也可诱发危象;甲基多巴通过增加释放储存于神经末梢的儿茶酚胺而使血压增高;感冒药和缓解充血的药物常含有拟交感药物,可以引起发作;阻滞神经末梢摄取儿茶酚胺的药物如胍乙啶或三环类抗抑郁药可以增加循环中儿茶酚胺的生理作用,使血压增高;故在怀疑或已诊断的嗜铬细胞瘤患者,应避免使用这些药物。另在未诊断嗜铬细胞瘤的患者在急诊手术时,芬太尼和肌松药诱导麻醉也可导致危象发作;拟诊嗜铬细胞瘤的患者在未用肾上腺能受体阻滞药前,禁止做动脉插管造影。

(9)静止型嗜铬细胞瘤:临床无任何症状,常在其他疾病检查或健康体检时偶尔被发现,在特殊情况下(如手术刺激)可诱发嗜铬细胞瘤性高血压。

【辅助检查】

1.生化检查

(1)尿儿茶酚胺测定:尿儿茶酚胺和儿茶酚胺代谢产物明显增加,即可诊断为嗜铬细胞瘤,为了提高诊断的可信度,收集尿液测定儿茶酚胺及其代谢产物至少应2次以上。

(2)尿甲氧基肾上腺素(MN)和甲氧基去甲肾上腺素(NMN)的总和(TMN)测定:MN和NMN分别是肾上腺素和去甲肾上腺素的中间代谢产物,正常人尿排泄MN和NMN总量$<7\mu mol/d(1.3mg/d)$,其中$MN<2.2\mu mol/d(0.4mg/d)$,$NMN<5\mu mol/d(0.9mg/d)$;嗜铬细胞瘤的患者排出量可达正常上限的3倍或更高。

（3）尿香草基杏仁酸（VMA）和高香草酸（HVA）测定：VMA 是肾上腺素和去甲肾上腺素的代谢终产物，正常值＜35μmol/d(7.0mg/d)。HVA 是多巴的代谢终产物，其正常值＜45μmol/d(7mg/d)，VMA 和 HVA 受外源性儿茶酚胺的影响较小。

（4）血浆儿茶酚胺测定：价值有限，虽然很多嗜铬细胞瘤的患者血浆基础儿茶酚胺水平增加，但其与应激和焦虑患者的血浆水平有重叠，一般在临床上高度怀疑嗜铬细胞瘤而尿液儿茶酚胺及代谢产物测定值处于临界线时采用，如血浆基础儿茶酚胺＞12nmol/L 支持诊断。

（5）血浆神经肽类及酶类测定：血浆嗜铬粒蛋白-A 对本病的诊断敏感性为 83%，特异性 96%，但在肾衰竭的患者中其诊断价值降低。如嗜铬细胞瘤患者血浆中多巴浓度明显增高，则提示恶性肿瘤的可能性大。神经元特异性烯醇化酶（NSE）在良性嗜铬细胞瘤患者血浆中正常，在 50% 的恶性嗜铬细胞瘤患者的血浆中明显增高，因此测定血浆 NSE 水平有助于鉴别良、恶性嗜铬细胞瘤。

2.药理试验 药理试验分为激发试验和抑制试验。由于药理试验的敏感性和特异性均欠佳，并有潜在的危险性，加之目前生化检查的快速发展，有些药理试验已趋淘汰。

（1）激发试验：适用于临床上疑为嗜铬细胞瘤的阵发性高血压的患者，发作间歇期或较长时间未观察到发作而不能确诊或排除的患者。对持续性高血压、有心脏器质性疾病、年龄较大或耐受能力差者不宜进行激发试验，以免发生意外。血、尿儿茶酚胺及其代谢产物测定明显增高者不必做此试验。此外为防止试验意外，在试验前应建立静脉通路，准备好 α 肾上腺受体阻滞药酚妥拉明备用。一般血压＞22.7/14.7kPa(170/110mmHg)者不宜做激发试验。

1)冷加压试验：试验前停用降压药 1 周，停服镇静药 48h。试验日患者先安静卧床 30min，然后每隔 5min 测一次血压，待血压平稳后将患者左手腕关节以下浸入 4℃冷水中，1min 后取出；自左手浸入冷水时开始计时，分别于第 30、60、90、120 秒及第 3、5、10 和 20 分钟各测右臂血压一次。正常人浸冷水后，血压平均较对照值升高 1.6/1.5kPa(12/11mmHg)，正常较强反应者可升高 4.0/3.3kPa(30/25mmHg)。

2)组胺试验：试验前空腹 10h 以上，停服所有药物。在冷加压试验后患者血压下降到冷加压试验前的基础值时，排尿并记录时间，开始快速静脉推注组织胺基质 0.05mg(磷酸组胺 0.14mg 溶于 0.5ml 生理盐水中)，注射后 3min 内每 30 秒测一次血压、心率，随后每分钟测一次直至 10min。注射组胺后 30s 内，血压先下降，然后急剧上升，如血压升高＞8.0/5.3kPa(60/40mmHg)或较冷加压试验的最高值高 2.7/1.3kPa(20/10mmHg)，并伴有典型发作症状，持续 5min 以上则为阳性反应，提示嗜铬细胞瘤的诊断。此时应立即抽血测定血浆儿茶酚胺，并留 4h 尿送尿儿茶酚胺及其代谢产物测定，然后立即静脉推注酚妥拉明 5mg 以缩短发作时间，降低血压，防止心、脑血管意外的发生。此试验阳性率为 80% 左右。

3)胰高血糖素试验：实验前空腹 10h 以上，停服所有药物。先做冷加压试验，在冷加压试验后患者血压下降到冷加压试验前的基础值时，于一侧上臂测血压，另一侧静脉滴注生理盐水以保持静脉通路，待血压稳定后，快速静脉推注胰高血糖素 1mg，注射前及注射后 3min 分别取血，并在注射后 10min 内每分钟测一次血压、心率，因胰高血糖素仅刺激嗜铬细胞瘤分泌儿茶酚胺，对正常肾上腺髓质无刺激作用，故注药后 3min 内，如血浆儿茶酚胺浓度增加 3 倍以上，血压较冷加压试验最高值增高 2.7/2.0kPa(20/15mmHg)，则为阳性反应，可诊断为嗜铬细胞瘤。如注射高血糖素后血压很快升高，可静脉注射 5mg 酚妥拉明以阻断高血压发作。此实验敏感性为 83%，特异性约 96%，但阴性结果不能排除本病的诊断，目前国外主要采用此激发试验。

4)甲氧氯普胺试验：甲氧氯普胺是很强的促儿茶酚胺释放的药物，试验时可先静脉推注甲氧氯普胺 1mg，如无反应，再试用 10mg。观察注射前后的血压、脉搏及血浆儿茶酚胺变化，嗜铬细胞瘤患者注射甲氧氯普胺后，血压上升、脉搏加快、血浆儿茶酚胺提高。本试验较少应用，其诊断价值有待进一步观察。

5)酪胺试验:酪胺激发试验由于有较高的假阳性和假阴性反应,目前较少使用。

(2)抑制试验:适用于持续性高血压、阵发性高血压发作期或上述激发试验阳性的患者,当血压高于22.7/14.7kPa(170/110mmHg)或血浆儿茶酚胺水平中度升高时实行。

1)酚妥拉明试验:试验前48h停用降压药、镇静药及催眠药,试验时患者安静平卧20～30min,静脉滴注生理盐水,每2～5分钟测一次血压、心率,血压稳定在22.7/14.7kPa(170/110mmHg)或以上者方可开始试验。静脉推注酚妥拉明5mg(可溶于1～2ml生理盐水中),注药后每30秒测血压、心率一次,共3min,以后每分钟测血压、心率一次至10min,于第15、20分钟再各测一次血压、心率直到血压恢复至基础水平。如注射酚妥拉明2～3min后血压较注药前下降4.7/3.3kPa(35/25mmHg),并且持续3～5min或更长时间者为阳性反应,高度提示嗜铬细胞瘤的诊断。同时测定血浆和尿中的儿茶酚胺浓度,对诊断更有帮助。一般注药后1～2min出现的血压下降被认为是非特异性的。此项试验阳性率约80%。

2)可乐定(氯压定)试验:可乐定是作用于中枢的α2肾上腺能激动药。α2受体被激活后,儿茶酚胺释放减少,故可乐定抑制神经源性儿茶酚胺的释放。患者安静平卧,先行静脉穿刺并保留针头以备采取血标本,于30min时采取血液作为儿茶酚胺对照值,然后口服可乐定0.3mg,服药后第1、2、3小时分别采血测定儿茶酚胺水平。大多数原发性高血压患者于服药后血压可下降。

3.影像学检查 肿瘤定位常在生化检测确诊有嗜铬细胞瘤后,但对于临床表现不典型的患者可以先做定位检查,目前用于嗜铬细胞瘤定位的方法有CT扫描、MRI、123I间碘苄胍啶(123I-MIGB)或131I间碘苄胍啶(131I-MIGB)闪烁扫描、放射性体层扫描和正电子发射体层扫描(PET)以及动脉造影和静脉造影(结合或不结合静脉血浆儿茶酚胺测定),但基本上已被无创性方法所替代。

(1)CT扫描:可清楚地把肾上腺内的病灶从正常的腺体组织中区分出来。由于诊断时肿瘤直径往往＞2cm以上、并常有出血和坏死区域,所以常不需要增强对照扫描。嗜铬细胞瘤瘤体在CT片上呈圆形或类圆形软组织块影,密度常不均匀,恶性者一般瘤体较大,外形不规则且密度不均匀,可有周围组织浸润和远处转移。如果显影为正常肾上腺,则基本上可排除肾上腺内嗜铬细胞瘤(不能排除弥漫性嗜铬细胞增生症)。如果必须使用增强对照剂时,应先使用α肾上腺素能阻滞药和β肾上腺能阻滞药,以免诱发儿茶酚胺释放而导致危象发生。一般使用增强剂后诊断更可靠,由于肠襻和肿瘤都是透X线的,对于腹膜后主动脉旁的肿瘤可以使用口服不透X线的造影剂使消化道不透X线;心包内肿瘤较难发现,可使用慢速动态CT扫描,使肿瘤与相连的心血管结构的密度比增大而较易发现。对于膀胱内的嗜铬细胞肿瘤不需任何增强,因为肿瘤在充满尿液的膀胱内是高密度的。CT诊断定位的敏感性为85%～98%,特异性约70%。

(2)B型超声波:敏感性低于CT或MRI,不过对肾上腺外(如腹腔、盆腔、膀胱等)部位的嗜铬细胞瘤进行初步筛选有较大的实用价值,在儿童中因其腹膜后脂肪较少而实用价值较大,但超声波探头的加压可能引起发作。在嗜铬细胞瘤的诊断被排除前不应进行肾上腺肿块的穿刺活检,以免引起高血压危象。

(3)MRI(磁共振显像):可显示肿瘤的解剖部位、与周围组织的关系以及某些组织学特征。嗜铬细胞瘤在T_1显像中呈低密度,在T_2显像中呈高密度表现,肿瘤有出血时MRI表现为典型的出血征象;反过来由于有出血,在T_1显像时肿块内可有增强的信号。用钆-DTPA增强显像可见到肿块内血管增多,并且肿块变得更清晰。MRI敏感性为85%～100%,特异性约67%。在一般情况下,MRI优于CT,特别是在妊娠妇女,因无X线的影响而更加适用可靠。

(4)123I间碘苄胍啶或131I间碘苄胍啶闪烁扫描(123I-MIBG或131I-MIBG):MIBG是胍乙啶的芳烷基衍生物,其结构与去甲肾上腺素相似,能被肿瘤组织的小囊泡摄取并储存,集中于嗜铬细胞使之显像。对于有功能的嗜铬细胞瘤,用123I或131I标记后静脉注射可有阳性显像,故能对嗜铬细胞瘤同时进行定性和定位诊断。

肾上腺皮质肿瘤与髓质肿瘤的鉴别相当困难,一般的影像检查几乎无法鉴别两类肿瘤;另一方面,有时又可发生皮质-髓质同时增生或混合瘤,除了临床表现和实验室检查外,较好的鉴别手段是[11]C-metomidate 核素 PET 扫描检查。[11]C-metomidate 为肾上腺皮质细胞 11β-羟化酶的示踪剂,故用此法能较好地将肾上腺皮质和髓质病灶分开,并且有助于皮质瘤、皮质癌、皮质结节性增生、嗜铬细胞瘤和髓质髓脂瘤和囊肿等的鉴别,不过[11]C-metomidate 扫描的最大优点是鉴定皮质病变。

(5)下腔静脉插管分段取血测血浆儿茶酚胺水平:当定性诊断确诊为嗜铬细胞瘤而上述定位检查未能发现肿瘤时,可采用此方法。如果一侧肾上腺静脉中去甲肾上腺素水平明显增高,须考虑诊断嗜铬细胞瘤,但应注意右肾上腺静脉较短,易被下腔静脉血稀释,故最好同时测定血浆皮质醇作为对照以判断有无稀释。应注意在操作时有诱发高血压危象发作的可能,必须准备酚妥拉明并建立静脉通道。

(6)其他:如能判断肾上腺素和去甲肾上腺素的分泌比例对定位诊断有帮助,除肾上腺内或主动脉旁(Zuckerkandl'body)体的肿瘤外,其他部位的嗜铬细胞瘤均以分泌去甲肾上腺素为主。近年来用 11-碳-羟基麻黄碱和奥曲肽作为标记物使嗜铬细胞瘤显影,放射性体层扫描,正电子发射示踪 X 线体层扫描(PET)用于肿瘤定位均有报道,但尚未广泛应用于临床。

对于定位诊断,目前首选 CT,而对于肾上腺和肾上腺外的肿瘤,CT 和 MRI 均可以获得肿瘤所在部位的解剖细节而有利于手术,且 MRI 优于 CT,特别是对于心脏和血管旁的肿瘤,MRI 可以显示胸腔内和心包肿瘤对心脏和血管的侵犯情况,所以若 CT 已发现肿瘤,术前应再做 MRI。

【诊断】

1.早期诊断线索　在临床上,遇有下列情况要想到本病的可能:①任何类型的高血压患者,尤其是中青年患者及儿童患者;②直立性低血压或血压的波动性大(血压可正常或升高);③多汗、潮热、不耐热、心悸等症状不能用甲状腺功能亢进症或神经官能症解释时;④OGTT 异常,但不伴有高胰岛素血症;⑤消瘦原因不明者;⑥高钙血症;⑦使用甲基多巴、组胺、甲氧氯普胺(胃复安)、胍乙啶类药物、吗啡类药物出现无法解释的高血压;⑧肾上腺肿块;⑨家族成员中患有本病或 MEN 者;⑩意外发现肾上腺"肿块"。

2.诊断步骤

(1)病史及临床表现:如有以下的病史及临床表现者,应高度考虑嗜铬细胞瘤的可能。①阵发性或持续性高血压患者,伴头痛、心悸、多汗、面色苍白及胸腹部疼痛、紧张、焦虑及高代谢症状。②患急进型高血压或恶性高血压的青少年患者。③原因不明的休克,高血压、低血压反复交替发作,阵发性心律失常,体位改变或排大、小便时诱发血压明显增高。④在手术、麻醉、妊娠、分娩过程中出现血压骤升或休克,甚至心搏骤停者;按摩或挤压双侧肾区或腹部而导致血压骤升者。⑤常规服用抗高血压药物治疗血压下降不满意或仅用 β 肾上腺能阻滞药治疗反而使病情加重者。⑥有嗜铬细胞瘤、多发性内分泌腺瘤的家族史;或伴有甲状腺髓样癌、神经纤维瘤、黏膜神经瘤或其他内分泌腺瘤的高血压患者。

(2)测定血、尿儿茶酚胺及代谢产物:如有上述情况之一者,收集 24h 尿液测定尿儿茶酚胺及代谢产物 TMN(MN+NMN)、VMA 及 HVA,抽血测血浆儿茶酚胺,如尿儿茶酚胺及代谢产物和血浆儿茶酚胺超过正常上限 3 倍则可拟诊为嗜铬细胞瘤。

(3)药理试验:如有上述临床表现,尿儿茶酚胺及代谢产物、血浆儿茶酚胺处于临界水平时,可考虑做药理试验。血压≥22.7/14.7kPa(170/110mmHg)者做抑制试验,血压<22.7/14.7kPa(170/110mmHg)者可考虑做激发试验,药理试验阳性支持嗜铬细胞瘤的诊断。药理试验有潜在的危险性,应建立静脉通道并准备抢救药品。

(4)定位诊断:如生化测定支持嗜铬细胞瘤的诊断,则首选 CT 扫描进行定位诊断,必要时做 MRI,如 CT 及 MRI 为阴性时,则考虑[123]I-MIBG 或[131]I-MIBG 闪烁扫描。

【鉴别诊断】

1.高血压

(1)原发性高血压:某些原发性高血压患者伴有交感神经功能亢进的特征,如心悸、多汗、焦虑和心排血量增加,另一方面由于交感神经系统活动的增加又可以导致某些个体发生高血压,所以部分患者血和尿儿茶酚胺水平可略高,此时应做可乐定试验以鉴别儿茶酚胺增高是由于交感兴奋引起的,还是嗜铬细胞瘤分泌释放儿茶酚胺所致,一般高血压交感兴奋所致的儿茶酚胺增高可被可乐定抑制,嗜铬细胞瘤所致的儿茶酚胺增高则不被抑制。某些原发性高血压患者血压波动较大,也难以与早期嗜铬细胞瘤鉴别,可测定血、尿的儿茶酚胺及代谢产物,必要时可做药理试验。

(2)肾源性高血压:一般有蛋白尿、血尿、水肿以及肾功能障碍等肾损害的依据,并可有继发性贫血。肾血管性高血压在患者腹部可闻及血管杂音,动脉多普勒检查和肾动脉造影可发现狭窄的肾动脉。以上两者一般无明显的交感兴奋表现,血、尿儿茶酚胺及代谢产物正常。

(3)皮质醇增多症和原发性 ALD 增多症:两者均可引起高血压,并且都可发现肾上腺肿块,必须与嗜铬细胞瘤鉴别。皮质醇增多症患者多有向心性肥胖、满月脸、水牛背、皮肤紫纹及痤疮等。尿 17-羟皮质类固醇及血、尿皮质醇均增加,并不被小剂量地塞米松抑制。原发性 ALD 增多症有低血钾、高血钠、水肿、碱血症、多尿等水、电解质酸碱平衡紊乱的表现,血 ALD 增高,而尿儿茶酚胺及代谢产物水平正常。

(4)颅内压增高所致高血压:神经系统疾病所致的高血压多由颅内损害导致颅内压增高引起。特别是颅后窝肿瘤、蛛网膜下腔出血、间脑性或自发性癫痫均可使颅内压升高而导致血压升高和儿茶酚胺释放增多,需与嗜铬细胞瘤鉴别。患者往往有神经系统的临床表现及异常脑电图,一般不难鉴别。不能忽视嗜铬细胞瘤的患者在高血压发作时可出现蛛网膜下腔出血和颅内出血,血及尿儿茶酚胺及代谢测定有助鉴别。

(5)药物:使用单胺氧化酶(MAO)抑制药的患者的加压反应与嗜铬细胞瘤发作较难鉴别;停用可乐定也可引起加压反应;苯丙胺、可卡因、麻黄碱、异丙肾上腺素、间羟胺(阿拉明)等药物也可产生类似嗜铬细胞瘤的反应。在这些情况下交感神经系统的活动性均增加,其血和尿儿茶酚胺都可能增高。此时应认真询问服药史,并停药观察,必要时可做可乐定试验以资鉴别。

2.体重减轻　嗜铬细胞瘤患者基础代谢率上升,可出现怕热、多汗、体重下降等高代谢症候群,应与甲状腺功能亢进症鉴别,少数嗜铬细胞瘤患者在高血压发作时可因甲状腺充血致甲状腺增大而误诊为甲状腺功能亢进症。甲状腺功能亢进症患者有明显的高代谢症候群,并且也可有高血压,但甲状腺功能亢进症时血压往往是轻度增高,以收缩压升高为主,舒张压正常或下降,而嗜铬细胞瘤患者的收缩压和舒张压均明显增高。鉴别困难时可测定 FT_3、FT_4、TSH、TSAb 以及血与尿的儿茶酚胺与代谢产物等。

3.精神性疾病　精神病患者在焦虑发作时常伴有过度换气,特别是伴有高血压的患者易与嗜铬细胞瘤混淆,应多次收集 24h 尿液测定儿茶酚胺及其代谢产物。

4.更年期综合征　更年期妇女在绝经前、后常有心悸、多汗、发热、焦虑、血压波动等类似嗜铬细胞瘤的症状,应仔细询问病史,特别是月经史,血压高时查血和尿儿茶酚胺及代谢产物水平,必要时可借药理试验鉴别。

5.冠心病　冠心病患者心绞痛发作时,血压可以突然急剧上升,且可伴有心悸、心动过速、大汗淋漓等交感兴奋的症状,而嗜铬细胞瘤的患者高血压发作时也可有心绞痛,ECG 可表现为心肌缺血,并可有心律失常,此时应观察其对硝酸甘油等药物的反应,并做心脏 B 超、血及尿儿茶酚胺测定鉴别,冠脉造影可明确诊断。

6.肾上腺髓质增生　临床表现上肾上腺髓质增生与嗜铬细胞瘤相似,发作时血、尿儿茶酚胺及代谢产物水平均升高,但定位检查无肾上腺肿瘤,确诊须经病理检查证实。

7.副神经节瘤 副神经节瘤多发生于头颈部的颈动脉体或颈静脉球,绝大部分为良性,单发为主,多发性者罕见,出现血管阻塞、脑神经受损、听力下降等情况时须手术治疗。下列情况下本征可出现全身表现,应与嗜铬细胞瘤鉴别。①多灶性,双侧性。②与 MEN 并存或成为 MEN 的表达之一(家族性副神经节瘤),并常伴有甲状腺髓样癌或偶尔伴有嗜铬细胞瘤。如疑有此种可能,需做肾上腺、甲状腺、胸部和颈部的 MRI 检查。③副神经节瘤发生转移(颈部淋巴结或远处转移)时。其临床表现可能更具特殊性。有学者总结 53 年中收治的 16 例膀胱副神经节瘤资料,成年女性多见,以高血压和血尿为常见症状,肿瘤细胞 DNA 为非整倍体型。其高血压表现应与肾上腺及膀胱的嗜铬细胞瘤鉴别。

8.肾上腺"意外瘤" 意大利内分泌学会在全国开展了一项肾上腺瘤的回顾性调查,1980~1995 年,在 26 个医疗中心共发现 1096 例患者(可供分析总结者 1004 例),男性 420 例,女性 584 例,年龄 15~86 岁(平均 58 岁),意外瘤 0.5~25cm(平均 3cm),85% 无激素分泌功能,9.2% 为亚临床型库欣综合征,4.2% 为轻型嗜铬细胞瘤,1.6% 为轻型 ALD 瘤。其中 380 例接受手术治疗,198 例为皮质腺瘤(52%),47 例为皮质癌(12%),42 例为嗜铬细胞瘤(11%),肿瘤直径≥4.0cm 者绝大多数为恶性(93%)。嗜铬细胞瘤患者中仅 43% 有高血压,86% 的患者的尿儿茶酚胺增加。资料表明,凡发现肾上腺意外瘤的患者,不论有无高血压症状,都必须考虑嗜铬细胞瘤的可能,但许多有创性检查可诱发肿瘤(如轻型或静息型嗜铬细胞瘤)突然释放大量儿茶酚胺,导致危象的发生。因此,在诊断程序上,应先做无创性检查如 24h 尿中儿茶酚胺及其代谢物含量,若为阴性结果再做激发试验如甲氧氯普胺兴奋试验或 MIBG 显像检查。肾上腺髓质增生可分为双侧性(MEN2A)或单侧性(MEN 或原因不明),临床和实验室均支持嗜铬细胞瘤诊断而未能做出定位诊断时,要想到本征的可能。增生灶可为弥漫性或结节状,CT、MRI 均可能无异常发现,但 ^{123}I-MIBG 可见患侧肾上腺摄取 ^{123}I 增多,这些患者往往是典型结节性增生和嗜铬细胞瘤的早期表现,可疑患者必须行 DNARET 基因分析及 G 蛋白基因突变分析。

9.MEN 高危人群筛查 对 MEN-2A 型患者的家族必须进行 DNA 筛查,以早期发现无症状性突变基因携带者,并可进一步从分子水平明确 MEN 的诊断。RET 原癌基因中的外显子 10 和 11 的突变,如密码子 611 突变(TGC→TAC)与本征有病因联系,其临床表现为甲状腺髓样癌、嗜铬细胞瘤和甲状旁腺功能亢进症。Kroustrup 等用 PCR 技术来诊断突变的 RET 基因,简单而准确,未发生假阳性或假阴性。

10.糖尿病 嗜铬细胞瘤可并发高血糖症,有的需用胰岛素治疗,如嗜铬细胞瘤为肾上腺外性,尤其在颈、胸部,常规肾上腺影像检查阴性时,可长期误诊为糖尿病。

11.酒精中毒戒断反应 慢性酒精中毒在戒除酒精时可出现严重高血压,其临床表现酷似嗜铬细胞瘤,甚至酚妥拉明试验可呈阳性反应,但当戒断反应减轻后,症状可逐渐消失。

【治疗】

手术切除是嗜铬细胞瘤最终的治疗手段,一经确诊,应争取尽早手术,以免因高血压危象反复发作而危及生命。但在手术前必须进行一段时间(一般为 2 周)的肾上腺能受体阻滞治疗,以抑制过度受刺激的交感神经系统,恢复有效血容量,提高患者的手术耐受力。

1.手术前治疗 手术成功的关键是充分的术前准备,术前应常规给予药物治疗。

(1)α 肾上腺能受体阻滞药:嗜铬细胞瘤的诊断一旦成立,患者应立即接受 α 肾上腺能受体阻滞药治疗。

1)首选酚苄明(氧苯苄胺),该药为长效、非选择性、非竞争性的 α 受体阻滞药。口服作用可以累积,并可持续数天,常用于手术前准备。起始剂量为 10mg,每 12 小时 1 次,然后每数天增加 10mg,直到发作停止、血压控制。大部分患者需 40~80mg/d 才能控制血压,少数患者需要 200mg/d 或更大剂量。术前使用酚苄明一般应在 2 周以上。控制满意的标准是:持续性高血压患者的血压控制到正常或大致正常,高代谢症候群改善,体重增加,出汗减少、血容量恢复;阵发性高血压发作停止。间歇性高血压的患者,剂量应在发作间歇期确定。服药期间应每天多次观察立、卧位血压。本药的不良反应有鼻黏膜充血、鼻塞、心动过速、直立性低血压等。

2)酚妥拉明是短效的非选择性的 α 肾上腺能受体阻滞药,对 α_1 和 α_2 受体的阻断作用相等,其作用迅速,半衰期短,需反复静脉注射或静脉滴注,用于高血压危象发作时、手术中控制血压,不适用长期治疗和术前准备。

3)哌唑嗪、特拉唑嗪、多沙唑嗪都是选择性 α_1 受体阻滞药,也可用于嗜铬细胞瘤的术前准备。

4)乌拉地尔作为一种 α 受体阻滞药,也可作术前准备。

(2)β 肾上腺能受体阻滞药:用 α 受体阻滞药治疗后,β 肾上腺能活动相对增强,可以导致心动过速、心肌收缩力增强、心肌耗氧增加,此时可加用 β 肾上腺能受体阻滞药阻断心肌 β 受体,使心率减慢,心排血量减少,血压下降。但 β 受体阻滞药必须在 α 受体阻滞药起作用以后使用,否则 β 受体阻滞药可以阻断 β 受体所介导的骨骼肌血管舒张作用,导致血压升高,并能导致高血压危象的发作。当肿瘤分泌的主要是肾上腺素时,这种现象更加明显,故强调在使用 α 受体阻滞药后出现心动过速时开始使用 β 受体阻滞药。通常以小剂量开始,然后根据心率调整剂量。β 受体阻滞药除控制心率外,还可以阻止产热、减少出汗、缓解心绞痛,但有时可诱发心力衰竭。常用的 β 受体阻滞药有普萘洛尔、阿替洛尔(氨酰心安)、美托洛尔(美多心安)等,后两者为选择性 β_1 受体阻滞药,无明显的抑制心肌收缩力的作用。并非所有的嗜铬细胞瘤患者都需加用 β 受体阻滞药,一般仅在 α 受体阻滞药使用后出现心动过速和室上性心律失常时使用。

(3)儿茶酚胺合成抑制药:甲基酪氨酸是酪氨酸羟化酶的竞争性抑制药,可阻断儿茶酚胺合成过程中的限速反应,使儿茶酚胺合成减少。在嗜铬细胞瘤的患者,可降低术前及术中血压,减少术中血量丢失和输血量。起始剂量为 0.25g,每 6~8 小时 1 次,根据血压及血、尿儿茶酚胺的水平来调整剂量,一般使用剂量为 1.5~4g/d,可抑制儿茶酚胺合成量的 50%~80%。此药目前已用于术前准备和非手术患者的长期治疗,不良反应为嗜睡、抑郁、消化道症状,少数老年患者可有锥体外系症状,停药或减量后以上症状可消失。

(4)生长抑素及类似物:生长抑素可抑制内分泌细胞及外分泌细胞的生长和功能,但目前尚缺乏有关的临床试验。

(5)补充血容量:血压基本控制后,患者可高钠饮食,必要时在手术前静脉输注血浆或其他胶体溶液,血容量恢复正常后,发生直立性低血压的频率和程度可明显减轻。如考虑使用氟烷麻醉,术前应输血浆或红细胞 300~400ml。

(6)其他降压药治疗:钙通道阻滞药适用于伴有冠心病和儿茶酚胺心肌病的嗜铬细胞瘤患者。血管紧张素转化酶抑制药(ACEI)对嗜铬细胞瘤高血压也有一定的降低作用。硝普钠是扩张周围血管、降低外周阻力使血压下降,可用于嗜铬细胞瘤高血压危象发作时或手术中血压持续增高时的抢救。

2.手术中处理

(1)术式选择

1)腹腔镜下肿瘤切除术:一般适合于治疗直径<6cm 的肾上腺肿瘤,但有时可诱发高血压危象。对于较大肿瘤,由于其恶变可能性大,操作困难,故常不考虑行腹腔镜下切除术。

2)经腹肿瘤切除术:如肿瘤限于一侧,则行一侧肾上腺切除术。如为双侧肾上腺肿瘤,可切除双侧肾上腺,同时补充外源性糖皮质激素。

(2)麻醉注意事项:嗜铬细胞瘤患者的麻醉原则是:①避免抑制心脏的泵血功能;②不使交感神经系统的兴奋性增加;③有利于术中高血压危象发作的治疗;④有利于肿瘤切除后低血压的恢复。麻醉前禁用阿托品、吗啡以及某些肌松药如氯筒箭毒碱等,麻醉前用药可使用东莨菪碱和苯巴比妥,肌松药可用氯琥珀胆碱和泮库溴铵。

（3）手术注意事项：手术中应持续监测血压、心率、中心静脉压和心电图,有心脏疾病的患者应监测肺动脉楔压,仔细记录失血情况,控制输液速度（包括盐水、清蛋白和血浆）,输入量一般应等于失血量,术中如出现高血压发作,可静脉注射 $1\sim 5mg$ 酚妥拉明或持续静脉滴注酚妥拉明或硝普钠,如出现心率显著加快和心律失常,可静脉注射 $0.5\sim 1mg$ 普萘洛尔,但必须同时使用 α 受体阻滞药,否则会引起血压极度升高。如对普萘洛尔反应不佳可加用利多卡因。肿瘤切除后血儿茶酚胺浓度急剧下降,血管床扩张,有效血容量骤减,常可导致低血压,因此肿瘤切除后应立即停用 α 受体阻滞药,并补充血容量,使中心静脉压维持在正常范围内,必要时使用血管收缩药物。

（杨 灵）

第二十一章　妊娠合并症

第一节　妊娠合并消化系统疾病

妊娠后,母体内大量增加的雌、孕激素可影响消化系统平滑肌的生理功能,引起一些与消化系统疾病相似的症状,从而影响正确的诊断,产科常见的合并消化系统疾病包括急性病毒性肝炎、妊娠期肝内胆汁淤积症及消化性溃疡。

一、妊娠合并病毒性肝炎

病毒性肝炎是孕妇并发的最常见的肝脏疾病,妊娠期感染可严重地危害孕妇及胎儿,病原发病率约为非妊娠期妇女的 6～9 倍,急性重型肝炎发生率为非孕期妇女的 65.5 倍。常见的病原体有甲型(HAV)、乙型(HBV)、丙型(HCV)、丁型(HDV)、戊型(HEV)等肝炎病毒。近年来还提出己型(HFV)、庚型病毒性肝炎(HGV),以及输血传播病毒(TTV)感染等。这些病毒在一定条件下都可造成严重肝功能损害甚至肝功能衰竭。对病毒性肝炎孕妇的孕期保健及阻止肝炎病毒的母儿传播已成为围生医学研究的重要课题。

【病因和分类】

1.甲型病毒性肝炎　由甲型肝炎病毒(HAV)引起,HAV 是一种直径 27～28nm、20 面立体对称的微小核糖核酸病毒,病毒表面无包膜,外层为壳蛋白,内部含有单链 RNA。病毒基因组由 7478 个核苷酸组成,分子量为 2.25×10^8。病毒耐酸、耐碱、耐热、耐寒能力强,经高热 100℃,5 分钟、紫外线照射 1 小时、1∶400,37℃甲醛浸泡 72 小时等均可灭活。

甲型肝炎主要经粪-口直接传播,病毒存在于受感染的人或动物的肝细胞浆、血清、胆汁和粪便中。在甲型肝炎流行地区,绝大多数成人血清中都有甲肝病毒,因此,婴儿在出生后 6 个月内,由于血清中有来自母体的抗-HAV 而不易感染甲型肝炎。

2.乙型病毒性肝炎　由乙型肝炎病毒(HBV)引起,孕妇中 HBsAg 的携带率为 5％～10％。妊娠合并乙型肝炎的发病率为 0.025％～1.6％,70.3％产科肝病是乙型肝炎,乙型肝炎表面抗原携带孕妇的胎儿宫内感染率为 5％～15％。

乙型肝炎病毒又称 Dane 颗粒,因系 Prince 1968 年在澳大利亚发现,也称澳大利亚抗原。乙型肝炎病毒是一种直径 42nm、双层结构的嗜肝 DNA 病毒,由外壳蛋白和核心成分组成。外壳蛋白含有表面抗原(HBsAg)和前 S 基因的产物;核心部分主要包括核心抗原(HBcAg)、e 抗原(HBeAg)、DNA 及 DNA 多聚酶,是乙型肝炎病毒复制部分。

乙型肝炎的传播途径主要有血液传播、唾液传播和母婴垂直传播等。人群中 40％～50％的慢性

HBsAg 携带者是由母婴传播造成的。母婴垂直传播的主要方式有：宫内感染、产时传播和产后传播。

3.丙型病毒性肝炎　由丙型肝炎病毒（HCV）引起，HCV 与乙肝病毒的流行病学相似，感染者半数以上发展成为慢性，可能是肝硬化和肝癌的原因。HCV 属披盖病毒科，有包膜，基因组 9.5kb，是单股正链 RNA 病毒。

HCV 经血液和血液制品传播是我国丙型肝炎的主要传播途径，据国外报道，90％以上的输血后肝炎是丙型肝炎，吸毒、性混乱、肾透析和医源性接触都是高危人群，除此之外，仍有 40％～50％的 HCV 感染无明显的血液及血液制品暴露史，其中母婴传播是研究的热点。

4.丁型病毒性肝炎　又称δ病毒，是一种缺陷的嗜肝 RNA 病毒。病毒直径 38nm，含 1678 个核苷酸。HDV 需依赖 HBV 才能复制，常与 HBV 同时感染或在 HBV 携带情况下重叠发生，导致病情加重或慢性化。国内各地的检出率为 1.73％～25.66％。

HDV 主要经输血和血制品、注射和性传播，也存在母婴垂直传播，研究发现，HBV 标记物阴性，HDV 阳性母亲的新生儿也可能有 HDV 感染。

5.戊型病毒性肝炎　又称流行性或肠道传播的非甲非乙型肝炎。戊型肝炎病毒（HEV）直径 23～37nm，病毒基因组为正链单股 RNA。

戊肝主要通过粪-口途径传播，输血可能也是一种潜在的传播途径，目前尚未见母婴垂直传播的报道。

6.其他病毒性肝炎　除以上所列各种病毒性肝炎外，还有 10％～20％的肝炎患者病原不清，这些肝炎主要有己型病毒性肝炎、庚型病毒性肝炎、单纯疱疹病毒性肝炎和巨细胞病毒性肝炎等。己型病毒性肝炎病情和慢性化程度均不如输血后肝炎严重，目前缺少特异性诊断方法。庚型病毒性肝炎主要通过输血等肠道外途径传播，也可能经母婴和性传播，有待进一步证实。单纯疱疹病毒性肝炎和巨细胞病毒性肝炎文献报道少见。

【病毒性肝炎对妊娠的影响】

1.对母体的影响　妊娠早期发生病毒性肝炎可使妊娠反应如厌食、恶心、呕吐等症状加重。妊娠晚期由于肝病使醛固酮灭活能力下降，较易发生妊娠高血压综合征，发生率可达 30％。分娩时，由于肝功能受损，凝血因子合成功能减退，易发生产后出血。如为重症肝炎，极易并发 DIC，导致孕产妇死亡。HCV 感染较少增加产科并发症的危险，戊型肝炎暴发流行时，孕妇感染后，可导致流产、死胎、产后出血。妊娠后期易发展为重症肝炎、肝功能衰竭，病死率可达 30％。

妊娠合并病毒性肝炎孕产妇病死率各地报道不同，上海地区为 1.7％～8.1％；武汉地区为 18.3％；欧洲仅 1.8％；北非则高达 50％。

2.对胎儿的影响　目前尚无 HAV 致畸的报道。

妊娠早期患病毒性肝炎，胎儿畸形率约增高 2 倍。患乙型肝炎和慢性无症状 HBV 携带者的孕妇，均可能导致胎儿畸形、流产、死胎、死产，新生儿窒息率、病死率明显增加，也可能使新生儿成为 HBV 携带者，部分导致慢性肝炎、肝硬化和肝癌。妊娠晚期合并病毒性肝炎时，早产率和围生儿死亡率亦明显增高。

3.母婴传播

（1）甲型肝炎：无宫内传播的可能性，分娩时由于吸入羊水可引起新生儿感染及新生儿监护室甲型肝炎的暴发流行。

（2）乙型肝炎：乙型肝炎母婴传播可分为宫内感染、产时传播、产后传播。

1）宫内感染：主要是子宫内经胎盘传播，是母婴传播中重要的途径。脐血 HBV 抗原标志物阳性则表示可能有宫内感染。Sharma 等报道单纯 HBsAg 阳性的孕妇胎儿受感染率约 50％～60％；合并 HBeAg 阳性和抗 HBc 阳性孕妇宫内感染率可达 88％～90％。

HBV 经胎盘感染胎儿的机制可能有:①HBV 使胎盘屏障受损或通透性改变,通过细胞与细胞间的传递方式实现的母血 HBV 经蜕膜毛细血管内皮细胞和蜕膜细胞及绒毛间隙直接感染绒毛滋养层细胞,然后进一步感染绒毛间质细胞,最终感染绒毛毛细血管内皮细胞而造成胎儿宫内感染的发生。②HBV 先感染并复制于胎盘组织。③HBV 患者精子中存在 HBV-DNA,提示 HBV 有可能通过生殖细胞垂直传播,父系传播不容忽视。

2)产时传播:是 HBV 母婴传播的主要途径,约占 50%。其机制可能是分娩时胎儿通过产道吞咽或接触了含有 HBV 的母血、羊水和阴道分泌物,也有学者认为分娩过程中,胎盘绒毛血管破裂,少量血渗透入胎儿血中,引起产时传播。

3)产后传播:主要与接触母亲唾液、汗液和乳汁有关。HBV 可侵犯淋巴细胞和精细胞等,而早期母乳中有大量淋巴细胞,所以不能排除 HBV-DNA 在母乳中整合和复制成 HBV 的可能。当新生儿消化道任何一处黏膜因炎症发生水肿、渗出,导致通透性增加或黏膜直接受损时,母乳中该物质就可能通过毛细血管网进入血液循环而引起乙肝感染。研究发现,当 HBsAg 阳性母亲唾液中 HBsAg 也阳性时,其婴儿的感染率为 22%。母血中乙肝三项阳性者和 HBeAg 及抗-HBc 阳性者因其初乳中 HBV-DNA 的阳性率为100%,故不宜哺乳;血中 HBsAg 及 HBeAg、HBsAg 及抗-HBc 和 HBeAg 阳性者其初乳中排毒率达 75%以上,所以应谨慎哺乳。如果初乳中单纯抗-HBs 和(或)抗-HBe 阳性者,因其排毒率为零,可以哺乳。

(3)丙型肝炎:有关 HCV 母婴传播的感染率各家报道不一(0~100%),可能与母体血中 HCV RNA水平不同、研究方法不同、婴儿追踪观察的时间不同等有关。研究证实,孕妇的抗 HCV 可通过胎盘到达婴儿体内,母婴感染的传播可发生于产前妊娠期,即 HCV 感染子宫内胎儿,并定位于胎儿肝脏。白钢钻等研究发现,抗 HCV 或 HCV RNA 任意一项阳性孕妇所分娩的新生儿 HCV 感染率极高,有输血史和丙型肝炎病史者,发生宫内传播的危险性更大。HCV 可能通过宫内感染、分娩过程中感染,也可于产后母乳喂养的过程中感染。

(4)其他类型的肝炎:HDV 存在母婴传播,其传播机制可能是经宫内感染,也有可能类似某些 RNA 病毒经生殖细胞传播。目前尚未见 HEV 母婴传播的报道。庚型病毒性肝炎可经母婴传播和性传播,其途径可能是分娩过程或产后哺乳。

【妊娠对病毒性肝炎的影响】

肝脏代谢在妊娠期有别于非妊娠期,一旦受到肝炎病毒侵袭,其损害就较为严重,原因是:①妊娠期新陈代谢旺盛,胎儿的呼吸排泄等功能均需母体完成;②肝脏是性激素代谢及灭活的主要场所,孕期内分泌变化所产生的大量性激素需在肝内代谢和灭活,加重肝脏的负担;③妊娠期机体所需热量较非妊娠期高20%,铁、钙、各种维生素和蛋白质需求量大大增加,若孕妇原有营养不良,则肝功能减退,加重病情;④妊娠期高血压疾病可引起小血管痉挛,使肝、肾血流减少,而肾功能损害,代谢产物排泄受阻,可进一步加重肝损害,若合并肝炎,易致肝细胞大量坏死,诱发重症肝炎;⑤由于妊娠期的生理变化和分娩、手术创伤、麻醉影响、上行感染等因素,不可避免地对已经不健康的肝脏造成再损伤,使孕妇患肝炎较普通人更易发生严重变化;⑥为了适应妊娠的需要,循环系统血液再分配使孕期的肝脏处于相对缺血状态,使原本不健康的肝脏更加雪上加霜甚至不堪重负。所以,肝炎产妇更易加重肝损害,甚至诱发重症肝炎。国内外的资料显示,约 8%的妊娠肝炎患者发展为重症肝炎,大大高于非孕人群乙型肝炎诱发重症肝炎的发生率(1%~5%)。

【临床表现】

甲型肝炎临床表现均为急性,好发于秋冬季,潜伏期为 2~6 周。前期症状可有发热、厌油、食欲下降、恶心呕吐、乏力、腹胀和肝区疼痛等,一般于 3 周内好转。此后出现黄疸、皮肤瘙痒、肝脏肿大,大约持续

2～6周或更长。多数病例症状轻且无黄疸。

乙型肝炎分急性乙型肝炎、慢性乙型肝炎、重症肝炎和 HBsAg 病毒携带者。潜伏期一般为 1～6个月。

急性期妊娠合并乙肝的临床表现出现不能用妊娠反应或其他原因解释的消化道症状,与甲肝类似,但起病更隐匿,前驱症状可能有急性免疫复合物样表现,如皮疹、关节痛等,黄疸出现后症状可缓解。乙型肝炎病程长,5%左右的患者转为慢性。极少数患者起病急,伴高热、寒战、黄疸等,如病情进行性加重,演变为重症肝炎则黄疸迅速加深,出现肝性脑病症状,凝血机制障碍,危及生命。妊娠时更易发生重症肝炎,尤其是妊娠晚期多见。

其他类型的肝炎临床表现与乙型肝炎类似,症状或轻或重。丙型肝炎的潜伏期为 2～26 周,输血引起者为 2～16 周。丁型肝炎的潜伏期为 4～20 周,多与乙型肝炎同时感染或重叠感染。戊型肝炎与甲肝症状相似,暴发流行时,易感染孕妇,妊娠后期发展为重症肝炎,导致肝功能衰竭,病死率可达 30%。有学者报道散发性戊型肝炎合并妊娠,起病急,症状轻,临床预后较好,不必因此终止妊娠。

【诊断】

妊娠合并病毒性肝炎的前驱症状与妊娠反应类似,容易被忽视,诊断需要根据病史、症状、体征和实验室检查等综合分析。

1.病史 要详细了解患者是否有与肝炎患者密切接触史;是否接受输血、血液制品、凝血因子等治疗;是否有吸毒史。

2.症状和体征 近期内有无其他原因解释的消化道症状、低热、肝区疼痛、不明原因的黄疸。体格检查肝脏肿大、压痛,部分患者可有脾大。重症肝炎出现高热、烦躁、谵妄等症状,黄疸迅速加深,伴有肝性脑病,可危及生命。查体肝浊音界明显减小,有腹水形成。

3.实验室检查

(1)周围血象:急性期白细胞多减低,淋巴细胞相对增多,异常淋巴细胞不超过 10%。急性重型肝炎白细胞总数及中性粒细胞百分比均可显著增多。合并弥漫性血管内凝血时,血小板急骤减少,血涂片中可发现形态异常的红细胞。

(2)肝功能检查

1)血清酶活力测定:血清丙氨酸氨基转移酶(ALT),即谷丙转氨酶(GPT)及血清羧门冬氨酸氨基转移酶(AST),即谷草转氨酶(GOT)是临床上常用的检测指标。肝细胞有损害时,ALT 增高,为急性肝炎早期诊断的敏感指标之一,其值可高于正常十倍至数十倍,一般于 3～4 周下降至正常。若 ALT 持续数月不降,可能发展为慢性肝炎。急性重型肝炎 ALT 轻度丹高,但血清胆红素明显上升,为酶胆分离现象,提示有大量肝细胞坏死。当肝细胞损害时 AST 亦增高,急性肝炎升高显著,慢性肝炎及肝硬化中等升高。急性黄疸出现后很快下降,持续时间不超过 3 周,乙肝则持续较长。AST/ALT 的比值对判断肝细胞损伤有较重要意义。急性重型肝炎时 AST/ALT<1,提示肝细胞有严重坏死。

2)胆色素代谢功能测定:各类型黄疸时血清胆红素增高,正常时<17μmol/L,重型肝炎、淤胆型肝炎均明显增高>170μmol/L,以直接胆红素为主,黄疸消退时胆红素降低。急性肝炎时尿胆红素先于黄疸出现阳性,在黄疸消失前转阴。尿胆原在黄疸前期增加,黄疸出现后因肝内胆红素排出受阻,尿胆原则上减少。

3)慢性肝炎时白/球比例倒置或丙种球蛋白增高。麝香草酚浊度及絮状试验,锌浊度试验反映肝实质病变,重症肝炎时氨基酸酶谱中支链氨基酸/芳香族氨基酸克分子比值降至 1.0～1.5 以下。病毒性肝炎合并胆汁淤积时碱性磷酸酶(AKP)及胆固醇测定明显升高。有肝细胞再生时甲胎球蛋白(AFP)增高。

(3)病原学检查:对临床诊断、治疗、预后及预防等方面有重要意义。最常用且敏感的为酶联免疫法

（EIA）及放射免疫法（RIA）检测抗原和抗体。

1）甲型肝炎：急性期抗-HAV-IgM 阳性，抗 HAV-IgC 阳性表示既往感染。一般发病第 1 周抗-HAV-IgM 阳性，1～2 个月后抗体滴度下降，3～6 个月后消失。感染者粪便免疫电镜可检出 HAV 颗粒。

2）乙型肝炎：有多种抗原抗体系统。临床常用有乙型肝炎表面抗原 HBsAg、e 抗原 HBeAg 和核心抗原 HBcAg 及其抗体系统。HBsAg 阳性是乙型肝炎的特异性标志，急性期其滴度随病情恢复而下降，慢性及无症状携带者 HBsAg 可长期阳性。HBeAg 阳性表示 HBV 复制，这类患者临床有传染性，抗 HBe 出现则表示 HBV 复制停止。HBcAg 阳性也表示 HBV 复制，慢性 HBV 感染者，抗 HbcAg 可持续阳性。有条件者测前 S1、前 S2 和抗前 S1、抗前 S2，对早期诊断乙型肝炎和判断转归有重要意义。

3）丙型肝炎：抗-HCV 阳性出现于感染后期，即使抗体阳性也无法说明现症感染还是既往感染，需结合临床。判断困难时可用反转录聚合酶链反应（RT-PCR）检测 HCV-RNA。

4）丁型肝炎：血清抗-HD 或抗-HD IgM 阳性，或 HDAg 阳性，一般出现在肝炎潜伏期后期和急性期早期；亦可测 HDV RNA，均为 HDV 感染的标志。

5）戊型肝炎：急性期血清抗-HEV IgM 阳性；或发病早期抗-HEV 阴性，恢复期转为阳性。患者粪便内免疫电镜可检出 HEV 颗粒。

（4）其他检测方法：B 型超声诊断对判断肝硬化、胆管异常、肝内外占位性病变有参考价值；肝活检对确定弥漫性肝病变及区别慢性肝炎临床类型有重要意义。

【鉴别诊断】

1.妊娠剧吐引起的肝损害　妊娠剧吐多发生在妊娠早期，由于反复呕吐，可造成脱水、尿少、酸碱失衡、电解质失调、消瘦和黄疸等。实验室检查血胆红素和转氨酶轻度升高、尿酮体阳性。与病毒性肝炎相比，妊娠剧吐引起的黄疸较轻，经过治疗如补足液体、纠正电解质紊乱和酸中毒后，症状迅速好转。

2.妊娠高血压综合征引起的肝损害　重度妊高征子痫和先兆子痫常合并肝功能损害，恶心、呕吐、肝区疼痛等临床症状与病毒性肝炎相似。但妊高征症状典型，除有高血压、水肿、蛋白尿和肾损害及眼底小动脉痉挛外，还可有头痛、头晕、视物模糊与典型子痫抽搐等，部分患者转氨酶升高，但妊娠结束后可迅速恢复。如合并 HELLP 综合征，应伴有溶血、肝酶升高及血小板减少。妊娠期肝炎合并妊高征时，两者易混淆，可检测肝炎病毒抗原抗体帮助鉴别诊断。

3.妊娠期急性脂肪肝　临床罕见，多发生于妊娠 28～40 周，妊娠高血压综合征、双胎等多见。起病急，以忽然剧烈、持续的呕吐开始，有时伴上腹疼痛及黄疸。1～2 周后，病情迅速恶化，出现弥漫性血管内凝血、肾衰竭、低血糖、代谢性酸中毒、肝性脑病、休克等。其主要病理变化为肝小叶弥漫性脂肪变性，但无肝细胞广泛坏死，可与病毒性肝炎鉴别。实验室检查转氨酶轻度升高，血清尿酸、尿素氮增高，直接胆红素明显升高，尿胆红素阴性。B 超为典型的脂肪肝表现，肝区内弥漫的密度增高区，呈雪花状，强弱不均；CT 为肝实质呈均匀一致的密度减低。

4.妊娠期肝内胆汁淤积综合征　又称妊娠期特发性黄疸、妊娠瘙痒症等，是发生于妊娠中、晚期，以瘙痒和黄疸为特征的疾病。其临床特点为先有皮肤瘙痒，进行性加重，黄疸一般为轻度。分娩后 1～3 天黄疸消退，症状缓解。患者一般情况好，无病毒性肝炎的前驱症状。实验室检查转氨酶正常或轻度升高，血胆红素轻度增加。肝组织活检无明显的实质性肝损害。

5.药物性肝炎　妊娠期易引起肝损害的药物主要有氯丙嗪、异烟肼、利福平、对氨基水杨酸钠、呋喃妥因、磺胺类、四环素、红霉素、安定和巴比妥类药物等。酒精中毒、氟烷、氯仿等吸入也可能引起药物性肝炎。有时起病急，轻度黄疸和转氨酶升高，可伴有皮疹、皮肤瘙痒、蛋白尿、关节痛和嗜酸性粒细胞增多等，停药后可自行消失。诊断时应详细询问病史，尤其是用药史。妊娠期禁用四环素，因其可引起肝脏急性脂肪变,出现恶心呕吐、黄疸、肌肉酸痛、肝肾功能衰竭,并可致死胎、早产等。

【治疗】

原则上与非孕期病毒性肝炎治疗相同,目前尚缺乏特效治疗,治疗应以中西医药结合为主,对没有肯定疗效的药物,应慎重使用,尽量少用药物,以防增加肝脏负担。

1.一般处理　急性期应充分卧床休息,减轻肝脏负担,以利于肝细胞的修复。黄疸消退症状开始减轻后,逐渐增加活动。合理安排饮食,以高糖、高蛋白和高维生素"三高饮食"为主,对有胆汁淤积或肝性脑病者应限制脂肪和蛋白质。禁用可能造成肝功能损害的药物。

2.保肝治疗　以对症治疗和辅助恢复肝功能为原则。给予大量的维生素和葡萄糖,口服维生素以维生素 C、复合维生素 B 或酵母为主。如黄疸较重、凝血酶原时间延长或有出血倾向,可给予维生素 K;黄疸持续时间较长者还应增加维生素 A。病情较重、食欲较差或有呕吐不能进食者,可以静脉滴注葡萄糖、维生素 C。三磷酸腺苷(ATP)、辅酶 A 和细胞色素等可促进肝细胞的代谢,新鲜血、血浆和人体白蛋白等可改善凝血功能,纠正低蛋白血症起到保肝作用。另外,一些药物如肝乐、肝宁、肌苷等也有保肝作用。

3.免疫调节药物　免疫调节药物糖皮质激素目前仅用于急性重型肝炎、淤胆型肝炎及慢性活动性肝炎。常用药物为泼尼松、泼尼松龙及氟美松(地塞米松)。疗程不宜过长,急性者约 1～2 周;慢性肝炎疗程较长,用药过程中应注意防止并发感染或骨质疏松等,停药时需逐渐减量。转移因子、左旋咪唑、白细胞介素-2(IL-2)、干扰素及干扰素诱导剂等免疫促进剂,效果均不肯定。

4.抗病毒制剂　近年国外应用白细胞干扰素或基因重组 α,β 或 γ 干扰素或阿糖腺苷或单磷酸阿糖腺苷、无环鸟苷或去氧无环鸟苷,单独或与干扰素合用,可使血清 HBV-DNA 及 HBeAg 缓慢下降,同时肝内 DNA 形成及 HBeAg 减少,病毒停止复制,肝功渐趋正常。

5.中医治疗　根据症状辨证施治,以疏肝理气、清热解毒、健脾利湿、活血化淤的重要治疗为主。黄疸型肝炎需清热、佐以利湿者,可用茵陈蒿汤加味。需利湿佐以清热者可用茵陈五苓散加减。如慢性肝炎、胆汁淤积型肝炎后期等,应以温阳去寒,健脾利湿,用茵陈术附汤。如急性、亚急性重型肝炎应以清热解毒,凉血养阴为主,用犀角地黄汤加味等。另外,联苯双酯、强力宁、香菇多糖等中成药也有改善肝细胞功能的作用。

6.产科处理

(1)妊娠期:早期妊娠合并急性甲型肝炎,因 HAV 无致畸依据,也没有宫内传播的可能性,如病程短、预后好,则原则上可继续妊娠,但有些学者考虑到提高母婴体质,建议人工流产终止妊娠。合并乙型肝炎者,尤其是慢性活动性肝炎,妊娠可使肝脏负担加重,应积极治疗,病情好转后行人工流产。中晚期妊娠合并肝炎则不主张终止妊娠,因终止妊娠时创伤、出血等可加重肝脏负担,使病情恶化,可加强孕期监护,防止妊娠高血压综合征。对个别重症患者,经各种保守治疗无效,病情继续发展时,可考虑终止妊娠。

(2)分娩期及产褥期:重点是防治出血和感染。可于妊娠近预产期前一周左右,每日肌内注射维生素 K 20～40mg,临产后再加用 20mg 静脉注射。产前应配好新鲜血,做好抢救休克及新生儿窒息的准备,如可经阴分娩,应尽量缩短第二产程,必要时可行产钳或胎头吸引助产。产后要防止胎盘剥离面严重出血,及时使用宫缩剂,必要时给予补液和输血。产时应留脐血做肝功能及抗原的测定。如有产科指征需要行剖宫产时,要做好输血准备。选用大剂量静脉滴注对肝脏影响小的广谱抗生素如氨苄西林、三代头孢类抗生素等防止感染,以免病情恶化。产褥期应密切检测肝功变化,给予相应的治疗。

(3)新生儿的处理:新生儿出生后应隔离 4 周,产妇为甲型肝炎传染期的新生儿,可于出生时及出生后 1 周内各接受 1 次丙种球蛋白注射。急性期禁止哺乳。乙肝等存在垂直传播的肝炎不宜哺乳。

7.急性重型肝炎的治疗

(1)限制蛋白质,尤其是动物蛋白摄入,每日蛋白质摄入量限制在 0.5g/(kg·d)以下。给予大量葡萄糖和适量维生素 B 族、维生素 C、维生素 K、维生素 D、维生素 E 及 ATP、辅酶 A 等。口服新霉素、庆大霉素、头孢菌素类抗生素或甲硝唑抑制肠道内细菌,盐水清洁灌肠和食醋保留灌肠清除肠道内积存的蛋白质或血液,减少氨的吸收。

(2)促进肝细胞再生,保护肝脏。

1)人血白蛋白或血浆:有助于肝细胞再生,提高血浆胶体渗透压,减轻腹水和脑水肿,白蛋白还可结合胆红素,减轻黄疸。每次 5~10g,每周 2~3 次。输新鲜血浆可补充调理素、补体及多种凝血因子,增强抗感染能力,可与白蛋白交替,每日或隔日 1 次。

2)胰高血糖素-胰岛素疗法:有防止肝细胞坏死,促进肝细胞再生,改善高氨血症和调整氨基酸代谢失衡的作用。用法:胰高血糖素 1~2mg 加胰岛素 6~12 个单位,溶于 5% 或 10% 葡萄糖溶液 250~500ml 中静脉滴注,2~3 周为一疗程。

3)其他:近年国内有些医院用新鲜制备的人胎肝细胞悬液治疗重症肝炎,有一定效果。选用精氨酸或天门冬氨酸钾镁,可促进肝细胞再生,控制高胆红素血症。剂量 400ml 的天门冬氨酸钾镁溶液,加入葡萄糖液中静滴,每日 1~2 次。

(3)控制脑水肿、降低颅内压、治疗肝性脑病:糖皮质激素应用可降低颅内压,改善脑水肿。用 20% 甘露醇或 25%、山梨醇静脉滴注,脱水效果好。应用以支链氨基酸为主要成分的复合氨基酸液可防止肝性脑病,提供肝细胞的营养素。如 6-氨基酸 520,250ml 与等量 10% 葡萄糖液,内加 L-乙酰谷氨酰胺 500mg,缓慢滴注,5~7 天为一疗程,主要用于急性重型肝炎肝性脑病。14-氨基酸 800,500ml 每天应用可预防肝性脑病。左旋多巴可通过血脑屏障,进入脑组织内衍化为多巴胺,提供正常的神经传递介质,改善神经细胞的功能,促进意识障碍的恢复。可用左旋多巴 100mg 加多巴脱羧酶抑制剂卡比多巴 20mg,静脉滴注,每天 1~2 次。

(4)出血及 DIC 的治疗:出血常因多种凝血因子合成减少;或 DIC 凝血因子消耗过多所致。可输新鲜血液、血浆;给予维生素 K_1、凝血酶复合因子注射。一旦发生 DIC,应用肝素要慎重,用量一般为 25mg 静脉点滴,根据患者病情及凝血功能再调整剂量,使用过程应加强凝血时间监测,以防肝素过量出血加剧。临产期间及产后 12 小时内不宜应用肝素,以免发生致命的创面出血。有消化道出血时可对症服云南白药或西咪替丁(甲氰咪胍)、洛赛克等。

(5)改善微循环,防止肾衰竭:可用肝素、654-2 等,能明显改善微循环,减轻肝细胞损伤。川芎嗪注射液有抑制血小板聚集,扩张小血管及增强纤维蛋白溶解等作用;双嘧达莫可抑制血小板聚集及抑制免疫复合物形成的作用;低分子右旋糖酐可改善微循环。

【预防】

病毒性肝炎尚无特异性治疗方法,除乙肝外其他型肝炎也尚无有效主动免疫制剂,故采取以切断传播途径为主的综合防治措施极为重要。

1.加强宣教和围生期保健　急性期患者应隔离治疗。应特别重视防止医源性传播及医院内感染,产房应将 HBsAg 阳性者床位、产房、产床及器械等严格分开;肝炎流行区孕妇应加强营养,增加抵抗力预防肝炎的发生。对最近接触过甲型肝炎的孕妇应给予丙种球蛋白。患肝炎妇女应于肝炎痊愈后半年、最好 2 年后怀孕。HBsAg 及 HBeAg 阳性孕妇分娩时应严格实行消毒隔离制度,缩短产程、防止胎儿窘迫、羊水吸入及软产道裂伤。

2.免疫预防　甲型肝炎灭毒活疫苗可对 1 岁以上的儿童或成人预防接种,如注射过丙种球蛋白,应于

8 周后再注射。

乙型肝炎免疫球蛋白(HBIG)是高效价的抗 HBV 免疫球蛋白,可使母亲或新生儿获得被动免疫,是预防乙肝感染有效的措施。产前 3 个月每月给 HBsAg 携带孕妇肌肉注射 HBIG,可使其新生儿的宫内感染明显减少,随访无不良反应。新生儿注射时间最好在生后 24 小时以内,一般不超过 48 小时。注射次数多效果好,可每月注射一次,共 2～3 次,剂量每次 0.5ml/kg,或每次 1～2ml。意外暴露者应急注射一般为1～2ml。最后 1 次同时开始注射乙肝疫苗。乙肝疫苗有血源疫苗及基因重组疫苗两种。基因重组疫苗免疫原性优于血源性疫苗。两种疫苗的安全性、免疫原性、保护性及产生抗体持久性相似。疫苗的免疫对象以 HBV 携带者、已暴露于 HBV 的易感者及其新生儿为主,保护率可达 80%。对 HBsAg 及 HBeAg 均阳性母亲的新生儿联合使用 HBIG 可提高保护率达 95%。全程免疫后抗体生成不好者可再加强免疫一次。HCV-DNA 疫苗的研制尚停留在动物实验基础上,但可用来源安全可靠的丙种球蛋白对抗-HCV 阳性母亲的婴儿在 1 岁前进行被动免疫。丁、戊等型肝炎尚无疫苗。

二、妊娠合并肝硬化

肝硬化是慢性弥漫性进行性肝脏疾病,病理变化主要为广泛肝细胞变性坏死、结节性增生、结缔组织纤维化及组织结构紊乱,肝内血液循环异常。妊娠合并肝硬化少见,患者年龄一般在 23～42 岁。文献报道妊娠合并肝硬化是分娩总数的 0.02%。

【肝硬化对妊娠及分娩的影响】

病毒性肝炎、慢性酒精中毒、血吸虫病、药物或化学中毒等是肝硬化的常见病因。代偿性肝硬化妊娠结局良好,失代偿性肝硬化可引起代谢障碍,对妊娠及胎儿均有不良影响,文献报道肝硬化患者流产率为8.0%～13.7%,早产率为 15%～20%,围生儿死亡率为 17.9%～18.2%,均较正常妊娠增加。在存活的婴儿中,未见先天性肝硬化报道,但低体重儿和胎儿窘迫发生率增高。

妊娠合并肝硬化使妊娠高血压综合征的发病率增高,文献报道可达 81.8%。可能与肝硬化患者肾素-血管紧张素-醛固酮系统活力增加、低蛋白血症、雌激素代谢障碍和缺氧有关,可使病情进一步恶化。肝硬化合并腹水、低蛋白、子宫肌纤维水肿等,临产后易导致宫缩乏力,产程停滞。由于凝血机制障碍、凝血因子缺乏可引起产后出血。而肝硬化患者贫血、低蛋白等使机体免疫力下降,易发生产后感染。孕产妇合并肝硬化死亡原因主要有消化道出血、产后出血和肝性脑病。文献报道,产妇病死率可达 10.34%。

【妊娠对肝硬化的影响】

妊娠是否对肝硬化有影响,学者们意见不一。部分学者认为,妊娠对肝硬化无不良影响,肝脏代偿功能好者,可正常妊娠分娩。但是大多数观点则认为妊娠加重肝脏负担,更易产生腹水,使肝硬化的病情恶化。另外,肝硬化患者多伴有食道或胃底静脉曲张,妊娠期血容量增加,门静脉系统过度充盈,妊娠子宫增大,腹内压增高,可加重食道静脉扩张,加之分娩期第二产程孕妇用力屏气等因素,均可使食道、胃底静脉曲张破裂,发生大出血,危及生命。

【诊断与鉴别诊断】

1.病史　肝硬化患者多有慢性 HBV、HCV、HDV/HBV 感染,尤其是有过活动性肝损害、慢性酒精中毒,每日摄入酒精 80 克或以上、营养不良、血吸虫感染和长期服用对肝功能有损害的药物等病史。

2.症状　肝功能代偿期,一般无症状或仅有消化不良的症状,如乏力、腹胀和食欲减退等。肝功能代偿期症状明显,腹胀和食欲减退加重,肝病面容,可出现消瘦、腹痛、贫血和牙龈出血、皮肤紫癜、胃肠道出血等倾向。出现肝性脑病、继发感染、门静脉血栓形成、肝肾综合征等并发症时可出现相应症状。

3.体征　肝功能代偿期体征可不明显,常见为肝脏轻度肿大,患者可有肝掌和蜘蛛痣,少数伴有脾脏肿大。失代偿期患者除上述表现外,查体可见贫血、水肿、腹壁静脉曲张、肝脏肿大或缩小,质地坚硬、脾脏肿大、腹水等。

4.辅助检查

(1)实验室检查:合并贫血,血红蛋白可有不同程度的降低;脾功能亢进时,血小板和白细胞计数可降低。尿胆元和尿胆红素可增加。肝功能损害的表现主要为蛋白代谢异常,血清白蛋白浓度降低,球蛋白浓度升高,凝血酶原时间延长。ALT 或 AST 正常或升高,两者和胆红素代谢一般仅用于评价疾病的活动性。肝纤维化标志物血清Ⅲ型前胶原肽、单胺氧化酶、脯氨酰羟化酶等均高于正常。

(2)超声和内镜检查:早期超声下可见肝脏略增大,以尾叶增大明显,肝表面呈结节状或细齿状,肝实质呈大小不等结节状地图样光点回声分布,伴条索样或网状回声增强。脾大,合并腹水。晚期肝脏缩小,肝表面不平。B超还可用于诊断门脉高压,检查可发现脾静脉和肠系膜上静脉之和大于门脉主干内径,或门脉及其属支内径随呼吸运动变化幅度减弱或消失。此外,B超可用于排除肝外门脉高压症。胃镜检查可直接观察胃底静脉曲张程度,判断出血原因和部位。

(3)食道钡餐 X 线检查:可显示食道静脉曲张和胃底静脉曲张的典型征象,但 x 线对胎儿有影响,孕期应用应慎重。

(4)病原学和肝组织检查:应常规行 HBV、HCV 病原标志物检测,慢性抗 HBe 阳性者,应行 PCR HBV-DNA 检测。肝穿刺或组织检查对肝硬化有确诊价值,同时可了解肝硬化的组织类型和肝细胞损害程度。

5.鉴别诊断　肝脏肿大者应与慢性肝炎、原发性肝癌、华支睾血吸虫病等鉴别。出现腹水者应与结核性腹膜炎、缩窄性心包炎、营养不良性水肿、慢性肾炎等鉴别。对胆汁性肝硬化应区别是肝内或肝外梗阻。此外,出现并发症时应与消化性溃疡出血、尿毒症糖尿病酮症酸中毒等相鉴别。

【治疗】

1.加强营养及休息,减轻肝脏负荷　包括体力负荷、营养负荷、钠水负荷和心理负荷。肝硬化处于代偿期或无症状时,可承受一般的体力劳动,以不疲劳为度。失代偿期,应以休息为主,可减少肝脏的负荷,使肝细胞有机会修复和再生。给予高维生素、适量蛋白、碳水化合物和低盐、低脂肪饮食,过分限制脂肪会影响食欲,并且影响脂溶性维生素吸收给予适量脂肪,适当食用糖,可在肝内转变为肝糖原,促使肝细胞新生,增加肝细胞对毒素的抵抗力。患者肝性脑病时,蛋白摄入量应降低,甚至暂时不给蛋白质。

2.保肝治疗　可给予促肝细胞生长因子、多种维生素、肌苷、活血化淤的中药、丹参注射液、当归注射液等药物促进肝细胞再生,抑制肝纤维化,疏通肝脏微循环。

3.并发症的治疗

(1)腹水:妊娠合并肝硬化患者大多伴有腹水,应卧床休息,限制水钠,钠盐摄入以每天 10～20mg 为宜。给予利尿剂利尿,可单用安体舒通或与呋塞米(速尿)联合使用,利尿时应防止水、电解质失调。严重的低蛋白血症应补充白蛋白、血浆或新鲜血,同时可适当给予促蛋白合成药物如 14-氨基酸 800 等。并发细菌性腹膜炎时,应使用广谱抗生素。

(2)食管静脉曲张破裂出血的预防和治疗:应避免胃内容物反流,饭后不要立即仰卧。食物应细软,药片研碎后服用。适时给予制酸剂或利尿剂,可减轻食管静脉曲张淤血的程度。如发生食管静脉曲张破裂,应与内外科医师联合积极治疗,保守治疗无效时可行门腔静脉分流术。

4.肝性脑病和肝肾综合征　给予支链氨基酸,调整支链氨基酸与芳香比例、药物降血氨、减少肠道内氨等毒性物质、胎肝细胞悬液输注等综合治疗,必要时可肝移植和肾透析治疗。

5.产科处理

(1)孕期处理:妊娠早期时,若有肝功能不全、凝血酶原时间延长或食管静脉曲张的孕妇,应尽早行人工流产术,术后应严格避孕。妊娠中晚期时,若肝功能稳定,无子女者可继续妊娠,定期产前检查,预防合并症(子痫前期、贫血等)。如果出现食管静脉曲张破裂出血,保守治疗无效,患者又迫切希望继续妊娠者,可行门腔静脉分流术,手术一般宜在孕4~5个月时进行。妊娠晚期合并肝硬化,代偿功能好者,应尽量经阴道分娩,如有食道静脉曲张破裂史,应行剖宫产为宜。

(2)分娩期处理:代偿功能好,无并发症、无产科难产情况者,大多可经阴道分娩。尽量缩短第一产程,保持孕妇安静,密切观察产程,积极处理。第二产程,应避免增加腹压,可用产钳或胎头吸引器助产。同时应做好输血、补充凝血因子等治疗准备。第三产程应使用宫缩剂,促进子宫收缩,减少出血。

三、妊娠期急性脂肪肝

妊娠急性脂肪肝(AFLP)是妊娠期特有的、致命性的少见疾病,多发于妊娠末期,以黄疸、凝血障碍、脑病及肝脏小滴脂肪变性为特征,病死率高。由于近年来对该病的认识,AFLP 的发病有所增加。国外报道 AFLP 发病率为 1/0.7 万至 1/1.6 万,国内则为 1/1.3 万至 1/100 万。该病起病急骤,病情变化迅速,临床表现与急性重型肝炎相似,既往文献报道母儿死亡率分别为 75% 和 85%,但如能做到早期诊断、早期治疗、及时终止妊娠,可降低母亲死亡率,婴儿死亡率可降至 58.3%。

【病因及发病机制】

本病的确切病因和发病机制尚不明确。迄今未发现病原感染及免疫学检查阳性的证据。目前可能的原因有:①雌孕激素异常:Crimbelt 等通过对怀孕大鼠一系列试验发现,妊娠对脂肪酸 β-氧化作用的影响与雌激素类物质有关。脂肪酸 β-氧化的损害可引起微血管代谢紊乱,使甘油三酯在肝细胞内及其他脏器内迅速堆积。妊娠是以产生大量雌、孕激素为特征,故 AFLP 有可能是因妊娠对脂肪酸代谢发生影响所致;加之妊娠时肝内糖原的储备减少,更有利于脂肪沉着在肝细胞内。②先天遗传性代谢障碍:由于有复发病例及其子代有遗传性缺陷报道,Schoemen 等提出 AFLP 可能是先天遗传性代谢疾病。③其他:感染、中毒、药物、营养不良、妊娠应激反应等多种因素对线粒体脂肪酸氧化的损害作用也可能是本病的诱因,如饮食中缺乏蛋氨酸,肝脏无法将甘油三酯形成脂蛋白而转送出去,造成肝内脂肪增多等。

【临床表现】

AFLP 可发生于妊娠 28~40 周,多见于第 1 胎、孕 35 周左右。病情变化急剧,初期仅有恶心、乏力、全身不适等消化道症状,同时可伴有上腹痛或头痛。相继出现黄疸,进行性加深,一般无瘙痒。1~2 周后病情迅速变化,出现少尿、皮肤瘀斑、瘀点、消化道出血等凝血障碍性出血表现,进而发展为暴发性肝肾衰竭、肝性脑病、昏迷、休克及死胎、早产、死产等,患者可于短期内死亡。少数患者可有急性胰腺炎、低血糖、低蛋白血症等。AFLP 多伴有高血压、蛋白尿和水肿。

【诊断】

AFLP 易发生于妊娠晚期,以肝脏严重脂肪变性为主,常伴有肾、胰、脑等脏器的损害,病情发展迅速,极易死亡。诊断除根据病史、临床特点外,可参考考助检查,确诊则依赖于组织学检查。

1.实验室检查

(1)血常规:外周血白细胞计数升高,可达(15.0~30.0)×10⁹/L,出现中毒颗粒,并见幼红细胞和嗜碱性点彩红细胞;血小板计数减少,外周血涂片可见肥大血小板。

(2)血清总胆红素中度或重度升高,以直接胆红素为主,一般不超过 200μmol/L,尿胆红素阴性;血转氨酶轻度或中度升高,ALT 不超过 300U/L,有酶胆分离现象;血碱性磷酸酶明显升高;血清白蛋白偏低,脂蛋白升高。

(3)血糖可降至正常值的 1/3～1/2,是 AFLP 的一个显著特征;血氨升高,出现肝性脑病时可高达正常值的 10 倍;血尿素氮、肌酐和尿酸均升高。

(4)凝血酶原时间和部分凝血酶原时间延长,纤维蛋白原降低。

2.影像学检查 B 超见肝区的弥漫性高密度区,回声强弱不均,呈雪花状,有典型的脂肪肝波形。CT 及 MRI 检查可显示肝内多余的脂肪,肝实质呈均匀一致的密度减低。

3.肝活检 病理符合 AFLP 改变是确诊的金标准,可在 B 超定位下行肝穿刺活检。

(1)光镜观察:肝组织学的典型改变为肝小叶结构正常,肝细胞弥漫性、微滴性脂肪变性,肝细胞肿大,以小叶中央静脉附近的肝细胞多见;胞浆内散在脂肪空泡,胞核仍位于细胞中央,结构不变;可见胆汁淤积,无炎性细胞浸润。HE 染色下,肝细胞呈气球样变,是本病最早的形态学改变,肝窦内可见嗜酸性小体。如肝细胞受损严重,则出现明显的坏死和炎症反应。

(2)电镜检查:电镜下可见线粒体明显肿大,出现破裂、疏松和嵴减少,并见类结晶包涵体。滑面和粗面内质网、高尔基体内充满脂质而膨胀。

【鉴别诊断】

1.急性重症病毒性肝炎 血清免疫学检查应为阳性,尿三胆阳性,血清转氨酶升高明显;血白细胞正常,外周血无幼红细胞和点彩红细胞;低血糖少见,肾衰出现较晚;肝组织活检见肝细胞广泛坏死,肝小叶结构破坏。终止妊娠不能使病情改善。

2.HELLP 综合征 是妊娠高血压综合征的严重并发症,以溶血、肝酶升高、血小板降低为特点。凝血酶原时间、部分凝血酶原时间和纤维蛋白原正常,3P 试验阴性,很少发生 DIC;转氨酶升高更明显,不存在低血糖症,意识障碍较少发生。

3.肝内胆汁淤积症 以瘙痒为主,黄疸虽重,但肝损害较轻,肝酶轻度增高,无凝血机制障碍和神经系统症状,尤全身多脏器损害,患者预后好。肝组织活检示肝实质和间质结构正常,胆小管内有胆栓形成。

【处理】

1.早诊、早治 提高认识,早期诊断、早期处理及早诊治,及时终止妊娠,是改善 AFLP 预后的关键。目前无特殊药物治疗该病,应尽可能行肝穿刺明确诊断,一旦确诊,应尽快结束分娩。肝穿刺应尽可能在早期进行,晚期患者有出血倾向,或有各脏器衰竭时,肝穿刺危险性大而不宜进行。

2.保肝、纠正水电解质平衡 给予低蛋白质、高碳水化合物、低脂肪饮食。可用维生素 C、ATP、辅酶 A、六合氨基酸静滴。给予去氨去脂类药物如:谷氨酸、γ-氨酪酸、精氨酸等降低血氨;肝乐、肝宁、肌醇、蛋氨酸等去脂。给予维生素 B$_{12}$ 促进上皮生长;肝泰乐有护肝和解毒作用。给予葡萄糖、电解质以纠正低血糖和水、电解质失调。

3.输血和血浆置换 可输新鲜全血、血红细胞、血小板、白蛋白、新鲜血浆等维持血容量。国外应用换血、血液透析、血浆置换等方法取得了一定的效果。杨伟文等对尿少或有大量腹水者腹腔留置橡皮引流管,以达到腹膜透析或缓解腹胀的目的。并发肾衰者中,腹腔引流液每天可达 3000ml 左右,第三天患者尿量可由 300ml/d 增加到 800ml/d,直至正常量,腹腔引流液也显著减少。

4.其他治疗 应用肾上腺皮质激素如氢化可的松 200～300mg/d 静滴,可保护肾小管上皮的功能;应用抗凝剂、H-受体阻滞剂,维持胃液的 pH 大于 5,防止发生胃应激性溃疡。如并发肾衰竭,扩血管利尿无效时应立即给予血液透析、人工肾等治疗;及时发现 DIC,早期给予小剂量肝素治疗,可适当给予凝血酶原复合物治疗。给予对肝脏影响小的广谱抗生素,预防和控制感染。

5.产科处理　AFLP是与妊娠有关的疾病,起病凶险,目前尚未有分娩前康复的报道,因此,一旦确诊或高度怀疑本病,应及时终止妊娠,减轻肝脏负荷,制止病情的进一步发展。关于分娩方式,如患者病情不甚危重,无全身各器官衰竭的症状,宫颈条件好,估计短期内可以经阴道分娩者,可给予引产。如病情较重,疾病来势凶猛,宫颈条件差、胎位异常、短时间不能经阴分娩者,应迅速行剖宫产结束分娩。应选择局麻或硬膜外麻醉,而不用全麻。为防止术中出血、渗血,术前可在应用止血药的基础上,补充一定量的凝血因子,并尽可能改善低血糖。术后可滴注缩宫素预防产后出血。如出血不能控制,应及时行髂内动脉结扎术或子宫切除术。经上述处理后,多数产妇预后良好,一般于产后1个月左右康复。本病一旦治愈,再次妊娠很少复发。

四、妊娠期肝内胆汁淤积症

妊娠期肝内胆汁淤积症(ICP)主要发生在妊娠晚期,少数发生在妊娠中期,以皮肤瘙痒和胆酸高值为特征,主要危及胎儿。发病率为0.8%～12.0%,有明显的地域和种族差异,智利发病率最高,国内无确切的ICP流行病学资料。

【病因】

目前尚不清楚,可能与雌激素、遗传及环境等因素有关。

1.雌激素作用　妊娠期体内雌激素水平大幅度增加。雌激素可使Na^+/K^+-ATP酶活性下降,能量提供减少,导致胆酸代谢障碍;可使肝细胞膜中胆固醇与磷脂比例上升,流动性降低,从而影响了对胆酸的通透性,使胆汁流出受阻;作用于肝细胞内雌激素受体,改变肝细胞蛋白质的合成,导致胆汁回流增加。上述因素综合作用可能导致ICP的发生。临床研究发现:①高雌激素水平的双胎妊娠ICP的发病率明显高于单胎妊娠,但三胎妊娠与ICP的关系尚有待进一步明确;②ICP仅在孕妇中发生,并在产后迅速消失;③应用避孕药或孕激素的妇女发生的胆汁淤积性肝炎类似于ICP的临床表现,但测定ICP血中雌、孕激素与正常妊娠一样平行增加,且雌、孕激素的合成是正常的,提示ICP可能是雌激素代谢异常及肝脏对雌激素的高敏感性所致。

2.遗传与环境因素　流行病学研究发现,世界各地ICP发病率明显不同,并且在母亲或姐妹中有ICP病史的孕妇ICP发病率明显增高,其完全外显的特性及母婴直接传播的特性,符合孟德尔显性遗传规律,表明遗传及环境因素在ICP发生中起一定作用。

【对母儿的影响】

1.对孕妇的影响　ICP患者脂溶性维生素K的吸收减少,致使凝血功能异常,导致产后出血,也可发生糖、脂代谢紊乱。

2.对胎儿、新生儿的影响　由于胆汁酸毒性作用,使围生儿发病率和死亡率明显升高。可发生胎膜早破、胎儿窘迫、自发性早产或孕期羊水胎粪污染。此外,尚有胎儿生长受限,妊娠晚期不能预测的胎儿突然死亡,新生儿颅内出血,新生儿神经系统后遗症等。

【临床表现】

1.症状　多数患者首发症状为妊娠晚期发生无皮肤损伤的瘙痒,约80%患者在孕30周后出现,有的甚至更早。瘙痒程度不一,常呈持续性,白昼轻,夜间加剧。瘙痒一般先从手掌和脚掌开始,然后逐渐向肢体近端延伸甚至可发展到面部,但极少侵及黏膜,这种瘙痒症状于分娩后数小时或数日内迅速消失。严重瘙痒时引起失眠和疲劳、恶心、呕吐、食欲减退及脂肪痢。

2.体征　四肢皮肤可见抓痕;20%～50%患者在瘙痒发生数日至数周内出现轻度黄疸,部分病例黄疸与瘙痒同时发生,于分娩后数日内消退。同时伴尿色加深等高胆红素血症表现,ICP孕妇有无黄疸与胎儿预后关系密切,有黄疸者羊水粪染、新生儿窒息及围生儿死亡率均显著增加。无急慢性肝病体征,肝大但质地软,有轻压痛。

【诊断】

确诊依靠实验室检查。

1.血清胆酸 胆汁中的胆酸主要是甘胆酸(CG)及牛磺酸,其比值为 3:1,临床上常通过检测血清中CG值了解胆酸水平。ICP患者血甘胆酸浓度在 30 周时突然升高至 $2\sim2.5L\mu mol/L$,为正常水平的 100 倍左右,并持续至产后下降,$5\sim8$ 周后恢复正常。血清胆酸升高是 ICP 最主要的特异性证据。在瘙痒症状出现或转氨酶升高前数周血清胆酸已升高,且其值越高,病情越严重,出现瘙痒时间越早,因此测定孕妇血清甘胆酸不但是早期诊断 ICP 最敏感的方法,对判断病情严重程度和及时监护、处理均有参考价值。

2.肝功能 大多数 ICP 患者的门冬氨酸转氨酶(AST)、丙氨酸转氨酶(ALT)轻至中度升高,为正常水平的 $2\sim10$ 倍,ALT 较 AST 更敏感;部分患者血清胆红素轻至中度升高,很少超过 $85.5\mu mol/L$,其中直接胆红素占 50% 以上。

3.产后胎盘病理检查 ICP 可见母体面、胎儿面及羊膜均呈不同程度的黄色和灰色斑块,绒毛膜板及羊膜有胆盐沉积,滋养细胞肿胀、数量增多,绒毛基质水肿,间隙狭窄。

【鉴别诊断】

诊断 ICP 需排除其他能引起瘙痒、黄疸和肝功能异常的疾病。ICP 患者无发热、急性上腹痛等肝炎的一般表现,如果患者出现剧烈呕吐、精神症状或高血压,则应考虑为妊娠急性脂肪肝和先兆子痫。分娩后 ICP 患者所有症状消失,实验室检查异常结果恢复正常,否则需考虑其他原因引起的胆汁淤积。

【治疗】

ICP 治疗的目的是缓解瘙痒症状,恢复肝功能,降低血胆酸水平,改善妊娠结局。重点是胎儿宫内安危监护,及时发现胎儿宫内缺氧并采取措施。

1.一般处理 适当卧床休息,取左侧卧位增加胎盘血流量,间断吸氧、给予高渗葡萄糖液、维生素类及能量,既保肝又可提高胎儿对缺氧的耐受性。定期检测肝功能、血甘胆酸、胆红素。

2.药物治疗 可使孕妇临床症状减轻、胆汁淤积的生化指标和围生儿预后改善,常用的药物有:

(1)考来烯胺(消胆胺):能与肠道内胆酸和其他有机离子结合后形成不被吸收的复合物从粪便中排出,从而阻断胆酸的肝肠循环,降低血清胆酸的浓度,有助于减轻瘙痒症状,但不能改善生化参数异常及胎儿预后。用量每次 4g,每日 $2\sim3$ 次口服。由于考来烯胺影响脂溶性维生素 K、脂肪和其他脂溶性维生素吸收,可使凝血酶原时间延长,可发生脂肪痢,因此用药同时应补充维生素 K 和其他脂溶性维生素。

(2)苯巴比妥:此药可诱导酶活性和产生细胞素 P450,增加胆酸盐流量,改善瘙痒症状;可使肝细胞微粒体与葡萄糖醛酸结合,降低血清胆酸水平;但生化参数变化不明显,一般用量为每次 0.03g,每日 3 次口服,可连用 $2\sim3$ 周。

(3)地塞米松:可诱导酶活性,能通过胎盘减少胎儿肾上腺脱氢表雄酮的分泌,降低雌激素的产生而减轻胆汁淤积并能促进胎肺成熟,从而降低高胆酸血症所致的死胎及早产所引起的新生儿呼吸窘迫综合征。一般用量为每日 12mg 口服,连用 7 日,后 3 日逐渐减量直至停药。

(4)熊去氧胆酸:人体内一种内源性胆酸,服用后抑制肠道对疏水性胆酸的重吸收从而改善肝功能,降低胆酸水平,改善胎儿胎盘单位的代谢环境,延长胎龄。用法为 $15mg/(kg \cdot d)$,分 3 次口服,共 20 日,ICP 瘙痒症状和生化指标均有明显改善。停药后症状和生化指标若有波动,继续用药仍有效。

3.产科处理

(1)产前监护:妊娠晚期加强监护,尽可能防止胎儿突然死亡。从孕34周开始每周行NST试验,警惕基线胎心率变异消失,以便及时发现慢性胎儿宫内缺氧;每日测胎动,若12小时内胎动少于10次应考虑胎儿有宫内窘迫;定期行B型超声检查,警惕羊水过少的发生。

(2)适时终止妊娠

1)终止妊娠指征:足月后尽早终止妊娠可以避免继续待产突然出现的死胎风险。孕妇出现黄疸症状,胎龄已达36周;羊水量逐渐减少;无黄疸妊娠已足月或胎肺已成熟。

2)终止妊娠方式:以剖宫产结束分娩为宜,因经阴道分娩可加重胎儿缺氧,甚至导致死亡,亦有发生新生儿颅内出血的危险。

五、妊娠合并急性胆囊炎

妊娠合并急性胆囊炎可发生于妊娠各期,妊娠晚期和产褥期多见,发生率约为0.8%,仅次于妊娠合并阑尾炎,较非孕期高,50%的患者伴有胆囊结石。

【病因】

1.胆汁淤积　90%以上的胆汁淤积由结石嵌顿引起,结石可引起胆囊出口梗阻,胆囊内压增高,胆囊壁血运不良,发生缺血性坏死;淤积的胆汁可刺激胆囊壁,引起化学性炎症,如胰液反流,胰消化酶侵蚀胆囊壁引起急性胆囊炎。

2.细菌感染　由于胆汁淤积,细菌可繁殖,经血流、淋巴或胆管逆行进入胆囊,引起感染。感染原以革兰阴性杆菌为主,70%为大肠杆菌,其次为葡萄球菌、变形杆菌等。

3.妊娠的影响　妊娠期雌、孕激素大量增加,胆囊壁肌层肥厚,胆囊平滑肌松弛,胆囊收缩力下降,胆囊容量增大2倍,胆囊排空延迟,加之胆汁中胆固醇含量增高,胆固醇和胆盐的比例改变,胆汁黏稠度增加易发生胆囊炎;妊娠子宫增大压迫胆囊也可引起胆囊炎。

【临床表现】

一般为饱餐或过度疲劳后发生,夜间多见,疼痛为突发性,右上腹多见,也可见于上腹部正中或剑突下,阵发性加剧。疼痛可放射至右肩部、右肩胛下角或右腰部,少数患者可放射至左肩部。70%~90%的患者可有恶心和呕吐;80%左右的患者出现寒战、发热;25%左右的患者合并黄疸。严重感染时可出现休克。右上腹压痛明显,右季肋下可触及肿大的胆囊,并发腹膜炎时可有腹肌紧张和反跳痛,部分患者墨菲征阳性;妊娠晚期由于增大的子宫掩盖,腹部体征可不明显。

【诊断和鉴别诊断】

1.根据病史、临床表现和体征即可初步诊断。

2.辅助诊断方法

(1)实验室检查:血白细胞总数和中性粒细胞升高,可达$20\times10^9/L$;血清总胆红素和直接胆红素升高,尿胆红素阳性;血清丙氨酸氨基转移酶和天门冬氨酸氨基转移酶轻度升高;血或胆管穿刺液细菌培养阳性。

(2)B超检查:简便、无创,是妊娠期诊断急性胆囊炎的常用手段,超声可显示胆囊大小,囊壁厚度,胆管是否扩张,通过胆石光影和声影,判断胆囊和胆管内结石的大小和数量,排除胆管畸形、炎症和肿瘤。

(3)逆行胰胆管造影、经皮肝穿刺胆管造影术、胆管闪烁显像术等诊断率虽高,但存在射线的危害,应慎重使用。

妊娠合并急性胆囊炎应与妊娠期急性阑尾炎、妊娠高血压综合征合并 HELLP 综合征、急性黄疸型病毒性肝炎、妊娠期急性脂肪肝、右肾绞痛等相鉴别。

【处理】

妊娠合并急性胆囊炎的治疗原则是保守治疗为主,适当控制饮食,缓解症状,给予抗生素预防感染,消除并发症,必要时手术治疗。

1.保守治疗

(1)控制饮食:重症患者应禁食,轻症患者症状发作期,应禁脂肪饮食,如在缓解期可给予高糖、高蛋白、低脂肪、低胆固醇饮食。适当补充液体,补充维生素,纠正水、电解质失调。

(2)对症治疗:可用解痉止痛剂如阿托品 0.5～1mg 肌肉注射或哌替啶(度冷丁)50～100mg 肌肉注射。硝酸甘油、美沙酮、吲哚美辛(消炎痛)等也有解痉镇痛作用,可适当选用。症状缓解期可适当服用利胆药如选用 50％硫酸镁 10～15ml,每天 3 次口服,可使 Oddi 括约肌松弛,促进胆囊排空。其他利胆药有去氢胆酸、熊去氧胆酸、利胆素等。

(3)抗感染治疗:应选用广谱抗生素。头孢菌素类在胆汁中的浓度远高于血液,且对胎儿无不良影响,应作为首选,其中先锋铋在胆汁中的浓度是血液浓度的 100 倍,是治疗严重胆管感染的有效抗生素。

2.手术治疗   妊娠期急性胆囊炎胆囊结石大部分经过保守治疗可以获得缓解,但急性胆囊炎的治疗宜个体化,如有下列情况应考虑手术治疗:

(1)非手术治疗无效,病情加重。

(2)上腹部出现肿块或胆囊积脓。

(3)有明显腹膜炎体征,或疑有坏疽性胆囊炎、胆囊穿孔或胆囊周围积液。

(4)出现梗阻性黄疸,并有胆总管结石、急性胆管炎或急性胰腺炎者。

(5)病情重,难以与急性阑尾炎区别者。

(6)妊娠期胆绞痛反复发作(超过 3 次)的胆结石。

除非病情危急,应选择妊娠中期手术,此期流产率约为 5％左右,低于妊娠其他时期。如近预产期,最好等到产后再行手术治疗。手术后应给予保胎治疗。手术方式主要有胆囊造口引流术、胆总管引流术、胆囊切除术或病灶局部脓液引流术。文献报道可在腹腔镜下行胆囊切除术,未发生孕妇及胎儿死亡,并不增加流产和早产率,但报道例数较少,尚有待于进一步研究、评价。

六、妊娠合并急性胰腺炎

妊娠合并急性胰腺炎(AP)的发生率文献报道不一,一般认为发病率为 1/100～1/11000,与非孕期相同,或略低于非孕期。可发生于妊娠的任何时期,以妊娠末期和产褥期最为常见,妊娠早中期相对较少,而产褥期发病较易发生漏诊和误诊。20 世纪 90 年代以来,国外文献报道妊娠期急性胰腺炎孕产妇和围生儿死亡已很少发生,国内孕产妇病死率及围生儿病死率仍在 20％～50％之间,严重威胁母婴健康。

【病因】

妊娠合并急性胰腺炎的病因很多,近年来研究表明,胆管疾病最为多见,约占 50％,其中胆石症约占 67％～100％。其他原因可能与妊娠剧吐、增大的子宫机械性压迫致胰管内压增高、妊娠高血压综合征先兆子痫、胰腺血管长期痉挛、感染、甲状旁腺功能亢进,诱发高钙血症、噻嗪类利尿药及四环素等药物的应用、酒精中毒等有关。加之妊娠期神经内分泌的影响,胆管平滑肌松弛,Oddi 括约肌痉挛,胰液反流入胰管,胰酶原被激活,胰液分泌增多,胰管内压力增高,胰组织发生出血水肿,更易导致胰腺炎的发生。妊娠期脂质代谢异常,甘油三酯升高,血清脂质颗粒栓塞胰腺血管,可造成急性胰腺炎,引起不良后果。

【临床表现】

起病急,饱餐或饮酒后发生突发性左上腹或中上腹部持续性疼痛,阵发性加剧是90%～95%患者的主诉。疼痛可向左肩部或左腰部放射,弯腰时减轻,进食后可加剧。大部分患者伴有恶心、呕吐,严重者可吐出胆汁,呕吐后疼痛不能缓解。如出现肠麻痹患者可持续性呕吐,少数患者会发生消化道出血。另外患者可有发热、黄疸、肠梗阻和休克等表现。

【诊断与鉴别诊断】

1.详细询问病史　了解有无发病诱因。妊娠期任何上腹部疼痛的患者均应考虑到急性胰腺炎的可能。

2.症状和体征　上腹部疼痛、恶心、呕吐是急性胰腺炎的三大症状。体征与症状相比较轻,可有上腹部压痛,腹肌紧张,反跳痛不明显,尤其是妊娠晚期,由于子宫增大,腹部膨隆,胰腺位置相对较深,体征更不典型。并发弥漫性腹膜炎时,全腹压痛,腹肌紧张,可有腹胀、肠鸣音消失等肠麻痹的体征。

3.辅助检查

(1)血、尿淀粉酶:血清淀粉酶值一般于发病2～6个小时开始升高,12～24小时左右达到高峰,48～72小时后开始下降,持续3～5天。Somogyi法正常值为40～180U,如增高>500U,有早期诊断意义。尿淀粉酶一般比血淀粉酶升高晚2～12个小时,持续1～2周后缓慢下降。Winslow法测定正常值为8～32U,高于250U有临床诊断价值。

(2)血清脂肪酶:胰管阻塞后,血清中脂肪酶可升高,一般病后72小时开始上升,持续7～10天。Tietz法正常值为$(0.1～1.0)×10^3 U/L$,急性胰腺炎时,90%的患者可超过此值。尤其对于晚期重症患者,由于胰腺破坏,淀粉酶反而降低时,持续增高的血清脂肪酶有诊断意义。

(3)急性胰腺炎时血清胰蛋白酶、淀粉酶/肌酐清除率、血白细胞计数、血细胞比容、血糖、血脂、胆红素、碱性磷酸酶等均可增高。

(4)影像学检查:B超可显示胰腺体积增大,实质结构不均,界限模糊。出血、坏死时,可见粗大强回声及胰周围无声带区。国外文献报道,70%的妊娠期急性胰腺炎腹部超声有异常,其中56%为多发性胆石引起,7%为胆汁淤积,5%可见胆囊壁增厚。增强CT示胰腺增大,以体尾部为主,有明显的密度减低区,小网膜区、肠系膜血管根部及左肾周围有不同程度的浸润。文线摄片、磁共振、胰胆管或胰血管造影等必要时也可协助诊断。

急性胰腺炎须与急性胃肠炎、上消化道溃疡穿孔、急性胆囊炎、胆绞痛、急性肠梗阻、重症妊高征、肠系膜血管栓塞等及妊娠合并症鉴别。

【处理】

妊娠期急性胰腺炎与非妊娠期治疗基本相同,主要为保守治疗。90%的急性单纯性胰腺炎效果好,而急性坏死性胰腺炎,胰腺脓肿,化脓性腹膜炎时,可危及产妇生命,应用手术治疗。所有的患者均应给予病情监护,观察生命体征,测定各项生化指标,防止心、肺、肾等并发症的发生。

1.保守治疗

(1)禁食、胃肠减压:可减少胰酶的分泌,防止胃肠的过度胀气,至腹痛减轻后可进少量流质饮食。

(2)解痉、镇痛:解痉常用阿托品0.5mg,肌肉注射,每天3～4次。也可给予普鲁苯辛15mg,每天3～4次。可解除胰管痉挛,使胃液、胰液分泌减少,可预防Oddi括约肌收缩。疼痛剧烈时,给予哌替啶(度冷丁)50～100mg肌肉注射,2～6小时1次,或给予吗啡10mg肌肉注射。

(3)抗休克治疗:每天给予补液3000～4000ml。其中,1/3应为胶体液。以纠正水电解质失调,维持血容量,提高胶体渗透压。

（4）阻止胰腺分泌，抑制胰酶活性的药物：可用西咪替丁抑制胃酸分泌，20mg 口服或静脉滴注；奥曲肽（善得定）0.1～0.5mg 皮下注射，每天 4 次，因对母儿影响尚未有长期随访经验，应用时需慎重；胞二磷胆碱 500mg 静脉滴注，每天 1～2 次，连用 1～2 周。胰肽酶可抑制胰蛋白酶，阻止胰腺中其他蛋白酶原的激活和胰蛋白酶原自身的激活；福埃针 FOY、FUT-175 等可抑制蛋白酶，舒缓素、纤维蛋白酶的活性及抑制胰激肽类的生成，可选择应用。

（5）抗生素的应用：宜选用对胎儿没有影响的广谱抗生素，如头孢类抗生素。青霉素因不能透过血胰屏障，治疗效果受到影响。

（6）其他治疗：重症患者可能发生休克，国外文献报道可通过进行血浆置换，治疗妊娠期高血脂性胰腺炎，血浆甘油三酯水平可降低 70%～80%，血浆黏度降低 50%，严重病例可应用肾上腺皮质激素，及时处理酸中毒和低钠、低钙和低镁血症。及时应用全胃肠外营养，可满足母体及胎儿对营养的要求。

2.手术治疗　如发生急性坏死性胰腺炎、胰腺脓肿、化脓性腹膜炎等保守治疗无效时，应考虑行手术治疗。手术包括对胰腺本身的手术和对于胰腺炎相关的手术如胆管或胰床引流、病灶清除或切除术。胆源性 AP 合并胆管梗阻而短期内未缓解者，首选经十二指肠镜下行 Oddi 括约肌切开取石及鼻胆管引流，已被证实对母亲和胎儿相对安全。最佳手术日期应在妊娠中期和产褥期。如在妊娠晚期，增大的子宫妨碍手术的进行，可先作剖宫产再做胰腺手术。

【预后】

母儿的危险性与胰腺炎病情轻重有关，文献报道母亲病死率为 5%～37%，急性重症胰腺炎胎儿病死率可达 40%。近年来，由于诊断及治疗技术的改变，为妊娠急性胰腺炎预后的改善提供了条件，但总死亡率仍高于一般产科人群，早期诊断和早期治疗是降低妊娠期急性胰腺炎孕妇及围生儿死亡率，改善预后的基础。

七、妊娠合并急性阑尾炎

急性阑尾炎是妊娠期常见的外科急腹症，可发生于妊娠的各个阶段，在妊娠妇女中发生率为 0.1%～0.3%。与非孕期大致相同，但妊娠后半期阑尾炎并发穿孔率明显升高，较非孕期高 1.5～3.5 倍，可能是孕妇的特殊生理和解剖改变，使阑尾炎的诊断和治疗受到影响所致。妊娠期急性阑尾炎是一种比较严重的并发症，应及时诊断和处理，以改善母儿预后。

【特点】

1.妊娠期阑尾解剖位置的改变：在妊娠过程中，由于孕期子宫的增大，盲肠和阑尾的位置不断向上、向外移位。妊娠 3 个月末时，阑尾的基底部位于髂嵴下 2 横指处，妊娠 5 个月末达髂嵴水平，妊娠 8 个月末则上升到髂嵴上 2 横指处，而接近足月妊娠时，阑尾可达到右肾上极或胆囊处，分娩 10 天后恢复到原来的正常位置。在盲肠向上移位的同时，阑尾转向外后方而被妊娠子宫掩盖，如果局部有粘连，阑尾也可能不随妊娠子宫的增大而上升。

2.由于阑尾位置的升高、妊娠子宫覆盖病变、妊娠时腹壁变薄、松弛等，腹痛部位及压痛点就不在传统的麦氏点而相应地移到右上腹或后腰部。腹部疼痛和阑尾压痛点不明显、不固定，部位升高甚至可达右肋下胆囊区。查体时可无肌紧张和反跳痛体征。文献报道仅 50%～60% 患者有典型的转移性腹痛。

3.妊娠期盆腔器官充血，阑尾也充血，炎症发展快，易发生阑尾坏死和穿孔；增大的子宫将大网膜和小网膜推移向上，加之胎儿的活动，大网膜无法达到阑尾区包围感染灶，炎症不易局限，常引起弥漫性腹膜炎，如发生膈下脓肿，患者预后严重。

4.妊娠期肾上腺皮质激素水平增高,抑制了孕妇的免疫机制,降低了组织对炎症的反应,使早期症状和体征不易被发现;增加了淋巴回流量和淋巴回流速度,使炎症迅速扩散,阑尾穿孔坏死、弥漫性腹膜炎的发生率升高,且发生较早。

5.增大的子宫压迫膀胱和输尿管,可引起尿潴留和尿频、尿急、尿痛等膀胱刺激症状;压迫直肠,可引起直肠淤血水肿,出现便秘、便频、里急后重和黏液血便等症状,给阑尾炎的诊断造成困难。

6.感染易波及子宫浆膜层或通过血液侵入子宫、胎盘,引起子宫收缩,诱发流产或早产;细菌毒素可导致胎儿缺氧,甚至死亡。产后子宫缩复迅速,如使已局限的阑尾脓肿破溃,可发生急性弥漫性腹膜炎,病情危重,应予重视。

【病理机制】

急性阑尾炎按病情进展可分为急性单纯性阑尾炎、急性化脓性阑尾炎、急性坏疽性阑尾炎和阑尾穿孔。妊娠合并阑尾炎由于有其特殊性,更易发生阑尾穿孔,继发弥漫性腹膜炎,给母婴生命带来极大危险。

阑尾炎早期阑尾充血水肿,炎症仅局限在黏膜层,为单纯性阑尾炎;以后炎症进一步发展,阑尾高度充血,肿胀明显,阑尾腔可见溃疡及黏膜坏死,有小脓肿形成,为急性化脓性阑尾炎。后期部分或整个阑尾全层坏死,呈暗红色或黑色,如合并穿孔,炎症局限,可形成阑尾周围脓肿,如果炎症播散,引起弥漫性腹膜炎,可导致脓毒血症、麻痹性肠梗阻、门静脉炎、多发性肝脓肿等,后果严重。

【临床表现】

1.症状

(1)腹痛:大多数妊娠合并急性阑尾炎时转移性腹痛这一固有的规律发生改变,腹痛往往先从剑突下开始,延及脐周,数小时或十几个小时后,转移至右侧下腹部。一部分患者症状不典型。妊娠早期,阑尾炎的症状与非妊娠时相似,妊娠中后期,由于妊娠子宫的增大,阑尾的位置发生改变,孕妇疼痛的部位可达右肋下肝区或右后腰区,疼痛可能较非孕期轻。

(2)其他症状:可有恶心、呕吐,腹泻等症状,有些患者可伴有发热、全身不适或乏力。

2.体征　妊娠期阑尾炎的压痛点可随子宫的增大而不断上移,妊娠早期,右下腹麦氏点处,有压痛和反跳痛,伴有肌紧张。如阑尾发生坏疽或穿孔,可形成阑尾周围脓肿或弥漫性化脓性腹膜炎,出现相应体征。妊娠中晚期,压痛点可偏高,腹部反跳痛和肌紧张等不明显。如伴有阑尾周围脓肿,可触及包块,并伴有压痛。由于压痛部位可因子宫的掩盖而不清,可采用以下方法协助诊断:①Bryan试验:可作为区别阑尾炎与子宫疾病的可靠体征,具体方法:嘱患者采取右侧卧位,妊娠子宫移至右侧而引起疼痛,可提示疼痛非子宫的疾病造成。②Alder试验:患者平卧,检查者将手指放在阑尾区最明显的压痛点上,然后,嘱患者左侧卧位,子宫倒向左侧后,如压痛减轻或消失,说明疼痛来自子宫。如压痛较平卧位时更明显,则阑尾本身病变的可能性较大。

3.辅助检查

(1)血象:妊娠期白细胞计数呈生理性增加,至孕晚期可达$(9\sim10)\times10^9/L$,分娩或应激状态时可达$25\times10^9/L$。因此,仅用白细胞计数增高协助诊断阑尾炎意义不大。如分类有核左移,中性粒细胞超过80%或白细胞持续$\geq18\times10^9/L$,有临床意义。

(2)影像学检查:B超是简单安全的检查方法,可见阑尾呈低回声管状结构,僵硬,压之不变形、横切面呈同心圆似的靶向图像,直径$\geq7mm$。X线和CT可显示阑尾区气影、阑尾改变、脓肿等,对阑尾炎诊断价值不大,妊娠期应慎用。

【诊断和鉴别诊断】

详细询问病史,文献报道,妊娠期急性阑尾炎患者中,20%～40%孕妇有慢性阑尾炎病史。应根据妊

娠期急性阑尾炎的临床特点,结合症状和体征,参考辅助检查指标,尽早确诊和治疗,以改善母儿预后。本病应与下列病种相鉴别:

1.卵巢肿瘤蒂扭转　多见于妊娠早、中期及产后,常有下腹部包块史,表现为突发性、持续性下腹痛,如肿瘤血运受阻,肿瘤坏死,可有局限性腹膜炎表现。双合诊检查,可触及囊性或囊实性包块,有触痛,B超可明确诊断。

2.异位妊娠破裂　应与妊娠早期急性阑尾炎鉴别。患者停经后可有少量不规则阴道流血,持续性下腹痛和肛门坠胀感。双合诊检查,宫颈举痛明显,后穹隆可饱满、触痛,右附件区可触及包块,B超显示盆腔内有液性暗区,如后穹隆穿刺抽出不凝血,即可确诊。

3.右侧急性肾盂肾炎　起病急骤,一般寒战后出现高热,疼痛始于腰胁部,沿输尿管向膀胱部位放射,同时伴有尿痛、尿频、尿急等膀胱刺激症状。查体右侧肾区叩击痛明显,输尿管点和肋腰点有压痛,无腹膜刺激症状。尿常规镜下可见大量脓细胞和白细胞管型。

4.右侧输尿管结石　绞痛剧烈,疼痛部位在腰胁部,向大腿内侧和外生殖器放射。实验室检查,尿中可见红细胞,X线或B超显示尿路结石,即可确诊。

5.胆绞痛　多见于急性胆囊炎和胆石症。疼痛多见于右上腹肋缘下,阵发性绞痛,夜间多发,可向右肩部、右肩胛下角或右腰部放射。80%的患者可有寒战、发热、恶心、呕吐,亦可有阻塞性黄疸。X线、B超或胆囊造影可协助诊断。

6.上消化道溃疡急性穿孔　常有溃疡病史,一般为全腹疼痛,查体腹肌紧张,压痛反跳痛明显。X线立位检查,多有膈下游离液体,可协助诊断。

7.胎盘早剥　应与妊娠晚期急性阑尾炎鉴别。胎盘早剥常有妊高征和外伤史,腹痛剧烈,检查子宫坚硬,僵直性收缩,胎心变慢或消失,产妇可有急性失血及休克症状。腹部B超显示胎盘后血肿,可明确诊断。

8.其他　妊娠期急性阑尾炎尚需与妊高征、HELLP综合征、产褥感染、子宫肌瘤变性肠梗阻、急性胰腺炎等鉴别。

【治疗】

1.妊娠期　妊娠期急性阑尾炎的治疗原则是早期诊断,无论妊娠期限和病变程度如何,一经确诊,原则上应及时手术治疗,对高度可疑的阑尾炎孕妇,同样应积极剖腹探查,但亦可用全身抗生素治疗情况下严密观察而不可延误治疗,以免病情恶化,易致阑尾穿孔和弥漫性腹膜炎,危及母婴安全。

2.临产期　临产期急性阑尾炎的处理。临产期急性单纯性阑尾炎,症状较轻,无剖宫产指征,短期内可经阴道分娩者,可采用非手术治疗。治疗中应密切观察病情变化,分娩后如症状未缓解或病情加重,应及时行阑尾切除术。

【预后】

妊娠期阑尾炎的预后和妊娠期别、手术时阑尾炎的发展有关。炎症刺激和手术的干扰可引起流产或早产,妊娠中、晚期发病,预后较差,分娩期前后发病及产褥期发病,预后更差。总之,妊娠期急性阑尾炎的病情多较严重,早期诊断、及时治疗可改善预后。近年来,随着新型抗生素的运用和诊断技术的提高,妊娠期急性阑尾炎的死亡率已大大降低。

八、妊娠合并消化道溃疡

妊娠期消化性溃疡发病率较低,多数患者在妊娠期原有溃疡发作缓解,且很少发生溃疡穿孔。其机制不清,可能与下列因素有关:①孕酮水平上升,可延缓酸性胃内容物进入十二指肠,而升高的雌激素对细胞有保护作用;②胃酸和胃蛋白酶减少,H^+浓度降低,胃黏液分泌增多;③妊娠期组胺酶增加,使组胺灭活;④胎盘可能产生有细胞保护作用的前列腺素;⑤孕期心情舒畅,一般不饮酒或使用阿司匹林等刺激性药物。

【临床表现】

1.症状

(1)上腹痛:90%以上的消化性溃疡有慢性上腹痛,妊娠早、中期,由于胃酸分泌减少、胃蠕动减弱、胃黏膜充血减轻等因素的作用,多数消化性溃疡症状可缓解。妊娠晚期、分娩期及产褥期,由于肾上腺皮质功能增强、乳汁的形成和分泌,胃液的分泌随之增加或减弱,胃液内盐酸和蛋白酶含量升高,约12%的胃溃疡患者症状加重,甚至发生溃疡出血或穿孔。疼痛具有明显的节律性,呈周期性发作,与非孕期相同。疼痛多为烧灼痛或钝痛。

(2)嗳气、反酸、恶心、呕吐:孕早期上述症状可与妊娠反应混淆。

(3)其他:并发溃疡出血、穿孔、幽门梗阻或癌变等,可出现贫血、腹肌紧张、呕吐等相应临床表现。妊娠期偶有并发出血,情况十分严重,可导致垂体功能减退、席汉氏综合征,并发生胎儿窘迫、新生儿窒息。如12小时内出血超过总血容量的30%,可危及孕妇和胎儿的生命。如并发穿孔,由于腹膜刺激征不明显,临床表现不典型,患者的病死率亦较高,文献报道,13例妊娠合并消化道溃疡穿孔,死前只有3例确诊。

2.体征　多数患者有上腹部局限性压痛,发生并发症时可有相应的体征,但并发穿孔时腹膜刺激征可不明显,仅表现轻度腹胀,上腹部相当于溃疡所在部位有腹部轻压痛和肠鸣音亢进,应引起注意。

【诊断和鉴别诊断】

1.诊断　应结合病史、症状和体征及妊娠期消化道溃疡的特点。

2.辅助检查　合并消化道出血者,可有贫血,大便潜血阳性。X线钡餐透视或上消化道内镜对妊娠合并消化道溃疡有确诊价值。但前者对孕妇和胎儿有不利影响,不宜常规使用。如临床症状不典型或合并上消化道出血时,可先使用镇静剂或咽部黏膜麻醉后,给予胃纤维镜明确诊断,可使孕妇痛苦减轻。合并穿孔,B超可显示腹腔内气体和液体回声,是诊断胃肠道穿孔的间接征象。

3.鉴别诊断　轻症患者应与妊娠剧吐、妊娠期高位阑尾炎等相鉴别。妊娠晚期重症患者出现急性腹痛、腹肌紧张或休克症状时,应与妊娠合并急性胰腺炎、急性肠梗死、胎盘早期剥离、子宫破裂等疾病相鉴别。

【治疗】

1.一般治疗　充分休息,保持精神愉快,少食多餐,给予易消化的饮食。

2.药物治疗

(1)抗酸药:可中和胃酸,缓解疼痛,促进溃疡愈合,为妊娠期消化道溃疡的一线药物。目前常用者为氢氧化铝和氢氧化镁合剂,每次15～30ml,于三餐后1小时、3小时及睡前各服1次。目前尚无抗酸药致畸的可靠证据,妊娠中、晚期使用抗酸药是安全的。

(2)H_2受体拮抗剂:H_2受体阻滞药(如雷尼替丁、西咪替丁)或促胃动力药(甲氧氯普胺)可作为第二线药物用于症状稍重的患者(应尽量避免使用尼扎替丁)。西咪替丁、雷尼替丁等组胺H_2受体拮抗剂可于三餐后或睡前服用,剂量分别为西咪替丁200mg,一天3次,睡前加服400mg;雷尼替丁150mg,一天2次,或每晚睡前服用300mg,4～8周为1疗程。两种药物FDA划分为B类。因本类药物从母乳中排出,所以,用药期间不宜哺乳。

(3)硫糖铝:可与溃疡面渗出物相结合,形成保护膜,使溃疡不受胃酸和胃蛋白酶侵蚀。用法:于三餐前 1 小时和睡前各服 1 次,每次 1g。妊娠期和哺乳期可用,未发现对胎儿有不良影响。

(4)质子泵抑制药,除非用于严重的胃食管反流患者或作为麻醉前用药,否则一般不推荐在妊娠期应用。FDA 将兰索拉唑划分为 B 类,而将奥美拉唑(洛赛克、奥克)划分为 C 类。

3.手术治疗　仅用于合并出血或穿孔的患者,手术方式有胃大部切除等彻底性溃疡手术和单纯穿孔缝合术或贯穿缝扎溃疡止血术。

4.产科处理　应根据胎儿成熟情况、妊娠期别、溃疡病情轻重等综合考虑。如溃疡病出血、穿孔保守治疗无效,妊娠期并非外科手术的禁忌,可根据产科情况,择期行胃肠溃疡手术或剖宫产同时进行胃肠溃疡手术治疗。产后应停止哺乳,以免胃酸和胃酶分泌增多,影响溃疡或胃肠手术部位的愈合。

九、妊娠合并肠梗阻

妊娠合并肠梗阻较少见,发生率各家报道不一,一般为 1/2500 万～1/3500 万。可发生于妊娠期、分娩期和产褥期,好发时期为:①妊娠中期,尤其是 16～20 周子宫增大升入腹腔;②妊娠晚期 32～36 周时,胎儿下降,胎头入盆;③产后子宫迅速复旧,肠袢急剧易位。文献报道妊娠期肠梗阻有 52.9% 发生于妊娠晚期,8.2% 发生于产褥期。

【病因】

1.机械性肠梗阻　约占 90% 以上,其中 60%。70% 由粘连引起,其次有肠扭转、肠套叠、先天畸形、炎性狭窄、嵌顿疝和腹部肿块等。妊娠期增大的子宫可挤压肠袢,使无症状的肠粘连因受压或扭转形成肠梗阻;先天性肠系膜根部距离过短,受增大的子宫挤压,肠管活动受限,可使小肠扭转或套叠,发生机械性肠梗阻。

2.动力性肠梗阻　妊娠期由于穿孔性腹膜炎、腹部外伤、低血钾或全身代谢紊乱等可引起麻痹性肠梗阻;肠道炎症、神经系统功能紊乱可导致暂时性痉挛性肠梗阻。

3.血运行肠梗阻　极少数妊娠合并肠梗阻是由肠系膜血管栓塞或血栓形成引起,肠管血运障碍,发生绞窄,可引起坏死。

【临床表现】

妊娠期肠梗阻基本上和非孕期肠梗阻症状相似,但妊娠晚期增大的子宫占据腹腔,肠袢移向子宫的后方或两侧,或由于产后腹壁松弛,可使体征不明显、不典型。

1.症状

(1)腹痛:为肠梗阻的主要症状,一般为持续性或阵发性肠绞痛,疼痛部位多位于中腹部,也可偏于梗阻部位一侧。原因为肠内容物通过受阻,梗阻以上部位肠管蠕动增强,肠壁平滑肌强烈收缩和痉挛,引起阵发性剧烈绞痛。

(2)呕吐和腹胀:早期呕吐多为肠膨胀引起的反射性呕吐,此后呕吐和腹胀随梗阻部位的不同而不同。高位肠梗阻时,呕吐出现早而频繁,呕吐物为胃和十二指肠内容物伴大量胃肠液、胰液和胆汁。腹胀多不明显。低位肠梗阻时,呕吐出现晚且次数少,晚期可吐出带粪味的肠内容物。腹胀一般较重,可呈全腹弥漫性。

(3)排便、排气障碍:不完全性肠梗阻及高位肠梗阻早期可有排气和少量排便。完全性肠梗阻患者则不再排气排便。

2.体征　腹胀,腹部可见肠型和肠蠕动波。触诊有时可摸到肿块,梗阻部位有压痛和腹膜刺激征。叩诊腹部呈鼓音,听诊肠鸣音亢进,有气过水声,部分绞窄性肠梗阻肠鸣音可消失。

【诊断和鉴别诊断】

1.详细了解病史,如外伤、手术史、肿瘤病史,尤其是阑尾炎、宫外孕及其他附件手术史,并详细询问术后有无肠粘连等并发症。

2.仔细分析上述临床症状和体征,严密观察病情变化。

3.辅助检查

(1)实验室检查:单纯性肠梗阻早期实验室检查无明显变化,晚期伴脱水、血液浓缩、电解质失调等,可出现相应的实验室检查改变。如血常规白细胞总数及中性粒白细胞显著升高时,应排除绞窄性肠梗阻。

(2)影像学检查:腹部 X 线透视和平片可显示肠管过度胀气和数量不等的气液平面。出现移动性浊音或 B 超检查有盆腹腔积液应高度怀疑绞窄性肠梗阻。

妊娠合并肠梗阻应与妊娠合并卵巢囊肿蒂扭转、早产、隐性胎盘早剥、急性羊水过多及其他内外科疾病如急性阑尾炎、胆囊炎、胆石症等疾病相鉴别。

【治疗】

妊娠期肠梗阻的处理与非孕期相同,应根据梗阻的性质、类型、程度、部位、全身情况及妊娠的期限和胎儿情况等采取相应的措施。治疗原则是严密观察病情,纠正水电解质紊乱,积极抗感染,必要时手术治疗。

1.保守治疗　多用于非绞窄性肠梗阻,包括暂禁饮食、给予胃肠减压,以吸出积滞的气体和液体,减轻腹胀和呕吐、静脉输液,补充水、电解质,纠正酸碱平衡失调、用广谱抗生素控制感染等措施。

2.手术治疗　经保守治疗 24 小时,症状不缓解,梗阻未解除或绞窄性肠梗阻,应及时手术。尤其是绞窄性肠梗阻,不论处在妊娠的任何时期,均应手术治疗。手术可行粘连松解、整复扭转、切除坏死或有肿瘤的肠段或肠造口术。

3.产科处理　妊娠早期合并肠梗阻,给予保守治疗后,梗阻症状解除者,可继续妊娠。如发生肠绞窄或梗阻症状不能解除,出现低血容量休克或肾衰等并发症时,应择期行人工流产术。妊娠中期可行手术治疗,术中尽量避免刺激子宫,术后给予保胎治疗,多数可维持妊娠。妊娠晚期,增大的子宫影响手术野的暴露,可先行剖宫产术,胎儿娩出、子宫缩小后再行腹腔探查。

【预后】

妊娠合并肠梗阻母体病死率为 10%～20%,胎儿病死率为 30%～50%,多发生在绞窄性肠梗阻或肠穿孔伴有水、电解质失衡时。如能做到早期诊断和及时处理可降低病死率。

【临床特殊情况】

1.妊娠期肝内胆汁淤积症

(1)ICP 是否有轻型、重型之分:ICP 在临床上的瘙痒症状可以从轻微到十分严重的程度不等。有的患者腹部及四肢遍布抓痕;90% 以上有瘙痒的患者都有肝酶水平的升高,但升高幅度不大,一般都在100kU/L 以下,血清胆酸也有升高。约有 20% 患者血清总胆红素水平轻度升高,但罕有超过 $85.5\mu mol/L$ 者。从大多数文献来看,一般瘙痒程度轻,血清肝酶轻度升高,血清胆酸正常或轻度升高,血清总胆红素正常,是属于轻型的,发生胎儿宫内窒息的可能性很小。但是瘙痒严重,血清肝酶及胆酸水平明显升高,肉眼可见巩膜轻度黄染,血清总胆红素升高明显者,胎儿宫内窒息的发生率和围产儿死亡率明显升高,同时伴发妊高征者情况更为严重。因此,ICP 在临床上有轻、重型之分。有文献报道,肝酶中丙氨酸转氨酶(ALT)>90kUIL,血清胆酸>$700\mu mol/L$,羊水胎粪污染率显著升高,提示胎儿已有宫内缺氧的可能;但也有人认为血清 ALT 及总胆红素水平对区别轻、重型 ICP 更有意义,而血清胆酸水平则意义不大。

(2)ICP 患者胎儿在宫内安危的预测:对胎儿宫内安危的预测除传统上用肝酶、血清胆酸及总胆红素的高低作为评估标准外,不少学者用无负荷试验(NST),脐动脉血流收缩期与舒张期(S/D)比值测定,甚至用缩宫素激惹试验(OCT)以了解胎儿宫内状况,但所得的结果不尽相同。较多的学者认为,对联合应用 NST 及脐动脉血流 S/D 比值的意义较大,如 NST 异常而 S/D 比值≥3 者提示胎儿预后不良。对 OCT 试验多数学者不同意将之列为常规检查项目,因重型 ICP 患者的绒毛间隙已经狭小,胎儿恰处于代偿状态,一旦 OCT 试验发生较强或过强宫缩可使胎儿失代偿,缺氧进一步加重,甚至有报道发生胎死宫内者。由于胎儿常突然在有临产先兆时发生急性宫内窘迫而死亡,故对决定行阴道试产者,此时应作连续的胎心监护,如发现异常,可急诊行剖宫产术以挽救胎儿。

2.妊娠期重症急性胰腺炎　妊娠期重症急性胰腺炎治疗中是否需要终止妊娠:目前尚无定论。孕妇并发急性胰腺炎约 70% 发生在妊娠晚期,而早产的发生率可达 60%,因此,应积极进行保胎治疗。如孕妇已临产,可自然分娩;如胎死宫内,应及时给予引产。如已足月或估计胎儿娩出后可以存活,有胎儿宫内窘迫情况,应行剖宫产术,可使胎儿及时获得救治。剖宫产后子宫收缩,有利于外科探查及处理。

3.妊娠合并急性阑尾炎　妊娠合并急性阑尾炎的手术注意事项:

(1)麻醉选择:持续硬膜外麻醉镇痛和肌肉松弛作用好,应首选,但需要注意控制麻醉平面和麻醉药剂量。

(2)切口选择:手术切口应根据子宫大小确定。妊娠早期,采取右下腹麦氏点切口;妊娠中、晚期采取高于麦氏点的、相当于宫体上 1/3 部位、右侧腹直肌旁切口为宜。手术时,应将手术床向左倾斜 30°,使增大的子宫左移,有利于暴露手术野,减少对子宫的刺激。

(3)术中处理:妊娠期急性阑尾炎的基本术式为阑尾切除。如发生阑尾坏疽或穿孔,切除阑尾后,应尽量吸净腹腔内脓液并放置引流。对阑尾粘连严重或形成阑尾周围脓肿,伴高热和中毒症状时,可彻底清除阑尾局部病灶后,放置腹腔引流。如无产科指征,一般不应同时剖宫取胎,如妊娠已足月或接近临产,因子宫膨大妨碍手术视野,最好先行腹膜外剖宫产,然后于右侧腹膜切开一小口,再行阑尾切除术。亦可经腹行子宫下段剖宫产术,再作阑尾切除术。

(4)术后处理:术后 3～4 天内应给予保胎治疗,防止流产或早产的发生,同时给予大剂量广谱抗生素。

(张　蕾)

第二节　妊娠合并呼吸系统疾病

妊娠期由于胎儿发育生长的需要,孕妇需氧量明显增加,所以孕妇呼吸系统也会发生某些解剖学和生理学的改变。妊娠使机体对肺炎的耐受性差,增加了发生肺炎并发症的危险。

孕期呼吸频率增加不明显,但每分钟通气量和潮气量变化显著,两者总计增加 30%～50%。实际上,孕妇呼吸更深,但没有更快。这是由于随孕周增加,胎盘分泌的孕激素增加所致,孕激素可引起过度换气。这些变化在早孕期末已经非常明显,包括动脉氧分压增加(海平面水平由 101 增加至 104mmHg)、动脉二氧化碳分压下降(34 至 27mmHg)、动脉血 pH 增加(7.40 至 7.45),降低的 $PaCO_2$ 导致肾脏排泄碳酸氢盐增强,从而使血清碳酸氢根水平降低(18～21mEq/L)。另外,孕激素常会引起气短,尤其是在妊娠晚期。早孕期末约 15% 的孕妇出现呼吸困难,而在晚孕期则高达 75%。

解剖学改变:受孕期高雌激素水平和血容量增加的影响,孕妇常可发生鼻黏膜水肿和充血。由于子宫逐渐增大,使膈肌上升 4cm 以上,胸廓上下径线减小,而胸廓横径增加和肋骨下角增宽。

生理学改变:由于孕酮能诱导呼吸中枢对 CO_2 的敏感性增加,产生过度换气,因此使吸气量增加,功能性残气量减少,耗氧量,每分钟换气量和CO_2量均增加,故可致慢性呼吸性碱中毒。虽然孕妇和胎儿循环的氧分压较低.但胎儿可通过以下几种机制来代偿:①胎儿组织的血流速度较成人高 2.5 倍;②胎儿血红蛋白与氧的亲和力大于成人血红蛋白;③胎儿的血红蛋白含量较高;④胎儿循环优先供应重要生命器官,如肝、心、脑等。因此,即使胎儿血中的氧分压稍低,胎儿也不会发生缺氧情况。

一、妊娠合并肺炎

肺炎是肺实质的炎症,可由多种病原体引起,如细菌、病毒、真菌、寄生虫等,化学物质、放射线和过敏因素等亦可引起肺炎。孕期、非孕期最常见的肺炎是社区获得性肺炎。妊娠合并肺炎是孕妇非产科因素的第二死因,过去的 50 年中,随着抗生素的应用及监护技术的发展,妊娠合并社区感染性肺炎的死亡率已由 20% 减少至 4% 以下。据估计,孕期肺炎发生率与非孕期无明显差异,但由于孕妇呼吸系统和免疫系统的变化,妊娠并发肺炎更容易发生肺部感染并发症,尤其是病毒和真菌感染。

妊娠合并细菌性和病毒性肺炎的发生率分别为 0.04% 和 19%(美国),国内妊娠合并肺炎的发生率为 0.01% 左右,在抗生素问世之前,肺炎是导致早产的主要原因之一。

目前,妊娠合并肺炎所致的早产率仍达 44%。自从应用抗生素以来,孕妇死亡率已由 20% 降至 3%,围生期新生儿死亡率约为 4%,在此主要讨论细菌性肺炎、病毒性肺炎、真菌性肺炎和吸入性肺炎。

(一)细菌性肺炎
【病因】
体质虚弱、过度疲劳、营养不良、上呼吸道感染是发生肺炎的诱因,妊娠合并细菌性肺炎的最常见的致病菌为肺炎双球菌,为 30%~50%;其次为嗜血流感杆菌,约为 10%;其他较少见的致病菌有葡萄球菌、克雷伯杆菌、军团菌和因免疫缺陷引起的沙雷菌、假单孢菌等。

【临床表现】
妊娠合并细菌性肺炎的症状与非孕期相同。肺炎球菌引起的肺炎的典型症状是发病急,先寒战,继之高热、头痛、全身不适、呼吸困难、咳嗽、脓痰或痰中带血。偶有恶心、呕吐、腹痛或腹泻,有时误诊为急腹症。

嗜血流感杆菌性肺炎,多有吸烟、免疫功能低下、酗酒等病史,发病较慢。临床表现与肺炎球菌性肺炎相似。葡萄球菌性肺炎,一般有脓痰、胸膜痛,胸片上有空洞,该病还与感染性心内膜炎和长期静脉置管有关。克雷伯杆菌肺炎常见于慢性酗酒者,病变位于肺上叶并伴有脓肿形成。住院患者发生医院感染时,如 Cram 细菌阴性应考虑到此病。支原体肺炎是较常见而表现又不典型的一种肺炎,一般起病较隐匿,有乏力、低热、干咳、肌痛等,胸片显示有非均匀性等渗出物。

体格检查时典型病例有叩浊、语颤增强和支气管呼吸音消散期可闻及湿啰音。

【辅助检查】
1.血常规　一般白细胞升高。中性粒细胞分类升高并有明显的核左移。

2.X 线检查。

3.致病菌检查。

【诊断】
一般依据临床表现、胸片、血常规及痰涂片或细菌培养来确定诊断。血清冷凝集试验阳性有助支原体肺炎的诊断。

【治疗】
1.尽快找出病原菌　发病后应立即作痰和血的细菌培养,加药敏试验,同时作痰涂片行 Gram 染色,以便尽早作出正确诊断,选择敏感抗生素。但要注意慎用或不用对胎儿有害的抗生素。

2.抗生素的应用　肺炎球菌、葡萄球菌可选用青霉素 G、红霉素类、头孢类。嗜血流感杆菌可选用氨苄西林加红霉素,如有耐药改用三代头孢菌素,如头孢塞肟等,克雷伯杆菌,氨基苷类抗生素为首选,长期使用对胎儿听神经有损伤作用,故应慎用,重症时可用三代头孢菌素,支原体首选红霉素慎用四环素。

3.对症处理　加强全身支持疗法。咳嗽严重者可给予雾化吸入。适当给予镇咳、祛痰药物,胸痛、烦躁不安者可用镇静剂,有呼吸困难时给予氧气吸入。注意纠正水电解质紊乱和贫血。同时注意有关胎儿缺氧和早产征兆等。

4.胎儿宫内情况监护　严重的肺部感染可导致孕妇的血氧浓度下降,进一步导致胎儿缺氧。长期的慢性缺氧可导致胎儿发育异常。

5.临产及分娩期的处理　临产过程中,不宜使用麻醉止痛药。密切观察产程进展,给予持续吸氧,一般以经阴道分娩为宜。为缩短第二产程,可经阴道助产结束分娩,产后仍需继续用抗生素,直至恢复正常。

【肺炎对妊娠的影响】

妊娠合并肺炎对胎儿影响:肺炎对胎儿的影响随疾病严重性、病程及胎龄的不同而不同,一般情况下,妊娠合并肺炎增加早产、低体重儿及新生儿窒息的发病率。

因为细菌性肺炎常有高热咳嗽和呼吸困难,所以易致胎儿缺氧。流产率和早产率升高。Madinge(1989)报道早产率为 44%。重度肺炎可致脓胸、气胸或心包填塞,甚至死亡。国内一组大叶肺炎 397 例临床分析发现,有 6 例合并妊娠,其中 4 例发生流产,并均于肺炎第 5 日分别因产后休克、败血症和产后心力衰竭而死亡。一般认为,母儿的预后与感染的轻重,病程长短、治疗是否及时以及患者的全身状况有密切关系。

(二)病毒性肺炎

【病因】

引起病毒性肺炎的主要病毒有流行性感冒病毒和水痘病毒。麻疹、风疹和流行性出血热病毒也可引起肺炎,但较少见。1918 年发生于西班牙和 1957 年发生于亚洲的流感大流行,导致病毒性肺炎发生率明显增加,孕妇合并病毒性肺炎易发生急性呼吸功能衰竭、继发性细菌感染及成人呼吸窘迫综合征,死亡率达 50%。目前,病毒性肺炎的发病率已显著下降。

【临床表现】

1.流行性感冒病毒性肺炎　当流行性感冒康复后,再出现呼吸道症状,如急性胸膜痛、呼吸困难、高热、寒战、咳嗽等应疑及病毒性肺炎。当病毒性肺炎并发细菌感染时,病情迅速恶化,肺炎球菌和葡萄球菌是最常见的致病菌,尽管流感病毒性肺炎发生率较低,但自愈的流感肺炎仍时有发生。

2.水痘病毒性肺炎　儿童发生者罕见,但成人并不少见。主要临床表现为皮肤水痘发生 2～6 天后,出现胸膜痛、咳嗽、呼吸困难、咯血等。如果孕妇在分娩前感染水痘,可严重危及胎儿,有些新生儿可发生内脏和神经系统播散性水痘,而危及生命。孕妇在产前 4 天和产后 2 天内感染水痘者,新生儿易感染。孕妇早孕时感染水痘,胎儿可发生先天水痘综合征,该综合征包括先天性白内障,小头、小眼、皮肤病变、肢体发育不全等。

胸片表现为间质及肺泡弥漫性病变,有时伴小结节,不同病毒性肺炎的胸片表现基本相同。胸腔积液并不少见。

【诊断】

1.流行性病毒性肺炎　除病史、临床表现外,血象白细胞不高,肺部可闻及明显的湿啰音,胸片显示双肺下叶有渗出。可做咽部病毒分离、查患者血清抗体和咽拭子培养,以确定流感病毒的感染。

2.水痘病毒性肺炎　近期有水痘感染,白细胞不高,胸片显示双侧支气管周围有弥漫性绒毛状结节浸润和间质性肺炎。ELISA 或荧光抗体检查呈阳性。

【治疗】

1.流行性感冒病毒性肺炎　口服金刚烷胺有效,一日二次,每次 100mg 口服,在出现症状的 2 天内用药,能降热,缩短病程。合并细菌感染,应加用广谱抗生素。金刚烷胺和三唑核苷联用可加强疗效。

2.水痘病毒性肺炎　可用无环鸟苷治疗,10mg/kg 静脉注射,每 8 小时 1 次,可降低孕妇死亡率。

【预防】

妊娠合并心脏病、慢性贫血、糖尿病、任何慢性肺病或免疫功能低下者,待妊娠 3 个月后,给予流感免疫治疗,可减少流感病毒对胎儿的危险性。

孕妇在产前 4 天或产后 2 天感染水痘者,应给新生儿注射带状疱疹免疫蛋白,以减少新生儿感染。当孕妇患有活动性的水痘感染时,应尽量推迟分娩。

(三)真菌性和寄生虫性肺炎

真菌与细菌不同,真菌为单细胞或多细胞生物,但无叶绿素,借寄生或腐生生存。它有细胞核、核膜和染色体,而细菌只有单个染色体,并无真正的细胞核和核膜。真菌既可有性繁殖,亦可无性繁殖,近年来由于广谱抗生素、细胞毒性药物、激素和免疫抑制剂的广泛应用,肺部真菌感染有增加趋势。

1.球孢子菌肺炎　是妊娠期最常见的真菌性肺炎,通过吸入球孢子而发病,该菌在孕期易扩散。一般临床表现为发热、咳嗽、进行性呼吸困难,胎儿发病率达 90%。诊断主要依据痰培养的真菌形态来判定。抗原皮试,血清学检查可供参考,胸片无特征性,有时可表现为部分肺叶实变或弥漫性小结节。治疗可用两性霉素,1mg/kg 每天一次。其副作用较大,主要有药物热、骨髓抑制和肝功受损,但对胎儿的影响还不十分清楚。

2.肺孢子虫肺炎(PCP)　常继发于艾滋病(AIDS),原虫寄生在肺泡内,成虫附着于肺泡上皮,当宿主免疫缺陷时,即可引起肺炎。尽管妊娠合并 PCP 者少见,但一旦感染往往是致命的,有时以 PCP 的反复发作为线索而发现 AIDS。

PCP 的死亡率在 25% 以上,其临床表现主要有干咳、发热、厌食和进行性呼吸困难、发绀等,视网膜可有棉絮状斑点,肺底部可闻及干湿啰音。胸片示,双肺间质斑纹增多。诊断可用支气管肺泡灌洗液或经纤支镜活检,找到病原体。阳性率可达 90%。治疗包括支持疗法和药物疗法。常用药物有喷他脒 4mg/kg 肌注或静滴,疗程为 2～3 周。增效磺胺甲噁唑(SMZco)100mg/kg,TMP 20mg/kg 分两次静脉滴注。疗程为 2～3 周,PCP 易复发,为减少复发率,可吸入喷他脒或口服 SMZco。

(四)吸入性肺炎

【病因】

孕妇是吸入性肺炎的高危人群,由于孕激素使胃、食道括约肌松弛,使胃排空延迟,胃酸反流,当全身麻醉或患者神志不清时易发生吸入性肺炎。

【临床表现】

临床表现主要与吸入物的量和性质有关,吸入圆体颗粒时可堵塞气管和支气管,导致肺不张;吸入液体性物质可致呼吸困难、发绀、呼气性哮鸣音;继发感染引起的吸入性肺炎可致细菌性肺炎,胸片示肺间质水肿。

【治疗】

迅速清理呼吸道,正压给氧吸入,应用支气管扩张药物等。继发感染引起的吸入性肺炎,要对支气管分泌物做细菌培养加药敏试验,指导应用抗生素。继发性细菌感染一般发生在吸入物 2～3 天后,多数这种患者需插管给氧。

【预防】

任何麻醉均有引起吸入性肺炎的可能,特别是全麻。所以孕妇麻醉一般不主张全麻。麻醉前给予抗酸药物以中和胃酸。气管插管时,应持续保持环状软骨的张力,拔管时应待患者清醒方可拔管。麻醉师应熟练气管插管和肺通气的操作。

【临床特殊情况】

1.重症肺炎的诊断 美国胸科学会(ATS)1993 年提出重症社区获得性肺炎(SCAP)诊断标准的界定是:①呼吸频率>30 次/分;②PaO_2<60mmHg(PaO_2/FiO_2)<300,需行机械通气治疗;③血压<90/60mmHg;④胸片显示双侧或多肺叶受累,或入院 48 小时内病变扩大≥50%;⑤少尿,尿量<20lm/h 或<80ml/4h,或发生急性肾衰竭需要透析治疗。该学会 1996 年发布的医院获得性肺炎指南中关于重症医院获得性肺炎(SHAP)界定与 SCAP 相仿,只是将呼吸频率改为"需要入住 ICU"。

2.孕期胸 X 线片检查对胎儿影响 胎儿一般在一次胸 X 线片检查中所接受的电离辐射量<0.01mGy(<1mrad),在铅衣保护腹部情况下所受的电离辐射量则进一步减少。英国推荐的孕妇最大电离辐射接触量为 1mSv(1mCy 或 100mrad),低于该水平未有胎儿死亡或畸形的报道,儿童期患癌的风险也很小。

3.以循证医学为基础的妊娠合并肺炎的处理指导原则 综合考虑 SCAP 的常见致病菌、耐药性、临床表现、并存疾病及近期抗生素使用情况,根据经验选择抗生素。只有在怀疑吸入性肺炎时才考虑抗厌氧菌治疗。近期未使用抗生素的孕妇,可应用阿奇霉素、克拉霉素或红霉素大环内酯类单药物治疗(美国感染协会/美国胸科协会强烈推荐,Ⅰ级证据)。有合并症或其他并存疾病的孕妇应予以大环内酯类药物加 β-内酰胺药物治疗(美国感染协会/美国胸科协会强烈推荐,Ⅰ级证据)。阿莫西林或阿莫西林克拉维酸是首选的 β-内酰胺药物,其他包括头孢曲松、头孢呋辛及头孢泊肟。美国感染协会/美国胸科协会也推荐了氟喹诺酮类药物,包括莫西沙星、吉米沙星、左氧氟沙星(Ⅰ级证据),在 β-内酰胺药物和大环内酯类药物高度耐药的情况下,可选择氟喹诺酮类药物,其致畸风险低,孕期如有指征可以应用。如怀疑感染社区获得性耐甲氧西林金黄色葡萄球菌,则加用万古霉素(美国感染协会,美国胸科协会中等程度推荐,Ⅲ级证据)。大部分患者 48~72 小时内病情改善,72 小时内治疗方案不应改变,除非病情明显加重。2~4 天内控制发热,7~10 天后咳嗽缓解,影像学异常可能持续至 6 周以上,无并发症的社区获得性肺炎至少治疗 5 天。原发性流感性肺炎的抗病毒治疗效果欠佳,死亡率仍很高。金刚烷胺、金刚乙胺及神经氨酸酶抑制剂(奥司他韦、扎那米韦)孕期可用。一篇论文分析讨论了重症肺炎等应用糖皮质激素的有效性。结论为:重症肺炎等发病 14 天内应用小剂量糖皮质激素[2mg/(kg·d)甲强龙]可降低死亡率,但总的证据排除了关于重症肺炎等患者应用糖皮质激素的明确结论。孕妇的 PaO_2 应维持于 65mmHg 以上,否则胎儿的氧供减少。有的专家建议特别重的肺炎患者应终止妊娠。

二、妊娠合并肺结核

肺结核是结核分枝杆菌引起的一种肺实性病变。结核杆菌抗酸,对外界抵抗力较强,在潮湿处可生存 5 个月以上。20 世纪 50 年代初,抗结核药广泛应用于临床后,我国肺结核发生率明显下降。但是近年来,由于人类免疫缺陷病毒(HIV)感染和多重耐药结核菌的迅速增加,人们普遍认为几乎绝迹的结核病又死灰复燃,其发生率明显上升,1985~1992 年育龄期妇女的结核发生率增加了 41%,由于肺结核对孕妇及其子女均有不利影响,临床上应高度重视。

【病因及传染途径】

肺结核的致病菌是结核分枝杆菌,主要通过呼吸道传播,排菌的肺结核患者的痰是主要传染源,健康人吸入患者咳嗽、打喷嚏时喷出的带菌飞沫,可引起肺结核菌感染。传染的次要途径是经消化道进入体内。通过皮肤、泌尿、生殖器传染者很少见。糖尿病、麻疹、艾滋病、矽肺、营养不良、使用免疫抑制剂和糖皮质激素易感染结核。

【肺结核对妊娠的影响】

肺结核患者除非同时伴有生殖器结核,一般不影响受孕。由于肺结核孕妇受发热、缺氧和营养不良等影响,所以妊娠结局亦不良,可致流产、早产、胎婴儿感染、胎儿生长受限和胎死宫内。延误诊断可增加产科并发症 4 倍,而早产风险增高 9 倍。围生儿死亡率可达 30%～40%。若孕妇并发急性粟粒性肺结核,结核菌可经血行播散,感染胎盘,引起胎盘结核,从胎盘至脐静脉传染给胎儿或经摄入污染的羊水而感染胎儿,血源性传播可在胎儿肺或肝脏中形成一个或多个原发感染灶,而经羊水感染者则仅在肺部形成开放性感染灶。宫内感染结核病(曾称先天性结核病)罕见。新生儿结核病多数是由于与母亲密切接触感染而来,如经飞沫吸入结核杆菌,摄入污染的乳汁或皮肤黏膜损伤后而感染。

【妊娠对肺结核的影响】

关于妊娠对肺结核有无影响,目前意见仍不统一。有些学者认为妊娠可加重肺结核的病情,原因有:①妊娠早期的妊娠反应,影响孕妇的进食与营养;②妊娠期细胞免疫调节受抑制;③孕期膈肌上升,肺膨胀减小致组织缺氧和呼吸困难,更易引起感染;④孕期全身脏器负担加重,能量消耗增加;⑤产后哺乳体力消耗和膈肌下降使静止期肺结核变为活动型,这些因素均可使肺结核孕妇发生活动性结核的危险性增加。

而另一部分学者持相反意见,认为妊娠对结核病有利。理由是孕期子宫体增大。膈肌升高,有利于开放性肺结核空洞的闭合,有学者认为孕期结核病的复发与妊娠无关,但是产后复发率高。我们认为在现代医疗条件下,只要注意克服不利因素,诊治及时,产科处理得当,一般来说,妊娠对结核无明显影响,但是对于诊治不及时,病灶广泛,病情严重,全身情况差的患者,妊娠和分娩可使其病情恶化。

【诊断要点】

主要依靠病史、症状、体征,尤其是胸部 X 线检查以及痰液结核菌检查等,一般不难诊断,多数患者在孕前已明确肺结核的诊断并及时进行治疗。妊娠期遇有低热、盗汗、咳嗽、消瘦及肺尖部闻及湿啰音等临床表现时,应考虑到有无肺结核的可能。

1.皮肤结核菌素试验　是最重要的结核筛选试验,尤其高危人群,应在早孕期做。此试验对胎儿安全。目前结核菌素的纯蛋白衍生物(PPD)已取代旧结核菌素(OT),前者一般不产生非特异性反应。0.1ml(5IU)PPD用于临床诊断,硬结平均直径≥5mm 者,为阳性反应。但对该试验在孕期的敏感性存在异议,较早的研究认为其敏感性下降,但最近研究表明其与非孕期的敏感性相比无差异。

2.痰中找到结核菌　是确诊为肺结核的主要依据。

3.培养　时间较长。

4.胸部 X 线检查　可早期发现肺结核。

5.分子线性探针检测(LPA)以及利用聚合酶链反应(PCR)。

宫内感染结核病的诊断必须符合以下标准之一:①结核病发生于出生后的第 1 周内;②原发性肝脏多种损害或有干酪样肉芽肿;③胎盘或母体生殖道有结核菌感染;④排除产后感染者。

【预防】

1.加强防痨工作,减少肺结核的发病率是预防妊娠合并肺结核的根本措施。

2.对肺结核患者加强宣传,在肺结核活动期,暂缓结婚或待抗结核治疗病灶稳定 1 年以后,再考虑妊娠。

3.早期发现患者,为了早期发现患者,凡孕前有肺结核史或有密切接触者,在初次产前检查时,应常规行胸部 X 线检查。

【治疗】

妊娠合并肺结核诊断明确后,应请呼吸科医师会诊协商处理。

1.一般治疗　及时治疗妊娠呕吐,注意补充营养,给予高蛋白和富有多种维生素的食物,肺结核活动期应卧床休息,房间内保持通风、阳光充足。

2.抗结核药物治疗

(1)预防性治疗:结核菌素试验阳性,胸片阴性的无活动性结核应给予预防性治疗。具体方案为异烟肼(INH)300mg/d 和维生素 B_6 50mg/d,同时服用,至产后 3～6 个月。INH 预防活动性结核的有效率达 60%～90%。也有人担心 INH 对肝脏的毒性作用,建议产后 3～6 个月开始用药。

(2)活动性结核的治疗:活动性结核的药物治疗原则是坚持早期、联用、适量、规律和全程使用敏感药物。

INH 和乙胺丁醇(ETH)是治疗妊娠合并活动性结核的首选药物,INH 300mg/d,ETH 15mg/(kg·d),疗程为 18 个月,每月口服维生素 B_6 50mg 可降低 INH 对肝脏的毒性。治疗期间每月查肝功能 1 次。INH 与利福平(RIF)合用,疗程为 9 个月,但是因 RIF 可致胎儿畸形,一般很少使用。吡嗪酰胺(PZA)用于孕妇的安全性尚需进一步研究。链霉素对胎儿听神经有损害作用,乙硫异烟胺有致畸作用,故孕期不宜使用。当对 INH 耐药时,可采用 INH、ETH 和 RIF 三联用药。

妊娠合并多药耐药性结核预后较差,需二线药物治疗,包括环丝氨酸、氧氟沙星、丁胺卡那霉素、卡那霉素、卷曲霉素及乙硫异烟胺,但缺乏这些药物孕期应用的安全性资料。以往对氨基水杨酸与 INH 联合应用未发现致畸作用,可能胃肠道反应较明显。研究发现孕早期应用乙硫异烟胺增加胎儿中枢神经系统缺陷,所以不推荐孕期应用。由于多药耐药性结核对孕妇及社会危害较大,所以建议治疗性终止妊娠。另外,也可尽量将孕周延至中孕期后再开始治疗。

产后哺乳:美国儿科院建议结核正规治疗两周以上、无传染性的产妇可以哺乳,而国家结核病防治规划则建议无论产妇结核病处于何种状态均可哺乳。抗结核药可分泌到乳汁中,尽管剂量较婴幼儿的治疗剂量小,但仍应注意,乳汁中的药物可能会引起正在接受抗结核治疗的新生儿的血药浓度异常升高,所以为减少对新生儿影响,母亲应在哺乳后立即服用抗结核药,下次哺乳时人工喂养,接下来即可继续母乳喂养。不主张那些分娩时仍未开始抗结核治疗及活动性、开放性肺结核的母亲哺乳。

3.手术治疗　很少采用。一般认为,如肺部病变适合手术,孕妇并非禁忌。但应严格掌握手术指征,仅限于对病灶局限、反复咯血或肺结核瘤、空洞经保守治疗无效,考虑手术疗法对母儿有利者。

施行手术时间,宜在妊娠 16～28 周内。术式应根据病变程度和范围而定,包括肺楔形切除、肺段切除、肺叶切除或单侧肺切除。有学者认为,妊娠期或妊娠前施行胸腔手术,不影响本次或以后的妊娠,其产程进程、分娩和婴儿预后与未接受手术者无显著差异。

4.产科处理　对妊娠合并肺结核的处理,应做到抗结核治疗和围生期保健同时兼顾,以保障母儿安全。临产后,如果无其他产科指征,以经阴道分娩为宜,可使用胎头吸引器或低位产钳助产,缩短第二产程,以避免因过度屏气而致肺泡破裂或病灶扩散。

5.关于终止妊娠和绝育问题　如果孕妇合并肺结核充分接受了抗结核药物的治疗,结核对孕期、产褥期的妇女和胎儿不会造成不良影响,对大多数结核病患者,不提倡疗病性流产。但如有以下情况时应终止妊娠:①严重的活动性肺结核伴有肺功能减退,估计不能耐受继续妊娠及分娩者;②妊娠剧吐经保守治疗无效者;③活动性结核需要及时治疗,而药物又对胎儿发育有不良影响者;④已有子女的妇女,应规劝其终止妊娠和考虑施行绝育术。

6.新生儿处理　在无特异性结核的证据情况下,婴儿应在出生时即开始异烟肼[10mg/(kg·d)]治疗,并持续6个月。具有临床或放射学表现的活动性结核和阳性结核菌素皮肤试验的婴儿应进行全疗程的抗结核治疗。出生后6周、12周、6个月各进行一次结核菌素试验及胸部X光检查。如果检查结果均阴性,则婴儿在出生后6个月时接种卡介苗,但如果任一项检查结果阳性,则婴儿应该多药联合治疗。

【临床特殊情况】

1.妊娠合并肺结核终止妊娠　妊娠结核是严重危害母婴健康的妊娠并发症之一,如果处理不当可能对母婴引起严重后果。目前由于有效的抗结核化疗的广泛应用,结核病治疗已取得很好的疗效。因此,对轻型或单纯性结核病、活动性肺结核妇女,可在积极抗结核治疗病情控制、病灶吸收好转稳定后再妊娠;但有重症结核病妇女,一定要尽力劝其避孕。

终止妊娠的指征:①肺结核合并有肺外结核,且需长期治疗者;②重症活动性结核病,且病变广泛,如慢性纤维空洞型结核、毁损肺等;③耐多药结核杆菌感染者;④严重妊娠反应且治疗无效者;⑤结核病伴有心、肝、肾功能不全,不能耐受妊娠、自然分娩或剖宫手术;⑥肺结核合并反复咯血;⑦HIV或AIDS妊娠并发症结核病;⑧糖尿病孕妇合并结核病。

终止时间为妊娠3个月内。因为妊娠后期终止妊娠通常只能通过行剖宫取胎术或人工引产术,这将大大增加出血和感染机会,死亡率明显增高。若妊娠时间已超出3个月者,引产并不比积极抗结核治疗,直至足月分娩者预后好,因此应选择适当的抗结核药物治疗,并维持妊娠。

2.以循证医学为基础的处理妊娠合并肺结核患者的指导原则　妊娠合并结核病与一般结核病治疗原则相同,即必须遵循早期、联合、规则、适量和全程的原则。妊娠期活动性结核病的治疗仍以化疗为主,治疗用药与疗程亦不因妊娠而改变。化疗中应特别注意合理选择抗结核药物,以保证胎儿安全,避免对胎儿的生理功能和发育造成损害或影响。

美国CDC推荐对HIV阴性的妊娠结核治疗方案如下:INH、RFP和维生素B_6各9个月,EMB和PZA各8周或直到细菌培养对INH/RFP敏感为止;对HIV阳性的妊娠结核则INH、RFP、EMB、PZA和维生素B_6均为9个月;除非无可更换的药物,链霉素通常禁用。

中国防痨协会临床专业委员会提出孕妇应用抗结核药物的注意事项(试行):怀孕最初3个月内不应用利福霉素类药物,3个月后可以使用;避免使用氨基糖苷类药物如链霉素(SM)、卡那霉素(KM)、卷曲霉素(CPM)、结核放线菌素(EVM)等;避免使用1314TH、1321TH;以上禁用药物在病情危重或准备中止妊娠时例外。

随着耐多药结核菌(MDR-TB)的出现,妊娠妇女合并结核病的治疗应根据药敏试验结果调整治疗方案,治疗疗程也应延长。MDR-TB治疗时间长,时常需要应用第二线抗结核药物。鉴于许多第二线抗结核药物的安全性和有效性未明确,故缺乏对MDR-TB感染治疗的指导方案。SniderDEJr等(1985)报道1302例妊娠妇女中495例给予PAS治疗,结果未显示胎儿畸形发生率增加。PAS主要有胃肠不良反应,且妊娠期间很难耐受这一不良反应。尽管有报道硫异烟胺和环丝氨酸无特别的致畸作用,但是尚缺乏足够的证据来明确它们对妊娠的安全性,故妊娠合并结核病时禁止上述两种药物。氟喹诺酮类药物可能致骨关节病。因此,应用这类药物必须高度重视这种不良反应,而且仅仅在MDR-TB感染时才考虑使用。MDR-TB感染的妊娠妇女抗结核治疗同时给予尽早选择性流产。

美国CDC推荐35岁以下的妊娠妇女有下列情况的应考虑给予预防性治疗:以前从未接受过治疗的且PPD试验硬节直径>15mm;来自结核病疫病较为严重的国家的移民且PPD试验硬节直径>10mm;HIV阳性或最近与传染性结核患者有密切接触者且PPD试验硬节直径>5mm。对于年龄>35岁且PPD试验硬节直径<15mm的妊娠妇女则不需要进行预防性治疗。推荐妊娠妇女用于预防性抗结核治疗的药物为

异烟肼,通常为 0.3g/d,一般剂量 5mg/(kg·d)顿服,同时服用维生素 B_6 50mg/d,疗程为 3～6 个月。在用药期间,应当密切观察肝功能影响及其他毒副反应。

三、妊娠合并哮喘

哮喘是一种常见的可见的呼吸道阻塞性疾病,其临床特点是阵发性喘息、呼气性呼吸困难、胸闷和咳嗽。妊娠合并哮喘的发生率为 0.4%～3.0%。喘息发作特别是重症哮喘和哮喘持续状态不仅危及母亲,而且由于母体严重缺氧可致胎儿宫内缺氧、发育迟缓、窘迫,甚至胎死宫内。因此对妊娠期哮喘发作的处理是否得当,直接影响母儿安全。

【病因与发病机制】

哮喘是以嗜酸性粒细胞、肥大细胞反应为主的气道变应性疾病。哮喘分为外源性和内源性两种。外源性哮喘常在儿童、青少年发病,多有家庭过敏史,有明显季节性,嗜酸性粒细胞增多,IgE 水平升高,过敏原皮试阳性。而内源性哮喘多无已知过敏原,在成年发病,无明显季节性,少有过敏史,嗜酸性粒细胞正常或稍增,IgE 水平正常或偏低。故孕期发作的哮喘以内源性哮喘为主。

哮喘发病的机制主要有两个:

1.有过敏体质的人接触抗原后,刺激肥大细胞释放组胺,嗜酸性粒细胞趋化因子等使支气管平滑肌收缩。

2.患者接触抗原后,气道发生变应性炎症,支气管壁内炎性细胞释放出前列腺素、血栓素、白三烯和血小板活化因子等炎症介质,引起气道黏膜水肿,腺体分泌增加。渗出物形成黏液栓阻塞气道,诱发哮喘。

【哮喘对妊娠的影响】

哮喘孕妇的围生期死亡率不增加。但妊娠期高血压疾病和新生儿低氧血症发生率增高,重度哮喘发作时常伴有低碳酸血症和碱中毒,使胎儿缺氧,生长受限、早产等,新生儿畸形发生率不增加,多数研究表明,哮喘可使胎膜早破,低出生体重儿和围生期新生儿死亡率增加。Sorensen 等报道,哮喘孕妇早产发生率至少是正常对照组的 2 倍。一般认为,虽然哮喘对妊娠可产生不利影响,但是如果哮喘急性发作时诊治及时得当,对妊娠、分娩和新生儿健康并无严重影响。

【妊娠对哮喘的影响】

妊娠对哮喘的影响,目前看法尚不统一。Kircher 分析了 568 例妊娠合并哮喘的病例,结果 26.4% 无明显变化,36.3% 恶化,33.6% 有改善。在哮喘改善的患者中,有 51.1% 的患者的鼻炎缓解。青春期患者哮喘的孕妇易患呼吸道感染,又因孕期不宜多用药,故可使病情恶化。Schatz 发现妊娠的最后 4 周哮喘发作的频率和严重性低于其他妊娠期,约 10% 的患者在分娩时哮喘发作。在产后 3 个月,73% 的患者恢复至孕前水平。剖宫产的患者比经阴分娩者病情易恶化,发生率分别为 41% 和 4%。妊娠期不用类固醇者比使用者哮喘急性发作明显升高。

有学者认为妊娠期由于血浆中游离皮质醇和组胺酶增加,支气管运动张力下降及气道阻力的下降,可使哮喘症状改善,发作频率和严重性降低。另一方面,由于宫底上升使膈肌提高而影响呼吸功能,可使哮喘加重。测量 IgE 水平升高或持续不变时,常提示病情有恶化趋势。

【临床表现】

典型发作一般表现为阵发性哮喘,伴有哮鸣音的呼气性呼吸困难、咳嗽、胸闷、呼吸频率>28 次/分,脉搏>110 次/分。危重患者呼吸肌严重疲劳,呈腹式呼吸,出现奇脉,甚至呼吸衰竭。轻症可以自行缓解,缓解期无任何症状或异常体征。

【诊断】

1.孕前有哮喘反复发作病史 尤其是冬季和初春季节易发病。

2.发作时的典型症状和体征 哮喘发作时,常先有咽部发痒、胸闷不适,继而出现呼气性呼吸困难、咳嗽并伴有哮鸣者。可自行缓解或给予支气管解痉剂后缓解症状。发作可持续几分钟或数小时。如果发作超过 24 小时,则称为哮喘发作持续状态。胸部检查,可见胸部呈鸡胸状,胸腔前后径增大,横膈下降。听诊时双肺布满哮鸣音且呼吸音降低。在重症病例,可因无足够的气流而无哮鸣音,可见颈静脉怒张、低血压等。反复发作者,常并发肺气肿、肺动脉高压、左心肥大而致慢性肺心病。

3.辅助检查

(1)胸部 X 线检查:早期发作者两肺透亮度增加,呈过度通气状态,在缓解期多无明显异常。

(2)血常规:发作者嗜酸性粒细胞增多。

(3)动脉血气:PCO_2 升高,PO_2 降低,酸碱紊乱等。$PaO_2 < 70mmHg$ 提示低氧血症,$PaCO_2 > 35mmHg$ 代表呼吸功能即将衰竭。

(4)痰涂片:可见较多嗜酸粒细胞、粘液栓和透明的哮鸣珠,如合并呼吸道感染可作细菌培养加药敏试验,以指导选择有效抗生素。

(5)IgE 水平升高。

(6)肺功能检查:在哮喘发作时,有关呼气流速的所有指标均显著下降,1 秒钟用力呼气量(FEV_1)、一秒钟用力呼气量占用力肺活量比值($FEV_1/FVC\%$),25％ 和 75％ 肺活量时的最大呼气流量($MEF_{25\%}$ 和 $MEF_{75\%}$)以及呼气流速峰值(PEFR)均减少。FEV_1 和 $MEF_{25\%\sim75\%}$ 被认为是评价呼吸道阻塞性疾病最敏感的指标。药物治疗的目的是使上述指标恢复至正常值。

【预防哮喘发作】

1.严密观察病情变化及时发现很重要,患者一旦出现咳嗽、上呼吸道感染、胸痛或肺部充血都要给予预防性治疗,防止哮喘发作。

2.避免接触已知过敏原和可能促进哮喘发作的因素,如粉尘、香料、烟丝、冷空气等。阿司匹林、食物防腐剂、亚硫酸氢盐可诱发哮喘,应避免接触。反流食管炎可诱发支气管痉挛,因此睡眠前给予适当的抗酸药物减轻胃酸反流,同时可抬高床头。减少咖啡因的摄入。避免劳累和精神紧张,预防呼吸道感染。

3.妊娠 3 个月后可进行免疫治疗,用流感疫苗治疗慢性哮喘有较好疗效。

【治疗】

哮喘发作的处理包括应用支气管扩张药物和对症治疗。

1.β_2 肾上腺素能受体兴奋剂 有极强的支气管舒张作用,是控制哮喘的一线药物。该类药物与 B 受体结合,促进 cAMP 合成,使支气管平滑肌松弛,并且能稳定肥大细胞膜减少细胞介质释放。常用的 β_2 受体兴奋剂有特布他林,2.5mg,每日口服 2～3 次,沙丁胺醇 2～4mg,每日 3 次口服,异丙喘定吸入,每次 65mg,每 3～4 小时吸入 2～3 次。妊娠合并高血压者禁用有 α、β 受体兴奋作用的制剂,如麻黄碱、肾上腺素等。茶碱类药物也能使支气管痉挛松弛,治疗哮喘有效。氨茶碱 0.1g,每日 3 次口服,或 0.25g 加入 10％ 葡萄糖 30ml 内缓慢静推,每日总量不超过 1.2～1.5g。

抗胆碱类药物阿托品,虽然有利于平滑肌松弛、扩张支气管,但由于其副作用是抑制腺体分泌,导致痰黏稠不易咳出、瞳孔散大等,故孕期不宜使用。但发现使用溴化异丙托品不影响心率和痰液咳出,偶有口干。使用方法是每次吸入 20～40mg,每次 3～4 次。

2.重度哮喘和持续状态的处理 严重缺氧,可引起早产、胎死宫内,必须紧急处理。

首先患者半卧位,气管插管正压给氧(氧压不宜超过 $20cmH_2O$)以减轻缺氧症状,维持氧饱和度在

95％以上,除按上述方法给予支气管扩张药物外,给予肾上腺皮质激素可迅速有效地控制哮喘持续状态。肾上腺皮质激素具有松弛平滑肌、改善支气管毛细血管通透性,减少组胺形成、防止炎性介质的产生以及抑制过敏反应等缓解哮喘的作用。一般可用氢化可的松 100～300mg 加入 5％葡萄糖 500ml,静脉点滴,或用地塞米松 10～20mg 加入到 50％葡萄糖 20ml 静脉推注,每日用量视病情而定,一般可重复 2～4 次。也可口服泼尼松,40mg/d,连服 5～10 天。

3.对症治疗　患有支气管哮喘的孕妇,常表现精神紧张、烦躁不安,可适当给予抑制大脑皮层功能的药物,如苯巴比妥、安定等。但应避免使用对呼吸有抑制功能的镇静剂和麻醉药,如吗啡、哌替啶等,以防加重呼吸功能衰竭和对胎儿产生不利影响。必要时静脉补充液体,注意纠正水电解质紊乱和酸中毒。为预防或控制呼吸道感染,可做痰培养加药敏试验,选用有效且对胎儿无不良影响的广谱抗生素。

哮喘发作,支气管痉挛时,支气管分泌物增多,如不及时清除,就会阻塞气道,加重缺氧和二氧化碳潴留,使炎症介质产生增多,加重病情的发展,因此,促进排痰、保持呼吸道通畅至关重要。用雾化吸入法,使痰变稀薄,易于咳出,必要时可用导管机械性吸痰。禁用麻醉性止咳剂。碘化钾可影响胎儿甲状腺功能,故不宜使用。

【妊娠的处理】

产时、产后均应继续哮喘的药物治疗。

1.分娩期　孕妇临产后,首先应尽量使产妇保持精神安静状态。为防止哮喘发作,临产后肌注醋酸可的松 100～200mg,12 小时后重复 1 次。为避免产妇用力使用腹压,减少体力消耗,可用低位产钳或胎头吸引器助产以缩短第二产程。建议产时镇痛,以防止疼痛引发的支气管痉挛。

哮喘不是剖宫产的指征。若合并其他产科情况,需行剖宫产者,可于手术前 1～2 小时静脉注射地塞米松 5mg 或氢化可的松 100mg。术后再给维持量,以预防哮喘发作。

手术麻醉以硬膜外麻醉为宜,应避免全麻,因全麻气管插管时可诱发支气管痉挛发作。硫喷妥钠有使哮喘恶化的可能,不宜使用。

术后加强监护,氧气吸入,勿食易致过敏的食物,保持呼吸道通畅,适当给予支气管扩张剂和给予抗生素预防感染。

2.产褥期　由于分娩时体力消耗,精神紧张,大脑皮层功能失衡,通过丘脑兴奋迷走神经,易诱发哮喘发作。因此产后要充分休息,减少哺乳次数。重症哮喘患者不宜哺乳。

3.关于终止妊娠问题　一般认为哮喘病不是终止妊娠的指征,但是长期反复发作的慢性哮喘且伴有心肺功能不全的孕妇,应考虑终止妊娠。

【对后代的影响】

哮喘是一种多基因疾病,患哮喘的母亲的后代易患哮喘,如果第一胎有哮喘,第二胎患哮喘的可能性更大。若双亲均系哮喘患者,那么他们的后代几乎均患此病。

【临床特殊情况】

1.妊娠合并哮喘抗生素的应用　临床上,感染常常作为过敏原诱发哮喘发作。感染可以改变机体自主神经功能的反应,造成支气管平滑肌痉挛;感染可损伤呼吸道黏膜,降低肾上腺能受体的阈值而诱发哮喘。但哮喘作为变态反应性疾病,在临床上常常表现为慢性炎症,而急性突发的哮喘则常常由于平滑肌痉挛所致,感染在其中所起的作用并不是主要的。细菌感染在哮喘发作中的作用至今未确定,因此必须强调,哮喘患者原则上不需常规使用抗生素。

哮喘发作时合并咳嗽、痰多,如引发细菌感染应引起高度重视,采取相应的对症和对因治疗,以提高综合治疗效果,确保母胎安全。当患者有发热、脓痰等临床表现,或有痰培养证实合并有某种细菌感染时,可参照药敏结果选用有效抗菌药。应避免使用氨基糖苷类、磺胺类、四环素类和喹诺酮类抗生素。哮喘孕妇处于过敏状态,易对其发生过敏反应,改用红霉素较为合适。

2.喘定与氨茶碱在妊娠合并哮喘患者的应用　茶碱能松弛支气管平滑肌,减轻支气管黏膜的充血和水肿,是目前唯一具有支气管扩张和减轻气道炎症双重效应的平喘药。氨茶碱和二羟丙茶碱均为常用的茶碱类药物,主要是通过抑制磷酸二酯酶,使 cAMP 的破坏减少,从而提高细胞内 cAMP 的含量,使支气管平滑肌松弛,以及减轻支气管黏膜的充血和水肿。

氨茶碱是茶碱和乙二胺的缩合物,FDA 妊娠 C 类药物。氨茶碱能扩张支气管,对心肌有正性肌力作用,能扩张血管和利尿。静脉注射氨茶碱虽有效,但可致呕吐、低血压,并伴有对心脏及呼吸中枢的影响。故除非在用支气管解痉剂无效时,方可用氨茶碱静脉滴注。尤其妊娠前 3 个月以内尽量不使用茶碱,但妊娠中、晚期使用中等剂量已被证实是安全的。但剂量过大,在分娩前 6 小时内应用本品,可引起新生儿烦躁不安和心动过速,严重者可发生呕吐及角弓反张。如能监测血药浓度使之维持 5～15μg/ml 或使用茶碱控释剂以避免血药浓度有大的波动,提高安全度,并有助于控制夜间哮喘的发作。茶碱类药物由于刺激性大而不能以气雾剂使用。

喘定为妊娠 C 类药物。其作用和用途与氨茶碱相似,可供口服、肌肉和静脉注射。二羟丙茶碱较氨茶碱的支气管扩张作用为弱,但因其引起的胃肠道反应、心律失常等不良反应少。孕早期应用喘定,其新生儿心血管畸形的发生率稍高,但也上不能排除与母亲所患疾病相关。

氨茶碱针较二羟丙茶碱针起效快,疗效强,故对急性哮喘或哮喘持续状态患者,可选用氨茶碱针。但因其不良反应较大,故在使用中应特别注意。对过敏体质的患者和首次推注氨茶碱的患者,应仔细观察临床征象,如有心慌、气急、面色苍白、烦躁不安、心率增快,应立即停用,及时处理,并更换其他平喘药物。二羟丙茶碱对心脏兴奋性弱,使用比较安全。对伴有心动过速的哮喘患者,可选用二羟丙茶碱针。

茶碱可以从母乳中分泌,尽管只有 1% 的茶碱可由新生儿吸收,但由于个体差异,新生儿仍可能发生毒副反应,当乳汁中氨茶碱的含量达到母体血药浓度的 10% 时,可引起婴儿激惹、失眠,应减量或停用。

3.妊娠合并哮喘患者激素的选择　糖皮质激素是目前治疗哮喘最有效的药物,对重度哮喘患者宜及早应用糖皮质激素。口服或者吸入型糖皮质激素治疗妊娠合并哮喘均可产生良好的治疗效果。

哮喘患者妊娠期吸入性皮质类固醇激素治疗可以改善其肺功能及防止哮喘加重,并与先天畸形及其他妊娠期不良事件无关。布地奈德是目前 FDA 批准的唯一妊娠 B 类吸入型糖皮质激素,具有高效局部抗炎作用。能增强皮内细胞、平滑肌细胞和溶酶体膜的稳定性,抑制免疫反应和降低抗体合成,从而使组胺等过敏活性介质的释放减少及活性降低,并能减轻抗原抗体结合时激发的酶促过程,抑制支气管收缩物质的合成和释放,从而减轻平滑肌的收缩反应。Norjavaara 等评价了 2968 例妊娠期接受布地奈德治疗的孕妇,结果发现分娩胎儿的先天畸形与吸入型布地奈德无关。

全身用药一般剂量对胎儿不会产生不良影响,但也有报导少数病例流产、早产和胎儿畸形。地塞米松以高浓度通过胎盘并很快在胎儿体内达到与母体相同的水平。氢化可的松虽易于通过胎盘,但在胎儿体内很快被灭活。泼尼松通过胎盘较慢。泼尼松虽很快通过胎盘,但其转变为有活性的泼尼松龙这一过程是缓慢的,从功能上讲泼尼松是以灭活的形式存在。所以,孕期全身用药可选择泼尼松、泼尼松龙或氢化可的松。每日给予泼尼松 7.5mg 以下不会造成危害,病情严重时可每日给泼尼松 30～40mg,连续冲击 3～7 天,之后以最低维持量隔日或每日一次顿服并逐渐过渡到以吸入激素替代口服。大剂量、长疗程全身应用激素甚至激素依赖,对孕妇及胎儿都是十分有害的。

妊娠期使用皮质激素时,可致尿雌三醇量降低,不可因此而认为胎儿胎盘功能不良。皮质激素有导致胎儿畸形的可能性,尤其在妊娠开始 3 个月内服用可的松可能会有唇腭裂的危险,应尽量避免。但是对于重症哮喘发作的孕妇,其低氧状态对母儿的影响更大,故仍以使用皮质激素阻断哮喘发作为宜。

长期使用糖皮质激素的哮喘患者,易抑制免疫功能导致感染,如皮肤软组织葡萄球菌感染。长期吸入倍氯米松、氟替卡松等局部用糖皮质激素者,可发生口腔和咽喉部白念珠菌感染,故应指导患者正确吸药,且在吸药后认真漱口,或改用储雾罐。

4.以循证医学为基础的处理妊娠合并哮喘患者的指导原则　妊娠期妇女哮喘的患病率达 3.7%～8.4%,且妊娠妇女哮喘与婴儿死亡、早产及低体重等不良事件相关,故应特别重视妊娠妇女哮喘的防治。2005 年,"美国哮喘教育和预防项目"(NAEPP)制订了基于最新循证医学证据的第一个妊娠妇女哮喘治疗指南。该指南主要针对妊娠期用药的提出了重要的指导原则:

(1)缓解症状:可应用短效吸入性 β_2 受体激动剂如沙丁胺醇。妊娠哮喘患者应随身常规备用,随时携带。

(2)持续性哮喘(1 周内有 2 个以上白天或 1 月内有 2 个以上夜间发病):需每日用药进行长期治疗以预防疾病恶化。可应用吸入性皮质类固醇来控制持续哮喘孕妇的炎症状态。尽管目前证明布地奈德妊娠期应用安全性的资料较多,但也没有资料证实其他吸入性皮质类固醇药物在孕期应用不安全,故如患者原来一直应用其他的同类药物,并且有效,也可继续应用。其他可作为替代的每日应用的药物为白三烯受体拮抗剂、色甘酸钠或茶碱。

(3)单独应用低剂量吸入性皮质类固醇激素症状不能很好控制的患者:可选择增加吸入激素的剂量,或者加用另外一种药物如长效 β 受体激动剂,目前尚无足够的证据表明哪一种方式效果更好。

(4)严重哮喘:需要口服皮质类固醇激素治疗,但其在妊娠期使用的安全性尚有争议。考虑到严重的、难以控制的哮喘肯定会影响孕妇及胎儿的健康,此种情况下,可应用口服皮质类固醇激素治疗。

此外,预防妊娠期哮喘应避免吸烟及过敏原如尘螨等的接触等。

四、妊娠合并肺囊性纤维化

肺囊性纤维化是一种常染色体隐性遗传疾病,发病率为 1/2500,基因携带者的发生率为 1/25。以前该种患者很少活到成年,现在随着药物治疗水平的提高,很多女孩不仅可以生存至生育期年龄,而且还可结婚生子。

【肺囊性纤维化对妊娠影响】

营养不良和(或)宫颈黏液增厚,可能会影响女性受孕。大多数孕妇如计划妊娠、严密随访,则妊娠结局往往良好。常见的不良反应有胎儿生长发育受限、早产儿,其中包括病情恶化引起的医源性早产。肺囊性纤维化孕妇发生妊娠糖尿病的风险增高。

【妊娠对肺囊性纤维化影响】

妊娠既不影响疾病的严重程度也不会造成病情恶化。与年龄相匹配的非孕妇相比,孕产妇死亡率并没有增加,但存在肺动脉高压、发绀、动脉低氧血症(血氧饱和度<90%)、中度/重度肺疾病(FEV_1<60%预计值)和(或)营养不良时,母儿结局较差。

【临床表现】

为多脏器功能损伤,主要包括慢性阻塞性肺病引起的支气管扩张和呼吸功能衰竭,以及肠梗阻、胰腺分泌功能不足所致的脂肪痢、肝硬化和身材矮小等。

【诊断】

肺囊性纤维化基因携带者不易被发现,只有当她们生了患有肺囊性纤维化的后代后才知道自己是基因携带者。妊娠合并肺囊性纤维化的孕妇应常规做羊水或绒毛的染色体检查,肺囊性纤维化基因位于 7 号染色体上,DNA 相关性分析对诊断有很高的准确性,而且测定羊水中的碱性磷酸酶的肠型同工酶水平对诊断也有较高的敏感性和特异性,其他家庭成员也必须做相关的 DNA 检查,以排除是否是基因携带者。

【处理】

肺高血压、肺心病或 $FEV_1 < 30\% \sim 40\%$ 是妊娠相对禁忌证。

保证充足的营养很重要,该种患者易发生肺部感染,因此有人建议长期给予抗生素治疗,定期测定肺功能,其他脏器脏的损伤对症治疗。由于该种患者常引起多种严重的并发症,因此能否继续妊娠应视病情而定。

肺囊性纤维化不是阴道分娩禁忌证,但应避免第二产程延长,否则有发生气胸风险。应避免全身麻醉。可以母乳喂养,但产妇产后可能需要继续补充营养剂。

【临床特殊情况】

子代患病率:孕前遗传咨询应包括子代患肺囊性纤维化的风险评估,如果父亲未行肺囊性纤维化基因筛查,那么子代患病风险为 $2\% \sim 2.5\%$(基于英国携带者为 $1/25$),如果父亲携带杂合子基因,则子代患病率为 50%。

五、胸廓畸形

胸廓畸形多因幼时患脊柱结核、外伤所致脊柱后突或侧突,也可见于严重佝偻病和先天异常。由于胸廓变形缩小、活动受限,可导致肺活量降低和肺循环阻力增加。妊娠期随胎儿发育,膈肌升高,可进一步加重心肺负担,严重时可发生心肺功能衰竭,危及母儿安全。

【胸廓畸形对母儿的影响】

严重胸廓畸形的孕妇常有肺不张、肺通气不足、代偿性肺气肿、胸腔内大血管受到不同程度挤压。随着妊娠进展,通气功能障碍进一步加重。孕妇长期处于低氧血症、酸中毒、高碳酸血症的状态,易发生呼吸道感染等并发症。妊娠及分娩期需氧量增加及心脏负担加重,更容易发生肺源性心脏病,甚至心肺功能衰竭。

孕妇缺氧可引起胎儿缺氧、早产、胎儿宫内生长受限,甚至胎死宫内。严重胸廓畸形常合并骨盆畸形,难产及剖宫产几率增高。

【诊断】

应注意身材、体态、脊柱是否弯曲等。肺功能受限者,常有胸式呼吸障碍并伴有口唇、面色青紫等乏氧表现。肺功能检查,肺活量明显下降。肺活量 $<1000ml$ 妊娠者,预后较差。肺通气不良的孕妇,血气分析血氧分压(PaO_2)下降,二氧化碳分压($PaCO_2$)上升。如果出现以下症状,应考虑有肺源性心脏病:呼吸困难加重,发绀加深;颈静脉怒张、静脉压上升,肺部闻及湿啰音;肝大、压痛;头痛、神志模糊甚至昏迷不醒,四肢抽搐;剑突下心脏搏动明显提示右心室肥大。肺动脉第二心音亢进,剑突下闻及奔马律及收缩期杂音。

【治疗】

妊娠前肺活量 $<1000ml$ 者不宜妊娠,一旦妊娠应尽早终止。妊娠 20 周后定期进行肺功能及血气检查,发现异常应及早住院。妊娠后期肺活量 $<60ml$ 者应终止妊娠。孕期应积极治疗增加心肺负担的疾病,如贫血、妊娠期高血压疾病、呼吸道感染等。

分娩方式以剖宫产为宜,产程中不应使用哌替啶等止痛药。给予广谱抗生素预防感染。持续低流量吸氧,氧流量 $1\sim1.5L/min$。密切监护血气变化,$PaCO_2$ 持续高值者,术前术后间断正压吸氧,防止肺不张。必要时给予呼吸兴奋剂。术后补液量应限制在 1000ml 以内。

【临床特殊情况】

1.妊娠合并胸廓畸形患者心肺功能变化　胸廓畸形患者胸廓缩小,肋骨运动受限制,胸廓顺应性下降,肺组织多有纤维化、肺不张、代偿性肺气肿、小血管闭塞等,同时还可以有大血管的扭转、弯曲等,这些变化使肺内通气不足,肺活量下降,肺内血管阻力增加,加重心肺负担。随着妊娠进展,横膈抬高,胸腔进一步缩小,使肺泡的膨大受限制,如合并呼吸道感染,分泌物滞留,气管阻力增大,使通气更加不足,血氧下降,二氧化碳积聚,易发生呼吸衰竭。

2.终止妊娠的时间　伴慢性心肺功能不全者,可适时促胎肺成熟,一旦胎肺成熟,即剖宫产终止妊娠,以减少妊娠对心肺加重的负担。

3.产时麻醉方式的选择　产时麻醉方式的选择尚无统一标准,各种麻醉方式均有利弊,可根据具体情况选择麻醉方式。

(1)全麻:考虑到局部阻滞麻醉技术上的困难,合并心肺疾病的孕产妇手术时可能选择全身麻醉,但全麻会引起肺动脉压力增高从而导致右心衰竭。正压通气会减少静脉回流,同时,伴随着麻醉剂的负性趋离子作用,可导致血压明显下降。手术结束时患者的咳嗽和身体屈曲可瞬时但显著降低功能残气量,进一步加重通气灌注比例失调及低氧血症。术后全身麻醉引起的喉麻痹和吞咽功能受损进一步降低气道防御机制。所有这些因素可导致延迟拔管,术后需继续辅助通气。

(2)区域阻滞麻醉:妊娠期间,腹腔内压力增加、硬膜外腔静脉充血可使蛛网膜下腔缩小,因此,常规麻醉药物剂量即可导致更高平面的阻滞。根据身高和体重调整麻醉药物剂量,可达到理想的感觉神经和运动神经阻滞,减少低血压的发生率。但严重脊柱后侧凸可使脑脊液减少,以至于低剂量局部麻醉剂即可达到高于预期的阻滞平面,从而使低血压的发生率增加。另外,脊柱及硬膜外腔的变形可造成进针困难及局麻药的扩散不均匀,从而造成阻滞效果差或单侧阻滞。另外,脊麻或硬膜外麻醉的另一问题是进针困难。

当脊麻或硬膜外麻醉困难、患者不能耐受全麻或无条件施行全麻时,可选择局部浸润麻醉。

(张　蕾)

第三节　妊娠合并血液系统疾病

妊娠合并血液系统疾病可影响孕产妇的健康和胎儿及婴儿的发育,严重者危及母儿生命,是妊娠期高危因素之一。贫血是妊娠期最常见的并发症,尤其以缺铁性贫血最常见,占 90% 以上,巨幼红细胞贫血占 7%～8%,再生障碍性贫血、其他类型贫血及其他血液病占 2%～3%。有些遗传性血液性疾病应在早期做好产前诊断,不宜继续妊娠者宜尽早终止妊娠。因此,要加强围产期保健,注意孕期营养,及早发现不利因素并及时治疗,方可降低孕产妇和胎婴儿的死亡率及病残儿的出生率。

一、妊娠合并贫血

【概述】

外周血血红蛋白(Hb)浓度因性别、居住地区、怀孕与非孕或怀孕时服用与未服用铁剂的不同而有差异,因此,妊娠期贫血的定义很难简单地加以界定。

在孕妇可观察到血红蛋白略有下降,妊娠的早期及接近足月时,血红蛋白浓度通常为110g/L或更高,而妊娠中期血容量增加更快,故血红蛋白浓度较低,但没有铁和叶酸的下降,是因为自妊娠第6周起,由于胎盘分泌催乳素,促使醛固酮增加,加之胎盘组织类似动静脉瘘,使血容量逐步增加,到妊娠32～34周血容量扩充达高峰,可增加40%～50%,为1200～1800ml,而红细胞容量仅增加18%～20%,两者不相平衡,形成血液相对稀释。此种红细胞与血浆在血液循环中增加量不成比例,特别是妊娠中期使血液稀释以及血容量的增加,可降低周围循环的阻力,改善微循环,增加子宫胎盘的灌注,无疑有利于妊娠和胎儿的发育。但此生理过程常与病理性贫血的诊断容易混淆。由于妊娠期间血液被稀释,单位体积内的红细胞、血色素下降,实际上绝对值不但不减,反而增加,所以对铁剂和叶酸治疗也无明显反应,尤其妊娠末期血浆容量的增加停止而血红蛋白量继续增加,产后血红蛋白可迅速回升,因此,根据世界卫生组织的标准,妊娠期贫血的标准定为Hb<110g/L或血细胞比容<30%。美国疾病控制中心(1990)定的贫血标准为妊娠早期或晚期Hb<110g/L,中期Hb<105g/L。国内一般主张以Hb<110g/L或血细胞比容<30%为妊娠贫血。

正常情况下,产后血红蛋白浓度与分娩前比较没有明显下降。分娩后血红蛋白浓度可适度地波动几天,然后恢复到未孕时浓度。产后血红蛋白浓度主要是由怀孕时血红蛋白增加量、分娩时血液丢失量和分娩后血浆容量下降情况来决定。

【发生率及分度】

贫血是妊娠期常见的并发症,多见于贫困地区的妊娠妇女。妊娠期贫血发生率差异相当大,主要取决于妊娠期是否补充铁剂。世界卫生组织九十年代公布的资料表明,妊娠妇女贫血发生率为60%。国内统计妊娠合并及并发贫血的发生率约为10%～20%。

【病因】

在生育期妇女的贫血性疾病均可使妊娠复杂性,构成高危妊娠。贫血主要依据病因学分类。

1.后天性(获得性)

(1)缺铁性贫血。

(2)急性失血性贫血。

(3)感染或恶性肿瘤引起贫血。

(4)巨幼红细胞贫血。

(5)获得性溶血性贫血。

(6)再生障碍性贫血。

2.遗传性

(1)海洋性贫血。

(2)镰状细胞血红蛋白病。

(3)其他血红蛋白病。

(4)遗传性溶血性贫血。

【对妊娠的影响】

轻度贫血对妊娠和分娩的影响不大。重度贫血对孕妇及胎婴儿均有明显的影响,妊娠期孕妇患有贫血,可使早产的危险性增加。妊娠中、晚期出现的一些轻度的贫血,反映了母体血容量预期的(和必要的)扩增,通常不伴有早产危险性。但是,妊娠晚期血红蛋白浓度、血细胞比容和血清铁蛋白水平的增加反映了母体血容量没有足量地增加,因而对胎盘的血液供应减少,反而可致胎儿发育受限、供氧不足或早产等。根据WHO统计在发展中国家因贫血所致的孕产妇死亡可达到40%。孕产妇在分娩或产褥早期Hb<

60g/L 时,死亡率为 12.8％,而 Hb 升至 60～80g/L 时,死亡率降至 2.9％。

1.对孕妇的影响

(1)贫血孕妇发生妊娠高血压综合征的比例较高:据报道妊高征发生于贫血者较正常孕产妇高 2 倍;另有作者报道,给予贫血妇女铁剂及维生素治疗后,妊高征发生率显著下降(由 14.6％降至 4.8％)。贫血与妊高征的关系尚不清楚。但妊高征的发病机制中子宫缺血起重要作用,而贫血病员引起子宫缺血的机会较正常孕产妇多。也有认为两者可能同时存在,或同时由某一病因引起,如营养不良,我们也发现,妊高征患者合并重度贫血往往与低蛋白血症有关。

(2)重度贫血使心肌供氧不足而导致心力衰竭:当血红蛋白下降时,为了维持周围组织的氧供应,机体产生一系列代偿性改变,当超过一定的时限与程度时,则机体可失去代偿而引起心力衰竭,当 Hb 降至 40～50g/L 时常可并发贫血性心脏病,也有可能出现心力衰竭;如同时合并感染、产时过度劳累等因素,则导致心衰机会更多。目前,据 WHO 统计,在世界上某些地区贫血仍是引起孕产妇死亡的主要原因之一。

(3)贫血患者对出血的耐受性差:贫血者血液的氧合能力本已降低,如再失去一部分血液,则更减少了对周围组织氧的供应而使休克发生率较正常孕妇升高。在临床上常见到贫血产妇,在失血量尚未达到产后出血标准时却已出现休克症状,甚至导致心衰、死亡。

(4)贫血与感染:贫血患者的抵抗力低下,容易发生产褥感染。有研究发现,Hb<90g/L 者较 Hb>106g/L 者的感染发生率要高 5～6 倍,Hb<80g/L 者则发生感染的几率更高,轻度贫血孕妇与正常孕妇的感染发生率相比差别不大。

(5)贫血对孕产妇生活工作能力的影响:严重贫血和缺铁的孕妇不仅影响红细胞生成,且影响淋巴细胞内锌的含量,进而降低机体免疫功能。此外,贫血本身的症状可明显影响孕、产妇的工作能力和生活能力。

2.对胎、婴儿的影响　过去研究认为,孕妇的铁营养状况不影响胎儿按其自身需要从母体摄取铁,但近年的研究有较大不同。在对胎盘转铁蛋白的研究显示,无论是足月妊娠胎盘还是中孕期胎盘,其转铁蛋白受体在轻度缺铁性贫血时均明显增高,重度贫血时则降至正常水平。对胎盘铁蛋白受体的研究也有相似的改变。表明母-胎间的铁转运在孕妇严重缺铁性贫血时会受到影响,使供给胎儿的铁减少。但在隐性缺铁及轻度缺铁性贫血时,由于胎盘转铁蛋白受体、铁蛋白受体数量明显的优势,可保证胎儿铁代谢不受母体铁状况的影响。国外研究发现,贫血孕妇足月分娩时其脐带血中血红蛋白、血清铁、转铁蛋白饱和度、铁蛋白均低于正常,提示胎儿铁供应下降,并且胎儿铁吸收与母体可利用铁成正比。

大量贫血病例对妊娠的影响分析表明,妊娠期中、重度贫血孕妇导致的子宫缺血缺氧,胎盘灌注及氧供应不足引起死胎、死产、早产、低出生体重儿及新生儿病率均明显增加。如及时纠正贫血,则胎婴儿的预后会有明显改善。

妊娠期贫血中以缺铁性贫血最常见,巨幼红细胞性贫血较少见,再生障碍性贫血更少见。

二、妊娠合并缺铁性贫血

缺铁性贫血(IDA)占妊娠期贫血的 95％,发展中国家更为多见。妊娠期对铁的需要量增加、胎儿的生长发育也需要铁,因此在摄取不足或患慢性疾病、妊娠期高血压病、肝肾等疾病导致吸收不良时出现贫血。一般在妊娠 20 周前发生率不高,在妊娠中后期发生率明显增加。

【妊娠期缺铁的发生机制】

由于妊娠期对铁的需求增加而摄入不足或妊娠期疾病致吸收障碍时可导致贫血。妊娠期因血容量增

加而需要的铁为 $650\sim700mg$,胎儿的生长发育需要铁约 $250\sim350mg$,妊娠期总需求铁约 $1000mg$。食物中铁的吸收有限,仅为 $5\%\sim10\%$,在妊娠末期对铁的需求达高峰,虽然吸收率增加至 40%,但仍不能满足需求,在孕期如不及时补充可以出现缺铁性贫血。

【缺铁性贫血对妊娠的影响】

1.对孕妇的影响　贫血对孕妇的影响取决于贫血的严重程度、孕妇的基础状况,轻度贫血影响不大,重度贫血(红细胞计数小于 $1.5\times10^{12}/L$、血红蛋白低于 $60g/L$,血细胞比容小于 0.13)因心肌缺氧导致贫血性心脏病;胎盘缺氧导致妊娠期高血压疾病,产时、产后出现失血性休克、产褥期感染等,危及母婴安全。

2.对胎儿的影响　由于胎儿具有自我调节和通过胎盘单向从母体主动摄取铁的能力,一般情况下,胎儿缺铁程度不会严重,但可以因为严重贫血使胎盘的氧分和营养物质不足以补充胎儿生长所需,造成胎儿宫内生长受限、胎儿窘迫、早产或死胎。

【诊断】

1.病史　既往有月经过多等慢性失血性疾病史;或长期偏食、妊吐、胃肠功能紊乱导致的营养不良等病史。

2.临床表现　轻者无明显症状,可有皮肤、口唇、睑结膜苍白。重者可有乏力、头晕、心悸、气短、食欲缺乏、腹胀腹泻。

3.实验室检查

(1)外周血象:为小细胞低血红蛋白性贫血:血红蛋白低于 $100g/L$;红细胞计数小于 $3.5\times10^{12}/L$;血细胞比容小于 0.30;红细胞平均体积(MCV)小于 80fl,红细胞平均血红蛋白浓度(MCHC)小于 0.32。白细胞计数及血小板计数均在正常范围。

(2)铁代谢检查:血清铁小于 $5.37\mu mol/L$,总铁结合力大于 $64.44\mu mol/L$,转铁蛋白饱和度小于 15%。血清铁下降在血红蛋白下降之前出现,是缺铁性贫血的早期表现。

(3)骨髓检查:诊断困难时通过骨髓穿刺,骨髓象为红细胞系统增生活跃,中、晚幼红细胞增多。

【治疗】

1.补充铁剂　血红蛋白高于 $60g/L$ 以上者,可以口服给药,硫酸亚铁 0.3g,每日 3 次,服后口服维生素C 0.3g,以保护铁不被氧化,胃酸缺乏的孕妇可同时口服 10% 稀盐酸 $0.5\sim2ml$,使铁稳定在亚铁状态,促进铁的吸收。力蜚能不良反应少,150mg,每日 $1\sim2$ 次口服。对于妊娠后期重度贫血或因严重胃肠道反应不能口服铁剂者,可用右旋糖酐铁或山梨醇铁,深部肌注,使用后吸收较好,但注射部位疼痛,首次肌注50mg,如无反应增加至 100mg,每日一次,$15\sim20$ 天为一疗程,至血红蛋白恢复正常,每注射 300mg 后,血红蛋白可提高 $10g/L$。为预防复发,须补足储备铁,继续服用铁剂治疗 $3\sim6$ 个月。如血红蛋白无明显提高时,应考虑以下因素:药量不足、吸收不良、继续有铁的丢失等。

2.输血　当血红蛋白低于 $60g/L$,接近预产期或短期内需行剖宫产者,应少量多次输血,警惕发现左心衰竭,有条件者输浓缩红细胞。

3.预防产时并发症

(1)临床后备血,酌情给予维生素 K_1、卡巴克络、维生素 C 等。

(2)严密监护产程,防止产程过长,阴道助产以缩短第二产程。

(3)当胎儿前肩娩出后,肌注或静注缩宫素,或当胎儿娩出后阴道或肛门置入卡前列甲酯栓 1mg,以防产后出血。

(4)产程中严格无菌操作,产后给予广谱抗生素预防感染。

【预防】

1.妊娠前积极治疗失血性疾病如月经过多等,增加铁的储备。

2.孕期加强营养,鼓励进食含铁丰富的食物,如猪肝、鸡血、豆类等。

3.妊娠 4 个月起常规补充铁剂,每日口服硫酸亚铁 0.3g。

4.加强产前检查,适时检查血常规。

三、妊娠合并急性失血性贫血

妊娠期的急性失血性贫血多由产科出血性因素引起,出现明显贫血。

【病因】

1.胎盘早期剥离及前置胎盘引起产前产后大出血。

2.妊娠早期急性失血性所造成的贫血通常由不完全流产、输卵管妊娠、葡萄胎引起。

3.羊水栓塞、重度妊娠期高血压疾病、死胎、感染性流产及羊水感染综合征等可并发 DIC 和纤溶活力亢进,造成急性大出血而引起贫血。

4.因产后子宫收缩乏力、软产道裂伤、胎盘胎膜残留及子宫内翻后凝血功能障碍可引起急性失血性贫血。

【治疗】

严重的急性失血需要明确病因对症处理,及时娩出妊娠组织、胎盘组织、纠正 DIC、抗感染等,并立即补充血液,以恢复并维持主要器官的灌注,之后的贫血需要以铁剂来纠正。

四、妊娠合并巨幼红细胞性贫血

巨幼红细胞性贫血又称为营养性巨幼红细胞性贫血,较为少见,占所有贫血的 7%～8%,是由于叶酸或维生素 B_{12} 缺乏引起 DNA 合成障碍所致的贫血,可累及神经、消化、循环、免疫及内分泌系统,表现为全身性疾病。外周血呈大细胞高血红蛋白性贫血。发病率国外为 0.5%～2.6%,国内报道为 0.7%。

【病因】

妊娠期本病有 95% 是由于叶酸缺乏,维生素 B12 缺乏较为少见。主要原因有:

1.摄入不足或吸收不良　人体不能合成叶酸,必须从食物中供给,叶酸和维生素 B_{12} 存在于植物或动物性食物中,绿叶蔬菜中含量较多,此外,肝脏、肉类、酵母、豆类、花生中含量也较多。长期偏食、营养不良等可发病。孕妇有慢性消化道疾病可影响吸收加重贫血。

2.妊娠期需要量增加　正常成年妇女每日需叶酸 50～100μg,而孕妇每日需要食物叶酸 500～600μg 以供给胎儿需求和保持母体正常的叶酸储存,双胎的需求量更多。但胎儿和胎盘可以从母体获取较多叶酸,即使母亲缺乏叶酸有严重贫血时,其胎儿却不贫血。有报道新生儿的血红蛋白 18g/L 后更高,而母亲的血红蛋白却低于 36g/L。

3.排泄增加　孕妇肾脏血流量增加,加快了叶酸的代谢,重吸收减少。

【对孕妇及胎儿的影响】

轻度贫血影响不大,严重贫血时可出现贫血性心脏病、妊娠期高血压性疾病、胎盘早剥、早产、产褥感染。

叶酸缺乏可导致胎儿神经管缺陷、胎儿生长受限、死胎。

【临床表现与诊断】

该病多发生于妊娠中、晚期,以产前 4 周及产褥感染最为多见。发生于妊娠 30 周前的贫血,多与双胎、感染、摄入不足或应用影响叶酸吸收的药物造成叶酸缺乏有关。叶酸和(或)维生素 B_{12} 缺乏的临床症状、骨髓象及血象的改变均相似,但维生素 B_{12} 缺乏常有神经系统症状,而叶酸缺乏无神经系统症状。

1.血液系统表现　贫血起病较急,多为中重度贫血。表现有乏力、头晕心悸、气短、皮肤黏膜苍白等。部分患者因同时有白细胞及血小板的减少,出现感染或明显的出血倾向。

2.消化系统表现　食欲缺乏、恶心、呕吐、腹泻腹胀、舌炎、舌乳头萎缩等。

3.神经系统表现　末梢神经炎常见,出现手足麻木、针刺、冰冷等感觉异常,少数病例可出现锥体束征、共济失调及行走困难等。

4.其他　低热、水肿、脾大等,严重者出现腹腔积液或多浆膜腔积液。

5.实验室检查

(1)外周血象:大细胞性贫血,血细胞比容下降,MCV 大于 100fl,MCH 大于 32pg,大卵圆形红细胞增多,中性粒细胞核分叶过多,网织红细胞大多减少,约 20％的患者同时伴有白细胞和血小板的减少。

(2)骨髓象:红细胞系统呈巨幼细胞增多,巨幼细胞系列占骨髓总数的 30％～50％,核染色质疏松,可见核分裂。

(3)叶酸和维生素 B_{12} 的测定:血清叶酸值小于 6.8mmol/L,红细胞叶酸值小于 227nmol/L 提示叶酸缺乏;若叶酸值正常,应测孕妇血清维生素 B_{12},如小于 74pmol/L 提示维生素 B_{12} 缺乏。

【治疗】

1.叶酸 10～20mg 口服,每日 3 次,吸收不良者每日肌注叶酸 10～30mg,至症状消失血象恢复正常,改用预防性治疗量维持疗效。如治疗效果不显著,应检查有无缺铁,并同时补给铁剂。有神经系统症状者,单独用叶酸有可能使神经系统症状加重,应及时补充维生素 B_{12}。

2.维生素 B_{12} 100μg 每日一次肌注,连用 14 天,以后每周 2 次。

3.血红蛋白小于 60g/L 时,可间断输血或浓缩红细胞。

4.分娩时避免产程延长,预防产后出血,预防感染。

【预防】

1.加强孕期指导　改变不良饮食习惯,多食用新鲜蔬菜、水果、瓜豆类、肉类、动物肝肾等。

2.对有高危因素的孕妇,从妊娠 3 个月起每日口服叶酸 5～10mg,连续 8～12 周。

3.预防性叶酸治疗　妊娠 20 周每日起给予叶酸 5mg,如为双胎等消耗增加者,给予 5mg/d。

五、妊娠合并再生障碍性贫血

再生障碍性贫血,是由于多种原因引起的以骨髓造血组织显著减少为特点的造血功能衰竭,引起全血细胞减少为主要表现的一组综合征。以贫血、出血、感染为主要表现,分为原发性与继发性,是由多种原因引起的骨髓造血干细胞增殖与分化障碍,导致全血红细胞减少的综合征。发生率为 0.03％～0.08％。

【病因及发病机制】

再生障碍性贫血的病因及发病机制较为复杂,病因不明,遗传性或获得性造血干细胞内在缺陷可能是本病的主要病因,可诱发机体免疫系统的异常免疫反应,攻击自身的缺陷干细胞,并可导致骨髓造血功能的急性衰竭,表现为急性再生障碍性贫血。某些药物、化学毒物、射线、病毒甚至妊娠可以诱发增殖缺陷干细胞,导致严重骨髓衰竭,也有可能通过自身修复保持相对静止状态,维持近乎正常的造血功能,使得临床上仅表现为轻度慢性全血细胞减少。

【再障对母儿的影响】

目前认为妊娠不是再障的原因,但妊娠可使再障病情加重,同时由于妊娠期间母体血液稀释,贫血加重,易发生贫血性心脏病,甚至造成心力衰竭。再障孕妇易发生妊娠期高血压疾病,使再障病情进一步加重。出血及感染的几率增加,甚至引起败血症。颅内出血、心力衰竭及严重的呼吸道、泌尿道感染或败血症,常是再障孕产妇的重要死因。

一般认为,孕期血红蛋白大于 60g/L 对胎儿影响不大,分娩后能存活的新生儿一般血象正常,极少发生再障;血红蛋白小于 60g/L 对胎儿不利,可导致流产、早产、胎儿生长受限、死胎及死产等。

【临床表现与诊断】

表现为进行性贫血、出血多局限于皮肤和黏膜,严重者可以引起中枢神经系统出血,产后出血和创伤可引起生殖道和全身感染,是造成再障孕妇死亡的主要原因。根据临床表现、血象三系减少、网织红细胞减低、骨髓增生低下综合进行判断。再障分为急性型和慢性型,急性型仅占 10%。慢性型多见,临床表现主要有进行性贫血,少数患者有皮肤和内脏出血或反复感染。贫血呈正常细胞型,全血细胞减少,骨髓相见多部位增生减低或重度减低,有核细胞甚少,粒细胞、幼红细胞、巨核细胞均减少,淋巴细胞相对较高。

【处理】

严重病症在临床处理时需要血液科医师的积极参与。

1.妊娠期

(1)治疗性终止妊娠:再障患者应在病情稳定获得医师认可的前提下有计划地妊娠,当妊娠后病情不稳定需要进行治疗性人工流产终止妊娠,需要进行备血等术前准备,加强手术前后的全身监护。当孕中、晚期需要引产时,由于出血和感染的风险较大,一般在严密的监护和支持疗法下至足月分娩。

(2)支持疗法:孕期加强营养、减少感染、间断吸氧、少量、多次间断输入新鲜血液后成分输血,包括白细胞、浓缩红细胞或血小板。

(3)肾上腺皮质激素:当有明显出血倾向时给予肾上腺皮质激素,如泼尼松 10mg,每日 3 次口服,但不宜长时间使用或羟甲烯龙 5mg,每日 3 次口服,可刺激红细胞生成。

(4)避免感染:在感染早期给予有效、广谱抗生素,避免感染的扩散。

2.分娩期　原则上一般以阴道分娩为宜。注意加强产时监护、缩短第二产程,防止用力过度,造成脑出血等重要脏器出血或胎儿颅内出血;可适当助产。产后仔细检查胎盘、软产道有无残留或裂伤出血,防止阴道血肿的形成。当有产科剖宫产指征时进行剖宫产手术,注意手术中的止血、胎盘母体面是否完整,一般不切除子宫。

3.产褥期　继续治疗疗法,可用缩宫素预防产后出血及广谱抗生素预防感染。

【预后】

急性病例预后差,多于半年内死亡,主要死于颅内出血与感染。慢性病例中多数经过适当治疗后病情缓解或临床痊愈,分娩后近 1/3 患者的病情出现缓解,未缓解的病例与非妊娠期相同。

六、妊娠合并后天获得性溶血性贫血

较少见,在产科临床上血小板减少症可与溶血性贫血同时存在,其原因可能为免疫因素(自身免疫或同种免疫)或其他原因如红细胞脆性增高或微血管病。

(一)自身免疫性溶血性贫血

自身免疫性溶血性贫血不常见。异常抗体产生的原因现在仍不清楚,贫血可能是由于有活力的自身抗体(80%~90%),无活力抗体或结合抗体引起。这种贫血可分为原发性(特发性)免疫性溶血及继发性两大类,后者包括淋巴瘤、白血病、结缔组织病、某些传染病、慢性感染性疾病以及药源性因素。在许多病例,最初视为原发性,以后发现是由潜在性疾病引起。

患者直接或间接抗人球蛋白抗体实验阳性,其抗体可能是抗红细胞 IgM 和 IgG。支原体肺炎和传染性原核细胞增多症可引起冷凝集抗体。

患本病的妇女在妊娠期溶血可加重,糖皮质激素治疗有效,用泼尼松 1mg/(kg·d),如伴有血小板减少症血小板亦可被纠正。

IgM 抗体不能通过胎盘,因此胎儿红细胞不受影响,但是 IgG 抗体,特别是 IgGl 和 IgG3 能通过胎盘。由于母亲产生的 IgG 抗体对胎儿不良影响最常见的是伴有胎儿和新生儿溶血性疾病的同种免疫。对严重自身免疫性溶血性疾病的母亲输入红细胞也有致敏作用,输血后即发生溶血反应。加热供体细胞到正常体温可降低冷凝集对其损害。

(二)妊娠诱发的溶血性贫血

显然与妊娠有关的孕期不能解释的妊娠诱发的溶血性贫血甚罕见。严重溶血可出现在妊娠早期,产后数月内恢复,发生机制尚不清楚。由于胎婴儿也可表现短暂贫血,因此怀疑为免疫因素。对皮质醇治疗有效。文献报道一个妇女,每次怀孕都发生溶血,但用氢化可的松可以控制病情至分娩,婴孩均表现正常。

(三)阵发性睡眠性血红蛋白尿

阵发性睡眠性血红蛋白尿是一种造血干细胞疾病,其特征是血小板、白细胞、红细胞的形成有缺陷。我国北方地区报道较多,个别地区发病率达 0.12/10 万。Miyata 等提示突变基因存在于 X 染色体上,称为 PIG-A(磷脂酰肌醇烯糖类 A)。该病是由于磷脂酰肌醇烯糖基分子固定到细胞膜蛋白上所致。红细胞和粒细胞膜上相一致的缺陷对补体特别敏感,易遭受补体作用使红细胞破坏并发溶血。

临床表现为隐匿起病、慢性病程、血红蛋白尿发生无规律,不总是睡眠时发作。有时溶血可能由输血、感染或手术引起。病情轻重程度不一,严重可致死。由于尿丢失铁可引起铁缺乏。如果伴有严重血小板减少,可发生出血。大约 40% 患者发生静脉血栓,肾功能异常和高血压也较常见。有报告长期随访 10 年,有 15% 的患者自发长期缓解。阵发性睡眠性血红蛋白尿是一种严重的不可预测的疾病,妊娠对母婴均有危险。有学者总结了 31 位妊娠期病例,发现有并发症超过 3/4,主要是溶血和出血,母亲死亡率 10%,产褥期后几乎一半妇女有深静脉血栓形成。以后 Solal 等报道 6 个妇女 8 次妊娠,只有一半妇女分娩存活新生儿。蛇毒因子实验和红细胞补体溶血敏感实验可提高诊断水平。除骨髓移植外,没有肯定有效治疗。肝素治疗用于并发静脉血栓形成时。皮质类固醇有时有减少减轻溶血的作用。应限制输血,对有输血适应证者应输洗涤红细胞。从血红蛋白尿丢失的铁较多,常与缺铁性贫血同时存在。

(四)药物引起的溶血性贫血

孕期药物引起的溶血性贫血不同于其他形式的自身免疫性溶血。溶血较轻,停药后即恢复,应避免使用相关药物预防发病。机制是对红细胞的免疫损害,药物作为一种与红细胞蛋白有高亲和力的半抗原与抗药物抗体结合,例如抗青霉素抗体。药物也可作为低亲和力抗原黏附于细胞膜蛋白而起作用。

症状的严重性取决于溶血的程度,通常是轻到中度的慢性溶血,抗人球蛋白试验阳性,有球形细胞及网织细胞增加,也可能有血小板和粒细胞减少。大多数病例,停止药物可使病情恢复,皮质类固醇疗效不肯定。输血只适用于严重溶血患者。

七、妊娠合并海洋性贫血

海洋性贫血,又称地中海贫血,是由于血红蛋白的珠蛋白链有一种或几种受到部分或完全抑制所引起的一组遗传性溶血性贫血。

正常人出生后有三种血红蛋白：①血红蛋白 A（HbA）：为成人主要血红蛋白，占总量的 95％以上，由一对 α 链和一对 β 链组成（$\alpha_2\beta_2$）；②血红蛋白 A2（HbA2）：由一对 α 链和一对 δ 链组成（$\alpha_2\delta_2$），自出生 6～12 个月起，占血红蛋白的 2％～4％；③胎儿血红蛋白（HbF）：由一对 α 链和一对 γ 链组成（α₂γ2）。血红蛋白的不同肽链是由不同的遗传基因控制的。α 链基因位于 16 号染色体，β、δ、γ 链基因位于 11 号染色体，呈连锁关系。

海洋性贫血依其所缺乏的珠蛋白肽链来分类，即以 α 链制造受损的 α-海洋性贫血及 β 链制造受损的 β-海洋性贫血。

本病在我国多见于华南及西南，其次为长江流域，其中 β-海洋性贫血是我国南方最常见、危害最为严重的遗传病种之一。β-海洋性贫血（1.08％～5.51％）较 α-海洋性贫血（0.05％～0.12％）多见，在妊娠期间所见到的多为 β-海洋性贫血的轻型患者，对妊娠多无影响。重型者贫血严重，红细胞形态改变显著，绝大多数于儿童期死亡，在妊娠期极为少见。

【发病机制】

β-海洋性贫血是 β 链合成减少，多余的 α 链即与 γ 链、δ 链相结合，结果 HbF 和 HbA2 增多，而 HbA 显著减少。

α-海洋性贫血时因 α 链合成减少，HbA 和 HbF 都缺乏。在婴儿和儿童期，多余的 γ 链聚合成 HbBart（γ_4）。在儿童和成人，由于 γ 链可转化为 β 链合成，多余的 β 链聚合成 HbH（β_4）。

相对过剩的珠蛋白链聚合，沉积于红细胞膜上和红细胞内，诱发氧自由基反应，导致红细胞变形能力和机械稳定性下降，红细胞在通过骨髓腔、脾窦和毛细血管网时的破坏和在循环中的寿命缩短，最终导致溶血和无效造血。

【临床表现和诊断】

1.β-海洋性贫血

（1）轻型：是一个 β-海洋性贫血基因和一个正常基因的杂合子状态，表现为轻度低血红蛋白性及小红细胞性贫血，类似缺铁性贫血，生育率正常，大多数孕妇及新生儿预后好，血红蛋白电泳 HbA2 在 3.5％～7％之间，正常人 HbA2＜3％。

（2）重型：是两个 β-海洋性贫血基因的纯合子状态，其临床特征是贫血严重，红细胞形态显著改变，绝大多数患者于幼年或 20 岁死亡，故生育率很低，外周血检查为小细胞低色素，细胞大小和形态有显著异常，呈环形或靶形，网织红细胞增多，红细胞渗透性和脆性降低，血红蛋白电泳 HbF30％～90％，HbA 多低于 40％。

诊断 β-海洋性贫血的血液学指标为：红细胞平均体积（MCV）＜80fl 和（或）红细胞平均血红蛋白量（MCH）＜25pg，且血红蛋白 A2（HbA2）≥4％，并辅以血清铁和铁蛋白测定，以排除缺铁性贫血的可能。所有筛查出的病例均应进行基因分析。

2.α-海洋性贫血

（1）血红蛋白 H 病：本病任何年龄均可发病，半数在 20 岁以后出现症状，有轻度至中度贫血，伴有黄疸和肝脾肿大，红细胞形态及脆性改变类似 β-海洋性贫血，血红蛋白电泳有助诊断，妊娠可使贫血加重。

（2）血红蛋白 Bart 病（胎儿水肿综合征）：HbBart 对氧的亲和力较强，父母为重型患者时，可分娩患"α-海洋性贫血胎儿水肿综合征"的胎儿。常于孕 28～32 周死于宫内或早产。胎儿有严重贫血，红细胞形态有显著改变，肝脾明显肿大，伴严重全身水肿和腹水，与 Rh 血型不合之水肿型胎儿相似，血中几乎达 100％可发现大量的 HbBart。

【治疗】

1.轻型病例　如无明显症状不必治疗，一般行支持治疗加强营养，避免使用影响骨髓造血功能和促进红细胞破坏的药物,积极预防感染和贫血性心脏病。补充铁剂和叶酸,铁剂用量不宜过多,乳酸亚铁0.15g,每日 3 次,贫血严重可少量多次输血。但传统的定期输血和铁剂治疗并不能根治海洋性贫血病。

2.重型病例　可行移植治疗,是从兄弟姐妹抽取骨髓、脐带血或血液中的干细胞移植到患者身上。若移植成功,患者的骨髓便可回复正常的造血功能,贫血得以痊愈。由于捐赠者必须没有患重型贫血及与患者组织吻合,平均来说,只有少于四分之一重型贫血者能有机会接受移植治疗。

【产前诊断】

由于目前缺乏有效的治疗,重症患者的胎婴儿死亡率很高,给社会和家庭带来沉重负担,因此通过产前诊断和选择性终止妊娠,阻止重度患儿的出生,具有重大的优生学意义,目前在我国大力普及遗传优生知识和进行遗传咨询,开展人群 β-海洋性贫血常规筛查,实施有效的产前诊断是降低重症海洋性贫血患儿的重要环节。

1.产前检查　对产前检查的孕妇及其配偶用血红蛋白自动分析仪进行 Hb 分析及 A2 定量进行血液筛查。HbA2>4%者视为 β-海洋性贫血携带者,所有阳性病例均用反向点杂交法进行基因分析。夫妇双方均为携带者时,在遗传咨询的基础上实行高风险胎儿的产前诊断。

2.植入前遗传学诊断(PGD)　指试管婴儿时配子或移入到子宫腔之前的胚胎进行遗传学分析,去除有遗传缺陷的配子或胚胎。它可以有效地避免传统的产前诊断技术对异常胚胎进行治疗性流产的要求。

3.羊水穿刺检查　妊娠 10~15 周在 B 超引导下行早期羊膜腔穿刺或在妊娠 14~20 周抽吸羊水细胞进行 α-海洋性贫血产前基因诊断。

【遗传学特征】

若夫妇双方都不是海洋性贫血基因携带者,他们的下一代中将不会有这种基因。

若夫妇一方是海洋性贫血基因携带者,每次怀孕,他们的子女中将有 50%的机会因遗传成为海洋性贫血基因携带者。

若夫妇双方均为海洋性贫血基因携带者,每次怀孕,他们的孩子中将有 25%正常,50%为携带者,25%为重型海洋性贫血患者。

八、妊娠合并血小板减少症

血小板量的异常和质的异常两类疾病在妊娠期均可见到,但以获得性者居多。临床上注意以下三点:①某些致病因素如药物、感染既可以引起血小板量的减少,也可以引起某种程度的血小板功能障碍;②在血小板减少症病例,某些致病因素既可以抑制骨髓的血小板生成功能,也可直接破坏外周血小板或以其中某一方为主要病理机制;③由血小板生成功能障碍所引起的出血有时可非常严重,并常比其他出血性疾病更难查明。

(一)特发性血小板减少性紫癜

特发性血小板减少性紫癜(ITP)是自身免疫机制使血小板破坏过多的临床综合征,有称为免疫性血小板减少性紫癜。其特点是血小板寿命缩短、骨髓巨核细胞增多、血小板更新率加速。ITP 在女性中多发,尤其在生育年龄阶段发病率更高。妊娠合并 ITP 的发病率为 0.1%~0.2%,在妊娠期血小板减少症发病原因中居第三位,占比为 3%~4%,是妊娠期常见的血液系统合并症。

【病因】

分为急性型和慢性型,急性型好发于儿童,多发生于病毒感染或上呼吸道感染的恢复期,患者血清中有较高的抗病毒抗体,血小板表面相关抗体明显升高;慢性型于成年女性多见,发病前无明显感染史。目前认为是由于血小板结构抗原发生变化引起的自身免疫性疾病,80%～90%的患者可检测到血小板相关免疫球蛋白(PAIg),包括 PA-ⅠgG、PA-ⅠgM、PA-C3)等。当结合了这些抗体的血小板经过脾、肝脏时,可被单核巨噬细胞系统破坏,使血小板减少。妊娠期以慢性型多见,易复发,目前认为雌激素可以增加血小板的破坏和吞噬。

【ITP与妊娠的相互影响】

1.妊娠对 ITP 的影响　一般认为妊娠可使 ITP 病情加重恶化。但同时妊娠并不是 ITP 终止妊娠的指征。妊娠可使 ITP 患者病情稳定者复发后使活动型 ITP 加重病情,增加感染与出血的可能。

2.ITP 对孕妇的影响　ITP 对孕妇的影响主要是出血问题,尤其是当血小板低于 $50 \times 10^9/L$ 时,在分娩过程中用力屏气可诱发颅内出血、产道裂伤出血及血肿形成。如产后子宫收缩良好,产后大出血并不多见,ITP 患者妊娠时,自然流产较正常妊娠高两倍,主要取决于周围血中血小板数目和是否有出血倾向,血小板计数明显减少(低于 $30 \times 10^9/L$)或临床出血严重,ITP 患者妊娠期间若未系统进行治疗,流产发生率为 7%～23%,孕妇死亡率为 7%～11%。

3.对胎儿及新生儿的影响　由于部分抗血小板抗体可以通过胎盘进入胎儿血循环,引起胎儿血小板破坏,导致胎儿、新生儿血小板减少。在母体血小板低于 $50 \times 10^9/L$ 的孕妇中,胎儿血小板减少的发生率为 9%～45%。新生儿体内的抗体多数于 1 个月内逐渐消失,偶可持续 4～6 个月血小板才恢复正常。

【临床表现与诊断】

临床表现主要为皮肤和黏膜的出血,因病情轻重表现不同。轻者仅为四肢、躯干皮肤的出血点及淤斑,黏膜出血多为鼻出血、牙龈出血,脾脏不增大或轻度增大。严重者可出现消化道、生殖道、泌尿道的出血,甚至发生视网膜及颅内出血而危及生命,出血多者有脸色苍白、心悸、气促、头晕乏力等贫血表现。临床表现与血小板计数有关,当血小板计数 $<50 \times 10^9/L$ 时临床往往才出现症状。当血小板计数 $<20 \times 10^9/L$ 时,可发生内脏和颅内出血,血小板计数在妊娠晚期下降最为明显。诊断时需要除外其他血液系统疾病,如再障、药物性血小板减少、妊娠合并 HELLP 综合征等。

【处理】

1.妊娠期处理　一般不必终止妊娠,当严重病例治疗无效需要使用肾上腺皮质激素时,可考虑终止妊娠。

(1)肾上腺皮质激素:是治疗 ITP 的首选药物。当血小板计数 $<20 \times 10^9/L$、临床有出血症状时,给予泼尼松 40～100mg/d,维持量为 10～20mg/d。

(2)丙种球蛋白:静脉滴注 400mg/(kg·d),5～7 天为一疗程,可抑制自身抗体产生,减少血小板的破坏。

(3)脾脏切除:使用激素无效、临床有严重出血倾向威胁孕妇及胎儿安全,血小板计数低于 $10 \times 10^9/L$ 时,给予输注新鲜血或输血小板悬液。

2.分娩期处理　原则上以阴道分娩为主,预防产时出血的发生并积极应对处理。ITP 产妇尤其是当血小板低于 $50 \times 10^9/L$ 时,在分娩过程中用力屏气可诱发颅内出血、产道裂伤出血及血肿形成。如产后子宫收缩良好,产后大出血并不多见,妊娠合并 ITP 分娩时的最大风险是出血,剖宫产时手术创面大,使出血难度增大,有时出现难以止血,应尽量选择阴道分娩;另一方面 ITP 孕妇其新生儿患血小板减少症的几率增高,经阴道分娩易于出现新生儿颅内出血,故妊娠合并 ITP 患者剖宫产指征可适当放宽。

关于阴道分娩和剖宫产在止血难度的差异,现有研究表明两种分娩方式止血的难度并无明显差别,进一步说明分娩方式的选择主要取决于产科因素。

3.产后处理　产前使用肾上腺皮质激素者应在产后逐步减量,给予广谱抗生素预防感染。观察新生儿有无出血表现,并测定血小板计数,根据母亲病情决定是否母乳喂养。

(二)血栓性血小板减少性紫癜

血栓性血小板减少性紫癜(TTP)又名血栓性微血管病,其特征是血小板减少发热、神经系统损害、肾脏损害和溶血性贫血"五联症",发病年龄多在 30～37 岁,故妊娠期可并发,此病较罕见。本病发病急骤,病情危重,预后差,能长期存活者仅 10%。

【病因及病理】

本病是一种综合征,原因不明,其诱发因素可能是多方面,包括感染(病毒、细菌、立克次体)、药物过敏及自身免疫性病(红斑狼疮、类风湿关节炎)等。

小动脉和毛细血管内的小血栓是由血小板和纤维素构成的玻璃样物质组成。这些聚合物是各种器官产生局部缺血和坏死。现一致认为微血管内的血栓刺激连锁反应导致终末器官衰竭。

TTP 患者的血浆可在试管内使正常血小板聚积。据报道,给患者换血浆可取得较好效果,这均提示在患者血浆内可能存在一种促血小板聚集因子。有学者曾报道在 3 例此病患者的血浆中找到血小板聚集因子的证据,其中 2 例为孕妇,在输注血浆后得以存活。

【临床表现及诊断】

1.症状　一般表现为急性型,有时也呈慢性型,40% 以上的患者发病前有病毒感染前驱症状,如类似上呼吸道感染或上消化道感染。在孕妇本病多见于产前,且发生在妊娠中期或晚期,但也有极少数发生在产后。预后极差,死亡率极高。

(1)出血:超过 90% 的患者表现为血小板减少性紫癜,有黏膜出血和皮下出血,有时有阴道流血,严重者可出现内出血和脑出血。脑出血是死亡的主要原因。但严重的自发性出血不常见。

(2)发热:约有 90% 的患者有发热。

(3)神经系统损害:见于 60% 患者,包括抽搐、头痛、知觉改变、视觉障碍,甚至意识障碍。

(4)肾脏损害:75% 的患者有肾功能异常,初期出现蛋白尿和血尿,以后迅速转入肾衰竭。

(5)溶血性出血:贫血多为中、重度,可出现黄疸和血红蛋白尿。

2.实验室检查

(1)血象表现为正红细胞正色素性贫血、外周血涂片中可见有裂细胞症的红细胞碎片,网织红细胞增多,出现有核红细胞,血小板明显减少至 10×10^9～50×10^9/L。

(2)尿液出现蛋白、红细胞、白细胞、管型;肾功能检查,血中尿素氮、肌酐升高。

(3)消耗性凝血病表现,出血时间延长,具有诊断意义。

(4)骨髓象显示红系增生,巨核细胞正常或增多。

由于此种患者血压显著增高,并可出现蛋白尿,应注意与重度妊娠高血压综合征相鉴别。

【妊娠与血栓性血小板减少性紫癜的关系】

目前还没有证据认为妊娠使妇女易患 TTP,因为妊娠期发病率不高于一般人群。但妊娠可使病情加重。母亲和胎儿的预后均不佳,Weiner 总结了 65 例围生儿死亡率 80%,母亲死亡率 68%。虽不会并发胎儿血小板减少,但可引起早产。

【治疗】

1.血浆输入和血浆置换　是一种有效的治疗方法,可明显改善预后,在非孕妇女,血浆置换优于血浆输入。

(1)输入新鲜血或新鲜冰冻血浆:48～72 小时内血小板升高,缓解可达 60%～70%,如 48 小时后无效,则改用血浆置换术。

（2）血浆置换术：将患者的血通过血浆交换仪，去除血浆，其余成分回输体内，同时输入新鲜冰冻血浆。

2.皮质激素　可单独使用也可联合用药，大约 1/4 的轻度患者仅用泼尼松即有效，一般开始用 60～80mg/d，必要时增至 200mg/d，病情好转后减量。

3.抗血小板凝集药物的使用　双嘧达莫（潘生丁）、阿司匹林、中分子或低分子右旋糖酐。

4.脾切除　适用于血浆置换术无效者。

5.血液透析　适用于肾衰竭者。

6.产科处理　孕早期发生 TTP，应考虑终止妊娠；孕中晚期，应积极进行以上治疗，改善病情，待胎儿估计能存活时剖宫产结束分娩。

九、妊娠合并遗传性凝血缺陷病

遗传性凝血缺陷病是由遗传性凝血因子缺乏造成凝血功能障碍而引起的一组出血性疾病，产科出血可由遗传性缺陷所引起。

（一）血友病

血友病是一种性染色体隐性遗传病，是先天性凝血因子疾病中最常见的一种，主要因为患者血浆中因子Ⅷ的凝血活性降低，使血液凝血活酶的形成发生障碍，影响凝血功能。1986～1989 年我国血友病患病率为 2.37/10 万，各地区间无差别。但由于该病是女性传递、男性发病。只有当男性血友患者与女性传递者间婚配才会有女性血友病患者。因此临床上血友病孕妇相当少见。常见的凝血因子缺乏有Ⅷ因子、Ⅸ因子、Ⅺ因子，分别称之为血友病甲、血友病乙、血友病丙，其中以血友病甲最为多见，占 77.8%。

血友病出血的严重程度明显地与凝血因子ⅧC 的水平有关，如果ⅧC 的水平为 0，则为重症血友病，非常危险；如果ⅧC 的水平高，则危险性减少。

【临床表现】

发病有家族性，自幼发生的出血倾向。轻微外伤即引起出血不止，可持续数小时、数日甚至数周，出血部位以四肢易受伤处多见，常出现深部组织血肿。出血倾向多自幼儿期发现，轻者可在青年或成年后发病，可有月经过多及产后大出血病史，少部分患者因拔牙或小手术时出血不止始被发现。

实验室检查可明确诊断，表现为凝血时间延长，白陶土部分凝血活酶时间（KPTT）延长，有关凝血因子含量或活性减低，KPTT 纠正试验可鉴别血友病的类型。KPTT 有生成缺陷者，可被硫酸钡吸附的正常血浆所纠正，则为血友病甲；被正常血清而不被正常吸附血浆纠正的为血友病乙；正常血清及正常吸附血浆均使之纠正的为血友病丙

【治疗】

1.孕前期　有血友病家族史的妇女，应详细检查，了解是否为血友病携带者；如丈夫为血友病患者，行试管婴儿时作种植前遗传性诊断（PGD），是指从体外受精的胚胎取部分细胞进行基因检测，排除带致病基因的胚胎后才移植。从广义上说，PGD 还包括受精前配子的诊断，如精子的筛选和分离、精子和卵子的基因型的检测、极体的活检，可看作是产前遗传诊断的延伸。应用特殊的 X 和 Y 染色体探针对胚胎进行荧光原位杂交（FSH）或应用聚合酶链式反应（PCR）技术对染色体分析以诊断胎儿的性别，从而鉴别和避免严重的性连锁疾病。

2.孕早期　有血友病家族史的高危孕妇应通过等基因诊断确定是否为基因携带者，并通过产前诊断去确定胎儿性别以决定是否需要终止妊娠，甚至可行绒毛活检对血友病进行诊断。

3.孕中晚期　防止外伤，必要时输新鲜血或血小板，最好输浓缩的凝血因子制剂。

4.分娩期　经阴道分娩不引起胎儿和新生儿的严重出血,但其机制不清,因此尽量经阴道分娩,避免撕裂和会阴切开,产后立即使用缩宫素增加子宫平滑肌的收缩。

如果有严重产后出血和有产科指征行剖宫产时,应补充凝血因子。

【对母儿的影响】

增加产后出血的危险,但轻症患者大多经过顺利。血友病的遗传特点:

1.若血友病 A 患者与正常女子结婚,其子女中无血友病 A 患者,但其女儿 100％为血友病 A 携带者。

2.若正常男子与携带血友病 A 的女性结婚,则其儿子中发生血友病的可能性为 50％,其女儿中携带血友病 A 的可能性也有 50％。

3.若血友病 A 男患者与携带血友病 A 的女子结婚,则其子女中可能有血友病 A 男患者、血友病女患者,携带血友病 A 的女儿及正常儿子,这种情况的可能性只有 1/100 万。

4.若血友病 A 男患者与血友病 A 女患者结婚,则其子女都是血友病患者,这种情况可能性更少,过去认为不存在血友病女患者,但到 1971 年为止,文献上报道的血友病女患者已逾 60 例。

(二)Ven Willebrand 病

Ven Willebrand 病是一种遗传性出血性疾病,为常染色体显性遗传。此病是 Eric Ven Willebrand 于 1926 年在 Aland 岛首次发现的一种遗传性出血素质,本病的其他名称还有血管性血友病、Ven Willebrand-Jurgen 综合征、Minot-Ven Willebrand 病等。

本病是一种常染色体显性遗传性出血病,对两性均有影响。典型的自体显性形式,在杂合子状态通常表现出症状。以自体隐性形式表现,较少见,但临床上症状更严重。

【临床特征及诊断】

主要以黏膜出血、瘀斑及损伤后过度流血(包括手术所造成的损伤)为特点,如常见鼻出血、牙龈出血、月经过多、消化道出血、拔牙后或普通伤口出血不止,而关节腔出血则较罕见(后者在血友病患者较为常见),患者常合并毛细血管壁耐受力降低。不同患者的临床症状差异颇大,即使在同一家族系内,症状也可有不同。

实验室检查:主要表现为出血时间延长和血小板黏附性(Salzmann 试验)降低,而血小板计数、血块退缩和血小板一般功能(包括对 ADP 的聚集反应、ADP 释放反应)均正常,凝血因子ⅧC 可降低至 50％以下,有的可降低至 1％～5％,但其含量常有较大波动,这与血友病 A 患者持续下降有明显区别,此病与血友病的显著不同点是对输入血浆反应不同,这些独特表现是由于缺乏一种既能维持正常血小板功能,又能影响第Ⅷ因子活性的血清蛋白。给本病患者输注血友病 A 患者的血浆,可使血中第Ⅷ因子活性缓慢升高,因此说明本病缺乏的因子正存在于典型血友病患者的血浆中。

Noller 曾报道 17 例妊娠合并本病,一些止血方面的缺陷在妊娠期会有所改善。妊娠可刺激患者因子Ⅷ:C 含量增高,故常有助于减轻其在分娩期的出血倾向。轻症患者凝血时间和凝血活酶时间可无明显改变。如果第Ⅷ凝血因子的活性非常低,宜补充富有第Ⅷ因子的血浆冷冻沉淀物。本病大多数为异基因合子(杂合子),仅有轻微的出血异常;当父母双方都有此种异常时,其子女为同基因合子(纯合子),有严重的出血异常。曾采用胎儿镜检法取得胎儿血,以检验胎儿是否患有此病。

【治疗】

由于此类患者一般在妊娠前都已明确诊断,故临产时的关键是作好应急准备,当因子Ⅷ:C 浓度保持在 60％以上时,患者的出血时间可正常,患者的因子Ⅷ:C 活性至少应保持在 30％～40％以上,才能安全地度过分娩期。如果症状轻微、因子Ⅷ:C 活力在 40％以上,则唯一的处理原则是严密观察出血时间。由于此病属常染色体显性遗传,故必须预防新生儿合并出血素质的可能性,其预防产伤的原则与胎儿血小板减少症相同;分娩时,如因技术条件所限而不可能进行较详细的血小板功能和第Ⅷ凝血因子活性检查,对可疑患者均应首选含丰富血小板的新鲜血浆或既含血小板又含因子Ⅷ的新鲜血,冰冻新鲜血浆或血浆冷冻沉淀制品也可考虑选用。

产科处理:这种患者经阴道分娩时,如不合并软产道损伤常可安全度过分娩期,但如因施腹压过猛或粗暴手术导致软产道较大损伤,则常可引起致命性出血,因此必须慎防软产道损伤。如因产科指征需行剖宫产术,则术前应常规补充新鲜血浆或血浆冷冻沉淀制品,以防术中发生严重的止血困难。新生儿可因娩出过程中的产伤而导致颅内出血。对新生儿应及时进行血液学检查,以确定有无遗传性凝血障碍存在。

患该病的妇女在孕期尽管其因子Ⅷ凝血活力和 VWF 可在正常水平,但出血时间延长。虽然止血的缺陷在孕期得到改善,但如果因子Ⅷ活力非常低或有出血时,仍需要进行治疗。

【临床特殊情况】

1.妊娠期贫血——妊娠期对铁的需求　妊娠期对铁的总需求量为1240mg,具体为生理性需求230mg、红细胞增加需求450mg、平均体重为3500g的新生儿需求270mg,胎盘和脐带生长需要90mg,分娩时出血所需200mg。产后的进入血液再循环中的铁有450mg,产后停经减少了约160mg血液的丢失,因此,正常妊娠与分娩期中,铁的净需求量为630mg。动物肝脏、肉类、豆类中铁的吸收率为15%~20%。一般的饮食不能满足机体对铁的需求,因此在妊娠期应预防性补充铁剂,铁剂摄取注意事项如下:

(1)剂量按照推荐要求,增加剂量并不能提高疗效,并可增加副作用。

(2)减少对胃肠道的刺激,通常饭后服用,但餐前服用吸收率高。

(3)补充维生素 C,如新鲜瓜果可增加铁的吸收。

(4)饮食营养均衡,改变不良饮食习惯,忌偏食、挑食、素食。

(5)食高蛋白、高维生素、富含铁、叶酸、维生素 B_{12} 的食物。

(6)食铁含量丰富的食物:动物肝脏、血液、海带、木耳、红枣、紫菜,以及瘦肉和豆类。

(7)食叶酸含量丰富的食物:新鲜绿叶蔬菜、豆类、肝脏、奶制品。

(8)食维生素 B_{12} 含量丰富的食物:动物蛋白。

需要特别注意的是当妊娠合并有慢性感染(如泌尿系统)时,可以影响红细胞的产生,同时也影响红细胞的寿命及红细胞破坏后的再利用、抑制机体对储备铁的利用。因此对于妊娠合并贫血的孕妇应全面进行检查。

妊娠期贫血的诊断要及时,关键是及时进行纠正,因此在孕前检查、孕期体检中均应考虑到有无该种疾病的发生及其类型,孕前和孕期应进行各种形式的宣教,避免偏食不良习惯,增加蔬菜、瓜果、肉类等的摄入,孕期给以外源性叶酸进行补充。在遇到不明原因的贫血患者时,应考虑到有罕见血液性疾病发生的可能,应及时与血液科联系,通过骨髓检查和染色体检查,进一步明确病因。

2.妊娠合并贫血的产时产后处理　妊娠合并贫血的产时处理需要根据疾病的具体种类、病因、孕产妇及胎儿的孕周状况等进行综合考虑判断,避免对产妇的刺激和产程延长,轻度缺铁性贫血并不影响产科处理,中、重度缺铁性贫血患者要对其心功能进行评价,有无心力衰竭的可能,阴道分娩时应注意避免对产妇的过度刺激,及时改善贫血程度,注意补液量与速度的控制,产褥期及时下床活动;急性失血性贫血多由产科出血性因素引起,紧急处理时及时补充血液,纠正 DIC,保证重要器官的灌注,在产褥期继续纠正贫血;免疫性或遗传性溶血性贫血需要产前进行各免疫性指标、染色体的检测。再生障碍性贫血患者应注意病因的细致筛选,要注意防止产伤,及时对伤口进行彻底缝合止血,并在产后注意观察有无产后出血;贫血易于发生感染,尤以产褥感染为主,产中产后应及时给予广谱抗生素预防感染、尤其要注意产时的无菌操作。

3.妊娠合并ITP输注血小板的时机　妊娠合并ITP的主要表现为血小板减少,输注血小板虽然可以短时间内提高血小板数量,控制严重的威胁生命的出血,但并不能预防出血的发生,且患者体内存在有自身抗血小板抗体,使输入的血小板很快被破坏、清除,输入血小板的存活期为 40～230 分钟,使止血效果难以持久,同时输注血小板易产生同种抗血小板抗体,使以后真正需要输入血小板抢救患者生命时无效,因而对于妊娠合并 ITP 输注血小板的时机应合理把握。

妊娠合并 ITP 输注血小板的指征:①血小板<$10×10^9$/L 并有出血倾向,为防止重要脏器出血,或怀疑有中枢神经系统出血者;②阴道分娩宫口开全时、剖宫产术中;③脾切除术前或术中有严重出血者。

临床研究证实输注血小板前先输入单一剂量的免疫球蛋白可以使输入的血小板寿命延长,改善控制出血的效果。

4.ITP 分娩时处理要点

(1)剖宫产手术的适应证

1)血小板<$30×10^9$/L 并有临床出血倾向。

2)胎儿血小板<$50×10^9$/L。

3)有脾切除史。

4)有产科指征或产科合并症。

(2)阴道分娩时注意事项

1)备好新鲜血及血小板并根据患者具体情况选择使用。

2)密切观察产程进展,防止急产和产程过长。

3)缩短第二产程,尽量避免阴道手术助产。

4)防止产后出血,胎儿娩出后首先给予缩宫素 20 单位稀释于 10ml 葡萄糖液中静注,并随后将缩宫素 20 单位稀释于 500ml 葡萄糖液中静滴以加强宫缩。

5)检查软产道损伤,仔细缝合,产后应继续观察有无产道血肿的发生。

6)预防感染的发生。

(3)剖宫产分娩时注意事项

1)备好新鲜血及血小板并根据患者具体情况选择使用。

2)术野止血彻底。

3)胎儿娩出后宫体肌注缩宫素 20 单位。

4)胎盘剥离完整,防止创面的出血。

5)预防感染的发生。

(张　蕾)

第四节　妊娠合并免疫系统疾病

一、妊娠合并系统性红斑狼疮

系统性红斑狼疮(SLE)是一种多发于青年女性的累及多脏器的自身免疫性炎症性结缔组织病,患者主要表现为自身抗体异常,并通过免疫复合物等途径,造成多器官受累损伤。此病多见于年轻女性,SLE 患者 90% 是妇女,育龄妇女发病率约为 1/500,国外报道孕妇发病率 1/5000。

【疾病与妊娠的相互作用】

1.妊娠对 SLE 的影响　目前尚存在争议,一般认为妊娠不改变 SLE 长期预后。多数学者认为患者妊娠前应该积极治疗,病情稳定半年以上再考虑受孕。妊娠可导致 SLE 患者出现肾损害或者原有的狼疮肾炎加重,一般多发生于妊娠晚期,此时又容易出现妊娠期高血压疾病,二者表现相似,建议进行血清补体检测,SLE 患者下降。处理上如果是严重妊娠期高血压疾病往往需要终止妊娠,而狼疮肾炎需要增加糖皮质激素用量,以便控制病情。另外,还要考虑对母体的其他致命影响,如产后肺栓塞、肺出血、肺高压、心脑血管栓塞等。长期应用糖皮质激素,还要考虑其不良反应。

2.SLE 对妊娠的影响　SLE 不影响生育能力,但对妊娠结局会产生不良影响。常见有自然流产、早产、胎儿发育迟缓、胎儿丢失等。有几种因素可能参与其中:①活动期导致血管炎症,影响胎盘供血。②滋养细胞-反应性淋巴细胞毒性抗体产生。③抗 Ro/SSA 和抗 La/SSB 抗体破坏胎儿心脏传导系统。④狼疮抗凝物(LAC)和抗磷脂抗体(APL)导致胎盘血栓形成。

【疾病特点】

1.诊断要点

(1)一般情况:本病表现多样,常见于年轻女性,早期症状往往不典型。

(2)全身症状:发热见于 90% 以上病人,多为中低热。此外尚可出现疲乏、无力、体重下降等。

(3)各系统症状:可出现皮肤、骨关节、肾脏、心血管、肺和胸膜、消化系统、神经系统、淋巴系统、血液系统、眼等各系统损伤。

(4)产科:可出现习惯性流产、胎儿发育迟缓、胎儿丢失、围生期缺氧等。

(5)SLE 并存病:SLE 有时可与干燥综合征、抗磷脂抗体综合征(APS)并存。

(6)血常规:血红蛋白、白细胞、血小板等可下降。

(7)尿检查:可有血尿、蛋白尿、管型尿。

(8)血沉:增快,活动期明显。

(9)血浆蛋白:清蛋白下降、球蛋白升高。

(10)类风湿因子:20%～40%可出现阳性。

(11)梅毒血清试验:2%～15%可出现假阳性。

(12)免疫球蛋白:活动期血 IgG、IgA 和 IgM 均增高,尤以 IgG 为著,非活动期病例增多不明显或不增高。有大量蛋白尿且病期长的患者,血中 IgG 可降低。抗磷脂抗体 SLE 中该抗体阳性率为 30%～40%。抗核抗体谱(ANA)是个极有用的筛选试验。SLE 中 80%～95%的病例呈阳性反应,反复测定,累积阳性率接近 100%。常见的有:抗脱氧核糖核酸(DNA)抗体、抗脱氧核糖核酸核蛋白(DNP)及组蛋白抗体、抗核小体抗体(AnuA)、生理盐水可提取核抗原(ENA)抗体。血清补体 75%～90%可出现血清补体下降。

(13)细胞免疫功能:出现不同程度的降低。

2.诊断标准　目前多采用 1997 年美国风湿病学会制定的标准,共 11 项:①颧颊部红斑;②盘状狼疮;③光敏感;④口腔溃疡;⑤非侵蚀性关节炎;⑥胸膜炎或心包炎;⑦蛋白尿($>0.5g/d$)或尿细胞管型;⑧癫痫发作或精神病,除外药物或已知的代谢紊乱;⑨溶血性贫血或白细胞减少,或淋巴细胞减少,或血小板减少;⑩抗 dsDNA 抗体阳性,或抗 Sm 抗体阳性,或抗磷脂抗体阳性(包括抗心磷脂抗体、狼疮抗凝物,或至少持续 6 个月的梅毒血清试验假阳性三者中各具备一项阳性);⑪抗核抗体。在任何时候和未用药物诱发"药物性狼疮"的情况下,抗核抗体滴度异常。该分类标准的 11 项中,符合 4 项和 4 项以上者,在除外感染、肿瘤和其他结缔组织病后,可诊断 SLE。其敏感性和特异性分别为 95% 和 85%。

3.鉴别诊断　SLE 应与下述疾病鉴别:RA、各种皮炎、癫痫病、精神病、特发性血小板减少性紫癜和原发性肾小球肾炎等,也需和其他结缔组织病作鉴别。在产科尚需与妊娠期高血压疾病(子痫前期)相鉴别。

【治疗】

1.药物治疗　常用的药物有以下几种。

(1)糖皮质激素:泼尼松 10～80mg/d,根据病情,尽量用小剂量。泼尼松在通过胎盘时,被 11β-脱氢酶作用,通过胎盘量很少,对胎儿不良反应少。在一般情况下,要求 SLE 患者病情控制 1 年,而且泼尼松维持量<15mg/d,每日清晨服用,再考虑妊娠。在临产应急情况下应给予氢化可的松静脉滴注,第 1 天可用至 200mg/d,次日减至 150mg/d。避免应用氟化物,因可通过胎盘。

(2)硫唑嘌呤:可通过胎盘,动物实验有致畸作用,人类中未发现致畸,但对新生儿有不良反应,避免使用。

(3)环磷酰胺和氨甲蝶呤:用于严重病例,后者主要用于脑型 SLE,有致畸作用及杀胎作用,避免使用。

(4)阿司匹林:小剂量 80mg/d 相对安全,可抗栓、改善胎盘循环。妊娠晚期增加动脉导管早闭危险,治疗量 24 周后避免使用,小剂量全程尚安全。

(5)肝素:低分子肝素皮下注射,可溶栓。改善胎盘循环。

2.妊娠期监护

(1)胎儿监护:全程超声监测,早期确定胚胎情况,中晚期监测生长发育情况,注意胎儿畸形,注意胎心听诊,必要时行胎儿心电图及超声心动图,了解胎儿心脏情况。30 周后每周行 NST 检测,及时发现异常。

(2)母体监测:注意血压、体重、尿常规,定期检测血清狼疮抗凝物、抗心磷脂抗体和抗 SSA 抗体。中晚期监测血糖,及时发现子痫前期等变化。

3.终止妊娠　根据病情及胎儿情况终止妊娠,不宜超过预产期。除有剖宫产指征外,一般可经阴道分娩。

二、妊娠合并系统性硬化病

系统性硬化病(SSc),是一种原因不明,临床上以局限性或弥漫性皮肤或伴内脏器官的纤维化为特征,也可影响内脏(心、肺和消化道等器官)的全身性疾病。发病年龄以 20～60 岁多见,女性多于男性,两性之比为 8∶1,经产妇发病率更高。

【疾病与妊娠的相互作用】

1.妊娠对疾病的影响　对局限性硬化病无明显影响,但对系统性伴内脏功能损害之病例,可使一部分病情恶化,甚至死亡。

2.疾病对妊娠的影响　局限性硬化病对妊娠无明显影响,系统性硬化病对妊娠的影响,过去有人认为可影响妊娠前途,使不孕、流产发生率及围生死亡率增加。新近研究认为患者经用激素治疗后,受孕机会可以正常,流产、早产和低体重儿的出生也未见增加,但可使胎儿早熟的发生率上升。若会阴及软产道硬化时尚可引起难产。

【疾病特点】

1.诊断要点

(1)早期表现:起病隐匿,雷诺现象常为首发表现,往往先于皮肤病变。

(2)皮肤病变:呈对称性,一般先见于手指及面部,然后向躯干蔓延。典型皮肤病变一般经过 3 个时期:①肿胀期;②硬化期;③萎缩期。

(3)关节肌肉:关节周围肌腱、筋膜、皮肤纤维化可引起关节疼痛,关节炎少见。肌肉可出现失用性肌萎缩、肌电图异常、肌无力、弥漫性疼痛。有些病例可似多发性肌炎的临床表现。

(4)呼吸系统:早期多没有症状,后期可出现气短、胸闷、咳嗽等,主要病变是肺组织弥漫性纤维化,肺动脉高压,导致肺功能下降。是本病主要死因之一。

(5)消化系统:70%病人可有消化道症状。由于食管下段功能失调、括约肌受损,而出现吞咽困难、恶心、上腹部饱胀,胃灼热胸骨后烧灼样痛等。胃肠道受累可有食欲缺乏、腹痛、腹胀、腹泻与便秘交替等。

(6)心血管系统:可出现心包炎、心肌炎、心内膜炎,心脏传导系统有时也可受累。表现为相应临床症状。

(7)泌尿系统:肾损害在15%~20%的患者可出现。表现为蛋白尿、镜下血尿、高血压、内生肌酐清除率下降、氮质血症等。有时可突然出现急进性恶性高血压和(或)急性肾衰竭。上述两种情况均称为硬皮病肾危象,也是本病的主要死亡原因。

(8)神经系统:少数病例有多神经炎(包括脑神经)、惊厥、癫痫样发作、性格改变、脑血管硬化、脑出血,以及脑脊液中蛋白增高和脑电图异常。

(9)其他:可以和干燥综合征同时出现。与胆汁性肝硬化及自身免疫性肝炎相关密切。约50%出现抗甲状腺抗体,可伴甲状腺功能低下。

(10)血沉:正常或轻度升高,50%病例有免疫球蛋白增高和RF阳性,70% ANA阳性。抗Scl-70抗体为弥漫型的标记性抗体,见于20%~40%病例。ACA则多见于局限型,尤其在CREST综合征较多见。抗Scl-70阳性者较阴性者肺损害多见(70%:20%),指骨末端骨吸收也多(61%:28%)。抗核仁抗体阳性率30%~40%,以弥漫型多见。抗RNP、抗PM-Scl、抗SSA抗体亦时有出现,但抗dsDNA抗体阳性少见。其他如抗Ⅰ型、Ⅲ型胶原抗体、抗板层(lamina,附着于基底膜蛋白)抗体、抗线粒体抗体等均可出现。

(11)皮肤活检:可见胶原纤维膨胀及纤维化。

2.诊断标准　1980年美国风湿病学会制定的SSc分类诊断标准可供参考。

(1)主要指标:四肢远端,面、颈或躯干部皮肤硬化。

(2)次要指标:①指(趾)皮肤硬化;②指部点状凹陷性斑痕;③双侧肺底部纤维化(除外肺本身病变)。具备上述主要指标或≥2个次要指标者,可诊断为SSc。

3.鉴别诊断　需要与局部硬皮病、嗜酸性粒细胞性筋膜炎鉴别,仅表现为雷诺现象的SSc前期应和有关疾病鉴别,有内脏损害者应与神经性胃无力、原发性肺纤维化、遗传性出血性毛细血管扩张症鉴别。其他如食用毒油或长期接触二氧化硅、聚氯乙烯、L色氨酸等可发生硬皮样综合征。

【治疗】

目前尚缺乏有效的根治和缓解病情之药物。注意治疗个体化。主要是抑制微血管病变和胶原组织过度增生,同时辅以对症治疗。

1.一般处理　孕期保护避免受寒、局部理疗和关节局部麻醉等可保护手、足及关节功能,减少雷诺现象发生。

2.药物治疗

(1)糖皮质激素类药物:如泼尼松、去氟可特等对硬皮病水肿期皮损及其并发炎症、组织纤维化有效。但不良反应较多,孕妇慎用。免疫抑制药如环磷酰胺(CTX)、甲氨蝶呤(MTX)孕妇禁用。

(2)抗纤维化治疗:D₂青霉胺是治疗本病最常用的药物,但治疗效果不确定。

(3)针对血管功能异常的药物:以扩张血管、降低血液黏度、改善微循环等作用为主。如低分子右旋糖酐、丹参注射液等,孕妇可用,硝苯地平孕妇禁用。

(4)抗酸药保护食管黏膜:对反流性食管炎要少食多餐,餐后取立位或半卧位。可服用组胺受体阻滞药(西咪替丁或雷尼替丁等)降低胃酸。如有吞咽困难,可用多潘立酮等增加胃肠动力的药物。西沙必利 $5\sim10mg$,$3/d$,能增加胃张力,有利于胃排空。营养不良者应积极补充蛋白质、维生素和微量元素。

(5)中医中药:目前常用的治疗方法有活血化瘀、祛风通络、温补肾阳、化痰软坚、清热利湿、补益气血等。

3.体外光化学治疗(ECP) 应用紫外线单独照射或结合光敏物质照射治疗。孕妇可接受适量 UVA 单独照射,但不能口服光敏药。

4.自体造血干细胞移植(AHSCT)

5.产科处理 按照高危妊娠处理,密切监测胎儿发育、胎盘情况,以及时处理。病情较轻者可经阴道分娩,重者需要适时行剖宫产术终止妊娠。

三、妊娠合并皮肌炎和多发性肌病

多发性肌病(PM)是一种以对称性肌无力、肌萎缩和肌痛为主要表现的弥散性疾病,若同时累及皮肤者,称之为皮肌炎(DM)。本病发病率较低,约 7/10 万。女性患者为男性 2 倍。好发于 $50\sim60$ 岁,但也见于生育期妇女。妊娠期发生此病者少见。

【疾病与妊娠的相互作用】

如在妊娠之前发病,并处于非活动期或控制良好则妊娠预后良好,如果妊娠时病情活动,则出现并发症和死亡率增高,妊娠本身可加重病情。

【疾病特点】

1.诊断要点

(1)起病:缓慢,少数呈急性亚急性发生。皮损常早于肌肉损害。以近端肌肉对称性乏力、疼痛为特征。常有雷诺现象,关节炎表现等。尚可出现肺、心脏、消化道、眼等病变。此外,尚可与 SLE 和硬皮病等重叠。

(2)血象:通常无变化,有时贫血和白细胞增多,1/3 患者嗜酸性粒细胞增多。

(3)血沉:中等程度增快。

(4)免疫学检测:可出现两类自身抗体①直接抗肌肉及其成分的抗体,具有特异性。②抗核抗体和抗细胞胞质抗体。10% 狼疮细胞可见。补体 C_3 偶尔减少。

(5)酶学检测:CK、AST、ALT、LDH 增高,尤以 CK 明显。可反映疾病活动。

(6)肌电图:异常,显示短时限、低幅、多相波的运动单元电位,纤颤波、正锐波和插入活动增加,反复异常的高频放电。

(7)肌肉活检:可见肌纤维坏死,嗜碱性粒细胞增多,肌束周围萎缩,肌纤维大小不等,血管周围炎症。

2.诊断与鉴别诊断 需要符合以下标准:①对称性肌无力;②肌活检异常;③血清肌酶增高;④多灶性肌病性肌电图改变。此病需要与 SLE、系统性硬化、风湿性多肌痛、嗜酸性肌炎等鉴别。

【治疗】

1.药物 主要是糖皮质激素,首选泼尼松,重者可用 $40\sim60mg/d$,病情改善后逐渐减量,每 $2\sim3$ 周减少 5mg,维持剂量 $7.5\sim20mg/d$。其他免疫抑制药尽量避免使用。

2.产科处理 密切监护母体和胎儿情况,一般可自然分娩,必要时行剖宫产终止妊娠。

【特别提示】

妊娠期出现此病概率较低,治疗首选泼尼松,一般可安全度过妊娠期,但要严密全程跟踪监测。

四、妊娠合并重症肌无力

重症肌无力（MG）妊娠期少见。是一种神经-肌肉接头传递障碍的自身免疫病。临床特征为骨骼肌极易疲劳，休息和使用抗胆碱酯酶药物后可缓解。

【疾病与妊娠的相互作用】

症状于妊娠期间发生加重、减轻、无变化的概率各占 1/3。早孕期和分娩、产后时病情可加重，甚至出现重症肌无力危象。妊娠不影响疾病病程。MG 不影响子宫对缩宫素的敏感性，早产率是否增加有争议。女性病人在病情稳定或改善后方可妊娠。

【疾病特点】

1.诊断要点

（1）任何年龄均可发病，女性略多于男性。成年人发病有 2 个高峰，20～30 岁和 40～50 岁，前者女性多见，后者以男性多见。

（2）全身骨骼肌，包括眼外肌、面部表情肌、咽喉肌、颈部肌和肢带肌均可受累，以脑神经支配的肌肉受累多见。多呈现晨轻暮重，疲劳后加重的特点。眼外肌受累多为最常见首发症状，逐渐累及其他肌群。

（3）成人重症肌无力可分为 5 型：①单纯眼肌型；②延髓肌型；③全身无力型；④脊髓无力型；⑤肌萎缩型。

（4）重症肌无力危象是指由于疾病的发展，药物应用不当、感染、分娩、手术等因素导致呼吸肌无力不能维持正常呼吸的危重状态，可以采用呼吸机辅助呼吸处理。

（5）65%～85% 病人血清中存在抗 AchR 抗体，部分可检出突触前膜受体（PsmR）抗体。有些病人体内存在抗核抗体、抗甲状腺抗体。胸腺 CT 可见胸腺增生或胸腺瘤。合并甲亢可有 T_3、T_4 增高。肌电图低频重复刺激后可见电位衰减 10% 以上，单纤维肌电图表现为 Jitter 增宽和阻滞。

2.诊断及鉴别诊断　根据孕前发病或孕期首发，骨骼肌群易疲劳和病情波动，诊断并不困难。必要时可行疲劳试验，即令病人受累肌群做重复性动作，即可见到无力现象加重。亦可做新斯的明试验，方法为：记录病人肌无力程度，肌内注射新斯的明 0.5～1mg，30min 后肌无力明显改善者可确诊。本病需要与眼肌型肌营养不良、先天性上睑下垂、Honer 综合征和眼肌痉挛、吉兰-巴雷综合征、进行性延髓麻痹等鉴别。

【治疗】

1.一般处理　加强孕期保健，注意休息，避免疲劳和感染。密切监测胎儿发育情况。预产期前半月最好入院观察。

2.药物　抗胆碱酯酶药物是本病主要治疗手段，临床上常用溴吡斯的明（60mg/片），180～540mg/d，分 3～4 次服用。剂量因人而异，原则上以不良反应最小，改善症状最好为标准。还可用新斯的明 15mg，日服 4 次。肌内注射或静脉注射用量分别为口服的 1/10 及 1/30。还可用糖皮质激素如泼尼松，10～20mg，晨顿服，每 1～2 周增加 10mg，至 40～50mg/d 后改为隔日顿服，最大可至 100～120mg，隔日 1 次。有效后逐渐减量，先快后慢，避免病情波动。免疫抑制药硫唑嘌呤、环磷酰胺、环孢素等避免使用。禁用乙醚、氯仿、氟烷、氨基糖苷类、奎宁、奎尼丁及硫酸镁等类箭毒作用的药物，以及通过胆碱酯酶代谢的局部麻醉药物如普鲁卡因等。利多卡因或布比卡因行区域麻醉优于全身或局部麻醉。

3.胸腺切除　发现胸腺异常者除明显禁忌外均应考虑切除。

4.血浆置换　适用于药物治疗不佳者。

5.免疫球蛋白　重症者可选用，剂量为 400mg/（kg·d），隔日 1 次，5 次 1 个疗程。

6.危象处理　首要问题是保证呼吸道通畅,及时气管插管或气管切开,采用人工或呼吸机辅助呼吸,保证供氧,同时要给足量适合抗生素防治感染。

7.分娩　病情稳定者可在密切监护下自然分娩,必要时及时剖宫产。

五、妊娠合并类风湿关节炎

类风湿关节炎(RA)是一种以关节滑膜为主要靶组织的慢性系统性炎症性的自身免疫性疾病。主要表现为对称性、慢性、进行性多关节炎。患病率为 $1\%\sim2\%$,女性是男性的 $2\sim3$ 倍,发病年龄多在 $20\sim60$ 岁不等,妊娠期妇女发病并不少见。

【疾病与妊娠的相互作用】

1.妊娠影响 RA　$70\%\sim80\%$ 患者在最初几周病情可以缓解,小部分在中、晚孕期可以缓解,有人认为此时可以暂停药物治疗。产后 6 周至 6 个月可能有复发,一般认为与性激素尤其是雌激素有关,与哺乳及恢复月经无关,因此,对于病情不够稳定的妊娠妇女,妊娠期间仍需医学干预,可能使产后复发危险性降低。

2.RA 对妊娠的影响　这方面相关研究不多,通常认为 RA 对胎儿无影响。但是如果母亲患有继发性干燥综合征,有抗 SSA 抗体,可导致新生儿狼疮。

【疾病特点】

1.诊断要点

(1)关节表现:分为滑膜炎症状和关节结构破坏的表现,前者通过药物治疗可缓解,后者一般很难逆转。RA 的表现个体差异较大。如出现晨僵、关节肿胀、疼痛、关节畸形及关节功能障碍。

(2)关节外表现:出现类风湿结节、类风湿血管炎以及肺、心脏、胃肠道、肾、神经系统、血液系统等多脏器损害。

(3)血液检查:可表现为贫血。

(4)血沉和 CRP 升高:是本病活动的标志。

(5)抗体检查:$75\%\sim80\%$ 患者类风湿因子阳性,20% 患者抗核抗体阳性。

(6)影像学检查:可见早期软组织肿胀、关节间隙变窄、边缘侵蚀不清、骨质疏松、关节畸形。此项不适合妊娠期妇女。

2.诊断标准

(1)目前 RA 的诊断仍沿用 ACR 1987 年修订的分类标准:①关节内或周围晨僵持续至少 1h;②至少同时有 3 个关节区软组织肿胀或积液;③腕、掌指、近端指间关节区中,至少 1 个关节区肿胀;④对称性关节炎;⑤有类风湿结节;⑥血清 RF 阳性(所用方法正常人群中不超过 5% 阳性);⑦X 线片改变(至少有骨质疏松和关节间隙狭窄)。符合以上 7 项中 4 项者可诊断为 RA(第一至第四项病程至少持续 6 周)。

(2)本病主要是造成关节损害,美国风湿病学会将因本病而影响了生活的程度分为 4 级:Ⅰ级,能照常进行日常生活和各项工作;Ⅱ级,可进行一般的日常生活和某种职业工作,但参与其他项目活动受限;Ⅲ级,可进行一般的日常生活,但参与某种职业工作或其他项目活动受限;Ⅳ级,日常生活的自理和参与工作的能力均受限。

3.鉴别诊断　RA 须与下列疾病鉴别:骨关节炎、强直性脊柱炎、银屑病关节炎、系统性红斑狼疮及其他病因的关节炎,如风湿热的关节炎、肠道感染后或结核感染后反应性关节炎,均各有其原发病特点。

【治疗】

治疗措施包括:一般性治疗、药物治疗、外科手术治疗,其中以药物治疗最为重要。

1.一般治疗　全身症状严重及关节肿胀时应卧床休息,至症状基本缓解为止。在缓解期,应尽可能早开始关节功能锻炼,以避免长期卧床导致的肌肉萎缩、关节强直和关节失用。

2.药物治疗　治疗 RA 的常用药物分为 4 大类,即非甾体抗炎药(NSAID)、改变病情抗风湿药、糖皮质激素和植物药等。

(1)NSAID:是可以缓解症状的药物,在孕期使用效果好,未发现有致畸作用,不必在孕期停药。但是 NSAID 可以一过性影响胎儿肾功能,可能导致动脉导管未闭。小剂量阿司匹林使用较安全。

(2)改善病情的药物:此类药物起效慢,需 1～6 个月,又称为慢作用药。包括抗疟药(羟氯喹和氯喹)、柳氮磺吡啶、来氟米特、MTX,以上多数药物对胎儿有严重影响。MTX 可引起人胎儿腭裂、脑积水、颅骨畸形、骨化延迟、特殊面容、管状长骨狭窄、全血细胞减少、脊柱裂、纤维化肺泡炎等,但其用量往往偏大,多在 6～8 周发生,必须从孕前 3 个月开始停药。柳氮磺吡啶治疗的患者中发现有胎儿病理性黄疸、胎儿体重减轻、先天性缺陷的发生未见增加。抗疟药的安全性还不清楚,一些研究支持它的安全性。TNF-α 拮抗药使用的资料有限。其他尚有如金制剂、青霉胺、硫唑嘌呤、环孢素等,笔者不建议应用。

(3)糖皮质激素:泼尼松等可以在孕期应用,有人提出 7.5mg/d 小剂量泼尼松口服对母体和胎儿都有利。

(4)植物药:如雷公藤多苷、青藤碱、白芍总苷,此类药物研究较少。

3.手术治疗　包括关节置换和滑膜切除手术。

(周厚菊)

第五节　妊娠合并神经/精神系统疾病

一、妊娠合并脑出血

脑出血,又称脑溢血,起病急骤、病情凶险、死亡率非常高,是急性脑血管病中最严重的一种。妊娠期脑出血比较少见,临床发病率近年来有所增高,因起病急,发病部位比较隐匿,且发病后会遗留不同程度的后遗症,导致诊治较为困难,致残率与病死率均较高。在妊娠期的发病率为 1:10400。常见的有:①脑实质血管破裂;②脑表面血管破裂;③罕见的脑出血原因有脉管炎、血液病或绒毛膜癌脑转移等。

【疾病与妊娠的相互作用】

1.妊娠合并脑出血的原因及发病机

(1)妊娠后孕妇心排血量开始增加,动脉压升高,若有颅内动脉瘤或动脉畸形容易发生出血。

(2)孕妇高雌激素水平易引起结缔组织变性及病理性血管扩张。

(3)妊娠高血压综合征患者维生素 C、维生素 K 缺乏致毛细血管脆性增加,生命各器官组织缺血、缺氧导致抽搐、昏迷、脑水肿、脑出血甚至弥散性血管内凝血等,消耗血中纤维蛋白原及血小板等凝血因子,同时胎盘血流量减少,灌注下降导致胎儿宫内发育迟缓甚至胎死宫内。

(4)妊娠后期机体处于对内分泌急剧变化应激状态,若孕前即有轻微的脑血管畸形,此时则易使原有的脑血管畸形加重,易破裂导致自友性颅内出血。

2.脑出血后对胎儿的影响　脑出血发生后因母亲脑出血昏迷,生命体征异常,易致胎儿宫内缺氧、窘迫,导致胎死宫内或胎儿宫内发育迟缓,对胎儿危害极为严重。

【疾病特点】

1.诊断要点

(1)主要症状:①剧烈头痛,喷射性呕吐,肢体瘫软。脑出血引起的头痛特点是出血早期就可引起严重的头痛,这时头痛的发生部位及性质有时可取决于出血的部位及出血量,表现病灶同侧枕部、颞部出现跳动样胀痛伴恶心、呕吐。血液进入蛛网膜下腔或脑室者,头痛加重,表现为弥漫性全头剧烈疼痛,常伴发热、抽搐,小脑出血者头痛最常见。②昏迷、抽搐、意识障碍等。

(2)次要症状:①面部潮红,呼吸深沉发出鼾声,病灶对侧偏瘫;②阵发性四肢阵挛,瞳孔变化,呼吸变化,失语等。

(3)体征:①颅内压增高的体征,甚至昏迷、抽搐、意识障碍等。②定位神经体征,面部潮红,呼吸深沉发出鼾声,血压升高,脉缓有力,对侧偏瘫;阵发性四肢强直性阵挛,瞳孔变化,潮式呼吸,血压下降,出血于优势半球时还产生失语,重者发生呼吸、循环衰竭。③脑膜刺激征如颈项强直、Kerning 征阳性。④产科体征。

(4)辅助检查:①CT 检查,早期表现为圆形或椭圆形高密度影,边界清楚。CT 为确诊脑出血的首选检查。可准确显示出血部位,大小、脑水肿情况及是否破入脑室等,有助于指导治疗和判断预后。②MRI 检查,发病第 1 天内,T_1 等或低信号,T_2 高或混合信号。第 2 天至 1 周内,T_1 等或稍低信号,T_2 低信号。第 2~4 周,T_1、T_2 均为高信号。4 周后,T_1 低信号,T_2 高信号。对幕上出血的诊断价值不如 CT,但对幕下出血的检出率优于 CT。③腰椎穿刺,脑脊液压力往往增高,蛛网膜下腔出血急性期,脑脊液呈血性,历时久后可转为黄色。④脑血管造影有助于动脉瘤或血管畸形的诊断。

2.鉴别诊断

(1)妊娠期脑动脉梗死:妊娠期孕妇出现局限性或全身性抽搐及偏瘫、复视、视觉障碍、语言障碍及眩晕、眼球震颤、面肌或舌肌麻痹、吞咽困难或共济失调等,CT 表现为梗死区低密度灶。MRI 脑梗死发病数小时后,即可显示 T_1 低信号,T_2 高信号的病变区域。

(2)妊娠期颅内静脉梗死:妊娠期或分娩期孕妇出现头痛、呕吐、嗜睡、抽搐、轻度偏瘫或单肢瘫、意识障碍、语言障碍及感觉、视力障碍、低热等。早期,部分患者 CT 强化扫描可见空三角征,即静脉窦壁显示为高密度的三角形边,其中为等密度的血凝块。直窦 Galen 静脉表现为条索征,但并不具特征性。MRI:初期 T_1 加权正常的血流流空现象消失,呈等 T_1,短 T_2 的血管影。1~2 周或以后 T_1、T_2 均呈高信号。晚期流空现象再次出现。

(3)妊娠合并脑瘤:无论原发或转移肿瘤均罕见,临床主要表现为颅内压增高的症状如头痛、呕吐、视觉障碍等。可出现定位的神经系统体征如复视,感觉异常,共济失调或偏瘫等,头颅 MRI 或 CT 是首选的检查方法。MRI 多为 T_1 等低信号,T_2 呈高信号。CT 多为低或等密度影。

【治疗】

1.治疗原则 支持与对症治疗,消除诱因,积极处理脑出血与适时终止妊娠。

2.具体治疗方法

(1)对出血量少、临床症状较轻者,可行内科非手术治疗,对病情稳定、症状逐渐缓解者,可保胎至 36 周后分娩,分娩时避免孕妇用力屏气。

(2)对出血量多,临床症状重或出现脑疝征象者,应尽早手术清除血肿。

(3)对行根治术有困难者,可暂行非手术治疗,待妊娠超过 36 周后考虑行剖宫产术,然后再去除病变。

(4)对妊娠后期和足月妊娠合并颅内出血者,为保障母体和胎儿健康,考虑行剖宫产术较佳。

(5)对病情凶险者,可在开颅手术的同时行剖宫产术。

（6）急诊抢救脑出血患者,脱水治疗是关键,适当、合理的应用脱水药物必不可少。急性期特别是超早期脱水治疗可减轻脑水肿,防治脑疝。可应用 20％甘露醇 125～250ml,快速静脉滴注,1/6h,可用 7～10d 或更长,也可配合呋塞米交替使用。解痉药物硫酸镁中镁离子使血管内皮合成前列腺素增多,血管扩张,可消除脑水肿;制止抽搐,且对宫缩及胎儿均无不良影响。

（7）紧急情况下,一旦 CT 确诊颅内出血,血肿形成,应充分做好全身麻醉开颅探查的一切术前准备,同时迅速在局部麻醉下行剖宫产术,取出胎儿后立即行全身麻醉开颅清除血肿。这样既保证胎儿不受全身麻醉影响,又不耽误开颅清除血肿的手术时间。

3.妊娠与分娩的处理

（1）阴道分娩:发生于妊娠中期的动脉瘤或血管畸形破裂出血已经手术纠正者可以阴道分娩,应助产缩短第二产程。

（2）剖宫产:胎儿达可存活期且胎肺已成熟,近足月或产程中发病及未行手术治疗的足月孕妇应行剖宫产分娩,日后有复发出血可能时,应说服家属争取同时绝育。若病情持续恶化,预后不佳,胎儿可存活时可行剖宫产,抢救胎儿。酌情先行剖宫产再做颅脑手术,必要时两者同时进行。

二、妊娠合并缺血性脑动脉梗死

缺血性脑动脉梗死是指由于脑供血障碍引起脑组织缺血、缺氧而发生坏死、软化形成梗死的脑血管疾病。临床上最常见的类型有脑血栓形成和脑栓塞。妊娠期脑动脉梗死比较少见,国外报道发病率为 1：10000,占孕期及产后非出血性偏瘫的 2/3 左右,多见于妊娠晚期及分娩后,前者以大脑中动脉及其分支梗死常见,而后者则以颈内动脉梗死多见。病死率为男性患者的 2 倍,为非妊娠期患者的 3 倍。

【疾病与妊娠的相互作用】

妊娠期发生缺血性脑动脉梗死的常见诱因为①动脉硬化或血管内皮损伤:常见于子痫前期、子痫或妊娠合并高血压病、高脂血症、糖尿病等;②诱发血栓形成的因素:子痫前期、子痫、菌血症、产后败血症或妊娠合并抗磷脂抗体综合征等;③栓子来源:见于风湿性心脏病伴心房颤动、亚急性细菌性心内膜炎等;④综合因素:低血压、低血糖、低血氧饱和度或贫血等。

【疾病特点】

1.诊断要点

（1）主要症状:①头痛及眩晕。部分患者症状起初较轻,以后逐渐加重,甚至病后 2～3 天达到高峰。一般来说不会突然发生头痛剧烈,但如果主要的供血动脉发生梗死,就会引起大面积的脑水肿,脑软化,颅内压增高而发生剧烈头痛。②局限性抽搐、全身性抽搐及偏瘫可出现复视、眼球震颤、视觉障碍。

（2）次要症状:①恶心、呕吐。颅内压增高的症状往往不明显,意识障碍轻。但如果主要的供血动脉发生梗死,可有严重的恶心和喷射性呕吐,意识障碍明显,甚至昏迷。②脑神经功能障碍。语言障碍、面肌或舌肌麻痹、吞咽困难或共济失调等多种脑神经功能障碍。患者昏迷少见,也可能有失语症,有的患者有头或肢体麻木等症状。

（3）体征:神经系统体征取决于梗死血管的部位,阻塞血管分支的大小以及梗死是否完全。临床表现复杂多样,若侧支循环代偿良好,可全无症状。如侧支循环不良,可引起短暂性脑缺血发作,也可表现为大脑中动脉和（或）大脑前动脉缺血症状,或分水岭梗死。

（4）辅助检查:①CT 表现。急性期为发病后的 1～5d。病变区水分增加在 CT 图像上造成两种效应,一种是病变区密度减低,皮质和髓质缺乏密度差异;另一种是由于水分增加使病变区体积变大而造成的占位效应或肿块效应。亚急性期:指发病后第6～21天,水肿明显吸收,占位效应减弱或消失。多数情况下也是低密度,边界较急性期清楚;但有少数患者表现等密度病变,不易发现。此时做增强扫描,非常有助于诊断。慢性期:发病21d后,病变区仍为低密度,与脑脊液相似,边界清楚,但体积缩小,表现为患侧脑室扩大,蛛网膜下腔包括脑裂、沟、池增深增宽,皮质萎缩。②MRI表现。脑缺血1h之后就可以发生脑组织水含量增加,从而引起MRI信号的变化,MRI显示脑梗死优于CT。缺血主要影响T_1和T_2弛豫时间,即两者均延长。MRI对检查出早期颅后窝的梗死具有重要意义,因CT检查常有伪影而效果欠佳,而早期治疗又与预后关系密切。③腰椎穿刺。脑脊液压力可为正常,亦可有轻度偏高,外观无色透明,少数有白细胞计数增高,蛋白质定量达0.6～0.7g/L。

2.鉴别诊断

(1)癫痫:大发作时全身抽搐、意识丧失、咬舌、大小便失禁为其典型表现,然而缺血性脑动脉梗死时却罕见;癫痫发作通常不具备定位性的神经症状与体征,脑电图典型表现为棘波、间波、棘-慢波或尖-慢复合波,病史是诊断癫痫的主要依据。确定癫痫病因时还可进行头颅MRI、CT扫描等,高度怀疑继发性癫痫者,尤其是有局灶性神经系统定位体征的难治性癫痫应首先选MRI检查。

(2)阿-斯综合征:表现晕厥、意识不清,但不具备定位性神经体征,心电图示三度房室传导阻滞或严重的心律失常等可鉴别。

(3)Meniers病:眩晕反复发作,可伴有耳聋,耳鸣,无定位神经体征有助于鉴别。

(4)妊娠期脑出血:主要表现为孕期或分娩期出现突发性剧烈头痛,喷射性呕吐,阵发性四肢强直性痉挛,瞳孔变化,潮式呼吸,血压下降,失语,重者发生呼吸,循环衰竭。查体可出现颈项强直,Kerning征阳性。头颅CT是首选的检查方法。CT及MRI检查均无创,且不加重出血,是诊断脑出血及蛛网膜下腔出血的可靠手段,确诊率达100%。

【治疗】

治疗原则以非手术治疗为主,消除诱因,适时终止妊娠。扩张血管,疏通微循环,抑制血小板聚集及溶栓,及早康复治疗。

治疗方法

1.非手术治疗 为主要的治疗方法,包括绝对卧床休息,监测生命体征,维持良好的心肺功能,维持营养、水、电解质及酸碱平衡,预防感染。

2.消除诱因 积极治疗各种妊娠期并发症与合并症,特别是子痫前期与子痫。

3.妊娠及分娩的处理 胎儿已达可存活期,妊娠近足月或产程中发病者宜选用剖宫产结束分娩;否则可积极治疗脑梗死,严密监护下继续妊娠,恢复良好无产科指征时可以阴道分娩,宫口开全后手术助产以缩短第二产程。

4.缺血性脑动脉梗死的专科治疗 应由神经科医师协同处理。治疗包括扩张血管,疏通微循环,抑制血小板聚集及溶栓等措施,实用于产后。①低分子右旋糖酐500ml,1/d,静脉滴注,2周为1个疗程。②桂利嗪25mg,3/d,口服,1个月为1个疗程。③阿司匹林80mg,1/d,口服;或曲克芦丁300mg,2～3/d,口服。④蝮蛇抗酸酶0.5U或0.75U溶于生理盐水或葡萄糖溶液中,静脉滴注或静脉注射,15～20d为1个疗程,适用于产后采用。

5.物理康复治疗 康复治疗可使患者脑组织血管扩张,血流加速,缓解血管痉挛,侧支循环形成,改善脑组织缺氧状态和新陈代谢,加速脑细胞再生过程和功能恢复,并促进瘫痪肢体功能恢复。

三、妊娠合并颅内静脉梗死

妊娠期颅内静脉梗死是妊娠期少见的并发症,据报道其发病率英国资料为 1/20000,美国为 1/45000。国内统计发病率为 1/(6000～10000),可见于晚期妊娠,绝大多数发生于产后。

【疾病与妊娠的相互作用】

1.血小板数目增加或功能亢进　血浆纤维蛋白原在妊娠期明显增高,而血中纤维蛋白原溶解酶的活性却降低。其他凝血因子增加,使血液处于高凝状态,易于血栓形成,特别在产后 1～2 周为静脉窦血栓形成高峰期。

2.血脂的代谢紊乱　在妊娠期妇女的血脂增高,血脂高又增加了血液的黏稠度,同时使血小板聚集功能更加亢进。

3.感染或非感染性栓子　盆腔或全身性感染性栓子或非感染性栓子进入颅内静脉或静脉窦。

4.颅内静脉窦解剖特点　利于栓子形成及停留。

5.其他因素　如妊娠高血压综合征、产后心肌病、脑血管畸形、多发性大动脉炎、产后高血压或高血压病、风湿性心脏病等均可引起脑梗死。

【疾病特点】

1.诊断要点

(1)主要症状:①头痛临床常见,颅内压力增高所致,多为突然发生。患者一般表现为头部剧烈的难以忍受的疼痛,伴有呕吐。一部分患者在发作前可出现无定位意义的先兆头痛,多以眶部、前额部钝痛、麻木痛为主。椎-基底动脉系统的头痛往往比颈内动脉系统偏重,前者以枕部头痛为主,可以一侧,也可为两侧;后者多以前额部或全头钝痛为主。头痛的发生时间与血压波动及血管痉挛的程度有关。②呕吐、嗜睡或昏迷:颅内压增高者表现为头痛剧烈,难以忍受,呕吐频繁、语言障碍,严重者出现嗜睡或昏迷。

(2)次要症状:①抽搐较常见,表现为癫痫样发作,逐渐发生轻度偏瘫或单肢瘫;②意识障碍、语言障碍、感觉障碍、视力障碍,以及低热,如有感染者患者一般有不规则发热、寒战、头痛、肌肉酸痛。

(3)体征:①主要表现为颅内压增高的体征,视盘水肿及局灶神经体征;②轻度偏瘫或单肢瘫;③意识障碍,语言障碍及感觉、视力障碍,以及低热,偏盲及感觉障碍。

(4)辅助检查:①头颅 CT 扫描:上矢状窦血栓形成早期,部分患者 CT 强化扫描可见空三角征,即静脉窦壁显示为高密度的三角形边,其中为等密度的血凝块。直窦静脉表现为条索征,但并不具特征性。②MRI 检查:初期 T_1 加权正常的血液流空现象消失,呈等 T_1 短 T_2 的血管影。1～2 周,T_1、T_2 均呈高信号。晚期流空现象再次出现。MRI 还可显示脑梗死灶。③眼底检查:累及上矢状窦时产生视盘水肿。④腰椎穿刺:早期脑脊液常规和生化一般正常,中后期可出现脑脊液蛋白轻至中度增高。

2.鉴别诊断

(1)癫痫:癫痫发作都有共同特征,即发作性、短暂性、重复性及刻板性。发作性指突然发生,持续一段时间后迅速恢复,间歇期正常。短暂性指持续时间短,数秒,数分或数 10 分,除癫痫持续状态外,很少超过半小时。通常不具备定位性的神经症状与体征,头颅 MRI 或 CT 扫描可作为首选鉴别诊断方法。

(2)阿-斯综合征:表现晕厥,意识不清,但不具备定位性神经体征,心电图示三度房室传导阻滞或严重的心律失常等可鉴别。

(3)Mainers 病:眩晕反复发作,可伴有耳聋、耳鸣,无定位性的神经体征有助于鉴别。

(4)妊娠期脑动脉梗死:妊娠期孕妇出现局限性或全身性抽搐及偏瘫、复视、视觉障碍、语言障碍及眩晕、眼球震颤、面肌或舌肌麻痹、吞咽困难或共济失调等，主要检查头颅 MRI 或 CT 扫描以确诊。

（5）妊娠期脑出血：主要表现为孕期或分娩期出现突发性剧烈头痛，喷射性呕吐，阵发性四肢强直性痉挛，瞳孔变化，潮式呼吸，血压下降，失语，重者发生呼吸、循环衰竭。查体可出现颈项强直 Kerning 征阳性。头颅 CT 是首选的检查方法。

【治疗】

治疗原则为非手术治疗，去除诱因，妊娠期加强监测，适时终止妊娠。消除脑水肿，降低颅内压，预防及控制抽搐。

1.非手术治疗　为主要的治疗方法，包括绝对卧床休息，监测生命体征，维持良好的心肺功能，维持营养、水、电解质及酸碱平衡，预防感染。头痛剧烈或烦躁时应给予镇痛药或镇静药。

2.消除诱因　积极治疗各种妊娠期并发症与合并症，特别是子痫前期与子痫。

3.妊娠及分娩的处理　胎儿已达到可存活期，妊娠近足月或产程中发病者宜选用剖宫产结束分娩；否则可积极治疗脑梗死，严密监护下继续妊娠，恢复良好无产科指征时可以阴道分娩，宫口开全后手术助产以缩短第二产程。

4.颅内静脉梗死的专科治疗　消除脑水肿，降低颅内压。

5.预防及控制抽搐　抽搐常发生于症状出现 24h 内，可预防性应用苯妥英钠，负荷量 100mg，肌内注射，以后改用分次口服或卡马西平 100mg，2～3/d 开始，逐渐增加剂量。

四、妊娠合并癫痫

癫痫是一组反复发作的神经元异常放电所致的暂时性中枢神经系统功能失常的慢性疾病。妊娠妇女患有癫痫会影响到整个分娩的进程及胎儿的发育，而且妊娠也会加重癫痫。妊娠合并癫痫发生率 1.5%～6.5%，多为原有癫痫在妊娠期发作，少数为妊娠期首次发作。育龄癫痫患者受孕能力不受影响，发作已控制且不需继续服药者妊娠分娩一般不受影响，并发症与常人相同。妊娠期全面性强直阵挛发作或癫痫持续状态引起缺氧及外伤，对母儿均有严重影响。

【疾病与妊娠的相互作用】

1.癫痫的发病原因

（1）颅脑外伤：是青、壮年局限性癫痫的重要原因。外伤后发生癫痫的机会决定于损伤程度，其发病多在外伤后 2 年内。

（2）遗传因素：可影响癫痫的易感性，失神、肌阵挛发作等原发性全身性发作具有明显的癫痫家族史。

（3）脑部肿瘤或脑血管异常：孕妇出现首次发作的癫痫要除外脑部肿瘤和脑血管畸形，应予 CT 或 MRI 检查。

（4）乙醇及其他药物所至的戒断症状：长期酗酒或使用麻醉品者，戒断时可出现癫痫发作。

（5）急性全身性代谢紊乱或急性中枢神经系统损害：任何孕妇都可因急性全身性代谢紊乱或急性中枢神经系统损害而发生癫痫，如低钙血症、高钙血症、低钠血症、高钠血症、低血糖、高血糖、尿毒症、肝性脑病等。

2.癫痫对妊娠的影响

（1）患癫痫的孕妇有 85%～90% 的机会获得正常婴儿。妊娠期并发症如自然流产、双胎、低出生体重儿、早产或妊娠期高血压疾病等的发生率与正常人群相似。但也有不少报道表明癫痫孕妇的早产及妊娠期高血压疾病的发生率为正常人群的 2～3 倍。

(2)抗癫痫药物对妊娠的影响:苯妥英钠可干扰叶酸吸收,维生素 D 缺乏导致低钙血症、手足抽搐;叶酸缺乏与胎儿畸形有关,还可引起巨幼红细胞贫血,补充叶酸可进一步降低血药浓度,但多数学者仍主张补充;卡马西平可致胎儿生长受限的发生率增加;三甲双酮增加自然流产率。

3.妊娠对癫痫的影响　25%～45%的患者在孕期中发作频度增加,孕前平均每月发作 1 次以上者,50%以上在孕期更难控制。

【疾病特点】

1.诊断要点　癫痫的特征为突然发生的短暂运动、感觉、精神、自主神经功能障碍,发作时常伴有意识丧失,孕前多有发作史,因此根据孕妇的病史、症状、体格检查及相关的辅助检查不难作出诊断。癫痫患者有多种发作类型,但每位癫痫患者可以只有一种发作类型,也可以有 1 种以上发作类型。单纯部分性发作可以发展为复杂部分性发作或进而出现全面性强直-阵挛发作。

2.辅助检查

(1)脑电图检查:有助于确诊及分辨类型,且为无创伤性检查。原发性癫痫的脑电图在强直期呈低电压快活动,逐渐转为较慢、较高的尖波,在阵挛期肌收缩时为爆发波,肌舒张时为慢波。发作间歇期脑电图可正常,也可为对称性同步化棘-慢复合波。

(2)CT 检查:在癫痫患者 CT 图像中所发现的病变相当繁杂。CT 主要表现为脑萎缩、脑肿瘤、脑血管畸形、脑梗死、交通性脑积水、颞叶内侧疝、胼胝体畸形、脑软化、钙化灶及其他未明原因的高密度或低密度改变等。

(3)单光子发射型计算机断层扫描仪:对癫痫的诊断价值在于其能获得各型癫痫在发作时或发作间期不同情况下的脑血流和代谢状态等功能障碍情况。

(4)脑血管造影和数字减影:脑血管造影诊断可检查出由颅内占位病变(血肿、脓肿和肿瘤)、动静脉畸形和动脉瘤、脑的大血管狭窄或闭塞引起的癫痫。

3.并发症　若在短期内频繁发生,以至发作间歇期内意识持续昏迷者,称为癫痫持续状态,常伴有高热、脱水、血白细胞增多和酸中毒。

4.鉴别诊断

(1)癔症:癔症性抽搐多见于青壮年女性,往往有明显的精神刺激因素,抽搐时意识清楚,当时自己不能控制,但过后可清楚回忆发作时情景。抽搐往往在白天、有人的场合发作,持续时间较长,一般为数 10 分到数小时,不经特殊处理自己不会停止发作。

(2)晕厥:体质虚弱、神经血管功能不稳定及恐惧等精神因素常常是发作的诱因。有全身乏力、不能站立及伴有意识丧失,但无抽搐。发作开始,患者常处于站立或坐位。发作前患者常有眩晕,周围物件有摇动感,打呵欠,眼前出现暗点,视物模糊,出现耳鸣、恶心,有时呕吐,面部呈苍白或灰白色,出冷汗。

(3)子痫:多发生于妊娠 20 周后,有妊娠期高血压疾病史,伴高血压,水肿及蛋白尿。子痫发作时开始于面部,眼球固定,斜视一方,瞳孔放大,从嘴角开始出现面部肌肉痉挛,数秒后全身肌肉收缩,面向一侧歪曲,双手臂屈曲握拳,腿部旋转,约持续 10 余秒。

(4)低钙血症抽搐:可发生于孕期任何时间以手足搐搦为主表现为手腕屈曲,手指强直,拇指内收贴近掌心;足距小腿关节伸直,足趾下屈,足呈弓状。神志清楚,每天可发作数次至数十次,抽搐停止后活动如常。

(5)阿-斯综合征:心源性晕厥的特征。晕厥发作时面色苍白,呼吸往往有鼾声,若心脏搏动停止 20～30s,则可出现叹息样呼吸,甚至陈-施呼吸。发作时心电图显示二度房室传导阻滞或严重的心律失常,不具有定位性神经体征。

（6）羊水栓塞：多发生于产程中或胎膜早破后，表现为突然抽搐、头颈歪斜、口吐白沫、意识丧失、瞳孔缩小、呼吸急促、颈静脉充盈、肺动脉瓣区第二心音亢强。个别患者出现突发性呼吸困难、干咳或尖叫、发绀，抽搐时间短暂，继而休克，多伴有产后出血和弥散性血管内凝血。

（7）脑血管疾病：抽搐伴有颅内压增高的症状或定位性神经症状与体征，头颅 MRI 或 CT 扫描有助于鉴别诊断。

【治疗】

1.孕前咨询

（1）长期无发作者应将药物减量至停用。停药阶段要加强防护。

（2）仍有发作者，应与神经科医师协同调整药量，控制发作后再妊娠。

2.孕期管理 除常规的孕期保健外，要注意以下问题。

（1）补充维生素 D 及叶酸。

（2）监测胎儿发育：妊娠 18～24 周行 B 超筛查胎儿畸形，有条件者可行超声心动检查以排除先天心脏畸形；采用妊娠图或隔期 B 超监测胎儿生长发育；妊娠 30～32 周或以后，若有宫内缺氧高危因素者则应及时进行胎心监护。

（3）抗癫痫药物应用的注意事项：①说服并监督患者按规定服药；②不得任意变动原来的有效方案；③酌情监测血药浓度，以维持最低有效剂量，预防发作；④早孕反应严重者采用缓释胶囊于每晚投药，有助于维持血药浓度。

（4）长期服用苯巴比妥或苯妥英钠者可致胎、婴儿体内维生素 K 依赖性的凝血因子缺乏。应于妊娠 34 周始给予维生素 K_1 10mg，1/d，以防止新生儿出血。

（5）癫痫大发作或癫痫持续状态的处理：①保持呼吸道通畅，防止吸入与外伤；②原使用抗癫痫药物者应取血测血药浓度；③药物首选地西泮，连续发作时，还可加用苯妥英钠，有心律失常、低血压或肺功能损害者要慎用。发作不止时还可用异戊巴比妥钠，一旦出现呼吸抑制则应停止。上述处理仍不能控制时可采用副醛或全身麻醉。

3.产后处理 不可立即将药物减量，应定时进行血药浓度监测，调整药量。关于母乳喂养，一致认为接受药物治疗的癫痫产妇可以进行母乳喂养。

五、妊娠合并脑瘤

妊娠合并脑瘤，无论是原发或转移瘤均罕见，这是由于生育年龄不是脑瘤的高发年龄段。在合并妊娠的脑瘤中胶质瘤最为常见占 38%；其次为脑膜瘤约占 28%。其他比较常见的脑瘤包括：听神经瘤（14%）、垂体瘤（10%）、纤维状细胞性星形细胞瘤（7%）、髓母细胞瘤（3%）。妊娠妇女的脑瘤发生率与非妊娠妇女没有明显差异。

【疾病与妊娠的相互作用】

脑瘤和其他肿瘤一样，病因尚不完全清楚。有一些相关的因素如病毒感染、致癌物质、放射线、遗传、胚胎残余等，被认为与脑瘤发生有联系。全面阐明脑瘤的病因，还有待于多学科的协作研究。妊娠本身不能增加患脑瘤的危险但对于于已存在的某种类型的脑瘤的生长和临床经过有一定的影响。

1.激素变化

（1）妊娠可以促进脑瘤的生长，对垂体小腺瘤患者的可能影响不明显，对大腺瘤患者的症状可能会加重和恶化。泌乳素瘤是最常见的垂体肿瘤经常导致停止排卵。妊娠期雌激素的刺激导致正常的垂体增生和催乳素细胞的肥大。妊娠前存在的脑瘤在妊娠期明显增大则是这种刺激作用的结果。

(2)研究发现脑膜瘤细胞的胞质和细胞核中存在着性激素受体。70%～90%的脑膜瘤中可发现高亲和力的孕激素受体,而33%～38%则有雌激素受体。

(3)17%的听神经瘤患者在妊娠期的最后几个月出现症状加重。普遍认为妊娠期听神经瘤症状的加重至少与1种激素有关。

2.高血容量　妊娠期增加的液体量和血管内容量能够加重伴随脑瘤发生的脑水肿,与此同时扩大高度血管性质的脑肿瘤。听神经瘤与脑膜瘤一样,妊娠能够很大程度上影响其临床经过。

【疾病特点】

1.诊断要点

(1)主要症状:①颅内高压症状。头痛、呕吐、视觉障碍等。②定位神经症状。复视、感觉异常、共济失调或偏瘫等。展神经易受挤压、牵扯,常致麻痹,产生复视。

(2)次要症状:①抽搐。②精神症状。位于额叶的肿瘤可逐渐出现精神症状,如性格改变、淡漠、言语及活动减少、注意力不集中、记忆力减退、对事物不关心、不知整洁等。

(3)辅助检查:①MRL检查T_1等、低信号,T_2呈高信号。MRI检查可显示肿瘤轮廓和周围水肿带、脑室扩大或移位情况。②CT扫描多为低或等密度影。CT扫描的诊断价值最大,定性诊断正确率可达90%以上。它可显示肿瘤的部位、范围、形状、脑组织反应情况及脑室受压移位情况等。③腰椎穿刺。脑脊液压力(侧卧位正常压力值为80～180mmH$_2$O)往往增高。有的肿瘤如位于脑表面或脑室内者脑脊液蛋白量可增高,白细胞数亦可增多,有的可查见瘤细胞。④眼底检查。眼底检查常发现慢性视盘水肿或已呈继发性萎缩。⑤超声波检查。可帮助定侧及观察有无脑积水,可显示肿瘤影像及其他病理变化。⑥脑电图检查。神经胶质瘤的脑电图改变一方面是局限于肿瘤部位脑电波的改变。另一方面是一般的广泛分布的频率和波幅的改变。

2.鉴别诊断

(1)妊娠期脑动脉梗死:妊娠期孕妇出现局限性或全身性抽搐及偏瘫、复视、视觉障碍、语言障碍及眩晕、眼球震颤、面肌或舌肌麻痹、吞咽困难或共济失调等,主要检查头颅MRI或CT扫描以确诊。发病24h后,CT表现为梗死区低密度灶。MRI脑梗死发病数小时后,即可显示T_1低信号,T_2高信号的病变区域。

(2)妊娠期颅内静脉梗死:妊娠期或分娩期孕妇出现头痛、呕吐、嗜睡、抽搐、轻度偏瘫或单肢瘫、意识障碍、语言障碍及感觉、视力障碍、低热等。头颅CT扫描:上矢状窦血栓形成早期,部分患者CT强化扫描可见空三角征,即静脉窦壁显示为高密度的三角形边,其中为等密度的血凝块。直窦Galen静脉表现为条索征,但并不具特征性。MRI:初期T_1加权正常的血液留空现象消失,呈等T_1、短T_2的血管影。发病1～2周,T_1、T_2均呈高信号。晚期留空现象再次出现。

(3)妊娠期脑出血:主要表现为孕期或分娩期出现突发性剧烈头痛、喷射性呕吐、阵发性四肢强直性痉挛、瞳孔变化、潮式呼吸、血压下降、失语,重者发生呼吸、循环衰竭。查体可出现颈项强直、Kerning征阳性。CT:早期变现为圆形或椭圆形高密度影,边界清楚。MRI:发病1d内,T_1等或低信号,T_2高或混合信号。第2天至1周,T_1等或稍低信号,T_2低信号。第2～4周,T_1、T_2均为高信号。4周后,T_1低信号,T_2高信号。

(4)妊娠合并假性脑瘤:国外报道发病率约1:1000次妊娠,往往发生于妊娠中期,为自限性疾病,产后可恢复正常。多见于肥胖者。主要临床表现为头痛、视物模糊、复视。该病无定位性神经体征。

【治疗】

1.治疗原则　应遵循个体化治疗原则,必要时行脑瘤手术或及时终止妊娠,应权衡利弊后实施。

2.妊娠合并原发性脑肿瘤　如病情稳定手术可待分娩后进行。但恶性肿瘤应及时手术决定治疗的时机和方式时重点要考虑孕周和对母儿的利弊。如对母体的益处大于对胎儿的危害孕早期后可行辅助性化疗。如果放疗是某些脑肿瘤的主要治疗方法则应延迟到分娩后进行。如受孕龄限制不能终止妊娠则行脑局部放疗同时保护胎儿使放射线对胎儿的危害降至最小。对于肿瘤导致的血管源性脑水肿可用糖皮质激素治疗如地塞米松。当有惊厥的风险时可选用抗惊厥药物预防。分娩方式建议剖宫产以幸免颅内压升高。

3.妊娠合并转移性脑肿瘤　脑是恶性肿瘤转移的常见部位,原发癌最常见于肺部、乳腺和胃肠道。其中绒毛膜癌是一种滋养细胞肿瘤,妊娠合并绒毛膜癌临床和病理上均十分罕见,其确切的发病率难以估计。20%绒毛膜癌患者在确诊时就已发生脑转移。常继发于肺转移之后,是死亡的主要原因。妊娠合并绒毛膜癌脑转移更加少见。在绒毛膜癌脑转移发生的最早期,是脑动脉内瘤栓期,造成局部缺血,出现一过性症状,如腿软跌倒、失语、失明,经几秒或几分钟后即恢复。以后在小动脉内形成动脉瘤,继续生长发展,妊娠合并绒毛膜癌即使终止妊娠,其新生儿仍有可能因绒毛膜癌而死亡。

（徐亚莉）

第六节　妊娠合并泌尿系统疾病

妊娠期间肾脏的血流动力学、肾小球、肾小管和内分泌均发生显著变化。肾脏负担加重,均影响原有的泌尿系统疾病。如果肾功能代偿不全,常常增加子痫前期、早产、胎儿宫内生长受限的风险。

一、妊娠合并尿路感染

妊娠期泌尿道最明显的解剖学变化是肾盂肾盏和输尿管的扩张,尤其在右侧最为明显。由于正常妊娠泌尿道生理性扩张,致使上泌尿道尿液排空延迟,可以产生一系列的重要影响,如妊娠期肾盂肾炎的发生率增高;输尿管扩张致使泌尿道梗阻,诊断发生困难;扩张的输尿管可使尿液潴留达200ml之多,因而也干扰了清除率测定的准确性;同时输尿管压力的急性升高也促使了盐分和水的潴留。

孕12周起肾盂输尿管开始扩张,产后6周约有90%患者恢复到正常。妊娠期泌尿道扩张的原因尚有争论,但其基本原因有二,即内分泌因素影响和机械性压迫作用。Tatum认为内分泌激素起了主要的作用,因为在子宫明显增大之前已有了输尿管的扩张;输尿管肌肉和结缔组织发生的增生性变化也类似于子宫下段的变化。孕酮、促性腺激素和雌激素在泌尿道扩张中的作用尚未肯定。在妊娠晚期机械性压迫特别重要,孕妇仰卧时,膨大的子宫使输尿管在骨盆入口处受到压迫。泌尿道扩张造成尿液潴留,在妊娠期就增加了泌尿道感染的可能性。

【病因及发病机制】

1.黄体酮作用　致输尿管壁松弛,管腔扩张,蠕动降低,引起功能性尿流阻滞,肠道平滑肌收缩减弱,易发生便秘。结肠肝曲邻近右肾,肠道细菌易沿淋巴管侵入右肾。

2.子宫压迫　增大的子宫在骨盆入口处压迫输尿管,造成机械性梗阻,使尿流受阻,便于细菌的侵入、停留、繁殖而致病。另外妊娠子宫多向右旋,右侧输尿管更易受压。由于左侧输尿管前方有乙状结肠作垫衬,起缓冲作用,故右侧感染的发生率要高于左侧。

3.妊娠期无症状菌尿　当泌尿系统中存在着持续性的细菌增殖,在临床上却无泌尿系统感染症状者为无症状菌尿症。它在孕期的发生率同非孕期,为5%~10%。它引起症状性肾盂肾炎的发生率为20%~40%,成为引起肾盂肾炎的前提条件。

细菌的种类以大肠杆菌最为多见,占75%~90%,其次为克雷伯菌、变形杆菌、葡萄球菌及假单胞菌属。约35%的病菌来自肾脏。

妊娠期无症状菌尿与妊娠的关系:

(1)与非菌尿的妊娠妇女相比,孕早期ASB妇女在妊娠期间发生肾盂肾炎的风险增加20~30倍,同时这些妇女早产和生低体重儿的可能性增加。临床对照研究显示,抗菌治疗可使ASB妊娠患者并发肾盂肾炎的发病率由20%~35%下降到1%~4%,西班牙卫生部门提供的数据为发病率由1.8%下降到0.6%,土耳其则由2.1%下降到0.5%。

(2)妊娠期无症状菌尿与妊高征的关系存在着不同意见,Mcfadyen等报道有菌尿的孕妇的妊高征发生率是无菌尿孕妇的2倍,但Brumfitt等发现在有菌尿的孕妇中妊高征的发生率无明显增加。

(3)据报道有菌尿的孕妇多伴有贫血,这是由于红细胞破坏增多而生成减少之故,但同样也有不同意见,认为无症状菌尿与贫血之间无相互关系。总之,孕期无症状菌尿,在分娩后往往持续有菌尿,也提示了许多妇女确实有肾实质的累及。Zinner及Kass等报道孕期有菌尿者,不论给或不给治疗,在产后10~14天检查时,其中38%仍有明显的菌尿,经造影显示其中多数具有肾脏的异常。妊娠期无症状菌尿应给预防性治疗,Kass等发现40%未经治疗的无症状菌尿孕妇,以后发生了肾盂肾炎。

【临床表现及诊断】

无明显症状,只有在尿培养中发现,诊断标准有:①耻骨上膀胱穿刺尿液的细菌培养为阳性;或②连续两次避免污染的自主排尿的尿样中分离到同一菌株,菌落计数>105/ml(B-Ⅱ);或③导尿管留取的单个样本菌落计数>10^2/ml(A-Ⅱ)。

【治疗】

1.美国儿科学会和妇产科联盟(2002)建议在初次产前检查中常规筛查菌尿。在发病率低的情况下采用尿液细菌培养的方法筛查不符合成本-效益原理。比如,当发病率不高于2%时,采用较便宜的白细胞酯酶-亚硝酸盐量尺的方法比较合适。另一种筛查方案则是结合有无高危病史决定是否做细菌培养。

2.如果确诊为无症状菌尿,根据药敏结果进行抗生素治疗。抗生素治疗对清除菌尿和降低肾盂肾炎风险是有效的。可首选氨苄西林和头孢菌素类药物。孕中期呋喃妥因是个好选择。注意,有葡萄糖-6-磷酸脱氢酶缺乏症的患者或胎儿可发生如溶血等严重副作用。孕中期可应用磺胺类或含磺胺制剂(孕晚期除外,因为有胎儿高胆红素血症的高度危险)。孕期禁用四环素类药。氨基糖苷类对胎儿听神经及肾脏有毒性,不宜使用。最佳疗程尚未确定,医生应按他们目前认为较好的方法进行治疗:足量而敏感的药物治疗两周。当疗程结束后每周或定期做培养。约有15%的病例菌尿症状持续存在。

3.治疗后又可能复发或再感染。复发指首次治疗6周内,同样的致病菌由阴性转为阳性,复发率为30%。再感染指治疗6周后,尿培养又出现其他菌种。均需要再治疗2~3周。对于持续性或频繁复发菌尿的患者,可能需要在结束妊娠前坚持在睡前服用呋喃妥英100mg。产后6周应再做尿培养,并每半年至一年随访一次以防复发。妊娠期应尽量减少导尿次数,导尿时注意无菌操作。对于顽固或反复发作的菌尿症,特别是曾有过急性泌尿系感染或产后持续存在的菌尿症,应在产后2个月内进行静脉泌尿系造影,了解有无泌尿系统的慢性感染、梗阻或先天畸形,约有20%的患者有泌尿系统的发育异常。

4.妊娠期急性肾盂肾炎:急性肾盂肾炎是妊娠期最常见而严重的内科并发症,约占孕妇的1%~2%,多发生于妊娠中、晚期及产褥早期。有糖尿病的孕妇易在早孕期间发生急性肾盂肾炎。

5.妊娠期慢性肾盂肾炎:一般症状较急性期轻,甚至可表现为无症状性菌尿,半数有急性肾盂肾炎史,以后出现易疲劳、轻度厌食,不规则低热及腰酸背痛等。泌尿道症状可有轻度尿频及小便浑浊。病情较重者可出现肾功能不全。慢性肾盂肾炎的诊断,往往只有在产后当泌尿道生理性扩张消失后(产后 6 周以后)进行静脉肾盂造影才能诊断。

主要在于积极治疗急性肾盂肾炎,以免造成慢性肾盂肾炎;尿细菌学检查阳性时按急性肾盂肾炎治疗;若患者肾功能减退,勿选用对肾脏有毒性的药物。有学者认为对于孕前即有氮质血症、高血压或者孤立肾的慢性肾盂肾炎不宜妊娠。

【病因与发病机制】

本病多因膀胱上行感染所致,2/3 患者过去有菌尿史;亦可通过淋巴系统或血行感染,偶有由肾周围组织的感染蔓延而来。一般是双侧性,如为单侧性,以右侧为主。妊娠期由于尿路的相对性梗阻引起尿液排空延迟及菌尿;其次孕妇尿中含有营养物质,葡萄糖尿及氨基酸尿利于病菌的繁殖。妊娠期急性肾盂肾炎发病有若干倾向因素与无症状菌尿相同,其中细菌的黏附性对妊娠期发生急性肾盂肾炎起了主要作用。虽然其准确的机制不清,但 Stenguist 等报道妊娠期急性肾盂肾炎与孕妇无症状菌尿相比较,急性肾盂肾炎细菌培养,P 菌毛大肠杆菌株占优势。且多半在急性发作前已是无症状性菌尿患者。因此,妊娠期急性肾盂肾炎是一种复发性疾病,是原有的无症状性尿路感染在适宜于细菌繁殖条件下,形成的急性症状性感染。

1.肾盂肾炎对妊娠的影响　急性肾盂肾炎起病急骤,有畏寒、高热、全身不适等中毒症状,可引起内毒素血症甚至败血症。急性肾盂肾炎在非妊娠妇女一般不影响肾功能,但在妊娠期可引起明显的肾小球滤过率下降,血肌酐、血尿素氮升高。但肾功能障碍是暂时性的,肾盂肾炎急性期后 3~6 周,肌酐清除率往往恢复到正常。急性肾盂肾炎可发生贫血,有少数患者并发毒败血症时可发生嗜血细胞综合征,出现严重贫血、血小板减少、甚至白细胞降低,并可能发生 DIC。妊娠期急性肾盂肾炎有 3% 可能发生中毒性休克,出现肺功能障碍及成人呼吸窘迫综合征。此外,急性肾盂肾炎合并妊高征者较无肾盂肾炎者高。高热可引起流产、早产及死胎。低体重儿及早产儿的发生率增加。高热若发生在妊娠早期,还可使胎儿神经管发育障碍,无脑儿发生率较正常妊娠者明显增高。

2.妊娠对肾盂肾炎的影响　由于妊娠期解剖生理方面的变化,急性肾盂肾炎的发病率较高。无症状菌尿者在妊娠期将有 25%~40% 发生尿路感染,分娩后有 25%~30% 可发展为症状性尿路感染,若得不到及时治疗,可发展为慢性肾盂肾炎,甚至发生肾衰竭。

【临床表现、诊断与鉴别诊断】

1.临床表现

(1)全身症状:起病急骤,常有寒战、高热、全身不适、疲乏无力、食欲减退、恶心呕吐,甚至腹胀、腹痛或腹泻。如高热持续不退,多提示并存尿路梗阻、肾脓肿或败血症。

(2)尿路刺激症状:肾盂肾炎多由上行感染所致,故多伴有膀胱炎,患者出现尿频、尿急、尿痛等尿路刺激症状。

(3)局部体征:一侧或两侧肾区疼痛,肋腰点有压痛及叩击痛,上输尿管点及中输尿管点均有深压痛。

妊娠期急性肾盂肾炎可发生危及生命的并发症,出现多脏器系统的功能失调,包括:①内毒素血症及感染性休克:临床出现体温过度下降(低于 35℃,提示下丘脑功能障碍)等不良预兆,常常是内毒素血症及感染性休克先兆,低血压的前驱。②贫血及血小板减少:大肠杆菌内毒素所含脂多糖破坏红细胞而引起贫血,可产生裂红细胞或棘红细胞。如血小板计数下降为不祥的体征,提示可能存在 DIC。③肾功能损害:肾小球滤过率下降,肌酐清除功能下降,这往往是暂时的,多在急性期后 3~6 周恢复。④肺脏损害:内毒素损伤肺泡而致肺水肿(程度不等的呼吸功能不全乃至成人呼吸窘迫综合征),发生率为 2%。

2.诊断

(1)尿常规及细菌培养:尿色一般无变化,如为脓尿则呈浑浊;尿沉渣可见白细胞满视野、白细胞管型,红细胞每高倍视野可超过 10 个。细菌培养多数为阳性,尿路感染常见之病原菌为大肠杆菌,占 75%～85%;其次为副大肠杆菌、变形杆菌、产气荚膜杆菌、葡萄球菌及粪链球菌,绿脓杆菌少见。如细菌培养阳性应做药敏试验。如尿细菌培养为阴性,应想到患者是否已使用过抗生素,因为许多肾盂肾炎患者以前曾有过泌尿道感染,故可能患者已自行开始抗生素治疗,即使抗生素单次口服剂量,也可使尿细菌培养阴性。

(2)血白细胞计数:变动范围很大,白细胞计数可以从正常到高达 $17×10^9/L$ 或 $>17×10^9/L$。

(3)其他实验室检查

1)血清肌酐在约 20%急性肾盂肾炎孕妇中可升高,而同时有 24 小时尿肌酐清除率下降。

2)有些患者出现血细胞比容下降。

(4)血培养:对体温超过 39℃者须做血培养,如阳性应进一步做分离培养及药敏试验。对血培养阳性者应注意可能发生败血症休克及 DIC。

(5)B 超检查:可了解肾脏大小、形状,肾盂肾盏状态及有无肾积水。

3.鉴别诊断

(1)高热:须与上呼吸道感染、宫内感染或免疫系统疾病等鉴别,前者有流行病学史,有明显的呼吸道症状,全身肌肉酸痛,病毒感染时白细胞计数及中性粒细胞分类均降低;后者可有胎膜早破史,阴道分泌物有异味或呈脓性,子宫体有压痛,胎盘胎膜病理标本绒毛膜羊膜炎可有新生儿肺炎等,两者均无脊肋角叩痛及尿检查的异常发现。一些免疫系统疾病如系统性红斑狼疮也可伴有高热,通过详细体检及免疫学指标检测,可以逐步确诊,该病对抗炎治疗无效,只有激素或免疫抑制剂有效。

(2)腹痛:须与急腹症鉴别。

1)急性阑尾炎:初起时有低热,并有转移性右下腹痛。

2)胆绞痛:常有胆石症史,疼痛位于右上腹,可向右肩部放射及伴有黄疸、发热,影像学检查胆囊或胆管能发现结石。

3)右侧卵巢囊肿扭转:既往可有卵巢囊肿史,也可没有,由于孕期增大的子宫遮挡使 B 超诊断卵巢囊肿困难,患者往往有呕吐及腹痛,无明显发烧,体检腹痛固定在一处,如囊肿破裂可伴有肌卫,以上种种除有各自的特征外,通常无寒战、高热及脊肋角叩痛,尿沉渣检查亦无明显异常可鉴别。

(3)胁痛:须与急性肾、输尿管积水鉴别,急性肾及输尿管积水多有反复发作的胁痛,与姿势、体位有关,疼痛向腹股沟放射,左侧卧位或膝胸卧位时症状缓解;尿检查有少数红细胞,甚或无红细胞,反复中段尿培养阴性为其特点。

【治疗】

1.急性肾盂肾炎均应住院治疗。孕妇应卧床休息,并取侧卧位,以左侧卧位为主,减少子宫对输尿管的压迫,使尿液引流通畅。

2.持续高热时要积极采取降温措施,妊娠早期发病可引起胎儿神经系统发育障碍,无脑儿发生率远较正常妊娠者发生率高;控制高热也减少了流产、早产的危险。

3.鼓励孕妇多饮水以稀释尿液,每天保持尿量达 2000ml 以上;但急性肾盂肾炎患者,多数有恶心、呕吐、脱水,并且不能耐受口服液体及药物,故应给予补液及胃肠外给药。保证尿量至少达到 30ml/h。

4.监护母儿情况,定期检测母体生命体征,包括血压、呼吸、脉搏以及尿量,监护宫内胎儿情况,胎心以及 B 超生物物理评分。

5.抗生素治疗:应给予有效的抗生素治疗。经尿或血培养发现致病菌和药敏试验指导合理用药。目前已不建议单用氨苄西林(氨苄青霉素)，许多尿路致病菌，例如大肠杆菌对氨苄西林(氨苄青霉素)是耐药的，庆大霉素或其他的氨基糖苷类抗生素也应慎用，虽然这些抗生素对胎儿的毒害作用很低，但易引起暂时性的肾功能障碍。选用头孢菌素类及较新的广谱青霉素治愈率可达 85%～90%，一般应持续用药 10～14 天。用药得当，治疗 24 小时后尿培养可转为阴性，48 小时可基本控制症状。如治疗 72 小时未见明显改善者，应重新评估抗生素的使用是否恰当或有无潜在的泌尿系统疾病，如泌尿道梗阻，可进行超声等检查。疗程结束后每周或定期尿培养。尿培养阳性者需继续治疗，可用呋喃妥因(呋喃坦啶)，每晚 100mg，持续整个孕期。培养阴性者，每月尿培养一次。

6.并发感染性休克的治疗：感染性休克的死亡率可高达 30%～70%，监测血压等生命体征，及早发现感染性休克，与重症监护室医生协同处理，予以积极有效治疗，包括调整抗生素、升压药使用、纠正贫血、小剂量糖皮质激素使用、白蛋白、丙种球蛋白等支持治疗，防治多脏器衰竭及 DIC。感染性休克的治疗原则是去除病灶有利于控制感染，是否立即终止妊娠尚无明确规定，但前提是以保障孕妇生命安全为主，其次考虑兼顾胎儿安全。

【预后】

妊娠期急性肾盂肾炎或经常有泌尿道感染者，最后多数发现有泌尿道异常。Walley 和 Freedman 发现，这些患者复发率或 X 线异常可多达 27%～37%。Gilstrap 等报道，208 例急性肾盂肾炎妇女随访 8～13 年，其中 41%在非妊娠期时因有症状泌尿道感染治疗过一次或多次，而这些患者以后妊娠时，有 38%在孕期又有泌尿道感染。Freedman 认为，这些患者虽然经常复发或存在泌尿道异常，但仍少见有终末期肾功能不全。

二、妊娠合并慢性肾炎

【病因及发病机理】

1.妊娠期肾脏的生理变化

(1)肾脏血流及肾血浆流量：肾脏内血液流动在两个主要部位碰到阻力，即肾小球入球微动脉(又称入球小动脉)和出球微动脉(又称出球小动脉)。主动脉和入球微动脉之间的压力差约为 4.6kPa(35mmHg)，即从 13.3kPa(100mmHg)降到 8.7kPa(65mmHg)，而出球微动脉和肾小管周围毛细血管之间也有类似的下降，从 8.7kPa(65mmHg)降到 2kPa(15mmHg)。肾脏皮质血流量占肾脏总血流量之 80%～90%，而肾髓质占 10%～20%。在各种应激情况下，肾皮质部的肾血流可以发生转向，以便调节钠的排出。在出血、休克情况下，通过入球微动脉的血管收缩，增加了肾血管的阻力，以便更多的血液供应生命中枢，而出球微动脉阻力下降以便维持肾小球滤过压。从妊娠早期开始，肾血浆流量持续增加达足月，整个妊娠期约增加 25%。

(2)肾小球滤过率：在妊娠第 2 个月开始，肾小球滤过率即有增加，最高达 50%，持续到孕 37～38 周以后逐渐下降，产后恢复到妊娠前水平。

(3)妊娠期体位和肾功能：正常直立体位时，细胞外液移向下肢激发交感神经系统，使周围血管阻力增高而维持了血容量。通过交感神经张力及循环儿茶酚胺的增加使中心血容量相对下降，这时肾脏入球微动脉的球旁细胞释放肾素，因而使血管紧张素升高，刺激醛固酮分泌，促进肾小管对钠的再吸收，所以减少了钠及水分的排泄。Assali 等认为，孕妇对直立体位的反应更为敏感，使尿流及肾小球滤过率降低。Pritchard 等通过侧卧及非孕妇女的对照，发现孕妇仰卧位使水、钠的排泄明显下降。Baird 等研究发现，孕晚期孕妇仰卧位使右肾排泄明显减少，提示了子宫机械性压迫的危害性。所以在估计肾功能时应考虑孕妇体位的作用。当孕晚期需要使孕妇利尿及排钠时,患者应取侧卧位。

(4)肌酐和尿素氮:血清肌酐与血尿素氮的水平反映了肾小球滤过率。妊娠期尿素和肌酐的产量没有很大的改变。但由于妊娠期肾小球滤过率增加,血清肌酐和血尿素氮的水平可下降。正常血清肌酐值在非妊娠期为$(53.0 \pm 12.4)\mu mol/L[(0.6 \pm 0.14)mg/dl]$,在妊娠期下降到$(40.7 \pm 11.5)\mu mol/L[(0.46 \pm 0.13 > ng/dl]$。血尿素氮也有类似的下降,正常值在非妊娠期为$(4.6 \pm 1.1)nmol/L[(13 \pm 3)mg/dl]$,妊娠期为$(2.9 \pm 0.5)nmol/L[(8.2 \pm 1.3)mg/dl]$。因此在非妊娠期为正常值,到妊娠以后即提示为肾功能不全。

(5)尿酸清除率:正常妊娠时,肾小球滤过率增加引起尿酸清除率的增加,所以血清尿酸浓度下降到$178.5 \sim 208.2\mu mol/L[(3.0 \sim 3.5)mg/dl]$。

2.发病机制　目前明确的病因尚未证实,仅少部分为急性肾炎发展所致,大部分慢性肾炎并非急性肾炎迁延而来。其他细菌病毒感染,特别是乙型肝炎病毒感染亦可引起慢性肾炎。另有报告化学物质也可能是致病因子。发病机制:大部分是免疫复合物疾病,可有循环内可溶性免疫复合物沉积于肾小球,或有抗原与抗体在肾小球原位形成免疫复合物,激活补体,引起组织损伤,也可不通过免疫复合物,而由沉积于肾小球局部的细菌毒素、代谢产物等通过"旁路途径"激活补体,从而引起一系列的炎症反应而导致肾小球肾炎。非免疫介导的肾脏损害在慢性肾炎的发生发展中亦可能起到很重要的作用。慢性肾小球肾炎病理改变与病因、病程和类型不同而异。可表现为弥漫性或局灶节段系膜增殖、膜增殖、膜性、微小病变、局灶硬化、晚期肾小球纤维化或不能定型。除肾小球病变外,尚可伴有不同程度肾间质炎症及纤维化,肾间质损害加重了肾功能损害。晚期肾小球肾炎肾皮质变薄、肾小球毛细血管祥萎缩,发展为玻璃样变或纤维化,残存肾小球可代偿性增大,肾小管萎缩等。

【临床表现】

本病临床表现可多种多样,自无症状的蛋白尿或镜下血尿到明显的肉眼血尿、水肿、贫血、高血压或肾病综合征,甚至尿毒症。

临床上按照主要表现可分型如下:

1.普通型　起病时可与急性肾炎相似,水肿、血尿及高血压均很明显,以后病情暂时缓解,或呈进行性恶化,多数患者起病时可毫无症状,经查尿才被发现本病。尿蛋白大多在3.5g/24h以下;尿中常有红细胞,甚至少许管型;血压虽升高,但非主要表现。

2.肾病型　此病的病理变化以基膜增生型为主。患者有显著的蛋白尿与管型及水肿,尿蛋白每天排出量在3～3.5g以上。血浆蛋白降低,白蛋白与球蛋白比例倒置,胆固醇升高。

3.高血压型　蛋白尿可以少量,伴有高血压,血压常持续升高,临床表现很像原发性高血压(又称高血压病)。

Kaplan根据患者临床表现严重程度分为3型:①Ⅰ型,仅出现蛋白尿;②Ⅱ型,有蛋白尿和高血压;③Ⅲ型,同时有蛋白尿、高血压和氮质潴留。

若血压高或中、重度肾功能不全者其孕期并发症发生率由40%上升至80%,主要是重度子痫前期、胎儿生长受限、早产及贫血等。

【诊断及鉴别诊断】

慢性肾炎多见于年轻妇女,过去有急性或慢性肾炎病史,症状以蛋白尿为主,或伴有水肿、高血压,多见于妊娠20周前,因此诊断并不困难。

1.诊断

(1)尿常规检查:常在孕前或妊娠20周前持续有蛋白尿而发现本病,在肾病型的尿蛋白最多。慢性肾炎晚期,肾小球多数毁坏,蛋白漏出反而逐渐减少,因而尿蛋白较少不一定说明疾病的好转,也不能以尿蛋白的多少作为引产的标准。健康肾脏应能浓缩使尿比重达 1.020 以上,而慢性肾炎晚期时因浓缩及稀释能力减退,常使尿比重固定于 1.010 左右。视病变轻重程度不同,尿中出现多少不等的红、白细胞管型。

(2)血常规:慢性肾炎因蛋白质大量丧失和肾脏实质的毁损,使肾脏红细胞生成素减少,所以常伴有贫血,属于正常血红蛋白及红细胞型贫血。慢性肾功能不全伴有贫血者很难治疗,宜少量多次输血。

(3)肾脏功能测定:在疾病早期,肾功能受影响较少,至晚期各种肾功能如酚红试验、内生肌酐和尿素廓清即浓缩稀释功能等均有不同程度的减退。

(4)眼底检查:可见出血、渗出及典型符合肾炎之网膜炎。轻度慢性肾炎,眼底检查可以正常。

(5)B 超:双肾缩小,肾皮、髓质分界不清,肾实质回声增强。

(6)肾脏活组织检查:国内已有些医院在妊娠期做肾脏活组织检查,此对明确诊断、了解病变程度有很大帮助。但妊娠期做此检查,各学者之意见不一,主要顾虑活检出血不止,反而弊多利少。

肾功能不全的分度:①轻度:血 Cr<132.6μmol/L,DBp≤90mmHg;②中度:血 Cr≥132.6μmol/L 和(或)高血压;③重度:血 Cr>265.2μmol/L 或尿素氮>10.7mmol/L,往往并存高血压。

如果缺乏可靠的肾炎病史,或产前检查时已达妊娠后期,则必须与妊高征、慢性肾炎合并妊高征、肾盂肾炎、原发性高血压和体位性蛋白尿作鉴别。

2.鉴别诊断

(1)妊高征:本病发生于妊娠 20 周以后,妊娠前无水肿、蛋白尿的病史。发病后多先有水肿,高血压和蛋白尿发生较晚。不伴有明显的尿沉渣异常。产后 6 周~3 个月多恢复正常。

(2)肾盂肾炎:肾盂肾炎的尿蛋白量一般在 1~2g/24h,若>3g/24h,则多属肾小球病变。尿常规检查肾盂肾炎则以白细胞为主,有时有白细胞管型,而肾小球肾炎可发现红细胞较多,有时有红细胞管型。肾盂肾炎时尿液细菌培养阳性,并有发热、尿频等症状有助于鉴别。

(3)原发性高血压:本病以 40 岁以后发病率高,病情发展缓慢。在高血压早期,尿中一般不出现蛋白、管型及血液化学变化。无肾功能减退,眼底检查常以动脉硬化为主。

(4)体位性(直立性)蛋白尿:可在 3%~5% 青年中出现,保持直立或脊柱前凸位置时,发生机会较多,可能与肾静脉淤血也有关。本病尿蛋白一般不超过 lg/d,无尿沉渣异常,无高血压。平卧可使蛋白尿减轻或消失,在晨起床前重复收集尿标本检验,可资鉴别。

【治疗】

1.妊娠前　妊娠前如果已有高血压和蛋白尿,血压在 150/100mmHg(20/13.3kPa)以上,或有氮质血症者均不宜妊娠。一旦妊娠应及早进行人工流产,因为妊娠必将加重肾脏负担,还容易并发妊高征,对母儿都非常不利。Kaplan 认为胎儿在宫内能存活多长时间,高血压较氮质潴留更为重要,血压在 150/100mmHg(20/13.3kPa)以上不宜妊娠,即使妊娠,最后因先兆子痫发生早,需要终止妊娠而引起胎儿死亡。

2.妊娠期　有些患者非常渴望孩子,必须认真详细检查,了解病情严重程度后做出适当决定,如病情轻者,仅有蛋白尿或蛋白尿伴有高血压,但血压不超过 20/13.3kPa,可在医护人员监护下继续妊娠,但妊娠期要保证充足睡眠和休息,避免劳累、受凉、感染等;合适的营养,选择富含必需氨基酸的优质蛋白质,补充足量维生素,提高机体的抗病能力,积极防治妊高征,高血压患者要减少钠的摄入,必要时要住院治疗。

密切观察肾功能的变化,随访尿常规及尿培养,及早发现无症状菌尿及泌尿系感染。每月一次 24 小时尿蛋白、血清肌酐、尿素氮及电解质。定期测尿酸及血压,积极防止妊高征及子痫抽搐。定期监测及纠正贫血和低蛋白血症。

肾功能正常或轻度受损者可达足月分娩,但不应超过预产期,无产科指征可阴道分娩。在观察治疗过程中,如尿蛋白漏出超过 10g/24h,引起严重低蛋白血症,出现重度胸腹水,伴肾功能进一步减退,或血压上升不易控制时,亦应考虑终止妊娠,保全母体健康。有学者提出妊娠合并肾脏疾患,如血清肌酐含量<132.6μmol/L(1.5mg/dl),母儿预后好,如>141.4μmol/L(1.6mg/dl),则预后较差,故建议以血清肌酐含量141.4μmol,L为终止妊娠的指标。孕36周前需终止妊娠者,为促使胎儿肺表面活性物质的产生,可用地塞米松5mg,肌内注射,每8小时1次,共2天。

【预后】

慢性肾小球肾炎与其他慢性肾病一样,对妊娠的承受力取决于血压控制的情况及肾功能不全的程度。凡血压正常,肾功能正常或轻度不全者通常能平安度过孕期,远期随访母儿预后良好。中、重度肾功能不全者容易并发妊娠期高血压疾病,国内外资料均证明妊娠期高血压疾病是促使肾功能恶化的重要因素,重症者有25%肾功能急剧恶化,以致在产后数月至1～2年内发展成终末期肾衰竭。因此,血压正常,肾功能正常或轻度不全者能承受妊娠,并希望能及早生育,因随时间推移,肾功能将进一步减退。血压高及(或)中重度肾功能不全的妇女,则不宜妊娠。

三、妊娠合并尿石症

尿石症是泌尿系统常见病之一,多见于生育期年龄。妊娠期泌尿道结石的发生率为0.03%～3.00%。

【病因及病理】

尿石症的成因尚未完全明了,认为尿石症的形成主要是由于机体代谢紊乱如高血钙、高钙尿、内分泌失调等;其次可能与泌尿道感染有关。妊娠妇女由于内分泌激素和尿路受压引起泌尿系统平滑肌松弛,输尿管蠕动减缓,以及尿流淤滞、排尿不畅,同时常伴有泌尿道感染,按理说应有利于尿石的形成,但实际上妊娠期尿石症较为少见,此可能由于妊娠期宫内胎儿发育,钙的需要量增加以及尿中保护性胶体的增加,从而有效地防止尿路结石的形成。

尿石的病理变化主要是由结石对组织造成的创伤和对尿液引流的梗阻以及并发感染所引起,结石处可有上皮脱落、组织溃疡和纤维组织增生。长期结石创伤可使肾盂壁变厚,间质组织纤维增生和白细胞浸润。尿石一般对尿液引流造成梗阻和使结石的近端尿路积水,尤其是肾盂积水,但梗阻常不是完全性的,肾盂积水时见肾小盏变钝和有不同程度的小盏扩大。病情进一步发展时,可形成肾皮质萎缩和损坏,扩大的肾盏可使肾皮质变得很薄。如结石性肾盂积水并发感染,则可成为脓性结石性肾盂积水,加速肾实质的损坏感染尚可引起肾周围炎和肾周围脓肿。

【临床表现】

1.症状　尿石的症状取决于结石的大小、形状、所在部位和有无感染以及阻塞的程度等。

(1)无症状:表面光滑的结石或固定在肾盂或下肾盏内不移动而又无感染的结石可以不引起症状。

(2)疼痛:肾石移动时可引起腰痛,呈持续或阵发性发作性质为隐痛钝痛、胀痛或绞痛。由于活动使结石移动而嵌顿于输尿管时,可使疼痛沿输尿管部位向膀胱、外生殖器大腿内侧等处放射。

(3)血尿:为尿石症的常见症状。由于结石移动损伤肾盂和输尿管引起血尿,大多数患者有肉眼或显微镜下血尿,但有20%～25%的患者无血尿。

(4)尿路感染症状:尿石并发感染可出现尿频、尿急、尿痛以及脓尿等。在急性感染时可有体温升高和寒战等症状。

2.体征　在肾绞痛发作时,深按肾区可激发和加重绞痛而使扪诊难以进行。在结石患侧可有肌肉痉挛和保护性肌紧张,轻叩肾区可引起疼痛和压痛。大的结石性肾盂积水可能在腹部扪到,但膨大的妊娠子宫可使腹部扪诊受到限制。

3.并发症　尿闭为少见而极为严重的并发症,是由于两侧尿路被结石梗阻或是唯一有功能的肾脏尿路被梗阻所造成。

【诊断及鉴别诊断】

1.诊断

(1)病史:根据病史及典型的临床表现,如腰痛或肾绞痛、血尿和排出结石,诊断并不困难。但还须明确结石的部位、大小数目和两侧肾脏功能情况,有无并发感染,尽可能探讨造成结石的病因,故尚须结合各项辅助检查综合判断。

(2)实验室检查

1)尿常规检查:可见红细胞、脓细胞与上皮细胞,中段尿培养可发现致病菌。

2)肾功能检查:做尿素氮、肌酐、尿酸测定以了解肾功能状况,并反复检查以便监护和比较。

3)血液检查:除血常规检查红、白细胞计数外,测定血清钙和无机磷,以及血清蛋白白蛋白和球蛋白的比例,对诊断结石的病因有一定帮助。

(3)其他辅助检查

1)X线检查及CT检查:尿路X线平片检查有重要诊断意义,而对X线不显影的阴性结石及可辨认尿路以外引起的尿路梗阻病变如腹膜后肿瘤、盆腔肿瘤等需进行CT检查。但因X线及CT对胎儿有一定影响,故妊娠期应避免做此类检查。

2)膀胱镜检查:如以膀胱区疼痛、尿流突然中断与血尿为主要症状,尚应考虑膀胱结石的诊断,可根据X线检查与膀胱镜检查。

3)超声检查:尿石直径达到0.5cm以上时,高分辨力的超声诊断仪能在泌尿道内或肾脏内见到浓密的强光点或强光团,此为结石存在的特征。结石越大,光团与声影越清晰。当结石伴有积水时可兼有积水的声像图特点。超声虽能检出结石,但敏感性较差,对超声能够检出的结石临床上是不难作出诊断的,同时X线平片检查和各种肾盂造影能得到更多的资料,所以超声对结石的检查仅能协助诊断。但对透光结石,X线平片不能显示,而造影片也不能与血块、肿瘤作出鉴别时,超声检查对结石的鉴别诊断还是有帮助的。

4)磁共振:磁共振尿路造影对诊断尿路扩张很有效。对96%的尿路梗阻诊断有效,尤其是对于肾功能损害、造影剂过敏、禁忌X线检查者。也适合于孕妇及儿童。

2.鉴别诊断

(1)急性阑尾炎:妊娠早期并发急性阑尾炎比较容易作出诊断。但在妊娠中、晚期急性阑尾炎症状与体征很不典型,易与尿石症引起的疼痛相混淆。通过严密观察病情的进展,连续做白细胞计数,可通过B超辅助诊断。

(2)胆石症:胆结石引起的胆绞痛有时会与尿石引起的绞痛相混淆但胆绞痛的发作大多在饱餐或进高脂肪餐后数小时内,或在腹部受到震动中发作;疼痛多在中上腹或右上腹,常放射至右肩胛处或右肩部,可通过B超辅助诊断。

(3)胰腺炎:尿石症有时须与胰腺炎急性发作进行鉴别。急性胰腺炎最常见的症状为上腹部疼痛、恶心和呕吐,但急性胰腺炎常不易诊断故对有急性上腹痛患者,均应考虑有急性胰腺炎的可能,早期多次测定血清或其他体液淀粉酶含量,对诊断有帮助,必要时行上腹部CT检查可协助鉴别诊断。

(4)卵巢囊肿蒂扭转:肾结石女性患者出现肾绞痛时应注意与卵巢囊肿蒂扭转相鉴别。卵巢囊肿蒂扭转的典型症状为突然发生剧烈腹痛,甚至发生休克、恶心、呕吐。妇科检查发现有压痛显著、张力较大的肿块并有局限性肌紧张。如果扭转发生缓慢,则疼痛较轻,有时扭转能自行复位,疼痛也随之缓解。B超有一定帮助。

【治疗】

1.妊娠合并结石首选保守治疗,应根据结石的大小、梗阻的部位、是否存在着感染、有无肾实质损害以及临床症状来确定治疗方法。原则上对于结石较小、没有引起严重肾功能损害者,采用综合排石治疗,包括多饮水、适当增加活动量、输液利尿、解痉、止痛和抗感染等措施促进排石。

2.对于妊娠的结石患者,保持尿流通畅是治疗的主要目的。通过局麻下经皮肾穿刺造瘘术、置入双J管或输尿管支架等方法引流尿液,可协助结石排出或为以后治疗结石争取时间。妊娠期间麻醉和手术的危险很难评估,妊娠前3个月(早期)全麻会导致畸胎的几率增加,但是,一般认为这种机会很小。提倡局麻下留置输尿管支架,建议每月更换1次支架管以防结石形成被覆于支架管。肾积水并感染积液者,妊娠22周前在局麻及B超引导下进行经皮肾造瘘术为最佳选择,引流的同时尚可进行细菌培养以指导治疗。与留置输尿管支架管一样,经皮肾穿刺造瘘也可避免在妊娠期进行对妊娠影响较大的碎石和取石治疗。

3.约30%的患者因保守治疗失败或结石梗阻而并发严重感染、急性肾衰竭而最终需要手术治疗。妊娠合并结石不宜进行 ESWL、PNL 与 URS 治疗。但亦有报道对妊娠合并结石患者进行手术,包括经皮肾穿刺造瘘术、置入双J管或输尿管支架、脓肾切除术、肾盂输尿管切开取石术、输尿管镜取石或碎石甚至经皮肾镜取石术。但是,如果术中出现并发症则极难处理,一般不提倡创伤较大的治疗方法。

四、妊娠合并多囊肾

多囊肾,又名 Potter(I)综合征,发病率为 1/1000,占全部终末肾衰竭病因的 8%～10%。囊肿可出现在任何年龄,但常常出现于青春期或成年的早期。常伴有多囊肝或脾脏和胰腺囊肿、颅内动脉瘤,故又称多囊病。

【病因、发病机制及病理】

1.发病原因　胚胎发育过程中,肾曲细管与集合管或肾曲细管与肾盏全部或部分连接前肾脏发育终止,分泌的尿液排出受阻,肾小球和肾小管产生潴留性囊肿。

2.发病机制　本病为常染色体显性遗传病,其主要的发病机制尚不明确,可能是变异的上皮细胞生长分泌细胞外基质导致肾囊性病变,肾囊性病变以结节分化开始。囊随液体增多而增大,压迫肾实质,引起临床症状。

3.病理　多囊肾多发生在双侧肾脏,单侧极为少见,即使肉眼见肾囊肿为单侧,病理检查时亦可在另一侧肾脏发现早期肾囊肿变化。多囊肾系肾小管进行性扩张,导致囊肿形成、阻塞、继发感染、破裂出血与慢性肾功竭。患侧肾脏常较正常侧增大 2～3 倍,大囊肿内液体可达数千毫升,小囊肿直径可小至 0.1cm。解剖时肾脏呈蜂窝状,囊与囊之间和囊与肾盂之间互不相通,肾实质受肾囊肿压迫可发生萎缩;肾小球呈玻璃样变;多数患者存在间质性肾炎。

【临床表现】

1.疼痛　腰痛或腹痛为最常见症状。大多为隐痛、钝痛,固定于一侧或两侧,可放射到腰背或下腹部。疼痛如突然加剧,常为囊内出血或继发感染。

2.血尿和蛋白尿　有 25%～50%患者有血尿,可表现为镜下血尿或肉眼血尿。血尿主要因囊壁血管被过度牵拉发生破裂所致。有 70%～90%患者有蛋白尿,一般量不多,24 小时定量常在 2g 以下。

3.高血压　有 70%～75%患者发生高血压,所以妊娠期孕妇常合并妊高征,可引起多囊肾病情发生恶化。

4.腹部肿块　妊娠期随着子宫长大,腹部不易扪及肿大的多囊肾。但在非妊娠期体型消瘦的患者,有

50%~80%可扪及腹部肿块。

5.感染　多囊肾常合并泌尿道感染。急性感染或化脓时表现为寒战、高热、尿频、脓尿等。

6.肾衰竭　晚期病例由于囊肿压迫,并发肾盂肾炎等原因破坏肾实质而引起肾功能衰竭。

【诊断和鉴别诊断】

根据多囊肾阳性家族史及临床表现,可作出多囊肾存在的可能性,结合尿液及超声检查可确立多囊肾的诊断。多囊肾确诊后应注意有无其他部位病变,如多囊肝。

1.诊断

(1)尿常规:早期尿常规无异常,中晚期可有镜下血尿,部分患者出现蛋白尿,伴结石和感染时有白细胞和脓细胞。

(2)尿渗透压测定:病程早期即可出现肾浓缩功能受损表现。

(3)肾功能测定:血清肌酐和尿素氮随肾代偿功能的丧失呈进行性升高,肌酐清除率亦为较敏感的指标。

(4)B超:肾脏外形增大,显示双肾区为数众多之液性暗区,大小不等,边缘整齐。

(5)影像学检查:腹部平片、IVU、CT、腹部平片肾影增大,外观不规则。IVU 双侧肾盂肾盏受压变形,呈蜘蛛状。肾盏变平而宽,盏颈拉长变细,常呈弯曲状。肾功能不全时,肾脏显影时间延迟甚至不显影。CT 显示双肾增大,外形呈分叶状,由多数充满液体的薄壁囊肿,亦可同时发现肝、脾、胰腺囊肿。妊娠期 X 线及 CT 对胎儿有一定影响,故不宜作妊娠期多囊肾的辅助检查。

2.鉴别诊断

(1)肾积水:也可表现为腰部胀痛及腰腹部囊性肿块。但尿路造影显示肾盂肾盏扩张,其间没有分隔,也无受压、伸长改变,肾皮质变薄,并可明确梗阻的原因。B超示肾脏体积增大,肾实质变薄,中间为液性暗区。

(2)单纯性肾囊肿:多为单侧。IVU 检查示肾影局部增大,边缘呈半球状突出,肾盂或肾盏有弧形压迹。B超检查示肾实质内边缘清楚的圆形液性暗区。CT 检查血肾脏局部圆形、壁薄且光滑、不强化的囊性占位。

(3)多房性肾囊肿:可有血尿、腰痛、高血压及腰腹部肿块,但无肾功能损害。B超及 CT 检查见局限于单侧肾脏内的单个囊性肿块,内有许多间隔,将囊肿分为多个互不相通的小房。

(4)肾肿瘤:有血尿、腰痛和肾脏肿块,但无慢性肾功能损害。肿块多发生于单侧肾脏,且 B超和 CT 检查示边缘不清楚的实质性占位。肾动脉造影可发现肿块边缘血管增多,肿块内散在斑点状造影剂聚集。

【治疗】

1.产前检查:妊娠合并多囊肾为高危妊娠,妊娠期易并发妊高征、肾盂肾炎,故应定期检查与随访。除常规检查外应注意肾功能的变化,积极防治妊高征,防止多囊肾病情恶化。发生泌尿道感染时,应使用广谱抗生素,因肾盂肾炎可诱发肾功能衰竭。

2.终止妊娠的问题:年轻而无并发症孕妇,常能使妊娠达到足月,并经阴道分娩。如肾功能进行性恶化,应考虑终止妊娠,估计短期内不能经阴道分娩者可采取剖宫产手术。

3.多囊肾本身无特殊治疗方法,往往预后较差。近年来肾移植术的进展,使多囊肾的治疗前景明显好转。

4.多囊肾为遗传性疾病,孕前告知该疾病遗传的风险,若夫妇一方有多囊肾的孕妇,胎儿发生多囊肾的风险增高;需要产前胎儿超声畸形筛查,排除胎儿多囊肾可能。

五、妊娠合并肾病综合征

肾病综合征是多种原因引起的大量蛋白尿、低白蛋白血症、水肿伴或不伴有高脂血症为特征的一组综合征。

【病因】

增殖性或膜性增殖性肾小球肾炎、脂性肾病、狼疮肾炎、家族性肾炎、糖尿病性肾病、梅毒、淀粉样变性、肾静脉血栓、重金属或药物中毒以及过敏等均可引起该综合征,发生于妊娠晚期的肾病综合征的最常见原因是重度妊娠期高血压疾病。

【病理】

肾小球滤过功能的结构基础是肾小球滤过膜。它有三层结构,即肾小球毛细血管内皮细胞、基膜和肾小囊脏层上皮细胞。其中毛细血管内皮细胞上有许多直径 $50\sim100nm$ 的小孔称为窗孔,它可以防止血细胞通过,对血浆蛋白基本无阻挡作用。基膜层含有微纤维网,上面有直径仅 $4\sim8nm$ 的网孔,这层是滤过膜的主要滤过屏障。肾小囊上皮细胞有足突相互交错形成裂隙,其小孔直径在 $4\sim14nm$。上述结构组成对蛋白过滤起屏障作用,一旦此屏障作用遭受损害,蛋白滤过和丧失超过一定程度和时间时,临床上即可出现肾病的表现。至于肾病产生高脂血症的机制尚不十分明确,但血脂过高乃继发于蛋白代谢异常。尿蛋白大量丧失时,由于肝脏合成白蛋白增加,合成脂蛋白亦同时增加,成为高脂血症的原因。此外,脂蛋白脂酶活力下降使脂质清除力降低,亦为部分原因。由于大量蛋白自尿中丢失,而产生低蛋白血症,致血浆渗透压降低,血管内水分向组织间转移,致血容量减少,血液浓缩。子宫胎盘血液灌注不足,影响营养供应导致胎儿生长受限,缺氧还导致胎儿发生缺血缺氧性脑病,甚至死亡。由于血流迟缓,再加以伴发的高脂血症加剧了血液的高凝状态,容易发生血栓。

【临床表现】

1.水肿　初多见于踝部,呈凹陷性,继则延及到全身,清晨起床时面部水肿明显。

2.心血管系统症状　类似妊娠高血压表现。

3.并发症

(1)感染:与蛋白质营养不良、免疫球蛋白水平低下有关。在发现抗生素之前,本综合征患者主要死于感染。常见感染部位有呼吸道、泌尿道、皮肤和原发性腹膜炎等。临床表现常不明显(尤其在应用糖皮质激素治疗时)。

(2)血栓、栓塞性并发症:与血液浓缩、高黏状态、抗凝因子缺乏和纤溶机制障碍有关。多为肾静脉血栓,次为下肢静脉血栓,甚至冠状血管血栓。可伴发致死性肺栓塞。

(3)营养不良:孕妇本身多种营养代谢障碍,且易致宫内生长发育迟缓。

(4)肾功能损伤:可因严重的循环血容量不足而致肾血流量下降,发生一过性肾前性氮质血症。经扩容、利尿治疗后恢复。另可出现无低血容量毒现、无任何诱因突发的肾功能急骤恶化,胶体溶液扩容后不能利尿反而引起肺水肿,常需透析治疗,多能于 7 周左右自然缓解,称之为特发性急性肾衰竭。另外也可引起真性肾小管坏死或近端肾小管功能紊乱。

【诊断】

1.辅助检查

(1)尿检查:24 小时尿蛋白定量>3g/d,高者可达 5g/d 或以上,合并其他肾脏疾病时,尿中出现红、白细细和(或)细胞与颗粒管型。

(2)生化测定:胆固醇及血脂水平增高;白蛋白水平降低,白、球蛋白比例倒置;血尿素氮、肌酐可有不同程度的增高。

(3)其他相关疾病的实验室所见:轻中度贫血、血糖水平增高、梅毒血清反应阳性、自身抗体或抗核抗体阳性等。

2.诊断标准

(1)确诊肾病综合征:①大量蛋白尿>3.5g/d.②低白蛋白血症,白蛋白<30g/L;③水肿;④高胆固醇血症(>5.7mmol/L,>220mg)。其中①、②为诊断必需,①、②、③或①、②、④或①、②、③、④均可诊断本病。单纯肾病综合征:①、②。

(2)确认病因:必须首先除外继发性病因和遗传性疾病,才能诊断为原发性肾病综合征,最好进行肾活检,做出病理诊断。

(3)判定有无并发症。

【鉴别诊断】

1.狼疮性肾炎　好发于中、青年女性,呈现多系统损害,血清补体 C3 持续降低,血沉升高,循环免疫复合物阳性,出现多种自身抗体,尤其是 dsDNA(+)。肾脏病变部分呈肾病综合征表现。多系统损害,尤其是血清学、免疫学检查,有助于鉴别诊断。

2.糖尿病肾病　患糖尿病数年后出现的尿液改变,尿中出现蛋白,逐渐出现肾病综合征改变。原发病病史对鉴别诊断有意义。

3.过敏性紫癜性肾炎　起病于青少年,有典型的皮疹,可伴发关节疼痛、腹痛及黑便,皮疹出现 1~4 周以后出现肾损害,部分出现肾病综合征。

4.其他　肾淀粉样变性及骨髓瘤肾病少见,肾淀粉样变性确诊需要组织活检病理检查,刚果红染色阳性为本病的特征性改变。骨髓瘤肾病可出现骨痛,扁骨 X 线出现穿髓样空洞,血清中单株球蛋白增高,血浆蛋白电泳出现 M 带,累及肾脏时呈肾病综合征表现。确诊需要骨髓穿刺,可见大量骨髓瘤细胞。

【治疗】

1.孕前　严重肾病综合征伴有肾功能不全者不宜妊娠,宜采用避孕措施。

2.妊娠期

(1)饮食:以高质量蛋白、低钠饮食为主。有氮质血症时,蛋白摄入量必须适当限制。

(2)大剂量皮质类固醇制剂冲击治疗:抑制免疫反应,稳定细胞膜,减少渗出,减轻水肿及蛋白尿,但在孕早期应慎用。首次治疗一般为泼尼松 1mg/(kg·d),经治疗 8 周后,有效者应维持应用,然后逐渐减量,一般每 1~2 周减原剂量的 10%~20%,剂量越少递减的量越少,速度越慢。激素的维持量和维持时间因病例不同而异,以不出现临床症状而采用的最小剂量为度,以低于 15mg/d 为满意。对如系统性红斑狼疮引起的严重肾病综合征可予以静脉激素冲击治疗。冲击疗法的剂量为甲泼尼松龙 0.5~1g/d,疗程 3~5天,但根据临床经验,一般选用中小剂量治疗,即泼尼松龙 240~480mg/d,疗程 3~5 天,1 周后改为口服剂量。长期应用激素可产生很多副作用,如加剧高血压、促发心衰;又如伴发感染症状可不明显,特别容易延误诊断,使感染扩散。激素长期应用可加剧肾病综合征的骨病,甚至产生无菌性股骨颈缺血性坏死。

(3)细胞毒性药物和免疫抑制剂:环磷酰胺和苯丁酸氮芥孕期禁用,有学者开始运用环孢霉素 A(CyA)治疗 SLE 肾病。它是一种有效的细胞免疫抑制剂,近年已试用于各种自身免疫性疾病的治疗。目前临床上以微小病变、膜性肾病和膜增生性肾炎疗效较肯定。CyA 最大优点是减少蛋白尿及改善低白蛋白血症疗效可靠,不影响生长发育和抑制造血细胞功能。但此药亦有多种副作用,最严重的副作用为肾、肝毒性。CyA 的治疗剂量为 3~5mg/(kg·d),一般在用药后 2~8 周起效,但个体差异很大,个别患者则需更长的时间才有效,见效后应逐渐减量。用药过程中出现血肌酐升高应警惕 CyA 中毒的可能。

(4)监测血凝指标:如 PAGT 升高可予以阿司匹林口服,D-二聚体升高可予以低分子肝素治疗。

(5)补充白蛋白,纠正胎儿宫内发育迟缓。但对有些胎儿宫内营养不良效果并不明显,同时由于肾小球滤过膜损伤,输入的蛋白往往在 1～2 天内即经肾脏从尿中排出,故应严格掌握适应证,即严重的水肿,且单纯应用利尿剂无效,合并胎儿宫内发育迟缓,使用利尿剂后出现血容量不足表现。

(6)应用免疫球蛋白,抑制其免疫反应,减少肾小球滤过膜损伤的同时,也补充血浆总蛋白含量,但其疗效尚在观察。

(7)解痉、降压、利尿等对症支持治疗,定期检查 24 小时尿蛋白、血浆蛋白以及肾功能,如病情恶化必须考虑终止妊娠。孕 32 周后应定期检查胎儿胎盘功能,B 超生物物理评分,多普勒脐动脉、肾动脉、大脑中动脉检查,积极防治妊高征。

(8)适时终止妊娠,目前治疗 NSP 尚无确实有效的方法,终止妊娠可使病情在短时间内改善。为了保证孕产妇及胎儿生命安全,酌情适时终止妊娠至关重要。终止妊娠指征:一是发病孕周早、病程长,孕期监测中出现腹水或胎盘功能不良,特别是明显的胎儿宫内发育迟缓,治疗效果不好者;二是妊娠已达 34 周且合并腹水,治疗效果不好者;三是伴有严重的合并症,如心、肾衰竭,以及高血压危象、胎盘早剥、溶血、肝酶升高和低血小板计数综合征等。终止妊娠后继续监测患者病情变化及肾功能,如持续蛋白尿或合并肾功不良,应酌情转内科治疗。

(9)中医中药合治疗:黄芪静滴或口服可减轻尿蛋白。

【预后】

1.肾病综合征对母儿的影响　它对妊娠的主要影响是并存的妊娠期高血压疾病以及胎儿生长受限、早产、胎死宫内或低出生体重儿等的发生率增高。影响的程度取决于致病原因及肾功能不全的程度。轻度肾功能不全,又不伴高血压者发生孕期并发症的机会少;若致病因素能消除(如梅毒或药物引起者),则预后较好。

2.妊娠对肾病综合征的影响　妊娠对轻度肾功能不全者无不良影响,但某些胶原病例外。由于孕期肾血流量增加,肾静脉压力增高可致病情加重,尿蛋白排出量增多;另外,血液浓缩、血流迟缓等增加了血栓形成的机会,一旦发生肾静脉血栓梗死,将使肾功能进一步恶化。长期随诊发现至少 20% 的患者将发展至终末期肾衰竭,需要进行透析或肾移植。

【临床特殊情况】

1.尽量寻找发病原因,针对病因进行治疗可收到较好的效果。

2.病因不明者采用综合治疗,使用肾上腺皮质激素可收到一定的治疗效果。

3.不可盲目利尿,否则可致血容量进一步降低,血液浓缩而加重病理生理的恶性循环。

4.因易有血栓形成倾向,产后要严密观测,早期活动。

5.病因不明者产后可予以肾活组织检查。

六、肾移植后妊娠

自 1958 年起,国外出现了一系列肾移植术后妊娠成功的报道。迄今全球肾移植术后妊娠并分娩的病例已近万例。器官移植后妇女妊娠的安全性必须考虑母亲、胎儿和移植器官三个方面。移植后妊娠被认为是高风险妊娠,移植后妊娠对母亲的危险主要包括感染、蛋白尿、贫血、高血压和急性排斥反应,对胎儿的危险主要包括早产和低体重。

【肾移植后妊娠的条件】

1.肾移植术后 18 个月以上到 2 年。

2.一般情况良好。

3.移植物情况良好,无排斥反应迹象。

4.无高血压。

5.无或者仅有少量蛋白尿少于 1g/24h。

6.肾功能良好:血清肌酐低于 180mol/L,最好在 $125\mu mol/L$ 以下。

7.超声或静脉肾盂造影检查无移植肾肾盂或输尿管扩张;

8.仅需低剂量免疫抑制药物维持:泼尼松≤15mg,硫唑嘌呤≤2mg/(kg•d),环孢素 A≤5mg/(kg•d)。

【肾移植与妊娠】

1.肾移植对妊娠影响

(1)妊高征、妊娠期糖尿病:血浆醛固酮、血管紧张素活性增高,妊高征发生率为 27%~30%,比一般孕妇增加 4 倍。由于长期使用糖皮质激素易发生妊娠期糖尿病。

(2)感染:由于长期使用免疫抑制剂,易发生感染,常见有肺部感染、泌尿系统感染、真菌性阴道炎及病毒感染。

(3)对胎儿影响:免疫抑制剂可造成胎儿畸形及新生儿染色体畸变率增高,为 4%(多为小的畸形,腿发育不全、脐疝、尿道下裂、多指等),可造成流产、早产、胎死宫内,还可影响胎儿蛋白合成,致宫内生长发育迟缓,发生率为 20%。长期使用激素胎膜变得脆弱,胎膜早破达 20%~40%,干预性早产达 45%~60%。移植后肾功能正常者流产率为 8%,围产儿死亡率 68‰,而肾功能不良者流产率为 22%,围产儿死亡率 142‰。

2.妊娠对肾移植影响　移植物排斥反应:可发生在孕期或产褥期,严重排斥反应发生率为 9%,并不比非孕期高。孕晚期肾小球滤过率可短暂降低。约有 15%患者发生肾功能受损,40%患者近足月时发生蛋白尿增加,伴有肾小球滤过率降低和高血压。

【处理】

1.孕前咨询:经详细检查,符合条件者方可妊娠,并告知风险。

2.孕早期如有高血压、肾功能损害则及早人工流产终止妊娠。

3.加强孕期管理,每 2 周一次,32 周后每周一次。防治感染,防治无症状性菌尿及尿路感染,防治妊高征及妊娠期糖尿病,纠正贫血。

4.终止妊娠的指征

(1)产科因素:如胎儿窘迫、胎膜早破、重度妊高征等。

(2)出现肾功能受损逐步加重,危及移植肾功能及存活。

5.终止妊娠的时机及方式:终止时机同慢性肾炎,无产科指征,可阴道分娩,可适当放宽指征,但要充分考虑到肾移植术后因手术粘连所造成的剖宫产难度系数的增加。

6.产后不宜母乳喂养,一方面因哺乳可加重患者负担,另一方面免疫抑制剂是否通过乳汁影响婴儿尚不确切。产后为防止发生严重的排异反应,应加大免疫抑制剂的剂量。

【临床特殊情况】

1.新生儿的特殊问题　分娩时应有儿科医师到场,因为此类新生儿易发生下列问题:早产、小于胎龄儿、呼吸窘迫综合征发生率高;造血功能受抑制;淋巴系统/胸腺功能不良;肾上腺皮质功能不全;败血症(应常规送脐血培养);巨细胞病毒感染;先天畸形;免疫问题等。

2.避孕问题　最好为避孕套等工具避孕,口服避孕药可诱发或加重高血压、血栓及改变免疫系统的功能,不宜使用,但若能严密监测,也非完全忌用。宫内节育器可引起月经紊乱,另外也易感染,放取宫内节育器引起的菌血症可达 13％,且免疫抑制剂的使用可降低宫内节育器的避孕效力,如患者坚决要求用,应详细告知,并定期随访。

3.母体预后　由于肾移植术仅有 30 年历史,现仅有肾移植术后 5 年存活率,活体肾移植为 70％～80％,尸体肾移植为 40％～50％,移植后 2 年肾功能正常者 5 年存活率为 80％。目前认为妊娠对移植肾的功能和存活没有影响。除此之外,由于长期使用免疫抑制剂易发生生殖道肿瘤,应定期妇科检查。

4.孕早期应警惕宫外孕的发生　由于泌尿外科的手术,以及免疫抑制剂的使用,容易发生盆腔的感染,容易造成宫外孕,应予以重视。

七、妊娠期急性肾衰竭

任何原因引起的肾脏实质急性严重损伤,是肾单位丧失调节功能,不能维持体液及电解质平衡,不能排泄代谢产物,导致高血钾、代谢性酸中毒及尿毒素综合征者,通称为急性肾衰竭。大多数患者表现为少尿(尿量少于 400ml/d),也可呈非少尿性急性肾衰(尿量超过 1000ml/d)。

【病因及发病机制】

1.发病原因　导致妊娠期急性肾衰竭的因素包括各种原因引起的血容量不足、肾血管痉挛及微血管性溶血,偶见于毒物的损伤,择主要者分述于后。

(1)血容量不足:大量失血见于前置胎盘、胎盘早期剥离、死胎及产后出血等;严重脱水见于妊娠剧吐。

(2)肾血管痉挛:多为全身血管痉挛的一部分,可继发于血容量不足;感染中毒性休克的内毒素刺激或某些产科并发症的特有表现如重度妊娠期高血压疾病。

(3)微血管性溶血:由于溶血、血红蛋白尿及伴发的肾小球毛细血管的纤维素栓子形成损伤肾脏导致急性肾衰竭,见于妊娠期急性脂肪肝、HELLP 综合征等。

(4)其他:偶见于血型错误的输血,羊水栓塞,鲜有由于巨大子宫压迫输尿管引起的梗阻性急性肾衰竭。

2.发病机制　急性肾衰竭的致病因素不同,其病理生理过程也存在差异。现将临床常见的血容量不足及肾血管痉挛导致的急性肾衰竭的病理与病理生理详细叙述于后,以便评估病情,及时发现与处理各种并发症,改善预后。

(1)肾衰竭的初起阶段:由于血容量不足、机体代偿性地进行血液重新分配,首先保证心、脑等重要器官的供血,肾血流量相应减缩;其他原因引起肾血管痉挛时,也会产生同样结果。此期尚未发生组织学改变,经及时处理肾功能仍可以恢复正常,故又称为功能性肾功能不全。

(2)肾实质损伤阶段:又称为急性肾衰竭少尿期,致病因素持续存在,肾血流量进一步降低,为了维持一定的肾小球滤过率,出球动脉代偿性收缩,而该动脉是肾小管的主要营养来源,它的持续收缩将引起肾小管缺血、坏死。这是常见的病理改变,程度较轻,可望修复。当肾血流量极度降低时,90％的血液将不流过肾小球,而经短路循环,从而造成肾皮质坏死,这是一种不可逆的病变,较前者少见,占产科原因导致的急性肾衰竭的 12.7％～29.5％,后果严重,多遗留慢性肾功能不全。双侧广泛的肾皮质坏死,死亡率极高,需要长期透析或肾移植。

(3)肾实质损伤恢复期:即急性肾衰竭多尿期。经适当治疗,往往在少尿期开始后不久,肾小管上皮细胞即开始了修复,但其功能恢复较慢,多在 7～10 天甚或更长时间后才开始恢复。当 24 小时尿量增加达

400ml 以上时即标志着此时期的开始。

(4)肾实质痊愈期：又称康复期。随肾功能的恢复，尿量逐渐减少，水、电解质失衡及氮质血症得到纠正，体质也随之康复。通常自病程第 2～3 个月开始，需要经历 3～6 个月时间，也有需要 1 年以上者。其中部分病例由于肾脏损害严重不能完全恢复，而遗留慢性肾功能不全。

【临床表现】

1.少尿期　本病初期，临床所见常为原发疾病的症状所掩盖，如不同原因所引起的持续性休克，溶血反应，中毒症状等，经数小时或 1～2 天，以后即进入少尿期。少尿是指 24 小时尿量少于 400ml 或每小时尿量少于 17ml。而后 24 小时尿量在 40ml 以下，称为无尿。完全无尿者少见，完全性尿路梗阻、急性肾皮质坏死、肾小球肾炎及恶性高血压引起的急性肾衰可出现完全无尿。在少数非少尿性急性肾衰竭患者，尿量可维持在 800～1000ml 或更多。少尿期一般为 7～14 天，短则 2～3 天，长者可达 2 个月。少尿期超过 1 个月者预后差，即使免于急性期死亡，肾功能不全也难以恢复。

在少尿期由于水、盐、氮质代谢产物的潴留，可出现下列症状：

(1)水肿：由于少尿，水分排出减少，容易引起水潴留。但起病时常伴有腹水及恶心、呕吐，故开始时并不一定存在水肿，大多数患者由于输液量过多，使组织水肿，血容量增加，血压升高，又称水中毒，甚至发生心力衰竭、肺水肿和脑水肿。

(2)高血压：在急性肾功能衰竭时，肾脏缺血，肾素分泌增多，为引起高血压的主因，少尿期的液体负荷过度，亦加重了此种情况。血压大多在 140～200/90～110mmHg(18.7～26.7/12～14.7kPa)，约有 1/3 患者血压正常。

(3)心力衰竭：在心肌损害的基础上，如果治疗时不注意水、盐控制，可以发生心力衰竭，出现胸闷、气急、端坐呼吸、咳嗽，痰呈泡沫样或粉红色、心脏扩大、有奔马律、肺部满布湿啰音或哮鸣音，如不积极抢救可致死亡。

(4)电解质紊乱：由于少尿、酸中毒，引起高血钾、高血镁、高血磷、低钠、低氯和低钙血症。高血钾临床表现为肢体麻木、反射消失、心律失常，甚至室性纤颤、心跳骤停及心电图改变。低钠、低钙、酸中毒可加重钾中毒。低钠血症可表现乏力、肌肉疼挛、血压下降、低渗性昏迷等。高血镁症状和高血钾相似。

(5)代谢性酸中毒：由于肾功能衰竭时，尿酸化作用减弱或消失，加上蛋白质代谢产生的各种酸性代谢产物和乳酸等堆积，可引起代谢性酸中毒。患者表现全身软弱，嗜睡，甚至昏迷。

(6)氮质血症：急性肾衰竭时，由于血中非蛋白氮和其他代谢产物含量大幅度增加，出现尿毒症症状。患者有食欲缺乏、恶心、呕吐、腹胀、腹泻以及神经系统症状。

(7)感染：急性肾衰竭使机体抵抗力减弱、免疫功能低下，除原发病如创伤、手术的感染途径外，许多治疗措施如导尿、注射、透析等增加了感染的机会。患者常合并肺部、泌尿道、口腔的感染，败血症亦常见。

(8)其他：如贫血与出血倾向。血红蛋白降低、面色及指甲床苍白、皮下瘀斑、注射部位血肿、胃肠道出血等。

2.多尿期

(1)尿多：急性肾衰竭经过及时而有效的治疗后，经数天到 2 周后，肾脏病变开始修复，当 24 小时尿量从少尿或无尿增加至 400ml 以上，即为肾功能开始恢复的一个表现。尿量逐渐递增或迅速成倍增加，并且日尿量超过正常，可达 5000～7000ml/d，多尿阶段说明肾血流量和肾小球滤过率改善，但肾小管重吸收功能还未恢复，此时患者自觉症状迅速好转。在尿多 2 周后，肾小管的稀释功能开始恢复，在此期间尿比重可低达 1.002，经 1～2 个月后稀释功能可恢复正常。在病程 2～3 个月后，肾脏浓缩功能开始恢复，此时尿的比重可逐渐升高至 1.015～1.018，一般需 1 年以后才能达到 1.025 以上。若尿比重不能升高而固定在

1.010左右,表示预后差。

(2)电解质紊乱:当患者每天尿量超过1000ml时,在大量丢失水的同时,也伴有大量的钠盐丢失,出现低钠血症,患者表现体重下降、软弱无力、面容憔悴、血压偏低等。由于肾小管功能尚未健全,加上大量排尿,大量的钾离子随尿排出,若补钾不及时,可产生低钾血症,患者表现肌肉软弱无力、麻痹、呼吸困难、腹胀、心脏扩大。重者可因心室颤动等发生阿-斯综合征而猝死。在多尿期可出现低钙血症,而增加神经肌肉的应激性。

(3)氮质血症:在多尿期由于肾小管的结构与功能尚欠完善,肾脏的廓清率仍很差,故氮质代谢产物的潴留明显,在多尿期开始的2～4天内,血液内尿素氮等可继续升高并达高峰,致临床表现似无好转,有时反而加重,重者因此死亡。以后随尿量增加,氮质代谢产物的浓度逐渐降低,但速度比较慢。患者的全身状况开始迅速好转,精神转佳,食欲渐增。至数周后氮质代谢产物才逐渐降至正常水平。在多尿期常可有低热,极易发生感染,故应继续观察病情,加强监护。

3.恢复期　患者经少尿、多尿两期后,组织被大量破坏、消耗,故在恢复期常表现软弱无力、贫血、消瘦、肌肉萎缩,有时有周围神经炎症状。往往需经历3～6个月,甚至1年以后才能完全康复。

【诊断及鉴别诊断】

急性肾衰竭的诊断应重视病史、症状、体检、实验室检查的综合分析。有大出血,休克或感染史,在休克及血容量恢复后仍然少尿,经利尿剂应用尿量仍不增加,临床可诊断为急性肾衰竭。

1.诊断

(1)少尿期

1)尿

①尿量:尿呈酸性,24小时尿量少于400ml以下。观察每小时尿量,是早期发现急性肾衰竭的最好方法,故及早放置导尿管,计算尿量;如患者合作,可嘱每小时排尿1次,可避免留置导尿管发生感染的问题。

②尿比重:早期比重可正常或增高,以后下降固定于1.012左右;如尿比重高于1.020以上,多表示脱水。

③尿液有形成分:功能性少尿者,通常只有透明或细颗粒管型。急性肾小管坏死时,可见大量上皮细胞管型、变性细胞管型、粗颗粒管型和大量肾小管上皮细胞。肾皮质坏死时有血尿,血红蛋白尿,色素管型,坏死上皮细胞管型等。

④尿钠浓度:在少尿期,肾小管损伤,使钠盐回收能力减退,因此尿钠增加,浓度常在30～60mmol/L。

2)血液常规:白细胞总数增高可达到$20 \times 10^9/L$左右,中性粒细胞可达80%～95%;贫血程度视有无失血、溶血及氮质潴留程度,血细胞比容常降至20%～25%。有弥散性血管内凝血时,血小板计数降低。

3)血液化学:尿素氮、肌酐、血清钾浓度增高,血清钠、氯、钙、二氧化碳结合力降低,在急性肾小管坏死时,肾小管吸收水的能力减退,尿中尿素与血中尿素比值常在15以下,尿肌酐和血肌酐比值降至20以下。

4)尿-血浆的渗透压比值:此比值反映肾小管的浓缩与稀释能力。当肾小管损伤后,因其浓缩功能差,比值常在1.15以下。

5)利尿试验在血容量补足的情况下,患者仍无明显尿量增加,可行利尿试验以鉴别。先用20%甘露醇100～125ml静脉注射,每小时尿量不超过40ml,表示肾衰竭;若甘露醇无效,改用呋塞米40～60mg静脉注射,每小时尿量超过40ml,仍表示肾功能良好。

(2)多尿期

1)24小时尿量增加至400ml以上,数天后尿量可达2500～3000ml以上;尿比重仍低,开始在1.010左右,以后可低至1.002;尿常规原有的异常成分逐渐消失。尿中管型消退较迅速,白细胞常仍增多,历数周始退,可能系泌尿道轻度感染之故。

2)随着病情好转,血液生化异常可在短期内恢复正常,尿素氮初期可继续上升,以后逐渐下降;当尿量特多时,可出现低钾及低钠血症。

3)贫血逐渐恢复。

(3)恢复期:24小时尿量恢复到1500ml左右;肾功能的好转则视肾脏病变决定,经过长期随访,有的患者肾功能可以完全恢复正常,但也有部分患者遗有慢性肾功能不全症状。

(4)其他检查

1)B超声检查:完全无尿者应行此项检查以排除结石造成的梗阻。

2)心电图:有助于高钾血症的诊断及对心脏情况的了解。

3)中心静脉压测定:准确了解循环负荷情况。

4)在鉴别诊断需要时尚可酌情施行泌尿系造影、肾图、肾扫描、肾血管造影。

2.鉴别诊断　少尿时需要鉴别是由于血容量不足,还是已经发生了肾实质损伤,前者表现明显口渴、脉速、血压正常或降低、脉压缩小、尿浓缩,中心静脉压$<0.59kPa(6cmH_2O)$,严密观察下,补充液体后尿量增加。当血容量纠正后,尿量仍不增加,表明肾血管有持续性痉挛或肾实质损伤,使用利尿剂后尿量增加者则前者可能性大,否则表明已进入急性肾衰竭少尿期。

【治疗】

1.少尿期的处理

(1)严格控制入液量:准确记录出入水量。每天进入体内的总量不应超过每天的总排出量:每天补液量＝显性失水(尿量、出汗、呕吐)＋不显性失水(呼吸、消耗及皮肤蒸发700ml-内生水400ml)。过多水分进入可导致水中毒,出现肺水肿、脑水肿或充血性心力衰竭。

(2)饮食:于肾实质损伤期开始2～3天内,由于组织分解代谢旺盛,可引起尿素及蛋白代谢终末产物剧增,为了减轻肾脏负担,限制蛋白质摄入,应以糖类补给热量为主,如果每天能保证摄入葡萄糖100g,即可减轻蛋白质负平衡,每天摄入葡萄糖150～200g,蛋白的分解则达最低限度。热量每天应给7110～12550U(1700～3000kcal)才能减少负平衡。进食有困难者,可给予25%～50%葡萄糖液400～600ml或葡萄糖、脂肪乳剂静脉滴注或用全营养静脉滴注。病情稳定后可给予低蛋白饮食,每天20g左右。供给的蛋白质质量宜高,如蛋类和乳类,以提供身体蛋白合成代谢所需的必需氨基酸。同时注意补充多种维生素(A、B、C、D、叶酸)等。

(3)纠正电解质紊乱

1)高血钾处理:严格限制钾盐摄入,含钾较多的食品,如橘子、土豆、肉类等,含钾较多的药物,如青霉素G(青霉素钾)及草药类,如夏枯草、金钱草等,均不宜大量应用。10%～25%葡萄糖液加胰岛素(4g葡萄糖＋1U胰岛素)可促使钾与葡萄糖结合成肝糖原贮存于肝细胞内。当血清钾达到6mmol/L左右时,可用钠型或氢型离子交换树脂50～60g/d,分3～4次口服,但此药有恶臭,可引起恶心、呕吐等肠道反应,故可用树脂30～60g,混悬于25%山梨醇或25%葡萄糖液150ml内,做高位保留灌肠。当血清钾浓度达7～8mmol/L时,或有相应的心电图改变(P波低平或消失,QRS波宽度超过0.10秒),可用碳酸氢钠、乳酸钠、葡萄糖酸钙及胰岛素葡萄糖静脉滴注等暂时控制,但一般应考虑透析疗法为宜。

2)低钠血症处理:在少尿期低钠血症多由稀释所致,故限制液体摄入,排除过多水分是防治低钠血症的有效措施。一般认为血清钠在130～140mmol/L无需补钠,只有在缺钠性低钠血症,重度高血钾症及代谢性酸中毒时,才是补充钠盐的指征。补钠量(mmol)＝[132－血清钠(mmol)]×体重(kg)×0.6。患者伴有代谢性酸中毒时,用5%碳酸氢钠;如伴有低氯血症时可用5%氯化钠。一般先按计算所得补钠量的半数,给以静脉滴注,观察 4～8 小时,若症状有所改善,可再将其余半量输注。

3)低氯血症:常与低钠血症伴随存在,一般无须纠正,只有在大量胃液丢失时出现低血氯性碱中毒,才考虑静脉补充氯化铵溶液,2%氯化铵 200ml 缓慢静脉滴注。

4)低钙血症:常伴有高钾血症,一般可用 10%葡萄糖酸钙静脉注射。

(4)纠正代谢性酸中毒:如能很好地控制蛋白质分解代谢及纠正水与电解质失调,则代谢性酸中毒就不会很严重,切不可盲目地、无原则地输入碱性溶液,若输入碱性溶液过多反可引起或加重水中毒。当临床上酸中毒明显,二氧化碳结合力＜13.47mmol/L(30Vol%),可用 5%碳酸氢钠溶液 250ml,静脉滴注或采用透析疗法。

(5)感染的预防和治疗:急性肾衰竭可由严重感染引起。急性肾衰时抵抗力低,在整个病程中也极易并发感染。而临床上常用的能抑制阴性杆菌的抗生素,主要由肾排出,对肾有一定的毒性作用,故使抗生素的应用受到很大的限制,所以感染往往是急性肾衰竭的主要死亡原因。急性肾衰竭时要注意预防感染,保持病室内空气新鲜,定时消毒,加强护理,注意无菌操作,一旦发现感染,则应判断感染性质。并根据细菌培养和药物敏感试验选用抗菌药物,正确掌握肾衰竭时各种抗菌药物的作用与副作用以及使用剂量。临床上一般选用青霉素、氨苄西林(氨苄青霉素)、红霉素、林可霉素等。

(6)高血压及心力衰竭:在少尿时常由于体液过多而引起高血压。然而,高血压也可由血浆肾素持续上升超过代偿水平而引起。血压过高易出现高血压脑病,如惊厥、抽搐等表现,因此宜适当降压,但要求对肾血流量不减少和不因肾脏排泄障碍而蓄积中毒。利血平(利舍平)、肼屈嗪及甲基多巴为其常用降压药。如果血压显著增高或患者有早期高血压脑病或充血性心力衰竭出现,则持续静滴硝普钠可以迅速控制血压而不会明显增加心脏负荷,开始可用 $0.2\mu g/(kg \cdot min)$,以高浓度溶液滴入(5%葡萄糖 250ml 内加硝普钠 50mg),一般说来,当硝普钠应用的剂量＞$5\mu g/(kg \cdot min)$并超过 2 天以上时,应监测血清的硫氰酸盐浓度。若患者有急性肺水肿表现,则宜给洋地黄类药物,如毛花苷 C(西地兰)静脉注射,由于患者的心力衰竭属高输出量型,同时有高血压,因此静脉缓慢注射酚妥拉明(苄胺唑啉)5mg(于 50%葡萄糖液 10ml 中),以后以 10～20mg 加入 200ml 葡萄糖液中静滴以扩张血管,降低血压,减轻心脏后负荷,同时降低回心血量。

(7)透析疗法:一般认为有下列情况者必须进行透析:

1)血清尿素氮＞28.56mmol/L(80mg/dl),肌酐＞530.4μmol/L(6mg/dl)。

2)血清钾＞6.5mmol/L。

3)二氧化碳结合力持续在 17.47mmol/L(30Vol%)以下。

4)体液过多所致的肺水肿、心力衰竭或脑水肿。

5)显著尿毒症症状。

目前腹膜透析及血液透析已广泛应用于急性肾衰竭。腹膜透析方法简便,效果良好,故可首先选用,除非患者有腹腔内广泛粘连、新近腹部大手术史或正在使用免疫抑制药。血液透析对纠正高血钾症及尿毒症最为有效,但需一定设备和专人管理。

2.多尿期及恢复期的治疗　多尿期表示病情正在好转过程之中,但是由于肾小管功能尚未完全恢复,患者仍有严重的水、电解质紊乱现象和氮质血症等,肌体的衰弱也易发生感染。因此开始时仍按少尿期处理,不可放松各种警惕。

(1)营养和饮食:入水量不应按出水量加不显性失水量来计算,否则会使多尿期延长;一般应以入水量为尿量的 2/3,其中半量补充生理盐水,半量用 5%～10%葡萄糖液。如能进食者,尽量以口服为宜,不足部分采取静脉补充。

(2)注意水电解质平衡及肾功能状态:多尿期仍应经常测定钾、钠、氯、二氧化碳结合力、尿素氮及肌酐等。尿量每天＞1500ml时即使血钾为正常值,亦可适当补钾,一般以口服为主,避免低钾血症出现,每天3～6g,并根据血钾浓度测定而随时调整摄入量。若消肿后仍利尿过多,可适当补给葡萄糖盐水以防失水失钠。

(3)中医药治疗:在多尿期及恢复期,采用中西医结合治疗,往往有利于患者康复。辨证施治着重于脾、肾两脏。此时患者基本上属于虚证,气阴两虚者,治疗以益气养阴,方药为生地黄、山药、山茱萸、茯苓、泽泻、太子参、黄芪、甘草;脾肾两虚者,以健脾补肾,方药为黄芪、党参、白术、茯苓、枸杞子、菟丝子、杜仲、甘草。

(4)急性肾衰竭恢复过程中,除注意营养、饮食调理、防止感染外,应适当逐步锻炼体力,以利于恢复健康,有肾功能缺损者,应定期随访。

【预后】

1.母体的预后　资料表明,妊娠合并急性肾衰竭时,孕产妇死亡率为16％～42％,主要死亡原因为颅内出血、尿毒症、重度感染或多脏器功能衰竭。影响预后的因素:一是致病因素能否被纠正或去除;二是治疗是否及时,肾小管坏死阶段或以前得到适当治疗者,肾功能可望恢复;双侧肾皮质广泛坏死者则预后不佳,具备透析条件时尚可维持生命,等待肾移植术。

2.围生儿预后　发病之初相当部分的胎儿已死亡或处于危险中;肾衰竭时,母体严重并发症亦可危及胎儿。有学者报道19例重度妊娠期高血压疾病导致的急性肾衰竭的围生儿死亡率为250‰。

【预防】

1.预防原发病的发生　严格管理好肾毒性药物应用的适应证、禁忌证和使用方法;严格执行采血、配血和输血操作规程等,防止因血型不合输血造成的急性肾衰。这些是从根本上防止了急性肾衰竭综合征的发生。

2.积极抢救重危患者　早期控制诱发急性肾衰竭的疾病。例如胎盘早剥,产科出血性休克、羊水栓塞和严重妊娠高血压综合征,都是极易导致急性肾衰竭的疾病,因此当这些疾病发生后应积极处理,去除原发病灶及时终止妊娠,防止或减轻休克和弥漫性血管内凝血,控制诱发急性肾衰竭。

3.迅速纠正功能性少尿　一旦致病因素导致功能性少尿,应迅速采取措施使之恢复正常,这样就可以降低器质性少尿的发生率。可采取下列措施:

(1)积极补足血容量:凡临床表现或经补液试验证实有血容量不足者,应采取适当措施补足,未配好血以前,可先快速输注平衡液或右旋糖酐,大量输血时最好采取6小时内的新鲜血。输血速度很重要,最好在2小时内补足,或至少补给50％。如不能获得鲜血,应尽可能输给5天以内的库血,并按凝血功能检查结果和血小板计数,酌情辅以冰冻新鲜血浆和浓缩血小板制品。

(2)避免应用使肾脏血管强烈收缩的药物,设法解除肾血管痉挛是减少急性肾衰,降低病死率的最好措施。

1)血管扩张药物的应用:罂粟碱20～30mg静注;氨茶碱0.25g加10％葡萄糖液20ml静注;阿托品0.5mg静注。这些药物在羊水栓塞中应用不仅可纠正肺动脉高压,也防止了肾血管痉挛,使肾小管避免发生坏死性损伤。

2)20％甘露醇或25％山梨醇125～250ml单独或与低分子右旋糖酐500ml快速静滴(但须防止心力衰竭)补充血容量,产生利尿的同时可改善肾脏血循环,降低肾小管坏死的发生率。呋塞米100～200mg静注或与甘露醇合用可获相似或更好的效果。

3)肾囊封闭或硬膜外麻醉亦能解除肾血管痉挛。

(李伟华)

第七节 妊娠合并先心病

先天性心脏病(CHD)是由于心脏、血管在胚胎发育过程中的障碍所致的心血管先天性畸形。先天性心脏病在新生儿中的发病率为 0.7%～0.8%。资料报道,出生时患有先天性心脏病的女婴中,大约 90% 可以存活至成年,目前超过 50% 的妊娠期心脏病为先天性心脏病,而且还将不断增加,随着心脏外科的迅速发展,先天性心脏病手术后合并妊娠的孕妇明显增多,妊娠合并先天性心脏病已跃居妊娠合并心脏病的首位。因此,对妊娠合并先天性心脏病孕妇的合理处理,从而降低孕产妇死亡率和围生儿死亡率,保护母婴健康,是目前产科医生面临的重要问题。

一、病因

引起胎儿心脏发育畸形的原因,目前认为可能是多方面的,近年的研究提示胎儿周围环境、母体情况与遗传基因等的变化是主要的因素。

1.胎儿周围环境及母体的因素   以子宫内病毒感染最为重要,母亲在妊娠初 3 个月内患风疹其所生婴儿先天性心脏血管病的患病率较高,这是由于胎儿心脏大血管发育在妊娠第 2、3 个月中形成,此时子宫内的病毒感染足以影响到胎儿心脏发育,发生的畸形以动脉导管未闭与肺动脉瓣或肺动脉狭窄多见。子宫内柯萨奇病毒感染亦可引起先天性心脏血管畸形,其他如羊膜的病变、胎儿受压、妊娠早期先兆流产、母体营养不良、糖尿病、苯酮尿、高血钙、放射线和细胞毒药物在妊娠早期的应用等,都有使胎儿发生先天性心脏血管病的可能。

2.早产   早产儿患室间隔缺损和动脉导管未闭者较多,前者与室间隔在出生前无足够时间完成发育有关,后者与早产儿的血管收缩反应在出生后还不够强而动脉导管未能收缩闭合有关。

3.高原环境   高原地区动脉导管未闭和房间隔缺损较多。我国青海高原地区儿童患先天性心血管病者达 8.8%～13.7%,远较平原地区高,高原氧分压低是主要因素。

4.遗传因素   在一个家庭中,有兄弟姐妹同时患先天性心脏血管病和父母与子女同时患先天性心脏血管病的事例,前者在先天性心脏血管病患者中占 1.7%～3.4%,后者占 0～0.35%,而且有时所患先天性心脏血管病的类别可以相同:单基因遗传病、多基因遗传病和染色体异常的遗传性疾病,常同时有心脏血管畸形,这说明先天性心脏血管病有遗传因素的存在。遗传学研究显示约 6% 的先天性心脏血管病患者有染色体的畸形和单个基因的突变,并认为多数先天性心脏血管病是上述基因和染色体的变化与环境因素相互作用所形成。

5.其他因素   高龄的母亲生出患法洛四联症婴儿的几率较大。有些先天性心脏血管病有显著的男女性别间发病差别。

二、常见的先天性心脏病

(一)房间隔缺损

房间隔缺损为最常见的成人先天性心血管病。女性多于男性,男女之比为 1∶2,且有家族遗传倾向。

1.病理生理   由于左心房压力通常高于右心房,因此房间隔缺损的分流一般系由左至右,分流量的大小随缺损的大小及两侧心房压力差而不同。如缺损极大且两侧心房的压力相等,此时分流的方向将取决于两侧心室的阻力,亦即取决于肺循环与周围循环的阻力,由于右心室的阻力通常较低,因此分流仍是由左至右。因右心室除接受上、下腔静脉流入右心房的血液外,还接受由左心房流入右心房的血液,故肺循环血流量增加,严重者可达体循环血量的4倍。由于肺循环血流量增加,故可引起右心室及肺动脉压升高,甚至可出现相对性的肺动脉瓣狭窄,造成肺动脉和右心室之间存在压力差。在晚期病例肺动脉压显著升高、肺动脉口显著狭窄或右心衰竭使右心压力高于左心时,可出现右至左的分流而引起发绀。

妊娠分娩后由于肺血管阻力升高,可发生逆向分流,在极少数产妇,由于产后失血过多,全身静脉血回流不足而发生血管收缩,使大部分肺静脉血经过房间隔缺损处进入右心房,未进入左心室,导致排血量不足,甚至可发生心脏骤停。故育龄妇女的房间隔缺损应于妊娠前修补,以防加重病情。

2.临床表现

(1)症状:本病症状随缺损的大小而轻重不一,轻者可完全无症状,仅在体格检查时发现本病。重者劳累后出现心悸、气喘、乏力、咳嗽与咯血。

本病后期可出现右心衰竭,有静脉充盈、肝大、水肿、发绀等表现。本病可有阵发性心动过速、心房颤动等心律失常,偶有由于扩大的肺动脉压迫喉返神经而引起声音嘶哑,但并发感染性心内膜炎者少见。

(2)体征:缺损较大者发育较差,皮肤苍白,体格瘦小,而左侧前胸由于长期受增大的右心室向前推压而隆起,有些患者甚至有胸椎后凸或侧弯。望诊与触诊时,可发现心前区有抬举性而弥散的心尖搏动。叩诊时心浊音界扩大。听诊时在胸骨左缘第二肋间可听到Ⅱ～Ⅲ级的收缩期吹风样喷射性杂音,此杂音大都不伴有震颤,但在第一及第三肋间胸骨左缘往往亦有同样响度的杂音,此杂音系由于循环血流量的增多和相对性肺动脉瓣狭窄所致。肺动脉瓣区第二心音多数增强,并有明显分裂。

并发显著肺动脉高压时,左至右分流量减少以致消失,并可出现右至左分流,患者有发绀。肺动脉瓣区第二心音分裂此时可不显著。当肺动脉高压引起肺动脉瓣关闭不全时,胸骨左缘可有高调的吹风样递减型舒张期杂音。

晚期患者可发生心力衰竭,肺部出现啰音,颈静脉怒张,肝大,双下肢及腹部皮肤压陷性水肿,三尖瓣区可出现吹风样收缩期杂音,为相对性三尖瓣关闭不全所致。

3.辅助检查

(1)X线检查:肺充血,肺动脉段明显凸出,肺门血管影粗而搏动强烈,形成所谓肺门舞蹈。心影增大,以右心室及右心房扩大为主,因而心脏向左转移,心影大部分在左侧胸腔内,主动脉影则缩小。

(2)心电图:典型病例所见为右心前导联QRS波呈rSr′或rSR′或R波伴T波倒置,电轴右偏,有时可有P-R间期延长。

(3)超声心动图:除可见肺动脉增宽,右心房、右心室增大外,剑突下心脏四腔图可显示房间隔缺损的部位及大小。彩色多普勒可显示分流方向,并可测定左、右心室排血量,从而计算出肺循环血流量/体循环血流量比值(Qp/Qs)。

(4)心导管检查:典型病例不需要进行心导管检查。当疑有其他合并畸形,或需测定肺血管阻力以判断手术治疗预后时,应进行右心导管检查。根据房、室水平压力及血氧含量的测定并计算分流量以判断病情。

4.诊断和鉴别诊断　根据典型的心脏听诊、体征、X线、心电图、超声心动图所见,配合心导管检查的结果,诊断本病不太困难。本病需与瓣膜型单纯肺动脉口狭窄、室间隔缺损、原发性肺动脉高压等相鉴别。

(1)瓣膜型单纯肺动脉口狭窄:可在胸骨左缘第二肋间听到响亮的收缩期杂音,X线片上可见右心室肥大,肺总动脉凸出,心电图有右心室肥大及不全性右束支传导阻滞等变化,因此和房间隔缺损有相类似之处。但肺动脉口狭窄的杂音响,传导较广,常伴有震颤,而肺动脉瓣第二心音则减轻或听不见。X线片上可见肺纹稀少,肺野清晰,超声心动图可见肺动脉瓣病变。右心房导管检查发现右心室与肺动脉间有较显著的收缩期压力差而无分流,则对诊断肺动脉口狭窄更为有利。

(2)较大的室间隔缺损:因左至右的分流量较大,其X线与心电图表现可与房间隔缺损相似,肺动脉瓣区第二心音可亢进或分裂,因此与房间隔缺损的鉴别比较困难。但本病杂音为全收缩期反流型,最响处的位置较低,常在第三、四肋间,多伴有震颤,除右心室增大外,左心室亦常有增大等可资鉴别。超声心动图显示室间隔有回声的失落,右心导管检查发现分流部位在心室,则对诊断本病更为有利。

(3)原发性肺动脉高压:原发性肺动脉高压的体征和心电图表现与房间隔缺损颇相似。X线检查肺总动脉凸出,肺门血管影增粗,右心室和右心房增大,但肺野不充血或反而清晰。右心导管检查发现肺动脉压明显增高而左至右分流的证据可资鉴别。

5.处理

(1)经导管介入房间隔缺损封闭术。

(2)手术治疗。

6.预后　一般随年龄增长而病情逐渐恶化,死亡原因常为心力衰竭,其次为肺部感染、肺动脉血栓形成或栓塞。合并房间隔缺损如无并发症,孕妇死亡率极低,胎儿死亡率约15%。如并发肺动脉高压,发生右向左分流,则需终止妊娠。

(二)室间隔缺损

按国内统计,在成人先天性心脏病中,本病仅次于房间隔缺损占第二位,近年来国内儿科先天性心脏病手术治疗开展较普遍,成人室间隔缺损患者相应减少。室间隔缺损可作为单独畸形,亦可作为法洛四联症或艾森门格综合征的一部分存在,也常见于主动脉干永存、大血管错位、肺动脉闭锁等中。一般所称室间隔缺损是指单纯的室间隔缺损。

1.病理生理　室间隔缺损必然导致心室水平的左向右分流,其血流动力学效应为:①肺循环血量增多;②左心室容量负荷增大;③体循环血量下降。由于肺循环血量增加,肺动脉压力增高早期肺血管阻力呈功能性增高,随着时间推移,肺血管发生组织学改变,形成肺血管梗阻性病变,可使右心压力逐步升高超过左心压力,而转变为右向左分流,形成艾森门格综合征。

2.临床表现　一般根据血流动力学受影响的程度,症状轻重等,临床上分为大、中、小型室间隔缺损。

(1)小型室间隔缺损:在收缩期左右心室之间存在明显压力阶差,但左向右分流量不大,$Qp/Qs<1.5$,右心室压及肺动脉压力正常。缺损面积一般$<0.5cm^2/m^2$(体表面积),有称之为Roger病。此类患者通常无症状,沿胸骨左缘第三、第四肋间可闻及Ⅳ~Ⅵ级全收缩期杂音伴震颤,肺动脉瓣区第二心音可有轻度分裂,无明显亢进。

(2)中型室间隔缺损:左、右心室之间分流量较大,Qp/Qs为1.5~2.0,但右心室收缩期压力仍低于左心室,缺损面积一般为$0.5~1.0cm^2/m^2$(体表面积)。听诊除在胸骨左缘可闻及全收缩期杂音伴震颤外,并可在心尖区闻及舒张中期反流性杂音,肺动脉瓣区第二心音可轻度亢进。部分患者有劳力性呼吸困难。

(3)大型室间隔缺损:左、右心室之间收缩期已不存在压力差,左向右分流量大,$Qp/Qs>2.0$。因血流动力学影响严重,存活至成人期者较少见,且常已有继发性肺血管阻塞性病变,导致右向左分流而呈现青紫;并有呼吸困难及负荷能力下降;胸骨左缘收缩期杂音常减弱至Ⅲ级左右,肺动脉瓣区第二心音亢进;有时可闻及因继发性肺动脉瓣关闭不全而致的舒张期杂音。

3.辅助检查

(1)X线检查:成人小室间隔缺损X线片上可无异常征象;中等大室间隔缺损可见肺血增加,心影略向左增大;大室间隔缺损主要表现为肺动脉及其主要分支明显扩张,但在肺野外 1/3 血管影突然减少,心影大小不一,表现为左心房、左心室大,或左心房、左心室、右心室增大或以右心室增大为主,心尖向上抬举提示右心室肥厚。

(2)心电图:成人小室间隔缺损心电图可以正常或在 V₁ 导联出现 RSR 图形;中等大室间隔缺损可有左心室肥厚,V₅ 导联 R 波增高、q 波深而窄、T 波高尖等左心室容量负荷过重的表现,也可同时在 V₁ 导联呈现右心室肥厚图形;大室间隔缺损时常以右心室肥厚图形为主。

(3)超声心动图:用以确定诊断同时可以测定缺损大小及部位,判断心室肥厚及心腔大小。运用 Doppler 技术还可测算跨隔及跨(肺动脉)瓣压差,并可推算 Qp/Qs 值,是本病最重要的检查手段。

(4)心导管检查:典型的室间隔缺损一般不需要进行心导管检查及心血管造影。如疑有多孔缺损(室间隔上不止一个缺损口)或合并有其他先天畸形时应进行导管介入检查,对大的缺损已有继发性肺动脉病变,决定是否可行手术治疗时应行心导管检查,并进行肺动脉扩张的药物试验。

4.诊断和鉴别诊断　根据临床表现,X 线、心电图、超声心动图检查,诊断本病不太困难,结合心导管检查在大多数情况下可确诊本病。

本病需与下列疾病相鉴别:

(1)房间隔缺损:本病症状同室间隔缺损无明显区别,但心脏杂音部位较室间隔缺损要高,以胸骨左缘第二肋间为主,第二心音亢进并有固定性分裂。三尖瓣区可有舒张期隆隆样杂音。X 线表现主要是肺充血的表现,常见到肺血流增多,肺门血管影粗大而搏动强烈,肺动脉段明显凸出,主动脉影缩小,右心房、右心室增大。超声心动图示,右心室内径增大,室间隔的活动从属于右心室的收缩,即心室喷血期中,室间隔呈现向前的活动。心导管检查和选择性指示剂稀释曲线测定均可显示在心房水平有左至右分流,心导管可从右心房进入左心房,依据这些特点可将本病确诊。

(2)肺动脉口狭窄:轻者长时间无症状,重者常见症状为心悸、气喘、咳嗽、乏力、胸闷,可发生右心衰竭。胸骨左缘第二肋间有响亮的粗糙喷射性收缩期杂音,多伴有震颤,第二心音分裂并减轻,可有肺动脉收缩期喷射音。X 线表现右心室增大,但肺血流少,外野最明显。心导管检查右心室压力增高,但肺动脉压力减低,右心室收缩压与肺动脉收缩压间压力阶差超过 10～15mmHg 以上,选择性心血管造影可清楚地显示右心室及肺动脉中的形态,这与室间隔缺损时的左右心室同时显影不同。

(3)梗阻型心肌病:梗阻型心肌病有左心室流出道梗阻者,可在胸骨左下缘听到收缩期的杂音,其位置和性质与室间隔缺损的杂音类似。但此病半数在心尖部有反流性收缩期杂音,X 线片示肺无主动性充血,心电图左心室肥大和劳损的同时有异常深的 Q 波,超声心动图见室间隔明显增厚、二尖瓣前瓣叶收缩期前移,右心导管检查和指示剂稀释曲线测定未能发现在心室水平的左至右分流,左心导管检查和选择性左心室造影显示左心室与流出道间有收缩期压力阶差、心室腔小、肥厚的室间隔阴影凸入心腔等,都与室间隔缺损不同。

5.处理

(1)非手术介入治疗。

(2)手术治疗:在开展非手术介入治疗以前,成人小室间隔缺损 Qp/Qs<1.3 者一般不考虑手术,但应随访观察;中度室间隔缺损 Qp/Qs 为 1.5～2.0 者应考虑手术,此类患者在成人中少见;介于以上两者之间 Qp/Qs 为 1.3～1.5 者可根据患者总体情况决定是否手术,除非年龄过大有其他疾患不能耐受手术者仍应考虑手术治疗;大室间隔缺损伴明显肺动脉压增高者不宜手术。

缺损口径小的孕产妇只要不发生右向左分流,一般发生心力衰竭的少,能顺利度过妊娠与分娩。缺损较大者常会有肺动脉高压症状,并可出现右向左分流和心力衰竭。高位缺损常合并其他心血管异常,如妊娠前未经修补手术,妊娠后可使心力衰竭、心律失常及感染性心内膜炎的发生率明显增加。临产后可使肺动脉高压加重,导致血液右向左分流及发绀。

(三)动脉导管未闭

动脉导管未闭为常见的先天性心脏病之一,每出生 1500～5000 婴儿中约有 1 例,在医学史上是第一种可用外科手术完全治愈的先天性心脏血管病。据统计的 1085 例先天性心脏血管病中动脉导管未闭占 21.2%。男女患病有别,男:女为 1:3。

1.病理生理　由于在整个心动周期主动脉压总是明显高于肺动脉压,所以通过未闭动脉导管持续有血流从主动脉进入肺动脉,即左向右分流,使肺循环血流量增多,肺动脉及其分支扩张,回流至左心系统的血流量也相应增加,致使左心负荷加重,左心随之增大。由于舒张期主动脉血分流至肺动脉故使周围动脉舒张压下降、脉压增大。

2.临床表现　成人动脉导管未闭者可因分流量大小,有以下几种临床表现形式:

(1)分流量甚小,即未闭动脉导管内径较小,临床上可无主观症状,突出的体征为胸骨左缘第二肋间及左锁骨下方可闻及连续性机器样杂音,可伴有震颤,脉压可轻度增大。

(2)中等分流量者患者常有乏力、劳累后心悸、气喘胸闷等症状,心脏听诊杂音性质同上,更为响亮伴有震颤,传导范围广泛;有时可在心尖部闻及由于左心室扩大二尖瓣相对关闭不全及(或)狭窄所致的轻度收缩期及(或)舒张期杂音,周围血管征阳性。

(3)分流量大的未闭动脉导管,常伴有继发性严重肺动脉高压,可导致右向左分流。上述典型杂音的舒张期成分减轻或消失,继之收缩期杂音亦可消失而仅可闻及因肺动脉瓣关闭不全的舒张期杂音,此时患者多有青紫,且临床症状严重。

3.辅助检查

(1)X 线检查:透视下所见肺门舞蹈征是本病的特征性变化。胸片上可见肺动脉凸出;肺血增多,左心房及左心室增大。严重病例晚期出现右向左分流时,心影反可较前减小,并出现右心室增大的表现,肺野外带肺血减少。

(2)心电图:常见的有左心室大、左心房大的改变,有肺动脉高压时,可出现右心房肥大,右心室肥大。

(3)超声心动图检查:二维超声心动图可显示未闭动脉导管,并可见左心室内径增大。彩色多普勒可测得存在于主动脉与肺动脉之间的收缩期与舒张期左向右分流。

(4)心导管检查:为了了解肺血管阻力、分流情况及除外其他复杂畸形,有时需要作右心导管检查及逆行升主动脉造影。

4.诊断和鉴别诊断　根据典型的杂音、X 线和超声心动图改变,结合心导管检查,可以相当准确地诊断本病。

本病的鉴别诊断,主要是与其他足以引起连续杂音的疾病加以鉴别。

(1)先天性主动脉肺动脉间隔缺损:此病与较大的动脉导管未闭极为相似,不同点在于此病的分流部位较低,因而在临床上杂音最响的部位较动脉导管未闭的患者低一个肋间且较向右,可作为鉴别诊断的参考,但此点并非绝对可靠,比较可靠的鉴别诊断方法为超声心动图见肺总动脉和主动脉均增宽,其间有缺损沟通;心导管检查时如进入主动脉则是到升主动脉而非到降主动脉,逆行性主动脉造影时心导管顶端送到主动脉根部注射造影剂可见主动脉与肺动脉同时显影。

(2)主动脉窦部动脉瘤穿破入右心:由于先天性梅毒或感染性心内膜炎的原因,产生主动脉窦部动脉瘤侵蚀穿破至肺动脉、右心房或右心室,从而引起左至右分流。其临床表现酷似动脉导管未闭,同样有连续性机器样杂音。但此病有突发病的病史,例如突然心悸、胸闷不适,并感左胸有响音等,随后发生心力衰竭。此病杂音较动脉导管未闭者为低,其舒张期的部分较响,这一切均是鉴别的依据。

此外,本病在婴儿、幼儿期或肺动脉压显著增高时,可能只有收缩期杂音,要注意和室间隔缺损、房间隔缺损、肺动脉瓣狭窄等相鉴别,依据超声心动图及心导管易鉴别之。

5.处理　因本病易并发感染性心内膜炎,故即使分流量不大亦应及早争取手术或介入治疗。手术安全成功率高,任何年龄均可进行手术治疗,但对已有明显继发性肺动脉梗阻病变,出现右向左分流者则禁忌手术。

合并妊娠患者导管细而分流少且肺动脉压正常者,除在分娩期易发生感染性心内膜炎外,孕产期多经过顺利;如存在大的动脉导管未闭,大量的主动脉血向肺动脉分流,如伴有肺血管阻力增加,可引起显著肺动脉高压,使血液分流逆转,发生发绀,进一步使子宫动脉氧饱和度下降,可危及胎儿。孕妇先是左心衰竭,继而右心衰竭。心力衰竭是此类孕产妇死亡的主要原因。

(四)先天性原发性肺动脉高压

原发性肺动脉高压(先天性肺小动脉病变所致)是指肺小动脉原发的增生性病变所致的闭塞性肺小动脉高压,病因是多方面的,先天性肺小动脉病变是其中之一。

1.发病机制　导致原发性肺动脉高压的先天因素认为是肺小动脉中层有先天性缺陷退化或萎缩,因而导致一系列病变,主要是肌型肺小动脉内膜增厚,有的形成垫状或瓣状向腔内凸出,有的形成血管球样结构,内弹力膜断裂或缺如,肌层变薄或缺如。弹力型动脉有内膜增厚及粥样硬化,内弹力膜断裂等。

上述的病变可造成肺动脉狭窄,因而出现血流动力学改变,当肺动脉压力明显增高时,右心室排血受阻因而右心室压力增高,长时间的右心室收缩负荷增加引起右心室的肥厚,最后发生右心衰竭,心脏排血量降低,右心室将扩大,右心房与周围静脉血压会升高。

2.临床表现

(1)症状:患者可有气急、胸痛、咯血、晕厥等症状,严重时有发绀,因肺动脉压力显著增高使右心室、右心房压力亦增高,从而可能使卵圆孔重新开放,出现右至左分流。晚期出现右心衰竭表现。

(2)体征:心脏浊音界增大,肺动脉瓣区有收缩期喷射音和第二心音亢进或兼有分裂,部分患者在三尖瓣区有吹风样收缩期杂音(由相对性三尖瓣关闭不全所致),在肺动脉瓣区有吹风样舒张期杂音(由相对性肺动脉瓣关闭不全所致)。

3.辅助检查

(1)X线检查:X线示右心室明显增大,右心房可增大,肺动脉段明显凸出,肺动脉主要分支扩张,而周围肺野纹理细小、稀疏。

(2)心电图与心向量图电轴右偏,有显著右心室肥大伴劳损,并可有右心房肥大的变化。

(3)超声心动图:M型超声心动图示肺动脉瓣曲线波低平,收缩中期关闭。切面超声心动图示肺动脉增宽,搏动强,右心室前壁和室间隔增厚。

(4)心导管检查:肺动脉压显著增高,右心室收缩压增高,肺总阻力增高而肺毛细血管压正常,亦无左、右心室之间血液分流的证据。

(5)心血管造影示右心室及肺动脉排空延迟,末梢肺动脉细小。

4.诊断及鉴别诊断　本病诊断主要在于排除继发性肺动脉高压。常见的继发性肺动脉高压主要由动脉导管未闭、房间隔缺损、室间隔缺损造成,故应与之鉴别。

5.处理　本病预后差,目前缺乏有效的治疗办法,多种扩张血管药物可以试用,但其疗效并不肯定。

(五)法洛四联症

法洛四联症是指室间隔缺损、肺动脉口狭窄、主动脉右位(骑跨)与右心室肥大四种情况合并存在的先天性心脏血管畸形,其中以室间隔缺损与肺动脉口狭窄两者为主。本病为临床上最常见的发绀型先天性心脏血管病,在成人先天性心脏病中所占比例接近10%。

1.发病机制　　由于肺动脉口存在狭窄,右心室压力增高,工作加重,遂致肥厚。室间隔缺损大,使两侧心室压力相等。右心室的静脉血即被送过室间隔缺损而进入骑跨的主动脉。主动脉同时接受左心室的血液与部分右心室的血液,因而动、静脉血流在主动脉处混合被送达身体各部,造成动脉血氧含量降低,临床上出现发绀与红细胞增多症。肺动脉口狭窄愈重,室间隔缺损愈大,则右至左分流愈多,发绀愈严重。肺动脉口愈狭窄,进入肺循环血流愈少,在肺部氧合的血量也愈少,因而整个循环的氧合血液减少,遂又使发绀更为显著。由于右心室压力增高,体循环血流量增大,静脉回流也增多,右心房负担加重,因而亦增大。肺动脉口狭窄轻,室间隔缺损小的患者,右心室压力不太高,可无右至左分流,因而无发绀,称为非发绀型法洛四联症。

2.临床表现

(1)症状:本病的突出症状是发绀。发绀在婴儿期即出现,但在出生后的数月中可由于动脉导管未闭而不出现发绀,或仅在哭闹、吸吮时才出现发绀,婴儿喂奶困难,体重不增。发绀产生后数月至数年可出现杵状指。气喘亦为本病的常见症状,多在劳累后出现,可能是阵发性,这在2个月～2岁间较常见,患者易感乏力,劳累后有气喘与乏力常使患者采取下蹲的姿势,这在2～10岁期间颇为常见。部分患者有头晕、阵发性昏厥,甚至癫痫样抽搐。脑血管意外(如脑梗死)、感染性心内膜炎、肺部感染为本病常见并发症。

(2)体征:发绀与杵状指(趾)为常见的体征,患者一般发育较差,智力正常,亦偶有智力迟钝者,左胸或前胸部可能隆起。

心脏听诊肺动脉瓣第二心音减弱以至消失,胸骨左缘常可闻及收缩期喷射性杂音。杂音的响度与肺动脉狭窄的程度成反比例,因狭窄越重,则右心室的血液进入骑跨的主动脉越多,而进入肺动脉的越少。心脏浊音区可扩大,心前区与中上腹可有抬举性搏动。

3.辅助检查

(1)血液常规检查:可见红细胞计数及血红蛋白含量和血细胞比容均显著增高。

(2)X线检查:主要为右心室肥厚表现,肺动脉段凹陷,形成木靴状外形,肺血管纹理减少。

(3)心电图:心电图的主要改变为右心室的肥大与劳损,右侧心前区各导联的R波明显增高,伴有ST段压低与T波倒置,部分患者有右心房肥大的表现,即P波高尖。心电轴常右偏+90°～+210°之间。

(4)超声心动图检查:可显示右心室肥厚、室间隔缺损及主动脉骑跨。右心室流出道狭窄及肺动脉瓣的情况也可以显示。

(5)磁共振计算机断层显像:显示扩大的升主动脉骑跨于室间隔之上,而室间隔有缺损,肺动脉总干则甚小。右心室漏斗部狭窄,肺动脉瓣瓣环亦可见狭窄。

(6)心导管检查:右心导管检查在本病可有下列发现:①肺动脉狭窄引起的右心室与肺动脉间的压力阶差改变。分析压力曲线的形态,可帮助判断狭窄的类型;②心导管可能由右心室直接进入主动脉,或由右心室通过室间隔缺损进入主动脉,从而证实跨位的主动脉和室间隔缺损的存在;③右心室血氧含量高于右心房,证实有通过室间隔缺损的左至右分流的存在;④在室间隔缺损较大而主动脉跨位较明显的患者,主动脉、左心室与右心室的收缩压几乎相等。

(7)选择性心血管造影:选择性右心室造影时,可见肺动脉与主动脉同时显影,说明有主动脉骑跨的存在。此外又可显示室间隔缺损的部位与大小、肺动脉口狭窄的情况等。

4.诊断和鉴别诊断　　本病的诊断结合症状、体征主要依靠正确的辅助检查来确诊。本病预后较差,多数患者在20岁以前死亡,存活至成年有发绀型先天性心脏血管病者以本病为最常见,但需与下列情况相

鉴别:

(1)肺动脉口狭窄伴有房间隔缺损由右至左分流(法洛三联症):此病发绀出现较晚,胸骨左缘第二肋间的收缩期杂音较响,所占时间较长,肺动脉瓣区第二心音减轻、分裂。X线片上见心脏阴影增大较显著,肺动脉总干明显凸出。心电图中右心室劳损的表现较明显,右心导管检查、选择性心血管造影,发现肺动脉口狭窄属瓣膜型,右至左分流水平在心房部位,可以确立诊断。

(2)艾森门格综合征:室间隔缺损和动脉导管未闭的患者发生严重肺动脉高压时,使左至右分流转变为右至左分流,形成艾森门格综合征。此综合征发绀出现晚,肺动脉瓣区有收缩期喷射音和收缩期吹风样杂音,第二心音亢进并可分裂,可有吹风样舒张期杂音。X线检查可见肺动脉干明显凸出,肺门血管影粗大而肺野血管影细小,右心导管检查发现肺动脉显著高压等,可资鉴别。

(3)三尖瓣下移畸形和三尖瓣闭锁:三尖瓣下移畸形时,右心房增大,右心室相对较小,常伴有房间隔缺损而造成右到左分流。心前区可听到四个心音,X线示心影增大,常呈球形,右心房甚大。心电图示右心房肥大和右束支传导阻滞,选择性右心房造影显示增大的右心房和畸形的三尖瓣,可以确立诊断。

(4)完全性大血管错位:肺动脉源出自左心室,而主动脉源出自右心室,常有心房或室间隔缺损或动脉导管未闭,心脏显著增大,X线示肺部充血。选择性右心室造影可以确立诊断。

5.处理　本病治疗主要是手术。手术时间以3岁以下为宜,手术方法有三类。①在体循环与肺循环之间造成分流,以增加肺循环的血流量,使氧合血液得以增加;②施行肺动脉瓣狭窄切开或漏斗部狭窄的切除,以增加肺循环的血流;③直视下根治手术,在体外循环的条件下,切开心脏修补室间隔缺损,切开狭窄的肺动脉瓣或切除漏斗部的狭窄或切开瓣环或狭窄的肺动脉段补以心包或涤纶人造组织片,如有房间隔缺损亦同时予以修补。这是彻底纠正本病畸形的治疗方法。但手术死亡率较高。

未经手术矫治合并妊娠者,妊娠期外周阻力下降和静脉回流增加作用在阻塞的右心室流出道,导致右向左分流增加,妊娠期可能发生严重心力衰竭。另外体循环动脉氧饱和度降低对胎儿危害很大,可发生流产及早产。分娩时体循环阻力突然下降可诱发严重发绀、晕厥和死亡。由于孕产妇及胎儿的死亡率较高,一般不宜妊娠。据报道其出生婴儿心脏缺陷的患病率为3%~17%。

(六)主动脉缩窄

本病为较常见的先天性动脉血管畸形,临床上易被忽略,在先天性心脏血管病中约占2.2%,小儿尸检病例中所占的比率更高。本病多见于男性,男女比例为4~5:1。

1.病理生理　本病肺循环的血流情况正常。左心血液排入升主动脉及主动脉弓亦顺利。由于缩窄段的存在,使血流不畅,于是缩窄段以上血压升高,头部或上肢的血液供应正常或增加。缩窄段以下血压降低,下半身血液供应减少。成人型的病例,在缩窄段的周围即出现侧支循环,锁骨下动脉与降主动脉的分支之间产生吻合,借以维持身体下半部的血液供应。吻合途径主要为:①锁骨下动脉的上肋间分支与主动脉的第一肋间分支在胸部吻合;②锁骨下动脉的肩胛部分支与主动脉的肋间分支在胸壁吻合;③锁骨下动脉的内乳动脉分支与髂外动脉的腹壁动脉分支在腹部吻合。上述的吻合支显著增粗、扭曲,主动脉的肋间动脉分支常侵蚀肋骨后段的下缘。锁骨下动脉亦增粗。侧支循环的分布可能限于胸壁的里面,因而临床上通过胸壁表层未必能触及或看见。此外,轻型的主动脉缩窄则侧支循环不多或不明显。缩窄段以上血压长期升高使左心室负担增高而逐渐肥大。

2.临床表现

(1)症状:在15岁之前往往无明显的自觉症状,30岁以后症状渐趋明显。表现在三个方面:①由于头部及上肢血压升高所产生的症状,包括头痛、头晕、耳鸣和鼻出血等,严重的可产生脑血管意外,以及心力衰竭,后两者在40岁以后尤易发生;②由于下肢血液供应不足而产生的症状,包括下肢无力、冷感、酸痛、麻木甚至间歇性跛行;③由于侧支循环而增粗的动脉压迫附近器官而产生的症状,如压迫脊髓而引起的下肢瘫痪,压迫臂神经丛引起上肢的麻木与瘫痪等。此外,患者还可能发生感染性动脉内膜炎。

(2)体征:成年患者体格多较魁梧,主要体征:①上肢血压高而下肢血压显著低于上肢(正常人用常规血压计测量时股动脉收缩压较肱动脉收缩压读数高 2.26～5.32kPa)。胸骨上窝和锁骨上窝常有显著搏动(由锁骨下动脉增粗引起)。腹主动脉、股动脉、腘动脉和足背动脉脉搏微弱或不能触及。上肢血压增高常常在 10 岁以后才明显。缩窄部位在左锁骨下动脉开口的近端,患者左上肢血压可低于右上肢;②侧支循环动脉扭曲、显著搏动并有震颤,较常见于肩胛间区、腋部、胸骨旁和中上腹部等处;③心脏体征示心脏浊音向左、向下扩大。沿胸骨左缘、中上腹、左侧背部有收缩中后期Ⅱ～Ⅵ级吹风样杂音,肩胛骨附近、腋部、胸骨旁可听到侧支循环的收缩期或连续性血管杂音。心尖区可有主动脉收缩期喷射音。

3.辅助检查

(1)X 线检查:X 线检查示左心室增大。正位片见升主动脉扩大并略向右凸出且搏动明显,缩窄后主动脉段也扩大,形成向左凸出的阴影,如同时有左锁骨下动脉扩张则形成“丁”字形向左凸出的阴影。左前斜位片中有时可见缩窄的主动脉影和缩窄后主动脉段的扩大,矢面断层摄片中可以更清楚地看到。

肋骨后段的下缘被侵蚀为本病的特征之一。被侵蚀的肋骨为第三至第十肋,可能为单根或多根受累,呈单侧或双侧性。明显的肋骨侵蚀多在 12 岁以后出现。缩窄不严重或缩窄段在胸主动脉的下部者,则肋骨侵蚀现象不明显。

食管吞钡检查时,可见食管向前及向左移位。

(2)心电图检查:以左心室肥大或兼有心肌劳损为最多见,亦可有正常范围的心电图。儿童患者常为正常。

(3)超声心动图:M 型超声心动图不易探测本病病变。切面超声心动图可见左心室后壁和室间隔增厚、主动脉增宽、搏动增强。在胸骨上窝取主动脉长轴切面观察可见主动脉和主动脉弓增宽,搏动明显增强,如降主动脉缩窄则降主动脉变小。

(4)磁共振成像和 X 线计算机断层显像:矢面和左前斜位断层显像可见主动脉缩窄的部位和形态,有时还可见到扩张的侧支循环血管。

(5)心导管检查:逆行性主动脉心导管检查,可将心导管送达缩窄的主动脉段上、下方,记录到该处的压力并描记其压力曲线,在缩窄段的上方主动脉腔内压力增高,压力曲线显示收缩压的升高较舒张压的升高显著,故脉压增大。缩窄段内或缩窄段下方的压力降低,压力曲线显示收缩压的降低较舒张压的降低显著,故脉压减低,压力曲线波动较小而圆钝,连续测压记录中可看到此两处不同压力曲线的差别。

(6)选择性心血管造影:采用心血管造影术尤其是逆行性胸主动脉选择性造影,可以使缩窄段的动脉显影,从而了解缩窄段的位置、长短和程度,该段近端和远端的主动脉扩张以及侧支循环血管情况,作为手术治疗的参考。

4.诊断和鉴别诊断　本病的临床表现以及各项检查有一定特性,故如对本病的警惕性提高,诊断并无困难。

本病需与下列疾病相鉴别:

(1)多发性大动脉炎:本病多发生于年轻女性,常有单侧或双侧肢体出现缺血症状,如肢体无力、发凉、酸痛、麻木甚至肌肉萎缩,伴有动脉搏动减弱或消失,血压降低或测不出,颈动脉和椎动脉狭窄和闭塞者,可出现脑动脉缺血症状,如头昏、眩晕、头痛、记忆减退,单侧或双侧视物有黑点,视力减退,视野缩小甚至失明,嚼肌无力和咀嚼时腭部肌肉疼痛。查体双侧颈动脉搏动减弱或消失,并有颈部血管杂音。血清抗主动脉抗体测定、数字减影血管造影(DSA)及主动脉造影可进一步明确诊断。

（2）血栓闭塞性脉管炎（Buerger病）：血栓闭塞性脉管炎为周围血管慢性闭塞性炎症，主要累及四肢中、小动脉和静脉，好发于青年男性，多有吸烟史，表现为肢体缺血、剧痛、间歇性跛行、足背动脉搏动减弱或消失，游走性浅表静脉炎，重者可有肢体溃疡或坏死等，必要时行主动脉造影可协助诊断。

5.处理　本病治疗方法是实施缩窄段的手术切除。手术以在青春期施行较好，最适合的年龄在10～20岁之间。30岁以上因主动脉的弹性减弱，可能影响对端的吻合，10岁以下主动脉尚在发育中，吻合中或植入的血管可能以后因主动脉逐渐长大而显得狭窄，可能影响到手术的长期效果。由于本病为进行性的和较严重的先天性心脏血管病，目前手术的死亡率不高而疗效满意，因此凡上肢血压有明显增高、心脏增大的患者，均应施行手术治疗。不能手术治疗的患者，内科治疗主要针对高血压和心力衰竭，经皮穿刺置入带球囊心导管的扩张术则疗效未肯定。预防感染性动脉内膜炎、心力衰竭和脑血管并发症，对未手术治疗的患者甚为重要。

（七）单纯型肺动脉口狭窄

单纯的肺动脉口狭窄以往在国内外均被认为是少见的先天性心脏血管畸形。自右心导管检查术被广泛应用后，证明本病较常见（占13.4％），本病的男女性别比例无显著的差异。

单纯肺动脉口狭窄是与法洛四联症相对而言。法洛四联症为常见的先天性心脏血管病之一，肺动脉口狭窄是其主要构成部分，同时有室间隔缺损、主动脉骑跨与右心室肥大。单纯肺动脉口狭窄则是针对室间隔无缺损的患者而言，包括以肺动脉口狭窄为唯一畸形的先天性心脏血管病以及有房间隔缺损或卵圆孔未闭的肺动脉口狭窄患者，后两者如肺动脉口狭窄严重，可使右心房压力增高，引起右至左分流而出现发绀，则被称为法洛三联症。

1.病理生理　正常肺动脉口面积为$2cm^2/m^2$（体表面积），新生儿则约为$0.5cm^2/m^2$（体表面积），肺动脉口狭窄时，一般要瓣口面积减少60％才出现血流动力学改变。这时右心室排血受阻，因而右心室的压力增高而肺动脉的压力则减低或尚正常。两者的收缩压差达1.33kPa以上，可能达到19.95～31.92kPa。长时间的右心室收缩负荷增加引起右心室的肥厚，但心脏的排血量尚能维持，最后右心室发生衰竭，心脏排血量将降低，右心室将扩大，右心房与周围静脉血压将升高。肺总动脉及其分支狭窄时狭窄远端的肺动脉压力降低而近端的肺动脉压力则升高。肺动脉口高度狭窄、右心室压力显著增高的患者，右心房压亦相应地增高并可超过左心房压力，如患者同时有房间隔缺损或卵圆孔未闭，即可出现右至左分流而引起发绀。

肺动脉口高度狭窄、右心室压力显著增高的患者，右心房压亦相应地增高并可超过左心房压力，如患者同时有房间隔缺损或卵圆孔未闭，即可出现右至左分流而引起发绀。

2.临床表现

（1）症状：轻度狭窄可无症状，重度狭窄在劳累后可出现呼吸困难、心悸、气喘、咳嗽、乏力以及胸闷，偶有胸痛或晕厥。伴有房间隔缺损的患者，可能出现发绀与杵状指（趾）等，但多在婴幼儿期以后才出现。患者较易有肺部感染，患肺结核的颇不少见。后期可有右心衰竭的症状。偶可并发感染性心内膜炎。

（2）体征：狭窄程度轻者对生长、发育无影响，严重者发育较差，体格瘦小。心脏浊音区的扩大多不显著。瓣膜狭窄者听诊在胸骨左缘第二肋间有响亮而粗糙的吹风样喷射型收缩期杂音，其响度在Ⅱ～Ⅴ级之间，有时在第一与第三肋间亦有同样响度，多数伴有震颤，杂音常向左锁骨下区、左颈根部及背部传导。漏斗部狭窄者，杂音的最响处多在第三、四甚至第五肋间。肺总动脉及其分支狭窄患者杂音可在肺动脉瓣区或向两侧腋部与背部传导，出现较晚，因而将第二心音淹没，有时杂音呈连续性。吸入亚硝酸异戊酯或下蹲后杂音均可增强，肺动脉瓣区第二心音分裂，肺动脉瓣成分多减轻甚至听不到。

严重狭窄者可有右心室增大的体征，心前区可有抬举性搏动。伴有房间隔缺损而有右至左分流的患者，可有发绀和杵状指（趾）的体征。

3.辅助检查

(1)X检查:狭窄程度轻者,X线可能正常。中、重型患者X线改变有肺血管影细小以致肺野异常清晰,肺总动脉段明显凸出程度与肺动脉狭窄程度成正比,有时甚至如瘤状,搏动明显,但肺门血管搏动减弱,半数患者则有左肺门血管影增大,右心室增大,心影呈葫芦形。伴有房间隔缺损或右心室压力显著增高的患者,右心房可有增大。漏斗部和肺总动脉及其分支狭窄的患者,则肺总动脉多不扩大,且偶有凹下者。

(2)心电图:心电图变化与病变程度、病程长短以及右心室内压力的变化有关,随右心室内压力的高低而显示轻重不一的表现,即正常心电图、不完全性右束支传导阻滞、右心室肥大、右心室肥大伴有心前区广泛性T波倒置。部分患者有P波增高,显示右心房增大,心电轴有不同程度的右偏。

(3)超声心动图:超声心动图示右心室增大,前壁增厚,室间隔增厚并常与左心室后壁呈同向运动,右心房可增大。切面超声心动图示瓣膜增厚向肺动脉方面呈圆顶状凸出,肺动脉总干扩张,右心室流出道增宽。近年来用连续波多普勒超声心动图可颇为准确地探测出右心室与肺动脉间的压力阶差而彩色多普勒血流显像探测到肺动脉内高速湍流所呈现的多色镶嵌,有助于选择狭窄射流的方位来进行连续波多普勒定向探测上述压力阶差。

(4)磁共振成像和X线计算机断层显像:矢面断层显像可显示肺动脉瓣环和右心室漏斗部不同水平的狭窄情况,较横面断层显像好。对肺动脉瓣瓣膜的显像更难以观察其活动情况。

(5)心导管检查:右心导管检查中,主要有重大诊断价值的发现为:右心室压力增高,肺动脉压力正常或有降低。右心室与肺动脉之间有明显的压力差。正常右心室与肺动脉的收缩压差不超过1.33kPa,如差异超过该范围,则可认为有肺动脉口狭窄。依据这一压力阶差,可以估计肺动脉口狭窄的程度,一般认为阶差在5.32kPa以下为轻度狭窄,5.32~13.30kPa之间为中度狭窄,而13.30kPa以上为重度狭窄。无房间隔缺损的患者,血氧含量无异常改变,有房间隔缺损时,右心房血氧含量增高,但当右心房压力增高而出现右至左分流时,则动脉血氧降低。

(6)选择性心血管造影:通过右心导管进行选择性右心室造影显示瓣膜狭窄者,造影剂受阻于肺动脉瓣处,在心室收缩期瓣融合如天幕状,凸出于肺动脉内,瓣孔如鱼口状,造影剂由此孔喷出如狭条状然后呈扇状分开。漏斗部狭窄者则见右心室流出道狭窄如管道或有局限性肥厚与瓣膜间形成第三心室。肺总动脉及其分支狭窄者可见到肺总动脉或其分支的局部狭窄。

4.诊断和鉴别诊断　　依据体征、X线、心电图、超声心动图变化和磁共振成像本病诊断基本不难。右心导管检查可以确诊并有助于判定狭窄的类型和程度。选择性心血管造影有利于了解肺动脉、肺动脉瓣和右心室漏斗部的解剖情况。

本病应与下列疾病相鉴别:

(1)房间隔缺损:房间隔缺损的患者在胸骨左缘第二肋间可听到收缩期杂音伴有收缩期喷射音。X线示肺动脉总干凸出、右心室增大。心电图示不完全性右束支传导阻滞或右心室肥大。与轻、中度肺动脉瓣膜狭窄颇有相似之处,临床常易混淆。但房间隔缺损的患者肺动脉区第二心音亢进并呈固定分裂,X线示肺野充血与肺动脉口狭窄的患者表现不同。超声心动图显示房间隔的回声缺失,而肺动脉瓣无明显病变。右心导管检查显示在心房水平有左至右分流,选择性心血管造影无肺动脉瓣病变等可资鉴别。但也要注意:房间隔缺损可和肺动脉口狭窄合并存在。

(2)室间隔缺损:室间隔缺损与肺动脉口狭窄患者均可在胸骨左缘听到响亮的收缩期杂音,但其最响处的位置前者在第四肋间且为反流性全收缩期型,可与肺动脉狭窄相鉴别。但漏斗部狭窄患者的杂音位置亦较低,鉴别仍有困难。室间隔缺损多有左心室的增大,如其左至右的分流量大,则肺动脉总干亦凸出,但此时肺血管将变粗,与肺动脉口狭窄有所不同。右心导管检查发现心室部左至右有分流,可以明确诊断。但也要注意室间隔缺损可和肺动脉口狭窄尤其是漏斗部狭窄合并存在。

(3)先天性原发性肺动脉扩张:本病的临床表现与心电图变化和轻型的肺动脉瓣膜狭窄很相类似,因此鉴别诊断较困难。右心导管检查未能发现右心室与肺动脉间收缩期压力阶差或其他压力异常,同时又无分流的存在,而 X 线示肺动脉总干凸出,则对诊断本病有利。

(4)法洛四联症:重度肺动脉狭窄伴有房间隔缺损,而有右至左分流的患者(即法洛三联症),需与法洛四联症相鉴别。法洛四联症的患者出生时即有发绀而三联症则在收缩期杂音多甚响,四联症患者 X 线示肺动脉总干不凸出等有助于鉴别。右心导管检查和选择性右心造影可以明确诊断。

5.处理　本病的主要治疗方法是施行手术切开狭窄的瓣膜,切除漏斗的肥厚部分,切开瓣环或狭窄段补以心包或涤纶片。手术年龄以在儿童期施行为佳,症状显著,发生右心衰竭者,则在婴儿期即应施行手术。手术的指征为:①患者有明显症状;②心电图或 X 线显示右心室肥大;③静息时右心室与肺动脉间的收缩压差在 5.33kPa 以上。手术的方法有两大类,一类是经右心室用器械进行盲目切开或切除的方法,另一类是在低温麻醉或体外循环的条件下直视切开或切除的方法。盲目手术的疗效较难保证,直视手术疗效较好。

近年来有采用带球囊心导管扩张肺动脉瓣膜狭窄的方法。本法可免除开胸手术,虽然长期疗效尚待确定,近期效果显示是很有前途的方法。

对于不施行手术治疗的患者,应密切注意预防发生感染性心内膜炎和心力衰竭的发生。

三、先天性心脏病对孕妇及胎儿的影响

妊娠合并心脏病是孕产妇死亡的最重要原因,因妊娠期、临产后及分娩时心脏的负担加重,妊娠时由于胎儿的发育,子宫、胎盘逐渐长大,母体对氧的需求和血液供应量也大大增加,因而血浆容量增加可达40%～50%,红细胞增加为 15%～20%,相比之下,红细胞计数、血细胞比容及血红蛋白含量均有下降,形成稀释性贫血。其中由于孕激素、肾素、醛固酮、催乳素的作用,使液体量增加 6～8.5L,钠增加约 500～900mmol。妊娠晚期及分娩时,由于增大的子宫压迫下腔静脉,使静脉回心血量减少,可发生头昏、晕厥、称之为仰卧位低血压综合征。分娩时,每一次宫缩可增加心排血量约 20%(200～500ml 自子宫排出),收缩压升高,左心室负荷增加 10%。分娩方式的不同,失血量亦各异,剖宫产或其他方式的手术产,失血量往往超过阴道自然分娩。产后子宫收缩,胎盘排出,原循环在这些组织中的血液进入体循环中,使血浆容量及心排血量增加 20%～30%。妊娠期所出现的这些变化,均可加重心脏负担,使心脏病情恶化。

妊娠期这个较长的过程(40 周)对正常妇女已是一个较重的负担,对于患有先天性心脏病的妇女则负担更重,危险更大。先天性心脏病患者多数在儿童期被发现并经过治疗。无青紫的先天性心脏病,无论是否进行手术治疗,均可较好地承受妊娠,有青紫的先天性心脏病合并妊娠时,母儿均极危险,死亡率较高。很多先天性心脏病患者,平时健康状况很好,没有症状,妊娠时由于心脏负担加重,给孕妇带来一定的危险。妊娠合并先天性心脏血管病,是产科一个重要的合并症,孕产妇的死亡率可高达 1%～4%,胎儿的死亡率更高。

孕妇能否妊娠直达足月,受着多种因素的影响:①心脏代偿功能:心脏代偿功能Ⅰ～Ⅱ级者,在妊娠、分娩及产褥期发生心力衰竭者很少。心脏代偿功能Ⅲ级者其心力衰竭率就有显著提高,可达47%,而Ⅰ级者发生率为 7%,Ⅱ级者发生率为 17%;②孕妇年龄:一般先天性心脏病的病变是进行性的,其代偿功能则随年龄的增长而逐渐减退,年龄超过 35 岁者,对妊娠期变化耐受性降低,预后较差;③过去曾有过心力衰

竭史者,妊娠期再次发生心力衰竭的可能性增加;④妊娠后孕妇的生活环境与休养条件、社会因素与家庭因素对孕妇影响很大,对有先天性心脏血管病的孕妇则更为重要。任何一个因素处理不当,都会使孕妇的心功能负担加重而危及孕妇及胎儿的健康。

先天性心脏病孕妇的胎儿较正常孕妇的胎儿发育差。妊娠会加重孕妇的心脏功能负担,从而导致心力衰竭的发生,孕妇发生心力衰竭可使胎儿宫内缺氧或胎盘供血不足,而引起流产、早产或胎儿宫内死亡等,若勉强继续妊娠,则胎儿发育不良,往往是低智能儿,甚至是畸形。

四、妊娠并先天性心脏病的处理

对患有先天性心脏病的生育年龄的妇女,最好在未妊娠时先明确其心脏病的病因、病理改变以及心脏代偿功能的分级。如房间隔缺损小于 $1cm^2$,室间隔缺损面积小于 $1cm^2$,动脉导管未闭者口径小、肺动脉压正常,肺动脉口狭窄属于轻度,可以耐受妊娠与分娩;而房间隔缺损大于 $2cm^2$ 者,需经手术矫治后方可妊娠。Ⅰ级、Ⅱ级心功能及无并发症的一般可以妊娠。对心脏功能Ⅲ～Ⅳ级的伴有发绀的先天性心脏病患者,不宜妊娠。先天性心脏病伴有心房颤动,或过去妊娠时有心力衰竭史,或合并有较严重的内科疾病,如肾炎、肺功能不全等,均不宜妊娠。凡是有不宜妊娠因素者,均应动员其做人工流产。如已有心力衰竭者,则必须于心力衰竭控制后再做人工流产。

先天性心脏病患者,如已妊娠,则应及时请心脏科医生会诊,如果决定可以妊娠,其处理原则主要是在各期中预防和治疗心力衰竭。

(一)妊娠期的处理

1.确定心脏病的诊断,评估其功能状态。

2.建立定期检查与随诊制度,与心脏科医生和护理或照顾患者的人员密切联系,以便能较好地对孕妇进行监护。

3.保证有规律、恰当的休息,避免过度用力和情绪波动。

4.合理膳食,有足够的营养又不能使患者的体重增加过多,适当限制钠盐的摄入,给予足够的铁剂。

5.及时治疗妊娠期间发生的感染、贫血、发热等疾病。

6.治疗阵发性心律失常,防止其再发生。

7.选用洋地黄、利尿剂及卧床休息,积极治疗心力衰竭,注意心血管药物对胎儿的影响:①洋地黄用于心力衰竭、心房颤动、心房扑动、阵发性室上性心动过速,对胎儿无害;②奎尼丁用于室上性及室性心律失常,对胎儿无害,但可能发生早产;③利尿剂在妊娠 20 周以后不能长期应用,因为可导致高血钙、血尿酸过多、高血糖、低血钾、低血钠、低血压及碱中毒等,对胎儿影响较少,偶尔可因血压降低而致胎儿窘迫。新生儿可发生低血糖及高铁胆红素性黄疸;④肾上腺素受体拮抗药,妊娠期如有指征可以使用,但可能导致胎儿宫内发育迟缓(IUGR)、心动过缓;⑤香豆素衍生物,妊娠期禁用,可导致胎儿畸形;⑥肝素对母亲可引起出血,因不通过胎盘,故对胎儿无致畸作用;⑦普鲁卡因胺,可用于室性心律失常,对胎儿无影响;⑧提早两周住院,做好分娩前的准备。

(二)分娩期的处理

1.根据患者功能状态,必要时在临产及分娩过程中进行心脏监护,监护母亲和胎儿的情况,胎儿出生后仍须继续监护。

2.产程开始时,应及时给予氧气吸入,同时给予抗生素预防感染,如无产褥感染,产后一周停药。

3.产程中适当使用异丙嗪、哌替啶等镇静剂,使产妇保持安静。

4.产程出现心力衰竭症状时,立即静脉注射毛花苷 C 或毒毛旋花子苷 K。

5.宫颈口开全后,防止产妇用力屏气,应施行会阴侧切,必要时行胎头吸引术、产钳术、臀牵引术等助产,及早结束分娩。死胎可用穿颅术。

6.胎儿娩出后,产妇腹部放置砂袋加压,以防止腹压突然降低而发生心力衰竭。

7.如产程进展较慢,产妇过度劳累,应在心功能未恶化前,以剖宫产结束分娩。在急性心力衰竭时,首先应控制心衰,再行手术。手术过程中应加强监护。

(三)产后及产褥期处理

1.密切观察体温、心率、呼吸、血压等变化,因在产后一周内,尤其 24 小时内,由于回心血量骤然增加,往往容易发生心力衰竭,因此对患有心脏病的产妇延长产后监护是很必要的。

2.产后如子宫收缩无力,应按摩子宫底刺激子宫收缩,必要时注射对心脏病无害的子宫收缩剂如缩宫素,但禁用麦角类药物。如产后出血超过 300ml,可以输血,但需注意输血速度。

3.产后积极预防产褥感染及尿路感染,因产后子宫内胎盘剥离后的巨大创面或产道的创伤,常为亚急性感染性心内膜炎的感染源。

4.产前、产时曾有过心力衰竭的产妇,产后仍继续用强心药。

5.心功能 Ⅲ 级以上者,不宜哺育婴儿。

(四)妊娠合并心脏手术问题

原则上心脏手术应在非妊娠时实施。在孕期中估计能度过妊娠与分娩者,尽量不作心脏手术。但若心功能 Ⅲ～Ⅳ 级在妊娠早期已发生肺水肿,孕妇又不愿做人工流产,而手术操作不复杂、麻醉要求不高者,则可考虑手术,手术宜在妊娠 12 周以前进行。但对手术比较复杂、需低温麻醉或体外循环条件下进行的心脏直视手术,不宜在妊娠期进行。

(李巧珍)

第八节　妊娠合并高血压综合征

妊娠高血压综合征是妊娠期特有的疾病,国内发病率为 9.1%～10.4%,约 15% 妊娠期相关死亡是该病所致。妊娠高血压综合征的主要病理基础是全身小动脉痉挛、血管通透性增加、血液黏度增高及组织缺血、缺氧等,表现为高血压、蛋白尿等,严重影响母体健康及胎儿正常发育。

一、流行病学

1983～1988 年,全国 25 省市部分地区 370 万人口,开展了统一标准的前瞻性妊娠高血压综合征流行病学的调查。在 67813 例孕产妇中,妊娠高血压综合征 6398 例,平均发病率 9.4%,其中子痫 120 例,占妊娠高血压综合征 1.9%,根据全国妊娠高血压综合征协作组 1984 年报道,轻、中度妊娠高血压综合征的围生儿死亡率为 17.8‰ 及 21.2‰,而先兆子痫及子痫的围生儿死亡率高达 58.6‰ 及 33.9‰。随着妊娠高血压综合征的病情加重,母儿的预后越来越差,迄今为止,妊娠高血压综合征仍为孕产妇及围生儿死亡的重要原因之一。

二、高危因素与病因

（一）高危因素

初产妇、孕妇年龄＜18岁或＞40岁、多胎妊娠、妊娠期高血压病史及家族史、慢性高血压、慢性肾炎、抗磷脂综合征、糖尿病、血管紧张素基因 T_{235} 阳性、营养不良、低社会经济状况均与妊娠高血压综合征发病风险增加相关。

（二）病因

1.异常滋养层细胞侵入子宫肌层　研究认为先兆子痫患者胎盘有不完整的滋养层细胞侵入子宫动脉，蜕膜血管与血管内滋养母细胞并存，子宫螺旋动脉发生广泛改变，包括血管内皮损伤、组成血管壁的原生质不足、肌内膜细胞增殖及脂类首先在肌内膜细胞其次在巨噬细胞中积聚，最终发展为动脉粥样硬化。动脉粥样硬化将导致动脉瘤性扩张，使螺旋动脉不能适应常规功能，同时动脉粥样硬化导致螺旋动脉腔狭窄、闭锁，引起胎盘血流量灌注减少，引发妊娠高血压综合征一系列症状。

2.免疫机制　妊娠被认为是成功的自然同种异体移植。胎儿在妊娠期内不受排斥是因胎盘的免疫屏障作用、胎膜细胞可抑制 NK 细胞对胎儿的损伤、母体内免疫抑制细胞及免疫抑制物的作用，其中以胎盘的免疫屏障作用最重要。

研究发现先兆子痫呈间接免疫，镜下确定胎盘母体面表现急性移植排斥，针对胎盘抗原性形成的封闭抗体下降，使胎盘局部免疫反应与滋养细胞表达 TCX 抗原形成的保护性作用减弱。本病患者妊娠12～24周辅助性 T 细胞明显低于正常孕妇，血清 Th_1/Th_2 不平衡，Th_2 呈高水平，从而使巨噬细胞激活释放细胞因子如肿瘤坏死因子-α、白细胞介素-1，使血液中血小板源性生长因子、内皮缩血管肽（又称内皮素）、纤溶酶原激活物抑制物-1 等含量增加，造成毛细血管高凝状态及毛细血管通透性增加。先兆子痫孕妇组织相容性抗原 HLA-DR4 明显高于正常孕妇。HLA-DR4 在妊娠高血压综合征发病中的作用可能为：①直接作为免疫基因，通过免疫基因产物如抗原影响巨噬细胞呈递抗原；②与疾病致病基因连锁不平衡；③使母胎间抗原呈递及识别功能降低，导致封闭抗体产生不足，最终导致妊娠高血压综合征的发生。

3.血管内皮细胞受损　炎性介质如肿瘤坏死因子、白细胞介素-6、极低密度脂蛋白等可能促成氧化应激，导致类脂过氧化物持续生成，产生大量毒性因子，引起血管内皮损伤，改变一氧化氮产物，干扰前列腺素（PG）平衡。当血管内皮细胞受损时血管舒张因子前列环素分泌减少，由血小板分泌的血栓素 A_2 增加，导致前列环素与血栓素 A_2 比例下降，提高血管紧张素 Ⅱ 的敏感性，使血压升高，导致一系列病理变化。研究认为这些炎症介质、毒性因子可能来源于胎盘及蜕膜。因此胎盘血管内皮损伤可能先于全身其他器官。

4.遗传因素　妊娠高血压综合征的家族多发性提示该病可能存在遗传因素。研究发现携带血管紧张素原基因变异 T_{235} 的妇女妊娠高血压综合征的发生率较高。也有发现妇女纯合子基因突变有异常滋养细胞浸润。遗传性血栓形成可能发生先兆子痫。单基因假设能够解释先兆子痫的发生，但多基因遗传也不能排除。

5.营养缺乏　已发现多种营养物质如以白蛋白减少为主的低蛋白血症以及钙、镁、锌、硒等缺乏与先兆子痫发生发展有关。研究发现妊娠高血压综合征患者细胞内钙离子升高，血清钙下降，从而导致血管平滑肌细胞收缩，血压上升。对有高危因素的孕妇从孕 20 周起每日补钙 2g 可降低妊娠高血压综合征的发生率；硒可防止机体受脂质过氧化物的损害，提高机体的免疫功能，维持细胞膜的完整性，避免血管壁损伤。

血硒下降可使前列环素合成减少,血栓素增加;锌在核酸和蛋白质的合成中有重要作用;维生素 E 和维生素 C 均为抗氧化剂,可抑制磷脂过氧化作用,减轻内皮细胞的损伤。若自孕 16 周开始每日补充维生素 E 400U 和维生素 C 100mg,可使妊娠高血压综合征的发生率下降 18%。

6.胰岛素抵抗　近来研究发现妊娠高血压综合征患者存在胰岛素抵抗,高胰岛素血症可导致一氧化氮合成下降及脂质代谢紊乱,影响前列腺素 E_2 的合成,增加外周血管的阻力,升高血压。因此认为胰岛素抵抗与妊娠高血压综合征的发生密切相关,但尚需进一步研究。其他因素如血清抗氧化剂活性、血浆高半胱氨酸浓度等的作用仍在研究。

三、病理生理

全身小动脉痉挛是妊娠高血压综合征的基本病理生理变化,特别是在直径<200μm 的小动脉更易发生痉挛,如眼底、眼结膜、甲床等小动脉,其特点为收缩的一段小动脉与舒张的另一段小动脉相交替,使血管呈梭形分段。小动脉痉挛使阻力增加引起血压增高。大血管的营养血管缺血缺氧,可使血管壁及供血器官受损,且收缩与舒张交替的痉挛性特征可加重血管损伤。

1.脑血管痉挛　引起脑组织缺血、缺氧、水肿,临床上出现头晕、头痛、眼花、呕吐及抽搐等症状。脑血管长期痉挛,血管壁受损,血液外渗,脑组织可出现点状及斑状出血,严重者发生脑血栓形成、脑出血、抽搐和昏迷。脑血管病是妊娠高血压综合征死亡的第一位原因,占 42.9%。

2.冠状血管痉挛　心肌缺血,出现左胸痛,严重者心肌间质水肿,点状出血及坏死,再加上全身血管总阻力增加,血液黏度增加,水钠潴留,易导致左心衰竭及肺水肿。因心力衰竭而死亡是妊娠高血压综合征的第二位死因,占 23.8%。

3.肾血管痉挛　肾血流量减少,肾小球受损,缺血、缺氧、血管通透性升高,此时,不能从肾脏滤过的血浆蛋白得以滤过,出现蛋白尿,重症患者肾小球血管壁内皮细胞肿胀,体积增大,血流阻滞,在内皮细胞下及细胞间,有纤维素样物质沉积,可发生血管内凝血,血栓形成,肾功能受损,出现少尿及肾衰竭。

4.肝脏小动脉痉挛　肝脏缺血、缺氧,严重者因血管破裂,肝实质出血及肝被膜下血肿,出现上腹不适,甚至血肿破裂致腹腔大出血死亡。

5.视网膜小血管痉挛　缺血或水肿,出现眼花和黑矇,严重者引起视网膜脱离,导致暂时性失明。

6.血液

(1)容量:由于全身小动脉痉挛,血管壁渗透性增加,血液浓缩,血细胞比容上升。当血细胞比容下降时,多合并贫血或红细胞受损或溶血。

(2)凝血:妊娠高血压综合征患者伴有一定量的凝血因子缺乏或变异所致的高凝血状态,特别是重症患者可发生微血管病性溶血,主要表现为血小板减少(血小板少于 $100 \times 10^9/L$)、肝酶升高、溶血,即 HELLP 综合征,反映了凝血功能的严重损害及疾病的严重程度。

7.子宫胎盘血流灌注　血管痉挛导致胎盘灌流下降。异常滋养层细胞侵入使螺旋动脉平均直径仅为正常孕妇螺旋动脉直径 2/5,加之伴有内皮损害及胎盘血管急性动脉粥样硬化,使胎盘功能下降,宫内发育迟缓,胎儿窘迫。若胎盘血管破裂可致胎盘早剥,严重时母儿死亡。

四、分类与临床表现

妊娠高血压综合征分类与临床表现见表 21-1。

表 21-1　妊娠高血压综合征的分类及临床表现

分类	临床表现
妊娠期高血压	妊娠期首次出现 BP≥140/90mmHg,并于产后 12 周恢复正常;尿蛋白(一),少数患者可伴有上腹部不适或血小板减少;产后方可确诊先兆子痫
轻度	妊娠 20 周以后出现 BP≥140/90mmHg;尿蛋白≥0.3g/24h 或随机尿蛋白(+);可伴有上腹不适、头痛等症状
重度	BP≥160/110mmHg;尿蛋白≥2g/24h 或随机尿蛋白(++),血清肌酐>106μmol/L,血小板<100×10⁹/L;血 LDH 升高;血清 ALT 或 AST 升高;持续性头痛或其他脑神经或视觉障碍;持续性上腹不适
子痫	先兆子痫孕妇抽搐不能用其他原因解释
慢性高血压合并先兆子痫	高血压孕妇妊娠 20 周以前无尿蛋白,若出现尿蛋白≥0.3g/24h;高血压孕妇妊娠 20 周后突然尿蛋白增加或血压进一步升高或血小板<100×10⁹/L
妊娠合并慢性高血压	妊娠前或妊娠 20 周前舒张压≥90mmHg(除外滋养细胞疾病),妊娠期无明显加重;或妊娠 20 周后首次诊断高血压并持续到产后 12 周后

通常正常妊娠、贫血及低蛋白血症均可发生水肿,妊娠高血压综合征的水肿无特异性,因此不能作为其诊断标准及分类依据。

血压较基础血压升高 30/15mmHg,然而低于 140/90mmHg 时,不作为诊断依据,但必须严密观察。

重度先兆子痫是妊娠 20 周后出现高血压、蛋白尿伴随以下至少一种临床症状或体征者(表 22-2)。

表 22-2　重度先兆子痫的临床症状和体征

收缩压≥160~180mmHg 或舒张压≥110mmHg

24 小时尿蛋白>5g 或随机尿蛋白(+++)以上

中枢神经系统功能障碍

精神状态改变和严重头痛(频发,常规镇痛药不缓解)

脑血管意外

视物模糊,眼底点状出血,极少数患者发生皮质性盲

肝细胞功能障碍,肝细胞损伤,血清转氨酶至少升高 2 倍

上腹部或右上象限痛等肝被膜肿胀症状,肝被膜下出血或肝破裂

少尿,24 小时尿量<500ml

肺水肿,心力衰竭

血小板<100×10⁹/L

凝血功能障碍

微血管病性溶血(血 LDH 升高)

宫内发育迟缓,羊水过少,胎盘早剥

子痫前可有不断加重的重度先兆子痫,但子痫也可发生于血压升高不显著、无蛋白尿或水肿病例。通常产前子痫较多,约 25% 子痫发生于产后 48 小时。

子痫抽搐进展迅速,前驱症状短暂,表现为抽搐、面部充血、口吐白沫、深昏迷;随之深部肌肉僵硬,很快发展成典型的全身高张阵挛惊厥、有节律的肌肉收缩和紧张,持续约 1~1.5 分钟,其间无呼吸动作;此后

抽搐停止，呼吸恢复，但患者仍昏迷，最后意识恢复，但困惑、易激惹、烦躁。

五、诊断及鉴别诊断

（一）诊断

根据病史、临床表现、体征及辅助检查即可作出诊断，同时应注意有无并发症及凝血机制障碍。

1.病史　患者有本病的高危因素及上述临床表现，特别应注意有无头痛、视力改变、上腹不适等。

2.高血压　高血压的定义是持续血压升高至收缩压≥140mmHg 或舒张压≥90mmHg。舒张压不随患者情绪变化而剧烈变化是妊娠期高血压诊断和评估预后的一个重要指标。若间隔 4 小时或 4 小时以上的两次测量舒张压≥90mmHg，可诊断为高血压。为确保测量准确性，袖带应环绕上臂周长至少 3/4，否则测量值偏高；若上臂直径超过 30cm，应使用加宽袖带。

3.尿蛋白　尿蛋白的定义是指 24 小时内尿液中蛋白质含量≥300mg 或间隔 6 小时的两次随机尿液蛋白浓度为 30mg/L（定性＋）。蛋白尿在 24 小时内有明显波动，应留取 24 小时尿作定量检查。避免阴道分泌物或羊水污染尿液。泌尿系感染、严重贫血、心力衰竭和难产均可导致蛋白尿。

4.水肿　体重异常增加是多数患者的首发症状，孕妇体重突然增加≥0.9kg/周，或 2.7kg/4 周是先兆子痫的信号。水肿特点是自踝部逐渐向上延伸的凹陷性水肿，经休息后不缓解。水肿局限于膝以下为"＋"，延及大腿为"＋＋"，延及外阴及腹壁为"＋＋＋"，全身水肿或伴有腹水为"＋＋＋＋"。

5.辅助检查

血液检查：包括全血细胞计数、血红蛋白含量、血细胞比容、血黏度、凝血功能，根据病情轻重可反复检查。

肝肾功能测定：肝细胞功能受损可致 ALT、AST 升高。患者可出现以白蛋白缺乏为主的低蛋白血症，白/球蛋白比值倒置。肾功能受损时，血肌酐、尿素氮、尿酸升高，肌酐升高与病情严重程度相平行。尿酸在慢性高血压患者中升高不明显，因此可用于本病与慢性高血压的鉴别诊断。重度先兆子痫与子痫应测定电解质与二氧化碳结合力，以早期发现酸中毒并纠正。

尿液检查：应测尿比重、尿常规，当尿常规≥1.020 时说明尿液浓缩，尿蛋白（＋）时尿蛋白含量 300mg/24h，当尿蛋白（＋＋＋）时尿蛋白含量 5g/24h。尿蛋白检查在重度先兆子痫患者应每日 1 次。

眼底检查：视网膜小动脉的痉挛程度反映全身小血管痉挛的程度反映本病的严重程度。通常眼底检查可见视网膜小动脉痉挛、视网膜水肿、絮状渗出或出血，严重时可发生视网膜脱离。患者可出现视物模糊或失明。

其他：心电图、超声心动图、胎盘功能、胎儿成熟度检查、脑血流图检查等，视病情而定。

（二）预测性诊断

目前尚无有效、可靠和经济的预测妊娠高血压综合征的方法。下述方法有一定预测价值，应在妊娠中期进行。预测为阳性者，应密切随诊。

1.平均动脉压（MAP）测定　此法简单易行。计算公式为 MAP＝（收缩压＋2×舒张压）÷3。当 MAP≥85mmHg 时，提示有发生先兆子痫的倾向。当 MAP≥140mmHg 时，易发生脑血管意外，导致孕妇昏迷或死亡。

2.翻身试验　有妊娠高血压综合征发生倾向的孕妇，血管紧张素Ⅱ的敏感性增加，仰卧时妊娠子宫压迫腹主动脉，血压升高。测定方法为：孕妇左侧卧位测血压直至血压稳定后，翻身仰卧 5 分钟再测血压，若仰卧位舒张压较左侧卧位≥20mmHg，提示有发生先兆子痫倾向，其阳性预测值 33％。

3.尿酸测定　孕 24 周血清尿酸值＞5.9mg/L,是 33％先兆子痫孕妇的预测值。

4.血液流变学检测　低血容量及血液黏度高是妊娠高血压综合征的基础。当血细胞比容≥0.35,全血黏度＞3.6,血浆黏度＞1.6 时,提示有发生先兆子痫的倾向。

5.尿钙测定　妊娠高血压综合征患者尿钙排泄量明显降低。尿 Ca/Cr 比值降低早于妊娠高血压综合征的发生,若≤0.04 有预测先兆子痫的价值。

（三）鉴别诊断

先兆子痫应与慢性肾炎合并妊娠相鉴别,子痫应与癫痫、脑炎、脑肿瘤、脑血管畸形破裂出血、糖尿病高渗性昏迷、低血糖昏迷相鉴别。

六、治疗

妊娠高血压综合征治疗的目的和原则是争取母体可以完全恢复健康,胎儿生后能够存活,以对母儿影响最小的方式终止妊娠。

（一）妊娠期高血压

可住院也可在家治疗。

1.休息　保证充足的睡眠,取左侧卧位,休息不短于 10 小时。左侧卧位可减轻子宫对腹主动脉、下腔静脉的压迫,使回心血量增加,改善子宫胎盘的血供。有研究发现左侧卧位 24 小时可使舒张压降低10mmHg。

2.镇静　对于精神紧张、焦虑或睡眠欠佳者可给予镇静剂。如地西泮 2.5～5mg 每日 3 次,或 5mg 睡前口服。

3.密切监护母儿状态　应询问孕妇有无头痛、视力改变、上腹不适等症状。嘱患者每日测体重及血压,每 2 日复查尿蛋白。定期监测血液、胎儿发育状况和胎盘功能。血压继续增高,按轻度先兆子痫治疗。

4.间断吸氧　可增加血氧含量,改善全身主要器官和胎盘的氧供。

5.饮食　应包括充足的蛋白质、热量,不限盐和液体,但对于全身水肿者应适当限制盐的摄入。补充多种维生素及矿物质。

（二）先兆子痫

应住院治疗,防止子痫及并发症发生。治疗原则为休息、镇静、解痉、降压、合理扩容和必要时利尿、密切监测母胎状态、适时终止妊娠。

1.休息　同妊娠期高血压。

2.镇静　适当镇静可消除患者的焦虑和精神紧张,达到降低血压、缓解症状及预防子痫发作的作用。

(1)地西泮:具有较强的镇静、抗惊厥、肌肉松弛作用,对胎儿及新生儿的影响较小。用法:2.5～5mg 口服,每日 3 次,或 10mg 肌内注射或静脉缓慢推入(＞2 分钟)。必要时间隔 15 分钟后重复给药;亦可直肠给药,20mg 加入 0.9％氯化钠保留灌肠。1 小时内用药超过 30mg 可能发生呼吸抑制,24 小时总量不超过 100mg。

(2)冬眠药物:冬眠药物可广泛抑制神经系统,有助于解痉降压,控制子痫抽搐。用法:①哌替啶50mg,异丙嗪 25mg 肌内注射,间隔 12 小时可重复使用,若估计 6 小时内分娩者禁用;②哌替啶 100mg,氯丙嗪 50mg,异丙嗪 50mg 加入 10％葡萄糖注射液 500ml 静脉滴注;紧急情况下,可将 1/3 量加入 25％葡萄糖注射液 20ml 缓慢静脉推注(＞5 分钟)。余 2/3 量加入 10％葡萄糖注射液 250ml 静脉滴注。由于氯丙嗪可使血压急剧下降,导致肾及子宫胎盘血供减少,导致胎儿缺氧,且对母儿肝脏有一定的损害作用,现仅应用于硫酸镁治疗效果不佳者。

(3)其他镇静药物:苯巴比妥钠、异戊巴比妥钠、吗啡等具有较好的抗惊厥、抗抽搐作用,可用于子痫发作时控制抽搐及产后预防或控制子痫发作。由于该药可致胎儿呼吸抑制,分娩 6 小时前宜慎重。

3.解痉　首选药物为硫酸镁。

(1)作用机制:①镁离子抑制运动神经末梢释放乙酰胆碱,阻断神经肌肉接头间的信息传导,使骨骼肌松弛;②镁离子刺激血管内皮细胞合成前列环素,抑制内皮缩血管肽合成,降低机体对血管紧张素Ⅱ的反应,从而缓解血管痉挛状态;③镁离子通过阻断谷氨酸通道阻止钙离子内流,解除血管痉挛、减少血管内皮损伤;④镁离子可提高孕妇和胎儿血红蛋白的结合力,改善氧代谢。

(2)用药指征:①控制子痫抽搐及防止再抽搐;②预防重度先兆子痫发展成为子痫;③先兆子痫临产前用药预防抽搐。

(3)用药方案:静脉给药结合肌内注射。①首次负荷剂量 20%硫酸镁 20ml 加入 10%葡萄糖注射液 20ml 中,缓慢静脉推注,5～10 分钟推完;继之 25%硫酸镁 60ml 加入 5%葡萄糖注射液 500ml 静脉滴注,滴速为 1～2g/h;②根据血压情况,决定是否加用肌内注射,用法为 25%硫酸镁 20ml 加 2%利多卡因 2ml 臀肌深部注射,每日 1～2 次。每日总量为 25～30g,用药过程中监测血清镁离子浓度。

(4)毒性反应:正常孕妇血清镁离子浓度为 0.75～1mmol/L,治疗有效浓度为 3～3.5mmol/L,若血清镁离子浓度超过 5mmol/L 即可发生镁中毒。首先表现为膝反射减弱或消失,继之出现全身肌张力减退、呼吸困难、复视、语言不清,严重者可出现呼吸肌麻痹,甚至呼吸停止、心脏停搏,危及生命。

(5)注意事项:①膝反射必须存在;②呼吸每分钟不少于 16 次;③尿量每小时不少于 25ml,24 小时尿量不少于 600ml,尿少提示肾衰竭,易发生硫酸镁积蓄中毒;④需备解毒药钙剂,一旦发生镁中毒应立即静脉注射 10%葡萄糖酸钙 10ml,1g 葡萄糖酸钙静脉推注可以逆转轻至中度呼吸抑制。肾衰竭时应减量或停用硫酸镁;有条件时监测血镁浓度;产后 24～48 小时停药。

4.降压药物　降压的目的是为了延长孕周或改变围生期结局,主要是为防止脑血管意外。因此,治疗妊娠高血压综合征以解痉为主,辅以镇静,必要时降压。对于血压≥160/110mmHg,或舒张压≥110mmHg 或平均动脉压≥140mmHg,以及原发性高血压、妊娠前高血压已用降压药者,须应用降压药物。降压药物选择的原则:对胎儿无不良反应,不影响心排血量、肾血浆流量及子宫胎盘灌注量,不致血压急剧下降或下降过低。理想降压至收缩压 140～155mmHg,舒张压 90～105mmHg。如舒张压降至 90mmHg 以下,应停药,以免影响子宫胎盘灌注而对胎儿造成危害,因此,必须合理应用。

(1)肼屈嗪:周围血管扩张剂,能扩张周围小动脉,使外周阻力降低,从而降低血压,并能增加心排血量、肾血浆流量及子宫胎盘血流量。降压作用快,舒张压下降较显著。用法:每 15～20 分钟给药 5～10mg,直至出现满意反应(舒张压控制在 90～100mmHg);或 10～20mg,每日 2～3 次口服;或 40mg 加入 5%葡萄糖注射液 500ml 内静脉滴注。在妊娠高血压综合征性心脏病心力衰竭者,不宜应用此药。妊娠早期慎用。不良反应为头痛、心率加快、潮热等。

(2)哌唑嗪:为 α 受体拮抗药,能扩张容量血管,降低心脏前负荷,又能扩张阻力血管,降低后负荷。用法:0.5～2.0mg,日服 3 次。

酚妥拉明(苄胺唑啉):为 α 受体拮抗药,能作用于神经细胞突触处,阻断交感神经的去甲肾上腺素对血管的紧张作用,使小动脉扩张,降低血压,减轻心脏后负荷。用法:酚妥拉明 10mg 加入 5%葡萄糖注射液 100ml 静脉滴注,以 0.1mg/min 速度滴注。每日可用 10～30mg。

拉贝洛尔(柳胺苄心定):为 α、β 肾上腺素受体拮抗药,降低血压但不影响肾及胎盘血流量,并可对抗血小板凝集,促进胎儿肺成熟。该药显效快,不引起血压过低或反射性心动过速。用法:100mg 口服,2 次/

日,最大量240mg/d,或盐酸拉贝洛尔20mg静脉注射,10分钟后剂量加倍,最大单次剂量80mg,直到血压被控制。每日最大总量220mg。不良反应为头皮刺痛及呕吐。

硝苯地平:钙通道阻滞药,可解除外周血管痉挛,使全身血管扩张,血压下降,由于其降压作用迅速,目前不主张舌下含化。用法:10mg口服,每日3次,24小时总量不超过60mg。其不良反应为心悸、头痛,与硫酸镁有协同作用。

尼莫地平:亦为钙通道阻滞药,其优点在于可选择性地扩张脑血管。用法:20mg口服,每日2～3次;或20～40mg加入5%葡萄糖注射液250ml静脉滴注,每日1次,每日总量不超过360mg。该药不良反应为头痛、恶心、心悸及颜面潮红。

甲基多巴:可兴奋血管运动中枢的α受体,抑制外周交感神经而降低血压,妊娠期使用效果较好。用法:250mg口服,每日3次。其不良反应为嗜睡、便秘、口干、心动过缓。

硝普钠:强有力的速效血管扩张剂,扩张周围血管使血压下降。由于药物能迅速通过胎盘进入胎儿体内,并保持较高浓度,其代谢产物(氰化物)对胎儿有毒性作用,不宜在妊娠期使用。分娩期或产后血压过高,应用其他降压药效果不佳时,方考虑使用。用法为50mg加入5%葡萄糖注射液1000ml内,缓慢静脉滴注。用药不宜超过72小时。用药期间,应严密监测血压及心率。

肾素-血管紧张素抑制剂类药物:可导致宫内发育迟缓、胎儿畸形、新生儿呼吸窘迫综合征、新生儿早发性高血压,妊娠期应禁用。

5.扩容　一般不主张应用扩容剂,仅用于严重的低蛋白血症、贫血,可选用人血白蛋白、血浆、全血等。扩容的药物:人血白蛋白,适用于低血浆蛋白,20～30g/d,1g白蛋白可吸水12ml,25～30g可吸水300～360ml;全血200～400ml/d,适用于贫血、间质性水肿者;血浆、低分子右旋糖酐,可疏通微循环,使尿量增加,减少血小板黏附,500ml/d,500ml低分子右旋糖酐可扩容450ml,维持2小时。

6.利尿药物　一般不主张应用,仅用于全身性水肿、急性心力衰竭、肺水肿、血容量过多且伴有潜在性肺水肿者。常用利尿剂有呋塞米、甘露醇等。

7.抗凝治疗　抗凝适应证:①慢性弥散性血管内凝血(DIC)血凝亢进,表现为血小板减少,血、尿中纤维蛋白原降解产物(FDP)增多;②高脂血症,胆固醇/甘油三酯<1;③妊娠高血压综合征伴宫内发育迟缓及胎盘功能不佳。

肝素为常用抗凝剂。

作用机制:①增加血管壁和细胞表面负电荷而降低血黏度;②与抗凝血酶Ⅲ结合,灭活凝血酶及被激活的凝血因子;③抑制血小板集聚;④能灭活血管紧张素从而抑制其介导的血管收缩,降低血压;⑤具有抗醛固酮作用,增加肾小球滤过率;⑥能增加脂蛋白酶和肝脂酶活性,降低甘油三酯的含量;⑦具有轻度抗组胺作用,减低血管壁通透性,减少血浆胶体渗出。

用药方法:应在解痉的基础上应用肝素:5%葡萄糖+肝素50mg静滴6小时,每日1次;或12.5mg皮下注射,每日2次,肝素分子量大,又带负电荷,故不通过胎盘及乳房屏障。低分子量肝素(LMWH),0.2～0.3ml皮下注射,每日1次,7天为1个疗程,它具有较强的抗Ⅹa作用,无需监测。

8.适时终止妊娠　终止妊娠是治疗妊娠高血压综合征的有效措施。

(1)终止妊娠的指征:①先兆子痫患者经积极治疗24～48小时仍无明显好转者;②先兆子痫患者孕周已超过34周;③先兆子痫患者孕龄不足34周,胎盘功能减退,胎儿已成熟者;④先兆子痫患者孕龄不足34周,胎盘功能减退,胎儿尚未成熟者,可用地塞米松促胎肺成熟后终止妊娠;⑤子痫控制后2小时可考虑终止妊娠。

(2)终止妊娠的方式:①引产:适用于病情控制后,宫颈条件成熟者;②剖宫产:适用于有产科指征者,宫颈条件不成熟,不能在短时间内经阴道分娩,引产失败,胎盘功能明显减退,或已有胎儿窘迫征象者。

(3)延长妊娠的指征:①孕龄不足 32 周经治疗症状好转,无器官功能障碍或胎儿情况恶化,可考虑延长孕周;②孕龄 32～34 周,24 小时尿蛋白定量<5g;轻度宫内发育迟缓、胎儿监测指标良好;羊水轻度减少,彩色多普勒超声测量显示无舒张期脐动脉血反流;重度先兆子痫经治疗后血压下降;无症状、仅有实验室检查提示胎儿缺氧经治疗后好转者。

产后子痫多发生在产后 24 小时直至 10 日内,故产后不应放松子痫的预防。

(三)子痫的处理

子痫是妊娠高血压综合征最严重的阶段,是妊娠高血压综合征所致母儿死亡的最主要原因,应积极处理。立即左侧卧位减少误吸,开放呼吸道,建立静脉通道。

1.子痫处理原则　控制抽搐,纠正缺氧和酸中毒,控制血压,抽搐控制后终止妊娠。

(1)控制抽搐:①25%硫酸镁 20ml 加入 25%葡萄糖注射液 20ml 静脉推注(>5 分钟),继之以 2～3g/h 静脉滴注,维持血药浓度,同时应用有效镇静药物,控制抽搐;②20%甘露醇 250ml 快速静脉滴注降低颅压;③静脉注射地西泮:地西泮具有镇静、松弛肌肉和抗惊厥作用,对胎儿和新生儿影响小,且可减少体内儿茶酚胺分泌,有助于子宫收缩和宫颈口扩张,对产前及产时子痫间尤为适用。方法:地西泮 10mg＋25%葡萄糖注射液 10ml 静脉缓慢推注,可有效控制抽搐。如再次抽搐可重复用药。静脉推注后,为维持疗效可以地西泮 40mg＋5%葡萄糖注射液 500ml 于 24 小时内滴完;④静注地塞米松:地塞米松能减少毛细血管通透性,减轻脑水肿,并能增加尿量。常用于子痫治疗。方法:地塞米松 20～30mg 加入 10%葡萄糖注射液中静脉滴注;⑤抽搐难以控制或病人烦躁不安可用人工冬眠。冬眠 1 号组成:氯丙嗪 50mg,异丙嗪 50mg,哌替啶 100mg,以上为一个剂量,共 6ml。用法:冬眠 1 号 1/2 剂量(3ml)加入 5%葡萄糖注射液静脉滴注。

血压过高时给予降压药。

纠正缺氧和酸中毒:面罩和气囊吸氧,根据二氧化碳结合力及尿素氮值给予适量 4%碳酸氢钠纠正酸中毒。

(2)终止妊娠:抽搐控制后 2 小时可考虑终止妊娠。对于早发性先兆子痫治疗效果较好者,可适当延长孕周,但须严密监护孕妇和胎儿。

2.护理　保持环境安静,避免声光刺激;吸氧,防止口舌咬伤;防止窒息;防止坠地受伤;密切观察体温、脉搏、呼吸、血压、神志、尿量(应保留导尿管监测)等。

3.密切观察病情变化　及早发现心力衰竭、脑出血、脑水肿、HELLP 综合征、肾衰竭、DIC 等并发症,并积极处理。

(四)妊娠高血压综合征的并发症处理

1.脑出血　脑出血俗称脑溢血,为脑实质内的出血,出血来自脑内动脉、静脉或毛细血管,以深部交通支小动脉出血最为多见。妊娠高血压综合征的脑出血与一般高血压性脑出血一样,多与血压骤升有关。脑出血时起病急剧,常有剧烈头痛、喷射性呕吐、抽搐大发作、昏迷、肢体瘫痪,严重时死亡。颅脑超声、CT 或磁共振可帮助诊断。

处理:目的是降低颅内压和控制脑水肿,预防脑疝形成,防止再次出血,控制高血压,妥善处理妊娠,提高母婴存活率。

(1)保持安静,减少搬动及干扰,头部抬高,头部敷冰袋,保持局部低温,减少出血及降低局部脑代谢率。

(2)保持呼吸通畅,防止误吸,根据血氧和状态监测进行氧疗。

（3）保持水电解质平衡，急性期因脑水肿、出血，入量不宜过多，根据心肺功能及尿量决定入量，一般为1500～2000ml，发病4小时内禁食。

（4）预防感染。

（5）降低颅内压：20％甘露醇250ml静脉滴注，20～30分钟滴完，每4～8小时1次，如心功能不好则每次可用100～125ml，心衰及肾衰时不用。10％甘油500ml缓慢滴注，每日1～2次，起效慢但持续时间长，无反跳作用。如心肾衰竭可用呋塞米降低颅压，但效果较差。地塞米松10～20mg滴注，也有助于降低颅内压，但效果不肯定。

（6）降血压：在妊娠高血压综合征并发脑出血时血压升高，降压药物要能迅速降压，但不降低心脏输出量，保证重要生命器官灌注及子宫胎盘血流，并对母婴无不利影响。产科常用的高血压危象时的降压药物有肼屈嗪、拉贝洛尔、硝苯地平、硝普钠。

（7）止血治疗：一般止血药如维生素K、肾上腺色腙（安络血）等可用但效果不肯定。如有DIC则按DIC治疗，补充纤维蛋白原、凝血酶原、血小板等凝血物质。

（8）手术治疗：血肿清除术、血肿穿刺抽血、脑室引流。

（9）及时终止妊娠。当脑出血诊断明确，有开颅手术的适应证和条件时应及时以剖宫产终止妊娠，至于脑手术的时机应与神经外科医生商议，可在剖宫产术前或术后，或同时进行。

2.心力衰竭　重度妊娠高血压综合征患者伴贫血或低蛋白血症者易出现妊娠高血压综合征性心脏病。发生心力衰竭时有发绀、呼吸困难，咳粉红色泡沫痰，端坐呼吸；心脏可扩大，心率120～160次/分，部分病人可有奔马律；肺底可有湿性啰音；心电图显示心肌损害。

处理：

（1）前倾坐位，双腿下垂。10～20分钟后可以减少大约25％肺血容量或400ml的回心血量。

（2）纠正缺氧：用鼻导管或面罩给氧。前者可用70％乙醇，后者用30％～40％乙醇作为去泡沫剂接氧气瓶使用，氧流量4～8L/min。伴二氧化碳潴留时可正压给氧。

（3）毛花苷C 0.2～0.4mg加入50％葡萄糖注射液20ml缓慢静推，2～4小时后可重复1次。

（4）呋塞米（速尿）20～40mg加入50％葡萄糖注射液缓慢静推，以快速利尿减轻心脏负担。

（5）吗啡10mg皮下注射或哌替啶50～100mg肌内注射以镇静。

（6）糖皮质激素：地塞米松20mg静脉注射或静滴有利于减轻肺毛细血管通透性，扩张支气管作用。

（7）纠正酸中毒。

（8）使用氨茶碱0.25g稀释后静脉推注或静滴。其具有解除支气管痉挛，扩张肺血管，强心利尿等作用。

（9）使用广谱抗生素预防感染。

（10）严格控制每日输液量，约1000ml为宜，不能量出为入。

在心力衰竭控制后，应尽快剖宫产终止妊娠，手术以硬膜外麻醉为宜，术中及术后应控制输液量，术后应用抗生素预防感染。

3.急性肾衰竭　妊娠高血压综合征引起的肾性急性肾衰竭以急性肾小管坏死或双侧肾皮质坏死最常见，典型的临床过程分为少尿期、多尿期、恢复期3期。

诊断：在妊娠高血压综合征的基础上，24小时内血浆肌酐增加44.2mol/L（0.5mg/dl），尿素氮增加3.57mmol/L（10mg/dl）或出现少尿、无尿。

处理：

（1）少尿期

1）维持液体平衡：处理原则是"量出为入，调整平衡"。严格计算 24 小时出入液量。一般情况下，每日入液量＝前一日显性失水量＋不显性失水量（约 500ml）－内生水量（约 400ml）。判断补液量是否恰当，观察每日体重变化及血钠水平，有无脱水或水肿征象，监测中心静脉压（6～10cmH$_2$O），观察心率、血压、呼吸、胸片血管影等。

2）处理高钾血症：重在预防，包括控制感染，纠正酸中毒，及时清创，早期发现和处理消化道出血等。治疗：根据具体情况选用以下方法：①10％葡萄糖酸钙 10～20ml 静注（高钾心脏毒性时首选）。②11.2％乳酸钠 40～200ml 静注，伴代谢性酸中毒时可给 5％碳酸氢钠 250ml 静滴。③25％葡萄糖注射液 500ml＋正规胰岛素 16～20IU 静滴。④钠型离子交换树脂 15～20g＋25％山梨醇溶液 100ml 口服（每日 3 次）。不能作为急救措施，但对预防和治疗非高分解代谢型高钾血症有效。

3）纠正代谢性酸中毒：轻度代谢性酸中毒不需纠正。CO$_2$-CP＜17mmol/L 时可给予碳酸氢钠 0.5～1.0g 口服，每日 3 次；CO$_2$-CP＜13mmol/L 时可适当静脉补碱。

4）防治感染：注意无菌操作、尽量不做侵袭性检查和治疗等，但不主张预防性使用抗生素。对感染早诊断早治疗。治疗应根据药敏试验合理选用对肾无毒性或肾毒性较小的抗菌药物，如头孢三代。不宜用氨基糖苷类、四环素族及磺胺药等。

5）营养支持：最初 48～72 小时应限制蛋白质，以后渐进补充，可以血制品和必需氨基酸为氮源。

6）透析治疗：近年来已普遍公认透析在预防和治疗并发症、缩短病程、降低围生期死亡率上发挥着不可替代的重要作用。主要可分为间歇性血液透析、腹膜透析或连续性肾脏替代治疗 3 种方法。根据使用的时机，可分为预防性和治疗性两类。目前多数主张早期预防性透析和每天透析。透析的目标是使血 BUN≤10.7mmol/L。血液透析效果确切，疗效好，其应用指征为：①少尿或无尿 3 天以上。②血肌酐＞530.41μmol/L。③血钾＞6mmol/L。④血 pH＜7.25 或 CO$_2$-CP＜15mmol/L。⑤不能控制的水中毒、心力衰竭、脑水肿。

7）降压治疗：应选择对胎儿无不良反应，不影响肾血流量、心搏出量及子宫胎盘灌注量的药物。治疗标准以控制舒张压在 90～100mmHg 为宜。肼屈嗪：10～20mg 口服，每日 2～3 次或每 15～20 分钟给药 5～10mg，直到舒张压满意。拉贝洛尔：首剂 20mg，若 10 分钟内无效，可再给予 40mg，10 分钟内仍无效可再给予 80mg，总量不超过 240mg/d。硝苯地平控释片：10mg 口服，每日 3 次，24 小时总量不超过 60mg。甲基多巴：250mg 口服，每日 3 次。解除肾血管痉挛不宜用硫酸镁，因少尿可引起镁中毒；但有学者报道在必要时，即患者 24 小时尿量少于 600ml 或用药前 4 小时尿量少于 100ml，只要膝反射存在，呼吸不少于 16 次/分，仍可以使用。

8）终止妊娠：在早期预防性透析的基础上，若胎龄已超过 36 周，或虽未满 36 周而经检查提示胎儿成熟，且母亲情况允许，可考虑终止妊娠。

（2）多尿期

1）饮食可逐渐增加蛋白质。

2）尿量增至 2500ml/d 时，入液量应改为尿量的 2/3。

3）连续监测血电解质浓度，必要时适当补钾。

4）血 BUN、Cr 在接近正常或暂停透析 1～2 天后，血 BUN、Cr 不再上升，可考虑停止透析。

（3）恢复期：用药剂量和种类仍要注意，可用中药调理。

4.HELLP 综合征 HELLP 综合征是妊娠高血压综合征的严重并发症，本病以溶血、肝酶升高及血小板减少为特点,常危及母儿生命。国内报道重度妊娠高血压综合征患者 HELLP 综合征的发病率约 2.7%,国外为 4%～16%。其高危因素有多产妇、>25 岁和既往不良妊娠史者。

(1)病因与发病机制:本病的主要病理改变与妊娠高血压综合征相同,如血管痉挛、血管内皮损伤、血小板聚集与消耗、纤维蛋白沉积和终末器官缺血等,但发展为 HELLP 综合征的启动机制尚不清楚。血管内皮细胞损伤可引起管腔内纤维蛋白沉积,使管腔内流动的有形物质和损伤部位接触后遭到破坏,血小板被激活释放出缩血管物质,包括血栓素 A_2、内皮缩血管肽等,导致血管收缩,促使血管内皮进一步损伤,促进血小板聚集,增加了血小板消耗而使血小板减少;红细胞通过内皮损伤的血管和纤维蛋白网沉淀物时变形、破坏而发生溶血;血管内皮损伤,末梢血管痉挛,在门脉周围和(或)肝实质形成局灶性肝细胞坏死、出血和玻璃样物质沉积,肝窦内也有大片纤维素样物质沉着,甚至出现肝被膜下或肝实质内出血,引起肝酶升高和肝区疼痛,偶可导致肝被膜破裂。

HELLP 综合征的发生可能与自身免疫机制有关,研究表明该病患者血中补体被激活,过敏毒素、C3a、C5a 及终末 C5b～9 补体复合物水平升高,可刺激巨噬细胞、白细胞及血小板合成血管活性物质,使血管痉挛性收缩,内皮细胞损伤引起血小板聚集、消耗,导致血小板减少、溶血及肝酶升高。

(2)对母儿的影响

1)对孕产妇影响:HELLP 综合征孕产妇可并发肺水肿、胎盘早剥、体腔积液、产后出血、DIC、肾衰竭、肝破裂等,剖宫产率高,死亡率明显增高。资料表明,多器官功能衰竭及 DIC 是 HELLP 综合征所致最主要的死亡原因。

2)对胎儿影响:因胎盘供血、供氧不足,胎盘功能减退,导致宫内发育迟缓、死胎、死产、早产。

(3)临床表现:该病多数起病急剧,大部分发生于产前,15% 患者可在妊娠 17～26 周出现症状。多数患者有重度先兆子痫的基本特征,约 20% 的患者血压正常或轻度升高,15% 的孕妇可既无高血压也无明显的蛋白尿。

典型的临床表现为乏力、右上腹疼痛。90% 发病前数天有全身不适,45%～86% 的患者有恶心、呕吐及非特异性病毒感染症状。多数患者有出血倾向,表现为血尿、血便、黏膜出血、牙龈出血等。孕妇可并发胎盘早剥、急性肺水肿、肾衰竭、肝被膜下血肿、DIC 等。可引起胎儿缺氧、早产、宫内发育迟缓,甚至围生儿死亡。

(4)诊断标准及分类

1)诊断:本病表现多为非特异性症状,诊断的关键是对有右上腹或上腹疼痛、恶心、呕吐的妊娠高血压综合征患者保持高度警惕,通过实验室检查确诊。①血管内溶血:血红蛋白 60～90g/L,外周血涂片中见变形红细胞。血清总胆红素 >20.5μmol/L,以间接胆红素为主,血细胞比容 <0.30,网织红细胞 >0.015。②肝酶升高:血清 ALT、AST、LDH 均升高,其中 LDH 升高出现最早。③血小板减少:血小板计数 <100×10⁹/L。

符合上述标准者均可诊断。

2)分类:完全性 HELLP 综合征的诊断:①外周血涂片中见变形红细胞,网织红细胞增多,总胆红素 >20.5μmol/L,LDH 升高尤其 >600IU/L,以上任何一项异常均提示溶血;②ALT 及 AST 升高;③血小板计数 <100×10⁹/L。以上三项全部符合可诊断为完全性 HELLP 综合征。部分性 HELLP 综合征的诊断:血小板减少、溶血或肝酶异常这三个指标中任一项或两项异常。

某学者根据血小板减少程度,将 HELLP 综合征分 3 级:Ⅰ级:血小板 ≤50×10⁹/L;Ⅱ级:血小板计数 >50×10⁹/L,<100×10⁹/L;Ⅲ级:血小板计数 >100×10⁹/L,<150×10⁹/L。

除血小板计数外,AST 和 LDH 水平与该病的严重程度也有密切关系,国外有研究将 AST>2000IU/L 及

LDH>3000IU/L称为暴发型,暴发型死亡率接近100%。

(5)鉴别诊断:HELLP综合征与重度先兆子痫、子痫、溶血性尿毒症综合征、血小板减少性紫癜、妊娠急性脂肪肝有极相似的临床表现和实验室结果,应予鉴别。右上腹的症状和体征尚需和胆囊炎、肝炎、胃肠炎、胰腺炎等疾病相鉴别(表21-3)。

表 21-3　HELLP综合征的鉴别诊断

	HELLP综合征	血小板减少性紫癜	溶血性尿毒症综合征	妊娠急性脂肪肝
主要损害器官	肝脏	神经系统	肾脏	肝脏
妊娠期	中晚期	中孕	产后	晚孕
血小板	下降	下降	下降	正常/下降
PT/APTT	正常	正常	正常	下降
溶血	+	+	+/-	
血糖	正常	正常	正常	降低
纤维蛋白原	正常	正常	正常	降低
肌酐	正常或升高	升高	升高	降低

注:PT:凝血酶原时间;APTT:活化部分促凝血酶原激酶时间

(6)治疗

1)积极治疗妊娠高血压综合征:以解痉、镇静、降压及合理扩容、必要时利尿为治疗原则。同时应积极防治心衰、肺水肿、高血压脑病、胎盘早剥、肾衰等严重并发症。

2)肾上腺皮质激素:可使血小板计数、乳酸脱氢酶、肝功能等各项参数改善,尿量增加,平均动脉压下降,并可促使胎儿肺成熟。孕期每12小时静注地塞米松10mg,产后应继续应用3次,以免出现血小板再次降低、肝功恶化、少尿等危险。研究表明大剂量地塞米松应用并未明显改善HELLP综合征疗效。

3)控制出血、输注血小板:血小板>40×10⁹/L时不易出血。<20×10⁹/L或有出血时,应输浓缩血小板、新鲜冻干血浆,但预防性输血小板并不能预防产后出血的发生。剖宫产前纠正血小板减少尤为重要。血小板在体内被快速消耗且作用时间短,一般不必重复输注。

4)输注新鲜冰冻血浆:新鲜冷冻血浆置换患者血浆,去除毒素、免疫复合物、血小板聚集抑制因子的危害,降低血液黏稠度,补充缺乏的血浆因子等。对改善HELLP综合征临床症状及降低围生期死亡率极有效,但对纠正暴发型HELLP综合征无效。

5)抗血栓药物的应用:当血小板计数<75×10⁹/L时,可给予阿司匹林50～80mg/d口服,可抑制血栓素的生成。或双嘧达莫100mg/d,口服,与阿司匹林合用有抑制ADP所引起的血小板聚集和血栓形成的作用,应注意监测凝血酶原时间和凝血酶原活动度。

6)肝素的应用:多数患者发病与妊娠高血压综合征有关,血液高凝状态易导致DIC的发生,当临床及实验室检查结果均符合DIC早期诊断标准且无产兆时,可给予小剂量肝素静滴,肝素用量为3125U(25mg)加入25%葡萄糖注射液200ml静脉缓滴。如已临产或即将行剖宫产时禁用。

7)产科处理:①终止妊娠的时机:孕龄≥32周或胎肺已成熟、胎儿宫内窘迫、先兆肝破裂及病情恶化者,应立即终止妊娠;病情稳定、妊娠<32周、胎肺不成熟及胎儿情况良好者,应考虑对症处理、延长孕周,通常在期待治疗4日内终止妊娠。期待治疗的目的是促进胎肺成熟,提高新生儿成活率。②分娩方式:HELLP综合征不是剖宫产指征,分娩方式依产科因素而定。母亲病情稳定、无DIC发生、无胎儿窘迫时,应在严密监护母儿的情况下进行引产。但大多数病例宫颈不成熟,子宫对缩宫素或前列腺素不敏感,常致

引产失败,需行剖宫产结束分娩。③麻醉选择:因血小板减少,有局部出血危险,故阴部阻滞麻醉和硬膜外麻醉禁忌,经阴道分娩者宜采用局部浸润麻醉,剖宫产采用局部浸润麻醉或全身麻醉。④产后处理:一般产后4～5天血小板和肝功能可恢复,多数患者可于产后48小时内症状减轻或消失,若产后72小时病情无缓解,甚至恶化或伴有多器官功能衰竭时,可以用血浆交换疗法。

(尚　丽)

第九节　妊娠合并心律失常

一、概述

心律失常是指心脏冲动的频率、节律、起源部位、传导速度与激动次序的异常。目前,心律失常的发病率尚无确切的统计。妊娠合并心律失常包括既往有心律失常病史的妇女合并妊娠或妊娠后出现各种心律失常。

(一)心律失常病因及发病机制

1.心律失常的分类　按临床心律变化分类,心律失常可分为快速性和缓慢性两大类,前者包括期前收缩(房性、房室交界性、室性)、心动过速、扑动、颤动和预激综合征,后者包括窦性心动过缓、窦性停搏、窦房传导阻滞、病态窦房结综合征(简称病窦综合征)、房室交界性心律、心室自主心律、房室传导阻滞、心室内传导阻滞等。此种分类方法较为简便,实用。

2.心律失常的病因　心律失常可分为生理性和病理性两种。生理性心律失常常见于情绪紧张、激动、过度吸烟、饮酒、喝浓茶、妊娠、迷走神经兴奋性过高等。病理性者可以合并有心脏病,如冠心病、风湿性心脏病、心肌炎、预激综合征、心脏手术和心功能不全等,也可以不伴有心脏病,如发热、低血压、缺氧、贫血、感染、甲状腺功能亢进、甲状腺功能减退(甲减)、药物毒性、颅内压增高、血钾过高等,部分原因不明。

3.心律失常的发生机制　折返是发生快速型心律失常的最常见机制,其次是自律性增高,窦房结和异位起搏点的自律性增强。触发活动也是快速型心律失常的常见机制,在某些情况下,如局部儿茶酚胺浓度增高、低血钾、高血钙、洋地黄中毒等,在心房、心室、希氏束或浦肯野组织浦肯野纤维能检测到触发活动。缓慢性心律失常发生机制包括窦房结自律性受损,如炎症、缺血、坏死或纤维化可致窦房结功能衰竭,起搏功能障碍,引起窦性心动过缓、窦性停搏和传导阻滞;由于房室结或房室束的传导功能降低导致房室传导阻滞,窦房结的兴奋激动不能如期向下传导。

(二)妊娠与心律失常的相互影响

1.妊娠对心律失常的影响　正常妇女妊娠后心血管系统发生一系列变化,子宫体积增大,宫底位置逐渐升高,膈肌上升使心脏向上及向前外移位,大血管轻度发生扭转;孕期血容量增加,心排血量增加,代偿性心率加快,部分妊娠妇女可出现窦性心动过速、各种期前收缩等;早孕时恶心、呕吐、进食少等造成水电解质失衡,也可使心律失常的发生率增加。部分妊娠妇女孕前有心脏病病史,常见风湿性心脏病、先天性心脏病(手术或没有手术矫正)、心肌炎(后遗症)、预激综合征等,可以伴有或不伴有心律失常,但妊娠后可以诱发或加重心律失常。

妊娠合并心律失常常伴有临床症状.如胸闷、心悸,临床症状的轻重,与其对血流动力学的影响有关。如果心律失常使心室充盈量减少,从而使心排血量减少,则可出现胸闷、心悸等临床症状,心功能下降,严重者左心室充盈不足,而肺循环阻力增加,导致左心衰。文献报道大部分心律失常妇女孕期能保持良好的心功能状态,占90%左右。

2.心律失常对妊娠的影响 妊娠合并心律失常患者大多能维持到足月,足月分娩率达89.67%,这与大部分孕产妇在孕期保持良好的心功能状态有关。孕妇心功能良好,提示血流动力学无明显障碍,从而保证了子宫胎盘充足的血供,使胎儿生长发育不受影响。因此,围生儿疾病的发生率和死亡率没有增加,与大多数心律失常孕产妇心功能Ⅰ~Ⅱ级有关。

(三)妊娠合并心律失常的诊断

1.病史 部分妇女妊娠前有心脏病病史,但有近半数的孕产妇孕前无心律失常病史。

2.症状和体征 大部分有长期心律失常病史的妇女无胸闷、心悸等不适。孕期发生较严重的心律失常,如频发室早、预激综合征等,部分孕产妇会有主诉。心脏听诊可以发现心律失常,但偶发性期前收缩不一定能听到。

3.辅助检查

(1)12导联心电图:因描记时间很短,有时不能完全反映问题

(2)24小时动态心电图监测:可了解到最快和最慢心率、窦性停搏、窦房传导阻滞等各种心律失常表现,是心律失常的最佳检查手段。

(3)运动试验:踏车或平板运动试验时,若运动后心率不能明显增加,提示窦房结功能不良。但孕期必须严密监护观察,以防发生意外,心功能Ⅲ~Ⅳ级者慎用此方法。

(4)心脏彩超和血液多普勒测定:排除心脏形态学异常变化,了解心功能情况。

(5)心肌酶学及肌钙蛋白的测定:了解心肌有无缺血、受损。

二、妊娠期常见的心律失常

(一)窦性心律失常

1.窦性心动过速

(1)常见原因:窦性心动过速可见于健康人吸烟、饮茶或咖啡、饮酒、体力活动及情绪激动时。某些病理状态,如发热、甲状腺功能亢进、贫血、休克、心肌缺血、充血性心力衰竭以及应用肾上腺素、阿托品等药物亦可引起窦性心动过速。

(2)诊断:正常窦性心律的冲动起源于窦房结,频率为60~100次/分。心电图显示窦性心律的P波在Ⅰ、Ⅱ、aVF导联直立,aVR倒置。P-R间期0.12~0.20秒。心电图符合窦性心律的上述特征,成人窦性心律的频率超过100次/分,为窦性心动过速。窦性心动过速通常逐渐开始和终止。频率大多在100~150次/分之间,偶有高达200次/分。刺激迷走神经可使其频率逐渐减慢,停止刺激后又加速至原先水平。

(3)治疗:窦性心动过速的治疗应针对病因和去除诱发因素,如治疗心力衰竭、纠正贫血、控制甲状腺功能亢进等。必要时β受体拮抗药或非二氢吡啶类钙通道阻滞药(如地尔硫䓬)可用于减慢心率。

2.窦性心动过缓

(1)心电图检查:成人窦性心律的频率低于60次/分,称为窦性心动过缓。窦性心动过缓常同时伴有窦性心律不齐(不同P-P间期的差异大于0.12秒)。

(2)治疗:无症状的窦性心动过缓通常无需治疗。如因心率过慢,出现心排血量不足症状,可应用阿托品、麻黄碱或异丙肾上腺素等药物,但长期应用往往效果不确定,易发生严重不良反应,故应考虑心脏起搏治疗。

3.病态窦房结综合征

(1)病因:众多病变过程,如淀粉样变性、甲状腺功能减退、某些感染(布鲁菌病、伤寒)、纤维化与脂肪浸润、硬化与退行性变等,均可损害窦房结,导致窦房结起搏与窦房传导功能障碍;窦房结周围神经和心房肌的病变,窦房结动脉供血减少亦是病态窦房结综合征的病因。迷走神经张力增高,某些抗心律失常药物抑制窦房结功能,亦可导致窦房结功能障碍,应注意鉴别。

(2)临床表现:患者出现与心动过缓有关的心、脑等器官供血不足的症状,如发作性头晕、黑矇、乏力等,严重者可发生晕厥。如有心动过速发作,则可出现心悸、心绞痛等症状。

(3)心电图检查:心电图主要表现包括:①持续而显著的窦性心动过缓(50次/分以下),且并非由于药物引起;②窦性停搏与窦房传导阻滞;③窦房传导阻滞与房室传导阻滞同时并存;④慢快综合征,这是指心动过缓与房性快速性心律失常(心房扑动、心房颤动或房性心动过速)交替发作。

病窦综合征的其他心电图改变为:①在没有应用抗心律失常药物下,心房颤动的心室率缓慢,或其发作前后有窦性心动过缓和(或)一度房室传导阻滞;②房室交界区性逸搏心律等。

根据心电图的典型表现,以及临床症状与心电图改变存在明确的相关性,便可确定诊断。为确定症状与心电图改变的关系,可作单次或多次动态心电图或事件记录器检查,如在晕厥等症状发作的同时记录到显著的心动过缓,即可提供有力佐证。

(4)心电生理与其他检查:对于可疑为病窦综合征的患者,经上述检查仍未能确定诊断,进行固有心率测定、窦房结恢复时间与窦房传导时间测定试验将有助诊断。

(5)治疗:若患者无心动过缓有关的症状,不必治疗,仅定期随诊观察。对于有症状的病窦综合征患者,应接受起搏器治疗。

慢快综合征患者发作心动过速,单独应用抗心律失常药物治疗,可能加重心动过缓。应用起搏治疗后,患者仍有心动过速发作,可同时应用抗心律失常药物。

(二)房性心律失常

1.房性期前收缩

(1)心电图检查:房性期前收缩的P波提前发生,与窦性P波形态不同。如发生在舒张早期,适逢房室结尚未脱离前次搏动的不应期,可产生传导中断,无QRS波发生(被称为阻滞的或未下传的房性期前收缩)或缓慢传导(下传的P-R间期延长)现象。房性期前收缩常使窦房结提前发生去极化,因而包括期前收缩在内前后两个窦性P波的间期,短于窦性P-P间期的两倍,称为不完全性代偿间歇。房性期前收缩下传的QRS波群形态通常正常,较早发生的房性期前收缩有时亦可出现宽大畸形的QRS波群,称为室内差异性传导。

(2)治疗:房性期前收缩通常无需治疗。当有明显症状或因房性期前收缩触发室上性心动过速时,应给予治疗。吸烟、饮酒与咖啡均可诱发房性期前收缩,应劝导患者戒除或减量。治疗药物包括普罗帕酮、莫雷西嗪或β受体拮抗药。

2.心房扑动　心房扑动简称房扑。

(1)病因:房扑可发生于无器质性心脏病者,也可见于一些心脏病患者,病因包括风湿性心脏病、冠心病、高血压心脏病、心肌病等。此外,肺栓塞,慢性充血性心力衰竭,二、三尖瓣狭窄与反流导致心房扩大,亦可出现房扑。其他病因有甲状腺功能亢进、酒精中毒、心包炎等。

(2)临床表现:房扑往往有不稳定的倾向,可恢复窦性心律或进展为心房颤动,但亦可持续数月或数年。按摩颈动脉窦能突然成比例减慢房扑的心室率,停止按摩后又恢复至原先心室率水平。令患者运动、施行增加交感神经张力或降低迷走神经张力的方法,可促进房室传导,使房扑的心室率成倍数加速。

心房扑动的心室率不快时，患者可无症状。房扑伴有极快的心室率，可诱发心绞痛与充血性心力衰竭。体格检查可见快速的颈静脉扑动。当房室传导比率发生变动时，第一心音强度亦随之变化。有时能听到心房音。

（3）心电图检查：心电图特征为：①心房活动呈现规律的锯齿状扑动波，称为 F 波。扑动波之间的等电线消失，在 Ⅱ、Ⅲ、aVF 或 V$_1$ 导联最为明显。典型房扑的心房率通常为 250～300 次/分。②心室率规则或不规则，取决于房室传导比率是否恒定。当心房率为 300 次/分，未经药物治疗时，心室率通常为 150 次/分（2∶1 房室传导）。使用奎尼丁、普罗帕酮、莫雷西嗪等药物，心房率减慢至 200 次/分以下，房室传导比率可恢复至 1∶1，导致心室率显著加速。预激综合征和甲状腺功能亢进并发之房扑，房室传导比率可达 1∶1，产生极快的心室率。不规则的心室率系由于传导比率发生变化，如 2∶1 与 4∶1 传导交替所致。③QRS 波群形态正常，当出现室内差异传导、原先有束支传导阻滞或经房室旁路下传时，QRS 波群增宽、形态异常。

（4）治疗：应针对原发疾病进行治疗。最有效终止房扑的方法是直流电复律。通常应用很低的电能便可迅速将房扑转复为窦性心律。

钙通道阻滞药维拉帕米或地尔硫䓬，能有效减慢房扑之心室率。超短效的 β 受体拮抗药艾司洛尔[esmolol, 200μg/(kg·min)]，亦可减慢房扑时的心室率。

洋地黄制剂（地高辛或毛花苷 C）减慢心室率的效果较差，常需较大剂量始能达到目的。若单独应用洋地黄未能奏效，可联合应用受体拮抗药或非二氢吡啶类钙通道阻滞药。

Ⅰ A（如奎尼丁）或 Ⅰ C（如普罗帕酮）类抗心律失常药能有效转复房扑并预防复发。但应事前以洋地黄、钙通道阻滞药或 β 受体拮抗药减慢心室率，否则，由于奎尼丁减慢心房率和对抗迷走神经作用，反而使心室率加快。如房扑患者合并冠心病、充血性心力衰竭等，应用 Ⅰ A、Ⅰ C 类药物容易导致严重室性心律失常。此时，应选用胺碘酮。胺碘酮 200mg，每日 3 次，用 1 周；减为 200mg，每日 2 次，用 1 周；再减为 200mg每日 1 次；维持量可减至 200mg/d，5～7 天/周，对预防房扑复发有效。索他洛尔亦可用作房扑预防，但不宜用于心肌缺血或左心室功能不全的患者。如房扑持续发作，Ⅰ 类与 Ⅲ 类药物均不应持续应用，治疗目标旨在减慢心室率，保持血流动力学稳定。射频消融可根治房扑。因房扑的药物疗效有限，对于症状明显或引起血流动力学不稳定的房扑，应选用射频消融治疗。

3.心房颤动　心房颤动简称房颤，是一种十分常见的心律失常。据统计，我国 30 岁以上人群，房颤患病率为 0.77%，并随年龄而增加，男性高于女性（0.9%∶0.7%）。

（1）病因：房颤可见于正常人，可在情绪激动、手术后、运动或大量饮酒时发生。心脏与肺部疾病患者发生急性缺氧、高碳酸血症、代谢或血流动力学紊乱时亦可出现房颤。房颤常发生于原有心血管疾病者，常见于风湿性心脏病、冠心病、高血压心脏病、甲状腺功能亢进、缩窄性心包炎、心肌病、感染性心内膜炎以及慢性肺源性心脏病。房颤发生在无心脏病变的中青年，称为孤立性房颤。老年房颤患者中部分是慢快综合征的心动过速期表现。

（2）临床表现：房颤症状的轻重受心室率快慢的影响。心室率超过 150 次/分，患者可发生心绞痛与充血性心力衰竭。心室率不快时，患者可无症状。房颤时心房有效收缩消失，心排血量比窦性心律时减少达 25% 或更多。

房颤并发体循环栓塞的危险性甚大。栓子来自左心房，多在左心耳部，因血流淤滞、心房失去收缩力所致。据统计，非瓣膜性心脏病者合并房颤，发生脑卒中的机会较无房颤者高出 5～7 倍。二尖瓣狭窄或二尖瓣脱垂合并房颤时，脑栓塞的发生率更高。

心脏听诊第一心音强度变化不定，心律极不规则。当心室率快时可发生脉短绌，原因是许多心室搏动过弱以致未能开启主动脉瓣,或因动脉血压波太小,未能传导至外周动脉。

一旦房颤患者的心室律变得规则,应考虑以下的可能性:①恢复窦性心律;②转变为房性心动过速;③转变为房扑(固定的房室传导比率);④发生房室交界区性心动过速或室性心动过速。如心室律变为慢而规则(30~60次/分),提示可能出现完全性房室传导阻滞。心电图检查有助于确立诊断。房颤患者并发房室交界区性与室性心动过速或完全性房室传导阻滞,最常见原因为洋地黄中毒。

(3)心电图检查:心电图表现包括:①P波消失,代之以小而不规则的基线波动,形态与振幅均变化不定,称为f波;频率约350~600次/分;②心室率极不规则,房颤未接受药物治疗、房室传导正常者,心室率通常在100~160次/分之间,药物(儿茶酚胺类等)、运动、发热、甲状腺功能亢进等均可缩短房室结不应期,使心室率加速;相反,洋地黄延长房室结不应期,减慢心室率;③QRS波群形态通常正常,当心室率过快,发生室内差异性传导时,QRS波群增宽变形。

(4)治疗:应积极寻找房颤的原发疾病和诱发因素,作出相应处理。

1)急性心房颤动:初次发作的房颤且在24~48小时以内,称为急性房颤。通常发作可在短时间内自行终止。对于症状显著者,应迅速给予治疗。

最初治疗的目标是减慢快速的心室率。静脉注射β受体拮抗药或钙通道阻滞药,洋地黄仍可选用,但已不作为首选用药,使安静时心率保持在60~80次/分,轻微运动后不超过100次/分。必要时,洋地黄与β受体拮抗药或钙通道阻滞药合用。心力衰竭与低血压者忌用β受体拮抗药与维拉帕米,预激综合征合并房颤禁用洋地黄、β受体拮抗药与钙通道阻滞药。经以上处理后,房颤常在24~48小时内自行转复,仍未能恢复窦性心律者,可应用药物或电击复律。如患者发作开始时已呈现急性心力衰竭或血压下降明显,宜紧急施行电复律。ⅠA(奎尼丁、普鲁卡因胺)、ⅠC(普罗帕酮)或Ⅲ类(胺碘酮)抗心律失常药物均可能转复房颤,成功率60%左右。奎尼丁可诱发致命性室性心律失常,增加死亡率,目前已很少应用。ⅠC类药亦可致室性心律失常,严重器质性心脏病患者不宜使用。胺碘酮致心律失常发生率最低。药物复律无效时,可改用电复律。

2)慢性心房颤动:根据慢性房颤发生的持续状况,可分为阵发性、持续性与永久性三类。阵发性房颤常能自行终止,急性发作的处理如上所述。当发作频繁或伴随明显症状,可应用口服普罗帕酮、莫雷西嗪或胺碘酮,减少发作的次数与持续时间。

持续性房颤不能自动转复为窦性心律。复律治疗成功与否与房颤持续时间的长短、左心房大小和年龄有关。如选择复律,普罗帕酮、莫雷西嗪、索他洛尔与胺碘酮可供选用。复律后复发机会仍很高,上述药物亦可用作预防复发。选用电复律治疗,应在电复律前几天给予抗心律失常药,预防复律后房颤复发,部分患者亦可能在电复律前用药中已恢复窦性心律。低剂量胺碘酮(200mg/d)的疗效与患者的耐受性均较好。

慢性房颤经复律与维持窦性心律治疗无效者,称为永久性房颤。此时,治疗目的应为控制房颤过快的心室率,可选用β受体拮抗药、钙通道阻滞药或地高辛。但应注意这些药物的禁忌证。

3)预防栓塞并发症:慢性房颤患者有较高的栓塞发生率。过去有栓塞病史、瓣膜病、高血压、糖尿病、老年患者、左心房扩大、冠心病等使发生栓塞的危险性更大。存在以上任何一种情况,均应接受长期抗凝治疗。口服华法林,使凝血酶原时间国际标准化比值(INR)维持在2.0~3.0之间,能安全而有效预防脑卒中发生。不适宜应用华法林的患者以及无以上危险因素的患者,可改用阿司匹林(每日100~300mg)。施行长期抗凝治疗应考虑个体的不同状况,严密监测药物可能有潜在出血的危险。房颤持续不超过2天,复律前无需作抗凝治疗。否则应在复律前接受3周华法林治疗,待心律转复后继续治疗3~4周。紧急复律治疗可选用静注肝素或皮下注射低分子量肝素抗凝。

房颤发作频繁、心室率很快、药物治疗无效者,可施行房室结阻断消融术,并同时安置心室按需或双腔起搏器。其他治疗方法包括射频消融、外科手术、植入式心房除颤器等。房颤时心室率较慢,患者耐受良好者,除预防栓塞并发症外,通常无需特殊治疗。

(三)房室交界区性心律失常

1.房室交界区性期前收缩　房室交界区性期前收缩简称交界性期前收缩。冲动起源于房室交界区,可前向和逆向传导,分别产生提前发生的 QRS 波群与逆行 P 波。逆行 P 波可位于 QRS 波群之前(P-R 间期<0.12 秒)、之中或之后(R-P 间期<0.20 秒)。QRS 波群形态正常,当发生室内差异性传导时,QRS 波群形态可有变化。

交界性期前收缩通常无需治疗。

2.阵发性室上性心动过速　房室结内折返性心动过速是最常见的阵发性室上性心动过速类型。

(1)病因:患者通常无器质性心脏病表现,不同性别与年龄均可发生。

(2)临床表现:心动过速发作突然起始与终止,持续时间长短不一。症状包括心悸、胸闷、焦虑不安、头晕,少见有晕厥、心绞痛、心力衰竭与休克者。症状轻重取决于发作时心室率快速的程度以及持续时间,亦与原发病的严重程度有关。若发作时心室率过快,使心排血量与脑血流量锐减或心动过速猝然终止,窦房结未能及时恢复自律性导致心搏停顿,均可发生晕厥。体检心尖区第一心音强度恒定,心律绝对规则。

(3)心电图检查:心电图表现为:①心率 150~250 次/分,节律规则;②QRS 波群形态与时限均正常,但发生室内差异性传导或原有束支传导阻滞时,QRS 波群形态异常;③P 波为逆行性(Ⅱ、Ⅲ、aVF 导联倒置),常埋藏于 QRS 波群内或位于其终末部分,P 波与 QRS 波群保持固定关系;④起始突然,通常由一个房性期前收缩触发,其下传的 P-R 间期显著延长,随之引起心动过速发作。

(4)心电生理检查:在大多数患者能证实存在房室结双径路。房室结双径路是指:①βFP(快)路径传导速度快而不应期长;②αSP(慢)路径传导速度缓慢而不应期短。正常时窦性冲动沿快径路下传,P-R 间期正常。最常见的房室结内折返性心动过速类型是通过慢路径下传,快路径逆传。

其他心电生理特征包括:①心房期前刺激能诱发与终止心动过速;②心动过速开始几乎一定伴随着房室结传导延缓;③心房与心室不参与形成折返回路;④逆行激动顺序正常,即位于希氏束邻近的电极部位最早记录到经快路径逆传的心房电活动。

(5)治疗

1)急性发作期:应根据患者基础的心脏状况,既往发作的情况以及对心动过速的耐受程度作出适当处理。

如患者心功能与血压正常,可先尝试刺激迷走神经的方法。颈动脉窦按摩(患者取仰卧位,先行右侧,每次 5~10 秒,切莫双侧同时按摩)、Valsalva 动作(深吸气后屏气,再用力作呼气动作)、诱导恶心、将面部浸没于冰水内等方法可使心动过速终止,但停止刺激后,有时又恢复原来心率。初次尝试失败,在应用药物后再次施行仍可望成功。

①腺苷与钙通道阻滞药:首选治疗药物为腺苷(6~12mg 快速静注),起效迅速,不良反应为胸部压迫感、呼吸困难、面部潮红、窦性心动过缓、房室传导阻滞等。由于其半衰期短于 6 秒,不良反应即使发生亦很快消失。如腺苷无效,可改静注维拉帕米(首次 5mg,无效时隔 10 分钟再注 5mg)或地尔硫䓬(0.25~0.35mg/kg)。上述药物疗效达 90%以上。如患者合并心力衰竭、低血压或为宽 QRS 波心动过速,尚未明确室上性心动过速的诊断时,不应选用钙拮抗剂,宜选用腺苷静注。

②洋地黄与 β 受体拮抗药:静注洋地黄(如毛花苷 C0.4~0.8mg 静注,以后每 2~4 小时 0.2~0.4mg,24 小时总量在 1.6mg 以内)可终止发作。目前洋地黄已较少应用,但对伴有心功能不全患者仍作首选。

β受体拮抗药也能有效终止心动过速,但应避免用于失代偿的心力衰竭、支气管哮喘患者。并以选用短效β受体拮抗药如艾司洛尔 50~200μg/(kg·min)较为合适。

③普罗帕酮:1~2mg/kg 静脉注射。

④其他药物:合并低血压者可应用升压药物(如去氧肾上腺素、甲氧明或间羟胺)通过反射性兴奋迷走神经终止心动过速。但老年患者、高血压、急性心肌梗死等禁忌。

⑤食管心房调搏术:常能有效终止发作。

⑥直流电复律:当患者出现严重心绞痛、低血压、充血性心力衰竭表现时,应立即电复律。急性发作以上治疗无效,亦应施行电复律。但应注意,已应用洋地黄者不应接受电复律治疗。

2)预防复发:是否需要给予患者长期药物预防,取决于发作频繁程度以及发作的严重性。药物的选择可依据临床经验或心内电生理试验结果。洋地黄、长效钙通道阻滞药或β受体拮抗药可供首先选用。洋地黄制剂(地高辛每日 0.125~0.25mg),长效钙通道阻滞药(缓释维拉帕米 240mg/d,长效地尔硫草 60~120mg,每日 2 次),长效β受体拮抗药,单独或联合应用。普罗帕酮 100~200mg,每日 3 次。

导管消融技术已十分成熟,安全、有效且能根治心动过速,应优先考虑应用。

(四)预激综合征

预激综合征又称 Wolf-Parkinson-White 综合征(WPW 综合征),是指心电图呈预激表现,临床上有心动过速发作。心电图的预激是指心房冲动提前激动心室的一部分或全体。发生预激的解剖学基础是:在房室特殊传导组织以外,还存在一些由普通工作心肌组成的肌束。连接心房与心室之间者,称为房室旁路或 Kent 束,Kent 束可位于房室环的任何部位。除 Kent 束以外,尚有三种较少见的旁路:①房-希氏束;②结室纤维;③分支室纤维。这些解剖联系构成各自不尽相同的心电图表现。

1.病因 据大规模人群统计,预激综合征的发生率平均为 1.5‰。预激综合征患者大多无其他心脏异常征象。可于任何年龄经体检心电图或发作阵发性室上性心动过速被发现,以男性居多。先天性心血管病如三尖瓣下移畸形、二尖瓣脱垂与心肌病等可并发预激综合征。

2.临床表现 预激本身不引起症状。具有预激心电图表现者,心动过速的发生率为 1.8%,并随年龄增长而增加。其中大约 80%心动过速发作为房室折返性心动过速,15%~30%为心房颤动,5%为心房扑动。频率过于快速的心动过速(特别是持续发作心房颤动),可恶化为心室颤动或导致充血性心力衰竭、低血压。

3.心电图表现 房室旁路典型预激表现为:①窦性心搏的 P-R 间期短于 0.12 秒;②某些导联的 QRS 波群超过 0.12 秒,QRS 波群起始部分粗钝(称 delta 波),终末部分正常;③ST-T 波呈继发性改变,与 QRS 波群主波方向相反。根据心前区导联 QRS 波群的形态,以往将预激综合征分成两型:A 型 QRS 主波均向上,预激发生在左心室或右心室后底部;B 型在 V_1 导联 QRS 波群主波向下,V_5、V_6 导联向上,预激发生在右心室前侧壁。

预激综合征发作房室折返性心动过速,最常见的类型是通过房室结前向传导,经旁路作逆向传导,称正向房室折返性心动过速。此型心电图表现与利用"隐匿性"房室旁路逆行传导的房室折返性心动过速相同,QRS 波群形态与时限正常,但可伴有室内差异传导而出现宽 QRS 波群。大约 5%的患者,折返路径恰巧相反:经旁路前向传导、房室结逆向传导,产生逆向房室折返性心动过速。发生心动过速时,QRS 波群增宽、畸形,此型极易与室性心动过速混淆,应注意鉴别。预激综合征患者亦可发生心房颤动与心房扑动,若冲动沿旁路下传,由于其不应期短,会产生极快的心室率,甚至演变为心室颤动。

预激综合征患者遇下列情况应接受心电生理检查:①协助确定诊断;②确定旁路位置与数量;③确定旁路在心动过速发作时,直接参与构成折返回路的一部分或仅作为"旁观者";④了解发作心房颤动或扑动时最高的心室率;⑤对药物、导管消融与外科手术等治疗效果作出评价。

4.治疗及预防　若患者从无心动过速发作,或偶有发作但症状轻微,无需给予治疗。如心动过速发作频繁伴有明显症状,应给予治疗。治疗方法包括药物和导管消融术。

预激综合征患者发作正向房室折返性心动过速,可参照房室结内折返性心动过速处理。如迷走神经刺激无效,首选药物为腺苷或维拉帕米静脉注射,也可选普罗帕酮。洋地黄缩短旁路不应期使心室率加快,因此不应单独用于曾经发作心房颤动或扑动的患者。

预激综合征患者发作心房扑动与颤动时伴有晕厥或低血压,应立即电复律。治疗药物宜选择延长房室旁路不应期的药物,如普鲁卡因胺或普罗帕酮。应当注意,静注利多卡因与维拉帕米会加速预激综合征并发心房颤动患者的心室率。假如心房颤动的心室率已很快,静脉注射维拉帕米甚至会诱发心室颤动。

经导管消融旁路作为根治预激综合征室上性心动过速发作应列为首选,其适应证是:①心动过速发作频繁者;②心房颤动或扑动经旁路快速前向传导,心室率极快,旁路的前向传导不应期短于 250 毫秒者;③药物治疗未能显著减慢心动过速时的心室率者。近年来射频消融治疗本病取得极大成功,而且死亡率很低,提供了一个治愈心动过速的途径。射频消融治疗可考虑在早期应用,可取代大多数药物治疗或手术治疗。

尚无条件行消融治疗者,为了有效预防心动过速的复发,可选用 β 受体拮抗药或维拉帕米。普罗帕酮或胺碘酮也可预防心动过速复发。

(五)室性心律失常

1.室性期前收缩

(1)病因:正常人与各种心脏病患者均可发生室性期前收缩。正常人发生室性期前收缩的机会随年龄的增长而增加。心肌炎、缺血、缺氧、麻醉和手术均可使心肌受到机械、电、化学性刺激而发生室性期前收缩。洋地黄、奎尼丁、三环类抗抑郁药中毒发生严重心律失常之前常先有室性期前收缩出现。电解质紊乱(低钾、低镁血症等),精神不安,过量烟、酒、咖啡亦能诱发室性期前收缩。

室性期前收缩常见于高血压、冠心病、心肌病、风湿性心脏病与二尖瓣脱垂患者。

(2)临床表现:室性期前收缩常无与之直接相关的症状;每一患者是否有症状或症状的轻重程度与期前收缩的频发程度不直接相关。患者可感到心悸,类似电梯快速升降的失重感或代偿间歇后有力的心脏搏动。

听诊时,室性期前收缩后出现较长的停歇,室性期前收缩的第二心音强度减弱,仅能听到第一心音。桡动脉搏动减弱或消失。

(3)心电图检查

心电图的特征如下:

1)提前发生的 QRS 波群,时限通常超过 0.12 秒,宽大畸形,ST 段与 T 波的方向与 QRS 主波方向相反。

2)室性期前收缩与其前面的窦性搏动的间期(称为配对间期)恒定。

3)室性期前收缩后出现完全性代偿间歇,即包含室性期前收缩在内前后两个下传的窦性搏动之间期,等于两个窦性 R-R 间期之和。如果室性期前收缩恰巧插入两个窦性搏动之间,不产生室性期前收缩后停顿,称为间位性室性期前收缩。

4)室性期前收缩的类型:室性期前收缩可孤立或规律出现。二联律是指每个窦性搏动后跟随一个室性期前收缩;三联律是每两个正常搏动后出现一个室性期前收缩;如此类推。连续发生两个室性期前收缩称为成对室性期前收缩。连续三个或以上室性期前收缩称室性心动过速。同一导联内,室性期前收缩形态相同者,为单形性室性期前收缩;形态不同者称多形性或多源性室性期前收缩。

(4)治疗:首先应对患者室性期前收缩的类型、症状及其原有心脏病变作全面的了解;然后,根据不同的临床状况决定是否给予治疗,采取何种方法治疗以及确定治疗的终点。

1)无器质性心脏病:室性期前收缩不会增加此类患者发生心脏性死亡的危险性,如无明显症状,不必使用药物治疗。如患者症状明显,治疗以消除症状为目的。应特别注意对患者作好耐心解释,说明这种情况的良性预后,减轻患者焦虑与不安。避免诱发因素,如吸烟、咖啡、应激等。药物宜选用β受体拮抗药、美西律、普罗帕酮、莫雷西嗪等。

2)急性心肌缺血:在急性心肌梗死发病开始的 24 小时内,患者有很高的原发性心室颤动的发生率。过去认为,急性心肌梗死发生室性期前收缩是出现致命性室性心律失常的先兆,特别是在出现以下情况时:频发性室性期前收缩(每分钟超过 5 次);多源(形)性室性期前收缩;成对或连续出现的室性期前收缩;室性期前收缩落在前一个心搏的 T 波上。因而提出,所有患者均应预防性应用抗心律失常药物,首选药物为静注利多卡因。

近年研究发现,原发性心室颤动与室性期前收缩的发生并无必然联系。自从开展冠心病加强监护病房处理急性心肌梗死患者后,尤其是近年来成功开展溶栓或直接经皮介入干预,早期开通梗死相关血管的实现,使原发性心室颤动发生率大大下降。目前不主张预防性应用抗心律失常药物。若急性心肌梗死发生窦性心动过速与室性期前收缩,早期应用β受体拮抗药可能减少心室颤动的危险。

急性肺水肿或严重心力衰竭并发室性期前收缩,治疗应针对改善血流动力学障碍,同时注意有无洋地黄中毒或电解质紊乱(低钾、低镁血症)。

3)慢性心脏病变:心肌梗死后或心肌病患者常伴有室性期前收缩。研究表明,应用ⅠA类抗心律失常药物治疗心肌梗死后室性期前收缩,尽管药物能有效减少室性期前收缩,总死亡率和猝死的风险反而增加。原因是这些抗心律失常药物本身具有致心律失常作用。因此,应当避免应用Ⅰ类药物治疗心肌梗死后室性期前收缩。β受体拮抗药对室性期前收缩的疗效不显著,但能降低心肌梗死后猝死发生率、再梗死率和总死亡率。

2.室性心动过速　室性心动过速简称室速。

(1)病因:室速常发生于各种器质性心脏病患者。最常见者为冠心病,特别是曾有心肌梗死的患者。其次是心肌病、心力衰竭、二尖瓣脱垂、心瓣膜病等,其他病因包括代谢障碍、电解质紊乱、长 Q-T 综合征等。室速偶可发生在无器质性心脏病者。

(2)临床表现:室速的临床症状轻重视发作时心室率、持续时间、基础心脏病变和心功能状况不同而异。非持续性室速(发作时间短于 30 秒,能自行终止)的患者通常无症状。持续性室速(发作时间超过 30 秒,需药物或电复律始能终止)常伴有明显血流动力学障碍与心肌缺血。临床症状包括低血压、少尿、晕厥、气促、心绞痛等。

听诊心律轻度不规则,第一、第二心音分裂,收缩期血压可随心搏变化。如发生完全性室房分离,第一心音强度经常变化,颈静脉间歇出现巨大 a 波。当心室搏动逆传并持续夺获心房时,心房与心室几乎同时发生收缩,颈静脉呈现规律而巨大的 a 波。

(3)心电图检查:室速的心电图特征为:①3 个或以上的室性期前收缩连续出现;②QRS 波群形态畸形,时限超过 0.12 秒;ST-T 波方向与 QRS 波群主波方向相反;③心室率通常为 $100\sim250$ 次/分;心律规则,但亦可略不规则;④心房独立活动与 QRS 波群无固定关系,形成室房分离;偶尔个别或所有心室激动逆传夺获心房;⑤通常发作突然开始;⑥心室夺获与室性融合波:室速发作时少数室上性冲动可下传心室,产生心室夺获,表现为在 P 波之后,提前发生一次正常的 QRS 波群。室性融合波的 QRS 波群形态介于窦性与异位心室搏动之间,其意义为部分夺获心室。心室夺获与室性融合波的存在对确立室性心动过速诊断提供重要依据。按室速发作时 QRS 波群的形态,可将室速区分为单形性室速和多形性室速。QRS 波群方向呈交替变换者称双向性室速。

(4)心电生理检查:心电生理检查对确立室速的诊断有重要价值。若能在心动过速发作时记录到希氏束波(H),通过分析希氏束波开始至心室波(V)开始的间期(H-V 间期),有助于室上速与室速的鉴别。

(5)处理:首先应决定哪些患者应给予治疗。目前除了 β 受体拮抗药、胺碘酮以外,尚未能证实其他抗心律失常药物能降低心脏性猝死的发生率。况且,抗心律失常药物本身亦会导致或加重原有的心律失常。目前对于室速的治疗,一般遵循的原则是:有器质性心脏病或有明确诱因者,应首先给予针对性治疗;无器质性心脏病患者发生非持续性短暂室速,如无症状或血流动力学影响,处理的原则与室性期前收缩相同;持续性室速发作,无论有无器质性心脏病,应给予治疗。

1)终止室速发作:室速患者如无显著的血流动力学障碍,首先给予静脉注射利多卡因或普鲁卡因胺,同时静脉持续滴注。静脉注射普罗帕酮亦十分有效,但不宜用于心肌梗死或心力衰竭的患者。其他药物治疗无效时,可选用胺碘酮静脉注射或改用直流电复律。如患者已发生低血压、休克、心绞痛、充血性心力衰竭或脑血流灌注不足等症状,应迅速施行电复律。洋地黄中毒引起的室速,不宜用电复律,应给予药物治疗。

持续性室速患者,如病情稳定,可经静脉插入电极导管至右心室,应用超速起搏终止心动过速,但应注意有时会使心率加快,室速恶化转变为心室扑动或颤动。

2)预防复发:应努力寻找和治疗诱发及使室速持续的可逆性病变,例如缺血、低血压及低血钾等。治疗充血性心力衰竭有助于减少室速发作。窦性心动过缓或房室传导阻滞时,心室率过于缓慢,亦有利于室性心律失常的发生,可给予阿托品治疗或应用人工心脏起搏。

(六)房室传导阻滞

房室传导阻滞又称房室阻滞,是指房室交界区脱离了生理不应期后,心房冲动传导延迟或不能传导至心室。房室阻滞可以发生在房室结、希氏束以及束支等不同的部位。

1.病因　正常人或运动员可发生文氏型房室阻滞(莫氏Ⅰ型),与迷走神经张力增高有关,常发生于夜间。其他导致房室阻滞的病变有:急性心肌梗死、冠状动脉痉挛、病毒性心肌炎、心内膜炎、心肌病、急性风湿热、钙化性主动脉瓣狭窄、心脏肿瘤(特别是心包间皮瘤)、先天性心血管病、原发性高血压、心脏手术、电解质紊乱、药物中毒等。

2.临床表现　一度房室阻滞患者通常无症状。二度房室阻滞可引起心搏脱漏,可有心悸症状,也可无症状。三度房室阻滞的症状取决于心室率的快慢与伴随病变,症状包括疲倦、乏力、头晕、晕厥、心绞痛、心力衰竭。如合并室性心律失常,患者可感到心悸不适。当一、二度房室阻滞突然进展为完全性房室阻滞时,因心室率过慢导致脑缺血,患者可出现暂时性意识丧失,甚至抽搐,称为阿-斯(Adams-Strokes)综合征,严重者可致猝死。

一度房室阻滞听诊时,因 P-R 间期延长,第一心音强度减弱。二度Ⅰ型房室阻滞的第一心音强度逐渐减弱并有心搏脱漏。二度Ⅱ型房室阻滞亦有间歇性心搏脱漏,但第一心音强度恒定。三度房室阻滞的第一心音强度经常变化,第二心音可呈正常或反常分裂,间或听到响亮亢进的第一心音。

3.心电图表现

一度房室阻滞:每个心房冲动都能传导至心室,但 P-R 间期超过 0.20 秒。房室传导束的任何部位发生传导缓慢,均可导致 P-R 间期延长。

二度房室阻滞:通常将二度房室阻滞分为Ⅰ型和Ⅱ型。Ⅰ型又称文氏阻滞。

（1）二度Ⅰ型房室传导阻滞：这是最常见的二度房室阻滞类型。表现为：①P-R间期进行性延长，直至一个P波受阻不能下传心室；②相邻R-R间期进行性缩短，直至一个P波不能下传心室；③包含受阻P波在内的R-R间期小于正常窦性P-P间期的两倍。最常见的房室传导比率为3∶2和5∶4。在大多数情况下，阻滞位于房室结，QRS波群正常，极少数可位于希氏束下部，QRS波群呈束支传导阻滞图形。二度Ⅰ型房室阻滞很少发展为三度房室阻滞。

（2）二度Ⅱ型房室传导阻滞：心房冲动传导突然阻滞，但P-R间期恒定不变。下传搏动的P-R间期大多正常。当QRS波群增宽，形态异常时，阻滞位于希氏束-浦肯野系统。若QRS波群正常，阻滞可能位于房室结内。2∶1房室阻滞可能属Ⅰ型或Ⅱ型房室阻滞。

三度（完全性）房室传导阻滞：此时全部心房冲动均不能传导至心室。其特征为：①心房与心室活动各自独立、互不相关；②心房率快于心室率，心房冲动来自窦房结或异位心房节律（房性心动过速、扑动或颤动）；③心室起搏点通常在阻滞部位稍下方。如位于希氏束及其近邻，心室率约40～60次/分，QRS波群正常，心律亦较稳定；如位于室内传导系统的远端，心室率可低至40次/分以下，QRS波群增宽，心室律亦常不稳定。心脏电生理检查如能记录到希氏束波，有助于确定阻滞部位。

4.治疗　应针对不同的病因进行治疗。一度房室阻滞与二度Ⅰ型房室阻滞心室率不太慢者，无需特殊治疗。二度Ⅱ型与三度房室阻滞如心室率显著缓慢，伴有明显症状或血流动力学障碍，甚至Adams-Strokes综合征发作者，应给予起搏治疗。

阿托品（0.5～2.0mg，静脉注射）可提高房室阻滞的心率，适用于阻滞位于房室结的患者。异丙肾上腺素（1～4g/min静脉滴注）适用于任何部位的房室传导阻滞，但应用于急性心肌梗死时应十分慎重，因可能导致严重室性心律失常。以上药物使用超过数天，往往效果不佳且易发生严重的不良反应，仅适用于无心脏起搏条件的应急情况。因此，对于症状明显、心室率缓慢者，应及早给予临时性或永久性心脏起搏治疗。

三、妊娠合并心律失常的治疗

（一）抗心律失常治疗

1.抗心律失常药物应用原则　抗心律失常药物本身有导致心律失常的不良反应，并且大多数是C类药物，对胎儿有不良影响，孕8周内对胎儿有致畸作用，孕期应用可减少子宫血流而影响胎儿生长。因此，孕期是否应用抗心律失常药物的重点是评估其对母儿是否存在生命威胁，对于妊娠期致命性心律失常者，应立即治疗以终止心律失常，如预激综合征急性发作，出现室上性心动过速，应立即应用普罗帕酮静脉推注，室颤时需紧急除颤，完全性心脏阻滞和晕厥者应立即行提高心室率治疗或紧急安置人工心脏起搏器。但对于无症状且病史较长的轻型心律失常孕产妇，如偶发房（室）性期前收缩，可以不用抗心律失常药物。

2.产科常用的抗快速心律失常药物

（1）β受体拮抗药：对窦性心动过速有效。普萘洛尔（心得安），用法：1～3mg静脉滴注，总量不超过0.1mg/kg或10～40mg/d，口服。美托洛尔（倍他乐克），用法：每次12.5～25mg，每日2～3次，口服。

（2）利多卡因：系酰胺类化合物，是一种局部麻醉药，对各种室性心律失常有效。用法：50～100mg静脉推注（慢）后，静脉滴注每分钟1～2mg。

（3）美西律（慢心律）：其化学结构与利多卡因相似，可用于急、慢性室性心律失常和顽固性室性心律失常。其优点是口服有效，半衰期短。用法：50～100mg＋25％葡萄糖注射液20ml静脉推注，以后1～2mg/min，静滴24～48小时；或每日3次，每次200～400mg口服，病情控制后减至100mg，每日3次口服。

（4）胺碘酮：系苯丙呋喃的衍生物，为和β肾上腺素受体的非竞争性拮抗药，可用于各种原因引起的室性心律失常,对顽固性心律失常疗效可达 95%。用法:每日 3 次,每次 200mg,症状控制后维持剂量 200～400mg/d,或 5mg/kg 静脉滴注,30 分钟内滴完,总量 300～450mg/d。

(5)维拉帕米(异搏定):系人工合成的罂粟碱衍生物,是一种钙拮抗剂,对室上性心律失常(包括预激综合征、阵发性室上性心动过速)效果最好。用法:5～10mg＋25%葡萄糖注射液 20ml 静脉推注,隔 15 分钟可重复 1 次,如仍无效则停药。

(6)普罗帕酮(心律平):ⅠC 类药物。清除半衰期 6～7 小时,常用剂量为每日 450～900mg,分次服用。初始剂量宜小些(100～150mg,每日 3 次),每次增加不超过 50%。

3.产科常用的抗缓慢型心律失常方法　治疗窦性心动过缓、病态窦房结综合征、房室传导阻滞可用阿托品、异丙肾上腺素、肾上腺皮质激素,有时也可用麻黄碱。对心搏骤停者,可用异丙肾上腺素,并常与去甲肾上腺素和间羟胺合用,以提高冠状动脉灌注压,也可应用肾上腺素。三度房室传导阻滞,严重心动过缓者孕期可以安装起搏器。如果对安装永久起搏器有顾虑,可在剖宫产前安装临时起搏器,维持 48～72 小时,以保证围术期的安全性。

4.射频消融术　射频消融是对许多类型的心律失常治疗的革命性进展,但妊娠期进行这种手术的报道少且经验不多。

(二)孕期指导和监护

心律失常伴心功能Ⅰ～Ⅱ级者,应按期行产前检查,心功能Ⅲ～Ⅳ级者应及时住院观察和治疗。减轻心脏负担,包括限制体力活动,增加休息时间,保证足够睡眠,情绪稳定;左侧卧位以增加心搏出量及保持回心血量的稳定;合理营养和饮食,进高蛋白、低脂肪、多维生素饮食;低盐饮食,防止水钠潴留;消除损害心功能的各种因素,如贫血、低蛋白血症、感染、妊娠高血压综合征,限制补液量等。妊娠晚期加强孕妇心功能监护和胎儿监护。

(三)分娩原则

妊娠合并心律失常患者如果心功能良好,大多可经阴道分娩。但在产程过程中需要对孕妇进行心电监护。对频发多源室性快速型心律失常者可放宽剖宫产指征。严重房室传导阻滞者可引起心脏停搏、阿-斯综合征及休克等严重并发症,尤其是体力活动时症状更明显,故考虑孕妇安全,以剖宫产终止妊娠为首选方式。手术前后进行心电监护,血气和电解质测定,预防感染,控制补液量和补液速度。

(尚　丽)

第十节　妊娠合并糖尿病

妊娠合并糖尿病,包括两种情况,即妊娠前已有糖尿病和妊娠后才发现或首次发现的糖尿病。前者为糖尿病合并妊娠,也有人把妊娠前已有糖尿病(包括 1 型糖尿病和 2 型糖尿病)但未被发现或妊娠前发现糖耐量异常,妊娠后进展为糖尿病者,称为糖尿病合并妊娠,糖尿病合并妊娠发生率为 1%～6.6%,而后者称为妊娠糖尿病(GDM)。糖尿病孕妇中 80%以上为妊娠糖尿病,糖尿病合并妊娠者不足 20%。GDM 发生率世界各国的报道为 1%～14%,而我国 2008 年的资料显示,通过对 16286 例中国 18 个城市妊娠女性进行筛查,妊娠糖尿病的患病率为 4.3%(按照 ADA 诊断标准)。GDM 患者多数于产后糖代谢异常能恢复正常,但将来患糖尿病的几率增加。但不论是糖尿病合并妊娠还是妊娠糖尿病孕妇,其临床经过复杂,对母儿均有较大危害,必须引起重视。下面按糖尿病合并妊娠和妊娠糖尿病分别介绍。

一、糖尿病合并妊娠

糖尿病合并妊娠的发生率为 1%～6.6%,未经治疗的孕妇及胎、婴儿死亡率分别占 50%左右,糖尿病母亲的胎儿、婴儿先天性畸形发生率较非糖尿病者高达 4～10 倍。研究表明,糖尿病合并妊娠母婴死亡和先天性畸形的发生,与母亲血糖升高的程度、糖尿病血管并发症以及胎儿监护措施是否得力有密切关系。近年来糖尿病孕妇死亡率已下降至 0.4%左右,胎、婴儿先天性畸形及死亡率也明显下降。

(一)糖尿病合并妊娠的代谢特点

1.孕妇低血糖及酮症酸中毒倾向

(1)低血糖倾向:妊娠期由于孕妇本身代谢增强,而葡萄糖的需要量明显增加,胎儿生长发育所需要的全部能量也必须由母体血糖来提供。因此,妊娠期葡萄糖的消耗明显高于非妊娠期,当母体葡萄糖摄入不足时极易发生低血糖。葡萄糖能自动进入胎盘,并随妊娠月份的增长,胎盘体积及交换面积将不断扩大,滋养层也越来越薄。由于这些结构的变化,更有利于母体葡萄糖弥散进入胎盘,以保证胎儿对葡萄糖的摄取和利用,致使母体葡萄糖被持续消耗,因此,孕妇有加速饥饿倾向,尤其在妊娠晚期,或孕妇处在空腹状态时,极易发生低血糖。另外,由于妊娠妇女肾血流量和肾小球滤过率增加,肾小球滤过液中葡萄糖含量也相应增加,当超过肾小管对葡萄糖重吸收能力时,尿中排糖量增加,从而促进妊娠期低血糖的发生。

(2)酮症或酮症酸中毒:糖尿病妊娠期有高血糖倾向,尤其在妊娠末期,由于胰岛素拮抗激素明显增加,或因孕妇食欲增多,当胰岛素用量不足时血糖升高,血中三酰甘油、游离脂肪酸及游离皮质醇增多,因此,脂肪分解作用加强,酮体生成也有增加的趋势。此外,由于妊娠期母体及胎儿葡萄糖不断消耗,或由于妊娠反应,葡萄糖摄入不足,可因低血糖而促使脂解作用加强,导致孕妇血中游离脂肪酸及酮体生成增加,甚至发生酮症酸中毒。

2.妊娠期胰岛素拮抗激素分泌增加

(1)人胎盘催乳素(HPL):是胎盘分泌的一种多肽激素,从妊娠第 3～4 周开始分泌,并随妊娠进展而分泌增加,至孕末期可较孕初期高 4～6 倍。糖尿病孕妇血 HPL 浓度明显高于非糖尿病孕妇。HPL 具有拮抗胰岛素作用,可降低周围组织对胰岛素的敏感性,从而使血糖升高。但在非糖尿病或胰岛贮备功能正常的孕妇中,HPL 这种胰岛素的拮抗作用可通过刺激胰岛 β 细胞,增加胰岛素分泌而抵消。但有糖尿病的孕妇,由于胰岛素绝对或相对不足,或很难通过上述机制来抵消妊娠期 HPL 对胰岛素的拮抗。另外,HPL 可使血三酰甘油、游离脂肪酸、游离皮质醇均增高,从而加重胰岛素抵抗,导致血糖进一步升高。因此,在糖尿病妊娠期 HPL 是一种作用最强的胰岛素拮抗激素。

(2)雌激素:其中主要是雌三醇(E_3),孕末期可达非孕期的 1000 倍。胎盘利用胎儿血中的硫酸盐与 16-α-羟脱氢异雄酮或 16-α-孕烯酮经芳香化合后形成 E_3,血中雌激素增加,可刺激胰岛 β 细胞分泌胰岛素,后者又可促进糖原及脂肪的合成与贮存。因此,雌激素在孕妇外周血中也有拮抗胰岛素的作用。

(3)其他激素:在妊娠前半期孕酮明显增加,可使血中葡萄糖/胰岛素比值下降,因此,有胰岛素拮抗作用。

(4)胎盘胰岛素酶:具有分解和降低胰岛素作用。

3.妊娠对糖尿病的影响

(1)妊娠期:妊娠期间由于胎盘分泌大量的 HPL、雌激素、孕激素等,这些激素在孕妇的外周血液中都有拮抗胰岛素的作用,故妊娠期必须由胰岛 β 细胞分泌更多的胰岛素,才能保持体内血糖的平衡。但是有糖尿病遗传倾向的妇女,或胰岛代偿功能不全以及妊娠前即有糖耐量减退者,妊娠后易发生糖尿病。原有糖尿病的孕妇,孕早期可致相对低血糖,应用胰岛素治疗的糖尿病孕妇,如未及时减量,可加重低血糖,甚至出现饥饿性酮症酸中毒及低血糖昏迷。妊娠后期由于血糖/胰岛素比值下降,孕妇对胰岛素敏感性降低,胰岛素需要量可增加 1 倍左右,如不注意调整胰岛素用量,可导致血糖升高,也可发生酮症酸中毒。

(2)分娩期:临产时由于子宫收缩,产程中屏气,糖原消耗增加或进食减少,恶心、呕吐等因素可使血糖下降,又可因临产时孕妇情绪过度紧张致使血糖升高。因此,分娩期孕妇血糖波动较大,胰岛素用量常不易掌握。

(3)产褥期:分娩后随着胎盘的排出,产妇血中拮抗胰岛素的激素及破坏胰岛素的酶也急剧减少或消失。因此,产后必须减少胰岛素用量,否则易发生低血糖甚至昏迷。一般在分娩后第二天胰岛素用量可减少到孕期用量的 1/3～1/2。

4.糖尿病对孕妇的影响　主要取决于糖尿病本身及其并发症的严重程度。

(1)受孕率:糖尿病妇女不孕症约占 2%,其主要原因为月经不调,卵巢功能障碍以及糖尿病合并急、慢性并发症等。

(2)流产率:糖尿病妇女流产率可达 15%～30%,其主要原因可能与女性激素比例失调,高血糖症以及糖尿病急、慢性并发症有关。

(3)妊娠高血压综合征:糖尿病患者妊娠期高血压综合征的发生率较非糖尿病孕妇高 3～5 倍,系因糖尿病可导致广泛的血管病变,使小血管内皮细胞增厚及管腔变窄,组织供血不足。尤其孕妇同时有糖尿病性血管病变,或肾脏病变者,更易发生妊娠期高血压综合征,其发生率高达 50% 以上。北京协和医院统计资料提示:妊娠高血压综合征居其他妊娠并发症之首。另外,妊娠高血压可并发脑血管意外、胎盘早剥等,病情较难控制,对母儿极为不利。

(4)羊水过多:由于羊水含糖过高,刺激羊膜分泌增加所致,其发生率约占 10%～25%,为非糖尿病孕妇的 20～30 倍。由于羊水骤增可引起孕妇心、肺功能不全。

(5)需手术产者增加:由于巨大胎儿容易引起头盆不称或因孕妇产力差,常需手术助产,而且这些胎儿体质脆弱,易在妊娠最后 2～3 周内发生宫内死亡,需引产或剖宫产。故糖尿病孕妇手术产较非糖尿病者为高。

(6)产后出血:糖尿病产妇的子宫收缩力较差,往往使产程延长,产后出血发生率较非糖尿病产妇高。

(7)酮症酮中毒:妊娠早期及末期,易发生酮症酸中毒,如抢救不及时,可导致孕妇死亡。

(8)继发感染:糖尿病孕、产妇较非糖尿病者更易继发感染,而且产后感染较严重,其感染部位多为上呼吸道、泌尿道、生殖系统及皮肤等。可因感染性休克、败血症或由感染而诱发酮症酸中毒死亡。

5.糖尿病对胎、婴儿及新生儿的影响

(1)巨大胎儿:糖尿病孕妇生产巨大胎儿的发生率为非糖尿病者的 10 倍。某学者认为,糖尿病孕妇产生巨大胎儿的原因可能由母体血糖过高所致。孕妇高血糖→胎儿高血糖→高胰岛素血症→胎儿蛋白质、脂肪合成增加→胎儿全身脂肪堆积,器官肥大,体重增加→巨大胎儿。出生时体重常达 4000～4500g 以上。巨大胎儿可使分娩受阻,因缺氧而死亡。据某学者报道,胎儿体重在 4100～4500g 时,肩难产率为 3%,而>4500g 可上升为 8.2%。在孕 36 周前严格饮食控制或胰岛素治疗者,可使巨大胎儿发生率明显降低。

(2)围生儿死亡率高:据国外报道,糖尿病孕妇之围生儿死亡率约占 5%～10%,而国内为 3.85%。胎儿死亡多数发生在孕 36～38 周,其原因可能是:①孕妇高血糖本身可降低胎盘对胎儿血氧供应,并且胎儿耗氧量增加,导致胎儿宫内缺氧,严重时可发生胎死宫内。②糖尿病孕妇易并发酮症,酮体能通过胎盘达胎儿体内,可使血红蛋白与氧的结合力下降,从而导致胎儿宫内缺氧。孕妇并发酮症酸中毒时,胎儿死亡率可明显增加。酮症酸中毒也可使胎儿神经组织受损,从而影响智力发育。③羊水过多及妊娠中毒症也可增加死胎、死产的发生率。④新生儿死亡原因有急性呼吸窘迫综合征(ARDS)、新生儿低血糖、高胆红素血症、低钙血症及静脉血栓形成等。

(3)畸胎:糖尿病孕妇的胎儿及新生儿畸形率达 8%～20%,为非糖尿病孕妇的 4～10 倍。可发生在各系统和器官,其中以骨骼、心血管、中枢神经系统、泌尿和消化道系统畸形多见。其原因可能与妊娠早期血糖控制不良、胎儿缺氧、胎儿红细胞增多症、血栓形成、口服降糖药、低血糖、高血糖、酮症酸中毒等因素有关。

(4)呼吸窘迫综合征:糖尿病孕妇的新生儿呼吸窘迫综合征的发生率为 8%～23%,较正常儿高 5～6 倍。胰岛素有拮抗肾上腺皮质激素作用,而后者可促进肺成熟。在高胰岛素作用下,胎儿肺表面活性物质减少,引起肺的表面张力降低。另外,糖尿病合并妊娠者常需提前引产或做剖宫产。上述原因均可导致新生儿呼吸窘迫综合征的发生。

(5)新生儿低血糖:糖尿病孕妇的新生儿空腹血胰岛素显著高于非糖尿病孕妇的新生儿,这种高胰岛素血症可持续到出生后 48 小时,约有 30%的新生儿可在出生后 6 小时内发生低血糖。

(6)其他:如新生儿心肌病、高胆红素血症、红细胞增多症、低血钙、低血镁、高血磷、肾静脉血栓形成、早熟等均可发生,其原因与母体血糖控制不良、低血糖、高胰岛素血症、酮症酸中毒等因素有关。

(二)诊断

原有糖尿病患者,一般于妊娠前糖尿病已经确诊或有典型的糖尿病三多一少症状,孕期容易确诊。

妊娠合并糖尿病的分期:依据患者发生糖尿病的年龄、病程以及是否存在并发症等,进行分期(White分类法),有助于判断病情的严重程度及预后。

A 级:妊娠期出现或发现的糖尿病。

B 级:显性糖尿病,20 岁以后发病,病程<10 年。

C 级:发病年龄在 10～19 岁,或病程达 10～19 年。

D 级:10 岁以前发病,或病程>20 年,或合并单纯性视网膜病变。

F 级:糖尿病肾病。

R 级:眼底有增生性视网膜病变或玻璃体出血。

H 级:冠状动脉粥样硬化性心脏病。

T 级:有肾移植史。

(三)糖尿病合并妊娠的处理

糖尿病合并妊娠的治疗,需由内分泌科、产科、儿科等医生的密切合作,共同制订处理方案,目的在于维持母体正常血糖水平。尤其在妊娠开始几周将血糖控制在正常范围,可明显降低胎儿先天性畸形的发生率。

1.糖尿病患者可以妊娠的指标

(1)糖尿病妇女于妊娠前即应确定糖尿病的严重程度。D、F、R 级糖尿病一旦妊娠,对母儿危险均较大,应避孕,不宜妊娠。若已妊娠应及早终止。

(2)器质性病变较轻、血糖控制良好者,可在积极治疗、密切监护下继续妊娠。

(3)从孕前开始,在内分泌科医生协助下严格控制血糖值,确保受孕前、妊娠期及分娩期血糖在正常范围。

此外,孕妇本人也应与医生配合,除按期复诊外,还应学会家庭自我监护,经常进行尿糖、酮体、血糖化验等。

2.糖尿病及其血管并发症的处理

（1）糖尿病的处理

1）饮食控制：孕妇除供给胎儿足够的热量外，本身还要额外增加 1254～1672kJ/d(300～400kcal/d)热量。孕期总热量一般为 7524～8360kJ/d(1800～2000kcal/d)，其中碳水化合物占 50%，蛋白质 20%，脂肪30%。对于 1 型糖尿病(T1DM)孕妇每日可进 5～6 餐，2 型糖尿病(T2DM)孕妇则仅在睡前加一餐即可，这样有利于减少血糖波动，防止发生低血糖或饥饿性酮症，使孕期体重增加不超过 9kg，每月不超过 1.5kg为宜。

2）运动：糖尿病孕妇应进行有规律性的体育运动，可降低血浆胰岛素浓度，改善胰岛素抵抗，增加外周组织对胰岛素的敏感性，防止妊娠期体重过度增加，降低高脂血症等。运动治疗的适应证包括：①孕妇心率应<140 次/分；②每次运动持续时间不应>15 分钟，运动幅度以轻或中等度为宜；③妊娠后 4 个月，不应做仰卧位运动；④避免瓦氏动作(Valsalva 动作，即深吸气后屏气，再用力呼气)的运动方式；⑤运动后应适当增加饮食或减少胰岛素用量；⑥孕妇基础体温不宜高于 38℃。对以往有高血压、心脑血管并发症、增殖性视网膜病变、糖尿病肾病、周围或自主神经病变、直立性低血压、退行性关节病变、运动后高血糖以及自身免疫功能缺陷者应列为运动治疗的禁忌证。

3）胰岛素治疗：由于磺脲类降糖药易透过胎盘，可引起胎儿胰岛增生，使胰岛素分泌增加，可导致胎儿低血糖，并有致畸或胎死宫内的危险，故糖尿病孕妇不宜使用磺脲类降糖药，也不主张常规使用胰岛素，特别是 T2DM 的孕妇经饮食控制，血糖基本正常者可不用。但 T1DM 病人必须用胰岛素治疗，妊娠早期胰岛素剂量一般在 0.7～1.0U/(kg·d)，妊娠后期由于胎盘分泌拮抗胰岛素的激素明显增加，胰岛素需要量可增加 0.5～3 倍。多采用每日 2 次皮下注射法，其中每日总量的 2/3 用于早餐前，中效、短效胰岛素之比为2：1，另 1/3 按照 1：1 用于晚餐前。对胰岛素用量>48U/d 者，可分 3 次皮下注射，其中早餐前占总量的 1/2，中效胰岛素(NPH)或长效胰岛素：短效胰岛素为 2：1，晚餐前用短效胰岛素，占总量的 1/4，睡前用NPH 或 Lente 占总量的 1/4。也有采用胰岛素泵模拟正常胰岛生理性分泌，用于控制糖尿病孕妇的血糖，减少血糖波动，减少胎儿畸形的发生率。但临床研究提示，胰岛素泵比较多次皮下注射法，两者对孕妇的血糖、HbA1c 及胎儿并发症方面尚无显著性差异。

胰岛素治疗引起的并发症有低血糖反应和酮症。由于胰岛素用量不足，血糖过高或因胰岛素用量过大导致低血糖，两者均可引起酮症或酮症酸中毒，可使胎儿死亡率高达 50%～90%。故应适当掌握胰岛素用量，积极治疗和预防酮症。

（2）糖尿病血管并发症的处理

1）糖尿病肾病：糖尿病肾病（White 分类的 F）的主要诊断依据是：①持续性 Albutix 阳性蛋白尿(>300mg/24h)；②肾小球滤过率(GFR)下降；③高血压；④晚期肾病、血肌酐、尿素氮升高，肌酐清除率下降等。糖尿病肾病合并妊娠或妊娠高血压者，可使 20%～40%糖尿病肾病患者的肾功能减退暂时性或永久性加重，肌酐清除率平均下降 0.81ml/min 或发生氮质血症，甚至因肾衰竭而致死。在糖尿病肾病的患者中，早产与难产率各占 30%；呼吸窘迫综合征为 23%；新生儿黄疸为 36%；新生儿死亡率较无肾病者高 2倍，胎儿宫内死亡及婴幼儿发育障碍者均高于非糖尿病肾病者。如果在糖尿病肾病合并妊娠期间采用合理的治疗，可使 90%的胎儿获得生存。处理方法包括：①妊娠前后严格控制血糖，尽量使空腹、餐后血糖及HbA1C 维持正常水平；②高血压的治疗，可选用血管紧张素转化酶抑制剂，如卡托普利，而 β 受体拮抗药因具有潜在性的干扰低血糖期的血管活性反应，故不宜选用；③妊娠前后认真检查和评价肾脏功能，包括 24小时尿微量白蛋白、血肌酐、尿素氮及肌酐清除率等。当肌酐清除率<30ml/min 或血肌酐>442μmol/L(>5mg/dl)时称为肾衰竭，对这类病人应终止妊娠同时绝育。如果患者打算怀孕或已经发现怀孕时，应进行肾移植或血液透析。

2)视网膜病变:糖尿病视网膜病变相当于 White 分类中的 R 类,而 R 类中分两型即:快速增殖型视网膜病变(PDR)和非快速增殖型隐性糖尿病视网膜病变(BDR)。PDR 是 T1DM 患者致盲的最常见原因。BDR 在 T2DM 患者中多见。由于糖尿病眼底改变可在短期内迅速发展,因此在糖尿病合并妊娠的开始,就要进行全面的眼科检查,酌情给予合理的治疗和随访。尽管在妊娠期采用激光治疗糖尿病视网膜病变无明显的禁忌证,但目前也无更多资料能说明荧光素在妊娠期的安全性。

3)冠心病:White 分类的 H 类系指糖尿病妊娠出现冠心病。糖尿病发生冠心病较非糖尿病患者多见而且病情严重,但在糖尿病孕妇合并冠心病时,由于大多数患者不能完成一种标准强度的心脏负荷试验(例如蹬车、二级梯等运动试验),放射性核素和血管造影也不能用于妊娠合并冠心病的诊断。因此,临床医生必须依赖于冠心病的典型症状和体征,如心绞痛或心肌梗死来诊断孕妇的冠心病。如果妊娠前已确诊为冠心病,应劝其避孕。当在妊娠期间首次确诊为冠心病时,应给予及时治疗。心绞痛发作者,可用硝酸异山梨酯或硝苯地平等治疗,亦可选用 β_2 受体拮抗药,但必须注意普萘洛尔有掩盖低血糖症状的不良反应。糖尿病孕妇合并心肌梗死者死亡率较高,如在心肌梗死后 3～6 个月内施行剖宫产或终止妊娠,两者均具有类似的死亡率。

3.产科处理

(1)妊娠前保健:糖尿病孕妇的胎儿畸形与糖代谢紊乱有关,尤其在妊娠后 2～10 周血糖控制不佳者,胎儿畸形发生率明显增高。动物实验也证明,处在卵母细胞成熟期和胚胎植入前的发育阶段,血糖控制不佳者,也对胎儿将来的发育有影响。因此,应首先对糖尿病病人进行妊娠前指导,如咨询病人的月经、避孕及生育史;以往甲状腺功能状态;常规进行血细胞计数;泌尿及生殖道的细胞培养;测定血浆孕酮和基础体温,以判断卵巢功能;建议病人在怀孕前使用避孕工具避孕 3 个月;并严格控制代谢紊乱,使血糖维持正常或接近正常水平.然后再考虑妊娠。这样将有利减少和防止胎儿畸形的发生。

(2)妊娠期的处理:从怀孕后的第 8 周开始至第 28 周前和第 29 周至 36 周前,分别每月和每 2 周作一次全面检查,其中包括体重、血压、血细胞比容、尿常规、甲状腺功能、尿糖、空腹及餐后 2 小时血糖。妊娠期血糖控制标准为:空腹血糖 3.3～5.5mmol/L(60～90mg/dl);餐后 2 小时血糖≤6.7mmol/L(≤120mg/dl);或 24 小时平均血糖在 5.6mmol/L(100mg/dl)。每 3 个月做内生肌酐清除率和 24 小时尿蛋白定量测定(高血压及糖尿病肾病患者应缩短检查周期)。从第 32 周开始监护胎盘功能,每周测定尿中 E_3 浓度,若连续几次均小于 10mg/d 或动态观察 E_3 量迅速下降 50% 以上则提示胎盘功能不佳。血浆 HPL<6mg/L 也提示胎盘功能低下。有严重头痛、高血压、蛋白尿等并发症者应尽早入院,如无并发症者可于第 36～37 周入院待产。

(3)胎儿健康状况的监测

1)多普勒彩超可用于监测胎儿发育情况、胎位、胎动、胎心、羊水,也是诊断胎儿先天性畸形的最好方法。有资料报道,彩超可以发现 18～20 周以后的胎儿畸形。在第 20 周和 28 周分别常规应用彩超检查来估计胎儿成熟度及胎儿发育情况。胎儿超声心动图是产前诊断胎儿心脏结构异常的重要方法。

2)在糖尿病妊娠第 32 周,可根据胎心率(FHR)来判断胎儿的生存和健康状况,其中无应激试验(NST)是一项简便、迅速而无禁忌证的筛选方法。可从妊娠第 32 周开始,每周做 2 次,若在 20 分钟内对至少有 2 次 FHR 增加 15 次/分并持续 15 秒者为 NST 有反应,提示胎儿生长良好。FHR 对 NST 无反应者,可将 NST 延长 40 分钟,如仍无反应,则进一步作宫缩应激试验(CST)或作缩宫素激惹试验(OCT)。即将缩宫素 0.5U 加入 250ml 葡萄糖盐水中静脉滴注 $0.5\mu U/min$,如果每 10 分钟内宫缩 3 次,每次历时 40 秒,间歇 3 分钟宫缩后,胎心率减慢 50%,提示胎儿对氧反应差。在孕 34～36 周期间,如上述试验异常,需进一步了解胎儿成熟度,可通过检测羊水中磷脂酰胆碱/鞘磷脂(L/S)比值作为肺成熟的标志。由于糖尿病孕妇的新生儿易发生呼吸窘迫综合征(RDS),L/S 比值可相应升高,一般 L/S 比值≥3 为胎儿肺成熟良好,可考虑选择自然分娩。如果 L/S 比值<2 时,提示胎儿成熟不良,出生后易发生严重的 RDS,因此,在选择分娩时机时应慎重考虑。

3)胎动计数连续数日均小于 10 次/12h,示胎儿、胎盘功能减退。此法简便价廉,可作为糖尿病孕妇胎儿监测的筛选方法,但假阳性率可达 60%。

(4)分娩时机的选择:孕 36 周为早产,新生儿死亡率高,孕 38 周后死胎发生率高,故应根据胎儿大小、成熟度、胎盘功能、血糖控制程度以及其他合并症综合判断,合理选择分娩时机。①当存在危及孕妇和胎儿两者生命有关因素(如子痫或已由 CST 证实为胎儿严重损害等)时,尽管胎儿尚缺乏肺成熟标志,亦应采取强制性的分娩措施。②孕妇在分娩胎儿过程中,两者无危险因素存在,并且能够证明胎儿肺发育成熟者,应尽量劝自然分娩。但是当 L/S>2.0,而羊水中缺乏 PG 者分娩宜慎重。在羊水中缺乏 PG 的病例中,遇有下列情况者,如糖尿病严重、妊娠高血压、高年初产、胎儿宫内发育迟缓、巨大胎儿、臀位、前次剖宫产、前次为死胎、死产、新生儿死亡、胎盘功能严重减退或分娩前胎儿情况判断不清楚,一般认为 L/S 为 3.5 时,分娩较为安全。③在无糖尿病并发症的孕妇中,若胎盘功能良好,胎儿肺成熟,可选择 38 周分娩。若 36 周前终止妊娠者,在终止前 2 天给孕妇肌内注射地塞米松 5mg,每 8 小时 1 次,连用 2 天,可促进胎儿肺部产生较高的磷脂类表面活性物质,从而减少出生后新生儿 RDS 的发生。此类药物有拮抗胰岛素作用,对控制较差的糖尿病或伴有血管病变者不宜采用,对高血压患者亦应慎重。④对无条件进行试验室及生物物理检查时,可根据临床病情,并结合 White 分类、胎动计数决定分娩时机。一般 B 级者 38~39 周,C、D 级者 37~38 周,F、R 级者 35~36 周,A 级可达 40 周。

(5)分娩途径:对糖尿病孕妇的分娩方式仍有争论,一般认为:①在无并发症的糖尿病孕妇中,经阴道分娩优于剖宫产,因为糖尿病的手术本身也可增加感染或其他并发症发生的机会。②当胎儿发生宫内窒息或孕妇衰竭,经临床或超声波检查怀疑巨大胎儿及宫颈成熟不良,估计胎儿体重>4500g,或以往有难产、新生儿死亡以及胎盘功能严重减退时,应考虑行剖宫产。

(6)分娩中的处理:①自然分娩:自然分娩对病人最有益,因为自然分娩很少需要麻醉和导尿,可减少尿道感染机会。在连续 FHR 监测的同时,当羊膜自然破裂时,可附加胎头电极。如宫缩强度不足,应安置宫内压导管,并可酌情加用缩宫素静脉滴注引产。对于胎儿体重>4000g 或难产者,应考虑行会阴切开术。自然分娩产程不宜过长,总产程不宜超过 16 上时。引产 6 小时无进展者应及早行剖宫产。②剖宫产:如果糖尿病严重、高年初产、巨大胎儿、臀位、死胎、胎盘功能严重减退以及自然分娩产程>16 小时,应考虑剖宫产。③分娩期间代谢控制指标:孕妇产前应使空腹血糖控制在 3.9~6.2mmol/L(70~110mg/dl),可使新生儿低血糖的发生降到最低限度。分娩期用 5% 葡萄糖注射液 500~1000ml 加胰岛素 8~12U,持续静脉滴注,每 2 小时测 1 次血糖,并可根据血糖调整胰岛素用量,使其血糖维持在 4.4~6.7mmol/L(80~120mg/dl)之间。剖宫产者,由于术前禁食,术中硬膜外麻醉,应减少胰岛素用量,以免发生低血糖。

(7)分娩后处理:不论经阴道分娩或剖宫产,对孕妇都是一种应激因素,容易发生酮症酸中毒。因此,必须随时监测酮症,一旦发生,应及早给予相应处理。由于胎盘排出后胰岛素的拮抗激素迅速下降,应在产后 24 小时内减少胰岛素用量至少 1/2,48 小时后减少至产前总量的 2/3,同时注意电解质平衡及抗生素的应用,以预防产后感染等。

(8)新生儿处理:①低血糖:由于胎儿在宫内受到孕母高血糖的影响,胰岛 β 细胞增生,胰岛素分泌增加,甚至出生后的婴儿仍存有高胰岛素血症,同时因出生后来源于母体的葡萄糖骤然中断,易在 0.5~6 小时内发生低血糖。当血糖≤2.2mmol/L(<40mg/dl)时即可诊为新生儿低血糖,应给予及时处理。②呼吸

窘迫:是新生儿死亡的常见原因,多在出生后24小时内发生,由新生儿红细胞增多症、充血性心力衰竭、低血糖、败血症、窒息、吸入胎粪、短暂性呼吸急促和RDS等引起。治疗以对症支持为主。③低钙血症:新生儿血清总钙<1.8mmol/L(<7mg/dl)或Ca^{2+}<0.9mmol/L(<3.5mg/dl)即可诊断为低钙血症,其发生率占50%左右。如新生儿有震颤、过敏、癫痫样发作、骨骼肌张力或心肌收缩力减弱,应及时作血清钙检测。另外,对新生儿低血糖需要静脉输注葡萄糖者也应检测血清钙。新生儿低钙血症确诊后,应给予10%葡萄糖酸钙1~2ml/kg静脉缓慢推注,随后以100mg/kg每6小时静脉补充1次,直至低钙血症被纠正。在静脉补钙过程中,必须密切监测心率或心电图。④红细胞增多症:新生儿红细胞增多症较常见,给予少量换血可使血细胞比容降低到55%,此过程不宜短于30分钟,交换容积可用下列公式计算:交换容积=(Het-55/Het)×体重(kg)×80ml/kg。Het代表换血前的血细胞比容,80ml/kg作为新生儿每千克体重的血容积。⑤高胆红素血症:新生儿高胆红素血症多由生理性黄疸加重而引起,但必须排除病理性溶血性黄疸。新生儿高胆红素血症用光疗法几乎都有效。⑥静脉血栓形成:当新生儿出现血尿、急性肾衰竭或触及肾肿大时,应给予肾脏Doppler超声检查,以明确诊断。

二、妊娠糖尿病

1979年WHO将妊娠糖尿病(GDM)列为糖尿病的一个独立类型,其发病率约占孕妇的2%~3%。而2008年的资料显示,通过对16286名中国18个城市妊娠女性进行筛查,妊娠糖尿病的患病率为4.3%(按照ADA诊断标准)。高龄妊娠、糖尿病家族史、超重/肥胖是妊娠糖尿病的危险因素。反复阴道真菌感染、自然流产、南方居民等与妊娠糖尿病也有关系。这些研究仅限于城市地区,只能代表城市的情况。

(一)发病机制与病理生理

妊娠期由于胎盘分泌孕激素、雌激素、HPL等激素,这些激素在孕妇外周血中对胰岛素都有拮抗作用,特别在妊娠中期与后期HPL明显增加,从而导致对胰岛素的拮抗进一步增强。同时胎盘还分泌至少两种分子量在200~300kDa之间的胰岛素酶,这些酶类对胰岛素具有分解作用,从而使胰岛素活性降低。因此,妊娠期胰岛β细胞必须分泌更多的胰岛素才能维持体内血糖的平衡。如果孕妇胰岛储备功能不足或靶细胞膜上胰岛素受体数目减少,或功能降低时,将可能发生糖耐量异常或糖尿病。此类糖尿病一般多发生于妊娠中期或后期。分娩后由于胎盘排出,胰岛素拮抗激素减少或逐渐消失,糖耐量异常或糖尿病可恢复正常。妊娠糖尿病孕妇血糖升高可对胎儿的生长发育产生不良影响,甚至有引起胎儿畸形、巨大胎儿、新生儿低血糖症、低钙血症、红细胞增多症、高胆红素血症及围生儿死亡等危险。造成胎儿上述并发症的原因,可能与胎儿高胰岛素血症有关,因为母体血糖易通过胎盘进入胎儿体内,引起胎儿高血糖症,刺激胰岛β细胞分泌过多的胰岛素。

(二)妊娠糖尿病的诊断

由于妊娠糖尿病患者怀孕前无糖尿病病史,孕后尤其是早期妊娠糖尿病症状常不明显,甚至血糖正常或偏低,容易造成漏诊,延误治疗。由于围生儿合并症发生率及死亡率增高,应作为诊断的重点。

1.病史及临床表现　凡有糖尿病家族病史、孕期尿糖多次检验阳性、年龄>30岁、孕妇体重>90kg、反复自然流产、死胎或分娩足月RDS史、分娩巨大胎儿、畸形儿史、本次妊娠胎儿偏大或羊水过多者,为GDM的高危因素。

2.实验室检查

(1)血糖测定:两次或两次以上空腹血糖≥5.8mmol/L者,可行口服葡萄糖耐量试验(OGTT)。

(2)糖筛查试验:目前多数学者建议在妊娠第24~28周之间,进行GDM筛查。方法:葡萄糖50g溶于

200ml 水中,5 分钟内饮完,如果服糖后 1 小时血糖≥7.8mmol/L(140mg/dl),为糖筛查异常。若糖筛查异常,空腹血糖正常,应继续行 OGTT。

(3)OGTT:我国多采用 75g 无水葡萄糖试验,指空腹 12 小时后,口服 75g 无水葡萄糖。其诊断标准如下:空腹血糖<5.6mmol/L,1 小时血糖值<10.3mmol/L,2 小时血糖值<8.6mmol/L,3 小时血糖值<6.7mmol/L。其中有两项或两项以上达到或超过正常值,可诊断为妊娠糖尿病。仅 1 项高于正常,诊断为妊娠糖耐量减低(GIGT)。但必须强调指出,血糖测定一律用葡萄糖氧化酶法或己糖激酶法。而血糖试纸条或快速微量血糖测定仪不宜用于糖耐量试验,因其结果欠精确。

(三)妊娠糖尿病的处理

妊娠糖尿病处理的目的是使母体血糖控制在正常水平,定期检测胎儿生长发育与健康状况,减少胎儿畸形,降低围生儿死亡率。

1.饮食控制　饮食疗法是治疗妊娠糖尿病的基础,对所有妊娠糖尿病妇女都要进行饮食治疗,其目的在于维持孕妇体重和理想血糖水平,保证母体和胎儿足够的营养,防止或减少胎儿畸形。医学营养治疗方案可与糖尿病合并妊娠相似。为能证明医学营养治疗在维持正常血糖方面是否有效,必须定期检测血糖。早期妊娠一般每周检测 1 次空腹血糖和餐后 2 小时血糖,在整个妊娠后期应每周多次检测。如果在饮食治疗 1~2 周内,孕妇有 2 次以上空腹血糖>5.8mmol/L(>105mg/dl)和(或)餐后 2 小时血糖>6.7mmol/L(>120mg/dl),即应考虑使用胰岛素治疗。

2.胰岛素疗法

(1)妊娠糖尿病孕妇空腹血糖升高者,可采用中效胰岛素睡前皮下注射法,开始用量一般不宜>10U/d。

(2)空腹血糖及餐后血糖均升高者,常以中效和短效胰岛素混合(2∶1),早、晚餐前皮下注射。一般开始剂量为 30U/d。妊娠中期或晚期由于胰岛素拮抗激素(HPL)明显升高,胰岛素用量可适当增加,但必须随时复查血糖,调整胰岛素剂量,以防止低血糖反应。

3.胎儿监护

(1)正常妊娠时胎动次数变异很大,12 小时内的累计次数在 10~400 次以上,每个胎儿的活动量不同,故每个孕妇应有自己的胎动规律。可从孕 32 周开始,于每日早、中、晚分别静卧 1 小时,由孕妇主观感觉 3 小时内的胎动数,乘以 4,作为 12 小时的胎动数,并逐日记录。若 12 小时胎动数<10 次,或逐渐下降>50%而不能恢复或突然下降>50%,提示胎儿有缺氧。严重缺氧者胎动可消失。如果胎动消失超过 12~48 小时,常可发生胎心的消失。由于胎动计数假阳性率较高,故仅作为一种筛选方法。

(2)每次听取胎心率的时间至少 1 分钟,必要时应于 1 个宫缩周期内连续听取,或连续听取 3~5 分钟。正常胎心波动在 120~160 次/分之间,胎心率正常而不规则,常无临床意义。胎心率>160 次/分,示有轻度缺氧。胎心率减慢<120 次/分,示胎儿明显缺氧。胎心越慢,则缺氧越严重,慢而不规则缺氧更严重。当孕妇发生自主性宫缩者,可通过 CST 或 OCT 激发子宫收缩对胎心率的影响,但此试验可导致提前分娩,应特别注意。

(3)彩超或胎儿监护均可用于测定产前胎儿畸形、巨大胎儿、胎儿发育情况、胎儿呼吸动度以及对羊水过多或过少的判断。

(四)分娩时机与方式的选择

关于妊娠糖尿病胎儿娩出时间,文献报道不一。有人认为,若血糖控制满意者可等待足月自然分娩。对于妊娠期应用胰岛素控制血糖且效果仍不理想者,应在胎儿肺成熟后尽早终止妊娠,这样既可避免新生儿呼吸窘迫综合征(RDS)的发生,又可防止突然胎死宫内。也有报告孕 38~40 周终止妊娠,新生儿并发症明显减少。但若有严重合并症或发现胎盘功能不良,则应提前终止妊娠。除胎儿发生 RDS 或孕妇呼吸衰竭、胎盘功能严重减退或巨大胎儿,可考虑行刮宫产外,其他妊娠糖尿病以自然分娩为宜。

(五)分娩后的随访

绝大多数妊娠糖尿病产后血糖或糖耐量恢复正常,但也有少数病例分娩后在 5～10 年内发展为 1 型或 2 型糖尿病。因此,对妊娠糖尿病患者进行产后随访,定期检测血糖,对糖尿病的早期诊断很重要。

(徐亚莉)

第十一节　妊娠合并阑尾炎

阑尾炎尤其急性阑尾炎是妊娠期最常见的外科合并症,可发生于妊娠的各个时期。文献报道,妊娠期急性阑尾炎的发病率为 0.05%～0.10%,但 80% 以上发病于中晚孕期。由于孕妇的特殊生理和解剖改变,使妊娠中晚期阑尾炎的诊断增加了困难,故这个时期阑尾炎并发穿孔率较非孕期高 1.5～3.5 倍,炎症的发展易导致流产或早产,误诊率较高,孕妇死亡率亦高达 4.3%。因此妊娠合并急性阑尾炎是一种较严重的并发症,应早期诊断和及时处理以改善母儿预后。

【妊娠期阑尾炎的特点】

1.妊娠期阑尾位置的变化　妊娠初期阑尾的位置与非孕期相似。妊娠中期子宫增大较快,盲肠和阑尾被增大的子宫推挤而向上、向外、向后移位。妊娠 3 个月末时其基底部位于髂嵴下 2 横指处,5 个月末达髂嵴水平,8 个月末则上升到髂嵴上 2 横指处,妊娠接近足月时可达右肾上极或胆囊处,分娩 10～12 天后可恢复到原来的正常位置。随着盲肠的向上移位,阑尾呈逆时针旋转被子宫推到外、上、后方而被增大的子宫覆盖。

2.妊娠期阑尾炎体征常不典型　由于阑尾位置的升高,妊娠子宫覆盖病变,腹壁被抬高,炎症阑尾刺激不到壁层腹膜,腹痛部位和压痛点不在传统的麦氏点而相应地移到右上腹或后腰部,有时甚至达右肋下胆囊区,所以使压痛、肌紧张及反跳痛都不明显,查体时常无肌紧张和反跳痛。文献报道仅有 50%～60% 的患者有典型的转移性腹痛。

3.妊娠期阑尾炎炎症易扩散　由于妊娠期盆腔血液和淋巴循环较旺盛,毛细血管通透性也增强,组织蛋白溶解能力增加,易发生阑尾坏死和穿孔;增大的子宫将腹壁与阑尾分开,使壁层腹膜防卫功能减退;增大的子宫将大网膜推移向上,使之不能到达感染部位包围感染灶,炎症不易局限而易在上腹部扩散,常导致弥漫性腹膜炎,患者预后不良。

4.妊娠期阑尾炎后果较严重　妊娠期阑尾炎易波及子宫浆膜层甚至通过血液侵入子宫、胎盘,常引起子宫收缩,诱发流产或早产;细菌毒素可导致胎儿缺氧、死亡。另外产后子宫的迅速恢复,可使已经局限的阑尾脓肿破溃发生急性弥漫性腹膜炎,病情加重危及产妇生命。

【临床病理分型】

根据急性阑尾炎的临床过程和病理改变将其分为四种病理类型。

1.急性单纯性阑尾炎　病变只局限于阑尾的黏膜和黏膜下层,阑尾轻度充血肿胀,表面有少许纤维素样渗出物。本型为轻型阑尾炎或病变早期,临床症状和体征都较轻。

2.急性化脓性阑尾炎　病变累及阑尾的全层,阑尾明显肿胀充血,表面覆盖脓性分泌物,阑尾腔可见溃疡及黏膜坏死。此时阑尾周围的腹腔内已有稀薄脓液,形成了局限性腹膜炎。本型常由单纯性阑尾炎发展而来,临床症状和体征都较重。

3.坏疽性和穿孔性阑尾炎　阑尾管壁全层或部分坏死,呈暗红色或黑色。阑尾管腔内积脓,压力较高。发生穿孔的部位多在阑尾近端的对侧系膜缘或阑尾根部。若穿孔的过程较快,穿孔口未被包裹,则积脓可进入腹腔,导致急性弥漫性腹膜炎。本型属重型阑尾炎。

4.阑尾周围脓肿　急性阑尾炎坏疽或穿孔时如果过程较慢,穿孔的阑尾可被大网膜和周围的肠管包裹,形成炎性肿块及阑尾周围脓肿。由于阑尾位置的改变,脓肿可发生在盆腔、肝下或膈下。

【临床表现】

1.症状　早期妊娠阑尾炎症状与非孕期相似,大多数孕妇都有转移性腹痛,起病时腹痛先从剑突下开始,后延及脐周,渐渐转移至右下腹。但妊娠中晚期由于子宫的增大,阑尾位置发生改变,疼痛部位可达右肋下肝区。当阑尾位于子宫背面时,可表现为右侧腰痛。孕妇可有恶心、呕吐、腹泻、发热或全身无力等症状。急性阑尾炎早期大多数孕妇体温正常或低于38℃,阑尾穿孔、坏死或出现腹膜炎时,体温明显升高。

2.体征　妊娠各期表现不同。妊娠早期阑尾炎时,右下腹麦氏点处有压痛、反跳痛及肌紧张。当阑尾发生坏疽或穿孔,形成阑尾周围脓肿或弥漫性化脓性腹膜炎时,即出现相应体征。妊娠中晚期因子宫的增大阑尾不断向上、向外移位,压痛点常偏高。但因增大的子宫将腹壁腹膜顶起,炎症阑尾刺激不到壁层腹膜,所以腹部压痛、反跳痛及肌紧张常不明显。下列方法有助于诊断:

(1)Bryan试验:嘱患者采取右侧卧位,使妊娠子宫移向右侧,如出现疼痛可提示妊娠期阑尾炎。

(2)Alder试验:先嘱患者平卧,检查者将手指放在阑尾区最明显的压痛点上,再嘱患者左侧卧位,使子宫倾向左侧,如压痛减轻或消失,说明疼痛来自子宫;如压痛较仰卧位时更明显,提示阑尾病变可能性大。

【诊断和鉴别诊断】

1.首先应详细询问病史　文献报道妊娠期急性阑尾炎患者中,20%～40%有慢性阑尾炎病史。结合妊娠期阑尾炎的临床症状和体征,参考辅助检查指标,做到早确诊、早治疗,以改善母儿预后。

2.实验室和其他检查

(1)血白细胞计数:正常妊娠期白细胞计数呈生理性增加,至孕晚期可达$(12～15)×10^9/L$,分娩应激时可达$(20～30)×10^9/L$,因此单次白细胞计数对诊断帮助不大。如白细胞计数短期内升高$>18×10^9/L$,或分类有核左移,中性粒细胞超过80%则有临床意义。

(2)影像学检查:B超是安全简单的检查方法。急性阑尾炎时,可见阑尾呈低回声管状结构,僵硬,压之不变形,横切面呈同心圆似的靶向图像,直径≥7mm,但晚期妊娠时肠管的移位和增大的子宫会影响阑尾炎的超声诊断。Rao等(1998)对100例怀疑阑尾炎的非孕期妇女进行了CT检查,发现诊断正确率98%。但CT在孕妇中的应用有待于观察。

3.本病应与下列疾病鉴别

(1)妇产科疾病:主要包括异位妊娠破裂、卵巢肿瘤蒂扭转、急性输卵管炎和盆腔炎及胎盘早剥等疾病。

1)异位妊娠破裂:异位妊娠破裂的患者停经后多有少量阴道流血,腹痛从下腹开始,有急性失血和腹腔内出血的症状和体征。妇科检查宫颈举痛明显,阴道后穹隆饱满、触痛。若发生于右侧附件区,可触及包块。B超检查显示盆腹腔有液性暗区。行后穹隆穿刺抽出不凝血即可确诊。

2)卵巢肿瘤蒂扭转:多发生于妊娠早中期及产后,常有附件区包块史。临床表现为突发性、持续性下腹痛。若肿瘤坏死,则有局限性腹膜炎表现。妇科检查可触及触痛性囊性或囊实性包块。B超可确诊。

3)急性输卵管炎和盆腔炎:患者多有脓性白带,查体盆腔双侧对称性压痛,行阴道后穹隆穿刺可抽出脓液,涂片检查可查见G-球菌。B超有助于鉴别诊断。

4)胎盘早剥:应与妊娠中晚期急性阑尾炎鉴别。胎盘早剥患者常有妊娠期高血压疾病史和外伤史,腹痛剧烈。查体子宫僵硬,呈强直性收缩,胎心听诊变慢或消失,产妇可有急性失血及休克症状。腹部 B 超提示胎盘后血肿,可明确诊断。

(2)胃十二指肠溃疡穿孔:患者常有消化性溃疡史,查体时除右下腹压痛外,上腹也有压痛和疼痛,板状腹和肠鸣音消失,腹膜刺激症状明显。立位腹部平片膈下有游离气体可帮助鉴别诊断。

(3)右侧急性肾盂肾炎和右侧输尿管结石:急性肾盂肾炎起病急,患者寒战、高热,疼痛始于腰肋部,沿着输尿管向膀胱部位放射,伴有尿急、尿频、尿痛等膀胱刺激症状。查体时右侧肾区叩击痛明显,上输尿管点和肋腰点有压痛,但无腹膜刺激症状。尿常规检查可见大量白细胞和脓细胞。输尿管结石患者绞痛剧烈,疼痛部位自腰肋部向大腿内侧和外生殖器放射。尿常规检查可见红细胞,X 线或 B 超显示尿路结石。

(4)胆绞痛:常见于急性胆囊炎和胆石症。患者阵发性绞痛,夜间多发,疼痛开始于右上腹肋缘下,向右肩部、右肩胛下角或右腰部放射。大多数患者有寒战、发热、恶心、呕吐,亦可有阻塞性黄疸。B 超、X 线或胆囊造影可明确诊断。

(5)其他:妊娠期急性阑尾炎尚需与急性胰腺炎、右侧肺炎、胸膜炎、HELLP 综合征、产褥感染等疾病鉴别。

【治疗】

1.治疗原则　妊娠期急性阑尾炎的治疗原则是早期诊断和及时手术治疗。一旦高度怀疑急性阑尾炎,无论妊娠时期,均应及时手术。因早期手术既简单又安全,还可降低近期或远期并发症的发生。

2.手术注意事项

(1)麻醉选择:应以连续硬膜外麻醉或腰-硬联合麻醉为宜;若患者病情危重合并休克时,宜选用全身麻醉。

(2)手术切口:早期妊娠时可采取麦氏切口;妊娠中、晚期应选择高于麦氏点的右侧腹直肌旁切口为宜(相当于宫体上 1/3 部位)。同时应将右侧臀部垫高 30°～45°或将手术床向左倾斜 30°,使子宫左移,便于暴露阑尾。

(3)操作要点:基本术式是切除阑尾。手术操作要轻柔,保护好切口,尽量避免刺激子宫。阑尾切除后应尽量吸净腹腔内脓液,不放置引流,以免诱发宫缩导致流产和早产。但阑尾坏死形成脓肿时,局部清除阑尾病灶后应放置腹腔引流。

(4)术后处理:术后继续应用广谱抗生素。因阑尾炎中 75%～90% 为厌氧菌感染,需继续妊娠者,应选择对胎儿影响较小的青霉素类或头孢类抗生素,并联合应用甲硝唑。同时,术后 3～4 日内应给予保胎治疗。

(5)终止妊娠的时机:原则上处理阑尾不必同时行剖宫取胎术,除非有产科指征。当出现下列情况时可考虑先行剖宫产术,再切除阑尾:①阑尾炎穿孔并发弥漫性腹膜炎,盆腹腔感染严重,或子宫胎盘已有感染征象者;②胎儿基本成熟,具备体外生存能力或妊娠已近预产期;③术中阑尾暴露困难。以上情况建议先施行腹膜外剖宫产后,再打开腹腔进行阑尾手术。如患者妊娠已近足月且临产,阑尾炎症状较轻,无剖宫产指征时,可先经阴分娩,再行阑尾切除术。

【预后】

妊娠期急性阑尾炎的预后与妊娠时期和阑尾的病变程度有关。早期妊娠诊断容易,手术及时方便,预后较好。中晚期妊娠诊断较困难,易延误病情,阑尾发生坏死、穿孔,甚至导致弥漫性腹膜炎,故流产率和早产率均增加。总之,妊娠期急性阑尾炎的临床表现不典型,病情多较重,早期诊断、及时治疗可改善预后。

(杨　灵)

第十二节　妊娠合并急性胰腺炎

妊娠合并急性胰腺炎是常见的外科急腹症之一,国内外报道其发生率约为 1/1000～1/12000,与非孕期相同,妊娠的各个时期均可发生,以晚期妊娠和产褥期多见。妊娠合并急性胰腺炎分为轻型和重型,轻型容易治疗,但重型患者病情凶险,孕产妇病死率和围生儿病死率高达 20%～50%,严重威胁母儿健康。

【病因和发病机制】

急性胰腺炎是胰腺的消化酶被异常激活后,对胰腺及其周围器官产生消化作用导致的炎症性疾病。机体正常状态下,胰腺通过一系列的保护机制使其腺细胞中的大部分消化酶以未活化的酶原形式存在。若任何原因造成酶原的提前激活即可诱发急性胰腺炎。其高危因素主要包括以下方面。

1.胆道结石导致胆汁反流　妊娠期雌孕激素的变化对胆囊的功能有很大的影响。孕激素的增加使得胆囊的收缩力和活动性降低,造成胆囊空腹时的容量和排空后的残余容量增加;此外,受雌激素的影响,妊娠期胆固醇浓度增高,胆汁的分泌受抑制,胆石病的发生率增加。国内外研究表明妊娠合并急性胰腺炎的病因中胆道疾病最为多见,约占 50%,其中胆石病占 67%～100%。78% 的正常人群中,胰管与胆总管进入十二指肠降段之前,先形成共同通道。当胆道结石阻塞共同通道远端时,造成胆汁反流入胰管,由于细菌的作用使得胆汁中的结合胆汁酸转化为游离胆汁酸,对胰腺有很强的损伤作用,并可激活胰酶中的磷脂酶原 A,产生激活状态的磷脂酶 A_2,反作用于胆汁中的卵磷脂,使其转化为有细菌毒性的溶血卵磷脂,导致胰腺组织的坏死。有些患者急性胰腺炎的发生与十二指肠液返流入胰管有关。

2.高脂血症　高脂血症诱发急性胰腺炎的机制尚不十分明确。最有可能的是在胰脂酶的作用下甘油三酯变成游离脂肪酸,直接损伤胰腺所致。在妊娠早、中期,大量的孕激素、皮质醇及胰岛素促进脂肪生成和储存,抑制其降解利用;而至妊娠晚期,受胎盘生乳素升高的影响,脂肪分解增加,释放过量的游离脂肪酸,导致胰腺的腺泡直接损伤,并加速胰蛋白酶的激活,引起胰腺细胞急性脂肪浸润,并可引起胰腺毛细血管内皮损伤,甚至形成微血栓,严重破坏胰腺微循环,导致胰腺缺血、坏死。

3.机械压迫　妊娠期高血脂、高蛋白饮食可使胆汁和胰液分泌增加,同时孕激素增加能导致胆道平滑肌松弛,Oddis 括约肌痉挛,使胰液反流。随着孕周增大的子宫可机械性压迫胆管和胰管,使胆汁和胰液排出受阻,还可与肠液反流进入胰腺,除了直接作用于胰腺外,还可激活胰蛋白酶。胰腺在上述各种病因作用下,产生自溶,胰管内压力亦增高,胰腺组织发生充血、水肿和渗出。

4.其他因素　妊娠期甲状旁腺功能增强,甲状旁腺激素分泌增加,对胰腺有直接的毒性作用,还可引起高钙血症刺激胰酶分泌,活化胰蛋白酶,增加胰管结石的形成机会。妊娠高血压疾病子痫前期时,胰腺血管长期痉挛、感染也可诱发胰腺炎的发生。酒精对胰腺有直接的损伤作用,但我国孕妇大多数并不酗酒。

【临床病理分型】

急性胰腺炎可分为急性水肿性胰腺炎(轻型)和急性坏死性胰腺炎(重型),但两者不能截然分开。

1.轻型　主要表现为胰腺水肿、肿胀,光镜下可见腺泡及间质水肿,炎性细胞浸润,可有散在出血坏死灶,此型预后良好,约占 88%～97%。

2.重型　外观上胰腺腺体增大、高度水肿,呈暗紫色。灰黑色坏死灶散在或片状分布,坏疽时为黑色。镜下可见胰腺组织结构被破坏,大量炎性细胞浸润,大片坏死灶。患者腹腔内有血性渗液,液体内有大量淀粉酶。网膜和肠系膜上可见小片皂化斑。急性胰腺炎继发感染可形成脓肿,导致全身脓毒血症。

【妊娠合并急性胰腺炎对母儿的影响】

1.妊娠合并急性胰腺炎对母亲的影响　急性水肿型胰腺炎病情平稳,死亡率低;急性坏死性胰腺炎患者病情凶险,可出现全身各系统的损害,出现多器官功能衰竭,尤其以心血管、肺、肾脏、肝脏更为明显,患者出现水电解质代谢紊乱、休克、DIC、腹膜炎、败血症,甚至发病数小时之内死亡。

2.妊娠合并急性胰腺炎对胎儿的影响　孕早期发病可导致流产、胎儿畸形;孕中晚期可发生流产、胎儿窘迫、死胎、胎儿生长受限及早产等。

【临床表现】

恶心、呕吐伴上腹疼痛为妊娠合并急性胰腺炎的三大典型症状,可有发热、黄疸、消化道出血、肠梗阻和休克等表现。

1.急性腹痛　为急性胰腺炎的主要症状,表现为突发性上腹部剧烈疼痛,持续性,阵发性加重,多为饱餐或进食油腻食物后发作,但有的患者无明显诱因。疼痛多位于上腹部偏左,向左肩部和左腰部放射,严重时双侧腰背部均有放射痛。弯腰时减轻,进食后加重。

2.恶心、呕吐　发病早,呕吐频繁,呕吐后不能缓解腹痛。

3.腹胀　为大多数患者的共同症状,腹胀一般都极严重。

4.发热　在妊娠合并急性胰腺炎的早期,只有中度发热,体温不超过38℃;胰腺有坏死时,则出现高热;有胆道梗阻时,表现为高热、寒战。

5.其他症状　部分患者可有黄疸,但一般较轻。重症急性胰腺炎时患者可能出现休克和多器官功能衰竭等症状。

体格检查时患者中上腹压痛,肌紧张,反跳痛不明显。并发弥漫性腹膜炎时患者腹部胀气、膨隆,听诊肠鸣音减弱或消失。重症患者可有板状腹,患者腰部水肿,皮肤呈青紫色改变,脐周部皮肤也呈青紫色改变,这种改变是由于胰液外溢至皮下组织间隙,溶解皮下脂肪及毛细血管破裂出血引起。但妊娠晚期时由于子宫增大,腹部膨隆,胰腺位置较深,体征可不明显。

【诊断和鉴别诊断】

1.详细询问病史　了解有无诱因,根据恶心、呕吐、上腹部疼痛典型症状,结合查体可初步诊断。

2.实验室和其他检查

(1)实验室检查

1)血、尿淀粉酶测定:尽管特异性差,但仍不失为诊断急性胰腺炎的主要手段之一。血清淀粉酶一般在发病后2小时开始升高,24小时达高峰,持续4～5天,尿淀粉酶在发病24小时后开始升高,下降缓慢,可持续1～2周。其他疾病如胃十二指肠穿孔、小肠穿孔、肠梗阻、胆石病、病毒性肝炎、急性肠系膜血栓形成等疾病也可导致淀粉酶升高,但一般不超过正常值2倍。因而,当血、尿淀粉酶升高明显,通常认为超过正常值上限的3倍才有诊断价值,测定值越高越有意义。必要时可行腹腔穿刺检测腹水中的淀粉酶,简单、快速且准确率更高。

2)血清脂肪酶的测定:胰管阻塞可致血清脂肪酶升高,发生后4～8小时开始升高,24小时达峰值,持续10～15天,升高的程度可达参考值的2～40倍。脂肪酶联合淀粉酶的检测,可大大提高急性胰腺炎的诊断准确率。

3)血钙测定:发病后2～3天血钙开始降低,若血钙明显降低,低于2mmol/L(8mg/dl)提示病情严重。血钙降低与脂肪组织坏死、组织内钙皂沉积有关。

4)血糖测定:早期血糖轻度升高,系肾上腺皮质应激反应所致。后期则因胰岛细胞破坏,导致胰岛素分泌不足引起。若长期禁食,血糖仍超过11mmol/L(200mg/dl),提示胰腺坏死严重,预后不良。

5)动脉血气分析:是目前急性胰腺炎治疗过程中一个很重要的观察指标,但需动态观察,当PaO_2降至60mmHg以下时,预示可能发生急性呼吸窘迫综合征(ARDS)。

6)其他检查:血清三酰甘油、白细胞计数、血细胞比容、血清胆红素、血脂、乳酸脱氢酶等均可升高。最近有学者提出巨噬细胞移动抑制因子(MIF)有诊断价值。

(2)影像学检查

1)B超检查:可显示胰腺弥漫性肿大,实质结构不均匀。可了解胆囊及胆道的情况,对胆石症诊断明确,也有利于胰腺脓肿及假性囊肿的诊断。由于B超检查受肠胀气的影响,对胰腺坏死感染的诊断价值差。

2)CT和MRI检查:CT增强检查有利于判断急性胰腺炎的严重程度、是否累及周围器官。轻型胰腺炎表现为胰腺弥漫性增大,密度不均,边界模糊,包膜被掀起和胰周渗出。重型胰腺炎在肿大的胰腺内出现肥皂泡状的密度减低区,伴不同程度的胰腺坏死。MRI有助于鉴别胰腺坏死液化、胰腺假性囊肿和胰腺脓肿等。尽管CT增强扫描使胎儿暴露在X线下,但病情危重时仍需进行。

3.鉴别诊断 妊娠早期的急性胰腺炎有1/3常被误认为妊娠剧吐。此外尚需与其他产科并发症如流产、早产临产、胎盘早剥及重度子痫前期并发HELLP综合征鉴别。本病还需与急性胆囊炎、消化性溃疡穿孔、肠梗阻、肠系膜血管栓塞等外科急腹症鉴别。

【治疗】

妊娠合并急性胰腺炎的治疗原则与非孕期基本相似。制订治疗方案时要考虑轻型和重型胰腺炎的不同;对妊娠合并重症胰腺炎还要区分急性胆源性胰腺炎和急性非胆源性胰腺炎。根据分型和病情的不同制订个体化治疗方案。处理及时、正确可使母儿获得良好结局。

1.妊娠合并轻型急性胰腺炎的治疗 以保守治疗为主,减少胰腺分泌,防止感染,防止向重症发展。

(1)禁食和胃肠减压:可减少胰腺分泌,亦可减轻肠胀气和肠麻痹。

(2)抑制胰腺分泌和抗胰酶药物的应用:生长抑素可显著减少胰液分泌,但对胎儿的潜在影响目前尚不明确。抗胰酶药物最常用抑肽酶,第1、2天每天给予8万～12万kIU缓慢静脉注射(每分钟不超过2ml),以后每天2万～4万kIU静脉滴注,病情好转后减量,维持10天。同时给予H_2受体阻滞剂以抑制胃酸的分泌,进而抑制胰酶的分泌,最常用西咪替丁口服或静脉滴注。

(3)抗休克和纠正水电解质失衡:应根据每日液体出入量及热量需求计算输液量,一般每日补液3000～4000ml,其中1/4～1/3采用胶体液。积极补充液体和电解质可恢复有效循环血量,从而改善胰腺循环和维持胎盘灌注。

(4)镇痛和解痉:首选盐酸哌替啶,给予50～100mg,2～6小时肌肉注射1次,必要时还可静脉滴注。盐酸哌替啶导致Oddis括约肌痉挛的副反应比吗啡要轻,但吗啡止痛效果好。如果选用吗啡,则需联合应用阿托品或山莨菪碱(654-2)解痉。

(5)抗生素的应用:有感染征象是使用抗生素的重要依据,急性胰腺炎感染最常见的病原菌是革兰阴性杆菌、厌氧菌和真菌。应采用广谱、高效、易通过血胰屏障的抗生素,同时还要考虑对胎儿的影响。一般选用第三代头孢菌素,加用甲硝唑,或用亚胺培南0.5g,每8小时1次。

(6)营养支持:非手术治疗同时,应尽早给予静脉营养支持,满足母胎需要。对高脂血症者应给予特殊的支持治疗。

2.妊娠合并重症胰腺炎的治疗

(1)妊娠合并重症急性胆源性胰腺炎:治疗以妊娠合并轻型急性胰腺炎为基础,根据临床表现以胆道疾病为主还是胰腺疾病为主而不同:①胆道无梗阻并以胆道疾病为主时主要采用保守治疗,同急性轻型胰腺炎的治疗;②胆道有梗阻并以胆道疾病为主时,应尽早手术解除胆道梗阻,如有条件可经内镜治疗;③临床症状以胰腺炎为主时,患者往往属于妊娠合并重症急性胰腺炎并发感染,需要手术治疗,在处理胰腺病变后,应探查胆总管,做胆道引流。

(2)妊娠合并重症急性非胆源性急性胰腺炎的治疗:在非手术治疗的基础上,根据病情不同而采取相应治疗措施:

1)急性反应期:先行保守治疗,密切监护血循环及各器官的功能变化,纠正血流动力学的异常,积极防止休克、肺水肿、ARDS、急性肾脏功能障碍及脑病等严重并发症。如72小时内出现多器官功能衰竭,应重症监护的同时,进行手术引流;

2)全身感染期:首先选择广谱、高效、能通过血胰屏障的抗生素,动态CT加强扫描监测,对感染灶行手术处理,同时加强全身营养支持。

【预后】

妊娠合并急性胰腺炎的预后与病情轻重有关,20世纪70年代初文献报道产妇死亡率高达37.0%,围产儿死亡率达37.7%。近年来,随着诊断及技术水平的提高,母儿死亡率明显下降,但死亡率仍高于一般产科人群,早期诊断和及时治疗是改善妊娠期急性胰腺炎孕妇及围产儿结局的基础。

(杨　灵)

第十三节　妊娠合并肥胖

肥胖症是指体内脂肪堆积过多和(或)分布异常、体重增加,是包括遗传和环境因素在内的多种因素相互作用所引起的慢性代谢性疾病。超重和肥胖症在一些发达国家和地区人群中的患病情况已达到流行程度。我国肥胖症患病率也迅速上升。肥胖症作为代谢综合征的主要组分之一,与多种疾病如2型糖尿病、血脂异常、高血压、冠状动脉粥样硬化性心脏病、脑卒中和某些癌症密切相关。肥胖症及其相关疾病可损害患者身心健康,使生活质量下降,预期寿命缩短,成为重要的世界性健康问题之一。

肥胖妇女常因内分泌问题而出现月经不调、不孕不育等,而一旦妊娠,在产前、产时、产后都有一些特殊问题,发生异常的机会增多,对胎、婴儿也存在近期和远期不良影响。

一、肥胖对妇女身体健康的影响

女性肥胖以腹部、胸部乳房和臀部为主。可有自卑感、焦虑、抑郁等身心相关问题,而在行为上则可引起气急、关节痛、水肿、肌肉酸痛等而致体力活动减少。此外,与肥胖密切相关的一些疾病,如心血管病、高血压、糖尿病等患病率和死亡率也随之增加。

(一)心血管疾病

超重者高血压患病率比体重正常者高3倍。明显肥胖者高血压发病率比正常体重者高10倍。肥胖者血容量、心搏出量、左心室舒张末期容积、充盈压均增加,使心排血量增加,从而引起左心室肥厚、扩大,心肌脂肪沉积,而致心肌损害,易发生充血性心力衰竭。

(二)内分泌、代谢紊乱

肥胖者常有高胰岛素血症,脂肪、肌肉、肝细胞的胰岛素受体数目和亲和力降低,对胰岛素不敏感,导致胰岛素抵抗,葡萄糖利用障碍,其糖尿病发病率明显高于非肥胖者。

(三)消化系统疾病

胆石症、胆囊炎发病率高,慢性消化不良、脂肪肝、轻至中度肝功能异常也较常见。

（四）呼吸系统

肥胖病人因胸壁增厚、膈肌升高而致肺活量降低,引起呼吸困难,严重者可导致缺氧、发绀和高碳酸血症,终末期呈肥胖性心功能不全综合征,病人嗜睡,可发生肺动脉高压和心力衰竭。

（五）其他

肥胖妇女的子宫内膜癌发病率比正常妇女高2～3倍,绝经后乳腺癌发生率随体重增加而升高,胆囊和胆管肿瘤也较常见。肥胖者因长期负重易患腰背痛、关节痛。皮肤皱褶易发生皮炎、擦烂,并容易合并化脓性或真菌性感染。

二、妊娠与肥胖症的相互影响

肥胖病人因排卵障碍引起子宫功能性出血及不孕者占50%,月经失调病人43%有肥胖,而月经正常者仅13%肥胖。肥胖妇女也常合并雄激素升高,刺激食欲中枢增加摄入量,合成代谢增加,更促进肥胖和排卵障碍,因此可使妊娠率降低。

（一）对孕妇的影响

肥胖孕妇孕期并发症、剖宫产率、产后出血等均有增加。其中妊娠期高血压发生率为50%,10%出现蛋白尿。妊娠糖尿病是正常孕妇的4倍,大于胎龄儿增加4倍,早产率及过期妊娠分别是正常孕妇的3.5倍,部分合并慢性高血压的孕妇还可出现胎儿宫内发育迟缓。并发症增多,使剖宫产率明显增加。分娩期由于盆腔脂肪堆积,使可利用的空间缩小,胎头入盆晚或发生头盆不对称。另外,肥胖妇女胎儿体重增加,巨大胎儿也增多,增加了头盆不称的机会。脂肪堆积多,肌肉力量差,常伴有子宫收缩不良,产程进展缓慢,产后出血发生率高,同时由于脂肪多、组织厚,给手术、接产造成操作困难,产后、术后感染发生率也升高。

（二）对胎、婴儿的影响

1.大于胎龄儿及巨大胎儿发生率增加　孕妇的血糖升高,使胎儿的血糖也升高,胎儿的高血糖刺激胎儿胰岛β细胞分泌胰岛素增多。胰岛素主要促进胎儿生长,使胎儿的体重增加。

2.围生期及新生儿期并发症增加　胎儿巨大使难产及剖宫产率增加。经阴道分娩,胎儿产伤机会增加,如颅内出血、肩性难产,造成锁骨骨折及臂丛神经损伤等均有发生。剖宫产也因腹部伤口不易暴露,造成出头困难,可引起新生儿窒息。

三、治疗

（一）加强产前系统管理

正确的围生期处理,可使肥胖孕、产妇得到妥善保护,同时不增加围生儿死亡率,肥胖孕妇应视为高危妊娠范畴,定期产前检查,及时发现并治疗妊娠期并发症。妊娠早、中期应观察患者的基础血压,并定期复查,或进行妊娠高血压综合征试验,预防妊娠期高血压。妊娠32周后应进行胎儿胎盘功能检查,包括宫高、腹围、B超测量胎儿双顶径及股骨长度等,观察胎儿发育情况。胎儿过大,尤其已知有糖耐量异常者,应控制血糖。若以往未发现糖耐量异常,妊娠后亦未出现症状,也应筛查糖耐量,若发现糖耐量异常,应按糖尿病处理,并教会孕妇自我监测胎动,每周听胎心1～2次,妊娠晚期应行胎心率监护。

（二）加强产前营养指导

在肥胖孕妇中有相当一部分营养失调,摄入过多的热量而蛋白质不足。一般认为,平均每日摄入蛋白质 75g,热量为 9.2MJ(2200kcal)。孕期不限制饮食,但也不要过食。孕期体重增加 4.5～9.0kg 较为合理。

(三)临产后处理

临产时要充分估计胎儿大小,要警惕产程缓慢、宫缩乏力、胎儿窘迫、新生儿窒息、难产及产伤的发生。对产道的脂肪垫及胎儿肥胖应有充分的估计,不能经阴道娩出者应适时剖宫产。由于肺功能的改变,要选择好麻醉,一般以硬膜外麻醉为宜,术后预防感染,并注意勤翻身,勤活动,预防深静脉血栓形成的发生。

(四)新生儿处理

新生儿出生后要警惕低血糖的发生,要早喂糖水及母乳,必要时可静滴葡萄糖。

（杨　灵）

第十四节　妊娠与病毒性肝炎

妊娠期间出现的黄疸可以是由妊娠相关性特殊疾病所致,也可以由与妊娠不相关的疾病所致。妊娠妇女呈现黄疸的最常见原因是病毒性肝炎,导致肝炎发作的病毒由甲肝病毒(HAV)、乙肝病毒(HBV)、丙肝病毒(HCV)、丁肝病毒(HDV)和戊肝病毒(HEV)等致病因子组成。最近,人们又发现庚型肝炎病毒(HGV)可以导致肝炎。妊娠妇女发生的肝炎还可能是巨细胞病毒(CMV)、EB 病毒(EBV)或单纯疱疹病毒感染的结果。各型肝炎的流行病学在妊娠和非妊娠妇女之间并无差异。

与妊娠相关的特殊原因的黄疸包括妊娠肝内胆汁淤积、妊娠急性脂肪肝、孕妇剧吐、先兆子痫、子痫和肝脏自发性破裂。也有人认为在评价妊娠妇女发生的黄疸时,某些生化试验结果可能与非妊娠状态时不同。例如,由于胎盘有助于酶的血清水平升高,ALP 活性可以较正常值增高 2～3 倍;由于血容量扩张,妊娠中期血清白蛋白浓度可能较正常低 20%,晚期妊娠低 40%。血清胆固醇和 α_1 球蛋白与 α_2 球蛋白可能升高,凝血因子可能上升,纤溶活性降低。本节主要介绍病毒性肝炎对孕妇和胎儿产生影响的有关问题。

一、病毒性肝炎的病因与实验室诊断

1.甲型肝炎　是感染 HAV 引起的,潜伏期短,又称传染性肝炎。与戊型肝炎一样,HAV 是经粪-口途径传播的。HAV 是一种 27nm 小 RNA 病毒,基因结构类似于脊髓灰质炎病毒和其他小 RNA 病毒,属于肠道病毒科。已有报道该病毒株的完整核苷酸序列,且 HAV 在细胞培养中能繁殖传代,明确了 HAV 的宿主作用,并已研制开发了各型甲肝疫苗。用免疫荧光技术可以显示 HAV 抗原在感染细胞的胞质内呈颗粒状聚集特征。由于病毒在各种细胞培养中生长不良,故病毒分离不是适用的诊断措施。抗 HAV 特异性核酸探针可从粪便标本中诊断 HAV 感染。测定抗-HAVIgM 抗体是敏感的确诊指标,它出现于疾病急性期,持续大约 6 周。抗-HAVIgG 抗体出现时间亦较早,但终生持续阳性,又称终生免疫,故难以作为早期诊断指标。

2.乙型肝炎病毒　HBV 是一直径 42nm 的颗粒,又称 Dane 颗粒。该病毒由 Pre-Sl、Pre-S2 和 HBsAg 组成的外部衣壳蛋白包裹。少数病人病毒复制时发现肝脏中存在 Pre-S。外壳围绕一个含有 27nm 核壳体的多种密码 P21,构成 HBcAg 的壳体。在这一核心内存在非特异性的 HBeAg、DNAP 和 DNA。HBV-DNA 是 3.2kb 双股螺旋结构,有四个可译框架(ORF),一是编码表面蛋白,二是编码 HBeAg 和 HBcAg,HBeAg 不是颗粒,但自由循环于血清中,主要见于肝细胞表面,现认为其对调节免疫反应起了作用。第三种 ORF 编码蛋白是 DNAP,是一种反转录酶;第四种 ORF 编码转录因子,X 蛋白,认为在病毒复制和与宿主相互作用之间起了作用。用放射免疫法和免疫电泳法可测定 HBsAg、HBeAg 和 HBcAg 三种抗原诱发的特异性抗体反应。在急性自限性疾病患者症状出现前 2～4 周能鉴别出 HBsAg、HBeAg 和抗-HBc。开始血清中存在抗-HBcIgM 和 IgG，抗-HBcIgM 滴度降至测不出的水平一般需要 6 个月。HBeAg、HBV-DNA 和 DNAP 是首先消失的指标。随着病情恢复，HBsAg 消失；抗-HBs 和抗-HBe 出现于 2 周到 6 个月之后和疾病的末期。在 HBsAg 消失和抗-HBs 出现之间的延迟期间常成为窗口期。抗-HBc 仅是感染的证据，不作为有传染性的指标。

　　急性感染者不少人成为 HBV 携带者，即 HBsAg 持续阳性＞6 个月，其发生率在急性感染免疫完整的成年人＜5％，而感染新生儿＞90％。除 HBsAg 外，携带者抗-HBc 也存在高滴度，伴有 HBeAg（恢复期）和之后伴有抗-HBe（非复制期），大多数携带者没有抗-HBs。用聚合酶链反应（PCR）方法检测证明，HBeAg 阳性携带者比抗-HBe 阳性者有更大的传染性，提示所有的 HBeAg 阳性病人有循环性 HBV-DNA。有血清 ALT 增高的抗-HBe 阳性 HBsAg 携带者用 PCR 法检测，发现 HBV-DNA 阳性者居多，因此，可能有传染性。仅抗-HBc 持续阳性也可能存在低水平的感染状态。研究提示，用 PCR 法检测这种人群大约 50％是 HBV-DNA 阳性。因此，抗-HBs 是中和抗体，具有保护性，而抗 HBc 可能没有保护性。最近的研究表明，HBV 有广泛的变异现象，可以逃避机体的免疫功能，这给防治乙肝带来极大的困难。

　　3.丙肝病毒　　HCV 是一种包裹性的 60nm 小 RNA 病毒，类似于鼠疫病毒和黄病毒。最近，HCV 克隆产生的 ELISA 试剂能测定抗该病毒非结构性蛋白（C-100）抗体。但第一代试验有其限制性：①在疾病急性期时抗-HCV 的血清转化出现较迟，有时感染之后 6 个月才出现。②各种原因的血清 γ-球蛋白水平较高且 ALT 活性正常的无症状献血员中有较高的非特异性抗体比率。因此，发展了包括重组免疫杂交方法在内各种检测试验。如今第二代的 ELISA 方法更敏感和特异，急性期阳性出现早，临床普遍应用。PCR 技术检测 HCVRNA 用于诊断丙肝也很常见。

　　4.丁肝病毒　　HDV 是一种有缺陷的 RNA 病毒，它的复制依赖 HBV 的 HBsAg 才能完成，又称 delta 颗粒。HDV 感染发生于两种情况：①同时感染，即 HBV 和 HDV 同时获得感染；②重叠感染，即在慢性 HBV 携带者的基础上又重叠 HDV 感染。如上两种情况下，尤其是重叠感染之后，有可能发生更严重的急性或慢性肝病。丁肝的诊断试验包括抗-HDV 的 IgM 和 IgG 抗体检测（ELISA 法）。抗-HDV 可能对其后暴露于 HDV 感染状态提供免疫保护力。肝活检组织免疫荧光染色亦可对诊断作出重要帮助。

　　5.戊肝病毒　　是从 NANB 肝炎病毒中鉴别出的一种病毒。从 HEV 感染的恒河猴血清学和感染胆汁中用重组 cDNA 库分离出 HEVcDNA。其超微结构特点类似于萼状病毒，用固相免疫电子显微镜能发现 HEV，是一种简单、高敏感和特异的方法，但不能常规应用。

　　6.庚肝病毒　　HGV 是目前新发现的新型肝炎病毒。国内的研究进展主要有以下几方面：①我国 1 株 HGV 的全序列和若干株 HGV 的部分序列测定，发现与国外报道的 GBV-C 和 HGV 存在一定差异，可能属于 HGV 新的基因型；②初步建立了抗-HGV 酶联免疫试验法（EIA），并用于临床和流行病学研究；③应用 HGVRNA 阳性的病人血清试验感染国产猕猴获得成功，并用第一代猕猴的急性期血清感染第二代易感猕猴获得成功，证明 HGV 可在国产猕猴中传代感染；④我国临床和流行病学研究证明 HGV 感染在我国分布较广，流行较为严重，应引起重视。HGV 感染的检测主要采用反转录套式聚合酶链反应法（RT-nPCR）。

二、病毒性肝炎的流行病学和临床特征

　　1.甲肝　　据美国疾病控制中心（CDC）报告，甲肝大约占所有肝炎病例的 26％～28％。潜伏期相对较

短,约于感染 $2\sim4$ 周后发病。临床症状一般轻微,尤其儿童和青少年患者,约 80% 是无症状的和无黄疸性的。相比之下,80% 以上的成年人感染后出现黄疸。本病毒是经粪-口途径传播,也有报告偶见肠道外传播的病例。发生临床症状以前,血液中短期出现该病毒,在症状出现之前 $2\sim3$ 周即可有病毒检出,直到该病的活动高峰(测定转氨酶达高峰)排毒停止。该病流行于密切接触污染粪便和不卫生的地区。大多数病人有发热,偶有腹泻,多于 $4\sim6$ 周恢复。极少数病史可长达 1 年;也有初次暴露于甲肝病毒感染后 $30\sim90$ 天才出现临床发作症状。偶有发生长期黄疸和瘙痒的肝内淤胆症状。

妊娠可使甲肝病程延长,可能与下列因素有关:①妊娠期机体代谢旺盛,工作负担加重;②胎盘循环分流,肝脏血流相应减少;③雌激素及肾上腺皮质激素增多,妨碍肝脏的脂肪代谢及胆汁排泄。甲肝可诱发早产,尤其多发生于黄疸重的患者,原因可能是:①肝细胞受损造成胆红素代谢障碍,血中胆酸含量增高,引起子宫平滑肌收缩;②肝炎患者对性激素灭活能力减弱,致雌、孕激素平衡失调;③凝血机制障碍造成部分胎盘或蜕膜出血,释放前列腺素。妊娠合并甲肝重度黄疸患者预防十分必要。

2.乙肝　主要由血液和其他体液传染易感人群。实际上所有机体分泌物均检测出有 HBsAg,只有唾液和精液显示有传染性的证据。乙肝病毒传染的主要形式是携带者母亲对新生儿的传播,称围生期传播或垂直传播。我们曾调查 339 例母亲与新生儿之间乙肝病毒传播的资料表明,母亲感染并携带乙肝病毒活动性病毒复制标志物者所生新生儿 80% 以上被感染,随访结果表明,这些新生儿感染者极易成为乙肝病毒的慢性携带者,并作为乙肝病毒的传染源不断危害其他人群。其他可以感染母亲的途径如输血或血制品、乙肝病人密切接触者、吸毒、同性恋等。

乙肝病毒感染后的潜伏期为 $2\sim26$ 周,平均约 12 周。该病多隐匿发病,无发热,症状随感染人群的不同而变化。急性感染的新生儿和免疫抑制的病人一般无症状和黄疸,免疫性完整的病人一般有症状和黄疸,成年人约 2/3 发生黄疸。表现为慢性携带状态、发展为慢性肝炎、肝硬化和最后发生原发性肝癌的可能性与发生感染的年龄和急性病变的表现有关。感染年龄轻者发生携带状态的几率高,急性病变一般能恢复,将病毒清除,临床预后良好;无急性或明显病变过程者常常转化为慢性肝病。

3.丙肝　输血后传播的丙型肝炎约占该病的 95% 以上,当然也有其他途径的感染。我国丙肝的发病率各地报告不一,一般是比较低的。中国疾病预防控制中心(CDC)的研究证明其流行病学模式是易变的,应从切断传播途径入手防治本病。母婴垂直传播也是丙肝病毒传播的主要途径之一,注意孕期防护是重要措施。潜伏期平均 8 周,本病临床症状一般轻微,或仅有轻度乏力等感觉,急性病例黄疸发生率低于 30%。血清转氨酶水平呈波动型为特征,终止疾病过程很困难,极易形成慢性化,约 50% 经肝活检病例呈先天性肾上腺皮质增生症(CAH)特征,$20\%\sim25\%$ 发生肝硬化。若与乙肝病毒等重叠感染,则症状加剧。慢性丙肝病毒感染与原发性肝细胞癌(HCG)密切相关。

4.丁型肝炎　HDV 感染有明显的地理变化性。高危人群与乙肝类似,国内赵中夫等报道 HDV 可能有母婴垂直传播。HBV/HDV 同时感染可能有两种途径,一是与典型急性乙肝不易识别型,二是疾病双相性。第一个高峰表现 HBV 感染,第二个高峰表现 HDV 感染。重叠感染时极易发生急性重型肝炎,死亡率高;发生慢性肝病者也很常见。

5.戊肝　HEV 的传播类似于 HAV,多发生于卫生条件差的地区,经粪-口途径感染,急性发病消除病毒后不形成慢性化。与 HAV 不同的是,HEV 在妊娠晚期感染者有较长的潜伏期和较高的发病率。

6.庚肝　一般认为较乙型或丙型肝炎轻,多为亚临床无黄疸型,仅见单项丙氨酸转氨酶(ALT)升高,长期持续不降或反复波动。以 PCR 法来评价病毒血症的变化,发现至少有 5 种 HGV 的阳性模式:①一过性病毒血症,病毒很快被机体免疫反应所清除,临床上呈急性肝炎或亚临床过程;②连续 9 年的血清中均含有中到高滴度的 HGV,且病毒的滴度并不随着时间而波动;③病毒持续存在,但始终处于低滴度状态;

④间歇性病毒血症;⑤偶尔发现病毒血症,病毒滴度波动甚大,表明病毒可在机体内持续存在,易演变为慢性持续感染状态,临床上表现为慢性肝炎或无症状病毒携带者。

三、病毒性肝炎与妊娠

(一)病毒性肝炎对妊娠的影响

各型病毒性肝炎在孕妇和非孕妇人群的表现并无差异。无论哪种病毒感染导致肝炎发作,尤其妊娠达 3 个月时会引发急性重型肝炎。乙肝、丙肝和丁肝患者在妊娠期间均会随着妊娠发展而肝脏负担加重,使病情有所进展。营养不良状态和不适当的产科护理也是预后不良的因素。相反,戊肝是孕妇的一种严重疾病,发病率在发展中国家高达 17.3%,究竟这是病毒本身的影响,还是流行地区营养状态的影响仍需弄清。

(二)病毒性肝炎对胎儿及新生儿的影响

许多研究发现,妊娠晚期发生病毒性肝炎的患者,胎儿死亡率、早产率或流产率明显增高。母亲患病毒性肝炎可以传染给新生儿,尤其母亲血清 HBsAg、HBeAg、HBV-DNA 和抗-HBc 阳性者更易发生垂直传播。孕妇是患急性或慢性肝炎、疾病过程发生于妊娠的哪一期、母亲的带毒状态和她的种族与地理环境等因素可能决定产科期间乙肝传播的程度和比率。如果乙肝病毒感染发生于妊娠晚期,病毒很可能会从母亲传染给婴儿;如果急性感染发生于妊娠早期或中期,则较少导致婴儿感染。无症状携带者传播给婴儿的几率随地理位置而变化,如美国和大多数西方国家较低(5%~20%),亚洲国家则较高(30%~70%)。母亲 HBeAg 阳性者80%可传染给其后代,如果抗-HBe 阳性,则母婴传播几率约为 25%。

HBV 从母亲传染给婴儿主要取决于出生时,分娩期间婴儿与母血直接接触,新生儿常遭受损伤或磨损、吞咽血液和羊水,目前研究发现血液、羊水和乳汁中均含有 HBsAg 的可能性。但单纯 HBsAg 阳性母亲母乳喂养和非母乳喂养婴儿之间感染率无明显差异,故应提倡母乳喂养。携带者母亲所生婴儿的脐血中已鉴定出抗-HBc 和 Dans 颗粒,并认为这种所见是由于抗病毒免疫的转化过程,其后抗-HBc 迅速消失。是否乙肝病毒能通过胎盘传播尚有争议,但近年来的研究认为宫内感染很有可能,尤其是母亲有病毒复制指标者,新生儿出生后即可检出病毒感染标志,虽经积极围生期防御措施,跟踪观察婴儿仍呈携带病毒状态。新生儿感染最常见的结局是持续性病毒血症,伴有或无血清转氨酶轻度升高,并有从慢性迁延性肝炎到肝硬化的慢性肝病组织学证据。偶有新生儿发生急性重型肝炎,甚至有报告同一母亲所生婴儿连续发生类似疾病者。目前认为剖宫产并不能预防乙肝病毒对婴儿的传播。

产科传播甲肝的资料很少见,大概由于甲肝病毒血症期短,除非分娩发生于甲肝潜伏期,当婴儿能接触母亲感染性血液或大便时才会导致甲肝。

丙肝病毒可以发生垂直传播,国外资料报告母亲抗-HCV 阳性者其所生婴儿的 HCVRNA(PCR)阳性率较高,但国内学者报告抗-HCV 阳性母亲传染给婴儿的几率极低,我们的研究结果也发现丙肝在孕妇的感染率很低。国内有学者研究发现,5 例血清抗-HCV 和 HCV-RNA 同时阳性的孕妇所生婴儿中,2 例脐血中同时检出抗-HCV 和 HCV-RNA,且肝功能异常,母婴宫内传播率为 2/5。1 例出生时 HCV-RNA 阴性,到 24 个月时 HCV-RNA 转为阳性;母亲 HCV-RNA 阴性所生婴儿 HCV-RNA 皆阴性,显示 HCV 母婴传播与孕妇 HCV-RNA 是否阳性相关,当母亲 HCV-RNA 阳性时容易发生母婴传播。婴儿感染 HCV 后,可出现暂时性病毒血症、间歇性病毒血症或持续性病毒血症,表现为急性或慢性丙型肝炎。

产科感染丁肝资料有限。新生儿丁肝感染仅当 HDV 和 HBV 引起感染时才发生;但 HBV 携带者重叠感染 HDV 一般是抗-HBe 阳性,故远远少于新生儿感染 HBV 的发生率。国内有人认为 HDAg 阳性孕妇所生新生儿血液中亦存在该抗原,说明 HDV 通过垂直传播方式感染是可能的。其传播时机可能在怀孕期通过胎盘,也可在分娩过程胎盘早剥、母婴血混合时发生。

妊娠妇女感染戊肝者容易发生急性重型肝炎,死亡率高达 2%,是否有病毒携带状态、母婴垂直传播和其他临床结局,目前并不清楚。

四、急性肝炎的治疗

无并发症的急性肝炎病人一般在家中治疗即可。肝功能生化试验检查每周 1～2 次,酶水平达到稳定状态以后每周 1 次,直到酶水平正常为止。不强调卧床休息,适当室内活动度以病人无疲劳感为宜。但当病人症状严重、有明显的黄疸和血清胆红素水平增高或发生凝血酶原时间超过 3 秒的病人,卧床休息是必要的。病情轻微的病人不必要特殊饮食,鼓励病人早餐进食多些,以维持摄入足够的热量。急性病变期间应避免应用不必要的药物,尤其是麻醉药、镇静药和乙醇等。适当的对症处理和必要的降酶退黄等保肝药物是必要的。

对非常严重或病情恶化者,如血清胆红素持续上升＞256.5～342μmol/L,2～3 周持续高胆红素血症状态,凝血酶原时间延长,或胆红素上升而血清转氨酶迅速下降,肝性脑病特征或其他肝衰竭的证据像腹水和白蛋白水平下降等,应认为最好住院。最有用的预后指征是凝血酶原时间。

妊娠合并甲肝患者如治疗有效,不必因此终止妊娠,更不宜在急性期终止。如孕周允许,应尽可能维持妊娠,以利肝细胞修复。如分娩不可阻抑,则需加强产时监护,保证能量供应,预防出血,适当放宽手术指征及缩短产程。同时加强抗感染治疗,做好新生儿抢救准备。

五、病毒性肝炎的预防

病毒性肝炎预防涉及三种方式:一是预防水源和食品的污染,做好公共卫生清洁工作;二是努力限制和避免直接接触可能含有病毒的病人分泌物和体液;三是恰当使用被动和主动免疫措施。

1.甲肝　由于甲肝传播的主要途径是大便污染的饮食经口腔传染,经血液传播者很少见。另一种传播途径是非人类灵长目动物也可能将疾病传播给其管理者。获得甲肝病毒感染的最大危险是来自甲肝低流行地区的易感人群,因为这些人群缺乏抗甲肝抗体的保护水平,当接触甲肝病毒时极易发病,且病情复杂,1988 年上海市发生的甲肝暴发流行即是典型的示例。

甲肝的预防主要是保持清洁卫生的环境。一旦发生肝炎,应实行保护性措施,病人适当隔离护理,接触者戴手套,穿隔离衣,接触病人者绝对洗手。家庭成员除注意以上几点外,不应与病人分享饮食物,病人用过的器皿和陶器应在热水中清洗消毒,污染物品在沸水 98℃中煮 1 分钟可灭活甲肝病毒。

甲肝病毒感染可采取被动免疫预防措施,即甲肝病人接触者和高危易感人群可使用免疫球蛋白,剂量为 0.02ml/kg,肌注 1 次,最好于接触后 2 周内应用。抗-HAV 阴性者到高流行地区旅行,推荐暴露前预防注射免疫球蛋白,时间少于 2 个月的访问注射 1 次,剂量 0.02ml/kg,延长时间达 5 个月时可重复注射 1 次,剂量为 0.06ml/kg。主动免疫措施即使用灭活的甲肝疫苗或重组基因工程疫苗。

2.乙肝　已知 HBV 是耐寒、耐热和耐湿的病毒。除注意公共卫生外,主要是采取主动和被动免疫预防。被动免疫预防所用产品是抗-HBs 滴度 1∶100000 的人乙型肝炎免疫球蛋白(HBIG)。实验研究证明,HBIG 对预防儿童 HBV 感染的有效率达 60%～70%,普通免疫球蛋白的保护性大约 40%。

乙肝的主动免疫即应用乙肝疫苗"三针免疫"。乙肝疫苗目前分血源和基因工程两种类型,两者均有良好的免疫性。剂型有 5、10、20 和 30μg/支等。在免疫完整的成年人、婴儿和新生儿中产生抗-HBs 的免疫率超过 95%，免疫不完整的人群的免疫率在 65% 以下。妇女和新生儿比男性的反应性好。疫苗肌注于三角肌部位比臀部反应要好，原因是臀部的皮下脂肪阻碍疫苗的流通和吸收。美国 CDC 推荐所有妊娠妇女在分娩前均应筛查 HBV 感染标志物，阴性妇女应肌注乙肝疫苗。如果分娩前没有检查，高危母亲的新生儿应给予 HBIG。新生儿的免疫包括肌注 HBIG(0.5ml) 和乙肝疫苗（重组疫苗 0.5ml，血源疫苗 1.0ml）；HBsAg 阳性母亲所生婴儿，出生 48 小时内给予 HBIG，延迟应用会降低保护性，若不能立即给予 HBIG，应在 7 天内给予乙肝疫苗，并且于第 1 和 6 个月时重复注射。接种后 12～15 个月应常规检查 HBsAg 和抗-HBs，HBsAg 阴性和抗-HBS 阳性表示免疫成功。HBsAg 阳性孕妇分娩时应通知产科和产房的工作人员，使能及时对婴儿采取获得性免疫预防措施；母亲所生新生儿不必常规隔离，不必阻止母乳喂养。

　　孕妇一旦明确 HBV 携带状态，应全面了解其病史和家族史，作必要的血清生化、免疫和超声等辅助检查，明确孕妇是"健康"携带者，还是急性或慢性肝炎患者，并采取相应的治疗与保护措施。

　　3.丙肝　　实际上抗-HCV 不是一种保护性抗体，目前还没有生产出丙肝特异性免疫球蛋白或丙肝疫苗。因此，被动免疫仅仅是预防输血相关性肝炎。目前推荐与潜在的或明确的丙肝病人接触者经皮肤暴露时，可以肌注入免疫球蛋白 0.06ml/kg。

　　丁肝的预防措施与乙肝相同。戊肝也没有相应的疫苗可用，一般的预防措施可参考甲肝。庚肝是近年新发现的肝炎病毒，其病原学正在研究之中。

（徐亚莉）

第十五节　妊娠合并脂肪肝

　　妊娠急性脂肪肝（AFLP）又称产科急性假性黄色肝萎缩，是妊娠晚期特有的致命性少见疾病。该病起病急骤，病情变化迅速，临床表现与急性重型肝炎相似，发生在妊娠 28～40 周，多见于妊娠 35 周左右的初产妇，妊娠高血压综合征、双胎和男胎较易发生。既往文献报道母儿死亡率分别为 75% 和 85%，但如能做到早期诊断、早期治疗、及时终止妊娠，可降低母亲死亡率，婴儿死亡率可降至 58.3%。

一、流行病学

　　本病最早是学们者在 1934 年提出此病，Sheehan 于 1940 年作了充分描述。1966 年有学者估计本病的发生率<3/100 万；而有学者 1989 年指出其发病率约 1/13000，近年来随着对本病进一步的认识，AFLP 的发病率有所增加。AFLP 发生在妊娠 28～40 周，多见于妊娠 35 周左右的初产妇，妊娠高血压综合征双胎和男胎较易发生。

二、致病原因

　　AFLP 的病因不明，由于 AFLP 发生于妊娠晚期，且只有终止妊娠才有痊愈的希望，故推测妊娠引起的激素变化，使脂肪酸代谢发生障碍，致游离脂肪酸堆积在肝细胞和肾、胰、脑等其他器官造成多器官损害。近年来已有多例复发病例和其子代有遗传缺陷报道，故有人提出可能是先天遗传性疾病，此外病毒感染、中毒、药物（如四环素）、营养不良、妊娠高血压综合征等多因素对线粒体脂肪酸氧化的损害作用可能也有关。

三、病理改变

AFLP 的主要病理改变是肝细胞内大量的脂肪微滴浸润,肝脏的总体结构不发生改变,肝细胞肿胀,胞质内充满脂肪滴,脂肪滴微小,并且在胞质中围绕在胞核的周围,HE 染色组织切片上见许多独特的空泡,进一步发展见少量的、大片的脂肪空泡,可能与脂肪变性有关,但炎症坏死不明显。用特殊脂肪油红染色,细胞中的脂肪小滴可见特殊染色,阳性率更高。病情开始在肝小叶中心带和中间带,以后发展到门脉区的肝细胞。病情进一步恶化,肾脏、胰腺、脑组织等器官均有微囊样脂肪变性。

由于胆小管阻塞或肝内胆汁堆积,约 40% 的妊娠期脂肪肝存在胆汁淤积的组织学特点,炎症虽然不是 AFLP 的独特表现,但也很常见(50%),严重的 AFLP 可表现为稀疏的小片状坏死,但不是大片的、全小叶的坏死。当组织学改变不典型时要与肝炎鉴别。

电镜检查细胞核位于细胞的中央,周围充满脂肪滴。线粒体肿胀,基质的密度增加。脂肪滴由游离脂肪酸组成,不是三酰甘油。分娩结束后肝脏的病理改变迅速改善,无后遗症,不会发展为肝硬化。

四、临床症状

起病初期仅有持续性恶心、呕吐、乏力、上腹痛或头痛,数天至 1 周出现黄疸且进行性加深,常无瘙痒。腹痛可局限于右上腹,也可呈弥散性。常有高血压、蛋白尿、水肿,少数人有一过性多尿和烦渴,如不分娩病情继续进展,出现凝血功能障碍(皮肤瘀点、瘀斑、消化道出血、牙龈出血等)、低血糖、意识障碍、精神症状及肝性脑病、尿少、无尿和肾衰竭,常于短期内死亡。

(一)临床特点

AFLP 的临床特点包括:①发病初期有急性剧烈上腹痛,淀粉酶增高,似急性胰腺炎;②黄疸很重,血清结合胆红素增高,但尿胆红素常阴性。国内报告此种现象也可见于急性重型肝炎;③常于肝功能衰竭出现前即有严重出血及肾功能损害,ALT 升高,但麝香草酚浊度试验常正常;④B 型超声检查为脂肪肝波形,以助早期诊断,确诊靠病理检查。病理特点为肝小叶至中带细胞增大,胞质中充满脂肪空泡,无大块肝细胞坏死。

(二)并发症状

AFLP 时死产、死胎、早产及产后出血多见。少数病人还可出现胰腺炎和低蛋白血症。

五、诊断

AFLP 易发生于妊娠晚期,初产妇、妊娠高血压综合征、多胎是 AFLP 的高危因素,一半以上的 AFLP 伴有妊娠高血压综合征。诊断除根据病史、临床特点外,可参考辅助检查,确诊则依赖于组织学检查。

六、鉴别诊断

(一)急性重型病毒性肝炎

肝脏衰竭是急性重型病毒性肝炎的主要表现,临床上与 AFLP 极为相似,应特别注意鉴别。急性重型病毒性肝炎的血清免疫学检查往往阳性（包括肝炎病毒的抗原和抗体检测）；转氨酶极度升高，往往＞1000U/L；尿三胆试验阳性。血尿酸升高不明显，白细胞计数正常，肾功能异常出现较晚。外周血涂片无幼红细胞及点彩细胞。肝组织学检查见肝细胞广泛、大片状坏死，肝小叶结构破坏。

（二）妊娠肝内胆汁淤积症

妊娠肝内胆汁淤积症表现为瘙痒、转氨酶升高、黄疸、胆汁酸升高，而 AFLP 无瘙痒和胆汁酸的升高。妊娠期胆汁淤积症的组织学改变主要是肝小叶中央毛细胆管中胆汁淤积，胎盘组织亦有胆汁沉积；而 AFLP 的肝细胞主要是脂肪小滴浸润，胎盘无明显改变。

（三）妊娠高血压综合征肝脏损害和 HELLP 综合征

AFLP 的肾小管上皮细胞有游离脂肪酸沉积，肾小管的重吸收障碍，导致水钠滞留，出现恶心、呕吐、高血压、蛋白尿、水肿等类似于妊娠高血压综合征的表现；同时重症的妊娠高血压综合征亦可出现肝功能、肾功能和凝血功能的障碍；当妊娠高血压综合征进一步发展，出现 HELLP 综合征时其临床表现和实验室检查与 AFLP 十分相似。两者之间的鉴别一定要引起临床重视。妊娠高血压综合征、先兆子痫和 HELLP 综合征极少出现低血糖和高血氨，这不仅是重要的鉴别要点，而且是 AFLP 病情严重程度的标志，预示肝脏衰竭和预后不良。肝区超声和 CT 检查对鉴别诊断有帮助，但明确诊断只能依靠肝组织活检。妊娠高血压综合征、先兆子痫很少出现肝功能衰竭和肝性脑病，肝脏组织学检查示门脉周围出血，肝血窦中纤维蛋白沉积，肝细胞坏死；肝组织可见炎性细胞浸润。肝组织的免疫组化检查，肿瘤坏死因子（TNF）和中性粒细胞弹性蛋白酶的染色十分明显。

有时两者的临床表现十分类似，且两者可能同时存在，临床上鉴别十分困难。由于两者的产科处理一致，均为加强监测和及早终止妊娠，因此临床鉴别不是主要矛盾。

七、实验室检查

1.血常规　外周血白细胞计数升高，可达（15.0～30.0）×10⁹/L，出现中毒颗粒，并见幼红细胞和嗜碱性点彩红细胞；血小板计数减少，外周血涂片可见肥大血小板。

2.肝功能　血清总胆红素中度或重度升高，以结合胆红素为主，一般不超过 200μmol/L；血转氨酶轻度或中度升高，ALT 不超过 300U/L，有酶-胆分离现象；血碱性磷酸酶明显升高；血清白蛋白偏低，β脂蛋白升高。

3.血糖　可降至正常值的 1/3～1/2，是 AFLP 的一个显著特征。

4.血氨　可升高，出现肝性脑病时可高达正常值的 10 倍。

5.凝血功能　凝血酶原时间和部分促凝血酶原激酶时间延长，纤维蛋白原降低。

6.肾功能　血尿酸、肌酐和尿素氮均升高。尤其是尿酸的增高程度与肾功能不成比例，有时高尿酸血症可在 AFLP 临床发作前即存在。

7.尿常规　尿蛋白阳性，尿胆红素阴性。尿胆红素阴性是较重要的诊断指标之一，但尿胆红素阳性不能排除 AFLP。

八、其他辅助检查

（一）影像学检查

B 超见肝区的弥漫性高密度区，回声强弱不均，呈雪花状，有典型的脂肪肝波形。CT 及 MRI 检查可显示肝内多余的脂肪,肝实质呈均匀一致的密度减低。

(二)病理学检查

病理学检查是确诊 AFLP 的唯一方法,可在 B 超定位下行肝穿刺活检。

1.光镜观察　肝组织学的典型改变为肝小叶结构正常,肝细胞弥漫性、微滴性脂肪变性,肝细胞肿大,以小叶中央静脉附近的肝细胞多见;胞质内散在脂肪空泡,胞核仍位于细胞中央,结构不变;可见胆汁淤积,无炎性细胞浸润。HE 染色下,肝细胞呈气球样变,是本病最早的形态学改变,肝窦内可见嗜酸性小体。如肝细胞受损严重,则出现明显的坏死和炎症反应。

2.电镜检查　电镜下可见线粒体明显肿大,出现破裂、疏松和嵴减少,并见类结晶包涵体。滑面和粗面内质网、高尔基体内充满脂质而膨胀。

九、治疗

处理时期的早晚与本病的预后密切相关,保守治疗母婴死亡率极高,应尽可能早期行肝穿刺确诊。到器官衰竭后有出血倾向时,做肝穿刺较危险,不宜进行。确诊后应迅速分娩并给予最大限度的支持治疗。

(一)一般治疗

卧床休息,给予低脂肪、低蛋白、高碳水化合物,保证足够热卡,静滴葡萄糖纠正低血糖;注意水电解质平衡,纠正酸中毒。

(二)换血或血浆置换

国外使用 3 倍于血容量的血换血,配以血液透析,对 1 例 AFLP 多器官功能衰竭患者治疗获得成功。血浆置换治疗可清除血液内的激惹因子,增补体内缺乏的凝血因子,减少血小板聚集,促进血管内皮修复,此治疗方法国外多用,并取得较好疗效。

(三)成分输血

大量冰冻新鲜血浆治疗可获得血浆置换疗法类似效果。可根据情况给予红细胞、血小板、人血白蛋白、新鲜血等。

(四)保肝治疗

维生素 C、支链氨基酸(六合氨基酸)、三磷腺苷(ATP)、辅酶 A 等。

(五)肾上腺皮质激素

短期使用肾上腺皮质激素以保护肾小管上皮,宜用氢化可的松,每天 $200\sim300mg$ 静滴。

(六)其他

根据病情应用抗凝剂和 H_2 受体拮抗药,维持胃液 pH>5,不发生应激性溃疡。肾衰竭利尿无效后可透析疗法、人工肾等治疗。使用对肝功能影响小的抗生素,如氨苄西林 $6\sim8g/d$,防治感染。

(七)产科处理

AFLP 一旦确诊或被高度怀疑时,无论病情轻重、病情早晚,均应尽快终止妊娠,理由如下:

1.本病可迅速恶化,危及母胎生命。

2.AFLP 迄今尚无产前康复的先例,大多数患者的肝功能在产后迅速改善,且只有在产后才开始改善。立即分娩的措施已使母儿存活率明显升高。

3.本病发生于近足月,分娩对胎儿影响不大。当 AFLP 与急性重型肝炎不能鉴别时,早期终止妊娠可改善前者的预后,也不会使后者的预后更加恶化。终止妊娠的方式是经剖宫产,还是经阴道分娩,目前尚无一致意见。一般认为宫颈条件差或胎位异常者,应力求迅速分娩,多采用剖宫产,术中采取局麻或硬膜外麻醉,不用全麻以免加重肝损害。若胎死宫内,宫颈条件差,短期不能经阴道分娩的也应行剖宫产分娩。剖宫产时如凝血机制障碍,出血不止经用宫缩剂等保守治疗无效者,应行次全子宫切除。术后禁用镇静、止痛剂。若条件许可,胎盘功能好,通过引产经阴道分娩的结果也较好。

产后仍需支持疗法,应用广谱抗生素预防感染,注意休息,不宜哺乳。经上述治疗,多数产妇病情改善,预后良好。肝脏损害一般在产后 4 周能康复,无慢性肝病后遗症。少数患者虽经迅速终止妊娠及上述各种方法治疗,病情继续恶化的,可考虑肝脏移植。文献报道对不可逆肝衰竭者肝移植确能提高生存率。

十、预后

据文献报道,1970 年前的 AFLP 的孕产妇死亡率高达 92％,1980 年前的孕产妇死亡率为 80％。近 10 年来 AFLP 的预后明显改善,有文献报道低于 10％,降低孕产妇死亡率的关键是早期诊断和及时终止妊娠。大部分孕妇终止妊娠后迅速改善,无明显后遗症。但也有报道出血性休克后出现持续性昏迷和垂体功能减退症等后遗症,有 1 例尿崩症。

一般认为 AFLP 患者再次妊娠不会复发。文献报道至少有 25 例 AFLP 患者再次妊娠不会复发,17 例有 1 次正常妊娠,4 例有 2 次正常妊娠。但目前认为 AFLP 有复发可能,从 1990 年以来,至少有 6 例复发的报道。第 1 例的 2 次 AFLP 均通过肝活检证实。第 2 例的前 2 次妊娠发生 AFLP,因剖宫产终止妊娠,新生儿存活,但于 6 个月时死亡。尸体解剖发现新生儿肝脏脂肪变性,游离脂肪酸的 β-氧化能力缺乏。第 3 次妊娠无 AFLP,但新生儿也因游离脂肪酸 β-氧化能力缺乏而死亡。第 3 例第 1 胎因 AFLP 发生死胎 5 年后第 2 次妊娠,于妊娠 36 周发生 AFLP 急诊剖宫产,母儿预后良好。其他 3 例 AFLP 复发的病例,母儿的预后均良好。因此,有 AFLP 史的孕妇要告知复发的可能,在以后的妊娠中一定要加强临床和实验室的监测,在原发和复发的 AFLP 中,首发症状往往十分相似。

直到 1985 年,围生儿的死亡率为 50％左右。早期终止妊娠可以大大改善围生儿预后,一般认为存活的新生儿的预后良好。由于考虑到 AFLP 与遗传有关,因此 AFLP 孕妇分娩的新生儿要密切随访,是否存在先天性的肝酶缺乏影响线粒体的游离脂肪酸的 β-氧化能力,行皮肤成纤维细胞培养可以确诊。

（李巧珍）

第十六节　妊娠合并子宫肿瘤

妊娠合并子宫肿瘤包括妊娠合并子宫肌瘤和妊娠合并子宫内膜癌,以前者为多见。

一、妊娠合并子宫肌瘤

子宫肌瘤是最常见的妇科肿瘤,好发于 30～50 岁,亦即发生于卵巢功能旺盛的时期,因此子宫肌瘤合并妊娠并不少见,据有关文献报道,肌瘤合并妊娠者占肌瘤患者的 0.5％～1.0％,占妊娠的 0.3％～1.2％。但许多患者因为肌瘤小,于妊娠和分娩时易被忽略,所以实际的发生率要比上述数字高,近年来由于孕期检查的普及和 B 超的广泛应用,妊娠合并子宫肌瘤的检出率已明显增高。

【妊娠和子宫肌瘤的相互影响】

1.子宫肌瘤对妊娠的影响　肌瘤是否影响妊娠主要取决于其生长部位、类型、大小和数目。肌瘤小、浆膜下肌瘤或近浆膜面的肌瘤对受孕的影响甚微,但是宫颈肌瘤可能会妨碍精子进入宫腔,宫角部肌瘤可因压迫输卵管间质部而阻碍精子和卵子的结合从而发生不孕。而黏膜下或肌壁间肌瘤单个较大或数目较多时,常导致肌瘤表面的子宫内膜供血不足、感染或萎缩,同时使宫腔变形,不利于受精卵的着床;即使着床后,随着孕期妊娠物增大致宫腔内压力加大,会诱发子宫收缩,导致流产或早产。妊娠晚期,由于肌瘤的机械性障碍常致胎位不正,臀位、横位及斜位的发生率较高;胎盘的附着和正常发育也受肌瘤的影响而导致胎儿生长受限,前置胎盘和胎盘早期剥离发生率也较高。分娩期,位于子宫峡部或宫颈后唇的肌瘤或有蒂的浆膜下肌瘤突入子宫直肠陷窝可阻塞产道、影响胎先露下降而发生难产,剖宫产的几率增高。同时由于肌瘤的存在致分娩过程中子宫收缩乏力而使产程延长。分娩后宫缩乏力及胎盘粘连引起产后出血和子宫复旧不良。

妊娠合并子宫肌瘤最严重的并发症是子宫扭转,临床上罕见。通常是在妊娠晚期,在孕妇突然改变体位或者胎动等诱因下,生长于子宫一侧的肌瘤可使子宫突然发生扭转,其症状与卵巢肿瘤蒂扭转相似,应注意鉴别。一旦发生必须及时剖腹探查,确诊为子宫扭转后,应根据扭转程度、子宫血运情况及胎儿是否存活考虑子宫复位、剖宫取胎或子宫切除。

2.妊娠对子宫肌瘤的影响　随着妊娠期子宫增大,肌瘤的位置会发生相应的变化,如产道内和邻近产道的肌瘤在妊娠后可随子宫增大而上移,可缓解对产道的阻塞。妊娠期由于高水平雌、孕激素的影响,子宫肌瘤细胞肥大水肿,妊娠中期肌瘤增大明显,质地变软,易造成妊娠前未确诊的肌瘤漏诊,而分娩后增大的子宫肌瘤大多会缩小。妊娠期由于肌瘤增长迅速,而出现供血相对不足,可引起肌瘤玻璃样变、黏液变性,脂肪变性及红色变性,其中以表现为出血坏死的红色变性最常见且具有重要临床意义。浆膜下带蒂肌瘤妊娠后可发生肌瘤的蒂扭转,常发生于妊娠3个月以后,增大的子宫逐渐由盆腔升入腹腔,活动空间变大,肌瘤的活动性也变大,易发生蒂扭转,此时应与急性阑尾炎、卵巢囊肿蒂扭转合并妊娠等相鉴别。

【诊断】

由于B超的广泛应用,特别是许多妇女妊娠前已确诊有子宫肌瘤,所以妊娠合并子宫肌瘤的诊断一般并不困难,国内外报道其准确率均高达70%～80%。但如果妊娠前未发现子宫肌瘤,如前所述,即使肌瘤在妊娠过程中明显增大变软,也易被漏诊。诊断要点包括:

1.妊娠前已有子宫肌瘤;

2.妊娠后发现子宫的实际大小超过停经时间,妇科检查发现子宫表面不规则,有结节状突起或者孕妇稍用力即可诱发轻微宫缩者,应怀疑其是否合并肌瘤;

3.B超检查发现子宫切面中妊娠的声像特征及子宫肌瘤声像特征并存。

【治疗】

1.妊娠前子宫肌瘤的治疗　有生育要求的子宫肌瘤患者,在准备妊娠前,应正确处理子宫肌瘤。

(1)期待疗法:子宫肌瘤较小,没有明显的症状和体征,可暂不处理,在妊娠过程中严密观察。

(2)手术治疗:其适应证为:①子宫肌瘤>5cm,患者的临床症状明显;②特殊部位的肌瘤如宫颈和宫角肌瘤或者是多发性肌瘤导致多次流产史或长期不孕者。术后有望提高生育能力,并可预防妊娠后肌瘤发生的各种并发症,术后避孕1～2年可允许受孕。文献报道肌瘤切除术后妊娠率为30%～60%。

(3)其他治疗:随着现代医疗技术的提高,子宫肌瘤的新手术治疗方式有子宫动脉栓塞术(UAE)、磁共振介导的超声聚集治疗(MRgFU)、腹腔镜下子宫动脉双极电凝术(LBCUV)等。与传统的手术方法相比,这些手术有自己的优势,如 UAE 手术后 50%～60% 患者的肌瘤体积缩小,85%～95% 症状减轻,同时患者创伤小,住院期缩短等。但有关文献又报道 UAE 术后早产率升高,同时有可能引起卵巢早衰、慢性阴道排液、盆腔感染等,因此应慎用于有怀孕意向的患者。

2.妊娠期子宫肌瘤的治疗

(1)非手术治疗:孕期未出现异常情况,不需特别处理,但仍然要密切观察,定期产前检查,注意防止流产、早产,注意休息、避免性生活。一旦出现先兆流产或早产,应立即卧床休息,可适当给予镇静剂或子宫收缩抑制剂等。目前,一般不主张妊娠期行子宫肌瘤剔除术,因为:①妊娠期肌瘤变软,界限不清;②血管丰富,术中止血困难,术后感染机会增多;③容易导致流产;④产后肌瘤可自行缩小。

(2)手术治疗:但出现下列情况,可考虑手术治疗:①肌瘤是既往多次流产的原因;②肌瘤迅速增长或嵌顿于盆腔,影响妊娠继续或不除外恶变;③肌瘤或子宫扭转或肌瘤红色变性经保守治疗无效;④肌瘤压迫邻近器官出现严重症状。

3.分娩期子宫肌瘤的治疗　　妊娠晚期应综合考虑肌瘤生长部位、胎儿及孕妇情况,选择合适的分娩方式,但无论选择阴道分娩还是剖宫产,均应做好产前准备,如备血、预防和治疗产后出血,做好处理各种产科并发症的准备,必要时行子宫切除。

剖宫产的适应证:

(1)肌瘤位于子宫下段或宫颈可阻塞产道,影响胎先露下降或并发前置胎盘及胎位异常者;

(2)胎盘种植于肌瘤的表面,易引起胎盘粘连或植入,有可能引起产后大出血;

(3)曾经实施过肌瘤剔除术或者长期不孕妇女急切盼望胎儿。

除上述情况外均可阴道试产,但应严密观察宫缩及产程情况,特别是要重视胎儿娩出后胎盘剥离情况和子宫收缩不良可能引起的产后大出血。

4.产褥期的治疗　　注意预防产后出血、感染,由于产褥期雌激素水平下降,肌瘤可自行缩小,一般无需特殊治疗,如若肌瘤不退缩或者发生变性,确需手术者,可在哺乳期后如产后 6 个月后进行,通常不宜在产褥期进行。

5.子宫肌瘤红色变性的治疗　　肌瘤红色变性常发生在妊娠中晚期或产褥期,临床表现为持续性下腹剧痛、高热,伴有恶心呕吐,肌瘤部位有明显的压痛、反跳痛。如不影响妊娠应采取保守治疗,如卧床休息,充分静脉补液及一般支持治疗,适当给予镇静剂、止痛剂,下腹部放置冰袋止痛,有宫缩者可给予子宫收缩抑制剂,应用抗生素预防感染等。一般情况下 7～14 天内症状即可缓解,否则可考虑手术探查及治疗。

【特殊情况处理】

目前剖宫产的同时是否行肌瘤剔除术有两种不同观点:

1.非手术治疗　　一种认为由于妊娠时肌瘤界限不清,妊娠子宫较大,血液丰富,术中止血困难,术后感染机会增大等原因,不主张于剖宫产同时行肌瘤剔除术。

2.手术治疗　　但随着剖宫产技术的提高及抗生素的广泛应用,有些学者认为剖宫产同时剔除肌瘤的手术难度并未明显增加,但如若不处理肌瘤,不仅因为产后子宫复旧不良可能引起产后出血及产褥期感染,而且可能因为二次手术而增加产妇的心理负担。研究发现,剖宫产同时行肌瘤剔除术并不增加手术难度、术中和产后出血量、新生儿窒息率和产褥期感染率,而且有效地减少二次手术的机会。因此认为剖宫产同时行肌瘤剔除术对于某些患者来说是必要而且可行的。近来有报道,对于剖宫产术中无法行肌瘤剔除术者,可在髂内动脉分支水平结扎双侧子宫动脉,既能减少产后出血又可以起到治疗作用,使肌瘤缩小,减少再次手术的几率。

二、妊娠合并子宫内膜癌

子宫内膜癌是仅次于子宫颈癌的女性常见生殖道恶性肿瘤,且近年来其发生率有增高趋势,但由于子宫内膜癌好发于围绝经期与绝经后妇女,75%病例发生在 50 岁以后,20%在 40 到 50 岁间,5%发生于 40 岁之下,极少数病例发生于 20 岁左右的青年妇女,并且年轻妇女的子宫内膜癌多合并无排卵型功血、不孕、多囊卵巢综合征,因此子宫内膜癌合并妊娠极为少见。

【病理类型】

妊娠合并子宫内膜癌的主要病理类型是腺癌及其癌前病变,即子宫内膜不典型增生。

【临床表现】

主要的临床表现为孕期不规则阴道出血或产后大出血,但亦有无明显症状而是在剖宫产时才发现为妊娠合并子宫内膜癌者。

【诊断】

因为妊娠合并子宫内膜癌的主要临床表现为阴道不规则出血,诊刮仍然是其主要的诊断方法,可根据分段诊刮病理报告明确诊断。若足月产后或者早产后出现不能解释的不规则阴道出血,应警惕到合并子宫内膜癌的可能性。

【治疗】

妊娠合并子宫内膜癌一经确诊,其治疗应根据肿瘤分期、肌层浸润深度、组织分化程度、病理类型及有无生育要求综合考虑。对早期妊娠合并子宫内膜癌者,可直接手术治疗终止妊娠,中期妊娠合并子宫内膜癌可先行体内及体外放疗再行手术治疗,而对于晚期妊娠胎儿有存活的可能时,可先行剖宫取胎,然后再行子宫切除术,必要时手术后放疗、化疗及激素治疗辅助治疗。对于产后出血的病例,首先需要排除胎盘部分残留,植入性胎盘及绒毛膜癌等,也应考虑合并子宫内膜癌的可能性,进一步检查,如 B 超及 CT、MRI 等有助于明确诊断,对可疑病例进行诊断性刮宫病理检查以明确诊断。对于有强烈生育要求的患者,可根据其病情并在严密观察下行保守治疗。

(沈姣梅)

第十七节　妊娠合并卵巢肿瘤

妊娠合并卵巢肿瘤在临床上并不少见,以往通常在产科查体、剖宫产时偶然发现或因肿瘤扭转、破裂出现急腹症时才得以诊断。近年来随着超声技术在产前检查中的普遍应用,使更多的患者在妊娠期得以诊断,文献报道其发生率为 1/600。卵巢恶性肿瘤合并妊娠相对较少,占全部妊娠妇女的 2%～5%(非孕期占 15%～20%),居妊娠期女性生殖道恶性肿瘤第二位。

【病理类型】

妊娠期附件包块绝大多数为无症状的功能性囊肿,如黄体囊肿、滤泡囊肿等,多在中孕早期自然消退。如果妊娠 14 周以后囊肿仍持续存在就应考虑行手术探查。妊娠合并良性肿瘤中以成熟性畸胎瘤(皮样囊肿)最多见,约占 50%,其次为浆液性、黏液性囊腺瘤。妊娠期卵巢交界性肿瘤较少见。与非妊娠期交界性肿瘤相比,孕期交界性肿瘤具有一些较特异的组织学表现,包括上皮细胞增生活跃、大量嗜酸性细胞及腔内黏液。与妊娠期机体内分泌改变有关。妊娠期恶性肿瘤大多为上皮性癌,约占 2/3,其余为恶性生殖细胞肿瘤,无性细胞瘤和未成熟畸胎瘤约占所有恶性生殖细胞肿瘤的 76.5%。性索间质肿瘤较少见。

【症状与体征】

因肿瘤大小与孕龄及肿瘤性质不同而有所不同。肿瘤较小者可无任何症状,或仅有下坠感。肿瘤中等大小以上者,早、中孕期、产褥期行常规超声、妇科检查时可被发现;若发生肿瘤扭转(比非孕期增加 5～8 倍,而且多在妊娠早期发生)、破裂可引起急腹症;肿瘤较大时,可产生压迫症状如心悸、呼吸困难、胸闷、下肢水肿等;若肿瘤嵌顿在盆腔阻碍正常分娩。

【治疗方式的选择】

妊娠早期发现肿瘤,可根据盆腔检查的结果,决定手术时机。如果盆腔检查发现卵巢肿瘤直径＜10cm,以囊性为主,单侧性,包膜完整,活动性好,可参考 B 型超声波检查所提示囊肿大小、性质、是否有囊内乳头,孕妇血清 CA125 是否在正常范围,再确定是否可以在随诊观察到妊娠中期处理。B 超提示肿瘤直径≤5cm,如囊肿在妊娠早期自然消退,为卵巢生理性囊肿。妊娠中期(超过 16 周)以后仍存在的附件区囊肿,囊内无乳头生长,如无并发症,可待分娩后处理。肿瘤持续增大者应在中孕期手术探查。B 超提示肿瘤直径＞5cm、单纯囊性、囊内无乳头生长,可待至中孕期手术探查;对囊内有乳头生长者或实性高度怀疑恶性时,不考虑妊娠月份,及时行剖腹探查,并送冷冻切片快速病理学检查。对肿瘤蒂逆转、破裂、感染者立即手术探查。

1.妊娠期卵巢良性肿瘤　应行肿瘤剥除术。如为妊娠早期,B 超提示肿瘤良性,如无症状,可待至妊娠 16 周左右手术比较安全。据学者报道,与妊娠中期择期手术相比,中、晚孕期急症手术流产、早产等不良妊娠结局发生率增加。有作者比较妊娠 23 周之前或之后手术患者妊娠结局,后者胎儿丢失率明显增高。Lenglet 等的回顾性研究显示,对妊娠中期持续存在的附件包块,手术操作经验丰富的医生进行腹腔镜手术是安全的。腹腔镜手术一般选择在妊娠早期或中期进行。肿瘤并发症引起急腹症并非腹腔镜手术禁忌。Parker 等认为,妊娠期经腹腔镜行卵巢囊肿剥除术尽管囊肿破裂风险较大,仍不失为剖腹探查术的另一安全选择。他们强调仔细手术操作后应大量液体冲洗腹腔以免化学性腹膜炎。有资料表明,妊娠晚期手术患者早产率增加,因此除怀疑恶性肿瘤者外,妊娠晚期可等待胎儿成熟分娩后择期手术,或剖宫产同时切除肿瘤。但对已经切除肿瘤或肿瘤较小,预计发生扭转、破裂或分娩时产道梗阻可能性较小者,应给予经阴道分娩机会。早期妊娠手术术中破坏妊娠黄体或行附件切除术时,术后需补充足量孕激素以避免黄体功能不足而诱发流产。

2.妊娠合并卵巢交界性肿瘤　妊娠期卵巢交界性肿瘤较少见。与非妊娠期的交界性肿瘤相比,孕期交界性肿瘤具有一些较特异的组织学表现,包括活跃的上皮增生、大量嗜酸性细胞及腔内黏液。这些特异性改变是与妊娠期内分泌改变有关。妊娠终止,肿瘤即出现退行性变,预后也较好。因此,应注意勿将妊娠期交界性肿瘤误认为低度恶性的乳头状癌。如果患者切盼再生育,也可在严密随诊观察下保守治疗,行肿瘤切除或患侧附件切除。

3.妊娠合并卵巢恶性肿瘤　同非孕期卵巢恶性肿瘤一样,手术和化疗是妊娠合并卵巢癌的主要治疗手段。Ⅰa 期颗粒细胞瘤、Ⅰa 期无性细胞瘤、Ⅰa 期Ⅰ级未成熟畸胎瘤、Ⅰa 期高分化上皮癌,可行保守性手术,行患侧附件切除,保留对侧卵巢(需排除双侧卵巢肿瘤)和妊娠子宫,同时行分期手术,包括腹腔冲洗液细胞学检查、腹腔腹膜活检、大网膜切除,以及盆腔、腹主动脉旁淋巴结取样。术后不需化疗,继续妊娠至足月分娩。

卵巢上皮癌病变已达Ⅱ期或Ⅱ期以上时,不应考虑继续妊娠或保留生育功能问题。早期患者行全面分期手术,晚期行肿瘤细胞减灭术,术后均需辅助化疗。如母亲希望维持妊娠,妊娠中、晚期患者经手术加化疗后可维持胎儿至成熟;妊娠早期患者应建议终止妊娠,因为此时手术与化疗导致流产、胎儿畸形等不良妊娠结局几率显著增高。

孕晚期合并单侧恶性生殖细胞瘤,病变已超出卵巢范围,但未波及对侧卵巢,可作患侧附件切除及肿瘤细胞减灭术。术后常规给予 PVB(顺铂或卡铂、长春新碱和博来霉素)或 PEB(顺铂、VP-16、博来霉素)化疗,继续妊娠至足月分娩,分娩后再考虑彻底手术。

对于卵巢恶性肿瘤保守手术的处理宜持慎重态度,考虑患者或家属的主观愿望,向患者讲明利害关系和风险,由患者自己或家属共同知情决定。

【预后】

影响预后主要因素包括手术分期、肿瘤组织学分级和组织学类型。Cray(2006)报道大多数妊娠合并卵巢癌和交界性肿瘤为早期,65.5%的妊娠合并卵巢癌和81.7%的交界性瘤为局限性(FIGO 分期 ⅠA、ⅠB 期);51.9%的卵巢癌患者组织学分级为 1 级或 2 级;妊娠期患者均为年轻女性,生殖细胞肿瘤所占比例较高,约 39.1%(非孕期 15%~20%),其中以无性细胞瘤最多见,因此妊娠合并卵巢癌患者总体预后较好。

【临床特殊情况】

超声检查是妊娠期卵巢肿瘤的重要诊断手段,且可初步判断肿瘤的性质,指导进一步治疗;超声诊断不明确者可采用 MRI 检查,孕期可安全应用,其诊断价值甚至优于超声,但费用较昂贵;肿瘤标记物如 CA125、AFP 等诊断价值不大,因为妊娠期同雌、孕激素、β-HCG 等一样,其血清值均不同程度生理性升高,但治疗前后检测肿瘤标记物有助于指导治疗、判断预后。CEA 在妊娠期不升高,具有一定诊断价值。

(周厚菊)

第十八节　妊娠合并其他肿瘤

外阴癌、阴道肿瘤、输卵管肿瘤发生率均较低,孕期发病率与非孕期相似。

一、妊娠合并外阴癌

外阴癌多见于绝经后的妇女,故合并妊娠着较少见,多见于 25~35 岁的妇女。

【病理类型】

绝大多数的妊娠合并外阴癌为鳞状上皮细胞癌,占 80%左右,其次为恶性黑色素瘤、肉瘤和腺鳞癌等。妊娠合并外阴上皮内瘤变较少见,主要为年轻妇女,多伴有 HPV 感染。

【临床表现】

1.外阴瘙痒,经久不愈。

2.外阴肿块形成,并逐渐增大。

3.白带或阴道分泌物增多。

4.阴道或外阴不规则出血。

【诊断】

由于外阴癌多发生在外阴体表,容易发现且经局部病灶组织活检病理学检查而确诊,但妊娠期由于湿疣及表皮内病损的发生率有所增多,这些病变易与外阴癌混淆。因此,在妊娠期,对外阴部位可疑病例灶进行活组织检查时,活检的组织要有足够的大小和深度,以方便病理医生做出正确诊断;另外,在妊娠期外阴血液循环丰富,局部内分泌及免疫功能发生改变、淋巴细胞生理性增生活跃,故在病理组织学检查时报告淋巴细胞反应的程度及淋巴脉管间隙受累的程度意义不大。也有学者认为阴道镜指导下活检,有利于提高成功率,必要时可使用醋酸染色。

【治疗】

1.基本原则　首先要考虑在合并妊娠的情况下,外阴局部血液循环丰富,内分泌及免疫功能的改变易引起术中出血、术后感染;其次对于渴望保留胎儿的患者,放射治疗和化疗均将对胎儿产生不利影响;另外,由于外阴皮肤、肛门及尿道正常组织往往难以耐受根治性放射剂量,因此,妊娠合并外阴癌的治疗,应根据妊娠的时期,以及肿瘤的大小、部位、期别、淋巴结有无转移而区别对待。手术治疗是妊娠合并外阴癌的主要治疗方式,根据肿瘤的部位、大小和肿瘤浸润的深度决定切除范围。原位癌及浸润深度小于1mm的病例可于活检时行局部切除即可。如果浸润癌病变直径大于2cm或浸润深度超过1mm,则应考虑更为广泛的手术切除范围。

2.手术时机　外阴病变切除与淋巴结清扫手术是一期进行还是分期进行,应结合妊娠期的具体情况来决定。若肿瘤是在孕36周之前被确诊的,原则上应在分娩前行手术切除。

(1)早孕期:对于Ⅰ期、肿瘤浸润深度<1mm、高分化、非中线型等低危患者,多采用单纯部分外阴切除,切缘距肿瘤病灶应超过2cm。同时因手术范围不大,可考虑在妊娠期手术,继续妊娠至分娩;但对于期别晚、肿瘤浸润深度>1mm、分化程度差、中线型等高危患者,多采用改良式外阴广泛切除加腹股沟淋巴结清扫术,或广泛外阴切除加腹股沟深浅淋巴结或加盆腔淋巴结清扫术,因手术范围广,或因术后需辅以放、化疗,以终止妊娠为宜。

(2)妊娠中期:低危患者以及侧位型癌,可先行外阴广泛局部切除术,待胎儿成熟后终止妊娠,在产后2—3周补行淋巴结清扫术;高危及中线型患者,可根据高危因素的多少,以及距离预产期的时间,权衡利弊,确定手术时间以及是否需要终止妊娠。

(3)妊娠36周及以后被确诊的外阴癌:可在产后2~3周再行手术切除,对疾病的进展无明显影响。

3.妊娠期手术后的分娩方式　对于在妊娠期行外阴癌手术治疗并继续妊娠者,有些产科医生对患者外阴癌手术后进行经阴道分娩有担忧,但已有成功分娩的报道,因外阴的伤口是很容易愈合的。如果病灶较大,手术疤痕明显,阴道分娩有可能造成病灶及外阴严重撕裂出血者,应行剖宫产,若考虑术后需行放疗,可同时考虑行卵巢移位术,以保留其功能。

4.手术前后的辅助治疗　对于局部病灶>4cm、肿瘤浸润深、固定、合并感染并累及邻近器官的患者,除终止妊娠并进行手术切除外,还应考虑在术前给予辅助化疗或放疗。以期在术前使肿块缩小,缩小手术范围,提高手术的切净率,有利于改善术后生活质量和减少复发。术前辅助化疗多选用5-Fu加DDP方案,一般化疗1~2个疗程,化疗结束后1~2周左右行手术治疗。术前放疗设野主要根据病灶的大小而定,治疗剂量为30Cy左右,2~3周内完成,放疗结束后2~3周手术。对于术后肿瘤浸润深度>5mm、腹股沟淋巴结或盆腔淋巴结阳性、病理检查证实有脉管间隙受累者,应考虑术后补充放疗或同步放化疗,放疗设野主要针对病变部位和淋巴结引流区,并在术后2周左右、手术切口愈合后进行照射。病变部位和淋巴结引流区的治疗剂量一般为40~50Gy/3~4周。另外近年的临床研究结果也显示,同步放化疗能明显提高其疗效。化疗多选用氟尿嘧啶加DDP或氟尿嘧啶加MMC方案,在放疗的第1周和最后1周,给予40~50Gy的电子线照射,3~4周完成。

5.对今后妊娠的影响　对于单纯手术并达到临床治愈的外阴癌患者,再次妊娠不是禁忌,已有多例进行根治性外阴切除后成功妊娠且对母子无不良影响的报道。

二、妊娠合并阴道恶性肿瘤

阴道癌仅占女性生殖道恶性肿瘤的 $1\%\sim2\%$,50 岁以下的阴道癌仅占全部阴道癌的 20%,妊娠期合并阴道癌则非常罕见。据 Fujita 等 2005 年统计,英文文献中仅有 16 例有关阴道癌合并妊娠的报道。

【诊断】

由于阴道癌特别是晚期患者往往有阴道流血,极易与先兆流产相混淆,所以在确定妊娠合并阴道癌时要仔细鉴别,病理活检是确诊的依据,对于早期可疑病灶,阴道镜指导下活检可提高阳性率。

【治疗】

1.治疗原则　由于妊娠合并阴道癌少见,因此,治疗上目前尚无成熟经验,治疗原则可参考非妊娠期阴道癌的治疗。考虑到阴道癌以放射治疗为主且需采用腔内放射治疗,对胎儿发育和生存影响较大,因此,多数情况下需先终止妊娠,然后再接受放疗或同步放化疗。

2.治疗方法　原发性阴道癌的治疗方法有单纯放射治疗、手术或手术加放疗、放化疗综合治疗等,治疗方法的选择主要取决于病变部位、病灶大小、期别等因素。对于合并妊娠患者除了上述因素外,还应考虑妊娠的时期以及对孩子的渴望程度。对于妊娠合并阴道上皮内瘤样病变或阴道原位癌的病例,妊娠早期可以用激光治疗或微波固化治疗、LEEP 以及 5-Fu 软膏局部应用。对中、晚期妊娠者,也可随诊观察至妊娠期结束后再行治疗。对于早期(Ⅰ~Ⅱa 期)阴道癌患者若病灶位于阴道下 1/3 段,且渴望生育者,可考虑扩大的局部病灶切除或加腹股沟淋巴结切除术,术后继续妊娠至分娩。若病灶位于阴道中、上段,无论手术(多采用根治性全子宫和阴道切除及盆腔淋巴结切除)还是放疗(单纯腔内或体外加腔内照射)均会影响胎儿的生存,故应首先终止妊娠。若仅行单纯放射治疗,则可先行体外放疗,待胎儿自然流产后再行腔内放疗;若胎儿较大,且期别较晚,估计手术难以切净病灶的患者,可行剖宫取胎,然后给予常规体外及腔内放疗。对于晚期妊娠的患者(36 周以上,胎儿可成活),则无论期别早晚或病灶部位不同,均可先行剖宫产,术后即可按非妊娠期阴道癌治疗。

三、妊娠合并输卵管肿瘤

输卵管肿瘤是一种较罕见的女性生殖系统肿瘤。输卵管良性肿瘤较恶性肿瘤更少见。输卵管肿瘤患者常伴有不孕史,故其合并妊娠仅见个案报道。由于常无特异性临床症状,很少在术前做出诊断。

原发性输卵管癌合并妊娠罕见。国外文献曾报道 3 例原发性输卵管癌合并足月妊娠:Schinfeld(1980)报道一患者 40 岁,当足月妊娠时入院检查胎先露呈臀位而行剖宫产,术时发现左侧输卵管伞端有 4.5cm×3cm×2.3cm 暗色、实质包块,作部分输卵管切除术,病理检查诊断为输卵管腺癌。术后 6 天再行全子宫、双附件及部分大网膜切除术,后继化疗及放射治疗。另 2 例为产后行输卵管结扎术时发现输卵管癌。国内报道 5 例原发性输卵管癌,其中有 1 例因停经 45 天行人工流产加双侧输卵管结扎术,术时发现右侧输卵管肿胀积液、粘连,切除右侧输卵管,病理检查诊断为原发性输卵管腺癌,再次手术,术后 5 年随访健在。另有学者报道原发性输卵管癌 11 例,有不孕史者 9 例,占 81.8%,其中 1 例为原发性输卵管癌伴对侧输卵管妊娠破裂。

【临床特殊情况】

人乳头瘤病毒感染问题：

近年来,HPV 感染受到广泛的关注,外阴癌患者可能存在感染,经阴道分娩新生儿感染的危险性高于剖宫产。但也有学者认为,对所有 HPV 阳性的母亲均采用以剖宫产的分娩方式结束妊娠尚缺乏证据,主要理由如下：

1.新生儿检测出阳性并非都是真正的感染者,有一部分是沾染了母亲的病毒阳性的细胞;

2.仍有一部分新生儿感染是宫内感染;

3.如果新生儿感染,最常见的临床表现是皮肤疣和喉乳头状瘤,不会造成致命影响,并且新生儿感染大多数在数月至 1 年内自动消退。因此,虽然经阴道分娩的新生儿暴露的机会增多,但尚不能下结论对所有感染者均采用剖宫产的分娩方式。

（沈姣梅）

第二十二章　正常分娩

第一节　分娩动因

人类分娩发动的原因仍不清楚。目前认为人类分娩的发动是一种自分泌因子/旁分泌因子及子宫内组织分子信号相互作用的结果,使得子宫由静止状态成为活动状态,其过程牵涉复杂的生化和分子机制。

【妊娠子宫的功能状态】

妊娠期子宫可处于四种功能状态:

1.静止期　在一系列抑制因子作用下,子宫肌组织在妊娠期95%的时间内处于功能静止状态。这些抑制因子包括孕激素、前列环素(PGI_2)、松弛素、一氧化氮(NO)、甲状旁腺素相关肽(PTH-rP)、降钙素相关基因肽、促肾上腺素释放激素(CRH)、血管活性肠肽及人胎盘催乳激素等,它们以不同方式增加细胞内的cAMP水平,继而减少细胞内钙离子水平并降低肌球蛋白轻链激酶(MLCK,肌纤维收缩所需激酶)的活性,从而降低子宫肌细胞的收缩性。实验证实胎膜可以产生抑制因子,通过旁分泌作用维持子宫静止状态。

2.激活期　子宫收缩相关蛋白(CAPs)基因表达上调,CAPs包括缩宫素受体、前列腺素受体、细胞膜离子通道相关蛋白及细胞间隙连接的重要组成元素结合素-43(connexin-43)等。细胞间隙连接的形成是保证子宫肌细胞协调一致收缩的重要前提。

3.刺激期　子宫对宫缩剂的反应性增高,在缩宫素、前列腺素(主要为PGE_2和$PGF_{2\alpha}$)的作用下产生协调规律的收缩,娩出胎儿。

4.子宫复旧期　这一时期缩宫素发挥主要作用。分娩发动主要是指子宫组织由静止状态向激活状态的转化。

【妊娠子宫转向激活状态的生理变化】

1.子宫肌细胞间隙连接增加　间隙连接(GJ)是细胞间的一种跨膜通道,可允许分子量<1000的分子通过,如钙离子。间隙连接可使肌细胞兴奋同步化,协调肌细胞的收缩活动,增强子宫收缩力,并可增加肌细胞对缩宫素的敏感性。妊娠早、中期细胞间隙连接数量少,且体积小;妊娠晚期子宫肌细胞具有逐渐丰富的间隙连接,并持续增加至整个分娩过程。间隙连接的表达、降解及其多孔结构由激素调节,孕酮是间隙连接形成的强大抑制剂,妊娠期主要通过孕酮抑制间隙连接的机制维持了子宫肌的静止状态。

2.子宫肌细胞内钙离子浓度增加　子宫肌细胞的收缩需要肌动蛋白、磷酸化的肌浆球蛋白和能量的供应。子宫收缩本质上是电位控制的,当动作电位传导至子宫肌细胞时,肌细胞发生去极化,胞膜上电位依赖的钙离子通道开放,细胞外钙离子内流入细胞内,降低静息电位,活化肌原纤维,进而诱发细胞收缩。故细胞内的钙离子浓度增加是肌细胞收缩不可缺少的。

【妊娠子宫功能状态变化的调节因素】

1.母体内分泌调节

(1)前列腺素类:长期以来认为前列腺素在人类及其他哺乳动物分娩发动中起了重要的作用。在妊娠任一阶段引产、催产或药物流产均可应用前列腺素发动子宫收缩;相反,给予前列腺素生物合成抑制剂可延迟分娩及延长引产的时间。临产前,蜕膜及羊膜含有大量前列腺素前身物质花生四烯酸、前列腺素合成酶及磷脂酶A_2,促进释放游离花生四烯酸并合成前列腺素。PGF_2和TXA_2引起平滑肌收缩,如血管收缩和子宫收缩。PGE_2、PGD_2和PGI_2引起血管平滑肌松弛和血管扩张。PGE_2在高浓度时可抑制腺苷酸环化酶或激活了磷脂酶C,增加子宫肌细胞内钙离子浓度,引起子宫收缩。子宫肌细胞内含有丰富的前列腺素受体,对前列腺素敏感性增加。前列腺素能促进肌细胞间隙连接蛋白合成,改变膜通透性,使细胞内Ca^{2+}增加,促进子宫收缩,启动分娩。

(2)缩宫素:足月孕妇用缩宫素成功引产已有很长历史,但缩宫素参与分娩发动的机理仍不完全清楚。缩宫素结合到子宫肌上的缩宫素受体,激活磷脂酶C,从膜磷脂释放出三磷酸肌醇和二酯酰甘油,升高细胞内钙的水平,使子宫收缩;缩宫素能促进肌细胞间隙连接蛋白的合成;此外,足月时缩宫素刺激子宫内前列腺素生物合成,通过前列腺素驱动子宫收缩。

(3)雌激素和孕激素:人类在妊娠期处于高雌激素状态。妊娠末期,孕妇体内雌激可增加间隙连接蛋白和宫缩素受体合成;促进钙离子向细胞内转移;激活蜕膜产生大量细胞因子,刺激蜕膜及羊膜合成与释放前列腺素,促进宫缩及宫颈软化成熟。雌激素通过上述机制促进子宫功能状态转变。而在大多数哺乳动物,维持妊娠期子宫相对静止状态需要孕酮。孕酮可抑制子宫肌间隙连接蛋白的形成。早在20世纪50年代就有学者提出,分娩时母体血浆内出现孕酮撤退。现在认为分娩前雌/孕激素比值明显增高,或受体水平的孕酮作用下降可能与分娩发动有关。

(4)内皮素:是子宫平滑肌的强诱导剂,子宫平滑肌内有内皮素受体。妊娠晚期在雌激素作用下,兔和鼠的子宫肌内皮素受体表达增加,但在人类中尚未肯定。孕末期,羊膜、胎膜、蜕膜及子宫平滑肌含有大量内皮素,能提高肌细胞内Ca^{2+}浓度,前列腺素合成,诱发宫缩;内皮素还能加强有效地降低引起收缩所需的缩宫素阈度。

(5)血小板激活因子(PAF):PAF是一种强效的子宫收缩物质和产生前列腺素的刺激剂。随着临产发动,羊膜中PAF浓度增高。孕酮可增高子宫组织中的PAF乙酰水解酶,而雌激素及炎症细胞因子可降低此酶水平,这些研究提示宫内感染炎症过程使PAF增高,促进了子宫收缩。

2.胎儿内分泌调节 研究显示,人类分娩信号也来源于胎儿。随着胎儿成熟,胎儿丘脑-垂体-肾上腺轴的功能逐渐建立,在促肾上腺皮质激素(ACTH)的作用下,胎儿肾上腺分泌的皮质醇和脱氢表雄酮(DHEA)增加,刺激胎盘的17-α水解酶减少孕激素的产生,并增加雌激素的生成,从而使雌激素/孕激素的比值增加;激活蜕膜产生大量细胞因子,如IL-1、IL-6、IL-8、GCSF、TNF-α、TGF-β及EGF等;还能通过加强前列腺素的合成和分泌,刺激子宫颈成熟和子宫收缩。孕激素生成减少而雌激素生成增加也促进子宫平滑肌缩宫素受体和间隙连接的形成;同时还可促进钙离子向细胞内转移,加强子宫肌的收缩,促使分娩发动。

3.母-胎免疫耐受失衡 从免疫学角度看,胎儿对母体而言是同种异体移植物,母体却对胎儿产生特异性的免疫耐受使妊娠得以维持。对母-胎免疫耐受机制有大量研究,提出的学说主要包括:

(1)主要组织相容性复合物MHC-I抗原缺乏。

(2)特异的HLA-G抗原表达。

(3)Fas/FasL配体系统的作用。

（4）封闭抗体的作用。

（5）TH1/TH2 改变等。

一旦以上因素改变，引起母-胎间免疫耐受破坏，可导致母体对胎儿的排斥反应。研究发现，母体对胎儿的免疫反应是流产发生的主要原因之一。因此足月分娩中可能存在同样的机制，即由于母胎间免疫耐受的解除，母体启动分娩，将胎儿排出。

【机械性理论】

尽管内分泌系统的变化及分子的相互作用在分娩发动中占有极其重要的地位，无可否认，其最终是通过影响子宫收缩来达到促使胎儿娩出的目的。故有人认为：随着妊娠的进展，子宫的容积不断增加，且胎儿的增长速度渐渐超过子宫的增大速度使得子宫内压不断增强；此外，在妊娠晚期，胎儿先露部分可以压迫到子宫的下段和宫颈。上述两部分因素使得子宫肌壁和蜕膜明显受压，肌壁上的机械感受器受刺激（尤其是压迫子宫下段和宫颈），这种机械性扩张通过交感神经传递至下丘脑，使得神经垂体释放缩宫素，引起子宫收缩。羊水过多、双胎妊娠容易发生早产是这一理论的佐证。但机械因素并不是分娩发动的始动因素。

（陈美英）

第二节　决定分娩的因素

决定分娩的要素有四：即产力、产道、胎儿及精神因素。产力为分娩的动力，但受产道、胎儿及精神因素制约。产力可因产道及胎儿的异常而异常，或转为异常；产力也可受到产妇精神因素的直接影响，比如：产程开始后，由于胎位异常，宫缩表现持续微弱，或开始良好继而出现乏力；在产妇对分娩有较大的顾虑时，可能从分娩发动之初宫缩就表现为不规律或持续在微弱状态。骨盆大小、形状和胎儿大小、胎方位正常时，彼此不产生不良影响；但如果胎儿过大、某些胎儿畸形或胎位异常，或骨盆径线小于正常或骨盆畸形，则即便产力正常，仍可能导致难产。

【产力】

产力是分娩过程中将胎儿及其附属物逼出子宫的力量，包括宫缩（子宫收缩力）、腹压（腹壁肌肉即膈肌收缩力）和肛提肌收缩力。

1.子宫收缩力　是临产后的主要产力，贯穿于整个分娩过程中。临产后的宫缩能迫使宫颈管短缩直至消失，宫口扩张，胎先露部下降、胎儿和胎盘胎膜娩出。

临产后的正常宫缩具有以下特点：

（1）节律性：节律性宫缩是临产的重要标志之一。正常宫缩是子宫体部不随意的、有节律的阵发性收缩。每次阵缩总是由弱渐强（进行期），维持一定时间（极期），随后由强渐弱（退行期），直至消失进入间歇期，间歇期子宫肌肉松弛。阵缩如此反复出现，贯穿分娩全过程。

临产开始时，宫缩持续 30 秒，间歇期约 5～6 分钟。随着产程进展，宫缩持续时间逐渐增长，间歇期逐渐缩短。当宫口开全之后，宫缩持续时间可长达 60 秒，间歇期可缩短至 1～2 分钟，宫缩强度也随产程进展逐渐增加，子宫腔内压力于临产初期约升高至 25～30mmHg，于第一产程末可增至 40～60mmHg，于第二产程可高达 100～150mmHg，而间歇期宫腔压力仅为 6～12mmHg。宫缩时子宫肌壁血管及胎盘受压，致使子宫血流量减少，但于子宫间歇期血流量又恢复到原来水平，胎盘绒毛间隙的血流量重新充盈，这对胎儿十分有利。

（2）对称性和极性：正常宫缩起自两侧子宫角部，以微波形式迅速向子宫底中线集中，左右对称，此为宫缩的对称性；然后以每秒约 2cm 的速度向子宫下段扩散，约 15 秒均匀协调地遍及整个子宫，此为宫缩的极性。

宫缩以宫底部最强、最持久，向下则逐渐减弱，子宫底部收缩力的强度几乎是子宫下段的两倍。这一子宫源性控制机制的基础是子宫肌中的起步细胞的去极化。

（3）缩复作用：子宫体部的肌肉在宫缩时，肌纤维缩短、变宽，收缩之后，肌纤维虽又重新松弛，但不能完全恢复原状而是有一定的程度缩短，这种现象称为缩复作用或肌肉短滞。缩复作用的结果，使子宫体变短、变厚，使宫腔容积逐渐缩小，迫使胎先露不断下降，而子宫下段逐渐被拉长、扩张，并将子宫向外上方牵拉，颈管逐渐消失，展平。

2.腹肌及膈肌收缩力（腹压）　是第二产程时娩出胎儿的重要辅助力量。当宫口开全后，胎先露部已下降至阴道。每当宫缩时前羊水囊或胎先露部压迫盆底组织及直肠，反射性地引起排便感，产妇主动屏气，腹肌和膈肌收缩使腹压升高，促使胎儿娩出。腹压必须在第二产程尤其第二产程末期宫缩时运用最有效，过早用腹压不但无效，反而易使产妇疲劳和宫颈水肿，致使产程延长。在第三产程胎盘剥离后，腹压还可以促使胎盘娩出。

3.肛提肌收缩力　在分娩过程中，肛提肌收缩力可促使胎先露内旋转。当胎头枕部露于耻骨弓下缘时，由于宫缩向下的产力和肛提肌收缩产生的阻力，两者的合力使胎头仰伸和胎儿娩出。

【产道】

产道是胎儿娩出的通道，分骨产道和软产道两部分。

1.骨产道　是指真骨盆，其后壁为骶、尾骨，两侧为坐骨、坐骨棘、坐骨切迹及其韧带，前壁为耻骨联合。骨产道的大小、形状与分娩关系密切。骨盆的大小与形态对分娩有直接影响。因此对于分娩预测首先了解骨盆情况是否异常。

（1）骨盆各平面及其径线。

（2）骨盆轴。

（3）产轴。

（4）骨盆倾斜度。

以上四部分详见解剖章。

（5）骨盆类型：有时会对分娩过程产生重要影响。目前国际上仍沿用 1933 年考-莫氏分类法。按 X 线摄影的骨盆入口形态，将骨盆分为四种基本类型：女型、扁平型、类人猿型和男型。但临床所见多为混合型。

2.软产道　是由子宫下段、宫颈、阴道和盆底软组织构成的管道。在分娩过程中需克服软产道的阻力。

（1）子宫下段的形成：子宫下段由非孕时长约 1cm 的子宫峡部形成。妊娠 12 周后，子宫峡部逐渐扩展成为子宫腔的一部分，妊娠末期逐渐被拉长形成子宫下段。临产后进一步拉长达 7～10cm，肌层变薄成为软产道的一部分。由于肌纤维的缩复作用，子宫上段的肌壁越来越厚，下段的肌壁被牵拉越来越薄，由于子宫上下段肌壁的厚、薄不同，在子宫内面两者之交界处有一环形隆起，称为生理性缩复环。

（2）宫颈的变化

1）宫颈管消失：临产前的宫颈管长约 2cm，初产妇较经产妇稍长。临产后由于宫缩的牵拉及胎先露部支撑前羊水囊呈楔形下压，致使宫颈管逐渐变短直至消失，成为子宫下段的一部分。初产妇宫颈管消失于宫颈口扩张之前，经产妇因其宫颈管较松软，则两者多同时进行。

2）宫口扩张：临产前，初产妇的宫颈外口仅容一指尖，经产妇则能容纳一指。临产后宫口扩张主要是宫缩及缩复向上牵拉的结果。此外前羊水囊的楔形下压也有助于宫颈口的扩张。胎膜多在宫口近开全时自然破裂,破膜后胎先露部直接压迫宫颈,扩张宫口的作用更明显。随着产程的进展,宫口开全(10cm)时,妊娠足月的胎头方能娩出。

(3)骨盆底、阴道及会阴的变化:在分娩过程中,前羊水囊和胎先露部逐渐将阴道撑开,破膜后先露部下降直接压迫骨盆底,软产道下段形成一个向前弯的长筒,前壁短后壁长,阴道外口开向前上方,阴道黏膜皱襞展平使腔道加宽。肛提肌向下及向两侧扩展,肌束分开,肌纤维拉长,使5cm厚的会阴体变成2～4mm薄的组织,以利胎儿通过。阴道及骨盆底的结缔组织和肌纤维,于妊娠晚期增生肥大,血管变粗,血流丰富。于分娩时,会阴体虽然承受一定的压力,若保护不当,也容易造成裂伤。

【胎儿】

足月胎儿在分娩过程必须为适应产道表现出一系列动作,使之能顺利通过产道这一特殊的圆柱形通道:骨盆入口呈横椭圆形,而在中骨盆及骨盆出口则呈前后椭圆形。在分娩过程中,胎头是最重要的因素,只要头能顺利通过产道,一般分娩可以顺利完成,除非胎儿发育过大,则肩或躯干的娩出可能困难。

1.胎头　为胎儿最难娩出的部分,受压后缩小程度小。胎儿头颅由三个主要部分组成:颜面、颅底及颅顶。颅底由两块颞骨、蝶骨及筛骨所组成。颅顶骨由左右额骨、左右顶骨及枕骨所组成。这些骨缝之间由膜相连接,故骨与骨之间有一定活动余地甚至少许重叠,从而使胎头具有一定适应产道的可塑性,有利于胎头娩出。

(1)额缝:居于左右额骨之间的骨缝。

(2)矢状缝:左右顶骨之间的骨缝,前后走向,将颅顶分为左右两半,前后端分别连接前、后囟门。通过前囟与额缝连接,通过后囟与人字缝连接。

(3)冠状缝:为顶骨与额骨之间的骨缝,横行,在前囟左右两侧。

(4)人字缝:位于左右顶骨与枕骨之间,自后囟向左右延伸。

(5)前囟:位于胎儿颅顶前部,为矢状缝、额缝及冠状缝会合之处,呈菱形,2cm×3cm大。临产时可用于确定胎儿枕骨在骨盆中的位置。分娩后可持续开放18个月之久才完全骨化,以利脑的发育。

(6)后囟:为矢状缝与人字缝连接之处,呈三角形,远较前囟小,产后8～12周内骨化。

胎儿头颅顶可分为以下各部:

(1)前头:亦称额部,为颅顶前部。

(2)前囟:菱形。

(3)顶部:为前后囟线以上部分。

(4)后囟:三角形。

(5)枕部:在后囟下方,枕骨所在地。

(6)下颌:胎儿下颌骨。

胎头主要径线:径线命名以解剖部位起止点为度。在分娩过程,胎儿头颅受压,径线长短随之发生变化。

(1)胎头双顶径(BPD):为双侧顶骨隆起间径,为胎儿头颅最宽径线,妊娠足月平均为9.3cm。

(2)枕下前囟径:枕骨粗隆下至前囟中点的长度。当胎头俯屈,颌抵胸前时,胎头以枕下前囟径在产道前进,为头颅前后最小径线,妊娠足月平均9.5cm。

(3)枕额径:枕骨粗隆至鼻根部的距离。在胎头高直位时儿头以此径线在产道中前进,平均11.3cm,较枕下前囟径长。

(4)枕颏径:枕骨粗隆至下颌骨中点间径。颜面后位时,胎头以此径前进,平均为13.3cm,远较枕下前囟径长,足月胎儿不可能在此种位置下自然分娩。

(5)颏下前囟径:胎儿下颌骨中点至前囟中点,颜面前位以此径线在产道通过,平均为 10cm。故颜面前位一般能自阴道分娩。

2.胎式　指胎儿各部在子宫内所取之姿势。在正常羊水量时,胎儿头略前屈,背略向前弯、下颌抵胸骨。上下肢屈曲于胸腹前,脐带位于四肢之间。在妊娠期间,如果子宫畸形、产妇腹壁过度松弛或胎儿颈前侧有肿物,胎头可有不同程度仰伸,从而无法以枕下前囟径通过产道而导致头位难产。

3.胎产式　指胎儿纵轴与产妇纵轴的关系,可分为纵产式、斜产式与横产式三种。横产式或斜产式为胎儿纵轴与产妇纵轴垂直或交叉,产妇腹部呈横椭圆形,胎头胎臀各在腹部一侧。纵产式为胎儿纵轴与产妇纵轴平行,可以是头先露或臀先露。

4.胎先露及先露部　胎先露指胎儿最先进入骨盆的部分;最先进入骨盆的部分称为先露部。先露部有三种即头、臀、肩。纵轴位为头先露或臀先露,横轴位或斜轴位为肩先露。如果胎头与胎手同时进入骨盆称为复合先露。

(1)头先露:头先露占足月妊娠分娩的 96%。由于胎头俯屈和仰伸程度不同,可有四种先露部,即枕先露、前囟先露、额先露及面先露。

1)枕先露:最常见的胎先露部,此时胎头呈俯屈状,胎头以最小径(枕下前囟径)及其周径通过产道。

2)前囟先露:胎头部分俯屈,胎头矢状缝与骨盆入口前后径一致,前囟近耻骨或骶骨(高直位)。分娩多受阻。

3)额先露:胎头略仰伸,足月活胎不可能以额先露经阴道分娩。多数人认为,前顶与额先露为分娩过程中一个过渡表现,不能认为是一种肯定的先露,当分娩进展时,胎头俯屈就形成顶先露,仰伸即为面先露。但实际上确有前顶先露与额部先露存在,故还应作为胎先露的一种。

4)面先露:胎头极度仰伸,以下为颌及面为先露部。

(2)臀先露:为胎儿臀部先露。由于先露部不同,可分为单臀先露、完全臀先露及不完全臀先露数种。

1)单臀先露:为髋关节屈,膝关节伸,先露部只为臀部。

2)完全臀先露:为髋关节及膝关节皆屈,以至胎儿大腿位于胎儿腹部,小腿肚贴于大腿背侧,阴道检查时可触及臀部及双足。

3)不完全臀先露:包括足先露和膝先露。足先露为臀先露髋关节伸,一个膝关节或两个膝关节伸,形成单足或双足先露。膝先露为髋关节伸膝关节屈曲。

(3)肩先露:胎儿横向,肩为先露部。临产一段时间后往往一只手先脱出,有时也可以是胎儿背、胎儿腹部或躯干侧壁被迫逼出。

5.胎位或胎方位　胎位为先露部的指示点在产妇骨盆的位置,亦即在骨盆的四相位——左前、右前、左后、右后。枕先露的代表骨为枕骨(occipital,缩写为 O);臀先露的代表骨为骶骨(sacrum,缩写为 S),面先露时为下颏骨(mentum,缩写为 M);肩先露时为肩胛骨(scapula,缩写为 Sc)。

胎位的写法由三方面来表明:①指示点在骨盆的左侧(left,缩写为 L)或右侧(right,缩写为 R),简写为左或右。②指示点的名称,枕先露为"枕",即"O";臀先露为"骶",即"S";面先露为"颏",即"M";肩先露为"肩",即"Sc";额位即高直位很少见,无特殊代表骨,只写额位及高直位便可。③指示点在骨盆之前、后或横。

如枕先露,枕骨在骨盆左侧,朝前,则胎位为左枕前(LOA),为最常见之胎位。如枕骨位于骨盆左侧边(横),则名为左枕横(LOT),表示胎头枕骨位于骨盆左侧,既不向前也不向后。肩先露时肩胛骨只有左右(亦即胎头所在之侧)或上、下和前、后定位:左肩前、右肩前、左肩后和右肩后。肩先露以肩胛骨朝上或朝后来定胎位。朝前后较易确定,朝上下不如左右易表达,左右又以胎头所在部位易于确定。如左肩前表示胎头在骨盆左侧,(肩胛骨在上),肩(背)朝前。左肩后,胎头在骨盆左侧(肩胛骨在下),肩(背)朝后。

各胎位缩写如下:

(1)枕先露可有六种胎位:

左枕前(LOA)　　　　左枕横(LOT)

左枕后(LOP)　　　　右枕前(ROA)

右枕横(ROT)　　　　右枕后(ROP)

(2)臀先露也有六种胎位:

左骶前(LSA)　　　　左骶横(LST)

左骶后(LSP)　　　　右骶前(RSA)

右骶横(RST)　　　　右骶后(RSP)

(3)面先露也有六种胎位:

左颏前(LMA)　　　　左颏横(LMT)

左颏后(LMP)　　　　右颏前(RMA)

右颏横(RMT)　　　　右颏后(RMP)

(4)肩先露也有四种胎位:

左肩前(LScA)　　　　左肩后(LScP)

右肩前(RScA)　　　　右肩后(RScP)

枕、骶、肩胛位置与胎儿背在同一方向,其前位,背亦朝前;颏与胎儿腹在同一方向,其前位,胎背向后。

6.各种胎先露及胎位发生率　近足月或者已达足月妊娠时,枕先露占95%,臀先露3.5%,面先露0.5%,肩先露0.5%。有的报道臀先露在3%～8%,目前我国初产妇比例很大,经产妇,尤其是多产妇很少,所以横产发生率很少。在枕先露中,2/3枕骨在左侧,1/3在右侧。臀位在中期妊娠及晚期妊娠的早期比数远较3%～4%为高,尤其是经产妇。但其中约1/3的初产妇和2/3经产妇在近足月时常自然转成头位。

胎头虽然较臀体积大,但臀部及屈曲于躯干前的四肢的总体积显然大于胎头。由于子宫腔似梨形,上部宽大、下部狭小,故为适应子宫的形状,足月胎儿头先露发生比例远高于臀先露。在妊娠32周前,羊水量相对较多,胎体受子宫形态的束缚较小,因而臀位率相对较高些,以后羊水量相对减少,胎儿为适应宫腔形状而取头先露。若胎儿脑积水,臀产比例也较高,表明宽大的宫体部较适合容纳较大的胎头。某些子宫畸形,如双子宫、残角子宫中发育好的子宫,宫体部有纵隔形成者,也容易产生臀先露。经产妇反复为臀产者应想到子宫有某种畸形的可能。

7.胎先露及胎方位的诊断　有四种方法:腹部检查、阴道检查、听诊及超声影像检查。

(1)腹部检查:为胎先露及胎方位的基本检查方法,简单易行,在大部分产妇可获得正确诊断,但对少见的异常头先露,往往不易确诊。

(2)阴道检查:临产前此法不易查清胎先露及胎方位,所以有可能不能确诊;临产后,宫颈扩张,先露部大多已衔接,始能对先露部有较明确了解。阴道检查应在消毒情况下进行,以中、食指查先露部是头、是臀、还是肩部。如为枕先露,宫颈有较大扩张时,可触及骨缝、囟门以明确胎位(颜面位等异常头先露特点及臀位特点在有关难产节中介绍)。宫颈扩张程度越大,胎位检查越清楚。检查胎方位最好先查出矢状缝走向,手指左右横扫,上下触摸可查出一较长骨缝。矢状缝横置则为枕右或枕左横位,如为斜置或前后置,则为枕前位或后位。如前囟在骨盆前部很易摸到,表示枕骨在骨盆后位。前囟在骨盆左前方,为枕右后位;前囟在骨盆右前方为枕左后位。前囟如果在骨盆后面,阴道检查不易触及,尤其胎头下降胎头俯屈必然较重,后囟较小,用手不易查清。胎头受挤压严重时,骨片重叠,骨缝、囟门也不易触清。另一可靠确定胎方位方法为用手触摸胎儿耳廓,耳廓方向指向枕部,这只有在宫颈口完全扩张时方能实行。

阴道检查时还应了解先露部衔接程度。胎头衔接程度在正常情况下随产程进展而加深。胎头下降程度为判断是否能经阴道分娩的重要指标。胎头下降速度在第一产程比较缓慢,而在第二产程胎头继续下降,速度快于第一产程。一般胎头下降程度是以坐骨棘平面来描述。胎儿头颅骨质部平坐骨棘平面时称为"0"位,高于坐骨棘水平时称为"一"位,如高 1cm,则标为"-1"直到"-3",再高则表示胎头双顶径尚未进入骨盆入口平面,因为骨盆入口平面至坐骨棘平面约为 5cm,胎头双顶径至胎头顶部约为 3cm,所以胎头最低骨质部如在坐骨棘平面以上 3cm,显然胎头双顶径最多是平骨盆入口平面。胎头最低骨质部通过了坐骨棘平面,胎头位置称为"+"位,低于坐骨棘平面 1cm 称为"+1","+3"时,胎头最低点已接近骨盆出口,即在阴道下部,因为坐骨棘平面距离骨盆出口亦约为 5cm。在正常女性骨盆坐骨棘并不突出于骨盆侧壁,需经反复检查取得经验方能较准确定位。故可考虑另一较简单而大体可了解胎头衔接程度的方法,即用手指经阴道测胎头骨质最低部距阴道处女膜环的距离。如距离为 5cm 则表示胎头在坐骨棘水平,低于此为正值,高于此为负值。

(3)听诊:胎心音位置本身并非诊断胎方位的可靠依据,但可加强触诊的准确性。在枕先露和臀先露,躯干微前屈,胎背较贴近于子宫壁,利于胎心音传导,故在胎儿背部所接触之宫壁处胎心音最强。在颜面位,胎背反屈。胎儿胸部较贴近宫壁,故胎心音在胎儿胸壁侧听诊较清晰。

在枕前位,胎心音一般位于脐与髂前上棘连接中点。枕后位胎心音在侧腹处较明显,有时在小肢体侧听得也清楚。臀位则在脐周围。横位胎心音在枕前位的稍外侧。

(4)超声检查:在腹壁厚、腹壁紧张以及羊水过多的情况下,腹部检查等查不清胎先露及胎方位时,超声扫描检查可清楚检查出胎头、躯干、四肢等的部位和形像以及胎心情况,不但有助于胎先露、胎方位的诊断,也有助于胎儿畸形及大小的诊断。

8.临产胎儿应激变化　胎头受压情况下,阵缩时给予胎头的压力增高,尤其是破膜之后,在第二产程宫腔内压力可高达 200mmHg(27kPa)。颅内压为 40～55mmHg(5.3～7.3kPa)时,胎心率就可减慢,其原因系中枢神经缺氧,反射性刺激迷走神经之故。有时胎头受压而无胎心率变慢乃系胎膜未破,胎头逐渐受压而在耐受阈之内,这种阵发性改变对胎儿无损。

【精神心理因素】

随着医学模式的改变,人们已经开始关注社会及心理因素对分娩过程的影响。亲朋好友间关于分娩的负面传闻、电影中的恐惧场面使相当数量的初产妇进入临产后精神处于高度紧张,甚至焦虑恐惧状态。研究表明,产妇在分娩过程中普遍焦虑和恐惧倾向导致去甲肾上腺素减少,可使宫缩减弱而对疼痛的敏感性增加,强烈的宫缩有加重产妇的焦虑,从而造成恶性循环导致产妇体力消耗过大,产程延长。抑郁情绪与活跃期、第二产程延长及产后出血有一定的相关性。所以在分娩过程中产妇的精神心理状态可明显的影响产程进展,应予以足够的重视。

(陈美英)

第三节　枕先露的分娩机制

分娩机制是指胎先露为适应骨盆各平面的不同形态,进行一系列转动,以最小径线通过产道的全过程。以枕左前的分娩机制为例详加说明。胎头的一连串转动可分解如下七个动作,即衔接、下降、俯屈、内旋转、仰伸、复位及外旋转、胎儿娩出。

一、衔接

胎头双顶径进入骨盆入口平面,胎头颅骨最低点达到或接近坐骨棘水平,称为衔接。初产妇胎头衔接可发生于预产期前1～2周,若初产妇分娩开始而胎头仍未衔接,应警惕有无头盆不称。经产妇多在临产后胎头衔接。

胎头呈半俯屈状态进入骨盆入口,以枕额径衔接,由于枕额径大于骨盆入口前后径,胎头矢状缝坐落在骨盆入口右斜径上,胎头枕骨在骨盆左前方。

二、下降

胎头沿骨盆轴前进的动作称为下降。下降贯穿于整个分娩过程,与俯屈、内旋转、仰伸、复位及外旋转等动作相伴随。下降动作呈间歇性,促进胎头下降的 4 个因素是:①宫缩时通过羊水传导的压力,由胎轴传到胎头;②宫缩时子宫底直接压迫胎臀,压力传至胎头;③胎体由弯曲而伸直、伸长,有利于压力向下传递,促使胎头下降;④腹肌收缩,使腹腔压力增加,经子宫传至胎儿。初产妇胎头下降因宫颈口扩张缓慢和盆底软组织阻力大而较经产妇慢。临床上将胎头下降的程度,作为判断产程进展的重要标志之一。

三、俯屈

胎头下降遇到阻力时(骨盆不同平面的不同径线、扩张中的宫颈、骨盆壁和骨盆底),处于半俯屈状态的胎头借杠杆作用进一步俯屈,使下颏紧贴胸部,并使衔接时的枕额径(11.3cm)变为枕下前囟径(9.5cm),以胎头最小径线适应产道,有利于胎头继续下降。

四、内旋转

当胎头到达中骨盆时,胎头为适应骨盆纵轴而旋转,使其矢状缝与中骨盆前后径相一致,此过程称为内旋转。因中骨盆前后径大于横径,枕先露时,胎头枕部位置最低,到达骨盆底,肛提肌收缩将胎头枕部推向阻力小、空间较宽的前方,枕左前的胎头向中线旋转45°,后囟转至耻骨弓下方,使胎头最小径线与骨盆的最大径线相一致,于第一产程末胎头完成内旋转动作。

五、仰伸

胎头完成旋转后,胎头下降达阴道外口时,宫缩和腹压继续迫使胎头下降,而肛提肌收缩力又将胎头向前推进,两者的共同作用(合力)使胎头沿产轴向前向上,胎头枕骨下部达耻骨联合下缘时,以耻骨弓为支点使胎头逐渐仰伸,胎头的顶、额、鼻、口、颏相继娩出。当胎头仰伸时,胎儿双肩径沿左斜径进入骨盆入口。

六、复位及外旋转

胎头娩出时,胎儿双肩径沿骨盆入口左斜径下降。胎儿娩出后,为使胎头与胎肩恢复正常关系,胎头枕部向原方向(向左旋转)45°,称为复位。胎肩在骨盆腔内继续下降,前(右)肩向前向中线旋转 45°使胎儿双肩径转成与出口前后径一致的方向,胎头枕部需在外继续向左旋转 45°,以保持胎头与胎肩的垂直关系,称为外旋转。

七、胎儿娩出

胎儿完成外旋转后,胎儿前(右)肩在耻骨弓下先娩出,随即胎体侧屈,后(左)肩也由会阴前缘娩出,胎儿双肩娩出后,胎体及胎儿下肢随之顺利娩出,至此胎儿娩出的全过程完成。

(陈美英)

第四节　先兆临产即临产的诊断

当孕妇出现先兆临产时,应及时送至医院,不能因可能为假临产致使时间耽误而错过接产时机;而如果错误地诊断临产,则可能导致不适当的干涉而加强产程,造成孕妇及新生儿损害。

【先兆临产】

分娩发动之前,出现的一些预示孕妇不久将临产的症状称先兆临产。

1.假临产　孕妇在分娩发动前,由于子宫肌层敏感性增强,常出现不规律宫缩。假临产的特点有:①宫缩持续时间短且不恒定,间歇时间长且不规律,宫缩强度不增加;②常在夜间出现而于清晨消失;③宫缩时只能引起下腹部轻微胀痛;④宫颈管不缩短,宫口扩张不明显;⑤给予镇静药物能抑制宫缩。

2.胎儿下降感　又称为轻松感、释重感。由于胎先露部下降进入骨盆入口,使宫底位置下降,孕妇感觉上腹部受压感消失,进食量增多,呼吸轻快。

3.见红　在临产前 24～48 小时内,由于成熟的子宫下段及宫颈不能承受宫腔内压力而被迫扩张,使宫颈内口附着的胎膜与该处的子宫壁分离,毛细血管破裂而少量出血,与宫颈管内的黏液相混合并排出,称为见红,是分娩即将开始的比较可靠征象。若阴道流血超过平时月经量,则不应视为见红,应考虑是否有异常情况出现如前置胎盘及胎盘早剥等。

4.阴道分泌物增多　分娩前 3 周左右,孕妇因体内雌激素水平升高,盆腔充血加剧,子宫颈腺体分泌增加,使阴道排出物增多,一般为水样,易与破水相混淆。

【临产的诊断】

临产开始的重要标志为有规律且逐渐增强的子宫收缩,持续时间 30 秒或 30 秒以上,间歇 5～6 分钟,同时伴随进行性宫颈管消失、宫口扩张和胎先露部下降。用镇静药物不能抑制宫缩。

应连续观察宫缩,每次观察时间不能太短,至少要观察 3～5 次宫缩。既要严密观察宫缩的频率,持续时间及强度。同时要在无菌条件下行阴道检查,了解宫颈的软度、长度、位置、扩张情况及先露部的位置。国际上常用 BISHOP 评分法判断宫颈成熟度,估计试产的成功率,满分为 13 分,＞9 分均成功,7～9 分的成功率为 80%,4～6 分成功率为 50%,≤3 分均失败。

【临床特殊情况】

临产时间的确定:临床上准确地确定分娩开始时间比较困难,多数是以产妇的回忆和主诉确定产程开始的大概时间,在产妇的回忆和主诉不可靠时,可根据活跃期开始的时间,向前推算 8 小时作为临产时间绘制产程图。为确定是否确实进入产程,应与假临产相鉴别。真假临产的鉴别不能单纯的根据产妇的自觉症状,因为对敏感的产妇,假临产时不规律宫缩可使其感到非常痛苦;而对不敏感的产妇,真正进入产程的宫缩不一定感觉痛苦。部分分娩者临产后可能伴有原发性宫缩乏力,宫缩欠规则,间隔时间与收缩时间常不按正常规律进行,使用强镇静剂如哌替啶 100mg 肌注后仍不能抑制宫缩,且由于宫缩影响产妇正常生活时也应视为已临产,不能认为尚未正式临产而忽视。

(陈美英)

第五节　正常产程和分娩的处理

分娩全过程是从开始出现规律宫缩到胎儿、胎盘娩出为止,称分娩总产程,整个产程分为:

1.第一产程(宫颈扩张期)　从间歇 5~6 分钟的规律宫缩开始,到宫颈口开全(10cm)。初产妇宫颈较紧,宫口扩张较慢,需 11~12 小时,经产妇宫颈较松,宫口扩张较快,需 6~8 小时。

2.第二产程(胎儿娩出期)　从宫口开全到胎儿娩出。初产妇约需 1~2 小时,经产妇一般数分钟即可完成,但也有长达 1 小时者,但不超过 1 小时。

3.第三产程(胎盘娩出期)　从胎儿娩出后到胎盘娩出,需 5~15 分钟,不超过 30 分钟。

【第一产程及其处理】

1.临床表现　第一产程的产科变化主要为规律宫缩、宫口扩张、胎头下降及胎膜破裂。

(1)规律宫缩:第一产程开始,出现伴有疼痛的子宫收缩,习称"阵痛"。开始时宫缩持续时间较短(20~30 秒)且弱,间歇期较长(5~6 分钟)。随着产程的进展,持续时间渐长(50~60 秒)且强度增加,间歇期渐短(2~3 分钟)。当宫口近开全时,宫缩持续时间可达 1 分钟以上,间歇期仅 1 分钟或稍长。

(2)宫口扩张:宫口扩张是临产后规律宫缩的结果。在此期间宫颈管变软、变短、消失,宫颈展平和逐渐扩大。宫口扩张分两期:潜伏期及活跃期。潜伏期足从临产后规律宫缩开始,至宫口扩张到3cm。此期宫颈扩张速度较慢,平均 2~3 小时扩张 1cm,需 8 小时,超过 16 小时为潜伏期延长。活跃期是指从宫口扩张 3cm 至宫口开全。此期宫颈扩张速度显著加快,约需 4 小时,超过 8 小时为活跃期延长。活跃期又分为加速期、最大加速期和减速期。加速期是指宫颈扩张 3~4cm,约需 1.5 小时;最大加速期是指宫口扩张 4~9cm,约需 2 小时,在产程图上宫口扩张曲线呈直线倾斜上升;减速期是指宫口扩张 9~10cm,约需 30 分钟。宫口开全后,宫口边缘消失,与子宫下段及阴道形成产道。

(3)胎头下降:胎头能否顺利下降,是决定能否经阴道分娩的重要观察项目。胎头下降程度以胎头颅骨最低点与坐骨棘平面的关系标明;胎头颅骨最低点平坐骨棘平面时,以"0"表示;在坐骨棘平面上 1cm 时,以"-1"表示;在坐骨棘平面下 1cm 时,以"+1"表示,余依此类推。一般初产妇在临产前胎头已经入盆,而经产妇临产后胎头才衔接。随着产程的进展,先露部也随之下降。胎头于潜伏期下降不明显,于活跃期下降加快,平均每小时下降 0.86cm。

(4)胎膜破裂:简称破膜,胎儿先露部衔接后,将羊水分隔成前、后两部分,在胎先露部前面的羊水,称前羊水,约 100ml,其形成的囊称前羊水囊。宫缩时前羊水囊楔入宫颈管内,有助于扩张宫口。随着宫缩继续增强,羊膜腔内压力更高,当压力增加到一定程度时胎膜自然破裂。胎膜多在宫口近开全时破裂。

2.产程观察及处理　入院后首先了解和记录孕妇的病史,全身及产科情况,初步得出是否可以阴道试产或需进行某些处理;外阴部应剃除阴毛,并用肥皂水和温开水清洗;对初产妇及有难产史的经产妇应行骨盆外测量;有妊娠合并症者应给予相应的治疗等。在整个分娩过程中,既要观察产程的变化,也要观察母儿的安危。及时发现异常,尽早处理。

(1)子宫收缩:产程中必须连续定时观察并记录宫缩规律性、持续时间、间歇时间及强度。

1)触诊法:助产人员将手掌放于产妇腹壁上直接检查,宫缩时宫体部隆起变硬,间歇期松弛变软。并记录下宫缩持续时间、强度、规律性及间歇期时间。每次至少观察3～5次宫缩,每隔1～2小时观察一次。

2)电子胎心监护仪:可客观反映宫缩情况,分为外监护和内监护两种类型。

①外监:临床最常用,适用于第一产程任何阶段。将宫缩压力探头固定在产妇腹壁宫体近宫底部,每隔1～2小时连续描记30分钟或通过显示屏连续观察。外监护容易受运动、体位改变、呼吸和咳嗽的影响,过于肥胖的孕妇不适用。外监护可以准确的记录宫缩曲线,测到宫缩频率和每次宫缩持续的时间,但所记录的宫缩强度不完全代表真正的宫内压力。

②内监护:适用于胎膜已破,宫口扩张1cm及以上。将充满生理盐水的塑料导管通过宫颈口越过胎头置入羊膜腔内,外端连接压力探头记录宫缩产生的压力,测定宫腔静止压力及宫缩时压力变化。内监护可以准确测量宫缩频率、持续时间及真正的宫内压力。但宫内操作复杂,有造成感染的可能,故临床上较少应用。

良好的宫缩应是间隔逐渐缩短,持续时间逐渐延长,同时伴有宫颈相应的扩张。国外建议用Montevideo单位(MU)来评估有效宫缩。其计算方法是:计数10分钟内每次宫缩峰值压力(mmHg)减去基础宫内压力(mmHg)后的压力差之和;或取宫缩产生的平均压力(mmHg)乘以宫缩频率(10分钟内宫缩次数)。该法同时兼顾了宫缩频率及宫缩产生的宫内压力,使宫缩强度的监测有了量化标准。如产程开始时宫缩强度一般为80～100MU,相当于10分钟内有2～3次宫缩,每次宫缩平均宫内压力约为40mmHg;至活跃期正常产程平均宫缩强度可达200～250MU,相当于10分钟内有4,5次宫缩,平均宫内压力则在50mmHg;至第二产程在腹肌收缩的协同下,宫缩强度可进一步升到300～400MU,仍以平均宫缩频率5次计算,平均宫内压力可达60～80mmHg;而从活跃期至第二产程每次宫缩持续时间相应增加不明显,宫缩强度主要以宫内压力及宫缩频率增加为主,用此方法评估宫缩不仅使产妇个体间的比较有了可比性,也使同一个体在产程不同阶段的变化有了更合理的判定标准。活跃期后当宫缩强度<180MU时,可诊断为宫缩乏力。

(2)宫口扩张及胎头下降:描记宫口扩张曲线及胎头下降曲线,是产程图中重要的两项内容,是产程进展的重要标志和指导产程处理的主要依据。可通过肛门检查或阴道检查的方法测得。在国内一般采用肛门检查的方法,当肛门检查有疑问时可消毒外阴作阴道检查。但在国外皆用阴道检查来了解产程进展情况。

1)肛门检查(简称肛查)

①方法:产妇取仰卧位,两腿屈曲分开,检查前用消毒纸遮盖阴道口避免粪便污染阴道。检查者站于产妇右侧,以戴指套的右手示指蘸取润滑剂后,轻轻置于直肠内,拇指伸直,其余各指屈曲以利示指深入。示指向后触及尾骨尖端,了解尾骨活动度,再触摸两侧坐骨棘是否突出并确定胎头高低,然后用指端掌侧探查宫口,摸清其四周边缘,估计宫颈管消退情况和宫口扩张厘米数。未破膜者在胎头前方可触到有弹性的前羊水囊;已破膜者能直接触到胎头,若无胎头水肿,还能扪清颅缝及囟门位置,确定胎方位。

②时间与次数:适时在宫缩时进行,潜伏期每2～4小时查一次;活跃期每1～2小时查一次。同时也要根据宫缩情况和产妇的临床表现,适当的增减检查的次数。过频的肛门检查可增加产褥感染的机会。研

究提示,肛门检查次数≥10次的产妇,其阴道细菌种数及计数均显著提高,且肛门检查与阴道细菌变化密切相关,即细菌种数及其计数随肛门检查次数的增加而增加。而检查次数过少在产程进展十分迅速时则可能失去准备接生的时间,这在经产妇尤其应注意。

③检查内容:宫颈软硬度、位置、厚薄及宫颈扩张程度;是否破膜;骶尾关节活动度,坐骨棘是否突出,坐骨切迹宽度,骶棘韧带的弹性、韧度及盆底组织的厚度;确定胎先露、胎方位以及胎头下降程度。

2)阴道检查

①适应证:于肛查胎先露、宫口扩张及胎头下降程度不清时;疑有脐带先露或脱垂;疑有生殖道畸形;轻度头盆不称经阴道试产4～6小时产程进展缓慢者。对产前出血者应慎重,须严格无菌操作,并在检查前做好输液、输血的准备。

②方法:产妇排空膀胱后,取截石位,消毒外阴和阴道。检查者戴好口罩,消毒双手,戴无菌手套,铺无菌巾后用左(右)手拇指和示指将阴唇分开,右(左)手示指、中指蘸消毒润滑剂,轻轻插入产妇阴道,注意防止手指触及肛门及大阴唇外侧。因反复阴道检查可增加感染机会,故每次检查应尽量检查清楚,避免反复插入阴道。

③内容:测量骨盆对角径、坐骨棘间径、骶骨弧度、耻骨弓和坐骨切迹情况等;胎方位及先露下降程度;宫口扩张程度,软硬度及有无水肿情况;阴道伸展度,有无畸形;会阴厚薄和伸展度等,以决定其分娩方式。

肛查对于了解骨盆腔内的情况比阴道检查更清楚,但肛门检查对宫口、胎先露、胎方位、骨盆入口等情况的了解不及阴道检查直接明了。每次肛查或阴道检查所得的宫颈扩张大小及先露高度的情况均应做详细记录,并绘于产程图上。用红色"O"表示宫颈扩张程度,蓝色"×"表示先露下降水平,每次检查后用红线连接"O",用蓝线连接"×",绘成两条曲线。产程图横坐标标示时间,以小时为单位,纵坐标标示宫颈扩张及先露下降程度,以厘米为单位。正常情况下宫口开大与胎头下降是并行的,但胎头下降略为滞后。宫口开大的最大加速期是胎头下降的加速期,而胎头下降的最大加速期是在第二产程。对大多数产妇,尤其是初产妇,在宫口开全时胎头应达坐骨棘平面以下。但应指出,有相当一部分产妇胎头下降与宫口开大并不平行。因此,在宫口近开全时,胎头未下降到坐骨棘水平并不意味着不能经阴道分娩。有些产妇在破膜以后胎头才迅速下降,在经产妇尤为常见。1972年Philpott介绍了在产程图上增加警戒线和处理线,其原理是根据活跃期宫颈扩张率不得<1cm进行产程估算,如果产妇入院时宫颈扩张为1cm,按宫颈扩张率每小时1cm计算,预计9小时后宫颈将扩张到10cm,因此在产程坐标图上1cm与10cm标志点之处时间相距9小时画一斜行连线,作为警戒线,与警戒线相距4小时之处再画一条与之平行的斜线作为处理线,两线间为警戒区。临床上实际是以宫颈扩张3cm作为活跃期的起点,因此可以宫颈扩张3cm标志点处取与之相距4cm的坐标10cm的标志点处画一斜行连线,作为警戒线,与警戒线相距4小时之处再画一条与之平行的斜线作为处理线。两线之间为治疗处理时期,宫颈扩张曲线越过警戒线者应进行处理,一般难产因素可纠正者的产程活跃期不超过正常上限,活跃期经过处理仍超过上限时,常提示难产因素不易纠正,需要再行仔细分析,并及时估计能否从阴道分娩。

(3)胎膜破裂及羊水观察:胎膜多在宫口近开全或开全时自然破裂,前羊水流出。一旦胎膜破裂,应立即听胎心,并观察羊水性状、颜色和流出量,记录破膜时间。

羊水粪染与胎儿宫内窘迫的关系目前还有争论。对羊水粪染的发生机制大致可归纳为两种观点,即胎儿成熟理论及胎儿宫内窘迫理论。传统认为羊水粪染是胎儿缺血、缺氧的结果。当胎儿缺血、缺氧时,机体为了保证心、脑等重要脏器的血供,体内循环重新分配,消化系统的血供减少,胃肠道蠕动增加,肛门括约肌松弛,胎粪排出。胎儿成熟理论则认为羊水粪染是一种生理现象。随着妊娠周数增加,胎儿迷走神经张力渐强,胃肠道蠕动渐频,胎粪渐多,羊水粪染率渐增加。

羊水粪染的分度：Ⅰ度：羊水淡绿色、稀薄；Ⅱ度：羊水深绿色且较稠或较稀，羊水内含簇状胎粪；Ⅲ度：羊水黄褐色、黏稠状且量少。Ⅰ度羊水粪染一般不伴有胎儿宫内窘迫，Ⅱ～Ⅲ度羊水粪染考虑有胎儿宫内缺氧的存在。对羊水粪染者应作具体分析，既不要过高估计其严重性，也不要掉以轻心，重要的是应结合其他监测结果，明确诊断，及时处理，以降低围生儿的窒息率。在首次发现羊水粪染时，不论其粪染程度如何，均应作电子胎心监护。若 CST 阳性或者 NST 呈反应型而 OCT 又是阳性，提示胎儿宫内缺氧。如能配合胎儿头皮血 pH 测定而 pH＜7.2 时，提示胎儿处于失代偿阶段，需要立即结束分娩。如 CST 为阴性、pH 正常，可暂不过早干预分娩，但必须在电子胎心监护下严密观察产程进展，一旦出现 CST 阳性，则应尽快结束分娩。

（4）胎心：临产后应特别注意胎心变化，可用听诊法、胎心电子监护或胎儿心电图等方法观察。在观察胎心时，应注意胎心的频率、规律性和宫缩之后胎心率的变化及恢复的速度等。胎心的规律性和宫缩对胎心的影响较胎心率的绝对数更重要。

1）听诊器听取：有普通听诊器、木质听诊器和电子胎心听诊器 3 种，现在通常使用电子胎心听诊器。胎心听取应在宫缩间歇时，宫缩时听诊不能听到胎心。潜伏期应每隔 1 小时听胎心一次，活跃期宫缩较频时，应每 15～30 分钟听胎心一次，每次听诊 1 分钟。如遇有胎心异常，应增加听诊的次数。此法能方便获得每分钟胎心率，但不能分辨胎心率变异、瞬间变化及其与宫缩、胎动的关系。

2）胎心电子监护：多用外监护描记胎心曲线。将测量胎心的探头置于胎心音最响亮的部分，固定于腹壁上；将测量宫压的探头置于产妇腹壁宫体近宫底部，亦固定于腹壁上。观察胎心率变异及其与宫缩、胎动的关系，每次至少记录 20 分钟，有条件者可应用胎儿监护仪连续监测胎心率。此法能较客观地判断胎儿在宫内的状态，如脐带受压、胎头受压、胎儿缺氧或（及）酸中毒等。值得注意的是，在胎头入盆、破膜、阴道检查、肛查及作胎儿内监护安放胎儿头皮电极时，可以发生短时间的早期减速，这是由于胎头受骨盆或宫缩压迫所致。

3）胎儿心电图：分为直接法和间接法，因直接法需宫口开大到一定程度而且破膜后才能进行，并有增加感染的可能性，故较少采用。目前较多采用非侵入性的间接法，一般用三个电极，两个放在产妇的腹壁上，另一个置于产妇的大腿内侧。在分娩过程中如出现 P-R 间期明显缩短、S-T 段偏高和 T 波振幅加大，是胎儿缺氧的表现。胎儿发生严重的酸中毒时，则 T 波变形。有研究发现第二产程的胎儿心电图监测与产后胎儿脐动脉血 pH 及血气含量明显相关。

（5）胎儿酸血症的监测：胎儿头皮血 pH 与产时异常胎心率的出现，分娩后新生儿脐血 pH 及 Apgar 评分间存在着良好的相关性。因此胎儿头皮血 pH 被认为是判断胎儿是否存在宫内缺氧的最准确方法。胎儿头皮血 pH 正常值为 7.25～7.35。如 pH 为 7.20～7.24 为胎儿酸血症前期，应警惕有胎儿窘迫可能，此时应给孕妇吸氧。pH＜7.20 则表示重度酸中毒，是胎儿危险的征兆，应尽快结束分娩。

胎儿的 pH 还受母体 pH 水平的影响。产程中母体饥饿、脱水、体力消耗可致代谢性酸中毒，过度通气可致呼吸性碱中毒，均可影响胎儿。为消除母源性酸中毒对胎儿头皮血血气分析的影响，可根据母儿间血气的差异进行判断：

1）母子间血气 pH 差值（ΔpH）：＜0.15 表示胎儿无酸中毒，0.15～0.20 为可疑，＞0.20 为胎儿酸中毒。

2）母子间碱短缺值：2.0～3.0mEq/L 表示胎儿正常，＞3.0mEq/L 为胎儿酸中毒。

3）母子间 Hb5g/dl 时的碱短缺值：＜0 或由正值变为负值表示胎儿酸中毒。

胎儿头皮血 pH 测定是一种创伤性的检查方法，只能得到瞬时变化而不能连续监测，因而限制了它的应用。当电子胎心监护初筛异常时，可考虑行胎儿头皮血气测定，如临床及胎心监护已确定重度胎儿宫内窘迫，应迅速终止妊娠而抢救胎儿，不必再做头皮血气测定。

（6）母体情况观察

1）生命体征：测量产妇的血压、体温、脉搏和呼吸频率并记录。一般第一产程期间宫缩时血压升高5～10mmHg，间歇期恢复原状。应每隔4～6小时测量一次。发现血压升高应增加测量次数。

2）饮食：鼓励产妇少量多次进食，吃高热量易消化食物，并注意摄入足够水分，以保证充沛的精力和体力。

3）活动与休息：宫缩不强且未破膜时，产妇可在室内适当活动，有助于产程进展和减轻产痛。待产时产妇的体位应以产妇感到舒适为准。已破膜者应该卧床，如果胎头已衔接，取平卧位即可，如胎头未衔接或臀位、横位时，应取臀高位，以免发生脐带脱垂。如产妇精神过度紧张，宫缩时喊叫不安，应安慰产妇，在宫缩时指导做深呼吸动作，也可用双手轻揉下腹部或腰骶部。产时镇痛可适当的应用哌替啶50～100mg及异丙嗪25mg，可3～4小时肌注一次。也可选择连续硬膜外麻醉镇痛。

4）排尿与排便：应鼓励产妇每2～4小时排尿一次，以免膀胱充盈影响宫缩及胎头下降。因胎头压迫引起排尿困难者，必要时可导尿。初产妇宫口扩张<4cm，经产妇宫口扩张<2cm时可行温肥皂水灌肠，既能避免分娩时粪便污染，又能反射作用刺激宫缩加速产程进展。但胎膜早破、阴道流血、胎头未衔接、胎位异常、有剖宫产史、宫缩很强估计1小时内将分娩者或患严重产科并发症、合并症如心脏病等，均不宜灌肠。

【第二产程及其处理】

1.临床表现　宫口开全后仍未破膜，常影响胎头的下降，应行人工破膜。破膜后宫缩常暂时停止，产妇略感舒适，随后宫缩重现且较前增强，每次持续时间可达1分钟，间歇期仅1～2分钟。当胎头降至骨盆出口压迫盆底组织时，产妇有排便感，不由自主向下屏气。随着产程进展，会阴会渐渐膨隆和变薄，肛门松弛。于宫缩时胎头露于阴道口，且露出部分不断增大；在宫缩间歇期又缩回阴道内，称为胎头拨露。随产程进展，胎头露出部分逐渐增多，宫缩间歇期胎头不再缩回，称为胎头着冠，此时胎头双顶径超过骨盆出口。会阴极度扩张，应注意保护会阴，娩出胎头。随后胎头复位和外旋转，前肩、后肩和胎体相继娩出，后羊水随之涌出。经产妇第二产程短，有时仅需几次宫缩即可完成胎头娩出。胎儿娩出后产妇顿感轻松。

2.产程的观察和处理

（1）密切监护胎心及产程进展：第二产程宫缩频且强，应密切观察子宫收缩有无异常及胎先露的下降情况。警惕病理性缩复环及强直性子宫收缩的出现，同时密切观察胎心的变化，每5～10分钟听胎心一次（或间隔2～3次宫缩听一次胎心），如有胎心异常则增加听胎心的次数，有条件者应使用胎心电子监护。尤其应注意观察胎心与宫缩的关系，若第二产程在胎头娩出前，由于脐带受压或受到牵引，可出现变异减速，除非反复多次出现中、重度变异减速，否则不被认为对胎儿有害。如出现胎心变慢且在宫缩后不恢复和恢复慢，应尽快结束分娩。发现第二产程延长，应及时查找原因，采取相应措施尽快结束分娩，避免胎头长时间受压，引起胎儿窘迫、颅内出血等并发症发生。

（2）指导产妇用力：宫口开全后，医护人员应指导产妇正确用力。方法是让产妇双膝屈曲外展，双脚蹬在产床上，双手握住产床的把手。一旦出现宫缩，产妇深吸气屏住，并向上拉把手，使身体向下用力如排便状，以增加腹压。子宫收缩间期时，产妇呼气，全身肌肉放松，安静休息。当宫缩再次出现时再用同样的屏气用力动作，以加速产程的进展。当胎头着冠后，宫缩时不应再令产妇用力，以免胎头娩出过快而使会阴裂伤。

指导产妇正确用力十分重要，若用力不当使产妇消耗体力或造成不应有的软产道裂伤。尤其应注意的是宫口尚未开全，不可过早屏气用力，因当胎头位置低已深入骨盆到达盆底时，也可使产妇产生排便感并不自觉地用力。但此时用力非但不利于加速产程的进展，反而使宫颈被挤压在骨盆和胎头之间，从而使宫颈循环障碍而造成宫颈水肿,影响宫口开大而造成难产。

(3)接产准备:初产妇宫口开全,经产妇宫口扩张 4cm 且宫缩规律有力时,应将产妇送至产房做好接产准备工作。让产妇仰卧于产床上(或坐于特制的产椅上),两腿屈曲分开,露出外阴部,在臀下放一便盆或塑料布,用消毒纱布球蘸肥皂水擦洗外阴部,顺序是大小阴唇、阴阜、大腿内上 1/3、会阴及肛门周围。然后用温开水冲掉肥皂水,为防止冲洗液流入阴道,用消毒干纱布盖住阴道口,最后以 0.1% 新洁尔灭冲洗或涂以碘附进行消毒,随后取下阴道的纱布球和臀下的便盆或塑料布,铺以消毒巾于臀下。接产者按无菌操作常规洗手后穿手术衣及戴手套,打开产包,铺好消毒巾,准备接产。

(4)接产

1)接产的要领:产妇必须与接产者充分合作;保护会阴的同时协助胎头俯屈,让胎头以最小的径线(枕下前囟径)在宫缩间歇时缓慢的通过阴道口,是预防会阴撕裂的关键;控制胎肩娩出速度,胎肩娩出时也要注意保护会阴。

2)产妇的产位:分娩时产妇的体位可分为仰卧位和坐位两种。

①仰卧位分娩:目前国内多数产妇分娩取仰卧位。

其优点:

a.有利于经阴道助产手术的操作如会阴切开术、胎头吸引术、产钳术等;

b.对新生儿处理较为便利。

但从分娩的生理来说,并非理想体位。

其缺点:

a.妊娠子宫压迫下腔静脉,使回心血量减少,产妇可出现仰卧位低血压;

b.仰卧位使骨盆的可塑性受限,且宫缩的效率较低,从而增加难产的机会;

c.胎儿的重力失去应有的作用,并导致产程延长;

d.增加产妇的不安和产痛等。

基于上述原因,仰卧位分娩时继发性宫缩乏力和胎儿窘迫的发生率较坐位分娩高,异常分娩也较多。所以它不是理想的分娩体位。

②坐位分娩

其优点:

a.可提高宫缩效率,缩短产程。由于胎儿的纵轴和产轴一致,故能充分发挥胎儿的重力作用,可使抬头对宫颈的压力增加。

b.由于子宫胎盘的血供改善,也可使宫缩加强,胎儿窘迫和新生儿窒息的发生率降低。

c.可减少骨盆的倾斜度,有利于胎头入盆和分娩机制的顺利完成。

d.X 线检查表明,由于仰卧位改坐位时,可使坐骨棘间距平均增加 0.76cm。骨盆出口前后径增加 1～2cm,骨盆出口面积平均增加 28%。

e.产妇分娩时感觉较舒适,由于产妇在分娩过程中可以环视周围的一切,并与医护人员保持密切联系,可减轻其紧张和不安的情绪。

其缺点:

a.分娩时间不宜过长,否则易发生阴部水肿;

b.坐位分娩时胎头娩出较快,易造成新生儿颅内出血及阴道、会阴裂伤;

c.接生人员需保护会阴和新生儿处理不便,这也是目前坐位分娩较少采用的主要原因。

自 20 世纪 80 年代以来,已对坐式产床做了不少的改进,其基本的构造包括靠背、坐椅、扶手和脚踏板等部分。产床的靠背部分是可调节的,在分娩过程中可根据宫缩的情况和胎头下降的程度适当的调整靠背的角度。在胎头即将娩出时可将靠背放平使产妇改为仰卧位,以便于助产者保护会阴和控制胎头娩出的速度。初产妇宫口开全或近开全,经产妇宫口开大 8cm 时,在坐式产床上就坐,靠背角度为 60°～80°。在上坐式产床后一小时内分娩最好,时间过长容易引起会阴水肿。

　　3)接产步骤:接产者站在产妇的右侧,当胎头拨露使阴唇后联合紧张时,开始保护会阴。具体方法如下:在会阴部盖上一块消毒巾,接产者右肘支在产床上,右手拇指与其余四指分开,每当宫缩时以手掌大鱼际肌向内上方托住会阴部,同时左手应轻轻下压胎头枕部,协助胎头俯屈,且使胎头缓慢下降。宫缩间歇期,保护会阴的右手应当松弛,以免压迫过久引起会阴部水肿。当胎头枕部在耻骨弓下露出时,左手应按分娩机制协助胎头仰伸。此时若宫缩强,应嘱产妇张口哈气以缓解腹压的作用,让产妇在宫缩间歇期使稍向下屏气,以使胎头缓慢娩出。胎头娩出后,右手仍需保护会阴,不要急于娩出胎肩,而应先以左手自其鼻根向下颌挤压,挤出口、鼻内的黏液和羊水,然后协助胎头复位及外旋转,使胎儿双肩径与骨盆出口前后径相一致。接产者的左手将胎儿颈部向下轻压,使前肩自耻骨弓下先娩出,继之再托胎颈向上,使后肩从会阴前缘缓慢娩出。双肩娩出后,保护会阴的右手方可离开会阴部。最后双手协助胎体和下肢相继以侧位娩出,并记录胎儿娩出时间。

　　胎儿娩出后 1～2 分钟内断扎脐带。若当胎头娩出时,见脐带绕颈一周且较松时,可用手将脐带顺胎肩推下或从胎头滑下。若脐带绕颈过紧或绕颈两周或两周以上,可先用两把血管钳将脐带一段夹住并从中间剪断,注意勿伤及胎儿颈部,待松弛脐带后协助胎肩娩出。

　　4)会阴裂伤的诱因及预防

　　①会阴裂伤的诱因:会阴水肿、会阴过紧缺乏弹力,耻骨弓过低,胎儿过大,胎儿娩出过快等,均易造成会阴撕裂。

　　②会阴裂伤的预防

　　a.指导产妇分娩时正确用力,防止胎儿娩出过快。

　　b.及时发现会阴、产道的异常,选择合适的分娩方式。如会阴坚韧、水肿或瘢痕形成,估计会造成严重裂伤时,可作较大的会阴切开术或改行剖宫产术。

　　c.提高接生操作技术,正确保护会阴。

　　d.初产妇行阴道助产前应作会阴切开,切开大小根据胎儿大小及会阴组织的伸展性。助产时术者与助手要密切配合,要求胎头以最小径线通过会阴,且不能分娩过快、过猛。

　　5)会阴切开

　　①会阴切开的指征:会阴过紧或胎儿过大,产钳或吸引器助产,估计分娩时会阴撕裂不可避免者,或母儿有病理情况急需结束分娩者。

　　②会阴切开的时间

　　a.一般在宫缩时可看到胎头露出外阴口 3～4cm 时切开,可以防止产后盆底松弛,避免膀胱膨出,直肠膨出及尿失禁。

　　b.也有主张胎头着冠时切开,可以减少出血。

　　c.决定手术助产时切开。过早的切开不仅无助于胎儿的娩出,反而会导致出血量的增加。

　　③会阴切开术:包括会阴后一侧切开术和会阴正中切开。常用以下两种术式:

　　a.会阴左侧后一侧切开术:阴部神经阻滞及局部浸润麻醉生效后,术者于宫缩时以左手食中两指伸入阴道内撑起左侧阴道壁,右手用钝头剪刀自会阴后联合中线向左侧 45°,在宫缩开始时剪开会阴 4～5cm。若会阴高度膨隆则需外旁开 60°～70°。若会阴体短则以阴唇后联合上 0.5cm 处为切口起点。会阴侧切时切开球海绵体肌,会阴深、浅横肌及部分肛提肌,切开后用纱布压迫止血。此法可充分扩大阴道口,适于胎儿较大及辅助难产手术,其缺点为出血多,愈合后瘢痕较大。

b.会阴正中切开术:局部浸润麻醉后,术者于宫缩时沿会阴后联合正中垂直剪开2cm。此法切开球海绵体肌及中心腱,出血少,术后组织肿胀疼痛轻微。但切口有自然延长撕裂肛门括约肌危险,胎儿大或接产技术不熟练者不宜采用。

④会阴缝合:一般在胎盘娩出后,检查软产道有无裂伤,然后缝合会阴切口。会阴缝合的关键必须彻底止血,重建解剖结构。缝合完毕后亦行肛指检查缝线是否穿过直肠黏膜,如确有缝线穿过黏膜,则应拆除重缝。

【第三产程及其处理】

1.胎盘剥离的机制 胎儿娩出后,子宫底降至脐平,产妇有轻松感,宫缩暂停数分钟后再次出现。由于子宫腔容积突然明显缩小,而胎盘不能相应的缩小而与子宫壁发生错位而剥离,剥离面出血,形成胎盘后血肿。由于子宫继续收缩,剥离面积继续扩大,直至胎盘完全剥离而娩出。

2.胎盘剥离的征象

(1)子宫体变硬呈球形,胎盘剥离后降至子宫下段,下段被扩张,子宫体呈狭长形被推向上,宫底升高达脐上。

(2)剥离的胎盘降至子宫下段,使阴道口外露的一段脐带自行延长。

(3)若胎盘从边缘剥离时有少量阴道流血,若胎盘从中间剥离时则无阴道流血。

(4)用手掌尺侧在产妇耻骨联合上方轻压子宫下段时,子宫体上升而外露的脐带不再回缩。

3.胎盘娩出方式 胎盘剥离和娩出的方式有两种:

(1)胎儿面娩出式,即胎盘以胎儿面娩出。胎盘从中央开始剥离,然后向周围剥离,剥离血液被包于胎膜内。其特点是胎盘先娩出,随后见少量的阴道流血。这种娩出方式多见。

(2)母体面娩出式,即胎盘以母体面娩出。胎盘从边缘开始剥离,血液沿剥离面流出,最后整个胎盘反转娩出。其特点是先有较多的阴道流血随后胎盘娩出,这种方式较少。

4.第三产程的处理

(1)协助胎盘胎膜娩出:正确处理胎盘娩出,可减少产后出血的发生率。为了使胎盘迅速剥离减少出血,可在胎肩娩出后,静脉注射缩宫素10U。接产者切忌在胎盘尚未完全剥离之前,用手按揉、下压宫底或牵拉脐带,以免引起胎盘部分剥离出血或拉断脐带,甚至造成子宫内翻。当确认胎盘完全剥离时,于宫缩时以左手握住宫底(拇指置于子宫前壁,其余四指放在子宫后壁)并按压,同时右手轻拉脐带、协助娩出胎盘。

当胎盘娩出至阴道口时,接产者用双手捧住胎盘,向一个方向旋转并缓慢向外牵拉,协助胎膜完整剥离娩出。若在胎盘娩出过程中,发现胎膜部分断裂,可用血管钳夹住断裂上端的胎膜,再继续向原方向旋转,直至胎膜完全娩出。胎盘胎膜娩出后,按摩子宫刺激其收缩以减少出血。在按摩子宫的同时注意观察出血量。

(2)检查胎盘胎膜:将胎盘铺平,先检查胎盘母体面的胎盘小叶有无缺损,疑有缺损时可用Kustener牛乳测试法(从脐静脉注入牛乳,若见牛乳自胎盘母体面溢出,则溢出部位为胎盘小叶缺损部位)。然后将胎盘提起,检查胎膜是否完整。再检查胎盘胎儿面边缘有无血管断裂,以便及时发现副胎盘。副胎盘为另一个小胎盘与正常的胎盘分离,但两者间有血管相连。若有副胎盘、部分胎盘残留或大块胎膜残留,应无菌操作伸手入宫腔内取出残留组织。若仅有少量胎膜残留,可给予子宫收缩剂待其自然排出。详细记录胎盘娩出时间,方式,以及胎盘大小和重量。胎盘娩出后子宫应呈强直性收缩,硬如球状,阴道出血很少。

（3）检查软产道：胎盘娩出后，应仔细检查软产道（包括会阴、小阴唇内侧、尿道口周围、前庭、阴道和宫颈）有无裂伤。如有裂伤应立即按原来的解剖位置或层次逐层缝合。

（4）预防产后出血：正常分娩出血量多不超过 300ml。对既往有产后出血史或易发生产后出血的产妇（如分娩次数≥5 次的多产妇、多胎妊娠、羊水过多、滞产等），可在胎儿前肩娩出后静注麦角新碱 0.2mg，或缩宫素 10U 加于 25％葡萄糖液 20ml 内静注，也可在胎儿娩出后立即经胎盘部脐静脉快速注入加入 10U 缩宫素的生理盐水 20ml，均能促使胎盘迅速剥离减少出血。若胎盘尚未完全剥离而阴道出血多时，应行手取胎盘术。若胎儿已娩出 30 分钟，胎盘仍未排出，出血不多时，应排空膀胱，再轻轻按压子宫及静注缩宫素，仍不能使胎盘排出时，再行手取胎盘术。若胎盘娩出后出血多时，可经下腹部直接注入宫体肌壁内或肌注麦角新碱 0.2～0.4mg，并将缩宫素 20U 加于 5％葡萄糖液 500ml 内静脉滴注。

手取胎盘时若发现宫颈内口较紧者，应肌注阿托品 0.5mg 及哌替啶 100mg。术者需更换手术衣及手套，外阴再次消毒后，将一手手指并拢呈圆锥状直接伸入宫腔。手掌面向着胎盘母体面，手指并拢以手掌尺侧缘缓慢将胎盘从边缘开始逐渐自子宫壁分离，另一手在腹部压宫底。待确认胎盘已全部剥离方可取出胎盘，取出后立即肌注子宫收缩剂。注意操作必须轻柔，避免暴力强行剥离或用手抓挖宫壁，防止子宫破裂。若找不到疏松的剥离面，不能分离者，可能是植入性胎盘，不应强行剥离。取出的胎盘立即检查是否完整，若有缺损应再次以手伸入宫腔清除残留胎盘及胎膜，应尽量减少进出宫腔次数。必要时可用大刮匙刮宫。

（5）产后观察：分娩结束后应仔细收集并记录产时的出血量。产妇应继续留产房观察 2 小时，注意产妇的一般情况、子宫收缩、子宫底高度、膀胱充盈情况、阴道流血量、会阴及阴道有无血肿等，发现异常情况及时处理。产后 2 小时后，将产妇和新生儿送回病房。

【临床特殊情况】

1.潜伏期与活跃期的界限　对活跃期起点的判定目前还有分歧。国内的标准大致有三种意见：①在宫口开大 2cm 时；②宫口开大 3cm 时；③根据宫颈扩张明显加速，宫颈扩张曲线开始向上翘起，形成 20 度以上的转角处。

大多数学者主张以宫口开大 3cm 作为潜伏期与活跃期的界限。有学者分析了起始角度与宫颈扩张程度和胎位的关系，他们认为，正常胎位（枕前位和枕横位）用起始角度或宫颈扩张程度做活跃期开始的标准差别不大，但在异常胎位（枕后位）时则用起始角的标准较好。

2.水中分娩　水中分娩在国外已有二百余年历史，1805 年法国的 Embr 最早使用这项技术。20 世纪60 年代苏联尤戈·谢柯夫斯基开始进行水中分娩试验。20 世纪 80 年代后期，美国妇产科医生迈克尔·罗森彻尔在美国开始首家水中分娩中心。目前，英国超过半数的分娩中心设有分娩专用的水池。2003 年上海市开展中国首例水中分娩。国外水中分娩几乎包括所有能够阴道分娩者，我国开展时间较短，为确保母婴安全，适应证相对较少，禁忌证相对较多。

（1）对母儿的好处：①传统观点认为在水中分娩，由于水的浮力作用，使阴道内外的压力差变小，会阴组织逐渐扩张，容受性增加，从而减少会阴裂伤。但目前的研究结果缺乏足够证据证明水中分娩可以减少或增加会阴裂伤的发生率。②在水中便于孕妇休息和翻身，采取不同体位使盆底肌肉放松，促进宫颈扩张，从而缩短产程。但国外某些研究显示水中分娩第一产程缩短，第二、三产程比较，无统计学意义。我国有学者研究报道，水中分娩与传统分娩产程时间相比，总产程无显著差别，第一产程较短，第二产程较长。③水中分娩具有产时镇痛的作用，减少了麻醉药物、镇痛药物以及催产素的应用。④水中分娩提高了产妇对分娩的满意度、对宫缩的应对技巧以及自尊。⑤有理论指出水中分娩给新生儿提供了与在母体内相似的环境，是最理想的出生环境。

（2）国外研究对水中分娩的风险进行了总结主要有：①感染：包括风疹病毒、乙型肝炎、丙型肝炎以及艾滋病感染；②产后出血：水中分娩的产后出血量难以估计准确，并且产后出血与会阴损伤程度关系密切，水中分娩对产后出血的影响还有待进一步的研究；③会阴裂伤；④胎儿心动过速；⑤脐带断裂：有报道水中分娩新生儿因娩后被快速牵拉出水面而造成脐带断裂者；⑥感染；⑦肺部水吸入；⑧溺水。另外水中分娩时，如母儿发生意外，出水送至病床抢救可能会延误治疗时机。

3.交叉型产程图与伴行产程图　产程图是各种分娩因素相互作用过程总的表现。通过观察，描绘产程进展的情况，可体现产程进展是否顺利，亦可借以估计分娩预后。曲线的形式有两种，一种为交叉型，其画法是宫颈扩张曲线自左向右，从下以上，先露下降曲线也自左而右，但从上向下，两条曲线于产程中期（宫口开大4～5cm）交叉，然后各自分离，直到胎儿娩出。若两线交叉点有变异或不交叉，提示产程异常。另一种为伴行型，宫颈扩张曲线及先露下降曲线走向一致，均自左向右，从下向上，可反映分娩活动中宫颈扩张伴随先露不同程度下降的一般规律，即宫颈扩张越大，先露下降越低。伴行曲线便于对比，发现异常。

（陈美英）

第六节　新生儿处理

胎儿出生后四周内为新生儿期，是初生婴儿生理功能进行调整而逐渐适应宫外生活的时期。新生儿期的正确观察和处理是降低围生儿病率的重要手段。

一、正常足月新生儿的处理

凡胎龄满37至42周内出生的新生儿，体重在大于2500g，小于4000g范围内、身长大于47cm者，称为正常足月新生儿。

【正常新生儿出生时的处理】

1.清理呼吸道　新生儿呼吸道的及时清理对防止吸入性肺炎的发生十分重要。胎头娩出后应立即将其鼻腔和口腔中的黏液和羊水挤出。胎儿娩出后应继续用吸痰管清洗新生儿鼻腔和口腔中残余的羊水和黏液，吸引时间应<10秒，吸引器的负压不超过100mmHg。当确认呼吸道内黏液和羊水已吸净而新生儿仍未啼哭时，可轻拍其足底和背部，新生儿大声啼哭，表示呼吸道已通畅。

2.Apgar评分　新生儿Apgar评分是根据新生儿的心率、呼吸、肌张力、喉反射及皮肤颜色进行评分，每项0～2分，满分为10分，0～3分为重度窒息，4～7轻度窒息，8～10分为正常。

新生儿娩出后由有经验的医师进行Apgar评分，娩出后1分钟和5分钟各评一次。若5分钟Apgar评分仍未达到10分，应继续每5分钟评价一次直至复苏成功。出生后1分钟的Apgar评分主要反映新生儿的酸碱平衡状态，评分越低，表示缺氧和酸中毒程度越重；出生后5分钟Apgar评分则是新生儿预后的指标。新生儿死亡率随Apgar评分的升高而降低，对新生儿复苏过程中出现Apgar倒评分情况，提示复苏方法不当或新生儿存在先天性疾患可能。

近年有不少学者对Apgar评分的价值提出疑义，认为它不能正确真实地反映新生儿的酸碱平衡状态，而且有较大的主观性。有研究显示，1分钟Apgar评分提示酸中毒存在的敏感性及阳性预测值均较差。提出如果有条件，于胎儿出生后立即做脐血的酸碱和血气分析更为准确。

3.脐带血酸碱和血气分析　脐血酸碱和血气分析具有快捷、客观、无创伤性，能较客观地反映胎儿组织器官的代谢状态及新生儿的出生状况,与新生儿的预后密切相关。采集方法是在新生儿出生后尚未呼吸前即刻用两把血管钳钳夹并剪下一段脐带,立即用肝素化处理的无菌注射器分别抽取脐动、静脉各 1ml,密封后送血气分析。一般认为脐血 pH<7.2、脐静脉血 PO_2<19mmHg、母儿血 pH 差值>0.2 提示胎儿宫内缺氧,可用于分析胎儿窘迫的原因,评价母体病理情况对胎儿酸碱平衡和氧供的影响,指导新生儿窒息的处理及判断新生儿预后。

4.处理脐带　在距脐带根部约 15cm 处钳夹第一把血管钳,用手自第一把血管钳处向脐带远端加压挤出脐血管内残留血液,在距第一把血管钳约 3～5cm 处钳夹第二把血管钳(尽量使两把血管钳之间无残留血液,以避免断脐时脐带内血液飞溅污染术者),在两把血管钳之间剪断脐带。在距脐带根部约 0.5cm 处剪断并结扎脐带,无菌纱布保护脐带断端周围,消毒脐带残端,药液不可接触新生儿皮肤,以免灼伤。待脐带断端干燥后用无菌纱布外包扎。

(1)新生儿断脐的时间:目前对胎儿娩出后断脐的最佳时间尚存在争议,主要有早断脐和晚断脐两种观点。

(2)断脐方法:目前断脐方法因所使用的断脐工具不同而不同,但均要严格遵循无菌原则,结扎前消毒脐根部周围。

1)气门芯套扎法:在平脐轮处到距脐根部 0.5cm 处用止血钳钳夹脐带留止血钳印,借助止血钳将气门芯套入脐带下缘止血钳钳夹的印迹处,剪去气门芯上缘 0.5cm 处脐带,消毒脐带断端后用脐带卷包扎。

2)线扎法:在距脐根部 0.5cm 处用粗丝线结扎第一道,再在离脐根部 0.5～1.0cm 处结扎第二道,在线外 0.5cm 处剪断脐带,用脐带卷包扎。

3)脐带夹断脐法:在距脐根 0.5～1.0cm 处夹上脐带夹,在脐带夹上 0.5cm 处剪断脐带,用脐带卷包扎。

4)脐带剪断器断脐:消毒后,距脐轮 1cm 处夹紧脐带后利用一次性脐带剪断器的内固定刀片迅速将脐带剪断,夹子留于脐带断端。

(3)脐带断端的消毒:胎儿出生后,对脐带断面的消毒处理是消灭新生儿脐炎、破伤风及降低围产儿病率的重要手段。常用的消毒方法有消毒剂消毒法、烧灼消毒法和微波消毒法等。

1)消毒剂消毒法:常用的断端消毒剂有 2.5%碘酊、75%乙醇。2.5%碘酊用于脐带断端消毒需使用75%乙醇脱碘。

2)烧灼消毒法:高锰酸钾是一种强氧化剂,在消毒同时具有收敛作用,使脐带干燥,免包扎且感染率低,但要注意保护好新生儿皮肤以免灼伤。也可用 3%碘酒消毒烧灼脐带断面,使脐血管闭合。

3)微波消毒法:断脐后,用无菌纱布擦干断面的残余血迹,无菌纱布保护好新生儿脐带周围皮肤,再用已预热消毒好的微波探头消毒断面,从而使脐动脉、脐静脉完全闭合。待整个脐带断面完全固化、变白后再将血管钳放开,暴露待其自然干燥。微波断脐可预防脐炎,缩短脱脐时间,并且断脐后不用包扎,护理观察方便。

4)其他消毒法:如脐粉、新生儿脐带结扎保护带等。脐粉主要由穿心莲、白芨、枯矾三种中草药组成。穿心莲对金黄色葡萄球菌、溶血性链球菌有抑制作用,能提高白细胞对金黄色葡萄球菌的吞噬能力。白芨具有消肿生肌收口作用,所含黏液质可增加血清的黏滞性,促进血液凝固,止血效果迅速。枯矾能抑制白色念珠菌生长,具有燥湿、解毒、止血、定痛及较强的收敛作用。使用方法是在平脐轮处用止血钳钳夹脐带,15～30 分钟开放止血钳,沿止血钳印上缘剪断脐带,断面用 2.5%碘酊涂擦,敷上经过高压消毒的脐粉,再轻压上大约 1.5cm×1.5cm 经过高压灭菌的纱布球。

国内有学者研究认为以胶圈(气门芯)套扎、残端高锰酸钾烧灼、不包扎法为最好,脱脐时间短,无出血,脐炎发生率少。而国外多以灭菌的脐带夹紧夹残端,很少感染。

5.新生儿的一般处理　新生儿处理脐带后擦净面部及足底的胎脂及血迹,打足印及母亲右手拇指印于新生儿病例上,新生儿的手腕带和包被牌上注明新生儿性别、体重、出生时间、母亲姓名和床号。由新生儿科医生对新生儿作全面的体格检查。

【新生儿常见的几种特殊生理状态】

1.生理性黄疸　新生儿黄疸又称为新生儿高胆红素血症。约有 75% 的新生儿在出生后 2～3 天皮肤开始黄染,4～6 天达高峰。这是新生儿肝脏功能还不健全造成的,一般在 10～14 天内会自行消退,不需要特殊治疗,预后良好。如果新生儿黄疸出现时间早、上升速度快,且逐渐加重,同时伴随不吃、不哭、不动或黄疸持续不退,需考虑病理性黄疸可能,拟进行特殊的检查及治疗。

2.乳腺肿大　新生儿出生后 3～5 天乳房逐渐增大,有时还会分泌出乳汁,男女均可有。这主要与胎儿期受母体黄体酮及催乳素的影响有关,一般在出生后 2～3 周后症状会逐渐消失,不需要做任何处理。

3.女婴阴道出血　有些女婴出生后数天内有阴道少许出血现象,一般持续 1～3 天。主要与胎儿期受到母体雌激素影响有关,不需做任何处理。

4.生理性体重下降　新生儿出生后第二天开始出现体重减轻 5%～10%,一般于生后 10 天左右恢复。这是由于生后最初几天摄入少,加之大小便的排泄及呼吸、皮肤蒸发水分所致。

二、早产儿的处理

凡胎龄超过 28 周而未满 37 周出生的活产婴儿为早产儿。早产儿各种脏器生理功能不成熟,对外界适应能力差,在处理方面要针对其特点进行。

【早产儿出生时的处理】

1.体位　早产儿娩出后,使其躯体低于胎盘水平,面朝下或取头偏向一侧的仰卧位,用盐水纱布轻轻挤捏鼻腔及揩拭口腔,以防止新生儿的血液向胎盘逆流,促使咽喉部的黏液、血液和羊水排出。

2.清理呼吸道　在第一次呼吸前,使新生儿的头部伸展,用电动负压或口衔导管吸净咽喉部液,然后轻击足底,刺激啼哭。如出生前胎盘功能良好,出生时多数能适应新环境而在娩出后 1～2 分钟内开始自然呼吸。对不能建立自主呼吸的早产儿应迅速气管插管,吸出气管内液后,输氧、加压呼吸。对胎龄<32 周的早产儿,可通过气管插管给予肺表面活性物质,提高肺泡表面张力,促使肺泡尽早扩张,减少缺血缺氧对大脑的损害。

3.断脐　在清理呼吸道、复苏的同时,过去的观点主张立即断脐,以减少高胆红素血症的发生而增加肝脏负担。但最近国外病例的对照研究认为,晚断脐带可增加早产儿红细胞量及血红蛋白含量,提高大脑的氧供,故主张晚断脐。

4.保温　断脐后迅速擦干全身,但不必擦去皮肤表面可起保温作用的胎脂,以暖干布包裹躯体避免散热过多。对体重<1500g 的早产儿可采取塑料膜保温,出生后不擦干,将躯干四肢放于塑料膜中,头在外,可用一端开口的塑料袋或大的保鲜膜。

【早产儿出生后的护理】

1.保暖　早产儿体温调节中枢发育不成熟,体温受周围环境影响大,低温可使早产儿的代谢率增加,从而增加氧耗,加重缺氧。一般认为室温应保持在 24～26℃,相对湿度 55%～65%。体重<2000g 的早产儿,应置于暖箱内。体重 1501～2000g 者,暖箱温度为 30～32℃;体重 1001～1500g 者,暖箱温度为32～34℃。

2.日常护理　除每日一次在固定时间(哺乳前)测一次体重外,喂奶、测体温、更换衣服与尿布等一切护理工作均在暖箱中完成。避免不必要的检查及移动。起初每 2 小时测腋下体温一次,于体温恒定后,每 4～6 小时测体温一次。体温应保持在皮温 36～37℃,肛温 36.5～37.5℃。

3.供氧　高浓度、长时间吸氧,易引起早产儿眼晶体后纤维组织增生,导致视力障碍。故建议仅在发生青紫及呼吸困难时给予吸氧,且不宜长期使用。氧浓度以 30％～40℃为宜。

4.防止低血糖　早产儿肝糖原贮存不足,易于生后 2～36 小时内发生低血糖。据统计,出生后 1 天内,约半数早产儿出现低血糖,表现为衰弱无力、体温不升、嗜睡,甚至可发生呼吸暂停和惊厥。如出生后血糖值两次低于 1.1mmol/L(20mg/dl),即可诊断并立即治疗。可静脉推注葡萄糖 1g/kg,此后以每分钟 10mg/kg 的速度持续滴入,待血糖稳定后再维持 24 小时,以后根据喂养情况逐渐减量。

5.补充维生素及铁剂　早产儿体内各种维生素贮量少,生长快而需求量多,造成维生素相对缺乏,故出生后应给予维生素 C 50～100mg 和维生素 K$_1$ 1～3mg,肌内注射或静脉滴注,共 2～3 日。生后第 10 天起,给予浓缩鱼肝油滴剂,由每日 1 滴渐增至每日 3～4 滴,或维生素 D$_3$ 15 万～30 万 U,肌内注射一次。生后 1 个月,给予铁剂,10％枸橼酸铁胺每日 2ml/kg。出生体重<1500g 者,生后第 10 天起,给予维生素 E 每日 30mg,共 2～3 个月,以预防维生素 E 缺乏引起的溶血性贫血。

6.喂养　目前主张早喂养以防止低血糖的发生。一般于出生后 4 小时先试喂糖水 1～2 次。6 小时开始母乳喂养。对体重过低或一般情况弱者,适当推迟喂奶,给予静脉补液。吮吸力差者,以胃管或肠管喂养。

7.预防感染　加强早产儿室内日常清洁消毒,严格执行隔离制度。早产儿如有感染,应及时治疗。

三、新生儿窒息

新生儿窒息是指出生时无呼吸或仅有不规则、间歇而浅表的呼吸,可以是胎儿窘迫的延续,亦可是娩出过程中一些因素引起的呼吸循环障碍,是导致新生儿脑瘫、智力低下及死亡的重要原因。据统计 2000 年全球<5 岁儿童死亡 1080 万,其中<28 天新生儿 390 万。全球 42 个发展中国家<5 岁死亡数占 90％,其中 33％(29％～36％)为新生儿。其致死因素中新生儿窒息为第 1 位(占 29％)。根据我国妇幼卫生监测显示,2000 年我国<5 岁儿童前 3 位死亡原因为肺炎、出生窒息、早产或低出生体重,新生儿窒息在三大死因中排第 2 位,在城市感染性疾病得到控制后出生窒息已成为第 1 位死因。熟练的复苏技术及规范的复苏流程是提高新生儿复苏成功率,改善新生儿预后的重要手段。

【病因】

凡能使血氧浓度降低的任何因素都可以引起窒息。新生儿窒息可因母体疾患、胎盘或脐带因素影响母体和胎儿间血液循环和气体交换引起。常见因素主要有:

1.母体疾患如妊娠高血压疾病、急性失血、严重贫血、心脏病等使母亲血液含氧量减低而影响胎儿。

2.脐带因素如脐带绕颈、打结或脱垂使脐带血流中断。

3.胎盘因素如胎盘早剥、前置胎盘、胎盘功能不足等均影响胎盘的血液循环。

4.胎儿因素如早产儿、巨大儿、呼吸道阻塞、宫内感染、先天性心血管系畸形和膈疝等导致肺不能充分扩张,无法有效通气,肺灌注不足。

5.分娩因素如产程延长、产力异常、各种手术产如产钳、镇痛、麻醉、催产药物使用不当等。

【诊断】

临床上主要通过病史和临床表现作出诊断。Apgar 评分 0～3 分为重度窒息,4～7 分为轻度窒息,8～10 分为正常。目前有学者对上述诊断依据提出质疑,建议结合脐血的 pH 及血气分析结果进行诊断。

【治疗】

新生儿窒息的治疗是一项分秒必争的急救技术,要求在短时间内维持新生儿呼吸循环功能,提高血氧饱和度,减少缺氧对各脏器的损伤。因此,儿科、产科医生均需熟练掌握心肺复苏技术,并应紧密配合。

1987年美国新生儿学会(AAP)和美国心脏协会(AHA)开发了新生儿复苏项目(NRP),并制定了国际新生儿复苏指南NRPG,2000年以循证医学为基础对原有的指南进行删节与修改,形成"2000年版国际新生儿复苏指南"。目前国际复苏联合会(ILCDR)推荐的"2000年版新生儿复苏指南"在全世界得到广泛应用,对规范从业人员新生儿复苏流程起到了极大促进作用,同时,显著提高了新生儿复苏成功率,降低了新生儿病死率和致残率。为使我国新生儿复苏方案与2000年国际新生儿复苏指南接轨,提高我国新生儿复苏水平,我国于2005年制定了"中国新生儿窒息复苏指南",2007年又进行了修改和补充(附:新生儿窒息复苏指南2007修订版及2007年新版的新生儿复苏流程,卫生部妇幼保健与社区卫生司),大致内容如下:

1.复苏的准备工作　对可能出现新生儿窒息的情况,应提前准备好新生儿窒息复苏需要的物资及人员。

(1)物质准备:复苏前要准备好复苏的设备及器械并处于良好的工作状态。

(2)复苏人员:凡是参与接生和新生儿处置的产科医生、助产士、护士和新生儿科医生均需受过新生儿复苏的训练并能熟练配合。而由于新生儿窒息常在未预料的情况下发生,故每次分娩时都应该有具备复苏能力的人员在场。

2.复苏基本程序　包括评估-决策-措施,此程序在整个复苏中不断重复。主要根据呼吸、心率、肤色3个体征进行评估,通过评估进行决策是否需要进一步的复苏措施。

3.复苏的步骤　包括通畅呼吸道、提供正压人工呼吸、施行胸外按压,建立循环及注入肾上腺素4个阶段。

(1)快速评估:出生后立即用5~6秒钟的时间对下述4项指标进行评估:是否足月妊娠、羊水清浊程度、有无哭声或呼吸、肌张力。如4项中有1项为"否",则进行初步复苏。

(2)初步复苏

1)保暖:将新生儿放在辐射保暖台上或预热的包被裹住新生儿以减少热量散失等。对体重<1500g、孕周<32周的极低出生体重儿可将婴儿的头部以下躯体和四肢放在灭菌的塑料袋或保鲜膜内置于辐射保暖台上。

2)体位:置新生儿头轻度仰伸位(鼻吸气位)。

3)吸引:在肩娩出前助产者即用手将新生儿的口咽及鼻中的分泌物挤出。娩出后,用吸球或吸管(8F或10F)先口咽后鼻清理分泌物。吸引时间<10秒,吸引器的负压不超过100mmHg(13.3kPa);当羊水有胎粪污染时,快速评估新生儿有无活力,新生儿有活力时,继续初步复苏,如无活力,采用胎粪吸引管进行气管内吸引。

4)擦干:用干纱布或毛巾快速擦干全身。

5)刺激:用手指轻弹或手拍打患儿的足底或摩擦背部2次以诱发自主呼吸,如无效表明新生儿处于继发性呼吸暂停,需要正压人工呼吸。

(3)气囊,面罩正压人工呼吸:正压呼吸需要20~25cmH$_2$O,少数病情严重的初生儿起初可用2~3次30~40cmH$_2$O以后维持在20cmH$_2$O;频率40~60次/分(胸外按压时为30次/分)。经30秒100%氧的充分人工呼吸后,如有自主呼吸且心率≥100次/分,可逐步减少并停止正压人工呼吸。如自主呼吸不充分或心率<100次/分,继续施行人工呼吸。

（4）喉镜下经口气管插管：以下情况需要气管插管复苏：

1）需要气管内吸引清除胎粪时。

2）囊面罩人工呼吸无效或要延长时。

3）胸外按压的需要。

4）经气管注入药物时。

5）特殊复苏情况，如先天性膈疝或超低出生体重儿。

插管后可根据以下方法确定导管位置是否正确：

1）胸廓起伏对称。

2）听诊双肺呼吸音一致，尤其是腋下，且胃部无呼吸音。

3）无胃部扩张。

4）呼气时导管内有雾气。

5）心率、肤色和新生儿反应好转。

（5）胸外按压：当 100% 氧充分正压人工呼吸 30 秒后心率＜60 次/分。在正压人工呼吸同时须进行胸外按压，可用拇指法及双指法进行。胸外按压和人工呼吸的比例应为 3∶1，即 90 次/分按压和 30 次/分呼吸，达到每分钟约 120 个动作。因此，每个动作约 1/2 秒，2 秒内 3 次胸外按压 1 次正压呼吸。30 秒重新评估心率，如心率仍＜60 次/分，除继续胸外按压外，考虑使用肾上腺素。

（6）药物：在新生儿复苏时，很少需要用药。当心搏停止或在 30 秒的正压人工呼吸和胸外按压后，心率持续＜60 次/分，应自静脉或气管导管注入 1∶10000 肾上腺素 $0.1\sim0.3\text{ml/kg}$，$3\sim5$ 分钟可重复 1 次。急救扩容可使用等渗晶体液，推荐生理盐水。大量失血则需要输入与患儿交叉配血阴性的同型血或 O 型红细胞悬液。在新生儿复苏时不推荐使用碳酸氢钠和纳洛酮。

【临床特殊情况】

1.新生儿断脐的时间　目前对胎儿娩出后断脐的最佳时间尚存在争议，主要有早断脐和晚断脐两种观点。

早断脐：是在新生儿出生后立即断脐。研究报道延迟 3 分钟结扎脐带可影响血液流变学参数，引起新生儿黄疸和红细胞增多症、血黏滞度增高。故主张早断脐。

晚断脐：新生儿出生后不马上断脐，而是延迟一些时间，或等脐带搏动停止后断脐。近年来国内外有较多研究支持晚断脐。研究认为晚断脐可使新生儿获得更多的胎盘血液灌注，增加新生儿血容量。Mercer 等对极低体重儿的研究发现，在 23 例晚断脐组中有 2 例男婴发生脑出血，而在早断脐的 19 例中有 8 例发生脑出血，在晚断脐组中没有发生晚发性败血症，而在早断脐的 19 例中有 6 例发生晚发性败血症，提示晚断脐对于低出生体重儿有重要意义。

鉴于此，我们建议对母儿血型不合及母体有传染病的新生儿宜早断脐，对无上述情况的新生儿可采用晚断脐。

2.二次断脐　在第一次断脐后 $24\sim48$ 小时，用碘伏或 75% 酒精消毒脐带残端，止血钳剔去气门芯（或丝线或脐带夹等），提起脐带残端，沿脐轮上缘剪去脐带残端，脐带断端消毒后用纱布覆盖，外用新生儿脐带结扎保护带包扎，对渗血者在剪去脐带残端后立即用棉签压迫止血或用云南白药粉末适量撒于脐部再用脐带卷包扎效果甚佳。$24\sim48$ 小时后拆除脐带卷。以后每日用 75% 酒精常规消毒，保持脐部清洁干燥。近年大多数文献报道二次断脐可减少脐炎的发生，缩短脐带脱落时间，二次断脐的时间主张在第一次断脐后 48 小时。

3.早产儿肺表面活性物质应用的建议　对胎龄＜32 周的早产儿，可通过气管插管给予肺表面活性物质,提高肺泡表面张力,促使肺泡尽早扩张,减少缺血缺氧对大脑的损害。某医院对 6 例胎龄＜32 周的早产儿在出生后立即在气管插管下给予牛肺表面活性物质 1～2 支,效果良好,6 例患儿均建立了自主呼吸,故建议对胎龄小的早产儿尽早用肺表面活性物质。

4.新生儿窒息复苏用氧的建议　新生儿窒息复苏指南推荐复苏时用纯氧,但目前对纯氧复苏存在较大争议。近年研究提示,用纯氧复苏的缺氧新生大鼠较用空气复苏者肺、肝脏及肾脏的损伤明显。此外氧与早产儿视网膜病变(ROP)的发生关系也引起学术界的广泛关注,众多研究认为,给氧的浓度、时间以及相对缺氧和给氧方式等均可能是引起 ROP 的原因,但吸氧浓度、吸氧时间多长才有意义,目前尚无定论。大量的证据表明,对新生儿来说,纯氧的使用可能并非最佳选择。在瑞典,临床医生被推荐运用 40％的氧气进行新生儿复苏,并视患儿情况增加或减少复苏氧气的浓度,在美国及加拿大的许多医疗机构中 100％的氧气也已不再是新生儿复苏的首选。故建议县以上医疗单位创造条件在产房添置空气-氧混合仪以及经皮氧饱和度测定仪,使早产儿在复苏中得到合适浓度的氧(以＜40％为宜)并及时使用经皮氧饱和度仪监测氧饱和度使其维持在 90％～95％。

5.羊水胎粪污染处理新概念　过去认为分娩及复苏过程中胎粪吸入可引起吸入性肺炎,为防止上述情况发生,在胎肩娩出前立即对胎儿气道进行吸引清理。但近年国外多中心的随机对照研究显示,此方法不能减少胎粪吸入综合征和其他呼吸系统疾病的发生。过去对羊水胎粪污染的新生儿分娩后一律采用气管插管下吸引胎粪,近年来的随机对照研究发现,对有活力的新生儿,气管插管吸引胎粪不能减少胎粪吸入综合征的发生率,因此,新的指南提倡对羊水胎粪污染但有活力的新生儿不采用气管插管吸引胎粪,同时强调使用胎粪吸引管。

6.新生儿药物复苏新概念　过去由于考虑到建立静脉给药途径需要时间,气管内给药迅速,故推荐首剂量肾上腺素采用气管插管的导管内给药,但近年来研究显示,气管内给药所需剂量远大于通常的推荐剂量。目前推荐静脉途径一旦建立,应尽可能静脉给药。在一般的复苏过程中已不推荐使用碳酸氢钠以防止碱中毒对心肌和脑可能产生的损害。

（徐亚莉）

第二十三章　异常分娩

第一节　产力异常

产力是分娩的动力,是将胎儿及其附属物经过产道排出体外的力量,它包括子宫收缩力、腹压及肛提肌收缩力。子宫收缩力是临产后的主要产力,贯穿于分娩全过程,而腹压和肛提肌收缩力是临产后的辅助产力,协同子宫收缩,促进胎儿及其附属物娩出,仅在子宫颈口开全后起作用,特别是在第二产程末期的作用更大,第三产程中还可促使胎盘娩出。产力是决定分娩的重要因素之一。

临产后,正常的子宫收缩力能使宫颈管消失、宫口扩张、胎先露部下降、胎儿和胎盘娩出。宫缩时是非自主性的,一旦进入产程,宫缩不依赖于子宫外的控制。临产后的宫缩具有节律性、对称性和极性、缩复作用三个特点。宫缩的节律性是临产的标志。每次宫缩都是由弱到强(进行期),维持一定时间(极期),随后从强逐渐减弱(退行期),直至消失,进入间歇期。正常宫缩起自两侧子宫角部,迅速向宫底中线集中,左右对称,再以 2cm/s 的速度向子宫下段扩散,持续时间约 15 秒,均匀协调地遍及整个子宫,此为宫缩的对称性。宫缩以宫底部最强、最持久,向下逐渐减弱,宫底部收缩力的强度几乎是子宫下段的两倍,此为宫缩的极性。每当宫缩时,子宫体部肌纤维缩短变宽,间歇期肌纤维虽然松弛变长变窄,但不能恢复到原来长度,此为缩复作用。经反复收缩,子宫体部的肌纤维逐渐变粗变短,致使子宫体部越来越厚,越来越短,而子宫下段被动扩展延长,宫腔容积逐渐缩小,迫使胎先露下降至子宫下段,直至通过宫颈将胎儿娩出。

无论何种原因致使子宫收缩丧失了节律性、对称性和极性,收缩强度或频率过强或过弱,称为子宫收缩力异常,简称产力异常,其临床表现较为复杂,尚缺乏一种简单、准确的测量方法和标准。

一、子宫收缩乏力

【病因】

子宫收缩功能取决于子宫肌源性、精神源性及激素调节体系中的同步化程度,三者之中任何一方功能异常均可直接导致产力异常。

1.产道及胎儿因素　骨盆大小和形态异常、胎儿过大或胎位异常均可形成胎盆不称,阻碍胎先露部下降,临产后若不能克服阻力或胎儿先露部不能紧贴子宫下段和子宫颈部而反射性刺激子宫收缩,致使原属正常的子宫收缩逐渐减弱,可出现继发性子宫收缩乏力,是引起难产的常见原因。

2.精神心理因素　不良的心理状态可以导致产力异常,特别是初产妇分娩时害怕疼痛、出血、发生难产等。临产前产妇这种紧张、焦虑、过早兴奋等情绪可通过中枢神经系统引发一系列不良反应,如交感神经兴奋,肾上腺素作用于子宫,可减少子宫收缩次数或发生不规则宫缩,致使产程延长或引发难产。

3.子宫因素　子宫发育不良,子宫畸形都可影响子宫收缩功能,子宫壁过度膨胀(如巨大儿、羊水过多、多胎妊娠等)可使子宫失去正常的收缩能力;子宫肌纤维变性,结缔组织增生或合并子宫肌瘤,尤其是肌壁间肌瘤时,可影响子宫收缩的对称性和极性,导致子宫收缩乏力。

4.内分泌和代谢失调　临产后产妇体内雌激素、缩宫素、前列腺素、乙酰胆碱等分泌不足,孕激素水平下降缓慢,子宫对前四者的敏感性降低,以及电解质浓度异常(如低钾、钠、钙、镁等)等均可直接影响子宫肌纤维的收缩力。胎儿肾上腺系统发育未成熟时,使胎儿胎盘单位合成与分泌硫酸脱氢表雄酮量少,致使宫颈成熟欠佳,亦可引起原发性宫缩乏力。

5.药物因素　妊娠晚期尤其是临产后使用大剂量解痉、镇静、镇痛药物,例如哌替啶、硫酸镁、地西泮、前列腺素拮抗剂等,可使子宫收缩受到抑制。行硬膜外麻醉无痛分娩或产妇衰竭时,亦可影响子宫收缩力使产程延长。

6.其他因素　产妇患有急、慢性疾病。临产后产妇休息不好,进食减少甚至呕吐,体力消耗大、过度疲劳均可致宫缩乏力。产妇尿潴留或于第一产程后期过早使用腹压向下屏气等均可影响子宫收缩。有研究发现,组织中低氧自由基水平同时伴有 Ca^{2+}-ATP 酶、细胞色素 C 氧化酶、琥珀酸脱氢酶活性降低,与子宫肌层收缩活性紊乱有关。

【临床表现和诊断】

1.协调性子宫收缩乏力(低张性)　特点是子宫收缩虽有节律性、极性和对称性,但收缩弱而无力,强度不够,持续时间短而间歇时间长。在宫缩的高峰期子宫体不隆起,以手指按压子宫底部肌壁仍可出现凹陷。根据羊膜腔内压力的测定,如宫缩时的子宫张力小于 15mmHg,则不足以使宫颈以正常的速度扩张、胎先露部不能如期下降,使产程延长,甚至停滞,故又称为低张性子宫收缩乏力。产妇可有轻度不适,一般对胎儿影响不大,但若未及时发现,导致产程拖延时间太久,则对母儿产生不良影响。协调性宫缩乏力主要见于宫颈扩张活跃期。

2.不协调性子宫收缩乏力(高张性)　是指子宫收缩缺乏节律性、对称性和极性。子宫收缩的兴奋点发自子宫的某处、多处或子宫两角的起搏点不同步,宫缩的极性倒置,此起彼伏的收缩,导致宫缩间歇期子宫壁也不能完全放松,宫缩后腹痛也不能完全缓解。产妇往往自觉宫缩强,腹痛剧烈,拒按,精神紧张,体力衰竭。由于宫缩的极性异常,影响子宫平滑肌有效的收缩和缩复,不能使宫口扩张和胎先露下降,属于无效宫缩,故又称为高张性子宫收缩乏力。多发生于潜伏期。

两种宫缩乏力的临床鉴别诊断见表 23-1。

表 23-1　协调性(低张性)与不协调性(高张性)宫缩乏力的鉴别

	协调性(低张性)宫缩乏力	不协调性(高张性)宫缩乏力
发生率	约占分娩的 4%	占 1%
发生时间	宫颈扩张活跃期多见	潜伏期多见
临床特点	无痛	有痛
	(宫缩间歇时子宫肌松弛)	(宫缩间歇时子宫肌张力仍高)
胎儿窘迫	出现晚	出现早
镇静效果	不明显	明显
缩宫素效果	良好	不佳(宫缩未恢复协调前禁用)

协调性与不协调性子宫收缩乏力,根据其发生时期分为:

(1)原发性子宫收缩乏力:系产程开始时即表现为子宫收缩乏力,往往为不协调性子宫收缩乏力,子宫颈口不能正常扩张,因多发生在潜伏期,应与假临产相鉴别。鉴别方法是给予强的镇静剂,若可以使宫缩停止则为假临产,不能停止者为原发性宫缩乏力。产妇往往有头盆不称和(或)胎位异常,胎头无法衔接,不能很好地紧贴子宫下段,以产生反射性的正常子宫收缩。临床上多表现为潜伏期延长,或宫颈扩张活跃早期延缓或停滞。

(2)继发性子宫收缩乏力:系临产初期子宫收缩正常,但至宫颈扩张活跃晚期或第二产程时,子宫收缩减弱,临床上往往表现为协调性宫缩乏力。此种情况常见于持续性枕横位与枕后位,或中骨盆平面狭窄。

诊断宫缩乏力不仅应从临床上进行观察,包括子宫收缩微弱、产程延长情况、对母婴的影响,还需对宫缩开始的形式、内压、强度、频率、持续时间、内压波形等诸多因素全面了解。①宫缩周期(开始收缩至下次开始收缩为一周期):随分娩进展不断变化,如周期延长(>5分钟)可诊断宫缩乏力;②宫缩程度:分娩开始为30mmHg,第二产程为50mmHg,如宫缩在25mmHg以下,并且反复、持续较长时间,可诊断为宫缩乏力。

【对母儿的影响】

1.对母体的影响　由于子宫收缩乏力,产程延长,产妇往往休息较差,进食少,体力消耗大,出现疲惫、烦躁、口干唇裂、皮肤弹性差等脱水、电解质紊乱现象,并可能合并酸中毒、肠胀气、尿潴留等。第二产程延长,产道受压过久甚至发生尿瘘、粪瘘。产程延长若伴有胎膜破裂时间较长,且有多次肛查及阴道检查,加之产妇一般情况较差,体质虚弱,则容易发生细菌逆行感染,导致子宫收缩乏力、产后出血、产褥感染的发生。若医务人员不恰当的使用,甚至违规使用缩宫素可导致子宫破裂,危及母儿生命。

2.对胎儿的影响　产程延长伴有胎膜破裂过久、羊水流尽,致使胎儿与子宫壁间的脐带受压;不协调性宫缩乏力时宫缩间歇期子宫不能完全放松等因素可妨碍子宫胎盘循环;或伴有阴道逆行性感染时容易发生胎儿窘迫;出生后易发生新生儿肺炎、新生儿败血症、缺氧缺血性脑病等严重并发症。胎儿宫内缺氧还可造成颅内出血。子宫收缩乏力导致产程延长者除需剖宫产以外,阴道手术助产率也相应增加。胎儿宫内缺氧时行阴道手术助产可引起新生儿产伤,尤其加重新生儿颅内出血的发生。

【预防及处理】

1.预防　应对孕妇进行产前教育,使孕妇了解妊娠及分娩的生理过程。分娩时,对产妇多作解释和具体指导,解除产妇思想顾虑和恐惧心理,做好耐心的解释工作,以增强信心,可以预防精神心理因素所导致的宫缩乏力。目前推行的"导乐分娩"和"家庭化产房"对减少产妇焦虑,稳定情绪,保持正常的产力很有益处。产程中应注意改善全身情况,加强护理,鼓励多进高能量饮食,及时补充水分和营养,必要时可静脉给予5%～10%葡萄糖液500～1000ml及维生素C 1～2g。伴有酸中毒时应补充5%碳酸氢钠,低钾血症时应给予氯化钾静脉缓慢滴注。补充钙剂可提高子宫肌球蛋白及腺苷酶活性,增加间隙连接蛋白数量,增强子宫收缩。要正确使用镇静剂,产妇疲劳时可予以地西泮10mg静脉推注,或哌替啶100mg肌内注射,也可肌内注射苯巴比妥钠0.1～0.2g。产妇在得到充分休息后,子宫收缩可以转强,有利于产程进展。产程中还应督促产妇及时排尿,对膀胱过度充盈而有排尿困难者应予以导尿,以免影响子宫收缩。

2.处理　当出现宫缩乏力时应积极寻找原因,首先考虑有无头盆不称以及严重的胎位异常,如能除外明显的头盆不称及严重胎位不正后才考虑加强宫缩;其次检查宫缩是否协调,若系不协调宫缩乏力应先予以强镇静剂如哌替啶100mg或吗啡10mg肌内注射,地西泮10mg静脉推注使产妇充分休息,宫缩转协调后才能使用其他方法加强宫缩。

(1)协调性子宫收缩乏力

1)温肥皂水灌肠:临产后宫口扩张3cm以下而胎膜未破裂者,可予以温肥皂水灌肠以促进肠蠕动,排除粪便和积气,反射性刺激子宫收缩。

2)人工破膜:宫口扩张 3cm 以上,产程进展延缓或停滞而无明显头盆不称或严重的胎位异常者,可行人工破膜以利胎头下降而直接压迫子宫下段及宫颈,反射性加强子宫收缩而促进产程进展。但破膜前必须先做阴道检查,特别对胎头未衔接者应除外脐带先露,以免破膜后发生脐带脱垂。破膜时间应在两次宫缩之间,推荐在下次宫缩即将开始前这一段时间进行,此时宫腔压力不大,破膜后手指应停留在阴道内,依靠随即而来的宫缩使胎头下降,占据骨盆入口,经过 1～2 次宫缩待胎头入盆后,再将手指取出,以防羊水流出过速而将脐带冲出引起脐带脱垂。

Bishop 用宫颈成熟度评分法(表 23-2),估计人工破膜加强宫缩措施的效果,该评分法满分为 13 分,若产妇得分≤3 分,人工破膜均失败,应该用其他方法;4～6 分的成功率约为 50%,7～9 分的成功率约为 80%,>9 分均成功。

表 23-2　Bishop 宫颈成熟度评分法

指标	分数			
	0	1	2	3
宫口开大(cm)	0	1～2	3～4	5～6
宫颈管消退(%)	0～30	40～50	60～70	80～100
先露位置	-3～2	-1～0	+1～+2	
宫颈硬度	硬	中	软	
宫口位置	后	中	前	

3)缩宫素的应用:在处理协调性子宫收缩乏力时,正确的使用缩宫素十分重要。使用前应除外明显的头盆不称、胎位不正(额位、颏后位、高直后位、前不均倾位等)以及胎儿窘迫。缩宫素可以刺激子宫平滑肌收缩,还可使乳腺导管的肌上皮细胞收缩,外源性缩宫素在母体血中半衰期为 1～6 分钟,可以迅速灭活。当产程中出现协调性子宫收缩乏力而需使用缩宫素加强宫缩时,需掌握低浓度、慢速度及专人守护的原则,具体方法如下:因缩宫素与其受体结合后才能发挥加强宫缩的作用,若用量过大,大部分不能与受体结合,且因足月妊娠子宫对缩宫素的敏感性增加,故主张从小剂量开始给药,即将缩宫素 2.5U 加入 5% 葡萄糖液 500ml 中静脉滴注,每毫升溶液中含缩宫素 5mU,开始以每分钟 8 滴(相当于 2mU/min)缓慢滴注,然后根据子宫收缩的反应程度调整,直至达到有效剂量,出现有效宫缩,通常不超过 10mU/min(30 滴/min),最大滴注速度不能超过 20mU/min,当宫缩达到间隔 2～3 分钟,持续 40～60 秒,宫腔内压为 50～60mmHg 时即为有效宫缩,即以最低有效浓度维持有效宫缩。按照分娩生理规律,潜伏期应调整宫缩间隔为 3～4 分钟,活跃期 2～3 分钟,第二产程不少于 2 分钟。用缩宫素静滴时,必须有经过训练、熟悉该药物性质并能处理并发症的医务人员在旁专门观察,定时听诊胎心音,守候宫缩,有条件者行电子胎心监护,若发现宫缩过强,应立即调整滴速;若出现痉挛性宫缩或胎心异常,须立即停止滴注;若持续用药 2～4 小时产程仍无进展,则往往并非由产力异,常引起,应重新估计有无头盆不称及胎位不正。

有以下情况者应慎用或禁用缩宫素:头盆不称;子宫过度膨胀(如巨大儿、羊水过多、多胎妊娠);胎位异常(如肩先露、额位、颏后位、高直后位、前不均倾位等);前置胎盘;胎盘早剥;早产(可使新生儿高胆红素血症增加);胎儿宫内窘迫;高龄初产妇;有子宫或子宫颈手术病史(如剖宫产瘢痕子宫、子宫肌瘤剔除术后、子宫颈修补术后等)。

缩宫素使用的并发症有:①缩宫素过敏:产妇对缩宫素极度敏感而引起子宫强直收缩,短期内可导致胎儿窘迫或死亡,母体发生子宫破裂,是应用缩宫素最严重的并发症。为准确了解缩宫素进入产妇血循环的时间,在将缩宫素加入输液瓶内摇匀后,先放掉橡皮管中不含缩宫素的液体,然后输入含有缩宫素的溶液,当缩宫素溶液进入产妇静脉时,应注意观察宫缩是否立即开始,若呈强制性收缩(宫缩持续1分钟以上不消失),提示产妇对缩宫素过于敏感,应立即停止滴注,并给予乙醚麻醉或宫缩抑制剂使子宫放松。如1‰肾上腺素1ml加入5%～10%葡萄糖溶液250ml内静脉滴注,滴流速度不超过5μg/min,或25%硫酸镁20ml加入等量5%～10%葡萄糖溶液缓慢静脉推注。②胎膜已破的产妇,特别是羊水中混有胎粪的经产妇,缩宫素致宫缩过强时可能发生羊水栓塞。③第三产程时静脉中快速大量推注缩宫素,可能导致心律失常及低血压。④持续大量静脉滴注缩宫素,特别是大量静脉补液时,由于缩宫素的抗利尿作用,使水的重吸收增加,可有水中毒的表现,即先有尿量减少,数小时后出现昏迷和抽搐。

低浓度的缩宫素静脉滴注是比较安全的使用方法,过去常用缩宫素滴鼻,但由于浓度和吸收量的不可控性目前已被放弃。除非胎头拨露,已经着冠,仅差2～3次阵缩胎儿即可娩出,产妇又无力向下屏气时,可用缩宫素1～2滴滴鼻,即使有较强的宫缩,也因胎儿即将娩出或以出口产钳牵引娩出而不致受到损害。但无经验者仍以不采用此法为宜。

4)地西泮的应用:地西泮能松弛宫颈平滑肌,软化宫颈,促进宫口扩张,同时可以降低母体交感神经系统的兴奋性,使子宫血管张力下降,有助于改善子宫的血液循环。同时,其镇静、抗焦虑及催眠作用可以缓解产妇的紧张情绪及疲惫状态,进而减少产妇体内儿茶酚胺的分泌,有助于加强子宫收缩,适用于宫口扩张缓慢及宫颈水肿时。常用方法为10mg静脉推注,间隔4～6小时可重复使用,与缩宫素联合应用效果更加,此法安全有效,国内比较常用。近年来,间苯三酚(商品名斯帕丰)也广泛使用于产程中,其作用于产程的药物机制与地西泮相似,甚至有学者认为其作用较地西泮更为明显,常用方法为80mg静脉推注。

5)前列腺素:常用的前列腺素类药物有米索前列醇、卡孕栓及PGE₂凝胶等,临床上多用于促宫颈成熟,在宫颈条件差的足月妊娠引产中,使用前列腺素引产成功率显著高于缩宫素引产。由于前列腺素可能引起过强的宫缩及恶心、呕吐、头痛、心动过速、视力模糊及浅静脉炎等副反应,因此,宫缩乏力时使用前列腺素应严密观察产妇反应及出现过强宫缩。常用的方法包括口服、静脉滴注或局部应用,静脉滴注的剂量为PCE 20.5μg/min或PGF₂ 0.5μg/min。

此外,针刺合谷、三阴交、太冲、支沟等穴位也可以增强宫缩轻度。

在第一产程中,若经上述处理产程仍无进展或出现胎儿窘迫征象时,应及时行剖宫产术。第二产程若头盆相称出现宫缩乏力,可静滴缩宫素加强产力,同时指导产妇配合宫缩屏气用力,争取经阴道自然分娩;若出现胎儿窘迫征象应尽早结束分娩,胎头双顶径已通过坐骨棘平面且无明显颅骨重叠者可行低位产钳术或胎头吸引术助产分娩;否则,应行剖宫产术。第三产程为预防产后出血,当胎儿前肩娩出后,立即宫体注射缩宫素20U,胎儿娩出后再以20U加入5%葡萄糖液500ml中静滴,以增强宫缩,促使胎盘剥离、娩出及子宫血窦关闭。产程长、破膜时间长及手术产者,应予以抗生素预防感染。

(2)不协调性子宫收缩乏力:处理原则是调节子宫收缩,使其恢复正常节律性及极性。应给予适量镇静药物,如哌替啶100mg或吗啡10mg肌注(限于估计胎儿在4小时内不会娩出者),或安定10mg缓慢静推,使产妇能熟睡一段时间,醒后多能恢复协调性子宫收缩,使产程得以顺利进展。需要注意的是,在未恢复协调性子宫收缩前,禁用缩宫素,以免加重病情。对伴有胎儿窘迫征象、明显头盆不称者则禁用强镇静剂,宜早行剖宫产。不协调性子宫收缩乏力难以纠正者也应尽早剖宫产终止妊娠。

二、子宫收缩过强

(一)协调性子宫收缩过强
【临床表现和诊断】
子宫收缩的节律性、对称性和极性均正常,但子宫收缩力过强、过频,10分钟以内有5次或5次以上宫缩,羊膜腔内压大于 50mmHg。如产道无阻力,宫口可迅速开全,分娩在短时间内结束。若宫口扩张速度>5cm/h(初产妇)或>10cm/h(经产妇),总产程<3 小时结束分娩,称为急产,经产妇多见。若伴有头盆不称、胎位异常或瘢痕子宫,有可能出现病理性缩复环或发生子宫破裂。

【对母儿的影响】

1.对产妇的影响　初产妇可因宫颈、阴道、会阴在短期内扩张不满意造成严重撕裂,个别宫颈坚韧者甚至可发生子宫破裂,且产后又可因子宫肌纤维缩复不良而发生产后出血。若产程过快而使接产准备不及,消毒不严,可引起产褥感染。宫缩过强导致宫腔压力增高,可增加羊水栓塞发生的风险。

2.对胎儿及其新生儿的影响　子宫收缩过频、过强影响子宫血流及胎儿血的氧化,可引起胎儿宫内窘迫甚至死亡。胎儿娩出过快,而软产道未充分扩张,阻力较大,可导致新生儿颅内出血、骨折和臂丛神经损伤。另外,由于来不及充分准备,或来不及到医院分娩,可因急产而造成不消毒分娩、坠地分娩等意外情况发生。

【预防及处理】

有急产史的孕妇,需在预产期前 1~2 周应提前住院待产。临产后不应灌肠。提前做好接产及抢救新生儿窒息的准备。胎儿娩出时,勿使产妇向下屏气。若急产来不及消毒及新生儿坠地者,新生儿应肌注维生素 K_1 10mg 预防颅内出血,并尽早肌注精制破伤风抗毒素 1500U。产后应仔细检查宫颈、阴道、外阴,若有撕裂应及时缝合。若属未消毒的接产,应给予抗生素预防感染。

此类异常强烈的宫缩很难被常规剂量的镇静剂抑制,剂量过大又对胎儿不利。若因严重头盆不称、胎先露或胎位异常出现梗阻性难产并导致子宫收缩过强时,子宫下段过度拉长变薄,子宫上下段交界部明显上移形成病理性缩复环。此为先兆子宫破裂的征象,应及时处理,可予乙醚麻醉紧急抑制宫缩而尽快行剖宫产术,否则将发生子宫破裂,危及母儿生命。

(二)不协调性子宫收缩过强

【临床表现和诊断】

1.强直性子宫收缩　子宫内口以上部分的子宫肌层处于强烈痉挛性收缩状态,多系分娩发生梗阻、缩宫药物应用不当或胎盘早剥血液浸润肌层所引起。产程中产妇表现为烦躁不安,持续性腹痛,拒按。胎位扪不清,胎心听不清。有时可出现病理性缩复环、肉眼血尿等先兆子宫破裂征象。

2.子宫痉挛性狭窄环　子宫局部肌肉强直性收缩形成的环状狭窄,围绕胎体某一狭窄部,如胎颈、胎腰。其发生原因尚不清楚,偶见于产妇精神紧张、过度疲劳、早期破膜、不恰当地应用宫缩剂或粗暴的宫腔内操作。狭窄环多发生于子宫上下段交界处,亦可发生在子宫任何部位,这种情况应与先兆子宫破裂的病理性缩复环相鉴别。由于痉挛性狭窄环紧卡宫体,胎先露难以下降反而上升,子宫颈口不扩大反而缩小,产妇持续腹痛,烦躁不安,产程停滞。经阴道内触诊,可扪及子宫腔内有一坚硬而无弹性环状狭窄,环的位置不随宫缩而上升。

【对母儿的影响】

1.对产妇的影响　不协调性子宫收缩过强形成子宫痉挛性狭窄环或强直性子宫收缩时,可导致产程延长和停滞。同时,宫缩过强可增加羊水栓塞、软产道裂伤、胎盘滞留、产后出血、子宫破裂等的风险。

2.对胎儿的影响　不协调性子宫收缩过强可致产程停滞、胎先露不下降,子宫胎盘血流障碍,从而引起胎儿宫内窘迫及新生儿窒息,严重者直接导致死胎或死产。

【处理】

1.强直性子宫收缩　发现子宫强直性收缩时应立即停用宫缩剂,停止阴道内、宫腔内操作,给予产妇吸氧的同时应用宫缩抑制剂如 1% 。肾上腺素 1ml 加入 5%~10% 葡萄糖溶液 250ml 内静脉滴注,滴流速度不超过 5μg/min,或用 25％硫酸镁溶液 20ml 加等量 5％～10％葡萄糖溶液静脉缓推。若估计胎儿在 4 小时内不会娩出亦可给予强镇静剂,如哌替啶 100mg 肌注。在抑制宫缩的时候应密切观察胎儿安危。若宫缩缓解、胎心正常,可等待自然分娩或经阴道手术助产。若宫缩不缓解,已出现胎儿窘迫征象或病理性缩复环者,应尽早行剖宫产;若胎死宫内,应先缓解宫缩,随后经阴道助产处理死胎,以不损害母体为原则。

2.子宫痉挛性狭窄环　胎心无明显变化时可采取期待疗法,停止宫腔内操作,给予镇静止痛药物,如吗啡、哌替啶等,在充分休息后狭窄环多能自行消失。如有胎儿窘迫则可用宫缩抑制剂如肾上腺素、利托君、硫酸镁,亦可用氟烷、乙醚等吸入麻醉使环松解,舌下含硝酸甘油0.6mg,吸入亚硝酸异戊酯 0.2ml 有时也可使狭窄环放松。凡能松解者在宫口开全后可经阴道助产结束分娩,若缩窄环仍不放松并出现胎儿窘迫征象,则应及时剖宫产终止妊娠。

(周厚菊)

第二节　产道异常

产道分为骨产道(骨盆)及软产道(子宫下段、宫颈、阴道)两部分,临床上产道异常以骨产道多见。

一、骨产道异常

骨盆形态异常或径线过短可直接影响胎儿顺利娩出,是造成难产的主要原因之一。但在分娩中除与骨盆形状、大小有关外,与产力、胎儿大小、胎位及胎头的可塑性皆有密切关系。即使骨盆正常,胎儿过大或胎位不正,分娩也会遇到困难。相反,骨盆轻度狭小,胎儿一般大小,胎位正常,产力良好也可顺利经阴道娩出。因此不能只从骨盆测量的数值孤立地去估计分娩的难易。

骨盆的大小与形态是造成难产的首要因素,是导致头盆不称及胎位异常最常见的原因,因此在对分娩预后作出估计时首先要了解骨盆是否有异常。骨盆异常可以分为骨盆狭窄和骨盆畸形两大类,前者较后者多见。

(一)骨盆狭窄

骨盆的任何一个径线或几个径线小于正常者为骨盆狭窄,可有一个平面狭窄或多个平面同时狭窄。造成狭窄骨盆的原因有先天性发育异常、出生后营养、疾病和外伤等因素。当某一径线短小时需要观察同一平面其他径线的大小,再结合整个骨盆的大小与形态全面衡量,才能对这一骨盆在难产中所起的作用做出比较正确的估计。

【骨盆狭窄的程度】

目前有关骨盆狭窄的程度的划分尚无统一的划分标准,主要是对骨盆测量的方法和意见不一致。骨盆的测量可以有三种方法,即临床测量、X 线测量以及超声测量。由于 X 线可能对胎儿产生危害,目前多数人不主张用 X 线测量骨盆,至少不应常规应用。超声测量在临床上尚未普及。故临床测量仍然是衡量骨盆大小的主要方法。外测量因受到骨质厚薄的影响,故有时须加以矫正,特别是骨盆入口面的骶耻外径受骨质的影响最大,故应做手腕围测量,了解骨质的厚薄加以校正,或以内测量对角径(不受骨质增厚的影响)加以核对。

骨盆狭窄的程度一般分为三级:

Ⅰ级,临界性狭窄,即径线处于临界值(正常与异常值之交界),需谨慎观察此类产妇的产程,但绝大多数病例可自然分娩；

Ⅱ级，相对性狭窄，包括的范围较广，分为轻、中、重度狭窄三种，此种病例需经过一定时间的试产后才能决定是否可能由阴道分娩，中度狭窄时经阴道分娩的可能性极小；

Ⅲ级，绝对性狭窄，无阴道分娩的可能，必须以剖宫产结束分娩。

1.入口平面狭窄　因入口面前后径狭窄较横径狭窄多见，故按入口面前后径长短将骨盆入口面狭窄分为3级。

2.中骨盆平面狭窄　中骨盆狭窄常表现为横径短小，因而坐骨棘间径（中骨盆横径）甚为重要，但临床上难以测量，只得用米氏菱形窝横径加1cm来估计。中骨盆后矢状径可以坐骨切迹底部宽度估计，中骨盆前后径可经阴道检查直接测量。

严格地讲，中骨盆除前后径可以直接测得外，坐骨棘间径与后矢状径均需X线摄片测量，在无条件进行X线测量时，可用以下几项临床检查指标估计中骨盆狭窄以及狭窄程度：

（1）坐骨棘明显突出。

（2）坐骨切迹宽度小于2横指（＜4.5cm）。

（3）耻坐径≤8.0cm。

（4）坐骨结节间径（出口面横径）≤7.5cm。

若有以上两项情况存在，可能为中骨盆临界性狭窄，若有3～4项存在，则多为相对性狭窄。

3.出口平面狭窄　骨盆出口的径线以坐骨结节间径与后矢状径的临床意义最大，尤以前者更为重要。如坐骨结节间径较短，耻骨弓角度变锐，出口平面前部可利用面积减少，如后矢状径有足够的长度，可以补偿坐骨结节间径之不足，胎儿仍有可能娩出。但若坐骨结节间径过于短小（≤6.0cm）时，即使后矢状径再大也无法补偿。对出口平面狭窄的分级，除需测量坐骨结节间径、坐骨结节间径＋后矢状径外，还应参考出口面前后径的大小。出口面前后径则为耻骨联合下至骶尾关节之直线距离，也是胎头必须经过的出口，若此径线短小时，胎头常需处于枕横位以双顶径通过此径线。正常为11.8cm，最短不能少于10cm。

【骨盆狭窄的分类】

按骨盆狭窄平面分类

（1）骨盆入口平面狭窄：大多数表现为入口平面前后径狭窄，即扁平型狭窄。

（2）中骨盆-出口平面狭窄：此处所指的出口狭窄是指骨质围绕的出口面狭窄，由于它与中骨盆非常接近，大小形态相似，甚至略小于中骨盆，是阴道分娩的最后一关，故出口狭窄也提示中骨盆狭窄。因此，Benson提出中骨盆-出口面难产的概念。

中骨盆-出口狭窄又称漏斗型狭窄，分为3种：①中骨盆及出口面横径狭窄：骨盆两侧壁内聚，常见于类人猿型骨盆。②中骨盆及出口面前后径狭窄：骨盆前后壁内聚，多系骶骨为直型的单纯性扁平型骨盆。③混合型：中骨盆及出口面的横径与前后径均狭窄，骨盆两侧壁及前后壁均内聚，常见于男性型骨盆。①和③两型骨盆易发生持续性枕后位，因为类人猿型及男型骨盆入口前半部狭小，后半部宽大，胎头常以枕后位入盆，但胎头纵径难以在横径狭窄的中骨盆平面向前旋转135°成为枕前位。②型骨盆入口面多呈扁形，胎头以枕横位入盆，由于中骨盆前后径狭窄而横径正常，因此胎头持续于枕横位，甚至直达盆底。若胎儿不大，还可能徒手将胎头旋转至枕前位娩出；若胎儿稍大则容易发生梗阻性难产，需以剖宫产结束分娩。

中骨盆-出口狭窄而入口面正常的漏斗型狭窄骨盆，胎头多能衔接入盆，但抵达中骨盆后胎头下降缓慢甚至停滞。临床表现为第一产程前半段正常，而第一产程末宫颈扩张延缓或停滞，第二产程延长。因此，当宫颈已开全，胎先露下降至坐骨棘水平以下停滞，应注意是否漏斗型骨盆狭窄，胎头是否为持续性枕横位或枕后位。此时绝不可被胎头严重的变形和水肿所造成的胎头已进入盆底的假象所蒙蔽,而盲目地决定由阴道助产,否则将给母儿带来极大的危害。故若系漏斗型骨盆狭窄,不宜试产太久,应放松剖宫产指征,严重狭窄者应行选择性剖宫产。

(3)入口、中骨盆及出口均狭窄(均小型狭窄):骨盆入口、中骨盆及出口平面均狭窄时,称均小型骨盆。可分为三种类型:①骨盆形态仍保持女性骨盆的形状,仅每个平面径线均小于正常值 1～3cm。均小骨盆多见于发育差身材矮小的妇女;②单纯性扁平骨盆,其三个平面的前后径均缩短。③类人猿型骨盆,三个平面的横径均小。三者中以①型多见,此型骨盆虽各个径线稍小,若胎儿不大,胎位正常,产力强,有时也可经过阴道分娩。但大多数由于全身体格发育不良,往往出现子宫收缩乏力,需手术助产。如胎儿较大、或胎头为持续性枕后位或枕横位时,则难产机会更大。故对均小型骨盆的产妇剖宫产指征也不宜掌握过紧。

(二)骨盆形态异常

骨盆形态异常也称骨盆畸形,分为三类:①发育性骨盆异常;②骨盆疾病或损伤;③因脊柱、髋关节及下肢疾患所致的骨盆异常。

1.发育型骨盆异常 骨盆发育过程中,受种族、遗传、营养等因素的影响,其形态、大小因人而异,Shapiro 根据骨盆形态不同分为四种类型:女型、男型、扁平型和类人猿型。实际上完全符合这四种形态的骨盆并不多见,而大多数为它们的混合型。骨盆四种基本形态的特点如下:

(1)女型骨盆:最常见,即所谓正常型骨盆。骨盆入口面横径较前后径略长,呈横椭圆形。有利于分娩,胎头多以枕前位或枕横位入盆。但是,若骨盆腔均匀地狭窄,则为均小骨盆,不利于分娩。

(2)男型骨盆:骨盆入口面呈鸡心形或楔形,两侧壁内聚,耻骨弓小,坐骨棘突出,坐骨切迹窄,坐骨棘间径小于 9cm,骶骨下 1/3 向前倾,使出口面前后径缩短,故骨盆前后壁也内聚,形成所谓漏斗型骨盆。这种类型骨盆最不利于胎头衔接,胎头多以枕横位或枕后位入盆,因中骨盆前后径及横径均短小,不利于胎头旋转和下降,故常出现持续性枕横位或枕后位,其中不少需行剖宫产。

(3)扁平型骨盆:扁平型骨盆入口面前后径短,横径相对较长,呈横的扁圆形。骨盆浅,侧壁直立,耻骨联合后角及耻骨弓角均宽大,坐骨棘稍突,坐骨棘间径较大,坐骨切迹较窄,骶骨宽而短。胎头常以枕横位入盆,一旦通过入口面,分娩即有可能顺利进行。

(4)类人猿型骨盆:人猿型骨盆各平面前后径长,横径短,呈纵椭圆形。骨盆深,侧壁直立,稍内聚,坐骨棘稍突,坐骨棘间径较短,坐骨切迹宽大,骶骨较长。胎头常以枕后位入盆,并持续于枕后位,若产力好,胎儿不大,胎头下降至盆底可转为直后位娩出。

2.骨盆疾病或损伤

(1)佝偻病骨盆:因儿童期维生素 D 供应不足或长期缺乏太阳照射所致,佝偻病骨盆的形成主要是由于患者体重的压力及肌肉韧带对骨盆牵拉的机械作用,其次是骨盆骨骼在发育过程中的病理改变,现已极少见。佝偻病骨盆的主要特征:骶骨宽而短,因集中承受自身躯干重量的压力而前倾,骶岬向骨盆腔突出使骨盆入口面呈横的肾形,前后径明显变短。若骶棘韧带松弛,则骶骨末端后翘,仅入口面前后径缩短;若骶棘韧带坚实,则骶骨呈深弧形或钩形,使入口面及出口面前后径均缩短;骨盆侧壁直立甚至外展,出口横径增大。佝偻病骨盆变形严重,对分娩极为不利,故不宜试产。

(2)骨软化症骨盆:维生素 D 缺乏发生于骨骺已闭合的成年人时称骨软化症。因受躯干重量的压力和两侧股骨向上内方的支撑力,以及邻近肌群、韧带的牵拉作用。骨软化症骨盆的主要特征:发生高度变形,但不成比例;骨盆入口前后径、横径均缩短而呈"凹三角形",中骨盆显著缩小,出口前后径也严重缩小。胎儿完全不能经阴道分娩,即使胎儿已死,由于胎头无法入盆,也不能经阴道行穿颅术,只能行剖宫取胎术。

骨软化症骨盆已极为罕见。

（3）骨盆骨折：多发生于车祸或跌伤后。骨折部位多见于双侧耻骨横支、坐骨支及骶骨翼。严重骨盆骨折愈合后可后遗骨盆畸形及明显骨痂形成，妨碍分娩。骨盆骨折愈合骨盆摄片很重要，可为今后妊娠能否经阴道分娩提供依据。妊娠后，应仔细作内诊检查明确骨盆有无异常，应慎重决定是否试产。

（4）骨盆肿瘤：罕见。骨软骨瘤、骨瘤、软骨肉瘤皆有报道。可见于骨盆后壁近骶髂关节处，肿瘤向盆腔突出，产程中可阻碍胎头下降，造成难产。

3.脊柱、髋关节或下肢疾患所致的骨盆异常

（1）脊柱病变性畸形骨盆：脊柱病变多由骨结核引起，可导致两种畸形骨盆。

1）脊柱后凸（驼背）性骨盆：主要是结核病及佝偻病所引起。脊柱后凸部位不同对骨盆影响也不同，病变位置越低，对骨盆影响越大。若后凸发生在胸椎，则对骨盆无影响；若后凸发生在胸、腰部以下，可引起中骨盆及出口前后径及横径均缩短，形成典型漏斗型骨盆，分娩时可致梗阻性难产。由于脊柱高度变形，压缩胸廓，使胸腔容量减少，增加了对心肺的压力，肺活量仅为正常人的一半，右心室必须增大压力以维持因妊娠而日益增加的肺血流量，以致右心室负荷增加，右心室肥大，因此，驼背影响心肺功能，孕晚期及分娩时应加强监护，以防发生心衰。

2）脊柱侧凸性骨盆：若脊柱侧凸累及脊柱胸段以上，则骨盆不受影响；若脊柱侧凸发生在腰椎，则骶骨向对侧偏移，使骨盆偏斜、不对称而影响分娩。

（2）髋关节及下肢病变性骨盆：髋关节炎（多为结核性）、脊髓灰质炎致下肢瘫痪萎缩、膝或踝关节病变等，如在幼年发病可引起跛行，步行时因患肢缩短或疼痛而不能着地，由健肢承担全部体重，结果形成偏斜骨盆。由于患侧功能减退，患侧髂翼与髋骨发育不全或有萎缩性变化，更加重了骨盆偏斜程度。妊娠后，偏斜骨盆对分娩不利。

【骨产道异常的诊断】

1.病史 若有以下病史，如佝偻病、骨质软化症、小儿麻痹症、脊柱及髋关节结核、严重的胸廓或脊柱变形、骨盆骨折以及曾有剖宫产、阴道手术助产、反复发生臀先露或横位的经产妇、死产、新生儿产伤等，应仔细检查有无骨盆异常。

2.体格检查

（1）一般检查：身材矮小，低于145cm的产妇，患骨盆均小型狭窄的可能性较大。体格粗壮，颈部较短，骨骼有男性化倾向者，不但因其骨质偏厚影响骨盆腔大小，也易伴有漏斗型狭窄。双下肢不等长，可导致骨盆畸形，故应仔细检查有无影响骨盆形态的下肢或脊柱疾病，有无佝偻病或骨盆骨折的后遗症等。

（2）骨盆测量

1）骨盆外测量：由于受骨盆的骨质厚薄及内展、外翻等生理因素等影响，骨盆外测量并不能真实反映产道大小，故有学者主张淘汰不用。但多数学者认为骨盆外测量方法简单易行，可初步了解骨盆大小，仍可供临床参考。

①骶耻外径<18cm，提示入口面前后径狭窄，往往为扁平骨盆。

②坐骨结节间径<7.5cm，应考虑出口横径狭窄，往往伴中骨盆狭窄。

③坐骨结节间径+后矢状径<15cm 或耻骨弓角度呈锐角且耻骨弓低者，也提示出口狭窄。

④米氏菱形不对称，各边不等长者，可能为偏斜骨盆。

⑤骨盆外测量各径线均小于正常值2cm或更多者，提示均为小骨盆狭窄。

骨盆外测量时，应该注意：①测量髂前上棘间径和髂棘间径时测量器两端应置于解剖点的外缘，以免测量器滑动产生误差。②测量骶耻外径时，测量器的一端应在耻骨联合前方尽量靠近阴蒂根部，避免滑入

耻骨联合上缘内产生误差。③骨质厚薄对于外测量径线的可靠性有直接影响。若外测量为同一数值,骨质薄的较骨质厚的妇女其骨盆内腔要大些。用带尺围绕右尺骨茎突及桡骨茎突测出前臂下段周径(简称手腕围),可作为骨质厚薄的指数。我国妇女平均指数为14cm,大于14cm者骨质偏厚,小于14cm者骨质偏薄。当手腕围为14cm时,骨盆入口前后径=骶耻外径-8cm,手腕围每增加1cm骶耻外径要多减0.5cm,手腕围每减少1cm骶耻外径要少减0.5cm。④骨盆出口径线的测量不受骨质厚薄的影响,测量时两手大拇指内面应紧贴耻骨坐骨支的内面,由上而下寻找坐骨结节,一过坐骨结节两大拇指内面即无法停留在耻骨坐骨支内面,因此两手大拇指最后能停留处即为坐骨结节间径测量处。坐骨结节间径不但表明了骨盆出口横径的长度,也可间接了解中骨盆横径大小。

2)骨盆其他外部检查

①米氏菱形区:米氏菱形区之纵径正常为10.5cm,若超过此值,表示骨盆后部过深;横径正常为9.4cm,若短于此值表示中骨盆横径可能缩短。米氏菱形区上三角正常高值应为4～5cm,≤3cm者则骨盆入口面形态偏扁(前后径缩短),若上三角消失,则为严重的佝偻病。

②骨盆倾斜度:凡孕产妇有以下表现者要怀疑骨盆倾斜度过大。

a.孕产妇腹壁松弛,子宫向前倾斜呈悬垂腹,多发生于经产妇,现已少见。

b.背部腰骶椎交界处向内深陷,骶骨上翘。

c.腹部检查胎头有可疑骑跨现象,即胎头虽高于耻骨联合水平,但以手按压可将其推至耻骨联合水平,如以手按压可将其推至耻骨联合水平以下,这并不表示头盆不称,而因骨盆倾斜度过大时,胎头不能适应骨盆入口面的方向所造成。

d.耻骨联合低,产妇平卧时,耻骨联合下缘接近产床平面,检查者常怀疑耻骨联合过长,实则是由于骨盆倾斜度过大所造成。

3)骨盆内测量:骨盆外测量时如怀疑有骨盆狭窄,应在妊娠晚期或临产后进行骨盆内测量。内测量须经消毒外阴及阴道后戴消毒手套中指、食指经阴道检查进行测量。

①对角径:是从耻骨联合下缘到骶岬的距离,正常值为12.5～13.0cm。对角径减去1.5cm即等于骨盆入口面前后径,即真结合径。

②坐骨棘间径:又称中骨盆横径,此径不易测量,可采用以下方法:a.用德利(De-Lee)氏中骨盆测量器测量,但因此器末端难以固定,故不易检查准确;b.有人提出在内诊时手指触及一侧坐骨棘后向另一侧横扫,以手指数估计其长度,但也不够准确。

无法确切了解坐骨棘间径时可采取临床估计方法:a.可考虑以髂后上棘间径即米氏菱形区横径,加1cm作为坐骨棘间径;b.更简便的方法是将坐骨棘突出程度划分为三级以表示坐骨棘之长短,Ⅰ级——坐骨棘较平坦,相对坐骨棘间径较长,Ⅱ级——坐骨棘中等突出,坐骨棘间径也为中等长度,Ⅲ级——坐骨棘尖锐突出,坐骨棘间径短小;c.参考坐骨结节间径长度。

③中骨盆前后径:先确定骶尾关节,然后用内诊指尖循此关节向上,越过骶骨第5节约1cm,此处即第4与第5骶椎交界处为测量的后据点,前据点仍为耻骨联合下缘。中骨盆前后径平均值为12.2cm。

④中骨盆后矢状径:此径无法直接量,但可以坐骨切迹底部宽度代表之,能容3横指为正常;若≤2横指表示中骨盆后矢状径明显缩短。切迹之宽窄以肛查指诊较为准确,阴道检查不易触及,特别是初产妇。

⑤耻骨联合后角:此角应大于156°,检查时如感觉耻联后角较宽大表示系女型骨盆,如较小则为猿型或男型骨盆。

(3)骨盆的判断:综上所述,临床可借助下列情况以确定中骨盆的狭窄:

1)坐骨棘突出Ⅱ级或Ⅲ级。

2）坐骨切迹底部宽度<4.5cm（<2横指）。

3）坐骨结节间径≤7.5cm，其中两项或以上即可诊断为中骨盆狭窄。

肛诊了解骨盆后半部的情况常比阴道检查更准确，而且简单易行，实际也为骨盆内测量的一种方法。产妇临产后第一次肛查应详细了解骨盆后半部情况。让产妇侧卧，髋关节与膝关节屈曲并尽量向上靠近腹壁，检查者以食指进入肛门进行检查，了解以下情况：

1）骶尾关节活动度。检查者先以拇指在体外，食指在肛门内捏紧尾骨摇动，观察骶尾关节是否活动；骶尾关节固定，尾骨椎化，使骶骨末端形成钩状即钩型骶骨，可使出口前后径缩短。

2）骶骨内面弧度。食指顺骶尾关节上行，一般可查到第2、3骶骨交界处，可根据骶骨内面的弧度，以估计骶骨系直型、浅弧、中弧或深弧型，若估计系深弧型，可将食指离开骶骨的内面向骶岬方向直插，若能触及骶岬，则可以仍为时深弧型。中弧型骶骨最有利于分娩，浅弧型次之，直型与深弧型均不利于分娩。直型者骨盆各平面前后径均缩短，深弧型者入口面及出口面前后径缩短。

3）骶骨坐骨切迹。检查者的食指退至骶骨第4、5节交界处，然后向侧上方寻找坐骨棘，在骶骨坐骨韧带之上测量切迹能容几指，若能容2指即为正常。

3.辅助检查

（1）X线骨盆测量：X线摄片骨盆测量较临床测量更准确，可直接测量骨盆各个面的径线及骨盆倾斜度，并可了解骨盆入口面及骶骨的形态，胎头位置高低与俯屈情况，以决定在这些方面有无异常情况。但由于X线对孕妇及胎儿可能有放射性损害，因此国内外多数产科工作者均认为只有在非常必要时才使用。

（2）B超骨盆测量：骨盆测量是诊断头盆不称和决定分娩方式的重要依据，由于X线骨盆测量对胎儿不利，目前产科已很少用。临床骨盆外测量虽方法简便，但准确性较差。1991年开始某医院研究人员探讨阴道超声骨盆测量方法，以协助诊断头盆不称，方法如下：

1）于孕28～35周作阴道超声测量骨盆大小。孕妇排空膀胱后取膀胱截石位，将阴道超声探头置入阴道内约3～5cm，荧屏同时显示耻骨和骶骨时，为骨盆测量的纵切面，可测量骨盆中腔前后径，前据点为耻骨联合下缘内侧，后据点为第4、5骶椎之间。然后将阴道探头旋转90度，手柄下沉使骨盆两侧界限清晰对称地显示，为骨盆测量的横切面，可测量骨盆中腔横径，两端据点为坐骨棘最突处。根据骨盆中腔前后径和横径，利用椭圆周长和面积公式，可分别计算骨盆中腔周长和中腔面积。

2）于孕晚期临产前1周，用腹部B超测量胎头双顶径和枕额径，并计算头围。

3）头盆不称的判断方法

①径线头盆指数（CID）：为骨盆中腔前后径和横径的平均值与胎儿双顶径之差。若CID≤15.8mm，示可疑头盆不称，若CID>15.8mm，无头盆不称。灵敏度53.4％、特异度93.2％、准确度77.9％、阳性预测值83.0％。

②周长头盆指数（CIC）：为骨盆中腔周长与胎头周长之差。若CIC≤17mm，示可疑头盆不称，若CID>17mm，无头盆不称。灵敏度34.2％、特异度87.2％、准确度66.8％、阳性预测值43.1％。

③面积头盆指数（CIA）：为骨盆中腔面积与胎头面积（双顶径平面）之差。若CIA≤8.3cm²，示可疑头盆不称，若CID>8.3cm²，无头盆不称。灵敏度37.0％、特异度88.9％、准确度68.9％、阳性预测值46.6％。其中，径线头盆指数（CID）准确度最高。

4）阴道超声骨盆测量方法的优点

①孕妇及胎儿均可免受X线损伤。

②阴道超声探头体积小，操作方便。

③定位准确，可重复测量。

④体型肥胖者也可获得满意的测量效果。

⑤结果准确,与 X 线骨盆测量值比较,95％以上的差别在 5mm 之下。

5)阴道超声骨盆测量注意点

①直肠大便充盈时,可使骶岬显示不清。

②盆腔内有较大实性包块如子宫肌瘤时,坐骨棘无法辨识。

③孕末期,胎头衔接后,先露较低时,阴道超声测量结果不满意。

④前置胎盘、先兆早产等阴道流血情况下均不宜做阴道超声测量。

研究人员认为,阴道超声骨盆测量方法简便、准确,对母儿无害,建议作为孕妇骨盆测量的常规方法。

(3)计算机断层扫描(CT)骨盆测量:自上世纪 80 年代开始有不少报道利用 CT 正、侧位片进行骨盆测量,方法简便、结果准确,胎儿放射线暴露量明显低于 X 线摄片检查。但由于价格昂贵,目前尚未用于产科临床。

(4)磁共振成像(MRI)骨盆测量:MRI 对胎儿无电离损伤,与 CT 及 X 线检查完全不同,而且能清晰地显示软组织影像,可以准确测量骨盆径线,不受子宫或胎儿活动的影响,误差＜1％,优于普通 X 线平片,胎先露衔接情况在矢状位和横轴位成像上显示良好,有利于很好地评价胎儿与骨盆的相互关系,以便决定分娩方式。MRI 的缺点是价格昂贵。

【骨产道异常对母儿的影响】

狭窄骨盆可使产程延长及停滞。骨盆入口狭窄可使潜伏期及活跃期均延长或停滞;中骨盆狭窄可使胎头下降延缓、胎头下降停滞、活跃期及第二产程延长;骨盆出口狭窄可使第二产程延长及胎头下降停滞。

1.对产妇的影响　骨盆入口狭窄使异常胎先露发生率增加;中骨盆狭窄易致胎方位异常。胎先露部下降受阻多导致继发性宫缩乏力,产程延长,使手术产及产后出血增多;产道受压过久,可形成尿瘘、粪瘘;个别情况下伴宫缩过强形成病理性缩复环,可致子宫破裂;因滞产行阴道检查次数增多,产褥感染机会增加。

2.对胎儿的影响　骨盆入口狭窄使胎头高浮或胎膜早破,使脐带先露及脐带脱垂机会增多,容易发生胎儿窘迫及胎儿死亡;胎头内旋转及下降受阻,在产道受压过久,或强行通过狭窄产道或手术助产,均能使胎头变形、颅骨重叠而致硬脑膜甚至大脑镰、小脑幕等撕裂,引起颅内出血及其他新生儿产伤、感染等疾病。

【骨产道异常的处理原则】

骨盆重度狭窄较少见。临床上遇到的骨产道异常多为骨盆轻度狭窄,但常是导致难产和滞产的重要原因之一。

单一径线的狭小不一定影响分娩,故应对整个骨盆的大小和形态作全面的衡量,才能做出比较正确的估计。胎儿能否自然分娩,与产力、胎方位、胎头的大小及可塑性、软组织的阻力及诊断和处理是否及时、正确等均有密切关系。

1.骨盆入口狭窄的处理　骨盆入口面单一径线狭窄往往是扁平型狭窄,若骶耻外径为 17~18cm,胎儿正常大小,应给予充分试产的机会。胎膜未破者,应先行人工破膜加强宫缩。有作者认为,在处理骨盆入口轻度狭窄时,未经破膜的试产不能认为是有效的试产。

骨盆入口狭窄试产的时间可稍长,宫颈扩张进入活跃期后可试产 6~8 小时。但如产程开始后表现为原发性子宫收缩乏力或不协调宫缩,而宫缩又不能以强镇静剂打断时,提示有明显的头盆不称,应行阴道检查,测量对角径,重新估计头盆关系,试产应慎重,若明确头盆不称宜尽快行剖宫产术。

试产过程中如发现产力弱,可用缩宫素静滴加强宫缩。使用缩宫素时要严密监护母儿情况,若观察有效宫缩 2 小时产程仍无明显进展,可认为试产失败,应尽快行剖宫产术。

骨盆入口狭窄选择性剖宫产指征:①胎头高浮不能入盆,胎头骑跨;②骨盆入口严重狭窄,骶耻外径≤16cm;③骨盆显著畸形或有明显头盆不称。

2.中骨盆出口狭窄的处理

(1)中骨盆狭窄的处理:在分娩过程中,胎头在中骨盆平面完成俯屈及内旋转动作,中骨盆狭窄将影响胎头在骨盆腔的内旋转,因而是形成持续性枕横位或枕后位的主要原因。此时,胎头不能很好俯屈以致通过骨盆的径线增大。如宫颈已开全,可用手将胎头转成枕前位,以缩短胎头通过骨盆的径线,以利于自然分娩,但多数需用产钳或胎头吸引器助产。如产程无明显进展,胎头双顶径仍然停留在坐骨棘水平以上,或出现胎儿窘迫时,即应行剖宫产术。

(2)骨盆出口狭窄的处理:骨盆出口是骨产道的最低部位,如怀疑有出口狭窄,应于临产前对胎儿大小、头盆关系,仔细地作出估计,决定能否经阴道分娩。当出口横径狭窄时。耻骨弓下三角空隙不能利用,先露可向后移,利用后三角空隙娩出。临床上常用出口横径与后矢状径之和来估计出口大小。如两者之和大于15cm时,多数胎儿可经阴道分娩;两者之和为13～15cm时,多数需用胎头吸引器或产钳助产,此时应做较大的会阴侧切,以免会阴严重撕裂;两者之和小于13cm时,足月胎儿一般不能经阴道娩出,应行剖宫产术。坐骨结节间径的狭小,容易引起人们的注意,但出口前后径的狭小易被忽略,骶尾椎(尾骨骶化)使骶骨末端向前突出,形成钩状或佝偻病骨盆的骶骨呈深弧型时,骶骨末端也向前突,应当注意以上两种情况都使骨盆前后径缩短。

中骨盆与骨盆出口平面狭窄往往同时存在形成所谓漏斗型狭窄。而遇到持续性枕横位时,要特别警惕前后径狭小的漏斗型骨盆。

一般认为对骨盆入口面的狭窄,应尽可能试产;而对中骨盆或/及出口面的狭窄要多考虑剖宫产,而试产应慎重。

3.骨盆三个平面均狭窄的处理　在胎儿小、产力好、胎位及胎心正常的情况下可试产,通常可通过胎头变形和极度俯屈,以胎头最小径线通过骨盆腔,可能经阴道分娩;若胎儿较大,合并头盆不称以及出现胎儿窘迫征象时,均应行剖宫产术。

4.畸形骨盆的处理　应根据畸形骨盆的种类、狭窄程度、胎儿大小及产力等情况具体分析。畸形严重、头盆明显不称者,应及时行剖宫产术。

二、软产道异常

软产道为双重组织所构成,内部为子宫体、子宫下段、宫颈、阴道、外阴,外部为盆底隔膜、尿生殖隔及盆底肌肉等。分娩发动开始,宫口扩张是随着宫缩开始使宫颈容受,胎头衔接下降,胎儿通过产道而完成一系列的动作。故分娩时发生软产道异常,多以子宫下段、宫颈、阴道及外阴等异常为主。软产道本身的病变可引起难产,生殖道其他部分及其周围的病变也可能影响软产道使分娩发生困难,但以前者较为常见。软产道异常所致的难产远比骨产道异常所致的难产少见,因而易被忽略,造成漏诊。故应于妊娠早期常规行阴道检查,以了解生殖道及盆腔有无异常。

【外阴异常】

1.会阴坚韧　多见于初产妇,尤以35岁以上的高龄产妇多见,由于会阴组织坚韧,缺乏弹性,使阴道口小,会阴伸展性差,在第二产程中常使胎先露部下降受阻,且可于胎头娩出时造成会阴严重裂伤,分娩时应做预防性会阴侧切。

2.外阴水肿　妊娠高血压疾病子痫前期、严重贫血、心脏病及慢性肾脏疾病的孕妇,在有全身性水肿的同时,可有重度外阴水肿,以致分娩时妨碍胎先露部的下降,造成组织损伤、感染和愈合不良等情况。处理时,在临产前可局部应用50%硫酸镁湿热敷,一日多次;临产后仍有显著水肿者,可在严格消毒下用针进行多点穿刺皮肤放液;分娩时可行会阴侧切术;产后应加强局部护理,严防感染。

3.外阴瘢痕　外伤或炎症的后遗瘢痕挛缩,可使外阴及阴道口狭小影响先露部的下降,如瘢痕范围不大,分娩时可做适度的会阴侧切,若范围较大,可行剖宫产。

4.外阴闭锁　由于外伤或感染引起的不完全外阴闭锁,对分娩有一定影响,有时会造成外阴严重裂伤。

5.外阴其他异常　靠近会阴的炎块或其他肿块,若体积较大,可妨碍正常分娩,如广泛的外阴尖锐湿疣即可妨碍分娩,且常发生裂伤、血肿及感染。分娩时遇有此种情况以剖宫产为宜。

【阴道异常】

1.阴道闭锁　阴道完全闭锁,多因先天性发育畸形所致,患者的子宫亦常发育不全,故即使采用手术矫正阴道,受孕的机会极小。阴道不完全闭锁往往是由于产伤、腐蚀药、手术或感染而形成的瘢痕挛缩狭窄,其中央仅留小孔,闭锁位置低可影响性生活。在非妊娠期诊断此种情况可用一个手指置入肛门直肠中,另一手将探针探入阴道狭窄处,两者互相配合,以探明狭窄的深度、广度或闭锁的情况,必要时可用40%碘化油10～20ml注入阴道内行造影术,以了解病变情况。在妊娠期,基底部<0.5cm厚的瘢痕可随妊娠的进展而充血软化,如仅有轻度环形或半环形狭窄,临产后先露部对环状瘢痕有持续性扩张作用,常能克服此种障碍,完成分娩。若闭锁位置较低,可根据情况做单侧或双侧预防性会阴侧切,以防严重的会阴裂伤。瘢痕广、部位高者不宜经阴道分娩,以剖宫产为宜。

2.先天性阴道隔　可因其发生的来源不同而分为阴道纵隔和阴道横隔两种。阴道纵隔又分为完全纵隔和不完全纵隔。阴道纵隔常伴有双子宫及双宫颈畸形。但一般很少影响分娩。如发现胎先露部下降时为纵隔所阻,可将其剪断,待胎儿娩出后再切除剩余的隔,用肠线锁边或间断缝合残端。阴道横隔多位于阴道上、中段,系因两侧副中肾管会合后的最尾端与尿生殖窦相接部未贯通或仅部分贯通所致。完全性横隔不可能受孕。不完全性横隔易被误认为子宫颈外口,如仔细检查可发现阴道较短且看不到阴道穹隆。另在小孔上方可触及宫颈。临产后,做肛查可误将横隔之孔作为扩张停滞的宫口,仔细阴道检查可发现这种情况。阴道横隔可阻碍胎先露部的下降,如隔膜薄,可行"×"形切开,待胎儿娩出后再将切缘锁边缝合。如隔膜且厚,则需剖宫产。

3.阴道囊肿和肿瘤　阴道壁囊肿较大时可阻碍胎先露部下降,此时,可行囊肿穿刺吸出内容物,产后再选择时机进行处理。妊娠合并阴道肿瘤罕见,阴道内的肿瘤阻碍胎先露部下降而又不能经阴道切除者或阴道癌患者均应行剖宫产术,原有病变产后再行处理。

4.肛提肌痉挛　可使胎头下降受阻。在阴道检查未发现有器质性病变,而阴道有狭窄环时,可用硬膜外麻醉解除痉挛。

【子宫颈异常】

1.子宫颈坚韧　多见于高龄初产妇,因组织缺乏弹性或因情绪紧张发生宫颈痉挛性收缩而不扩张,此时可予以地西泮10mg静推或肌注哌替啶100mg,或于宫颈局部注射阿托品0.5mg,或用1%普鲁卡因1～2ml宫颈封闭,进行短期观察,如宫颈仍不扩张,应行剖宫产术。

2.子宫颈瘢痕　宫颈深部电灼、电熨、锥切及粗暴的宫颈扩张等术后、宫颈裂伤修补术后及感染所致的子宫颈瘢痕,一般在妊娠后可以软化,多不影响分娩。但如宫缩强而宫颈扩张停滞,阴道检查又未发现产道其他异常者,如有可疑病史,可考虑为子宫颈瘢痕所致的难产,宜早行剖宫产术。

3.宫颈水肿　胎头位置不正,产妇过早屏气或宫缩不协调,而产程延长时,由于宫颈组织受压、血液回流受阻可引起宫颈水肿而扩张缓慢。肛查时发现宫颈变厚且硬。处理时可于宫颈两侧各注射1%普鲁卡因 10ml,嘱产妇勿在宫颈开全前屏气,短期观察 2～3 小时,若宫颈扩张仍停滞则可能有头盆不称或宫颈坚韧,宜尽快行剖宫产术。如宫颈已近开全,先露已达＋2 以下时,只有宫颈前唇水肿,可在消毒后用手轻轻将水肿的前唇在宫缩时向胎头上方推移,使宫颈前唇越过胎头,常可使胎儿顺利分娩。推宫颈前唇时决不可用暴力,否则易造成宫颈裂伤出血。

4.宫颈癌　妊娠合并子宫颈癌时,因宫颈硬而脆,影响宫颈扩张,如经阴道分娩可能发生大出血、裂伤、感染及癌扩散,故必须行剖宫产术,于术后予以抗生素预防感染,术后 2～4 周再进行放、化疗。对妊娠期合并的宫颈早期浸润癌,可于剖宫产后 6～8 周行广泛性子宫切除及盆腔淋巴结清扫术。术中解剖层次反较未孕者清晰,手术并不困难,出血也不多。孕 20 周以后者先取出胎儿,再行宫颈癌根治术。

【子宫异常】

1.子宫肿瘤　常见的有子宫肌瘤,其对分娩的影响主要与其大小、生长部位及类型有关。随妊娠月份增大,肌瘤也增大,肌壁间的肌瘤在临产后可使子宫收缩乏力,产程延长。生长在子宫下段及子宫颈壁层内肌瘤或嵌顿于盆腔内的浆膜下肌瘤皆可能阻碍分娩。另外胎位异常(横位、臀先露)也常见。肌瘤在孕期及产褥期可发生红色退行性变,局部出现疼痛和压痛,并伴低热,白细胞中度升高。黏膜下肌瘤可妨碍受精卵着床,引起流产或影响胎盘功能,即使妊娠至足月,亦常因肌瘤脱垂于阴道而继发感染。位于子宫后壁且位置较低者影响更大。在处理时根据胎头与肌瘤的位置关系作出判断,如果肌瘤在骨盆入口以上而胎头已入盆,一般不发生分娩梗阻。如肌瘤位于先露部以下,且先露部未入盆,则阴道分娩有困难,应行剖宫产术。曾做过肌瘤剥除术后的子宫,有可能在分娩时发生瘢痕破裂,故应做剖宫产术,并应警惕瘢痕妨碍子宫收缩引起产后出血。

2.子宫畸形　子宫畸形合并妊娠者并不少见,常见的子宫畸形类型有:

(1)双子宫畸形:双子宫之一侧妊娠时,另一侧未孕之子宫亦稍增大,但一般不致造成难产,但如未孕子宫确已阻塞产道时,则需行剖宫产。双子宫同时妊娠而发生双胎导致难产者极罕见。此外,由于子宫形状狭长,易发生臀先露。分娩时可因子宫发育不良而出现宫缩乏力,产程延长。

(2)双角子宫、子宫纵隔畸形:妊娠发生在双角子宫或纵隔子宫者较多见。在临床上很难区别这两种畸形,即使在非孕时做子宫碘油造影也有可能误诊。检查时双角子宫的宫底呈马鞍形,两角较凸起;而子宫纵隔宫底部外形正常。两者均可因宫腔形状异常而导致产式及胎位异常,以及因子宫发育不良,而发生原发性子宫收缩乏力。临产后如能采取措施加强产力,多可经阴道分娩。若有产式或胎位不正,应根据产妇年龄、产次、骨盆情况及胎儿大小等决定分娩方式。凡产前疑为双角子宫者产后应做宫腔探查以明确诊断。附着于子宫纵隔处的胎盘部常不易自然剥离,需行人工剥离,且易残留宫内引起产后出血。

(3)发育不全的残角子宫妊娠:此类患者往往在早、中孕时发生子宫破裂,需与输卵管间质部妊娠相鉴别。人工流产时如在宫腔内未见有孕产物而子宫继续增大时,应考虑本病并行剖腹探查。足月或近足月的残角子宫妊娠极少见。剖腹探查时应将发育不良的子宫切除。

3.子宫变位

(1)妊娠子宫过度前屈:腹壁松弛、驼背、身高不足及骨盆倾斜度过大等可使子宫过度前倾,称为悬垂腹。由于轴向异常,可妨碍胎头衔接,使分娩发生困难。在妊娠期可用腹带包裹腹部纠正轴向,临产后用脚架将腿部抬高或产妇置于半卧位,纠正轴向,有利于胎先露通过骨盆。

(2)妊娠子宫后屈后屈子宫达孕 3 个月后多能自动纠正位置,持续后屈的子宫有可能引起流产。在极个别情况下,后屈嵌顿或宫底与盆底粘连的子宫可继续妊娠,此时,宫颈外口在耻骨联合以上,子宫前后壁为适应胎儿生长而向腹腔伸长(袋形化),且常伴发尿潴留性尿失禁。此种妊娠被忽略而达到足月时,临产后,子宫收缩力的轴向虽能作用于胎儿,但不能使先露部进入宫颈,如不及时诊断并行剖宫产,势必发生子宫破裂。对有排尿困难史,临产后做阴道检查发现宫颈上移至胎先露之前上方者,可诊断为子宫后屈嵌顿,立即行剖宫产,同时行子宫复位术,并将圆韧带及宫底韧带缩短。

(3)子宫脱垂:子宫Ⅱ度或Ⅲ度脱垂,尤其伴宫颈延长者,在妊娠后宫颈充血、水肿加重,并可因摩擦导致溃疡和继发感染。妊娠3个月后,由于子宫体积增大,子宫上升进入腹腔,子宫脱垂的程度可减轻,妊娠期罕见有子宫完全脱垂者,至足月妊娠时则子宫不可能全部脱于阴道外,亦不致引起难产,如宫颈过度肥大、水肿,以致临产后宫颈扩张停滞时则需行剖宫产。

【卵巢肿瘤】

妊娠伴发卵巢肿瘤多数为良性肿瘤,恶性肿瘤仅占2%,良性肿瘤又以囊性畸胎瘤及黏液性囊腺瘤多见,各占1/4。最常见的并发症是蒂扭转,扭转后又可因肿瘤坏死而发生破裂。肿瘤可以是囊性或实质性,无论是哪一种,凡位于盆腔内的较大肿瘤,皆可能使分娩发生梗阻,甚至导致子宫或囊肿破裂。怀疑有卵巢肿瘤存在时,应做阴道及超声波检查才能确诊。一旦明确诊断应选择在妊娠4个月或产后行肿瘤切除术。而若临产后发生的难产是由于卵巢肿瘤所致,应立即行剖宫产同时行肿瘤切除。

【盆、腹腔其他器官病变】

由于盆、腹腔其他器官病变所造成的难产甚为罕见,术前诊断亦较困难,但一旦发现,必须行剖宫产。肾、脾等实质性器官可以游走盆腔内,影响分娩。其他如骶骨肿瘤、腹膜后肿瘤、盆腔包虫囊肿、直肠癌、膀胱巨大结石均可导致难产。疑为异位肾时可做静脉肾盂造影,B型超声波检查以协助诊断。如有尿频、尿急、尿痛等症状,尿常规检查有细胞,双合诊时则应想到膀胱内巨大结石可能,可用金属导尿管插入膀胱试探,如有撞击石头的感觉,即可证实。在膀胱充盈时做B型超声波检查,对结石的诊断有很大帮助。如有便血、腹泻史,肛诊发现直肠内有硬块,应行钡灌肠、直肠镜检并做活体组织学检查以决定是否是直肠癌或其他病变。如因盆腔包块阻碍分娩而行剖宫产时,应仔细辨明包块的性质,决不可将异位肾切除。对其他病变应根据块物的性质而决定是否行剖宫产,术时将其切除或术后再进一步处理。一般良性肿瘤应于剖宫产时一并切除,恶性者应按恶性肿瘤尽量切除全部肿瘤、子宫和双侧附件。如当时不能切除或虽然切除但不彻底,可待以后再择机进行处理。

(周厚菊)

第三节　胎位异常

胎儿性难产可归纳分为胎位异常、胎先露异常和胎儿发育异常性难产。胎儿异常在难产中占有相当重要的位置,可从两方面影响分娩:一是胎位异常,包括横位、臀先露及头先露胎头位置异常,其中头先露胎头位置异常包括持续性枕横位及枕后位、胎头高直位、枕横位中的前不均倾位、面位、额位等;二是胎儿发育异常,包括胎儿巨大及畸形,后者有包括联体双胎、无脑儿、脑积水、胎儿肝、肾肿瘤,胎儿腹水、多囊肾等。本节主要对胎位异常进行阐述。

分娩时正常胎位占90%,而异常胎位约占10%。头先露胎头位置异常发生率为6%~7%、臀先露约3%,近来,由于臀先露外倒转术已少做,因之臀先露发生率有上升趋势,横位及复合先露少见。

头先露时胎头不以枕前位俯屈通过产道而分娩者称为胎头位置异常。若胎头衔接异常,则为胎头高直位;若内旋转受阻,则发生持续性枕横位或枕后位;若胎头姿势异常如胎头仰伸,则成前顶先露、额先露或面先露;若胎头侧屈,则为不均倾位。以上胎头位置异常均可能使胎头下降受阻,宫颈扩张延缓或停滞,产程延长,母儿损伤、产后出血及感染的危险均显著增加。胎头位置异常还是导致发生胎膜早破、潜伏期延长、活跃期异常及第二产程延长的重要原因之一。

胎头位置异常,部分是由于母体骨盆形态异常之故,而胎头位置异常本身又进一步增大了胎头通过骨盆的径线,以致成为头位难产的首要因素。胎头位置异常不容易做到早期诊断,它是在分娩过程中逐步形成,由正常发展到异常情况。分娩过程应仔细监护,若发现有任何异常应做阴道检查及超声显像以确定胎头位置,给予恰当的处理,避免形成头位难产。

一、持续性枕后位

【定义】

传统的定义指胎头以枕后位衔接于骨盆入口,经过充分试产,至中骨盆及盆底仍不能自然旋转至枕前位,而持续于枕后位状态,致使分娩发生困难者,称持续性枕后位。

曾对 295 例持续性枕后位的资料分析,有 211 例行剖宫产术,其中先露未完全衔接产程即受阻,不得不行剖宫产 150 例,占 71.09%;另外对 258 例持续性枕后位进行临床分析,发现其中剖宫产 183 例,有 127 例于手术时胎头虽然未衔接,而胎头顶端却突现于阴道口,拨露部分系胎头严重变形而形成的产瘤,以致造成胎头位置较低的假象。据此认为,胎头无论在骨盆的哪一个平面,具有持续于枕后位而致难产的可能性。因此,凡是正式临产后,经过充分试产(积极处理后产程仍无进展),当终止妊娠时,不论胎头在骨盆的入口、中骨盆或骨盆底,只要其枕部仍持续位于母体骨盆后部,即尔为持续性枕后位。应当指出,持续性枕后位经徒手旋转为枕前位或枕直前位后自然娩出者,仍应诊断为持续性枕后位。

【发生率】

持续性枕后位是常见的胎头位置异常,发生率一般为 4%～5%,但也有报道差别较大,为 0.8%～27.1%,主要原因在于诊断枕后位时间早、晚不同和对持续性枕后位定义的认识不同。若按胎头衔接并下降至中骨盆及盆底仍持续为枕后位,则其发生率必然较低。另外,某医院用超声显像观察 221 例孕产妇的胎方位,发现临产后枕后位占 33.03%,其中 53.13% 在产程中可自然转至枕前位分娩,29.69% 仍持续为枕后位,故持续性枕后位的发生率为 9.6%。

【病因】

持续性枕后位的发生原因尚不十分清楚,一般认为可能与下列因素有关。

1.骨盆形态异常　男型骨盆及猿型骨盆的入口平面前半部狭窄,后半部较宽,更适合于胎头以枕部衔接;漏斗型骨盆的中骨盆面及出口面横径狭窄,妨碍枕后位胎头向前旋转,而持续性枕后位。Diesopo 认为,90% 的持续性枕后位是由于骨盆形态异常引起,是胎头适应骨盆前半部窄小、后半部宽大、前后径长的表现。

2.骨盆狭窄　均小骨盆狭窄,枕后位胎头在中骨盆难以进行大于 90° 的内旋转,常易停滞于枕后位。

3.头盆不称　胎头与骨盆大小不相称时,妨碍胎头内旋转,使持续性枕后位的发生率增加。

4.胎头俯屈不良　胎头以枕后位入盆时,胎儿脊柱与母体脊柱靠近,不利于胎头与胎背形成一弧形曲线,妨碍胎头俯屈以适应骨产道的自然弯曲度。由于胎头俯屈不良,甚至略为仰伸,以致胎头以枕额径(11.3cm)通过产道,较枕前位时以枕下前囟径(9.5cm)通过产道的径线大 1.8cm 或更多,这不利于胎头内旋转及下降,而持续于枕后位状态造成难产。

5.宫缩乏力　子宫收缩乏力不易推动胎头内旋转,可致产程受阻,其中原发性宫缩乏力者仅占 12.2%,而继发性占 31%。因此,子宫收缩乏力也往往是持续性枕后位的重要原因,如宫缩乏力得以纠正,可能使枕后位旋转成枕前位娩出。

6.子宫内外环境的影响　胎盘附于子宫前壁,前壁的子宫肌瘤及充盈的膀胱等,均可阻碍胎头向前旋转。

【分娩机制】

胎头以枕后位入盆时,可以有以下几种分娩机制。

1.当骨盆、胎儿及宫缩均正常时,大多数枕后位胎头的枕部可以自然向前旋转135°,成为枕前位自然娩出。因此,胎头以枕后位入盆者,一般不视为异常。

2.少数以枕后位入盆的胎头在骨盆腔内不能进行正常的内旋转,而出现以下情况:

(1)枕后位(枕左后位或枕右后位)胎头向后旋转45°,使胎头矢状缝与骨盆前后径方向相一致,然后下降至盆底称为低直后位或枕直后位。此时若胎头俯屈良好,则枕骨在骶岬前方,大囟先露与耻骨联合下方,以大囟为支点,胎头继续俯屈,使顶部、枕部相继自会阴前缘娩出,继而胎头仰伸,额、鼻、口、颏相继自耻骨联合下方娩出。胎儿躯干娩出后,胎儿肢体娩出与一般正常分娩过程相同。此种分娩机制见于骨盆正常,胎儿较小、产力强者,是枕后位经阴道自然分娩的方式。但是,若枕后位胎头虽内旋转为枕直后位,而胎头俯屈不良,呈半仰伸状态,则胎儿的额部先露于耻骨联合下方,逐渐娩出鼻根部,以鼻根部为支点,胎头俯屈,娩出大囟、头顶及枕部,胎头再仰伸,继续娩出鼻、口、颏、胎头全部娩出。这种分娩机制较前者困难,需用产钳或胎头吸引器助产。

(2)枕后位胎头向前旋转45°并下降至骨盆底,形成胎头低横位,呈持续性枕横位。

(3)胎头在骨盆腔内不进行内旋转,而持续于枕右后位或枕左后位,若胎头停留在+2或+2以上不再下降,则阴道分娩困难,需行剖宫产结束分娩;若胎头下降至盆底,可徒手旋转胎头至枕前位后再行产钳助产;若胎头旋转不动,估计阴道助产有困难,亦应行剖宫产。

【对母儿的影响】

持续性枕后位如不及时处理,对母亲尤其对胎儿危害大,滞产的发生率为49.15%,产后出血率为14.14%,胎儿窘迫率为37.37%,新生儿窒息为24.24%,新生儿死亡率为5.9‰。

【临床表现与诊断】

1.临产后不久,产妇感觉腰骶部胀痛,随产程进展,宫缩加强而明显。

2.由于胎头枕骨位于骨盆后方,直接压迫直肠,产妇过早出现排便感及肛门坠胀,甚至在宫颈扩张3～5cm时,产妇不自主地向下屏气。

3.由于产妇过早屏气,腹压增加,常出现宫颈水肿,尤以宫颈前唇水肿多见。

4.产程图异常

(1)枕后位胎头俯屈不良,衔接缓慢甚至不能衔接,先露部不能紧贴子宫颈,故常伴有继发性宫缩乏力,活跃期宫颈扩张延迟或停滞。

(2)宫颈开全后胎头下降延缓或停滞,致第二产程延长。

5.腹部检查:在母体前腹壁的大部分(2/3)可扪及胎肢,胎背偏向母体侧方或后方,胎心音在母体腹侧偏外侧或胎儿肢体侧最响亮。有时,可在胎儿肢体侧耻骨联合上方摸到胎儿颌及面部。

6.肛查及腹部联合扪诊:当宫颈口扩张至3～5cm时,可采取肛查及腹部联合扪诊。肛查时常有直肠后部较空虚感,手指将胎头往上顶,有利于另一只手在腹部上触摸胎儿颌部。若肛查触及胎头矢状径在骨盆右斜径上,颌在耻骨联合左上方,为枕右后位;若矢状缝在骨盆左斜径上,颌在耻骨联合右上方,则为枕左后位。故肛查及腹部联合扪诊有利于早期发现枕后位。

7.阴道检查:是确诊枕后位的重要方法。一般在宫颈扩张3～4cm时,阴道检查即能确定胎方位。将两手指伸入宫颈口内检查,当胎头水肿不明显时,矢状缝及囟门的位置不难确定。若矢状缝在骨盆的左斜径上,大囟门在骨盆的右前方,小囟门在骨盆左后方则为枕左后位;若矢状缝在骨盆的右斜径上,大囟门在骨盆的左前方,小囟门在骨盆的右后方则为枕右后位。宫颈完全或近完全扩张时,若扪及胎儿耳廓朝向后方可作为诊断枕后位的标记。此外,必须扪清双顶径是否已经衔接,切不可被水肿的胎头所迷惑。

【处理】

临产后,胎头以枕后位入盆时,除了少数在产程中持续于枕后位状态而致分娩困难以外,多可在产力推动下胎头内旋转为枕前位而经阴道顺产。因此,若产前检查无头盆不称或临界,枕后位均应给予阴道试产的机会,但产程中应进行严密的观察。

1.第一产程

(1)潜伏期:有研究发现,胎头以枕后位入盆可能与孕产妇卧式有关。由于胎儿重心在背部,当孕产妇仰卧或侧卧时,胎儿背部在重力作用下移向孕产妇的侧后方,胎头随之而成枕后位。因此,根据胎儿重心及重力作用原理,应让孕产妇取同侧俯卧位以纠正枕后位。如胎头为枕左后位,则孕妇取左侧俯卧位;如胎头为枕右后位,则孕产妇取右侧俯卧位。据此方法,可使胎头随胎儿重心的改变而向前移,逐步成为枕前位。有学者选择先兆临产至潜伏期B超检查为枕后位入盆的初产妇240例进行产妇改变体位矫正胎位的研究,研究组120例中有106例(88.3%)经阴道分娩,对照组120例未采取体位矫正者仅有20例(16.7%)经阴道分娩。

潜伏期应耐心等待,积极治疗,保证产妇充分的营养和休息。若精神紧张、睡眠不好或宫缩欠佳者,可予以哌替啶或地西泮肌注,消除产妇疲劳,可使宫缩逐渐转频。进食少者应补液。

(2)活跃期:应严密观察产程进展,积极处理。

如宫口扩张至3~4cm时宫颈扩张延缓或停滞,可人工破膜;如宫缩欠佳,无头盆不称,可及早使用缩宫素。

经人工破膜及静脉滴注缩宫素以后,若宫颈扩张率每小时达1cm以上,则有阴道分娩的可能;若观察1~2小时,宫颈扩张率每小时仍低于1cm或无进展,应当剖宫产结束分娩。

另外,宫口尚未开全,产妇即可因胎头压迫直肠产生排便感,应劝告产妇不可过早屏气用力,以免引起宫颈前唇水肿,影响产程进展。

2.第二产程　宫口开全后,胎先露仍停留在+2或+2以上不再下降,若骨盆无漏斗型狭窄,胎儿中等大小,试徒手转胎位至枕前位,如徒手转胎位成功,胎头继续下降,可在双侧阴部神经阻滞麻醉后,待其自然分娩或阴道助产。若骨盆有漏斗型狭窄,胎儿较大,胎头较高或徒手转胎位失败,需立即行剖宫产术。

凡是经过较长时间试产,并经各种处理后,产程曲线表现为宫颈扩张延缓或停滞,应考虑剖宫产。阴道助产只用于胎头达+3或更低者。不宜使用中位产钳助产。

枕后位胎头达+3或+3以下,可出现两种情况。第一种情况是胎头呈低直后位、可以产钳助产。上产钳的方法同枕前位,但牵拉时应尽量将产钳柄适度的向上向外提,协助胎头俯屈,避免胎头俯屈不良造成软产道的严重损伤。必须指出,低直后位不宜以胎头吸引器助产,因低直后位胎头常略带仰伸,呈前囟先露,胎头吸引器助产使负压直接作用于前囟,可损伤颅内组织,造成新生儿颅内出血。第二种情况是胎头持续于枕后位,若胎头先露部达+2或+3,目前均主张徒手旋转胎头至枕直前位。术时先将胎头略往上推,但上推的高度应不高于0位,待胎头转正后,术者的手暂不放松,等一两阵宫缩后,胎头下降至+3或+3以下再上产钳。钳柄方向应先持平,微微向上,然后再向上提。产钳柄、产钳叶方向向后向下,使胎头滑过耻联下降。在这种情况下可用产钳旋转胎头由后位至前位。Kielland产钳是最好的。如枕后位胎头已达盆底,又非前囟先露,先徒手旋转,失败后可用胎头吸引器助产。将胎头吸引器置于胎儿枕部,不要放在囟门上,边旋转边牵引,娩出儿头效果较好。不论用何方法均必须先准确查清胎方位。然后枕右后位应做顺时钟方向旋转;枕左后位应做反时针方向旋转。另有一点应引起注意。产程延长后由于产道的挤压,颅骨重叠,胎头水肿形成。当胎头已达+3或+3以下,胎头双顶径尚在坐骨棘水平面以上,胎头最大径线尚未通过最窄的中骨盆平面。若施行产钳术时必须清楚此点。阴道检查要仔细,明确胎头是否降至+3以下。

3.第三产程　处理及产后注意事项:第三产程产妇疲劳,应预防产后出血,积极应用宫缩剂,会阴切口较大深者,积极预防感染,对准缝合。

二、持续性枕横位

大约50%的胎儿在妊娠晚期或临产前以枕横位入盆,因此,枕横位是头先露的正常衔接方位。胎头以枕横位入盆后,多数能自然旋转至枕前位而经阴道自然分娩。若胎头不能自然旋转至枕前位或胎头以枕后位入盆后向前旋转至枕横位时停顿,均可能形成持续性枕横位。

【定义】

胎头以枕横位衔接,至中骨盆或盆底,尚未自然转至枕前位者,称为持续性枕横位,又称胎头低横位。

有学者认为,持续性枕横位与持续性枕后位一样,无论胎头在骨盆的哪一个平面,均可能持续于枕横位状态。因此认为凡正式临产后,经过充分试产,至分娩结束时,无论胎头在骨盆哪一个平面,只要胎头仍持续于枕横位,均应称为持续性枕横位。胎头低横位仅是发生在较低部位(中骨盆及中骨盆一下)的持续性枕横位。

【发生率】

持续性枕横位在胎头位置异常中发生率最高,据1987年全国难产协作组报道,占头位难产的24.95%,虽然持续性枕横位是最轻微的胎头位置异常,但手术产率仍高达90%以上,故应引起高度重视。

【病因】

1.骨盆形态异常　常见于扁平型及男型骨盆,共占42.23%,其中扁平型骨盆占23.88%。由于扁平型骨盆前后径小,男型骨盆入口面前半部狭窄,使入口面可利用的前后径较短,故胎头多以枕横位入盆,男型骨盆的中骨盆横径短小,胎头下降过程中难以转至枕前位,而持续于枕横位。

2.头盆不称　因骨盆狭窄,头盆大小不称,以枕横位入盆的胎头向前旋转受阻。

3.胎头俯屈不良　此时胎头通过产道的径线相应增大,妨碍胎头内旋转及下降。

4.宫缩乏力　多因继发性宫缩乏力影响胎头内旋转及下降。

【分娩机制】

多数枕横位在产力推动下,胎头枕部可向前旋转90°称为枕前位最后自然分娩。如不能转为枕前位,可以有以下几种分娩机制。

1.部分枕横位于下降过程中胎头无内旋转动作,从临产到分娩结束,均为枕横位,称为持续性枕横位。

2.如果胎头以枕后位衔接,下降过程中不能完成大于90°的内旋转,而是旋转至枕横位时即停顿下来,称为持续性枕横位,这是枕后位发展的结果。

【对母儿的影响】

持续性枕横位的难产倾向大,手术产率高。某医院对73例持续性枕横位经阴道分娩的新生儿中,有颅内出血3例,其中死亡1例,这可能与重视程度不够,处理不及时和阴道助产手术不当有关。

【诊断】

宫口近开全或开全后,胎头位于中骨盆及盆底时,出现产程异常,胎头下降停滞,阴道检查示胎头矢状

缝在骨盆横径上,大小囟均能扪及,即可诊断持续性枕横位。其临床特点:

1.腹部检查　扪及胎儿肢体及胎背在腹前壁两侧各占一半,胎心音在下腹部偏外侧最响亮。耻骨联合上方触及的胎头比枕前位及枕后位宽。因枕横位时扪及的胎头两侧为枕额径的两端,平均 11.3cm,为头先露胎头不俯屈或不仰伸时的最宽纵径。耻骨联合上扪及的两侧颅顶不等高,胎头枕骨所在的一侧高于额骨所在的一侧。若为枕左横位,于下腹部的左侧,耻骨联合左上方扪及枕部(形圆质硬),枕部如在耻骨联合上 3 指高,则右侧的额部可能仅有 1 指高;如为枕右横位,方向则相反。随访胎头是否下降,应以枕骨侧为标准,枕左横位时总在耻骨联合左上方触摸枕部高低,下次检查切不可更换到耻骨联合右上方触摸,所摸到的是额部,只在耻骨联合上 1 横指,而误认为胎头已经下降 2 横指。

2.肛查　胎头矢状缝在骨盆横径上。

3.阴道检查　胎头矢状缝在骨盆横径上,通常大小囟门均能扪及,小囟门在母体左侧称枕左横位。小囟门在母体右侧称为枕右横位。

【处理】

凡以枕横位入盆者,除明显头盆不称外,均应试产。若试产过程中出现产程异常,当宫颈扩张 3～5cm 时,可做阴道检查,将拇指、食指及中指深入宫颈内拨动胎头。配合宫缩向前旋转为枕前位,旋转成功后产妇取侧卧体位,使胎方位保持为枕前位;当宫颈口扩张开全或近开全时,将手伸入阴道内将拇指与其余四指自然分开握住胎头向前旋转为枕前位,枕横位纠正后胎头一半均能很快下降,经阴道自然分娩或用产钳助产或胎头吸引器助产。若徒手旋转胎方位失败,胎头位置较高,尚在＋2 以上,则应行剖宫产术。

三、胎头高直位

【定义】

当胎头矢状缝位于骨盆入口面前后径上时,称为胎头高直位,是一种特殊的胎头位置异常。

胎头高直位又分为两种,一种是胎头的枕骨在母体骨盆耻骨联合后方,称高直前位,又称枕耻位;另一种是胎头枕骨位于母体骨盆骶岬前,称高直后位,又称枕骶位。胎头高直位是一种很不利的胎位,若不及时诊断和处理,对母儿危害均较大。尤其高直后位,几乎均需剖宫产结束分娩,故属于严重的异常胎位,应予以特别重视。高直前位 50％～70％可经阴道分娩。

【发病率】

某医院自 1975 年 1 月至 1978 年 6 月底,分娩总数为 4158 例,胎头高直位共 45 例,占分娩总数的 1.08％,国外文献报道的发病率为 0.06％～1.60％。发病率差异所以如此之大,关键在于诊断是否准确。高直后位往往需要以剖宫产结束分娩,而高直前位则有 50％～70％已由阴道分娩,故易漏诊。国外报道高直前位与高直后位的比例为 5∶3,而本组 45 例中仅 8 例为高直前位,可能也有漏诊。同期三年半中共施行剖宫产 532 例,其中因高直位行剖宫产者占总数的 7.9％,占因头位难产而施行剖宫产术 378 例中的 11.1％。

【病因】

胎头高直位的病因尚不明确,可能与以下因素有关:

1.头盆不称　某医院 45 例高直位中头盆不称者 11 例,头盆临界不称者 27 例,两者相加占总数的 84.4％,头盆关系正常者仅占 7 例,占总数的 15.6％。

2.骨盆形态及大小异常　如骨盆入口面狭窄或变形,漏斗型骨盆狭窄,尤其男型及猿型骨盆入口面的形态易使胎头以高直位衔接。

3.胎头异常　胎头太大、太小或胎头形态呈长形。

4.胎膜早破　系胎头高直位的原因还是结果,尚有争议。有学者认为,在妊娠末期或临产初期,胎头未固定之前,胎位可能发生变动,当胎头由母体一侧转向另一侧时,胎膜突然破裂,羊水迅速外流,胎头迅速落于骨盆入口上,形成胎头高直位。根据临床观察胎头高直位尤其是高直后位,常常伴随发生胎膜早破。某医院发现487例胎膜早破中伴有胎头高直后位12例,而500例无胎膜早破者仅发生1例高直位。

5.悬垂腹　腹部松弛,两侧腹直肌分离,使胎背处于前位,有可能发生高直位。

【分娩机制】

高直前位临产后,胎头极度俯屈,以枕骨下部支撑在耻骨联合处,额、顶、颏转向骶岬。由于胎头极度俯屈,首先是大囟滑过骶岬,然后是额部沿骶岬向下滑动,一旦胎头极度俯屈的姿势得以纠正,胎头不需内旋转,可按一般枕前位机转通过产道分娩,但因胎头的入盆与下降遇到困难,整个产程较长。若俯屈得不到纠正,胎头无法入盆,就需以剖宫产结束分娩。

高直后位最突出表现是胎头高浮,迟迟不能入盆。这主要是由于胎头枕部与胎背所形成的弧形正对着母体向前突出的脊椎腰骶部,前凸的腰骶部妨碍胎头下降,较长的胎头矢状径又位于较短的骨盆入口前后位上,致使胎头高浮而无法衔接入盆。若胎背能向一侧旋转45°称为枕左后或枕右后位,胎头即有可能下降,在临床实际工作中,高直后位能够入盆并经阴道分娩是极少见的。

【临床表现及诊断】

1.胎头不衔接和不下降　胎头高直位主要表现为胎头的衔接和下降均有困难,其中高直后位的困难更大。37例高直后位中只有7例胎头衔接,而且这7例胎头均停滞在"0"位不能继续下降,最后均以剖宫产结束分娩,其余30例也因胎头始终未衔接而行剖宫产术。8例高直前位中有3例经阴道分娩,其余5例因胎头不衔接而行剖宫产。

2.宫颈扩张延缓或停滞　因胎头下降受阻影响宫颈扩张。45例胎头高直位中,宫颈扩张≤6cm共32例,占71.1%,其中宫颈扩张停滞在3～4cm最多见,共22例,占48.9%。

3.产程延长　胎头高直位中绝大多数需以剖宫产结束分娩。若对胎头高直位认识不足,延误诊断,常可致产程延长。45例胎头高直位中,总产程19～24小时者10例,占22.2%,超过24小时者7例,占15.6%。

4.腹部检查　高直前位时胎头是正直前位,胎头横径较短,检查者感觉胎头偏小与胎体不称比例。孕妇腹部完全被胎背所占据,触不到胎儿肢体。胎心音在下腹中线或稍偏左处最清楚。

高直后位时在下腹正中耻骨联合上方可触及胎儿额部,枕骨与下颌骨在一水平面上,孕妇腹部完全被胎儿肢体所占据,这是诊断高直后位很重要的体征。胎心音在下腹中线附近稍偏右最清楚,因胎心音由胎儿前胸传至腹壁,故较枕前位时由胎儿背部传导而来的胎心音更响亮。由于胎心音响亮,故在下腹左右两侧均可听见。即使在同一孕妇,不同检查者所标明的胎心音位置也可能不相同,这种胎心音位置忽左忽右的现象有助于诊断高直后位。

5.阴道检查　高直位时胎头矢状缝与骨盆入口平面的前后径方向一致,有时可略偏左或右,但左右不超过15°。高直前位时小囟靠近耻骨联合,大囟靠近骶骨。相反,高直后位时小囟靠近骶骨,而大囟靠近耻骨联合。胎先露均高悬于"0"位以上。

由于胎头紧紧嵌顿于骨盆入口处,产程停滞,胎头压迫宫颈的时间过长,妨碍宫颈的血液循环,由阴道检查常可发现宫颈水肿及胎头水肿,胎头水肿的大小与宫颈扩张大小相符合,一般直径3～5cm。高直前位时,因胎头极度俯屈,胎头水肿一般在枕骨正中;高直后位时,因胎头有不同程度的仰伸,故胎头水肿在两顶骨之间。

胎头高直位容易漏诊。在临产早期腹部检查时如遇有可疑体征,而产程进展较慢,应及时做阴道检查明确诊断。早期诊断非常重要,可减少母婴的并发症。

【处理】

高直前位时,胎儿枕部若能向一侧转 45°至枕左前位或枕右前位,即有可能正常分娩。一般可采用加强宫缩,使其自然转位,但必须是骨盆正常,头盆相称,经检查后,严密观察 1~2 小时的产程进展,如失败应手术产。

高直后位时,胎头若向一侧转 45°至枕左后位或枕右后位,则可按枕后位的分娩机制进行。总的说来有两种方法可以使胎头转位:①加强宫缩促使胎头转位;②徒手旋转胎方位。但是高直后位即使在严密观察下静滴缩宫素,并予以足够的时间试产,转位成功的机会很少。徒手旋转胎方位,则必须宫颈开全或近开全才有可能进行,但高直后位时宫颈很少能开全,即使宫颈开全,转位的成功率也不高。因此,一旦诊断明确,应立即行剖宫产术,以避免对母儿造成危害。

为预防胎头高直位的发生,在妊娠晚期或临产早期,令孕产妇取侧卧式。

四、前不均倾位

【定义】

枕横位中胎头以前部均倾势入盆者称为前不均倾位。

胎头以枕横位入盆时,可以有三种倾位,一种为均倾位,即胎头双顶同时进入骨盆入口,胎头矢状缝在骨盆入口平面中轴线的横径上;若胎头侧屈,后顶骨先入盆,并滑入骶岬下,则为后不均倾位;若胎头前顶骨先入盆,则为前不均倾位。前两种胎头入盆倾势是正常的。但胎头为前不均倾位时,前顶骨先入盆,落于耻骨联合后方,致使后顶骨搁于骶岬上而不能入盆,随着产程进展,宫缩加强,胎头侧屈加重,而胎头始终不入盆,最终以剖宫产结束分娩。这很明显,在枕横位时后不均倾是较前不均倾位更有利的分娩机制。但在世界范围内对这个问题还有争论。Banson 较早时提出后不均倾是较前不均倾更有利的分娩机制。但 Sokoll 最近提出"胎头不均倾可以克服轻度的骨盆入口狭窄。前不均倾时,矢状缝靠近骶骨,它的预后较后不均倾有利"。

【发病率】

前不均倾位的发病率在胎头位置异常中占第 4 位。某医院自 1975 年至 1982 年 8 年中分娩总数为 11134 例,其中前不均倾位 64 例,发病率为 0.57%,1975~1976 年共分娩 2536 例,其中前不均倾位 10 例,发病率 0.39%,而 1982 年的分娩总数为 2049 例,其中前不均倾位 16 例,发病率为 0.78%。有学者报道 1984 年的前不均倾位发病率为 0.81%。发病率的上升可能与对此类胎位的认识提高有关。

【病因】

1.头盆不称　64 例前不均倾位中,头盆相称者 23 例,占 35.9%,临界头盆不称 26 例,占 40.6%,轻度头盆不称 15 例,占 23.4%,后两者共 41 例,占 64%。

2.骨盆倾斜度过大　胎头可利用的骨盆入口面较小,胎头不易入盆,后顶骨搁于骶岬上方,前顶骨先进入骨盆入口。

3.悬垂腹　孕妇腹壁松弛,子宫前倾,使胎头前顶骨先入盆。

4.扁平骨盆　骨盆入口前后径小,胎头双顶不能入盆,为适应骨盆形态,胎头侧屈,前顶首先入盆。64 例前不均倾位中,2 例为扁平骨盆狭窄,骶耻外径分别为 17cm 及 17.5cm。

综上所述,当骨盆倾斜度过大,悬垂腹或腹壁松弛时,胎儿身体向前倾斜,可使胎头前顶先入盆,若同时有头盆不称,则更有可能出现前不均倾势这种异常胎位。

【临床表现及诊断】

1.胎膜早破　64 例前不均倾位中有 23 例胎膜早破(35.9%),超过一般胎膜早破的发生率。

2.胎头不衔接　64 例前不均倾位中有 46 例胎头始终未衔接,13 例胎头勉强衔接达"0"位,3 例"达+1"即不再下降,此 16 例很可能是检查者误认为胎头前顶骨已下降至中骨盆,而未料到胎头后顶骨尚在骶岬之上。

3.活跃期早期宫颈扩张停滞　64 例前不均倾位中宫颈扩张停滞在 3~4cm 者共 30 例,占 46.8%,停滞在 5~6cm 者 14 例,占 21.9%,故绝大多数(68.7%)宫颈扩张停滞在 3~6cm 之间。

4.尿潴留　产程延长,子宫收缩乏力,引起神经反射性尿潴留,此外胎头前顶骨紧紧嵌顿于耻骨联合后方压迫尿道,故前不均倾位患者可于临产早期出现尿潴留。64 例前不均倾位中,在宫颈扩张≤5cm 时即出现尿潴留者共 21 例,占 32.8%。

5.宫颈水肿　前不均倾位时胎头前顶骨紧紧嵌顿于耻骨联合后方压迫宫颈,使血液和淋巴液回流受阻,导致宫颈受压迫以下的软组织水肿。64 例中有 28 例发生宫颈水肿,另外,尚有阴道前壁水肿 1 例,外阴水肿 1 例,阴蒂水肿 1 例。

6.胎头水肿　由于产程停滞,胎头受压过久,可出现胎头水肿,水肿的范围常与宫颈扩张大小相符,一般直径为 3~5cm,故称之为胎头"小水肿"。枕左横位前不均倾位时,胎头水肿应在右顶骨,枕右横前不均倾位时,胎头水肿应在左顶骨。剖宫产取出胎儿后,因检查胎头水肿部位,这是核实前不均倾位的可靠方法。

7.腹部检查　胎背与胎体的关系与胎心音的位置基本与一般枕横位相同。所不同的是绝大多数前不均倾位的胎头无法入盆。在临产早期,可在耻骨联合上方扪到一圆而硬的隆起,此即嵌顿于耻骨联合后方的胎头前顶部,以后逐渐摸不到此顶骨,系因产程进展,胎头侧屈不断加重,埋于胎肩后而无法由腹部触及,此时胎头与胎肩折叠于骨盆入口处,胎肩可达耻骨联合上缘,表现为胎头已经入盆的假象。有时因胎头折叠于胎肩后而胎肩高高地耸起,高出于耻骨平面,在剖宫产术中一旦切开子宫,胎肩及上肢即可从子宫切口处突出来。

8.阴道检查　阴道检查时在耻骨联合后方可触及前耳,感觉胎头前顶紧嵌于耻骨联合后方,盆腔前半部被塞满,而盆腔后半部则显得很空虚,系因后顶骨大部尚在骶岬以上。胎头矢状缝在骨盆横径上但逐渐向后移而接近骶岬,这是由于胎头侧屈加深所致。阴道检查时,应注意将前不均倾位与枕前位和枕后位相鉴别。前不均倾位时,胎头大囟与小囟均向后移,若为枕左横前不均倾位时,大囟可在骨盆面时钟方向 7°~8°处,小囟在 4°~5°处。由于胎头位置较高,宫颈口仅扩张 3~5cm,很难将大囟及小囟均扪诊清楚,往往仅能扪及颅顶的一部分。若仅摸到小囟在 4°~5°处又可能误诊为枕左后位。因此,阴道检查诊断前不均倾位的关键在于摸清矢状缝的走向是否与骨盆的横径相平行,并向后移靠近骶岬,且同时大小囟均一起向后移。前不均倾位易被误诊和漏诊。64 例前不均倾位于手术前作出诊断的仅 25 例,术前怀疑为前不均倾位者 10 例,误诊为枕后位者 2 例,枕前位者 2 例,另外 24 例误诊为枕横位伴有头盆不称。

【预防与处理】

首先要预防前不均倾位的发生,凡是会引起前不均倾位的因素,可于产前或临产早期尽量予以纠正,如妊娠晚期腹部松弛或悬垂腹者,可加用腹带纠正胎儿向前倾斜。产程早期令产妇取坐位或半卧位,使产妇双髋关节伴膝关节屈曲,均有利于缩小骨盆倾斜度,避免前顶先入盆,防止前不均倾位发生。

前不均倾位的诊断一旦确定,除极个别骨盆正常或较大,胎儿较小,产力强者可给予短期试产外,其余均应尽快做剖宫产术。

　　有时诊断未能于手术前完全确立,但按产程图观察已无继续进展可能者,也必须尽快剖宫产结束分娩,不然产程延长后不但对母儿带来危害,也会使手术遇到困难。产程较长者施行剖宫产术时,胎儿前肩已抵达耻骨联合上方,胎头未能入盆,侧屈逐渐加重,胎头紧贴后肩,转向骨盆入口后方,这种情况被称为"忽略性前不均倾位",随着诊断水平不断的提高,应避免发生这种忽略性前不均倾位。切开子宫下段时,因胎肩骑跨于耻骨联合上,故上肢很容易脱出于切口外。因此,手术时最好能置产妇于深垂头仰卧式,手术者切开子宫下段时,第一助手可以压住胎肩,并用力将其向宫底方向推送,使胎肩不致脱出于切口外,并可使侧屈的胎头得以纠正,有利于娩出胎头。当第一助手推送胎肩时,术者才有可能以食指在胎背的对侧及骨盆入口面的后方钩取胎儿之口,使之转向前方朝向耻骨联合,然后以一般枕后位方式娩出胎头。胎儿娩出后,应查看胎头小水肿部位,做出最后确诊。

五、面先露(颜面位)

　　分娩过程中,当胎头极度仰伸,以面部为先露时成为面先露,又称颜面位。其方位指示点为颏。根据颏部与母体骨盆的关系可以分为颏左前、颏左横、颏左后、颏右前、颏右横、颏右后六种不同的颜面位,而以颏左前及颏右后位较多见。

　　颜面位时,胎儿枕骨与背部贴近,颏部远离胸部,呈挺胸弯腰姿势,往往是产程中由于额先露继续仰伸而形成。

【发生率】

　　颜面位的发生率不高,据国内外报道,大约 0.20%～0.27%,经产妇多于初产妇,其比例为 3:1。我国实行计划生育以来,发病率已趋下降。据某医院介绍,发生率仅为 0.8‰。

【病因】

　　引起面先露的原因是多方面的,任何有利于胎头仰伸或妨碍胎头俯屈的因素都可能促成面先露。

　　1.骨盆狭窄或胎儿巨大者,在临产后胎头衔接受阻,仰伸为面先露的可能性增大。Hellman 等统计 141 例面先露中 39.4% 有骨盆入口狭窄。

　　2.经产妇:悬垂腹,是发生面先露的另一因素。胎背向前或与枕骨成同一方向,于是胎儿颈椎与胸椎仰伸,形成颜面位。

　　3.无脑儿、胎儿甲状腺肿大,脐带绕颈、前置胎盘、羊水过多等均可促使胎头以仰伸姿势嵌入骨盆入口发生面先露。

【诊断】

　　1.腹部检查　由于胎头极度仰伸,入盆受阻,胎体伸直,故宫底位置较高。颏前位时,胎儿肢体靠近母腹前壁,易被触及。胎心音由胎儿胸前壁经母体腹前壁传出,故在胎儿小肢体所在一侧的母体下腹部听诊胎心音最响亮。颏后位时,由于胎儿枕部靠近胎儿背部,在孕妇下腹部靠近耻骨联合上方处可扪及明显高起的胎头,且胎头枕骨隆突与胎背间有明显的凹沟,胎心音则因胎儿胸壁远离孕妇腹前壁使传导受到影响,故响度较弱。

　　2.肛查　可触及高低不平、软硬不均的面部,常因面部有水肿而不以与臀先露区别,故临床诊断面先露必须依靠阴道检查。

　　3.阴道检查　是确诊面先露最可靠的方法。一般在宫口开大 3～5cm 时进行。如在阴道内扪及胎儿的口、鼻、眼眶及颧骨各部,即可确诊为面位。行阴道检查时,若胎膜未破,应先行人工破膜,破膜后可触及高低不平的面部器官。由于胎儿面部受到产道的压迫,常有水肿、淤血。组织变得较脆,检查时动作要十分轻柔,以免损伤面部皮肤。检查时应注意与臀先露相鉴别,偶可将胎儿的口误为肛门,将颧骨误认为是坐骨结节,但肛门与坐骨结节是在一条直线上,而口与颧骨形成一个三角形,可以作为鉴别面先露和臀先露的参考。另外,若阴道检查时触及胎儿肛门,则手指上附有胎粪,与面先露时手指触及胎儿口腔不难鉴别。检查时必须查清胎儿颏的方位,以便决定分娩方式。颏前位可能经阴道分娩,颏后位则需行剖宫产术,两者的分娩方式截然不同。

【分娩机制】

一般系额先露在下降的过程中胎头进一步仰伸而转变为面先露。面先露的分娩机制主要包括仰伸、下降、内旋转、俯屈及外旋转。

若产力、产道均正常,胎儿不大,颏前位可能经阴道自然娩出。胎头以仰伸姿势衔接入盆,当胎儿面部到达盆底时,胎头极度仰伸,颏部作为最低点转向前方,自耻骨弓下娩出,其后以下颌骨为支点,在产力(尤其是肛提肌收缩力)推动下,胎头相应俯屈,口、鼻、眼、额及大囟相继娩出。

颏后位需经内旋转 135°呈颏前位方能自然娩出,若内旋转受阻而持续为颏后位,则因胎颈需极度仰伸方能越过骶骨,但很少有能克服者,除外早产或已浸软的胎儿在胎头与胎肩同时随胎颈一道娩出者外,足月活胎绝对不能从阴道娩出,故颏后位一般需剖宫产终止妊娠。

【对母儿的影响】

1.对母体的影响

(1)颏前位时多有产程延长。

(2)胎先露部不能紧贴子宫下段,常导致继发性子宫收缩乏力。

(3)胎儿面部骨质不能变形,易发生产妇会阴裂伤。

(4)颏后位时,如未能及时发现和处理,可因分娩梗阻造成子宫破裂,危及产妇生命。

2.对胎儿的影响

(1)胎儿面部变形、青紫及水肿。

(2)头骨变形,枕额径明显变长。

(3)严重者发生会厌水肿,影响吸吮动作。

(4)新生儿可保持仰伸姿势达数日,出生后需加强护理。

【处理】

面先露均在临产后发生,事先难以预防,临产后如出现产程异常,应及时做阴道检查,及早诊断和处理。

颏前位时,如产道无异常,子宫收缩正常,可能经阴道自然分娩;如第二产程延长,可行低位产钳助产;据颏前位分娩机制而言固然可以阴道分娩,但对产程长,胎头下降延缓者仍以及时行剖宫产为宜。颏后位难以自阴道娩出,需行剖宫产。

六、额先露

额先露是指胎头的姿势处于俯屈和仰伸之间(介于枕先露和面先露之间)的位置,以最大枕颏径通过产道,持续以额为先露,又称额位。额先露是一种暂时性的胎位,因胎头可俯屈而变为枕先露,或胎头进一步仰伸而成为面先露,持续呈额先露者极少见,占头先露的 0.5‰~1.0‰,经产妇多于初产妇。因额先露胎头以最大径枕颏径(13.3cm)入盆,衔接与下降均很困难,除非胎儿甚小或死胎,足月正常胎儿不可能经阴道自然娩出。

【病因】

与面先露发生的原因基本相同。凡能影响胎头正常俯屈的因素均可能导致额先露。Meltzer 观察到 21%发生于早产、骨盆狭窄或腹壁松弛,也有学者发现额先露可能与前置胎盘、羊水过多、子宫异常或胎儿畸形有关。

【临床表现和诊断】

产程中子宫收缩良好而胎头高浮迟迟不能入盆时,应想到有此种异常胎位的可能,需进行以下检查:

1.腹部检查　额前位时,于耻骨联合上方可触及胎儿枕骨隆突及其与胎背间的横凹,但不如面先露时明显。仅凭腹部检查,很难确诊额先露。

2.阴道检查　若扪及额骨及额缝,可确诊额先露。额缝一端为大囟的前半部,另一端为眼眶及鼻根部。

在临产早期诊断额先露较困难。腹部检查胎头未入盆,与胎背在同一侧。阴道检查可以确诊。另外,B 超检查也有助于诊断额先露。

【分娩机制】

额先露经过胎头塑形 30%可自然转变为面先露,20%可自然转变为枕先露。因额先露时胎头以最大径枕颏径(13.3cm),难以衔接,故胎儿不可能经阴道分娩。若未能及时发现和处理,可导致子宫破裂或其他严重的软组织损伤,胎儿可因窒息或颅内出血而死亡。

【处理】

过去虽采取经腹部阴道联合纠正胎位,分娩时考虑产钳助产,但一方面纠正胎位的手法有相当难度且成功的极少,另一方面阴道分娩对母儿均可造成一定的损伤,目前认为,正常足月儿若为持续性额位,阴道分娩机会极少,除早产儿及小样儿可能经阴道分娩外,一般均需做剖宫产术。故当产程异常,阴道检查确诊额位以后,不应再试产,应及早行剖宫产,以免进一步影响母儿预后。

七、臀先露

臀先露是异常胎位中最常见的一种,在妊娠 20 周时,其发生率较高;随妊娠周的增长,臀先露发生率逐渐减低,至足月分娩时其发生率为 3%~4%。

因胎臀比胎头小,分娩时胎头未经变形或因过度仰伸往往后出头娩出困难,脐带脱垂亦多见,故围产儿死亡率较头位分娩明显增高,因此,近年臀先露剖宫产率显著上升至 70%~90%,但是剖宫产并不是臀先露处理的最好办法,关键是孕期及时发现臀先露,尽可能促使转为头位,减少臀先露的发生率。

【病因】

1.早产　妊娠未足月,特别在 30 周或 30 周以前时,羊水量相对偏多,胎儿常取臀先露,一旦发生早产,即以臀先露方式分娩。

2.羊水过多或经产妇　此时子宫腔空间较大或子宫壁较松弛,胎儿易在宫腔内自由活动以致形成臀先露。

3.胎儿在宫腔内活动受限　致使胎头不易随妊娠月的增加而转为头位,如子宫畸形(单角子宫、双角子宫、子宫不完全纵隔等)、双胎、羊水过少等。

4.胎儿下降受阻或衔接受阻　如有骨盆狭窄、胎儿过大或相对性头盆不称、前置胎盘、肿瘤阻塞盆腔等情况。

5.胎儿畸形　如无脑儿、胎儿脑积水等。

6.胎盘种植于子宫角或底部　这种情况下臀先露的发生率升高。Fiann 等用超声波观测到臀先露中胎盘种植于子宫角基底部者为73%,头位仅为50%。

7.长型胎头　此种胎头的枕部凸出、脸部变长,胎头两侧面平行,即所谓"臀先露胎头"。此种特殊胎头形态的枕额径增长,可能是形成臀先露的原因之一。统计表明足月臀先露胎儿至少1/3具有此种形态的胎头。

【临床分类】

根据胎儿下肢的姿势,臀先露可分为三类:

1.单纯臀先露　又称腿直臀先露,双腿髋关节屈曲,膝关节伸直,以臀部为先露,临床上最多见。单纯臀先露时首先通过宫颈口的是臀部加双大腿,臀部加双大腿的周径与胎头周径略同,当其通过宫颈口时,宫颈口必已开全,此时胎头没有被宫颈口卡住以致不能娩出的危险;又胎儿双腿架在盘曲于胸前的双上肢之前,使胎儿的双腿与腹壁之间留有空隙,避免脐带严重受压;亦不容易发生脐带脱垂。但因单臀先露时伸直的胎儿下肢支撑着胎体,使胎体和胎头之间缺乏弧度,使之不容易回转成头位,分娩时亦不利于臀部侧屈,但总的说来对分娩影响不大。

2.完全臀先露　又称混合臀先露,双腿髋关节及膝关节均屈曲,以臀先露与双足为先露,较单臀先露少见。完全臀先露在分娩过程中因下肢受到的阻力比臀部受到的阻力小,所以往往是下肢先下降,其位置低于臀部。完全臀先露处理得当,一般不至于形成不完全臀先露,但在胎膜突然破裂时应警惕发生不完全臀先露的可能。

3.不完全臀先露　较少见,胎儿呈直立或跪式,以足或膝为先露。不完全臀先露的确切定义应该是单侧或双侧髋关节伸直而不是下肢低于臀部,不完全臀先露有以下几种情况:①足先露,双侧髋关节与膝关节均伸直;②膝先露,双侧髋关节伸直而膝关节屈曲;③双侧先露不同,一侧为足先露,另一侧为膝先露。不完全臀先露往往是在临产过程中演变而成,最容易发生脐带脱垂,尤其是两侧先露不同的不完全臀先露脐带脱垂机会更大。

三种臀先露中单臀先露胎儿预后最佳,完全臀先露次之,不完全臀先露最差,单臀先露最适合阴道试产。

【分娩机制】

胎儿身体各部中,头的变形性最小而径线最大,肩次之,臀最小。头位分娩时,胎头一经娩出,胎体其他各部的娩出一般多无困难,但在臀先露则不同,较小的臀部先娩出,较大的头部却最后娩出,因而分娩易发生后出头困难。接生时,如能按照臀先露分娩机制适时地恰当处理,可减少臀先露的围生儿死亡率。臀先露以骶骨为指示点,有骶左前、骶右前、骶左横、骶右横、骶左后、骶右后等六种胎方位,现以单臀先露骶右前为例介绍分娩机制。

1.臀部娩出　临产后,胎儿臀部以粗隆间径衔接于骨盆入口右斜径上,并不断下降,其前髋部下降稍快,先抵盆底,在遇盆底阻力后,臀部向母体右侧做45°的内旋转,使前髋位于耻骨联合后方,而粗隆间径即与母体骨盆的前后径一致,此时,胎体为适应产道弯曲度而侧屈,胎臀在母体会阴部出现并娩出。继之,双腿双足亦娩出,胎臀及下肢娩出后,胎体发生外旋转,胎背转向前方或右前方。

2.胎肩娩出　在胎体发生旋转的同时,胎儿双肩径于骨盆入口面的横径或斜径上入盆,逐渐下降达盆底,此时,前肩向右做内旋转45°～90°而位于耻骨弓下,接着,胎体又侧屈于会阴后联合前,先娩出后肩及其上肢,然后又娩出前肩及另一侧上肢。

3.胎头娩出　当胎肩娩出时,胎头以矢状缝衔接于骨盆入口的左斜径或横径上,逐渐下降、俯屈,当胎头达盆底时,其枕部紧贴于耻骨联合之后并以位于耻骨弓下的枕骨下凹为支点,胎头继续俯屈,于是额、面、额部相继露于会阴部而最终胎头全部娩出。

【诊断】

1.腹部检查　在宫底可以扪及圆而硬的胎头,按压时有浮球感,在耻骨联合上方可扪及软而较宽的胎臀,胎心音的位置较高,在脐的左上或右上方。完全臀先露时胎头在胎臀的对侧,胎头在宫底正中时应怀疑为单臀先露。

2.肛查或阴道检查　如腹部检查不能肯定为头位或臀先露时,可做肛查,如盆腔内空虚,扪不到圆而硬的胎头,而摸到位置较高的质软而形状不规则的胎臀,或扪及胎足,即可确诊为臀先露。如肛查仍不能确诊,则可做阴道检查,以区别臀先露的种类、了解宫颈口的情况及有无脐带脱垂。如胎膜已破,可直接扪到胎臀、外生殖器及肛门。如扪到的部位似胎足,可以从足趾和手指的不同及有无足跟而区别其为胎手或胎足,在扪到胎臀时尚应注意与面位相鉴别。在臀先露,肛门与两侧坐骨结节联成一条直线,当手指放入肛门时有环状括约肌的收缩感,指尖上有胎粪;而面位的口部及两侧颧骨呈一等腰三角形分布,手指放入口内可触及牙龈,并可扪及下颌骨。

3.超声波检查　孕妇腹壁厚,先露高,胎头嵌顿于肋骨下需做超声显像检查。超声检查可以了解以下情况:

(1)胎头是否仰伸,仰伸程度如何。

(2)测量胎头双顶径、胸围、腹围及股骨长度,用以估计胎儿大小。

(3)胎儿是否畸形:臀先露胎儿畸形的发病率3%,而头位仅1%。

(4)确定臀先露的类型:了解胎儿下肢是否屈曲良好,紧紧盘于胎儿腹部前且高于臀部,还是屈曲不良,盘得不紧且低于臀部。

(5)胎盘位置:胎盘在子宫前壁者不宜做外倒转术。

(6)如在臀先露旁见到一团软组织阴影,应警惕脐带先露。

【预后】

臀先露的主要问题是围生儿死亡率明显升高,如1964年Morgan等报道美国147所医院404847次分娩中,臀先露分娩16327次,全国的围生儿死亡率为27.5‰,而臀先露高达150.8‰,约为全组的5~6倍。我国某大学20年共分娩25813例,其中臀先露995例,围生儿死亡率为135.40‰,较我国17省市的统计资料一般围生儿死亡率20.48‰,亦有明显增高。

【并发症】

1.臀先露分娩对围生儿影响较大,并发症较多。

(1)早产:据1964年Morgan报道16327次臀先露分娩,早产占32%。除早产本身对胎儿或婴儿的影响外,臀先露分娩较头位有更大的危险性。据统计各组胎龄相同的新生儿,臀先露的体重均较非臀先露者为低,另一方面,早产儿头臀径相差较足月者更为悬殊,故分娩时的危险性更大,因此死亡率增高。

(2)脐带脱垂:臀先露的脐带脱垂发生率约为4%~5%,为头位的10倍,其中先露部完全填满了宫颈口的单臀先露的脐带脱垂发生率最低,仅在1%左右;完全臀先露为2%~5%;足先露则因所露出的空隙最大而高达10%~18%。

(3)窒息和损伤:产伤的发生率很高,在困难的臀先露分娩中,新生儿损伤的发生率为20%,即使分娩较顺利亦达3.5%;其中最严重的损伤是颅内出血,发生率较头先露高10倍,是臀先露婴儿死亡的主要原因之一。颅内出血或损伤的主要原因是当胎头通过骨盆时,在极短的时间内承受张力很大的牵引,胎头未及变形,颅内的韧带(如小脑天幕等)及脑组织发生撕裂、出血及挫伤,损伤更多发生于有头盆不称、骨盆狭窄或在宫颈未开完全的情况下。另一方面,由于牵引的困难,脑部缺氧时间过久而发生脑实质的弥漫性出血,可带来终身后遗症。此外,还有所谓"微小脑损伤",往往在幼儿时期由于阅读、写作、理解以及交流等智力表现落后于正常儿童而被发现,在臀先露中发生率亦两倍于头位。

除脑部损伤外,臀先露中颈都、肱骨、股骨的骨折及脱位以及臂丛神经损伤的发生率亦高。其他如咽部或腹腔脏器包括肝、脾、膀胱的损伤亦偶有所见。

(4)畸形:臀先露中先天性畸形如脑积水、无脑儿、先天性髋关节脱位等的发生率高于头位。Brennei在 29000 例头位中发现畸形率为 2.4%,而在 10000 例臀先露中则为 6.3%,臀先露的畸形发生率约为头位的～2 倍。

2.臀先露分娩对母体的不良影响

(1)臀先露先露部不规则,使前羊膜囊受到的压力不均匀,易发生胎膜早破。

(2)由于其先露部不规则,不易紧贴子宫下段及子宫颈,容易引起子宫收缩乏力,致产程延长。

(3)若宫颈尚未开全过早性臀牵引术,或因臀先露助产技术掌握不当,或动作粗暴可致阴道裂伤,甚至会阴Ⅲ度撕裂,子宫颈裂伤,严重者可累及子宫下段,乃至子宫破裂。

【处理】

1.妊娠期　妊娠 28 周以前,由于羊水较多,胎位不易固定,30%～35% 为臀先露,多可自然回转呈头位,无需特殊处理。若妊娠 30～32 周仍为臀先露,应当积极处理,用下述方法矫正胎位:

(1)艾灸或激光照射至阴穴:孕妇取平卧位或坐位,用艾条灸或激光照射两侧至阴穴,每日 1～2 次,每次 15 分钟,5 次为 1 疗程。孕妇在艾灸时常感觉胎动较活跃。此法转位成功率达 75%～85%。

(2)膝胸卧位:促使胎臀退出盆腔,借助胎儿重心,自然转成头先露。方法:孕妇排空膀胱后,松解裤带,俯跪于床上,胸部贴床,大腿与床成直角。每日～2 次,每次 15 分钟,7 日为 1 疗程。成功率 70% 以上。侧卧位也可帮助倒转,骶左前位时令孕妇向右侧卧,骶右前位时向左侧卧,使胎头顺着子宫腔侧面的弧形面滑动而转位。晚上睡眠较易采用侧卧位。这样两者结合可提高效果。

(3)仰卧臀高位:孕妇排空膀胱后,松解裤带,仰卧于床上,腰部用枕头或被褥垫高,使腰臀与床缘成 30～45 度角,仰卧 10～15 分钟后,迅速将身体向胎肢侧转动,侧卧 5 分钟。每日 2 次,每次 15～45 分钟,3～7 天为一疗程。

(4)甩臀运动:方法是令孕妇双足分开直立,双手扶桌沿,双膝及臀部顺胎头屈曲方向做规律的连续旋转,每日早晚各一次,每次 15 分钟,7 日为一疗程。

(5)外倒转术:经上述方法失败后或直接实施此术均可。

国外有人认为,臀先露自然回转率与外倒转成功率几乎一致,且施行外倒转术可能发生早产、胎膜早破、脐带脱垂、胎盘早剥、胎儿窘迫或死亡,甚至有子宫破裂的危险性,因而不主张行外倒转术。但目前国内外多数人主张可以在正确掌握外倒转术的适应证和禁忌证的情况下,谨慎施行。

Newman 建议用一种评分法估计臀先露外倒转的成功率,他选出最能影响转位成功的五项因素进行评分。

在 266 例臀先露施行外倒转术者中 166 例(62.4%)获得成功。平均评分为 6.6±1.5,而未成功者为 5.1±1.5(P<0.05)。

1)禁忌证:①曾行剖宫产术或子宫肌瘤剔除术;②不良分娩史;③骨盆狭窄;④产前出血,如前置胎盘;⑤羊水过多;⑥脐带绕颈;⑦估计胎儿体重<2500g 或>3500g;⑧胎盘附着于子宫前壁;⑨先兆早产、胎儿慢性窘迫、胎儿畸形;⑩妊娠期高血压。

2)适应证:凡无以上禁忌证者,均适于行外倒转术。

3)施行外倒转术的时机和影响因素:国内外多数学者认为施行外倒转术最佳时机未孕 30～32 周。但是,也有学者认为初产妇孕 32 周前或进产妇孕 34 周前,大多数臀先露能自然回转,无需行外倒转术;孕 38

周后因胎儿长大且羊水量相对减少,外倒转术不易成功。另外,影响外倒转术成功的因素有:腹部肥胖,孕妇精神紧张,子宫易激惹,臀先露已衔接入盆、胎腿伸展等。

4)方法:孕妇仰卧于床上,B超确定胎位。术前30分钟口服硫酸沙丁胺醇4.8mg,使子宫松弛。孕妇排空膀胱。听诊胎心正常。

①施术者两手置于胎臀两侧逐渐向内上方拖起胎臀,并用一手支撑胎臀,防止再次滑落入母体骨盆腔内。

②术者另一手食指、中指轻按胎头枕部,使其俯屈,并向子宫体侧方推移,以缓慢下移达脐平面为度。然后注意用手固定胎头,不可松开。

③扶住胎臀的手掌面朝上,托胎臀由子宫侧面向上移动,至脐平面与胎头相对。此时,胎儿已转为横位。

④术者双手继续保持扶住胎臀向上并促使胎头俯屈向下的姿势,胎儿躯干自行伸直以解除强迫横位,胎头转至下方成为头先露。

进行以上操作时应随时听胎心,若有异常或孕妇不适,应立即停止操作。完成以上操作后再次听胎心正常者,腹部用一尺宽包布缠裹并用卷曲的小毛巾放置在胎儿下颌或颈部固定胎头,防止复转为臀先露。术后可予以宫缩抑制剂保胎处理,观察三天后复查仍为头先露者可解除固定包布,或将包布固定直至先露入盆或临产。以后每周复查一次,直至分娩。

2.分娩期　臀先露分娩的处理一直存在着争议。由于臀先露阴道分娩围生儿病率和死亡率都较高,故近二、三十年来臀先露剖宫产率逐渐上升,达到了70%～90%。随着剖宫产增多,围生儿病率和死亡率有所下降,但产褥感染及产后出血发生率却相应增加,胎儿羊水吸入综合征及麻醉意外也偶有发生。根据我国1985年11月头臀先露难产专题座谈会及1987年6月全国难产防治会推荐,臀先露剖宫产率宜控制在50%左右。掌握臀先露阴道助产技术仍十分重要。

分娩方式选择:

1)剖宫产:足月单臀先露选择性剖宫产的指征:①骨盆狭窄;②胎儿体重≥3500g或B超检查双顶径>9.5cm,或胎儿体重<2500g(若体重过小估计出生后存活可能不大,仍宜阴道分娩);③足先露或膝先露;④B超见胎头过度仰伸,呈"望星式";⑤B超提示脐带先露或隐形脐带脱垂;⑥妊娠合并症或并发症,如妊娠期高血压重度子痫前期,前置胎盘,糖尿病,慢性高血压病等;⑦高龄初产;⑧瘢痕子宫;⑨软产道异常;⑩胎膜早破,胎盘功能异常。

2)阴道分娩的条件:①孕龄≥36周;②单臀先露;③胎儿体重为2500g～3500g;④无胎头仰伸;⑤骨盆大小正常;⑥无其他剖宫产指征。

3)臀先露评分法:为了臀先露分娩的危险性作出估计,1965年Zatuchni等提出评分法来对每一个臀先露的预后进行估计,统计的结果是,当评分≤3分时,胎儿病率升高,产程延长者多见,剖宫产率亦上升,有较大的临床意义;但较高的评分,并不能保证一定是成功的阴道分娩,故意义较小。主要由于该评分法中,未列入臀先露的种类之故。临床上对足先露顾虑最大,完全臀先露次之,因两者导致难产及并发症的可能性较大。因此,此评分法仅可作为临床处理的参考之一。

3.阴道分娩的处理

(1)第一产程:孕妇应卧床休息,给予足够的水分和营养以保持较好的产力,少做肛查及阴道检查;不宜灌肠,以减少胎膜破裂发生的机会。宫缩间歇,应勤听胎心音,一旦胎膜破裂,应即听胎心,并做肛查,若胎心音改变明显或肛查有异常发现即做阴道检查,了解宫颈扩张程度及有无脐带脱垂。

若产程中出现以下情况应及时行剖宫产:①宫缩乏力,产程进展缓慢;②胎儿窘迫;③脐带脱垂;④宫口开全后,先露位置仍高,估计阴道分娩困难。

决定阴道分娩时,如临产后先露逐渐下降,宫颈口逐渐扩张,胎心音正常,可以继续等待阴道分娩。如因子宫收缩乏力而产程进展缓慢,胎儿不大,可用缩宫素静滴加强宫缩,某医院5年中127例臀先露中有85例由阴道分娩,其中13例曾采用缩宫素,均以臀先露助产安全地结束分娩。

(2)第二产程:臀先露胎儿能自行完成所有机转而自然分娩者极少见(除非死产或早产儿),绝大多数需由接产者协助才能经阴道分娩,称其为臀先露助产。

1)臀先露助产:臀先露助产的目的是使软产道充分扩张,并按照臀先露分娩机制采用一系列手法使胎儿顺利娩出。臀先露助产可分为压迫法和扶持法两种,如系完全臀先露或足先露一般用压迫法,如系单臀先露则用扶持法助产。

①压迫法:要点是"堵",宫缩时,如于阴道口见到胎足,而宫口大多未开全,此时,应立即消毒外阴部,并用无菌巾铺于外阴上,每次宫缩时以手掌堵于阴道口,不使胎足落于阴道外,当胎臀逐渐下降以致完全进入盆腔时,宫颈继续扩大,阴道亦得以充分扩张。至产妇下屏感十分强烈,其外阴膨隆,肛门松弛,胎儿的外阴部及部分臀部已显露于产妇的阴道口,而堵在阴道口接生者的手掌也感受到相当大的冲击力,提示宫口已开全,可不必再堵而准备接产。在堵的过程中要严密注意胎心率,如发现异常,可及时做会阴切口行臀先露牵引术。

在做臀先露助产前,凡初产妇必须先做会阴切开,切开的时间掌握在切开后一至两次宫缩胎儿的双下肢及臀部即可娩出为度。胎臀及下肢娩出后,助产者可用无菌巾包住胎儿的下肢及臀部,双手把持胎儿臀部向下牵引,当脐部露出后,将胎背转向原来胎位的一侧,一面旋转,一面向下后方牵引,露出前肩,此时,助产者可以食指及中指伸入阴道,置于胎儿前上肢的上外侧并将其压向内侧,使胎儿前上肢做洗脸样动作,扫过面部及胸部而娩出,然后将胎体提起,以同法娩出后肩及后上肢,此为滑脱法。也可以用双手握持胎臀,逆时针方向旋转胎体同时稍向下牵拉,先将前肩娩出于耻骨弓下,再顺时针方向旋转娩出后肩,此为旋转胎体法助娩胎肩。此时仅胎头尚未娩出,将胎背转向前方,胎体骑跨在术者左前臂上,术者将左手伸进阴道,左手中指进入胎儿口腔,以食指及无名指分别置于胎儿上颌骨两侧,右手中指按压胎儿枕部,食指及无名指分别置于胎儿颈部两侧,向下向外牵引。此时可由助手在耻骨骨联合上方加压,使胎头俯屈,待枕部抵耻骨弓时,接生者双手将胎头向上提举,使下颏、口、鼻、额相继从阴道娩出。

②扶持法:扶持法只用于单臀先露,其要点是"拨"。换言之,在接生过程中要注意保持胎儿伸直的下肢折叠于胎体上,压住交叉在胸前的双臂,防止其上举。接产时,当胎臀于阴道口娩出后,接产者用手把持胎体两侧,拇指压在胎儿腿部上,其余四指扶住胎儿骶部,每次宫缩时将胎体及双腿向上抽拨,以使胎体逐步自阴道娩出。此时,术者的拇指及其他四指立即又移近阴道口,使双腿始终紧贴胎体而不致脱出阴道口外。当胎足娩出阴道后,双肩亦随之娩出,而交叉于胸前的两侧胎臂亦随之娩出,而至此再握住双足将胎体及双腿向耻骨联合方向提举,若胎头能保持俯屈位,将能顺利娩出。若在扶持的过程中胎儿下肢不慎落出,则应该用压迫助产法协助胎体、胎肩及胎头娩出。

需要注意的是不论采取何种助产法,胎臀娩出至胎头娩出的时间最多不得超过8分钟,否则即可因脐带受压导致胎儿发生严重缺氧,甚至死亡。

2)臀牵引术:这是一种以手术分娩的臀先露产。胎儿由下肢开始直至胎头全部由接产者牵引娩出者称臀牵引术。臀牵引术除两下肢是由接产者牵出外,其余部分的接产手法同臀先露助产,似乎两者相差不多,其实它与臀先露助产截然不同。它没有足够的时间让胎臀降到盆底、使两下肢盘屈于腹部前,又不能保证宫颈扩张完全及阴道、会阴充分的松弛。增加了分娩的难度和围生儿死亡率及并发症的发生率。因此只有在胎儿有紧急情况如宫内窘迫、脐带脱垂、死产及母体危急,而宫颈已开全或近开全时,在全身吸入性麻醉或硬膜外麻醉下施行臀先露牵引术。多数著者认为采用剖宫产术较采用臀牵引术为好。

（3）第三产程：产程延长易并发子宫收缩乏力性出血。胎盘娩出后，应肌注缩宫素加强子宫收缩，减少产后出血。凡行手术助产者，术后均应仔细检查有无软产道损伤，及时缝合止血，并用抗生素预防感染。

（4）阴道分娩中的并发症及处理

1）脐带脱垂：脐带脱垂时，宫颈未开全，胎心好，尽快做剖宫产；宫颈已开全，胎儿情况不佳胎心<100bpm，或缺乏即刻做剖宫产条件时，可考虑行臀牵引术。胎心已消失，胎儿已死亡，可等待宫颈开全后行臀先露助产。

2）后出头的娩出困难：若因胎头仰伸而不能进入骨盆，且不可强行牵引使仰伸加剧。此时，助手可在耻骨联合上方加压，协助胎头俯屈，而术者的手在阴道内钩住胎儿口腔，加以牵引，胎头即可入盆；若仍有困难，则可将枕部转向骨盆一侧成为枕横位，以胎头的双顶径通过骨盆入口的前后径，促使胎头入盆。此法对骨盆入口呈扁平型的产妇较为有效。

臀先露产的后出头娩出困难时，可用臀先露后出头产钳助产，先由助手向上提起胎儿手足及躯干，使产妇会阴部暴露，自胎腹侧面一次放入左叶及右叶产钳，交合后向下向外牵引，使胎儿下颌、口、鼻及额部相继娩出，若无 piper 产钳，亦可用一般产钳代之。

遇到后出头娩出困难时，切忌用暴力牵引，以免导致臂丛神经损伤、锁骨骨折，甚至胎儿颈椎脱位、小脑天幕撕裂等损伤，而应采取上述方法双手牵拉。如在宫颈未开全即强行牵引，则可发生宫颈甚至子宫下段的严重裂伤。如胎儿已死亡则可做穿颅术。

3）胎臂上举：臀先露分娩中牵引胎体过急，可发生胎臂上举，增加胎儿娩出的困难。处理胎臂上举的有两种方法：

①旋转法：接生者以无菌巾包裹胎儿臀部，以双手的拇指紧贴胎儿骶骨及背部，四指紧握胎儿腹部及大腿，向胎背方向旋转180°，旋转后，位于耻骨弓后方的前肩及上臂可从耻骨弓下脱出，再向相反方向旋转180°娩出另一侧肩部及上臂；

②滑脱法：如上述方法失败，接产者可用右手握住双足上提，使位于会阴联合处的后肩先露，再以左手食指及中指伸入阴道，紧贴于胎儿前臂的前外侧，钩住肘关节以洗脸样动作使前臂向前胸滑出阴道，然后放低胎儿，此时前肩及同侧上肢常可自然由耻骨下娩出。

4）颅脑及脊柱损伤：胎头仰伸未能入盆应设法使其俯屈，转动90°至横位入盆。切忌在胎头未入盆时强行牵拉胎体造成小脑幕撕裂、脊柱断裂或其他损伤。

5）臂丛神经损伤：臀先露胎头未入盆时强行牵拉胎臀、胎肩都可造成臂丛神经损伤。一旦发生，只有等待其自然恢复，损伤严重者往往需半年以后才能恢复功能。造成上肢永久瘫痪的机会不大。

八、肩先露

当胎体横卧于骨盆入口以上，其纵轴与母体纵轴相垂直或交叉时称为横位，又因先露部为肩，故亦称为肩先露。根据胎头的位置在母体左侧或右侧以及胎儿肩胛朝向母体前方或后方，可将横位分为肩左前、肩左后、肩右前、肩右后四种胎位。横位是最不利于分娩的胎位，除死胎及早产儿肢体可折叠而自然娩出外，足月活胎不可能自然娩出，如不及时处理，容易造成子宫破裂，危及母儿生命。有时胎体纵轴与母体纵轴不完全垂直而成一锐角，胎体较低的一段位于母体髂嵴水平以下，形成所谓斜位。

【发生率】

横位约占分娩总数的 0.2%～0.5%，在我国普遍开展产前检查，更重要的是大力开展计划生育后，横位或斜位在门诊得到及时纠正,但近年来经产妇的数量有所上升,横位的发生率也有所变化。横位时围生儿死亡率由 3.9％上升至 24％,多因脐带脱垂及困难的分娩引起。外倒转及阴道分娩的围生儿死亡率为 6％,剖宫产率为 0～10％,而两极倒转及牵引术为 25％～90％,故应重视横位与斜位的预防、早期诊断及处理。

国内过去的发病率约 1∶200,最近十几年有明显下降至 1∶300。妊娠 32 周时横位发生率为 2％,6 倍于足月妊振。妊 35～38 周仍保持横位或斜位者应予纠正。

【病因】

任何破坏子宫极性(纵椭圆形)的原因都可导致横位及斜位,如骨盆狭窄、前置胎盘、子宫畸形、子宫肌瘤、双胎、羊水过多、经产妇腹壁松弛等情况均可能使胎头的衔接发生阻碍,或使胎儿在宫腔内的活动范围过大而导致横位。

【临床表现与诊断】

1.腹部检查　子宫轮廓呈横椭圆形,横径较正常妊娠的要宽。用四部手法触诊可发现子宫底较妊娠月份为低,宫底较空虚,触摸不到胎头或胎臀;母体腹部一侧可触到胎头,对侧摸到胎臀;耻骨联合上方空虚,摸不到胎头或胎臀。根据腹部检查多可确定胎位。肩前位时,胎背朝向母体腹前壁,触之宽大而平坦;肩后位时,胎儿肢体朝向母体腹前壁,可扪及不规则的高低不平的小肢体。在脐周听诊胎心音最清楚。

2.肛查　横位时先露部较高,即使在临产后做肛查亦不易触及先露部,常需做阴道检查以明确诊断。

3.阴道检查　胎膜未破者不易查清胎位,但横位临产后胎膜多已破裂,如宫口已扩张,可触及胎儿肩峰、肋骨、肩胛及腋窝。腋尖端指向胎儿头端,据此可判断胎头在母体的左侧或者右侧,依据肩胛骨朝向母体的前或后方,再决定肩前位或肩后位。如胎头在母体的右侧,肩胛骨朝向后方,则为肩右后位。肩先露部与骨盆不可能很好地衔接,故小肢体容易脱垂,如胎手已脱出阴道口外,可用握手方法鉴别时左手或是右手。检查者只能用同侧手与胎儿手合握,即左手与左手合握,右手与右手合握。如阴道检查发现先露部为小肢体,应尽可能将手与足、肘与膝、肩与臀等加以区分。足与手最明显的区别是足有足跟,足掌与其连接部小腿呈垂直线,足趾短而较整齐,趾间不易张开,趾部与掌部不能靠拢,拇指亦不能与其他四趾靠拢。而手指长而不齐,指间易张开,指部与掌心能靠拢,拇指与其他四指亦可靠拢。肘部较小,沿肘部向上可触到肩部;膝部较大,沿膝部向上可触及臀部。在肩部上方可触到腋窝,其闭锁的一侧为胸部肋骨;在臀部则可触到胎儿的外生殖器及肛门。根据以上特点,不难将各部位加以鉴别。

4.超声检查　初产妇腹壁厚而紧者,在临产前往往触摸不清胎位,而又未具备阴道检查的条件,致使诊断发生困难,此时可做超声检查以明确诊断。

5.临床特点

(1)横位的先露部为肩,对宫颈口及子宫下段的贴合不均匀,常易发生胎膜早破及宫缩乏力。

(2)胎膜破后,羊水外流,胎儿上肢或脐带容易脱垂,导致胎儿窘迫,以致死亡。

(3)临产后,随着宫缩增强,迫使胎肩下降,胎肩及胸廓的一小部分挤入盆腔内,肢体折叠弯曲,颈部被拉长,上肢脱出于阴道口外,但胎头及臀部仍被阻于骨盆入口上方,形成所谓嵌顿性横位或称忽略性横位子宫收缩继续增强而胎儿无法娩出,子宫上段逐渐变后,下段变薄、拉长,在上下两段之间形成病理性缩复环。产程延长后,此环很快上升达脐上,此时做检查可在子宫下段发现固定压痛点,并可能发现产妇有血尿,这些表现均属于先兆子宫破裂的临床征象,如不及时处理,随时可发生子宫破裂。

(4)有时由于分娩受阻过久,宫缩可变的越来越弱,间隔时间越来越长,直至子宫呈麻痹状态,对此情况若缺乏认识,任产程继续延长,可能导致宫腔严重感染,危及母儿生命。

【预防及处理】

建立健全妇女保健组织,加强孕期保健及产前检查,避免生育过多,是减少横位的关键。

1.妊娠期　妊娠 30 周以后仍为横位或斜位者,可采用膝胸卧位、仰卧臀高位或艾灸至阴穴,促使胎儿自行转为头先露。如未成功,可试行腹部外倒转术转成头先露,并包裹腹部固定胎儿为纵式式。若外倒转术失败,妊娠近足月应提前在 35～38 周住院,住院后重点监护临产征兆及胎膜早破,行选择性剖宫产。无条件住院者,需与产妇和家属说明出现胎膜早破或临产现象立刻来院。

2.分娩期

(1)对伴有产科指征,如头盆不称、前置胎盘、有难产史,应于临产前或临产初期行剖宫产。

(2)对无其他产科指征者,于临产初期子宫颈口未扩张,胎膜未破,而子宫壁又较松弛者仍可试行外倒转术,如不成功则考虑行剖宫产。

(3)产妇已临产若干小时,即不宜再试行外倒转术,应根据情况进行处理:①宫颈口扩张不大或有脐带脱垂、胎心尚好者,应立即剖宫产术。②若系经产妇,胎膜刚破不久,子宫腔内羊水尚未流尽,宫颈口已开全或近开全,胎心音好,仍以选择剖宫产为妥。除非在无剖宫产条件或不能及时转送时,方可考虑由有经验的医生可行内倒转术,将胎儿转为臀先露后,待宫口开全如胎心好则行臀先露助产术,如胎心异常即进行臀先露牵引术。

(4)如羊水流尽,或已有先兆子宫破裂或子宫已部分破裂者,无论胎儿是否存活,绝不能再经阴道进行操作,应立即行剖宫产术。如发现宫腔感染严重,可根据患者的年龄、有无再次生育要求及术中情况,考虑一并将子宫切除。

(5)胎儿已死,胎肢脱出于阴道,而无先兆子宫破裂,宫颈口以开全,可在硬膜外麻醉或乙醚麻醉下行断头术,亦可考虑内倒转术。断头或除脏术遇到困难时也应改行剖宫产术。

(6)若子宫已破裂,应紧急剖宫产挽救胎儿。如裂口较完整,破裂时间不超过 12 小时,要求保留子宫者,可行修补术并置引流。破裂已超过 12 小时且有感染可能者,应行子宫切除,以挽救母体生命。如破裂已超过 24 小时,产妇处于休克状态,伴有感染因素,此时应严密观察,除外内出血,应予输血、静脉输注大量抗生素,待休克初步得到纠正后再行剖腹术处理。

(7)如已肯定胎儿有畸形者,可在宫口开大 5cm 后行内倒转术,将胎儿一条腿牵出宫颈转为臀先露后使胎臀压迫宫颈,待宫颈开全后经阴道分娩。

凡准备由阴道手术分娩者,术前必须仔细检查有无子宫先兆破裂或部分子宫破裂的症状和体征。如果腹部检查时,下腹部一侧有明显的压痛或见暗红色血液自阴道流出时,很可能是子宫部分破裂,应立即行剖宫产术。

凡经阴道手术分娩者,术时严格消毒,注意宫缩情况,预防出血与感染,术后应常规探查宫腔,若发现子宫已破裂,须经腹修补或行子宫切除术;若有宫颈撕裂,应及时缝合,并应注意子宫收缩情况,预防产后出血及感染,产后给予抗生素。如发现有血尿,或怀疑膀胱受压过久时应放置保留尿管两周,以防发生尿瘘。

九、复合先露

肢体在先露旁,与先露同时进入骨盆者,称为复合先露。临床少见,发生率约为 1/771。早产时发生复合先露者较足月产高 2 倍。一般为胎儿以手或一前臂沿胎头脱出,形成头与手复合先露。头与足、或臀与手复合先露者均极少见。

【病因】

当胎儿先露部不能完全填充骨盆入口,至先露部周围留有空隙,即可能发生胎儿小肢体(上肢或下肢)

自先露部之旁侧滑脱下来成为复合先露。复合先露常发生于较低体重胎儿、早产儿或发育不佳儿,因其先露未能将骨盆入口面全部占据,使肢体有机会脱垂于先露旁形成复合先露,故早产儿发生复合先露两倍于足月儿。骨盆狭窄、头盆不称、羊水过多、双胎、胎头入盆晚等也是诱发复合先露的原因。臀先露外倒转术操作不当亦可引起复合先露。有学者1978年报道2例外倒转术后发生复合先露,1例为足与头,另1例为双足及一手与头,两例均以足与头为先露,这是外倒转术后复合先露的特点,是较少见的。

【诊断】

骨盆大、胎儿小,虽以头与手为先露,产程仍可能表现正常。足月儿无论有无头盆不称存在,复合先露本身即可导致分娩困难,产程可表现异常。临床多表现为第二产程延长。阴道检查若发现胎先露旁侧有肢体,可明确诊断。常为头与手复合先露,在胎头旁扪及小手。

注意臀先露及横位鉴别。臀先露时,如臀与足同时入盆,则扪及足旁为臀。肩先露(横位)时,肢体旁为肩部而非胎头。

【对母儿的影响】

复合先露及早发现并处理及时者多可自然分娩。如仅有胎手露于胎头旁侧者多能顺利分娩,但如上臂脱出或下肢与胎头同时入盆,则可阻碍胎头下降,导致梗阻性难产,若未做及时恰当的处理,可威胁母儿生命,致子宫破裂、胎儿窘迫甚至死亡。复合先露的围生儿死亡率可达25%,胎儿主要由于早产、脐带脱垂、产时损伤或因产程延长、胎儿缺氧以致死亡。

【处理】

发现复合先露后,首先应查明原因,根据情况处理。

1.有学者认为,若产程进展正常,对脱垂的肢体可不予理会,往往可以自行回纳,不妨碍分娩。但也有医生主张在阴道检查确诊后立即将胎肢回纳,越早越好,因为肢体所在位置越高越易回纳。还纳肢体时动作应轻柔,不能勉强,待肢体还纳入宫腔后,立即下推宫底,促使胎头下降,以防肢体再度脱出。此后,可待其自然分娩或产钳助产。

2.若肢体还纳失败,阻碍分娩,产程停滞,或脐带脱垂、胎儿窘迫,以及宫颈扩张不大、胎头较高时应立即剖宫产终止妊娠。

十、胎儿发育异常性难产

胎儿过度发育成为巨大胎儿,常可导致难产;胎儿畸形或胎儿生长肿瘤也可导致难产,但较为少见。

(一)肩难产与巨大儿

巨大儿根据其体型特点分为两型:①均称型:胎儿各部分均匀、成比例增大,常见于过期妊娠、多产妇或父母体格高大者;②非均称型:胎儿肩部增大为主,多见于妊娠期糖尿病或糖尿病合并妊娠。后者发生肩难产的风险较高。

【定义】

胎头娩出后,胎儿前肩被嵌顿于耻骨联合上方,用常规助产手法不能娩出胎儿双肩,称为肩难产。

国外报道肩难产的发病率为0.15%~0.60%。我国有学者报道的发病率为0.15%。尽管肩难产的发病率不高,但可引起母体宫颈撕裂及子宫破裂。新生儿方面如颅内出血、窒息、臂丛神经损伤、锁骨骨折、肺炎,甚至新生儿死亡等。产科医生应该熟悉各种解决肩难产手法的步骤,由易而难避免给胎儿带来严重损害。

【病因】

肩难产发生于巨大儿和过期儿的原因,可能是由于胎儿体重过度增加,躯体(特别是胸部)的生长速度较胎头生长速度为快。正常大小的足月新生儿最大头围应大于最大胸围,但在巨大儿是胸围最大。故在儿头娩出后,前肩即被嵌顿于耻骨联合后,发生肩难产。

头盆不称可能是促发肩难产的另一因素,特别是扁平型骨盆,尤易发生肩难产。有学者报道,肩难产中体重低于4000g者12例。其中3例为扁平型骨盆。Davis指出,有50%的肩难产发生在正常体重胎儿的分娩。有时,使用产钳或胎头吸引器助产快速娩出较大的胎头。但却不能娩出较大的胎肩,即发生肩难产。

【临床表现及诊断】

肩难产者多数为巨大儿或过期儿,因此,对胎儿体重的估计十分重要。凡产程延长,特别是活跃晚期延长及第二产程延长、胎头娩出困难,应警惕发生肩难产。

若胎头娩出较快,胎头较大,胎头娩出后颈部回缩,胎头亦随胎颈向阴道内回缩,使胎儿颏紧紧压向会阴部,无法使胎肩娩出,特别是估计胎儿过大、或骨盆狭窄者,应诊断为肩难产。

【处理】

肩难产发生突然,胎头已娩出,胎肩被嵌顿,胎胸受压,使胎儿不能呼吸。使用暴力牵拉胎头,造成严重的母儿并发症。正确而快速的处理很重要。助产者须熟悉所有肩难产的处理手法,做好新生儿窒息急救准备,缩短胎头排出至胎体排出的时间对胎儿生命很重要。但暴力牵拉胎头与胎颈或过度旋转胎体对胎儿会造成严重损害。应尽快做一个够大的中侧位会阴切开或双侧会阴切开及给予足够的麻醉,下一步是清洁婴儿鼻子与口腔。并做阴道检查除外连体双胎畸形或胎儿颈、胸或腹部的异常增大,或子宫狭窄环等情况。切不可再宫底加压或强行牵拉胎头,否则会使胎肩嵌顿更紧,并可能损伤臂丛神经。完成以上步骤后,有各种方法或技术用以解除被压在母体耻联下的胎儿的前肩,用下述手法协助胎儿娩出:

1.屈大腿法(McRobert法)　协助产妇极度屈曲双腿,尽可能紧贴腹部,双手抱膝或包退使腰骶段变直、脊柱弯曲度缩小、减小骨盆倾斜度。此时骨盆径线虽无改变,但骨盆轴方向的改变使骶骨相对后移,骶尾关节增宽,嵌顿于耻骨联合后的前肩自然松动,适当用力向下牵引胎头,前肩即可娩出。临床实践发现此方法可减小对胎肩的牵拉力,且在肩难产助产中成功率较高,是一种基础助产法,如与其他助产方法一起使用,效果更佳。

2.压前肩法　以手置入阴道,放在胎儿的前肩后,在下次宫缩时将胎肩推向骨盆的斜径,使之能入盆;然后将胎头向下持续牵引以协助胎肩入盆,助手可在腹部耻骨联合上方加压,迫使前肩入盆并娩出。

3.旋肩娩出法(Woods cork-screw手法)　以枕左横位为例,术者右手先置于母体腹部上持续压于胎儿臀部,使胎儿下降,左手置于阴道内胎儿后肩之前,压胎儿后肩,使之向逆时针方向旋转180°,此时,胎头由枕左横转为枕右横,原来的后肩已位于耻骨弓下方成为前肩而娩出,而原来的前肩则转为后肩,然后术者再以右手置于母体腹部持续压胎儿臀部,而其左手又置于胎儿后肩之前,加压于后肩,使之向顺时针方向转动180°,胎头转回枕左横位,胎儿之后肩又转回为前肩,于是双肩均娩出。此法之优点在于不用强力牵引,从而减少对胎儿的损伤。

4.牵引后臂娩后肩法　助产者将手沿骶骨伸入阴道,胎背在母体右侧者用右手,胎背母体左侧者用左手,握住胎儿后上肢,保持胎儿肘部屈曲的同时,上抬肘关节,沿胎儿胸前轻轻滑过,然后抓住胎儿手,沿面部侧面滑过,伸展后臂,娩出胎儿后肩及后上肢。后肩娩出后,双肩旋至骨盆斜径上,前肩松动入盆,轻轻牵拉胎头即可娩出前肩。操作时应注意保护会阴,否则易造成会阴Ⅲ度裂伤。

5.把患者转为"四肢着床"位　可增加骨盆前后径,通过转动及重力作用有利于解除嵌顿,经轻轻向下牵拉而娩出后肩。

6.Zavanelli助娩法　将胎头转成枕前位或枕后位,使胎头俯屈并缓慢将其还纳回阴道,并紧急行剖宫产娩出胎儿。该方法一般在上述方法均失败时使用,至今对此法评价不一。若失败则母婴并发症严重,甚至导致胎儿死亡。

7.断锁骨法　用剪刀和其他器材折断锁骨,由下而上,避免损伤肺部。这只用于死亡的胎儿,但当以上各种方法失败后在紧急情况时可用于活胎,注意用于活胎时最好用手挑断锁骨,增强产妇及家属的依从性。

8.耻骨联合切开术　这也被成功的使用。Hartfeid 于 1986 年曾描述过有关技术。

【预测和预防】

由于肩难产对母婴危害较大,故预测及预防极为重要,在妊娠期准确估计胎儿体重占首要地位,但目前尚无满意的产前准确预测巨大儿的方法。

1.病史及全身情况:有巨大胎儿分娩史者,或有肥胖、糖尿病者,或妊娠期孕妇体重增长超过 20kg 者,应考虑有分娩巨大胎儿之可能。

2.腹部检查:腹部明显膨隆,宫高明显大于相应孕周,且先露部常不入盆而高浮。需注意与双胎、羊水过多相鉴别。

根据宫高、腹围估计胎儿体重,预测巨大儿的公式较多,但符合率均不太高,以下公式可参考:

(1)估计体重＝－2700＋123×宫高＋20×腹围:预测巨大儿符合率为 63.1％。

(2)估计体重＝2900＋0.3×宫高×腹围:预测巨大儿符合率为 77.4％;

(3)宫高＋腹围≥140cm:预测巨大儿符合率 57.3％。

3.B 超检查:不但可预测巨大儿,尚可排除双胎、羊水过多及某些胎儿畸形。

(1)胎儿双顶径≥100mm 者,可能为巨大儿。

(2)B 超测量胎儿腹围≥360mm 者,预测巨大儿灵敏度为 74.7％～87.8％。

(3)胎儿肱骨软组织厚度(HSTT)包括胎儿肱骨头处皮肤、皮下脂肪和肌肉等成分,与胎儿体重密切相关。研究发现,若 HSTT≥11mm,预测巨大儿的灵敏度为 91.30％,特异度为 95.61％。B 超测量胎儿HSTT 预测巨大儿的方法简便、实用、准确性比较好。

4.凡产程延长,尤其是活跃期及第二产程延长,应警惕肩难产,骨盆狭窄、扁平骨盆、骨盆倾斜度过大、耻骨弓过低的产妇应也应预防肩难产的发生。

5.常规助产时胎头娩出后,切勿急于协助进行复位和外旋转,嘱产妇屏气,使胎肩自然下降,当完成外旋转后,胎儿双肩径与骨盆出口前后径一致,再协助娩肩。

(二)胎儿畸形与难产

胎儿若合并脑积水、无脑儿、巨腹症、联体双胎等畸形,亦可导致难产的发生,本节不再详细阐述。

(三)胎儿附属物异常与难产

脐带缠绕、脐带过短可能牵拉胎儿导致先露下降受阻,前置胎盘阻挡胎先露或导致胎方位异常而导致难产的发生。

当脐带缠绕、扭转、打结、过短引起胎儿供氧障碍,出现胎儿窘迫,羊水污染,常常成为急诊剖宫产结束分娩的重要原因。

(呼亚清)

第四节　难产的诊断与处理

决定分娩的四大因素是产力、产道、胎儿及精神心理因素,其中任何一个或几个因素异常即可能导致分娩进程受阻而发生难产。常发生于头先露的难产称为头位难产。随着妇幼保健工作的开展,臀先露、横位的发生率大大减少,致头位难产在难产中所占的比例增加。据1980年全国15各单位协作调查,头位难产占分娩总数的12.56%,占难产总数的69.12%,有学者报道,1987年至1997年头位分娩占分娩总数的97.02%,头位难产占分娩总数的15.70%,占难产总数的83.62%。难产尤其头位难产若处理不当,可给母儿带来严重危害。因此,产科工作者应当综合分析分娩的四大因素,及时正确地诊断难产并给予恰当的处理,防止母儿并发症的发生。

【难产的因素及其相互间的关系】

导致难产的因素虽不外影响分娩的产力、产道与胎儿三方面的异常,但此三方面又各有不同情况所造成的不同影响,如产力异常方面有原发性子宫收缩乏力与继发性子宫收缩乏力,产道方面有骨产道与软产道的异常,胎儿方面不仅有发育方面的异常(包括过度发育与畸形),还有胎位方面的异常。所有这些异常既可以单独存在,又可以相互影响,其影响不仅可以发生于异常者之间,如胎儿发育异常与骨盆异常等,亦可发生于正常与异常之间,如胎儿发育正常与重度骨盆狭窄等。更值得注意的是有些异常并不明显,如轻度骨盆狭窄、头位异常等,其诊断与处理之正确与否,往往建立于医生对此类情况之基本要领与定义的认识与熟悉,如必须了解轻、中、重度骨盆狭窄的区分标准,枕后位之不同于持续性枕后位等。临床上由于医、护、助产士不能明辨影响分娩因素之正常与异常界限而诊治失当者,主要即在于对所遇情况的基本概念与定义认识与熟悉不足,此在难产因素及其间关系的判断上尤为重要。

【头位难产的诊断】

明显的胎儿发育异常、胎头位置异常及骨盆狭窄常在临产前容易发现,而临界性异常(如骨盆临界狭窄)及产力异常往往在临产后出现分娩受阻,需要耐心细致地观察产程。善于发现早期异常表现,才能得到及时的诊断及正确的处理。头位难产的诊断应注意以下方面:

1.病史　仔细询问产妇既往内科、外科病史,以及是否有佝偻病、骨质软化症、脊髓灰质炎、严重的胸廓或脊柱变形、骨盆骨折病史,曾有剖宫产、阴道手术助产、反复发生臀先露或横位的经产妇、死胎、死产、新生儿产伤等病史。

2.全面检查产妇情况　了解产妇思想状态,对妊娠及分娩的认识。全身体检特别要注意心、肺、肝、肾等重要器官情况,测量血压、脉搏、呼吸、体温,了解有无妊娠并发症和内、外科合并症,有无脱水、酸中毒,以及排尿、排便情况。若仅注意产科情况而忽略产妇全身情况常会造成诊断和处理上的重大失误,给母儿带来严重危害,故应引起产科医务人员的高度重视。

3.仔细检查产科情况

(1)产道:临产前应仔细检查孕妇产道包括骨产道和软产道是否有明显异常,以决定行选择性剖宫产或阴道试产。有学者按骨盆狭窄程度进行评分,临界性骨盆狭窄可经阴道试产,但应严密观察在良好宫缩情况下的产程进展,根据分娩进展情况决定处理措施。

(2)胎儿:临产前应尽量准确估计胎儿体重,除了测量宫高、腹围外,还应做B超测量胎儿径线(如双顶径、头围、腹围、股骨长、肱骨软组织厚度等),尽量使估计的胎儿体重相对较准确些。产程中注意观察胎头下降情况及胎方位情况,还应加强胎儿监护,及时正确诊断胎儿窘迫。

(3)产力:分娩中产力多数表现正常。但若有胎头位置异常、胎儿过大、羊水过多及骨盆异常,以及某些软产道异常也可影响子宫收缩力。此外,精神因素的影响也不容忽视。

子宫收缩力可借腹部扪诊或宫缩检测仪了解宫缩频率、持续时间、强弱及宫缩的有效强度而分为强、中、弱三等,"强"指正常的强宫缩,为有效宫缩,与宫缩虽强而无效的强直性宫缩不同;"中"为一般正常宫缩;"弱"指微弱宫缩,包括原发性、继发性宫缩乏力及宫缩不协调等效能差或无效的子宫收缩。

4.头位分娩评分的临床应用 1978 年,有学者提出头位分娩评分法,系将骨盆大小、胎儿体重、胎头位置及产力强弱四项评分相加综合判断,以帮助助产者决定处理时参考。四项评分总和≥13 分者为正常,≥10 分者可以试产。

此学者的研究表明:头位分娩评分总分 10 分为头位难产分娩方式的一个分界线。10 分中剖宫产占59.5%,11 分中剖宫产只有 6.1%,12 分以上基本都可阴道分娩。可见 10 分及以下者多考虑剖宫产分娩。

若产妇尚未临产,则根据骨盆大小及胎儿体重两项评分之和(头盆评分)进行判断,头盆评分≥8 分者为头盆相称,6～7 分为轻微头盆不称,≤5 分为严重头盆不称。头盆评分≥6 分可以试产,评分 5 分者若系骨盆入口问题可予以短期试产,否则以剖宫产为宜。

5.产程图监测分娩进展 20 世纪 50 年代 Friedman 提出以产程图监护产程,70 年代末国内开始应用简易产程图监测分娩进展。产程图可直接及时反映产程进展情况,适用于每位产妇的产程监测。当出现产程图异常如宫颈扩张或胎头下降延缓或停滞时,应做进一步检查并进行综合分析,及时诊断头位难产。

【处理】

1.选择性剖宫产 头位分娩在临产前决定做选择性剖宫产者不甚容易,只有符合以下条件者予以考虑:

(1)足月妊娠具有绝对性狭窄骨盆或明显畸形、歪斜骨盆。

(2)胎头高直后位、颏后位、额先露等。

(3)头盆明显不称,头盆评分≤5 分者需做选择性剖宫产。然入口面头盆评分 5 分者、枕前位、产力正常或强、总分仍可达到 10 分,有阴道分娩的可能,可以短期试产。但出口面若总评分为 10 分者,最好还是实行剖宫产。

(4)联体双胎、双头畸形在临产前即可经 X 线摄片或超声显像作出诊断,此类无存活可能的畸形即使予以毁胎也难经阴道娩出,且可并发母体软产道严重损伤,多选择剖宫产,其目的是保护母体。若畸胎有存活可能者更应经剖宫产娩出。

2.临产过程中考虑做剖宫产

(1)严重胎头位置异常如高直后位、枕横位中的前不均倾势、额位及颏后位。这些胎位往往在宫颈口扩张 3～5cm 后,经阴道检查证实。高直后位体征明确,一旦证实即可做剖宫产;但枕横位中的前不均倾势体征不如高直后位明确,有怀疑时尚需要观察一段时间,随着胎头继续侧屈,矢状缝继续后移,体征逐渐明确,诊断方能成立并选择剖宫产结束分娩;额位时也可观察一段时间,因额位有向面位及枕先露转化的可能,可短期试产。若持续于额位则需考虑剖宫产;颏后位时除非胎儿较小,产力强,胎头达盆底后有可能转成颏前位娩出,如持续于颏后位则需做剖宫产术。

(2)临产后产程停止进展,检查有明显头盆不称。

(3)经过积极处理宫颈始终未能开全。

(4)胎头始终未能衔接者,特别要警惕由于颅骨过分重叠及严重胎头水肿所造成的胎头业已衔接的假象。

(5)子宫收缩乏力,经积极治疗后仍无进展。

3.试产 除因绝对指征选择性剖宫产者外,头先露的初产妇一般均应试产,尤其骨盆入口面临界性或轻度狭窄更应给予充分试产的机会。试产过程中应有专人守护,严密观察产程进展。试产过程中严格按照产程图进行观察和处理非常重要。中骨盆-出口狭窄试产应特别慎重,若产程中处理不当,勉强经阴道助产分娩或阴道助产失败后再做剖宫产对母儿均极为不利,容易发生分娩并发症。因此,若发现中骨盆-出口狭窄,剖宫产指征应当适当放松。

（1）一般处理：应给产妇提供舒适的待产环境,减少对分娩的恐惧心理,消除精神紧张。注意改善产妇全身情况,对疲乏不能进食者,可静滴 5%～10% 葡萄糖液、维生素 B₆、维生素 C 或（和）电解质。产妇宜左侧卧位,以改善胎儿、胎盘循环,防止仰卧位低血压。产程中应随时排空膀胱,若出现尿潴留,应给予导尿并警惕发生滞产。

（2）产程图异常的处理

1）潜伏期异常：有潜伏期延长倾向（超过正常平均值即≥8 小时）时应处理。首先应除外假临产,若确已临产可予以哌替啶 100mg 或地西泮 10mg 肌内注射,纠正不协调性子宫收缩,当宫缩协调后常可很快进入活跃期。若用镇静剂后宫缩无改善,可加用缩宫素,观察 2～4 小时仍无进展,则应重新评估头盆关系,若有头盆不称应行剖宫产,以免延误处理导致滞产,危害母儿安全。

2）活跃期宫颈扩张延缓或停滞：首先应做阴道检查了解骨盆情况及胎方位,若无明显头盆不称,可行人工破膜加强产力,促进产程进展。严重的胎头位置异常,如高直后位、前不均倾位、额位及颏后位等应立即行剖宫产术。若无头盆不称及无严重胎位异常,可用缩宫素加强宫缩,观察 2～4 小时产程仍无进展,或进展欠满意（宫颈扩张率<1cm/h）应行剖宫产。

3）胎头下降延缓或停滞：第一产程末或第二产程胎头下降延缓或停滞,提示胎头在中骨盆遇到阻力,也应及时做阴道检查,了解中骨盆及出口情况,有无宫颈水肿,胎方位及胎头下降水平,胎头水肿及颅骨重叠情况,若无头盆不称或严重胎位异常,可用缩宫素加强宫缩;若为枕横位或枕后位可试行徒手将胎头转为枕前位,待胎头下降至≥+3,宫颈开全后行产钳或胎头吸引器助产,若徒手转胎方位失败,胎头仍持续在+2 以上,应行剖宫产术。

【临床特殊情况】

1.产科临床使用哌替啶、地西泮等药物的问题　产科临床常使用哌替啶、地西泮等药物以鉴别是否临产,或纠正不协调子宫收缩,或用于促进宫颈软化而促进宫颈扩张,增强子宫收缩力。但由于其对胎儿的呼吸抑制作用往往在用药后 2 小时达峰值,以前主张估计胎儿 6 小时内不分娩可以使用,现在认为估计胎儿 4 小时内不分娩可以使用,且最好在潜伏期使用。使用后可能有胎动减少,或电子胎心监护显示基线较平,一般不会增加胎儿宫内窘迫及新生儿窒息的发生率。

2.米索前列醇用于引产及加强宫缩问题　米索前列醇与米非司酮合用可终止 49 天内早孕。但由于前者对子宫的强力而有效的收缩作用,大量文献报道可用于中晚期妊娠引产及加强产程中子宫收缩,并取得了良好的效果。与缩宫素相比较,该药加强子宫收缩的作用比缩宫素强,促宫颈成熟作用比缩宫素明显,但更容易引起强直性子宫收缩。因此,用在晚期妊娠引产及加强宫缩时容易导致胎儿宫内窘迫及胎死宫内,或子宫强直性收缩而引起子宫破裂、羊水栓塞等严重并发症。故多数学者不主张在晚期妊娠引产及产程中加强宫缩时使用。

3.持续性枕后位、枕横位的诊断时机问题　枕后位、枕横位并非异常胎方位。临产后如果骨盆正常,胎儿不大,产力正常,80%的枕后位、枕横位可以向前旋转成枕前位而经阴道分娩。如果有骨盆狭窄,胎儿较大,或产力异常,胎儿在骨盆内的旋转因此而受阻,难以转成枕前位。所以,只要是由于胎头向前旋转受阻,产程图提示胎头下降停滞 2 小时及以上,经处理（如人工旋转胎头等）无效,即可诊断为持续性枕后位及持续性枕横位而行剖宫产,不需要试产到宫口开全。

4.臀先露后出头的娩出困难问题　若因胎头仰伸而不能进入骨盆,且不可强行牵引使仰伸加剧,此时,助手可在耻骨联合上方加压,协助胎头俯屈,而术者的手在阴道内不宜钩住胎儿口腔,以防胎儿下颌关节损伤,可将食指及中指放置胎儿颧骨部位,向外、向上加以牵引娩出胎头。

（陈美英）

第二十四章　分娩期并发症

第一节　先兆子宫破裂及子宫破裂

阻塞性难产时,随着子宫收缩的加强,子宫下段逐渐伸展变薄,如不及时处理,有可能发生破裂,此时称先兆子宫破裂;子宫下段或体部已发生破裂,称子宫破裂。

一、先兆子宫破裂

【病史】

多见于阻塞性难产,如骨盆狭窄、胎位不正、胎儿过大或胎儿畸形。临产后常有产程停滞或延长,也可发生在不适当使用缩宫素时。

【临床表现】

1.下腹剧痛,烦躁不安,脉搏、呼吸加快,可有阴道出血,排尿困难,导尿可见血尿。

2.检查发现子宫下段膨隆拒按,菲薄的子宫下段与增厚的子宫体之间出现病理性缩复环并逐渐上移,可达脐平或脐上,整个子宫呈葫芦形;胎心率改变或听不清。

3.由于产程停滞或延长,孕妇可有失水、酸中毒等衰竭表现。

【处理】

疑为先兆子宫破裂时,应尽快行剖宫产术。

二、子宫破裂

【病史】

子宫下段破裂一般多发生在临产后,可有上次子宫下段剖宫产史或进入子宫腔的子宫肌瘤剥出术史,或此次临产有分娩梗阻,或临产后不适当使用缩宫素者。在先兆子宫破裂的基础上突感下腹部撕裂样疼痛,随之强烈宫缩停止,疼痛暂时缓解,但很快出现持续性全腹痛,伴恶心、呕吐和阴道出血,或有休克表现。

【临床表现】

1.腹部检查　全腹有压痛、反跳痛,胎心音往往消失。子宫轮廓不清,典型的子宫完全破裂可见缩小子宫、胀大之膀胱及游离之胎儿3部分。

2.阴道检查　原已不降或拨露的先露部上缩或消失,伸手入宫颈检查,可触及子宫破裂部分,裂口可与腹腔相通。

【处理】

明确诊断后紧急剖腹探查,同时积极纠正休克及输血,防感染。若无手术条件必须转院时,应在大量输血、输液抗休克及腹部包扎后再行转运。手术范围应根据破裂时间的长短、子宫裂口的整齐与否、有无感染、对生育的要求进行个体化治疗。

1.子宫破裂时间在12h以内、裂口边缘整齐、无明显感染者,可考虑修补缝合裂口。无生育要求者可考虑行绝育术。

2.子宫破裂口较大或不整齐,且有感染可能者,可考虑次全子宫切除。

3.子宫破裂口向下延及宫颈管或为多发性撕裂者,应考虑做全子宫切除。

4.合并阔韧带内有巨大血肿而不易寻找到出血点时,可行双侧髂内动脉结扎术。

5.术后采用大量广谱抗感染药物。

（呼亚清）

第二节　脐带脱垂

脐带在胎先露的前方或一侧称脐带先露或脐带隐性脱垂。胎膜破裂后脐带脱出于子宫颈口以下者,称脐带脱垂。

一、隐性脐带脱垂

【临床表现】

胎膜未破,于胎动、宫缩时突然胎心变慢,改变体位,上推先露及抬高臀部后胎心迅速恢复。阴道检查在前羊膜囊内摸到搏动的索状物,其搏动频率与胎心率一致。

【处理】

宫缩良好者,应取头低臀高位。先露入盆且胎心正常,可在宫口开全后破膜,否则以剖宫产为宜。

二、脐带脱垂

【临床表现】

胎膜破裂;孕妇起床活动或体位改变时随羊水流出,少部分产妇自觉阴道有一带状物落出。阴道检查时发现阴道内有一团脱垂的索状物,若脱垂刚发生,胎儿尚存活,则可扪及,脐带内有血管搏动;若时间较长,胎儿因脐带受压,血供中断而死亡,则脐带血管搏动消失。脐带张力减低,胎心音消失。

【处理】

1.若宫颈未完全扩张,胎心好,但没有剖宫产条件或产妇拒绝剖宫产时,可抬高臀部,试行脐带还纳术。此手术有两种方法:一是用手推送,可用纱布包裹脱垂的脐带送回宫腔;二是用脐带还纳器还纳。还纳术操作困难,成功率低,且风险高,尽量避免使用。

2.宫口未开全,胎心好者,估计短时间内不能阴道分娩,迅速就地在局部麻醉或全麻下行剖宫产术。术前再次听胎心。术前及术中孕妇取头低位,助手手推胎头或胎臀,使之离开脐带,减轻对脐带的压迫并托住脐带以防进一步脱垂。

3.宫口已开全,胎儿存活,无头盆不称,先露部已较低者,头位可行低产钳助产,臀位则行臀位牵引术。先露部高,双顶径未过坐骨棘平面,尤其是初产妇,仍应急诊行剖宫产术。

4.胎心及脐带搏动已消失,胎儿已死亡或濒临死亡,则经阴道分娩。

5.充分做好新生儿窒息复苏的准备。

6.产后使用广谱抗生素抗感染。

（黄　露）

第三节　下生殖道损伤

胎儿经阴道分娩时可发生阴道、宫颈、会阴及其深部的裂伤和血肿,多发生在协助胎儿娩出所采用的各种阴道助产手术过程如产钳术、胎头吸引术、臀位牵引术及助产术及内倒转术、会阴切开术等。实施者未能正确的掌握各种手术的指征及操作方法是根本原因。

【分类及临床表现】

1.会阴撕裂　除浅表的Ⅰ度撕裂外,往往发生累及盆底组织的深Ⅱ度撕裂,有时还发生肛门括约肌断裂的会阴Ⅲ度撕裂,最严重的是肛门括约肌撕裂后,撕裂继续向上延伸使直肠亦发生裂伤,此种裂伤也有人称为会阴Ⅳ度裂伤。会阴部裂伤常与阴道撕裂共存。会阴裂伤的发生与接生时保护会阴的技术有关,除此也和阴道助产时会阴切开过小,或错误地选择会阴正中切开有关。当然也和助产技术例如产钳牵引时未按产道轴的方向而行暴力牵引、产钳牵引速度过快等有关。

2.阴道撕裂　阴道撕裂包括表浅的黏膜裂伤至深而累及大面积的阴道壁或盆底组织裂伤。常见的会阴侧切部位的顶点向上纵形裂伤,甚至可以延伸至阴道顶端,其深度亦各有不同,个别深度裂伤可达耻骨下支,有时可有数个裂口直到穹隆。阴道裂伤亦可以向外阴延伸,甚至累及小阴唇或尿道旁组织。形成阴道裂伤的主要原因与前者相仿,胎儿过大,急产,但产钳使用不当是重要原因。胎头旋转不完全而产钳勉强交合,牵引时又未按产道轴方向,以致未以最小的径线通过产道;中、高位的产钳则可能造成更大伤害。

3.宫颈撕裂　一般是纵形裂伤,撕裂常在顺时针方向三点或九点,撕裂有时可深达穹隆部。子宫颈环形撕裂较少见,环形撕裂是指子宫颈的上唇或下唇的内面因暴力而发生环形撕裂和翻出。宫颈撕裂常发生在胎儿过大、急产、宫口未开全而强行作产钳或对臀位牵引术的后出头处理用暴力牵拉所致。如撕裂过大、过深或累及血管均可导致大量出血。

4.血肿　当胎儿整个身体中径线最大而可变性较小的胎头通过阴道时,阴道的周径明显增加,尽管妊娠期产妇阴道充血、柔软,但在难产而需助产时产程的延长,手术的干扰,有时产妇还伴有妊娠高血压综合征,以致阴道黏膜下组织过分牵引而撕裂、出血而形成外阴及阴道血肿。有时因阴道或会阴撕裂的缝合不当,当有无效腔并尚有腔内出血而形成血肿,其范围可不断扩大,当在阴道深部形成大的血肿,在处理上是十分棘手的。另外需要注意的是在妊娠高血压疾病的情况下,外阴、阴道甚至阔韧带内可以有自发性血肿有时血肿巨大,除腹部可隐约扪及血肿外,子宫可被推向一侧;产后的自发性腹膜后血肿较为罕见,患者在产后出血不多的情况下,红细胞及血红蛋白下降明显,下腹部有深压痛而无反跳痛。患者可以有发热可以高达39℃,而常是在38℃上下徘徊,B超可见腹膜后有液性暗区。

5.膀胱破裂　阴道壁以及相邻的膀胱弹性均较大,如在术前常规导尿,则在阴道的一般助产术时不易发生破裂,但如因横位行断头术,胎儿颈部锐利的骨片或术者手持的器械位置不当均可刺破阴道前壁及膀胱而发生破裂。

以上各种损伤都可导致出血,特别是妊娠期盆底组织血供丰富,静脉丛众多,如损伤严重,可发生大量出血。

【预防】

1.熟悉阴道分娩及各种阴道助产术的适应证及禁忌证　　这是防止各种下生殖道裂伤及血肿的首要条件。例如宫颈口未开全,禁止用产钳术;又例如使用目前产钳术中已摒弃不用的高位产钳术,如胎头位置明显高于坐骨棘而产程延长仍使用高位产钳助产则是一种冒险行为,是错误的。

2.在手术前熟悉并了解产妇的全身及产科情况

(1)产妇有无妊娠合并症及并发症以及严重程度,以便作出分娩方式的选择及术前准备。

(2)应了解产妇的骨盆外测量、宫底高度、胎儿大小(估计)等项有关数据,并了解阴道检查、胎位、胎先露高低等项的有关情况,对巨大胎儿应估计到发生肩难产的可能性。如有明显的头盆不称,则应以剖宫产终止妊娠。

(3)对产妇阴道助产的麻醉作出最佳选择。

(4)根据产妇情况,作好输血、输液准备。

(5)阴道助产在术前均应导尿使膀胱排空,避免术时损伤膀胱。

(6)阴道分娩特别是手术助产后常规检查宫颈、阴道、外阴、及会阴部情况,有无撕裂、血肿等,检查应仔细、完全,因阴道损伤常是复合性的,如阴道裂伤可和会阴Ⅲ度裂伤同时存在,故不应遗漏。

【治疗】

阴道、宫颈、会阴及其深部的损伤部往往较深,当行手术修补时,首先要有良好的照明;其次,应根据手术范围,采用恰当的麻醉,在达到满意的镇痛后才能有良好的暴露;第三,是有经验的助手协助暴露损伤部位。修补时应注意周围解剖结构,术时尽量恢复其原有的结构解剖,不留无效腔,但缝合不可过紧,以免组织坏死。

1.会阴裂伤处理　　会阴裂伤按其裂伤程度分为三度已如前述。新鲜的裂伤如注意消毒、止血,正确辨认其解剖组织并及时、正确修补缝合,即使会阴Ⅲ度裂伤的修补成功率亦达99%。修补前凡是有明显出血点先予以缝扎止血,然后局部以生理盐水冲洗干净后,浅表裂伤可以用丝线对合缝合,以后拆线;亦可用肠线皮内缝合。对Ⅱ度裂伤,特别是深Ⅱ度裂伤对损伤的组织按其解剖关系对端缝合,因会阴裂伤有时与阴道裂伤并存,在缝合时注意不留无效腔。

对会阴Ⅲ度裂伤的缝合,最好先用含甲硝唑的溶液将会阴部冲洗干净,如伴有阴道撕裂,先分离直肠阴道壁,用鼠齿钳提拉撕裂顶端上缘0.5cm处,用有齿钳提起阴道壁.以剪刀分离阴道壁及直肠其下端应至肛门处,侧缘以能暴露两侧的直肠壁0.5～0.8cm为度,以肠线间断缝合直肠壁,缝合时最好不穿过直肠黏膜,缝合至肛门,然后以两把鼠齿钳分别在肛门括约肌断裂处夹住括约肌断端,并向中间牵引,如可以合并并呈环形,令产妇作缩肛时,可见到或感到其收缩,即证实肛门括约肌无误,然后以粗丝线对两侧括约肌断端作8字缝合两针,再将会阴后联合下两侧撕裂组织对端缝合,最后以0号肠线间断缝合阴道壁,并缝合会阴部皮肤。

术后给予无渣半流质饮食三天,并服鸦片酊以抑制排便,外阴部每天用1∶1000苯扎溴铵溶液轻轻拭洗,术后第四天开始每天口服30ml麻油,以利其排便。

2.阴道裂伤的处理　　浅层的阴道撕裂伤处理较容易,即对损伤处予以止血修补。但严重的阴道撕裂伤处理比较复杂。如裂伤部位较深、出血多,往往难以辨认动脉或静脉的出血,故一般在恰当的暴露下迅速作大的8字缝合结扎以达到迅速止血的目的。止血后仔细寻找并辨明阴道撕裂部的顶端,对裂伤缝合的高度应超过裂伤顶端的 0.5cm 左右,以免漏缝较高部位的血管而发生血肿;对裂伤阴道表层缝合以间断法较好,对裂伤面积大、出血多的部位缝合后应留置橡皮片以利引流,避免再次发生血肿。对此类较大的裂伤在缝合后局部衬以纱布再用手指加压10～20分钟亦有助于避免再次发生出血或血肿。

对裂伤范围大而且有较多的弥漫性出血难以缝合者,则局部以大纱布填塞加压止血为好,在裂伤部位相对应的一侧可令助手向下加压,在两个合力作用下,可达到止血效果,纱条则可在 24～48 小时内取出。这种方法虽然少用,但在紧急状况下还是行之有效的方法;纱条取出后一般不再出血,如无感染,裂伤部生长迅速,一般 2～3 周内即可愈合。

3.宫颈裂伤的处理　纵形宫颈裂伤一般采用缝合方法修补。在阴道充分暴露后,对撕裂整齐的两侧撕裂面的下端用卵圆钳夹住,轻轻向下并列牵引,缝合自最下端开始,缝合第一针后,以缝合线轻轻向下牵引并撤去卵圆钳,每隔 0.8cm 左右向下缝合数针直至完全缝合为止并剪去多余缝线。

横行宫颈裂伤少见,但处理比较困难,因裂伤的组织外翻,裂伤部的上端无法窥见,所以无法缝合,必须用纱条填塞法,即将翻出的裂伤的组织回纳后,迅速将纱条填塞阴道顶端及中端,同时用手在阴道内加压。助手则在腹部将产后的子宫向下推压,在两者的合力下达到止血的目的,术时注意应用子宫收缩剂,并及时排空膀胱,腹部及阴道压迫 20 分钟后,可以用沙袋加压于子宫底部并以腹带固定以代替手加压,纱条可在 48 小时轻轻抽出,如无感染,一般止血可以成功,裂伤部可以迅速愈合,但需注意在短期内不可作阴道检查。

4.产科血肿的处理　外阴小血肿可以局部加压,如血肿不长大,会逐渐被吸收,对迅速增大的血肿应切开血肿,取出血块及积血,如能找到出血点,予以结扎止血,可将血肿腔缝合,短时间内不出血亦无渗血,可不置皮片引流,然后缝合外阴皮肤。但仍用纱布加压于术部以防止再出血,但切开血肿找不到明确出血点者缝合后留置皮片引流为宜。

一般而言,阴道血肿处理比较困难,因阴道侧壁组织松弛,血肿不长到一定体积而发生压迫症状是难以发现的,特别是位于阴道中、上端的血肿。有些血肿可以继发于阴道裂伤的顶端因修补关闭的阴道顶端有小的血管未被缝扎而致。因此处理阴道血肿,特别是深部阴道血肿时应冷静考虑对策。对大的血肿显然不可能用压迫止血的方法来解决,而必须在满意的麻醉下(如硬膜外)下切开血肿,取出血块及积血,以良好的照明看清出血部位,大针 8 字缝合,余同阴道深裂伤缝合法,但必须自血肿腔向外置引流片,以免再次发生血肿。引流皮片一般在 48 小时内取出。对巨大的血肿,清除血肿和积血后,无法找到出血点,试行缝合后仍有出血、渗血者,不得已时亦可用纱条填塞,如盲目缝合,发生继发性血肿可能性很大,自发性阔韧带血肿,虽然少见,但较为危险,因患者有时可因子痫前期而伴发凝血功能障碍,而阔韧带血肿不断扩大,可以手术探查,可以从血肿侧根据血肿位置作平行于腹股沟斜行切口,自腹膜进入血肿区,取出血块,寻找出血点止血,但往往难于找到出血部位,而常为渗血,故可以用纱布压迫止血,并留置引流,于术后 24 小时至 48 小时取出,一般均能达到止血的目的。如在产后发现自发性腹膜后血肿,往往已在产后一两日,如无进行性贫血并发继发性感染可以保守治疗,如输血以抗生素预防感染,待血肿自行吸收,不必手术,其体温可逐渐下降至正常,一般情况亦日益改善。

5.膀胱破裂的处理　在横位断头术时,胎体、胎头及胎盘娩出后应检查阴道壁有无损伤,如有阴道前壁损伤,直通膀胱,一般为骨片划伤,此种穿透伤其切缘整齐,故立即修补后预后良好,但需留置导尿管 10 天,导尿管应保持通畅。

以上的阴道助产术并发症均可伴发多量出血,应根据产妇具体情况予以补液、输血,术后常规予以抗生素。

(徐亚莉)

第四节 产后出血

一、产后出血

产后出血是指胎儿娩出后 24 小时内阴道流血量超过 500ml。产后出血是分娩期严重的并发症,是产妇四大死亡原因之首。产后出血的发病数占分娩总数的 2%~3%,如果先前有产后出血的病史,再发风险增加 2~3 倍。

每年全世界孕产妇死亡 51.5 万,99% 在发展中国家。因产科出血致死者 13 万,2/3 没有明确的危险因素。产后出血是全球孕产妇死亡的主要原因,更是导致我国孕产妇死亡的首位原因,占死亡原因的 54%。

我国产后出血防治组的调查显示,阴道分娩和剖宫产后 24 小时内平均出血量分别为 400ml 和 600ml。当前国外许多学者建议,剖宫产后的失血量超过 1000ml 才定义为产后出血。但在临床上如何测量或估计出血量存在困难,有产科学者提出临床上估计出血量只是实际出血量的 1/2 或 1/3。因此 Combs 等主张以测定分娩前后血细胞比容来评估产后出血量,若产后血细胞比容减少 10% 以上,或出血后需输血治疗者,定为产后出血。但在急性出血的 1 小时内血液常呈浓缩状态,血常规不能反映真实出血情况。

产后出血可导致失血性休克、产褥感染、肾衰竭及继发垂体前叶功能减退等直接危及产妇生命。

【病理机制】

胎盘剥离面的止血是子宫肌纤维的结构特点和血液凝固机制共同决定的。子宫平滑肌分三层内环、外纵、中层多方交织,子宫收缩关闭血管及血窦。妊娠期血液处于高凝状态。子宫收缩的动因来自于内源性催产素和前列腺素的释放。细胞内游离钙离子是肌肉兴奋-收缩耦联的活化剂,催产素可以释放和促进钙离子向肌细胞内流动,而前列腺素是钙离子载体,与钙离子形成复合体,将钙离子携带入细胞内。进入肌细胞内的钙离子与肌动蛋白、肌浆蛋白的结合引起子宫收缩与缩复,对宫壁上的血管起压迫止血的作用。同时由于肌肉缩复使血管迂回曲折,血流阻滞,有利于血栓形成,血窦关闭。但是子宫肌纤维收缩后还会放松,因而受压迫的血管可以再度暴露开放并继续出血,因而根本的止血机制是血液凝固。在内源性前列腺素作用下血小板大量聚集,聚集的血小板释放血管活性物质,加强血管收缩,同时亦加强引起黏性变形形成血栓,导致凝血因子的大量释放,进一步发生凝血反应,形成的凝血块可以有效地堵塞胎盘剥离面暴露的血管达到自然止血的目的。因此凡是影响子宫肌纤维强烈收缩,干扰肌纤维之间血管压迫闭塞和导致凝血功能障碍的因素,均可引起产后出血。

【病因】

产后出血的原因依次为子宫收缩乏力、胎盘因素、软产道裂伤及凝血功能障碍。这些因素可互为因果,相互影响。

1.子宫收缩乏力 产后出血最常见的原因。胎儿娩出后,子宫肌收缩和缩复对肌束间的血管能起到有效的压迫作用。影响子宫肌收缩和缩复功能的因素,均可引起子宫收缩乏力性产后出血。常见因素有:

(1)全身因素:产妇精神极度紧张,对分娩过度恐惧,尤其对阴道分娩缺乏足够信心;临产后过多使用镇静剂、麻醉剂或子宫收缩抑制剂;合并慢性全身性疾病;体质虚弱等均可引起子宫收缩乏力。

(2)产科因素:产程延长、产妇体力消耗过多,或产程过快,可引起子宫收缩乏力。前置胎盘、胎盘早剥、妊娠期高血压疾病、严重贫血、宫腔感染等产科并发症及合并症可使子宫肌层水肿或渗血引起子宫收缩乏力。

（3）子宫因素：子宫肌纤维发育不良，如子宫畸形或子宫肌瘤；子宫纤维过度伸展，如巨大胎儿、多胎妊娠、羊水过多；子宫肌壁受损，如有剖宫产、肌瘤剔除、子宫穿孔等子宫手术史；产次过多、过频可造成子宫肌纤维受损，均可引起子宫收缩乏力。

2.胎盘因素　根据胎盘剥离情况，胎盘因素所致产后出血类型有：

（1）胎盘滞留：胎儿娩出后，胎盘应在 15 分钟内排出体外。若 30 分钟仍不排出，影响胎盘剥离面血窦的关闭，导致产后出血。常见的情况有：①胎盘剥离后，由于宫缩乏力、膀胱膨胀等因素，使胎盘滞留在宫腔内，影响子宫收缩；②胎盘剥离不全：多因在第三产程胎盘完全剥离前过早牵拉脐带或按压子宫，已剥离的部分血窦开放出血不止；③胎盘嵌顿：胎儿娩出后子宫发生局限性环形缩窄及增厚，将已剥离的胎盘嵌顿于宫腔内，多为隐性出血。

（2）胎盘粘连：指胎盘全部或部分粘连于宫壁不能自行剥离。多次人工流产、子宫内膜炎或蜕膜发育不良等是常见原因。若完全粘连，一般不出血；若部分粘连，则部分胎盘剥离面血窦开放而胎盘滞留影响宫缩造成产后出血。

（3）胎盘植入：指胎盘绒毛植入子宫肌层。部分植入血窦开放，出血不易止住。

（4）胎盘胎膜残留：多为部分胎盘小叶或副胎盘残留在宫腔内，有时部分胎膜留在宫腔内也可影响子宫收缩导致产后出血。

3.软产道裂伤　分娩过程中软产道裂伤，常与下述因素有关：①外阴组织弹性差；②急产、产力过强、巨大儿；③阴道手术助产操作不规范；④会阴切开缝合时，止血不彻底，宫颈或阴道穹隆的裂伤未能及时发现。

胎儿娩出后，立即出现阴道持续流血，呈鲜红色，检查发现子宫收缩良好，应考虑软产道损伤，需仔细检查软产道。

4.凝血功能障碍　见于：①与产科有关的并发症所致，如羊水栓塞、妊娠期高血压疾病、胎盘早剥及死胎均可并发 DIC；②产妇合并血液系统疾病，如原发性血小板减少、再生障碍性贫血等。由于凝血功能障碍，可造成产后切口及子宫血窦难以控制的流血不止，特征为血液不凝。

【临床表现】

产后出血主要表现为阴道流血或伴有失血过多引起的并发症如休克、贫血等。

1.阴道流血　不同原因的产后出血临床表现不同。胎儿娩出后立即出现阴道流血，色鲜红，应先考虑软产道裂伤；胎儿娩出几分钟后开始流血，色较暗，应考虑为胎盘因素；胎盘娩出后出现流血，其主要原因为子宫收缩乏力或胎盘、胎膜残留。若阴道流血呈持续性，且血液不凝，应考虑凝血功能障碍引起的产后出血。如果子宫动脉阴道支断裂可形成阴道血肿，产后阴道流血虽不多，但产妇有严重失血的症状和体征，尤其产妇诉说会阴部疼痛时，应考虑为隐匿性软产道损伤。

2.休克症状　如果阴道流血量多或量虽少、但时间长，产妇可出现休克症状，如头晕、脸色苍白、脉搏细数、血压下降等。

【诊断】

产后出血容易诊断，但临床上目测阴道流血量的估计往往偏少。较客观检测出血量的方法有：

1.称重法　事先称重产包、手术包、敷料包和卫生巾等，产后再称重，前后重量相减所得的结果，换算为失血量毫升数（血液比重为 1.05g/ml）。

2.容积法　收集产后出血（可用弯盘或专用的产后接血容器），然后用量杯测量出血量。

3.面积法　将血液浸湿的面积按 $10cm \times 10cm$ 为 $10ml$ 计算。

4.休克指数(SI)　用于未作失血量收集或外院转诊产妇的失血量估计,为粗略计算。休克指数(SI)＝脉率/收缩压。

SI＝0.5,血容量正常。

SI＝1.0,失血量 $10\% \sim 30\%(500 \sim 1500ml)$。

SI＝1.5,失血量 $30\% \sim 50\%(1500 \sim 2500ml)$。

SI＝2.0,失血量 $50\% \sim 70\%(2500 \sim 3500ml)$。

【治疗】

根据阴道流血的时间、数量和胎儿、胎盘娩出的关系,可初步判断造成产后出血的原因,根据病因选择适当的治疗方法。有时产后出血几个原因可互为因果关系。

1.子宫收缩乏力　胎盘娩出后,子宫缩小至脐平或脐下一横指。子宫呈圆球状,质硬。血窦关闭,出血停止。若子宫收缩乏力,宫底升高,子宫质软呈水袋状。子宫收缩乏力有原发性和继发性,有直接原因和间接原因,对于间接原因造成的子宫收缩乏力,应及时去除原因。按摩子宫或用缩宫剂后,子宫变硬,阴道流血量减少,是子宫收缩乏力与其他原因出血的重要鉴别方法。

2.胎盘因素　胎盘在胎儿娩出后 10 分钟内未娩出,并有大量阴道流血,应考虑胎盘因素,如胎盘部分剥离、胎盘粘连、胎盘嵌顿等。胎盘残留是产后出血的常见原因,故胎盘娩出后应仔细检查胎盘、胎膜是否完整。尤其应注意胎盘胎儿面有无断裂血管,警惕副胎盘残留的可能。

3.软产道损伤　胎儿娩出后,立即出现阴道持续流血,应考虑软产道损伤,仔细检查软产道。

(1)宫颈裂伤:产后应仔细检查宫颈,胎盘娩出后,用两把卵圆钳钳夹宫颈并向下牵拉,从宫颈 12 点处起顺时针检查一周。初产妇宫颈两侧(3、9 点处)较易出现裂伤。如裂口不超过 $1cm$,通常无明显活动性出血。有时破裂深至穹隆伤及动脉分支,可有活动性出血,隐性或显性。有时宫颈裂口可向上延伸至宫体,向两侧延至阴道穹隆及阴道旁组织。

(2)阴道裂伤:检查者用中指、食指压迫会阴切口两侧,仔细查看会阴切口顶端及两侧有无损伤及损伤程度和有无活动性出血。阴道下段前壁裂伤出血活跃。

(3)会阴裂伤:按损伤程度分为 3 度。Ⅰ度指会阴部皮肤及阴道入口黏膜撕裂,未达肌层,一般出血不多;Ⅱ度指裂伤已达会阴体肌层、累及阴道后壁黏膜,甚至阴道后壁两侧沟向上撕裂使原解剖结构不易辨认,出血较多;Ⅲ度是指肛门外括约肌已断裂,甚至直肠阴道隔、直肠壁及黏膜的裂伤,裂伤虽较严重,但出血可能不多。

4.凝血功能障碍　若产妇有血液系统疾病或由于分娩引起 DIC 等情况,产妇表现为持续性阴道流血,血液不凝,止血困难,同时可出现全身部位出血灶。实验室诊断标准应同时有下列 3 项以上异常:

(1)PLT 进行性下降 $<100 \times 10^9/L$,或有 2 项以上血小板活化分子标志物血浆水平升高:①β-TG;②PF_4;③血栓烷 $B_2(TXB_2)$;④P_2 选择素。

(2)血浆纤维蛋白原(Fg)含量 $<115g/L$ 或 $>410g/L$,或呈进行性下降。

(3)3P 试验阳性,或血浆 FDP$>20mg/L$ 或血浆 D-D 水平较正常增高 4 倍以上(阳性)。

(4)PT 延长或缩短 3 秒以上,部分活化凝血时间(APTT)延长或缩短 10 秒以上。

(5)AT-Ⅲ:A$<60\%$ 或蛋白 C(PC)活性降低。

(6)血浆纤溶酶原抗原(PLG:Ag)$<200mg/L$。

(7)因子Ⅷ:C 活性 $<50\%$。

(8)血浆内皮素-1(ET-1)水平 $>80ng/L$ 或凝血酶调节蛋白(TM)较正常增高 2 倍以上。

为了抢救患者生命,DIC 的早期诊断显得尤为重要。如果能在 DIC 前期作出诊断,那么患者的预后会有明显改善。

诊断 DIC 前期的诊断标准为:

(1)存在易致 DIC 的基础疾病。

(2)有下列一项以上临床表现:①皮肤、黏膜栓塞、灶性缺血性坏死、脱落及溃疡形成;②原发病不易解释的微循环障碍,如皮肤苍白、湿冷及发绀等;③不明原因的肺、肾、脑等轻度或可逆性脏器功能障碍;④抗凝治疗有效。

(3)实验室检测有下列三项以上异常:①正常操作条件下,采集血标本易凝固,或 PT 缩短 3 秒以上,APTT 缩短 5 秒以上;②血浆血小板活化产物含量增加:β-TG、PF_4、TXB_2、P_2 选择素;③凝血激活分子标志物含量增加:F_{1+2}、TAT、FPA、SFMC;④抗凝活性降低:AT-Ⅲ:A 降低、PC 活性降低;⑤血管内皮细胞受损分子标志物增高:ET-1 和 TM。

【处理】

产后出血的处理原则为针对原因,迅速止血,补充血容量纠正休克及防治感染。

1.子宫收缩乏力　加强宫缩是最迅速有效的止血方法。具体方法有:

(1)去除引起宫缩乏力的原因:若由于全身因素,则改善全身状态;若为膀胱过度充盈应导尿等。

(2)按摩子宫:助产者一手在腹部按摩宫底(拇指在前,其余四指在后),同时压迫宫底,将宫内积血压出,按摩必须均匀而有节律。如果无效,可用腹部一阴道双手按摩子宫法,即一手握拳置于阴道前穹隆顶住子宫前壁,另一手在腹部按压子宫后壁使宫体前屈,双手相对紧压子宫并作节律性按摩,按压时间以子宫恢复正常收缩为止,按摩时注意无菌操作。

(3)应用宫缩剂

1)缩宫素:能够选择性的兴奋子宫平滑肌,增加子宫平滑肌的收缩频率及收缩力,有弱的血管加压和抗利尿作用。用药后 3～5 分钟起效,缩宫素半衰期为 10～15 分钟,作用时间 0.5 小时。肌注或缓慢静推 10～20U,然后 20U 加入 0.9% 生理盐水或 5% 葡萄糖液 500ml 中静脉点滴。24 小时内用量不超过 40U。宫体、宫颈注射等局部用药法效果则更佳。大剂量使用应注意尿量。卡贝缩宫素(巧特欣),长效缩宫素,九肽类似物,100μg 缓慢静脉推注或肌内注射,与持续静脉滴注缩宫素 16 小时的效果相当。

2)麦角新碱:直接作用于子宫平滑肌,作用强而持久,稍大剂量可引起子宫强直性收缩,对子宫体和宫颈都有兴奋作用,2～5 分钟起效。用法:IM/IV 均可,IV 有较大的副作用,紧急情况下可以使用。0.2～0.4mg IM/IV,必要时每 2～4 小时重复。部分患者用药后可发生恶心、呕吐、出冷汗、面色苍白等反应,有妊娠高血压疾病及心脏病者慎用。

3)米索前列醇:是前列腺素 E_1 的类似物,口服后能转化成有活性的米索前列醇酸。增加子宫平滑肌的节律收缩作用。5 分钟起效,口服 30 分钟达血药浓度高峰;半衰期 1.5 小时,持续时间长,可有效解决产后 2 小时内出血问题,对子宫的收缩作用强于催产素。给药方法:在胎儿娩出后立即给予米索前列醇 600μg 口服,直肠给药效果更好。

4)卡前列甲酯栓(卡孕栓):即 15-甲基 PGF2α 甲酯,对子宫平滑肌有很强的收缩作用。1mg 直肠给药用于预防产后出血。

5)欣母沛 Hemabate TM:卡前列素氨丁三醇注射液,引发子宫肌群收缩,发挥止血功能,疗效好,止血迅速安全。不良反应轻微。难治性产后出血起始剂量为 250μg 欣母沛无菌溶液(1ml),深层肌肉注射。某些特殊的病例,间隔 15 到 90 分钟后重复注射,总量不超过 2000μg(8 支)。对欣母沛无菌溶液过敏的患者、急性盆腔炎的患者、有活动性心肺肾肝疾病的患者忌用。副反应:主要由平滑肌收缩引起,血压升高 5～

10mmHg、呕吐、腹泻、哮喘、瞳孔缩小、眼内压升高、发热、脸部潮红。约20％的病例有各种不同程度的副反应面一般为暂时性,不久自行恢复。

6)垂体后叶素:使小动脉及毛细血管收缩,同时也有兴奋平滑肌并使其收缩的作用。在剖宫产术中胎盘剥离面顽固出血病例,将垂体后叶素6U(1ml)加入生理盐水19ml,在出血部位黏膜下多点注射,每点1ml,出血一般很快停止,如再有出血可继续注射至出血停止,用此方法10分钟之内出血停止未发现副作用。

7)葡萄糖酸钙:钙离子是子宫平滑肌兴奋的必需离子,而且参与人体的凝血过程,静推10％葡萄糖酸钙10ml,使子宫平滑肌对宫缩剂的效应性增强,胎盘附着面出血减少,降低催产素用量。

(4)宫腔填塞:主要有两种方法:填塞纱布或填塞球囊。

剖宫产术中遇到子宫收缩乏力,经按摩子宫和应用宫缩剂加强宫缩效果不佳时;前置胎盘或胎盘粘连导致剥离面出血不止时,直视下填塞宫腔纱条可起到止血效果。但是胎盘娩出后子宫容积比较大,可以容纳较多的纱条,也可以容纳较多的出血,而且纱布填塞不易填紧,且因纱布吸血而发生隐匿性出血。采用特制的长2m,宽7～8cm的4～6层无菌脱脂纱布条,一般宫腔填塞需要2～4根,每根纱条之间用粗丝线缝合连接。术者左手固定子宫底部,右手或用卵圆钳将纱条沿子宫腔底部自左向右,来回折叠填塞宫腔,留足填塞子宫下段的纱条后(一般需1根),将最尾端沿宫颈放入阴道内少许,其后填满子宫下段,然后缝合子宫切口。若系子宫下段出血,也应先填塞宫腔,然后再用足够的纱条填充子宫下段,纱条需为完整的一根或中间打结以便于完整取出,缝合子宫切口时可在中间打结,注意勿将纱条缝入。24～48小时内取出纱布条,应警惕感染。经阴道宫腔纱条填塞法,因操作困难,常填塞不紧反而影响子宫收缩,一般不采用。

可供填塞的球囊有专为宫腔设计的,能更好适应宫腔形态,如Bakri紧急填塞球囊导管;原用于其他部位止血的球囊,但并不十分适合宫腔形态,如森-布管、Rusch泌尿外科静压球囊导管;产房自制的球囊,如手套或避孕套。经阴道放置球囊前,先置尿管以监测尿量。用超声或阴道检查大致估计宫腔的容量,确定宫腔内无胎盘胎膜残留、动脉出血或裂伤。在超声引导下将导管的球囊部分插入宫腔,球囊内应注入无菌生理盐水,而不能用空气或二氧化碳,也不能过度充盈球囊。

所有宫腔填塞止血的患者应严密观察生命体征和液体出入量,观测宫底高度和阴道出血情况,必要时行超声检查排除有无宫腔隐匿性出血。缩宫素维持12～24小时,促进子宫收缩;预防性应用广谱抗生素。8～48小时取出宫腔填塞物,抽出前做好输血准备,先用缩宫素、麦角新碱或前列腺素等宫缩剂。慢慢放出球囊内液体后再取出球囊,或缓慢取出纱布条,避免再次出血的危险。

(5)盆腔动脉结扎:经上述处理无效,出血不止,为抢救产妇生命可结扎盆腔动脉。妊娠子宫体的血液90％由子宫动脉上行支供给,故结扎子宫动脉上行支后,可使子宫局部动脉压降低,血流量减少,子宫肌壁暂时缺血,子宫迅速收缩而达到止血目的。子宫体支、宫颈支与阴道动脉、卵巢动脉的各小分支、左右均有吻合,故结扎子宫动脉上行支或子宫动脉总支,子宫卵巢动脉吻合支,侧支循环很快建立,子宫组织不会发生坏死;并且采用可吸收缝合线结扎,日后缝线吸收、脱落,结扎血管仍可再通,不影响以后的月经功能及妊娠分娩。

具体术式有:

1)子宫动脉上行支结扎术:主要适用于剖宫产胎盘娩出后子宫收缩乏力性出血,经宫缩药物及按摩子宫无效者,胎盘早剥致子宫卒中发生产后出血者,剖宫产胎儿娩出致切口撕伤,局部止血困难者。方法:一般在子宫下段进行缝扎,结扎为子宫动静脉整体结扎,将2～3cm子宫肌层结扎在内非常重要;若已行剖宫产,最好选择在子宫切口下方,在切口下2～3cm进行结扎,如膀胱位置较高时应下推膀胱。第一次子宫动脉缝扎后如效果不佳,可以再缝第二针,多选择在第一针下3～5cm处,这次结扎包括了大部分供给子宫下段的子宫动脉支。宜采用 2-0 可吸收线或肠线,避免"8"字缝合,结扎时带入一部分子宫肌层,避免对血管的钳扎与分离,以免形成血肿,增加手术难度。如胎盘附着部位较高,近宫角部,则尚需结扎附着侧的子宫卵巢动脉吻合支。

2)子宫动脉下行支结扎术:是以卵圆钳钳夹宫颈前或(和)后唇并向下牵引,暴露前阴道壁与宫颈交界处,在宫颈前唇距宫颈阴道前壁交界处下方约 1cm 处作长约 2cm 横行切口,将子宫向下方及结扎的对侧牵拉,充分暴露视野,食指触摸搏动的子宫动脉作为指示进行缝扎,注意勿损伤膀胱,同法缝扎对侧。子宫动脉结扎后子宫立即收缩变硬,出血停止。但在下列情况下不宜行经阴道子宫动脉结扎:由其他病因引起的凝血功能障碍(感染、子痫前期等);阴道部位出血而非宫体出血。

经阴道子宫动脉下行支结扎特别适用于阴道分娩后子宫下段出血患者。对剖宫产术结束后,如再发生子宫下段出血,在清除积血后也可尝试以上方法,避免再次进腹。对前置胎盘、部分胎盘植入等患者可取膀胱截石位行剖宫产手术,必要时采用以上两种方法行子宫动脉结扎,明显减少产后出血。

3)髂内动脉结扎术:髂内动脉结扎后血流动力学的改变的机制,不是因结扎后动脉血供完全中止而止血,而是由于结扎后的远侧端血管动脉内压降低,血流明显减缓(平均主支局部脉压下降 75%,侧支下降 25%),局部加压后易于使血液凝成血栓而止血即将盆腔动脉血循环转变为类似静脉的系统,这种有效时间约 1 小时。髂内动脉结扎后极少发生盆腔器官坏死现象,主要是因腹主动脉分出的腰动脉、髂总动脉分出的骶中动脉、来自肠系膜下动脉的痔上动脉、卵巢动脉、股动脉的旋髂动脉、髂外动脉的腹壁下动脉均可与髂内动脉的分支吻合,髂内动脉结扎后 45～60 分钟侧支循环即可建立,一般仍可使卵巢、输卵管及子宫保持正常功能。

髂内动脉结扎的适应证包括:产后出血、行子宫切除术前后;保守治疗宫缩乏力失败;腹腔妊娠胎盘种植到盆腔,或胎盘粘连造成难以控制的出血;盆腔、阔韧带基底部持续出血;子宫破裂、严重撕伤,可能撕伤到子宫动脉。方法:确认髂总动脉的分叉部位,该部位有两个骨性标志:骶骨岬和两侧髂前下棘连线,输尿管由此穿过。首先与输尿管平行,纵行切开后腹膜 3～5cm,分离髂总及髂内动动脉分叉处,然后在距髂内外分叉下 2.5cm 处,用直角钳轻轻从髂内动脉后侧穿过,钳夹两根 7 号丝线,间隔 1.5～2.0cm 分别结扎,不剪断血管。结扎前后为防误扎髂外动脉,术者可提起缝线,用食、拇指收紧,使其暂时阻断血流,常规嘱台下两人触摸患者该侧足背动脉或股动脉,确定有搏动无误,即可结扎两次,必须小心勿损伤髂内静脉,否则会加剧出血程度。多数情况下,双侧结扎术比单侧效果好,止血可靠。

上述方法可逐步选用,效果良好且可保留生育功能。但应注意,结扎后只是使血流暂时中断,出血减少,应争取时间抢救休克。

(6)子宫背带式缝合术:治疗产后出血,对传统产后出血的治疗来说是一个里程碑式的进展,如果正确使用,将大大提高产后出血治疗的成功率。B-lynch 缝合术操作简单、迅速、有效、安全、能保留子宫和生育功能,易于在基层医院推广。B-Lynch 缝合术原理是纵向机械性压迫使子宫壁弓状血管被有效的挤压,血流明显减少、减缓、局部血栓形成而止血;同时子宫肌层缺血,刺激子宫收缩进一步压迫血窦,使血窦关闭而止血。适用子宫收缩乏力、前置胎盘、胎盘粘连、凝血功能障碍引起的产后出血以及晚期产后出血。B-Lynch 缝合术用于前置胎盘、胎盘粘连引起的产后出血时,需结合其他方法,例如胎盘剥离面作"8"字缝合止血后再行子宫 B-Lynch 缝合术;双侧子宫卵巢动脉结扎再用 B-LynCh 缝合术。

剖宫产术中遇到子宫收缩乏力,经按摩子宫和应用宫缩剂加强宫缩效果不佳时,术者可用双手握抱子宫并适当加压以估计施行 B-lynch 缝合术的成功机会。此方法较盆腔动脉缝扎术简单易行,并可避免切除子宫,保留生育能力。具体缝合方法为:距子宫切口右侧顶点下缘 3cm 处进针,缝线穿过宫腔至切口上缘 3cm 处出针,将缝线拉至宫底,在距右侧宫角约 3cm 处绕向子宫后壁,在与前壁相同的部位进针至宫腔内;

然后横向拉至左侧,在左侧宫体后壁(与右侧进针点相同部位)出针,将缝线垂直绕过宫底至子宫前壁,分别缝合左侧子宫切口的上、下缘(进出针的部位与右侧相同)。子宫表面前后壁均可见 2 条缝线。收紧两根缝线,检查无出血即打结,然后再关闭子宫切口。子宫放回腹腔观察 10 分钟,注意下段切口有无渗血,阴道有无出血及子宫颜色,若正常即逐层关腹。

(7)动脉栓塞术:当以上治疗产后出血的方法失败后,动脉栓塞术是一个非常重要的保留子宫的治疗方法,产后出血动脉栓塞的适应证应根据不同的医院、实施动脉栓塞的手术医生的插管及栓塞的熟练程度,而有所不同,总的来讲,须遵循以下原则:①各种原因所致的产后出血,在去除病因和常规保守治疗无效后;②包括已经发生 DIC(早期)的患者;③生命体征稳定或经抢救后生命体征稳定,可以搬动者;④手术医生应具有娴熟的动脉插管和栓塞技巧。

禁忌证:①生命体征不稳定,不宜搬动的患者;②DIC 晚期的患者;③其他不适合介入手术的患者,如造影剂过敏。

在放射科医师协助下,行股动脉穿刺插入导管至髂内动脉或子宫动脉,注入直径 1～3mm 大小的新胶海绵颗粒栓塞动脉,栓塞剂 2～3 周被吸收,血管复通。动脉栓塞术后还应注意:①在动脉栓塞后立即清除宫腔内的积血,以利于子宫收缩;②术中、术后应使用广谱抗生素预防感染;③术后应继续使用宫缩剂促进子宫收缩;④术后应监测性激素分泌情况,观测卵巢有没有损伤;⑤及时防止宫腔粘连,尤其在胎盘植入患者及合并子宫黏膜下肌瘤的患者。但应强调的是动脉栓塞治疗不应作为患者处于危机情况的一个避免子宫切除的措施,而是应在传统保守治疗无效时,作为一个常规止血手段尽早使用。

(8)切除子宫:经积极治疗仍无效,出血可能危及产妇生命时,应行子宫次全切术或子宫全切除术,以挽救产妇生命。但产科子宫切除术对产妇的身心健康有一定的影响,特别是给年轻及未有存活子女者带来伤害。因此必须严格掌握手术指征,只有在采取各种保守治疗无效,孕产妇生命受到威胁时,才采用子宫切除术。而且子宫切除必须选择最佳时机,过早切除子宫,虽能有效的治疗产后出血,但会给患者带来失去生育能力的严重后果。相反,若经过多种保守措施,出血不能得到有效控制,手术者仍犹豫不决,直至患者生命体征不稳定,或进入 DIC 状态再行子宫切除,已错失最佳手术时机,还可能遇到诸如创面渗血、组织水肿、解剖不清等困难,增加手术难度,延长手术时间,加重患者 DIC、继发感染或多脏器衰竭的发生。

目前,虽然子宫收缩乏力是产后出血的首要原因,但较少成为急症子宫切除的主要手术指征。尽管如此,临床上还有下列几种情况须行子宫切除术:宫缩乏力性产后出血,对于多种保守治疗难以奏效,出血有增多趋势;子宫收缩乏力时间长,子宫肌层水肿,对一般保守治疗无反应;短期内迅速大量失血导致休克、凝血功能异常等产科并发症,已来不及实施其他措施,应果断行子宫切除手术。值得强调的是,对于基层医疗机构,在抢救转运时间不允许、抢救物品和血液不完备、相关手术技巧不成熟的情况下,为抢救产妇生命应适当放宽子宫切除的手术指征。胎盘因素引起的难以控制的产科出血,是近年来产科急症子宫切除术最重要的手术指征。穿透性胎盘植入,合并子宫穿孔并感染;完全胎盘植入面积>1/2;作楔形切除术后仍出血不止者;药物治疗无效者或出现异常情况;胎盘早剥并发生严重子宫卒中均应果断地行子宫切除。其次子宫破裂引起的产后出血是急症子宫切除的重要指征。特别是发生破裂时间长,估计已发生继发感染;裂口不整齐,子宫肌层有大块残缺,难予行修补术或即使行修补但缝合后估计伤口愈合不良;裂口深、延伸到宫颈等情况。而当羊水栓塞、重度或未被发现的胎盘早剥导致循环障碍及器官功能衰竭,凝血因子消耗和继发性纤维蛋白溶解而引起的出血、休克,甚至脏器功能衰竭时进行手术,需迅速切除子宫。

2.胎盘因素

(1)胎盘已剥离未排出:膀胱过度膨胀应导尿排空膀胱,用手按摩使子宫收缩,另一手轻轻牵拉脐带协助胎盘娩出。

（2）胎盘剥离不全或胎盘粘连伴阴道流血：应徒手剥离胎盘。

（3）胎盘植入的处理：若剥离胎盘困难，切忌强行剥离，应考虑行子宫切除术。若出血不多，需保留子宫者，可保守治疗，目前用甲氨蝶呤（MTX）治疗，效果较好。

（4）胎盘胎膜残留：可行钳刮术或刮宫术。

（5）胎盘嵌顿：在子宫狭窄环以上者，可在静脉全身麻醉下，待子宫狭窄环松解后再用手取出胎盘。

3.软产道裂伤　一方面彻底止血，另一方面按解剖层次缝合。宫颈裂伤小于1cm若无活动性出血，则不需缝合；若有活动性出血或裂伤大于1cm，则应缝合。若裂伤累及子宫下段时，缝合应注意避免损伤膀胱及输尿管，必要时经腹修补。修补阴道裂伤和会阴裂伤，应注意解剖层次的对合，第一针要超过裂伤顶端0.5cm，缝合时不能留有无效腔，避免缝线穿过直肠黏膜。外阴、阴蒂的损伤，应用细丝线缝合。软产道血肿形成应切开并清除血肿，彻底止血、缝合，必要时可放置引流条。

4.凝血功能障碍　首先应排除子宫收缩乏力、胎盘因素、软产道裂伤引起的出血，明确诊断后积极输新鲜全血、血小板、纤维蛋白原或凝血酶原复合物、凝血因子等。若已并发DIC，则按DIC处理。在治疗过程中应重视以下几方面：早期诊断和动态监测；积极治疗原发病；补充凝血因子，包括输注新鲜冰冻血浆、凝血酶原复合物、纤维蛋白原、冷沉淀（含Ⅷ因子和纤维蛋白原）、单采血小板、红细胞等血制品来解决；改善微循环和抗凝治疗；重要脏器功能的维持和保护。

在治疗产后出血，补充血容量，纠正失血性休克，甚至抢救DIC患者方面，目前仍推广采用传统早期大量液体复苏疗法。即失血后立即开放静脉，最好有两条开放的静脉通道，快速输入复方乳酸林格液或林格溶液加5%碳酸氢钠溶液45ml混合液，输液量应为出血量的2～3倍。

处理出血性休克的原则：

（1）止血。

（2）补血，扩张血容量。

（3）纠正酸中毒，改善微循环，有时止血不是立即成功，而扩充血容量较容易，以维护主要脏器的血供，防止休克恶化，争取时间完成各种止血方法。休克早期先输入2000～3000ml平衡液（复方乳酸林格液等），以后尽快输全血和红细胞。如无血，可以使用胶体液作权宜之计。尤其在休克晚期，组织间蛋白贮存减少，继续输晶体液会使胶体渗透压明显下降产生组织水肿。胶体液除全血外还有血浆、白蛋白血浆代用品。血液稀释可降低血液黏度增加心排出量，减少心脏负荷和增加组织灌注，但过度稀释又可使血液携氧能力降低，使组织缺氧，最佳稀释度一般认为是血细胞比容在30%以上。

另一方面，产科失血性休克的早期液体复苏还应涉及合理的输液种类问题。有关低血容量性休克液体复苏中使用晶体还是胶体的问题争论已久，但目前尚无足够的证据表明晶体液与胶体液用于低血容量休克液体复苏的疗效与安全性方面有明显差异。近年研究发现，氯化钠高渗盐溶液（7.5%）早期用于抗休克，较常规的林格氏液、平衡盐液有许多优势，且价格便宜，使用方便，适合于急诊抢救，值得在临床一线广泛推广。新型的代血浆注射液—高渗氯化钠羟乙基淀粉40溶液（"霍姆"）引起了国内外学者的广泛关注，其具有我国自主知识产权并获得SDFA新药证书。临床研究表明可以其较少的输液量迅速恢复机体的有效循环血容量、改善心脏功能、减轻组织水肿、降低颅内压。

【预防】

加强围生期保健，严密观察及正确处理产程可降低产后出血的发生率。

1.重视产前保健

（1）加强孕前及孕期妇女保健工作，对有凝血功能障碍和可能影响凝血功能障碍疾病的患者，应积极治疗后再受孕，必要时应于早孕时终止妊娠。

（2）具有产后出血危险因素的孕妇,如多胎妊娠、巨大胎儿、羊水过多、子宫手术史、子宫畸形、妊娠期高血压疾病、妊娠合并血液系统疾病及肝病等,要加强产前检查,提前入院。

（3）宣传计划生育,减少人工流产次数。

2.提高分娩质量 严密观察及正确处理产程。第一产程:合理使用子宫收缩药物和镇静剂,注意产妇饮食,防止产妇疲劳和产程延长。第二产程:根据胎儿大小掌握会阴后一斜切开时机,认真保护会阴;阴道检查及阴道手术应规范、轻柔,正确指导产妇屏气及使用腹压,避免胎儿娩出过快。第三产程:是预防产后出血的关键,不要过早牵拉脐带;胎儿娩出后,若流血量不多,可等待 15 分钟,若阴道流血量多应立即查明原因,及时处理。胎盘娩出后要仔细检查胎盘、胎膜,并认真检查软产道有无撕裂及血肿。

3.加强产后观察 产后 2 小时是产后出血发生的高峰。产妇应在产房中观察 2 小时:注意观察会阴后,斜切开缝合处有无血肿;仔细观察产妇的生命体征、宫缩情况及阴道流血情况,发现异常及时处理。离开产房前要鼓励产妇排空膀胱,鼓励母亲与新生儿早接触、早吸吮,能反射性引起子宫收缩,减少产后出血。

二、晚期产后出血

晚期产后出血指分娩后 24 小时至产后 6 周之间发生的子宫大量出血。多发生在产后 1～3 周,也有发生于产后 8～10 周以后者,更有时间长达产后 6 个月者。表现为持续或间断的阴道流血,亦可为急剧的阴道大量流血,出血多者可导致休克。产妇多伴有腹痛、低热,失血多者可出现贫血。晚期产后出血的发生率各家报道不一,但多在 0.3% 左右。近年来由于剖宫产率逐渐升高,剖宫产术后各种并发症也相应增多,其中剖宫产术后晚期出血甚至是反复大量出血也时有发生,直接危及受术者生命安全。

【病因】

1.阴道分娩后的晚期产后出血

（1）胎盘胎膜残留:最常见的病因,多发生在产后 10 日左右。残留的胎盘胎膜可影响子宫复旧或形成胎盘息肉,残留组织坏死、脱落后,基底部血管开放,导致大量阴道出血。

（2）蜕膜残留:正常情况下,子宫蜕膜于产后 1 周内脱落,随恶露排出。若蜕膜剥脱不全造成残留,可影响子宫复旧或继发感染,导致晚期产后出血。

（3）子宫胎盘剥离部位感染或复旧不全:影响子宫缩复,可引起胎盘剥离部位的血栓脱落,血窦重新开放而发生子宫出血。

2.剖宫产术后的晚期产后出血 除以上因素外,主要原因是子宫切口的感染及切口愈合不佳,多发生在子宫下段剖宫产术的横切口两端。

（1）切口感染:子宫下段横切口靠近阴道,如胎膜早破、产程长、多次阴道检查、无菌操作不严格、术中出血多等,易发生感染。

（2）切口位置选择不当:切口位置过高时,切口上缘子宫体肌组织厚,下缘组织薄,不易对齐,影响切口愈合;切口位置过低时,因宫颈结缔组织多,血供差,组织愈合能力差,切口不易愈合。子宫下段横切口若切断子宫动脉的下行支,可导致局部血供不足,也影响切口愈合。

（3）子宫切口缝合不当:组织对合不佳,或缝合过密,切口血供不良,或血管缝扎不紧致局部血肿等,均可导致切口愈合不良。

3.其他因素 少数晚期产后出血是由于产妇患重度贫血、重度营养不良、子宫肌瘤、产后绒癌等引起。

【诊断】

病史可有第三产程或产后 24 小时内阴道出血较多史。阴道分娩者应询问产程进展是否顺利,胎盘胎膜是否完整娩出。剖宫产者应注意切口位置及缝合过程,术后恢复是否顺利。

【临床表现】

阴道分娩和剖宫产术后发生的晚期出血虽然都表现为阴道流血,但各有特点。

1.阴道流血发生的时间　胎盘胎膜残留者,阴道流血多发生在产后10天左右;子宫胎盘部位复旧不全者,阴道流血多发生在产后2周左右;剖宫产子宫切口裂开或愈合不良所致的阴道流血多在术后2~3周发生。

2.阴道出血量和出血方式　胎盘胎膜残留、蜕膜残留和子宫胎盘剥离部位复旧不全常为反复多次阴道流血,或突然大量阴道流血;子宫切口裂开多为突然大量阴道流血,可导致失血性休克。

3.全身症状　阴道流血量多时,可发生失血性贫血,严重者可致失血性休克,甚至危及患者生命。患者抵抗力降低,可导致或加重已存在的感染,出现发热及恶露增多,伴臭味。

4.妇科检查　子宫复旧不良,子宫大而软,宫颈口松弛,有时可触及残留组织或血块,如伴感染可有子宫压痛。

【辅助检查】

1.超声检查　了解子宫大小、宫腔内有无残留物及子宫切口愈合的情况。

2.宫腔分泌物涂片　取宫腔分泌物涂片查找病原体,或行细菌培养加药敏试验,以选择有效抗生素抗感染。

3.血常规检查　有助于了解贫血的程度及是否有感染。

4.HCG测定　有助于排除胎盘残留及绒癌。

5.病理检查　将宫腔刮出物或子宫切除标本送病理检查。胎盘残留者镜下见到变性或新鲜绒毛;蜕膜残留者无绒毛,仅见玻璃样变性蜕膜细胞、纤维素和红细胞;胎盘剥离部位复旧不良者,蜕膜或肌层内有管腔扩大、壁厚、玻璃样变性的血管,无胎盘组织,再生的子宫内膜及肌层有炎性反应。

【处理】

首先予以一般支持治疗,包括大量补液、输血以纠正失血性贫血或休克,应用广谱抗生素预防和治疗感染,应用止血和补血药物,保证患者生命体征平稳。更重要的是要同时查明发病原因,依据不同原因给予相应处理。

1.阴道分娩后的晚期产后出血　少量或中等量出血,给予宫缩剂促进子宫收缩,应用广谱抗生素和支持治疗。如有胎儿附属物残留,应在输液和备血条件下行刮宫术,操作应轻柔,以防子宫穿孔。术后继续应用抗生素和宫缩剂。

2.剖宫产术后的晚期产后出血　除非确定有胎盘胎膜或蜕膜残留,否则不宜行刮宫术。出血量较少者可给予抗生素治疗,加强营养,促进切口愈合,同时密切观察病情变化。保守治疗失败者,可行清创缝合及双侧子宫动脉或髂内动脉结扎。组织坏死严重者则行子宫次全切除术或全切术。有条件的医院可采用髂内动脉栓塞治疗。

3.其他　滋养细胞肿瘤或子宫黏膜下肌瘤引起的出血,应做相应处理。

【预防】

产后仔细检查胎盘胎膜娩出是否完整,疑有残留者应及时行清宫术,术后给予宫缩剂治疗,复查B型超声,必要时再次宫腔探查。剖宫产术中子宫切口的位置选择应恰当,合理缝合切口,充分结扎止血,严格无菌操作。术后应用抗生素预防感染。

(呼亚清)

第五节 羊水栓塞

羊水栓塞(AFE)是指羊水进入母体血液循环,引起的急性肺栓塞、休克、弥散性血管内凝血、肾衰竭甚至骤然死亡等一系列病理生理变化过程。以起病急骤,病情凶险,难以预料,病死率高为临床特点,是极其严重的分娩期并发症。

1926 年 Megarn 首次描述了 1 例年轻产妇在分娩时突然死亡的典型症状,直到 1941 年,Steiner 和 Luschbaugh 等在患者血液循环中找到羊水有形成分,才命名此病为羊水栓塞。近年的研究认为羊水栓塞与一般的栓塞性疾病不同,而与过敏性疾病更相似,故建议将羊水栓塞更名为妊娠过敏样综合征。

羊水栓塞的发病率国外为 2.0/10 万,我国为 2.18~5.00/10 万。足月妊娠时发生的羊水栓塞,孕产妇死亡率高达 70%~80%,占我国孕产妇死亡总数的4.6%。羊水栓塞的临床表现主要是迅速出现、发展极快的心、肺功能衰竭及肺水肿,继之以因凝血功能障碍而发生大出血及急性肾衰竭,以上表现常是依次出现的,而急性心、肺功能衰竭的出现十分迅速而严重.半数以上的患者在发病一小时内死亡,以致抢救常不能奏效,症状出现迅速者,甚至距离死亡的时间仅数分钟,所以仅 40% 的患者能活至大出血阶段。但也有少数患者(10%)在阴道分娩或剖宫产后一小时内,不经心、肺功能衰竭及肺水肿阶段直接进入凝血功能障碍所致的大量阴道出血或伤口渗血阶段,这种情况称为迟发性羊水栓塞。至于中期妊娠引产时亦可出现羊水栓塞,因妊娠期早,羊水内容物很少,因此症状轻,治疗的预后好。

【病因】

羊水栓塞的病因与羊水进入母体循环有关是学者们的共识,但是对致病机制的看法则有不同,晚期妊娠时,羊水中水分占98%,其他为无机盐、碳水化合物及蛋白质,如白蛋白、免疫球蛋白 A 及 G 等,此外尚有脂质如脂肪酸以及胆红素、尿素、肌酐、各种激素和酶,如果已进入产程羊水中还含有特别是在产程中产生的大量的各种前列腺素;但重要的是还有胎脂块,自胎儿皮肤脱落下的鳞形细胞、毳毛及胎粪,在胎粪中含有大量的组织胺、玻璃酸质酶。很多学者认为这一类有形物质进入血流是在 AFE 中引起肺血管机械性阻塞的主要原因。而产程中产生的前列腺素类物质进入人体血流,由于其缩血管作用,加强了羊水栓塞病理生理变化的进程;值得注意的是羊水中物质进入母体的致敏问题也成为人们关注的焦点,人们早就提出 AFE 的重要原因之一就是羊水所致的过敏性休克。在 20 世纪 60 年代,一些学者发现在于宫的静脉内出现鳞形细胞,但患者无羊水栓塞的临床症状;另外,又有一些患者有典型的羊水栓塞的急性心、肺功能衰竭及肺水肿症状,而尸检时并未找到羊水中所含的胎儿物质;Clark 等(1995)在 46 例 AFE 病例中发现有40% 患者有药物过敏史,基于以上理由,Clark 认为过敏可能也是导致发病的主要原因,他甚至建议用妊娠过敏样综合征,以取代羊水栓塞这个名称。

Clark 认为羊水栓塞的表现与过敏及中毒性休克(内毒素性)相似,这些进入循环的物质,通过内源性介质,诸如组织胺、缓激肽、细胞活素、前列腺素、白细胞三烯、血栓烷等导致临床症状的产生。不过,败血症患者有高热,AFE 则无此表现;过敏性反应中经常出现的皮肤表现、上呼吸道血管神经性水肿等表现,AFE 患者亦不见此表现;而且过敏性反应应先有致敏的过程,AFE 患者则同样地可以发生在初产妇。所以也有人对此提出质疑。重要的是近几年中,有很多学者着重研究了内源性介质在 AFE 发病过程中所起的作用,例如 Agegami 等(1986)对兔注射含有白细胞三烯的羊水,兔经常以死亡为结局,若对兔先以白细胞三烯的抑制剂预处理,则兔可免于死亡。Kitzmiller 等则认为 PGF_2 在 AFE 中起了重要作用,PGF_2 只在临产后的羊水中可以测到,对注射 PGF 和妇女在产程中取得的羊水可以出现 AFE 的表现。Maradny 等则认为在 AFE 复杂的病理生理过程中,血管内皮素使血流动力学受到一定影响,血管内皮素是人的冠状动脉和肺动脉及人类支气管强有力的收缩剂,对兔及培养中人上皮细胞给予人羊水处理后,血管上皮素水平升高,特别是在注射含有胎粪的羊水后升高更为明显,而注射生理盐水则无此表现。

Khong 等(1998)最近提出血管上皮素-L 可能在 AFE 的发病上起一定作用,血管上皮素-1 是一种强而有力的血管及支气管收缩物质,他们用免疫组织化学染色法证实在两例 AFE 死亡病例的肺小叶上皮、支气管上皮及小叶中巨噬细胞均有表达,其染色较浅,而在羊水中鳞形细胞有广泛表达。因此,血管上皮素可能在 AFE 的早期引起短暂的肺动脉高压的血流动力学变化。所以 AFE 的病因十分复杂,目前尚难以一种学说来解释其所有变化。故研究尚需不断深入。

1.羊水进入母体的途径　进入母体循环的羊水量至今无人也无法计算,但羊水进入母体的途径有以下几种:

(1)宫颈内静脉:在产程中,宫颈扩张使宫颈内静脉有可能撕裂,或在手术扩张宫颈、剥离胎膜时、安置内监护器引起宫颈内静脉损伤,静脉壁的破裂、开放,是羊水进入母体的一个重要途径。

(2)胎盘附着处或其附近:胎盘附着处有丰富的静脉窦,如胎盘附着处附近胎膜破裂,羊水则有可能通过此裂隙进入子宫静脉。

(3)胎膜周围血管:如胎膜已破裂,胎膜下蜕膜血窦开放,强烈的宫缩亦有可能将羊水挤入血窦而进入母体循环。另外,剖宫产子宫切口也日益成为羊水进入母体的重要途径之一。Clark(1995)所报告的 46 例羊水栓塞中,8 例在剖宫产刚结束时发生。Gilbert(1999)报告的 53 例羊水栓塞中,32 例(60%)有剖宫产史。

2.羊水进入母体循环的条件　一般情况下,羊水很难进入母体循环;但若存在以下条件,羊水则有可能直接进入母体循环:

(1)羊膜腔压力增高:多胎、巨大儿、羊水过多使宫腔压力过高;临产后,特别是第二产程子宫收缩过强;胎儿娩出过程中强力按压腹部及子宫等,使羊膜腔压力(100～175mmHg)明显超过静脉压,羊水有可能被挤入破损的微血管而进入母体血循环。

(2)子宫血窦开放:分娩过程中各种原因引起的宫颈裂伤可使羊水通过损伤的血管进入母体血循环。前置胎盘、胎盘早剥、胎盘边缘血窦破裂时,羊水也可通过破损血管或胎盘后血窦进入母体血循环。剖宫产或中期妊娠钳刮术时,羊水也可从胎盘附着处血窦进入母体血循环,发生羊水栓塞。

(3)胎膜破裂后:大部分羊水栓塞发生在胎膜破裂以后,羊水可从子宫蜕膜或宫颈管破损的小血管进入母体血循环中。剖宫产或羊膜腔穿刺时,羊水可从手术切口或穿刺处进入母体血循环。

可见,羊膜腔压力增高、过强宫缩和血窦开放是发生羊水栓塞的主要原因。高龄产妇、经产妇、急产、羊水过多、多胎妊娠、过期妊娠、巨大儿、死胎、胎膜早破、人工破膜或剥膜、前置胎盘、胎盘早剥、子宫破裂、不正规使用缩宫素或前列腺素制剂引产、剖宫产、中期妊娠钳刮术等则是羊水栓塞的诱发因素。

【病理生理】

羊水进入母体循环后,通过多种机制引起机体的过敏反应、肺动脉高压和凝血功能异常等一系列病理生理变化。

1.过敏性休克　羊水中的抗原成分可引起Ⅰ型变态反应。在此反应中肥大细胞脱颗粒、异常的花生四烯酸代谢产物产生,包括白三烯、前列腺素、血栓素等进入母体血循环,导致过敏性休克,同时使支气管黏膜分泌亢进,导致肺的交换功能下降,反射性地引起肺血管痉挛。

2.肺动脉高压　羊水中有形物质可直接形成栓子阻塞肺内小动脉;还可作为促凝物质促使毛细血管内血液凝固,形成纤维蛋白及血小板微血栓机械性阻塞肺血管,引起急性肺动脉高压。同时有形物质尚可刺激肺组织产生和释放 PGF2α、5-羟色胺、白三烯等血管活性物质,使肺血管反射性痉挛,加重肺动脉高压。羊水物质也可反射性引起迷走神经兴奋,进一步加重肺血管和支气管痉挛,导致肺动脉高压或心脏骤停。肺动脉高压又使肺血管灌注明显减少,通气和换气障碍,肺组织严重缺氧,肺毛细血管通透性增加,液体渗出,导致肺水肿、严重低氧血症和急性呼吸衰竭。肺动脉高压直接使右心负荷加重,导致急性右心衰竭。肺动脉高压又使左心房回心血量减少,则左心排出量明显减少,引起周围血循环衰竭,使血压下降产生一系列心源性休克症状,产妇可因重要脏器缺血而突然死亡。

3.弥散性血管内凝血(DIC) 羊水中含有丰富的促凝物质,进入母血后激活外源性凝血系统,在血管内形成大量微血栓(高凝期),引起休克和脏器功能损害。同时羊水中含有纤溶激活酶,可激活纤溶系统,加上大量凝血因子被消耗,血液由高凝状态迅速转入消耗性低凝状态(低凝期),导致血液不凝及全身出血。

4.多脏器功能衰竭 由于休克、急性呼吸循环衰竭和 DIC 等病理生理变化,常导致多脏器受累。以急性肾脏功能衰竭、急性肝功能衰竭和急性胃肠功能衰竭等多脏器衰竭常见。

【临床表现】

羊水栓塞发病特点是起病急骤、来势凶险。90％发生在分娩过程中,尤其是胎儿娩出前后的短时间内。少数发生于临产前或产后24小时以后。剖宫产术或妊娠中期手术过程中也可发病。在极短时间内可因心肺功能衰竭、休克导致死亡。典型的临床表现可分为3个渐进阶段:

1.心肺功能衰竭和休克 因肺动脉高压引起心力衰竭和急性呼吸循环衰竭,而变态反应可引起过敏性休克。在分娩过程中,尤其是刚破膜不久,产妇突然发生寒战、烦躁不安、呛咳气急等症状,随后出现发绀、呼吸困难、心率加快、面色苍白、四肢厥冷、血压下降。由于中枢神经系统严重缺氧,可出现抽搐和昏迷。肺部听诊可闻及湿啰音,若有肺水肿,产妇可咳血性泡沫痰。严重者发病急骤,甚至没有先兆症状,仅惊叫一声或打一次哈欠后,血压迅速下降,于数分钟内死亡。

2.DIC 引起的出血 产妇渡过心肺功能衰竭和休克阶段,则进入凝血功能障碍阶段,表现为大量阴道流血、血液不凝固,切口及针眼大量渗血,全身皮肤粘膜出血,血尿甚至出现消化道大出血。产妇可因出血性休克死亡。

3.急性肾衰竭 由于全身循环衰竭,肾脏血流量减少,出现肾脏微血管栓塞,肾脏缺血引起肾组织损害,表现为少尿、无尿和尿毒症征象。一旦肾实质受损,可致肾衰竭。典型临床表现的 3 个阶段可能按顺序出现,但有时亦可不全部出现或按顺序出现,不典型者可仅有休克和凝血功能障碍。中孕引产或钳刮术中发生的羊水栓塞,可仅表现为一过性呼吸急促、烦躁、胸闷后出现阴道大量流血。有些产妇因病情较轻或处理及时可不出现明显的临床表现。

【诊断】

羊水栓塞的诊断缺乏有效、实用的实验室检查,主要依靠的是临床诊断。而临床上诊断羊水栓塞主要根据发病诱因和临床表现,作出初步诊断并立即进行抢救,同时进行必要的辅助检查,目前通过辅助检查确诊羊水栓塞仍较困难。在围产期出现严重的呼吸、循环、血液系统障碍的病因有很多,例如肺动脉血栓性栓塞、感染性休克、子痫等。所以对非典型病例,首先应排除其他原因,即可诊断为羊水栓塞。需要与羊水栓塞进行鉴别诊断的产科并发症与合并症有:空气栓子、过敏性反应、麻醉并发症、吸入性气胸、产后出血、恶性高热、败血症、血栓栓塞、宫缩乏力、子宫破裂及子痫。

1.病史及临床表现 凡在病史中存在羊水栓塞各种诱发因素及条件,如胎膜早破、人工破膜或剥膜、子宫收缩过强、高龄初产,在胎膜破裂后、胎儿娩出后或手术中产妇突然出现寒战、烦躁不安、气急、尖叫、呛咳、呼吸困难、大出血、凝血障碍、循环衰竭及不明原因休克,休克与出血量不成比例,首先应考虑为羊水栓塞。初步诊断后应立即进行抢救,同时进行必要的辅助检查来确诊。

2.辅助检查

(1)血涂片寻找羊水有形物质:抽取下腔静脉或右心房的血 5ml,离心沉淀后取上层物作涂片,用 Wright-Giemsa 染色,镜检发现鳞状上皮细胞、毳毛、黏液,或行苏丹Ⅲ染色寻找脂肪颗粒,可协助诊断。过去认为这是确诊羊水栓塞的标准,但近年认为,这一方法既不敏感也非特异,在正常孕妇的血液中也可发现羊水有形物质。

(2)宫颈组织学检查:当患者行全子宫切除,或死亡后进行尸体解剖时,可以对宫颈组织进行组织学检查,寻找羊水成分的证据。

(3)非侵入性检查方法:①Sialyl Tn 抗原检测:胎粪及羊水中含有神经氨酸-N-乙酰氨基半乳糖(Sialyl Tn)抗原,羊水栓塞时母血中 Sialyl Tn 抗原浓度明显升高。应用放射免疫竞争法检测母血 Sialyl Tn 抗原水平,是一种敏感和无创伤性的诊断羊水栓塞的手段。②测定母亲血浆中羊水-胎粪特异性的粪卟啉锌水平、纤维蛋白溶酶及 C_3、C_4 水平也可以帮助诊断羊水栓塞。

(4)胸部 X 线检查:90%患者可出现胸片异常。双肺出现弥散性点片状浸润影,并向肺门周围融合,伴有轻度肺不张和右心扩大。

(5)心电图检查:ST 段下降,提示心肌缺氧。

(6)超声心动图检查:可见右心房、右心室扩大、心排出量减少及心肌劳损等表现。

(7)肺动脉造影术:是诊断肺动脉栓塞最可靠的方法,可以确定栓塞的部位和范围。但临床较少应用。

(8)与 DIC 有关的实验室检查:可进行 DIC 筛选试验(包括血小板计数、凝血酶原时间、纤维蛋白原)和纤维蛋白溶解试验(包括纤维蛋白降解产物、优球蛋白溶解时间、鱼精蛋白副凝试验)。

(9)尸检:①肺水肿、肺泡出血,主要脏器如肺、心、胃、脑等组织及血管中找到羊水有形物质。②心脏内血液不凝固,离心后镜检找到羊水有形物质。③子宫或阔韧带血管内可见羊水有形物质。

美国羊水栓塞的诊断标准:

(1)出现急性低血压或心脏骤停。

(2)急性缺氧,表现为呼吸困难、发绀或呼吸停止。

(3)凝血功能障碍或无法解释的严重出血。

(4)上述症状发生在子宫颈扩张、分娩、剖宫产时或产后 30 分钟内。

(5)排除了其他原因导致的上述症状。

【处理】

羊水栓塞一旦确诊,应立即抢救产妇。主要原则为:纠正呼吸循环衰竭、抗过敏、抗休克、防治 DIC 及肾衰竭、预防感染。病情稳定后立即终止妊娠。

1.纠正呼吸循环衰竭

(1)纠正缺氧:出现呼吸困难、发绀者,立即面罩给氧,流速为 5～10L/min。必要时行气管插管,机械通气,正压给氧,如症状严重,应行气管切开。保证氧气的有效供给,是改善肺泡毛细血管缺氧、预防肺水肿的关键。同时也可改善心、脑、肾等重要脏器的缺氧。

(2)解除肺动脉高压:立即应用解痉药,减轻肺血管和支气管痉挛,缓解肺动脉高压及缺氧。常用药物有:

1)盐酸罂粟碱:是解除肺动脉高压的首选药物。可直接作用于血管平滑肌,解除平滑肌痉挛。对冠状动脉、肺动脉、脑血管均有扩张作用。首次剂量 30～90mg,加入 5%葡萄糖液 20ml 中缓慢静脉注射,每日剂量不超过 300mg。罂粟碱与阿托品合用,扩张肺小动脉效果更好。

2)阿托品:可阻断迷走神经反射引起的肺血管痉挛及支气管痉挛,促进气体交换,解除迷走神经对心脏的抑制,使心率加快,增加回心血量,改善微循环,兴奋呼吸中枢。每隔 10~20 分钟静脉注射 1mg,直至患者面色潮红,微循环改善。心率在 120 次/分以上者慎用。

3)氨茶碱:可解除肺血管痉挛,松弛支气管平滑肌,降低静脉压与右心负荷,兴奋心肌,增加心排出量。250mg 加入 5％葡萄糖液 20ml 缓慢静脉注射。必要时可重复使用。

4)酚妥拉明:可解除肺血管痉挛,降低肺动脉阻力,消除肺动脉高压。5~10mg 加入 5％葡萄糖液250~500ml 中,以 0.3mg/min 的速度静脉滴注。

(3)防治心力衰竭:为保护心肌和预防心力衰竭,尤其对心率超过 120 次/mm 者,除用冠状动脉扩张剂外,应及早使用强心剂。常用毛花苷丙(西地兰)0.2~0.4mg,加入 25％葡萄糖液 20ml 中缓慢静脉注射。必要时 4~6 小时后可重复应用。还可用营养心肌细胞药物如辅酶 A,三磷酸腺苷(ATP〉和细胞色素C 等。

2.抗过敏　应用糖皮质激素可解除痉挛,稳定溶酶体,具有保护细胞及抗过敏作用,应及早大量使用。首选氢化可的松 100~200mg 加入 5％葡萄糖液 50~100ml 中快速静脉滴注,再用 300~800mg 加入 5％葡萄糖液 250~500ml 中静脉滴注;也可用地塞米松 20mg 缓慢静脉注射后,再用 20mg 加于 5％葡萄糖液250ml 中静脉滴注,根据病情可重复使用。

3.抗休克

(1)补充血容量:在抢救过程中,应尽快输新鲜全血和血浆以补充血容量。与一般产后出血不同的是,羊水栓塞引起的产后出血往往会伴有大量的凝血因子的消耗,因此在补充血容量时注意不要补充过量的晶体,要以补充血液,特别是凝血因子和纤维蛋白原为主。扩容首选低分子右旋糖酐 500ml 静脉滴注(每日量不超过 1000ml)。应作中心静脉压(CVP)测定,了解心脏负荷状况,指导输液量及速度,并可抽取血液寻找羊水有形成分。

(2)升压药:多巴胺 10~20mg 加于 5％葡萄糖液 250ml 中静脉滴注;间羟胺 20~80mg 加于 5％葡萄糖液 250~500ml 中静脉滴注,滴速为 20~30 滴/分钟。根据血压情况调整滴速。

(3)纠正酸中毒:在抢救过程中,应及时作动脉血气分析及血清电解质测定。若有酸中毒可用 5％碳酸氢钠 250ml 静脉滴注,若有电解质紊乱,应及时纠正。

4.防治 DIC

(1)肝素钠:在已经发生 DIC 的羊水栓塞的患者使用肝素要非常慎重,一般原则是"尽早使用,小剂量使用"或者是"不用"。所以临床上如果使用肝素治疗羊水栓塞,必须符合以下两个条件:导致羊水栓塞的风险因素依然存在(子宫和宫颈未被切除,子宫压力继续存在),会导致羊水持续不断地进入母亲的血液循环,不使用肝素会使凝血因子的消耗继续加重;有使用肝素的丰富经验,并且能及时监测凝血功能的状态。

用于羊水栓塞早期高凝状态时的治疗,尤其在发病后 10 分钟内使用效果更佳。肝素钠 25~50mg(1mg＝125U)加于 0.9％氯化钠溶液 100ml 中,静脉滴注 1 小时,以后再以 25~50mg 肝素钠加于 5％葡萄糖液 200ml 中静脉缓滴,用药过程中可用试管法测定凝血时间,使凝血时间维持在 20~25 分钟左右。24小时肝素钠总量应控制在 100mg(12500U)以内为宜。肝素过量(凝血时间超过 30 分钟),有出血倾向时,可用鱼精蛋白对抗,1mg 鱼精蛋白对抗肝素 100U。

(2)抗纤溶药物:羊水栓塞由高凝状态向纤溶亢进发展时,可在肝素化的基础上使用抗纤溶药物,如 6-氨基己酸 4~6g 加于 5％葡萄糖液 100ml 中,15~30 分钟内滴完,维持量每小时 1g;氨甲环酸 0.5~1.0g/次,加于 5％葡萄糖液 100ml 静脉滴注;氨甲苯酸 0.1~0.3g 加于 5％葡萄糖液 20ml 稀释后缓慢静脉注射。

(3)补充凝血因子:应及时补充,输新鲜全血、血浆、纤维蛋白原(2~4g)等。

5.预防肾衰竭　羊水栓塞的第 3 阶段为肾衰竭期,在抢救过程中应注意尿量。当血容量补足后仍少尿,应及时应用利尿剂:①呋塞米 20～40mg 静脉注射;②20％甘露醇 250ml 静脉滴注,30 分钟滴完。如用药后尿量仍不增加,表示肾功能不全或衰竭,按肾衰竭处理,尽早给予血液透析。

6.预防感染　应用大剂量广谱抗生素预防感染。应注意选择对肾脏毒性小的药物,如青霉素、头孢菌素等。

7.产科处理

(1)分娩前出现羊水栓塞,应先抢救母亲,积极治疗急性心衰、肺功能衰竭、监护胎心率变化,病情稳定以后再考虑分娩情况。

(2)在第 1 产程出现羊水栓塞,考虑剖宫产终止妊娠,若患者系初产,新生儿为活产,术时出血不多,则可暂时保留子宫,宫腔填塞纱布以防产后出血。如宫缩不良,行子宫切除。因为理论上子宫的血窦及静脉内仍可能有大量羊水及其有形成分。在行子宫切除时不主张保留宫颈,因为保留宫颈有时会导致少量羊水继续从宫颈血管进入母体循环,羊水栓塞的病情无法得到有效的缓解。

(3)在第 2 产程出现羊水栓塞,可考虑阴道分娩。分娩以后,如有多量的出血,虽经积极处理后效果欠佳,应及时切除子宫。

(4)分娩以后宫缩剂的应用:有争论,有人认为会促进更多的羊水成分进入血液循环,但多数人主张使用宫缩剂。

【预防】

严格来说羊水栓塞不是能完全预防的疾病。首先应针对可能发生羊水栓塞的诱发因素加以防范,提高警惕,早期识别羊水栓塞的前驱症状,早期诊断羊水栓塞,以免延误抢救时机。同时应注意下列问题:

1.减少产程中的人为干预如人工破膜、静脉滴注缩宫素等。

2.掌握人工破膜的时机,破膜应避开宫缩最强的时间。人工破膜时不要剥膜,以免羊水被挤入母体血液循环。

3.严密观察产程,正确使用宫缩剂。应用宫缩剂引产或加强宫缩时,应有专人观察,随时调整宫缩剂的剂量及用药速度,避免宫缩过强。宫缩过强时适当应用宫缩抑制剂。

4.严格掌握剖宫产指征,正确掌握剖宫产的手术技巧。手术操作应轻柔,防止切口延长;胎儿娩出前尽量先吸净羊水,以免羊水进入子宫切口开放的血窦内。

5.中期妊娠流产钳刮术时,扩张宫颈时应逐号扩张,避免粗暴操作。行钳刮术时应先破膜,待羊水流尽后再钳夹出胎儿和胎盘组织。

6.羊膜腔穿刺术时,应选用细针头(22 号腰穿针头)。最好在超声引导下穿刺,以免刺破胎盘,形成开放血窦。

(徐亚莉)

第二十五章　产褥期及其疾病

第一节　正常产褥

从胎盘娩出至产妇全身各器官除乳腺外恢复至或接近于妊娠前状态,包括形态和功能,这一阶段称为产褥期,一般规定为 6 周。

【产褥期母体的生理变化】

1.生殖系统　产褥期变化最大的是生殖系统,其中又以子宫的变化最大。

(1)子宫复旧:子宫在胎盘娩出后逐渐恢复至未孕前状态的过程,称为子宫复旧。需时 6～8 周。

1)宫体变化:肌细胞数量无明显变化,但肌细胞长度和体积却明显缩小,其多余的细胞质变性自溶,在溶酶体酶系作用下,转化成氨基酸进入循环系统,由肾脏排出。因此,随着肌纤维的不断缩复,子宫体积不断缩小,于产后 1 周缩小至约妊娠 12 周大小;于产后 10 日,子宫降至骨盆腔内,腹部检查扪不到子宫底;产后 6 周,子宫恢复至非孕大小。此时子宫重量由分娩结束时的 1000g 减少至约 50g。胎盘娩出时,胎盘附着处蜕膜海绵层随胎盘娩出。胎盘附着表面粗糙,分娩后 2～3 日,蜕膜浅层细胞发生退行性变,坏死脱落,形成恶露的一部分;深层保留的腺体和间质细胞迅速增殖,成为新的子宫内膜。产后第 3 周除胎盘附着部位以外的子宫内膜基本修复,胎盘附着部位的内膜修复约需至产后 6 周。子宫肌层间的血管由于肌层收缩而被压缩变细,最终闭塞形成血栓,后被机化吸收。

2)子宫下段变化:产后几周内,被动扩张、拉长的子宫下段缩复,恢复至非孕期的子宫狭部。

3)宫颈变化:胎儿娩出后,宫颈外口如袖口状,产后 2～3 日宫口可容 2 指,产后 1 周宫口关闭,宫颈管复原,产后 4 周左右宫颈管恢复至孕前状态。常因宫颈左右两侧(3 点及 9 点处撕裂),愈合后宫颈外口呈"一"字形横裂(已产型)。

(2)阴道、外阴的变化:阴道受胎先露部压迫,在产后最初几日内可出现水肿,阴道壁松软、平坦,弹性较差。阴道黏膜皱褶消失,产后阴道壁水肿逐渐消失,弹性恢复。产后 3 周阴道皱褶重新出现,但不能完全恢复至原有的程度。阴道黏膜上皮恢复至正常孕前状态需等到排卵恢复。

阴道分娩后外阴出现水肿,产后数日内消退。处女膜因分娩时撕裂而成为残缺不全的痕迹,呈处女膜痕,是经产的重要标志;阴唇后联合可有轻度裂伤,缝合后 3～5 日能愈合。分娩可造成盆底组织(肌肉和筋膜)扩张过度,弹性减弱,常伴有肌纤维部分撕裂,一般产褥期内可恢复。但分娩次数过多,间隔时间过短,盆底组织松弛,较难完全恢复正常,这也是导致子宫脱垂、阴道壁膨出的重要原因。

2.乳房　乳房的主要变化是泌乳。分娩后雌、孕激素的急剧下降,抑制了催乳激素抑制因子的释放,在催乳激素的作用下,乳房腺细胞开始分泌乳汁。哺乳过程是维持乳汁分泌及排出的最重要条件。婴儿的吸吮刺激可通过抑制下丘脑多巴胺及其他催乳激素抑制因子,致使催乳激素呈脉冲式释放,促进乳汁分泌。吸吮乳头还可反射性地引起神经垂体释放缩宫素,缩宫素可使乳腺腺泡周围的肌上皮细胞收缩,促进乳汁从腺泡、小乳导管进入输乳导管和乳窦而喷出,进而排出乳汁,此过程又称喷乳反射。乳汁产生的数量和产妇充足营养、足够睡眠、愉悦情绪和健康状况密切相关。产后 7 日内分泌的乳汁,称为初乳,初乳色偏黄是由于含有较多 β 胡萝卜素的缘故。

母乳中含有丰富的营养物质,尤其是初乳中含有丰富抗体和初乳小体即吞噬细胞,可增强新生儿的抵抗力。母乳中还含有丰富的蛋白和脂肪,多种免疫物质、矿物质、维生素和酶,对新生儿的生长发育有重要作用,是新生儿的最佳天然食物。母乳喂养过程是最深的感情交融,可加深母子感情,同时有利于促进子宫复旧,预防产后出血,有利于母亲健康。

3.循环系统　子宫胎盘循环结束后,大量血液从子宫进入产妇的体循环,加之妊娠期潴留在组织中的液体亦进入母体血循环中。产后 72 小时内,产妇血循环量增加 15%～25%,尤其是最初 24 小时,因此产后 72 小时内心脏负担明显加重,应注意预防心衰的发生。一般产后 2～6 周,血循环量恢复至孕前水平。

4.血液系统　产褥早期仍处于高凝状态,有利于胎盘创面迅速形成血栓,减少产后出血。白细胞于产褥早期仍较高,可达 $15 \times 10^9 \sim 30 \times 10^9 / L$,中性粒细胞比例增加而淋巴细胞比例下降,一般产后 1～2 周内恢复正常。血小板亦逐渐上升恢复正常。产褥早期可继续贫血,一般产后 10 日血红蛋白上升,红细胞沉降率于分娩后逐渐恢复至正常。

5.泌尿系统　产后第 1 周,一般为多尿期,这是由于妊娠期储留的大量液体进入体循环后通过肾脏排出。分娩过程中膀胱尤其是膀胱三角区受压,致使黏膜充血水肿和肌张力减低,对尿液刺激敏感性下降,且由于外阴疼痛使产妇不愿用力排尿,产褥早期易出现一过性尿潴留,尤其是产后最初 12 小时。

6.消化系统　产后 1～2 周内消化功能逐渐恢复正常。产褥早期胃肠肌张力仍较低,产妇食欲欠佳,喜进汤食,加之产妇活动少,肠蠕动减弱,容易发生便秘。

7.内分泌系统　分娩后,雌、孕激素水平急剧下降,至产后 1 周已降至孕前水平。血 HCG 产后 2 周内血中已测不出。胎盘分泌的胎盘生乳素,一般在产后 6 小时消失,血中不能测出。产后 6 周 FSH、LH 逐渐恢复,哺乳妇女其 PRL 值高抑制 FSH 和 LH 的分泌,不哺乳妇女一般产后 6～10 周恢复排卵。甲状腺功能于产后 1 周左右恢复正常。肾上腺皮质功能分娩后逐渐下降,约产后 4 日恢复正常。排卵的恢复与是否哺乳及哺乳时间长短有关,哺乳妇女一般在哺乳阶段不来月经,但也可以有排卵。

8.免疫系统　在产褥期,机体免疫功能逐渐恢复,NK 细胞和 LAK 细胞活性增加,有利于对疾病的防御。

【产褥期临床表现】

1.生命体征　正常产妇,产后生命体征在正常范围。产后 24 小时内,体温略升高但不超过 38℃,可能与产程长导致过度疲劳有关。产后 3～4 日可能会出现"泌乳热",乳房充血影响血液和淋巴回流,乳汁不能排出,一般不超过 38℃。心率可反映体温和血容量情况,当心率加快时,应注意有无感染和失血。血压于产褥初期平稳,若血压下降,需警惕产后出血。对有妊娠期高血压疾病者,产后仍应监测血压,预防产后子痫的发生。产后呼吸恢复为胸腹式呼吸。

2.子宫复旧和宫缩痛　胎盘娩出后,子宫收缩呈圆形,宫底即刻降为脐下一横指,产后 1 日略上升至脐平,以后每日下降 1～2cm,产后 10 日降至盆腔内。产后哺乳吸吮乳头反射性引起缩宫素分泌增加,故子宫下降速度较不哺乳者快。产后子宫收缩引起的疼痛,称为宫缩痛。经产妇宫缩痛较初产妇明显,哺乳者较不哺乳者明显。宫缩痛一般可以承受,多在产后 1～2 日出现,持续 2～3 日自然消失,不需特殊用药,也可酌情给予镇痛剂。

3.褥汗　产后一周内,孕期潴留的水分通过皮肤排泄,在睡眠时明显,产妇醒来满头大汗,习称"褥汗",

不属病态。

4.恶露　产后随子宫蜕膜脱落,含有血液和坏死蜕膜等组织经阴道排出,称为恶露。根据其颜色及内容物分为血性恶露、浆液性恶露、白色恶露。正常恶露有血腥味,但无异味,一般持续4~6周,总量可达500ml。若有胎盘、胎膜残留或感染,可使恶露时间延长,并有臭味。

【产褥期处理】

产褥期母体各系统发生很多变化,如果不能正确处理这些变化,则可能由生理变化转为病理状态。

1.产后2小时　需在产房密切观察产妇,产后2小时内极易发生严重并发症,如产后出血、心衰、产后子痫和羊水栓塞等。注意观察生命体征,产后立即测量血压、脉搏、呼吸,以后每半小时测量一次。心脏病、妊娠期高血压疾病产妇更要密切注意心功能变化,此外还应注意阴道流血及子宫收缩情况。若宫缩不佳,可排空膀胱、按摩子宫、压出宫腔积血块,同时注射子宫收缩剂如缩宫素、欣母沛等。产后2小时进行阴道和直肠检查,注意有无阴道壁血肿及会阴切口缝线是否良好。若产后2小时一切正常,可将产妇连同新生儿送回休养室。

2.产后一周　重点仍是注意观察血压、心率、体温、呼吸,有内科合并症应注意对相应疾病的观察和处理,同时应注意预防晚期产后出血。

3.营养与饮食　产妇胃肠功能恢复需要一定时间,产后建议少量多餐,以清淡、高蛋白质饮食为宜,同时注意补充水分。

4.排尿和排便　产后应鼓励产妇尽早自行排尿,产后4小时即应让产妇自行排尿。若排尿困难,可采用温开水冲洗会阴,热敷下腹部刺激膀胱肌收缩;针刺两侧气海、关元、阴陵泉、三阴交等穴位;肌注新斯的明1mg兴奋膀胱逼尿肌,促进排尿。上述处理无效时,可留置导尿2~3日。产妇活动少,肠蠕动减弱,容易发生便秘,应鼓励产妇早日下床活动,多吃水果蔬菜等富含纤维素类食物,以预防便秘。对便秘者可口服适量缓泻剂。

5.观察子宫复旧及恶露　产后1周内应每日于大致相同时间手测宫底高度,以了解子宫复旧情况。测量前应嘱产妇排尿。每日观察恶露数量、颜色和气味。若子宫复旧不全,恶露增多,红色恶露持续时间长时,应及早给予子宫收缩剂。若合并感染,恶露有臭味且子宫有压痛,应让产妇取半卧位利于恶露排出,同时给予广谱抗生素控制感染。

6.会阴处理　用2‰苯扎溴铵溶液或1/5000高锰酸钾溶液擦洗外阴,每日2次,每次便后应再次擦洗。会阴有缝线者,应观察伤口有无红肿、硬结和渗液等。外阴水肿者产后24小时内可用95%酒精湿敷,24小时后可用50%硫酸镁湿敷。会阴缝线一般于产后3~5日拆线。若会阴伤口感染,应提前拆线、充分引流或行扩创处理,并定时换药。

7.乳房处理　世界卫生组织提倡母乳喂养、母婴同室、早接触、早吸吮,于产后30分钟内开始哺乳,尽早刺激乳房,建立泌乳反射。母乳喂养的原则是“按需哺乳”。哺乳前,应用清水把乳头洗净,母亲应洗双手,全身放松,一手拇指放在乳头上方,四指放在乳头下方,将乳头放于新生儿口中,含住乳头和大部分乳晕。出生几日的新生儿每次喂养2~3分钟,多数新生儿吸吮5~10分钟停止,但有些新生儿吸吮30分钟也属正常。一般吸空一侧乳房后,再吸另一侧乳房。在产褥期如出现乳房胀痛,可用热毛巾敷乳房并按摩,促进乳液流畅,必要时可用吸乳器将乳汁吸出。初产妇若出现乳头皲裂,可用少量乳汁涂于乳头和乳晕上,短时间暴露和干燥乳头,因乳汁既具抑菌作用,又具有促进表皮修复的作用。也可涂10%复方安息香酸酊或抗生素软膏,下次哺乳前将其洗净后再哺乳。如果由于医源性因素不能哺乳应回奶。回奶时首要的是坚持不哺乳,控制液体摄入量。同时可辅以药物,常用的回奶方法可选用:

(1)己烯雌酚,每次5mg,每日3次,连服3日,或肌注苯甲酸雌二醇4mg,每日一次,连用3~5日。

（2）生麦芽 60～90g，煎服，连用 3～5 日。

（3）芒硝 250g，分装两纱布袋内，敷于两乳房，湿硬时更换。

（4）针刺足临泣、悬钟等穴位，每日 1 次，两侧交替，7 日为一疗程。

（5）维生素 B_6 200mg 口服，每日 3 次，共 5～7 日。

（6）对已有大量乳汁分泌，需停止哺乳时可用溴隐亭 2.5mg/次，每日 2 次，与食物共服，连用 14 日。

【产后随访】

包括产后随访和产后健康检查。

1.产后随访

（1）了解产妇的饮食起居、睡眠等情况，同时了解产妇的心理状态，对有合并症的产妇要了解原发病及治疗情况；

（2）检测两侧乳房并了解哺乳情况；

（3）检查子宫复旧及恶露情况；

（4）观察会阴伤口或腹部伤口愈合情况；

（5）了解新生儿生长、喂养、预防接种情况，并指导哺乳。

2.产后健康检查　产后 42 日应去分娩医院做产后健康检查，包括：

（1）全身检查：血压、心率、血常规、尿常规；

（2）若有内科合并症或产科并发症，需做相应检查；

（3）妇科检查了解子宫复旧情况，观察恶露并检查乳房；

（4）婴儿全身体格检查；

（5）计划生育指导。

【计划生育指导】

产褥期内不宜性生活，产后 10 周左右恢复排卵，哺乳者应以器具避孕为首选。不哺乳者，可以选用药物避孕。用延长哺乳期的方法避孕效果不可靠。

（呼亚清）

第二节　产褥感染

产褥感染是指分娩和产褥期生殖道受病原体侵袭而引起局部或全身的感染。产褥病率是指分娩 24h 以后的 10d 内，每日用口表测 4 次体温，每次间隔 4h，其中有 2 次体温达到或超过 38℃。产褥病率多由产褥感染所引起，亦可由泌尿系统感染、呼吸系统感染及乳腺炎等引起。产褥感染是常见的产褥期并发症，其发病率为 6％左右。至今产褥感染对产妇仍构成严重威胁，目前产褥感染、产后出血、妊娠合并心脏病、重度妊娠高血压综合征仍是导致孕产妇死亡的四大原因。1997 年 Koonin 等根据孕妇死亡监护系统的数据进行分析，发现 1990～1997 年美国 1500 例孕产妇死亡中产褥感染占 13％，占死亡原因的第四位。随着抗生素预防性的应用，产褥感染的发生率正在有所下降。

【病因】

女性生殖道对细菌的侵入有一定的防御功能，其对入侵病原体的反应与病原体的种类、数量、毒力及机体的免疫力有关。妇女阴道有自净作用，羊水中含有抗菌物质。妊娠和分娩通常不会给产妇增加感染机会。在机体免疫力、细菌毒力和细菌数量三者之间的平衡失调，则会增加产褥感染的机会，导致感染发生。

【高危因素】

1.破膜时间较长、产程长、阴道检查多次、胎儿宫内监测等产褥感染的发生率较高,可达 6%。如果合并宫内绒毛膜羊膜炎,则感染的危险可上升到 13%。

2.2000 年 Tran 等的研究证明多胎妊娠、年轻初产妇剖宫产术后易发生产褥感染。

3.1998 年 Bahn 等发现引产时间长的产妇也易发生产褥感染。

4.产前阴道支原体感染增加产褥感染的危险性。

5.体重指数每增加 5 个单位,感染的危险性增加 2 倍。

6.Rotmensch 等 1999 年报道为预防早产而使用地塞米松治疗≥3 个疗程者产褥感染的危险性增加。

7.社会经济状况比较差的与经济条件中上等的相比更易发生产褥感染,具体原因不清,但可以肯定与卫生习惯无关。

【病原体】

正常妇女阴道寄生大量细菌,包括需氧菌、厌氧菌、真菌及衣原体、支原体。细菌可分为致病菌和非致病菌。有些非致病菌在一定条件下可以致病称为条件致病菌。即使是致病菌也需要达到一定数量或在机体免疫力下降时,才会致病。

1.需氧菌

(1)链球菌:以 β-溶血性链球菌致病性最强,能产生多种外毒素和溶组织酶,使病变迅速扩散,引起严重感染,需氧链球菌可以寄生在正常妇女阴道中,也可以通过医务人员或产妇其他部位感染而进入生殖道。

(2)杆菌:以大肠杆菌、克雷伯菌属、变形杆菌属多见,这些细菌平时可寄生在阴道中,能产生内毒素,引起菌血症或感染性休克。因此,产褥感染若出现菌血症或感染性休克,则多考虑杆菌感染。

(3)葡萄球菌:主要为金黄色葡萄球菌和表皮葡萄球菌,多为外源性感染传播给产妇。金黄色葡萄球菌引起的感染一般较严重,且可产生青霉素酶,易对青霉素产生耐药性。表皮葡萄球菌多见于混合感染。

2.厌氧菌 厌氧菌感染通常为内源性,来源于宿主全身的菌群,厌氧菌感染的主要特征为化脓,有明显的脓肿形成及组织破坏。厌氧菌感染一般始于皮肤黏膜屏障的损害。

(1)球菌:以消化球菌和消化链球菌最常见。当有产道损伤、局部组织坏死时,消化球菌和消化链球菌可迅速繁殖而致病,厌氧性链球菌多与需氧菌混合感染。厌氧菌感染者,阴道分泌物可出现恶臭味。

(2)杆菌属:常见的厌氧性杆菌有脆弱类杆菌。这类杆菌多与需氧菌和厌氧性球菌混合感染,形成局部脓肿,产生大量脓液,有恶臭味。感染还可引起化脓性血栓静脉炎,形成感染血栓,脱落后随血液循环到达全身各器官形成器官脓肿,如肺、脑、肾、肝脓肿。

(3)梭状芽孢杆菌:主要是产气荚膜杆菌,可以产生两种毒素,一种毒素可溶解蛋白质而产气,另一种毒素可引起溶血,因此,产气荚膜杆菌引起的感染,轻者为子宫内膜炎、腹膜炎、败血症,重者可引起溶血、黄疸、血红蛋白尿、急性肾衰竭、循环衰竭、气性坏疽而死亡。

3.支原体与衣原体 支原体和衣原体均可在女性生殖道内寄生,可引起生殖道的感染。有致病作用的支原体是解脲支原体和人型支原体。衣原体主要为沙眼衣原体,其感染多无明显症状,临床表现多较轻微。

【感染途径】

1.内源性感染 寄生于产妇阴道内的细菌,在一定的条件下,细菌繁殖能力增加或机体抵抗力下降,使原本不致病的细菌转化为致病菌引起感染。

2.外源性感染　外界的病原菌进入产道所引起的感染,其细菌可以通过医务人员、消毒不严或被污染的医疗器械及产妇临产前性生活等途径侵入机体。

【临床表现及病理】

1.急性外阴、阴道、宫颈炎　会阴裂伤及侧切部位是会阴感染的最常见部位,会阴部可出现疼痛、肿胀,使产妇活动受限,局部伤口充血、水肿,并有触痛及波动感,严重者伤口边缘可裂开。阴道若有感染,可出现阴道部疼痛,严重者可有畏寒、发热、阴道黏膜充血、水肿,甚至出现溃疡坏死。宫颈裂伤引起的炎症,症状多不明显,若深度达穹隆部及阔韧带底部,又未及时缝合,则病原体可直接上行或通过淋巴播散引起盆腔结缔组织炎。

2.子宫感染　产后子宫感染包括急性子宫内膜炎、子宫肌炎。细菌经胎盘剥离面侵入,先扩散到子宫蜕膜层引起急性子宫内膜炎,一般发病率为 2% 左右,炎症可继续侵犯浅肌层、深肌层乃至浆膜层,导致子宫肌炎。由于子宫内膜充血、坏死,阴道内有大量脓性分泌物且有臭味。若表现为子宫肌炎,则子宫复旧不良,体检腹部有压痛,尤其是宫底部,这些患者还出现高热、头痛、白细胞增多等感染征象。

3.急性盆腔结缔组织炎和急性附件炎　感染沿淋巴管播散引起盆腔结缔组织炎和腹膜炎,可波及输卵管、卵巢,形成附件炎,如未能有效地控制炎症,炎症可继续沿阔韧带扩散,直达侧盆壁、髂窝、直肠阴道隔。患者可出现持续高热、寒战、腹痛、腹胀,检查下腹部有明显压痛、反跳痛及腹肌紧张,宫颈蒂组织增厚,有时可触及肿块,肠鸣音减弱甚至消失。患者白细胞持续升高,中性粒细胞明显升高。

4.急性盆腔腹膜炎及弥漫性腹膜炎　炎症扩散至子宫浆膜,形成急性盆腔腹膜炎,继而发展为弥漫性腹膜炎,出现全身中毒症状,病情危重。

5.血栓静脉炎　多由厌氧性链球菌引起。炎症向上蔓延可引起盆腔内血栓静脉炎,可累及子宫静脉、卵巢静脉、髂内静脉、髂总静脉,盆腔静脉炎向下扩散可形成下肢深静脉炎。这些患者早期表现为下腹痛,而后向腹股沟放射。当下肢血栓静脉炎影响静脉回流时,可出现肢体疼痛、肿胀、变粗,局部皮肤温度上升,皮肤发白,习称"股白肿"。若小腿深静脉有栓塞,可以有腓肠肌和足底部压痛,小腿浅静脉炎症时,可以出现水肿和压痛,若患侧踝部、腓肠肌部和大腿中部的周径大于健侧 2cm 时,则可作出诊断。血栓静脉炎可表现为反复高热、寒战、下肢持续性疼痛。

6.脓毒血症和败血症　感染血栓脱落进入血循环,可引起脓毒血症。若细菌大量进入血循环并繁殖形成败血症,可危及生命。

【诊断与鉴别诊断】

1.详细询问病史及分娩经过　对产后发热者,应首先考虑为产褥感染,并作相应的检查以排除上呼吸道感染、急性乳腺炎、泌尿系统感染等其他系统的感染。

2.全身及局部体检　通过仔细检查腹部、盆腔及会阴伤口,可以基本确定感染的部位和严重程度。辅助检查如 B 型超声、彩色超声多普勒、CT、磁共振成像等检测手段,能够对感染形成的炎性包块、脓肿作出定位及定性诊断,其中 CT 的敏感性和特异性较高。

3.实验室检查　确定病原体,对宫腔分泌物、脓肿穿刺物、后穹隆穿刺物作涂片镜检。必要时,需作血培养和厌氧菌培养。

4.鉴别诊断　主要应与上呼吸道感染、急性乳腺炎、泌尿系统感染相鉴别。

【治疗】

1.一般治疗　加强营养,给予足够的维生素,若有贫血或患者虚弱可输血或人血白蛋白,以增加抵抗力。产妇宜取半卧位,有利于恶露引流和使炎症局限于盆腔内。

2.抗生素治疗　轻度的感染者可以口服给药,中、重度感染的患者应静脉用药。开始必须根据临床表现及临床经验选用广谱抗生素,有待细菌培养和药敏试验结果再作调整。抗生素使用原则:应选用广谱抗生素,同时能作用革兰阳性菌和阴性菌、需氧菌和厌氧菌的抗生素或联合应用作用于需氧菌和厌氧菌的抗生素;给药时间和途径要恰当;给药剂量充足,要保持血药有效浓度。对于中毒症状严重的患者,可以短期给予肾上腺皮质激素,以提高机体应激能力。

3.引流通畅　会阴部感染应及时拆除伤口缝线,有利引流。每日至少坐浴 2 次。若经抗生素治疗48～72h,体温仍持续不退,腹部症状、体征无改善,应考虑感染扩散或脓肿形成。如疑盆腔脓肿,可经腹或后穹隆切开引流。若会阴伤口或腹部切口感染,则行切开引流术。

4.血栓静脉炎的治疗

(1)肝素 1mg/(kg·d)加入 5％葡萄糖液 500ml,静脉滴注,每 6 小时 1 次,连用 4～7d。

(2)尿激酶 40 万 U 加入 0.9％氯化钠液或 5％葡萄糖液 500ml 中,静脉滴注 10d,用药期间监测凝血功能。同时还可口服双香豆素、阿司匹林或双嘧达莫等。

【预防】

1.加强孕期保健及卫生宣传教育工作　临产前 2 个月内避免盆浴和性生活,积极治疗贫血等内科合并症。

2.待产室、产房及各种器械均应定期消毒　严格无菌操作,减少不必要的阴道检查及手术操作,认真观察并处理好产程,避免产程过长及产后出血。产后应仔细检查软产道,及时发现和处理异常情况。产褥期应保持会阴清洁,每日擦洗 2 次。加强对孕产妇的管理,避免交叉感染。

3.预防性应用抗生素　对于阴道助产及剖宫产者,产后应预防性使用抗生素,对于产程长、阴道操作次数多及胎膜早破、有贫血者,也应预防性应用抗生素。

(呼亚清)

第三节　产褥期抑郁症

产褥期抑郁症是指产妇在产褥期出现抑郁症状,是产褥期精神综合征中最常见的一种类型。通常在分娩后 2 周内发病,产后 4～6 周症状明显。有关其发病率,国内报道为 3.8％～16.7％,国外报道为3.5％～33.0％。临床上表现为易激惹、恐怖、焦虑,沮丧和对自身及婴儿健康过度担忧,常失去生活自理及照料婴儿的能力,有时还会陷入错乱或嗜睡状态。

【病因与发病机制】

产后抑郁症的病因不明,目前认为主要是由于妊娠分娩过程中及分娩后所造成的神经内分泌的改变,以及心理社会等方面的因素所致。

1.生物学因素

(1)内分泌因素:在妊娠、分娩过程中,体内内分泌环境发生了很大变化,尤其在产后 24 小时内,体内激素水平的急剧变化是产后抑郁症发生的生物学基础。妊娠后,母血中雌、孕激素浓度逐渐升高,孕晚期达高峰。随着分娩胎盘剥离后,雌、孕激素水平急剧下降,至产后 1 周左右降至正常,哺乳则可降至低于正常值。雌激素具有多种神经调节功能,包括直接作用和递质调节,可增强神经生长因子及其受体的表达,并通过调节 5-羟色胺及其一些信息而发挥抗抑郁作用。产后雌激素撤退过快导致多巴胺受体的出现超敏状态,增加了多巴胺转运体在脑部的表达,随即带来神经递质的改变可能促发某些个体发生心境障碍。怀孕期间雌激素水平的增加,使甲状腺结合球蛋白水平增加了 150％,导致孕妇体内游离甲状腺浓度下降。

同时,孕期进行性升高的母体血浆皮质醇浓度在分娩后迅速下降。在易感妇女,这些激素水平的变化均是产褥期抑郁症发生的基础。

(2)遗传因素:有情感障碍的家族史,特别是有家族抑郁症病史的产妇产后抑郁症发病率高,表明家族遗传可能影响产妇对抑郁症的易感性。

(3)产科因素:新生儿畸形、使用辅助生育技术、第一产程时间、分娩方式、阴道助产是产后抑郁症的危险因素。

2.社会心理因素　婚姻不合、社会经济地位低下、缺乏家庭和社会的支持与帮助,尤其是缺乏来自丈夫和长辈的帮助,是产后抑郁症发生的危险因素。另外,个人的成长经历和心理防御方式、人格特征、精神病史(个体焦虑、抑郁史等)或精神病家族史,特别是有家族抑郁症病史的产妇也是产后抑郁症的易患因素。产褥期抑郁症的发生与妇女的教育水平、婴儿性别、是否母乳喂养及是否计划受孕相关。

【临床表现】

产褥期抑郁症的主要表现是抑郁,多在产后2周内发病,产后4～6周症状明显,产妇主要表现有:

1.情绪改变　心情压抑、沮丧、感情淡漠、不愿与人交流,甚至焦虑、恐惧、易怒,夜间加重;有时表现为孤独或伤心、流泪。

2.自我评价降低　自暴自弃、自罪感,对身边的人充满敌意,与家人、丈夫关系不协调。

3.创造性思维受损　主动性降低。

4.对生活、家庭缺乏信心　流露出对生活的厌倦,出现厌食、睡眠障碍、易疲倦,食欲、性欲均明显减退。严重者甚至绝望,出现自杀或杀婴倾向,有时陷于错乱或昏睡状态。

【诊断】

本病至今尚无统一的诊断标准,以下方法可供参考。

1.产褥期抑郁症的诊断标准　目前国内外对于产褥期抑郁症尚无特异的实验室指标和统一的诊断标准,多依据各种症状自评量表以相应的评分结果作出判定。现多采用美国《精神疾病的诊断与统计手册》(1994版)制定产褥期抑郁症诊断标准(表25-1)。在产后4周内出现下表中5项或5项以上的症状,其中必须具备情绪抑郁及对全部或多数活动缺乏兴趣或愉悦。这些症状持续了两周或更长时间且每天中的多数时间均存在,反映了生理调节障碍(包括睡眠障碍、食欲缺乏和认知障碍)。

表 25-1　产褥期抑郁症的诊断标准

在产后4周内出现下表中5项或5项以上的症状,其中必须具备下列(1)(2)两项:

(1)情绪抑郁

(2)对全部或多数活动明显缺乏兴趣或愉悦

(3)体重显著下降或增加

(4)失眠或睡眠过度

(5)精神运动性兴奋或阻滞

(6)疲劳或乏力

(7)遇事皆感毫无意义或自罪感

(8)思维力减退或注意力涣散

(9)反复出现死亡想法

2.筛选

（1）爱丁堡产后抑郁量表（EPDS）：是目前多采用的自评量表，该表包括 10 项内容，于产后 6 周进行调查，每项内容分 4 级评分（0～3）分，总分相加≥13 分者可诊断为产褥期抑郁症，9 或 10 分也提示可能有抑郁障碍。这一调查问卷易于管理、简便、可靠，是目前普遍采用的一种有效的初级保健筛查工具，但不能评估病情的严重程度。

（2）Zung 抑郁自评量表（SDS）：为短程自评量表，操作方便，容易掌握，不受年龄、经济状况等因素影响，适于综合医院早期发现抑郁患者、衡量抑郁状态的轻重度及治疗中的变化。这是一个 20 道题的自评调查表，将抑郁程度分为 4 个等级；中国常模 SDS 标准分为（41.88±10）分，分界值标准为 53 分，即将 SDS>53 分者定为阳性（抑郁症状存在）。

（3）贝克抑郁问卷（BDI）：也是一种常见抑郁筛查工具，BDI 是一个 21 道题的问卷，包括认知、情感和身体因素，被证实对诊断产后抑郁临床患者和非临床患者均具有较好的一致性和重复性；但是 BDI 问卷中包含了身体状况方面的内容，对于身体处于不适状态的孕妇和产妇来说，BDI 问卷结果会比其他方法偏高。

（4）汉密顿抑郁量表（HAMD）：是经典的抑郁评定量表，也是临床上评定抑郁状态时应用得最为普遍的量表，本量表有 17 项、21 项和 24 项 3 种版本，简单、准确、便于掌握，但有时与焦虑不易鉴别。

（5）症状自评量表（SCL90）：是当前使用最为广泛的精神障碍和心理疾病门诊检查量表，对于有心理症状（即有可能处于心理障碍或心理障碍边缘）的人有良好的区分能力，适用于检测是否有心理障碍、何种心理障碍及其严重程度如何。

【鉴别诊断】

1.产后心绪不良　产后心绪不良又称产院抑郁，指产后数日内发生的一过性易激惹和轻度的心绪不良改变。这一综合征常常发生于新母亲，可以表现为哭泣、悲伤、易怒、焦虑及思维混乱，产后 4 天左右达高峰，一般 10～14 天内消失。这一短暂的情感障碍并非始终影响妇女的功能。

2.产褥期精神病　是产后发生的各种精神障碍的总称，临床特征为伴发精神症状的躁狂症或抑郁症、急性幻觉妄想和一时性精神病性障碍、分裂情感性障碍。因为有杀害婴儿和自杀的风险，产后精神病是一种需要立即干预的精神病学的急症，常常在产后头两个星期发病，可有思想极端混乱、行为怪异、不寻常的幻觉（可能是嗅觉、视觉或触觉）和妄想，主要发生于高龄初产妇、多子女、低社会经济阶层妇女。对上述患者应请精神科医师会诊协助诊治，还应做全身检查和实验室检查，排除和严重躯体及脑部疾病有关的精神障碍。

【治疗】

主要包括心理治疗和药物治疗。首先要预防和减少产后抑郁症的发生，并做到早检测、早发现，对高危妇女进行早诊断、早治疗。

1.心理治疗　是产褥期抑郁症非常重要的治疗手段，其关键是：通过心理咨询，增强患者的自信心，提高患者的自我价值意识；根据患者的个性特征、心理状态、发病原因给予个体化的心理辅导，解除致病的心理因素（如婚姻关系紧张、想生男孩却生女孩、既往有精神障碍史等）。对产褥期妇女多加关心和无微不至地照顾，尽量调整好家庭关系，指导其养成良好的睡眠习惯。

2.药物治疗　选用抑郁症的药物以不进入乳汁为佳，并在医生指导下用药为宜。所有的抗抑郁药均从母乳中排出，因此在哺乳期母亲的抗抑郁药使用最低有效剂量，逐步递增至足量、足疗程（>4～6 周）。临床常用药物如下：

（1）5-羟色胺再吸收抑制剂：①氟西汀：选择性地抑制中枢神经系统 5-羟色胺的再摄取，延长和增加 5-羟色胺的作用，从而产生抗抑郁作用，每日 20mg，分 1～2 次口服，根据病情可增加至每日 80mg。②帕罗西汀:通过阻止 5-羟色胺的再吸收而提高神经突触间隙内 5-羟色胺的浓度,从而产生抗抑郁作用。每日 20mg,1 次口服,连续用药 3 周后,根据病情增减剂量,1 次增减 10mg,间隔不得少于 1 周。③舍曲林:作用机理同帕罗西汀,每日 50mg,一次口服,数周后可增加至每日 100～200mg。

(2)三环类抗抑郁药:阿米替林:起始口服剂量为每日 50mg,分 2 次口服,渐增至 150～300mg,分 2～3 次服。维持量每日 50～150mg。此类药在体内起效慢及代谢存在个体差异,使用时应严密监测血药浓度及对乳汁的影响。

(3)单胺氧化酶类抗抑郁药:这种药具有非选择性、非可逆性的特点,起效快、副作用大,一般不作为首选药。

(4)雌激素治疗:已被广泛应用,雌激素有多种神经调节功能,包括直接的细胞内效用和作用于 5-HT 系统间接效用,在特定女性人群中,这些效用可能共同发挥抗抑郁作用。但目前不支持雌激素作为产后抑郁症的一线治疗,且雌激素预防产后抑郁症的效果差,单独给予雌激素的作用仍然不明确。

【预防】

针对产褥期抑郁症的发病因素,做好预防工作。

1.加强围产期保健　利用孕妇学校等多种渠道对孕妇及家人普及有关妊娠、分娩常识,减轻孕妇对妊娠、分娩的紧张、恐惧心情,完善自我保健,促进家庭成员间的相互支持。

2.密切观察　对于有精神疾病家族史尤其是抑郁症家族史的孕妇,应定期密切观察,避免一切不良刺激,给予更多关爱、指导。

3.充分关注　对分娩过程给予充分关注,医护人员要充满爱心和耐心,并在生理及心理上全力支持,如开展陪伴分娩及分娩镇痛。

4.心理咨询与疏导　对于有高危因素(不良分娩史、孕前情绪异常、手术产、滞产等)者进行干预,及早进行心理咨询与疏导。

【预后】

产后抑郁症预后良好,约 70％患者可于 1 年内治愈,仅极少数患者持续 1 年以上。但再次妊娠则有 25％左右的复发率。产后抑郁症对母亲本身、新生儿的生长发育及家庭其他成员有潜在的不良影响。

【临床特殊情况】

应该预测到 8 个新母亲中将有一个患产后抑郁症,有产后抑郁症病史的妇女复发的风险为 25％。尽管产褥期抑郁症可得到有效的治疗,但仅有不到一半的病例获得诊断,因此我们第一步首先要识别产褥期抑郁症,建议采用 EPDS,这是一种简单、可接受性强并且可靠的筛选产后抑郁症的方法。一旦诊断为抑郁症,立即给予适当的治疗,在妊娠期患抑郁或既往有抑郁症病史者,产后立刻给予预防性抗抑郁药是有益的。当询问到抑郁妇女有任何伤害自己或其子女的意图时,必须立即转精神病科治疗。

5-羟色胺再吸收抑制剂是一线药物,因为这类制剂一旦过量其毒性作用低,易于管理,并且常常可用于哺乳妇女。任何药物通常从起始剂量的一半开始,为防止复发,我们常常在症状完全缓解后继续药物治疗至少 6 个月,对于有 3 次或更多次的发作或症状严重导致劳动力丧失的妇女应考虑长期维持治疗,并进行良好的心理疏导。产后管理应包括对复发的监测。一般情况不推荐 2 种以上抗抑郁药联合应用,但对于某些难治性抑郁症可采用联合用药以增强疗效,减少不良反应。治疗的目标是情绪、生理和社会功能完全正常化。

(徐亚莉)

第四节 产褥期中暑

产褥中暑是指产褥期间产妇在高温、高湿和通风不良的环境中体内余热不能及时散发,引起以中枢性体温调节功能障碍为特征的急性疾病,表现为高热,水、电解质代谢紊乱,循环衰竭和神经系统功能损害等。本病起病急骤,发展迅速,处理不当可遗留严重的后遗症,甚至死亡。

【病因】

产褥中暑的易感因素有:①外界气温>35℃、相对湿度>70%时,机体靠汗液蒸发散热受到影响;②居住条件差,居室通风不良且无降温设备;③产妇分娩过程中体力消耗大且失血多致产后体质虚弱,产后出汗过多又摄盐不足;④产褥感染患者发热时,更容易中暑。在产褥期尤其是产褥早期除尿量增多外,经常出现大量排汗,夜间尤甚,习称"褥汗"。若产妇受风俗旧习影响在产褥期为"避风"而紧闭门窗、衣着严实,使身体处在高温、高湿环境中,严重影响机体的散热机制,出现一系列的病理改变。

【临床表现】

1.中暑先兆 起初多表现为口渴、多汗、皮肤湿冷、四肢乏力、恶心、头晕、耳鸣、眼花、胸闷、心悸等前驱症状。此时体温正常或略升高,一般在38℃以下。若及时将产妇移至通风处,减少衣着,并补充盐与水分,症状可迅速消失。

2.轻度中暑 中暑先兆未能及时处理,产妇体温可逐渐升高达38.5℃以上,症状亦明显加重。出现剧烈头痛,颜面潮红,恶心胸闷加重,脉搏和呼吸加快,无汗,尿少,全身布满"痱子",称为汗疹。此期经及时治疗多可恢复。

3.重度中暑 体温继续上升,达40℃以上。出现嗜睡、谵妄、抽搐、昏迷等中枢神经系统症状,伴有呕吐、腹泻、皮下及胃肠出血。检查时可见面色苍白,脉搏细数,心率加快,呼吸急促,血压下降,瞳孔缩小然后散大,各种神经反射减弱或消失。若不及时抢救可因呼吸循环衰竭、肺水肿、脑水肿等而死亡,幸存者也常遗留严重的中枢神经系统后遗症。

【诊断和鉴别诊断】

根据发病季节,患病产妇居住环境和产妇衣着过多,结合典型的临床表现,一般不难诊断。但应注意与产后子痫和产褥感染败血症等相鉴别。夏季罹患产褥感染的产妇若有旧风俗旧习惯常易并发产褥中暑,患严重产褥中暑的患者亦易并发产褥感染,这些在诊断时应引起重视。

【治疗】

产褥中暑的治疗原则是迅速改变高温、高湿和通风不良的环境,降低患者的体温,及时纠正脱水、电解质紊乱及酸中毒,积极防治休克。迅速降低体温是抢救成功的关键。

1.降温

(1)环境降温:迅速将产妇移至凉爽通风处,脱去产妇过多衣着。室内温度宜降至25℃。

(2)物理降温:鼓励多饮冷开水、冷绿豆汤等;用冰水或乙醇擦浴;在头、颈、腋下、腹股沟、腘窝浅表大血管分布区放置冰袋进行物理降温。

(3)药物降温:氯丙嗪25~50mg加入0.9%氯化钠液或5%葡萄糖液500ml中静脉滴注,1~2h内滴完,必要时6h重复使用。氯丙嗪可抑制体温调节中枢,降低基础代谢,降低氧消耗,并可扩张血管,加速散热。高热昏迷抽搐的危重患者或物理降温后体温复升者可用冬眠疗法,常用冬眠Ⅰ号(哌替啶100mg、氯丙嗪50mg、异丙嗪50mg)。使用药物降温时需监测血压、心率、呼吸等生命体征。如血压过低不能用氯丙嗪时,可用氢化可的松 100～200mg 加入 5% 葡萄糖液 500ml 中静脉滴注。另外,可同时用解热镇痛类药物,如阿司匹林和吲哚美辛等。

药物降温与物理降温具有协同作用,两者可同时进行,争取在短时间内将体温降至 38℃左右。降温过程中必须时刻注意产妇体温的变化,每隔 30min 测量一次体温,体温降至 38℃左右时应立即停止一切降温措施。

2.对症处理

(1)保持呼吸道通畅,及时供氧。

(2)患者意识尚未完全清醒前应留置导尿,并记录 24h 出入量。

(3)周围循环衰竭者应补液,可输注晶体液、血浆、代血浆或右旋糖酐-40 等,但 24h 内液体入量需控制于 2000～3000ml,输液速度宜缓慢,16～30 滴/分,以免引起肺水肿。

(4)纠正水、电解质紊乱和酸中毒,输液时注意补充钾盐和钠盐,用 5% 碳酸氢钠纠正酸中毒。

(5)脑水肿表现为频繁抽搐,血压升高,双瞳孔大小不等,可用 20% 甘露醇或 25% 山梨醇 250ml 快速静脉滴注,抽搐患者可用地西泮 10mg 肌注,或用 10% 水合氯醛 10～20ml 保留灌肠。

(6)呼吸衰竭可给予呼吸兴奋药,如尼可刹米、洛贝林等交替使用,必要时应行气管插管。

(7)心力衰竭可给予洋地黄类制剂,如毛花苷 C 0.2～0.4mg 缓慢静注,必要时 4～6h 重复。

(8)应用广谱抗生素预防感染。

【预防】

产褥中暑可以预防,且应强调预防。关键在于对产妇及其家属进行卫生宣教,让他们了解并熟悉孕期及产褥期的卫生,破除旧的风俗习惯,使卧室凉爽通风和衣着被褥适宜,避免穿着过多影响散热。另外,可饮用一些清凉饮料。积极治疗和预防产褥期生殖道及其他器官的感染,也是预防产褥中暑的主要环节。此外,还应让产妇了解产褥中暑的先兆症状,一旦察觉有中暑先兆症状时能够应急对症处理。

(徐亚莉)

第二十六章 阴道助产手术

一、会阴切开缝合术

会阴切开缝合术是阴道手术助产最常见的一种手术,会阴切开缝合后要比会阴裂伤修补后组织愈合快,还可以缩短第二产程,从而减轻产妇的痛苦,避免产后会阴组织的松弛引起尿失禁,而且对将来减少子宫和阴道壁以及膀胱和直肠的脱垂和膨出均有预防作用。会阴切开缝合术虽然是一种小手术,但却是阴道手术助产时必须要熟练掌握的手术操作。

【分类】

依会阴切开部位可分为正中、侧斜与侧切三种,正中切开容易对合及缝合,恢复正常解剖层次,愈合后瘢痕小。由于只切开球海绵体肌和中心腱,出血少,缝合后疼痛轻。但对会阴体长度估计不足或缺乏经验者,可造成肛门括约肌撕裂。侧斜切开可按需要,不受会阴体长度限制,避免肛门括约肌损伤,但剪开组织较多,需切开球海绵体肌,会阴浅、深横肌及部分肛提肌,出血量较多,缝合不易对合,愈合后瘢痕较坚硬,疼痛感明显。

【适应证】

1.会阴扩张不良或水肿者,以及会阴局部病变影响扩张者。

2.胎儿窘迫需要快速结束分娩者。

3.临床估计胎儿巨大者。

4.臀位分娩者。

5.早产儿或低体重儿。

6.孕妇合并严重的内科疾病以及妊娠期特发性疾病者。

7.各种阴道助产术的会阴准备。

【麻醉】

(一)局部浸润麻醉

用0.25%～0.5%普鲁卡因或0.5%利多卡因10～20ml,沿切缘皮下作扇形浸润注射。

(二)阴部神经阻滞麻醉

0.5%利多卡因20ml用7号长针头于坐骨结节与肛门之间皮内注射一小皮丘,然后水平位进针深达坐骨棘稍下方,同时另一手伸入阴道内触摸坐骨棘作引导,将针头指向坐骨棘,针筒回抽无血液,在坐骨棘前面注入5ml,然后在引导下达到其后正中线,在坐骨棘的前后缘各注入5ml,最后将长针边退边注药,退至皮下在切缘、舟状窝作扇形浸润。

【手术步骤】

以左侧斜切开为例,切开时间应选择适时,过早切开组织暴露时间过长,失血多,易感染。适时的时机是当会阴体变薄,皮肤发白时,估计切开2～3阵宫缩后儿头可以娩出者。

（一）切开

术者左手示、中两指撑起左侧阴道壁,于宫缩时将侧切剪刀自阴唇后联合为起点,向左侧旁开45°剪开会阴,会阴高度膨隆时则采用60°～70°角,待胎儿娩出后可自行恢复成45°,剪刀刃紧贴黏膜,皮肤与黏膜切口内外大小一致。切口长度根据手术种类,胎儿大小而异,一般在4～5cm。切开后用纱布压迫止血,活动性出血点应及时结扎止血。

（二）缝合

胎盘娩出后检查阴道、会阴无撕裂、血肿,以带尾纱条塞阴道上推宫颈,充分照明下暴露好视野。

1.阴道黏膜缝合　用0号肠线从阴道黏膜切开顶端上方0.5cm处进针,以防回缩血管出血造成血肿,间断缝合达处女膜环。缝合时多带些黏膜下组织。

2.肛提肌缝合　同样缝线间断缝合肌层,不留死腔,以达到恢复解剖部位及止血目的。

3.皮下脂肪层　同样缝线间断缝合。

4.皮肤　1号丝线间断缝合或4"0"可吸收肠线皮内缝合,不主张褥式缝合方法,勿将缝线打结过紧,以免分娩后组织水肿。

5.缝合完毕　取出阴道内留置的带尾纱布,检查阴道壁缝合情况,并作肛诊检查有无肠线穿透直肠黏膜,如有穿透必须拆除重新缝合。

二、手转胎头术

手转胎头术是徒手纠正胎方位,是处理头位难产的重要操作,常常与头吸或产钳合并应用。

【适应证】

1.因持续性枕横位或枕后位,使产程停滞2小时以上,阴道检查无明显头盆不称,宫口开大6～9cm,或第二产程停滞。

2.需行产钳助娩或胎头吸引以缩短第二产程,而胎方位为枕横位或枕后位。

【禁忌证】

1.骨盆狭窄或头盆不称。

2.前置胎盘,胎盘早剥。

3.子宫先兆破裂。

4.重度胎儿窘迫。

【麻醉与体位】

一般不需麻醉,患者取膀胱截石位。

【手术操作】

1.消毒外阴,导尿。

2.阴道检查了解骨盆径线,明确宫口扩张情况,先露高低及胎方位。判断胎方位的方法有2种:

（1）触摸胎头颅缝法:术者将示指及中指伸入阴道触摸胎头颅缝,如颅缝呈"十"字形,则为大囟门,小囟门为"人"字形。但产程较长时,胎头水肿,颅骨重叠变形,颅缝不易查清。

（2）触摸胎耳法:术者以示指及中指伸入阴道较高位,触摸及拨动胎儿耳廓,耳廓边缘所在方向为枕骨的方向。

3.旋转胎头:以枕左后位为例,术者右手手心朝上,四指放在胎头的后侧面,拇指放在胎头的前侧面,握住胎头轻轻上推,在胎头松动的同时,缓缓向逆时针方向旋转180°。使胎头前额超过孕妇骶骨岬,呈右枕前位即停止旋转,并继续轻握胎头,待有宫缩时引导胎头下降、入盆,然后取出右手等待自然分娩。若需产钳助娩者,徒手旋转胎头至枕前位继以产钳固定,并行产钳助娩术。如为右枕后位时,术者右手掌心朝下,四指放在胎头的前侧面,将胎头向顺时针方向旋转180°,使胎头额骨超过孕妇骶骨岬,呈枕左前位即可。

术者一手在阴道内旋转胎头时,另一手可在腹壁外、耻骨联合上方帮助胎头旋转;或由助手在孕妇侧方,双手放在孕妇腹壁上,帮助胎肩及胎背向前旋转。

三、胎头吸引术

胎头吸引术是利用胎头吸引器置于胎头,形成负压吸住胎头。通过正常牵引协助胎头娩出的手术。理论上具有比产钳术简便易学的优点,旋转胎头时不损伤孕妇软组织,牵引时对胎儿颅内压影响小。但在有效和快速上不如产钳术,近来被产钳术所取代。

【手术指征】

1.宫缩乏力致第二产程延长者。

2.缩短第二产程孕妇全身情况不宜于娩出时摒气用力者,如孕妇合并心脏病、妊娠期高血压疾病、严重贫血或哮喘等并发症。

3.持续性枕后位、枕横位胎头内旋转受阻,徒手旋转不成功而头盆基本相称时,需要旋转牵出胎头者。

4.胎儿窘迫尽快终止分娩者。

【禁忌证】

1.骨盆狭窄或头盆不称。

2.颜面位、额位、高直位或其他异常胎位。

3.严重胎儿窘迫。

【胎头吸引术的必备条件】

1.胎儿存活。

2.无明显头盆不称,胎头已入盆。

3.宫口开全。

4.胎头双顶径已达坐骨棘平面,先露骨质已达到坐骨棘下3cm或以下。

5.胎膜已破。

【手术步骤】

(一)**膀胱截石位、消毒、铺巾。**

(二)**麻醉**

会阴切开的患者行神经阻滞麻醉。

(三)**导尿排空膀胱**

(四)**阴道检查**

了解宫口开张,胎头高低,胎方位,骨盆情况,排除禁忌证。

(五)**左侧会阴切开**

(六)**放置吸头器,检查吸头器有否损坏、漏气。**

1.将吸头器大端外面涂以润滑油,左手掌侧向下,以示、中二指压迫阴道后壁,右手持吸头器,边下压边伸入阴道后壁。

然后二指掌向上挑开阴道右侧壁,使吸头器右侧缘滑入阴道内,继而左手指转向上提拉阴道前壁,使吸引器上缘滑入阴道内,最后拉开阴道左侧壁,使吸头器胎头端完全滑入阴道内并与胎头顶端紧贴。

再一手扶持吸头器并稍向内推顶,使吸头器始终与胎头紧贴,另一手的示、中二指伸入阴道内沿吸头器胎头端与胎头衔接处摸一周,检查二者是否紧密连接,有无软组织受压。并将胎头吸引器牵引柄与胎头矢状缝一致,作为旋转标志。

2.形成吸头器内负压,术者左手扶持吸头器,助手用 50ml 空针接吸头器之橡皮管,逐渐缓慢抽出空气 150～200ml,形成负压。术者右手用血管钳夹紧橡皮接管,取下空针管。

3.牵引与旋转吸头器:牵引前需轻轻缓慢适当用力试牵,了解吸头器与胎头是否衔接或漏气,避免正式牵引时滑脱或造成胎儿损伤。牵引方向循产道轴方向,在宫缩时进行,宫缩间歇停止牵引,并根据胎方位边牵引边旋转,使矢状缝在出口平面保持在前后径方向。

4.取下吸头器:胎头娩出后放开夹橡皮管的血管钳,吸头器内恢复正压,取下吸头器,胎儿按正常分娩原理分娩。

5.检查新生儿情况:头部产瘤大小、损伤、血肿、产道、宫颈撕裂情况及时修补。胎儿娩出后常规肌内注射维生素 K_1,预防颅内出血。

【注意事项】

1.吸头器杯口必须放置合适位置,杯子中心应跨越矢状缝及距后囟 3cm 处避免损伤胎儿颅脑。

2.抽吸时压力不能太高,负压要求在 37～47kPa(280～350mmHg)。

3.试牵时无下降趋势应改变其他分娩方式。

4.牵引时间一般主张 10～15 分钟,宫缩次数在 5 次以内,牵引时间过长,并发症发生率高。

5.如牵引过程吸头器脱落,需检查失败原因,是否负压不足,牵引方向不正确,胎位未纠正等。如果无阴道分娩的禁忌证,可第二次放置,但是最多不超过 3 次。

四、钳术

产钳术是为了缩短第二产程而施行的重要阴道助娩手术,主要是以产钳牵引胎头娩出胎儿,也可用于臀位后出儿头的助娩,偶尔也用于剖宫产术胎儿深固定或胎头高浮的胎儿助娩。

【产钳结构】
产钳的体积和形状不一,但基本结构由左右二叶组成,每叶又分为四部分:钳叶、径、锁扣、柄。

【产钳术分类】
由于双顶径是胎头最大径线,坐骨棘间径是骨盆最小平面,以双顶径与骨盆各平面及坐骨棘的关系作为分类的标记较为合适。胎头骨质部最低点平坐骨棘水平为"0"位,在此水平线上为"一",以下为"十",上下均以"cm"为单位,分别记作-3、-2、-1、0、+1、+2、+3 等。根据胎头骨质最低点与坐骨棘关系将产钳术分为出口产钳、低位产钳、中位产钳和高位产钳四类。

(一)出口产钳
胎头先露已经到达盆底,会阴部膨隆,宫缩时在阴道外口可以见到胎儿的头发,儿头矢状缝在骨盆前后径,胎头旋转≤45°。

(二)低位产钳
胎头先露部已经到达坐骨棘水平以下 2cm 或更低,先露已经充填骶骨凹,未达会阴部,胎头旋转≤45°或＞45°。

（三）中位产钳

儿头双顶径已经通过中骨盆，先露部尚未达到坐骨棘下2cm。

（四）高位产钳术

胎头尚未固定，双顶径未通过骨盆入口。

先露部的高低决定产钳术的难易程度和风险度，先露部越高，产钳术就越困难，母婴的损伤概率就越大。鉴于产科学术的发展，特别是剖宫产技术的日趋成熟，使剖宫产已成为一种较为安全的手术，由此高位产钳、中位产钳及胎儿较大，有后出头困难可能的臀位分娩，均已为剖宫产所取代。甚至有些学者认为中位产钳均应代之剖宫产较为安全。但低位和出口产钳仍是有效的阴道助娩方式，是降低剖宫产率，改善围生儿预后及降低孕产妇分娩并发症的有效手段。

【产钳术的适应证】

在第二产程凡威胁母婴生命安全的情况，而立即结束分娩能够减轻或解除的，均为产钳术的适应证。

1.母体方面

（1）继发宫缩乏力。

（2）第二产程延长。

（3）胎头位置异常。

（4）妊娠合并心脏病等。

2.胎儿方面

（1）胎儿窘迫。

（2）胎盘早剥等。

【产钳术的禁忌证】

临床上不采用产钳术来分娩死胎、死产或胎儿畸形等。如存在明显的头盆不称、额位、颏后位、胎头高浮、宫口未开全等均属于产钳术的禁忌证。

【产钳术的必备条件】

实施产钳术最重要的是术者必须熟练掌握产科阴道操作的手术技巧。包括：①无明显的头盆不称；②宫口必须开全；③胎膜必须已破；④胎儿必须存活；⑤膀胱必须排空；⑥胎先露应为顶先露、颏前位或臀产后出儿头发生困难者；⑦胎儿骨性先露达到棘下＋2cm或以下。

【产钳术的术前准备】

包括以下几方面：

1.孕妇取膀胱截石位，外阴消毒，导尿。

2.准备好新生儿抢救器材和药物，必要时请新生儿科医生到场。

3.向家属交代病情，说明手术的必要性和可能出现的并发症以及预后情况，并签手术同意书。

4.会阴侧切前先行阴道检查，注意会阴紧张度、阴道松弛度以及有无畸形和肿物。检查骨盆大小和形态、有无头盆不称、牵引时可以利用的径线和胎头旋转可利用的平面。胎方位和胎产式的确诊，由矢状缝的走向和囟门所在的部位决定，如果儿头变形严重，要充分估计头盆是否不相称。判断胎头的高低一般是以坐骨棘水平与胎先露最低部位的关系决定。

5.术前应进行硬膜外麻醉或会阴阻滞麻醉，以减少产道的阻力。

6.为了减少软产道的损伤，应适时进行会阴切开。

【产钳的应用方法】

在检查确定胎头方位及下降程度之后，才可以放置产钳。检查胎方位的方法有：

1.用手指触摸胎头大小囟门位置及矢状缝,如胎头俯屈较好,成三角形的小囟门不难扪到,其向下的一角与矢状缝相连,后者向骨盆后方向行走并与菱形的大囟门相接。但是当胎儿头皮水肿时,应认真仔细触扪,避免误诊。

2.另一方法是触摸胎儿耳廓,耳廓边缘所指方向为枕骨所在部位,但触摸耳廓时手要伸入较高位置,手指在耳廓后上下探摸。胎儿耳廓很软,必须仔细体会方能无误。

施行产钳术前,术者应先鉴定左右钳叶,将产钳扣合,手持钳柄,按照放置完成后应有的位置放在孕妇会阴前,以加强印象,有利于与实际放好后的产钳位置相对照。以左枕前为例,术者用右手伸入阴道,界于阴道壁与胎头之间,然后将左钳叶在右手指的引导下推入。左钳叶放置完成后,由助手固定。术者右手执右钳柄,在左手示、中二指的引导下,送入右钳叶,置于胎头之右侧。扣合后,应常规检查产钳放置是否正确,应以后囟、矢状缝和钳叶窗孔三方面为根据。在枕前位,后囟应在钳胫平面上方距离约一指,并与左右两钳叶持相等距离。如与钳胫平面距离超过一指,即表示产钳放置过分倾向胎儿面部,牵引时胎头将后仰而增加困难。矢状缝全线须与钳胫平面的中央垂直,如偏向一侧钳胫,表示钳叶钳夹胎头位置有偏,应予调整。在胎儿头皮明显时,即使囟门触摸不清楚,但如能确定矢状缝位置正确,则可以肯定钳叶是放置在胎头两侧,此时予以牵引不会有大的错误。产钳放置好后,钳叶窗孔是摸不到的,或只可摸到很少一点。如钳叶窗孔仍露出甚多,即表示产钳不够深入,须予纠正。在检查钳叶位置时,还要检查钳叶与胎头之间有无软产道组织或脐带夹人。

应在宫缩时牵引产钳,先向外、向下缓慢而均匀地用力,并顺着产轴,最后向上提。一次宫缩不能娩出胎头时,可在宫缩间歇时放松钳扣,以减少对胎头的压迫。如遇紧迫情况,放置好产钳后可立即牵引,不必等待宫缩。

关于产钳术与胎头吸引术的选用问题:国内外的一些资料表明低位产钳与胎头吸引术新生儿病率和死亡率均无差异,低位产钳和自然分娩的围产儿死亡率和病率也无差异。如胎头已达盆底,先露在＋2cm以下,产瘤小,产力好,应首选胎头吸引术。但如先露低,产瘤大,枕后位,或胎儿窘迫情况紧急而产力又弱时,应选产钳术。其优点是可以迅速结束分娩。特别对子痫前期重度、心脏病等用产钳助产成功率高。

五、臀位分娩术

分娩总数的 4%～5% 为臀位分娩,围产儿病死率、新生儿患病率远高于头位分娩。应给予高度重视,选择最适宜的分娩方式,可以避免和减少并发症的发生。目前,臀位牵引术已逐渐被剖宫产取代,但在某些情况下仍可作为一种应急措施。

【臀位分娩的分类】

1.自然分娩　整个胎儿的娩出没有任何助产措施,全依靠自然产力。

2.臀位部分牵引　部分胎体自然娩出,而胎儿头部和上肢,胎儿头部、上肢及部分躯干,以牵引娩出。

3.臀位完全牵引　胎儿的全部分娩完全由牵引娩出。

【臀位阴道分娩的适应证】

1.骨盆无明显异常,估计胎儿体重<3500g。

2.单臀位或全臀,胎头无仰伸。

3.双胎分娩中第二胎为臀位者。

4.胎儿先天畸形。

5.宫口开全。

【臀位阴道分娩的禁忌证】

1.骨盆明显狭窄或畸形。

2.胎儿体重在 3500g 以上。

3.胎头仰伸,不全臀位。

4.对胎臀高浮者,可能存在着骨盆狭窄或胎儿异常,不宜行臀牵引术。

5.高龄初产,瘢痕子宫,母亲有严重妊娠合并症和妊娠并发症。

【臀位分娩的方法】

1.臀位自然分娩术　可见于少数胎儿小、产力强、产道没有异常者,大多数臀位阴道分娩需要助产。胎儿以其三个最大径线(粗隆间径、肩峰间径及枕额径)适应骨产道的最大径线,遵循一定的机转才能经阴道分娩,以单臀骶右前位分娩为例。

(1)胎儿臀部娩出:胎臀的粗隆间径衔接于骨盆入口右斜径上,当临产后逐渐下降,前髋到达骨盆底,遇有阻力时向母体右侧作 45°内旋转,使胎臀达耻骨弓下,粗隆间径与母体骨盆前后径一致,胎儿骶骨位于母体右侧。胎臀继续下降并侧屈,胎儿的右髋部先从母亲的会阴前缘娩出,随后前髋自耻骨弓下娩出。双腿及双足娩出,胎体外旋转,胎儿的背部转向母体右前方或前方。

(2)胎儿肩部娩出:胎体外旋转,胎儿的双肩径衔接于骨盆入口右斜径上,当胎儿的双肩下降到达盆底时,前肩向右作 45°内旋转,转至耻骨弓下,以此为支点,后肩及其上肢自会阴前缘娩出,继之前肩和上肢自耻骨弓下娩出。

(3)胎儿的头部娩出:胎肩娩出时,胎头矢状缝衔接于骨盆入口的左斜径或横径上,当胎头下降达盆底时,胎头枕骨转向前方达耻骨弓下,胎儿俯屈并自会阴前缘仰伸娩出。

2.臀位助产术　部分胎体自然娩出至脐轮处,助产者按臀位分娩机转用手法协助胎肩、胎臂及胎头娩出。要使软产道充分扩张,为胎儿顺利娩出创造条件。

(1)压迫法:为使软产道充分扩张,阻止胎儿过早娩出。自阴道口见胎足暴露时开始堵臀。以消毒治疗巾置于阴道外口处,宫缩时用手掌面堵住,直至阴道充分扩张,宫口开全。当肛门松弛外阴膨隆时,胎臀降至阴道口,宫缩时感到冲击力较大,胎儿即将娩出,此时宫颈口多已开全,胎儿粗隆间径达到棘下。行会阴神经阻滞麻醉,做一较大的会阴侧斜切口。术者用消毒治疗巾裹住胎臀及下肢,双手拇指置于胎儿臀部,其余四指放在臀部侧方,轻轻牵引和旋转,使骶部慢慢下降并转至前方,以利双肩径衔接并下降。脐部娩出时应向外牵拉数厘米以免损伤。脐轮娩出后再将胎背旋转回原侧,使双肩径与出口前后径保持一致。同时,胎儿头部入盆。术者继续向下向外牵拉胎臀,使前肩暴露在耻骨联合下,术者示、中二指沿胎肩滑向胎儿肘部,勾住肘关节顺势拨出。上举胎体,后肩及后臂自会阴体前娩出。胎肩及上肢娩出后,放低胎体,再次将胎肩转向前方,助手自耻骨联合上方压迫胎头,使胎头保持俯屈、入盆。胎头枕部在耻骨联合下方时,上举胎体,胎头以最小径线娩出。

(2)扶持法:保持小腿伸直,压住胎臀使之不致上举,胎头不致仰伸,充分扩张软产道,以利胎儿顺利娩出。胎臀自然娩出后,术者双手拇指放置于胎儿腿部,其余四指在骶部,阵缩时握住胎体及双腿向上抽提。

当胎儿的肩胛骨下角露出阴道外口时,将胎体上举,使双肘、双肩及前臂自然娩出。娩肩困难时,可按堵臀手法娩出前、后肩和胎头。

臀位助产注意事项:产力要好,发生宫缩乏力时可酌情加催产素静滴;堵臀法可使阴道充分扩张,但不宜过分,臀部抵达阴道口时可行麻醉和会阴切开术;胎头娩出时,按分娩机转进行,不应用暴力牵拉,必要时用后出头产钳术;胎儿的脐部娩出到胎头娩出时间不超过 8 分钟。

3.臀位牵引术　在应急情况下采用,要求在较深麻醉下,由有经验的产科医生施术,孕妇没有明显的头盆不称,宫颈口已开全或近开全。除胎儿下肢需手术牵出外,其余部分的助产手法与臀位助产法基本相同。但是在软产道没有充分扩张的情况下,不宜迫使胎儿娩出,否则易致双臂上举或胎头娩出困难,产伤及死产率增加。术前准备同臀位助产术。胎儿单或双足已经在外阴或阴道内,术者可直接握持并牵引;当胎足仍滞留在宫腔内,应伸手入宫腔,握持将胎足牵出。随着下肢不断外露,握持点自下向上地移至股部,转至骶前位,用钩臀法娩出。

六、并发症及其处理

1.宫颈裂伤　多因宫口未开全造成,阴道检查时要确定宫口开大情况。

2.外阴阴道裂伤　多因会阴切口过小或阴道壁组织弹性差所致,必要时应行充分的会阴侧切。

3.阴道血肿　大多是阴道壁被吸入吸引器所致,分娩结束后必须仔细检查,血肿不大时不必处理。

4.头皮血肿　由负压过大或牵引力多大、牵引时间过长所致,多于一个月内自然吸收,无需特殊处理,避免穿刺或揉血肿,防止皮肤破损感染。

5.颅内出血　牵引时注意负压和力度。

6.颅骨损伤　和吸引负压过大或牵引力过猛有关,多为颅骨线性骨折,可自愈。

(陈美英)

参考文献

1.沈铿,马丁.妇产科学.北京:人民卫生出版社,2015

2.孙东霞,任立新,郝亚宁.产科基础知识.江苏:江苏大学出版社,2016

3.李亚里,姚元庆.妇产科聚焦.北京:人民军医出版社,2011

4.窦学术,司毅,于凤.妊娠合并内科疾病诊治.北京:人民军医出版社,2011

5.王清图,修霞,戴淑玲,许华强.产内科疾病的诊断与治疗.北京:人民卫生出版社,2013

6.贺晶.产科临床工作手册.北京:人民军医出版社,2013

7.石一复.实用妇产科诊断和治疗技术.北京:人民卫生出版社,2013

8.华克勤,丰有吉.实用妇产科学(第3版).北京:人民卫生出版社,2015

9.尚丽新.产科急诊诊疗常规与禁忌.北京:人民军医出版社,2011

10.徐明娟.妇产科临床指南.北京:金盾出版社,2015

11.马丁.妇产科疾病诊疗指南(第3版).北京:科学出版社,2013

12.韩慧娟,吴秋霞,邸红军.实用专科护理手册.北京:人民军医出版社,2013

13.杨乃龙,袁鹰.内分泌科临床备忘率.北京:人民军医出版社,2011

14.余学峰.内分泌代谢疾病诊疗指南(第3版).北京:科学出版社,2013

15.邢小平.内分泌科诊疗常规.北京:中国医药科技出版社,2012

16.郎景和.青少年妇科学.北京:人民军医出版社,2011

17.兰丽坤.妇产科学(第3版).北京:科学出版社,2012

18.黄人健,李秀华.妇产科护理学高级教程.北京:人民军医出版社,2011

19.顾美皎.临床妇产科学(第2版).北京:人民卫生出版社,2011

20.高楠.最新临床妇产科诊疗技术.天津:天津科技翻译出版社,2012

21.孙振高.实用临床妇产科疾病诊疗学.北京:世界图书出版社,2012

22.魏丽惠.妇产科临床思维.北京:科学出版社,2017

23.严滨.妇产科急危重症.北京:中国协和医科大学出版社,2018

24.王子莲.妇产科疾病临床诊断与治疗方案.北京:科学技术文献出版社,2010

25.徐丛剑,华克勤.实用妇产科学(第4版).北京:人民卫生出版社,2018

26.贾晓玲,宋立峰,林森淼.妇产科疾病临床诊疗技术.北京:中国医药科技出版社,2017

27.谢幸,苟文丽.妇产科学.北京:人民卫生出版社,2013

28.郎景和.子宫肌瘤.北京:人民卫生出版社,2014

29.郑勤田,刘慧姝.妇产科手册.北京:人民卫生出版社,2015

30.薛敏.实用妇科内分泌诊疗手册(第3版).北京:人民卫生出版社,2015

31.郁琦,罗颂平.异常子宫出血的诊治.北京:人民卫生出版社,2017

32.李耀军.高级助产学.北京:科学出版社.2017

33.魏碧蓉.高级助产学.北京:人民卫生出版社,2012

34.张宏玉.助产学.北京:中国医药科技出版社,2012

35.安力彬,陆虹.妇产科护理学(第6版).北京:人民卫生出版社,2017